中国外科年鉴

CHINESE YEARBOOK OF SURGERY

（2010）

主编 仲剑平

第二军医大学出版社

内 容 简 介

本卷年鉴是根据2009年我国公开发行的137种医学卫生期刊刊载的13 808篇论文编撰而成,从中选出30%～35%有代表性的论文写成一年回顾,又选出约5%的优秀论文写成文选。及时、全面、准确地反映了在此期间我国外科各专业基础和临床的研究进展,同时收录有关的新理论、新技术、新经验及罕见病例。本年鉴内容丰富,资料翔实,是一本实用性强、信息密集型的工具书。适合医学基础和临床的广大医药卫生科技工作者、医药院校的学生和研究生阅读,尤其适合外科医师参考使用。

图书在版编目(CIP)数据

中国外科年鉴(2010)/仲剑平主编. —上海:第二军医大学出版社,2011.4
ISBN 978-7-5481-0207-6

Ⅰ.①中… Ⅱ.①仲… Ⅲ.①外科学-中国-2010-年鉴 Ⅳ.R6-54

中国版本图书馆CIP数据核字(2011)第057343号

出 版 人:陆小新
责任编辑:王 楠

中国外科年鉴
(2010)

主 编:仲剑平

第二军医大学出版社出版发行
(上海市翔殷路800号 邮政编码200433)
全国各地新华书店经销
江苏省句容市排印厂印刷

开本:787×1092 1/16 印张:37.75 字数:1 265千字
2011年4月第1版 2011年4月第1次印刷
ISBN 978-7-5481-0207-6/R·1008
定价:180.00元

中国外科年鉴
CHINESE YEARBOOK OF SURGERY
（2010）

名誉主编　吴阶平　吴孟超　黄志强　刘振全
主　　编　仲剑平
副 主 编　朱　诚　张宝仁　葛绳德　张柏和
　　　　　孟荣贵　孙颖浩

第二军医大学出版社

中国外科年鉴(2010)编委会

名誉主编 吴阶平 吴孟超 黄志强 刘振全

主　　编 仲剑平

副主编 朱　诚　张宝仁　葛绳德　张柏和　孟荣贵　孙颖浩

顾　　问（按姓氏笔画为序）

史玉泉	上海复旦大学医学院外科教授	张延龄	上海复旦大学医学院外科教授
孙耀昌	第二军医大学外科教授	张涤生	上海交通大学医学院外科教授
朱　预	北京协和医科大学外科教授	郑家富	第二军医大学外科教授
华积德	第二军医大学外科教授	郇京宁	上海交通大学医学院外科教授
刘树孝	第二军医大学外科教授	郭恩覃	第二军医大学外科教授
吴伯文	第二军医大学外科教授	喻德洪	第二军医大学外科教授
林子豪	第二军医大学外科教授	曾因明	江苏徐州医学院麻醉学院教授

编　　委（按姓氏笔画为序）

方国恩	第二军医大学外科教授	侯铁胜	第二军医大学外科教授
邓小明	第二军医大学外科教授	侯春林	第二军医大学外科教授
卢亦成	第二军医大学外科教授	胡先贵	第二军医大学外科教授
邢　新	第二军医大学外科教授	施俊义	第二军医大学外科教授
江　华	第二军医大学外科教授	贾连顺	第二军医大学外科教授
毕建威	第二军医大学外科教授	徐志云	第二军医大学外科教授
沈　锋	第二军医大学外科教授	徐志飞	第二军医大学外科教授
邹良建	第二军医大学外科教授	夏照帆	第二军医大学外科教授
闵志廉	第二军医大学外科教授	景在平	第二军医大学外科教授
周晓平	第二军医大学外科教授	傅传刚	第二军医大学外科教授
郑成竹	第二军医大学外科教授	傅志仁	第二军医大学外科教授
项耀钧	第二军医大学外科教授		

秘　　书 余美凤　刘厚佳　孙　红

各专业分编委会

外科基础与创伤	专业主编：方国恩	编委：薛绪潮　柯重伟
烧伤外科	专业主编：夏照帆	编委：朱世辉　王光毅
整形外科	专业主编：邢　新　江　华	编委：袁相斌　宋建星　李军辉　朱晓海
肿瘤基础	专业主编：郑建明	编委：郑唯强
器官移植	专业主编：傅志仁	编委：王立明　倪之嘉　韩　澍
麻醉与重症监护	专业主编：邓小明	编委：范晓华　陈　辉　杨　涛　余喜亚
甲状腺、乳腺	专业主编：施俊义	编委：李　莉　胡　薇
腹壁、腹膜	专业主编：陈　腾	编委：奉典旭　华　蕾
腹腔镜外科	专业主编：郑成竹	编委：印　慨
肝脏外科	专业主编：沈　锋	编委：葛瑞良　卫立辛
胆道外科	专业主编：张柏和	编委：孙经建　易　滨
胰腺外科	专业主编：胡先贵	编委：邵成浩　张怡杰
脾脏外科	专业主编：胡先贵	编委：何天霖　李　刚
胃肠外科	专业主编：毕建威	编委：聂明明　魏　国
肛肠外科	专业主编：傅传刚	编委：王汉涛　张　卫
血管外科	专业主编：景在平	编委：包俊敏　冯　翔
神经外科	专业主编：卢亦成　周晓平	编委：刘建民　骆　纯　胡国汉　姜秀峰
普通胸外科	专业主编：徐志飞	编委：李建秋　乌立晖　孙光远
心血管外科	专业主编：徐志云	编委：纪广玉　崔　勇　韩庆奇
泌尿外科	专业主编：王林辉	编委：许传亮　叶华茂
骨科	专业主编：袁　文　李　明	编委：陈华江　王新伟　许硕贵　朱晓东　汪滋民

编 者 的 话

《中国外科年鉴》的编辑出版目的是：及时、全面、准确地向国内外读者反映我国外科各专业在最近期间的成就与进展，为医疗、教育、科研工作提供必要的资料和信息，同时也为祖国的医学宝库增添连续性的史料图书。自1983年首卷出版以来，现已编撰、出版28卷。

本卷年鉴包括外科基础与创伤、烧伤外科、整形外科、肿瘤基础、器官移植、麻醉、普通外科（包括甲状腺、甲状旁腺、乳腺、腹壁、腹腔、肝、胆、胰、脾、门脉高压、胃、十二指肠、空肠、回肠、阑尾、结肠、直肠、肛管、动脉、静脉和淋巴管及腹腔镜外科）、神经外科、胸心外科、泌尿外科、骨科等内容，辟有一年回顾和文选两个栏目。

本卷包容了2008年11月至2009年10月这一阶段内的外科信息，从137种医药卫生期刊中选出有关学术论文13 808篇，再在其中选出30%～35%有代表性的论文撰写成一年回顾，又选出约5%的优秀论文摘写成文选。

一年回顾中全面反映了本年度我国外科各专业在临床与基础研究方面以常见病、多发病为重点的进展情况，同时收录有关新理论、新技术、新经验及罕见病例。文选对所选论文的内容质量要求较高，选文不拘一格，不论老年专家或中青年专业工作者的著作，亦无论期刊属于中央或地方级别，凡符合本年鉴选文标准的，均予选录。述评是表达述评者个人对该文的看法，并酌情介绍其他同类研究的结果及见解，仅供读者参考，并非定论。一年回顾的参考文献序号附有星号（*）者，系已选入文选。

读者和原作者有何建议或希望，恳请及时赐教。联系地址：上海市长海路168号长海医院《中国外科年鉴》编辑部，邮政编码：200433。

《中国外科年鉴》编委会

目 录

外科基础与创伤

一年回顾 ……………………………………… 1
  一、休克 …………………………………… 1
    (一) 基础研究 ………………………… 1
    (二) 临床研究 ………………………… 2
  二、感染 …………………………………… 3
    (一) 医院感染病原菌及病例分析 …… 3
    (二) 感染相关因素分析 ……………… 4
    (三) 临床预防感染及抗菌药物应用 … 5
  三、创伤 …………………………………… 6
    (一) 基础研究 ………………………… 6
    (二) 临床研究 ………………………… 7
  四、围术期营养支持 ……………………… 10
  五、全身炎症反应综合征与多器官功能障碍
    综合征 …………………………………… 12
    (一) 基础研究 ………………………… 12
    (二) 临床研究 ………………………… 12
文选 …………………………………………… 15

烧伤外科

一年回顾 ……………………………………… 23
  一、早期治疗 ……………………………… 23
  二、烧伤感染 ……………………………… 24
  三、烧伤免疫及炎症反应 ………………… 24
  四、烧伤代谢及营养治疗 ………………… 26
  五、内脏并发症 …………………………… 27
  六、创面修复及康复 ……………………… 27
文选 …………………………………………… 30

整形外科

一年回顾 ……………………………………… 36
  一、基础研究 ……………………………… 36
    (一) 干细胞和组织工程 ……………… 36
    (二) 异常瘢痕的研究 ………………… 37
    (三) 其他 ……………………………… 39
  二、创面修复的基础和临床研究 ………… 39
  三、皮瓣移植 ……………………………… 41
  四、头、面、颈部畸形和缺损的修复 …… 43
  五、四肢与胸、腹、躯干畸形及缺损的修复 … 47
  六、会阴部畸形及缺损的修复 …………… 49
  七、美容外科 ……………………………… 50
  八、皮肤软组织肿瘤的基础和临床研究 … 52
文选 …………………………………………… 55

肿瘤基础

一年回顾 ……………………………………… 67
  一、肿瘤流行病学 ………………………… 67
  二、肿瘤发生机制的研究 ………………… 67
  三、肿瘤分子病理学 ……………………… 68
  四、肿瘤的分子生物学标记 ……………… 68
    (一) 中枢神经系统肿瘤 ……………… 68
    (二) 内分泌系统肿瘤 ………………… 68
    (三) 乳腺肿瘤 ………………………… 68
    (四) 呼吸系统肿瘤 …………………… 69
    (五) 消化系统肿瘤 …………………… 69
    (六) 泌尿系统肿瘤 …………………… 70
    (七) 骨肿瘤 …………………………… 70
  五、肿瘤的临床病理学分析 ……………… 70
  六、肿瘤的生物学标志物检测 …………… 71
  七、肿瘤的分子病理学诊断研究 ………… 71
  八、肿瘤的分子生物学评估 ……………… 72
  九、肿瘤治疗的分子生物学基础 ………… 72
    (一) 神经系统肿瘤 …………………… 72
    (二) 乳腺肿瘤 ………………………… 72
    (三) 呼吸系统肿瘤 …………………… 73
    (四) 消化系统肿瘤 …………………… 73
    (五) 泌尿系统肿瘤 …………………… 73
    (六) 其他 ……………………………… 74
文选 …………………………………………… 75

器官移植

一年回顾 ……………………………………… 87
  一、肾移植 ………………………………… 87
    (一) 临床总结 ………………………… 87
    (二) 活体肾移植 ……………………… 87
    (三) 排斥反应 ………………………… 88
    (四) 免疫抑制药物 …………………… 89
    (五) 慢性排斥 ………………………… 89
    (六) 术后并发症 ……………………… 90

（七）实验研究 …………………………… 91
二、肝移植 ………………………………………… 92
　　（一）活体肝移植 ………………………… 92
　　（二）肝移植术后胆道并发症 …………… 93
　　（三）肝癌肝移植 ………………………… 94
　　（四）病毒性肝炎防治 …………………… 95
　　（五）再次肝移植 ………………………… 95
　　（六）免疫抑制剂 ………………………… 96
　　（七）肝移植中血管病变 ………………… 96
　　（八）肝移植围术期处理 ………………… 97
　　（九）其他 ………………………………… 98
三、心肺移植 ……………………………………… 100
四、小器官移植、干细胞移植 …………………… 101
五、多器官联合移植 ……………………………… 102
六、基础研究 ……………………………………… 102
　　（一）动物模型 …………………………… 102
　　（二）排斥反应机制研究 ………………… 102
　　（三）缺血-再灌注损伤 ………………… 103
　　（四）其他研究 …………………………… 103
文选 …………………………………………………… 105

麻　　醉

一年回顾 ……………………………………………… 114
一、麻醉药物及方法 ……………………………… 114
　　（一）静脉麻醉药 ………………………… 114
　　（二）吸入麻醉药 ………………………… 115
　　（三）神经肌肉阻滞药 …………………… 116
　　（四）局部麻醉 …………………………… 116
　　（五）全身麻醉 …………………………… 118
二、各种手术麻醉 ………………………………… 120
　　（一）心脏手术麻醉 ……………………… 120
　　（二）胸科手术麻醉 ……………………… 121
　　（三）颅脑手术麻醉 ……………………… 121
　　（四）骨科手术麻醉 ……………………… 121
　　（五）腹部手术麻醉 ……………………… 122
　　（六）小儿麻醉 …………………………… 122
　　（七）老年麻醉 …………………………… 123
　　（八）器官移植麻醉 ……………………… 124
　　（九）微创手术麻醉 ……………………… 124
　　（十）其他 ………………………………… 125
三、重症监测与治疗 ……………………………… 126
　　（一）急性肺损伤（ALI）和急性呼吸窘迫
　　　　　综合征（ARDS）………………………… 126
　　（二）容量治疗与血液保护 ……………… 127
　　（三）缺血-再灌注及心肺复苏 ………… 127
　　（四）监测方法 …………………………… 128

四、疼痛机制与治疗 ……………………………… 128
　　（一）疼痛机制的研究 …………………… 128
　　（二）术后镇痛 …………………………… 129
　　（三）慢性疼痛治疗 ……………………… 130
文选 …………………………………………………… 131

甲状腺、甲状旁腺

一年回顾 ……………………………………………… 145
一、甲状腺 ………………………………………… 145
　　（一）甲状腺癌 …………………………… 145
　　（二）甲状腺炎 …………………………… 150
　　（三）甲状腺功能异常 …………………… 150
　　（四）结节性甲状腺肿 …………………… 151
　　（五）其他甲状腺疾病 …………………… 151
　　（六）甲状腺手术 ………………………… 152
二、甲状旁腺 ……………………………………… 154
　　（一）甲状旁腺功能亢进症 ……………… 154
　　（二）甲状旁腺癌 ………………………… 155
三、其他疾病 ……………………………………… 155
文选 …………………………………………………… 156

乳　　腺

一年回顾 ……………………………………………… 160
一、乳腺恶性肿瘤 ………………………………… 160
　　（一）乳腺癌 ……………………………… 160
　　（二）特殊类型乳腺癌 …………………… 175
　　（三）乳腺其他恶性肿瘤 ………………… 178
二、乳腺良性疾病 ………………………………… 178
　　（一）乳腺良性病变的病理诊断 ………… 178
　　（二）乳腺良性病变的治疗 ……………… 179
三、影像诊断技术 ………………………………… 181
四、新兴诊疗操作 ………………………………… 183
　　（一）乳腔镜 ……………………………… 183
　　（二）乳管镜 ……………………………… 183
　　（三）麦默通（Mammotome）微创旋切术 … 184
文选 …………………………………………………… 186

腹壁和腹腔

一年回顾 ……………………………………………… 192
一、腹壁 …………………………………………… 192
　　（一）腹外疝 ……………………………… 192
　　（二）腹壁疾病 …………………………… 195
二、腹膜 …………………………………………… 197
三、网膜与系膜 …………………………………… 198
四、腹腔 …………………………………………… 199
五、腹膜后间隙 …………………………………… 201

文选 ………………………………………… 203

腹腔镜外科

一年回顾 ……………………………………… 210
  一、腹腔镜肝脏手术 ………………………… 210
  二、腹腔镜胆囊手术 ………………………… 211
  三、腹腔镜胆总管手术 ……………………… 212
  四、腹腔镜胰腺手术 ………………………… 213
  五、腹腔镜脾脏手术 ………………………… 213
  六、腹腔镜胃手术 …………………………… 215
  七、腹腔镜结直肠手术 ……………………… 216
  八、腹腔镜病态性肥胖及2型糖尿病手术 …… 218
文选 ………………………………………… 220

肝脏外科

一年回顾 ……………………………………… 223
  一、基础研究 ………………………………… 223
    （一）肝脏病理生理学 ……………………… 223
    （二）肝癌的发生、复发和转移 …………… 224
    （三）肝癌的诊断、转移监测和预后判断 …… 224
    （四）肝癌的治疗 …………………………… 225
  二、原发性肝癌的临床治疗 ………………… 227
    （一）肝癌的发病机制 ……………………… 227
    （二）肝癌的诊断 …………………………… 227
    （三）肝脏功能储备 ………………………… 229
    （四）肝癌的手术技巧 ……………………… 230
    （五）肝癌的术后复发 ……………………… 232
    （六）肝癌的介入治疗 ……………………… 233
    （七）肝癌的放化疗 ………………………… 236
  三、其他肝脏恶性肿瘤 ……………………… 237
  四、肝脏良性肿瘤 …………………………… 238
    （一）肝海绵状血管瘤 ……………………… 238
    （二）其他肝良性肿瘤 ……………………… 238
  五、肝外伤 …………………………………… 240
文选 ………………………………………… 242

胆道外科

一年回顾 ……………………………………… 249
  一、胆道疾病的影像学诊断 ………………… 249
  二、胆道系统结石 …………………………… 250
  三、胆道梗阻与胆道感染 …………………… 251
  四、胆道系统肿瘤 …………………………… 252
    （一）胆囊癌 ………………………………… 252
    （二）胆管癌 ………………………………… 253
    （三）其他肿瘤 ……………………………… 254
  五、胆管先天性畸形 ………………………… 255
  六、胆道疾病手术及并发症 ………………… 255
  七、其他 ……………………………………… 256
文选 ………………………………………… 258

胰腺外科

一年回顾 ……………………………………… 266
  一、急性胰腺炎 ……………………………… 266
  二、胰腺癌 …………………………………… 273
    （一）基础研究 ……………………………… 273
    （二）诊断和鉴别诊断 ……………………… 274
    （三）手术治疗 ……………………………… 274
    （四）围术期处理和预后 …………………… 276
    （五）非手术治疗 …………………………… 278
  三、慢性胰腺炎 ……………………………… 279
  四、其他胰腺肿瘤 …………………………… 280
  五、胰腺外伤 ………………………………… 282
文选 ………………………………………… 284

脾脏外科

一年回顾 ……………………………………… 291
  一、基础研究 ………………………………… 291
  二、脾外伤和脾外科手术 …………………… 291
    （一）脾外伤的治疗 ………………………… 291
    （二）脾外科手术 …………………………… 292
  三、脾脏疾病 ………………………………… 294
文选 ………………………………………… 296

门静脉高压症

一年回顾 ……………………………………… 299
  一、门静脉高压症的临床研究 ……………… 299
  二、门静脉高压症并发症的处理 …………… 304
  三、肝移植 …………………………………… 306
文选 ………………………………………… 306

胃、十二指肠、空肠、回肠

- 一年回顾 310
  - 一、基础研究 310
    - (一) 胃癌 310
    - (二) 胃肠道间质瘤 314
    - (三) 小肠疾病 314
    - (四) 胃转流术治疗 2 型糖尿病 315
  - 二、临床研究 315
    - (一) 胃癌 315
    - (二) 胃肠道间质瘤 326
    - (三) 胃肠道淋巴瘤 327
    - (四) 胃转流术治疗 2 型糖尿病 327
    - (五) 胃 Dieulafoy 病 328
    - (六) 小肠疾病 328
- 文选 330

阑尾、结肠、直肠和肛管

- 一年回顾 338
  - 一、阑尾 338
    - (一) 急性阑尾炎腹腔镜下手术 338
    - (二) 重型阑尾炎 338
    - (三) 小儿阑尾炎 338
    - (四) 阑尾黏液囊肿 338
    - (五) 阑尾炎并发肠梗阻 338
  - 二、大肠息肉及息肉病 338
    - (一) 大肠息肉 338
    - (二) 家族性腺瘤性息肉病 339
    - (三) 黑斑息肉综合征 339
  - 三、大肠癌 339
    - (一) 基础研究 339
    - (二) 临床研究 341
  - 四、肠梗阻 348
    - (一) 诊断 348
    - (二) 治疗 348
    - (三) 癌性梗阻 348
  - 五、炎性肠病 349
    - (一) 克罗恩病 349
    - (二) 溃疡性结肠炎 349
  - 六、先天性巨结肠 349
    - (一) 发病机制 349
    - (二) 治疗 349
  - 七、便秘 350
    - (一) 诊断 350
    - (二) 治疗 350
  - 八、结直肠损伤 350
    - (一) 诊断 350
    - (二) 治疗 350
  - 九、肛管、直肠疾病 351
    - (一) 痔 351
    - (二) 肛瘘 351
    - (三) 直肠脱垂 351
    - (四) 直肠前突 351
    - (五) 藏毛窦 352
    - (六) 肛裂 352
    - (七) 先天性肛管直肠畸形 352
    - (八) 直肠肛管异物 352
  - 十、其他 352
    - (一) 直肠类癌 352
    - (二) 直肠间质瘤 352
    - (三) 骶尾部肿瘤 353
    - (四) 肛管直肠恶性黑色素瘤 353
- 文选 355

血管外科

- 一年回顾 368
  - 一、动脉闭塞性疾病 368
    - (一) 颈动脉闭塞性疾病 368
    - (二) 下肢动脉闭塞性疾病 369
    - (三) 其他动脉闭塞性疾病 372
  - 二、动脉扩张性疾病 373
    - (一) 主动脉夹层 373
    - (二) 主动脉瘤 374
    - (三) 外周动脉瘤 375
    - (四) 内脏动脉瘤 376
  - 三、静脉倒流性疾病 376
    - (一) 浅静脉手术 376
    - (二) 交通静脉手术 377
    - (三) 深静脉瓣膜疾病 378
  - 四、静脉阻塞性疾病 378
    - (一) 深静脉血栓形成 378
    - (二) 布加综合征 379
    - (三) 肠系膜静脉血栓形成 380
  - 五、血管创伤 380
  - 六、颈动脉体瘤 381
  - 七、先天性血管畸形 381
  - 八、血管疾病影像诊断 382
  - 九、血管疾病基础研究 383
- 文选 386

神经外科

- 一年回顾 395
  - 一、颅脑损伤 395

（一）基础研究 ………………………… 395
　（二）亚低温治疗研究 …………………… 396
　（三）地震颅脑损伤 ……………………… 397
　（四）重型颅脑损伤 ……………………… 397
　（五）外伤性颅内血肿 …………………… 398
　（六）弥漫性轴索损伤 …………………… 398
　（七）外伤性脑梗死 ……………………… 399
　（八）颅脑损伤后并发症 ………………… 399
二、颅内肿瘤 ………………………………… 400
　（一）基础研究 …………………………… 400
　（二）胶质瘤 ……………………………… 400
　（三）脑膜瘤 ……………………………… 401
　（四）垂体腺瘤 …………………………… 403
　（五）听神经瘤 …………………………… 403
　（六）颅底肿瘤 …………………………… 404
　（七）其他肿瘤 …………………………… 405
三、脊髓肿瘤 ………………………………… 405
四、脑血管疾病 ……………………………… 407
　（一）神经影像学 ………………………… 407
　（二）基础研究 …………………………… 408
　（三）颅内动脉瘤 ………………………… 408
　（四）脑血管畸形 ………………………… 409
　（五）缺血性脑卒中 ……………………… 410
　（六）高血压性脑出血 …………………… 410
五、功能神经外科 …………………………… 411
　（一）癫痫外科 …………………………… 411
　（二）帕金森病外科 ……………………… 412
　（三）立体定向外科 ……………………… 412
　（四）神经导航外科 ……………………… 413
　（五）放射神经外科 ……………………… 413
　（六）颅脑神经外科 ……………………… 414
六、其他疾病 ………………………………… 415
文选 …………………………………………… 416

胸外科

一年回顾 ……………………………………… 437
一、胸部外伤 ………………………………… 437
　（一）胸部外伤的基础研究 ……………… 437
　（二）胸部外伤的诊断与预后分析 ……… 437
　（三）胸部外伤的诊治 …………………… 437
二、气管与肺外科 …………………………… 438
　（一）气管外科 …………………………… 438
　（二）肺外科 ……………………………… 438
三、纵隔镜、胸腔镜手术 …………………… 440
　（一）纵隔镜 ……………………………… 440
　（二）胸腔镜 ……………………………… 441

四、食管外科 ………………………………… 443
　（一）食管癌、贲门癌 …………………… 443
　（二）食管良性疾病的外科治疗 ………… 447
五、纵隔外科 ………………………………… 448
　（一）胸腺淋巴瘤 ………………………… 448
　（二）重症肌无力合并胸腺瘤的手术治疗 … 448
　（三）纵隔肿瘤 …………………………… 448
六、胸壁及胸膜疾病 ………………………… 448
　（一）胸壁疾病 …………………………… 448
　（二）胸膜疾病 …………………………… 449
七、其他 ……………………………………… 449
　（一）胸部改良切口 ……………………… 449
　（二）术后镇痛 …………………………… 449
　（三）围术期处理 ………………………… 450
　（四）其他 ………………………………… 450
文选 …………………………………………… 452

心血管外科

一年回顾 ……………………………………… 462
一、基础和临床研究 ………………………… 462
　（一）细胞移植与缺血性心脏病 ………… 462
　（二）体外循环和器官保护的基础与
　　　　临床研究 …………………………… 462
　（三）组织工程心脏瓣膜与组织工程
　　　　血管研究 …………………………… 463
　（四）心脏移植的基础和临床研究 ……… 463
二、先天性心脏病 …………………………… 464
　（一）婴幼儿先天性心脏病 ……………… 464
　（二）房室间隔缺损 ……………………… 464
　（三）室间隔缺损 ………………………… 464
　（四）法洛四联症 ………………………… 465
　（五）右室双出口 ………………………… 465
　（六）肺动脉闭锁以及右室流出道重建 … 465
　（七）三尖瓣下移畸形 …………………… 466
　（八）主-肺动脉间隔缺损 ……………… 466
　（九）肺静脉异位连接 …………………… 466
　（十）主动脉缩窄和主动脉弓中断 ……… 466
　（十一）大动脉转位 ……………………… 467
　（十二）其他先天性心脏病的外科治疗 … 467
三、后天性心脏瓣膜病 ……………………… 469
　（一）二尖瓣病变 ………………………… 469
　（二）主动脉瓣病变 ……………………… 469
　（三）三尖瓣病变 ………………………… 470
　（四）感染性心内膜炎的外科治疗 ……… 470
　（五）危重心脏瓣膜病 …………………… 470
四、冠状动脉疾病 …………………………… 471

（一）冠状动脉旁路移植术 …………… 471
　　（二）冠心病并发症的外科治疗 ………… 472
　　（三）冠心病外科治疗的特殊问题及技术 … 472
　五、胸部大动脉疾病 ……………………… 473
　　（一）升主动脉瘤 ………………………… 473
　　（二）主动脉夹层 ………………………… 473
　　（三）胸部降主动脉瘤的外科治疗 ……… 473
　　（四）主动脉瘤和AD的血管腔内治疗 …… 473
　六、肺动脉栓塞 …………………………… 474
　七、微创心脏外科 ………………………… 474
　　（一）小切口心脏手术 …………………… 474
　　（二）胸腔镜辅助下的心脏手术 ………… 474
　　（三）复合心脏手术 ……………………… 474
　八、心脏肿瘤 ……………………………… 475
　九、心脏大血管损伤 ……………………… 475
　十、心律失常的外科治疗 ………………… 475
　十一、其他心脏病的外科治疗 …………… 476
　十二、体外循环和脏器保护 ……………… 476
　　（一）体外循环技术 ……………………… 476
　　（二）体外循环中的脏器保护 …………… 476
　　（三）心脏辅助装置 ……………………… 477
　十三、体外循环术后并发症及防治 ……… 477
　　（一）呼吸系统并发症 …………………… 477
　　（二）肾脏功能不全 ……………………… 477
　　（三）腹部并发症 ………………………… 477
　　（四）切口感染 …………………………… 478
文选 …………………………………………… 480

泌尿外科

一年回顾 ……………………………………… 493
　一、肾上腺部分 …………………………… 493
　二、肾脏疾病 ……………………………… 494
　　（一）基础研究 …………………………… 494
　　（二）良性疾病 …………………………… 495
　　（三）恶性肿瘤 …………………………… 495
　三、肾盂、输尿管疾病 …………………… 496
　四、膀胱疾病 ……………………………… 497
　　（一）基础研究 …………………………… 497
　　（二）良性疾病 …………………………… 497
　　（三）恶性肿瘤 …………………………… 498
　五、前列腺疾病 …………………………… 500
　　（一）基础研究 …………………………… 500
　　（二）良性疾病 …………………………… 500
　　（三）恶性肿瘤 …………………………… 501
　六、尿道疾病 ……………………………… 503
　七、阴囊、阴茎、睾丸疾病 ……………… 504
　八、泌尿系统结石 ………………………… 504

　九、先天性畸形 …………………………… 507
　十、男科学疾病 …………………………… 507
　十一、其他疾病 …………………………… 509
文选 …………………………………………… 513

骨　　科

一年回顾 ……………………………………… 532
　一、创伤 …………………………………… 532
　　（一）肩部损伤 …………………………… 532
　　（二）上肢骨折 …………………………… 533
　　（三）骨盆髋臼骨折 ……………………… 535
　　（四）髋部骨折 …………………………… 536
　　（五）股骨骨折 …………………………… 537
　　（六）膝关节周围损伤 …………………… 537
　　（七）胫腓骨骨折 ………………………… 538
　　（八）足踝部骨折 ………………………… 538
　　（九）小儿骨折 …………………………… 538
　　（十）基础研究 …………………………… 539
　二、关节外科 ……………………………… 541
　　（一）髋关节 ……………………………… 541
　　（二）膝关节 ……………………………… 543
　　（三）关节镜 ……………………………… 543
　　（四）肩关节 ……………………………… 544
　　（五）肘关节 ……………………………… 544
　　（六）腕关节 ……………………………… 545
　三、脊柱外科 ……………………………… 545
　　（一）基础研究 …………………………… 545
　　（二）上颈椎 ……………………………… 546
　　（三）下颈椎 ……………………………… 547
　　（四）胸腰椎 ……………………………… 549
　　（五）脊柱畸形 …………………………… 550
　　（六）非融合及脊柱微创技术 …………… 551
　　（七）脊髓损伤 …………………………… 552
　　（八）脊柱结核 …………………………… 552
　四、显微外科与手外科 …………………… 553
　　（一）基础研究 …………………………… 553
　　（二）再植与再造 ………………………… 554
　　（三）皮瓣转移修复软组织缺损 ………… 555
　　（四）骨瓣 ………………………………… 556
　　（五）肌腱损伤的诊治 …………………… 557
　　（六）周围神经 …………………………… 557
　　（七）其他 ………………………………… 558
　五、骨肿瘤 ………………………………… 559
文选 …………………………………………… 561
附录 …………………………………………… 575
文选关键词索引 ……………………………… 577

外科基础与创伤

本年度共收集到论文317篇,纳入一年回顾98篇,占30.9%;收入文选16篇,占5.0%。

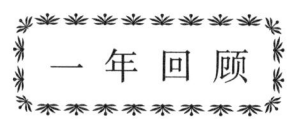

一、休克

(一) 基础研究

1. 失血性休克细胞因子的变化

失血性休克时细胞因子的表达变化可引起血管反应性的降低,从而参与休克的发生和发展。徐竞等[1]观察PKCα在大鼠失血性休克血管平滑肌中mRNA表达变化规律及其对失血性休克血管反应性和钙敏感性的调控作用。发现失血性休克后PKCα mRNA表达增高,导致大鼠血管反应性和钙敏感性早期增高、晚期降低。同时PKCα激动剂和抑制剂可分别增高和降低休克后大鼠的血管反应性和钙敏感性。认为PKCα在失血性休克血管反应性和钙敏感性调控中起重要作用,可能是休克血管功能的重要保护性分子。胡明政等[2]通过观察失血性休克大鼠下丘脑室旁核(PVN)的一氧化氮合酶(NOS)阳性细胞的表达变化,探讨其在大鼠失血性休克发生发展中可能的作用。发现PVN大细胞部NOS阳性细胞在失血性休克后明显增多,且NOS阳性细胞主要集中在PVN的大细胞部。认为大鼠PVN的NOS阳性细胞可能通过多种途径参与了失血性休克的发生发展。许会彬等[3]应用基因芯片技术分析失血性休克大鼠肝脏差异基因表达谱,拟从分子水平探讨HS可能的病理生理机制。在大鼠5 705条靶基因中,初步筛选出86条差异表达基因,其中上调基因72条,下调基因14条。差异表达基因主要为:物质转运相关基因、转录调节相关基因、信号转导相关基因、应激反应相关基因、代谢相关基因、发育相关基因、细胞黏附相关基因等。认为失血性休克的发生是由多基因参与的复杂调控过程。刘勇军等[4]*对大鼠施行肠系膜淋巴管结扎,并观察其对失血性休克大鼠肠、肝、肺组织细胞因子表达以及对组织病理学的影响。发现失血性休克大鼠肠、肝、肺组织TNF-α mRNA和IL-6 mRNA表达均较对照组明显升高;肠系膜淋巴管结扎可明显降低肠、肝、肺组织TNF-α mRNA和IL-6 mRNA表达。组织病理学观察显示:肠系膜淋巴管结扎可明显减轻失血性休克引起的肠黏膜绒毛坏死、脱落;减轻肝细胞变性、坏死;减轻肺水肿和炎性细胞浸润。认为肠系膜淋巴管结扎可降低失血性休克大鼠肠、肝、肺组织细胞因子TNF-α、IL-6的表达及病理损伤程度,对器官功能起保护作用。赵白刚等[5]观察休克淋巴液对大鼠肺微血管内皮细胞(PMVEC)自由基及一氧化氮(NO)、TNF-α、IL-6表达的影响,以探讨休克淋巴液损伤PMVEC的机制。发现体积分数为4%终浓度的休克淋巴液作用6 h后,PMVEC中iNOS、TNF-α和IL-6的mRNA表达以及培养上清液中MDA、NO、TNF-α和IL-6水平均显著升高;且休克血浆作用PMVEC 6 h后的iNOS、TNF-α和IL-6的mRNA表达及培养上清液中NO水平也均显著增高。认为4%终浓度的休克淋巴液可致大鼠PMVEC中iNOS、TNF-α和IL-6的mRNA表达增强,促进自由基释放,从而诱导细胞损伤。

2. 失血性休克液体复苏治疗

液体复苏是失血性休克治疗最重要的手段之一,适当的休克液体复苏能够改善组织灌注,纠正缺氧逆转休克的发展。杨明三等[6]探讨失血性休克时不同液体复苏再"二次打击"致多脏器功能障碍综合征(MODS)时血管内皮细胞(EC)损伤影响。发现EC数量以生理盐水复苏组最高,7.5%高渗盐水复苏组明显低于生理盐水复苏组。NO含量以7.5%高渗盐水复苏组最高,并随时间延长数量逐渐增加,高于生理盐水复苏组及万汶复苏组。7.5%高渗盐水复苏组内皮素含量低于生理盐水复苏组及万汶复苏组。认为失血性休克不同复苏液体内毒素"二次打击"致MODS血管内皮细胞损伤程度不同,7.5%高渗盐水复苏具有抗血管内皮细胞损伤作用。刘良明等[7]*利用大鼠非控制性出血休克模型探讨非控制性出血休克早期不同复苏血压对休克复苏效果的影响。发现急救采用高压复苏(80、100 mm Hg)动物存活时间短,血细胞比容低,血流动力学指标差,而采用<70 mm Hg的血压复苏,动物存活时间延长,血流动力学指标明显优于高压复苏组,但太低的输注压力(40 mm Hg)也不利于休克复苏,动物存活时间缩短,病死率增高。认为针对非控制性出血休克,急救采用高压复苏会增加血液丢失,影响后期复苏效果;适当低压复苏(50~60 mm Hg)有利于保持动物的血流动力学稳定,改善后期复苏效果;但太低的输注压力因影响组织灌流也不利于休克复苏。李涛等[8]比较6%羟乙基淀粉200/0.9%氯化钠溶液(HES200)与羟乙基淀粉氯化钠(HES)对大鼠失血性休克的复苏效果。发现HES200和HES输入后对MAP、左心室收缩压、左心室压力上升或下降的最大速率在不同剂量之间无统计学差异,HES200 24 h存活率和存活时间比HES略长,不同剂量HES200和HES输入后对血气无明显影响。认为HES200具有较好的抗失血性休克的作用。潘景业等[9]给予失血性休克大鼠林格液、万汶液复苏治疗,以探讨不同复苏液对失血性休克大鼠肺组织超微结构的影响。发现光镜下观察休克组大鼠肺泡壁破坏严重;林格组可见大鼠肺泡间质增宽,肺泡壁和血管壁有轻度水肿;万汶组大鼠肺泡结构接近正常。电镜下观察休克组大鼠肺组织超微结构呈明显损伤改变;林格组和万汶组大鼠肺组织超微结构损伤较轻,但林格组同时出现间质水肿现象;对照组大鼠肺组织超微结构正常。认为大鼠发生失血性休克后,肺组织超微结构发生改变,单纯使用乳酸林格液治疗失血性休克可能会加重肺部损伤,联合使用万汶能减少内皮细胞损伤,减轻炎性细胞浸润。

(二)临床研究

1. 限制性液体复苏治疗创伤失血性休克

目前,多数研究者主张在创伤出血性休克的早期给予限制性液体复苏,但对复苏液体的选择意见尚不统一。苏月南等[10]对143例创伤性休克患者采用不同液体的早期限制性液体复苏治疗,以探讨复苏液体选择对创伤性休克早期救治的影响。发现伤后1~2 h行手术者中,晶体胶体组血细胞比容、静脉血氧饱和度、血乳酸浓度变化小于高晶体组;伤后2.1~4 h行手术者两组各项指标均明显变差且无统计学意义。等比例晶体胶体组手术前输液量明显减少,输血量及住院病死率相当;两组住院病死率均随手术开始时间延长而明显增加。认为适当增加胶体更有利于发挥限制性液体复苏的作用,同时尽快手术治疗有助降低创伤性休克的病死率。陈晓雄等[11]*探讨不同液体复苏方法对创伤性失血性休克的救治效果。发现本组73例中治愈61例、死亡12例、发生ARDS 11例和发生MODS 15例。限制组液体输入量为(2 156±541)ml,明显低于常规组液体输入量(3 012±497)ml,并略低于高渗组液体输入量(2 235±503)ml。限制组复苏24 h后血乳酸、碱剩余检测值、治愈率、病死率、ARDS发生率、MODS发生率均优于高渗组与常规组,高渗组优于常规组。认为采用限制性液体复苏和高渗盐溶液复苏方法治疗创伤性失血性休克可明显增加有效循环血量,改善组织器官灌注,提高治愈率,降低病死率,治疗效果均优于常规液体复苏方法。郑世成等[12]对96例严重创伤合并未控制出血性休克的患者进行不同程度的限制性复苏治疗,以探讨术前限制性液体复苏对创伤性休克患者的影响。发现各复苏组年龄、损伤评分、开始复苏、手术时间及碱缺失均无统计学差异。但A组(复苏时维持收缩压70 mm Hg)、B组(80 mm Hg)、C组(90 mm Hg)之间的术前总输液量有统计学差异,分别为(2 487±96)、(2 696±87)和(3 200±95)ml;3组之间输入红细胞的量有统计学差异,分别为(300±210)、(416±163)和(800±130)ml。C组患者术前血红蛋白含量明显低于A、B组,分别为(90±45)、(115±32)和(110±34)g/L。器官功能衰竭的发生率和病死率C组高于A、B组。认为创伤性休克术前在未控制出血情况下,低收缩压的限制性液体复苏可明显降低患者的出血量、并发症和病死率。赵钢等[13]探讨急诊期小容量复苏对未控制失血性休克的复苏方法。发现高渗高张复苏液(小容量复苏)和常规复苏液均能改善血流动力学,但小容量复苏组平均动脉压上升速度、幅度、维持时间及休克指数下降程度均优于常规液体复苏组;复苏60 min后,小容量复苏组的血红蛋白、血细胞压积、凝血功能改变明显小于常规液体复苏组;观察期间小容量复苏组平均输液量明显少于常规液体复苏组。认为急诊期小容量复苏对未控制失血性休克复苏效率高,有利于限制输液量,减少内环境和凝血功能的变化。

2. 创伤性休克的治疗

创伤性休克的本质是有效循环血量的减少,微循环障碍导致组织器官供血供氧不足,因此治疗的重点就在于如何迅速纠正微循环的缺血缺氧状态。朱捷等[14]观察7.5%高渗盐水对创伤性休克患者的早期疗效和对T淋巴细胞亚群的影响。发现高渗盐水组24 h液体输入量为(3 820±623)ml,明显低于常规组的(5 430±1 254)ml;高渗盐水组在输液10、20 min后血压明显高于常规组;伤后24 h高渗盐水组$CD3^+$、

CD4$^+$高于常规组;高渗盐水组患者的病死率、ARDS发生率、NODS发生率低于常规组。认为在创伤失血性休克的早期,使用高渗盐水复苏可明显增加有效循环血量,改善组织器官灌注,并可改善患者的 T 细胞免疫功能,降低 ARDS、MODS 发生率和病死率,治疗效果优于常规液体复苏法。屈纪富等[15]回顾分析638例严重多发伤患者,以探讨严重多发伤患者创伤性休克的临床诊治措施。发现所有患者均出现不同程度的休克表现,其中轻度 212 例,中度 206 例,重度 220 例;采取手术和液体复苏及其他对症支持治疗后,成功救治 609 例,病死率 4.55%。认为严重多发伤患者创伤性休克发生率高,程度重,是患者早期和后期死亡的重要因素。必须动态观察病情以明确诊断,治疗的重点是改善组织细胞的血供和氧合,以降低早期病死率并防止全身性炎症反应综合征、多器官功能障碍综合征、多器官衰竭等并发症的发生。童肖广等[16]对严重创伤的休克患者同时并发肝、肾功能障碍的原因与治疗方法进行分析,以探讨严重创伤后休克并发肝、肾功能障碍的治疗及机制。发现在抗休克及治疗原发疾病的前提下,肝、肾功能障碍患者经治疗后其肝、肾功能均得到恢复。认为肾、功能障碍患者早期往往表现为急性肾衰竭,而肝功能障碍早期表现不明显,待肝储备耗竭才表现出来。治疗上依靠维持氧供、早期肠道营养、保肝利尿和综合治疗方法。向军等[17]选择 32 例严重多发伤患者进行高容量血液滤过(HVHF)治疗,并测定滤过前后血浆炎性介质水平和血流动力学的变化,以研究 HVHF 对严重创伤后血浆炎性介质及血流动力学的影响。发现与滤过前比较,滤过后 TNF-α、IL-1β、IL-6、C 反应蛋白水平均明显降低,平均动脉压、外周血管阻力指数、中心静脉压、心输出量指数均无明显变化。认为 HVHF 可显著降低严重创伤患者血液中炎性介质的水平,对血流动力学状态无明显影响。秦莉等[18]对 258 例创伤性休克患者施以"快速补充含钠液的容量复苏"抢救,以探讨快速补充含钠液在抢救创伤性休克中的作用。发现所有 258 例患者中,181 例患者在 2 h 内休克得到纠正,62 例在 3 h 内休克得到纠正,22 例死亡。认为及时、快速地补充含钠液,快速扩容,可有效地纠正休克。

二、感染

(一)医院感染病原菌及病例分析

1. 医院感染病原菌分析

细菌耐药与变异已成为医院感染的主要原因。王彤等[19]分析 2002 至 2007 年医院不动杆菌属分离及耐药性变化和常用抗菌药物使用频度,以指导临床用药。发现不动杆菌的临床分离率逐年上升,由 2002 年的 3.3% 上升至 2006 年的 6.8%;不动杆菌属对多种常用抗菌药物的耐药率有不同程度的上升,其中耐药率增幅较大的是:阿米卡星 21.9%~59.6%;哌拉西林/他唑巴坦 25.4%~54.6%;头孢他啶 41.5%~69.1%;药物使用调查显示,抗菌药物的总用药频度逐年增加。认为不动杆菌属对多种常用抗菌药物耐药率呈上升趋势,不动杆菌属耐药与抗菌药物的过多使用有直接关系,应加强对抗菌药物的使用管理,合理选用抗菌药物。王顺等[20]*对临床分离的 376 株革兰阴性(G$^-$)杆菌进行细菌培养和鉴定,并进行 G$^-$ 杆菌构成比统计,以分析医院感染的 G$^-$ 杆菌构成比及耐药现状,为临床医师治疗感染性疾病提供科学依据。发现医院 G$^-$ 杆菌中分离率居前列的菌株依次为:铜绿假单胞菌(21.5%)、肺炎克雷伯菌(17.6%)、鲍氏不动杆菌(14.4%)、大肠埃希菌(10.9%)、嗜麦芽寡养单胞菌(5.9%);药敏结果表明,以上均为多药耐药细菌,除嗜麦芽寡养单胞菌对亚胺培南天然耐药外,铜绿假单胞菌和鲍氏不动杆菌对亚胺培南分别产生了 16.0%、24.1% 耐药率;产 ESBL 菌平均检出率为 40.2%。认为革兰阴性杆菌的耐药性已非常严重,务必加强细菌耐药性的监测与控制。秦湧等[21]分析医院感染大肠埃希菌产 AmpC 酶和超广谱 β-内酰胺酶(ESBL)及对常用抗生素的耐药情况以指导临床合理用药。发现医院感染大肠埃希菌的 ESBL 的检出率为 55.1%;AmpC 酶的检出率为 17.4%;医院感染大肠埃希菌对碳青霉烯类抗菌药物以外的 15 种抗菌药物出现不同程度的耐药,比较敏感的抗菌药物尚有哌拉西林/他唑巴坦、头孢哌酮/舒巴坦及阿米卡星。认为医院感染大肠埃希菌 ESBL 携带率高,可同时携带 AmpC 酶及其他耐药基因,造成多药耐药;需加强对抗菌药物应用的规范化管理,提高临床医师合理使用抗菌药物的意识。朱丹等[22]监测鲍氏不动杆菌医院感染的分布特点及其耐药情况。发现鲍氏不动杆菌最常出现在痰标本中,其次是分泌物和尿液;鲍氏不动杆菌感染以重症监护室最多,其次是呼吸科病房;该菌耐药现象严重,耐药率较低的抗菌药物是头孢哌酮/舒巴坦、碳青霉烯类药物如美罗培南、亚胺培南等。认为鲍氏不动杆菌在临床的多药耐药率呈上升趋势,对鲍氏不动杆菌应进行规范、连续的耐药监测,及早发现耐药菌株,调整治疗方案。陈文光等[23]对 194 株嗜麦芽寡养单胞菌进行 20 种抗菌药物敏感试验,以了解嗜麦芽寡养单胞菌的科室分布,探讨嗜麦芽寡养单胞菌的耐药特点。发现嗜麦芽寡养单胞菌对亚胺培南、四环素、头孢噻肟、氨曲南耐药率 >90.00%;对庆大霉素、美罗培南、妥布霉素的耐药率 >80.00%;对头孢哌酮/舒巴坦耐药率为 10.31%;对米诺环素的耐药率为 1.55%。认为嗜麦芽寡养单胞菌耐药状况十分严重,应尽早根据药敏情况选用抗菌药物,头孢哌酮/舒巴坦和米诺环素对其敏感。

2. 医院感染病例调查分析

医院感染管理是医院管理的重要内容,加强医院感染管理是全面控制感染、提高医护质量、保证医疗安全的重要环节。方希敏等[24]回顾性分析2007年住院患者发生医院感染病例,以了解住院患者医院感染特点,为预防与控制医院感染提供科学的理论依据。发现在住院的54 505例患者中有2 325例发生医院感染;重症监护病房感染率最高为33.57%;感染部位因科室的不同而不同,下呼吸道是最常见的感染部位(27.19%);医院感染的病原体中革兰阴性菌占48.05%,其次是病毒与真菌,分别为23.25%、14.45%,革兰阳性菌占14.15%。认为医院感染率与疾病种类相关;加强医院感染管理、合理使用抗菌药物、预防传染病传播是降低医院感染的有效措施。王玮等[25]回顾性调查住院患者50 272例次的医院感染情况,以了解医院感染现状,为降低医院感染率提供依据。发现近8年医院感染率为5.93%;医院易感人群中以恶性肿瘤患者居多(占80.16%),住院时间越长,发生医院感染的危险性越大;高危感染科室为造血干细胞移植科和血液科,感染高发部位为呼吸道(占67.91%);侵入性诊疗技术操作是引起医院感染的因素之一。认为恶性肿瘤的医院感染率偏高,应建立医院感染管理监控系统,有效地提高医院感染控制水平。肖远莉等[26]探讨血液透析室医院感染的危险因素,以更好地预防控制医院感染的发生。发现通过有效的管理与控制,提高了医疗质量,确保了医疗安全,有效提高了透析患者的生活质量和长期生存率。认为加强血液透析室医院感染危险因素的管理与控制是预防血液透析室医院感染发生的关键。

(二) 感染相关因素分析

1. 外科手术部位感染分析

外科手术部位感染是外科手术后常见并发症之一,居医院感染的第3位,在外科患者医院感染中居第2位。何耀琴等[27]对2004至2006年的17 044例无菌手术患者资料进行了前瞻性和回顾性调查,以分析切口感染相关因素,提出预防无菌手术切口感染的相关措施。发现3年间共发生Ⅰ类手术切口感染36例;2004、2005、2006年切口感染发生率依次为0.24%、0.22%和0.18%;在36例切口感染中,手术时间>3 h的为17例,2~3 h的为12例,<2 h的为7例。认为无菌手术切口感染与患者年龄、手术时间、季节、围术期用药、基础疾病有关,切口感染重在预防,要加强全面医疗质量管理及医务人员的医院感染知识培训。丁杰等[28]通过回顾性分析各调查因素对切口感染率的影响,筛选出手术切口感染的主要危险因素,以探讨影响普通外科切口感染的主要危险因素。发现普通外科切口感染发病率为4.26%,Ⅰ类切口感染率为0.80%,Ⅱ、Ⅲ类切口感染率为7.03%;性别、年龄、肥胖、糖尿病、切口分类、手术性质、手术时间均是普通外科切口感染的危险因素。认为加强对危险因素的监测与调控有利于降低普通外科切口感染发病率。范文等[29]采集腹部伤口分泌物进行细菌培养,分离病原菌进行鉴定并对病原菌耐药率进行分析,以探讨腹部手术切口感染病原菌的分布及耐药性。发现病原菌以革兰阴性杆菌为主,占76.9%;其中分离率最高的为大肠埃希菌(24.9%)、铜绿假单胞菌(17.6%)、肺炎克雷伯菌(17.2%);耐甲氧西林金黄色葡萄球菌检出率为40.0%;产超广谱β-内酰胺酶大肠埃希菌和肺炎克雷伯菌检出率为45.2%;以上病原菌均检测出较高的耐药率。认为必须采取切实的防治对策,预防与控制腹部手术切口感染。

2. 手术室的感染分析

由于手术量大、手术间少、患者的流动性大,手术室是发生感染的高危科室。宋烽等[30]探讨洁净手术室的科学管理方法,以为手术患者提供高度洁净、安全的手术环境,预防感染。发现通过实行人、物净化及严格的分区管理,采取无菌、净化运行清洁管理措施,加强洁净手术部的流程管理的方法,使洁净手术室控制工作做到"人尽其责,物尽其用",有效地控制了污染源,避免了交叉感染,保证了手术和患者的医疗护理安全。认为洁净手术室的启用和完善的管理措施,对于提高手术室洁净度确实有效,降低了手术感染率,提高了手术质量。朱阿珺[31]分别对百级和千级手术间在动态和静态时间进行细菌采样,以了解并评价层流手术室动、静态空气的细菌监测结果。发现在手术种类、参加手术人数大致相同的情况下,在净化系统开启30 min后,手术患者入室前的静态下和手术开始后30 min的动态下,空气监测采样细菌计数统计无统计学差异。认为层流手术室可有效保证术中环境的洁净和稳定。刘旭等[32]利用自然沉降法对20个Ⅲ级洁净手术室空气进行采样检测,以探讨动态条件下洁净手术室空气质量变化规律及其影响因素。发现Ⅲ级洁净手术室手术区自然菌平均菌落数(8.62±4.53)个,周边区(6.15±3.87)个,手术区空气中自然菌落数量显著高于周边区,且随着手术室人数和手术时间的增加,沉降菌平均数明显增加。认为Ⅲ级洁净手术室手术过程中空气中细菌数量呈规律变化,手术间人员的活动及人员数量是影响沉降菌数量变化的主要因素之一;限制手术人员活动和人数可降低沉降菌密度。

3. 外科重症监护病房(ICU)的感染分析

外科重症监护病房是集中外科围术期重症患者病情监测和积极治疗的单位,也是易感人群和感染因素集中的场所,是医院感染的高危区域。方桂珍等[33]对2006至2007年ICU收治的病例的年龄、创伤程度、侵入性操作、入ICU前后急诊手术、住院时间、镇静剂使用等因素与医院感染相关性进行综合分析,以制定相应对策,有效地降低医院感染发生率。发现所有384例患者中发生医院感染156例,感染率为40.6%,感染部位以下呼吸道感染为主占63.3%,其次为泌尿道、皮肤软组织;检出病原菌以革兰阴性菌为首(71.7%),其次为革兰阳性球菌(15.2%),真菌占13.1%;病情严重程度、侵入性操作、急诊手术、镇静剂使用、住院时间与医院感染的关系密切。认为重点关注重度创伤、手术患者,加强入ICU前的管理,建立侵入性操作的护理规范,严格执行无菌操作,加强环境监测和管理,防止交叉感染等均是预防医院感染的关键。王飞等[34]回顾性分析ICU 2005至2007年血培养阳性的465例住院患者的临床资料,以了解ICU 3年来菌血症的流行病学及抗菌药物敏感性,为临床防治提供依据。发现3年内ICU共送检血培养6 481份,阳性者1 465例;其中真菌155份;同期ICU入院4 477例次,符合菌血症的患者465例1 056株,其中G^+菌611株,G^-菌392株;G^+菌以凝固酶阴性葡萄球菌为主,对常用抗菌药物的耐药性测定提示对万古霉素、替考拉宁敏感性相对较高;G^-菌中鲍氏不动杆菌8.6%、嗜麦芽寡养单胞菌6.6%、假单胞菌属5.1%、肺炎克雷伯菌5.3%;对常用抗菌药物的耐药性测定提示对头孢哌酮/舒巴坦敏感率较高。认为凝固酶阴性葡萄球菌分离率和感染率逐年增加,应引起重视,G^+菌对万古霉素、替考拉宁敏感性相对较高,G^-菌对头孢哌酮/舒巴坦敏感率较高,临床选择抗菌药物时可考虑优先使用;非白色假丝酵母菌所致的假丝酵母菌菌血症有所上升。王玉明等[35]*利用琼脂稀释法检测49株铜绿假单胞菌对临床常用9种抗菌药物的敏感性,并对临床分离的铜绿假单胞菌进行基因组分型,以对比分析外科重症监护室多重耐药铜绿假单胞菌的基因组差异,探索其与多重耐药性的关系。发现多重耐药铜绿假单胞菌菌株占外科重症监护室铜绿假单胞菌临床分离株的85.7%;PFGE基因组型A菌株占全部铜绿假单胞菌分离株的61.2%,为主导基因组型,该基因组型全部对阿米卡星和头孢吡肟敏感,对左旋氧氟沙星和美洛培南耐药;PFGE基因组型H、P菌株对6种以上抗生素耐药;PFGE基因组型I和J菌株对所测9种抗生素均敏感。认为4种稀有位点核酸内切酶结合的PFGE基因组分型可以作为临床多重耐药铜绿假单胞菌监控和鉴定的有效手段。李育等[36]采用回顾性巢式病例对照研究法设计对照组及病例组,以探讨ICU深部真菌感染发生的相关危险因素。发现广谱抗生素应用≥4 d、侵入性操作、糖皮质激素使用是ICU发生深部真菌感染的独立危险因素。认为通过对ICU独立危险因素的控制,可降低深部真菌感染的发生率。郭玉杰等[37]对2007至2008年1 894例ICU患者2 122份标本进行细菌培养及药敏试验,以调查ICU中引起下呼吸道感染的分布及流行趋势。发现ICU下呼吸道感染患者146例,感染的主要因素为机械通气、气管切开和气管插管;细菌培养分离出主要致病菌铜绿假单胞菌28.8%、肺炎克雷伯菌23.2%、金黄色葡萄球菌14.8%、大肠埃希菌13.8%及鲍氏不动杆菌9.8%;对26种常用抗菌药物的药敏结果分析发现,这5种主要致病菌均出现多重耐药,且耐药率极高,仅对头孢哌酮/舒巴坦、亚胺培南、阿米卡星较为敏感。认为控制ICU下呼吸道感染,应针对危险因素及多重耐药菌群,采取相应的措施,合理使用抗菌药物,控制和减少感染的发生,降低危重患者的病死率。

(三)临床预防感染及抗菌药物应用

1. 临床感染的预防

魏明等[38]探讨降低手术部位感染率的防治策略。发现在手术部位感染的病原菌中G^-杆菌占48.0%,G^+球菌占40.8%,真菌占11.2%,显示G^-杆菌仍是医院感染的主要病原菌,G^+球菌也是医院感染的重要病原菌,真菌感染已成为术后手术部位感染的重要原因。认为手术部位的感染与患者个体状况、不合理使用抗菌药物、无菌观念不强等有关,应注重术前、术中、术后各环节的感染防治,同时强化普及感染控制知识。陈超男[39]对530例普外科择期手术患者施行不同的备皮方法,并分别于手术消毒皮肤前采手术部位皮肤作细菌培养和统计术后手术切口感染率,以观察两种不同术前备皮方法的手术切口感染情况。发现术前2 h清洁局部皮肤并不剃毛备皮法组的术前手术部位皮肤细菌菌落数、术后手术切口感染率均低于常规备皮组。认为术前2 h内清洁皮肤不剃毛备皮法在预防手术切口感染方面明显优于常规备皮方法。韦正峥等[40]调查武汉市和长沙市医务人员卫生状况并评价所用含抗菌和消毒成分洗手液的消毒效果。发现所有医务人员在接诊每例患者前均洗手的比例为57.9%和75.7%,医院使用了洗手液的比例为75%和68%;含三氯生类、氯己定和聚己缩胍盐聚六亚甲基双胍类手消毒液对白色假丝酵母菌的杀灭对数值均>4,用2 g/L含盐酸聚六亚甲基双胍洗手液和1.3 g/L含苯扎氯铵的洗手液洗手,受试人员的细菌杀灭对数值均>1。认为需加强武汉市和长沙市医务人员卫生洗手重要性的认识和手卫生消毒措施的建立,三氯生类、苯扎氯铵类、盐酸聚六亚甲基双胍类手消毒液对自然菌和真菌均有良好的杀灭效果。张申等[41]比较外科医护人员使用传统的皂液刷手加消毒法与爱护佳免刷洗手方法前后的细菌菌落计数,探讨更适合临床工作者的外科手消毒方法。发现用爱护佳免刷洗手方法洗手后即刻手部菌落数[(0.05±0.16)CFU/cm^2]和洗手后2 h菌落数[(0.02±0.10)CFU/cm^2]明显低于常规传统的皂液刷手加消毒组[(0.08±0.26)、(0.49±1.31)CFU/cm^2]。认为爱护佳皮肤清洁剂+免洗外科手消毒液,有助于洗手后长时间抑菌,明显优于传统外科手消毒方法。

2. 临床抗菌药物的使用

围术期不合理的抗菌药物应用是导致细菌耐药、二重感染的主要原因,仍需要在临床使用中加强管理和控制。王欣等[42]了解与分析外科系统围术期抗菌药物预防性使用情况,对围术期抗菌药物的合理使用和宏观管理提供科学依据。发现抗菌药物使用率100.0%;术前30 min给药占4.1%,而术前未给药占73.2%;术后用药≤3 d占8.1%;三代头孢菌素占全部用药的49.0%,喹诺酮类药物占全部用药的25.0%。认为抗菌药物在围术期的预防性应用还存在一些问题,有必要规范抗菌药物的应用。王悦等[43]对2007年570例围术期患者抗菌药物应用进行回顾性分析,以了解和分析外科手术患者围术期抗菌药物预防应用的情况。发现抗菌药物的使用率为100.0%;围术期抗菌药物平均使用时间为5.09 d,清洁、清洁-污染、污染手术抗菌药物平均使用时间分别为4.66 d、5.51 d、5.44 d;术前0.5~2.0 h使用抗菌药物占8.60%,术后使用抗菌药物占67.54%;一、二、三联抗菌药物使用分别占80.70%、18.95%和0.35%;抗菌药物使用种类主要为头孢菌素类、青霉素类等。认为围术期抗菌药物使用不合理,应加强规范管理。姜玲等[44]*对甲状腺、乳腺手术、疝气修补术3种Ⅰ类切口手术患者进行干预前后预防用抗菌药物合理性的对照研究,以探讨Ⅰ类切口手术围术期预防用抗菌药物的合理性与干预措施实施的效果。发现干预后抗菌药物使用率显著下降,由干预前100.00%下降为干预后60.47%;抗菌药物的合理使用率显著提高,由干预前0%上升为干预后44.19%;不合理使用药物的现象明显改善;平均药费由2 433.05元下降为1 732.22元,平均抗菌药物费用由988.17元下降为81.25元。认为医院采取的干预措施有效、可行,可显著提高抗菌药物的合理使用率,降低抗菌药物费用,为医院设计单病种临床路径及降低单病种费用提供依据。黄金莲等[45]对270例腹部手术患者围术期抗菌药物应用进行回顾性分析,以探讨腹部手术围术期抗菌药物的应用现状及合理性。发现全部270例患者Ⅰ类切口135例,Ⅱ类切口77例,Ⅲ类切口58例,全部使用了抗菌药物:术后单用1种和应用二联、三联抗菌药物的分别占37.78%、59.63%和2.59%,术后使用抗菌药物时间最短0 d,最长11 d,平均使用时间(3.39±2.49)d,中位使用时间2 d,68.89%患者用药时间≤3 d。认为腹部外科围术期抗菌药物使用存在不合理之处,需加强管理。

三、创伤

(一) 基础研究

1. 创伤后应激反应

严重创伤可以诱发机体的应激反应,过强的应激反应会导致机体免疫功能紊乱。裘辉等[46]*分离致伤后24 h小鼠骨髓细胞,体外应用重组小鼠粒细胞/巨噬细胞-集落刺激因子诱导小鼠骨髓来源树突细胞(BMDC),检测未成熟、成熟树突细胞(DC)诱导异源T细胞的应答能力,以研究失血合并闭合性骨折小鼠骨髓来源BMDC诱导异源T细胞应答能力的变化。发现无论是否经过脂多糖(LPS)诱导,创伤组小鼠BMDC介导的MLR值均明显低于对照组值,创伤组小鼠BMDC在LPS刺激前后的CD40表达均明显低于对照组,但MHCⅡ、CD80和CD86表达在2组间差异无统计学意义;创伤组小鼠BMDC在体外经LPS刺激24 h后其IL-12p40、IL-12p70分泌水平均明显低于对照组。认为创伤小鼠BMDC诱导T细胞应答的能力降低,该变化可能与其刺激分子CD40表达降低及IL-12分泌不足有关。刘振华等[47]建立左下肢截肢大鼠模型,并于截肢后立即腹腔注射他克莫司(FK506),6 h后处死动物,提取各组心肌线粒体,检测心肌线粒体3态呼吸(ST3)及4态呼吸(ST4)耗氧量、呼吸控制率(RCR)、磷氧比(P/O)、膜电位、总ATP酶活力的变化,电镜下观察心肌线粒体的改变,以观察大鼠下肢截肢创伤后心肌线粒体的损伤情况及钙调蛋白(CaN)抑制剂FK506的保护作用。发现与对照组比较,创伤组线粒体ST3耗氧量、RCR、P/O、膜电位及总ATP酶活力显著降低,ST4耗氧量显著升高;干预组RCR、P/O、膜电位及总ATP酶活力显著升高,ST4耗氧量显著降低,ST3耗氧量有升高趋势;电镜观察显示,创伤组心肌线粒体肿胀、嵴断裂,而干预组线粒体仅轻度肿胀。认为截肢创伤应激可以引起心肌线粒体损伤,FK506对其有一定的保护作用。乔曼等[48]分别利用剪尾法及游泳法结合血糖水平测定观察小鼠应激状态的变化;在给予地塞米松、不同浓度肾上腺素及两药合用条件下,测定血糖水平和游泳力竭时间,比较创伤刺激和使用肾上腺素、地塞米松或两药合用对小鼠应激能力的影响。发现给予肾上腺素的小鼠,其血糖水平明显高于创伤刺激组和对照组小鼠;在各种药物使用的比较中,较高浓度肾上腺素组游泳力竭时间明显短于地塞米松组和对照组;较高浓度肾上腺素组、两药合用组游泳后血糖水平均明显高于地塞米松组和对照组;低浓度肾上腺素组游泳后血糖水平也明显高于对照组。认为剪尾创伤并不足以引起显著的以血糖升高为特点的应激反应;给予肾上腺素及肾上腺素与地塞米松合用虽均显著升高血糖水平,但会降低小鼠的运动应激能力。

2. 创伤后急性肺损伤

急性肺损伤(ALI)是呼吸窘迫综合征(ARDS)中的一种过渡阶段或早期表现。方健等[49]*利用重度烟雾吸入致大鼠早期重度吸入性损伤模型,检测肺组织中巨噬细胞特异性表型 CD68 的表达及早期肺泡巨噬细胞(AM)培养液中 TNF-α、IL-6、IFN-γ 和 IL-10 的浓度,以观察重度烟雾吸入后大鼠 ALI 时 AM 的活性及分泌功能,探讨其在 ALI 免疫调控中的意义。发现在肺损伤的早期即出现肺泡巨噬细胞的激活且程度与时间呈正相关;AM 分泌 TNF-α 的能力在早期即出现迅速上升,2 h 达高峰,6 h 后逐渐下降至正常;4 h IL-6、IFN-γ 开始出现持续高表达,6 h 时 AM 分泌 IL-10 的能力开始增强且后期出现异常增高。认为 AM 的激活是发生急性肺损伤的一个重要的起动信号,且持续时间及严重程度与肺损伤程度明显呈正相关;AM 通过对其分泌的一些关键性细胞因子的调节,参与了对肺损伤的免疫调控。王云霞等[50]等利用羟乙基淀粉 130/0.4(万汶)治疗 ALI,观察肺组织病理学变化、检测肺组织 p-P38、P38、p-P44/42 和 P44/42 的表达、活化蛋白 1(AP-1)的 DNA 结合活性;以观察万汶对 P38 丝裂素活化蛋白激酶(MAPK)信号转导通路的影响,探讨其对感染所致 ALI 保护作用的机制。发现与正常对照组比较,ALI 组表现为 P38 及 P44/42 的磷酸化水平增高,肺组织 AP-1 表达上升;而万汶 15 ml/kg 和 30 ml/kg 均可抑制脂多糖导致的 P38 磷酸化,同时可明显抑制 AP-1 的活性;万汶两个剂量组间比较无差异。认为万汶通过抑制 P38 MAPK 信号转导通路中 P38 的磷酸化,进而使其下游的 AP-1 活性降低,减轻机体炎症反应。何岱昆等[51]建立光气吸入性肺损伤大鼠模型,进行不同的治疗干预,以比较乌司他丁和地塞米松对大鼠光气吸入性 ALI 的保护作用。发现乌司他丁可明显减轻光气吸入性肺损伤动物损伤组大鼠肺组织病理学改变,降低肺湿/干质量比,降低血清和肺泡灌洗液中肿瘤坏死因子-α 和基质金属蛋白酶-9 的含量,与地塞米松比较无差异。认为乌司他丁能有效地改善大鼠光气吸入性急性肺损伤的肺功能,与地塞米松有相似的肺保护作用,两者可能通过抑制细胞因子的过度生成和抑制基质金属蛋白酶-9 表达,从而达到肺保护作用。

3. 创伤后损伤愈合

干细胞具有自我复制和多向分化的特点,在损伤修复中起到重要的作用。陈强等[52]提取雄性 C57 小鼠骨髓成体干细胞,分离纯化骨髓成体干细胞,建立骨髓移植嵌合模型后,制造皮肤缺损;并于皮肤创伤后 1、7、14、21 d 观察创面愈合情况,以观察小鼠骨髓来源干细胞在皮肤创伤修复中的动员及募集作用。发现提取的骨髓成体干细胞可以成功进行成骨、成脂诱导分化。骨髓移植后放射损伤动物全部存活;皮肤创伤后 7 d 局部创面组织中可以观察到移植的骨髓细胞;皮肤创伤后 14 d,创面仅残留少量缺损组织,21 d 创面完全愈合。认为骨髓成体干细胞在皮肤创伤愈合过程中具有动员及募集作用,提高募集效率可能有助于改善创伤愈合能力。王强等[53]利用 MTT 法检查血管生成促进剂 SDY-08 对 ECV-304 细胞生长的影响,鸡胚绒毛尿囊膜(CAM)实验检查 SDY-08 对 CAM 血管生成的影响,小鼠背部创伤模型检查 SDY-08 对组织修复的影响,以研究 SDY-08 对组织修复的影响。发现 SDY-08 作用 ECV-304 细胞 12、24、36 h 后,其生长促进率为 28.1%、115.6% 和 81.4%;SDY-08 对 CAM 血管生成的诱导率为 72.1%;SDY-08 提前 2 d 使小鼠创面愈合;SDY-08 上调创伤组织血管内皮细胞 VEGF 的表达,上调 ECV-304 细胞 VEGF 和抑凋亡基因 Bcl-2 的表达,下调促凋亡基因 Bax 的表达。认为 SDY-08 有明显的促血管生成和促组织修复作用,与其上调 VEGF、Bcl-2 的表达及下调 Bax 表达密切相关。

(二) 临床研究

1. 地震伤的救治分析

2008 年发生的汶川地震,短时间内大量的伤员需要得到合适的治疗,要求医务人员必须迅速对伤情进行准确、科学的评估。赵波等[54]*采用动态 CRAMS 评分法对 1 070 例地震伤员的伤情严重程度作出分类判断,并观察 CRAMS 评分的动态变化,探讨动态 CRAMS 评分法在成批地震伤员急救中的应用价值。发现本组伤员中轻伤(≥7 分)569 例,重伤(4~6 分)486 例,危重伤(≤3 分)15 例,CRAMS 分值越低,病死率越高,重伤组需要急诊手术干预的比例明显高于轻伤组,CRAMS 分值升高,提示病情趋于稳定,分值降低,提示病情恶化。认为 CRAMS 评分能较好地反映损伤严重程度和伤情,对成批地震伤员的救治有重要指导意义,其分值的动态变化有助于医务人员及时判定伤情,调整治疗方案。刘国栋等[55]分析汶川地震住院伤员的伤情特点及救治,为类似自然灾害所致伤员的救治提供参考。研究发现总共收集资料较为完整的伤员826例,其中男性410例,女性416例;年龄1～102岁,平均45.8岁;其中31～60岁伤员占总数的50.2%,有职业记录的477例中,农民占43.8%,工人占15.7%,在校学生占14.1%;钝器伤(53.2%)、挤压/掩埋(22.5%)和跌倒/坠落(15.0%)为前3位致伤原因;伤员的AIS主要集中在1～3分的区域;严重多发伤(ISS>16分)发生率为8.2%。认为地震导致的建筑物倒塌是主要致伤机制,损伤多在AIS 1～3分范围,严重多发伤较少;伤员接受专业救治时间普遍较晚,伤员后送分流较迟,提示对特大自然灾害所致伤员的早期救治和及时高效后送救治的能力亟待加强。潘进社等[56]对937例地震伤员进行回顾性分析,以探讨四川地震伤员并发症的发生规律、预防和治疗对策。发现本组地震伤员中,出现单一或多种并发症324例;经早期诊断,及时给予有效的干预措施,299例伤员被治愈。认为提高对地震伤员并发症的认识程度,对可能出现并发症的高危伤员进行早期预防,及时治疗,可以改善预后。周玉波等[57]对35例地震伤并发挤压综合征的病例进行回顾性分析,探讨地震后发生挤压综合征的危险因素和治疗措施。发现本组挤压综合征患者中,前臂受伤7例,小腿25例,手掌3例,其中合并急性肾功能衰竭3例;伤后至入院时间6～92 h,平均49.3 h,35例均进行彻底切开减压处理,其中6例被治愈,2例遗留肢体功能受限;27例术后发生肌群广泛坏死并发感染而行截肢,本组无死亡病例。挤压综合征发生率中,青少年(14岁以下25.8%)明显高于成年人(14～59岁为8.0%);就诊时间晚者(48 h后31.0%)挤压综合征发生率明显高于早期就诊患者(48 h内3.5%)。认为获救时间、诊治延误及年龄均是挤压综合征发生的高危因素,对地震伤后挤压综合征伤情高度重视和准确判断,早期诊断及时、充分减压是对地震伤并发挤压综合征最主要的预防与治疗措施。何庆等[58]通过对地震伤合并挤压伤病例分析和文献回顾,探讨挤压伤者的院前急救方法,以提高这类伤员的抢救成功率。认为挤压伤的院前处理应该注意以下几点:首先是重视早期补液的重要性,特别是液体的类型、量和补碱利尿时机;其次是局部患肢结扎,肢体处理和情绪的稳定;最后伤者获救后切忌盲目转运,应现场分拣和急救后再转运。应重视地震伤员院前急救过程中的规范化处理,以期最终改善预后,减少急性肾衰和脓毒血症的发生,降低病残率和病死率。

2. 多发伤的救治分析

多发伤伤情危重、复杂,往往诱发抗炎和促炎过程同时发生,对炎症状态进行监测,是多发伤救治的重要内容。巴立等[59]检测30例严重多发伤后第1、3、7天的血胰岛素、C肽、TNF-α、IL-10、C反应蛋白(CRP),以探讨严重多发伤血胰岛素和C肽水平的变化及其与炎症反应的关系。分析伤后血胰岛素和C肽的动态变化情况及其与炎症因子和CRP的相关性,并与炎症因子和CRP的变化进行比较,同时检测35例健康体检者的血胰岛素和C肽作为对照。发现患者伤后各时相点血胰岛素和C肽均显著高于对照组;与急性生理和慢性健康评分Ⅲ(APACHE Ⅲ)均呈显著正相关,无论是否控制血糖和年龄因素,血胰岛素和C肽与IL-10在各时相点均呈显著正相关,与TNF-α和CRP在伤后第3、7天呈显著正相关。在不同预后两组中血胰岛素、C肽、IL-10水平随时间变化均下降。认为严重多发伤后血胰岛素和C肽水平的升高与炎症反应有关,其变化不仅可以反映损伤严重程度,而且可以作为动态监测机体抗炎程度的有效参考指标。巴立等[60]*选择81例伤后24 h内收住急诊的多发伤患者,其中男57例,女24例;年龄(46±18)岁,损伤严重度评分34.0±11.9,在伤后第1、3、7天检测,发现血清胆碱酯酶(ChE)活性、血清清(白)蛋白(ALB)、前清(白)蛋白(PAB)、转铁蛋白(TRF)、均比各对照组显著降低,CRP则明显升高,其中血清ChE活性都比对照组下降超过25%;血清ChE活性在各时点与ALB、PAB、TRF都显著正相关,与CRP第3、7天负相关。患者APACHEⅢ在各时点与血清ChE、TRF均显著负相关,与ALB仅第1天负相关,与PAB仅第1、7天负相关,与CRP仅第7天正相关;各时点死亡组血清ChE活性和TRF都显著低于存活组,而死亡组ALB仅在第7天、PAB仅在第1天和第7天显著低于存活组,CRP仅在第7天显著高于存活组。认为血清ChE可视为负急性期蛋白的一种,在反映多发伤病情严重度和预测患者转归中的综合价值要优于其他主要APP。朱渝军等[61]回顾分析66例多发伤病例,探讨严重多发伤患者血浆凝血酶原片段(F1+2)、D-二聚体水平变化及与创伤后DIC之间的关系。发现轻伤与重伤组血浆F1+2、D-二聚体水平伤后均明显高于正常对照组,且重伤组又明显高于轻伤组。非DIC组伤后F1+2、D-二聚体水平逐渐降低,DIC组F1+2、D-二聚体水平持续升高并显著高于非DIC组,血浆F1+2、D-二聚体水平在伤后1、3、7 d均呈明显的正相关。认为创伤后急性期F1+2、D-二聚体水平的升高程度不仅与创伤严重程度有关,而且与创伤后DIC的发生密切相关;测定严重多发伤者急性期外周血浆F1+2、D-二聚体水平变化对早期预测创伤后DIC的发生具有一定价值。杨向红等[62]回顾分析65例多发伤病例,以研究严重多发伤者伤后血小板膜糖蛋白表达的变化,探讨其与病情严重程度、MODS的发生及预后的关系。发现轻伤组伤后第1、3天血小板膜糖蛋白CD62P、CD63表达显著高于正常病例,在伤后第7天降至正常水平;严重多发伤组伤后第1、3、7天CD62P、CD63均显著高于正常对照组和轻伤组;非MODS组CD62P、CD63表达在伤后第3天达高峰,第7天下降;MODS组CD62P、CD63表达在伤后第7天仍保持高水平,且在各个时点均明显高于非MODS组(P均<0.01);生存组CD62P、CD63表达在伤后第3天达高峰,第7天下降;死亡组伤后第7天持续保持高水平,且在各个时点均明显高于生存组。认为血小板膜糖蛋白表达与严重多发伤患者病情的严重程度、MODS的发生及预后相关。罗小敏等[63]回顾性分析324例多发伤病例的资料,探讨多发伤患者预后的危险因素。发现共死亡78例,在伤后1 h内就诊的患者病死率为16.7%,超过1 h就诊为37.4%;16≤ISS≤24、25≤ISS≤40和ISS>40的患者病死率分别为5.7%、19.2%和41.3%;无休克与合并轻、中和重度休克患者的病死率分别为11.8%、13.6%、27.7%和46.9%。认为就诊时间、损伤严重评分、休克程度均对伤员预后产生重要影响,注重创伤救治的时效性与整体性,积极防治休克,对于提高多发伤伤员的救治存活率有重要意义。

3. 损伤控制手术在严重创伤中的应用

损伤控制手术(DCS)是一种主要针对腹部创伤的应急分期手术,其原则是近年来在创伤领域中极有实用价值的外科原则。何德海等[64]通过对严重腹部损伤患者实施DCS策略和方法,提高创伤的抢救成功率。对于8例严重腹部损伤(ISS>16)患者施行DCS,入院后在积极抗休克急救处理的同时进行急诊剖腹探查手术,初期均采用大纱垫填塞的方法控制出血后关腹,在ICU内复苏后,所有患者都进行了Ⅱ期计划性手术。发现经过DCS救治的严重损伤患者复苏过程较平稳,腹部并发症得到有效控制;痊愈6例,死亡2例。认为对于严重腹部损伤的患者要尽早、尽快地实施DCS,提高综合治疗水平,根据腹部损伤的部位和程度,采取适宜的再次确定手术的方式,可以有效地降低严重腹部损伤患者病死率。申晓军等[65]回顾性分析27例施行DCS的多发伤患者,记录患者的手术并发症及死亡原因,并比较存活组和死亡组患者的术前一般资料、损伤严重程度评分(ISS)、手术方式、治疗情况及各种围手术期生命体征、器官功能变化情况,以探讨严重多发伤患者实施DCS的疗效并分析影响其预后的相关因素。发现全部患者的手术并发症发生率为37.0%,最常见的手术并发症为腹腔内感染(18.5%);术后总体病死率为44.4%,最常见的死亡原因为多器官功能障碍综合征(50.0%);影响DCS术后病死率的因素包括年龄、ISS、术前体温和碱剩余值、估计失血量、ICU入室体温以及住院时间;其中,年龄增长、术前BE绝对值增加和ICU入室体温降低是预测DCS术后患者病死率的独立预后因素。认为严重多发伤患者接受DCS后手术并发症和病死率仍较高,年龄增长、术前BE绝对值增加和ICU入室体温降低是术后病死率的独立预后因素。禹宝庆等[66]通过分析采取不同方法处理的病情严重程度接近的90例多发伤患者的治疗结果,探讨早期全面治疗(ETC)与DCS的合理性。发现DCS组的乳酸清除时间、体温恢复时间、PT、APTT恢复时间较ETC组短;DCS组比ETC组并发症及病死率低;两组在出血量和手术时间方面比较差异无统计学意义。认为采用DCS方法治疗严重多发伤患者,有利于降低患者的并发症和病死率,在选择DCS方法时,除根据多发伤患者生理指标外,还要结合创伤机制、创伤复杂性等综合分析。

4. 交通事故伤的救治分析

交通事故伤已被认为是当今世界最大的公害之一。江长青等[67]对深圳市6所综合性医院急诊外科收治的道路交通伤进行分析,探讨该市道路交通伤的流行病学特征。发现道路交通伤共1 328例;年龄2~84岁,平均31岁;受伤人群主要为工人和农民工(57.8%);肇事车辆主要为小型汽车(48.5%);交通伤发生主要地点为市内公路(78.6%);伤害发生以星期五、六最多,分别达到17.8%和18.7%,伤害发生时间在下午15:35左右;男性年龄(32.36±8.70)岁,高于女性年龄(29.96±4.32)岁。随访患者中84.4%恢复原来工作,8.5%调换工作,7.1%不能参加工作。认为加强工人和农民工交通安全教育,提高交通安全意识。根据交通伤高发时间曲线在多发时段、地段增加交通管理人员,增加交通安全提示标志,控制小型汽车数量是减少交通事故发生的有效手段。郭学忠[68]回顾性分析2003至2008年收治的49例腹部外伤患者的临床资料,以总结分析交通事故引起闭合性腹部外伤的诊断与治疗经验。发现所有病例中,非手术治疗8例,剖腹探查手术41例;治愈47例,死亡2例。认为交通事故引起的腹部外伤表现复杂,迅速、正确无误的诊断及合理的治疗是减少并发症与病死率、提高救治效果的有效手段。孙澂等[69]利用SCL-90症状自评量表、自制伤员信息表、ISS对因车祸致伤入院患者进行心理健康状态与相关因素调查,了解车祸致伤患者心理应激状态以及相关影响因素。发现车祸伤患者SCL-90症状自评量表总均分及各因子得分高于正常。其中SCL-90症状自评量表各因子得分增高与患者性别、既往健康状态、社会交往支持和创伤严重程度有明显相关性。认为车祸伤患者存在较高的心理应激反应,与伤者性别、既往身体健康状况、社会支持和创伤严重度有明显相关性;提示车祸伤患者伤后心理健康状况不容乐观,在重视车祸伤患者急救与治疗的同时切不可忽略患者心理状态,早期发现不良或过度心理应激反应并及时予以心理干预是救治车祸伤患者时使其身心能够完全康复不可忽略的重要措施。

四、围术期营养支持

1. 免疫营养支持治疗

免疫营养支持不仅可以有效地降低肠道通透性,同时可以有效地降低术后的应激反应,减轻术后的免疫抑制。全竹富等[70]给予20例腹部手术病人常规营养支持和添加丙氨酰-谷氨酰胺(Aln-Gln)的免疫营养支持,分别检测尿乳果糖/甘露醇(L/M)比值和血浆Gln浓度、二胺氧化酶(DAO)、皮质醇和IL-6等,以观察 Aln-Gln 双肽对腹部术后病人早期肠道通透性和应激反应的影响。发现常规营养组术后第5天血浆Gln浓度较术前下降16%;Aln-Gln 组较术前升高17%;Aln-Gln 组术后第5天血浆 DAO 和尿 L/M 比值均较术前明显降低,并显著低于常规营养组,皮质醇和IL-6的恢复明显优于常规营养组。认为静脉给予 Aln-Gln 双肽能改善腹部术后病人的肠黏膜屏障功能,减轻术后早期应激反应,有利于术后的快速康复。全竹富等[71]*分别给予20例腹部手术病人常规输液支持和添加 Aln-Gln 的免疫营养支持,分别检测血浆 Gln 浓度和反映肠道通透性和免疫功能的有关实验指标:尿L/M 比值、DAO、外周血总淋巴细胞计数(TLC)和人类白细胞抗原(HLA)-DR,以观察 Aln-Gln 对腹部手术后病人早期肠道通透性和免疫功能的影响。发现术后第5天,常规输液组病人血浆 Gln 浓度较术前显著下降,Aln-Gln 组较术前显著升高;对照组血浆 DAO、尿 L/M 比值均较术前显著升高;Aln-Gln 组均较术前显著降低;Aln-Gln 组病人 TLC 和 HLA-DR 表达均显著高于对照组。认为术后静脉补充 Aln-Gln 能维持和提高血浆 Gln 浓度,维护肠屏障功能,改善免疫功能,有利于病人术后的快速康复。徐建国等[72]分别给予29例严重创伤患者常规营养支持和添加 ω-3 鱼油脂肪乳剂的免疫营养支持,检测促炎细胞因子 IL-6 及 TNF-α 水平,以探讨 ω-3 鱼油脂肪乳剂对严重创伤患者血 IL-6 及 TNF-α 水平的影响。发现入院后所有患者血 IL-6 及 TNF-α 水平均明显升高,但 ω-3 鱼油脂肪乳剂组 IL-6、TNF-α 升高程度明显低于常规组。认为 ω-3 鱼油脂肪乳剂能抑制严重创伤患者血 IL-6 及 TNF-α 水平的上升。邹曰坤等[73]将18例病人随机分为鱼油治疗组和常规治疗组。鱼油治疗组病人常规治疗加鱼油,并检测单核细胞 HLA-DR 表达率,同时检测炎症反应指标,包括 CRP、IL-6 和 TNF-α,观察 APACHE Ⅱ 评分和氧合指数(PaO_2/FiO_2)的变化,以探讨 ω-3 脂肪酸对脓毒症病人的免疫调节和抗炎作用。发现鱼油治疗组病人血清 CRP、IL-6 和 TNF-α 均明显下降,氧合指数改善,单核细胞 HLA-DR 表达率、APACHE Ⅱ 评分较常规治疗组无明显降低。认为应用 ω-3 脂肪酸可使脓毒症病人血清炎症介质表达减少,但对单核细胞 HLA-DR 的表达未见调节作用。张宏光等[74]对26例 ISS≥16 的严重创伤病人分别给予常规营养支持和添加鱼油(富含 ω-3 多不饱和脂肪酸)的免疫营养支持,并检测 D-乳酸和肠型脂肪酸结合蛋白(IFABP),比较全身炎症反应综合征(SIRS)发生率等情况,研究鱼油对严重创伤病人肠屏障功能变化和预后的影响。发现严重创伤后血浆 D-乳酸和血清 IFABP 水平均显著升高,尔后逐渐下降;鱼油组较常规营养组 SIRS 发生率低。认为鱼油有益于严重创伤后病人肠道血供和肠屏障功能的恢复,并能改善预后,降低 SIRS 的发生率。

2. 肠外营养支持治疗

营养支持是病人围术期综合治疗的一部分,合理的肠外营养有利于改善术后并发症的发生率。陈敏等[75]*应用 NRS2002 标准对127例择期手术的普通外科、胸外科、妇科和骨科病人开展术前营养筛查,了解营养状况,进行围术期营养支持和临床结果调查。发现需要营养支持的病人占30.7%,其中普通外科占28.3%,高于胸外科(2.4%)、妇科(0%)和骨科(0%);老年人、恶性肿瘤、腹部大手术病人比例较高。7.6%的超重病人术前需制定营养支持计划,围术期实际开展营养支持者与 NRS2002 评判结果有较大的差异。正确实施营养支持者占19.7%,误用者占11.8%,未用者占11.0%。营养支持方式单一,以 PN 支持为主,实施营养支持病人的药物治疗费用、住院时间和术后感染并发症发生率高于未实施的病人。认为手术病人具有较高的营养不良风险,适宜采用 NRS2002 进行营养筛查,并制定出合理的营养支持计划,以减少医疗资源的浪费和感染并发症的发生率。顾敏等[76]对170例危重病例分别给予外周静脉营养治疗和普通输液治疗,以研究外周静脉营养在普外科危重症患者中的疗效。发现外周静脉营养组的血红蛋白、白(清)蛋白、淋巴细胞、体重等均升高并且优于普通输液组。认为外周静脉营养疗效可靠、实用性强、费用低。龙浩等[77]对20例上消化道肿瘤术后无糖尿病的患者在给予静脉营养时,分别通过不同途径给予胰岛素,以比较胰岛素加入全合一营养袋内或经静脉泵同步输注时胰岛素活性、浓度以及患者血糖的变化。发现两种方式给予胰岛素后,胰岛素的活性百分比和浓度均随时间有下降趋势,活性百分比两组间无差异;两组间和组内各时点血糖无差异;两组患者未发生与血糖水平相关的并发症。认为胰岛素加入全合一营养袋内或经静脉泵同步输注两种方式对胰岛素活性、患者血糖与血糖相关并发症的影响无明显差异,胰岛素可安全地加入营养袋内输注。俞亚红等[78]对50例腹部手术病例术后连续5 d分别给予结构脂肪乳(STG)和中/长链脂肪乳(MCT/LCT 1:1)进行静脉营养,以观察和比较STG和MCT/LCT临床不良反应,以减少肠外营养并发症的发生。发现STG组与MCT/LCT组的患者恶心、呕吐的发生率分别为44%与72%,头痛的发生率分别为40%与68%,发热的发生率分别为36%与64%;两组ALT及AST均在正常范围内,但STG组均低于MCT/LCT组,ALT分别为(24±0.25)U/L与(28±0.35)U/L,AST分别为(20±0.19)U/L与(26±0.31)U/L。认为STG较传统MCT/LCT的不良反应小,两种脂肪乳制剂均不造成肝脏功能的明显损害。施咏梅等[79]*将胃肠肿瘤病人的外周血分别与不同剂量的STG或物理混合的MCT/LCT在体外共同孵育2 h后检测中性粒细胞的吞噬率;再将分离的淋巴细胞分别在含不同剂量的STG或物理混合的MCT/LCT在体外共同孵育24 h后,发现在含10 mg/ml脂肪乳的培养环境中,STG组、MCT/LCT组和空白对照组的中性粒细胞吞噬率差异无统计学意义;在含20 mg/ml、100 mg/ml脂肪乳的培养环境中,STG组的中性粒细胞吞噬率显著低于MCT/LCT组;随着脂肪乳浓度的增加,STG组的中性粒细胞吞噬率呈下降趋势;STG组和MCT/LCT组的淋巴细胞凋亡率不随培养环境中脂乳浓度增加而改变。认为结构脂肪乳不明显改变胃肠肿瘤病人的中性粒细胞吞噬功能和淋巴细胞凋亡率。大剂量应用脂肪乳时,STG能抑制中性粒细胞的吞噬功能,而物理混合的MCT/LCT则无此现象。

3. 肠内营养支持治疗

胡强等[80]选取60例胃肠道手术病人,其中30例术后第3～5天起应用肠内营养(EN)作为实验组,另30例术后第3天起2周内应用全肠外营养(TPN)作为对照组,两组分别予以等氮、等热量营养支持,术后分别进行肠通透性测试、尿L/M浓度及血浆内毒素水平检测,以观察早期肠内营养(EEN)对胃肠道手术后肠屏障功能的影响。发现术后8 d两组L/M比值较术后3 d均升高;术后14 d L/M比值对照组明显高于实验组,对照组术后3 d和8 d之间有明显差异;术后4 d较术前1 d两组血浆内毒素均有所升高,术后7 d对照组血浆内毒素呈升高趋势,而实验组血浆内毒素呈下降趋势。认为创伤应激早期肠黏膜通透会有明显升高,肠内营养有较好维持肠黏膜屏障功能的作用,早期EN有助于维持肠屏障结构和功能,纠正肠道菌群失调,从而降低内毒素血症。陈思曾等[81]将120例胃癌和结直肠癌根治术后病人随机分为EEN组、静脉营养(PN)组和对照组3组,比较不同营养支持途径对胃癌和结直肠癌术后指标的影响。发现手术前1 d EEN组、PN组和对照组营养指标、免疫指标水平无显著性差异;术后第9天EEN组和PN组的营养指标、免疫指标水平均优于对照组;EEN组和PN组的营养指标无差异,但EEN组的免疫指标高于PN组。EEN组和PN组营养支持不良反应的发生率无差异;EEN组胃肠道功能恢复时间早于PN组和对照组;EEN组感染性并发症的发生率低于PN组,EEN组营养支持费用和感染性并发症治疗费用均少于PN组。对照组的营养支持费用最少,但其感染性并发症的发生率最高,感染性并发症治疗费用亦最多。认为对胃癌和结直肠癌病人术后营养支持的方案应首选EEN,其次为PN。周华等[82]在全国范围内调查机械通气危重症病人EN和PN支持现状和存在问题,为进一步改进危重症病人营养支持策略提供临床依据。发现19个ICU(73%)对病人EN期间床头抬高、胃残余量监测、中止喂养或转为小肠喂养指征等具体实施细则有明确的规定。25个ICU(96.2%)有计划应用胰岛素控制病人血糖。早期(入住ICU 48 h内)TEN病人仅占38.8%(172/443);EN+PN占20.5%(91/443);因不耐受EN而中途中止的病人共10例(5.8%)。接受PN病人共230例,经PN液中添加Gln者占38.3%,机械通气时间和入住ICU时间明显少于未添加Gln组。认为危重症病人营养支持已得到广泛认可和重视,并通过具体的实施方案规范临床行为。EN仍存在喂养不足和累积能量摄入的缺乏,PN液中添加Gln能缩短病人机械通气和入住ICU的时间。张明鸣等[83]对建立SD大鼠创伤应激模型,并随机给予TPN和EN后,在光镜和电镜下观察肠黏膜形态,比较肠道细菌脏器移位率、肠黏膜闭合蛋白(occludin)免疫组化表达及肠道菌群数量等,以探讨肠外和肠内营养对外科创伤应激大鼠肠上皮细胞紧密连接、屏障功能及微生态环境的影响。发现电镜下TPN组肠上皮损伤程度较严重,而EN组损伤程度较轻,肠上皮紧密连接、微绒毛较完整;光镜下Chiu分级及肠道跨膜结合蛋白表达优于TPN组;EN组肝、肺和肠系膜淋巴结的肠道细菌移位率低于TPN组,EN组肠道内乳酸杆菌和双歧杆菌数量均高于TPN组。认为肠内及标准肠外营养都不能完全维持创伤大鼠肠黏膜屏障不受损害及阻止肠道细菌移位,但肠内营养组肠黏膜屏障损害较轻,肠道细菌移位率低,且增加了肠上皮闭合蛋白表达,与肠外营养比较,有利于改善肠道屏障,从而减少细菌移位的可能。

五、全身炎症反应综合征与多器官功能障碍综合征

(一) 基础研究

ARDS 多由严重的 ALI 发展而成,也是多器官功能障碍综合征(MODS)中最常见的并发症之一。胡明冬等[84]*用鞭毛蛋白抗血清探讨脓毒症 ALI 大鼠模型中鞭毛蛋白的致炎症 ALI 的作用及其抗血清可能的对抗作用。设脓毒症大鼠模型(致伤组),用鞭毛蛋白抗血清对抗(治疗组),对照组于 2、4、6、12、24、48 h,对比观察其湿/干比值(W/D)、血清和肺泡灌洗液(BALF)中鞭毛蛋白和 TNF-α 含量的变化以及肺组织病理改变。发现脓毒症 ALI 大鼠在 12、24、48 h,动脉血氧分压(PaO_2)显著降低,而 W/D 显著升高;在 6、12、24、48 h,鞭毛蛋白含量显著升高;在 24、48 h,鞭毛蛋白抗血清对抗组 PaO_2 显著降低,而 W/D 显著升高。在 12、24、48 h,脓毒症 ALI 大鼠 TNF-α 含量显著升高;在 24、48 h 鞭毛蛋白抗血清对抗组 TNF-α 含量显著升高。在 12、24 h 时,脓毒症 ALI 大鼠 PaO_2 显著低于鞭毛蛋白抗血清对抗组,而 W/D 和 TNF-α 含量高于鞭毛蛋白抗血清对抗组,镜下大鼠肺组织发现脓毒症 ALI 大鼠在 12 h 后发生显著的病理变化,而鞭毛蛋白抗血清对抗组在 24 h 后才发生显著的病理变化。认为鞭毛蛋白是脓毒症时导致大鼠肺炎性损伤的重要致伤因素。杨策等[85]选择小鼠内毒素血症、盲肠结扎穿孔、肺泡巨噬细胞免疫刺激模型,检测主要模式识别受体的表达;利用细胞转染模型研究 CD14、TLR4、MD-2 相互作用及其与跨膜信号转导的关系,从免疫细胞表面模式识别受体水平揭示创伤感染条件下炎症反应的发生机制,为探寻有效调控炎症反应的措施提供新思路。发现免疫细胞清道夫受体和 CD14、TLR4、MD-2,分别呈现下调和上调表达,且转染 CD14、TLR4 和 MD-2 3 种表达质粒的 HEK293 细胞株对 FITC-LPS 结合率最强,在内毒素刺激后 NF-κB 活性、TNF-α 分泌最显著。认为免疫细胞表面防御性受体下调和效应性受体上调参与炎症反应失控过程,调控模式识别受体表达对减轻机体炎性损伤有重要意义。周飞虎等[86]利用 MODS 模型并加用早期持续血液净化(CBP)治疗,监测实验动物心率、平均动脉压、氧合指数和 TNF-α、IL-6 和血管内皮生长因子(VEGF),以探讨 CBP 对猪创伤性 MODS 细胞因子和预后的影响。发现 CBP 治疗后心率、平均动脉压和氧合指数有显著性改善,TNF-α、IL-6 水平明显降低,而 VEGF 水平明显升高;CBP 后动物生存率(83%)明显高于无 CBP 组。认为早期应用 CBP 技术,可以降低血中炎症细胞因子水平,减弱炎症反应,有利于 VEGF 的表达,降低创伤引起 MODS 的病死率。李冰等[87]将 Wistar 大鼠 150 只分成脓毒症组、血必净干预组和假手术组,采用盲肠结扎穿孔术建立脓毒症大鼠模型,利用图像分析系统检测 3 组大鼠肠黏膜病理变化和巨噬细胞的表达水平;以观察血必净对脓毒症大鼠肠黏膜屏障和巨噬细胞抗体表达的变化的影响作用,探讨其在脓毒症发病中的作用机制及意义。发现假手术组大鼠小肠黏膜多为基本正常黏膜,12 h 后脓毒症组、血必净组大鼠肠道黏膜出现病变;脓毒症组病变较血必净组更为严重,在 0 h 3 组小肠黏膜巨噬细胞抗体的表达数基本一致,12 h 后脓毒症组和血必净组间有明显差异。认为脓毒症大鼠肠道黏膜机械屏障和免疫屏障均有不同程度的损害,血必净注射液可部分保护肠道黏膜机械屏障和免疫屏障。李冰等[88]采用盲肠结扎穿孔术建立脓毒症大鼠模型,检测脓毒症组、假手术组和药物干预组大鼠外周血凝血检测指标 0、12、24、48、72 h 的动态变化,观察脓毒症大鼠凝血功能的动态变化及其在脓毒症发病中的作用,以探讨中药血必净注射液对凝血功能障碍的干预作用。发现脓毒症大鼠凝血功能变化明显异常,抗凝血酶Ⅲ(ATⅢ)、蛋白 C(PC)含量减少,纤溶酶原激活物抑制剂(PAI-1)活性增高,药物干预组大鼠凝血功能指标在不同时间段均优于脓毒症组大鼠。认为脓毒症早期凝血功能即出现异常改变,血必净注射液可一定程度上改善凝血功能。

(二) 临床研究

近年来的研究表明:VEGF 是控制血管通透性的关键分子,是导致炎症相关毛细血管通透性的潜在因素。刘毅等[89]选择 29 例严重脓毒症病例,根据 28 d 转归分为生存组和死亡组,通过检测严重脓毒症患者血清 VEGF 水平,探讨其与疾病严重程度及预后的关系。发现所有病例生存 16 例,死亡 13 例;健康人 VEGF 浓度为 (78.774 ± 8.15) pg/ml,生存组 1、3、7 d VEGF 浓度为 (210.47 ± 59.40)、(161.79 ± 32.58)、(85.33 ± 12.13) pg/ml,其峰值出现在第 1 天,随病程进展 VEGF 逐渐下降;死亡组 1、3、7 d VEGF 浓度为 (324.12 ± 44.35)、(185.40 ± 30.92)、(273.32 ± 55.23) pg/ml,随病程进展第 7 天 VEGF 下降不明显,VEGF 与 APACHE Ⅱ 评分呈正相关,均为影响预后的死亡危险因素。认为严重脓毒症患者 VEGF 水平在发病早期升高,其与 APACHE Ⅱ 评分有显著的相关性,是影响预后的死亡危险因素之一。程纪群[90]等将 60 例严重多发伤患者按 ISS 评分排序后分为严重组(30 例)和危重组(30 例);按是否伴发脓毒症分为脓毒症组(22 例)和非脓毒症组(38 例),并于伤后检测各组患者外周血调节性 T 细胞(Treg 细胞)的比率,观察严

重多发伤患者伤后外周血 Treg 细胞的变化及其与脓毒症和损伤严重度的关系。发现严重多发伤患者伤后 5 d,Treg 细胞比率开始升高;伤后 8 d 仍持续升高;伤后 8 d,危重组 Treg 细胞比率显著高于严重组,脓毒症组外周血 Treg 细胞比率显著高于非脓毒症组;Treg 细胞比率与 ISS 评分呈正相关。认为 Treg 细胞在严重创伤后的免疫抑制中扮演着重要的角色,Treg 细胞比率的变化有助于评估患者的预后及判断并发脓毒症的危险度。陈俊等[91]选择 74 例脓毒症病例,检测外周血 CD3 阳性淋巴细胞(CD3$^+$T),CD4 阳性淋巴细胞(CD4$^+$T)和 CD8 阳性淋巴细胞(CD8$^+$T)及 CD4$^+$T/CD8$^+$T 比值;以观察脓毒症患者 T 细胞亚群变化,探讨其在脓毒症发生发展中的临床意义。发现脓毒症组 CD3$^+$T、CD4$^+$T 百分比及 CD4$^+$T/CD8$^+$T 比值低于非脓毒症组;脓毒症死亡组 CD4$^+$T 百分比、CD8$^+$T 百分比和 CD4$^+$T/CD8$^+$T 比值低于存活组;CD4$^+$T 百分比及 APACHE Ⅱ 评分是脓毒症患者死亡的独立危险因素。认为脓毒症患者存在细胞免疫功能损害,脓毒症死亡患者免疫功能损害更严重,脓毒症患者外周血 T 淋巴细胞亚群的检测对评估脓毒症患者的免疫功能状况和判断病情严重度具有重要临床意义。脓毒症的预后判断一直是临床关注的焦点,同时对临床治疗脓毒症有指导意义。潘景业等[92]回顾性分析 252 例严重脓毒症和脓毒症休克患者,记录入院后碱剩余及急性生理和 APACHE Ⅲ,比较不同碱剩余组预后的情况,探讨碱剩余早期动态变化对严重脓毒症和脓毒症休克患者预后的早期评估作用。发现死亡组和存活组碱剩余值及早期变化趋势明显不同,不同碱剩余组间预后比较有明显差异,碱剩余与 APACHE Ⅲ 评分间有较好的一致性,早期碱剩余越高,预后越好,治疗后碱剩余恢复较快组预后良好。认为碱剩余是评估严重脓毒症和脓毒症休克严重性及预后较好的指标,而且联合 APACHE Ⅲ 评分预测效果更好。郑文瑶等[93]*对 52 例急诊危重病患者入院后最初前 24 h 体温动态变化及 APACHE Ⅱ 评分变化进行分析,探讨急诊危重病患者入院后最初前 24 h 体温动态变化与 APACHE Ⅱ 评分及预后关系。发现危重病患者中,存活组间入院后最初前 24 h 体温变化的积分略低于死亡组;入院后前 24 h 体温最高值和入院前前 24 h 体温积分均与入院时的心率次数呈高度正相关;患者入院后前 24 h 体温最高值和入院前前 24 h 体温积分均与 APACHE Ⅱ 评分呈中度正相关;入院前前 24 h 体温积分和入院时 APACHE Ⅱ 评分是与死亡有关的独立预测因子。认为急诊危重病患者入院后最初 24 h 体温的积分可能是判断患者病情的重要指标。刘永华等[94]回顾性分析 86 例脓毒性休克病例,按 7 d 内液体平衡程度将患者分为负平衡组和正平衡组,以探讨脓毒性休克患者治疗前 7 d 的液体平衡状态与器官损伤及预后的关系。发现负平衡组液体负平衡多在第 3～5 天出现,同时伴随全身性感染相关性器官功能衰竭评分(SOFA)和 C 反应蛋白(CRP)、血乳酸(LAC)水平下降,与正平衡组有明显差异;7 d 内负平衡组病死率与正平衡组比较有差异;对影响液体平衡的危险因素进行 Logistic 回归分析表明,糖尿病、心功能不全、年龄≥60 岁、治疗前血肌酐≥200 μmol/L、抗生素治疗有效率是液体正、负平衡的独立影响因素。认为脓毒性休克患者 7 d 内出现液体负平衡提示感染得到有效控制,可作为预后评价的指标之一。骆晓攀等[95]回顾性分析 403 例重症脓毒症病例,计算入住 ICU 24 h 内(初始值)及 ICU 期间最高 MODS、SOFA 和 LODS,应用 3 种评分系统计算出病死概率并与实际病死率比较;比较多脏器功能不全评分(MODS)、SOFA 和 Logistic 脏器功能不全评分(LODS)3 种评分系统对重症脓毒症患者院内病死率的预测能力。发现本组 MODS、SOFA、LODS 的初始值和急性生理学与 APACHE Ⅱ 的特征曲线下面积分别为 0.725、0.787、0.811 和 0.770;MODS、SOFA、LODS 的最高值预测预后的能力均优于其初始值;LODS 和 SOFA 的分辨力均高于相应的 MODS,而初始或最高的 LODS 和相应的 SOFA 间无差异。APACHE Ⅱ 的 ROC 下面积低于初始 LODS,与初始 SOFA 和 MODA 无差异。认为 MODS、SOFA 和 LODS 对重症脓毒症患者死亡或生存的分辨力均较好,LODS 的最高值对重症脓毒症预后的预测能力最强。杨钧等[96]研究基础疾病对 MODS 患者病情及预后的影响,回顾性分析 452 例 MODS 病例,探讨基础疾病分布与 MODS 病情及临床预后的关系。发现有基础疾病者(320 例)平均年龄(67.9±0.8)岁,显著高于无基础疾病者[132 例,(46.9±1.7)岁];有基础疾病发生 3 个以上器官功能障碍者的比例(74.38%)显著高于无基础疾病者(63.64%);有基础疾病者的病死率为 56.2%,显著高于无基础疾病者的 31.1%;有脑血管病变、心功能不全、慢性阻塞性肺疾病(COPD)者中发生 3～4 个器官功能障碍者分别占 63.4%、67.1% 和 69.1%,显著高于无上述基础性疾病者的 50.5%、49.7%、54.3%。认为年龄超过 67 岁、存在基础疾病老年患者病情重,预后和转归差;高血压、心功能不全、脑血管病变、COPD、慢性肾功能不全的 MODS 病死率高,其中脑血管病变是影响 MODS 预后的主要危险因素。王超等[97]*回顾性分析 1 087 例 MODS,筛选出反映器官功能与预后相关指标,通过多中心临床研究,制定 MODS 诊断标准。发现本诊断标准纳入 7 个器官系统,在有引起 MODS 的原发病因的前提下,2 个或者 2 个以上器官或系统功能达到下述标准,则可诊断为 MODS。器官功能障碍与否的判定标准：①循环系统：SBP(收缩压)<90 mm Hg,MAP<70 mm Hg,发生休克、室性心动过速或室颤等严重心律失常、心肌梗死；②呼吸系统：氧合指数<300 mm Hg；③神经系统：意识淡漠或躁动、嗜睡、浅昏迷、深昏迷；Glasgow 昏迷评分≤14；④血液系统：血 PLT<100×10^9/L；血 CT(凝血时间)、血 APTT(活化的凝血酶原时间)、PT(凝血酶原时间)延长或缩短,3P 试验阳性；⑤肝脏：血 TBIL(总胆红素)>20.5 μmol/L,血 ALB(白蛋白)<28 g/L；⑥肾脏：血 Cr>123.8 μmol/L,尿量<500 ml/24 h；⑦胃肠：肠鸣音减弱或消失,胃引流液、便潜血阳性或黑便、呕血,腹内压(膀胱内压)≥11 cm H$_2$O。符合某器官中任意一个指标,即可判定该器官功能障碍。认为研究制定 MODS 的诊断标准草案具有一定实用性,还需临床应用而加以修正。伍峻松等[98]回顾性分析 375 例严重创伤患者,通过因素分析法对 20 个潜在影响 ALI 恶化进展的危险因素进行研究,以研究影响严重创伤合并 ALI 恶化进展为 ARDS 的潜在危险因素。发现 6 个影响 ALI 进展为 ARDS 的危险因素是：脓毒症、创伤持续时间、APACHE Ⅱ 评分、DIC、胃肠反流、高龄；同时发现这些特定的危险因素对不同的分层患者人群具有不同的影响程度。认为脓毒症、DIC 和创伤持续时间对 ALI 恶化进展为 ARDS 的影响是始终贯穿于整个治疗期；胃肠反流和 APACHE Ⅱ 评分对病情进展的预测仅仅存在于创伤后的早期阶段；由于严重的创伤性打击和肺功能的衰退,高龄仍旧是影响急性肺损伤进展的独立危险因素,具备这些危险因素的患者必须尽可能早地接受积极治疗以阻止进一步恶化。

(方国恩 薛绪潮 柯重伟 罗天航)

参 考 文 献

1　徐　竞,等.中国急救医学,2009,29(1):46
2　胡明政,等.苏州大学学报(医学版),2008,28(4):559
3　许会彬,等.中华急诊医学杂志,2009,18(7):702
4* 刘勇军,等.中国危重病急救医学,2009,21(5):274
5　赵自刚,等.中国危重病急救医学,2009,21(5):266
6　杨明三,等.新疆医科大学学报,2009,32(4):449
7* 刘良明,等.重庆医学,2009,38(17):2180
8　李　涛,等.重庆医学,2009,38(5):544
9　潘景业,等.中国危重病急救医学,2009,21(5):315
10　苏月南,等.重庆医学,2008,37(24):2778
11* 陈晓雄,等.中国急救医学,2008,28(9):769
12　郑世成,等.第四军医大学学报,2009,30(7):652
13　赵　钢,等.中国急救医学,2009,29(8):696
14　朱　捷,等.中华急诊医学杂志,2009,18(4):376
15　屈纪富,等.中国急救医学,2009,29(5):401
16　童肖广,等.临床医学,2009,29(5):17
17　向　强,等.中国急救医学,2008,28(10):868
18　秦　莉,等.新疆医学,2009,39(8):7
19　王　彤,等.中华医院感染学杂志,2009,19(18):2469
20* 王　顺,等.中华医院感染学杂志,2009,19(19):2620
21　秦　湧,等.中华医院感染学杂志,2009,19(17):2337
22　朱　丹,等.中华医院感染学杂志,2009,19(17):2343
23　陈文光,等.中华医院感染学杂志,2009,19(17):2341
24　方希敏,等.中华医院感染学杂志,2009,19(11):1339
25　王　玮,等.中华医院感染学杂志,2009,19(11):1342
26　肖远莉.中华医院感染学杂志,2009,19(11):1356
27　何耀琴.中华医院感染学杂志,2009,19(11):1373
28　丁　杰,等.中华医院感染学杂志,2009,19(16):2106
29　范　文,等.中华医院感染学杂志,2008,18(11):1562
30　宋　烽,等.中华医院感染学杂志,2009,19(13):1686
31　朱阿珺.齐齐哈尔医学院学报,2008,29(21):2608
32　刘　旭,等.中华医院感染学杂志,2009,19(20):2723
33　方桂珍,等.中华医院感染学杂志,2009,19(11):1350
34　王　飞,等.中华医院感染学杂志,2009,19(15):2023
35* 王玉明,等.中华医学杂志,2008,88(47):3319
36　李　育,等.新疆医科大学学报,2009,32(6):723
37　郭玉杰,等.中国急救医学,2009,29(6):550
38　魏　明,等.中华医院感染学杂志,2009,19(18):2422
39　陈超男.中华医院感染学杂志,2009,19(8):933
40　韦正峥,等.中华医院感染学杂志,2009,19(18):2437
41　张　申,等.中华医院感染学杂志,2009,19(18):2440
42　王　欣,等.中华医院感染学杂志,2009,19(17):2320
43　王　悦,等.河北医科大学学报,2009,30(2):181
44* 姜　玲,等.中华医院感染学杂志,2009,19(16):2166
45　黄金莲,等.实用医学杂志,2008,24(21):3716
46* 裘　辉,等.第四军医大学学报,2009,30(9):839
47　刘振华,等.解放军医学杂志,2009,34(4):437
48　乔　曼,等.苏州大学学报(医学版),2008,28(3):371
49* 方　健,等.安徽医科大学学报,2008,43(5):500
50　王云霞,等.中国危重病急救医学,2009,21(5):270
51　何岱昆,等.中国急救医学,2009,29(9):816
52　陈　强,等.解放军医学杂志,2009,34(9):1076
53　王　强,等.中华创伤杂志,2008,24(11):900
54* 赵　波,等.华西医学,2008,23(6):1355
55　刘国栋,等.中华创伤杂志,2009,25(5):446
56　潘进社,等.河北医科大学学报,2009,30(3):232
57　周玉波,等.中华急诊医学杂志,2008,17(10):1016
58　何　庆,等.华西医学,2009,24(4):968
59　巴　立,等.中华创伤杂志,2008,24(11):930
60* 巴　立,等.中华急诊医学杂志,2008,17(10):1075
61　朱渝军,等.中华创伤杂志,2008,24(10):837
62　杨向红,等.浙江医学,2009,31(6):759

63 罗小敏,等.中华急诊医学杂志,2008,17(11):1195
64 何德海,等.华西医学,2009,24(7):1832
65 申晓军,等.中华外科杂志,2009,47(10):755
66 禹宝庆,等.中华外科杂志,2009,47(20):1550
67 江长青,等.中华创伤杂志,2009,25(7):640
68 郭学忠.临床医学,2009,29(4):36
69 孙 薇,等.重庆医学,2008,37(21):2439
70 全竹富,等.肠外与肠内营养,2008,15(6):343
71* 全竹富,等.肠外与肠内营养,2009,16(3):137
72 徐建国,等.实用医学杂志,2009,25(11):1782
73 邹日坤,等.肠外与肠内营养,2009,16(4):222
74 张宏光,等.肠外与肠内营养,2009,16(3):133
75* 陈 敏,等.肠外与肠内营养,2009,16(3):153
76 顾 敏,等.中华内分泌外科杂志,2009,3(2):113
77 龙 浩,等.中华外科杂志,2009,47(4):286
78 俞亚红,等.临床外科杂志,2008,16(12):811
79* 施咏梅,等.外科理论与实践,2009,14(4):431
80 胡 强,等.中国临床医学,2009,16(2):220
81 陈思曾,等.肠外与肠内营养,2009,16(4):225
82 周 华,等.肠外与肠内营养,2009,16(5):259
83 张明鸣,等.四川大学学报(医学版),2009,40(4):615
84* 胡明冬,等.重庆医学,2009,38(17):2177
85 杨 策,等.第三军医大学学报,2009,31(15):1421
86 周飞虎,等.实用医学杂志,2008,24(22):3842
87 李 冰,等.中华急诊医学杂志,2009,18(5):479
88 李 冰,等.中国急救医学,2009,29(3):234
89 刘 毅,等.中华急诊医学杂志,2009,18(2):132
90 程纪群,等.中华创伤杂志,2009,25(7):634
91 陈 俊,等.中国急救医学,2009,29(2):110
92 潘景业,等.中国急救医学,2009,29(2):100
93* 郑文瑶,等.中国急救医学,2008,28(10):896
94 刘永华,等.中国急救医学,2009,29(10):876
95 骆晓攀,等.中华外科杂志,2009,47(1):48
96 杨 钧,等.中国危重病急救医学,2009,21(3):164
97* 王 超,等.中华外科杂志,2009,47(1):40
98 伍峻松,等.中华医学杂志,2009,89(23):1602

文 选

肠系膜淋巴管结扎对失血性休克大鼠的器官保护作用[中国危重病急救医学,2009,21(5):274] 失血性休克导致 MODS 过程中最常累及的器官是肠、肝脏和肺脏,但其损伤机制目前尚不清楚。刘勇军等将 24 只 SD 大鼠随机均分成对照组、失血性休克组、失血性休克+肠系膜淋巴管结扎组,并采用逆转录-聚合酶链反应(RT-PCR)检测各组大鼠肠、肝、肺组织肿瘤坏死因子-α(TNF-α)、白细胞介素-6(IL-6)的 mRNA 表达;用苏木素-伊红(H-E)染色观察各组织的病理学改变,以观察其对失血性休克大鼠肠、肝、肺组织细胞因子表达以及对组织病理学的影响。发现失血性休克大鼠肠、肝、肺组织 TNF-α mRNA 和 IL-6 mRNA 表达均较对照组明显升高[(TNF-α mRNA:肠(0.54±0.07)比(0.37±0.05),肝(1.014±0.06)比(0.56±0.07),肺(0.94±0.07)比(0.62±0.06);IL-6 mRNA:肠(0.89±0.12)比(0.50±0.09),肝(1.07±0.10)比(0.57±0.12),肺(1.09±0.09)比(0.67±0.06)];肠系膜淋巴管结扎可明显降低肠、肝、肺组织 TNF-α mRNA 和 IL-6 mRNA 表达[TNF-α mRNA:肠(0.47±0.05)比(0.54±0.07),肝(0.81±0.07)比(1.01±0.06),肺(0.80±0.05)比(0.94±0.07);IL-6 mRNA:肠(0.66±0.07)比(0.89±0.12),肝(0.83±0.13)比(1.07±0.10),肺(0.73±0.11)比(1.09±0.09)]。组织病理学观察显示,肠系膜淋巴管结扎可明显减轻失血性休克引起的肠黏膜绒毛坏死、脱落;减轻肝细胞变性、坏死;减轻肺水肿和炎性细胞浸润。认为肠源性的炎症介质可以通过肠系膜淋巴系统直接到达肺脏,而不通过门静脉血液系统,而且失血性休克后肠系膜淋巴液能够引起肺泡内皮细胞通透性增加,促进细胞凋亡,诱导 MODS 的发生。肠系膜淋巴管结扎可降低失血性休克大鼠肠、肝、肺组织中肠源性的炎症介质和细胞因子如 TNF-α、IL-6 的表达及病理损伤程度,对机体重要的器官功能起到保护作用。

(罗天航)

述评 肠淋巴循环与休克的发生发展及转归关系密切,该文对大鼠施行肠系膜淋巴管结扎,并观察其对失血性休克的影响,结果显示肠系膜淋巴管结扎可降低失血性休克大鼠肠、肝、肺组织细胞因子 TNF-α、IL-6 的表达及病理损伤程度,对器官功能起保护作用。近年来的研究表明,在失血性休克发展过程中,引起肠道屏障功能障碍和肠道内细菌/内毒素移位所致的肠源性感染是无明确感染灶重症患者发生脓毒症的重要因素,而肠道内细菌/内毒素移位诱导的炎性介质大量释放是导致患者病情恶化,甚至死亡的主要因素之一。

(方国恩)

不同复苏压力对非控制性出血休克复苏效果的影响[重庆医学,2009,38(17):2180] 刘良明等将 Wistar 大鼠 64 只随机分为 8 组,每组 8 只,用戊巴比妥钠麻醉,断脾法复制非控制性出血休克模型,将血压降至 40 或 50 mm Hg。动物分为 3 个处理阶段,第 1 阶段模拟院前救治阶段,用 2:1 乳酸林格液和 6% 的右旋糖苷分别以 40、50、60、70、80、100 mm Hg 血压复苏动物,此期维持 1 h,以假手术组和院前不复苏组作为对照;第2阶段模拟医院确定性处理,结扎脾动脉止血,输血输液将血压恢复至100 mm Hg,维持2 h;第3阶段,维持2 h,以观察非控制性出血休克早期不同复苏血压对休克复苏效果的影响。发现急救采用高压复苏(80～100 mm Hg)动物存活时间短,一半动物在院前急救阶段很快动死亡,血细胞比容低,血流动力学指标差,而采用低于70 mm Hg的血压复苏,动物存活时间延长,血液稀释轻,血流动力学指标明显优于高压复苏组,但太低的输注压力(40 mm Hg)也不利于休克复苏,动物存活时间缩短,病死率增高。认为针对非控制性出血休克,急救采用高压复苏会增加血液丢失,影响后期复苏效果;同时早期大量快速液体复苏,或使用血管活性药物迅速提升血压可增加血液丢失,同时大量快速液体输注可影响血管收缩反应,导致血栓移位。适当低压复苏(50～60 mm Hg)既可基本满足各组织器官灌注压的需要,又不会引起很多的血液丢失,有利于保持动物的血流动力学稳定,改善后期复苏效果;但太低的输注压力因影响组织灌流,可导致组织细胞出现明显的缺血、缺氧和酸中毒,并不利于休克复苏。

（罗天航）

述评 近年的研究表明,对于非控制性出血休克患者大量快速液体复苏可增加血液丢失,引起血液稀释、凝血功能障碍和减少组织氧供,对休克患者的后期恢复不利。所以,近年来国外学者提出了严重创伤/休克低压复苏的概念。但低压对机体有何影响,多高的复苏压力较合适,尚需进一步研究阐明。该文利用大鼠非控制性出血休克模型探讨非控制性出血休克早期不同复苏血压对休克复苏效果的影响,发现适当低压复苏(50～60 mm Hg)有利于保持动物的血流动力学稳定,改善后期复苏效果;太高或太低的复苏压力均不利于改善休克动物的复苏效果。

（方国恩）

三种液体复苏方法救治创伤性失血性休克的应用研究[中国急救医学,2008,28(9):769] 陈晓雄等用不同液体复苏方法救治失血性休克患者73例,随机分为常规液体复苏组(27例)、限制性液体复苏组(25例)和高渗盐溶液复苏组(21例),监测3组患者复苏前后的血流动力学指标、输入液体量、血清乳酸值、血气碱剩余值,探讨不同液体复苏方法对创伤性失血性休克的救治效果。发现限制组液体输入量为(2 156±541)ml,明显低于常规组液体输入量[(3 012±497)ml],并略低于高渗组液体输入量[(2 235±503)ml]。限制组、高渗组与常规组复苏前血乳酸值、碱剩余值比较差异均无统计学意义,限制组复苏12 h及24 h后血乳酸、碱剩余检测值、治愈率、病死率、ARDS发生率、MODS发生率均优于高渗组与常规组,高渗组优于常规组。所

有病例中治愈61例(83.6%),死亡12例(16.4%),发生ARDS 11例,MODS 15例。3组患者治愈率、病死率、ARDS发生率、MODS发生率有明显差异。认为小剂量高渗性溶液抗休克的主要机制是从水肿的内皮细胞及红细胞中迅速动员内源性液体,从而纠正休克引起的血容量不足,同时采用限制性液体复苏和高渗盐溶液复苏方法治疗创伤性失血性休克可明显增加有效循环血量,改善组织器官灌注,提高治愈率,降低病死率,治疗效果均优于常规液体复苏方法。早期对循环功能的正确液体复苏则是降低病死率和致残率的首要环节,不仅保障了循环、呼吸、神经系统的功能,也减少了血液过度稀释、肺水肿、脑水肿等治疗休克的并发症,为实施原发伤治疗创造条件。

（罗天航）

述评 失血性休克的救治原则是尽快通过静脉补充液体进行复苏,治疗目的是迅速恢复有效循环血量,维持重要器官的血液灌流,并且使生命体征尽可能恢复或接近正常。首要目标是维持血压以保证足够的组织灌注压力。目前对于创伤导致的失血性休克,强调将动脉收缩压维持在适宜水平。因为动脉收缩压过高可能加重出血;反之,动脉血压过低可能影响组织的灌注。同时由于不同的液体渗透压、扩容效率及维持时间均不同,因此对于不同液体进行复苏,也应维持在不同的血压状态以达到最好的复苏效果。该文对于不同液体复苏方法对创伤性失血性休克的救治效果进行了有意义的临床分析和探讨。

（方国恩）

医院感染革兰阴性杆菌的构成比及耐药性分析[中华医院感染学杂志,2009,19(19):2620] 王顺等对临床分离的376株革兰阴性(G^-)杆菌进行细菌培养和鉴定,采用K-B法进行药敏试验,并进行G^-杆菌构成比统计,以分析医院感染的G^-杆菌构成比及耐药现状,为临床医师治疗感染性疾病提供科学依据。发现医院G^-杆菌中分离率居前列的菌株依次为:铜绿假单胞菌(21.5%)、肺炎克雷伯菌(17.6%)、鲍氏不动杆菌(14.4%)、大肠埃希菌(10.9%)、嗜麦芽寡养单胞菌(5.9%)、其他非发酵菌(5.9%)。药敏结果表明,以上均为多药耐药细菌,除嗜麦芽寡养单胞菌对亚胺培南天然耐药外,铜绿假单胞菌和鲍氏不动杆菌对亚胺培南分别产生了16.0%和24.1%耐药率,铜绿假单胞菌、鲍氏不动杆菌、肺炎克雷伯菌和大肠埃希菌对头孢哌酮/舒巴坦分别产生了24.7%、37.0%、13.6%和14.6%耐药率;产ESBL大肠埃希菌检出率为39.0%,产ESBL肺炎克雷伯菌检出率为40.9%,产ESBLs菌平均检出率为40.2%。认为G^-杆菌是医院感染病原菌中最重要、分离率最高的病原菌,其医院感染率逐年

来一直处在上升的趋势,同时 G⁻杆菌耐药性已非常严重。临床实验室应加强监测与控制,及时向临床报告结果,以便临床医师提高治愈率和抢救成功率,有效地预防与控制耐药菌株医院感染的爆发流行。

(罗天航)

述评 20世纪以来,随着新开发的β-内酰胺类抗菌药物的临床应用,使得 G⁻杆菌的治疗取得了很大的进展,同时也导致了 G⁻杆菌的耐药性更加突出,给临床治疗带来了新的困难。特别是 G⁻杆菌感染中,鲍氏不动杆菌的耐药性最严重,几乎无药可治,常引致死性的医院感染。该文旨在通过对临床分离的 G⁻杆菌进行细菌培养和鉴定,并分析 G⁻杆菌构成比及耐药现状,为指导临床医师治疗 G⁻杆菌感染提供科学依据。

(方国恩)

外科重症监护室多重耐药铜绿假单胞菌的对比基因组学研究[中华医学杂志,2008,88(47):3319] 近20年来,细菌抗生素分型、血清分型的技术取得了很大的发展,为研究细菌耐药性提供了有效的技术平台。王玉明等利用琼脂稀释法检测49株铜绿假单胞菌对临床常用9种抗菌药物的敏感性,并应用4种稀有位点核酸内切酶结合的脉冲场凝胶电泳技术(PFGE)对临床分离的株铜绿假单胞菌进行基因组分型,从基因组对比分析的角度掌握和认识多重耐药菌株的基因组型特征及其变化规律对鉴定监控临床多重耐药铜绿假单胞菌临床菌株并有效地指导临床合理选择抗生素具有实际意义。发现多重耐药铜绿假单胞菌菌株占外科重症监护室铜绿假单胞菌临床分离株的85.7%;PFGE基因组型A菌株占全部铜绿假单胞菌分离株的61.2%,为主导基因组型,该基因组型全部对阿米卡星和头孢吡肟敏感,对左旋氧氟沙星和美洛培南耐药;大多数基因组型A′铜绿假单胞菌对庆大霉素、氨曲南和头孢他啶敏感,对环丙沙星和头孢噻肟耐药。PFGE基因组型H、P菌株对6种以上抗生素耐药;PFGE基因组型I和J株对所测9种抗生素均敏感。认为重症监护病房中铜绿假单胞菌检出率高,多重耐药菌株的不断产生和蔓延是导致临床院内感染和抗生素治疗失败的主要因素。在4种稀有位点核酸内切酶结合的PFGE基因组分型可以作为临床多重耐药铜绿假单胞菌监控和鉴定的有效手段。

(罗天航)

述评 铜绿假单胞菌是导致院内感染最常见的条件致病菌之一,对一些抗生素具有天然耐药特性,而且随着近来抗生素滥用和不合理抗生素使用的情况下,其突变率很高,因此诱导了很高的细菌耐药性及临床治疗失败。该文分析外科重症监护室多重耐药铜绿假单胞菌的基因组差异,探索其与多重耐药性的关系,对指导临床正确选择、使用抗菌药物,减少耐药株产生,控制医院感染有非常重要的意义。但该研究的菌株数目有限,有待于进一步扩大样本研究。

(方国恩)

Ⅰ类切口手术围手术期预防用抗菌药物干预前后对比分析[中华医院感染学杂志,2009,19(16):2166] 姜玲等对甲状腺、乳腺手术、疝气修补术3种Ⅰ类切口手术患者进行干预前后预防用抗菌药物合理性的对照研究,以探讨Ⅰ类切口手术围手术期预防用抗菌药物的合理性与干预措施实施的效果。发现干预后抗菌药物使用率显著下降,由干预前100.00%下降为干预后60.47%;抗菌药物的合理使用率显著提高,由干预前0%上升为干预后44.19%,干预前使用频次最高的抗菌药物为:头孢硫脒(25.58%)、青霉素(15.12%)、呋布西林(12.79%),干预后使用频次最高的抗菌药物为:林可霉素(28.77%)、头孢唑林(24.66%)、头孢拉定(9.59%),不合理使用抗菌药物的现象明显改善;平均药费由2 433.05元下降为1 732.22元,平均抗菌药物费用由988.17元下降为81.25元,药品占总费用的比例由39.08%下降为20.03%,抗菌药物占总费用的比例由15.87%下降为1.41%,平均住院天数由9.45 d下降为8.93 d。认为对于围手术期抗菌药物的管理,应采取有效、可行的干预措施,加强外科医师合理使用抗菌药物的相关知识培训,重点把握最佳的用药时机和疗程,同时要求外科医师在临床中严格依照药物说明书或药典用药,根据抗菌药物的药效学和药动力学特点选择药物;可显著提高抗菌药物的合理使用率,降低抗菌药物费用,节约卫生资源,为医院设计单病种临床路径及降低单病种费用提供依据。

(罗天航)

述评 抗菌药物的不合理应用已经成为社会各界普遍关注的问题,Ⅰ类切口手术围手术期不合理预防用抗菌药物的现象最为严重。因此本研究对Ⅰ类切口手术患者进行干预前后预防用抗菌药物合理性的对照研究,以探讨Ⅰ类切口手术围手术期预防用抗菌药物的合理性与干预措施实施的效果。认为要制定明确的围手术期抗菌药物实施细则及采取的干预措施有效、可行,可显著提高抗菌药物的合理使用率。

(方国恩)

创伤小鼠骨髓来源树突状细胞诱导T细胞应答的能力变化[第四军医大学学报,2009,30(9):839] 裴辉等分离致伤后24 h小鼠骨髓细胞,体外应用重组小鼠粒细胞/巨噬细胞-集落刺激因子诱导小鼠骨髓来源树突状细胞(BMDC),通过混合淋巴细胞反应(MLR)检测未成熟、成熟树突细胞(DC)诱导异源T细胞的应答能力,流式细胞术检测 BMDC 表面主要组织相容性复合物 Ⅱ 类分子(MHC Ⅱ)及共刺激分子 CD40、CD80、CD86 表达,酶联免疫吸附试验(ELISA)检测脂多糖(LPS)刺激的 BMDC 培养上清中白细胞介素-12(IL-12)p40、IL-12p70 以及白细胞介素-10(IL-10)水平的变化,以研究失血合并闭合性骨折小鼠骨髓来源 BMDC 诱导异源 T 细胞应答能力的变化。发现无论是否经过 LPS 诱导,创伤组小鼠 BMDC 介导的 MLR 值均明显低于对照组值,创伤组小鼠 BMDC 在 LPS 刺激前后的 CD40 表达均明显低于对照组[(4.0±1.0)%比(22.0±3.5)%;(56.0±7.5)%比(91.0±8.0)%],但 MHC Ⅱ、CD80 和 CD86 表达在 2 组间差异无统计学意义;创伤组小鼠 BMDC 在体外经 LPS 刺激 24 h 后其 IL-12p40、IL-12p70 分泌水平均明显低于对照组[(45.0±6.5)ng/L 比(78.0±6.8)ng/L;(9.0±1.0)ng/L 比(18.0±1.9)ng/L]。认为 DC 是专职的抗原呈递细胞,它的抗原呈递能力是所有抗原呈递细胞中最强的,DC 也是唯一能够激活初始性 T 细胞的抗原呈递细胞,是机体免疫反应的始动者,参与了急性兴奋性神经损伤的病理过程,创伤小鼠 BMDC 功能发生障碍,其诱导 T 细胞应答的能力降低,该变化可能与其共刺激分子 CD40 表达降低及 IL-12 分泌不足有关。

(罗天航)

述评 严重的创伤可导致机体免疫功能紊乱,表现为免疫细胞如中性粒细胞、单核-巨噬细胞(特别是 T 细胞)的功能发生改变。该文通过复制创伤模型并分离致伤后的骨髓细胞,用粒细胞/巨噬细胞-集落刺激因子诱导 BMDC,并检测其功能变化,发现创伤小鼠 BMDC 诱导 T 细胞应答的能力降低,该变化可能与其共刺激分子 CD40 表达降低及 IL-12 分泌不足有关,这为严重创伤后的免疫功能紊乱的治疗提供了新的思路。但有关该障碍的分子机制还需进一步深入研究和探讨。

(方国恩)

重度烟雾吸入后大鼠肺泡巨噬细胞活性及分泌功能的变化[安徽医科大学学报,2008,43(5):500] AM 不仅是一种吞噬细胞,而且具有分泌细胞的功能,在肺脏炎症反应中发挥重要作用,并且在呼吸道的免疫监护中有重要作用。方健等利用重度烟雾吸入致大鼠早期重度吸入性损伤模型,并将健康 Wister 大鼠 36 只,按随机数字表法分为对照组及创伤后 2、4、6、12 和 24 h 组,免疫细胞化学方法和酶联免疫吸附试验检测肺组织中巨噬细胞特异性表型 CD68 的表达及早期肺泡巨噬细胞(AM)培养液中 TNF-α、IL-6、IFN-γ 和 IL-10 的浓度,以观察重度烟雾吸入后大鼠急性肺损伤(ALI)时 AM 的活性及分泌功能,探讨其在 ALI 免疫调控中的意义。发现在肺损伤的早期(2 h)即出现肺泡巨噬细胞的激活且程度与时间呈正相关;AM 分泌 TNF-α 的能力在早期(2 h)即出现迅速上升,2 h 达高峰,6 h 后逐渐下降至正常;4 h IL-6、IFN-γ 开始出现持续高表达,6 h 时 AM 分泌 IL-10 的能力开始增强且后期(24 h)出现异常增高。认为 AM 的激活是发生急性肺损伤的一个重要的起动信号,且持续时间及严重程度与肺损伤程度明显呈正相关;AM 通过对其分泌的一些关键性细胞因子的调节,参与了对肺损伤的免疫调控。同时在 ALI 后期通过减少或耗竭 AM,利用抑制 AM 的激活及分泌能力可能是一种减轻肺损伤程度的方法。而后期表现出总 T 细胞、淋巴细胞数的下降以及 $CD4^+/CD8^+$ 的改变,也证实 ALI 中的抗炎机制还有赖于后期的获得性 T 细胞应答的发展。

(罗天航)

述评 严重创伤后,机体的免疫防御功能下降及过度炎性损害是导致 ALI 及其并发症的主要原因,而 AM 的激活及其分泌功能的变化可能是 ALI 发生机制中的一个重要因素。同时 ALI 抗炎反应开始是以 AM 的激活和对其分泌的细胞因子的能力调控来限制感染的播散速度,AM 通过其激活程度及分泌功能在调节系统的炎性反应中起重要作用。该研究通过动态观察大鼠 ALI 早期 AM 的活性、分泌重要细胞因子的能力,对 ALI 在免疫调控中的意义作了有意义的探讨。

(方国恩)

CRAMS 评分及其动态变化在地震伤员急救中的应用[华西医学,2008,23(6):1355] 赵波等采用动态 CRAMS 评分法对 1 070 例地震伤员的伤情严重程度作出分类判断,并观察 CRAMS 评分的动态变化,探讨动态 CRAMS 评分法在成批地震伤员急救中的应用价值。发现本组伤员中轻伤(≥7 分)569 例,重伤(4~6 分)486 例,危重伤(≤3 分)15 例,危重伤中以头颅伤为主,胸部伤次之。经过 24 h 急救观察后再次进行评分,结果提示重伤组有 153 名伤员 CRAMS 评分提升至≥7 分,病情明显趋于稳定;有 16 名伤员 CRAMS 评分下降至≤3 分,病情恶化,以头颅伤和胸外伤为主。轻伤组中有 12 人评分下降至 4~6 分,病情加重需行手术治疗。CRAMS 分值越低,病死率越高,重伤组需要急诊手术干预的比例明显高于轻伤组,CRAMS 分值升高,提示病情趋于稳定,分值降低,提示病情恶化。CRAMS 评分的高低与地震伤的严重程度密切相关,分值越高,伤情就越轻,病死率越低;分值越低,伤情越重,病死率越高。认为 CRAMS 评分是应用量化和权重处理伤员的解剖和生理指标,对伤情进行客观判定,为提高救治质量和预测存活可能性提供科学依据。作为一种评价创伤严重程度的量化标准,创伤评分已成为研究伤员院前急救、院内救治和重症监护治疗必不可少的客观标准。CRAMS 能较好地反映损伤严重程度和伤情,对成批地震伤员的救治有重要指导意义,其分值的动态变化有助于医务人员及时判定伤情,调整治疗方案。

(罗天航)

述评 CRAMS 评分最早由 Gormican 提出,后来 Clemmer 对它进行了修订,采用循环、呼吸、胸腹、运动和语言 5 个指标分别评分,最后 5 项得分相加得到总分。该研究认为 CRAMS 评分能较准确地区分伤情严重程度,较多应用于院前急救和急诊室抢救,是目前公认的较好的院前评分方案。但是 CRAMS 评分也存在一些缺陷,如未考虑伤员基础疾病的影响;对部分脊柱、四肢损伤的患者伤情判断可能存在误差等。所以我们在应用此方法的同时,详细的病史询问、仔细的体格检查必不可少,再结合其他客观指标检查,可以使我们对伤情的判定更加准确。

(薛绪潮)

多发伤患者血清胆碱酯酶与急性期蛋白的相关性[中华急诊医学杂志,2008,17(10):1075] 巴立等选择 81 例 2005 年 10 月至 2007 年 10 月在伤后 24 h 内收住急诊监护室多发伤患者,其中男 57 例,女 24 例;年龄(46±18)岁,损伤严重度评分(34.0±11.9)分,另选择 76 例健康体检者作为对照,其中男 53 例,女 23 例;年龄(44±16)岁。在伤后第 1、3、7 天检测血清中血清胆碱酯酶(ChE)活性、血清白蛋白(ALB)、前白蛋白(PAB)、转铁蛋白(TRF)、C 反应蛋白(CRP),同时记录急性生理和慢性健康评分Ⅲ(APACHE Ⅲ),以探讨多发伤患者 ChE 与急性期蛋白(APP)变化的相关性,及反映病情严重度和判断预后中的价值。发现患者伤后各时点血清 ChE、ALB、PAB、TRF 均比各对照组显著降低,CRP 则明显升高,其中血清 ChE 活性都比对照组下降超过 25%(42.3%~50.2%),并与 PAB、TRF 一样呈下降趋势;血清 ChE 活性在各时点与 ALB、PAB、TRF 都显著正相关,与 CRP 第 3、7 天负相关。患者 APACHE Ⅲ 在各时点与血清 ChE、TRF 均显著负相关,与 ALB 仅第 1 天负相关,与 PAB 仅第 1、7 天负相关,与 CRP 仅第 7 天正相关;各时点死亡组血清 ChE 活性和 TRF 都显著低于存活组,而死亡组 ALB 仅在第 7 天,PAB 仅在第 1 天和第 7 天显著低于存活组,CRP 仅在第 7 天显著高于存活组,Logistic 回归分析提示仅血清 ChE 和 PAB 是判断预后的独立因素。认为 APP 在感染、创伤、手术或烧伤后机体的非特异性炎症反应中出现浓度异常增多或减少的一类蛋白,同时对炎症反应起着诱导、持续及调控的作用,并且帮助机体适应这种炎症变化。血清 ChE 可视为负急性期蛋白的一种,在反映多发伤病情严重度和预测患者转归中的综合价值要优于其他主要 APP。

(罗天航)

述评 ChE 是一类糖蛋白,主要作用是水解乙酰胆碱,也可作用于其他胆碱类化合物将胆碱酯水解为胆碱和有机酸。该研究认为血清 ChE 可作为一种 APP,可以有效地反映多发伤病情严重度及预测患者预后。多发伤患者血清 ChE 活性下降的机制可能如下:①严重创伤导致肝功能损伤;②复苏时大量输液稀释血液;③创伤应激导致高分解代谢;④创伤后毛细血管渗漏综合征,血清 ChE 转运出血管外增多。但具体的机制有待于进一步研究明确。

(薛绪潮)

丙氨酰-谷氨酰胺双肽对术后肠道通透性和免疫功能的影响[肠外与肠内营养,2009,16(3):137] 全竹富等分别对于 20 例腹部手术病人按照前瞻、随机对照的方法分为研究组和对照组,每组各 10 例。从术后第 1 天开始,研究组病人每天静脉补给 Aln-Gln 双肽 0.5 g/kg,共 4 d;对照组病人用同等容量等渗盐水作为安慰剂;于手术前、后分别检测血浆 Gln 浓度和反映肠道通透性和免疫功能的有关实验指标:尿乳果糖/甘露醇(L/M)比值、血浆二胺氧化酶(DAO)、外周血总淋巴细胞计数(TLC)和人类白细胞抗原(HLA)-DR,以观察 Aln-Gln 对腹部手术后病人早期肠道通透性和免疫功能的影响。发现术后第 5 天,对照组病人血浆 Gln 浓度较术前显著下降(389.32±21.76 比 457.39±57.32),研究组较术前显著升高(466.04±52.12 比 397.66±28.58);对照组血浆 DAO,尿 L/M 比值均较术前显著升高(2.50±0.51 比 1.64±0.31;0.251±0.04 比 0.189±0.053);研究组均较术前显著降低(1.06±0.25 比 1.58±0.33;0.169±0.031 比 0.179±0.047);研究组病人术后第 5 天 TLC 和 HLA-DR 表达均显著高于对照组(1.43±0.25 比 1.04±0.53;32.40±6.69 比 24.43±8.18)。认为 Gln 是肠黏膜上皮细胞和淋巴细胞等快速更新细胞能量代谢的主要来源和合成核苷酸的前体物质。当肠道因创伤、手术引起 Gln 消耗过度,导致肠道通透性增加,肠黏膜屏障功能受损,可造成肠道细菌移位和内毒素吸收增加,继而加重应激反应和全身炎症反应,产生免疫抑制,进而导致 SIRS 甚至是 MODS 发生。因此,术后静脉补充 Aln-Gln 能维持和提高血浆 Gln 浓度,维护肠屏障功能,改善免疫功能,有利于病人术后的快速康复。

(罗天航)

述评 肠道经创伤、手术、严重感染打击后,隐窝的干细胞明显凋亡,导致肠上皮细胞的再生和修复障碍,进而破坏肠黏膜结构的完整性,其原因之一就在于 Gln 的消耗过度。而且 Gln 是合成谷胱甘肽及氨基己糖的主要前体,前者有抗氧化应激功能,后者是黏多糖的主要组成部分,具有促进黏蛋白的生物合成,在形成胃肠道保护膜上起着重要的作用。该文认为术后静脉补充 Aln-Gln 有利于病人术后的快速康复,为临床免疫静脉营养的应用提供了理论依据。

(方国恩)

应用 NRS2002 标准对手术病人营养状况和营养支持的调查[肠外与肠内营养,2009,16(3):153] 陈敏等选择择期手术的 127 例普通外科、胸外科、妇科和骨科病人参与调查,采用 2006 年中国肠外肠内营养分会颁布的 NRS2002 评判标准;同时对病人围手术期营养支持方式、能量、营养素供给和术后并发症、住院时间和药物费用进行调查。发现需要营养支持的病人占总调查人数的 30.7%,其中普通外科占 28.3%,高于胸外科(2.4%)、妇科(0%)和骨科(0%);老年人、恶性肿瘤、腹部大手术病人比例较高,分别为 18.1%、19.7%和 18.1%,与其他病人比较有显著性差异。7.6%的超重病人术前需制定营养支持计划,围手术期实际开展营养支持者与 NRS2002 评判结果有较大的差异。正确实施营养支持者占 19.7%,误用营养支持者占 11.8%,未用营养支持者占 11.0%。营养支持方式单一,以 PN 支持为主,实施营养支持病人的药物治疗费用、住院时间和术后感染并发症高于未实施的病人。本组病人术后均治愈或好转出院,有 11 例病人在住院期间出现各种并发症,开展营养支持的病人中有 10 例(包括肠瘘 1 例、胆瘘 1 例、伤口脂肪液化 5 例、胸闷 1 例、发热 3 例),未开展营养支持的病人 1 例(皮瓣坏死)。认为手术病人具有较高的营养不良风险,营养支持是病人围手术期综合治疗的一部分,适宜采用 NRS2002 这样一个简便、易操作的工具对所有的病人进行营养筛查,并制定出合理的营养支持计划,以减少医疗资源的浪费和感染并发症的发生率。

(罗天航)

述评 NRS2002 由丹麦肠外肠内营养协会开发,并为 ESPEN 推荐,适用于住院患者营养风险筛查。该方法建立在循证医学基础上,简便易行,包括 4 个方面内容:①人体测量;②近期体重变化;③膳食摄入情况;④疾病严重程度。多项研究证实,采用 NRS2002 预测临床结局,对有营养风险的患者进行营养支持能缩短患者住院时间。该文将 NRS2002 应用与围手术期的营养风险评估,作了十分有意义的尝试,为更进一步扩大该标准的应用提供了确实的理论依据。

(方国恩)

不同结构的中/长链脂肪乳对肿瘤病人免疫细胞的影响[外科理论与实践,2009,14(4):431] 施咏梅等将胃肠肿瘤病人的外周血分别与不同剂量(10 mg/ml、20 mg/ml、100 mg/ml)的结构脂肪乳(STG)或物理混合的 MCT/LCT 在体外共同孵育 2 h 后,以 FITC-葡聚糖为吞噬标志,应用流式细胞技术检测中性粒细胞的吞噬率;再将分离的淋巴细胞分别在含不同剂量(10 mg/ml、20 mg/ml、100 mg/ml)的 STG 或物理混合的 MCT/LCT 在体外共同孵育 24 h 后,应用 Annexin-V/PI 双染色方法测定淋巴细胞的凋亡率,以探讨不同结构的 MCT/LCT 对胃肠肿瘤病人免疫细胞功能的影响。发现在含 10 mg/ml 脂肪乳的培养环境中,STG 组、MCT/LCT 组和空白对照组的中性粒细胞吞噬率间无差异无统计学意义;在含 20 mg/ml 脂肪乳的培养环境中,STG 组的中性粒细胞吞噬率显著低于 MCT/LCT 组;在含 100 mg/ml 脂肪乳的培养环境中,STG 组的中性粒细胞吞噬率均显著低于 MCT/LCT 组和空白组;随着脂肪乳浓度的增加,STG 组的中性粒细胞吞噬率呈下降趋势;STG 组和 MCT/LCT 组的淋巴细胞凋亡率不随培养环境中脂肪乳浓度增加而改变,且 2 组间差异无统计学意义。认为中性粒细胞和淋巴细胞是体内重要的免疫细胞,脂肪乳可以免疫胞的凋亡及吞噬,是脂肪乳影响免疫系统的机制之一。模拟体内常用的脂肪乳剂量时,结构脂肪乳不明显改变胃肠肿瘤病人的中性粒细胞吞噬功能和淋巴细胞凋亡率。大剂量应用脂肪乳时,STG 能抑制中性粒细胞的吞噬功能,而物理混合的 MCT/LCT 则无此现象。

(罗天航)

述评 细胞免疫对肿瘤病人尤为重要,而高浓度的多不饱和脂肪酸能抑制细胞免疫。该研究发现脂肪乳可引起免疫细胞的凋亡及对中性粒细胞的吞噬,从而影响肿瘤病人的免疫功能。因此,结合国内外的研究报道,对肿瘤病人应短期内适量应用脂肪乳进行静脉营养,同时应尽量选用结构脂肪乳,避免选用高浓度的多不饱和脂肪酸及物理混合的 MCT/LCT 作为长期的营养供给,在足够营养支持的条件下保证肿瘤患者的机体免疫功能。

(薛绪潮)

鞭毛蛋白在实验性脓毒症性肺损伤中作用的初步探讨[重庆医学,2009,38(17):2177] 目前研究表明脓毒血症患者血浆内检测到高水平含量的鞭毛蛋白,其水平和患者肺损伤程度有一定的关系,提示鞭毛蛋白可能是脓毒血症诱导急性肺损伤的始动因素。胡明冬等利用脓毒症大鼠模型,并用鞭毛蛋白抗血清对抗,以探讨在脓毒症 ALI 大鼠模型中观察鞭毛蛋白在其体内可能的致炎症肺损伤作用及其抗血清可能的对抗炎症损伤的作用。首先将动物分组,设立脓毒症大鼠模型(致伤组),用鞭毛蛋白抗血清对抗(治疗组),并设定对照组(除不结扎、不刺破、不切除盲肠外,其余处理同致伤组)于 2、4、6、12、24、48 h 时,对比观察其、湿/干比值(W/D)、血清和肺泡灌洗液(BALF)中鞭毛蛋白和 TNF-α 含量的变化以及肺组织病理改变。发现脓毒症 ALI 大鼠在 12、24、48 h 时,动脉血氧分压(PaO_2)显著降低,而 W/D 显著升高;在 6、12、24、48 h 时,鞭毛蛋白含量显著升高;在 24、48 h 时,鞭毛蛋白抗血清对抗组 PaO_2 显著降低,而 W/D 显著升高。在 12、24、48 h 时,脓毒症 ALI 大鼠 TNF-α 含量显著升高;在 24、48 h 时鞭毛蛋白抗血清对抗组 TNF-α 含量显著升高。在 12、24 h 时,脓毒症 ALI 大鼠 PaO_2 显著低于鞭毛蛋白抗血清对抗组,而 W/D 和 TNF-α 含量显著高于鞭毛蛋白抗血清对抗组,镜下观察大鼠肺组织发现脓毒症 ALI 大鼠在 12 h 后发生显著的病理变化,而鞭毛蛋白抗血清对抗组在 24 h 后才发生显著的病理变化。认为鞭毛蛋白是脓毒症时导致大鼠肺炎症损伤的重要致伤因素。

(罗天航)

述评 该研究利用鞭毛蛋白抗血清对抗脓毒症,以探讨鞭毛蛋白的致炎症肺损伤作用及其抗血清可能的对抗炎症损伤的作用。深入的研究发现虽然鞭毛蛋白抗体有一定对抗脓毒症致大鼠肺损伤的作用,但其对抗作用有限。原因可能有:①鞭毛蛋白抗血清只消除了脓毒症时致伤因素中的鞭毛蛋白,而像 LPS,其他致伤因素并未消除;②脓毒症产生后持续的菌血症,导致鞭毛蛋白的产生逐渐增加,而鞭毛蛋白抗血清剂量是不变的,因此到一定时间该抗血清中的抗鞭毛蛋白抗体就会耗尽。因此还需进一步加强在脓毒症时多因素诱导 ALI 产生所起作用及机制的研究,对阐明脓毒症性 ALI 的发病机制及其防治,将具有积极意义。

(方国恩)

急诊危重病患者体温动态变化与 APACHE Ⅱ 评分评分及预后关系的研究[中国急救医学,2008,28(10):896] 体温等重要生命体征的监测是判断预后和及时采取相应救治措施的重要依据。郑文瑶等对 52 例急诊危重病患者入院后最初前 24 h 体温动态变化及 APACHE Ⅱ 评分变化进行分析,其中前 24 h 体温积分为每 4 h 段内体温测定最高值的代数和(由规范培训的护士按护理常规测量患者腋窝的温度;无发热的患者每 4 h 测量一次;发热的患者则每 10～15 min 连续测量,并将其发热时的体温最高值作为该时段的体温;入院前 24 h 体温积分为 6 个时段体温测定值的代数和)。探讨急诊危重病患者入院后最初前 24 h 体温动态变化与 APACHE Ⅱ 评分及预后关系。发现危重病患者中,存活组间入院后最初前 24 h 体温变化的积分为(508.0±10.3)分,低于死亡组(521.7±20.1)分;患者入院时首次体温测定值,入院后前 24 h 体温最高值和入院后前 24 h 体温积分均与入院时的心率次数呈高度正相关;患者入院后前 24 h 体温最高值和入院后前 24 h 体温积分均与 APACHE Ⅱ 评分呈中度正相关;Logistic 回归分析表明,入院后前 24 h 体温积分和入院时 APACHE Ⅱ 评分是与死亡有关的独立预测因子。认为急诊危重患者通常患有多种疾病,病情危重复杂,体温等重要生命体征的变化是其病情变化的重要标志,故了解体温变化与危重病预后之间的关系,尤其是入院最初 24 h 体温变化的意义,对急诊危重病患者早期判断其预后及指导临床诊治有重要意义,而且急诊危重病患者入院后最初 24 h 体温的积分可能是判断患者病情的重要指标。

(罗天航)

述评 在体温与危重病患者预后关系的研究方面,目前采用的体温指标多为在某时段的最高或最低体温的单次异常值,且已表明危重病患者预后与体温的异常存在联系。该研究不仅分析了急诊危重病患者入院时的体温最高值和其预后的关系,同时还分析了前 24 h 体温积分与预后的关系,因为前 24 h 体温积分能够包含更多的体温变化信息,更能准确反映危重病患者体温的整体变化。因此入院后最初 24 h 体温的积分可能比某个单次异常体温能够更好地反映患者病情。

(方国恩)

多器官功能障碍综合征诊断标准的多中心临床研究[中华外科杂志,2009,47(1):40] 王超等回顾性分析 1 087 例 MODS 病例,筛选出反映器官功能并与预后相关的指标,拟通过多中心临床研究的方法,制定 MODS 诊断标准。发现本诊断标准纳入 7 个器官系统,在有引起 MODS 的原发病因的前提下,如果 2 个或者 2 个以上器官或系统功能达到下述标准,则可诊断为 MODS。器官功能障碍与否的判定标准:①循环系统:SBP(收缩压)<90 mm Hg,MAP<70 mm Hg,发生休克、室性心动过速或室颤等严重心律失常、心肌梗死;②呼吸系统:氧合指数<300 mm Hg;③神经系统:意识出现淡漠或躁动、嗜睡、浅昏迷、深昏迷;Glasgow 昏迷评分≤14 分;④血液系统:血 PLT<$100×10^9$/L;血 CT(凝血时间)、血 APTT(活化的凝血酶原时间)、PT(凝血酶原时间)延长或缩短,3P 试验阳性;⑤肝脏:血 TBIL(总胆红素)>20.5 μmol/L,血 ALB(白蛋白)<28 g/L;⑥肾脏:血 Cr>123.8 μmol/L,尿量<500 ml/24 h;⑦胃肠:肠鸣音减弱或消失,胃引流液、大便潜血阳性或出现黑便、呕血,腹内压(膀胱

内压)≥11 cm H_2O。只要符合某器官中任意一个指标,即可判定该器官功能障碍。认为本标准草案制定时对下列脏器功能指标进行了调整:①既往评分仅针对脑功能障碍晚期的患者,即昏迷患者进行精细评分,但没能包括脑功能障碍早期的患者,因此考虑应用意识状态这个指标。②胃肠功能的判断不妨用排便情况、肠鸣音这两个较易观察的临床指标来判断是否出现麻痹性肠梗阻,从而判定胃肠功能是否障碍。通过研究制定了MODS的诊断标准草案,该诊断标准草案具有一定的实用性,但还需通过临床应用积累经验而加以修正。

(罗天航)

述评 MODS是危重病患者的常见并发症。目前对各个脏器功能障碍的早期诊断标准意见还不一致,主要的分歧在于:诊断标准中应当包括哪些脏器,各个脏器功能障碍的判定指标及其病情严重程度等级分值的划分。国外常见的MODS诊断标准主要有两个:加拿大学者Marshall等提出的评分系统;和感染相关的器官衰竭评分(SOFA)。国内尚未见统一的评分系统。该研究通过多中心研究分析MODS病例,制定MODS的诊断标准草案,但仍有待于前瞻性大样本的研究以进一步审核。

(方国恩)

烧伤外科

本年度共收集到论文161篇,纳入一年回顾55篇,占34.16%;收入文选11篇,占6.83%。

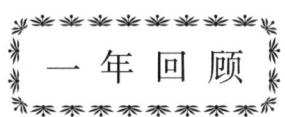
一年回顾

一、早期治疗

李峰等[1]对中小面积烧伤早期发生低蛋白血症的原因进行了分析。选取26例烧伤总面积小于30% TBSA,且伤后48 h内出现血清白(清)蛋白低于35 g/L的患者,通过Logistic回归分析,发现合并吸入性损伤及损伤的程度是导致早期低白蛋白血症的首要因素。分析其原因在于:吸入性损伤与体表烧伤的效应相互叠加,使血管通透性明显增加,从而导致低蛋白血症。在小儿烧伤早期治疗方面,柯建敏等[2]*对76例烧伤面积10%以上、年龄5岁以下、伤后6 h以内入院的患儿进行了混合液体治疗。输注的混合液体成分为:10%氯化钠溶液加入5%葡萄糖液配制成晶体、水分混合液;在白蛋白(或血浆)中加入5%葡萄糖液配制成胶体、水分混合液。第一个24 h晶、胶总量平均为2.54~3.33 ml·1%TBSA^{-1}·kg^{-1},晶胶比为2:1,伤后8 h内给予总量的1/2。水分<2岁时按100 ml·kg^{-1}均匀输入,2~5岁按80 ml·kg^{-1}输入;第二个24 h补液量为第一个补液量的1/2~3/4,晶胶比仍为2:1。输入速度以维持尿量为1~1.5 ml·1%TBSA^{-1}·kg^{-1}为度。结果仅4例出现高热惊厥,对症处理后恢复,10例入院已休克的患儿,均在8~10 h内休克状态缓解,其余患儿24 h内未出现休克症状,所有患儿均获治愈。认为采配制合理的混合溶液,分次交替输入,量和速度以尿量多少为依据,能有效地保持渗透压的平稳,防止休克及脑、肺水肿发生,并能较好地维持电解质平衡。近年研究认为,早期常规机械通气易产生通气机诱导性肺损伤(VILI),而高频振荡通气能明显减轻肺内炎性反应和VILI。郭光华等[3]对高频振荡通气(HFOV)及肺表面活性物质(PS)联用对吸入性损伤家兔肺炎性反应的影响进行了分析。发现HFOV、HFOV+PS治疗组明显轻于单纯吸入性损伤对照组,HFOV+PS组最轻。认为HFOV能减轻吸入性损伤家兔肺组织炎性反应和肺损伤,联合应用PS效果更佳。PS能有效改善氧合、抑制肺泡巨细胞分泌炎症反应因子,而HFOV有利于PS在肺组织内的均匀分布和活性维持。早期及时的补液复苏对烧伤休克的救治十分关键,但在灾害现场,早期静脉补液治疗常因各种原因难以实施,因此,研究合理、有效的口服补液方法作为烧伤早期抗休克时暂时替代疗法具有重要意义。胡森等[4],[5]研究了口服补液对犬50% TBSA烧伤休克期循环氧动力学指标、肺组织含水量以及血管通透性的影响,发现口服补液能有效改善烧伤休克期的循环氧动力学指标,显著改善休克期肺血管通透性,减轻肺水肿。但是,相关指标的改善程度均低于静脉补液治疗。认为口服补液能有效改善休克期循环氧动力学指标,降低早期无静脉输液条件下的病死率,为伤员转运及后继治疗争取时间;但仍须通过研究,改进方法以提高胃肠道在缺血时对口服液体的排空和吸收能力,从而进一步提高口服补液对复苏休克的疗效。对此,胡泉等[6]探讨了肠内输入高渗电解质葡萄糖液(HEGS)对犬烧伤复苏效果的影响。采用35% TBSA Ⅲ度犬烧伤模型。对照组不补液;高渗液组于伤后0.5 h通过肠道给予HEGS(1.8% NaCl的5%葡萄糖液),24 h补液总量按2 ml·1%TBSA^{-1}·kg^{-1}计算;等渗液组于伤后0.5 h通过肠道给予IEGS(0.9% NaCl的5%葡萄糖液),24 h补液总量按4 ml·1%TBSA^{-1}·kg^{-1}计算。发现肠内补充HEGS可被肠道有效吸收,并在减少1/2补液量的前提下,能基本维持有效血容量,达到肠内补充等渗液体复苏相似的血流动力学效果。

二、烧伤感染

在烧伤病房细菌流行病学调查研究方面,多个烧伤中心都进行了回顾性分析。李峰等[7]调查了36例≥50% TBSA的烧伤患者创面病原菌构成变化,发现伤后第1周创面以G^+菌感染为主,第2~5周以G^-菌为优势菌,第6周开始至伤后2个月,又以G^+菌感染为主,其中金黄色葡萄球菌为主要致病菌。值得注意的是:鲍氏不动杆菌所占比例较之前的调查明显提高,仅位列金黄色葡萄球菌和铜绿假单胞菌之后。因此认为,不同时段内烧伤创面的病原菌构成存在差异,各时段内均应特别注意防治金黄色葡萄球菌及鲍氏不动杆菌感染的上升趋势。李登伦等[8]着重分析了烧伤早期创面病原菌的分布特点及耐药性,也得出相似的结论:革兰阳性菌以耐甲氧西林金黄色葡萄球菌(MRSA)居多,表皮葡萄球菌和粪肠球菌的菌株数分别位居第2、3位;革兰阴性菌以鲍氏不动杆菌居多。与早年相比,鲍氏不动杆菌代替金黄色葡萄球菌占据了烧伤早期患者感染病原菌的首位,近年来的分离率逐年上升,且呈多重耐药性。上述病原菌流行病学的变化可能与MRSA呈多重耐药性以及鲍氏不动杆菌产生的超广谱β内酰胺酶有关。杨毓芳[9]对烧伤病房的鲍氏不动杆菌感染情况作了单独调查,共采集了1 326份标本,其中检出72株鲍氏不动杆菌,这些菌株对各种抗菌药物都显示出了较高的耐药性。这项调查提出了避免鲍氏不动杆菌感染的几项措施,包括:积极处理创面;实施有效的消毒隔离;强调洗手、手消毒;严格无菌操作技术;增强患者抵抗力以及抗菌药物早期合理预防治疗。周芳等[10]着重研究了烧伤患者创面感染的原因及预防对策,在341例患者中,创面细菌培养呈阳性的有257例,感染率为75.4%,3 d内发生感染的概率仅为12.9%,而4~10 d的感染率上升至72.7%;烧伤面积越大,发生创面感染的可能性也越大,这表明烧伤患者的感染主要来自于创面,防治感染也应该注意创面的处理,措施包括:强化医务人员无菌操作观念,严密病房环境,及时清创,适时引流,合理使用抗菌药物等。目前革兰阴性菌泛耐药的问题日益突出,某些菌株对β内酰胺类、氨基糖苷类、氟喹诺酮类药物广泛耐药,临床上治疗非常棘手。张家平等[11]*报道了用多黏菌素E治疗泛耐药革兰阴性杆菌感染的9例,临床有效率达88.9%。认为当前支持治疗和监测手段的提高是多黏菌素不良反应减少的重要因素,而患者发生急性肾功能损害,与其用药前已有肾功能不全、用药剂量过大或同时应用其他肾毒性药物等因素有关。研究表明多黏菌素E对烧伤临床常见的泛耐药革兰阴性杆菌具有高度敏感性,疗效确切。肾毒性与用药前比较,本组停药后血清肌酐和尿素氮水平不仅未明显上升,反而呈下降趋势,与感染控制后全身高分解代谢的减轻有关。耐药菌基因研究方面,胡锡浩等[12]对烧伤患者铜绿假单胞菌分离株16SrRNA甲基化酶基因及氨基糖苷类修饰酶基因进行了研究。结果发现32株铜绿假单胞菌对氨苄西林、头孢呋辛、头孢西丁、复方磺胺甲噁唑完全耐药,对阿米卡星的敏感率最高为68.0%,对庆大霉素的敏感率为46.9%,而对亚胺培南、美洛培南的耐药率分别达到68.8%、59.4%。认为分离自烧伤患者的铜绿假单胞菌16SrRNA甲基化酶基因及氨基糖苷类修饰酶基因携带率较高,铜绿假单胞菌对氨基糖苷类药物的耐药与16SrRNA甲基化酶基因及氨基糖苷类修饰酶基因表达有关。除了铜绿假单胞菌之外,另一种耐药广泛的革兰阴性杆菌——鲍氏不动杆菌的传播越来越广泛,对于此病菌的研究也不断深入。蒋丽媛等[13]对烧伤创面多重耐药鲍氏不动杆菌同源性和碳青霉烯酶基因型及整合子进行研究。鲍氏不动杆菌对亚胺培南、美罗培南、哌拉西林/他唑巴坦和头孢哌酮/舒巴坦的耐药率分别为45.2%、48.4%、48.4%和41.0%,对头孢他啶、头孢吡肟、环丙沙星、阿米卡星、庆大霉素、氨曲南和哌拉西林的耐药率均达80.0%以上。菌株PFGE分型共分为A、B、C 3型,A克隆18株、B克隆7株、C克隆6株。20株细菌整合子扩增阳性,介导对氨基糖苷类抗生素、氯霉素、甲氧苄啶的耐药。14株亚胺培南耐药的菌株均产OXA-23型碳青霉烯酶。多重耐药鲍氏不动杆菌在散播,以A克隆为主,鲍氏不动杆菌整合子主要介导对氨基糖苷类及氯霉素的耐药性,碳青霉烯类耐药鲍氏不动杆菌均产OXA-23型碳青霉烯酶。随着抗生素种类的不断升级,真菌感染尤其是深部真菌感染的患者越来越多,但有关烧伤后真菌感染的研究及报道较少。罗高兴等[14]*收集了3 909例烧伤患者信息,发现烧伤患者真菌感染发生率虽仅为0.92%,但病死率却高达22.22%。阳性标本中,检出最多的为热带假丝酵母菌及白色念珠菌。念珠球样酵母菌对所有抗真菌药物敏感,热带假丝酵母菌对氟康唑、酮康唑、5-氟胞嘧啶等敏感性较好。实际上,对较长时间联合使用抗生素的严重烧伤,通过真菌病原学检查,尤其是通过采集标本进行真菌培养,结合临床症状,就可以拟诊深部真菌感染。故一旦怀疑患者可能有真菌感染时,除进行创面真菌检查外,一定要进行血液、尿液及大便等标本的检查。

三、烧伤免疫及炎症反应

李友良等[15]报道严重烧伤和内毒素(LPS)对大鼠肺泡巨噬细胞(AM)CD14膜蛋白(CD14)和mRNA

基因表达变化的影响。发现烧伤及LPS注射后大鼠外周血LPS浓度及AM的CD14 mRNA表达明显高于对照组。烧伤血清组、LPS组大鼠AM各时相点CD14 mRNA表达、蛋白表达均明显增高，培养上清中TNF-α和IL-6浓度亦相应显著增高。血清CD14抗体组肺泡巨噬细胞在各时相点CD14 mRNA、蛋白表达显著降低，TNF-α和IL-6浓度亦显著降低。认为通过调节CD14而减少烧伤后炎性介质的合成和分泌是可行的。董宁等[16]*观察77例大面积烧伤后CD14启动因子基因多态性分布。CD14基因C-159T基因型中CC纯合子型7例占9.1%、TC杂合子型49例占63.6%、TT等位基因纯合子型21例占27.3%，T等位基因和C等位基因分布频率分别为59.1%和40.9%。7例CC纯合子型并发脓毒症3例占42.9%，49例TC杂合子型并发脓毒症38例占77.6%，21例TT等位基因纯合子型并发脓毒症15例占71.4%。3例CC纯合子型脓毒症中，1例出现MODS；38例TC杂合子型脓毒症19例出现MODS占50.0%；15例TT等位基因纯合子型脓毒症10例出现MODS占66.7%。伤后7~21 d TC杂合子型、TT等位基因纯合子型外周血CD14 mRNA表达明显高于CC纯合子型。伤后7 d TC杂合子型、TT等位基因纯合子型CD14 mRNA表达达高峰。烧伤后TC杂合子型、TT等位基因纯合子型血浆中sCD14含量较高，伤后5 d CC纯合子型血浆sCD14含量显著低于TC杂合子型；伤后21、28 d TC杂合子型、TT等位基因纯合子型sCD14含量明显高于CC纯合子型。认为大面积烧伤后CD14基因启动因子-159位点多态性TT基因型可能是烧伤感染发生MODS的主要基因标志物之一。马明等[17]探讨低氧诱导因子-1α（HIF-1α）和淋巴细胞凋亡在不同海拔高度大鼠烫伤延迟复苏后的变化及意义。发现延迟复苏组伤后各时间点Peyer结淋巴细胞凋亡率均明显高于同海拔高度即时复苏各组，随海拔高度上升凋亡率升高，伤后12 h凋亡率最高。HIF-1α阳性表达位于集合淋巴结（Peyer结）中淋巴细胞核内，即时复苏组和延迟复苏组表达强度明显高于同海拔假伤组，并随海拔高度上升而增强。CD3+表达位于集合淋巴结中T淋巴细胞胞膜上，即时复苏组和延迟复苏组CD3+表达强度低于同海拔假伤组，并随海拔高度上升而减弱，伤后12 h表达降至最低。认为高原地区烫伤延迟复苏后HIF-1α表达增高可能是集合淋巴结T淋巴细胞凋亡率增加和细胞数降低的重要原因之一。烧伤后免疫调节治疗值得期待。戴新贵等[18]报道血必净促进内毒素/脂多糖刺激调节性T淋巴细胞凋亡并介导辅助性T淋巴细胞漂移。发现抗CD3/CD28+LPS+血必净组大鼠脾脏Treg细胞凋亡率明显高于抗CD3/CD28+LPS组；抗CD3/CD28+LPS+血必净组IFN-γ分泌水平显著高于抗CD3/CD28+LPS组，IL-4则呈相反变化，抗CD3/CD28+LPS+血必净组IFN-γ/IL-4较对照组升高；抗CD3/CD28+血必净组IL-17分泌水平低于抗CD3/CD28组。认为CD4+CD25+Treg细胞活化介导Th1向Th2功能性极化，血必净对LPS诱导的T淋巴细胞免疫功能有重要调节作用，可促进CD4+CD25+Treg细胞凋亡并介导Th2向Th1漂移，缓解细胞免疫抑制状态。丁祥生等[19]*以32例吸入性损伤为对象观察血必净治疗吸入性损伤的临床疗效。本组均为中度吸入性损伤，行预防性气管切开，随机分为治疗组和对照组，对照组给予常规治疗，治疗组在此基础上加用血必净50 ml静脉输注，2次/d，疗程10 d。发现血必净能降低内毒素水平，抑制早期炎症细胞因子释放，下调致炎症细胞因子水平，减轻过度炎症反应对机体各脏器功能的损害，同时保护血管内皮细胞，改善微循环。对于烧伤伴吸入性损伤患者，在常规治疗基础上加用血必净辅助治疗能有效保护脏器功能。王彦博等[20]研究血必净对烫伤大鼠肝组织高迁移率族蛋白B1（HMGB1）表达及急性肝损伤的影响。发现烫伤组大鼠肝组织有大量炎性细胞浸润，伤后24 h较多；治疗组则明显减少。与假伤组比较，烫伤组大鼠血清ALT、AST水平显著增高，肝组织HMGB1基因和蛋白表达于伤后8~72 h显著增高。与烫伤组比较，治疗组大鼠血清ALT、AST水平有不同程度下降；伤后24、72 h肝组织HMGB1 mRNA表达、蛋白水平显著低于烫伤组。认为血必净可明显下调HMGB1表达，有助于减轻延迟复苏导致的急性肝损伤。胸腺素和乌司他丁是另外两种已经获临床应用的免疫调节剂。窦懿等[21]观察胸腺素和生长激素对烧伤脓毒症大鼠炎性反应的影响。发现未烧伤脓毒症组血清IL-10水平明显降低，其余指标明显增高。未烧伤脓毒症胸腺素组HLA-DR、TLR4表达及血清TNF-α水平与未烧伤脓毒症生长激素组相近；但前一组脾脏炎性细胞浸润程度、IL-6、IL-4、IL-10水平与后一组比较明显降低。烧伤组HLA-DR、TLR4表达和脾脏炎性细胞浸润程度均明显高于正常对照组而低于烧伤脓毒症组；烧伤组TNF-α、IL-6水平较正常对照组明显增高，IL-4、IL-10明显较少。烧伤脓毒症生长激素组HLA-DR及IL-6水平与烧伤脓毒症胸腺素组接近；但与后组相比，前组脾脏炎性细胞浸润程度、TLR4表达和TNF-α水平明显降低，IL-4、IL-10水平明显增高。认为有创或无创条件下，胸腺素与生长激素干预脓毒症过度炎性反应的效果接近；有创伤时生长激素更能抑制炎性反应。徐鹏等[22]观察乌司他丁对严重烫伤大鼠肺组织损伤的影响。发现大鼠肺组织湿干质量比值比较为单纯烧伤组＞乌司他丁组＞对照组。与对照组比较，烧伤组大鼠肺泡间隔明显增宽，并有大量中性粒细胞浸润；单纯烧伤组较乌司他丁组改变更为明显。烧伤后48 h，烧伤组大鼠肺组织中NE及MPO含量明显高于对照组；而单纯烧伤组NE含量明显高于乌司他丁组。认为乌司他丁能有效减轻肺水肿，对严重烫伤后大鼠的肺组织有一定保护作用。

四、烧伤代谢及营养治疗

开展早期肠内营养有利于大面积烧伤的治疗。吕国忠[23]选取35例大面积烧伤病人于休克期开始肠内营养，与另25例基线情况相当、伤后3 d内禁食的大面积烧伤进行对照研究。实验组于伤后抗休克、清创同时通过鼻胃管进少量流食，后逐渐增加剂量，早期以肠外营养为主，中晚期以肠内营养为主。对照组伤后3 d内禁食，后由少量流汁逐渐过渡到以肠内营养为主。发现早期营养组感染率（18.3%）和病死率（5.1%）低于对照组（感染率54.1%和病死率22.4%），伤后4周血红蛋白（13.0±3.2）g/L和血清白蛋白水平（46±8）g/L高于对照组[血红蛋白（9.0±2.6）g/L和血清白蛋白（33±7）g/L]。研究结果证实早期肠内营养不仅有助于烧伤患者营养状态的恢复，还对整体治疗有明显的益处。陈国贤等[24]回顾了1994至2001年、2002至2007年2个阶段收治的烧伤总面积大于20%的患者各270余例的营养治疗。发现第1阶段营养治疗率74.17%，肠外与肠内营养比例为1.5∶1.0；第2阶段营养治疗率85.35%，肠外与肠内营养比例为1.0∶1.5。第2阶段肠外营养配方主要以"全合一"形式经中心静脉输注，112例次中心静脉置管中，导管培养阳性62例次；肠内营养制剂经口摄入108例，经胃管泵入165例，出现明显胃肠道症状27例次，2例并发吸入性肺炎。认为虽然肠内营养的应用率显著提高，但仍低于国际水平，而应用的规范化、合理化有待加强。免疫营养的应用目前也是临床热点。马晓菁等[25]选烧伤总面积30%～50% TBSA病人30例，进行口服谷氨酰胺（10 g，3次/d）与安慰剂的随机对照试验。发现治疗组MAO活性和D-乳酸含量均低于对照组，而IgG、IgM、$CD4^+$、$CD4^+/CD8^+$比例和转铁蛋白水平均高于对照组，认为应用谷氨酰胺对严重烧伤后肠黏膜功能有保护作用。范骏等[26]用20% TBSA Ⅲ度烫伤小鼠模型研究了早期肠内免疫营养对肠道免疫功能的影响。实验分为普通肠内营养组和增加了谷氨酰胺、精氨酸的免疫营养组及健康对照组。观察7 d，发现烧伤后肠道淋巴细胞总数及$CD3^+$、$CD4^+$、$CD19^+$细胞数、肠道IgA水平均下降，细胞凋亡均增加，但免疫营养组的所有淋巴细胞数指标及肠道IgA水平均高于普通营养组，且凋亡细胞数均较低，从而认为早期免疫强化肠内营养可改善肠道免疫功能。郭光华等[27]研究强化精氨酸肠内营养对烧伤患者营养状况和细胞免疫的影响。发现强化精氨酸组血清总蛋白、白蛋白水平均高于治疗前，并高于对照组；强化精氨酸组$CD4^+/CD8^+$细胞比例与治疗前相近，而对照组$CD4^+$细胞百分比明显下降；两者的胃肠道不良反应发生率相近，肝肾功能指标及空腹血糖值较治疗前无明显变化。认为强化精氨酸肠内营养能有效改善烧伤患者营养状况及细胞免疫功能。郭光华等[28]还研究了标准肠内乳剂（EN）、肠内免疫营养液（EIN）与重组人生长激素（rhGH）联合应用对30% TBSA Ⅲ度烫伤大鼠炎性反应的影响。发现EIN组和EN＋rhGH组血清内毒素、IL-6、TNF-α水平及肝组织CD14和TNF-α的mRNA表达均低于EN组，并且EIN＋rhGH组上述指标低于EIN组。认为EN、EIN与rhGH联合应用可减轻炎性反应，且rhGH具有协同作用。颜洪等[29]*将伤后20 h内入院、烧伤总面积50%～80% TBSA的29例患者随机分为3组，分别给予200 mg/kg、400 mg/kg L-精氨酸加葡萄糖盐水及葡萄糖盐水加肠内营养对照治疗。发现伤后各组TNF-α、IL-1β含量均呈快速上升趋势，但L-精氨酸200 mg/kg组均低于同时相点对照组，且伤后7 d开始下降；L-精氨酸400 mg/kg组各时相点数据与对照组相近。伤后$TGF-β_1$、IL-4均缓慢上升，伤后5 d L-精氨酸200 mg/kg组$TGF-β_1$含量高于对照组，而400 mg/kg组各时相点数据与对照组相近。认为在严重烧伤感染期，给予200 mg/kg L-精氨酸能有效调节Th1/Th2型细胞因子的释放，通过保持两者比例，从而产生免疫调理作用。江华等[30]*用系统评价方法评价谷氨酰胺增强型肠内营养对危重病人临床结局的影响，检索出1 213篇相关文献，筛选出224篇最终纳入7项随机对照临床试验。纳入标准中危重患者规定为APACHE Ⅱ评分＞10分或烧伤总面积＞30% TBSA，干预措施以是否添加谷氨酰胺作为实验组和对照组的唯一差别，临床结局指标包括死亡、院内感染、器官功能衰竭情况、住院日及费用。分析发现：与对照组相比，谷氨酰胺增强型肠内营养使院内感染的发生率降低28%（3项研究、共489例），使重症烧伤患者的住院时间缩短7.24 d（3项研究、共109例），但病死率（5项研究、共545例）及其他重症患者的住院时间（4项、共489例）未显示有统计学差异。仅有1项研究报告了住院费用的比较。认为研究病死率和住院费用的样本量不足、谷氨酰胺剂量偏低，仍需大样本实验进一步探索和证实。临床应用重组人生长激素（r－hGH）的并发症包括高血糖和水、钠潴留等。邵华伟等[31]利用生物电阻抗法观察严重烧伤机体总水量(TBW)、细胞内水量(ICW)及细胞外水量(ECW),结合离子选择电极法测量24 h尿钠,对体液分布及水、钠潴留进行研究。发现重度烧伤随着病程延长,TBW和ICW逐渐减少,适量应用r-hGH对体液分布和水、钠潴留无明显影响。陈炯等[32]对不同年龄段重度烧伤患者不同剂量生长激素对血糖水平的影响进行了研究。结果显示,青年组(14～45岁)比中老年组(年龄＞45岁)应用生长激素较少发生高血糖,而且控制血糖所需的胰岛素总量较少。重度烧伤患者生长激素的使用剂量与控制血糖的胰岛素用量呈正相关。且各实验组在停用生长激素后,高血糖反应均能在较短时间内消失。认为对中老年患者胰岛素抵抗严重者,生长激素适当减量,不但可以减轻过度的应激反应,还能保留加快创面修复的作用。

五、内脏并发症

张红兵等[33]对B型钠尿肽(BNP)与严重烧伤后心功能变化的相关性进行了研究。发现严重烧伤后BNP与心肌损伤特异性指标肌钙蛋白均明显升高,而各组肌酸激酶、肌酸激酶同工酶无明显差异。认为血浆BNP是反映重度烧伤后早期心肌缺血缺氧变化的敏感指标,且与早期液体复苏量呈正相关,可用于指导休克期液体复苏。至于BNP可否用于预后的判断等,需进一步研究。烧伤后心肌细胞凋亡是烧伤早期休克和全身多脏器损害的重要启动因素之一。宋华培等[34]*对烧伤大鼠缺血缺氧心肌细胞凋亡中PI3K/Akt信号途径的作用及机制进行研究。发现烧伤后心肌组织内PI3K和pAkt表达逐渐增加,3 h达高峰;心肌细胞凋亡率显著增加;应用LY294002特异性抑制PI3K/Akt通路,心肌细胞凋亡率增加更显著。缺血缺氧导致体外培养心肌细胞凋亡增加,胱冬裂酶(caspase)-3活性逐渐增强,p53、Bax mRNA表达量逐渐升高;阻断PI3K/Akt途径,心肌细胞凋亡数量增加更显著,caspase-3活性增高更为明显,p53、Bax mRNA表达量均显著升高;预先激活PI3K/Akt途径与单纯缺血缺氧组比较,心肌细胞caspase-3活性明显降低。认为PI3K/Akt信号途径对缺血缺氧心肌细胞具有抗凋亡作用,与PI3K/Akt调控促凋亡基因p53、Bax的表达,抑制caspase-3凋亡反应,增加线粒体膜稳定性,减轻膜损伤有关。雷泽源等[35]对烧伤早期肾素血管紧张素系统(RAS)对心功能及心肌损伤的影响进行了研究。发现烧伤后1 h RAS中ACE-AngⅡ轴被迅速激活,血清和心肌组织AngⅡ,ACE含量明显增加,血流动力、心肌力学指标与心肌损伤血清指标cTn-Ⅰ变化趋势一致。烧伤6 h心肌损伤和心功能降低最为严重,而ACE-AngⅡ轴变化也于伤后6 h达峰值。提示烧伤早期ACE-AngⅡ轴迅速激活,而ACE2无明显变化,打破RAS系统中的正负调节平衡,影响心脏的生理功能,可能是造成烧伤早期心脏损害的重要因素之一。肖荣等[36]采用β受体阻滞剂普萘洛尔制作大鼠心肌抑制模型,研究严重烫伤大鼠早期心肌抑制对肝、肾、肠损害及血流灌注的影响。结果在心肌损害加剧和心功能降低的情况下,肝、肾、肠血流量进一步降低,各个损害指标显著升高,提示"休克心"可能是严重烧伤早期肝、肾、肠血流量减少和损害的启动因素之一。肖荣等[37]还对去乙酰毛花苷与依那普利拉单用及两药配伍对严重烫伤大鼠心、肝、肾、肠早期损害影响进行研究。发现伤后各项心肌力学指标均显著降低;肝、肾、肠血流量显著降低;反映心、肝、肾、肠损害的血清cTnⅠ、TBA、β-MG、DAO指标明显升高。认为严重烧伤早期单用去乙酰毛花苷或依那普利拉,均能改善大鼠心功能,对肝、肾、肠损害有防治作用,两药配伍应用可产生协同作用。这对严重烧伤早期休克心进行必要的临床干预提供了一定借鉴,有助于减轻心功能受损及继发的多脏器功能障碍。烟雾吸入是烧伤合并吸入性损伤常见的损伤因素,表皮生长因子(EGF)已被用于吸入性损伤的治疗。陈兴等[38]用大鼠烟雾吸入性损伤模型,气道滴入给药,研究EGF对烟雾吸入性损伤的治疗作用和EGF对气道上皮细胞的增殖作用。证实采用临床常用的气道滴入EGF方法,滴入的EGF可清除肺水肿,抑制气道炎症,促进损伤上皮的增殖和修复,恢复上皮形态和功能的完整性,且随着剂量的增加效果更为明显。李颖等[39]以严重烫伤大鼠结肠动力基本功能单位,探讨烫伤后结肠动力损伤的机制。烫伤肠道平滑肌细胞形状不规则,排列紊乱,核周隙增宽,细胞内有大空泡,线粒体空泡样变,嵴溶解、固缩,粗面内质网扩张并部分溶解,ICC核周细胞质明显减少。伤后葡萄糖调节蛋白78(GRP78)评分高于对照组。烫伤组GRP78强度染色主要在黏膜和肌间神经丛、间质细胞,平滑肌细胞多呈轻中度染色,而对照组均有表达。胱冬裂酶-12(caspase-12)在伤后3 h阳性表达不明显,6、24 h表达呈弱阳性,12 h表达呈阳性,对照组未见caspase-12表达。认为严重烫伤结肠壁内神经运动末梢-肌间丛ICC-平滑肌细胞明显病理改变与内质网过度应激启动caspase-12凋亡通路致细胞损伤可能有关。

六、创面修复及康复

在烧伤创面愈合机制研究方面,姜笃银等[40]探讨深Ⅱ度烧伤创面愈合过程中汗腺上皮细胞增殖并向表皮细胞转化的机制。发现正常皮肤汗腺分泌部上皮细胞中等强度表达角蛋白19(CK19)、CK14和CK10,基底层肌上皮细胞微弱表达P63和CK14,CK10表达阳性的终末分化细胞不表达bcl-2和P63。浅Ⅱ度创面汗腺分泌部结构及上述蛋白表达未见异常。深Ⅱ度烧伤7 d创面汗腺分泌部上皮细胞P63和bcl-2表达增强;8～10 d创面基底细胞增殖、迁移和鳞状上皮化,形成bcl-2、P63、CK19和CK14表达强阳性的岛状上皮,并向创面浅层迁移,经上皮增殖完成创面上皮化。深Ⅱ度烧伤创面愈合13～30 d,超常增殖表皮基底层和基底上层细胞仍强烈表达bcl-2、CK14、CK19和P63。认为干细胞和短暂扩充细胞逆分化导致上皮生长滞后和肉芽组织过度增殖可能是深Ⅱ度烧伤创面修复失控的重要机制。李霞等[41]观察40例Ⅲ度烧伤创面肉芽组织神经纤维数量和形态学。发现伤后1周创面神经纤维稀疏短小,神经纤维阳性面积低于正常对照;伤后2周神经纤维稍增多,单根走行,无分支,阳性面积仍低于正常对照;伤后3周神经纤维明显增多,呈网状交错,较多分支;伤后4周神经纤维数量较3周无明显改变,多根聚集,阳性面积接近正常对照。伤后1～2周创面神经纤维极为短小;伤后3周肉芽组织神经纤维形态不规则,部分肿胀和扭曲、变细,局部断裂和空洞;伤后4周神经纤维形态与伤后3周相似,分支减少;正常皮肤神经纤维内部结构连续完整,无明显病理改变。认为烧伤创面中神经纤维的数量和形态变化与肉芽组织形成的时间有关。牛轶雯等[42]*观察成纤维细胞生长因子-2(FGF_2)在糖尿病大鼠深Ⅱ度烫伤创面的表达及其对愈合的影响。发现烫伤后14 d,FGF_2组的创面愈合率显著高于糖尿病烫伤组,FGF_2组创面愈合率与单纯烫伤对照组比较无统计学差异;与糖尿病烫伤组比较,FGF_2组创面坏死胶原和G0/G1期细胞比例明显减少。与对照组比较,糖尿病烫伤组创面组织释放FGF_2减少。糖尿病烫伤创面FGF_2和晚期糖基化终末产物(AGE)共表达。认为糖尿病创面难愈与局部FGF_2的数量和功能缺陷有关。创面局部应用外源性生长因子FGF_2有利于糖尿病创面修复细胞对功能性生长因子的需求,促进创面愈合。李学川等[43]观察早期磨痂术对猪深Ⅱ度烫伤创面的组织学改变及细胞角蛋白(CK)和表皮生长因子受体(EGFR)表达的影响。发现磨痂组3、5 d真皮深层组织炎细胞浸润和毛细血管淤滞较轻,皮肤附件破坏较少,创面愈合时间明显短于削痂组和SD-Ag组;5、7 d磨痂组CK和EGFR表达较削痂组和SD-Ag组显著,保留皮肤附件较多,创面上皮化快,新生表皮厚。认为深Ⅱ度烫伤创面实施早期磨痂术可保留较多皮肤附件,通过提高局部CK和EGFR释放而使创面上皮化提前,加速创面愈合并改善愈合质量。林恒等[44]测定自、异体微粒皮混合移植大鼠模型表皮层整合素$β_1$表达,发现术后各组创面表皮层厚度明显增加,真皮内有不同程度血管扩张和单个核细胞浸润。术后2～4周,第1部分实验2个混合组表皮层均明显厚于自体皮组;术后3、4周,第2部分实验2个混合组表皮层厚度均明显厚于自体皮组。免疫组化显示,术后各组新生表皮均可见整合素$β_1$阳性细胞,以棘层和颗粒层为主。术后2周,第1部分实验混合组整合素$β_1$的阳性表达明显强于自体皮组,且混合1组的表达明显强于混合2组;术后3～4周,混合1组的表达仍明显强于自体皮组和混合2组。第2部分实验术后3周混合2组整合素$β_1$阳性表达明显高于自体皮组。认为自、异体微粒皮混合移植,整合素$β_1$的异位表达和表达增强与表皮细胞的增殖分化、创面再上皮化以及表皮层增厚有密切关系。整合素$β_1$阳性表达细胞很可能在促进创面愈合中发挥重要作用。黄正根等[45]通过胎猪皮肤前体组织异种移植研究,系统筛选了猪胚胎皮肤前体组织异种移植的最佳妊娠时间窗。发现胎猪皮肤前体组织移植后具有如下特点:①能成活并继续生长发育,微粒可融合成片;胎龄35、42、56、70 d的前体组织移植后12周,新生组织面积分别为(18±8)、(47±6)、(31±12)、(20±8)mm^2,其中胎龄42 d的组织与其余三者比较,差异有统计学意义。②新生(猪)皮肤组织具有表皮层和真皮层,真皮乳头明显。③能生长成为具有毛发、皮脂腺及汗腺等皮肤附属器的"完整"皮肤,且表皮层有黑素细胞。④胎龄56、70 d的胎猪皮肤前体组织移植后未出现畸胎瘤。认为胎龄56 d的胎猪皮肤前体组织可用于异种移植修复皮肤创面。张军等[46]观察烫伤大鼠早期应用褪黑素对皮肤残留毛囊细胞的保护作用。发现烫伤组伤后各时相点皮肤组织丙二醛(MDA)含量均显著高于假伤组,伤后12 h升高达峰值;治疗组MDA含量较烫伤组明显降低。还原型谷胱甘肽(GSH)变化与MDA相反。荧光显微镜可见残留毛囊细胞呈蓝色,凋亡细胞呈绿色。烫伤组细胞凋亡率明显高于假伤组。治疗组6、12、24 h细胞凋亡率明显低于烫伤组。烫伤组各时相点caspase-3阳性细胞评分高于假伤组,治疗组低于烫伤组。认为大面积深Ⅱ度烫伤,大鼠氧化应激水平与毛囊细胞凋亡率关系密切;早期应用褪黑素可改善机体氧化应激,对皮肤残留毛囊细胞产生抗凋亡作用。张向荣等[47]构建人血管内皮生长因子165(VEGF 165)基因转染人骨髓间充质干胞(MSC)。发现转染组VEGF 165基因mRNA表达量显著高于空质粒组、脂质体组和对照组;细胞培养上清液中VEGF 165蛋白含量也显著高于后3组,转染后第7天表达至高峰,以后逐渐降低。转染组MSC中VEGF165蛋白表达电泳条带强度明显强于其他3组,

VEGF质粒转染对MSC增殖活性无影响。VEGF 165基因对MSC的转染方法能有效表达目的基因及其蛋白。刘立柱等[48]观察烧伤水疱液(分别收集伤后12、24、48 h水疱液)对人骨髓间充质干细胞(MSC)体外培养及表型转化的影响。发现各水疱液组标本细菌、真菌培养均为阴性;各组MSC细胞形态无明显变化,但各水疱液组细胞数量均少于对照组,水疱液3组细胞数量下降最明显。水疱液1、2、3组CD44阳性表达率均低于对照组;水疱液1、2、3组细胞角蛋白7(CK7)阳性表达率明显高于对照组。认为烧伤创面水疱液对MSC体外培养有明显的抑制作用,并具有一定的促进MSC表型转化作用。在创面治疗方面,陈炯等[49]*观察了不同敷料组合对烧伤创面微环境及愈合的影响。发现共有184例患者的198个创面完成试验全过程,4种组合敷料可造成不同的创面微环境。藻酸盐棉垫组、凡士林棉垫组、藻酸盐泡沫组、凡士林泡沫组患者创面的敷料表面水分蒸发量分别为(35.5±3.2)、(31.3±2.8)、(23.1±2.9)、(18.1±2.3) ml·h^{-1}·m^{-2},保湿性能以凡士林泡沫组为佳;创面pH值分别为7.22±0.06、7.41±0.03、7.05±0.03、7.34±0.06。创面细菌培养阳性率以藻酸盐泡沫组(4.0%)最低,凡士林泡沫组(22.4%)最高。揭除患者创面敷料时疼痛程度以藻酸盐泡沫组最轻,凡士林棉垫组最重。创面愈合时间藻酸盐泡沫组最短,凡士林泡沫组最长。认为不同敷料在同样创面上使用,会营造不同的创面微环境;该环境与创面愈合时间密切相关,湿度对创面愈合的影响比pH值更为重要。负压创面治疗技术目前已经在临床广泛应用,胡恺轩等[50]报道两种负压创面治疗技术(NPWT)在44例急性、亚急性、慢性创面的疗效、不良反应及卫生-经济成本的差异。发现简易法组3种创面采用纱布+医院中心负压(-10.64 kPa)24 h持续吸引和常规法组3种创面采用海绵+专业负压吸引器(-16.63 kPa)24 h间断吸引创面大体情况、治疗时间、菌群种类、皮片移植成活率以及皮瓣移植成活率相近。简易法组总治疗成本[(374±134)元]明显低于常规法组[(9 825±4 956)元],简易法组不良反应发生率(33.3%)明显高于常规法组(5.0%)。认为两法NPWT均可促进创面愈合。简易法不良反应偏多,存在院内感染风险,但使用方便,成本较低。张烨峰等[51]报道了封闭负压吸引在腹部带蒂真皮下血管网皮瓣修复手热压伤的临床应用。发现实验组皮瓣(在皮瓣下均匀放置3~6根直径0.2 cm、带6~8个侧孔的硅胶管,各管另一端穿出皮瓣两侧集中成一束,连接中心负压吸引,压力0.02~0.06 MPa)100%成活率16例,98%~99%成活率5例,对照组皮瓣(常规皮瓣转移缝合皮瓣下放置1条橡皮引流条)100%成活率8例,98%~99%成活率13例;实验组平均的断蒂时间为(10.4±2.4) d,对照组则为(15.0±5.3) d。认为封闭负压吸引在腹部带蒂真皮下血管网皮瓣修复手部热压伤的应用中,可促进皮瓣与创面愈合,提高皮瓣的成活率及缩短断蒂时间。Meek植皮术也是在国内迅速推广的一种新技术,林才等[52]*评价Meek植皮术和自体微粒皮混合大张异体皮移植(微粒皮移植)术治疗大面积深度烧伤的经济学意义。发现Meek植皮组创面愈合时间、一次性敷料费用、住院总费用、后期康复费用分明低于微粒皮移植组。认为在一定的烧伤面积范围内,Meek植皮术治疗成本与效果明显优于微粒皮移植术。手术治疗是晚期瘢痕治疗的主要措施。张旭东等[53]报道了延迟术在预扩张胸三角皮瓣修复13例面部大面积瘢痕患者中的应用效果。采用扩张器置入同期切断胸肩峰动脉皮支及颈横动脉颈段皮支,使扩张的胸三角皮瓣血运以胸廓内动脉第2、3肋间穿支为主,起到了延迟作用,并观察皮瓣血管网的分布和皮瓣血运状态。发现扩张皮瓣血管网明显增多、增粗,延迟后转移的皮瓣远端无血运障碍。术后随访4~18个月,13例患者脸部移植部位轮廓与对侧基本协调,无臃肿感,皮瓣色泽与面部正常皮肤相近,柔软度好。认为应用延迟术可以更好地保证胸三角皮瓣在转移后的血运,此法修复面部大面积瘢痕效果较好。沈余明等[54]报道了扩张后皮瓣治疗38例面颈部烧伤后瘢痕挛缩畸形患者的效果。扩张器容量为100~600 ml,扩张时间为3~5个月。扩张器置入部位大部分为正常皮肤,但其中10个扩张器置入烧伤后稳定软化的瘢痕下。扩张后行皮瓣转移术。发现38例患者术后皮瓣均成活,效果令人满意。其中8例术后发生血肿、感染等并发症,经处理后均未影响治疗效果。30例患者随访3~24个月,皮瓣颜色、质地均佳,外形及功能明显改善。认为扩张后皮瓣是治疗面颈部烧伤后瘢痕畸形的最佳方法。在局部无正常皮肤的情况下,扩张瘢痕皮肤及远位扩张也是良好的选择。李科峰[55]观察曲安奈德联合5-氟尿嘧啶、玻璃酸酶瘢痕内注射治疗瘢痕组织的疗效。发现治疗组和对照组痊愈率分别为74.5%、55.1%,有效率分别为96.3%、81.2%。复发率分别为7.14%、28.57%。两组痊愈率、有效率及复发率比较差异有统计学意义。认为曲安奈德联合5-氟尿嘧啶、玻璃酸酶瘢痕内注射治疗瘢痕组织,能提高疗效,缩短病程,降低复发率。

(王光毅　夏照帆)

参 考 文 献

1　李　峰,等.中华烧伤杂志,2009,25(4):280
2*　柯建敏,等.安徽医学,2009,30(6):611

3　郭光华,等.中华烧伤杂志,2009,25(5):363
4　胡　森,等.中华急诊医学杂志,2009,18(4):397
5　胡　森,等.中华烧伤杂志,2009,25(3):184
6　胡　泉,等.中华外科杂志,2009,47(20):1581
7　李　峰,等.中华医院感染学杂志,2009,19(19):2647
8　李登伦,等.临床医学,2009,29(7):12
9　杨毓芳.中华医院感染学杂志,2009,19(7):784
10　周　芳.中华医院感染学杂志,2009,19(7):781
11* 张家平,等.中华烧伤杂志,2009,25(5):372
12　胡锡浩,等.中华医院感染学杂志,2009,19(13):1624
13　蒋丽媛,等.中华烧伤杂志,2008,24(6):432
14* 罗高兴,等.中华烧伤杂志,2009,25(2):91
15　李友良,等.中华损伤与修复杂志(电子版),2008,3(6):11
16* 董　宁,等.中华烧伤杂志,2009,25(2):115
17　马　明,等.中国危重病急救医学,2009,21(5):296
18　戴新贵,等.中华烧伤杂志,2009,25(2):106
19* 丁祥生,等.徐州医学院学报,2009,29(4):254
20　王彦博,等.中华烧伤杂志,2009,25(3):171
21　窦　懿,等.中华烧伤杂志,2009,25(4):275
22　徐　鹏,等.上海交通大学学报(医学版),2009,29(1):51
23　吕国忠.中华烧伤杂志,2008,24(6):454
24　陈国贤,等.中华烧伤杂志,2008,24(6):424
25　马晓菁,等.西安交通大学学报(医学版),2009,30(3):359
26　范　骏,等.中华烧伤杂志,2009,25(2):140
27　郭光华,等.中华烧伤杂志,2009,25(3):211
28　郭光华,等.中华烧伤杂志,2008,24(6):410
29* 颜　洪,等.中华烧伤杂志,2009,25(5):331
30* 江　华,等.中华烧伤杂志,2009,25(5):325
31　邵华伟,等.中华烧伤杂志,2008,24(6):418
32　陈　炯,等.中华外科杂志,2009,47(15):1179
33　张红兵,等.中华烧伤杂志,2009,25(3):164
34* 宋华培,等.第三军医大学学报,2009,31(1):52
35　雷泽源,等.第三军医大学学报,2008,30(19):1779
36　肖　荣,等.中华烧伤杂志,2009,25(3):176
37　肖　荣,等.中华烧伤杂志,2008,24(6):428
38　陈　兴,等.中华损伤与修复杂志(电子版),2009,4(1):6
39　李　颖,等.中华烧伤杂志,2009,25(3):193
40　姜笃银,等.中华烧伤杂志,2009,25(4):301
41　李　霞,等.中华烧伤杂志,2008,24(6):441
42* 牛轶雯,等.上海交通大学学报(医学版),2009,29(2):121
43　李学川,等.上海交通大学学报(医学版),2009,29(5):554
44　林　恒,等.中华烧伤杂志,2008,24(6):445
45　黄正根,等.中华烧伤杂志,2008,24(6):437
46　张　军,等.中华烧伤杂志,2009,25(2):129
47　张向荣,等.中华烧伤杂志,2009,25(3):261
48　刘立柱,等.中华烧伤杂志,2009,25(3):207
49* 陈　炯,等.中华烧伤杂志,2009,25(3):218
50　胡恺轩,等.中华烧伤杂志,2009,25(4):253
51　张烨峰,等.中华损伤与修复杂志(电子版),2009,4(1):32
52* 林　才,等.中华烧伤杂志,2009,25(4):286
53　张旭东,等.中华烧伤杂志,2009,25(5):360
54　沈余明,等.中华烧伤杂志,2009,25(5):357
55　李科峰.临床医学,2009,29(7):80

文　选

小儿烧伤休克期混合液体疗法[安徽医学,2009,30(6):611]　柯建敏等对1998至2008年收治的76例烧伤面积10%以上、年龄5岁以下、伤后6 h以内入院的患儿进行了混合液体治疗。1周岁年龄组以下9例,1~2岁15例,2~3岁34例,3~4岁11例,4~5岁7例。平均烧伤面积为26% TBSA,其中烧伤面积最大为61% TBSA,Ⅲ度面积最大为33% TBSA。入院时已发生休克者10例。输注的混合液体成分为:10%氯化钠溶液加入5%葡萄糖液配制成晶体、水分混合液;在清蛋白(或血浆)中加入5%葡萄糖液配制成胶体、水分混合液。输入量为:第一个24 h晶、胶总量平均为 2.54~3.33 ml·1%TBSA^{-1}·kg^{-1},胶体量平均为 0.75~1.05 ml·1%TBSA^{-1}·kg^{-1},与晶体比值为2:1,伤后8 h内给予总量的1/2。水分<2岁按100 ml·kg^{-1}均匀输入,2~5岁按80 ml·kg^{-1}输入;第二个24 h补液量为第一个补液量的1/2~3/4,晶胶比仍为2:1。输入速度以维持尿量为1~1.5 ml·1%TBSA^{-1}·kg^{-1}为度。当补液量已足,尿量偏少时,适当使用甘露醇。结果76例中仅4例出现高热惊厥,对症处理后恢复,10例入院已休克的患儿,均在8~10 h内休克状态缓解,其余患儿24 h内未出现休克症状,所有患儿均被治愈。认为小儿烧伤面积>10%者,纠正低血容量性休克是烧伤治疗的首关,目前常用补液复苏方法是胶、晶体交替,力求尽早尽快地恢复有效循环血容量。但是小儿患者对渗透压变化耐受度小,易受渗透压的改变的影响,出现休克度过不平稳或延迟复苏。采取配制合理的混合溶液,分次交替输入,量和速度以尿量多少为依据,能有效地保持渗透压的平稳,防止休克及脑、肺水肿发生,并能较好地维持电解质平衡。

(周潘宇)

述评　采用混合液体疗法治疗小儿烧伤取得良好效果,在基层单位没有良好复苏的条件下不失为一个不错的方法。但把胶体用5%葡萄糖稀释同时用5%葡萄糖和10%氯化钠配成0.9%浓度的方法在目前我国大部分医院有乳酸林格液的单位并不可取。后者有输入过多导致高氯酸中毒的问题。前者降低了胶体的扩容作用。同时休克期使用甘露醇说明该方法液体复苏并不理想。

(朱世辉)

多黏菌素 E 治疗严重烧伤后多药耐药革兰阴性杆菌感染的临床评估[中华烧伤杂志,2009,25(5):372] 张家平等报道了 2005 年 8 月至 2009 年 1 月间收治的 9 例严重革兰阴性杆菌感染患者。病原菌主要为铜绿假单胞菌、鲍氏不动杆菌和嗜麦芽窄食单胞菌。在药物敏感试验中显示病原菌仅对多黏菌素 E 敏感,而其他抗生素对其无效。采用多黏菌素 E 静脉滴注或静脉滴注联合呼吸道雾化吸入或灌洗给药,观察细菌学疗效、临床疗效和不良反应。用药后血液中细菌清除率达 92.3%,临床有效率达 88.9%。多黏菌素早在 20 世纪 60 年代就已经应用于临床,但是由于其肾和神经毒性而一度弃用。然而,随着泛耐药革兰阴性杆菌感染问题的日渐突出,使得多黏菌素的疗效及不良反应在近年又被予以重估。分析认为:当前支持治疗和监测手段的提高是多黏菌素不良反应减少的重要因素,而患者发生急性肾功能损害,与其用药前已有肾功能不全、用药剂量过大或同时应用其他肾毒性药物等因素有关。此次研究表明:多黏菌素 E 对烧伤临床常见的泛耐药革兰阴性杆菌具有高度敏感性,且疗效确切。肾毒性方面,与用药前比较,9 例患者停药后血清肌酐和尿素氮水平不仅未明显上升,反而呈下降趋势,考虑与感染控制后全身高分解代谢的减轻有关。因此在未出现新的、更有效的药物之前,合理应用多黏菌素 E 是目前治疗严重烧伤后泛耐药革兰阴性杆菌感染的良好选择。

(陈正礼)

述评 烧伤病区革兰阴性菌特别是糖非发酵菌泛耐药已经成为临床难题。在临床中近乎消失 20 多年的多黏菌素重新得到重视,与其抗菌机制的特殊性及多年未在临床应用有密切关系。该研究结果与多个国内烧伤单位的临床应用状况较为接近,临床中发现的多株泛耐药革兰阴性菌仅对多黏菌素 E 敏感。然而临床使用中有两个问题值得注意:①该药的临床副作用值得重视,特别是肾毒性,与其制剂纯度有很大关系,往往呈现个体化差异较大的特点;②过度使用的倾向,当作一线用药或单独用药,将很快使其在临床中失去敏感性。

(王光毅)

烧伤患者真菌感染分析[中华烧伤杂志,2009,25(2):91] 罗高兴等收集了 2003 至 2006 年收治的 3 909 例烧伤患者信息,针对烧伤患者的真菌感染问题进行了深入的分析。根据临床表现,对其中怀疑有真菌感染的 467 例患者,采集血液、痰液、气道灌洗液、动静脉导管、尿管、尿液、大便、创面分泌物等标本 2 271 份,行真菌培养、鉴定及药物敏感试验。1 例患者多个标本培养结果为同一真菌时计为 1 个阳性标本。以创面分泌物、大便、尿液、痰液及气道灌洗液、动静脉导管或尿管、血液标本为升序,仅计最高级别标本为阳性;如同时查出 2 种以上真菌时,按不同标本计算。结果有 61 份标本真菌培养阳性,阳性率为 2.69%。烧伤患者真菌感染发生率虽仅为 0.92%,但发生真菌感染的烧伤患者病死率却高达 22.22%。阳性标本中,检出最多的是为热带假丝酵母菌及白念珠菌。念珠球样酵母菌对所有药物敏感,热带假丝酵母菌对氟康唑、酮康唑、5-氟胞嘧啶等敏感性较好。以往只有在患者出现强效抗生素无法控制的高热、中性粒细胞减少等现象时,才会引起医务工作者的注意。但实际上,对一些较长时间联合使用抗生素的严重烧伤患者,通过真菌病原学检查,尤其是通过采集标本进行真菌培养,结合临床症状,就可以达到临床拟诊深部真菌感染的标准。故一旦怀疑患者可能有真菌感染时,除进行创面真菌检查外,一定要进行血液、尿液及大便等标本的检查。当临床怀疑有真菌感染时,应进一步检查确诊,并尽早开始抗真菌治疗。

(陈正礼)

述评 真菌感染在严重烧伤患者治疗过程中的发生率有增高的趋势,如何早期诊断、及时而有效地治疗是防治真菌感染的关键。该文提出应有依据地提高严重烧伤患者真菌标本的采集和培养对真菌感染的早期诊断和治疗具有很好的作用。但一般情况下,得到上述阳性结果滞后于临床表现。换言之:得到结果时病人的感染已经到了相当严重的程度。因此提高病人的自身免疫力,合理使用抗生素,尽早封闭创面,根据临床表现及早对真菌感染作出准确判断仍是防治真菌感染的关键。

(朱世辉)

血必净注射液治疗吸入性损伤的临床疗效观察[徐州医学院学报,2009,29(4):254] 丁祥生等以 2006 年 1 月至 2008 年 1 月收治的 32 例吸入性损伤患者为研究对象,观察血必净注射液治疗吸入性损伤的临床疗效。患者诊断为中度吸入性损伤,均行预防性气管切开,随机分为治疗组和对照组,两组的烧伤面积、吸入性损伤程度及患者年龄比较无显著差异。对照组给予抗炎、补液、化痰、营养支持及创面处理等常规治疗,治疗组在此基础上加用血必净注射液 50 ml 静脉输注,2 次/天,疗程均为 10 d。比较两组患者治疗前后 10 d 的血白细胞计数、C 反应蛋白、动脉血气。结果表明治疗 10 d 后治疗组患者的血白细胞计数、

C-反应蛋白、动脉血气的改善程度均显著优于对照组($P<0.05$)。认为烧伤引发全身炎症反应综合征时,机体免疫系统受到强烈刺激,进而引起多种生物级联反应,包括炎症反应过程、凝集纤溶系统改变以及细胞存活和死亡平衡关系的变化等。吸入性损伤后炎性细胞迅速激活,释放大量介质,血必净注射液能降低内毒素水平,抑制早期炎症细胞因子释放,下调致炎症细胞因子水平,减轻过度炎症反应对机体各脏器功能的损害,同时保护血管内皮细胞,改善微循环,促进炎症吸收,使得已受损的组织脏器得到修复,从而达到保护脏器功能的双重效应。对于烧伤伴吸入性损伤患者,在常规治疗基础上加用血必净注射液辅助治疗能有效保护患者脏器功能。

(刘嘉楠)

述评 血必净在防治烧伤感染中的作用已经逐渐引起注意。该研究在临床使用血必净治疗吸入性损伤取得良好疗效,值得临床参考。但该文中对中度吸入性损伤的诊断缺乏依据,是根据病史还是纤支镜检查?这是目前国内存在的普遍问题。大部分面积稍大的烧伤病人都同时诊断为吸入性损伤。如果诊断依据不足,临床疗效的判断就无从说起。同时,该文中两组病人的血气分析二氧化碳分压远远低于正常值,不知如何解释?(正常值为34~45 mm Hg,引自黄家泗《外科学》第六版)

(朱世辉)

CD14基因启动因子区-159位点多态性在重度烧伤患者中的分布及意义[中华烧伤杂志,2009,25(2):115] 董宁等对2004年6月至2006年6月期间收治的77例大面积烧伤患者CD14启动因子基因多态性分布进行观察,分别于伤后1、3、5、7、14、21、28 d抽取静脉血,采用PCR-限制性片段长度多态性法检测血浆CD14-159C/T基因多态性,酶联免疫吸附测定法、RT-PCR法检测血浆sCD14的含量及白细胞CD14 mRNA表达。发现77例的CD14基因C-159T基因型中,CC纯合子型7例占9.1%、TC杂合子型49例占63.6%、TT等位基因纯合子型21例占27.3%,T等位基因和C等位基因分布频率分别为59.1%和40.9%。本组达到了Hard-Weinberg平衡。7例CC纯合子患者中并发脓毒症3例占42.9%,49例TC杂合子型并发脓毒症38例占77.6%,21例TT等位基因纯合子型并发脓毒症15例占71.4%。3例CC纯合子型脓毒症中,1例并发MODS;38例TC杂合子型脓毒症19例并发MODS占50.0%;15例TT等位基因纯合子型脓毒症患者10例并发现MODS占66.7%。伤后7~21 d TC杂合子型、TT等位基因纯合子型外周血CD14 mRNA表达明显高于CC纯合子型($P<0.05$或$P<0.01$)。伤后7 d TC杂合子型、TT等位基因纯合子型CD14 mRNA表达达高峰,分别为(1.18±0.25)、(1.15±0.35)。烧伤后TC杂合子型、TT等位基因纯合子型血浆中sCD14含量较高,伤后5 d CC纯合子型血浆sCD14含量(85±46)μg/L显著低于TC杂合子型[(134±43)μg/L,$P<0.01$];伤后21、28 d TC杂合子型、TT等位基因纯合子型sCD14含量明显高于CC纯合子型($P<0.01$)。认为大面积烧伤后CD14基因启动因子-159位点多态性TT基因型可能是烧伤感染并发MODS的主要基因标志物之一。携带TT基因型的烧伤脓毒症并发MODS概率高于其他基因型。

(刘嘉楠)

述评 虽然近年来对免疫细胞TLR4/MD2后信号传递通路、高迁移率族蛋白1等的研究已经深入,人体免疫识别、应答系统中重要的受体分子脂多糖受体CD14在启动信号转导过程和调节免疫应答反应中的关键作用依然受到重视。尤其是对CD14基因启动子-159的研究,后者基因多态性与脓毒症的发生与转归有密切联系。该项研究观察了严重烧伤脓毒症患者CD14C-159T单核苷酸多态性与严重烧伤后脓毒症、MODS易感性的关系,并进一步分析不同基因多态性对严重烧伤后CD14表达的影响。结果的确切相关性仍有待多中心、大样本、严格对照的临床试验进一步验证。

(贲道锋)

不同剂量L-精氨酸对严重烧伤患者辅助性T淋巴细胞型细胞因子的影响[中华烧伤杂志,2009,25(5):331] 颜洪等纳入伤后20 h内入院、烧伤总面积50%~80%TBSA的29例患者,按随机数字表法分为3组,经鼻胃管分别给予200 mg/kg L-精氨酸加葡萄糖盐水500 ml(10例)、400 mg/kg L-精氨酸加葡萄糖盐水500 ml(9例)及葡萄糖盐水500 ml(10例)对照治疗,于伤后1 d(干预前)及第3、5、7天各取空腹静脉血,用放射免疫法及酶联吸附免疫法检测血清Th1型细胞因子TNF-α、IL-1β和Th1型细胞因子TGF-$β_1$、IL-4的含量。结果发现:伤后各组患者的TNF-α、IL-1β含量均呈快速上升趋势,L-精氨酸200 mg/kg组血清TNF-α、IL-1β含量与伤后5 d达到高峰[(318±57),(218±47) pg/ml],均低于同时相点对照组[(389±34),(272±40) pg/ml,$P<0.05$],伤后7 d此两种细胞因子含量下降;L-精氨酸400 mg组各时相点数据血清TNF-α、IL-1β含量与对照组相近($P>0.05$)。伤后5 d L-精氨酸200 mg/kg组TGF-$β_1$含量为(110±16)pg/ml,高于对照组[(83±20)pg/ml,$P<0.05$],而400 mg/kg组各时相点TGF-$β_1$含量与对照

组相近($P>0.05$)。从而认为,在严重烧伤患者感染期,给予 200 mg/kg L-精氨酸通过调节 Th1/Th2 型细胞因子的释放,能更有效地保持两者之间的比例,从而产生更好的免疫调理作用。

(任 宇)

述评 L-精氨酸对一些内分泌腺具有促分泌活性,在药理剂量作用下,它可促进胰岛素、生长激素、胰高血糖素、泌乳素、生长抑素、胰多肽等激素的分泌。精氨酸的促伤口愈合和免疫刺激作用,可能是由于其作用于下丘脑和垂体所致。也与诱导的一氧化氮合成酶代谢产生 NO 或产生鸟氨酸等有关。近年来,有关精氨酸与免疫功能之间的关系进行了较为广泛的研究,但研究不尽一致,所得的结果很不稳定。严重烧伤后存在免疫功能障碍,适度的调节有益于机体,反之可能会发挥促炎作用。该研究的结论有助于丰富相关研究的认识。

(贡道锋)

谷氨酰胺增强型肠内营养对危重病患者临床结局的影响:随机对照试验的系统评价[中华烧伤杂志,2009,25(5):325] 江华等报道用系统评价方法评价谷氨酰胺增强型肠内营养对危重病患者临床结局的影响,检索出 1 213 篇相关文献,筛选出 224 篇最终纳入 7 项随机对照临床试验。纳入标准:①随机对照临床试验,设立平行对照;②危重患者,APACHE Ⅱ评分>10 或烧伤总面积>30%TBSA;③干预措施以是否添加谷氨酰胺作为实验组和对照组唯一差别;④临床结局指标包括死亡、院内感染、器官功能衰竭情况、住院日及费用。研究方法学质量按照《Cochrane 系统评价员手册》及以《Jadad 评分量表》进行判定。用 RevMan 5.0 软件进行分析。分析发现:224 篇相关文献中有 7 篇 RCT 符合全部纳入标准。其中 6 篇为高质量研究。与对照组相比,谷氨酰胺增强型肠内营养使院内感染的发生率降低 28%(3 项研究共 489 例),使重症烧伤患者的住院时间缩短 7.24 d(3 项研究共 109 例),但病死率(5 项研究共 545 例)差异没有统计学意义。关于其他重症患者的住院时间,有 4 项研究报告了入住 ICU 的时间,共 489 例患者,其中 3 项以中位数形式、1 项以平均数±标准差表示结果,无统计学差异。以上分析均采用固定效应模型计算合并相对危险度(RR)及 95%置信区间(CI)。仅有 1 项研究报告了住院费用的比较,未作统计分析。讨论认为谷氨酰胺增强型肠内营养用于危重病患者,可以降低院内感染的发生率,有可能缩短重症烧伤患者的住院时间,但研究病死率和经济学指标的样本量不足、谷氨酰胺剂量偏低,仍需大样本实验进一步探索和证实。

(任 宇)

述评 免疫营养的临床应用是近年来外科营养领域的最大进展,谷氨酰胺是免疫营养中最受青睐的营养物质,对其在烧伤的临床应用研究也较为广泛,临床应用效果如何,迄今未有系统评价。该文对此进行了系统评价分析,认为依据目前研究,谷氨酰胺增强型肠内营养能降低院内感染的发生,缩短重症烧伤患者的住院时间,对病死率无影响。然而重症烧伤的临床治疗是包含多方面的系统治疗,在众多因素中肯定和评价某种治疗的确切效果,还需要多中心更大样本的临床研究方能得出真实判断。

(王光毅)

PI3K/Akt 信号途径抑制烧伤后大鼠缺血缺氧心肌细胞凋亡[第三军医大学学报,2009,31(1):52] 宋华培等通过建立离体培养的缺血缺氧心肌细胞模型,对 PI3K/Akt 信号途径在烧伤后大鼠缺血缺氧心肌细胞凋亡中的作用及机制进行了研究。建立模拟烧伤的动物模型,通过 Western 印迹法观察 PI3K/Akt 信号途径的活化规律,TUNNEL 试验观察烧伤大鼠心肌凋亡状况。然后建立离体培养的缺血缺氧心肌细胞模型,并分为对照组、单纯缺血缺氧组、LY294002 处理组或 IGF 处理组,应用 ELISA 观察缺血缺氧心肌细胞凋亡。通过 DEVD 荧光检测胱冬裂酶(caspase)-3 酶活性,并检测 p53、Bax 的转录活性。研究发现,烧伤后大鼠心肌组织内 PI3K 和 pAkt 表达逐渐增加,伤后 3 h 达高峰;烧伤 3 h 后,大鼠心肌凋亡率显著增加;应用 LY294002 特异性抑制 PI3K/Akt 通路后,大鼠心肌细胞凋亡率较对照组增加有统计学意义($P<0.05$)。缺血缺氧导致体外培养心肌细胞凋亡增加,caspase-3 活性逐渐增强,p53、Bax mRNA 表达量逐渐升高;与单纯缺血缺氧组相比,阻断 PI3K/Akt 途径活化后,心肌细胞凋亡数量增加有统计学意义($P<0.05$),caspase-3 活性增高更为明显($P<0.05$),p53、Bax mRNA 表达量均升高有统计学意义($P<0.05$);预先激活 PI3K/Akt 途径后,与单纯缺血缺氧组比较,心肌细胞 caspase-3 活性降低有统计学意义($P<0.05$)。认为抑制缺血缺氧心肌细胞中 PI3K/Akt 信号途径的活化可通过抑制凋亡基因 p53、Bax 的表达,增加线粒体膜稳定性,减轻膜损伤,同时增强 HIF-1α 的活性,发挥抗凋亡作用。

(常 菲)

述评 严重烧伤诱导心肌细胞发生一系列损伤和抗损伤效应,细胞信号转导通路的激活与上述变化有关。PI3K/Akt 是细胞内重要的信号转导分子,PI3K/Akt 信号途径的改变在肿瘤的发生和治疗中的作用已有较多的研究报道,它们的活化能否抑制缺血缺氧心肌细胞凋亡及其信号通路尚不清楚。该研究结果提示 PI3K/Akt 的抗凋亡作用,并分析了其可能机制,为心肌缺血缺氧损害的临床防治提供新思路。

(贲道锋)

FGF_2 对糖尿病大鼠深Ⅱ度烫伤创面愈合的影响[上海交通大学学报(医学版),2009,29(2):121] 牛轶雯等观察成纤维细胞生长因子-2(FGF_2)在糖尿病大鼠深Ⅱ度烫伤创面组织中的表达及其对创面愈合的影响。发现与单纯烫伤组(对照组)比较,糖尿病烫伤组(糖尿病组)烫伤后7、14 d 的创面愈合率显著降低,分别为(14.60±3.40)%比(24.32±1.73)%和(25.40±3.00)%比(50.09±2.06)%(P 均<0.05),烫伤后14 d,糖尿病烫伤 FGF_2 干预组(FGF_2 组)的创面愈合率显著高于糖尿病组[(53.14±11.44)%比(25.40±3.00)%,(P<0.01)],FGF_2 组创面愈合率与对照组比较无统计学差异;与糖尿病组比较,FGF_2 组创面坏死胶原和 G0/G1 期细胞比例明显减少。与对照组比较,糖尿病组创面组织释放 FGF_2 减少,为(74.500±13.115)ng/ml 比(100.078±17.863)ng/ml(P<0.05)。对照组可见 FGF_2 和少量晚期糖基化终末产物(AGE)的阳性表达,但未见双阳性表达,糖尿病组创面组织中 FGF_2 和 AGE 共表达。认为糖尿病创面愈合环境下,组织修复细胞增殖、分泌等功能低下,导致以胶原为主要成分的细胞外基质的组织学完整性遭到破坏,生长因子 FGF_2 表达的数量和功能均发生异常,反过来对组织修复细胞的行为以及皮肤局部愈合环境产生效应。组织修复细胞、细胞外基质、生长因子相互影响、相互作用,构成了创面难愈发生的恶性循环。创面局部应用外源性生长因子 FGF_2,弥补了糖尿病创面中生长因子在数量和功能上的缺陷,中断了愈合过程中组织修复细胞、细胞外基质、生长因子之间的恶性循环,进而促进创面愈合。

(解 冰)

述评 我国糖尿病患者已接近1亿,如此庞大的群体产生难愈性创面的人数必然逐步增加。该研究之意义不仅在于证实了生长因子对糖尿病烧伤创面愈合的促进作用,而且在于对糖尿病组织修复的缺陷环节进行了较为深入的研究,对糖尿病并发的难愈性创面治疗有重要意义,另外也丰富了糖尿病基础研究的信息,对后续研究有所帮助。FGF_2 仅仅是治疗中一个环节,其作用是有限的,其他诸如控制基础病变、清除坏死组织、改善血运等仍是不可忽视的重要措施。

(路 卫)

不同敷料组合对烧伤患者供皮区创面微环境的影响[中华烧伤杂志,2009,25(3):218] 陈炯等报道2005年6月至2008年10月收治的186例烧伤患者中不同敷料组合对烧伤供皮区创面微环境及愈合的影响。其中男132例,女54例,平均年龄(35±12)岁,平均烧伤面积(16±5)% TBSA。将200个供皮区创面(取皮厚度均为0.3 mm)随机分为4种组合敷料,分为藻酸盐棉垫组、凡士林棉垫组、藻酸盐泡沫组、凡士林泡沫组。比较各组创面的水分蒸发、pH 值、细菌定植、揭除敷料时患者疼痛及创面愈合时间。结果发现:4种组合敷料可造成不同的创面微环境。藻酸盐棉垫组、凡士林棉垫组、藻酸盐泡沫组、凡士林泡沫组患者创面的敷料表面水分蒸发量分别为(35.5±3.2)、(31.3±2.8)、(23.1±2.9)、(18.1±2.3)ml·h^{-1}·m^{-2},保湿性能以凡士林泡沫组为佳,凡士林棉垫组最接近正常皮肤;创面 pH 值分别为(7.22±0.06)、(7.41±0.03)、(7.05±0.03)、(7.34±0.06)。创面细菌培养阳性率以藻酸盐泡沫组(4.0%)最低,凡士林泡沫组(22.4%)最高。揭除患者创面敷料时疼痛程度以藻酸盐泡沫组最轻(0.98±0.12),凡士林棉垫组最重(8.14±0.82)。创面愈合时间藻酸盐泡沫组最短,为(6.7±0.8)d;凡士林泡沫组最长,为(15.6±3.5)d。认为不同敷料在同样创面上使用,会营造不同的创面微环境。该环境与创面愈合时间密切相关,湿度对创面愈合的影响比 pH 值更为重要。环境温度21℃、相对湿度65%左右将藻酸盐敷料与泡沫敷料联合使用,能明显减轻患者换药时的疼痛值、大幅度提高创面愈合速度。

(解 冰)

述评 该文中主要验证了藻酸盐敷料的应用情况。环境的温度和湿度是选择应用不同敷料的重要参数,其中湿度尤为重要。研究表明,当湿度超过65%时就容易造成细菌繁殖。我国南方地区湿度高,比如上海,年平均湿度为78%,梅雨季节时高达95%;北方地区湿度较低,如北京年平均湿度为61%。南方和北方的烧伤治疗措施的差异盖多源于此。南方对创面的湿度控制非常重视,北方则主要控制温度即可。目前敷料种类品种繁多,选用时应多考虑使用目的,尤其是创面目前的状态及其对敷料引流效果的要求。

(路 卫)

两种植皮方式治疗大面积深度烧伤患者的经济学评价[中华烧伤杂志,2009,25(4):286] 林才等报道2005至2008年收治的24例大面积烧伤患者,按照随机数字表法分为 Meek 植皮组、自体微粒皮混合大张异体皮移植组(简称微粒皮移植组),每组12例。比较两组在创面愈合时间、一次性专用敷料费用、住院总费用、后期康复费用方面的差异,初步分析不同移植方式的治疗效果与成本。Meek 植皮组平均年龄(42±12)岁,平均烧伤面积(67.4±6.2)%TBSA,其中平均Ⅲ度烧伤面积(38±6)% TBSA。微粒皮移植组平均年龄(40±12)岁,平均烧伤面积(70.6±1.6)% TBSA,平均Ⅲ度烧伤面积(34±5)% TBSA。组间烧伤面积、年龄比较,差异无统计学意义($P>0.05$)。发现 Meek 植皮组创面愈合时间、一次性专用敷料费用、住院总费用、后期康复费用分别为(14.4±1.9)d、(16 590±521)元、(421 628±145)元、(39 571±225)元,微粒皮移植组上述指标依次为(25.6±4.2)d、(136 441±356)元、(539 527±686)元、(55 853±794)元;组间比较差异均有统计学意义($P<0.01$)。认为尽管微粒皮移植是目前治疗的主要手段,但异体皮来源困难、价格昂贵,且常因成活性、排异反应、微粒皮的方向性及均匀分散性等影响临床疗效,限制了其进一步应用。Meek 植皮术具有敷料价格低、性能好、创面愈合时间短、愈合质量高及后期功能恢复佳等优点。在一定的烧伤面积范围内,Meek 植皮术的治疗成本与效果明显优于微粒皮移植术,具有较高的经济学价值。

(解 冰)

述评 Meek 植皮术是邮票植皮术的发展,各地也有类似的改良手段,由于其本身皮片的质量优于微粒皮,所以创面愈合质量必然优于微粒皮。Meek 植皮术在创面愈合时间、一次性专用敷料费用、住院总费用、后期康复费用等自然要优于自体微粒皮混合大张异体皮移植,特别是目前异体皮源日渐不足、价格逐步升高,Meek 植皮术确有进一步推广的价值,但其术式选择及术中操作及专用敷料的选择方面仍有一些值得商榷之处。该文也明确指出,深度烧伤超过一定面积、供皮区面积不足时,微粒皮移植术仍有其不可替代的优点。

(路 卫)

整 形 外 科

本年度收集到论文539篇,纳入一年回顾159篇,占29.5%;收入文选26篇,占4.82%。

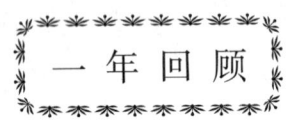

一、基础研究

(一) 干细胞和组织工程

组织工程研究主要包含种子细胞、生物材料和组织生长的微环境三方面的研究,种子细胞是其中的难点和瓶颈之一。近年来干细胞研究成为一个热点,既为组织工程研究提供来源丰富的种子细胞,也为组织移植研究注入新的活力,开拓了新的研究途径。在干细胞对组织移植作用的研究方面,李劼等[1]*研究了脂肪组织来源干细胞(ASC)移植在体内促进游离移植脂肪组织的再血管化,提高移植脂肪组织存活率的可行性。抽脂术的脂质中可获取大量的ASC,这些细胞能够显著提高移植脂肪的存活率,同时减少移植脂肪的纤维化和坏死;ASC散在分布于部分脂肪细胞及小叶间隔中,在体内能够部分转化为血管内皮细胞。认为ASC辅助移植可促进游离移植脂肪组织的再血管化,提高移植脂肪组织的存活率并改善了移植物的质地。江素君等[2]探讨了在脂肪瓣延迟术等缺血缺氧条件下促使脂肪来源的兔间充质干细胞(ASC)增殖的可能性。发现脂肪瓣延迟术后,瓣内细胞CD29和CD44的表达率较未经处理的对侧脂肪组织增加有统计学意义($P<0.05$);而瓣内细胞CD14和CD45的表达率明显小于未经处理的对侧对照组。认为脂肪瓣延迟术等缺血、缺氧的方法,可促进ASC的增殖;脂肪组织先进行缺血预处理再移植,可能为一个临床脂肪移植的新方法。南华等[3]研究了静脉注射后的脂肪来源干细胞向大鼠创伤部位的迁移和聚集情况。发现与健康皮肤组织比较,24 d时在创面愈合组织周边和皮下组织深层部位可见较强的荧光分布,48 d时结合组织病理学观察可以发现在真皮层、腺样结构组织内荧光较强。认为创伤可定向诱导大鼠脂肪来源干细胞在体内的迁移和集聚。刘玲等[4]探讨转化生长因子$β_1$(TGF-$β_1$)诱导人表皮干细胞(hESC)分化与瘢痕形成之间存在的关联。发现hESC在TGF-$β_1$诱导下,形态由圆形转变为梭形类成纤维细胞样;Masson胶原染色阳性,释放到细胞上清液中的胶原浓度,均显著高于对照组;抗-波形蛋白染色阳性率显著高于对照组($P<0.05$)。认为hESC可能是活化的成纤维细胞的另一个来源,参与瘢痕增生发生过程。李志刚等[5]观察了自体骨髓间质干细胞(BMSC)对异基因小鼠皮肤移植的影响。发现由密度梯度离心法与贴壁法分离的细胞具有BMSC的一般特征,皮肤移植后BALB/c小鼠+自体BMSC组较仅行皮肤移植组移植后皮肤免疫排斥反应明显减轻,IL-2、IFN-γ等细胞因子浓度在术后第7天、第14天均显著降低($P<0.05$)。认为异基因小鼠皮肤移植术后输注自体BMSC可以抑制免疫排斥反应,其机制可能与减少IL-2、IFN-γ等相关细胞因子分泌有关。在骨髓基质干细胞的研究方面,尹宏宇等[6]研究了玻璃化冻存骨髓基质干细胞(BMSC)的效果。发现将VS226作为玻璃化液,在0℃/5 min的预处理条件下玻璃化冻存第2代成骨诱导的cBMSC,与常规冻存后的细胞存活率相比无统计学差异,且冻存过程对此细胞的成骨能力没有影响。认为采用VS226来玻璃化冻存BMSC,可实现为骨组织工程提供大量种子细胞的目的。尹宏宇等[7]进一步研究了深低温保存组织工程化骨(TEB)实现大规模临床应用的可能性,通过改进玻璃化液来提高TEB的玻璃化冻存效果。发现第2代成骨诱导的cBMSC在pDBM上适宜的细胞接种密度是$50×10^6$/ml,最佳的体外培养时间是8 d;VS442作为玻璃化液用于TEB的深低温保存;尽管玻璃化冻存TEB的细胞存活率低于慢速冻存法,但经

过体外培养11 d后的细胞活性超过了后者,可基本恢复到冻存前的水平。认为VS442是玻璃化冻存TEB理想的玻璃化液;尽管实验采用的慢速冻存方法可简单、有效地保存TEB,但对于TEB而言,玻璃化冻存还是更具有发展潜力的深低温保存方法。在骨髓基质干细胞定向诱导分化研究方面,刘宇兰等[8]探讨转化生长因子β_3(TGF-β_3)在诱导骨髓间充质干细胞(MSC)向软骨细胞分化中胰岛素样生长因子-1(IGF-1)的作用以及在软骨组织工程中的应用。发现TGF-β_3能诱导藻酸钠微球中的MSC表达软骨特异性的Ⅱ型胶原、聚集蛋白聚糖和Sox9,IGF-1能增强这种作用($P<0.05$);Ⅱ型胶原、聚集蛋白聚糖和Sox9之间的相关系数分别为0.95和0.91;诱导的软骨细胞能在壳聚糖支架上黏附、迁徙、增殖。认为在TGF-β_3诱导MSC分化成软骨细胞地过程中,IGF-1可能通过促进Sox9的表达起到协同作用;诱导分化后的软骨细胞与壳聚糖复合支架表现出良好的组织相容性。张浚睿等[9]*研究了利用骨髓基质细胞膜片复合聚乳乙醇酸(PLGA)支撑体,在生物反应器条件下体外构建管状软骨的可行性。发现通过此策略构建的软骨外观与天然软骨组织非常相似,保持着良好的管状外形,颜色呈乳白色,有光泽,质地均匀,弹性好,具有中等偏软的硬度;组织学结果显示总体结构呈现软骨样结构,HE染色可见软骨样细胞分布于细胞陷窝之中,周围是均匀的细胞外基质,番红-0染色可见细胞外基质着色为鲜红色,提示蛋白多糖含量丰富,有大量软骨基质物产生。认为细胞膜片复合支撑体策略能形成管状形态的软骨组织,为气管软骨的再造提供了新的方法,有可能解决气管缺损的临床难题。高全文等[10]观察大鼠骨髓基质干细胞(MSC)与经胶原涂层处理的煅烧骨(CCB)复合行体外培养时贴附、增殖能力的变化,探讨构建组织工程骨体外培养的最适时间。发现在扫描电镜下,实验组成骨细胞的贴附数量显著高于对照组($P<0.01$);细胞计数后认为实验组细胞在材料上贴附数量多;增殖速度快;实验组ALP活性明显高于对照组($P<0.01$)。认为胶原修饰的煅烧骨具有良好的组织相容性,能明显提高成骨细胞的贴附,并且促进成骨细胞活性维持,体外培养7~8 d时,材料上的细胞数达到最大,应尽快植入体内。陈鹏等[11]研究了多孔块胶原基质纳米骨(nHAC)及nHAC+自体骨髓基质干细胞(BMSC)在下颌皮质骨表面贴附式植骨的成骨能力及使下颌骨增厚的效果。制备nHAC+自体BMSC材料,将nHAC及nHAC+自体BMSC分别植入新西兰兔下颌骨颊侧皮质骨表面,术后3个月、12个月取标本检测,发现nHAC+自体BMSCs在皮质骨表面、材料内部及骨膜上均有良好的成骨,使骨增厚的程度与植入的材料厚度大致相同,nHAC在皮质骨表面有良好的骨引导作用,材料表面吸收明显,导致牙槽骨增宽的幅度较小;nHAC+自体BMSCs组对下颌骨的增厚程度与植入材料的厚度相近,nHAC组比植入材料的厚度要低约1/3。认为以nHAC做为支架材料的组织工程骨植入下颌皮质骨表面后可以有效地增加下颌骨厚度,有望做为皮质骨表面的衬垫材料。在组织工程研究方面,徐少骏等[12]*观察胶原-壳聚糖真皮支架移植于猪皮肤缺损创面后支架的血管化及血管化支架上皮肤移植的成活情况。发现支架植入后1周支架内可见细胞浸润和少量新生微血管形成;植入后2周,垂直于创面的新生微血管明显增多;植入后3周,大部分支架被血管化;CD34阳性信号在支架植入后3周比植入后2周明显增多,植入后2周比植入后1周明显增多;在支架植入后1、2、3周创面植中厚皮,植皮2周后皮片存活率分别为10%、70%和100%;在支架植入后1周和2周创面植表皮,1周和2周后移植表皮存活良好。认为胶原-壳聚糖真皮支架可以诱导血管长入,明显促进创面愈合;在支架上移植表皮,可较好地修复创面,在皮肤移植中有良好的应用前景。王岚等[13]研究了血管化人工神经导管修复SD大鼠坐骨神经缺损的效果。成年雌性SD大鼠坐骨神经缺损模型,用不同的材料修复缺损。发现术后6、12月,血管化人工神经导管修复组与普通PGLA神经导管修复组相比,神经传导速度快,动作电位振幅大,再生神经轴突数量多且质量高,差异有统计学意义($P<0.05$)。认为血管化人工神经导管能促进神经再生,有效地修复长段神经缺损。尹卫民等[14]研究了交联聚乙烯基吡咯烷酮水凝胶与硅橡胶共混,形成可自行膨胀的复合材料的可行性。将不同比例的复合材料植入新西兰白兔背部和鼻背皮下,与硅胶假体比较观察膨胀状况;通过200 d的连续观察,植入兔子皮下的复合材料按照设计膨胀量膨胀,与硅胶材料对比有明显的膨胀性,在一定的时间内最终达到平衡静止;组织切片检查发现复合材料的周围组织的炎性反应和排斥反应与硅胶相同,上皮基底细胞的有丝分裂活跃。认为可自行膨胀的交联聚乙烯基吡咯烷酮硅橡胶复合材料具有优于硅胶的自行扩张膨胀性能,从而达到扩张软组织的目的。

(二)异常瘢痕的研究

异常瘢痕的研究仍然是整形外科基础研究方面的重要课题之一,主要集中于家族性瘢痕疙瘩与基因突变关系、异常瘢痕的基因治疗和信号转导变化等方面。张刚等[15]研究瘢痕疙瘩患者TNF受体Ⅱ(TNFR-Ⅱ)基因1573位点突变的情况。发现其中13例瘢痕疙瘩标本检测出不同程度突变,突变率为59.1%;9例

1663编码子发生点突变，占总数的40.9%；与外周静脉血比较，差异均有统计学意义（$P<0.01$）；突变类型主要为点突变、插入、缺失，为多位点、多类型，呈多态性。认为TNFR-Ⅱ基因1573位点突变与瘢痕疙瘩的发生有关。蒋军健等[16]*利用变性高效液相色谱法（DHPLC）结合DNA直接测序法，筛选和鉴定瘢痕疙瘩CAMTA1基因G65551片段突变情况。DHPLC筛查显示，在扩增片段中出现单个色谱峰，提示为纯合链，双峰则表示是杂合异源双链；瘢痕疙瘩组双峰出现率92.3%（12/13），对照组为38.5%（5/13）；DNA测序发现2个突变位点，其中第54位碱基G/T的颠换突变率，瘢痕疙瘩组为69.2%（9/13），对照组为38.5%（5/13）；第412位碱基T的缺失突变率，瘢痕疙瘩组92.3%（12/13），对照组为15.4%（2/13）；经统计分析发现第54位点突变差异无统计学意义（$P>0.05$），第412位点突变差异有统计学意义（$P<0.05$）。认为DHPLC结合DNA直接测序是一种高效、经济、简便、可靠的筛选碱基位点突变的方法；CAMTA1基因G65551片段突变与瘢痕疙瘩的发生有关，CAMTA1基因可能是瘢痕抑制基因。宋玫等[17]研究了Smad2基因的突变与瘢痕疙瘩发病的关系发现基因测序在所有标本中Smad2基因的1-11外显子及其邻近内含子均未发现突变。认为此瘢痕疙瘩家系的致病基因可能不是Smad2基因。在瘢痕疙瘩发病机制和基因治疗方面，陈蕊等[18]研究了黏着斑激酶（FAK）在人增生性瘢痕发病机制中的作用。在脂质体介导下，转染FAK反义寡核苷酸至体外培养的人增生性瘢痕成纤维细胞（HSFB）中。发现转染48 h后，转染细胞中FAK mRNA显著降低，合成胶原也显著减少。认为FAK反义寡核苷酸能抑制体外培养的HSFB中FAK基因的表达和胶原合成，FAK在人增生性瘢痕的发病中发挥了一定作用。于冬梅等[19]探讨了RNA干扰存活蛋白（survivin）基因表达对瘢痕疙瘩成纤维细胞增殖与凋亡的影响。构建靶向survivin的siRNA表达质粒，利用lipofectamineTM 2 000转染体外培养瘢痕疙瘩成纤维细胞中。发现靶向survivin的序列特异性的siRNA对成纤维细胞中survivin基因表达的抑制率，在mRNA和蛋白质水均显著增加（$P<0.01$）；转染靶向survivin的RNAi表达质粒对瘢痕疙瘩成纤维细胞增殖的抑制较显著（$P<0.05$）；膜联蛋白（annexin）V-FITC/PI双染法显示，干扰survivin基因表达后成纤维细胞的凋亡率高于对照组（$P<0.05$）。认为所构建的靶向survivin的RNAi质粒可有效地抑制瘢痕疙瘩成纤维细胞中survivin基因的表达，通过survivin基因表达的下调激活caspase-3基因活性，可显著抑制成纤维细胞的增殖并诱导其凋亡，为瘢痕疙瘩的基因治疗开辟一新途径。金培生等[20]*研究了HSP47基因在病理性瘢痕生成中的意义。利用RNAi技术，通过热休克蛋白47重组质粒（HSP47siRNA）和脂质体的混合液对裸鼠病理性瘢痕动物模型的体内干预。发现干预治疗后瘢痕疙瘩内总胶原含量、HSP47mRNA表达、Ⅰ型胶原蛋白mRNA等均显著降低，瘢痕的体积也显著缩小；而这些变化在增生性瘢痕组并没有出现，增生性瘢痕组胶原的变化、体积的变化均无统计学意义。认为HSP47基因可能促进瘢痕疙瘩生成，为抑制瘢痕疙瘩提供了新的靶点。杨松林等[21]探讨了转染Sp1基因对增生性瘢痕成纤维细胞的影响。发现基因转染后，约30%的被转染细胞表达绿色荧光；在转染的成纤维细胞中，Sp1 mRNA和Ⅰ、Ⅲ型胶原mRNA的含量均明显增高。认为瘢痕成纤维细胞可作为Sp1转染的靶细胞，Sp1基因可能是导致瘢痕异常增生的重要基因。刘玲等[22]检测了正常皮肤与增生性瘢痕中表皮干细胞标记物的表达，从组织学角度探讨表皮干细胞参与瘢痕增生的证据。发现瘢痕组织真皮层中，表达阳性细胞数β_1整合素和CK19较正常皮肤明显增多（$P<0.05$），成纤维细胞数显著增多。认为在病理性瘢痕的发生中，表皮干细胞可能在细胞因子作用下分化为成纤维细胞，从而参与瘢痕形成。夏炜等[23]研究了Notch信号相关分子在增生性瘢痕表皮中的表达情况及其与增生性瘢痕的关系。发现组织学检测发现增生性瘢痕表皮较健康表皮明显增厚，基底上层细胞层数显著增多；表皮干细胞标志整合素岛、基底细胞层短暂扩充细胞标志K19和有丝分裂后细胞标志K14的表达在增生性瘢痕表皮中明显减少（$P<0.05$）；增生性瘢痕Notch1和Jagged1表达在基底上层角质形成细胞中阳性细胞明显多于健康皮肤（$P<0.05$）；增生性瘢痕表皮P21表达较正常表皮增多，而P63表达则明显降低（$P<0.05$）。认为增生性瘢痕角质形成细胞表达过量的受体Notch1和配体Jagged1，通过上调下游基因P21表达，下调p63基因表达，刺激瘢痕表皮过度分化，从而参与增生性瘢痕的形成。聂芳菲等[24]观察了GRP94在人增生性瘢痕组织中的表达及曲安奈德对其影响。发现GRP94主要在增生性瘢痕和正常皮肤组织的角质形成细胞、成纤维细胞、血管内皮细胞和炎症细胞的胞质表达，在少数细胞的胞核中也有表达，在正常皮肤的毛囊、汗腺、皮脂腺中表达；GRP94在增生性瘢痕和正常皮肤组织中的表达，在表皮中，两者比较其差异无统计学意义；在真皮中，增生性瘢痕组的GRP94阳性成纤维细胞数显著高于正常皮肤组（$P<0.05$）；增生性瘢痕中GRP94含量也高于正常皮肤组；注射曲安奈德后，增生性瘢痕组织的GRP94阳性成纤维细胞与对照组比较数显著减少（$P<$

0.05)。认为成纤维细胞中GRP94的表达增高可能是增生性瘢痕发病机制之一；抑制成纤维细胞GRP94的表达可能是激素治疗瘢痕增生的作用机制之一。

（三）其他

王黔等[25]*探讨外用盐酸罂粟碱抑制植皮片术后挛缩的作用机制。发现外用盐酸罂粟碱霜可以有效地抑制大鼠植皮片术后挛缩；免疫组化染色显示，应用盐酸罂粟碱霜后，皮片创面中的肌成纤维细胞(MFB)数量较对照组明显减少；天狼猩红染色显示皮片的Ⅰ/Ⅲ型胶原比值用药后显著降低。认为外用罂粟碱霜剂能够抑制自体游离植皮片术后挛缩，其作用机制在于盐酸罂粟碱可以明显减少皮片下肌成纤维细胞的数量并降低Ⅲ/Ⅰ型胶原比值从而抑制了植皮片的挛缩。李宁等[26]研究他汀类药物在同种异体全厚皮片移植中作用。荷兰黑兔作为供体，日本白兔作为受体，皮片移植后以不同剂量他汀类药物治疗，观察皮片的存活时间以及他汀类药物对炎性细胞和抗急性炎症反应的作用。发现大剂量阿托伐他汀延长了皮片的存活时间，阻止了淋巴细胞的浸润，在对抗急性排斥反应中有很大的作用。认为阿托伐他汀延长了同种异体全厚皮片移植的存活时间，抑制了炎性细胞的浸润，有效地对抗急性排斥反应。付冰川等[27]探讨了纤维蛋白胶对自体脂肪游离移植的影响。发现纤维蛋白胶结合的脂肪移植后的湿重测量较对照组显著增加($P<0.01$)；组织学切片也证实存留了更多的正常脂肪组织，而且移植物的血管密度也显著增加($P<0.01$)。认为纤维蛋白胶基于其黏附性及促进新生血管形成的特性，可提高自体游离脂肪移植物的存活率。张勇等[28]探讨了芳香化酶P450在肥大乳房乳腺组织中的表达情况。检测了肥大乳房和正常体积乳房乳腺组织中芳香化酶P450的表达情况。发现在肥大乳房组织芳香化酶阳性表达率39.29%，而正常体积乳房组织中无芳香化酶阳性表达；而腺性与脂性肥大乳腺中芳香化酶阳性表达率无统计学意义($P>0.05$)。认为芳香化酶P450在肥大乳房乳腺组织中存在过表达，可能参与肥大乳房的形成。马慧军等[29]探讨了建立人表皮黑素细胞与HaCaT细胞共培养的体外模型，观察α-促黑素以及烟酰胺对黑素在两细胞间传递的影响。发现培养3 d即可观察到约20% HaCaT细胞核周围出现从邻近黑素细胞传递来的黑素颗粒，随着时间的延长阳性染色HaCaT细胞比例逐渐增多，第7天达到高峰（约80%），α-促黑素以及烟酰胺分别以浓度依赖方式促进/抑制了黑素颗粒在两细胞间的传递。认为成功建立了人表皮黑素细胞与HaCaT细胞共培养体外模型，为大规模筛选促/抑黑素传递的药物奠定了实验基础。杨庆华等[30]探讨了肋软骨的组织形态学及Ⅱ型胶原蛋白在不同年龄阶段的变化规律。观察儿童组(5～10岁)、青少年组(11～17岁)、成人组(18～29岁)等不同年龄组肋软骨的组织形态学变化。发现儿童组肋软骨膜血管最丰富，软骨基质染色均匀，软骨细胞数目最多，Ⅱ型胶原蛋白表达最活跃，平均积分光密度值最高；青少年组软骨膜内血管减少，软骨基质染色出现明显的不均质状，软骨陷窝体积变大，并呈分隔状，陷窝内软骨细胞数目减少，Ⅱ型胶原蛋白表达较儿童组减弱；成人组软骨膜血管、细胞成分明显减少，软骨膜内的纤维成分明显玻璃样变，钙盐沉积较青少年组时明显增多，Ⅱ型胶原蛋白表达较青少年组减弱。经统计学分析，3组间差异有统计学意义($P<0.01$)。认为肋软骨的组织形态学随年龄增长发生变化，Ⅱ型胶原蛋白含量随年龄增长呈递减趋势。高全文等[31]观察了颅面部骨缝组织在张力作用下的变化。发现下腭骨-上颌骨缝牵张后，首先表现为组织断裂、渗出、细胞死亡，随后是骨和纤维生成细胞群增殖活跃，成骨细胞和成纤维细胞功能增强，最终恢复正常缝组织结构。认为电镜下可以区分缝细胞的类型和功能状态，提示缝牵张是组织修复与再生并存的过程，张力引发细胞反应特别是成骨反应是导致骨缝增宽的主要因素。陈刚等[32]观察了牵张成骨术不同时段新生成骨胰岛素样生长因子-1(IGF-1)与碱性磷酸酶(ALP)的表达水平，探讨其成骨调控机制。发现固定期第1周为成骨早期，第1周时IGF-1和ALP的mRNA表达明显上调，第2周时达最高峰，随后逐渐下降，至第12周与健康对照组无统计学差异($P>0.05$)；固定期第1～2周，IGF-1和ALP表达均增强；IGF-1含量于第2周表达最高，后逐渐下降；同期ALP则呈高水平表达；第8～12周，IGF-1和ALP的表达均下降至接近健康对照组。认为腭骨牵张成骨区域，新骨的原位增量生成明确，增殖过程正常，最终以膜内成骨的方式形成新骨整复了腭裂骨切开牵张间隙区域。侯敏等[33]探讨了颅面复合体在不同方向的中位前牵引作用下的生物力学变化。采用三维有限元法测量以梨状孔底骨性承力，不同方向中位前牵引的生物力学变化。随牵拉的角度增大，各观察点的矢向位移逐渐减小；垂直向移位由向上逐渐转为向下，前下20°～30°牵引可整体前移上颌，且各骨缝区应力一致，可避免上颌骨的逆时针旋转。人为以梨状孔底承力骨性前牵引，牵引方向为前下20°～30°时，可有效地前移上颌复合体。

二、创面修复的基础和临床研究

在突发性自然灾害中，整形外科医生在皮肤软组织伤口处理方面可以充分发挥优势。樊东力等[34]*研究了地震灾害引发的伤员皮肤软组织损伤的类型特点,阐明整形外科早期介入的必要性。同顾性分析、观察及总结了收治的149例"5·12"四川汶川地震伤员的病例资料。发现伤员中皮肤软组织损伤的发生率约53.0%,明确诊断为"全身多处皮肤软组织损伤"53例,其中诊断为"皮肤软组织坏死"14例;同时对典型病例进行诊疗分析,首次提出了一类值得重视的,由地震后长时间压迫所致的软组织慢性坏死病症。认为整形外科医生的早期介入可以协助完善地震伤员诊疗,缩短伤员痊愈时间。徐辉等[35]调查分析汶川地震中涉及耳鼻咽喉颜面部外伤伤员的伤情及治疗情况,探讨更有效地处理针对地震造成的颜面部外伤的方法。发现收治的165例汶川地震伤员中合并颜面部(包括耳、鼻、口等)损伤伤员33例(20%),经治疗后伤口均一期愈合,无毁容病例;鼻窦及颧骨和下颌骨骨折共13例(7.8%),治疗后患者恢复良好,目前仍在随访中;无咽喉部、颈部及气管食管外伤者;伤后并发感染6例(3.6%),无死亡病例。认为专科医生应早期、恰当地处理地震所造成的颜面部外伤,除了重建功能以外,恢复患者的正常形态(容貌)同样重要。在急诊修复颜面部软组织缺损方面,整形外科的微创原则和局部皮瓣的灵活应用可以发挥重要的作用。邹仕波等[36]探讨了整形外科原则和技术在急诊面部外伤修复中的应用。遵循整形外科原则,根据不同伤情设计不同的修复方法;强调早期彻底清创、解削复位、缺损修复、无张力分层缝合、应用皮瓣、留置引流管等技术。共治疗360例,无感染、血肿及皮瓣坏死发生;面部功能和外形均得到较好的恢复;其中130例患者术后随访1~3年,均无明显的增生性瘢痕、组织错位和功能障碍,仅需简单的Ⅱ期整形美容修复。认为应用整形外科原则和技术修复面部软组织损伤,能达到功能与外观的完美,减少Ⅱ期修复的难度。杨静等[37]探讨了利用整形外科技术对面部软组织外伤急症修复的临床效果。以微创为原则,修整伤口,精细缝合,并根据软组织的缺损情况,采用皮瓣移植进行Ⅰ、Ⅱ期修复;共修复786例面部软组织外伤的急症患者。术后创口无感染、血肿、皮瓣坏死出现;Ⅰ期修复者692例,Ⅱ期修复者94例;随访其中的461例患者3~6个月,术区无明显瘢痕增生,面部器官无牵拉变形,效果良好。认为应用整形外科技术修复面部软组织外伤急症,患者术后恢复较快,畸形发生较少,是修复面部软组织外伤急症的较好方法。王志强等[38]探讨应用局部皮瓣修复面部外伤软组织缺失的美学效果。采用鼻唇沟皮瓣、改良的菱形皮瓣、皮下蒂皮瓣、滑行推进皮瓣、A-T皮瓣等多种局部皮瓣,共修复27例颜面局部皮肤软组织缺损患者。所有患者伤口均Ⅰ期愈合,皮瓣全部成活;经6~18个月随访,伤口瘢痕不明显,功能令人满意,美学效果良好。认为面部外伤导致的皮肤软组织缺损,应根据软组织缺损的部位、范围、形状,选择适当的局部皮瓣进行修复,能达到理想的美学修复效果。在难治性创面修复方面,张鲜英等[39]总结了修复难愈性创面的治疗经验。分析总结67例难愈性创面的临床治疗与随访资料。除2例胫骨凿孔,培养肉芽组织后植皮完全坏死外,板障层移植皮片与短管状骨面植皮片、皮瓣100%成活,伤口Ⅰ期愈合;对于存在数月至数年的糖尿病足、下肢静脉曲张后溃疡的患者,在全身情况维持稳定的同时,应用简易封闭负压治疗技术,创面局部改善后,行皮瓣或皮片移植术,皮瓣、皮片成活良好;经术后2~12个月随访,创面愈合良好,功能恢复令人满意。认为短管状骨骨髓面或板障层植皮、多种皮瓣以及封闭负压引流技术综合运用可较好治疗难愈性创面。吕仁荣等[40]探讨了难治性褥疮创面植皮后使用负压封闭引流(VSD)技术的临床效果。对16例难治性褥疮患者有效清创,待缺损区创面新鲜时,取刃厚皮片或薄中厚皮片,大块邮票状植皮后,VSD敷料结合半透膜覆盖。发现全组患者植皮完全成活,2例患者去除VSD敷料后,边缘少许坏死,积极换药后成活,皮片功能均恢复正常。认为该手术方法操作简单,术后护理方便,是对部分褥疮患者一种较理想的植皮方法。李革红等[41]*针对整形外科患者手术前和手术后感染铜绿假单胞菌情况,采取合理治疗对策及选择最佳手术时机。并发病原菌感染患者脓液或创口分泌物培养,检出铜绿假单胞菌后,依照药敏试验选用抗菌药物。结果提示在监测252例中共检出53株铜绿假单胞菌;经治疗后,53例感染铜绿假单胞菌患者中治愈24例(45.3%)、好转25例(47.2%)、无效3例(5.7%)、死亡1例(1.9%)。认为整形外科手术患者感染铜绿假单胞菌,合理的选择抗菌药物治疗是保证手术效果的最佳对策。在创面修复的基础研究方面,李艳等[42]探讨了重组胸腺素β_4($T\beta_4$)调节层粘连蛋白5(LN-5)表达促进创伤愈合的机制。在成年雄性SD大鼠全层皮肤缺损模型,以低、中、高(2、6、18 $\mu g/50 \mu l$)3种不同剂量$LT\beta_4$滴加伤口表面,观察大鼠伤口愈合情况,并取材行免疫组织化学观察。术后2 d,低、中、高剂量$LT\beta_4$滴加的伤口愈合率较对照组显著增加,差异均有统计学意义($P<0.05$);术后2 d,各组均可见较多LN-5阳性表达,对照组与低剂量组阳性表达强($P<0.05$),中剂量组阳性表达最少;术后4 d,中剂量组阳性表达最强($P<0.05$);术后7 d,中剂量组仍有较强阳性表达($P<0.01$);术后7 d,中剂量$LT\beta_4$滴加的伤口明显缩小,多数伤口与创缘皮肤衔接良好。

认为重组 $T\beta_4$ 早期抑制 LN-5 表达,有利于细胞的增殖、分化,中晚期上调 LN-5 表达,改善基质环境,促进表皮细胞迁移和创伤愈合。余文林等[43]探讨了结缔组织生长因子(CTGF)在植皮术后残余创面中的表达情况及可能的意义。发现 CTGF 蛋白及 mRNA 在残余创面组织中高度表达,CTGF 阳性颗粒面密度及 mRNA 指数均与正常皮肤组织比较差异有统计学意义($P<0.01$);而残余创面修复后,CTGF 的表达下降到正常皮肤的水平。认为 CTGF 可能在残余创面愈合的过程中发挥重要的促进作用。申宵等[44]研究了全层皮肤创面愈合过程中真皮的再生模式以及与表皮层、基底膜层再生的关系。发现术后第 1、2 周时,在创缘可见新生的薄层表皮向创面中心移行生长,随后是表皮下真皮浅层的生长,而深层真皮相对保持静止;在第 3 周时,在新生表皮下方与新生真皮的部位之间见不连续的 PAS 阳性带;在第 5 周时,创面外周见连续的 PAS 阳性带,而在创面中央处仍不连续;扫描电镜的观察显示创面边缘真皮乳头层较网状层率先向创面中央生长,网状层生长较缓慢,在后期与肉芽组织转化而来的结缔组织相融合。认为创伤后真皮乳头层和网状层表现出不同的再生模式;乳头层真皮的再生与表皮的再生密切相关,表皮的新生和移行发生在在乳头层真皮新生之前,而基底膜结构在表皮和真皮乳头层均形成后才开始形成。方利君等[45]探讨了不同取材方法的自体脂肪移植对猪皮肤损伤后愈合的影响。发现于伤后 3、7 d,剪切法脂肪移植后肉芽组织形成丰富,血管密度大,创腔容积小于抽取法脂肪治疗组($P<0.05$);伤后 7、14 d,创面逐渐缩小,剪切法脂肪移植后创面面积明显小于抽取法脂肪移植组($P<0.05$),并且再上皮化的新生表皮增殖较早。认为自体脂肪移植到局部皮肤创面后能明显促进创面的愈合速度,尤以剪切法取材最佳。张毅等[46]观察了对比肢体正常皮肤与脱细胞异体真皮加自体刃厚头皮复合皮移植术后中远期病理及电镜结构,为复合皮移植远期疗效提供组织学依据。采用脱细胞异体真皮加自体刃厚头皮复合皮移植,修复四肢挛缩瘢痕松解后的皮肤创面,术后 9 个月至 2 年活检组织标本。H-E 染色显示:复合皮组织结构完整,具备正常表皮及真皮各种结构成分,基底膜再生完整;复合皮及正常皮肤的表皮细胞层数分别为(16.33 ± 5.89)和(26.57 ± 3.46)($P=0.007$);基底膜厚度(μm)分别为(1.05 ± 0.21)和(1.13 ± 0.17)($P=0.168$);扫描电镜观察:复合皮半桥粒、成纤维细胞及再生毛细血管计数与正常皮肤组织十分接近。认为肢体复合皮移植后中远期组织结构接近正常皮肤,移植效果令人满意。

三、皮瓣移植

皮瓣的基础研究和临床应用方面,预制皮瓣是一个亮点。汪涌等[47]*探讨了岛状颞浅筋膜瓣移植预制颈部轴型皮瓣的解剖学基础。发现颞浅筋膜是 SMAS 筋膜的一部分,颞浅动脉是颞浅筋膜的主要血供来源;以颞浅血管为蒂的舌状颞浅筋膜瓣蒂长达 6~8 cm,翻转移植可至颈部胸锁乳突肌的中段区域。认为颞浅筋膜有恒定的感觉神经和血管分布,岛状颞浅筋膜瓣有足够长度的血管蒂供移植至颈部,是预制颈部轴型皮瓣的良好载体。周传德等[48]介绍了应用颈区双蒂预构皮瓣治疗面部瘢痕畸形的方法。应用双侧颞浅血管束预构颈区扩张皮瓣,形成颈区左右侧双蒂皮瓣,转移修复面部瘢痕畸形;治疗分两期,Ⅰ期为双侧颞浅血管预构颈区皮瓣,颈区皮肤扩张器植入术,扩张器注水 3 个月余;Ⅱ期为双侧面部瘢痕挛缩畸形矫正,颈区双蒂预构扩张皮瓣转移术。结果显示,设计预构扩张皮瓣最大单侧面积为 12 cm×8 cm,治疗时长平均为 4 个月余;26 侧皮瓣均完全成活,皮瓣血供良好,供区可直接缝合,面部瘢痕挛缩得到松解;5 例(10 侧)随访 12 个月,修复效果良好,患者满意。认为同期应用双侧颞浅血管预构颈区扩张皮瓣可同期修复双侧面部瘢痕挛缩畸形,是一种可靠的治疗面部瘢痕畸形的方法。焦鹏等[49]探讨了以颞浅血管为蒂的颞浅筋膜瓣为携带的扩张预构皮瓣的手术设计、操作技巧和注意事项。临床应用 10 例,分别在颈部、乳突区、额部预构皮瓣,7 例进行了术前延迟处理。除 1 例耳后乳突区预构皮瓣发生远端小面积坏死外,其余皮瓣全部成活;9 例供瓣区直接缝合,1 例耳后供区植皮修复;扩张时间 3~5 个月,平均 4.05 个月。认为皮瓣预构技术可在原不存在轴型血管的部位形成轴型皮瓣;组织扩张技术在皮瓣预构中的应用,可促进皮瓣的新生血管化,提供更大面积的薄型皮瓣,同时助于皮瓣供区的关闭,降低供瓣区继发畸形的发生率。朱珊等[50]探讨解决以颞浅血管额支为蒂的额部扩张岛状皮瓣术后容易出现静脉同流的方法。临床应用 3 例,均为烧伤后面部瘢痕患者;术后皮瓣全部成活,无静脉淤血等皮瓣回流不畅的情况出现。认为将血管移植皮瓣预构技术应用到传统的以颞浅血管额支为蒂的额部扩张岛状皮瓣,不增加治疗时间,可有效地缓解皮瓣移植后的静脉回流问题,是解决额部扩张岛状皮瓣术后静脉回流问题的有效方法之一。丁志等[51]探讨了基因治疗技术产生的血管内皮生长因子促进预构皮瓣血管新生和皮瓣存活的可能性。发现实验组(基因治疗组)的皮瓣平均存活率显著高于对照组($P<0.01$);血管放射显影图上,实验组植入血管周围见广泛白色显影,尤以血管两端明显,而对

照组新生血管显影仅局限于植入血管周围;组织学切片显示实验组植入血管周围新生血管丰富,以毛细血管为主,并见肉芽成分,而对照组新生血管相对较少,两组间新生小血管管腔大小则无明显差异;免疫组化检测显示仅实验组皮瓣中有 VEGF 表达。认为腺病毒-VEGF 基因重组体能通过促进预构皮瓣的血管新生,增加预构皮瓣的存活率。在皮瓣的解剖学研究方面,夏有辰等[52]探讨了腹直肌肌皮瓣与血供的关系,为肌皮瓣的再划分及乳房再造提供理论基础。发现腹壁上动脉(SEA)和腹壁下动脉(IEA)在腹直肌内,纵行于肌后方,根据 X 线造影所见其终末分支多呈螺旋状,在脐上方互相吻合,穿支到达腹直肌表面皮肤;其中腹壁下动脉在脐周围发出的穿支较粗,较腹壁上动脉在肌皮瓣分布较广;在肌内的动脉分支分布可分为 3 种类型:Ⅰ支型(SEA 26.5%,IEA 34.6%)在 X 线造影显示肌内有 1 条动脉主干,Ⅱ支型(SEA 64.7%,IEA 48.1%)在肌内有 2 条主要分支,Ⅲ支型(SEA 8.8%,IEA 17.3%)在肌内显示 3 条主要分支。认为腹直肌肌皮瓣按其动脉分支特点可分为几个部分,为部分分离转移,保持肌功能提供血管解剖基础。乌兰哈斯等[53]研究了会阴部穿支皮瓣的血管解剖,为临床设计应用穿支皮瓣提供解剖学依据。发现该区穿支血液供应丰富,其中以阴部外浅动脉腹股沟和会阴穿支、阴囊(唇)后动脉外侧穿支、闭孔动脉前支穿支 4 支最具临床意义,并且位置均比较恒定,分别位于皮瓣上、中、下方;上述 4 支穿支以及它们的伴行静脉彼此存在广泛的吻合,并在内收肌内侧以上的深筋膜层上方,形成会阴区上方、中间、下方 3 组链式血管吻合网;分布于皮瓣上、中、下的 4 支重要的皮神经为生殖股神经股皮支、髂腹股沟神经皮支、阴囊(唇)后神经皮支、股后皮神经会阴支。认为会阴穿支皮瓣血供充足,静脉回流丰富,又具有神经支配及淋巴回流系统;切取方便,供区隐蔽,修复、重建会阴部外形及神经感觉良好,是一种值得推广的方法。殷之平等[54]探讨耳大神经营养血管皮瓣的应用解剖。发现耳大神经起自 2、3 颈神经;耳大神经的近侧段(深部)血供来源于颈升动脉发出的神经支,远侧段(浅部)的血供来源分别为枕动脉、耳后动脉、颈外动脉;耳大神经营养血管皮瓣中包含深筋膜血管网、浅筋膜血管网及皮肤血管网,并与耳大神经营养血管吻合,共同支持皮瓣的血供。认为依据耳大神经营养血管的解剖特点,可制备近端或远端蒂耳大神经营养血管皮瓣,其血供可靠。方柏荣等[55]观测耳后真皮脂肪的组织学特点,并探讨其在唇鼻畸形治疗中的应用。发现耳后真皮脂肪与上唇真皮脂肪结构相近,而与腹部真皮脂肪有明显区别;应用耳后真皮脂肪瓣游离移植矫正唇鼻畸形共 17 例,术后即刻效果令人满意;16 例经随访 6~18 个月,畸形矫正效果仍令人满意。认为从组织学结构以及临床应用中来看,耳后真皮脂肪在治疗唇鼻畸形中是一个理想的供区。谢红炬等[56]观察了相邻接轴型皮瓣间血管交通吻合支于皮肤扩张术后的变化,为皮瓣的血供提供更加确凿的依据。发现实验组平行线与交接区动脉切割数较对照组显著增多($P<0.01$)。认为血管交通支的计量方法能真实反映血管交通支的改变,并可运用于其他实验和临床的相关研究。黄峻等[57]介绍了在皮肤扩张术通过联合应用皮瓣延迟术和延迟术前抽水减张的方法,以提高扩张皮瓣存活。对超出常规长宽比例(长宽比为 1∶1)或扭转角度过大的扩张皮瓣进行的整形修复术者,在扩张器注水成功后,行两次皮瓣延迟术;于行第一次延迟术前 24 h 释放注水量的 10%减压。25 例扩张皮瓣最大面积为 30 cm×9 cm,长宽比例为 3.2∶1;最小面积 18 cm×7 cm,长宽比例为 2.5∶1;术后皮瓣血供良好,皮瓣全部成活,术后效果令人满意。认为联合应用皮瓣延迟术和延迟术前适当减张能明显改善扩张皮瓣微循环,提高扩张皮瓣长宽比例的成活面积,增加扩张皮瓣转移的灵活性。赵永刚等[58]探讨了静脉淤血皮瓣微循环的变化规律。发现皮瓣静脉淤血后,其原有微血管的数目逐渐减少,微血流的速度逐渐减慢,红细胞聚集和白色微血栓形成的情况逐渐加重;72 h 皮瓣原有的微循环系统基本衰竭;静脉淤血后 36 h,可以观察到有新生微血管的出现;48 h 可以观察到较清晰的新生微血管;观察到新生微血管的淤血组织最终成活,而未观察到新生微血管的淤血组织最终坏死。认为静脉淤血的皮瓣,如果不及时处理,其原有的微循环系呈不可逆的进行性恶化;而微血管的新生对淤血组织的成活起了重要作用。仇树林等[59]探讨了几丁糖对扩张器周围纤维包膜厚度的影响。制作应用几丁糖干预的埋置扩张器动物模型,扩张完成后取材制作 H-E 染色切片,应用显微标尺测量纤维包膜的厚度,并计算全层皮瓣回缩率。发现几丁糖组纤维包膜厚度和皮瓣回缩率均显著少于对照组($P<0.05$)。认为应用几丁糖干预纤维包膜的形成过程,可以使纤维包膜厚度变薄,从而降低其弹性回缩作用。刘春丽等[60]*探讨了不同时间局部注射外源性血管内皮生长因子(VEGF)对大鼠背部放疗皮瓣成活的影响,阐明 VEGF 的促血管生成作用及最佳给药时间。发现术后第 5~7 天给予足量 VEGF 组,皮瓣新生毛细血管数量及血管密度明显增加($P<0.05$),微循环良好,皮瓣细胞活力最强;第 9 天组皮瓣厚度及皮下纤维结缔组织增生明显;荧光素钠染色及 SDH 值检测显示第 7 天组皮瓣活性较其他组增强。认为术后第 5~7 天给予足量的 VEGF 可明显促进皮瓣成活,

四、头、面、颈部畸形和缺损的修复

面部洞穿性缺损可因肿瘤手术切除或外伤所致，因皮肤、黏膜、肌肉和骨骼等多层组织缺损，而且需考虑面部功能和外观，修复有一定的难度。孙国文等[61]探讨应用钛网支架与前臂游离皮瓣即刻修复上颌骨部分洞穿缺损的手术方法。切除肿瘤后形成的洞穿缺损，即刻应用钛网支架修复骨质缺损，并以前臂游离皮瓣覆盖于钛网支架表面修复口腔黏膜缺损，共应用于19例上颌部肿瘤患者。发现其中16例患者术后功能与外形均获得较为满意的效果，患者发音清晰，进食时无口鼻腔反流现象；余3例术后钛网支架部分外露、感染，遂去除钛网支架，将挛缩的前臂游离皮瓣重新展开，并缝合于缺损部位，口鼻腔瘘得到关闭；患者的发音、进食功能无明显影响，仅面中部有轻度塌陷。认为应用钛网支架与前臂游离皮瓣修复上颌部缺损是一种简单、可行的方法，吞咽与语言功能得到较好的维护，同时也获得了较为满意的面部外形。张韬等[62]探讨了大型腭部洞穿性缺损修复的方法。应用前臂游离皮瓣折叠法为7例患者进行了腭部洞穿性缺损修复；共使用皮瓣8块，其中前臂游离皮瓣7块，胸大肌岛状瓣1块。除1例前臂游离皮瓣因动脉栓塞失败外，其余组织瓣完全成活；再造腭部形态良好，患者可经口腔正常进食，并进行基本正常的语言交流。认为利用前臂游离皮瓣折叠法进行大型腭部洞穿性缺损的修复，是一种有效、可行的方法。赵天兰等[63]探讨了岛状胸锁乳突肌肌皮瓣在面颊部复合组织缺损尤其是面颊部洞穿性组织缺损修复中的应用。以胸锁乳突肌上端为蒂部，蒂部包含枕动脉，以乳突尖下2 cm处为肌皮瓣旋转轴点，根据缺损部位及大小进行肌皮瓣设计，以该点至缺损区最远点为肌瓣的长度，肌瓣宽度以稍大于创面宽度即可，但最大宽度不宜超过7 cm，下界不超过锁骨下2 cm。应用岛状胸锁乳突肌肌皮瓣转移修复面颊部组织缺损12例，术后肌皮瓣全部成活，被修复处色泽、厚度及外形均尚令人满意。认为岛状胸锁乳突肌肌皮瓣血供丰富，血管恒定，切取及转移方便，是修复面颊部较大面积复合组织缺损的理想肌皮瓣。韩正学等[64]探讨腓骨瓣联合小腿外侧皮瓣修复口腔颌面软、硬组织缺损的临床疗效。以腓动、静脉为血管蒂腓骨瓣联合小腿外侧皮瓣进行颌面部软、硬组织缺损修复，腓骨用于修复颌骨缺损，小腿外侧皮瓣主要用于修复口底、牙龈、咽侧、颊以及腭部的软组织缺损。共治疗26例，修复恶性肿瘤术后缺损25例，双侧上颌骨缺失1例，术中组织瓣制备顺利，没有出现伤及腓骨血管以及小腿外侧皮瓣的穿支血管的现象；所有移植组织瓣全部成活，术后随访6个月至2年，修复区外形令人满意，患者能从事正常的社会活动。认为腓骨瓣联合小腿外侧皮瓣修复口腔颌面部复合组织缺损效果较好，可作为首选方法。宋明等[65]*探讨了组织瓣重建口颊缺损的指征，不同组织瓣的选择以及重建的手术技巧。回顾总结了26例组织瓣重建口颊缺损的资料，其中单纯口颊黏膜切除8例，口颊大型缺损18例，包括口颊面部皮肤洞穿切除11例，口颊、皮肤以及口角全缺损切除7例；胸大肌肌皮瓣转移重建5例，游离前臂桡侧皮瓣重建11例，游离股前外侧皮瓣6例，胸锁乳突肌肌皮瓣4例。1例游离前臂皮瓣坏死，1例胸大肌肌皮瓣部分坏死，其余完全成活；对所有患者均随访1~3年，7例复发患者中4例为原发灶复发，3例为颈部淋巴结复发；随访期间2例患者死亡，均为原发灶局部复发者。认为游离股前外侧皮瓣和前臂皮瓣是重建口颊大型缺损的良好皮瓣，是大于4 cm的口颊缺损的首选；胸大肌肌皮瓣可作为口颊大型缺损重建的备用皮瓣；小于4 cm的口颊缺损可选用胸锁乳突肌肌皮瓣。李雅冬等[66]探讨带肋骨胸大肌肌皮瓣重建下颌骨形态及功能的临床疗效，为修复重建下颌骨提供临床治疗方法。随访观察带肋骨胸大肌肌皮瓣修复重建下颌的患者，评价下颌骨形态及术后咀嚼效率恢复情况。共治疗12例，带肋骨胸大肌肌皮瓣全部成活，患者下颌骨形态恢复较好，术后咀嚼效率与健侧对比为30%~75%。认为带肋骨胸大肌肌皮瓣在口腔颌面部组织缺损的修复中具有很大的灵活性，能修复口腔颌面部较大面积的缺损，且成活率高。在头面颈部其他创面修复方面，刘巍巍等[67]探讨应用股前外侧皮瓣（ALT）修复头颈部软组织缺损的临床价值。回顾应用ALT皮瓣修复重建头颈部软组织缺损的病例资料；总结皮瓣切取的技术细节，报告术中解剖和成功率。临床应用20例，修复口腔内黏膜缺损14例，面部及颈部皮肤缺损6例，均获成功；ALT皮瓣血管蒂长介于5~14 cm，平均9.9 cm，切取的面积介于(4~9 cm)×(6~16 cm)；皮瓣供区除1例需植皮外，均可直接缝合。认为股前外侧皮瓣是头颈部各种软组织缺损修复重建中一个很有价值和应用潜力的供区，具有成功率高，对供区影响小的特点。陈飞等[68]报告了采用颏下岛状皮瓣修复全喉切除术后咽瘘的手术方法及疗效。咽瘘出现时间为全喉切除术后5~62 d，平均14.7 d；术中见内瘘口直径为1.9~4.1 cm，采用大小为2.5 cm×2.4 cm~4.6 cm×4.0 cm的颏下岛状皮瓣修复咽瘘，术后留置胃管，供区皮肤经松解游离后直接拉拢缝合。术后皮瓣均顺利成活，供区Ⅰ期愈合，无明显瘢痕；1例有术前放疗史患者于术后10 d再次出现瘘口，对症处理后愈合；其余患者均一期修复成功；9例均获随访,随访时间10～38个月,颈部外形恢复令人满意,咽腔内无胡须生长。认为颏下岛状皮瓣具有距咽瘘口近、血供丰富、切口隐蔽、成活率高等优点,是修复全喉切除术后咽瘘的较好方法之一。薛春雨等[69]介绍了应用Burow's楔形推进皮瓣修复面部皮肤缺损的经验与体会。在肿瘤切除和面部分区修复的基础上,应用Burow's楔形推进皮瓣修复面部肿瘤和瘢痕切除后皮肤软组织缺损,使辅助切口顺应面部分区自然轮廓线或皮肤皱纹,隐藏切口线。共治疗84例,术后皮瓣全部成活,无明显并发症发生;其中61例获随访1～50个月,修复组织与周围皮肤组织在色泽、质地、轮廓等方面相似、匹配良好,且未见肿瘤复发病例,切口线相对隐蔽、切口瘢痕平软。认为Burow's楔形推进皮瓣修复面部皮肤缺损,辅助切口少且切口相对隐蔽,皮瓣转移后较自然,修复后外形结构特征自然,可获得满意的面部形态结构和美容重建效果。单侧半面萎缩病因不明,临床修复以充填为主,以求恢复对称的面部外观。张浚睿等[70]*探讨利用反求工程技术对Medper植入体进行精确塑形,联合真皮脂肪片衬垫矫正进行性单侧面萎缩症的治疗效果。术前采用快速成型技术制作头颅模型。利用反求技术制作硬组织缺损差值模型;根据差值模型准确塑形Medpor植入体并植入,同期移植真皮脂肪片矫正进行性单侧面萎缩畸形。临床应用11例均获得成功,未发生感染、坏死、植入物排斥现象;术后随访6个月至1年,畸形得到不同程度的矫正,外形恢复较令人满意,真皮脂肪吸收不明显。认为此法用于治疗进行性单侧面萎缩症,能够同时恢复硬软组织缺损,手术简单、创伤小、疗效稳定,易于在临床中开展。刘振中等[71]探讨了应用自体真皮脂肪瓣游离移植矫治半侧颜面萎缩的临床价值。自体真皮脂肪瓣取自下腹及髂腰部,切取范围为5 cm×11 cm～7 cm×20 cm;切取后游离移植,配合Medpor假体植入、健侧下颌角外板截除移植于患侧、皮肤软组织扩张术、自体脂肪颗粒游离移植等;治疗15例,术后近期除1例部分脂肪液化经换药治疗愈合外,余者伤口均Ⅰ期愈合;随访6个月至4年,面部外形基本对称,效果较令人满意。认为半侧颜面萎缩采用适当方法矫治;自体真皮脂肪瓣具有供区组织量充足、成活率较高、供区隐蔽、切取操作简单等优点,是临床充填矫治半侧颜面萎缩的较好方法之一。耳再造是整形外科难题之一,能够再造出立体轮廓明显,外观漂亮的外耳郭是整形外科医生的追求。刘嘉锋等[72]*探讨了一期采用双扩张器重叠扩张,二期无需植皮进行全耳成形术的方法。6例先天性小耳畸形患者,采用一期在耳后区上、下重叠各埋置扩张器,常规扩张;二期取出扩张器,以自体肋软骨或Medpor材料作为支架,筋膜瓣包裹支架,设计上部扩张皮瓣,覆盖支架前侧及后侧上部,下部扩张皮瓣覆盖支架后侧下部;残余扩张皮瓣,向下推进转移后覆盖耳后颅侧壁创面;以传统扩张法行全耳成形术13例为对照。所有患者术中均无需皮片移植,所造外耳轮廓清晰,形状逼真,无感染及支架外露等并发症;术后随访3～6个月,双扩张器重叠扩张组,胸部切口瘢痕较单扩张器传统扩张法明显减小($P<0.05$);并发症发生率明显低于单扩张器传统扩张法组($P<0.01$),满意率也高于单扩张器传统扩张法组($P<0.05$),在成形外耳耳轮上后部可见少许毛发。认为双扩张器重叠扩张法可以扩张出足够的皮肤组织,手术修复无需植皮,切取软骨部的供区瘢痕明显减小,支架外露及感染等并发症的发生率也明显降低。潘博等[73]探讨了皮肤扩张器的定量扩张法在在耳郭再造中的应用。选择50 ml肾形扩张器埋置于残耳后乳突区无毛发皮下,术后7 d进行常规注水,每周3次,每次注水约5 ml,注水总量为60 ml左右;注水完毕后维持扩张1个月。近5年间共收治先天性小耳畸形患者5 248例,完成50 ml肾形扩张器埋置6 252只;扩张器维持扩张完毕后可见扩张皮肤质薄、血管丰富,并发症有血肿、扩张器外露、创口裂开、感染等,发生率为7.79%。认为皮肤定量扩张法操作简单、并发症较少,为耳郭再造提供了良好的无毛发、质薄、血供丰富可靠的皮肤。于丽等[74]总结了先天性小耳畸形的残耳组织在再造郭修整手术中的应用。回顾了1 823例行耳郭再造的小耳畸形患者临床资料,手术中应用残耳组织形成残耳皮瓣,用以再造耳屏、对耳屏、耳轮脚和耳甲腔;或向上方旋转松解耳郭上极与颅侧壁的粘连;形成残耳软骨瓣转移至支架下方重塑颅耳角或转移至耳前皮下充填面部凹陷;通过皮下蒂转移耳前残存皮赘至再造后的耳垂用以丰满后者。组织瓣完全成活,无一例发生血运障碍;对273例患者进行远期随访,随访1～6年,修整后的再造耳郭各微细结构清晰,与健侧更加接近,患者及家属均满意。认为应用残耳组织可形成各种残耳组织瓣,进行再造耳郭的修整效果令人满意;残耳组织是再造耳郭修整手术中最好的材料来源,在耳郭再造手术中应尽量保留以备修整术时充分应用。潘博等[75]探讨了应用自体肋软骨构建三维耳郭支架的方法。三维自体肋软骨支架由位于不同层面的耳轮、主体和基座组成,其构建过程包括肋软骨的采集、雕刻和组装;根据肋软骨的发育情况和拟制作耳郭的大小和高度,确定肋软骨采集的根数和雕刻的方法,并进行组装。共收治先天性小耳畸形患者5 248例,形成耳郭6 252只,形态逼真、立体感强;经1～5年的随访,耳郭支架稳定,无变形和吸收。认为三维自体肋软骨耳郭支架制作简单,形态逼真、立体

感强,最大限度保留了肋软骨的完整性。在先天性唇裂修复方面,张蕾等[76]探讨了先天性单侧唇裂鼻畸形同期修复的手术方法。采用改良的Mohler法修复唇裂,同期行鼻畸形的整复,术后6 d开始佩戴鼻部保持器至少半年,分别在术后3、12个月复诊。共治疗103例,术后3个月随诊时,97例获得了良好的鼻唇形态,手术切口瘢痕不明显,与非裂隙侧人中嵴对称,双唇峰等高,双侧鼻孔对称,鼻小柱居中,鼻尖挺立,鼻翼塌陷不明显;6例鼻部形态令人满意,但存在裂隙侧唇峰上移,唇高不足;术后12个月随访,89例鼻畸形并无明显加重,鼻软骨发育也未受到很大影响,而存在唇高不足的3例上唇缩短也得到明显改善。认为改良Mohler法同期修复单侧唇裂鼻畸形是一种值得推广的手术方式。金邵华等[77]探讨了梯度旋转下降法修复单侧完全性唇裂的临床效果。手术设计时点X位于∠123的角平分线上,术中采用梯度旋转下降法和口轮匝肌的脱套式解剖,并同时行一期鼻畸形整复术。于临床应用68例。术后所有患者切口均一期愈合;随访3～15个月,1年内随访的42例中有3例双侧唇高不对称,6例双侧唇宽不对称;1年后随访的26例双侧唇高均基本对称,有2例双侧唇宽不对称。认为梯度旋转下降法是一种修复单侧完全性唇裂的好方法,该法以恢复组织移位作为整复治疗中最先考虑和实施的工作。赵宇等[78]研究了单侧完全性唇裂修复同期矫正鼻、牙槽嵴裂畸形的方法。运用唇裂胚胎发育理论与Carstens的手术设计方法,唇裂修复同时行鼻翼软骨畸形的矫正,并运用基因重组成骨蛋白(rhBMP-2)修复牙槽嵴裂。应用此法共完成唇裂手术55例随访1～5年,均取得满意效果。认为运用Carstens技术能够早期矫正完全性唇裂鼻畸形与牙槽嵴裂。尹宁北等[79]介绍了三叶瓣在唇裂修复中的应用。于健侧白唇区域设计三叶形皮瓣,上方二皮瓣梯次向鼻小柱外侧和鼻底旋转,分别用于修复鼻尖上抬后鼻小柱旁的组织缺损,并重建鼻底区鼻堤结构;剩余的下方皮瓣向患侧不加旋转而直接推进,与患侧皮瓣直接缝合,在下降唇峰并恢复患侧人中嵴形态的同时,使手术的切口瘢痕与健侧人中平行,形态更接近自然。共治疗48例,患者伤口均一期愈合;唇峰下降令人满意,鼻底丰满度良好,鼻堤结构成形令人满意;同时鼻尖形态恢复较好,人中嵴形态良好。认为三叶瓣术式可避免以往唇裂修复术唇峰下降不足或白唇附加切口的缺陷,同时能恢复鼻尖高度并得到足够的鼻底组织量和良好鼻堤形态,术后切口瘢痕与对侧人中嵴对称。武志强等[80]观察了单叶唇黏膜瓣与游离唇黏膜片修复唇裂术后红唇厚薄不均的效果。术中首先制备单叶唇黏膜瓣和唇黏膜片,瓣带部位于唇红的最薄处,并于此处行纵向切口,转移该瓣并缝合固定于唇红组织薄弱处的纵向切口内;将游离的唇黏膜片缝合固定于唇红组织薄弱处的纵向切口上。临床应用12例,切口均甲级愈合;移植、固定的黏膜瓣和黏膜片无坏死脱落,左右侧唇红组织厚度一致,唇珠明显。认为以单叶唇黏膜瓣与游离唇黏膜片共同修复单侧唇裂术后唇红厚薄不均,方法可行,效果较理想。邓细河等[81]*探讨了婴儿单侧完全性唇裂鼻畸形同期整复术方法,并初步观察其对鼻部发育的影响。对27例单侧完全性唇裂鼻畸形患儿在婴儿期行唇裂鼻畸形同期整复术,术后随访6～8年;采用人体测量学方法定量分析患者术后照片,对所定的各标志点进行测量、分析和评价。改组患儿中,10例鼻外形远期效果为优,良14例,差3例。认为婴儿单侧完全性唇裂鼻畸形同期整复,对鼻部发育无明显影响,同时可以减轻或消除学龄前患儿的唇裂伴发鼻畸形。在颅面外科方面,杨娴娴等[82]*探讨颅眶骨纤维异常增殖症手术治疗的径路。对累及额骨、眼眶、蝶骨、颧骨的复杂颅面骨纤维异常增殖症患者,应用经眶外侧颅内外联合径路进行手术治疗,包括眶外侧及颞部开窗,病灶的部分或大部切除,视神经减压,颅眶骨外形重建等。临床治疗8例患者,术后随访9个月至3年,无明显并发症发生;复杂颅眶部畸形得以矫正,视力障碍有所改善;头颅CT示骨瓣愈合良好,未见病变复发。认为经眶外侧颅内外联合径路可作为治疗颅眶部骨纤维异常增殖症的首选方法。王玉良等[83]探讨了内镜辅助肋骨-软骨移植重建髁突与同期正颌手术治疗严重颞下颌关节病变及牙颌面畸形的效果。于术前对患者进行临床检查和治疗设计,术中行Le Fort I型截骨术、下颌支矢状劈开术、髁突等关节区病变的处理、内镜辅助下肋骨-软骨移植和颏成形术,术后进行随访。临床应用15例,所有患者同期手术均顺利完成;术中、术后均无严重出血、神经损伤、受区感染等严重并发症发生;术后随访29～52个月,所有患者面容均显著改善,关节功能良好,且无关节区疼痛等主观症状;患者对手术疗效满意;术后张口度平均为33.6 mm,侧向运动度为0～6 mm。认为选择合适的适应证、设计合理的手术方案,内镜辅助髁突重建同期正颌手术效果较好。袁继龙等[84]介绍了口内入路骨皮质劈除面部轮廓重塑术的手术设计、操作技巧及术后并发症的处理。经口内入路行下颌角区骨外板皮质劈除、磨削的方法矫正下颌角肥大畸形;高突的颧骨体、颧弓行口内入路颧骨体、颧弓外侧骨皮质劈除及颧骨体局部磨削的方法缩小。共应用150例患者,术后双侧不对称者6例;有2例再次修复后双侧对称;面神经暂时性损伤者60例,术后2～6个月逐渐恢复正常;无其他严重并发症发生。认为口内入路精确骨皮质劈除面部轮廓重塑手术是一种安全、有效的手术方法,值得临床推广使用。汪洋等[85]探讨计算机三维重建及模拟技术在颧骨不对称畸形中精确骨量差别及准确选择术式方面的应用。对 10 例颧骨不对称畸形患者行 CT 扫描,用计算机进行三维重建;将健侧颧骨图形以正中矢状面为轴面,按镜像关系对称变换到患侧,经透明化及布尔运算测定骨量差别;采用不同的术式进行手术模拟,最终选择合适的术式进行常规手术。所有患者在获得直观、精确的三维重建图形及准确的模拟术式后再进行手术操作,既缩短了手术时间、提高了手术精度,又获得了满意的术后效果。认为计算机三维重建及模拟技术的应用有助于提高颧骨不对称畸形的诊断精度和术式的准确选择,是矫正颌面部不对称畸形的良好辅助手段。软组织扩张器在头面颈部创面修复中应用比较广泛,胡守舵等[86]*探讨了利用扩张皮瓣修复眶周皮肤软组织缺损的方法及效果。将眶周分为 5 个区域:Ⅰ区上睑、Ⅱ区下睑、Ⅲ区内眦部、Ⅳ区外眦部和Ⅴ周围区域;根据不同的皮肤软组织缺损位置,在邻近部位放置大小适合的扩张器 1、2 个(30～100 ml);扩张充分后,采用推进皮瓣、旋转皮瓣和易位皮瓣法治疗。共治疗 19 例,形成扩张皮瓣 33 个全部成活;但出现睑裂闭合不全 2 例,眉移位 1 例,下睑外翻 1 例,其余效果良好。认为眶周皮肤软组织缺损,利用邻近组织扩张皮瓣进行治疗,是较好的选择。马显杰等[87]探讨大面积头面部瘢痕的治疗方法。头部采用 1～3 个扩张器行头部皮肤软组织扩张术;面部瘢痕均采用胸三角皮瓣预扩张后带蒂转移修复。临床应用 12 例,头胸部皮肤扩张充分;皮瓣转移后均无血运障碍成活良好,供区直接拉拢缝合,效果令人满意。认为皮肤软组织扩张术是治疗大面积头面部瘢痕的较好方法。杨力等[88]探讨了美容外科技术对接受颜面部皮肤扩张术的患者进行后期美容修复的效果。运用自体脂肪颗粒注射移植,矫正扩张区凹陷畸形;掀起皮瓣,将皮瓣上移,并与深部骨膜表面组织固定悬吊,纠正下睑外翻,口唇和鼻翼牵托移位;采用美容缝合技术,矫正手术切口瘢痕增生、变宽、过于显露等;采用自体单株毛发移植,部分或全部再造眉、胡须;光子脱毛术纠正术区毛发异位。共应用于 355 例患者,随访 2 个月至 3 年,不同方法应用于不同畸形,大部分患者对疗效满意。认为颜面部扩张术治疗后的患者可以进行进一步美容修复。陈骏等[89]探讨了全面部烧伤鼻缺损选择修复的额部皮瓣鼻再造,修复后鼻外形、颜色和质地与烧伤面部匹配的状况。选择全面部烧伤、额部遗留平整萎缩性瘢痕或接受过皮肤移植手术但肌仍完整保留的患者,应用扩张额部瘢痕或植皮区皮瓣再造全鼻;手术分 3 期进行:Ⅰ期行额部瘢痕瓣扩张术;Ⅱ期行扩张额部组织瓣转移全鼻再造术;Ⅲ期行鼻根部皮瓣修整术。除 2 例患者再造鼻的单侧鼻翼和 1 例患者的鼻小柱皮肤部分坏死,经换药后痊愈外,余患者伤口一期愈合;术后随访 3～36 个月,再造鼻颜色、质地、形态与烧伤面部相配,所有患者均对再造鼻外形效果满意。认为应用扩张额部瘢痕或植皮区皮瓣修复烧伤后鼻缺损,其皮肤颜色、质地与烧伤面部外形匹配;并在无支架埋置的状况下,鼻外形维持效果良好。在秃发和脱发的整形方面,范金财等[90]研究了大面积瘢痕性秃发的整形外科治疗对策。回顾性分析采用毛发单位移植术(136 例)和头皮组织扩张术(82 例)治疗的瘢痕性秃发面积在 20%～75% 的 218 例患者的临床资料。发现接受毛发单位移植术者移植的毛发生长自然、良好,无临床并发症发生;秃发患者均表示非常满意和满意。随机检查 10 例患者,移植毛发成活率为 95%～100%;接受组织扩张术的患者扩张头皮瓣全部成活;术后随访 1～6 个月,结果均为非常满意和满意。认为毛发单位移植术手术创伤小,简便易行,毛发生长自然,比较适合于颞顶区稳定性瘢痕性秃发的治疗;头皮组织扩张术适合于头皮各个区域瘢痕性秃发的治疗,其缺点是周期长、治疗过程复杂和切口遗留瘢痕影响外观等;对于秃发面积超过 50% 的患者,组织扩张术的疗效优于毛发单位移植术。沃贝贝等[91]探索了应用自体微小及显微毛发移植治疗雄激素源性脱发的新技术。选择头部生长有健康浓密毛发的头皮为供区,制备成微小及显微毛发移植物,植入脱发区域。共治疗 425 例,移植的毛发均生长密集、发质良好,毛流自然,平均成活率达 95%,外观令人满意。认为自体微小及显微毛发移植物结合使用,可使移植区域毛发过渡自然,术后毛发生长密集,发质良好,是治疗雄激素源性脱发较好的手术方法。其他方面,张玉杰等[92]评价了应用赝复体修复上颌骨缺损的疗效。采用分层印模法,进行中空式上颌赝复体修复,充分利用组织倒凹固位,扩大基托面积,使用软衬材料缓解硬质修复体引起的压痛,增强赝复体固位。本组患者 19 例,均采用改良分层法制取印模,修复效果令人满意。认为用分层印模法进行上颌骨缺损赝复体修复,操作简单,定位准确,能在术后早期恢复患者的生理功能。孙伟等[93]评价内镜辅助下腮腺浅叶部分切除术的可行性。38 例腮腺浅叶良性肿物患者接受传统腮腺手术(20 例)及内镜辅助下腮腺部分切除术(18 例);内镜辅助下腮腺手术切口分别采用下颌角后下(第 1 切口)和耳垂后上(第 2 切口)两小切口,各长 2～2.5 cm,采用面神经下颌缘支逆行解剖法施行手术。所有肿瘤均完整切除,内镜组手术时间与传统腮腺手术相比差异无统计学意义($P>0.05$),手术出血量小于传统腮腺手术出血量($P<0.01$);内镜组 18 例患者术后均对面容满意,其中 12 例(66.6%)术后对于耳大神经保护满意,1 例发生暂时性轻微口角偏斜,1 个月后恢复;1 例发生积涎腺液,再加压 2 周后恢复;术后随访 24～50 个月无肿瘤复发。认为内镜辅助下腮腺浅叶部分切除术适用于腮腺浅叶良性肿物的手术治疗,该术式有助于改善患者术后面容。

五、四肢与胸、腹、躯干畸形及缺损的修复

下肢创面修复方面,左宗宝等[94]*研究了腓骨肌腱鞘筋膜瓣与脂肪筋膜瓣联合移植修复足跟后深层组织缺损的解剖学基础。发现筋膜瓣血供呈多源性分布:外踝尖上下 4 cm 瓣区主要有跟外侧动脉恒定发出 3.7(2～5)支,外径(0.5 ± 0.2)mm;外踝后动脉发出 1.5(1～2)支,外径(0.6 ± 0.2)mm;腓动脉穿支降支发出 2.5(2～3)支,外径(0.5 ± 0.2)mm;外踝尖 4 cm 以上腓骨肌腱鞘及相邻脂肪筋膜主要由腓动脉发出肌间隔支发出 1.7(1～3)支,外径(1.0 ± 0.2)mm 以及腓动脉穿支升支的细小分支营养;而且以上各动脉支在腱周组织内恒定吻合,并发出多数细小分支构筑筋膜层丰富血管网;临床应用 8 例,术后转移筋膜瓣、移植皮片完全存活,随访 3 个月至 2 年,供、受区愈合良好,功能形态恢复令人满意。认为此瓣可设计成近端蒂携带腓骨肌腱鞘、滑筋膜瓣,或逆行远端蒂携带脂肪筋膜、肌腱鞘筋膜瓣,联合修复小腿下段及足跟后难愈性中小面积缺损。崔立群等[95]探讨了足底内侧动脉穿支蒂足背内侧皮神经营养血管逆行岛状皮瓣的临床应用效果。应用以足底内侧动脉穿支为蒂的足背内侧皮神经营养血管逆行岛状皮瓣修复足前端软组织缺损。临床应用 12 例,皮瓣全部成活,供区创面也愈合顺利;经随访 6～24 个月,皮瓣质地、弹性均正常,无溃疡发生,感觉获得一定恢复,两点辨别觉为 7～10 mm,外观及功能令人满意。认为该皮瓣扩大了切取面积和修复范围,手术具有操作相对简单、安全,不损伤主要血管,皮瓣厚薄适中,弹性好,耐磨,色泽与受区一致的优点。胡起文等[96]报道了以内踝前动脉穿支为血管蒂的逆行筋膜皮瓣修复足背软组织缺损的临床效果。在多普勒血流探测仪引导下,设计以内踝前动脉穿支为血管蒂及旋转点,沿皮神经营养血管轴线切取皮瓣,逆向转位修复足背部皮肤缺损创面。临床应用 12 例,皮瓣全部成活,穿支血管蒂位于内踝前下方 0.5～1.5 cm 处;随访 6～18 个月,皮瓣质地良好,外形与功能恢复令人满意。认为该皮瓣设计灵活,切取方便,血供可靠,适于修复足背部的皮肤软组织缺损创面。许喜生等[97]探讨了小隐静脉-腓肠神经营养血管逆行岛状皮瓣在修复儿童足部软组织缺损中的应用特点。应用小隐静脉-腓肠神经营养血管逆行岛状皮瓣修复儿童足背、足跟及足踝部软组织缺损 8 例,皮瓣全部成活良好;经 1～17 个月的随访,皮瓣外观令人满意,感觉功能有部分恢复,双小腿发育未见明显差异,外观稍受影响;皮瓣上界可超过小腿中上 1/3 交界处达腘窝横纹,皮瓣旋转点位于外踝尖后上方 4～6 cm。认为儿童小隐静脉-腓肠神经营养血管逆行岛状皮瓣存活的范围与成人相比差异不大,对小腿发育未见明显影响,是修复足部软组织缺损的较好方法。朱敬民等[98]报道了传统交腿皮瓣移植术的改进和临床应用。交腿皮瓣移植术采用供区皮瓣轴型化,供区皮瓣预扩张,同侧大腿皮瓣向小腿移植,受区血管植入皮瓣以及用外固定架制动等方法。30 例皮瓣成活良好,避免了传统交腿皮瓣血运不良,覆盖面积小,蒂短,旋转弧度小,位置不易和创面楔合,需重叠交腿,制动小等缺点。认为改进的交腿皮瓣移植术安全可靠,简单易行,优点明显。魏在荣等[99]探讨了逆行足内侧隐神经营养血管皮瓣修复足前部皮肤缺损的方法。采用此皮瓣修复足前部软组织缺损 15 例均成活;10 例获随访 1～9 个月,皮瓣色泽、质地、外形良好;患足行走正常,皮瓣及供区无溃疡发生。认为应用逆行足内侧隐神经营养血管皮瓣修复足前部皮肤软组织缺损,血供可靠,操作简单,创伤小。王先成等[100]探讨了逆行股前外侧筋膜脂肪瓣修复膝周围创面的临床应用。术前常规用多普勒超声探测穿支点并标记,将穿支点包括在内,切断旋股外侧动脉的近心端,游离其远心端达筋膜脂肪瓣转移至膝及小腿上端创面,筋膜脂肪瓣上面移植中厚皮片。所有的筋膜脂肪瓣均完全成活,1 例皮片部分坏死,换药后愈合,供区无并发症发生。认为逆行股前外侧筋膜脂肪瓣可以提供血管蒂较长的薄组织瓣,对供区的损伤小,最大程度保持了供区的外形,是临床修复膝周围创面的一个良好选择。上肢创面修复和重建方面,杨超等[101]介绍了以拇指桡背侧动脉为蒂的逆行岛状皮瓣在拇指末节软组织缺损修复中的应用。应用逆行拇指桡背侧皮瓣修复拇指末节软组织缺损共 24 例,切取皮瓣面积 2 cm×2 cm～3 cm×4 cm;术后 1 例因静脉回流障碍致皮瓣远端 1/3 坏死,其余皮瓣均完全成活;随访 6～24 个月,拇指外观及功能良好,皮瓣两点辨别觉 7～11 mm,平均 9.3 mm。认为逆行拇指桡背侧岛状皮瓣是修复拇指末节软组织缺损的一种良好方法。陈雪松等[102]探讨了腓肠神经营养血管皮瓣游离移植的手术方法及临床应用效果。切取由腓动脉发出单一皮穿支腓肠神经营养血管皮瓣,游离移植修复手背及涉及足前部的足踝部皮肤软组织缺损;皮瓣穿支动脉、小隐静脉分别与受区邻近的主干动脉分支及头静脉或大隐静脉吻合建立血液循环;亦可单纯吻合穿支动、静

脉供血;皮瓣腓肠神经与受区皮神经吻合。临床共应用12例,皮瓣切取面积12 cm×7 cm～18 cm×11 cm,皮瓣全部成活。术后随访7～27个月,皮瓣外观、质地优良,两点辨别觉7～12 mm,肢体功能恢复令人满意。认为该皮瓣设计灵活,切取方便,修复位置随意,血供可靠,是修复手足皮肤软组织缺损的较好方法。魏在荣等[103]介绍了将拇趾腓侧皮瓣塑形第二足趾中段后用于手指再造的手术方法。切取第二足趾的同时游离并切取带翼状组织瓣的踇趾腓侧皮瓣,将拇趾腓侧皮瓣嵌入第二足趾跖侧,拇趾腓侧皮瓣上的翼状组织瓣嵌入第二足趾中段两侧皮下;将塑形后的第二足趾中段移植于缺损的手指。临床应用于15例手指再造,皮瓣全部成活,经1个月至2年的随访,再造手指的外形及痛温觉恢复较好,对掌对指功能基本恢复。认为踇趾腓侧皮瓣嵌入第二足趾,能较好地重塑第二足趾外形,再造的手指更接近于正常。常兴华等[104]介绍应用医用胶黏合法修复手(足)指(趾)甲床损伤的效果。发现实验组(医用胶黏组)手术时间较对照组明显缩短,术后无局部渗血,甲床水肿发生率低;术后2周内切口愈合快,甲床修复疗效佳。医用胶黏合法修复甲床损伤方便、快捷、愈合效果良好,值得推广应用。何继银等[105]总结了特殊类型断指再植的临床资料,以提高再植的成活率。回顾了特殊类型断指再植的33例患者(44指)的临床资料、手术方法和术后处理,提出特殊类型断指再植的特点。认为只要掌握特殊类型断指再植的处理要点,就能获得满意的成活率;强调康复理疗、功能锻炼在特殊类型断指再植术后的重要性;最大限度地恢复再植手指的功能才是再植治疗的最终目的。韩军涛等[106]介绍了手背深度烧伤后指蹼区域的改良植皮方法。手术切除手背深度烧伤创面,取自体中厚皮分区移植,手背与指背区所植皮片的连接点位于第一指节的中段,使指蹼区皮片呈自然弧形与残存指蹼皮肤连接;出院后给予相应康复训练以保持手部及指蹼的外形和功能。应用临床40例(48只手),植皮成活率均在95%以上,术后随访3个月至2年,手背及指蹼外形良好,功能基本正常。认为改进后的植皮方式在保证指蹼功能的基础上更有利于恢复指蹼的自然外形。林涧等[107]探讨带皮穿支血管上臂内侧皮神经营养血管皮瓣的临床应用疗效。应用此皮瓣修复肩、臂、肘关节等部位皮肤缺损5例,术后皮瓣完全成活,创面一期愈合;经6～12个月随访,皮瓣外形与肩、肘关节功能恢复令人满意。认为带皮穿支血管的上臂内侧皮神经营养血管皮瓣解剖位置恒定、血供良好,手术方法简单,是修复上肢皮肤缺损的一种可取的方法。梁钢等[108]探讨了应用带蒂肱桡肌肌瓣修复前臂近端热压伤创面的临床效果。应用带蒂肱桡肌肌瓣修复前臂近端热压伤创面,肌瓣面积为6 cm×4 cm～9 cm×5 cm,全部成活;4例患者获得3个月至3年的随访,受区外形与功能均令人满意,供区外形及功能无明显影响。认为带蒂肱桡肌肌瓣在覆盖创面的同时,还可对部分患者伴有的伸肌缺损进行修复,是修复前臂近端热压伤创面的较理想方法之一。巨积辉等[109]探讨了带血管的自体趾甲瓣移植修复手指指甲缺损的临床疗效。根据指甲缺损的面积,吻合血管的自体足趾甲瓣移植修复手指指甲缺损。应用80例,移植的趾甲全部成活;患者经4～28个月的随访,功能和外形良好,修复后的指甲生长优良;手指远端指间关节活动度接近正常,所有患者均满意。认为利用自体带血管的趾甲瓣移植修复手指指甲缺损,可最大限度地改善手指的外形及功能,并可达到"缺多少,补多少"的较完美的专科修复,值得临床推广应用。四肢修复重建的其他方面,楼晓莉等[110]探讨了治疗先天性跖骨短缩畸形的有效、安全的手术方法。对患侧跖骨进行截骨外固定器牵引,达到理想长度后进行髂骨植骨。应用8例均收到满意效果,平均延长1.50 cm,未出现不良手术并发症;随访6～12个月,无1例短缩复发。认为应用截骨外固定术矫正先天性跖骨短缩畸形,改善了患足的外观,有简单易行的优点。曾昂等[111]*探讨了术前采用增强CT辅助设计带蒂腹壁下动脉穿支(DIEP)皮瓣的方法及效果。临床应用7例,术前共选出10支理想穿支血管,直径均>1.5 mm,其中4例1支,3例2支;术中证实穿支血管走行与增强CT检查完全吻合;7例皮瓣术后均顺利成活;随访时间1～10个月,无皮瓣相关并发症发生。认为增强CT辅助DIEP皮瓣设计,不仅能提高皮瓣的安全性,还能减少手术时间,提高手术效率。商子寅等[112]探讨了腹壁下动脉穿支的体表分布特点,及应用扩张后腹壁下动脉穿支皮瓣修复手部、前臂大面积瘢痕的临床效果。在健康成人,应用多普勒血流探测仪探测双侧腹壁下动脉穿支,分析其在体表分布规律;临床应用扩张后腹壁下动脉穿支皮瓣治疗爪形手和前臂瘢痕挛缩畸形患者。发现健康人80%的穿支点位于腹正中线旁1.1～5.8 cm垂线之间;按照Rand分区法,Ⅰ、Ⅱ、Ⅲ区穿支点所占百分比分别为26%、43%、30%,Ⅳ区穿支点罕见;近脐水平线穿支点较其他部位密集,左右两腹部穿支点排列不对称;临床应用10例,其中9例皮瓣全部成活良好,1例少部分坏死,换药后自愈。认为应用扩张后腹壁下动脉穿支皮瓣治疗手部大面积瘢痕,皮瓣切取面积大,较薄、不显臃肿,外观美观,是修复手部及前臂大面积瘢痕的一种较好方法。在胸、腹、躯干等部位创面修复重建方面,李宁等[113]回顾了典型大面积腰臀后部撕脱伤病例的治疗,以提高诊治水平,降低病死率和致残率。对大面积腰臀后部撕脱伤患者补充液体和电解质,在维持机体状态稳定后,采用手术植皮、撕脱皮肤反取皮和原位缝合及负压吸引等方法进行治疗。7例患者皮瓣原位缝合和反取皮植皮的成活率约90%;术后随访1年,死亡1例,存活6例。认为大面积腰臀后部撕脱伤病情复杂,应根据病情选择治疗方案;早期创面和撕脱皮肤血液循环的判断及治疗方案的选择是临床预后的关键。查选平等[114]探讨了骶部巨大褥疮的修复方法。回顾骶部巨大褥疮的诊治资料,均采用臀大肌上部肌皮瓣联合腰骶筋膜皮瓣进行修复,并结合超常时间的持续负压引流技术预防死腔感染。共应用10例,20个皮瓣全部存活;1例于术后第3天发生切口裂开外,其余无并发症发生;皮瓣质地优良,外观及功能令人满意。认为采用此方法能修复较大面积的骶部压疮,简便易行,具有一定临床实用价值。李中芳等[115]探讨了应用局部组织瓣修复巨大腹壁缺损的可行性和方法。所有缺损均利用筋膜推进瓣或腹外斜肌腱膜翻转瓣修复。临床共治疗12例,皮瓣均存活,均一期修复腹壁缺损;经过半年至5年的随访,有2例患者出现切口疝。认为应用组织瓣修复巨大腹壁缺损并发症较少,临床效果较确切。吕川等[116]介绍了肝胆术后腹壁及肋缘部浅表并发症的诊治经验,探讨防治该类并发症的方法。按照并发症不同,分为慢性溃疡伴软骨炎、单纯慢性溃疡、瘢痕疙瘩;分别采取病灶切除局部皮瓣转移修复、病灶切除植皮等方法治疗。共治疗26例,经上述处理病灶症状消失,效果令人满意,随访2～3年未见复发。认为对肝胆术后腹壁及肋缘部浅表并发症的病人,临床上给予足够重视,采用手术为主的综合疗法,可取得满意的效果。在乳房畸形修复方面,主要是注射隆乳术后填充物取出和处理。朱琳等[117]*探讨了聚丙烯酰胺水凝胶(PAHG)注射隆乳取出术后继发乳房畸形的治疗策略。术前常规行乳腺B超和MRI检查,明确注射物的分布层次和周围组织浸润等情况;术中根据注射物分布的层次、肌肉变性的程度、皮肤弹性情况、是否有乳房感染、注射物残留情况,将患者分为即刻置入假体、二期置入假体、不置入假体3组,分别给予相应治疗。共治疗100例,患者随访6个月至3年,满意、基本满意和不满意率分别为90%、9%和1%,治疗效果良好。认为根据PAHG取出术后乳房畸形特点,,选择恰当的再隆乳策略,既可改善胸部外观,又可缓解心理压力,可取得良好的效果。陈碾等[118]研究了聚丙烯酰胺水凝胶(PAHG)注射隆乳术后并发感染的常见致病菌及部分抗生素耐药率。共检出病原菌116株,其中革兰阳性球菌86株,约占3/4,革兰阴性杆菌25株,真菌5株;革兰阳性球菌对万古霉素、替考拉宁、喹奴普汀-达福普汀、头孢噻肟等抗生素的耐药率较低;革兰阴性杆菌对亚胺培南和阿米卡星的耐药率较低。认为PAHG隆乳术后感染的主要致病菌是条件致病菌,其细菌学特点和对抗生素的耐药率对临床选用抗生素具有参考价值。丁伟等[119]研究比较了改良双环法乳房缩小术后巨乳症患者生活质量的改善情况。通过具有较强信度与效度的生活质量问卷调查表,分别调查患者手术前后生活质量方面8个维度的具体得分,得分越高表示生活质量越好。发现术后患者生活质量较术前明显提高;8个维度中除"总体健康"外,其余7个维度得分均显著提高,其中以"情感职能"提高最为显著。认为患者术后总体综合满意度较高,是一种较理想的乳房缩小整形方法,同时巨乳缩小手术并不仅仅是一项美容手术。林军等[120]探讨了选择性环氧化酶(COX-2)抑制剂对硅凝胶假体置入后包膜形成的影响。于雌性新西兰白兔胸肌下置入15 ml光面硅凝胶假体,实验组每天饮用含有选择性COX-2抑制剂塞来昔布(celecoxib)的蒸馏水,对照组饮用相同容量的蒸馏水;于术后14、28、60 d切取包膜组织,检测包膜中COX-2、TGF-β_1及α-SMA含量;术后60 d切取包膜组织行H-E染色,并测量包膜厚度。发现术后60 d,实验组包膜厚度明显薄于对照组,两者比较有显著性差异($P<0.01$);术后14 d及28 d,实验组COX-2和TGF-β_1表达明显弱于对照组;术后60 d,实验组α-SMA表达弱于对照组。认为选择性COX-2抑制剂对硅凝胶假体置入后包膜形成有抑制作用。

六、会阴部畸形及缺损的修复

会阴部的阴道再造方面,赵穆欣等[121]*探讨了自体微粒口腔黏膜移植在阴道成形术中的应用疗效。术中取患者双侧6.0 cm×2.5 cm的口腔黏膜,将其剪碎成直径约0.5 mm的微粒,移植于直肠与尿道之间的阴道再造腔穴。阴道成形术手术时间为1～2 h,术中出血80～100 ml;1例因包扎压力不足于术后1 d继发出血,对症处理后愈合,其余9例无术后并发症发生;10例均获随访,随访时间4～16个月,再造阴道深6～10 cm,黏膜光滑红润,弹性好,近阴道外口处阴道壁可见皱襞,病理检查示复层鳞状上皮;外阴外观与正常女性相似,无手术瘢痕;4例已婚妇女性交时均未出现疼痛、出血,余患者无性生活。认为自体微粒口腔黏膜移植阴道成形术,疗效可靠,创伤小,口腔及外阴形态无破坏,使阴道再造手术简便易行。李薇薇等[122]探讨应用含部分肌肉的纵行腹直肌肌皮瓣阴道形成术的效果及优缺点。术前常规用超声多普勒血流探测仪探测腹壁下动脉血管走行,设计纵行6 cm×20 cm的类梭形皮瓣,将穿支点包括在皮瓣内,皮瓣经隧道转移形成阴道。9例形成阴道的肌皮瓣均成活,腹壁供区无并发症发生;术后随访2～12个月,形成阴道质地柔软、宽敞;3例已结婚,诉性生活满意,6例暂未有性生活,但患者感觉满意。认为应用含部分肌肉的纵行腹直肌肌皮瓣形成阴道是一种较理想的术式。在尿道下裂方面,林煌等[123]探讨治疗严重型尿道下裂的方法。一期矫正阴茎下弯,半年后二期再造尿道。临床应用17例,分期手术均成功,无尿道狭窄和尿瘘等并发症发生;1年后随访观察,阴茎头及尿道外口形态良好,阴茎矫直完全,术后阴茎阴囊形态尚佳。认为该手术方法操作简便,适用于阴茎近端型和阴茎阴囊型伴有重度阴茎下弯的尿道下裂患者。李鹏程等[124]探讨明胶海绵复合微粒包皮内板黏膜或尿道板黏膜游离移植,并耦合局部皮瓣治疗严重尿道下裂的手术方法及疗效。8例重度尿道下裂患儿,阴囊型尿道下裂3例,余均为阴茎阴囊型;应用明胶海绵复合微粒包皮内板黏膜或尿道板黏膜游离移植,并结合局部皮瓣耦合再造尿道。皮瓣均顺利成活,8例均获随访,随访时间2～24个月,无尿瘘和尿道狭窄并发症发生;1例术后12个月出现轻度阴茎下弯,未行治疗,余患儿阴茎下弯彻底矫正,外形和功能均较令人满意。认为该术式可减少局部皮肤应用、改善成形龟头外观,近期疗效较好。林煌等[125]探索一种可行的安全可靠的手术方法修复尿道,矫正重型尿道下裂畸形。对严重型尿道下裂而阴囊发育正常的患者,运用阴囊纵隔岛状皮瓣同时对合取自阴囊的中厚皮片移植,Ⅰ期修复尿道治疗尿道下裂畸形。临床共应用15例,术后随访1年,包括阴茎近端和阴茎阴囊及阴囊型尿道下裂,Ⅰ期完成治疗,治疗效果良好,没有尿道狭窄和尿瘘等并发症发生,手术后的尿道外口正位于阴茎头中央,外形和功能均令人满意。认为该术式效果可靠,操作简单,对合技术同时综合了皮片和皮瓣再造尿道的优点,并能充分矫正阴茎下弯畸形,取得再造阴茎外观和功能上的满意疗效,是一种较理想的治疗手段。在阴茎整形方面,陶灵等[126]介绍一种改良切口的阴茎延长手术方法。术中在阴囊皮瓣移位修复延长的阴茎海绵体基础上,设计阴茎根部、耻骨联合上方与下腹壁交界处的"十"字切口,改良术式将常规"十"字切口改良上移1.5 cm。改良组患者术后3 d出现阴茎水肿,持续时间(6.65±0.29)d,无顽固性水肿,水肿时间较常规组显著减少($P<0.05$)。患者随访6～8个月,术后阴茎形态、功能良好,常规组较术前延长(4.9±1.4)cm,改良组较术前延长(5.0±1.5)cm,两组比较差异无统计学意义($P>0.05$);常规组及对照组患者自评满意率分别为95%和98%。认为改良术式并发症发生率小,较常规手术方法更能有效减轻术后阴茎水肿。范巨峰等[127]探讨一种可有效减少术中术后出血、水肿、形态不良等并发症的包皮中远段环形剥除术。共治疗包皮过长患者51例,术中术后平均出血量1～2 ml,术后仅轻微水肿,包皮内外板长度比例协调。认为该手术方法可以实现包皮过长手术基本不出血,减轻术后水肿,并有利于改善术后阴茎外观。丁伟等[128]探讨先天性隐匿性阴茎的手术治疗方法及临床治疗的效果。术中将阴茎包皮脱套至阴茎根部,识别并剔除阴茎体部发育不良的条索状组织;术后对所有患者进行随访3～12个月,手术均获得成功,无一例复发,无皮肤缺血、血肿、勃起疼痛等并发症,术后阴茎显露及外观令人满意,发育良好,排尿及勃起功能正常;2例患者术后包皮出现轻度淋巴回流障碍,数月后自然消退。认为此术式纠正了隐匿性阴茎的病理改变,术后阴茎功能和形态良好,是治疗隐匿性阴茎的理想术式之一。

七、美容外科

面部除皱是面部年轻化的重要手段,也是美容外科一个重要部分。王晓军等[129]*介绍了腮腺筋膜-SMAS-颈阔肌瓣在颊颈部除皱术中的应用策略与技巧。在改良传统的SMAS-颈阔肌瓣基础上,设计腮腺筋膜-SMAS-颈阔肌瓣,通过折叠、渐进式提升及悬吊,以弥补SMAS瓣自身张力不足的缺点,分散提升颊颈部软组织。临床应用于78例患者(男2例,女76例),年龄40～65岁;术后随访6个月至4年,效果令人满意。认为应用腮腺筋膜-SMAS-颈阔肌瓣,进行折叠、渐进式提升及悬吊术,是矫正颊颈部软组织松垂的有效手段。郭鑫等[130]探讨了一种以最小的切口获得最大的面部年轻化效果的手术方法。通过下睑袋切口入路,在面中部骨膜下广泛剥离,然后再通过颞部除皱切口悬吊眼轮匝肌和颧大肌,使面中部上提,实现面中部以及颞部的年轻化。临床应用42例,得到比较满意的效果。认为此方法简单易行,安全性高,创伤小,恢复快,效果持续时间长,可作为面中部年轻化微创化手术的较好选择之一。王志军等[131]*介绍了在行面部除皱术的同时完成面部改形术的临床效果及其注意事项。采用该法共治疗132例,除颞部填充感染者1例、面神经颧支损伤者1例、血肿者4例,经对症处理后均痊愈;余者均无并发症发生,但术区肿胀程度略重,较单纯除皱术的肿胀时间延长1～2 d。术后随访28例,3个月至5年,面部外形对称、美观,均获得了面部年轻化及面型美的双重效果。认为除皱术的同时完成截骨、填充的面部轮廓美容,如能准确掌握面部的解剖结构及熟练应用手术的操作技术,均可获得面部年轻化和面型美的双重效果。除肿胀程度较重外,能够避免其他较重并发症的发生。眼睑美容主要包括上睑和下睑,是美容外科最常见的手术。在上眼睑美容方面,陈静等[132]探讨共同性水平斜视矫正与重睑成形术同期进行对容貌的美学影响。根据斜视度数计算出相关眼肌后徙和缩短的量,再设计重睑线,然后行水平肌后徙和缩短调整矫正斜视,最后根据眼睑的厚薄选择三点式或切开法进行重睑成形术。发现同时接受斜视矫正与重睑成形术患者,术后外观改善较大,整体美容效果明显高于行单纯斜视矫正术患者。认为对共同性水平斜视伴单睑患者,可以同期手术治疗,既节省时间、节省经费,又能达到更好的美容效果。贾万新等[133]探索切开法重睑术后不良重睑的处理方法。回顾切开法重睑术后不良重睑的患者共52例,并分析产生不良外观的原因,并作相应的手术矫正。所有患者中,除3例修复效果欠佳,其余效果令人满意。认为重睑术后不良重睑应根据不同原因作恰当的处理,绝大部分是可以矫正修复的。内眦赘皮在东方人较常见,手术方法也较多,但没有新术式出现。张维娜等[134]探讨在重睑术时同时作下睑缘横置切口矫正内眦赘皮术。术中横向切开赘皮后,继沿下睑缘向外侧横行切开,皮下充分游离松解,剪除错位的眼轮匝肌纤维,内眦点定位缝合后,下睑缘切口修剪缝合。共为38例施行矫正术式,病人的形象明显改善,大部分受术者满意,术后瘢痕位于下睑缘下和重睑线处,隐蔽性好,除1例瘢痕增生外,其余愈好良好。认为下睑缘横置切口矫正内眦赘皮术式术后瘢痕隐蔽,效果可靠。在下眼睑的睑袋美容方面,邱晓东等[135]评估并比较同一患者应用两种方法治疗下睑睑袋的美容效果。选择36个病例,一侧下睑行传统的睑袋成形术,即切除下睑眶隔内脂肪,另一侧不去除眶脂而是行睑囊筋膜疝修补术。术后随访2～6个月,并对手术效果进行评估;发现两者外形无明显差异,其美容效果相当。认为两术式远期外形无明显差异,美容效果相当,但后者术中不适感及疼痛较轻,术后并发症更少,具有门诊推行价值。在鼻美容方面,尹宁北等[136]探讨一种在应用硅胶假体进行隆鼻术时防止假体外露,同时有利于鼻尖与鼻翼成形,并有效增加鼻长的手术方法。在隆鼻手术中,应用翻转大翼软骨瓣辅助硅胶鼻假体置入的方法,术中离断大翼软骨外侧脚,保留内侧脚完整,单端游离大翼软骨至鼻尖,充分松解大翼软骨对鼻尖的牵拉,以便在增高鼻背的同时增加鼻长,并满足个性化鼻尖与鼻翼成形。所有16例受术者全部I期愈合,无感染及假体外露等并发症发生。术后随访1个月,鼻尖高度及鼻长明显增加,鼻形自然,鼻翼立体感不仅未受影响,反而不同程度地得到优化,鼻尖与鼻翼轮廓清晰。认为应用翻转大翼软骨瓣辅助硅胶鼻假体置入的隆鼻方法,可有效防止要求较高隆起鼻梁、鼻尖时造成的假体外露风险,同时有助于实现个性化鼻尖与鼻翼成形。在面部改形方面,刘成胜等[137]探讨了亚单位分区治疗原则在下颌骨肥大整形中应用的特点和优势。将下颌骨分为下颌支区、下颌角区、外斜线区、下颌体区、下颌下缘区、颏联合区,手术中根据不同的个体和特征,在不同的亚单位分区中分别处理肥大的下颌骨。在168例下颌骨肥大患者中,130例术后两侧对称,效果良好。38例分别出现口唇皮肤损伤、血肿、感染、下颌缘不平整、下颌体部成角、下颌角区塌陷等并发症,经进一步治疗后恢复正常。认为根据下颌骨的亚单位分区原则,可使下颌骨肥大整形更加细化和量化,对于塑造完美、自然的下颌骨具有更好的作用。在乳房美容方面,栾杰等[138]*探讨应用内镜辅助,经腋窝入路双平面法硅凝胶假体隆乳术的可行性,并总结手术经验。于双侧腋窝皮肤自然皱褶处作长约4 cm的切口,以常规方法剥离胸大肌后间隙,在10 mm-30°内镜辅助下,剪离断部分胸大肌。通过腋窝切口植入毛面解剖型硅凝胶乳房假体,常规留置负压引流3～5 d。临床应用79例,术后随访时间6～12个月,与单纯胸大肌后假体隆乳患者相比,术后疼痛程度明显较轻,外形更为自然,手术效果令人满意,无包膜挛缩、血肿、瘢痕增生及感染等并发症。认为在内镜辅助下,可以经腋窝入路完成双平面法硅凝胶假体植入隆乳术;该方法将乳腺后间隙假体隆乳术及胸大肌后间隙假体隆乳术的优点相结合,切口隐蔽。张国孝等[139]讨论了双平面隆乳术在矫治小乳症和乳房下垂中的临床应用。在所有22例患者中,4例哺乳后乳房萎缩并松垂行单纯双平面隆乳术,18例小乳症并乳房I度至III度下垂行双平面硅胶假体隆乳并同时行乳房下垂矫正。所有患者术后随访1个月至1年2个月,平均6.5个月。20例(40只)乳房形态良好,无假体移位、包膜挛缩及畸形。1例(2只)III度乳房下垂者因悬吊不够,9个月随访时仍呈现I度下垂。1例(1只)乳房硬化,为BakerIII。认为"双平面"法隆乳术适用于各类乳房,能避免"双乳房"畸形,术后乳房下部形态美观。微创和无创手术是美容外科发展的重要方向。炊亚娟等[140]观察高频治疗仪EMF2008-I治疗老年性皮肤皱纹的效果和安全性。所有30例患者均完成一个疗程的治疗,13例患者完成2个疗程。完成1个疗程后显效17例,有效13例,无不良反应。两组之间效果没有显著性差别。认为EMF2008-I治疗老年性皮肤皱纹是一种安全、有效的美容方式。黄金龙等[141]介绍新的矫正咬肌肥大的方法,即射频消融矫正咬肌肥大术。先画出口角至耳垂的连线,再于下颌角处画出与此线平行的每条间隔1 cm的3、4条线,位于咬肌前、后缘之间,长为3～5 cm,标记消融点,每点间隔1 cm。局麻下,以30～

50 W功率、4.0 MHz频率进行消融,每点消融5～10 s。共治疗32例(单侧3例),术后随访3个月至1年,发现双侧咬肌体积明显缩小者26例,缩小者4例,效果较差者2例;B超测量术前及术后6个月的咬肌厚度,具有显著的差异($P<0.01$);术后3个月最大咬合力恢复正常,无面神经、腮腺导管损伤及口腔功能障碍等并发症。认为射频消融术矫正咬肌肥大安全有效,是改善面部轮廓的较好方法。王琳等[142]探讨了A型肉毒毒素(BTX-A)注射治疗腋窝多汗症或伴腋臭症及单纯腋臭的疗效。共治疗42例,其中单纯腋窝多汗症24例全部有效;腋窝多汗症伴有腋臭10例,其中注射后多汗症治疗全部有效,腋臭治疗有效者只有1例。单纯腋臭8例,碘淀粉试验阴性,注射后只有1例显效,无效7例。认为BTX-A治疗腋窝多汗症有效,副作用轻微,具有一过性;而治疗多汗症所伴有的腋臭疗效欠佳,对单纯的腋臭治疗基本无效。

八、皮肤软组织肿瘤的基础和临床研究

血管瘤是一种比较常见的体表肿瘤,而大部分婴幼儿血管瘤有自行消退的趋势,临床应不同病情,选择不同的治疗方法。黄巍等[143]*研究了头面部婴儿型血管瘤的分布规律和糖转移蛋白-1(GLUT-1)的表达,探索其发生机制。记录血管瘤的发生部位并统计各部位发生例数,找出面部血管瘤的分布规律;切除的血管瘤标本检测GLUT-1表达。发现早期手术治疗效果满意,所有病例GLUT-1表达均为阳性;不同部位发生血管瘤的概率存在显著差异,其中上、下唇、眶周及面部中线部位发生的血管瘤占全部血管瘤的71.7%,这些好发部位与在胚胎发育过程中的面突融合部位吻合。认为头面部的婴儿型血管瘤,可能是由于胎盘组织中的异常血管前体细胞回流入胎儿体内,并迁移、种植于面突融合部位继而发展成血管瘤;早期手术是治疗此类型血管瘤的较好选择之一。金云波等[144]回顾分析一种不消退型婴幼儿血管肿瘤的病史、临床表现、影像学和组织病理学特征及其治疗。发现此类血管瘤的病灶通常是单发性,呈圆形或椭圆形,平坦或高出皮面,平均大小约5 cm×6 cm;表面皮肤通常有较粗的毛细血管扩张,中央或边缘发白,皮温较高;各种影像学特征和普通婴幼儿血管瘤相似;组织病理学检查表现为结节状聚集的小的薄壁的血管和较大的通常呈星状的中央静脉,小叶内血管壁衬以"钉头样"内皮细胞,有时可见小动脉和结节内血管或结节外静脉直接交通;病灶可轻易切除,随访未见复发。认为此类血管瘤是一种特殊的婴幼儿血管肿瘤,认识该类疾病将有利于防止误诊误治的发生。金云波等[145]还研究了快速消退型婴幼儿血管肿瘤的临床表现和影像学特征。发现此类血管瘤均未治疗而在1岁前消退;病灶外观主要表现为3种类型:肿物呈紫色隆起,伴有肿物邻近部位静脉扩张;肿物颜色浅灰色,伴有肿物表面皮肤毛细血管扩张和肿物周缘发白晕圈;肿物紫色平坦,质地较硬;仅1例病灶质地柔软,肿物位置较深,表面皮肤颜色正常;影像学检查结果和普通婴儿血管瘤相似,部分病灶在MRI上表现为均质性较差和更大的流空信号。认为快速消退型先天性血管瘤是一种出生时即已增生完全的特殊的先天性血管肿瘤,出生后消退迅速,根据病史和临床表现容易诊断,不推荐激进的治疗。在血管瘤的治疗方面,袁斯明等[146]评价了网状铜丝留置结合平阳霉素注射治疗体表软组织内复杂性海绵状静脉畸形的效果。通过体检和磁共振成像检查明确静脉畸形的位置,用直径0.2 mm铜丝在畸形血管团内反复穿刺,呈网状留置于畸形病灶内;穿刺结束后向残余畸形血管内注射平阳霉素8 mg;8～10 d后拔出铜丝,挤出坏死物质,换药至穿刺孔愈合;术后定期行MRI检查。共治疗海绵状静脉畸形45例;经1～3年随访,51.1%(23/45)病灶显著缩小甚至接近消失,42.2%(19/45)病灶有所缩小,6.67%(3/45)病灶无明显变化。认为网状铜丝留置结合平阳霉素注射是治疗大面积复杂性海绵状静脉畸形的有效方法。孙强等[147]评价了血管瘤内注射平阳霉素治疗小儿血管瘤的临床疗效和安全性。利用计算机检索中文文献,将纳入文献报道的患儿性别,血管瘤类型、分布、大小和疗效等进行合并,计算平阳霉素的疗效。将纳入的19篇文献结果合并,平阳霉素的治愈率64.3%,基本愈率24.1%,有效率10.1%,无效率1.5%;平阳霉素的疗效优于确炎舒松A及沙培林。认为平阳霉素行瘤内注射治疗小儿血管瘤,具有操作简单、安全、疗效确切、不良反应小等优点,值得临床推广应用。杜玉清等[148]探讨了HepaSphere微球血管内栓塞治疗高流量动静脉畸形(AVM)的疗效。HepaSphere微球吸水后膨胀变软,直径大小可控制;采用HepaSphere微球血管内栓塞治疗,有的也联合手术治疗。治疗13例,共进行28次栓塞治疗;10例单纯栓塞,另外3例栓塞后手术完全切除;弥漫性AVM多次栓塞后症状均有所改善。认为HepaSphere微球血管内栓塞治疗高流量AVM安全有效,对弥漫性AVM需要联合多种方法治疗。张靖等[149]评价了婴儿颌面部巨大血管瘤,行经导管动脉栓塞治疗的疗效及安全性。治疗25例患者,共行TASE术35次,每例行1～3次,平均1.4次;平均住院3.2 d;治愈率76.0%,显效达24.0%;治疗结束后平均随访6～16个月,无复发病例;未出现肺栓塞、脑栓塞等严重并发症。认为婴儿巨大血管瘤经导管动脉硬化栓塞治疗具有创伤小、安全、住院时间

短、疗效显著等优点。黄志权等[150]探讨了多层螺旋CT三维重建对头颈部软组织血管畸形的诊断和临床治疗价值。发现16例患者的螺旋CT影像可完整或部分显示瘤体的边界，清晰显示病灶的立体解剖和空间位置，另外4例患者可见异常扩张的供血动脉；根据螺旋CT影像结果，分别采用手术切除、硬化栓塞、超选择性的动脉栓塞等治疗，术后血管瘤完全、部分消失或得到控制。认为多层螺旋CT三维重建对头颈部软组织血管畸形的诊断和治疗方法的选择具有重要的参考价值。彭丽霞等[151]探讨了介入栓塞与手术治疗在颌面部软组织肿物诊断和治疗中的应用价值。采用介入栓塞与手术综合治疗的血管畸形、混合型血管瘤、神经纤维瘤等体表软组织肿物患者，发现单纯介入治疗，或结合硬化、手术治疗，对于体表软组织肿瘤均有明显效果；术后随访6～12个月，所有瘤体缩小或消失。认为介入栓塞与手术综合治疗是诊断和治疗颌面部软组织肿物安全、有效的方法。在血管瘤的应用基础研究方面，盛华等[152]探讨了瘤体注射平阳霉素对增殖性血管瘤血管内皮细胞生长因子（VEGF）、碱性成纤维细胞长因子（bFGF）和增殖细胞核抗原（PCNA）表达水平的影响。发现血管瘤注射平阳霉素后，组织内表达的VEFG、bFGF和PCNA均下降，注射时间距离手术越短，这种抑制作用越明显。认为平阳霉素瘤体注射可明显抑制血管瘤组织中VEGF和bFGF的表达，从而抑制其增殖。费剑锋等[153]探讨了p27在血管瘤发生、发展及退化过程中的表达状况及其意义。发现增生期血管瘤内皮细胞p27表达水平低于退化期；而退化期血管瘤内皮细胞p27表达水平低于正常皮肤组织。认为p27可能通过抑制血管形成和血管内皮细胞增殖来抑制血管瘤的发展。刘思洋等[154]检测凋亡抑制因子存活蛋白（survivin）在各期皮肤真性血管瘤中的表达情况。发现增生期血管瘤survivin的表达较退化期血管瘤和正常皮肤均显著升高。认为survivin可能通过在增生期血管瘤中高表达来调控血管内皮细胞的凋亡，在皮肤血管瘤的病理演变过程中发挥一定的作用。在皮肤癌诊治方面，张晨等[155]介绍以缝线作为标记的Mohs外科技术在皮肤软组织恶性肿瘤外科治疗中的应用。在切除肿瘤前，将肿瘤分成若干区，用划痕标记分区；切开皮肤后，用丝线标记切除物各区的边缘，缝合1针为Ⅰ区，缝合2针为Ⅱ区，以此类推；两块肿瘤的标记线采用不同颜色；肿瘤除后，将标记情况绘制在病理申请单上，与标本一同送至病理科，利于判定肿瘤在各区的切除干净程度。共手术55例，其中4例1个区域的边缘未切除干净，1例患者有2个区域的边缘有肿瘤细胞；随访43例患者达2年，41例存活，2例因恶性黑色瘤复发并远处转移死亡；另1例腰骶部恶性纤维细胞瘤在术后14个月复发，再次手术。认为缝线作为标记的Mohs外科技术，在皮肤软组织恶性肿瘤外科治疗中是一种有效而又经济的治疗手段。江华等[156]探讨了足部恶性黑素瘤的临床表现、诊断与治疗方法。回顾分析21例足部恶性黑素瘤患者的治疗资料。认为目前恶性黑素瘤仍是不能根治的疾病；足底为负重功能区，应选择合适的皮瓣修复，利于足部功能的恢复。夏育民等[157]*探讨了δ氨基酮戊酸光动力学疗法（ALA-PDT）治疗颜面部原发性皮肤癌的疗效。以ALA-PDT治疗鳞状细胞癌、基底细胞癌和Bowen病，依据肿瘤部位、形态和大小，分别接受治疗4～8次。共治疗57例，49例治愈，其余患者病情皆示显效；肿瘤周边正常组织基本得以保留，无瘢痕形成；随访6个月，有1例SCC，4例BCC复发。认为ALA-PDT适用于颜面部位的局限性、原发性皮肤癌的治疗，是一种疗效好、不良反应少且对容貌损害较轻的新疗法。王琦等[158]探讨了凋亡相关蛋白Bcl-xL和Bak在皮肤鳞状细胞癌组织发生、发展过程中的表达及意义。发现Bcl-xL和Bak在鳞癌组织中的表达显著高于在正常皮肤；但是在中低分化鳞癌中Bak的表达显著低于高分化鳞癌。认为Bcl-xL和Bak的异常表达对皮肤鳞癌的发生、发展可能有着一定作用。周树伟等[159]探讨了PTEN和P-ERK蛋白在皮肤鳞状细胞癌中的表达及意义。发现SCC组织中PTEN蛋白阳性表达率明显低于正常皮肤组织；而P-ERK蛋白在SCC中的阳性表达率显著高于正常皮肤组织；中低分化SCC中PTEN阳性表达率显著低于高分化鳞癌，而P-ERK蛋白的表达相反，阳性表达率显著高于高分化鳞癌；SCC中PTEN和P-ERK蛋白表达呈明显负相关。认为SCC中PTEN蛋白的低表达或失表达，对Ras/Raf/MEK/ERK信号通路的抑制作用减弱，可促使肿瘤细胞增殖转移。

（李军辉　邢　新）

参 考 文 献

1* 李　劼,等.中华整形外科杂志,2009,25(2)：129
2　江素君,等.中华整形外科杂志,2009,25(4)：287
3　南　华,等.中华整形外科杂志,2009,25(5)：372
4　刘　玲,等.中华医学美学美容杂志,2009,15(3)：183
5　李志刚,等.中华整形外科杂志,2008,24(6)：472
6　尹宏宇,等.中国美容医学,2009,18(3)：318
7　尹宏宇,等.中国美容医学,2009,18(4)：479
8　刘宇兰,等.中华医学美学美容杂志,2009,15(2)：122
9* 张浚睿,等.中华整形外科杂志,2009,25(2)：124
10　高全文,等.中国美容医学,2009,18(5)：653
11　陈　鹏,等.中国美容医学,2008,17(12)：1770

12*	徐少骏,等.中华外科杂志,2009,47(4):305		61	孙国文,等.中华整形外科杂志,2009,25(4):251
13	王 岚,等.中国美容整形外科杂志,2009,20(5):318		62	张 韬,等.中华整形外科杂志,2008,24(6):444
14	尹卫民,等.中华整形外科杂志,2009,25(2):140		63	赵天兰,等.中华整形外科杂志,2009,25(5):337
15	张 刚,等.中国修复重建外科杂志,2008,22(11):1311		64	韩正学,等.中华整形外科杂志,2008,24(6):430
16*	蒋军健,等.中国美容整形外科杂志,2009,20(8):504		65*	宋 明,等.癌症,2009,28(6):663
17	宋 玫,等.中国美容整形外科杂志,2009,20(3):179		66	李雅冬,等.山西医科大学学报,2009,40(4):370
18	陈 蕊,等.中华整形外科杂志,2008,24(6):475		67	刘巍巍,等.癌症,2009,28(10):1088
19	于冬梅,等.中国美容整形外科杂志,2009,20(10):603		68	陈 飞,等.中国修复重建外科杂志,2009,23(3):322
20*	金培生,等.中华整形外科杂志,2009,25(5):377		69	薛春雨,等.中国美容整形外科杂志,2009,20(9):539
21	杨松林,等.中华整形外科杂志,2009,25(1):46		70*	张浚睿,等.中华整形外科杂志,2009,25(1):24
22	刘 玲,等.中国美容医学,2009,18(5):645		71	刘振中,等.中国美容整形外科杂志,2009,20(2):79
23	夏 炜,等.中华整形外科杂志,2009,25(1):41		72*	刘嘉锋,等.中华整形外科杂志,2009,25(5):347
24	聂芳菲,等.中国美容整形外科杂志,2008,19(5):336		73	潘 博,等.中华整形外科杂志,2009,25(4):254
25*	王 黔,等.中国美容医学,2009,18(6):809		74	于 丽,等.中华整形外科杂志,2009,25(3):165
26	李 宁,等.中国美容医学,2009,18(6):759		75	潘 博,等.中华整形外科杂志,2009,25(3):161
27	付冰川,等.广东医学,2009,30(9):1246		76	张 蕾,等.中华整形外科杂志,2009,25(2):92
28	张 勇,等.中华整形外科杂志,2009,25(2):136		77	金邵华,等.中华整形外科杂志,2009,25(5):325
29	马慧军,等.中国美容医学,2009,18(2):188		78	赵 宇,等.中华整形外科杂志,2009,25(2):85
30	杨庆华,等.中华整形外科杂志,2008,24(6):460		79	尹宁北,等.中华整形外科杂志,2009,25(2):81
31	高全文,等.中华整形外科杂志,2009,25(4):277		80	武志强,等.中国美容整形外科杂志,2009,20(6):342
32	陈 刚,等.中华整形外科杂志,2009,25(4):273		81*	邓细河,等.中华整形外科杂志,2009,25(2):89
33	侯 敏,等.中华整形外科杂志,2009,25(2):117		82*	杨娴娴,等.中华整形外科杂志,2009,25(1):21
34*	樊东力,等.中华医学美学美容杂志,2009,15(2):96		83	王玉良,等.中华整形外科杂志,2009,25(1):17
35	徐 辉,等.解放军医学杂志,2008,33(11):1356		84	袁继龙,等.中国美容整形外科杂志,2009,20(6):359
36	邹仕波,等.中国美容整形外科杂志,2009,20(4):214		85	汪 洋,等.中国美容整形外科杂志,2009,20(6):348
37	杨 静,等.中国美容整形外科杂志,2008,19(5):373		86*	胡守舵,等.中国美容整形外科杂志,2009,20(5):272
38	王志强,等.中国美容整形外科杂志,2009,20(7):400		87	马显杰,等.中华整形外科杂志,2008,24(6):447
39	张鲜英,等.中国美容医学,2008,17(10):1444		88	杨 力,等.中国美容整形外科杂志,2009,20(4):209
40	吕仁荣,等.中国美容医学,2009,18(7):901		89	陈 骏,等.中国美容整形外科杂志,2009,20(5):264
41*	李革红,等.中华医院感染学杂志,2008,18(12):1707		90	范金财,等.中华医学杂志,2009,89(16):1098
42	李 艳,等.中国修复重建外科杂志,2008,22(11):1306		91	沃贝贝,等.中国美容整形外科杂志,2009,20(3):153
43	余文林,等.中国美容医学,2009,18(2):194		92	张玉杰,等.中国美容整形外科杂志,2009,20(3):167
44	申 霄,等.复旦学报(医学版),2008,35(6):862		93	孙 伟,等.中华整形外科杂志,2009,25(4):241
45	方利君,等.中国美容整形外科杂志,2009,20(4):232		94*	左宗宝,等.中华整形外科杂志,2008,24(6):434
46	张 毅,等.南方医科大学学报,2008,28(11):2041		95	崔立群,等.中华整形外科杂志,2009,25(3):178
47*	汪 涌,等.中国美容整形外科杂志,2008,19(6):416		96	胡起文,等.中华整形外科杂志,2009,25(3):184
48	周传德,等.中国美容医学,2009,18(2):141		97	许喜生,等.中华整形外科杂志,2009,25(3):181
49	焦 鹏,等.中国美容医学,2009,18(5):597		98	朱敬民,等.中国美容整形外科杂志,2009,20(7):406
50	朱 珊,等.中国美容整形外科杂志,2009,20(5):289		99	魏在荣,等.中华整形外科杂志,2009,25(4):266
51	丁 志,等.中国美容医学,2009,18(3):332		100	王先成,等.中华创伤杂志,2008,24(11):905
52	夏有辰,等.中华医学美学美容杂志,2009,15(4):261		101	杨 超,等.中华整形外科杂志,2009,25(3):186
53	乌兰哈斯,等.中国美容整形外科杂志,2008,19(6):423		102	陈雪松,等.中华整形外科杂志,2009,25(4):262
54	殷之平,等.中国美容整形外科杂志,2009,20(4):246		103	魏在荣,等.中国美容整形外科杂志,2008,19(5):358
55	方柏荣,等.中国美容整形外科杂志,2009,20(7):429		104	常兴华,等.中国美容整形外科杂志,2009,20(6):330
56	谢红炬,等.中华医学美学美容杂志,2009,15(2):114		105	何继银,等.中国美容整形外科杂志,2009,20(6):327
57	黄 峻,等.实用医学杂志,2008,24(22):3924		106	韩军涛,等.中国美容医学,2009,18(5):606
58	赵永刚,等.中华医学美学美容杂志,2008,14(5):330		107	林 涧,等.中华整形外科杂志,2009,25(5):355
59	仇树林,等.中华医学美学美容杂志,2008,14(6):400		108	梁 钢,等.中华整形外科杂志,2009,25(5):340
60*	刘春丽,等.吉林大学学报(医学版),2009,35(5):893		109	巨积辉,等.中国美容整形外科杂志,2009,20(6):323

110 楼晓莉,等.中国美容医学,2009,18(4):440
111* 曾 昂,等.中国修复重建外科杂志,2008,22(12):1426
112 商子寅,等.中华整形外科杂志,2009,25(5):351
113 李 宁,等.中国美容整形外科杂志,2008,19(5):366
114 查选平,等.中华损伤与修复杂志(电子版),2009,4(1):35
115 李中芳,等.中华损伤与修复杂志(电子版),2009,4(1):44
116 吕 川,等.中华肝胆外科杂志,2009,15(5):347
117* 朱 琳,等.中华整形外科杂志,2009,25(5):358
118 陈 碾,等.中国美容医学,2009,18(3):290
119 丁 伟,等.中国美容整形外科杂志,2009,20(8):481
120 林 军,等.中国美容医学,2009,18(4):491
121* 赵穆欣,等.中国修复重建外科杂志,2009,23(3):309
122 李薇薇,等.中华医学美学美容杂志,2009,15(3):176
123 林 煌,等.中华整形外科杂志,2008,24(6):452
124 李鹏程,等.中国修复重建外科杂志,2009,23(3):313
125 林 煌,等.中华医学美学美容杂志,2009,15(2):100
126 陶 灵,等.中国修复重建外科杂志,2008,22(12):1409
127 范巨峰,等.中华整形外科杂志,2009,25(4):271
128 丁 伟,等.中国美容整形外科杂志,2008,19(6):455
129* 王晓军,等.中华整形外科杂志,2009,25(4):245
130 郭 鑫,等.中华整形外科杂志,2009,25(5):330
131* 王志军,等.中国美容整形外科杂志,2009,20(2):71
132 陈 静,等.中国美容医学,2009,18(6):782
133 贾万新,等.中国美容整形外科杂志,2009,20(3):144
134 张维娜,等.中华医学美学美容杂志,2009,15(3):164
135 邱晓东,等.中国美容医学,2008,17(10):1467
136 尹宁北,等.中华医学美学美容杂志,2009,15(3):155
137 刘成胜,等.中国美容医学,2009,18(4):429
138* 栾 杰,等.中华整形外科杂志,2009,25(3):175
139 张国孝,等.中国美容医学,2009,18(5):612
140 炊亚娟,等.中国美容医学,2009,18(6):847
141 黄金龙,等.中国美容整形外科杂志,2009,20(10):593
142 王 琳,等.中华医学美学美容杂志,2009,15(3):173
143* 黄 巍,等.中华整形外科杂志,2009,25(5):321
144 金云波,等.中华整形外科杂志,2009,25(3):189
145 金云波,等.中华小儿外科杂志,2009,30(6):349
146 袁斯明,等.中华整形外科杂志,2009,25(5):343
147 孙 强,等.中国美容整形外科杂志,2009,20(8):485
148 杜玉清,等.中华整形外科杂志,2009,25(3):193
149 张 靖,等.中华小儿外科杂志,2009,30(6):345
150 黄志权,等.中华整形外科杂志,2009,25(1):28
151 彭丽霞,等.中国美容整形外科杂志,2009,20(1):10
152 盛 华,等.安徽医科大学学报,2009,44(1):99
153 费剑锋,等.中国美容整形外科杂志,2009,20(8):509
154 刘思洋,等.临床外科杂志,2008,16(10):672
155 张 晨,等.中国美容整形外科杂志,2009,20(7):409
156 江 华,等.中国美容整形外科杂志,2009,19(6):439
157* 夏育民,等.中华医学美学美容杂志,2008,14(5):309
158 王 琦,等.中国美容整形外科杂志,2009,20(3):189
159 周树伟,等.中国美容医学,2008,17(10):1483

文 选

脂肪组织来源干细胞提高游离脂肪移植存活率的研究[中华整形外科杂志,2009,25(2):129] 李劼等探讨了脂肪组织来源干细胞(ASC)移植在体内促进游离移植脂肪组织的再血管化,提高移植脂肪组织存活率的可行性。自人体吸脂术中脂质部分分离、培养,获得 ASC,行成脂、骨和软骨分化,鉴定证实为 ASC。以 DiI 标记 ASC 后,与人体吸脂术获得的脂肪组织混合移植于裸鼠背部。将 A 组(ASC 实验组)、B 组(胰岛素实验组)和 C 组(培养基对照组)等3组不同移植物,随机注入裸鼠背部。术后6个月观察移植物存活情况,并行 H-E 染色、免疫组化等组织学观察和分析。发现自人体抽脂术脂质部分能培养、分离而获取大量的 ASC,它具有分化成脂肪、成骨和软骨细胞的特性。术后6个月,3组移植脂肪的湿重分别为:A 组(165.97±5.51)mg、B 组(93.42±5.12)mg、C 组(67.64±5.09)mg,A 组移植脂肪的湿重显著高于 B、C 组($P=0.000$)。3组脂肪的存活率分别为(61.47±2.04)%、(34.60±1.90)%、(25.05±1.89)%。"网格点计数"测定纤维化程度,3组移植物的点个数分别为 A 组(152.2±9.8)个/10 HF,B 组(743.9±20.4)个/10 HF,C 组(892.2±16.5)个/10 HF;A 组移植脂肪的纤维化及坏死程度低于 B、C 组($P=0.000$)。免疫组化证实,DiI 标记的 ASC 存在于 A 组移植物的部分血管中,并散在分布于部分脂肪细胞及小叶间隔中。图像叠加证实,部分 ASC 在体内能够转化为血管内皮细胞及脂肪细胞,促进了游离移植脂肪组织的血管形成。认为自人体吸脂术中脂质部分能够分离、培养而获得大量的 ASCs;ASC 移植在体内可部分转化为血管内皮细胞,促进游离移植脂肪组织的再血管化,提高移植脂肪组织的存活率并改善了移植物的质地;ASC 辅助移植可能是一种较为理想的细胞疗法。

(徐达圆 李军辉)

述评 脂肪游离移植临床应用较多,主要以移植后存活的脂肪组织作填充修复之用,故提高移植脂肪存活率,减少吸收是其关键。该文发现脂肪组织来源干细胞(ASC)在体内能够转化为血管内皮细胞,促进游离移植脂肪组织的血管形成,从而提高游离移植脂肪存活率,ASC 的辅助移植可能成为一种新的治疗方法。在移植脂肪中,ASC 的作用可能是多方面的,其确切的机制需要进一步研究。同时,该法需要与

VEGF、FGF等促进血管新生的活性因子在提高脂肪移植作用方面进行比较,才可能筛选出更加简便、有效的方法,利于临床应用。

(李军辉)

骨髓基质细胞膜片复合聚乳乙醇酸支撑体体外构建管状软骨[中华整形外科杂志,2009,25(2):124] 张浚睿等研究利用骨髓基质细胞膜片复合聚乳乙醇酸(PLGA)支撑体,在生物反应器条件下体外构建管状软骨的可行性。分离兔骨髓基质细胞,高密度连续培养,转化生长因子-1诱导构建成干细胞膜片。制作圆柱PLGA支撑体,将细胞膜片均匀缠绕在表面。静置孵育14 d,使细胞膜片与PLGA相互贴附。进入生物反应器动态培养8周,取出标本。从大体形态、组织学结构、蛋白多糖含量以及生物力学性能等方面评价形成软骨的理化特性。经过8周的动态培养,可以看到外观与天然软骨组织非常相似的管状软骨样组织形成,长度约2.5 cm,直径1 cm,管壁厚约1.5 mm,颜色呈乳白色,有光泽,质地均匀。原有支撑的PLGA网已降解,弹性好,具有中等偏软的硬度,可以用器械夹持操作。组织学结果显示总体结构呈现软骨样结构,H-E染色可见软骨样细胞均匀地分布,形态呈卵圆形,偶见多角形细胞,陷窝结构清晰可见,细胞位于陷窝之中,周围是较均匀的细胞外基质,番红-O染色可见细胞外基质着色为鲜红色,提示GAG含量丰富,有大量软骨基质物产生。在软骨样结构基底层,可见纤维样组织,这是当PLGA在体外降解后,该区域并没有形成软骨组织,而是被大量纤维样组织充填。体外构建的气管软骨抗压强度和蛋白多糖(GAG)含量均显著小于健康兔气管软骨,差异有统计学意义($P<0.01$)。认为细胞膜片复合支撑体策略能形成管状形态的软骨组织,为气管软骨的再造提供了新的方法,有可能解决气管缺损的临床难题。

(徐达圆 李军辉)

述评 在组织工程研究中,软骨的体外构建可能是比较有应用前景的。该文介绍了细胞膜片复合支撑体体外构建形成管状形态的软骨组织,为气管软骨的再造提供了新的方法。此法构建的软骨在形态和结构上与气管较相似,但体外构建的气管软骨抗压强度和蛋白多糖(GAG)含量均显著小于健康兔气管软骨。因此,这也仅仅是在体外构建出可应用临床的气管软骨的漫漫征途中前进了一大步,还有很多的难题需要克服。

(李军辉)

胶原-壳聚糖真皮支架原位诱导修复猪全层皮肤缺损的研究[中华外科杂志,2009,47(4):305] 徐少骏等观察了胶原-壳聚糖真皮支架移植于猪皮肤缺损创面后,支架的血管化及血管化支架上皮肤移植的成活情况。制备猪全层皮肤缺损模型,将双层人工皮肤支架移植于创面中。在植入后1、2、3周,观察创面变化和真皮支架血管化情况;同时在这3个时刻点,在血管化支架上行中厚皮片和表皮移植,观察皮肤移植后皮片存活比率和伤口愈合情况。同时以免疫组织化学方法,检测组织内CD34的表达。支架植入后1周,创面光滑,表层可见明显真皮支架;支架与皮下肌肉结合,内可见大量炎性细胞和成纤维细胞浸润,仅见少量垂直于创面表层的新生血管形成。植入后2周,创面光滑、红润,肌肉上方可见大量垂直于创面表层的新生血管形成,创面表面仍可见被大量细胞浸润的未被血管化的支架。植入后3周,成纤维细胞大量增生,大部分支架被血管化,新生血管与创面垂直,数量较2周时明显增多。真皮支架植入后1、2、3周,CD34阳性信号分别为(9.9±1.9)、(22.6±3.5)、(34.5±3.6),CD34阳性信号在支架植入后3周比植入后2周明显增多($P<0.01$),植入后2周比植入后1周明显增多($P<0.01$)。在支架植入后1、2、3周创面植中厚皮,植皮2周后皮片存活率分别为10%、70%和100%;组织学观察,移植皮片内细胞组织结构正常,皮片与下方肌肉间见有真皮支架诱导的结缔组织产生。在支架植入后1周和2周创面植表皮,1周和2周后移植表皮存活良好,部分区域表皮真皮之间乳头形成。认为胶原-壳聚糖真皮支架可以诱导血管长入,明显促进创面愈合。在支架上移植表皮,可较好修复创面,在皮肤移植中有较好的应用前景。

(徐达圆 李军辉)

述评 大范围皮肤全层或部分缺损需要自体皮肤移植进行修复,而有限的供皮区常常影响创面的及时修复,或者创面修复的质量。该文研究胶原-壳聚糖真皮支架原位诱导血管新生,结合表皮移植可修复猪全层皮肤缺损。此种支架有类似于人工真皮的作用,有广阔的应用前景,但在创面修复质量,尤其与脱细胞真皮基质修复创面质量的优劣等方面有待于进一步研究。

(李军辉)

瘢痕疙瘩CAMTA1基因G65551片段突变的研究[中国美容整形外科杂志,2009,20(8):504] 蒋军健等报道利用变性高效液相色谱法(DHPLC)结合DNA直接测序法,筛选和鉴定瘢痕疙瘩CAMTA1基因G65551片段。经临床和病理确诊的瘢痕疙瘩患者共13例,男性4例,女性9例,年龄11~49岁。病变部位包括耳垂、前胸、上臂、腹部等;取瘢痕疙瘩组织标本,以同一个体外周静脉血标本作对照。运用PCR技术扩增标本组织中1p36区域CAMTA1基因G65551片段;采用 DHPLC 技术,对扩增片段进行基因变异检测,随机选取不同类型 PCR 片段,进行全序列测定并对照分析。DHPLC 筛查显示,在扩增片段中出现单个色谱峰,提示为纯合链;双峰则表示是杂合异源双链。瘢痕疙瘩组双峰出现率 92.3%(12/13);对照组为 38.5%(5/13)。DNA 测序每组选取 5 个具有 DHPLC 杂合峰与单个峰的标本测序,发现 2 个突变位点,其中第 54 位碱基 G/T 的颠换突变率:瘢痕疙瘩组为 69.2%(9/13),对照组为 38.5%(5/13);第 412 位碱基 T 的缺失突变率:瘢痕疙瘩组为 92.3%(12/13),对照组为 15.4%(2/13)。经 χ^2 检验(确切概率法),第 54 位点突变差异无统计学意义($P>0.05$);第 412 位点突变差异有统计学意义($P<0.05$)。认为 DHPLC 结合 DNA 直接测序是一种高效、经济、简便、可靠的筛选碱基位点突变的方法;CAMTA1 基因 G65551 片段突变与瘢痕疙瘩的发生有关,为 CAMTA1 基因突变可能在瘢痕疙瘩发生、发展中起重要作用的假说提供了遗传说基础,CAMTA1 基因可能是瘢痕抑制基因。

(翟新宇)

述评 瘢痕疙瘩的研究是整形外科热点,也是难点之一,相关研究很多。该文以变性高效液相色谱法(DHPLC)结合 DNA 直接测序法,筛选和鉴定瘢痕疙瘩 CAMTA1 基因 G65551 片段,发现第 54 位碱基 G/T 的颠换差异无统计学意义,而第 412 位碱基 T 的缺失突变差异有统计学意义,为 CAMTA1 基因突变可能瘢痕疙瘩形成的重要因素和 CAMTA1 基因是瘢痕抑制基因提供了遗传学依据。该研究表明瘢痕疙瘩组织中基因突变呈现多位点、多类型,这与瘢痕疙瘩形成中多因素的作用有关,表明瘢痕疙瘩形成机制的复杂性。该研究只是一个开端,CAMTA1 基因在瘢痕疙瘩组织表达部位和功能,及其在瘢痕疙瘩形成中具体机制均需要进一步的研究。

(李军辉)

热休克蛋白 47 重组质粒对病理性瘢痕的体内干预研究[中华整形外科杂志,2009,25(5):377] 俞培生等报道利用 RNAi 技术通过热休克蛋白 47 重组质粒(HSP47siRNA)和脂质体的混合液对裸鼠病理性瘢痕动物模型的体内干预,分析 HSP47 基因在病理性瘢痕生成中的意义。将未经治疗并经临床和病理证实的瘢痕疙瘩和增生性瘢痕,于无菌条件下植入裸鼠皮下,构建裸鼠病理性瘢痕动物模型。第 16 天,32 只裸鼠分为瘢痕疙瘩组和增生性瘢痕组,每组又分为实验组和对照组,每组 8 只。腹腔麻醉后实验组裸鼠在病理性瘢痕内注射质粒、脂质体混合液 0.25 ml,对照组裸鼠腹腔注射 PBS 液 0.25 ml,原笼饲养,7 d 回收标本,分别作 mRNA 水平、胶原蛋白水平以及免疫组化检测。发现对照组与瘢痕疙瘩实验组裸鼠瘢痕组织的体积分别为(255.60 ± 21.34)mm^3 和(132.99 ± 24.06)mm^3;对照组和瘢痕疙瘩实验组总胶原含量分别为(91.71 ± 1.24)% 和(82.12 ± 4.79)%;实时荧光 PCR 检测 HSP47 mRNA 表达对照组和瘢痕疙瘩实验组分别为($1\,042\,862.01\pm604\,194.36$)和($306\,123.68\pm105\,857.08$);I 型胶原蛋白 mRNA 表达对照组和瘢痕疙瘩实验组分别为($10\,228\,614.70\pm2\,532\,879.04$)和($6\,011\,841.97\pm2\,886\,897.17$);上述指标检测结果组间比较差异均有统计学意义;而这些变化在增生性瘢痕组并没有出现,增生性瘢痕组胶原的变化、体积的变化均无统计学意义。认为采用 RNAi 技术,经过 HSP47-siRNA 表达载体特异性沉默病理性瘢痕中 HSP47 基因表达后,瘢痕疙瘩中胶原蛋白的合成和分泌均能得到明显抑制,提示 HSP47 基因能促进瘢痕疙瘩生成,并为抑制瘢痕疙瘩提供新的靶点,为寻找提高阻断胶原合成上游基因来移植瘢痕疙瘩生长的方法提供了理论依据。

(翟新宇 李军辉)

述评 瘢痕疙瘩的机制不明,临床治疗比较棘手,目前还没有一种特效的治疗方法。该研究在裸鼠病理性瘢痕动物模型中,利用 RNAi 技术,通过热休克蛋白 47 重组质粒(HSP47siRNA)体内干预治疗病理性瘢痕,发现 HSP47siRNA 经脂质体转染后能够特异性沉默瘢痕疙瘩中 HSP47 基因的表达,显著移植瘢痕疙瘩中胶原合成和分泌,促使瘢痕疙瘩消退,为临床治疗瘢痕疙瘩提供了一个新靶点。但该研究中发现 HSP47siRNA 对增生性瘢痕没有抑制作用,其机制需要进一步研究。当然,由于瘢痕疙瘩形成具有多因素和多环境的特点,该研究也只是作用于其中一个环节,与目前众多的研究一样,有一定的局限性。

(李军辉)

外用盐酸罂粟碱抑制植皮片术后挛缩作用机理的实验研究[中国美容医学,2009,18(6):809] 王黔等探讨外用罂粟碱抑制植皮片术后挛缩的作用机制。选取 18 只大鼠 36 侧移植皮片作为实验对象,将大鼠分成测量组及取材组,同一只大鼠的植皮片按左右侧对应位置进行配对,分成 A(罂粟碱治疗组)、B 组(空白霜剂对照组)两组。A 组每日在植皮片表面外涂 2% 罂粟碱霜 2 次,B 组仅涂抹空白对照霜剂;手术 90 d 后,A、B 两组改用全部应用空白霜剂。最后观察两组术后 10、20、40、60、90、120 d 收缩率变化及 α-SMA 免疫组化染色、天狼猩红染色的组织学变化。发现在术后 20、40、60、90、120 d 等各个时间点,治疗组植皮片收缩率均明显低于对照组,两组间收缩率差异均有显著性差异($P<0.05$)。免疫组化染色显示：术后 10 d 皮片与基底床面间出现少量肌成纤维细胞(MFB)，术后 20 d 治疗组 MFB 明显减少，胞质 α-平滑肌肌动蛋白表达减弱，细胞间连接较疏松；而对照组皮片与基底创面间出现大量 MFB，细胞与皮肤平行排列，细胞间连接紧密。术后 40 d、术后 60 d 对照组中仍可见少量 MBF，而用药组中已很少见，并可见明显的毛细血管扩张。天狼猩红染色显示用药组皮片的Ⅲ/Ⅰ型胶原比值低于对照组直至试验结束，且胶原纤维排列有序平滑，对照组则多表现为波浪状，两组间Ⅲ/Ⅰ型胶原比值有显著性差异。认为外用罂粟碱霜剂能够抑制自体游离植皮片术后挛缩，其作用机制在于盐酸罂粟碱可以明显减少皮片下肌成纤维细胞的数量，并降低Ⅲ/Ⅰ型胶原比值，从而抑制了植皮片的挛缩。

（瞿新宇 李军辉）

述评 皮片移植术后的挛缩是导致游离植皮术效果不佳的主要因素之一，皮片越薄，挛缩越明显，严重的挛缩对植皮区的功能和外观影响很大，需再次手术矫正。该文探讨了外用罂粟碱抑制植皮片术后挛缩的作用机制，发现外用罂粟碱霜剂能够减少皮片下肌成纤维细胞(MBF)的数量，并降低Ⅲ/Ⅰ型胶原比值，从而抑制自体游离植皮片术后挛缩。该研究从 MBF 的角度，阐述了罂粟碱抑制植皮片术后挛缩的机制，至于罂粟碱是通过哪种途径减少 MBF 的数量，并降低Ⅲ/Ⅰ型胶原比值需要进一步深入的研究。同时，皮片挛缩绝非 MBF 一种细胞的单因素作用的结果，也是多因素、多环节所致。另外，下调 MBF 的作用也可能对伤口愈合产生影响，临床使用时机和剂量大小也需要进一步研究。

（李军辉）

地震伤员综合救治质量的提高需要整形外科的早期介入[中华医学美学美容杂志,2009,15(2)：96] 樊东力等报道了地震灾害引发的伤员皮肤软组织损伤的类型特点,阐明整形外科早期介入的必要性。回顾性分析、观察及总结 149 例"5·12"四川地震伤员的临床资料,男 62 例,女 87 例,年龄 7 个月至 84 岁。伤员中皮肤软组织损伤的发生率为 53.0%,主要的皮肤软组织损伤分为 3 类：①擦伤、裂伤、挫伤；②挤压伤；③皮肤软组织缺损。明确诊断为"全身多处皮肤软组织损伤"53 例,皮肤软组织挤压伤约占 9.4%；皮肤软组织缺损明确诊断撕脱伤者 8 例,约占总数的 5.4%,其中发生在头面部的 3 例,四肢的 5 例；皮肤软组织坏死伤者 14 例。有 35.6% 的伤员存在明确的全身多处较大面积的皮肤软组织损伤。全身治疗主要是给予全身的抗感染、对症支持治疗。局部处理根据伤员情况,擦伤、裂伤、挫伤主要行局部的清创缝合术,少数需要游离植皮修复；挤压伤已出现组织坏死、缺损者,行扩创术、游离皮片移植术、皮瓣转移术,位于四肢的行筋膜室切开减张术,必要时行截肢术；皮肤软组织缺损者,视情况进行清创,行组织移植修复,其中 7 例多处较大面积软组织缺损采用游离皮片和皮瓣转移进行修复。常规外科换药处理的伤员,创面愈合时间为 3～4 周,愈合后瘢痕增生明显；而采用整形外科游离皮片和皮瓣转移进行修复的创面愈合时间为 10～14 d。对典型病例进行诊疗分析,首次提出了一类值得重视的、由地震后长时间压迫所致的软组织慢性坏死病症。认为早期的整形外科的介入可以协助完善地震伤员诊疗,缩短伤员痊愈的时间。

（瞿新宇 李军辉）

述评 在突发性地震、海啸等自然灾害中,常导致大量的人员伤亡。在重视即时处理危及生命的严重损伤后,余留皮肤软组织缺损、畸形需要进一步治疗。该文回顾性分析、观察及总结了地震伤员的临床资料,发现整形外科早期介入可以协助完善地震伤员诊疗,缩短伤员痊愈的时间,提高救治质量。整形外科在治疗软组织损伤具有一定的优势,在突发自然灾害中的大量皮肤软组织伤,特别是单纯开放性损伤,在排除其他部位重要脏器损伤后,应积极早期进行整形外科的治疗,以求一期愈合,避免再次手术。复杂危重伤员的救治应多科联合治疗,整形外科的介入可使各种复杂创面得以早期修复,对于早日康复也具有重大价值,同时能够减少由此产生的大量社会经济成本。

（李军辉）

整形外科患者手术前后感染铜绿假单胞菌治疗对策[中华医院感染学杂志,2008,18(12)：1707] 李革红等报道运用合理的治疗对策及选择最佳手术时机对于整形外科患者手术前和手术后感染铜绿假单胞菌情况有一定的影响。收集 2003 年 9 月至 2007 年 6 月整形外科并发病原菌感染患者,对不同感染时期进行脓液或创口分泌物培养,检出铜绿假单胞菌后,依照药敏试验选用抗菌药物。在监测 252 例次感染中进行分泌物细菌培养,152 例呈阳性,其中 53 例铜绿假单胞菌。这些患者创面均呈黄绿色及淡黄绿色,无出血斑经或坏死斑,其中 1 例有真菌斑,镜下找到真菌丝。患者全身状况大多良好,少数有精神萎靡；血常规 WBC 有不同程度升高。对铜绿假单胞菌进行血清学分型,其中 4 型多在冬季检出,患者的临床症状较重。确诊后即予早期、联合、大剂量、多途径、多频次给药方式进行治疗,通过症状、体征、胸部 X 线检查以及痰培养结果比较治疗前后的疗效。经治疗后,感染铜绿假单胞菌患者中治愈 24 例(45.3%)、好转 25 例(47.2%)、无效 3 例(5.7%)、死亡 1 例(1.9%),有效率达到了

92.4%。认为治疗铜绿假单胞菌感染应该选用有效的抗菌药物,采用大剂量和联合用药的方案,全身经静脉给药,疗程适当延长,从而有效地控制整形外科手术患者铜绿假单胞菌的感染,最大限度地降低病死率,提高治愈率。

(翟新宇 李军辉)

述评 伤口的一期愈合对于修复重建,尤其是美容外科手术非常重要,而伤口感染是影响伤口一期愈合的主要因素。该文介绍了整形外科患者手术前后感染铜绿假单胞菌治疗对策,提出需重视并早期诊断铜绿假单胞菌感染,选用有效的抗菌药物,采用大剂量和联合用药的方案,全身经静脉给药,疗程适当延长,从而有效地控制整形外科手术患者铜绿假单胞菌的感染。由于整形外科医师多关注手术,有时容易忽视伤口的特殊类型细菌感染,严重的感染可导致组织移植的失败,美容手术影响外观会引起医疗纠纷。该研究为整形外科医生提高对较强耐药特性细菌的认识,重视并预防创面的耐药细菌感染,并及时正确治疗伤口感染,尤其是铜绿假单胞菌感染值得临床重视。

(李军辉)

颞浅筋膜瓣预制颈部轴型皮瓣的应用解剖[中国美容整形外科杂志,2008,19(6):416] 汪涌等通过颞浅筋膜的解剖学研究,阐明岛状颞浅筋膜瓣移植预制颈部轴型皮瓣的解剖学基础。选用32侧甲醛固定、16侧新鲜的头颈部标本进行解剖,观察颞浅筋膜组织结构及其血管分布、分支走行情况,并在新鲜尸体标本上进行岛状颞浅筋膜瓣移植到颈部的模拟手术设计。结果发现颞浅筋膜是一层较薄、中等致密的结缔组织,位于颞部浅筋膜的深面,实际上是颅顶部皮下肌肉腱膜系统(SMAS)的一部分。颞浅筋膜的上方与帽状筋膜相续,下方与深面的颞筋膜浅层汇合附着于颧弓外缘,并与面部的皮下肌肉腱膜系统相连接,前下方与额肌相连,后方与枕肌耳后肌相连。颞浅动脉为颈外动脉的终末支之一,始于下颌颈平面下后方,穿腮腺实质上行,于颧弓根部浅出至皮下,体表投影点在耳屏前4.0~5.0 cm,可触及其搏动。颞浅动脉是颞浅筋膜的主要血供来源。耳颞神经分布于颞浅筋膜层,终末发出耳支和颞支,分布区域达到整个颞浅筋膜的表面。面神经的颞支和颧支在颧弓表面发出多个分支,走行于颞浅筋膜深面。于颞浅筋膜的颅顶端切取6.0 cm×4.0 cm的颞浅筋膜瓣,其蒂含颞浅血管,宽约2 cm,从颞浅血管的浅出点至筋膜瓣的最远端约12.0 cm,以颞浅血管为蒂的舌状颞浅筋膜瓣蒂长达6~8 cm。颞浅血管浅出点至胸锁乳突肌中点的距离为(10.5±3.5)cm,所以翻转移植可至颈部胸锁乳突肌的中段区域的颈部皮下。认为颞浅筋膜有恒定的感觉神经和血管分布,岛状颞浅筋膜瓣有足够长度的血管蒂供移植至顶部,是预制颈部轴型皮瓣的良好载体。

(翟新宇 李军辉)

述评 面部创面修复以临近部位皮瓣修复为佳,可达到功能和外观均佳的效果,但不适合修复较大面积的缺损。岛状颞浅筋膜瓣移植预制颈部轴型皮瓣不但可形成轴型皮瓣提高皮瓣的血供,而且可形成组织较匹配、面积较大的颈部皮瓣,修复面部较大面积的缺损。该文通过颞浅筋膜的解剖学研究,阐明岛状颞浅筋膜瓣移植预制颈部轴型皮瓣的解剖学基础,并提出切取筋膜瓣的注意事项,对于临床应用有重要意义。在临床应用中如能够把筋膜瓣移植预制颈部轴型皮瓣与皮肤控制器联合应用,则可促进血管新生,建立丰富血管网,有益于形成超长宽比例皮瓣,进一步提高移植皮瓣的成活率。

(邢 新 李军辉)

术后不同时间给予外源性VEGF对大鼠放疗皮瓣成活的影响[吉林大学学报(医学版),2009,35(5):893] 刘春丽等报道通过不同时间局部注射外源性血管内皮生长因子(VEGF)对大鼠背部放疗皮瓣成活的影响,观察VEGF的促血管生成作用及最佳给药时间。选取50只Wistar大鼠,随机分为3、5、7、9 d和对照组,全部大鼠背部做3 cm×4 cm带蒂皮瓣,术后第2、4和6天进行^{60}Co照射,总剂量12 Gy,各实验组分别于术后第3、5、7和9天,每只局部注射VEGF 120 ng,对照组仅形成皮瓣,等剂量照射,术后第3天给等量生理盐水。通过病理观察、荧光染色法和琥珀酰脱氢酶(SDH)检测等,评估皮瓣的血管密度、血管直径、皮瓣微循环状况及皮瓣细胞活力。结果术后第3天给予VEGF组可见表皮层增厚,真皮层纤维组织增生明显,皮瓣新生血管较少;而术后第5~7天给予足量VEGF组,皮瓣新生毛细血管数量及血管密度明显增加,与术后第3天组相比有统计学意义,微循环良好,皮瓣细胞活力最强。第9天组可见表皮复层鳞状上皮增厚较明显,厚薄不均,皮下组织的腺体内细胞数量较少,纤维组织增生明显,皮下组织中的细胞数量少于第7天组。荧光素钠染色显示第7天组皮瓣染色速度最快,颜色消失迅速,并且荧光亮度最高,色度最深。皮瓣SDH测定显示第7天组皮瓣活性较其他组增强。认为术后第5~7天给予足量的VEGF可明显促进皮瓣成活,结合临床认为放疗中VEGF给药时间应适当延迟。

(翟新宇 李军辉)

述评 皮肤软组织在不同生理病理情况和代谢状态下,VEGF的分泌量和分泌曲线及高峰时间会发生很大的变化。该文通过不同时间局部注射外源性血管内皮生长因子(VEGF)对大鼠背部放疗皮瓣成活的影响,观察 VEGF 对放疗皮瓣的促血管生成作用及最佳给药时间,发现术后第 5～7 天给予足量的 VEGF 可明显促进皮瓣成活,结合临床认为放疗中 VEGF 给药时间应适当延后。临床应用 VEGF 改善放疗损伤的皮瓣血供,应考虑到此类皮瓣的不同代谢状态,调整 VEGF 的给予时间,利于充分发挥其作用。

(李军辉)

多种组织瓣在口颊缺损重建中的应用[癌症,2009,28(6):663] 宋明等探讨组织瓣重建口颊缺损的指征、不同组织瓣的选择以及重建的手术技巧。回顾总结了 26 例组织瓣重建口颊缺损手术的临床资料,男性 10 例,女性 16 例,41～73 岁。其中单纯口颊黏膜切除 8 例,口颊大型缺损 18 例(包括口颊面部皮肤洞穿切除 11 例,口颊、皮肤以及口角全缺损切除 7 例)。本组有 7 例行腮腺导管切除。胸大肌肌皮瓣转移重建 5 例,游离前臂桡侧皮瓣重建 11 例,游离股前外侧皮瓣 6 例,胸锁乳突肌肌皮瓣 4 例。8 例患者行术后放疗,剂量为 66～70 Gy。结果显示,围术期无死亡病例,1 例皮瓣坏死,为游离前臂皮瓣重建病例;1 例皮瓣部分坏死,为胸大肌肌皮瓣重建病例,皮瓣成功率为 96.2%(25/26);1 例伤口积液,为涎腺瘘。所有患者均随访 1～3 年,3 例死亡,2 例原发灶局部复发,1 例颈部淋巴结复发。7 例出现复发,其中 4 例为原发灶复发(3 例为单纯口腔黏膜切除者),3 例为颈部淋巴结复发。认为合理采用组织瓣进行口颊缺损重建,可以扩大口颊癌手术指征,改善患者的生存质量,延长患者生命。游离股前外侧皮瓣和游离前臂皮瓣是重建口颊大型缺损的良好皮瓣,是直径>4 cm 的口颊缺损的首选;胸大肌肌皮瓣可作为口颊大型缺损重建的备用皮瓣;直径<4 cm 的口颊缺损可选用胸锁乳突肌肌皮瓣。

(徐达圆 李军辉)

述评 口颊部恶性肿瘤手术治疗的关键在于广泛彻底切除肿瘤组织并且留有足够的正常边界,术后常留下巨大的缺损,造成严重的功能障碍。因此,一期重建此类缺损成为提高口颊癌患者生存率和改善生活质量的关键。口颊部缺损往往涉及多层组织,常常需要皮瓣转移予修复。该文总结了多种组织瓣重建口颊缺损的临床经验,认为游离股前外侧皮瓣和游离前臂皮瓣是重建直径>4 cm 的口颊缺损的首选;胸大肌肌皮瓣可作为口颊大型缺损重建的备用皮瓣;直径<4 cm 的口颊缺损可选用胸锁乳突肌肌皮瓣。对临床医师具有一定的指导价值。在临床应用中,应结合病人的情况、创面大小和缺损情况,以及医师的皮瓣移植经验,灵活应用。

(郭恩覃 李军辉)

反求工程技术 Medpor 联合真皮脂肪片移植矫正进行性单侧面萎缩症[中华整形外科杂志,2009,25(1):24] 张浚睿等探讨利用反求工程技术对 Medpor 植入体进行精确塑形,联合真皮脂肪片衬垫矫正进行性单侧面萎缩症的治疗效果。术前采用快速成型技术制作头颅模型,利用计数机反求技术,健侧骨骼镜像数据减去患侧骨骼数据为患侧骨骼的差值数据,而获得差值实物模制作硬组织缺损差值模型,根据差值模型准确塑形 Medpor 植入体。全麻下显露下颌骨或颧骨,植入雕刻成形的 Medpor,钛钉固定,外以骨膜、肌肉、筋膜等缝合覆盖。同期移植相应厚度的真皮脂肪片,以矫正进行性单侧面萎缩畸形。自 2005 年 8 月至 2008 年 3 月,临床应用 11 例(男性 4 例,女性 7 例,年龄 17～26 岁),手术均获得成功,伤口均一期愈合,未发生感染、坏死、脂肪液化或者植入物排斥等并发症。术后随访 6 个月至 1 年,真皮植入区柔软无硬化现象,真皮脂肪吸收不明显,充填效果持久;所有患者面部畸形得到不同程度的矫正,外形恢复较令人满意。认为此法用于治疗进行性单侧面萎缩症,能较准确计算并雕刻出需充填的 Medpor,比较精确地矫正硬、软组织缺损,手术简单、创伤小,疗效稳定,易于在临床中开展。

(徐达圆 李军辉)

述评 进行性单侧面萎缩症需要矫正深部骨骼和皮下软组织的畸形,一般以脂肪真皮瓣或者肌瓣等充填,修复单侧萎缩。该文作者利用反求工程技术对 Medper 植入体进行精确塑形,联合真皮脂肪片衬垫矫正进行性单侧面萎缩症,能够一期比较精确地矫正硬、软组织缺损。该术式较吻合血管的组织瓣游离移植,相对较简单、创伤小,但是需要有比较过硬的颅面外科技术,才能暴露深部萎缩短小的下颌骨/颧骨等骨组织,并以 Medpor 充填修复。需要特别注意的是,充填的 Medpor 需要以血供丰富的肌肉、筋膜组织覆盖,以确保充填物不外露。

(李军辉)

双扩张器重叠扩张无需植皮的全耳成形术[中华整形外科杂志,2009,25(5):347] 刘嘉锋等探讨一期采用双扩张器重叠扩张,二期无须植皮进行全耳成形术的方法,并总结其优缺点及适应证。于 6 例先天性小耳畸形患者,采用一期在耳后区上、下重叠各埋置 1 个扩张器,常规注水扩张。二期取出扩张器,以自体肋软骨或 Medpor 材料作为支架,筋膜瓣包裹支架,设计上部扩张皮瓣,覆盖支架前侧及后侧上部;下部扩张皮瓣覆盖支架后侧下部,残余扩张皮瓣,向下推进转移后覆盖耳后颅侧壁创面。同时采用传统扩张法行全耳成形术 13 例作对照。发现双控制器的所有患者术中均无需另取皮片移植,术后所造外耳轮廓清晰,形状逼真,无感染及支架外露等并发症发生,仅1例耳后皮瓣远端约0.5 cm×0.5 cm表皮坏死,经换药后愈合。术后随访3~6个月,采用双扩张器重叠扩张组患者,利用胸部切取肋软骨切口瘢痕明显较单扩张器传统扩张法为小($P<0.05$);并发症的发生率明显低于单扩张器传统扩张法组($P<0.01$)。患者的满意率也高于单扩张器传统扩张法组($P<0.05$),但在成形的外耳耳轮上后部可见少许毛发生长。认为双扩张器重叠扩张法可以扩张出足够的皮肤组织,在二期耳成形术时,通过精心合理设计扩张皮瓣覆盖耳后创面,无须植皮,切取软骨部的供区瘢痕明显减小,支架外露及感染等并发症的发生率也明显降低。

(徐达圆 李军辉)

述评 全耳郭再造是整形外科难度较大手术之一,扩张法是一种较常采用方法。耳再造主要是耳郭软骨支架的雕刻和覆盖,耳支架的雕刻是形成一个轮廓清晰、立体感强的再造耳郭的基础,而皮肤覆盖使伤口一期愈合、减少软组织收缩的保障。该文介绍采用双扩张器重叠扩张法耳再造,最大的优点就是二期手术无需植皮,伤口均以皮瓣修复,减少了伤口感染、支架外露等并症。同时,胸部软骨供区无需切取皮肤,瘢痕较小。

(李军辉)

婴儿单侧完全性唇裂鼻畸形同期整复术后发育的近期观察[中华整形外科杂志,2009,25(2):89] 邓细河等探讨婴儿单侧完全性唇裂鼻畸形同期整复术方法,并初步观察其对鼻部发育的影响。回顾总结了27例单侧完全性唇裂鼻畸形患儿在婴儿期行唇裂鼻畸形同期整复术的随访资料。男18例,女9例,左侧20例,右侧7例;19例应用Millard术式,8例应用Noordhoff术式修复,同时应用McComb介绍的方法行鼻畸形矫正;鼻畸形修复方法:在唇裂外侧通过齿龈沟切口松解鼻翼基部级梨状孔下缘异常附着的肌束及鼻翼软骨外侧脚表面的鼻部皮肤。唇裂内侧,通过鼻小柱下唇部切口,离断口轮匝肌在鼻前棘的异常附着,向上分离鼻翼软骨内侧脚和穹顶的皮肤,使患侧鼻翼软骨与鼻背皮肤分离。用略大于患侧鼻孔的锥形碘仿纱卷填塞患侧鼻孔,并在鼻背及鼻尖部各贯穿缝合一针固定,使皮肤与已分离的鼻翼软骨重新粘连塑形。术后用锥形乳胶管填塞鼻孔3~6个月。术后随访6~8年,采用人体测量学方法定量分析患者术后照片:随访时拍摄患者正位和后仰位照片,每张洗印3张,由第一作者按照同一标准于每张照片上定标志点,对所定的各标志点进行测量,测得每个患者3组结果,取平均值并进行分析和评价,分成优、良、差3个等级,进行统计分析。27例患儿术后伤口均愈合顺利,无并发症。随访时年龄6~8岁,随访结果显示:10例鼻外形远期效果为优,良14例,差3例,优良率89%。认为在了解鼻部血供解剖的基础上,应用适宜的手术方法进行婴儿单侧完全性唇裂鼻畸形同期整复,对鼻部发育无明显影响,可以减轻或消除学龄前患儿的唇裂伴发鼻畸形。

(徐达圆 李军辉)

述评 唇裂在婴儿期进行整复时,是否同期矫正鼻畸形仍有不同的看法。一方面同期修复婴幼儿鼻畸形增加手术难度,同时担心手术会损伤鼻端软组织和鼻翼软骨,造成鼻部瘢痕挛缩、鼻软骨支架破坏,影响术后鼻发育,增加二期鼻畸形矫正的难度。该研究发现婴儿单侧完全性唇裂鼻畸形同期整复,对鼻部发育无明显影响,有利于消除这方面的顾虑,对临床婴儿唇裂治疗有较大的临床参考价值。

(李军辉)

经颅外侧颅内外联合径路治疗颅眶骨纤维异常增殖症[中华整形外科杂志,2009,25(1):21] 杨娴娴等探讨颅眶骨纤维异常增殖症手术治疗的径路及临床治疗效果。回顾总结了8例累及额骨、眼眶、蝶骨、颞骨等部位的复杂颅面骨纤维异常增殖症患者的临床治疗资料,男性5例,女性3例,年龄18~34岁,病程6个月至30年。患者术前主要表现为颅眶部无痛性缓慢膨胀畸形,面部不对称,眼球移位、突出,溢泪,复视或视力下降。术前均行X线正、侧位片定位,头颅CT平扫、横断及冠状位扫描,并行三维重建。行头皮全冠状切口,骨膜下显露整个手术视野;应用经眶外侧颅内外联合径路进行手术治疗,包括眶外侧及颞部开窗,病灶的部分或大部切除,视神经减压,颅眶骨外形重建等。8例手术平均出血量为500 ml,行颅眶部手术平均时间2.5 h。所有患者均无明显并发症,1例术中发生硬脑膜破裂,即时予以修补成功。术后外形明显改善,移位眼球复位,眼球突出好转。其中7例视力明显好转,1例出现斜视后由眼科医师矫正。随访9个月至3年,无明显并发症发生,复杂颅眶部畸形得以矫正,未见复发,外形维持良好效果。认为经眶外侧颅内外联合径路减少手术创伤、改善手术效果,可作为治疗颅眶部骨纤维异常增殖症的首选方法。通过本术式在切除病灶、扩大眶腔、修复外形的同时能安全地进行视神经减压,对视力下降的患者可达到治疗性神经减压,对无明显视力障碍但影像学检查有神经孔狭窄患者,则有预防性神经减压的作用,从而最大限度地避免了病灶压迫可能导致的急慢性视力损伤。

(徐达圆 李军辉)

述评 颅眶骨纤维异常增殖症外观可表现为骨性

狮面、突眼,复杂病例可致复视、视力下降等视神经受压症状。对累及视神经管的复杂病例,临床治疗非常复杂。该文介绍经眶外侧颅内外联合径路治疗颅眶骨纤维异常增殖症,对临床具有较大指导意义。但该术式比较复杂,尤其切除眶内病灶、扩大眶腔,进行视神经减压更加需要慎重,防止出现视神经损伤、颅内出血等严重并发症。

(郭恩覃 李军辉)

眶周皮肤软组织缺损的扩张皮瓣治疗[中国美容整形外科杂志,2009,20(5):272] 胡守舵等探讨了利用扩张皮瓣修复眶周皮肤软组织缺损的方法及效果。回顾总结了19例行眶周皮肤软组织缺损修复的临床资料,男性3例,女性16例,年龄8～26岁;眶周瘢痕6例、色素痣7例及血管瘤6例。将眶周分为5个区域,病例分布如下:Ⅰ区上睑4例、Ⅱ区下睑3例、Ⅲ区内眦部2例、Ⅳ区外眦部3例、Ⅴ区周围区域(包括鼻、眉间、眉、额部、颧部和鼻颊交界区)7例。缺损面积为1.5 cm×2.0 cm～4.0 cm×6.0 cm。扩张器常规埋置、扩张,扩张充分后保持3～4周,取出控制器行扩张皮瓣转移术。扩张时间最短2～3.5个月,平均2.5个月。住院时间6～17 d,平均11 d。根据不同的皮肤软组织缺损位置,在邻近部位放置大小适合的扩张器1、2个(30～100 ml),Ⅰ区上睑修复需1个50～80 ml扩张器,Ⅱ区下睑需1个80～100 ml扩张器,Ⅲ区内眦部根据缺损面积大小,需要1个/2个50～100 ml扩张器,Ⅳ区外眦部需要2个30～80 ml扩张器,Ⅴ区周围区域1个50～80 ml扩张器。扩张充分后,根据不同部位,皮瓣转移方法:Ⅰ区多采用易位皮瓣,Ⅱ区推进皮瓣,Ⅲ区易位皮瓣,Ⅳ区推进、旋转或者易位皮瓣,Ⅴ区推进或者旋转皮瓣。19例患者中,共形成扩张皮瓣33个,其中推进皮瓣18个、易位皮瓣11个,旋转皮瓣4个;扩张皮瓣全部成活,但出现睑裂闭合不全2例,眉移位1例,下睑外翻1例,其余效果良好。认为对于眶周皮肤软组织缺损,利用邻近组织扩张皮瓣进行治疗,是较好的选择。术前应根据不同区域的解剖特点、不同的位置,做详细的术前设计,采用不同的皮瓣,同时熟悉眶周复杂的解剖结构是取得好效果的关键。

(徐达圆 李军辉)

述评 眶周皮肤软组织缺损的修复需顾及面部外观,并维持眼睑的形态功能,达到功能和外观的完美统一是治疗的最终目标。该文将眶周分为5个区域,根据不同区域选择不同扩张器,以相应类型的局部皮瓣转移修复创面,对整形外科医师,尤其年轻医生进行眶周修复具有指导价值。如能进一步细化,每一个区域内缺损,根据不同大小,提出相应的治疗方法,则更具临床应用价值。

(李军辉)

腓骨肌腱鞘筋膜瓣与脂肪筋膜瓣联合移植修复足跟后深层组织缺损的解剖与应用[中华整形外科杂志,2008,24(6):434] 左宗宝等探讨了腓骨肌腱鞘筋膜瓣与脂肪筋膜瓣联合移植修复足跟后深层组织缺损提供应用解剖学基础。方法:①5具(10侧)动脉灌注红色乳胶成人下肢防腐标本,解剖观测腓骨肌腱鞘筋膜及相邻脂肪筋膜血供的来源,测量其血管管径及其走行、分支与分布情况。②8具(16侧)全身动脉灌注氧化铅-明胶混悬液的新鲜成人整尸标本,解剖下肢筋膜层组织,并取下拍摄X线片,观察腓骨肌腱鞘筋膜层与相邻脂肪筋膜层之间的血供及交通吻合情况。③将2具(4侧)下肢标本构建血管铸型图,直观地了解瓣区血管的走行、分布、吻合情况,并于临床应用了8例。结果显示,根据腓骨肌腱鞘的长度范围,重点观察了自外踝尖下4 cm至外踝尖上14 cm区域内腓骨肌腱鞘筋膜与相邻脂肪筋膜较为粗大的供血血管。联合筋膜瓣血供呈多源性分布:外踝尖上下4 cm瓣区主要有跟外侧动脉恒定发出3.7(2～5)支,外径(0.5±0.2)mm;外踝后动脉发出1.5(1～2)支,外径(0.6±0.2)mm;腓动脉穿支降支发出2.5(2～3)支,外径(0.5±0.2)mm。外踝尖4 cm以上腓骨肌腱鞘及相邻脂肪筋膜主要由腓动脉发出肌间隔支发出1.7(1～3)支,外径(1.0±0.2)mm以及腓动脉穿支升支的细小分支营养。以上各动脉支在腱周组织内恒定吻合,并发出多数细小分支构筑筋膜层丰富血管网。临床应用的8例术后转移筋膜瓣、移植皮片完全存活。随访3个月至2年,供、受区愈合良好,功能形态恢复令人满意。认为可以上述血管之一为蒂,设计切取近端蒂携带腓骨肌腱鞘、滑筋膜瓣或逆行远端蒂携带脂肪筋膜、肌腱鞘筋膜瓣,联合修复小腿下段及足跟后难愈性中小面积缺损。

(徐达圆)

述评 足跟后深层组织缺损常常需要以远位皮瓣修复,而且以取自小腿部位的逆向皮瓣,如腓肠神经营养血管皮瓣、腓动脉穿支血管皮瓣等报道居多。该文介绍了腓骨肌腱鞘筋膜瓣与脂肪筋膜瓣联合移植修复足跟后深层组织缺损的解剖学基础,为临床应用此皮瓣提供了解剖学依据。该筋膜瓣血管恒定,血供可靠,切取较简便,容易掌握,适合临床应用。

(邢 新 李军辉)

增强CT辅助设计带蒂腹壁下动脉穿支皮瓣的临床应用[中国修复重建外科杂志,2008,22(12):1426] 曾昂等探讨术前采用增强CT辅助设计带蒂腹壁下动脉穿支(DIEP)皮瓣的方法及效果。自2007年6月至

2008年3月,7例患者接受增强CT辅助设计的带蒂DIEP皮瓣移位修复手术。女5例,均为先天性无阴道;男2例,均为阴茎阴囊Paget's病。年龄18～62岁。术前患者均行增强CT扫描检查,寻找腹壁下动脉的粗大穿支血管,采用手执多普勒确认根据增强CT结果选择的理想穿之血管无误后,确定左侧或右侧腹壁供区,于脐旁设计皮瓣,切开皮肤、皮下、深筋膜层,于前鞘浅面分离,根据术前标记位置寻找穿支血管,于腹直肌内分离穿支血管,离断各肌支,于同侧腹直肌外侧缘耻骨端纵行切开前鞘,显露腹壁下血管束,向脐旁方向游离腹壁下血管主干,至穿支血管深面。沿途分支予以结扎离断,完全游离血管蒂。将皮瓣掀起后,从腹直肌肌间隙移位至受区。2例修复阴囊阴茎缺损,5例完成阴道再造。皮瓣切取范围为15 cm×7 cm～22 cm×5 cm,供区直接拉拢缝合。结果显示,7例术前共选出10支理想穿支血管,直径均>1.5 mm;其中4例1支,3例2支。术中证实穿支血管走行与增强CT检查完全吻合。术后7例皮瓣均顺利成活。6例切口Ⅰ期愈合,1例Paget's病患者术后7 d出现邻近阴囊切口糜烂,并部分坏死,予间断换药后愈合。供区切口均Ⅰ期愈合。术后2例诉术侧下腹部牵扯不适,7 d后自行缓解。患者均获随访,随访时间1～10个月,平均4.5个月。无皮瓣相关并发症发生。6例患者对修复效果满意,1例希望再次手术改善阴茎外形。作者认为增强CT辅助DIEP皮瓣设计,不仅能提高皮瓣的安全性,还能减少手术时间,提高手术效率。

(徐达圆)

述评 穿支皮瓣的临床应用是皮瓣移植技术的一次精炼和提高,由于穿支较轴型血管不同,解剖变异较大,临床手术中容易误伤,导致手术失败。该文介绍术前采用增强CT辅助设计带蒂腹壁下动脉穿支,不仅能提高皮瓣的安全性,还能减少手术时间,提高手术效率。由于增强CT检查的无创性,该研究对于临床其他穿支皮瓣的应用同样具有参考价值。

(李军辉)

聚丙烯酰胺水凝胶注射隆乳取出术后继发乳房畸形治疗策略探讨[中华整形外科杂志,2009,25(5):358] 朱琳等探讨了聚丙烯酰胺水凝胶(PAHG)注射隆乳取出术后继发乳房畸形的治疗策略。聚丙烯酰胺水凝胶作为隆乳的软组织充填材料尽管早已被禁用,但先前注射隆乳后所致的相当多的并发症在今后相当一段时间仍需妥善处理,尤其取出术后所遗留的继发畸形,成了目前关注的焦点。回顾总结了100例PAHG注射隆乳术后患者的临床治疗资料,年龄35～50岁,均为双侧注射;术前常规行乳腺B超和MRI检查,明确注射物的分布层次和周围组织浸润等情况。

术中根据注射物分布的层次、肌肉变性的程度、皮肤弹性情况、是否有乳房感染、注射物残留情况,将患者分为注射物取出术后即刻置入假体、注射物取出术后二期置入假体、单纯开放式注射物取出术后不置入假体3组,分别给予相应治疗。术后患者随访6个月至3年,从乳房外形如何、有无包膜挛缩、假体有无疝出、疼痛等不适症状有无改善或消失、患者和手术医师对手术效果的满意程度等方面为评价标准分为满意、基本满意和不满意,结果显示,满意、基本满意和不满意率分别为90%、9%和1%,治疗效果良好。基本满意组3例3只乳房出现轻度包膜挛缩(Baker I级),6例8只乳房下极可触及假体部分边缘。不满意组为1例二期置入假体中年患者,患者自行选择高突乳房假体,术后感到乳房外形与年龄不符,再次手术取出假体。除上述并发症外,无假体疝出、感染、切口裂开、或者双侧乳房不对称等畸形。认为根据PAHG取出术后乳房畸形特点,选择恰当的再隆乳策略,既可改善胸部外观,又可缓解心理压力,可取得良好的效果。

(徐达圆)

述评 聚丙烯酰胺水凝胶(PAHG)注射隆乳取出后常继发乳房畸形,以乳房松弛、下垂、塌陷居多。此类患者往往不能接受术后乳房畸形,常常强烈要求医师进行即刻假体植入隆胸。该文认为应根据患者取出术后乳房畸形特点,选择恰当的再隆乳策略,以求达到理想治疗效果。提示临床医师,对于伴有明显感染或注射物层次混乱,组织广泛严重变性者,不能一味迁就患者的要求而即刻植入假体,而应选择二期手术植入假体或者不建议假体隆胸,以免产生不良后果。

(李军辉)

自体微粒皮口腔黏膜移植在阴道成形术中的应用[中国修复重建外科杂志,2009,23(3):309] 赵穆欣等探究自体微粒口腔黏膜移植在阴道成形术中的应用疗效。回顾总结了在2007年3月至2008年4月临床收治的10例患者资料。9例先天性无阴道,1例阴道再造术后7年继发阴道狭窄,年龄18～31岁,平均26岁。患者第二性征发育正常,阴道前庭处未探或仅有浅凹陷,双侧卵巢正常,激素水平正常,染色体均为46,XX。B超检查提示:阴道狭窄患者的子宫正常,有正常卵巢和月经;先天性无阴道患者均为无子宫或始基子宫。术中取患者双侧6.0 cm×2.5 cm的口腔黏膜,剪去多余黏膜下组织,保留其厚度>1 mm。将其剪碎成直径约0.5 mm的微粒,移植于直肠与尿道之间的阴道再造腔穴。术中阴道成形手术时间为1～2 h,出血80～100 ml。1例因包扎压力不足于术后1 d继出血,对症处理后愈合;其余9例无术后并发症发生。10例均获随访,随访时间4～16个月。1例因术后1个月未坚持放置模具,阴道缩至4 cm,经硬质模具顶压后,阴道深度增加至7 cm。再造阴道深6～10 cm,黏膜光滑红润,弹性好,近阴道外口处阴道壁可见皱襞,病理检查示复层鳞状上皮。外阴外观与正常女性相似,无手术瘢痕。口腔内供黏膜区域无继发畸形,张口不受限,感觉正常。4例已婚妇女中3例男方性生活较满意,1例男方感觉阴道深度不足,但均未出现性交时疼痛、出血。余患者无性生活。认为自体微粒口腔黏膜移植阴道成形术,疗效可靠,创伤小,口腔及外阴形态无破坏,使阴道再造手术简便易行。

(翟新宇 李军辉)

述评 阴道缺损一般以皮片、皮瓣或者回肠、结肠等移植修复,均需要有一定的组织移植技术功底,或者需要普通外科医师协作才能完成。该文介绍自体微粒口腔黏膜移植在阴道成形术中的应用疗效,发现此法再造的阴道深度可达到6～10 cm,黏膜光滑红润,弹性好,可满足生理需求。此术式简便易行,疗效可靠,创伤小,术后护理方便;同时手术时间较短,降低了手术风险,是一种新的阴道再造法;也是一种较容易掌握的技术,在一些基层医疗机构也可推广应用。需要注意的是,与皮片移植法较类似的不足,需要比较长时间佩戴模具,以减少术后挛缩。同时,长期的随访观察,尤其再造阴道感觉恢复时间和机制的进一步研究对于临床应用具有更加重要价值。

(郭恩覃 李军辉)

腮腺筋膜-SMAS-颈阔肌瓣在颊颈部除皱术中的应用[中华整形外科杂志,2009,25(4):245] 王晓军等探讨了腮腺筋膜-SMAS-颈阔肌瓣在颊颈部除皱术中的应用策略与技巧。回顾了78例患者行腮腺筋膜-SMAS-颈阔肌瓣折叠悬吊的颊颈部除皱术临床治疗资料,男性2例,女性76例,年龄40～65岁;二次除皱4例。在改良传统的 SMAS-颈阔肌瓣基础上,设计腮腺筋膜-SMAS-颈阔肌瓣。手术方法:切口沿耳屏前自然皮肤皱褶线向下至耳垂下缘,绕向耳上沿耳颅沟至耳屏高度,向后折延长至发际缘;自耳前切口,在颊部SMAS筋膜浅面分离,上缘至眼轮匝肌的颧部及颞部,前缘至鼻唇沟,掀起腮腺表面筋膜,出腮腺前缘在面神经表面疏松结缔组织的表层,SMAS的深面,行锐、钝相间的分离,形成腮腺筋膜-SMAS-颈阔肌瓣;将腮腺筋膜与SMAS折叠,将其向上、外、后方分别渐进式悬吊,提升面下部及颈部;切除多余皮肤组织,缝合创口,留置引流包扎。结果显示,围手术期全部病例切口均一期愈合,无血肿、感染、面神经损伤、色素沉着或脱失、面部不对称等并发症发生;通过折叠、渐进式提升及悬吊,以弥补SMAS瓣自身张力不足的缺点,分散提升颊颈部软组织。术后随访6个月至4年,效果令人满意。认为应用腮腺筋膜-SMAS-颈阔肌复合筋膜肌瓣进行折叠、渐进式提升及悬吊术,是矫正颊颈部软组织松垂的有效手段。

(徐达圆 李军辉)

述评 面颈部除皱中,常形成 SMAS-筋膜瓣,并折叠、悬吊。由于SMAS瓣自身张力不足,面下部及颈部松垂情况常矫正不足或维持时间不久,是困扰临床医生的难点。该文行腮腺筋膜-SMAS-颈阔肌瓣折叠悬吊,渐进式分散提升颊颈部软组织,取得较好的临床效果。该法效果较传统 SMAS 瓣折叠法,维持效果长,但需要分离较深面的腮腺筋膜,如果术者经验不足,或者解剖学结构不清,易误伤面神经重要分支,造成面瘫的严重后果。

(李军辉)

除皱术的同时完成面部改形术[中国美容整形外科杂志,2009,20(2):71] 王志军等探讨了在行面部除皱术的同时完成面部改形术的临床效果及其注意事项。借助除皱术中较大的切口和广泛分离后的清晰暴露,将除皱术中去除的软组织游离移植于需填充的部位截断和截除影响面型美的骨组织,获得了较满意的效果。术中采用SMAS-颈阔肌除皱技术,将SMAS-颈阔肌瓣分离后显露咬肌,水平方向钝性切开咬肌,显露大部分下颌角和下颌体,去除预计范围的下颌角和下颌体,洗净骨质、彻底止血后切除部分咬肌。在双冠状切口的帽状腱膜下进行分离,显露眉弓、眶外缘、颧弓,横行切开颞深筋膜浅层,在颞浅脂肪垫内略向下进入颧弓上缘的骨膜下分离,显露颧弓、颧突、上颌骨的前面,再将颧弓、颧突复合体部分切断,将其向后上方适当提升后钢丝固定。磨削颧突。于SMAS下分离并上提颊脂肪垫,用切除的SMAS-颈阔肌瓣或ePTFE填充颞部、额部、眉弓等凹陷部位。采用该方法对132例患者行面部美容与整形术。围手术期,颞部填充感染者1例、面神经颧支损伤者1例、血肿者4例,经对症处理后均痊愈。余者均无并发症发生,但术区肿胀程度略重,较单纯除皱术的肿胀时间延长1～2 d。术后随访其中的28例3个月至5年,面部外形对称、美观,均获得了面部年轻化及面型美的双重效果。认为以同一切口在完成除皱术的同时完成截骨、填充的面部轮廓美容,如能准确掌握面部的解剖结构及熟练应用手术的操作技术,均可获得面部年轻化和面型美的双重效果。除肿胀程度较重外,能够避免其他较重并发症的发生。

(徐达圆)

述评 面部除皱术是年轻化手术的一种,较多应用于中老年患者;面部改形手术需处理下颌骨和颧骨,常用于较年轻患者。该文介绍了行面部除皱术的同时完成面部改形术的临床效果及其注意事项,认为在同一手术切口完成两个手术能够获得面部年轻化和面型美的双重效果。该文介绍的术式,由于两个较大手术同时进行,手术范围大、时间长,可能增加手术并发症,需要引起临床医师,尤其是年轻医师的注意。以免出现出血、血肿、面神经损伤,甚至危及生命的并发症。故不可提倡,需慎重选择。

(郭恩覃 李军辉)

经腋窝入路内镜辅助双平面法解剖型假体隆乳术[中华整形外科杂志,2009,25(3):175] 栾杰等探讨应用内镜辅助技术,经腋窝入路双平面法硅凝胶假体隆乳术的可行性,并对手术操作经验进行总结。回顾总结了临床79例(158侧)内镜辅助下经腋窝入路双平面法硅凝胶假体隆乳术患者的临床资料,年龄25～41岁;其中27例表现为轻度腺体性乳房下垂伴乳房上极组织较薄,乳房下皱襞较紧张;52例乳腺体积较小,但乳房下极皮下脂肪厚度>2 cm。所有患者均使用解剖型硅凝胶乳房假体,假体体积为185～315 ml。手术方法:在全麻下,行腋窝皮肤自然皱褶处切口,长约4 cm。通过该切口进入胸大肌后间隙,以常规方法剥离腔隙至术前标记范围。内置入10 mm－30°内镜,在内镜辅助显示下,将剥离不彻底的纤维组织做进一步的离断和松解。然后根据患者的情况确定胸大肌离断的部分及分离范围,通过腋窝切口植入毛面解剖型硅凝胶乳房假体,常规留置负压引流3～5 d。平均手术时间2 h,平均住院时间7 d,术中平均出血量为30 ml。本组所有患者术后均恢复顺利,由于胸大肌张力降低,术后疼痛明显减轻。术后随访6～12个月,所有病例术后乳房形态自然,无移位及"双球形"畸形,未见因肌肉收缩而产生乳房畸形的现象。未出现包膜挛缩、出血、瘢痕增生以及感染等并发症。与单纯胸大肌后假体隆乳患者相比,本组患者术后疼痛程度明显较轻,外形更为自然,手术效果令人满意,无并发症出现。认为在内镜辅助下,可以经腋窝入路完成双平面法硅凝胶假体植入隆乳术。此方法将乳腺后间隙假体隆乳术及胸大肌后间隙假体隆乳术的优点相结合,切口隐蔽。当患者要求采用隐蔽切口时,应用该技术是非常合适的选择。

(徐达圆)

述评 硅凝胶假体植入隆胸,尤其是解剖型假体植入时需在盲视下离断胸壁内侧部分胸大肌纤维,并充分分离乳房下皱襞组织,以形成比较充分的腔穴,防止术后"双球形"乳房畸形。在内镜辅助下,分离腔穴和离断肌肉更加准确,止血方便。将双平面技术与解剖型假体结合应用,使乳房下半球更佳饱满,突出了解剖型假体的特点,较之圆形乳房假体外形更为趋近自然,从而提高了解剖型乳房假体植入的手术效果。较常规胸大肌下隆乳,术后伤口疼痛明显减轻和乳房柔软度也得到改善。

(邢 新 李军辉)

头面部婴儿型血管瘤的分布规律、发病机制及早期手术治疗探讨[中华整形外科杂志,2009,25(5):321] 黄巍等通过研究头面部婴儿型血管瘤分布规律,检测糖转移蛋白-1(GLUT-1)表达,探究其发生机制,以期通过早期的手术治疗达到更好的治疗效果,预防严重并发症的发生。回顾总结57例60个婴儿型血管瘤的临床资料,男13例,女44例,手术时年龄2个月至8岁。瘤体1.0 cm×0.5 cm～7.0 cm×5.0 cm,均为局限性血管瘤。实验记录血管瘤的发生部位并统计各部位发生例数,对数据进行统计分析,找出面部血管瘤的分布规律。按照整形外科原则切除血管瘤,以免疫组化方法检测每个切除标本的GLUT-1表达。发现早期手术疗效令人满意,伤口均一期愈合,无复发。所有血管瘤标本GLUT-1表达均阳性。60个血管瘤分别发生于17个部位,不同部位发生血管瘤的概率存在显著差异,说明血管瘤的发生部位并非随机分布,而存在明显的聚集性。将面部划分为17个部位,分析所有病例头面部血管瘤的生长部位,得出如下规律:头面部婴儿型血管瘤的生长部位存在聚集性,其中上下唇、眶周、面部中线部位共发生血管瘤43个,占全部血管瘤的71.7%,而其表面积只占全面部的20%。研究不同部位血管瘤的发生数目并对照散点图,发现绝大多数血管瘤分布于胚胎时期面突的融合部位。认为头面部的婴儿型血管瘤,可能是由于胎盘组织中的异常血管前体细胞回流入胎儿体内,并迁移、种植于面突融合部位继而发展成血管瘤。早期手术对于此类型血管瘤是较好的选择之一。

(翟新宇 李军辉)

述评 婴幼儿血管瘤有其特殊性,一部分可自然消退,也有快速生长侵犯周围组织,导致明显的畸形。目前,在婴幼儿血管瘤的治疗方面还是有不少争议,主张早期手术有之,随访观察也有之。该文研究头面部婴儿型血管瘤分布规律,检测糖转移蛋白-1(GLUT-1)表达,发现早期手术效果较好,绝大多数血管瘤分布于胚胎时期面突的融合部位。认为此型血管瘤可能与胎盘组织中的异常血管前体细胞回流入胎儿体内,并迁移、种植于面突融合部位有关,早期手术对于此类型血管瘤是较好的选择之一。现存的文选大多是经验性的回顾和总结,婴幼儿血管瘤大样本的流行病学调查,不同治疗方法治疗效果的随机对照研究等方面均有待于深入,也只有这样才能形成一个此类血管瘤治疗的最佳方案。

(李军辉)

δ氨基酮戊酸光动力学治疗颜面部原发性皮肤癌

[中华医学美学美容杂志,2008,14(5):309] 夏育民等报道运用δ氨基酮戊酸光动力学疗法(ALA-PDT)治疗颜面部原发性皮肤癌。对14例鳞状细胞癌(SCC)、38例基底细胞癌(BCC)、5例Bowen病患者进行ALA-PDT治疗,依据肿瘤部位及形态大小,每位患者分别接受治疗4~8次。结果发现57例患者经治疗后,有10例(71.4%)SCC、34例(89.5%)BCC及5例(100%)Bowen病患者获得治愈,其余患者病情皆示显效。大部分患者经3~4次ALA-PDT治疗后,肿瘤病损明显消退;继续治疗后,肿瘤消退、外观平整,无畸形,且周围的非病变组织基本得到保留。在显效的8例中,6例对治疗效果感到满意,继续接受治疗,再次经3~6次治疗后,有3例获得治愈。另有2例显效患者,经8次ALA-PDT治疗后仍未治愈,自行放弃进一步治疗。随访6个月时,经病理检查证实,痊愈的患者中有1例SCC患者、4例BCC患者复发,复发率分别为20%和11.8%。在ALA-PDT治疗过程中,部分患者出现轻微至中度灼痛感(73.7%),皆可耐受。治疗后24h少数患者的病灶部位有渗液现象(22.8%)、瘙痒感(12.3%)等,这些反应未影响患者工作与日常生活。部分患者于全部治疗结束后出现轻微色素沉着(8.8%)。没有出现ALA过敏、渗血、流脓、瘢痕形成等情况。治疗过程中及结束后周围组织未见明显炎症反应。认为ALA-PDT适用于颜面部位的局限性、原发性皮肤癌的治疗,是一种疗效好、副作用少且对容貌损害较轻的新疗法。

(翟新宇 李军辉)

述评 原发性皮肤癌以颜面部、四肢等暴露部位好发,临床也很常见。该文介绍了δ氨基酮戊酸光动力学疗法(ALA-PDT)治疗颜面部原发性皮肤癌的临床经验,认为它适用于颜面部位的局限性、原发性皮肤癌的治疗,是疗效好、副作用少且对容貌损害较轻的新疗法。皮肤癌的治疗还是以手术治疗为最佳选择,对于非色素性皮肤癌,只要距离肿瘤一定边界的并完整、干净地切除肿瘤,可以达到临床治愈的目标。动力学疗法只是手术治疗的补充,或者辅助治疗,不可代替手术;此法可能比较适合于很早期的局限皮肤癌(尤其是恶性度比较低的基底细胞癌),或因肿瘤范围大、侵犯深部组织/重要器官难以完全切除干净,切除后修复非常复杂,高龄、心理等方面因素不能接受手术者。

(李军辉)

肿瘤基础

本年度共收集到论文399篇,纳入一年回顾124篇,占31.1%;收入文选22篇,占5.5%。

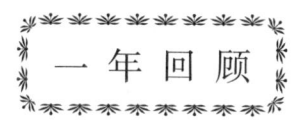

一、肿瘤流行病学

陈万青[1]根据全国肿瘤登记中心2003至2004年32个登记处的肿瘤登记资料,利用Poisson回归Gonmod模型计算地区和人口结构调整死亡发病比,以全国第三次死因回顾抽样调查的恶性肿瘤死亡率数据为基础,推算2004至2005年中国恶性肿瘤的发病数据。统计结果表明,2004至2005年全国每年恶性肿瘤新发病例数估计为2 596 112例。发病例数居前5位的恶性肿瘤依次为肺癌(483 040例)、胃癌(428 380例)、肝癌(370 236例)、食管癌(236 589例)以及结直肠和肛管癌(197 873例)。全国每年因恶性肿瘤死亡估计为1 798 147例。死亡例数居前5位的恶性肿瘤依次为肺癌(420 411例)、肝癌(339 308例)、胃癌(318 756例)、食管癌(190 233例)及结直肠和肛管癌(101 684例)。

二、肿瘤发生机制的研究

荚德水等[2]采用有限稀释单细胞克隆培养的方法,从已建立的人肺癌高转移细胞株SPC-A-1sci中分离出不同的单克隆细胞,通过体外损伤愈合、迁移与侵袭实验、体内皮下移植瘤自发性转移实验,比较分离出的不同细胞株之间以及与亲代高转移细胞株SPC-A-1sci之间运动、迁移、侵袭及转移能力的差异,成功建立了具有相同遗传背景、不同转移潜能的3株人肺癌细胞,为肺癌转移的进一步研究提供了理想模型。华天凤等[3]运用免疫组织化学法检测人肺腺癌及癌旁组织中瘦素及其受体(OB-Rb)蛋白的表达情况。由此了解瘦素对细胞增殖作用的影响和细胞信号转导通路(STAT3)蛋白的活化程度。认为瘦素可能通过激活JAK2-STAT3这一信号转导途径促进肺腺癌细胞的增殖。牛保华等[4]*利用蛋白质组学技术鉴定出的差异表达蛋白质谱,为建立食管癌高发区高危人群筛查和早期诊断的分子指标和生物预防提供了重要线索。鉴定得出膜联蛋白(annexin)A2翻译后调控可能是导致食管鳞癌细胞中annexin A2蛋白表达下调的主要原因。王馥丽等[5]采用改进的甲基化特异性PCR(PCR,MSP)和免疫组织化学SP法检测胃贲门腺癌组织及相应癌旁正常组织中Syk基因的DNA甲基化和蛋白表达情况。认为Syk基因启动子区甲基化导致的基因沉默可能是贲门腺癌发生的机制之一,可作为反映贲门腺癌生物学行为的检测指标。张林等[6]将S100A6基因插入载体pcDNA3.1构建PC-S100A6真核表达载体,以脂质体介导转染MKN45胃癌细胞建立稳定转染细胞系(MKN-S100A6)。结果发现,S100A6基因可能具有促进细胞生长增殖及分裂作用,同时可影响细胞周期,增加处于分裂期细胞的比例,可能具有促进细胞分裂作用,但对细胞凋亡的影响作用较小。S100A6基因可能加强胃癌细胞侵袭转移能力。王宽松等[7]应用transwell迁移浸润、人工基膜纤连蛋白(matrigel fibronectin)基质黏附、内皮细胞黏附、明胶酶谱及裸鼠成瘤等实验分别检测0 ng/ml或10 ng/ml TGFβ$_1$处理前后胃癌细胞株生物学行为的变化。结果发现,TGFβ$_1$促进胃癌浸润、转移,其机制可能与其促进细胞运动、黏附以及基质金属蛋白酶分泌有关。杨蕾等[8]*采用脂质体法,将重组质粒稳定转染中国仓鼠卵巢上皮细胞(CHO)。发现胃肠道间质瘤中的血小板源性生长因子受体α(PDGFRA)基因L839P点突变为功能获得性突变,对正常细胞有较强的恶性转化作用,并可激活kit蛋白,导致肿瘤发生。李长龙[9]在建立对长春新碱(VCR)产生耐药的结肠癌细胞株HCT-8/VCR并进行研究后发现,其耐药机制可能为 P-糖蛋白过量表达导致细胞外排活性增强,预期该细胞株可用于以 P-糖蛋白为靶点的多药耐药逆转剂的研究。许世峰等[10]通过精细杂合缺失作图的研究,在散发性结直肠癌 7 号染色体发现了 1 个跨越 D7S657、D7S646 位点的精细杂合缺失区,该区很可能存在 1 个或多个与结直肠癌相关的新的抑癌基因。陈徐艰等[11]以 34 例肝癌手术患者为对象,采用 DNA 直接测序和免疫组化方法分别检测血液中 CDH1 基因启动子-160 位点的 C/A SNP 和 CDH1 基因的蛋白产物——上皮钙黏素(E-cadherin),并比较分析 C/A SNP 与 E-cadherin 表达的关系。认为 CDH1 基因启动子-160 位点的 C/A SNP 在原发性肝细胞癌 E-cadherin 的表达中可能发挥重要作用,且 A 等位基因的出现与 E-cadherin 表达下调相关。高永生等[12]通过差异蛋白验证,发现淋巴结转移组和无转移组乳腺癌组织存在多种差异蛋白,Stathmin、Ezrin 蛋白可能参与了乳腺癌的浸润与转移过程。黄秀芳等[13]*应用 miRNA 芯片技术筛选乳腺癌及癌旁组织差异表达的 miRNA,筛选结果获得 16 个乳腺癌相关 miRNAs,相对于癌旁组织,在乳腺癌组织中 9 个 miRNAs 表达上调,7 个 miRNAs 表达下调。其中显著上调的有 miR-21、miR-365,显著下调的有 mi-497、miR-31。认为筛选得到的乳腺癌 miRNA 差异表达谱可能与乳腺癌的发生、发展有关。

三、肿瘤分子病理学

蔡飑等[14]为探索 DNA 甲基化异常是否可作为临床化疗敏感性预测手段提供依据,通过 MTT 法检测,发现 6 个基因甲基化状态可能与乳腺癌细胞株对 5-FU 化疗敏感性相关,为下一步进行临床评估和机制探讨提供了理论依据。李东等[15]*收集了 50 例膀胱移行细胞癌和 10 例正常膀胱黏膜组织。利用甲基化特异性 PCR 法检测后发现,脆性组氨酸三联基因(FHIT)启动子的甲基化是 FHIT 蛋白表达缺失的重要原因。FHIT 基因启动子甲基化及其蛋白的表达缺失可能在膀胱移行细胞癌的发生及进展过程中起着重要作用,并对该肿瘤的生物学行为产生较大影响。张志华等[16]通过对膀胱移行细胞癌的检测发现,甲基化诱导静止基因(TMS1/ASC)启动子区异常甲基化可能导致该基因转录表达失活,使其 mRNA 和蛋白表达减少,甚至缺失,这可能是膀胱癌发生、发展的原因之一。前列腺亮氨酸拉链(PrLZ)基因是新近发现的与前列腺癌高度相关的新基因,张栋等[17]*通过 Transwell 检测,研究 PrLZ 表达变化对 LNCaP 细胞体外迁移及侵袭能力的影响。认为 PrLZ 在前列腺癌的侵袭过程中可能起一定的作用。王伟群等[18]通过细胞株质粒转染的方法研究后发现,N-Myc 下游调节基因 3(NDRG3)可以提高前列腺癌细胞的致癌潜能和克隆形成能力。于如同等[19]构建了多药耐药基因(MDR1)的短发卡 RNA 表达质粒,并检测其对胶质瘤干细胞药物敏感性的作用。结果发现,MDR1 短发卡 RNA 可在转录后水平对多药耐药进行调节,下调 MDR1 基因表达,提高药物敏感性,诱导细胞凋亡。

四、肿瘤的分子生物学标记

(一)中枢神经系统肿瘤

赵军等[20]的研究提示,PTEN 基因缺失和突变是胶质瘤发生的晚期事件,与其蛋白阳性表达率呈负相关。PTEN 蛋白阳性表达随胶质瘤恶性程度的增加有不同程度的减少。周雪梅等[21]的研究发现,ATR、Chk1 和 Chk2 在人脑胶质瘤中表达上调,表明这些基因可能与人脑胶质瘤的发生有关。其中 Chk1 表达与肿瘤恶性程度有关,认为其可作为判别胶质瘤病理级别的辅助指标。徐姗等[22]的研究提示 $P21^{WAF1/CIP1}$、存活蛋白(survivin)的阳性表达可在一定程度上反映脑星形细胞瘤的恶性程度,联合检测两者可间接反映其生物学行为。

(二)内分泌系统肿瘤

徐美荣等[23]采用 RT-PCR 等技术研究后发现 Ras 相关区域家族 1A(RASSF1A)和甲状腺过氧化物酶(TPO)mRNA 在甲状腺乳头状癌组织中的表达普遍缺失,而半乳糖凝集素 3(galectin-3)mPNA 表达率较高。认为 RASSF1A、galectin-3 TPO mRNA 与甲状腺乳头状癌的发生和发展密切相关,可作为诊断和鉴别诊断甲状腺乳头状癌的标志物,且联合检测的结果可更靠。而吴延升等[24]用类似的方法研究后发现 CXCR4 阳性表达的甲状腺乳头状癌具有较高侵袭转移潜能,是预后不良的指标之一。认为 CXCR4 可作为抑制甲状腺乳头状癌侵袭转移的有效靶点。

(三)乳腺肿瘤

丛明华等[25]采用 RT-PCR 技术研究后发现内皮衍生基因-1(EG-1)在乳腺癌组织中异常高表达,且与淋巴结转移及 VEGF 蛋白相关,提示可能是乳腺癌潜在的预后标志物。路洪超等[26]用免疫组化方法研究发现乳腺癌抗雌激素药物耐药性基因 1/p130Crk 相关底物蛋白(BCAR1/p130Cas)的表达水平与乳腺癌的侵袭性显著相关,BCAR1/p130Cas 蛋白的表达水平增高与三苯氧胺治疗的耐药密切相关;BCAR1/p130Cas 蛋白的表达水平和腋淋巴结转移状况、肿瘤大小、病理类型、TNM 分期无关。这为监测乳腺癌的转移提供了一个有价值的指标,有助于乳腺癌复发转移的诊断及治疗。鲜于丽等[27]应用免疫组化研究发现Claudin-7可能是潜在的乳腺癌肿瘤抑制剂,与β联蛋白(β-catenin)表达呈显著负相关。β-catenin可能间接调控Claudin-7的表达。推测Claudin-7和β-catenin联合检测对乳腺癌的治疗和预后判断有指导作用。黄平等[28]对40例乳腺癌新辅助化疗病例研究后认为,ET(表阿霉素+紫杉醇静脉滴注)方案新辅助化疗有较好的疗效,可能通过抑制MCM5、Ki-67蛋白的表达来阻止乳腺癌细胞的增殖。MCM5蛋白高表达者化疗更为敏感,MCM5可作为临床指导乳腺癌化疗并预测化疗敏感性的分子生物学指标之一。

(四)呼吸系统肿瘤

杨琴等[29]采用RT-PCR和Western印迹法检测了48例肺癌患者手术切除的新鲜肺癌组织标本和20例同期手术切除的肺部良性病变周围正常组织中KAI 1 mRNA、KAI 1/CD82,并结合患者的临床病理资料对其结果进行统计分析。认为KAI 1基因的低表达可能与非小细胞肺癌的发生、发展和转移有关;其下调的机制可能主要发生在转录水平;KAI 1基因的表达可作为一项评估肺癌患者转移潜能的指标。黎联等[30]应用免疫组织化学(S-P)法检测磷酸化细胞外信号调节激酶(pERK)、磷酸化P38蛋白(pp38MAPK)及基质金属蛋白酶-26(MMP-26)在44例肺癌组织中的表达。Western印迹检测U0126阻断ERK信号通路后肺腺癌A549细胞MMP-26蛋白表达水平的变化。分析pERK和MMP-26表达与肺腺癌预后的关系。认为ERK信号通路可能通过上调MMP-26的表达促进肺腺癌的恶性进展,ERK信号通路可能是肺腺癌侵袭和转移的重要途径,pERK和MMP-26的表达可辅助用于肺腺癌的预后评估。时淑珍等[31]用免疫组化法检测鼠双微体2蛋白(mdm2)在53例肺癌组织和19例癌旁正常肺组织的表达情况,并结合肺癌的临床病理特征进行对比分析后认为,mdm2蛋白在肺癌中过表达与淋巴结转移、pTNM分期、分化程度有关。mdm2蛋白过表达可能在肺癌的发生、发展及预后中起重要作用。

(五)消化系统肿瘤

李志雄等[32]用免疫组化方法研究发现,Id-1(一种分化抑制因子)高表达或PTEN表达下调可能促进了食管鳞状细胞癌(ESCC)的发生、血管新生,并降低了ESCC患者的预后生存期。ESCC中Id-1、PTEN表达在血管生成方面呈拮抗关系,以Id-1作用为主,Id-1、PTEN可能是ESCC患者预后的独立影响因素。王静等[33]*探讨了CDC25双特异磷酸酯酶(CDC25A,CDC25B)及Smad3在食管鳞状细胞癌中的表达及其与食管癌临床病理特征之间的关系。发现CDC25A的异常表达可能参与了食管鳞状细胞癌的发生、发展及转移,其有望成为评价食管癌恶性程度和预后的指标,Smad3蛋白的下调可能与食管癌中CDC25A蛋白含量升高有关。而CDC25B可能只是在癌变早期发挥作用。袁琳等[34]应用免疫组化方法分别检测了食管鳞状细胞癌(鳞癌组,n=60)、上皮内瘤变(高级别组n=32,低级别组n=13)和正常食管黏膜(对照组,n=33)SEL1L和p63蛋白的表达。认为SEL1L和p63在食管鳞癌演进过程中呈递增性过表达,提示两者可能参与食管鳞癌的发生机制并具有一定的协同作用。受体酪氨酸激酶Eph基因家族在神经和脉管系统发育中发挥重要作用,也可能参与某些肿瘤的发生、进展和预后。王建东等[35]应用实时定量RT-PCR测定了61例胃癌组织标本(包括来源于同一患者的正常黏膜和癌组织)和5株胃癌细胞的EphB1 mRNA。结果提示,在胃癌进展过程中,EphB1可能发挥肿瘤抑制作用,并有可能成为胃癌预后的新标志物及基因治疗的新靶标。陆斌等[36]应用组织芯片技术和免疫组化法检测了200例胃癌组织及56例癌旁组织转化生长因子受体Ⅱ(TGF-βRⅡ)、Smad 4和Smad 7蛋白的表达。结果发现,胃癌组织中广泛存在TGF-βRⅡ、Smad 4的表达异常,胃癌中Smad 4蛋白阳性患者其预后优于阴性者。范伟[37]用免疫组织化学法检测165例大肠癌和20例癌旁组织中VHL基因和HIF-1α在大肠癌组织中的表达情况,并分析其与大肠癌中医证型、分化程度、临床分期、转移及预后的相关性。结果表明,VHL基因表达下调和缺氧诱导因子-1α(HIF-1α)蛋白表达上调在大肠癌的侵袭、转移中发挥重要作用。邹德龄等[38]在对92例大肠癌分析后发现,p73在大肠癌中的阳性表达率与结肠癌的Dukes分期及癌细胞的分化程度、淋巴结转移、肝转移有关,而与肿瘤的大小、年龄、性别、组织分型、肿瘤部位、病理分型无关。结果提示,p73的高表达参与大肠癌的形成、发展、侵袭和转移,p73有可能成为大肠癌预后的肿瘤标志物。王德盛等[39]*应用实时荧光定量RT-PCR与Western印迹同步检测64例肝细胞癌及对应癌旁组织中RhoA mRNA及蛋白的表达情况,分析RhoA基因的表达与肝细胞癌临床病理参数的关系。结果表明,RhoA在肝癌组织中呈高表达,其表达量与肿瘤侵袭能力、门静脉癌栓以及肿瘤分期相关。认为RhoA基因可能成为一种新的肿瘤标志物,用于判断肿瘤良恶性、转移能力和预后。颜延启等[40]采用免疫组织化学SABC法检测48例肝细胞癌(HCC)和26例癌旁组织中结缔组织生长因子(CTGF)、血管内皮生长因子(VEGF)的表达,并分析两者间的相关性。结果表明,CTGF和VEGF参与了肝癌组织的发生发展,联合检验CTGF、VEGF可以作为肝癌的诊断及判断预后的指标。秦静等[41]应用组织芯片技术等对肝细胞癌的研究表明，hAph2β(human abL-philin2β)和c-abl在SMMC-7721细胞中相互作用，在原发性肝细胞癌及相关组织中共表达。张宗利等[42]*应用免疫组织化学技术检测50例胆囊癌组织、20例胆囊息肉、20例胆囊炎组织中Survivin和p27kip1表达。结论表明，这些标记的表达异常可能在胆囊癌的发生、发展中起重要的作用，两者在胆囊癌的发生、发展中可能有相互作用；存活蛋白在胆囊癌中的高表达提示其可能与肿瘤的发生有关；p27kip1有可能成为判断胆囊癌预后的有效指标之一。卫文俊等[43]利用寡核苷酸基因芯片技术和实时定量PCR技术检测20例胰腺癌组织和6例正常胰腺组织中TUSC3(tumor suppressor candidate 3)基因的表达。发现TUSC3基因在胰腺癌组织中表达水平明显下调，其可能机制与该基因启动子区过甲基化有关，提示TUSC3基因在胰腺癌发生发展中的生物学效应值得进一步研究。王曦等[44]以相应癌旁正常组织为对照，应用半定量RT-PCR方法检测31例胰腺导管腺癌组织中SMURF1 mRNA表达水平；应用Western印迹法检测相应标本中SMURF1蛋白水平的异常情况。结论提示，胰腺导管腺癌中Smad特异性E3泛素蛋白连接酶1(SMURF1) mRNA和蛋白表达水平升高，这可能是胰腺癌发生发展的另一新的分子机制。黄东胜等[45]*通过对胰腺癌和癌旁组织的研究表明，胰腺癌组织中环氧合酶-2、低氧诱导因子-1α和血管内皮生长因子呈过量表达，提示环氧合酶-2可能与胰腺肿瘤血管生成有关，而选择性环氧合酶-2抑制剂尼美舒利可抑制这3种蛋白的表达水平，这可能为其抗肿瘤新生血管形成的机制之一。

（六）泌尿系统肿瘤

杨荣权等[46]研究认为，微型染色体维持蛋白5(MCM 5)是膀胱移行细胞癌的一种可靠标志物，MCM 5的表达可以预示膀胱移行细胞癌的恶性程度高低和复发倾向，并有助于临床判断患者的预后以及选择合适的治疗方法。卜宏民等[47]的研究认为，膀胱癌组织中存活蛋白(survivin)、凋亡抑制蛋白(livin)和血管内皮生长因子(VEGF)明显表达，随着病程的进展，survivin、livin和VEGF活性逐渐增高，以Ⅳ期最明显，survivin、livin和VEGF参与了膀胱癌临床病情进展。黄力等[48]研究认为，脆性组氨酸三联体(FHIT)基因与前列腺癌的发生发展有关，FHIT蛋白异常表达可能是前列腺癌的发病机制之一。王新君等[49]研究认为，激活转录因子3(ATF3)在前列腺癌组织中的表达较正常前列腺组织和前列腺增生组织高，ATF3的表达与临床分期、病理分级、是否伴有转移有关。认为ATF3可能与前列腺癌的发生、发展、侵袭和转移有关，可以作为预测前列腺癌的恶性程度和预后的指标。

（七）骨肿瘤

张保龙等[50]采用RT-PCR方法检测后发现转录因子3(STAT3)基因持续激活高表达在骨肉瘤的发生、发展中可能起重要作用，此将为骨肉瘤的基因治疗提供新的思路。曾弘等[51]用免疫组化方法研究后发现MMP-9、TMP-3表达的不平衡可能会加速肿瘤血管形成并影响骨巨细胞瘤的复发。何忠惠等[52]*运用组织芯片技术发现VEGF是骨肉瘤血管生成过程中最重要的正向调节因子，并可能通过调节CXCR4的表达，促进肿瘤细胞向特异性靶器官迁移；CXCR4和VEGF表达可作为骨肉瘤预测血行转移的指标。CXCR4和VEGF蛋白表达阳性组总生存期明显低于表达阴性组，提示这两种蛋白不仅可作为判断患者肺转移的指标，同时也可作为判断预后的良好指标。

五、肿瘤的临床病理学分析

田洋等[53]通过回顾性分析认为，Barrett食管(BE)多发于男性、年长患者，是独立于反流性食管炎及胃食管反流症状的疾病。BE镜下以短段、岛状型多见。肠上皮化生少见，但此种类型的异型增长率高，是癌变的危险因素，需提高其检出率。沈历宗等[54]*通过回顾性分析认为，直径≤2 cm胃癌的淋巴结转移与肿瘤组织学类型、浸润深度及脉管内癌栓等因素有关。临床上应参考上述临床病理因素判断淋巴结转移风险，确定肿瘤直径≤2 cm胃癌手术方案。吴道宏等[55]的回顾性分析结果表明，多原发早期胃癌病灶多距离较近，易通过手术被切除，术后要警惕非胃异时癌，胃镜易漏诊距离较远的平坦型小胃癌。姜海毅等[56]在临床比较研究后发现，老年胃癌患者在临床及病理学方面并未显示出比青年患者更差的结果。老年人胃癌预后的改善仍依赖于早期诊治水平的提高。吴永友等[57]的回顾性研究发现，胃癌累及食管伴纵隔淋巴结转移预后非常差，但只要条件允许，对该类患者进行保证切缘的切除加包括下纵隔在内的适当淋巴结清扫，可能使部分患者，特别是没有肝脏转移及浆膜浸润、不合并除纵隔以外远处淋巴结转移的患者受益。程云生等[58]的回顾性分析发现，胃肠道间质瘤(GIST)早期诊断率低，手术是其主要的治疗方法。GIST具有独特的免疫组化表型，确诊有赖于病理形态学检查与免疫组化分析，肿瘤浸润黏膜肌层或浆膜层是肿瘤危险的重要指标。车旭等[59]进行的前瞻性研究发现，Tru-Cut穿刺活检联合细针针吸活检的方法提高了胰腺癌术中诊断的准确率，是一种安全、有效的诊断方法。姚君良等[60]*通过组织学与免疫组化进行临床分析后认为，原发性小肠淋巴瘤(PSIL)的主要症状为腹部疼痛或不适、消化道出血和腹部包块等,病变部位以回肠多见,临床分期、组织学类型和是否伴有穿孔有助于对本病预后的判断,其治疗以手术切除为主,术后联合化疗有助于提高生存率。罗华荣等[61]通过临床病理分析表明,肠道原发性淋巴瘤以中老年男性多见,最常累及的部位是大肠(结、直肠),临床表现以腹痛、腹胀多见;最常见的组织学类型是弥漫性大 B 细胞淋巴瘤,非特殊类型。肠道原发性 T 细胞淋巴瘤的预后比 B 细胞淋巴瘤差。夏小丽等[62]回顾性分析发现直肠类癌常位于黏膜下,体积小,临床易误诊为息肉。认为类癌的确诊依赖于常规病理与免疫组化技术,早期结肠镜检查并及时送检有利于提高类癌的确诊率。俞文隆等[63]*对多项临床病理学参数进行分析后发现,淋巴结转移和胆管浸润深度是影响肝门部胆管癌患者手术预后的独立危险因素。以术中冷冻切片评估淋巴结转移和肿瘤对胆管壁及其周围组织的侵犯程度,可作为手术切除范围的组织学依据。裴炜等[64]通过回顾性研究认为,乳腺肌上皮瘤的上皮、肌上皮成分均可发生恶变,同时恶变者罕见。治疗应采取扩大手术切除,辅以放、化疗。乳腺恶性腺肌上皮瘤可局部复发和远处转移,出现局部复发患者应行根治术,转移以血行转移多于淋巴结转移,出现复发及转移者预后差。李越等[65]回顾性分析结果表明,大多数乳腺 Paget's 病伴有导管内癌或浸润性导管癌,有乳腺肿块的患者合并浸润性导管癌的可能性更大,预后更差,且浸润性癌多伴有 ER、PR 阴性、HER-2 阳性,预示预后较差,因而治疗应更为积极。张庆莉等[66]回顾性比较分析后认为,年轻女性乳腺癌较老年女性乳腺癌侵袭性强,恶性度高。临床应加强对年轻女性乳腺癌的认识和早期诊断。史本涛等[67]通过病例调查后发现,Xpll.2 易位/TFE3 基因融合相关性肾癌是一种罕见的肾癌亚型,多发生于儿童及青少年,缺乏特异性的临床表现和影像学特征,病理检查可见典型间质内沙砾体结构等特征。时淑舫等[68]回顾性分析认为,膀胱神经内分泌癌是一类比较少见的高度恶性肿瘤,有其独特的病理特征,临床以血尿为主要症状,早期即可发生转移,确诊依靠病理诊断及免疫组化,手术切除及联合化疗是较有效的治疗手段。侯川等[69]回顾分析了有关临床资料后发现,前列腺癌穿刺活检标本中查见前列腺导管内癌(IDCP)比例低,在穿刺活检标本中发现 IDCP,提示疾病进展快,预后差,需引起病理和临床医师的高度重视。曹智等[70]分析了 73 例弥漫性大 B 细胞性淋巴瘤(DLBCL)后认为,DLBCL 中 BcL-6、Mum-1 阳性患者预后好;而 CD138 的表达可能提示预后不良。王辉等[71]回顾性总结了 5 例中枢神经细胞瘤(CNC)。认为 CNC 主要发生在脑室前部或近室间孔附近,其影像学表现有一定的特征性,显微手术切除肿瘤可有效减少致残率和病死率,术后放疗可减少本病复发。郑丹枫等[72]的临床病理分析结果表明,发生在椎管内的节细胞神经瘤较罕见。由于发生部位为椎管内甚至伴行神经根长出椎间孔,因此在形态学上要与发生在椎间孔区的与神经根粘连的神经鞘瘤或神经纤维瘤相鉴别。手术切除的完全与否对预后影响大。马冰清等[73]通过对照分析发现,患者淋巴结内细胞微核形成与肺、大肠癌分化与转移密切相关,为癌症患者的术前恶性程度判断和高危人群筛查提供了一个有用的生物学标志物。

六、肿瘤的生物学标志物检测

刘永萍等[74]*运用 RT-PCR 等方法研究发现,外周血人端粒酶逆转录酶(hTERT)mRNA 可作为检测胃癌患者微转移的分子标志,定期监测有助于评估化疗疗效和预测预后,淋巴结转移和远处转移与 hTERT mRNA 表达密切相关。王红岩等[75]以 46 例胃癌术后标本为研究对象,通过采用改良淋巴结显示液提高了胃癌区域淋巴结平均检出数,免疫组化法有助于检测淋巴结微转移,两者联合应用能够提高胃癌区域淋巴结转移检出率,使术后病理分期更为准确。王鹏等[76]对多种肿瘤相关抗原(TAA)抗体的联合检测在结直肠癌(CRC)早期诊断中的价值进行了评价。认为联合检测多种 TAA 抗体在 CRC 的早期诊断中具有一定的应用价值,从而为建立 CRC 早期体外非侵入性诊断技术的研究奠定了基础。吴方等[77]通过比较正常对照者与癌症患者的外周血,发现实时 RT-PCR 联合检测肠癌外周血中多个肿瘤标志物基因的表达,是一种较为理想的监测肿瘤复发、判断预后的方法。王家祥等[78]*应用表面增强激光解析电离飞行时间质谱(SELDI-TOF-MS)技术以及应用生物信息学方法筛选差异蛋白峰,发现鉴定出的载脂蛋白 C-Ⅰ、载脂蛋白 C-Ⅲ、α-珠蛋白和 β-珠蛋白在甲状腺乳头状癌的诊断中具有一定的价值和广泛的应用前景,值得进一步研究和探讨。邱志远等[79]采用多肿瘤标志物蛋白芯片诊断系统研究后得出,血清 CA125、CA153、CEA、FER 是乳腺癌辅助诊断的理想指标,其联合检测有利于提高乳腺癌的诊断率,CA199、NSE、CA242、HCG、AFP、f-PSA、PSA、HGH 这些指标对乳腺癌诊断价值较低。

七、肿瘤的分子病理学诊断研究

王家祥等[80]应用表面增强激光解析电离飞行时间质谱(SELDI-TOF-MS)技术检测肾母细胞瘤患儿手术前后及正常小儿的血清蛋白质组,筛选差异蛋白质峰。结果发现,检测血清中载脂蛋白 CⅢ 和触珠蛋白含量可能成为肾母细胞瘤的血清学诊断、恶性度分级和预后监测指标,值得进一步研究与应用。祁小龙等[81]通过应用SELDI-TOF-MS蛋白质芯片技术筛选前列腺癌患者不同于前列腺增生患者和正常健康男性的血清标志蛋白。结果提示SELDI-TOF-MS蛋白质芯片技术可以筛选出前列腺癌标志蛋白并建立前列腺癌诊断模型,可能成为前列腺癌诊断的有效方法。宋红伟等[82]通过评估血清标志物糖类抗原125(CA125)、糖类抗原15-3(CA15-3)、糖类抗原242(CA242)联合检测对恶性肿瘤诊断的价值。发现能明显提高肿瘤的检出率。认为CA15-3的检测对于肿瘤的筛查并不能明显提高肿瘤的检出率,价值有限,但对胆囊癌、乳腺癌、肺癌的诊断具有重要意义。3种肿瘤标志物联合检测可为临床判定患者病情状态提供帮助。王文秀等[83]分别用免疫磁珠技术、常规脱落细胞学方法检测30例癌症患者和非癌症患者的胸腹水。得出免疫磁珠技术是一种准确、快速、灵敏度高的检测癌症患者胸腹水的方法。如在常规脱落细胞病理学检测阴性结果后应用此方法,将大大提高临床合并有胸腹水的癌症患者的诊断率。单勇等[84]采用Taq Man实时荧光定量PCR方法检测140例胃癌患者、110例胃癌癌前病变患者以及125例健康人群的外周血标本p53基因Arg72Pro的多态性,并比较其不同的基因型与胃癌风险的关系。发现p53 Arg72Pro多态性与甘肃河西地区汉族人群胃癌遗传易感性相关,值得进一步进行功能学探讨及大样本人群验证。彭佳远等[85]通过二维凝胶电泳图和质谱分析,鉴定出在由1,2-二甲肼诱导发生的大鼠结直肠癌肝转移的各个发病阶段的黏膜或肿瘤组织间,存在差异表达蛋白,认为这些蛋白可能成为结直肠癌早期诊断的候选生物标志物。蛋白质组学技术是一种可用于初步筛选生物标志物的有效方法。

八、肿瘤的分子生物学评估

汤东等[86]通过甲基化特异性PCR分析得出结论,粪便中分泌型卷曲相关蛋白2(SFRP2)基因超甲基化是大肠癌的一种新的分子标志,对于非侵袭性检测大肠癌具有高度的潜力。张斌等[87]在瘤组织中提取基因组DNA,然后进行VHL基因测序分析得出,散发性嗜铬细胞瘤患者中存在可能致病的VHL基因突变,建议对散发性嗜铬细胞瘤患者进行VHL基因检测分析。VHL基因检测有望作为临床遗传性嗜铬细胞瘤基因诊断的指标之一。陈艳等[88]采用巢式RT-PCR检测50例早期乳腺癌患者术后辅助治疗前外周血人乳腺珠蛋白(hMAM)mRNA阳性细胞。认为hMAM mRNA是检测乳腺癌循环肿瘤细胞较为理想的分子标记物。早期乳腺癌患者术后辅助治疗前hMAM mRNA阳性循环肿瘤细胞检测,可能是预测复发转移和预后不良的辅助指标。袁鹏等[89]*应用甲基化特异PCR方法,对140例原发性乳腺癌患者术前穿刺样本进行BRCA1和APC基因启动子甲基化状态检测。发现在原发性乳腺癌患者中,BRCA1基因非甲基化者更容易获得病理完全缓解,检测BRCA1基因甲基化状态对评判原发性乳腺癌新辅助化疗疗效可能具有一定的指导意义。郭天君等[90]通过回顾性调查后得出结论,前列腺偶发癌(IDPC)患者的预后与DNA倍体类型、增殖期细胞比例有明确关系,而与年龄无关。DNA倍体类型、增殖期细胞比例是评估IDPC预后一个较好的客观指标。

九、肿瘤治疗的分子生物学基础

(一) 神经系统肿瘤

周虎等[91]采用不同浓度组塞来昔布处理SH-SY-5Y细胞,发现塞来昔布抑制SH-SY-5Y细胞的生长并阻滞细胞生长在G_1期,其机制与通过抑制细胞周期蛋白(cyclin)D1的表达及增加细胞周期蛋白抑制因子p21,p16表达可能有关。认为塞来昔布可望成为神经母细胞瘤治疗的新药物。王忠良等[92]探讨膜-细胞骨架联接蛋白Ezrin对骨肉瘤细胞株UMR106成瘤及转移能力的影响,并针对大鼠Villin2基因(Ezrin编码基因)设计2个发夹式RNA(shRNA)。结果提示Ezrin蛋白是骨肉瘤肺转移中的一个关键因子,干扰Ezrin蛋白表达能抑制其肺转移的发生,可以作为预防肺转移的靶点。李光辉等[93]构建了STAT3基因shRNA的慢病毒表达载体,发现慢病毒载体对人原代胶质瘤干细胞有着很高的感染效率,介导的RNAi可显著抑制靶基因的表达与活化,是对人胶质瘤干细胞基因功能研究的理想工具。人胶质瘤干细胞STAT3基因受抑后细胞生长显著变慢,出现G_1期阻滞。张艳荣等[94]利用体外化学合成针对人EphB4基因的小干扰RNA,并转染恶性胶质瘤U251细胞系,发现siRNA-EphB4能够明显靶向并抑制U251细胞中EphB4基因的表达,而EphB4基因表达下调可使U251细胞增殖受到影响,细胞周期出现凋亡峰。提示抑制EphB4基因表达有可能成为胶质瘤治疗的新方法。

(二) 乳腺肿瘤

李文涛等[95]*通过克隆人类脆性组氨酸三联体基因(FHIT)并构建其真核表达载体pcDNA3.1(+)/FHIT,将人FHIT基因转染人乳腺细胞MCF-7中稳定表达,发现FHIT基因表达载体可有效抑制乳腺癌细胞MCF-7的增殖。厉红元等[96]通过质粒沉默基因的方法发现,shRNA-CXCR4作用于CXCR4基因后能明显抑制人乳腺癌细胞诱导管腔形成能力。顾斐等[97]通过 RNA 干扰表达载体及质粒转染的方法,发现针对人 VEGF-C 基因的 siRNA 表达载体抑制 VEGF-C 表达的同时下调 COX-2 和 BcL-2 的表达,促进乳腺癌细胞 MDA-MB-435 的凋亡。黄前川等[98]运用 RNA 干扰方法发现,AP-2αsiRNA 可以下调乳腺癌细胞 MDA-MB-453 中 HER2 mRNA 及其蛋白的表达水平,抑制 MDA-MB-453 细胞的生长,提示 AP-2α 基因在乳腺癌细胞的发生、发展中具有重要作用,AP-2α 可能是 HER2 过量表达乳腺癌的治疗靶点。俞鸣等[99]用不同浓度三羟异黄酮处理 MCF-7 细胞后,发现三羟异黄酮可诱导乳腺癌细胞凋亡。认为其机制可能为触发了线粒体途径凋亡,同时抑制了 Bcl-2、Bcl-xL 表达,增加了细胞中 Bax 蛋白的表达,从而达到诱导细胞凋亡的作用。殷文瑾等[100]用 CCK-8 试剂盒测定并绘制华蟾素作用后MDA-MB-231细胞的生长曲线。发现华蟾素通过调控 cyclin A1、cyclin D1、cyclin E1 和 p21 的表达而抑制乳腺癌细胞的增殖和侵袭,并影响其细胞周期的分布。

(三) 呼吸系统肿瘤

卢旭东等[101]* 采用免疫荧光标记等方法检测肺癌细胞表面 CD40 的表达情况,认为 CD40 信号是通过 mTNF-α/TNFR Ⅰ 途径抑制 CD40 表达阳性肺癌细胞株的体外增殖。

(四) 消化系统肿瘤

轩小燕等[102]认为利用转染试剂 KeyGenI 介导将反义 NF-κB p65 寡核苷酸片段体外转染入人食管鳞癌 EC9706 细胞株,特异性阻断 NF-κB p65 的转录,可以抑制肿瘤细胞增殖,促进肿瘤细胞凋亡,参与细胞周期调控。NF-κB p65 有望成为肿瘤基因治疗的靶点。王涛等[103]* 对食管鳞癌细胞系研究后发现,siRNA 沉默 CXCR4 基因可以降低 EC9706 细胞 CXCR 的表达和侵袭能力,为进一步探讨 CXCR4 基因在食管鳞癌侵袭中的作用提供了实验基础,也为食管鳞癌的基因治疗提供了有效的靶点。曹红丹等[104]采用分子克隆技术,利用减毒沙门菌可将外源基因 VP3 和 TRAIL 基因导入胃癌细胞并进行表达,表明 TRAIL 和 VP3 对胃癌细胞的生长起协同抑制作用并能促进胃癌细胞的凋亡。郑斌等[105]观察了血管内皮细胞生长因子反义寡核苷酸(VEGF-ASODN)转染胃癌细胞后,发现人工合成硫代磷酸化的 VEGF-ASODN 转染胃癌细胞 SGC-7901,能显著抑制细胞 VEGF 的表达,促进细胞凋亡,抑制细胞增殖。张靖等[106]* 利用同源重组技术构建重组腺病毒载体方法,发现靶向性 Akt1 和 COX-2 的 shRNA 腺病毒载体可以特异性抑制 Akt1 和 COX-2 的表达,可能成为胃癌靶向性 Akt1 和 COX-2 基因治疗的新策略。王桂华等[107]通过腺病毒载体构建等方法,发现过表达 PI3K-p55γ-N 末端 24 个氨基酸可有效阻滞结肠癌细胞周期进程,抑制细胞 DNA 合成,并可有效抑制结肠癌裸鼠移植瘤模型的肿瘤生长。刘靳波等[108]通过特异性抑制剂环杷明对血清饥饿的人肝癌 Hep3B 细胞的影响研究,发现环杷明对 Hep3B 细胞增殖以及 AFP mRNA 和蛋白的分泌有明显抑制作用,同时促进线粒体膜电位的降低,提示环杷明具有抑制肿瘤细胞生长和促进早期凋亡发生的作用。徐波等[109]* 通过病毒载体重组的方法,发现含 PEG 启动子的重组腺相关病毒表达系统 rAAV-PEG-MDA-7 具有良好的肿瘤靶向性和肝向性,MDA-7 在裸鼠肝脏中高效表达,可抑制肝癌生长,其抗肿瘤机制可能为通过诱导肿瘤细胞凋亡及抑制肿瘤血管生成的协同作用。黄强等[110]观察抑制性神经递质 γ-氨基丁酸(GABA)对人胆管癌细胞株生物学行为的影响后发现,GABA 抑制胆管癌细胞 QBC939 的生长并减弱其侵袭转移能力,其机制可能与其抑制端粒酶活性和基质蛋白酶 MMP-2 和 MMP-9 的分泌和活性有关。简捷等[111]通过细胞学实验发现,人参皂苷 Rg3 可下调胰腺癌细胞 PANC-1 中 Pim-3 以及磷酸化 Bad 蛋白的表达,从而抑制 PANC-1 细胞增殖,诱导细胞凋亡。周伟等[112]探讨了腺病毒介导 p53 基因(Ad-p53)对人胰腺癌细胞株 PANC-1 的生长抑制作用。发现 Ad-p53 能有效感染胰腺癌细胞,导致胰腺癌细胞凋亡。

(五) 泌尿系统肿瘤

吴宁等[113]发现经碱性成纤维细胞生长因子(bFGF)反义寡核苷酸作用后,肾癌细胞 bFGF 的表达受到了抑制,同时促进了肾癌细胞的凋亡。认为应用 bFGF 反义寡核苷酸治疗肾癌可能是一种较有希望的肿瘤治疗新方法。荀春华等[114]通过肝细胞黏附分子(hepaCAM)基因转染后,发现 hepaCAM 可能通过下调 MMP-2 和 MMP-9 的表达以及抑制明胶酶的活性,进而抑制肾癌细胞 786-0 的侵袭力。艾星等[115]的实验证实沉默 Notch1 基因能够抑制膀胱癌细胞的增殖和分化,认为 Notch1 在膀胱癌中可能具有癌基因的作用。艾星等[116]* 将靶向 Notch1 的 siRNA 真核表达载体转染膀胱癌细胞株后,发现 Notch1 在膀胱癌细胞株中可能起致癌作用,沉默 Notch1 基因能够抑制膀胱癌细胞的增殖。陈歧辉等[117]利用基因转染和 RNA 干扰技术,发现 HIWI 基因沉默对 T24 细胞具有增殖抑制作用,HIWI 基因可以作为抑制膀胱癌细胞增殖的分子靶点;HIWI 基因沉默对膀胱癌具有潜在的治疗价值。张永等[118]观察了单纯疱疹病毒胸苷激酶(HSV-TK)/丙氧鸟苷(GCV)系统联合全反式维甲酸(ATRA)对人雄激素非依赖性前列腺癌 PC3 细胞旁观者效应的影响,认为 ATRA 可能通过增强基于 Cx43 的旁观者效应,从而提高 Ad-TK/GCV 系统对前列腺癌的杀伤效应。于垂恭等[119]采用 RT-PCR 等方法检测不同前列腺癌细胞株(PC3、LNCaP、DU145)的 N-MYC 下游调节基因 2(NDRG2)表达水平后认为,NDRG2 基因可能参与了前列腺癌的发病,腺病毒介导的人 NDRG2 基因可明显抑制 PC3 细胞的增殖。骆晓梅等[120]构建了靶向 survivin 的 microRNA 表达载体后发现,survivin 靶向 microRNA 和 siRNA 均能抑制靶基因的表达,诱导前列腺癌细胞凋亡,与 siRNA 相比,microRNA 作用效果更强。方晓亮等[121]根据 RNA 干扰原理认为,RNAi 可以有效地抑制人前列腺癌 PC3 细胞红细胞生成素诱导肝细胞(Eph)B4 的表达,找到了具有较高抑制效率的 siRNA,为进一步探究 Eph B4 的生物学功能、体内实验和临床抗肿瘤药物研究打下基础。李天庆等[122]构建了重组真核表达载体 PcDNA3-VP3,并采用基因转染法进行研究,发现联合 10^{-8} mol/L 以上浓度的多西紫杉醇能明显增加 VP3 基因诱导人前列腺癌 PC-3 细胞株凋亡。

(六) 其他

齐荣等[123]构建了能在肿瘤细胞内特异性表达肿瘤坏死因子相关凋亡诱导配体(TRAIL)基因的靶向腺相关病毒。认为 hTERT 的存在增强了腺相关病毒所携带 TRAIL 基因表达的肿瘤靶向性和对正常细胞的安全性;由它调控的杀伤基因可介导肿瘤细胞特异性的细胞毒效应。钱晓萍等[124]采用 MTT 法发现,汉防己甲素在体外能有效抑制血管生成,其机制可能与抑制人脐静脉血管内皮细胞(HUVEC)增生、迁移和小管形成,诱导 HUVEC 凋亡,并抑制 HUVEC DNA 的合成有关。认为汉防己甲素在体内对裸鼠 LoVo 移植瘤具有抗血管生成作用。

(郑唯强 郑建明)

参 考 文 献

1 陈万青.中华肿瘤杂志,2009,31(9):664
2 荚德水,等.肿瘤,2009,29(4):305
3 华天凤,等.肿瘤,2009,29(5):459
4* 牛保华,等.肿瘤,2009,29(7):611
5 王馥丽,等.肿瘤,2009,29(2):152
6 张 林,等.肿瘤防治研究,2009,36(4):285
7 王宽松,等.中国普通外科杂志,2008,17(10):988
8* 杨 蕾,等.中华肿瘤杂志,2009,31(7):500
9 李长龙,等.肿瘤,2009,29(1):31
10 许世峰,等.中国普外基础与临床杂志,2008,15(9):637
11 陈徐艰,等.中华肝胆外科杂志,2009,15(2):110
12 高永生,等.山东大学学报(医学版),2009,47(7):61
13* 黄秀芳,等.中山大学学报(医学科学版),2009,30(1):69
14 蔡 飚,等.肿瘤,2009,29(1):20
15* 李 东,等.临床泌尿外科杂志,2009,24(8):620
16 张志华,等.实用癌症杂志,2009,24(4):341
17* 张 栋,等.癌症,2009,28(5):483
18 王伟群,等.吉林大学学报(医学版),2008,34(6):960
19 于如同,等.中华神经外科疾病研究杂志,2008,7(6):494
20 赵 军,等.第四军医大学学报,2009,30(9):843
21 周雪梅,等.中华神经医学杂志,2009,8(7):653
22 徐 姗,等.广东医学,2009,30(6):910
23 徐美荣,等.中华肿瘤杂志,2009,31(5):356
24 吴延升,等.中国肿瘤临床,2009,36(9):503
25 丛明华,等.中华普通外科杂志,2009,24(2):156
26 路洪超,等.中国肿瘤临床,2009,36(1):29
27 鲜于丽,等.肿瘤,2009,29(9):864
28 黄 平,等.中国肿瘤临床,2009,36(9):507
29 杨 琴,等.肿瘤防治研究,2009,36(6):490
30 黎 联,等.第三军医大学学报,2009,31(2):136
31 时淑珍,等.中国肿瘤临床与康复,2008,15(6):490
32 李志雄,等.中国肿瘤临床,2008,35(22):1281
33* 王 静,等.中国肿瘤临床,2009,36(15):883
34 袁 琳,等.上海交通大学学报(医学版),2008,28(11):1452
35 王建东,等.中国癌症杂志,2009,19(4):241
36 陆 斌,等.癌症,2009,28(5):538
37 范 伟.中国肛肠病杂志,2009,29(6):14
38 邹德龄,等.实用医学杂志,2009,25(14):2273
39* 王德盛,等.中华普通外科杂志,2008,23(12):918
40 颜延启,等.临床外科杂志,2009,17(6):394
41 秦 静,等.肿瘤,2009,29(5):453
42* 张宗利,等.中华肝胆外科杂志,2008,14(9):630
43 卫文俊,等.肝胆外科杂志,2008,16(6):463
44 王 曦,等.中国医科大学学报,2009,38(7):530
45* 黄东胜,等.中华肝胆外科杂志,2009,15(4):266
46 杨荣权,等.临床泌尿外科杂志,2009,24(8):600
47 卜宏民,等.中国医科大学学报,2009,38(3):227
48 黄 力,等.实用癌症杂志,2009,24(5):466
49 王新君,等.临床泌尿外科杂志,2008,23(11):834
50 张保龙,等.临床外科杂志,2009,17(4):255
51 曾 弘,等.中山大学学报(医学科学版),2009,30(1):74
52* 何忠惠,等.中国癌症杂志,2009,19(1):21
53 田 洋,等.胃肠病学和肝病学杂志,2009,18(8):728
54* 沈历宗,等.南京医科大学学报(自然科学版),2009,29(7):1004
55 吴道宏,等.中国肿瘤临床与康复,2009,16(1):19
56 姜海毅,等.腹部外科,2008,21(6):352
57 吴永友,等.苏州大学学报(医学版),2008,28(3):491
58 程云生,等.实用医学杂志,2008,24(19):3346
59 车 旭,等.中华肿瘤杂志,2009,31(6):478
60* 姚君良,等.上海交通大学学报(医学版),2009,29(5):574
61 罗华荣,等.实用肿瘤杂志,2009,24(4):353
62 夏小丽,等.中国肛肠病杂志,2009,29(2):21

63*	俞文隆,等.	中华外科杂志,2009,47(15):1162
64	裴 炜,等.	中国肿瘤临床,2008,35(19):1097
65	李 越,等.	中国肿瘤临床,2009,36(17):980
66	张庆莉,等.	中国现代普通外科进展,2009,12(3):244
67	史本涛,等.	中华泌尿外科杂志,2009,30(9):585
68	时淑舫,等.	中国肿瘤临床,2009,36(14):798
69	侯 川,等.	四川大学学报(医学版),2009,40(5):952
70	曹 智,等.	肿瘤防治研究,2008,35(11):796
71	王 辉,等.	中国神经精神疾病杂志,2008,34(11):687
72	郑丹枫,等.	中国肿瘤临床,2009,36(14):790
73	马冰清,等.	江苏医药,2009,35(1):70
74*	刘永萍,等.	肿瘤防治研究,2009,36(4):302
75	王红岩,等.	中国肿瘤临床,2009,36(16):909
76	王 鹏,等.	肿瘤,2009,29(8):761
77	吴 方,等.	中国癌症杂志,2009,19(5):353
78*	王家祥,等.	中华肿瘤杂志,2009,31(4):265
79	邱志远,等.	实用癌症杂志,2009,24(5):486
80	王家祥,等.	中华医学杂志,2009,89(18):1259
81	祁小龙,等.	浙江医学,2009,31(4):438
82	宋红伟,等.	实用癌症杂志,2009,24(5):483
83	王文秀,等.	中国癌症杂志,2008,18(9):685
84	单 勇,等.	中国普外基础与临床杂志,2009,16(1):12
85	彭佳远,等.	肿瘤,2008,28(12):1023
86	汤 东,等.	中国现代普通外科进展,2009,12(5):378
87	张 斌,等.	中华肿瘤杂志,2009,31(5):361
88	陈 艳,等.	肿瘤防治研究,2009,36(7):578
89*	袁 鹏,等.	中华肿瘤杂志,2009,31(4):282
90	郭天君,等.	中国男科学杂志,2009,23(1):28
91	周 虎,等.	中华小儿外科杂志,2009,30(3):147
92	王忠良,等.	第三军医大学学报,2009,31(2):156
93	李光辉,等.	中华神经外科研究杂志,2008,7(6):498
94	张艳荣,等.	肿瘤,2008,28(12):1042
95*	李文涛,等.	中华实验外科杂志,2009,26(6):729
96	厉红元,等.	南方医科大学学报,2009,29(5):954
97	顾 斐,等.	复旦学报(医学版),2009,36(2):168
98	黄前川,等.	实用癌症杂志,2009,24(4):345
99	俞 鸣,等.	中国肿瘤临床,2009,36(17):1006
100	殷文瑾,等.	肿瘤,2009,29(7):641
101*	卢旭东,等.	癌症,2009,28(1):27
102	轩小燕,等.	郑州大学学报(医学版),2009,44(3):472
103*	王 涛,等.	第四军医大学学报,2009,30(18):1749
104	曹红丹,等.	肿瘤,2009,29(1):11
105	郑 斌,等.	中国普通外科杂志,2008,17(10):983
106*	张 靖,等.	中华实验外科杂志,2009,26(7):880
107	王桂华,等.	癌症,2008,27(10):1034
108	刘靳波,等.	肿瘤,2009,29(2):113
109*	徐 波,等.	中华普通外科杂志,2008,23(12):928
110	黄 强,等.	中华普通外科杂志,2008,23(12):960
111	简 捷,等.	癌症,2009,28(5):461
112	周 伟,等.	临床外科杂志,2009,17(6):381
113	吴 宁,等.	肿瘤,2009,29(1):42
114	荀春华,等.	肿瘤,2008,28(12):1029
115	艾 星,等.	临床泌尿外科杂志,2009,24(5):389
116*	艾 星,等.	中华泌尿外科杂志,2009,30(5):328
117	陈歧辉,等.	吉林大学学报(医学版),2009,35(1):9
118	张 永,等.	中华实验外科杂志,2008,25(11):1487
119	于垂恭,等.	中华实验外科杂志,2009,26(10):1275
120	骆晓梅,等.	第四军医大学学报,2009,30(4):331
121	方晓亮,等.	中国男科学杂志,2009,23(6):6
122	李天庆,等.	中国男科学杂志,2009,23(9):25
123	齐 荣,等.	癌症,2008,27(10):1026
124	钱晓萍,等.	癌症,2008,27(10):1050

文 选

食管鳞癌恶性表型相关蛋白的蛋白质组学研究

[肿瘤,2009,29(7):611] 牛保华等利用蛋白质组学技术探讨与人食管鳞状细胞癌(ESCC)恶性表型转化相关的差异表达的蛋白质谱。采用二维双向电泳(2-DE)和基质辅助激光解析电离飞行时间质谱(MALDI-TOF-MS)法鉴定人食管上皮永生化细胞株 NECA-E6E7-hTERT 和 ESCC 细胞株 EC1、EC18、EC109 差异表达的蛋白质分子,采用 Western 印迹法和免疫细胞化学法验证膜联蛋白(annexin) A2 在人食管上皮永生化细胞和 ESCC 细胞中的差异表达,实时荧光定量 PCR(RFQ-PCR)分析 annexin A2 mRNA 的表达水平。结果鉴定出5倍以上差异表达的蛋白质分子15个,其中3个蛋白质在 ESCC 细胞中表达下调,12个蛋白质表达上调;其中 annexin A2 蛋白在食管鳞癌细胞中的表达显著下降,与二维电泳图谱分析结果一致;采用免疫细胞化学检测发现,从正常食管上皮经历各级癌前病变发展至鳞癌的过程中,annexin A2 蛋白表达逐渐降低,并且与鳞癌的低分化密切相关;RFQ-PCR 结果显示,食管上皮永生化细胞中 annexin A2 mRNA 的表达较低,而鳞癌细胞中表达较高。研究发现的其他14个蛋白质分子分别与能量代谢、细胞内信号转导、RNA 翻译、前 mRNA 处理和细胞防御反应等生物学过程相关;氧化还原修复酶-1 (PRX1)在食管鳞癌细胞中高表达而二硫化物歧化酶 ER-60 前体表达降低。另外,环孢霉素 A(CypA)在食管鳞癌细胞中表达显著增高,异质核蛋白 L(hnRNPL)在食管鳞癌细胞中也高表达。结论提示,该研究鉴定出的差异表达蛋白质谱为建立食管癌高发区高危人群筛查和早期诊断的分子指标和生物预防提供了重要线索。annexin A2 翻译后调控可能是导致 ESCC 中 annexin A2

蛋白表达下调的主要原因。

（郑建明）

述评 该研究通过比较分析食管上皮永生化细胞和 ESCC 细胞蛋白质组中的差异蛋白质分子,鉴定食管癌相关的蛋白质分子,有助于阐明食管癌癌变的分子机制,为食管癌早期诊断和早期治疗提供有效的候选分子指标和分子靶点。鉴定出的鳞癌细胞中表达显著下降的 annexin A2 蛋白,提示 annexin A2 蛋白表达下调可能与食管癌的发生发展相关;其他 14 个蛋白质分子分别与能量代谢、细胞内信号转导、RNA 翻译、前 mRNA 处理和细胞防御反应等生物学过程紊乱有关。研究结论为建立食管癌高危人群筛查和早期诊断分子指标供了重要线索,深入研究这些差异表达的蛋白质分子有助于阐明食管癌变的分子机制。

（郑唯强）

胃肠道间质瘤相关 PDGFRA 基因突变体功能的研究［中华肿瘤杂志,2009,31(7):500］ 杨蕾等为探讨胃肠道间质瘤中一个新的 PDGFRA 基因突变位点 L839P 在肿瘤发生发展中的恶性转化作用。采用脂质体法,将重组质粒稳定转染中国仓鼠卵巢上皮细胞(CHO)。应用 Western 印迹法,检测 PDGFRA 蛋白的表达情况。应用细胞计数法,描绘细胞生长曲线;应用流式细胞仪检测细胞周期及细胞凋亡,并观察稳转突变型重组质粒 CHO 细胞在裸鼠体内的成瘤性。将 PDGFRA 突变型与 Kit 野生型重组质粒共同瞬时转染 CHO 细胞,用 Western 印迹法检测 Kit 蛋白的表达及其磷酸化状态。结果在阴性对照组、实验组及阳性对照组细胞中均有 PDGFRA 蛋白的表达。实验组和阳性对照组较阴性对照组和空白对照组细胞生长速度加快;空白对照组、阴性对照组、实验组和阳性对照组处于增殖期的细胞比例分别为 28.4%、24.5%、43.8%和40.9%,凋亡率分别为 1.8%、1.9%、1.5%、1.6%。接种阳性对照组及实验组稳转细胞的裸鼠,3 周后均见肿瘤生长。从细胞的生长曲线看,稳定转染突变型质粒的实验组和阳性对照组细胞第 3 天出现快速增长,生长速度明显快于空白对照和阴性对照组。PDGFRA 突变型质粒与 kit 野生型质粒共转染 CHO 细胞后,磷酸化 kit 蛋白表达明显增强。采用脂质体法,将重组质粒稳定转染中国仓鼠卵巢上皮细胞(CHO)。结果显示,在磷酸化 kit 蛋白的表达方面,PDGFRA 突变型重组质粒与 kit 野生型重组质粒共转染的 CHO 细胞明显高于两种野生型质粒共转染的细胞。PDGFRA 基因 L839P 点突变为功能获得性突变,对正常细胞有较强的恶性转化作用,并可激活 kit 蛋白,导致肿瘤发生。

（郑建明）

述评 该研究转染了 PDGFRA 野生型及突变型的细胞均有 PDGFRA 蛋白表达,从而证实各重组质粒已在 CHO 细胞稳定转染并表达;转染突变型重组质粒的细胞 PDGFRA 蛋白的表达较之野生型有所增加,提示 PDGFRA 基因突变与其蛋白表达水平直接相关。也证实了本型 PDGFRA 基因突变为功能获得性突变。含有突变体重组质粒的 CHO 细胞诱导裸鼠肿瘤生成也获得成功,说明本型 PDGFRA 基因突变对细胞有较强的恶性转化作用,提示 PDGFRA 基因突变是导致 GIST 发生的关键机制之一。PDGFRA 基因突变体 L839P 经体外实验证明是功能获得性突变,它同 D842V 突变体一样,可促进细胞增殖并抑制凋亡,并对细胞有较强的恶性转化作用,从而导致肿瘤发生。

（郑唯强）

乳腺癌差异表达的 MicroRNA 的筛选研究［中山大学学报(医学科学版),2009,30(1):69］ 黄秀芳等应用 miRNA 芯片技术筛选乳腺癌及癌旁组织差异表达的 miRNA,探讨其与乳腺癌发生的关系,为阐明乳腺癌发生的分子机制提供新的理论依据。结果将校正后的 miRNA 芯片数据导入进行 SAM(significance analysis of microarrays)分析并与相应癌旁组织比较,共筛选出 16 个乳腺癌相关 miRNA,其中 9 个 miRNA 表达上调,分别为 miR-21、miR-365、miR-181b、let-7f、miR-155、miR-29b、miR-181d、miR-98 和 miR-29c;7 个 miRNA 表达下调,分别为 miR-497、miR-31、miR-355、miR-320、rno-miR-140、miR-127 和 miR-30a-3p。通过实时定量 RT-PCR 与 miRNA 芯片结果进行比较发现,相对于 U6,miR-145、miR-125b、miR-137 和 miR-497 的表达在芯片和实时定量RT-PCR均下调;miR-21 的表达在芯片和实时定量 RT-PCR 均上调。其中显著上调的有 miR-21、miR-365,显著下调的有 miR-497、miR-31。另对乳腺癌表达上调大于 2.5 倍的 miR-21,miR-365 进行靶基因的预测。通过靶点预测软件 PicTar,TargetScan 和 miRanda 这些可能与肿瘤相关的靶基因,挑选出至少出现在 2 个软件中的基因作为其可能的靶基因,其中 miR-21 共筛选出 8 个基因,miR-365 共筛选出 3 个基因。由于在已确认的人类 miRNA 中,50%以上定位于基因组的脆性位点,而这些脆性位点常与肿瘤的发生有关。结果表明,miR-21 的靶基因包括癌基因 RAB6A、RAB6C,抑癌基因 TPM1、TGFβ,凋亡相关基因 BCL2、DDCD4、NTF3,肿瘤转移相关基因 TIMP3 等;miR-365 的靶基因为 RAS 相关基因 RAB22A、RASD1 和 RAB1B。这些结果提示,这些 miRNA 作用靶点广泛,涉及癌基因、抑癌基因、信号转导基因、细胞周期调控相关基因等。此外,mir-21 与 p53 肿瘤抑制蛋白有着密切的联系,该报道与靶基因预测结果相符,说明miRNA靶基因预测为进一步研究miRNA在乳腺癌发生中的作用机制可以提供重要线索,由此筛选得到乳腺癌miRNA差异表达谱,可能与乳腺癌的发生、发展有关。

(郑建明)

述评 miRNA是一类长19~23 nt的单链非编码RNA,广泛存在于植物和动物中。它可调控基因的表达,在细胞的生长、分化及死亡的过程中具有重要作用。miRNA表达异常与人类肿瘤关系密切,在肿瘤发生过程中起到癌基因或抑癌基因的作用。miRNA芯片技术是一种快速有效的分析miRNA表达谱的方法。该研究应用miRNA芯片技术对乳腺癌miRNA差异表达谱进行研究,发现9个上调和7个下调的miRNA,结果表明该芯片技术可靠。靶点预测显示miR-21和miR-365的靶点非常广泛,涉及癌基因、抑癌基因、信号转导基因、细胞周期调控相关基因等,为进一步研究它们在乳腺癌发生发展过程中的功能奠定了基础。

(郑唯强)

膀胱移行细胞癌中FHIT基因启动子甲基化及其表达的研究[临床泌尿外科杂志,2009,24(8):620] 脆性组氨酸三联基因(FHIT)是1996年发现的一种新的候选抑癌基因(TSG),已在多种肿瘤中发现有该基因的异常。为了检测膀胱移行细胞癌中FHIT启动子甲基化状态及其蛋白表达水平,并探讨它们与该肿瘤临床及病理特征的关系。李东等收集了50例膀胱移行细胞癌组织和10例正常膀胱黏膜。通过免疫组化和甲基化特异性PCR(MSP)方法分别检测膀胱癌FHIT蛋白的表达和FHIT基因启动子甲基化状态。结果在膀胱癌组织中的FHIT蛋白表达阳性率明显要高于正常组织,在不同病理分级间其阳性率也存在差异,而在膀胱癌不同临床分期间、初发与复发患者间及不同性别间其差异无统计学意义。而膀胱癌组织及正常膀胱组织中FHIT基因启动子甲基化率也有明显差异。在10例FHIT启动子甲基化阳性的标本中,只有1例检测到蛋白表达阳性,其余9例蛋白表达降低或缺失。在40例启动子甲基化阴性的样本中,检测到21例蛋白表达阳性。在甲基化阳性和甲基化阴性的膀胱癌组织中,FHIT蛋白表达降低或缺失的发生率也不同,前者要高于后者,且有统计学意义。而在所有的膀胱癌病例中都有非甲基化的扩增,分析原因可能有:肿瘤的间质和残留的正常组织内的细胞都是正常细胞;肿瘤组织的异质性,部分肿瘤细胞的FHIT基因未发生甲基化;部分甲基化只发生在单个等位基因上。结果提示,FHIT基因启动子的甲基化是FHIT蛋白表达缺失的重要原因,FHIT基因启动子甲基化及其蛋白的表达缺失可能是膀胱癌发生发展中的频发事件,FHIT基因的异常甲基化可能是导致FHIT蛋白表达降低并进而引起癌变的重要机制,并对该肿瘤的生物学行为产生较大影响。

(郑建明)

述评 基因启动子区CpG岛的过度甲基化被认为是TSG失活的一种重要机制,可导致其蛋白表达缺失,促进肿瘤的发生。该研究中FHIT基因在膀胱癌组织中的甲基化频率显著高于正常组织,而且FHIT基因在低分化膀胱癌中甲基化频率高于高分化膀胱癌,在浸润性膀胱癌中的甲基化频率高于浅表性膀胱癌,提示FHIT基因的异常甲基化可能参与膀胱癌的早期发展。研究也表明,FHIT基因甲基化率在高级别膀胱癌及浸润性膀胱癌中均分别高于低级别的浅表性膀胱癌,提示FHIT基因甲基化可能是膀胱癌发生中的早期事件。但该研究结果也不排除因样本量不足及研究人群的差异所致。

(郑唯强)

过表达PrLZ对前列腺癌LNCaP细胞体外侵袭潜能的影响[癌症,2009,28(5):483] 张林等探讨了过表达PrLZ对前列腺癌LNCaP细胞的体外侵袭潜能的影响及可能的机制。作者应用lipofectamine 2000将PrLZ重组表达质粒转染至LNCap细胞,经G418筛选获得稳定高表达PrLZ的LNCap/PrLZ细胞。Transwell检测PrLZ表达变化对LNCap细胞体外迁移及侵袭能力的影响。Western印迹法及明胶酶谱检测基质金属蛋白酶-2(MMP-2)的表达水平及活性的变化。结果在构建了稳定转染pEGFP-C1/PrLZ的LNCaP细胞株之后,将重组pEGFP-C1/PrLZ质粒及空载体pEGFP-C1转染至LNCaP细胞中,G418筛选约4周后可见抗性克隆产生。通过RT-PCR检测,证实3株LNCap/PrLZ细胞PrLZ的表达水平较母系的LNCaP及空载体对照均增强。LNCaP/PrLZ细胞有高的PrLZ蛋白表达,而LNCaP及LNCaP/pEGFP-C1细胞只有很弱的PrLZ蛋白表达,从蛋白水平证实已建立了稳定高表达PrLZ的LNCaP细胞株。过表达PrLZ可提高LNCaP细胞的体外侵袭能力而非迁移能力。采用迁移实验发现,LNCap与LNCap/PrLZ细胞穿膜细胞数两者相比差异无统计学意义,侵袭实验中LNCap与LNCap/PrLZ细胞穿膜细胞数两者相比差异有统计学意义。但LNCaP/PrLZ细胞侵袭至下室的细胞数较LNCaP与LNCap/pEGFP-C1细胞明显增多,两组细胞间差异有统计学意义,证明过表达PrLZ可提高LNCaP/PrLZ细胞的体外侵袭能力而非迁移能力。Western印迹法证实在LNCaP/PrLZ细胞中有较高的 MMP-2 蛋白的表达,而在 LNCaP 及 LNCaP/Pegfp-C1 细胞中则只有很弱的 MMP-2 蛋白表达,提示 PrLZ 可通过上调 MMP-2 的表达水平而增强 LNCaP 细胞的体外侵袭能力。明胶酶谱法也显示 PrLZ 可通过上调 MMP-2 的表达水平,而增强 LNCaP 细胞的体外侵袭能力。表明 PrLZ 在前列腺癌的侵袭过程中可能起一定作用。

(郑建明)

述评 LNCaP 细胞是雄激素依赖的前列腺癌细胞,该模型可以很好地模拟临床上 Pca 由雄激素依赖以及由局限性肿瘤到远处转移肿瘤这一生物学转变过程,故被广泛应用,以期从分子水平探讨前列腺癌恶性进展的机制。PrLZ 是应用 cDNA 文库差异筛选的方法筛选并克隆出的新基因。该基因定位于人染色体 8q21.1,组织芯片结果表明 PrLZ 具有前列腺组织相对特异性。免疫组化结果证实,PrLZ 在前列腺组织的表达水平与肿瘤恶性程度呈正相关,提示 PrLZ 高表达与前列腺癌恶性进展有关。本研究发现过表达 PrLZ 可以增强前列腺癌细胞 LNCaP 的体外侵袭潜能,揭示了 PrLZ 在前列腺癌侵袭转移中的作用,为晚期 Pca 提供了新的治疗靶点。

(郑唯强)

CDC25 双特异磷酸酯酶及 Smad 3 在食管鳞状细胞癌的表达及其意义[中国肿瘤临床,2009,36(15):883] 王静等为探讨 CDC25 双特异磷酸酯酶(CDC25A,CDC25B)及 Smad3 在食管鳞状细胞癌的表达及其与食管癌临床病理特征之间的关系。采用免疫组织化学方法检测了 52 例食管鳞状细胞癌手术切除的癌组织及癌旁组织(24 例正常食管黏膜上皮,25 例非典型增生组织)中 CDC25A 和 CDC25B 蛋白表达;采用流式细胞术(FCM)对上述标本中 CDC25A、CDC25B 和 Smad3 蛋白进行定量检测。并采用 SPSS 11.5 软件进行统计分析。免疫组化和流式细胞检测结果均发现,CDC25A 和 CDC25B 在癌组织中的阳性表达率均高于不典型增生组织和正常黏膜;非典型增生组织与手术切缘正常组织之间差异无显著性。在癌组织中,中分化和低分化、侵袭至纤维膜组 CDC25A、CDC25B 蛋白的表达明显高于高分化、未侵袭至纤维膜组;淋巴结转移组 CDC25A 蛋白的表达显著高于无淋巴结转移组,CDC25B 蛋白表达与淋巴结转移无关。癌组织中 Smad3 蛋白阳性表达率明显低于非典型增生组织和正常组织;非典型增生组织与正常组织之间差异无显著性;而 Smad3 蛋白与 CDC25A 蛋白的表达呈负相关。表明 CDC25A 有可能是 TGF-β/Smad3 信号转导通路的靶蛋白表达异常,CDC25A 有可能成为食管癌早期诊断和判断预后新的分子标志物。CDC25B 的阳性表达率在正常黏膜、癌旁黏膜及癌组织中也逐渐增高,其阳性表达与分化程度、浸润深度相关,但与淋巴结转移无关,提示 CDC25B 可能只在食管癌的早期发挥作用,但并不参与食管癌的转移。作者认为,CDC25A 的异常表达可能参与了食管鳞状细胞癌的发生、发展及转移,其有望成为评价食管癌恶性程度和预后的指标,Smad3 蛋白的下调可能与食管癌中 CDC25A 蛋白含量升高有关。而 CDC25B 可能只是在癌变早期发挥作用。

(郑建明)

述评 该研究结果显示,CDC25A 在食管鳞癌组织中的阳性表达率明显高于癌旁黏膜及正常黏膜。此外,CDC25A 的表达与细胞分化程度、浸润深度及淋巴结转移相关,提示 CDC25A 可能参与调节食管癌的恶性表型,并促进了食管癌的浸润和转移。以前曾有研究显示,TGF-β/Smad3 信号转导通路可促进靶蛋白的泛素化,进而促进靶蛋白的降解,而 Smad3 则是这一过程的限速因子。最新的研究表明,多种肿瘤细胞系高表达 CDC25A,同时伴有 TGF-β/Smad3 信号转导蛋白表达异常。该研究结果显示,CDC25 与 Smad3 表达呈显著负相关,提示人食管鳞癌中 CDC25 的表达调控可能与 TGF-β/Smad3 信号通路有关,而 Smad3 则可能是这一调控通路的关键因子。

(郑唯强)

肝细胞肝癌中 RhoA 基因表达及其与肿瘤临床病理特征的关系[中华普通外科杂志,2008,23(12):918] 王德盛等为研究 RhoA 基因在肝细胞癌中的表达及其与肝细胞癌临床病理特征的关系,应用实时荧光定量 RT-PCR 和 Western 印迹法分别检测肝细胞癌和癌旁组织中 RhoA mRNA 及其蛋白的表达水平。结果显示,肿瘤组织中 RhoA mRNA 的表达量明显高于癌旁组织,且 RhoA mRNA 在肝细胞癌中的表达水平与肿瘤病理分期密切相关,在门静脉受侵犯、有微卫星灶和 pTNM 分期较晚的患者中明显升高。肿瘤组织中 RhoA 蛋白的水平明显高于癌旁组织,RohA 蛋白在门静脉受侵犯、有微卫星灶和 pTNM 分期较晚(Ⅲ和Ⅳ期)的患者中明显升高,表明 RhoA 蛋白与肿瘤的侵袭和转移能力密切关系。在 64 例肝细胞癌中有 47 例 RhoA 表达阳性,癌旁组织中 38 例阳性,肿瘤组织 RhoA 蛋白阳性率高于周围肝组织和良性肝病肝组织,RhoA 蛋白沿细胞膜内侧线性分布,并在胞质呈棕色颗粒分布,肿瘤组织表达从局部或灶性至弥漫均有,以弥漫性为主,癌旁组织阳性表达以弥漫性为主。可见其 RhoA 表达量与肿瘤侵袭能力、门静脉癌栓以及肿瘤分期相关。作者认为,RhoA 基因可能成为一种新的肿瘤标志物,用于判断肝脏的良、恶性和肿瘤转移能力及预后评估。

(郑建明)

述评 该实验应用 RT-PCR 等技术检测肝癌组织和癌旁组织中 RhoA mRNA 相对表达水平和蛋白表达。由于受到病程、个体状态、治疗干预等方面因素的影响,要准确判断肿瘤组织的侵袭性是比较困难的,目前也没有公认的标准。根据肿瘤的病理特点进行分类简单易行,而且具有较高的准确性。因此,该研究按照肿瘤大小、数目、有无门静脉癌栓、有无卫星灶和肿瘤的 pTNM 分期等条件将所有肿瘤分为高、低侵袭两组进行实验。结果表明,RhoA 在肝癌组织中高表达,其表达量与肿瘤侵袭能力、门静脉癌栓以及肿瘤分期相关,高侵袭肝癌组织表达高于低侵袭性肝癌组织,该结论具有一定的临床研究价值。

(郑唯强)

Survivin 和 p27^{kip1} 在胆囊癌中的表达及相关性研究[中华肝胆外科杂志,2008,14(9):630] 张宗利等为检测胆囊癌中 survivin 和 p27 的表达,研究它们与胆囊癌临床病理特征的关系,并探讨两者的相关性。采用了免疫组织化学技术检测 50 例胆囊癌组织、20 例胆囊息肉、20 例胆囊炎组织中 survivin 和 p27^{kip1} 表达。结果在胆囊息肉、胆囊炎中 p27 阳性表达率分别为 100% 和 90%,在胆囊癌中,其阳性表达率为 44%,在分化差的胆囊癌中 p27 蛋白表达率明显低于分化较好的胆囊癌,有淋巴结转移组 p27 蛋白表达率明显低于无淋巴结转移组。随着肿瘤分期的进展,其表达阳性率也逐渐下降,表明 p27 的表达改变与肿瘤的早期发生、发展、转移及侵袭性都有关,而且 p27 表达水平下调与淋巴结转移有关,与临床分期呈负相关。表明 p27 下调是胆囊癌发生的后期事件,可能推进肿瘤演进和转移。因此,检测 p27 在胆囊癌中表达有助于反映胆囊癌生物学特性,有望作为判断患者手术预后的一个新的有价值的生物学指标,为胆囊癌基因治疗提供实验依据。通过免疫组织化学方法检测到的 20 例胆囊息肉及 20 例胆囊炎蜡块标本,无一例 survivin 阳性表达,而在胆囊癌组织中高表达,且 survivin 表达与胆囊癌病人性别、年龄、病理分级、Nevin 分期、淋巴结转移无关。由此推测 survivin 阳性表达发生在胆囊癌早期阶段。检测血清中抗 survivin 抗体及胆汁脱落细胞的 survivin 表达,将有助于胆囊癌的早期诊断。由于 survivin 具有细胞周期依赖性表达的特性,而 p27 能使细胞产生 G_1 期阻滞,导致 survivin 表达下降,这可能是 p27 下调 survivin 表达的主要原因。此外,鉴于 suvivin 在胆囊癌中高表达而在胆囊炎及胆囊息肉组织中不表达,推测可能与细胞永生化和癌变有关,可作为基因治疗靶点进行研究,显示出了 survivin 作为靶点良好的应用前景。

(郑建明)

述评 Survivin 是凋亡抑制蛋白家族中的新成员,在调节细胞凋亡方面有重要作用,可直接抑制凋亡效应分子 Caspase-3 和 Caspase-7,使 CDK4/CDK2 激酶活性增强,促进细胞的增殖。p27^{kip1} 在胆囊癌中表达降低,其蛋白表达与肿瘤分化程度、淋巴转移及分期等密切相关,表明 p27^{kip1} 不但可以反映肿瘤的恶性度,而且可作为判断胆囊癌预后的独立指标。survivin 是迄今为止发现的最强的凋亡抑制因子,它的抗凋亡作用能对抗多种刺激所诱导的凋亡。以 survivin 和 p27^{kip1} 为靶点的基因治疗技术可以抑制细胞增殖,促进细胞凋亡及分化成熟,降低细胞凋亡的阈值,可作为目的基因用于肿瘤的治疗,从而为胆囊癌的治疗提供一条新的思路。

(郑唯强)

COX-2 调节 HIF-1α 和 VEGF 在人胰腺癌中的表达[中华肝胆外科杂志,2009,15(4):266] 黄东胜等检测环氧合酶-2、低氧诱导因子-1α 和血管内皮生长因子在胰腺癌组织中的表达情况,并进一步研究选择性环氧合酶-2 抑制剂尼美舒利对胰腺癌 Bx-PC-3 细胞株中这 3 种蛋白表达的影响,探讨环氧合酶-2 在胰腺恶性肿瘤血管生成过程中的作用及意义。作者检测了 12 例胰腺癌及相应癌旁组织中环氧合酶-2、低氧诱导因子-1α 和血管内皮生长因子蛋白的表达情况,应用不同浓度(分别为 DMSO 组,50 μmol/L,100 μmol/L 组和 200 μmol/L 组)尼美舒利作用于 Bx-PC-3 细胞 24 h 后,提取细胞蛋白行 Western 印迹法,观察 3 种蛋白表达水平的变化。结果表明,COX-2 及其主要催化产物 PGE$_2$ 可通过促进 VEGF 的表达,从而诱导肿瘤血管的生成,且这种促进作用可以被选择性 COX-2 抑制剂明显降低。证实了在体内和体外条件下,低氧浓度均可使胰腺癌中 HIF-1α 激活,并结合到 VEGF 启动子上,使 VEGF 表达增加,因此认为 HIF-1α 是胰腺癌中缺氧和生成 VEGF 两个环节之间的纽带。该实验通过 Western 印迹法检测了 12 例胰腺导管腺癌及相应癌旁组织中 COX-2、HIF-1α 和 VEGF 的蛋白表达情况,发现这些胰腺癌组织标本中均存在这 3 种因子的高表达,而癌旁癌组织中相对低表达甚至未表达。实验进一步应用选择性 COX-2 抑制剂尼美舒利不同浓度作用于胰腺癌 Bx-PC-3 细胞,Western 印迹法检测 3 种因子蛋白水平的变化情况。结果发现,尼美舒利呈剂量依赖性地抑制 3 种因子的蛋白表达。提示环氧合酶-2 可能与胰腺肿瘤血管生成有关,而选择性环氧合酶-2 抑制剂尼美舒利可抑制这 3 种蛋白的表达水平,有可能成为其抗肿瘤新生血管形成的机制之一。

(郑建明)

述评 肿瘤新生血管形成和血管缺氧的适应是肿瘤生长、浸润、转移的重要病理过程。血管内皮生长因子（VEGF）是肿瘤血管生成的一个重要调节因子。研究发现，实体肿瘤组织中存在缺氧环境，可引起缺氧诱导因子-1α（HIF-1α）的表达增加，从而上调 VEGF 的表达。环氧合酶-2（COX-2）在多种肿瘤组织中存在高表达，并与肿瘤的发生、发展密切相关，有研究证明应用选择性 COX-2 抑制剂可以明显降低结肠癌和胃癌的侵袭性。这为 COX-2 抑制剂应用于抗胰腺癌新生血管形成提供了一定的理论支持，同时这一肿瘤发生发展的机制运用可为今后以 COX-2 基因为靶点治疗恶性肿瘤提供重要的理论依据。

（郑唯强）

骨肉瘤血行转移与 CXCR4、VEGF 相关性研究［中国癌症杂志，2009，19（1）：21］ 何忠惠等为了探讨趋化因子受体 CXCR4 和 VEGF 在骨肉瘤组织中的表达及其与血行转移的相关性，应用组织芯片技术检测 56 例骨肉瘤组织中 CXCR4 和 VEGF 表达，分析 CXCR4 与 VEGF 之间的相关性及两者与碱性磷酸酶（ALP）、肿瘤分期等临床特征的相关性，并随访其术后 2 年内远处血行转移的情况。结果显示，CXCR4 阳性表达率为 69.6%，VEGF 阳性表达率为 64.3%。该结果与有关文献报道接近。统计学分析表明，CXCR4 与 VEGF 表达相关，相关系数 $r=5.678$。该实验还研究了 CXCR4 和 VEGF 蛋白表达与骨肉瘤患者肺转移的关系，显示 VEGF 阳性者 2 年转移率为 66.7%，CXCR4 阳性者 2 年转移率为 66.7%，分别高于两者阴性表达者（35.0% 和 29.4%），提示 CXCR4 和 VEGF 的表达增高与骨肉瘤血行转移有关。在单因素分析中，年龄、性别、ALP 水平与 CXCR4、VEGF 表达均不相关；而肿瘤分期与两指标相关，提示该因素影响骨肉瘤的发生、发展。但该研究未发现其与 CXCR4 及 VEGF 表达的相关性。56 例患者 2 年生存率为 60.8%，3 年生存率为 50.0%，较国外报道略低，可能与他们的病例分期较晚及随访时间不足有关，需延长随访时间再做比较。而 CXCR4 和 VEGF 蛋白表达阳性组总生存期明显低于表达阴性组，提示这两种蛋白不仅可作为判断患者肺转移的指标，同时也可作为判断预后的良好指标。作者认为，VEGF 是骨肉瘤血管生成过程中最重要的正向调节因子，并可能通过调节 CXCR4 的表达，促进肿瘤细胞向特异性靶器官迁移；CXCR4 和 VEGF 表达可作为骨肉瘤预测血行转移的指标。

（郑建明）

述评 血行转移是骨肉瘤的主要转移途径，肺部是骨肉瘤转移的主要靶器官。CXCR4 和 VEGF 蛋白表达阳性组总生存期明显低于表达阴性组，提示这两种蛋白不仅可作为判断患者肺转移的指标，同时也可作为判断预后的良好指标。鉴于骨肉瘤血行转移的机制，在骨肉瘤患者中，术后可结合 VEGF 表达情况，筛选出具有血行转移潜质的患者，给予个体化治疗，如使用血管生成抑制剂。在提高治愈率的基础上，减少不必要的药物和（或）放射性损伤。而 CXCL12/CXCR4 作为一种与肿瘤侵袭、转移密切相关的因子，可视为一种新的肿瘤标志物和肿瘤治疗新靶点，在肿瘤侵袭转移的判断和治疗方面有着重要的临床意义。

（郑唯强）

直径≤2 cm 胃癌的淋巴结转移与临床病理特征的关系［南京医科大学学报（自然科学版），2009，29（7）：1004］ 沈历宗等为探讨肿瘤直径≤2 cm 胃癌的淋巴结转移状况及其临床病理特征，为制定合理治疗方案提供依据。对手术证实的 453 例肿瘤直径（最大径）≤2 cm 胃癌的临床病理资料进行回顾性分析，对患者年龄、性别、肿瘤组织学类型、形态学类型、大小、部位、浸润深度、脉管内癌栓等临床病理特征与淋巴结转移的关系进行单因素与多因素分析。结果显示，肿瘤直径≤2 cm 的胃癌中，早期胃癌比例略高于进展期胃癌，未发现 UICC Ⅳ 期胃癌。早期胃癌与进展期胃癌在肿瘤大小、淋巴结转移、脉管内癌栓等方面有显著差异。单因素分析显示肿瘤直径≤2 cm 的胃癌的淋巴结转移危险因素主要有肿瘤分化不良、肿瘤直径＞1 cm，浸润较深以及脉管内有癌栓，回归分析显示肿瘤分化不良、浸润较深以及脉管内有癌栓是直径≤2 cm 胃癌淋巴结转移独立的危险因素。对早期胃癌与进展期胃癌进行的分层分析显示，与直径≤2 cm 的早期胃癌淋巴结转移相关的临床病理因素主要有肿瘤大小、浸润深度与脉管内癌栓。当肿瘤同时满足直径≤1 cm、黏膜内癌与无脉管内癌栓时，淋巴结转移率为 4.65%；当肿瘤满足直径＞1 cm、黏膜下层癌与脉管内有癌栓 3 个危险因素之一者，淋巴结转移率为 9.62%；具备 2 项危险因素者，转移率为 20.34%；具备 3 项危险因素者，转移率 66.67%。然而即使是直径≤1 cm 的黏膜内癌仍然有一定的淋巴结转移率。因此，作者认为对早期胃癌实施内镜下黏膜切除（EMR）或内镜黏膜下层剥脱术（ESD）应慎重选择病例，对直径＞1 cm 的黏膜下层癌，特别是可能合并脉管内癌栓者，因其淋巴结转移率较高，可能不适宜实施经胃镜手术。

（郑建明）

述评 随着腹腔镜技术进步与经验的积累，腹腔镜胃癌根治术得到逐步开展，但现有报告显示腹腔镜胃癌手术除获得痛苦小、恢复快等近期收益外，在远期肿瘤学疗效方面的优势尚待大量病例的积累。目前关于腹腔镜胃癌根治术的主要顾虑仍然是腹腔是否进行淋巴结清扫有关。淋巴结转移是影响胃癌预后的最重要因素。该组结果显示与肿瘤直径≤2 cm的进展期胃癌淋巴结转移相关的临床病理因素主要有肿瘤组织学类型与浸润深度。因此选择腹腔镜手术应慎重。

(郑唯强)

原发性小肠淋巴瘤34例临床病理分析[上海交通大学学报(医学版),2009,29(5):574] 姚君良等为分析原发性小肠淋巴瘤(PSIL)的临床与病理特征,探讨临床分期、组织学类型和治疗方法等与预后的关系。收集了34例PSIL的病例资料,通过病理组织学观察和免疫组化检测,结合临床随访资料进行分析。结果肿瘤位于回盲部和末端回肠多见,这可能与末端回肠和回盲部的淋巴组织较为丰富有关。PSIL在回盲部呈发病率高、发病年龄低及男性患者比例高的特点。PSIL的临床表现因小肠较长,随其受累部位不同而异。临床上可有腹痛、消化道出血、腹部包块、发热、肠道梗阻或穿孔等非特异性表现,腹部疼痛或不适是最常见的症状。提示在临床上遇到不明原因的腹痛、消化道出血、腹部包块和肠梗阻时应警惕小肠淋巴瘤的可能。PSIL在大体上以肿块型最多,其他依次为浸润型、溃疡型和结节/息肉型。尽管大体类型不同,但常引起局部肠壁增厚和肠腔狭窄,并可致近端的肠段扩张。所收集的34例PSIL均为非霍奇金淋巴瘤(NHL),其中B细胞淋巴瘤27例,T细胞淋巴瘤7例;B细胞淋巴瘤中又以弥漫性大B细胞淋巴瘤最为多见。治疗上,原发病灶切除可减轻肿瘤负荷、缓解症状、预防病程后期的出血、梗阻和穿孔等,更可取得明确的病理诊断和临床分期,同时可以避免首选放、化疗时肿瘤在短时间内急剧缩小而引起的肠穿孔、大出血和急性肿瘤溶解综合征等严重并发症。有5例患者以穿孔为首发症状而行急诊手术,肿瘤伴穿孔患者的1年生存率较低,因此建议一旦确诊或怀疑PSIL时,应尽早行手术治疗,以防发生穿孔等并发症。术后联合化疗和生物免疫学治疗有助于提高生存率。

(郑建明)

述评 PSIL是较为少见的消化道肿瘤,起病隐匿,早期缺乏特异性临床表现。当患者出现腹痛、消化道出血、肠道梗阻、腹部包块、腹泻等非特异性表现时,易与消化道其他疾病混淆,其术前确诊率较低。小肠淋巴瘤的预后与诸多因素有关,曾有报道,年龄、性别、肿瘤侵犯程度、肿瘤形状、大小、有无穿孔和根治性切除等都可影响预后。该研究发现,Ⅰ/Ⅱ期的预后比Ⅲ/Ⅳ期好,B细胞伴有穿孔者预后较差,手术联合术后化疗比单纯手术治疗有较好的预后。因此,我们主张对PSIL应以手术切除为主,并积极辅助术后化疗,以改善患者的预后。

(郑唯强)

肝门部胆管癌的病理生物学特点及其临床意义的研究[中华外科杂志,2009,47(15):1162] 俞文隆等为探讨肝门部胆管癌的病理生物学行为特点及其影响肝门胆管癌患者手术切除后长期生存的外科病理学因素。对10年间经手术治疗且临床病理和随访资料完整的205例肝门部胆管癌患者的临床资料进行多参数系统性分析,对性别、年龄、术前血清CA19-9、术前肝功能Child分级、TNM分期、手术方式、胆管切缘、血管侵犯、肝脏侵犯、分化程度、胆管浸润深度、淋巴结转移和神经侵犯等13个临床病理学参数与总体生存时间的关系进行统计学分析。肝门部胆管癌发生肝脏、血管侵犯率高达80%以上,60%左右有淋巴转移及神经浸润,肿瘤侵犯的范围、程度与患者预后呈显著的正相关关系。单因素分析结果显示,影响肝门部胆管癌手术预后的病理生物学因素较多,但多因素分析显示,淋巴结转移和胆管浸润深度是影响肝门部胆管癌患者切除后长期生存的2个独立的危险因素,提示可有针对性地研究控制危险因素对预后的影响。病理检查发现,高比例的淋巴结转移癌表明肝总动脉根部及腹腔干周围区域淋巴结是肝门部胆管癌淋巴结转移的重要途径。手术中行淋巴清扫均常规将肝十二指肠韧带的淋巴结缔组织及血管鞘一并清除,术野仅保留完全裸露的管道结构,肝总动脉周围淋巴清扫,血管骨骼化一直到肝总动脉腹腔干起始部,术后配合放、化疗等综合治疗手段。由此认为,淋巴结转移和胆管浸润深度是影响肝门部胆管癌患者手术预后的独立危险因素。以术中冰冻切片评估淋巴结转移和肿瘤对胆管壁及其周围组织的侵犯程度,可作为手术切除范围的组织学依据。

(郑建明)

述评 对肝门部胆管癌如何做到早期发现、早期治疗仍是有待解决的难点问题。胆管上皮内瘤变是肝胆肿瘤组织病理学分类中提出的新概念,属于重要的癌前病变,有学者提出根据MUC-1表达上的差异可对两者做出区别。考虑到对处于中间状态的胆管上皮异型增生难以归类,有学者进一步提出反应性/再生性改变、BilIN-1(低级别)、BilIN-2(高级别)、BilIN-3(原位癌)等4个级别的分类。该组有4例肝门部病变呈现为BilIN-3,属于早期微小癌阶段,手术后患者获得长期无瘤生存。因此,对于诊断为胆管上高级别瘤变的病例,临床上应给予高度重视,密切随访,理论上具有早期手术治疗的指证。

(郑唯强)

胃癌患者外周血人端粒酶逆转录酶mRNA表达及其临床意义[肿瘤防治研究,2009,36(4):302] 目前用于胃癌患者的常用肿瘤标记物有血清 CEA、CA19-9 和 CA72-4 等,这些指标在胃癌患者诊断和随访中发挥了重要作用,但敏感性较低。刘永萍等为研究胃癌患者外周血人端粒酶逆转录酶(hTERT) mRNA 的表达并探讨其临床意义,应用 TaqMan 实时定量 RT-PCR 法检测了 58 例胃癌患者、20 名健康对照者外周血 hTERT mRNA 的表达并随访 2 年。结果显示,胃癌组 hTERT mRNA 阳性率显著高于健康对照组。单因素分析结果显示,胃癌患者外周血 hTERT mRNA 表达与肿瘤浸润深度、淋巴结转移、远处转移及临床分期相关。多因素 Logistic 回归分析表明,胃癌淋巴结转移和远处转移是影响胃癌患者外周血 hTERT mRNA 表达的独立因素。50 例胃癌患者化疗前后 hTERT mRNA 的阳性率分别为 52% 和 44%,差异无统计学意义,但化疗 2 周期后复查发现,病情进展的 18 例患者中有 13 例显示 hTERT mRNA 阳性表达,而 32 例化疗有效的患者中仅有 9 例显示 hTERT mRNA 阳性表达,两组比较具有统计学意义。另外,始终阳性的 10 例患者中 6 例治疗无效,阴转阳的 12 例患者中 7 例治疗无效,始终阴性的 12 例患者中 10 例治疗有效,阳性转阴 16 例患者中 13 例治疗有效。58 例患者至随访结束时有 24 例存活,6 例失访,28 例死亡。hTERT mRNA 阳性患者和 hTERT mRNA 阴性患者 1 年生存率分别为 28.13% 和 76.92%,差异具有统计学意义。作者认为,淋巴结转移和远处转移状况与外周血的 hTERT mRNA 表达密切相关。外周血 hTERT mRNA 可作为检测胃癌患者微转移的分子标志,定期监测有助于评估化疗疗效和预测预后。

(郑建明)

述评 荧光定量 RT-PCR 技术的产生和肿瘤相关癌基因的发现使得肿瘤微转移的检测成为可能。人端粒酶逆转录酶(hTERT)主要存在于肿瘤细胞中,是端粒酶活性的限速因子。hTERT 的表达与端粒酶活性表达具有一致性。通过 RT-PCR 检测 hTERT mRNA 的敏感性要高于采用 TRAP 法检测端粒酶活性。因此,hTERT mRNA 完全可作为诊断恶性肿瘤微转移的较为可靠的分子标志。远处转移一般由微转移而来,外周血肿瘤细胞微转移是远处转移的重要根源,且外周血取材方便,适宜随访监测。

(郑唯强)

乳头状甲状腺癌患者血清中特异性标志物的检测与鉴定[中华肿瘤杂志,2009,31(4):265] 王家祥等为了探讨并鉴定乳头状甲状腺癌患者血清中肿瘤相关蛋白作为特异性标志物的可能性,应用表面增强激光解析电离飞行时间质谱(SELDI-TOF-MS)技术检测了 35 例乳头状甲状腺癌、40 例甲状腺良性结节和 34 例健康对照者的血清标本,应用生物信息学方法筛选差异蛋白峰,经高效液相色谱(HPLC)分离出差异蛋白,酶解后进行液质联用串联质谱(LC-MS/MS)分析,用 SEQUEST 检索程序查询 Bioworks 数据库蛋白序列进行鉴定。结果筛选出 6 个最显著的差异蛋白质,质荷比(m/z)分别位于 6 651、6 452、7 653、7 932、15 106 和 15 848。m/z 位于 6 651、6 452 处的蛋白质在乳头状甲状腺癌组表达低于甲状腺良性结节和健康对照组;m/z 位于 7 653、7 932、15 106、15 848 处的蛋白质在乳头状甲状腺癌组表达高于甲状腺良性结节和健康对照组。联合 6 种潜在蛋白质标志物,区别乳头状甲状腺癌和非乳头状甲状腺癌的特异度为 88.0%,敏感度为 92.5%。m/z 位于 6 651、6 452、7 653 和 15 106、7 932 和 15 848 处的蛋白标志物分别为载脂蛋白 C-Ⅰ、载脂蛋白 C-Ⅲ、α-珠蛋白、β-珠蛋白。结果表明,SELDI-TOF-MS 技术作为全新的蛋白质组学研究方法,可检测出传统方法很难鉴定的蛋白质和多肽,已应用于多种肿瘤标志物的研究。至于载脂蛋白 C-Ⅲ在乳头状甲状腺癌中的高表达,其机制可能为肝脏和小肠的载脂蛋白 C-Ⅲ基因表达的调控元件位于载脂蛋白 C-Ⅲ启动子的-792 和-25 序列之间,细胞核激素受体超家族通过结合激素效应元件可增强或抑制载脂蛋白 C-Ⅲ启动子的活性;乳头状甲状腺癌中升高的促甲状腺激素促进甲状腺素(T3、T4)的分泌,进而使乳头状甲状腺癌中载脂蛋白 C-Ⅲ启动子的活性受到抑制。

(郑建明)

述评 超声介导的细针穿刺活检是区分甲状腺良恶性结节的最佳方法,但其误诊率仍达 15%。蛋白组学的飞速发展为肿瘤研究提供了有效的技术平台。SELDI-TOF-MS 技术为全新的蛋白质组学研究方法,可检测出传统方法很难鉴定的蛋白质和多肽,已应用于多种肿瘤标志物的研究。目前,α-珠蛋白和 β-珠蛋白在肿瘤发生发展过程中的作用机制研究甚少。珠蛋白基因可用来检测肺微小癌转移灶及外周循环中的癌细胞;珠蛋白基因表达的调节与细胞分化及肿瘤的发生有关。该研究结果表明,α-珠蛋白和 β-珠蛋白在乳头状甲状腺癌的发病机制中可能起重要作用,但具体机制还有待于进一步研究。

(郑唯强)

BRCA1 和 APC 基因异常甲基化与乳腺癌蒽环类新辅助化疗疗效的相关性[中华肿瘤杂志,2009,31(4):282] 袁鹏等为探讨原发性乳腺癌肿瘤组织中 BRCA1 和 APC 基因启动子区甲基化状况与新辅助化疗疗效的相关性。应用甲基化特异 PCR 方法,对 140 例原发性乳腺癌患者术前穿刺样本进行 BRCA1 和

APC基因启动子甲基化状态检测,分析其与新辅助化疗疗效的相关性。结果140例原发性乳腺癌患者接受新辅助化疗后,病理完全缓解(pCR)率为26.6%。对117例接受CTF方案化疗者进行单独分析,在94例非甲基化患者中,pCR率为4.3%。术前穿刺肿瘤组织BRCA1基因的甲基化率为21.4%;其中有9例无APC结果,APC的甲基化率为18.3%。BRCA1和APC基因甲基化与患者年龄、月经状况、肿瘤大小以及分期、雌激素受体、孕激素受体、表皮因子受体等临床病理因素均无关。110例BRCA1基因非甲基化的乳腺癌患者接受蒽环类新辅助化疗后,pCR率为25.5%,而30例BRCA1基因甲基化患者的pCR率仅为6.7%。APC基因启动子区的甲基化状态与蒽环类新辅助化疗疗效无显著相关性。结果提示,野生型BRCA1编码蛋白在对细胞G_2/M期的调控、DNA损伤修复以及诱导肿瘤细胞凋亡等方面有重要作用。在散发性乳腺癌中,BRCA1甲基化可能会导致其基因功能失活或降低,从而影响患者的化疗疗效。BRCA1基因的非甲基化者更容易获得pCR,APC基因的甲基化可能对早期乳腺癌检出有一定的临床意义,但对新辅助化疗疗效的预测可能无明显的实用价值。检测BRCA1基因甲基化状态对评判原发性乳腺癌新辅助化疗疗效可能具有一定的指导意义。

(郑建明)

述评 有研究显示,一些抑癌基因启动子的异常甲基化可以对细胞内信号转导通路及一些重要的细胞生理功能产生影响,进而影响肿瘤患者的化疗疗效。对乳腺癌而言,BRCA1基因非甲基化的患者更容易获得pCR。该研究仅对启动子区甲基化进行了定性检测,而且样本量偏少。但随着高通量技术的应用,可以采用甲基化芯片,从定量水平方面分析乳腺癌整个基因组的甲基化表达谱,同时检测BRCA1 mRNA以及蛋白表达水平,从BRCA1的作用机制来探讨患者化疗耐药的基本原理,并从基因调控和功能方面深入研究BRCA1基因对化疗药物选择上的预测作用,可为乳腺癌者的个体化治疗开拓新思路。

(郑唯强)

脆性组氨酸三联体基因FHIT对乳腺癌细胞株MCF-7的作用[中华实验外科杂志,2009,26(6):729] 李文涛等克隆了人类脆性组氨酸三联体基因(FHIT)并构建其真核表达载体pcDNA 3.1(+)/FHIT,将人FHIT基因转染人乳腺癌细胞MCF-7中稳定表达,检测转染后细胞生物学特性的变化。通过构建FHIT基因表达载体pcDNA3.1(+)/FHIT,用脂质体法将FHIT基因的真核质粒表达载体pcDNA3.1(+)/FHIT导入人乳腺癌细胞MCF-7中,细胞计数、流式细胞术分析转染后细胞的生物学特性变化。结果显示,提取的总RNA进行甲醛变性电泳,有2条明显的电泳条带,分别对应28S、18S,其获得的RNA完整无降解;利用自行设计的一对引物,通过RT-PCR方法从上皮组织中扩增出1条长为1 074 bp的单一条带,与理论预计的cDNA片段长度一致。经PCR扩增筛选鉴定和测序鉴定证实为所需序列,表明克隆的DNA片段与GenBank收录的FHIT序列完全一致,用筛选后的克隆行RT-PCR反应,能扩增出FHIT全长片段。通过对稳定生长的细胞进行细胞计数和绘制细胞生长曲线,分析细胞生长的状况。结果表明,转染后的MCF-7/FHIT细胞生长速度明显放缓,明显低于亲代的MCF-7和MCF-7/vect细胞;转染乳腺癌MCF-7细胞后,FHIT基因的表达明显增强。细胞周期分析发现FHIT转染后,与MCF-7比较,转染后的MCF-7/FHIT细胞的凋亡明显增加。认为FHIT基因表达载体可有效地抑制乳腺癌细胞MCF-7的增殖。

(郑建明)

述评 FHIT基因是一个与肿瘤发生关系密切的抑癌基因,FHIT基因与肿瘤研究表明FHIT基因的缺失、变异和异常表达与多种肿瘤的发生、发展有关,在人类多种肿瘤及细胞系中,主要是直接与外界环境接触的器官上皮组织的肿瘤,如消化道肿瘤、泌尿生殖道肿瘤、头颈部肿瘤。研究结果显示,FHIT蛋白有与微球蛋白结合的位点,可促使微管集中,限制微管动态活动或干扰微管分散而阻止细胞的有丝分裂过程,抑制细胞过度增殖从而发挥抑癌功能。该研究结果表明,FHIT在MCF-7细胞中的高表达可以抑制MCF-7细胞的增殖、诱导乳腺癌细胞的凋亡。

(郑唯强)

CD40信号通过TNFR Ⅰ途径抑制肺癌细胞增殖的研究[癌症,2009,28(1):27] 卢旭东等认识到CD40活化信号可抑制多种肿瘤细胞体外生长,但其分子机制尚不明确,故拟探讨激发CD40信号对肺癌细胞株NCI-H460、A549的增殖及肿瘤坏死因子受体(TNFR)、膜型TNF-α(mTNF-α)表达的影响及相关机制。应用免疫荧光标记和流式细胞术检测肺癌细胞表面CD40的表达以及激发CD40对细胞表面TNFR和mTNF-α表达谱的影响;Western印迹法检测激发CD40对细胞TNFR和mTNF-α蛋白含量表达的影响;采用四氮唑盐(MTT)比色法抗体中和实验分析阻断TNFR Ⅰ及TNF-α对CD40激发效应的影响;酶联免疫吸附(ELISA)法检测激发CD40对肺癌细胞培养上清中可溶性TNF-α含量的影响。结果间接免疫荧光标记及流式细胞术显示,肺癌细胞表面有不同程度的 CD40 分子表达，NCI-H460、A549 细胞株均呈高、中度表达 CD40 分子。直接免疫荧光及流式细胞术显示，NCI-H460 和 A549 细胞株表面均低度表达 TNFRⅠ和 mTNF-α，中度表达 TNFRⅡ，而激发 CD40 可上调 NCI-H460 和 A549 细胞表面 TNFRⅠ的表达，下调 TNFRⅡ和 mTNF-α 的表达。TNFRⅠ及 TNFRⅡ表型变化具有明显的时间效应，以前 24 h 变化最为明显，并随时间延长进一步变化；而 mTNF-α 的下调以前 12 h 最为明显，至 24 h 后未再有明显变化；两种细胞的三种表型各时相的阴性对照组间差异无统计学意义。MTT 法结果显示，两肺癌细胞株经 5C11 分别作用不同的时间后，5C11 组 A 值较对照组明显降低，表明 5C11 使肺癌细胞的增殖出现了明显抑制，提示激发 CD40 信号可抑制 CD40 表达阳性肺癌细胞的体外增殖；肺癌细胞表面存在 mTNF-α/TNFR 信号的自身活化，而 mTNF-α/TNFRⅡ活化可促进细胞增殖，且 TNFRⅡ信号占主导地位。认为 CD40 信号是通过 mTNF-α/TNFRⅠ途径抑制 CD40 表达阳性肺癌细胞株的体外增殖。

（郑建明）

述评 CD40 信号途径在肿瘤免疫应答中具有重要作用，CD40 活化信号可直接抑制肿瘤细胞增殖，也可通过增加肿瘤细胞对化疗及放疗的敏感性、上调肿瘤细胞抗原递呈功能、促进树突细胞成熟而增强抗肿瘤免疫应答等途径间接发挥抗肿瘤效应，为肺癌的免疫治疗提供了新的途径。该研究表明，CD40 信号可调节 TNFR 家族成员在 CD40 表达阳性肺癌细胞上的表达并明显抑制其体外增殖，并且其增殖抑制作用是通过 mTNF-α/TNFRⅠ途径介导的。因此，CD40 信号对 CD40 表达阳性的肺癌细胞生物学行为具有重要调节作用，而 CD40 信号引起肺癌细胞 TNFR 表达变化的分子机制及其增殖抑制信号的具体转导通路值得进一步研究。

（郑唯强）

siRNA 沉默 CXCR4 基因对食管鳞癌细胞 EC9706 体外侵袭能力的影响［第四军医大学学报，2009，30(18)：1749］ 王涛等为探讨 siRNA 沉默 CXCR4 基因对食管鳞状细胞癌 EC9706 细胞体外侵袭能力的影响，化学合成两对针对 CXCR4 基因的干扰序列 siRNA1、siRNA2 和一对荧光标记的阴性对照 siRNA，转染人食管鳞癌 EC9706 细胞。荧光显微镜下观察转染效率，于转染后 48 h 采用半定量 RT-PCR 和 Western 印迹法检测各组细胞 CXCR4 mRNA 和蛋白表达水平的变化。Boyden 侵袭小室检测各组细胞体外侵袭能力的变化。siRNA 干扰细胞 48 h 后，分别用半定量 RT-PCR 分析，与未转染组和阴性对照 siRNA 组相比，CXCR4 siRNA1 组 CXCR4 mRNA 表达明显受抑，而转染 CXCR4 siRNA2 组 CXCR4 mRNA 表达同样下调，提示靶向 CXCR4 siRNA 能明显抑制 CXCR4 基因的表达；与未转染组和阴性对照 siRNA 组相比，转染 siRNA 组 CXCR4 蛋白表达下调，与未转染组相比，CXCR4 蛋白表达分别下降 62.5% 和 32.2%，靶向 CXCR4 siRNAⅠ干扰效果更明显；转染 CXCR4 siRNAⅠ和 CXCR4 siRNA2 48 h 后，EC9706 穿膜细胞数较未转染组和阴性对照 siRNA 组明显减少，而未转染组和阴性对照 siRNA 组间无统计学差异，提示 siRNA 沉默 CXCR4 基因能显著抑制食管鳞癌 EC9706 细胞的体外侵袭能力。作者认为，siRNA 沉默 CXCR4 基因降低了 EC9706 细胞 CXCR4 的表达和侵袭能力，两对靶向 CXCR4 基因的 siRNA 序列均能有效地抑制 CXCR4 基因的表达，而针对 CXCR4 基因的 siRNA1 序列干扰效果更佳，说明靶位点的选择不同，对基因表达的抑制作用也不同，为进一步探讨 CXCR4 基因在食管鳞癌侵袭中的作用提供了实验基础，也为食管鳞癌的基因治疗提供了有效的靶点。

（郑建明）

述评 siRNA 技术能高效、特异地抑制细胞内基因的表达，siRNA 技术目前面临的主要问题之一是选择功能性靶序列。该研究通过化学方法合成了两对靶向 CXCR4 基因的 siRNA 序列，转染人食管鳞癌 EC9706 细胞 48 h 后，采用 RT-PCR 和 Western 印迹法分析靶基因 CXCR4 mRNA 和蛋白水平的变化。结果表明，两对靶向 CXCR4 基因的 siRNA 序列均能有效地抑制 CXCR4 基因的 siRNA 序列，干扰效果更佳，说明靶位点的选择不同，对基因表达的抑制作用也不同。通过 RNA 干扰抑制 CXCR4 基因的表达可降低人食管鳞状细胞癌细胞株 EC9706 的侵袭转移能力，为下一步的体内试验提供实验依据，也为食管鳞癌的基因治疗提供一定的理论基础和可能的基因治疗靶点。

（郑唯强）

靶向性蛋白激酶 B1 和环氧合酶-2 shRNA 腺病毒载体的构建和在人胃癌细胞的表达［中华实验外科杂志，2009，26(7)：880］ 张靖等构建了靶向性蛋白激酶 B1 和环氧合酶-2 的短发夹 RNA 腺病毒载体，观察其在人胃癌细胞株 SGG-7901 中的表达。利用同源重组技术构建重组腺病毒载体 pGSadeno-Akt1＋COX-2（pGSadeno-A＋C），经酶切及测序鉴定后转染人胚肾细胞 HEK293 包装成为重组 rAd5-A＋C 腺病毒。体外转染人胃癌细胞株 SGC-7901 后，shRNA-Akt1 和 shRNA-COX-2 分别克隆到穿梭载体 PEGFP6-1、PGENESIL-2 中，经限制性内切酶 EcoRⅠ/SalⅠ消化处理后得到预期大小均为 400 bp 的片段,说明两段目的基因都成功插入到质粒载体里,进一步测序证实以后,将 Akt1-PEGFP6-1、CDX-2-PGENSIL-2 SalⅠ和 SalⅠ进行酶切分别回收大片段和小片段(约 400 bp),将两者连接成 shRNA-Akt1+COX-2 以后用 BamHⅠ做酶切鉴定。BamHⅠ酶切出来的 DNA 条带约在 400 bp 左右,恰好符合设计要求,故均为插入正确的 Akt1 和 COX-2 shRNA 表达载体。随后将 COX-2 及 Akt1 shRNA 表达框成功构建在腺病毒表达载体上后,做 pGSadeno-A+C Xba 单酶切鉴定。分别可见 2 K 大小的 shRNA-Akt1+COX-2 条带和 8 K 左右的腺病毒载体,说明腺病毒载体 pGSadeno-Akt1+COX-2 克隆是正确的。转染组 rAd5-A+C 的 Akt1 和 COX-2 的 Ct 值分别比 rAd5-HK 空载组和对照组增高,而空载组和对照组比较值无明显变化。所以 pGSadeno-Akt1+COX-2 转染 SGG-7901 后,Akt1 和 COX-2 mRNA 的表达下调。对 Akt1 和 COX-2 蛋白表达进行定量研究显示,Akt1 和 COX-2 在 SGC-7901 细胞和转染空载体的 SGG-7901 细胞过表达。以肌动脉蛋白(actin)为内参,用 UV1 吸光度扫描仪检测出 Akt1 和 COX-2 及肌动蛋白的表达量。对比亲本 SGG-7901 细胞 Akt1 和 COX-2 的相对表达量发现,转染组 pGSadeno-A+C 中 Akt1 和 COX-2 蛋白表达量分别下调 70.05% 和 63.7%,与 SGG-7901 细胞组和 pGSadeno-HK 空载组的 Akt1 和 COX-2 蛋白表达比较,差异有统计学意义。而 pGSadeno-HK 空载组和 SGG-7901 细胞对照组比例空载的 Akt1 和 COX-2 蛋白表达差异无统计学意义。表明 Akt1 和 COX-2 蛋白表达被抑制。

(郑建明)

述评 该研究构建的靶向性 AKT siRNA 真核表达载体,能明显下调 Akt,并增强细胞对化学药物的敏感性。而对于人胃腺癌抑制基因的研究显示,靶向环氧合酶-2 的 RNA 干扰可诱导胃癌 SGC-7901 细胞的凋亡。通过构建 COX-2 siRNA 表达载体瞬时转染胃癌细胞 siRNA 可有效抑制 COX-2 表达,从而抑制胃癌增殖和促进细胞凋亡有抑制作用,但最近的报道显示 COX-2 抑制剂增加了心血管事件的危险性,它在化学预防策略上的安全性受到人们的质疑。研究结果表明,pGSadeno-A+C 腺病毒载体在胃癌细胞株 SGC-7901 有着很高的转染效率,并且腺病毒携载的 Akt1 和 COX-2 shRNA 能够同时沉默 Akt1 和 COX-2 在 SGC-7901 细胞的表达。所以,靶向性 Akt1 和 COX-2 的 shRNA 腺病载体可特异性抑制 Akt1 和 COX-2 的表达,可能成为胃癌靶向性 Akt1 和 COX-2 基因治疗的一种新策略。

(郑唯强)

重组腺相关病毒介导 MDA-7 基因表达抑制肝癌形成的体内实验研究[中华普通外科杂志,2008,23(12):928] 徐波等为探讨含 PEG 启动子的腺相关病毒介导的黑素瘤分化相关基因 MDA-7(rAAV-PEG-MDA-7)在裸鼠体内的抗肝癌作用及机制。构建了肝癌细胞 HepG2 裸鼠皮下移植瘤模型,尾静脉注射编码重组可溶性 MDA-7 蛋白的重组腺相关病毒载体 rAAV-PEG-MDA-7,观察对肝癌生长的抑制作用。采用 RT-PCR、免疫组化、Western 印迹法及 ELISA 方法分析 MDA-7 的体内表达情况;Tunnel 法和免疫组化检测 MDA-7 对肿瘤细胞的诱导凋亡和微血管生成抑制效应。结果表明,MDA-7 蛋白的血浆浓度逐渐升高,注射后达高峰,之后持续稳定在一个较低水平,而 PBS 对照组和 rAAV-PEG-EGFP 对照组血浆中并没检测到 MDA-7 含量。在 rAAV-PEG-MDA-7 转染组中,RT-PCR 可检测到 MDA-7 mRNA 在小鼠肝组织中的表达。Western 印迹法结果也表明,MDA-7 蛋白存在于肝组织中,相对分子量大小为 23 000。免疫组化显示,肝组织和细胞中存在 MDA-7 蛋白,并定位于肝细胞胞质中。采用 RT-PCR 等方法均检测不到 MDA-7 在胃、脾和肾等组织中的表达。经对裸鼠背部皮下种植 HepG2 细胞 1 周后,可见裸鼠肝癌移植瘤成功率为 100%。rAAV-PEG-MDA-7 转染组的瘤重和瘤体积均较对照组和空载体转染组有不同程度的缩小,rAAV-PEG-MDA-7 转染组抑瘤率为 62%。镜下,凋亡细胞呈单个散在分布或呈簇状分布。rAAV-PEG-MDA-7 转染组肝癌细胞的凋亡指数显著高于对照组和空载体转染组。免疫组化显示,3 组肿瘤组织中均有不同程度的抗 CD34 因子抗体染色,rAAV-PEG-MDA-7 转染组微血管密度(MVD)明显低于对照组和空载体转染组。表明 rAAV-PEG-MDA-7 可显著抑制肿瘤新生血管的形成。作者认为,含 PEG 启动子的重组腺相关病毒表达系统 rAAV-PEG-MDA-7 具有良好的肿瘤靶向性和肝向性,可以抑制裸鼠肝癌的生长,其机制可能为诱导瘤细胞凋亡及抑制肿瘤血管的生成。

(郑建明)

述评 该研究建立的裸鼠肝癌皮下移植瘤动物模型,在转染 MDA-7 基因后不仅促进肿瘤细胞凋亡,又能抑制肿瘤血管形成。所构建的重组腺相关病毒系统 rAAV-PEG-MDA-7 具有良好的肿瘤靶向性和肝向性,全身系统性给药可抑制肿瘤生长。其抗肿瘤机制可能为通过诱导肿瘤细胞凋亡及抑制肿瘤血管生长两者协同的作用方式。重组腺相关病毒 rAAV-PEG-MDA-7 可望成为治疗肿瘤,特别是肝癌的理想载体。然而裸鼠移植肝癌与人类原发性肝癌毕竟存在很大差异,基因治疗中需明确的重要信息,如活体内转基因的生物分布、不同载体的转导效率或转基因表达持续时间和给药途径等,均不能简单地从动物模型中获取。

(郑唯强)

靶向沉默 Notch1 基因对人膀胱癌细胞生物学行为的影响[中华泌尿外科杂志,2009,30(5):328] 艾星等为探讨沉默 Notch1 基因对人膀胱癌细胞生物学行为的影响,将靶向 Notch1 的 siRNA 真核表达载体 psiRNA Notch1 转染膀胱癌细胞株 T24 和 BIU-87,用噻唑盐法、流式细胞术检测 Notch1 沉默后膀胱癌细胞生长、细胞周期和凋亡情况。RT-PCR 和蛋白质印迹法检测转染前后 Notch1 基因 mRNA 和蛋白表达的变化。psiRNA Notch1-1 质粒组的转染率最高为 50%～60%;重组载体 2 株细胞中转染率基本相同。转染后 24 h 转染效率较低,为 15%～30%;48 h 达到最高,为 50%～60%;72 h 降为 30%～40%;另外,将 psiRNA Notch1-1 质粒转染后,T24 细胞变圆皱缩,生长明显受抑,转染后 24 h T24 和 BIU-87 细胞增殖开始受抑,72 h 抑制达到高峰,之后有所下降;转染后 72 h T24 和 BIU-87 细胞 G_0/G_1 期细胞比例明显增加,与各自对照组比较差异有统计学意义。转染后 72 h T24 和 BIU-87 细胞凋亡率分别与对照组相比差异有统计学意义。从琼脂糖凝胶带中,看出转染 psiRNA Notch1-1 质粒后,T24 和 BIU-87 细胞 PCR 条带灰度分别下降。而蛋白质印迹法的检测结果显示各组中均有 Notch1 蛋白表达,转染 psiRNA Notch1-1 后,T24 和 BIU-87 细胞条带灰度也分别下降。该研究也显示 Notch1 mRNA 和蛋白在人源性膀胱癌 T24 和 BIU-87 细胞中均有明显表达,将 Notch1 的 siRNA 真核表达载体 psiRNA Notch1-1 转染 2 种细胞后 Notch1 mRNA 和蛋白受到不同程度的抑制。膀胱癌细胞转染 psiRNA1 后生长明显减缓,随时间推移生长逐渐受抑,并呈一定时间依赖性,72 h 达到高峰,之后对细胞生长的抑制作用稍缓解,可能与瞬时转染效果有关,说明细胞增殖水平主要受细胞周期 G_1 期时相的调节。作者认为,Notch1 在膀胱癌细胞株中可能起到致癌的作用,沉默 Notch1 基因将可能抑制膀胱癌细胞的增殖。

(郑建明)

述评 Notch1 信号通路是调控细胞分化的关键信号通路之一,据此推测,转染 psiRNA-Notch1-1 后导致膀胱癌 T24 和 BIU-87 细胞生长抑制的可能机制是,Notch1 基因沉默后,与 Notch1 相关的信号通路活性受到抑制,影响 G_1 期细胞分化的能力,并改变了 AP-1、Ras 和 Wnt 等在 G_0/G_1 期调节的作用。膀胱癌中 Notch1 可能通过负性调节 PTEN,过度上调 PI3K/AKT 参与膀胱癌的发生发展。该研究利用 RNA 干扰技术在膀胱癌 T24 和 BIU-87 细胞中下调 Notch1 的表达,导致细胞周期发生改变,致细胞增殖缓慢和凋亡;并初步探讨了 Notch1 在膀胱癌中的作用机制。研究 Notch1 基因表达的改变对人膀胱癌生物学行为的影响,对膀胱癌的早期诊断和治疗可能会提供有益的思路。

(郑唯强)

器官移植

本年度共收集到论文358篇,纳入一年回顾123篇,占34.4%;收入文选19篇,占5.3%。

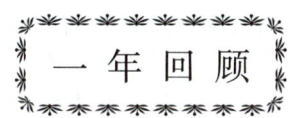

一、肾移植

(一)临床总结

范昱等[1]*分析了58例肾移植术后并发恶性肿瘤患者的临床资料,其中50例患者接受以外科手术为主的综合治疗,同时减少或停用免疫抑制剂用量,结果50例患者的1年存活率为68.0%。认为肾移植术后并发恶性肿瘤应以手术治疗为主,合理减少免疫抑制剂的用量,并调整用药方案,同时应完善随访制度做到早诊断、早治疗。王显丁等[2]采用Meta分析收集多中心的研究资料,评价了肾移植术中常规安置双J管的有效性和安全性。共纳入10个随机对照试验,1 616例肾移植受者。其中术中常规放置双J管者为试验组,不放置者为对照组。结果试验组尿漏和尿路梗阻的总体发生率为1.4%,对照组为9.7%;试验组尿路感染的发生率为28.0%,对照组为18.3%。总结肾移植手术中常规放置双J管是安全可行的,能明显降低尿瘘和尿路梗阻的发生率,认为放置双J管后尿路感染的发生率升高,尤其是留置时间>4周后,但不影响预后,受者术后抗生素至少应持续使用到取出双J管时。另外,安置双J管能够降低医疗成本。聂志林等[3]回顾性分析1 223例同种异体肾移植尿路并发症发生及处理情况。948例采用输尿管膀胱吻合法,275例采用输尿管输尿管吻合法。结果共发生尿路并发症217例(17.7%),输尿管膀胱吻合组共184例(19.4%),需外科处理并发症70例(7.38%)。其中尿瘘39例(4.1%)、输尿管梗阻22例(2.3%)、膀胱输尿管反流14例(1.5%)、尿路感染109例(11.5%),输尿管输尿管吻合组共33例(12.0%),其中尿瘘4例(1.5%)、输尿管梗阻13例(4.7%)、膀胱输尿管反流0例(0%)、尿路感染16例(5.8%)。总结输尿管输尿管吻合法可降低肾移植术后尿路并发症的发生,及时外科处理后尿路并发症对移植肾远期存活率无明显影响。郑建明等[4]回顾性分析63例接受肾移植治疗的多囊肾患者的临床资料,其中31例患者因多囊肾体积较大、术前血尿或泌尿系感染,在肾移植同期切除多囊肾(切肾组),另32例保留多囊肾(保留组)。认为肾移植同期行多囊肾切除患者的手术时间延长,术中输血量增加,术后保留引流管时间延长,手术并发症显著增加,但不影响住院时间、移植后DGF、急性排斥反应发生率、人/肾1、5年存活率,且多囊肾切除后对患者的血压控制更为有利,降低泌尿系感染发生率,避免短期内再次手术的风险。眭维国等[5]探讨了肾移植术后发生胰岛素抵抗(IR)的危险因素以及与代谢综合征的关系。随访了133例移植前无糖尿病史肾移植受者,并随机抽取普通社区人群200名作为对照。认为超重/肥胖以及使用他克莫司(尤其是血他克莫司浓度较高时)是引起肾移植受者IR的危险因素,而IR与肾移植后的代谢综合征关系密切。张鹏等[6]分析7例肾移植受者并发双侧原上尿路移行细胞癌(TCC)的临床特征。7例患者(14例次)均行非同期双侧原上尿路根治性切除术、经尿道膀胱肿瘤电切术。14例次术后病理均发现TCC,5例患者存在膀胱TCC,1例中腰背部皮肤、软组织肋骨转移性TCC。7例患者第2次上尿路手术后移植肾功能(血肌酐水平)为97~161 μmol/L,平均为120 μmol/L。7例患者随访2~48个月,全部存活。认为肾移植后TCC发生具有多源性、侵袭性强的特点,对于膀胱及一侧原上尿路同时存在TCC的患者,应行预防性对侧肾盂输尿管全长加膀胱袖状切除术,防止可能的肿瘤发展及扩散。

(二)活体肾移植

赵豫波等[7]*、[8]回顾性分析251例活体肾移植供者相关指标在手术前后的变化,探讨了活体供肾供者术后短期内的安全性。结果供者术后7 d血清肌酐(SCr)较术前升高41.5%,1个月升高71.81%,3个月升高53.02%,但均<131μmol/L,留存肾的肾小球滤过率(GFR)在术后10 d较术前总GFR下降30.2%,但比术前该肾的GFR升高了34.7%。外科并发症包括脾脏包膜下血肿1例,降结肠破裂1例,切口脂肪液化5例。供者术后1个月的生活质量评分与正常人群无差异($P=0.116$)。认为活体供肾对于供者术后短期生活质量无明显的影响,部分肾功能指标在术后早期会有改变,但仍维持在正常范围之内。作者又分析了老年活体供肾移植术后供者的安全性及受者的移植效果,认为老年活体供肾(年龄≥55岁)移植术前应对供者进行严格的选择,在进行全面系统评估的前提下,可以保证供者术后的安全以及受者的移植效果。高振利等[9]比较了腹腔镜活体取肾(LDN)与开放手术活体取肾(ODN)的手术安全性及供者术后1年肾功能及血压状况。LDN 和 ODN 各30例,结果LDN组和ODN组手术时间分别为($98.6±13.6$)、($96.3±19.5$)min,热缺血时间为($90.6±15.1$)、($86.4±12.3$)s,2组术中失血量为($105.2±34.8$)、($206.3±126.4$)ml。术后开始进食及开始下床活动时间LDN组早于ODN组。LDN 和 ODN组围手术期并发症总发生率分别为6.6%和23.3%。术后第1天、1周、3个月、6个月、1年时血肌酐水平、术后6个月及1年时平均GFR值2组间同期比较差异均无统计学意义($P>0.05$)。术后1年内2组平均24 h尿蛋白定量水平及血压与术前相比及2组间同期比较差异均无统计学意义($P>0.05$)。认为LDN具有创伤小、出血少恢复快的优点,手术安全性与ODN相当,术后1年内对供者的肾功能及血压无明显不良影响。邓素雄等[10]回顾性分析175例亲属活体肾移植供受者的临床资料。原发疾病以肾小球肾炎为主72.6%(127/175),糖尿病肾病和高血压肾病各占4%(7/175)。结果供体术后第7天及第1个月血肌酐分别为($102±22.5$)、($92±19.1$)mol/L。受者1例死于重症肺部感染,2例分别因吻合口狭窄合并急性排斥移植肾动脉栓塞而切除,移植肾患者和移植肾的1年生存率分别为99.3%、98.2%;加速性排斥发病率1.1%(2/175)急性排斥14.9%(26/175)。认为我国亲属活体与尸体肾移植受者的原发病谱可能不同,术后需注意急性排斥与肾动脉狭窄或吻合口狭窄的鉴别诊断与治疗,边缘供肾制定合理入选标准,可较好用于肾移植;患者和移植肾近期效果良好,远期效果有待进一步研究。刘龙山等[11]回顾性分析了14例亲属活体供肾动脉变异的血管重建方法及对移植肾功能的影响,供肾动脉变异的

分类和血管重建方法分别为:单支动脉较早分支型2例,取肾时分支受损,分别用受者髂内动脉及其分支、腹壁下动脉离体重建受损动脉;双支动脉型10例,4例用受者髂内动脉及其分支离体重建血管,3例用受者腹壁下动脉与较细分支于体内吻合,1例较短肾动脉与较长肾动脉端侧吻合,1例较细副肾动脉与主肾动脉端侧吻合,1例双支分别与髂外动脉端侧吻合;3支动脉型2例,1例用受者髂内动脉及分支离体重建血管,1例结扎细小分支后,将较细的副肾动脉与主肾动脉端侧吻合。血管重建后,分别将供肾动脉较粗支和(或)髂内动脉主干端与受者髂外动脉端侧吻合。结果术后各支动脉血流通畅,移植肾血液供应丰富、均匀。12例肾功能早期恢复正常,其中1例术后第14天发生急性排斥反应。1例术后即发生急性排斥反应;1例血肌酐下降缓慢。1例动脉粥样硬化较重的受者(支动脉)下极动脉栓塞,血肌酐升高并稳定在170 mol/L。认为利用所得供肾动脉的自身条件重建血管,或用受者髂内动脉及分支或腹壁下动脉重建血管,可获得较好的移植肾功能。受者动脉粥样硬化较重,同时有较细供肾动脉支做重建吻合时,应注意该支动脉发生栓塞的可能。

(三)排斥反应

眭维国等[12]* 探讨肾移植排斥反应患者的血清蛋白质谱的差异性,检测肾移植排斥反应早期诊断的特殊血清多肽标记物。实验组为10例急性排斥反应和12例慢性排斥反应患者,对照组为12例移植肾功能稳定受者和13例健康志愿者。通过比较,各筛选出18条、6条差异性多肽作为诊断肾移植急、慢性排斥反应的潜在生物标记物,检测出了4条高表达急性排斥反应与慢性排斥反应患者间的差异性多肽。运用快速分类算法,建立了移植排斥反应的分类模型,该模型对急性排斥反应患者的有效识别能力达到82.64%,对慢性排斥反应患者的有效识别能力高达98.96%。认为基于功能性磁珠的样本分离法结合MALDI-TOF-MS分析的实验方法是精确而稳定的。为人们从蛋白质组学的层面更好地理解肾移植排斥反应的发病机制提供了一个崭新的视角。张磊等[13]探讨供肾因素导致活体肾脏移植受者早期发生急性排斥反应的危险性。采用前瞻性定群研究对117例首次活体肾脏移植受者进行随访,认为老年供者、女性供者是移植术后早期急性排斥反应发生的独立危险因素,即使HLA匹配也不能消除供者性别、年龄对活体肾脏移植术后早期急性排斥反应发生的影响。接受老年或女性供肾的受者,术后早期免疫抑制药物应足量应用。贾雄飞等[14]利用二维凝胶电泳和生物信息学技术,从2例肾移植术后发生急性排斥反应患者尿液标本中,寻找急

性排斥反应早期标志物。在pH值为4～7范围,采用Sypro2Ruby染色,绘制的肾移植术后尿蛋白2-DE图谱。根据蛋白功能查询结果,发现了3个蛋白含量变化趋势与排斥反应密切相关的蛋白,分别是α-1抗胰凝乳蛋白酶、肿瘤排斥抗原gp96和锌-α2糖蛋白。认为肾移植术后发生急性排斥反应患者的不同时间点尿液2-DE图谱存在明显差异。α-1抗胰凝乳蛋白酶、肿瘤排斥抗原gp96和锌-α2糖蛋白可能作为临床诊断肾移植术后急性排斥反应的标志物候选蛋白。朱明德等[15]探讨移植肾急性排斥反应前后外周血淋巴细胞Notch1的表达及意义。认为排斥组在术后排斥发生时的Notch1阳性淋巴细胞率明显高于术前($t=4.245, P=0.000$)也明显高于无排斥组($t=3.839, P=0.000$),抗排斥治疗后明显下降($t=3.102, P=0.004$)。监测外周血淋巴细胞Notch1的表达有助于诊断急性排斥反应并可提示抗排斥治疗的效果。袁小鹏等[16]回顾性分析了15例肾移植术后急性体液性排斥反应患者的临床资料。14例的急性排斥反应逆转,1例术后发生移植肾功能恢复延迟,术第10天切除移植肾,并行二次肾移植。随访12～52个月,1例因慢性移植肾肾病恢复血液透析治疗,1例死于心血管疾病,其余患者移植肾功能稳定。认为将ATG、血浆置换和静脉注射丙种球蛋白联合应用能有效逆转抗体介导的急性排斥反应。

(四)免疫抑制药物

韩澍等[17]*总结了35例儿童肾移植受者术后应用以他克莫司(Tac)为主的免疫抑制方案的体会。33例为首次肾移植,2例为再次肾移植。所有受者均采用Tac、霉酚酸酯(MMF)和糖皮质激素预防排斥反应,18例术前进行免疫诱导治疗。术后移植肾1、3、5年存活率分别为100%、97.1%和93.9%,受者1、3、5年存活率分别为100%、94.1%和90.9%。术后第1年受者的体重增加了($6.6±2.2$)kg,身高增加了($3.7±1.1$)cm。术后共有7例发生急性排斥反应,治疗后均逆转。认为儿童肾移植受者采用Tac、MMF和糖皮质激素预防排斥反应有效,应注意Tac和激素的用量和用法。术前行免疫诱导治疗对降低急性排斥反应的发生有益。周梅生等[18]回顾性分析了225例预防和治疗使用不同ATG的肾移植患者资料,探讨和比较不同ATG在肾移植中的应用效果。认为ALG-P与进口ATG抗排异效果一致,而白细胞计数下降和肺部感染情况与进口药相比明显降低;治疗性使用ATG的肺部感染发生率较高。另外,ALG-P价格上低于进口药,对患者来说相对容易接受。万峰春等[19]探讨兔抗人胸腺细胞免疫球蛋白(ATG-R)在肾移植PRA阳性受者预防性应用的有效性和安全性。132例PRA阳性患者(实验组),术前一次较大剂量(1.5 mg/kg)和术后短时间小剂量(0.5～1.0 mg/kg)ATG-R预防性应用;571例PRA阴性患者(对照组)给予常规免疫抑制治疗。实验组和对照组DGF发生率分别为3.03%和8.03%($P<0.01$);6个月内AR发生率分别为6.82%和10.45%($P<0.05$),6个月内感染发生率分别为9.85%和9.55%,两组差异无统计学意义($P>0.05$);两组1年移植物存活率分别为97.73%和96.82%,两组差异无统计学意义($P>0.05$);两组1年受者存活率分别为98.48%和98.03%,两组差异无统计学意义($P>0.05$)。认为对于HLA配型不良的患者,在规避特异性抗体的前提下挑选供者,术前1次较大剂量和术后短时间小剂量ATG-R预防性应用能够明显降低DGF和AR发生率,并不增加感染发生率,是一种有效、可行的ATG免疫诱导措施。许龙根等[20]探讨免疫抑制剂对肾移植受者生育及子代生长发育的影响,对国内8个器官移植中心164例长期应用环孢素A(CsA)+硫唑嘌呤(Aza)+泼尼松(Pred)的男性肾移植受者进行调查,认为肾移植术后应用CsA的剂量$\leq 3\ mg \cdot kg^{-1} \cdot d^{-1}$对男性肾移植受者来讲,生育是比较安全的。但免疫抑制剂对男性肾移植受者子代的免疫系统有何影响目前尚不清楚。长期应用小剂量免疫抑制剂的男性肾移植受者,术后作为父亲的生育结果与普通人群相似,对子代的生长发育无明显影响。邱江等[21]探讨了9例肾移植患者来氟米特血药浓度变化规律。认为肾移植患者口服来氟米特的药代动力学特点为首次给药峰浓度低,达到稳态时间较慢,吸收个体化差异较大。有必要对其长期的药代动力学特性进一步探讨,优化患者的用药方案。周莉等[22]探讨了白细胞介素-2受体(IL-R)单克隆抗体(商品名舒莱)联合其他免疫抑制剂对移植肾功能恢复的影响,44例肾移植受者随机分成舒莱诱导治疗组22例和对照组22例,两组患者均采用三联免疫抑制剂骁悉+环孢素A或普乐可复+醋酸泼尼松龙治疗。认为舒莱的临床应用有效降低了急性排斥反应发生率,但对移植肾功能延迟恢复疗效不显著,舒莱+骁悉+普乐可复的联合应用对移植肾功能恢复有很好疗效。

(五)慢性排斥

洪良庆等[23]探讨了慢性移植肾功能不全(CRAD)患者将CsA转换为西罗莫司(SRL)的临床效果和安全性。20例肾移植后出现CRAD的患者,采用突然转换法将CsA替换为SRI(3 mg/d),霉酚酸酯(MMF)和泼尼松(Pred)的剂量维持不变。另随机选取9例仍然使用CsA、MMF和Pred的CRAD患者作为对照。随访1年,转换组有18例完成观察,其中11例(61.1%)转换有效,7例(38.9%)转换无效。认为移植后采用以CsA为基础的免疫抑制方案者,若出现CRAD,可以将CsA替换为SRL,部分患者的肾功能能得到改善,但转换应在移植肾功能发生严重损害前进行。李凤等[24]探讨了他克莫司(FK506)替代环孢素A(CsA)延缓移植肾早期慢性肾衰竭的可行性,慢性移植肾肾病肾功能不全且正在服用CsA的肾移植受者97例。随机分为2个组:A组(50例)以FK506替换CsA,替换剂量比例约为1:75,其他免疫抑制剂不变;B组(47例)则CsA和其他免疫抑制剂均不作调整。替换治疗3年后,A组有32例(64.0%)受者移植肾功能稳定或好转,而B组除4例(8.5%)肾功能稳定外,其他受者肾功能均进行性减退。认为以FK506替代CsA可延缓慢性移植肾肾病受者肾功能衰竭的速度,其机制可能与抑制TGF-β_1介导的移植肾纤维化有关。周广臣等[25]探讨了移植肾慢性排斥反应(CR)时转化生长因子-β_1诱导的抗凋亡因子-1(TIAF-1)的表达及其意义,采用SP免疫组织化学染色法对6例正常肾组织和8例供肾正常肾组织、16例急性排斥反应和28例慢性排斥反应移植肾组织中TIAF-1的表达进行观察,并对间质浸润细胞中CD3、CD20、CD68阳性细胞数进行分析。发现急性排斥反应移植肾间质TIAF-1阳性细胞数明显增加,肾小管上皮细胞呈微弱的TIAF-1表达。在慢性排斥反应移植肾组织中,TIAF-1在间质浸润细胞中的表达呈弥漫性、强阳性,较多的肾小管上皮细胞呈高度染色。移植肾间质浸润的TIAF-1阳性细胞数与CD3和CD20阳性细胞数呈正相关。认为TIAF-1在慢性排斥反应移植肾组织中的表达可能与Th1细胞向Th2细胞的免疫偏离有关,移植肾肾小管上皮细胞的TIAF-1表达可能反映了某种保护性机制的诱导。王琳等[26]研究了肾移植患者术后1年体质量指数(BMI)对慢性移植物肾病(CAN)的影响。564例肾移植术受者依BMI分3组:①I组:18.5≤BMI≤25(正常)367例;②II组:25<BMI≤30(超重)125例;③III组:BMI>30(肥胖)72例。术后随访1年,3组CAN发生率分别为34.9%、38.4%、43.1%,术后1年随着BMI的升高而增加,III组与I组比较差异有统计学意义($P<0.05$);高血压、糖尿病和高脂血症的发病率随着BMI升高而增加,III组与I组高血压、糖尿病和高脂血症的发生率分别为30.6%和21.0%、26.4%和15.8%、29.2%和18.1%,2组比较差异有统计学意义($P<0.05$)。认为肾移植患者术后1年BMI和CAN的发生密切相关,应采取措施控制移植后BMI,进而最大限度地降低CAN的发生。

(六)术后并发症

刘航等[27]*对肾移植术后新发糖尿病(NODAT)的影响因素以及动脉僵硬度与移植术后新发糖尿病之间的相关性进行了探讨。195例肾移植患者根据糖耐量检查,29例移植术后诊断为NODAT。与非NODAT患者相比,移植术前的空腹血糖(FPG)、血压以及丙型肝炎病毒(HCV)感染率都处于一个相当高的水平。用动脉硬化检测仪检测NODAT患者的肱-踝脉搏波传导速度(baPWV)明显快于非NODAT患者。认为肾移植前高水平的FPG、HCV感染以及持续的高血压状态是引起NODAT的危险因素;高血压、年龄偏大以及糖化血红蛋白升高对动脉僵硬度的进展具有重要影响。朱晓峰等[28]评估了氯沙坦对肾移植术后受者血红蛋白的影响及其使用的安全性。66例肾移植术后受者随机分为两组。实验组34例,加用氯沙坦或使用氯沙坦替换原有的降压药物;对照组32例,不使用氯沙坦。随访6个月,结果实验组受者在使用氯沙坦1~2个月时的血红蛋白水平较基础值显著下降($P<0.05$),2~6个月时趋于稳定;对照组受者轻度上升($P>0.05$)。实验组中伴有高血红蛋白血症(PTE)的受者使用氯沙坦1~3个月时血红蛋白水平呈持续下降趋势($P<0.05$),3~6个月时趋于稳定;实验组受者使用氯沙坦1个月时血肌酐水平呈升高趋势,2~6个月时逐渐恢复到基础值;对照组受者血肌酐水平无显著变化($P>0.05$)。实验组受者的GFR轻度下降后逐渐恢复到基础值;对照组受者的GFR呈逐渐上升趋势。实验组受者的血压呈明显下降趋势($P<0.05$);对照组受者的血压较基础值无显著变化。认为肾移植术后使用氯沙坦能降低受者的高血红蛋白水平,对高血红蛋白血症(PTE)有一定的治疗和预防作用,并且不会影响受者的移植肾功能。对于肾移植术后有高血压且发生高血红蛋白血症的受者,使用氯沙坦是安全的。屠国伟等[29]通过对92例患者进行BK病毒感染的检测,探讨了肾移植术后BK病毒感染的诊断方法和危险因素。结果尿沉渣decoy细胞阳性29例,病毒尿症22例,病毒血症9例。decoy细胞阳性组肾功能异常比例明显高于decoy细胞阴性组(58.6%比28.6%,$P<0.01$)。血浆BKV-DNA阳性的9例患者中,8例出现了肾功能异常。认为BK病毒感染是肾移植术后常见的并发症,BK病毒的感染将可能导致移植肾功能异常。尿沉渣decoy细胞和尿液BKV-DNA检测能早期发现BK病毒感染。陈思阳等[30]探讨了肾移植患者术后肺外结核的发病及诊治特点。2 333例肾移植患者术后发现结核病37例,确诊肺外结核者19例。其中累及移植肾5例、脑膜4例、胸膜4例、淋巴结3例、软组织2例、喉、肝、胸椎、肠道各1例,同时有2个肺外部位受累者3例。采用异烟肼、利福平、乙胺丁醇及吡嗪酰胺组合治疗,疗程6~25个月。14例痊愈,均存活且无复发;5例治疗无

效死亡。抗结核治疗中发生急性排斥反应8例,肝功能损害4例。认为肾移植患者术后肺外结核发生率、病死率较高,应引起临床足够重视,使用抗结核药物时应注意兼顾抗结核与抗排斥反应两方面。刘庆军等[31]回顾性分析48例肾移植术后出现多脏器功能障碍综合征(MODS)患者与未发生 MODS 患者的临床资料,探讨了肾移植术后并发 MODS 的发生率、高危因素、导致死亡的高危因素以及临床评价方法。认为肾移植术后发生 MODS 的高危因素为高龄、曾经发生过急性排斥反应、曾经使用过激素冲击、ATG、OKT3治疗等;影响 MODS 患者死亡的高危因素为 MODS 评分、衰竭脏器数目、高龄、曾经发生过急性排斥反应、曾经使用过激素冲击、ATG、OKT3治疗等,容易导致肾移植术后患者发生 MODS 的首发因素依次为肺部感染、移植肾功能延迟恢复、消化系统出血。薛峰等[32]探讨了肾移植术后肺部感染的 CT 特征。回顾分析121例临床证实的肾移植术后肺部感染患者的临床及 CT 资料。病原体分布:细菌感染34例,混合感染34例,真菌9例,结核7例,病毒感染5例。CT 特征:磨玻璃影(GGO)69例,网格或线样影68例,结节66例,胸膜增厚41例,实变31例,树芽征24例,胸腔积液22例,以及血管支气管束增粗16例,其中巨细胞病毒感染中以弥漫型 GGO 最常见(4例,80.0%),在细菌感染中结节最常见(23例,67.6%),树芽征在结核中最常见(4例,57.1%)。作者认为,肾移植后肺部感染高峰为术后3个月左右;最常见的病原体是细菌,混合感染比例高;CT 表现多样,对于直径>1 cm 的结节伴晕征要考虑曲霉菌感染的可能性;增强扫描后行重组图像获得血管受侵犯或闭塞状况,有助于曲霉菌早期诊断;同时需结合术后时间、实验室资料及病变分布等才能作出明确诊断。刘畅等[33]总结了24例肾移植术后重度肺部感染致急性呼吸窘迫综合征(ARDS)患者的治疗经验。24例 ARDS 患者均采用综合治疗方案,9例死亡,2例放弃治疗,病死率为37.5%;2个及以上器官障碍者死亡8例,最多见于上消化道出血和肾功能衰竭。病原体多以巨细胞病毒、真菌、耐药菌群和条件致病菌感染为主。作者认为,移植肾功能的保护或替代是治愈的决定因素;合理、及时调整抗生素是治愈的关键;肠内营养支持是治愈的基础;早期有力的呼吸功能支持是主要手段。魏强等[34]探讨了肾移植术后巨细胞病毒性(CMV)肺炎的高危因素及预防措施。采用卡方检验及多元 Logistic 回归分析28例患者的临床资料,结果与 CMV 肺炎感染密切相关的独立因素包括:受者年龄、急性排斥反应、术前透析时间、移植肾功能延迟恢复、受者 PRA 水平、供体 CMV 血清学、麦考酚酸酯的应用;Logistic 回归分析认为供

体 CMV 血清学 IgG(+)、术后急性排斥反应及术前长期血透时间为高危因素。作者认为,肾移植术后为减少巨细胞病毒性肺炎的发生发展,抑制早期急性排斥反应非常重要,同时尽量选择血清学阴性供体,缩短肾移植术前血透时间也能减少其发病率。吴鹏飞等[35]回顾性分析66例肾移植术后患者早期无尿或少尿的原因及诊治方法。其中急性肾小管坏死(77.27%)、急性排斥反应(10.61%),移植肾原发无功能2例,移植肾破裂、肾动脉栓塞各1例。FK506组的34例移植肾功能在术后5~35 d 内均恢复正常,CsA 组24例移植肾功能在术后7~48 d 内均恢复正常,有1例因急性排斥反应合并严重肺部感染而死亡,3例血肌酐在142~215 μmol/L。作者认为,肾移植术后早期出现无尿或少尿后应及时分析原因,并给予相应的综合治疗;FK506+MMF+Pred 的三联免疫治疗有助于移植肾功能的早期恢复。熊海云等[36]探讨了肾移植术后早期严重肺部感染患者外周血 $CD4^+$ T 淋巴细胞计数的临床意义。感染组28例,对照组30例。结果感染组患者入院第1天 $CD4^+$ T 淋巴细胞计数显著低于对照组,感染组5例治疗无效死亡,其中4例 $CD4^+$ T 淋巴细胞计数呈持续降低趋势;感染组中存活的患者在治疗恢复后,$CD4^+$ T 淋巴细胞计数与治疗前比较明显上升($P<0.01$)。受试者工作特征(ROC)曲线分析表明,$CD4^+$ T 淋巴细胞计数减少能作为判断发生肺部感染的有效指标,其曲线下面积(AUC)为94.9%($P<0.01$),文章指出,外周血 $CD4^+$ T 淋巴细胞的变化与肾移植术后早期严重肺部感染的转归密切相关。$CD4^+$ T 淋巴细胞计数<220个/μl 的患者发生感染的可能性极大;测定外周血 $CD4^+$ T 淋巴细胞计数并动态分析对于优化治疗和判断预后有重要的参考价值。

(七)实验研究

于立新等[37]*研究了肾移植患者围手术期外周血单核细胞 Toll 样受体4(TLR4)及 CD80的变化规律及其临床意义。根据肾移植术后2周内发生排斥与否将患者分为排斥组(7例)和无排斥组(25例),正常对照组10例。结果排斥组肾移植术前外周血单核细胞 TLR4、CD_{80} 表达值为(8.03±0.84)%、(0.85±0.31)%,无排斥组为(6.14±0.85)%、(0.84±0.39)%,正常对照组为(6.37±0.56)%、(0.85±0.35)%;排斥组 TLR4 表达显著高于无排斥组和正常对照组($P<0.01$),无排斥组与正常对照组比较差异无统计学意义;3组间 CD80表达差异无统计学意义。患者单核细胞 TLR4、CD80表达在移植术后第4天开始出现升高趋势,第7天左右达高峰,随肾功能恢复逐渐回落,与无排斥组比较,排斥组 TLR4、CD80表达峰值较高($P<0.01$),且持续时间较长。作者认为,

TLR4高表达增加肾移植术后急性排斥反应发生的风险；TLR4、CD80在肾移植术后早期上调，参与急性排斥反应的发生。朱明德等[38]检测了急性排斥反应时移植肾组织内Notch1和细胞核增殖抗原ki-67的表达情况，探讨其在肾移植急性排斥反应中的作用。结果正常肾组织中Notch1表达极弱，ki-67无表达，急性排斥反应时移植肾组织的Notch1和ki-67呈阳性表达，Notch1阳性信号位于肾小管上皮细胞的胞质和胞膜，ki-67阳性信号位于肾小管上皮细胞和间质细胞的胞核；Notch1和ki-67表达与移植肾组织病理分级呈正相关。作者认为，肾移植急性排斥反应时，Notch1和ki-67表达均增高，可能与急性排斥反应的发生有关。赵豫波等[39]探讨了可溶型LAIR分子（sCD305，CD306）与肾移植术后巨细胞病毒（CMV）肺炎的关系。肾移植受者血清19份，分为肺炎组（10例）和对照组（9份）；2组sCD305浓度均不符合正态分布，肺炎组波动于0.000～3.039 μg/L，对照组波动于0.000～8.375 μg/L；肺炎组CD306浓度不符合正态分布，波动于0.000～0.017 μg/L，对照组符合正态分布，浓度为（0.046±0.035）μg/L；CD306在CMV肺炎患者血清内的表达降低，与对照组相比差异有统计学意义（$P=0.000$），而sCD305在2组的表达差异无统计学意义（$P=0.316$）。作者认为，CD306在肾移植术后发生CMV肺炎的患者血清内表达明显降低，CMV-PP65抗原检测联合CD306检测，有助于临床早期准确诊断CMV肺炎。郭君其等[40]通过检测肾移植受者术前血中淋巴细胞供者反应性干扰素γ（IFN-γ）和转化生长因子β（TGF-β）生成细胞的频数，探讨了两者与急性排斥反应（AR）和术后6个月移植肾功能的关系。156例肾移植受者中，IFN-γ酶联免疫斑点技术（ELISPOT）阳性48例（31%），出现AR 28例（58%）；阴性108例，出现AR 25例（23%）。移植术后6个月IFN-γ ELISPOT阳性组GFR为（53±15）ml/min，阴性组为（73±16）ml/min，2组比较差异有统计学意义（$P=0.005$）。作者认为，移植前IFN-γ ELISPOT检测可作为肾移植受者移植前的细胞"交叉配型试验"，为进一步避免预致敏的供受者组合提供新手段。术前IFN-γELISPOT与肾移植术后6个月肾功能相关，可能为肾移植受者远期预后提供信息。李州利等[41]探讨了抑制性受体CD305的表达在移植肾排斥反应中的意义。20例对照组和98例移植肾功能正常患者血清sCD305表达分别为（4.3±2.3）和（6.3±3.7）μg/L。20例移植肾急性排斥及5例移植肾失功患者血清sCD305表达明显增加，分别为（36.3±14.7）和（28.8±9.4）μg/L，显著高于对照组和移植物功能正常组（$P<0.01$）。30例移植肾慢性排斥及6例尿毒症透析患者血清sCD305分别为（13.1±5.5）和（11.2±4.6）μg/L，亦明显高于对照组和移植肾功能正常组（$P=0.00$）。作者认为，发生移植肾排斥反应的患者血清sCD305有较高水平的表达，可望作为移植肾排斥反应的监测指标之一。

（傅尚希　王立明）

二、肝移植

（一）活体肝移植

朱志军等[42]*根据术前CT评估供体残余肝脏比例（RLV%）和评估移植物重量与受者体重比（GRWR），参考肝中静脉解剖情况等因素制定术前肝中静脉（MHV）切取分配方案。73例活体右半肝肝移植病例切取肝中静脉28例，不切取肝中静脉45例。两组供者术中均未输注血制品，术后均无死亡及小肝综合征发生病例。1例受体术后6 d出现移植肝急性肝坏死转尸体肝移植后痊愈，1例发生小肝综合征保守治疗后痊愈，受者围术期死亡1例，死亡原因为全身播散性感染并发呼吸功能衰竭，但肝功能已恢复正常。切取MHV组与不切取MHV组之间受者年龄、供体体重小于受体病例所占比例、实际GRWR、移植物重量、移植物冷保存时间、受体术后ALT最高值间差异有统计学意义。作者认为，这种以术前CT评估供者残肝比例和评估GRWR为分类标准，重点参考MHV解剖因素的MHV取舍方案对供、受者均是安全的。施晓敏等[43]*探讨了尸体静脉移植物在成人间右半肝活体肝移植肝静脉重建中的应用价值。9例成人间右半肝活体肝移植病例，采用在4℃UW液中保存7 d以内的尸体静脉移植物重建供肝Ⅴ、Ⅷ段肝静脉粗大属支以及右肝下静脉。9例患者中，1例患者术后14 d死于肾功能衰竭和肺部感染，超声检查血流通畅，未发现架桥静脉血栓，余8例患者术后随访9～15个月，架桥肝静脉累计通畅率为：3个月72.7%（8/11）、6个月54.5%（6/11）和9个月36.5%（4/11），移植肝脏再生均衡，右肝端面Ⅴ或Ⅷ段无明显充血和肝萎缩坏死，肝功能正常。作者认为，采用在4℃UW液中保存7 d以内的尸体静脉移植物重建肝Ⅴ、Ⅷ段肝静脉粗大属支以及右肝下静脉是一种简单、安全和有效的成人间右半肝活体肝移植肝静脉重建方法。赵纪春等[44]*探讨了成人间活体肝移植的肝动脉重建技术。104例成人间右半肝活体肝移植在供受体间肝动脉的重建中，61例供体右肝动脉与受体肝右动脉吻合，15例与受体肝固有动脉吻合，此外与受体左肝动脉吻合7例，与肝总动脉吻合3例，与受体肠系膜上动脉发出的副右肝动脉吻合8例，供体右肝动脉与受体肝总动脉自体大隐静脉间置搭桥5例，受体腹主动脉与供体右肝动脉自体大隐静脉搭桥2例,用尸体冷冻保存髂血管行受体腹主动脉与供体右肝动脉搭桥3例,供体肝动脉直径1.5~2.5 mm,分别采用8-0和9-0 Prolene无损伤血管缝线在手术显微放大镜下完成肝动脉重建。结果104例成人间右半肝活体肝移植,术后1、7 d发生肝动脉血栓形成2例(1.9%),采用自体大隐静脉肾下腹主动脉至供体右肝动脉搭桥术,恢复供肝血流,痊愈出院。1例1个月后发生肝动脉血栓形成,随访期无临床症状未行处理。术后和随访期末发现肝动脉狭窄、肝动脉假性动脉瘤等并发症。作者认为,根据供受体动脉解剖情况选择最适宜的重建位置和方式,采用显微外科技术是减少围术期肝动脉并发症保证供肝存活的关键。淮明生等[45]总结了活体右半供肝移植中,不含肝中静脉的右半供肝V、Ⅷ段静脉回流的重建方法。55例活体右半供肝移植中51例采用尸体髂静脉作为重建材料,其他4例分别采用受者的大隐静脉、曲张的脐静脉、肝内门静脉和肝静脉作为重建材料。肝移植时,供肝肝右静脉与受者肝右静脉开口吻合,重建的V、Ⅷ段静脉与受者肝中、肝左静脉汇合部吻合。术后1例受者发生流出道梗阻,术后第43天死亡;1例受者术后第7天出现不明原因的急性重型肝组织坏死,行尸体供肝肝移植后痊愈。其余53例受者恢复顺利,术后4周时腹部CT检查显示重建的移植肝V、Ⅷ段静脉回流通畅。55例供者术后均恢复顺利,术后2周出院。临床研究提示,不含肝中静脉的活体右半供肝V、Ⅷ段静脉回流的重建在活体肝移植中是可行的,应选择合适的重建材料及手术方式。受者肝移植后临床效果良好。张明满等[46]总结了该院10例亲属活体供肝儿童肝移植手术的经验。男5例,女5例。肝移植年龄6个月至14岁,术后8例用他克莫司及强的松(泼尼松),2例用环孢素A及泼尼松等抗免疫排斥。10例供体均顺利出院;10例受体中除1例因门静脉血栓患儿围术期死亡外,其余9例均痊愈出院。随访中除1例于术后5个月死于排异反应、1例术后7个月死于当地意外食物中毒外,其他7例存活至今,最长生存期24个月。作者认为,亲属活体供肝儿童肝移植手术技术要求高。术前仔细的供、受体选择,准确的血管影像学检查,精确的手术技术和严格的围手术期管理是亲属活体供肝儿童肝移植成功的关键。魏林等[47]探讨了活体肝移植术(LDLT)中测定与调整门静脉血流量对小肝综合征(SFSS)的预防作用。31例LDLT病人中8例术中同时行脾切除术,切脾后门静脉血流量较切脾前明显降低($P<0.01$)。5例LDLT术中同时行肝动脉结扎,结扎后门静脉血流量亦较前降低($P=0.017$)。行门静脉血流调整组(13例)的GRWR低于未调整组(18例)($P=0.044$);而门静脉血流量则

明显高于未调整组($P<0.001$)。调整组无小肝综合征发生。未调整组发生1例小肝综合征。结果提示,LDLT术中通过脾切除或行肝动脉结扎者降低了移植肝门静脉血流量,有预防术后小肝综合征的作用。监测门静脉血流量为指导门静脉血流调整提供了较客观的依据。张雅敏等[48]对活体肝移植供者选择、供肝切取技术及手术并发症进行了探讨。74例患者中实施右半肝切取72例(含肝中静脉27例,不含肝中静脉45例),左半肝含肝中静脉1例,左外叶切取1例。术后丙氨酸转氨酶(ALT)平均峰值(229.5±108.6)U/L,ALT恢复正常时间(12.7±4.8)d;总胆红素(TB)峰值(78.7±44.3)μmol/L,TB恢复正常时间(8.8±2.7)d;住院时间7~28 d。术后并发症:胆瘘1例,肝断面出血1例,过敏性紫癜1例,全部供者均恢复正常生活及工作。作者认为,术前充分了解供肝的血管及胆道解剖,术中保证管道的完整性、减少肝组织损失,术后严密监测并发症的发生是供者安全的必要保证。卢实春等[49]探讨了急诊成人活体右半肝移植在治疗重型肝炎肝衰竭中的作用。10例接受急诊活体肝移植治疗的患者中4例患慢性重型肝炎,6例患急性肝衰竭。1例术后发生腔静脉血栓致急性肾衰竭死亡,另1例发生肝动脉血栓致移植物失功能而死亡,余受者和所有供者均恢复良好。作者认为,急诊成人活体右半肝移植治疗重型肝炎肝衰竭效果令人满意,作为重型肝炎肝衰竭的抢救治疗疗效确切。成峰等[50]探讨了亲属活体部分肝移植治疗肝豆状核变性手术适应证。37例接受亲属活体部分肝移植治疗,术前15例神经系统功能障碍患者的评分为(15.9±4.3)分。患者及移植物的1、3、5年存活率分别为91.9%、83.8%、75.7%和86.5%、78.4%、75.7%。供受者外科并发症包括:2例供者术后发生肝断面胆漏,经引流后治愈;受者发生血管并发症3例,其中2例为肝动脉栓塞,再次急诊行尸体肝移植后治愈;另1例为肝静脉吻合口狭窄,行介入球囊扩张治疗后治愈。神经系统功能障碍患者移植术后症状明显缓解。作者认为,急性肝衰竭、慢性肝衰竭失代偿伴有(或不伴有)神经系统功能障碍均是亲属活体部分肝移植的手术适应证。对伴有严重神经系统功能障碍但肝功能相对稳定的患者,如内科治疗无效,仍可考虑行亲属活体部分肝移植。

(二)肝移植术后胆道并发症

李勤涛等[51]*探讨了无心跳供肝发生严重胆道缺血性病变的危险因素。排除混杂因素后采用Logistic回归分析缺血-再灌注相关性严重胆道并发症的危险因素。发现无心跳供肝胆道二次热缺血时间>60 min是术后严重缺血性胆道并发症的独立危险因素。热缺血与冷保存协同作用于供肝,单独或同时延长热缺血、

冷保存时间,术后严重缺血性胆道并发症发生率增高。作者认为,无心跳供肝热缺血或冷保存时间延长的协同作用以及胆道二次热缺血时间>60 min是肝移植术后严重缺血性胆道并发症的危险因素。将热缺血时间带入拟合直线回归方程可预知冷保存时间的相对"安全"时限。朱志军等[52]对肝脏移植术后缺血型胆道狭窄非手术治疗的效果进行了评估。253例病例中术后发生缺血型胆道狭窄35例,给予病人首先使用球囊扩张和支架支撑等非手术治疗手段治疗。其中24例非手术治疗后有效。治疗有效者中后来有8例出现再次狭窄,2例再次非手术治疗有效,6例无效接受再次肝移植手术。作者认为,非手术治疗手段对于肝移植术后缺血型胆道狭窄的治疗是有效的,应该作为首选。易स红等[53]探讨了原位肝移植术后肝内外多发缺血型胆道病变的治疗及预后。31例病例中合并严重肝动脉狭窄8例,合并胆漏1例,采用介入治疗8例、介入治疗+再移植术7例、再移植术5例。内科治疗8例,胆肠吻合术1例、2例病人放弃治疗。6例痊愈,均为再移植病人,好转7例,无效6例,死亡10例,死因为多器官功能衰竭(6例)、胆道感染(3例)、非胆道病变(1例)。总治愈率和病死率分别为19.4%(6/31)和32.3%(10/31)。反复介入治疗后无论施行肝移植与否,均具有较高的病死率(53.3%,8/15)。8例内科保守治疗病人有6例病情好转并相对稳定,1例胆肠吻合病人出现反复胆道感染。作者认为,对肝移植术后肝内外多发缺血型胆道病变,介入方法的诊断价值高于治疗价值,合理的内科治疗有助于病情的稳定及推迟再移植的时间,而正确把握再移植的时机是治愈本病的关键。夏天等[54]探讨了成人活体肝移植胆道并发症的防治策略。108例成人活体肝移植胆道并发症的患者中102例为不含肝中静脉右半肝移植,6例双供肝移植。受体并发症共24例(22.2%),其中胆漏4例,肝断面胆漏1例,胆管吻合口狭窄3例;供体并发症共7例(6.3%),其中残留肝断面胆漏2例。胆道并发症者除1例死亡外,其余均经及时处置,恢复良好。作者认为,通过改进术前、术中检查与评估方法,选择适当的胆道重建方式,结合显微手术技术精细操作,及时发现与处置,可明显地降低成人活体肝移植胆道并发症的发病率与病死率。

(三) 肝癌肝移植

李波等[55]初步评估了肝移植治疗肝切除术后复发性肝癌的效果。23例肝切除术后复发性肝癌患者接受了肝移植。结果显示首次部分肝切除对以后的肝移植手术无明显不利影响。17例移植前甲胎蛋白(AFP)升高者中13例术后1个月内恢复正常,23例中有5例出现术后并发症,发生率为21.74%;19例完成随访,4例失访,随访率为82.61%。平均随访时间610 d。5例于随访期内发现肝癌复发,复发率为26.32%(5/19);6例于随访期内死亡,生存率为68.42%(13/19),最长存活已达3年2个月。作者认为,对肝切除术后复发性肝癌,肝移植不失为一种较好的治疗方法。郑树森等[56]*研究了肝细胞癌肝移植术后复发和转移的临床特点及治疗方法。95例患者在随访期内有42例(43.2%)患者被诊断为肝癌复发。复发部位最多见于移植肝(32例)、肺(21例)、骨(7例)。单因素分析结果显示,肿瘤大小、肿瘤分布、肝硬化背景、术前甲胎蛋白浓度、组织学分期、大血管侵犯6项因素对肝移植术后生存和(或)肝癌复发有明显影响。多因素分析结果显示,肿瘤分布、组织学分期、大血管侵犯是影响术后总体生存率和肝癌复发率的独立危险因素。肝癌复发后的介入治疗及内放疗可延缓肿瘤进展,选择合适病例行复发灶手术切除可最大限度地改善预后。作者认为,合理选择接受肝移植的肝癌患者可能可以大幅度降低移植术后肝癌的复发率;在现阶段,外科治疗应是目前移植术后复发性肝癌的首选治疗手段。肖亮等[57]*对肝移植治疗原发性肝癌的疗效进行了评价,并分析了影响预后的因素。234例肝癌肝移植病人随访期间死亡85例(36.3%),复发70例(29.9%)。术后6个月及1、2、3、4年累计存活率分别为88.5%及76.3%、61.3%、53.6%、47.6%;6个月及1、2、3年无瘤存活率分别为80.1%及70.6%、60.4%、52.3%。单因素分析显示:术前肝功能Child-Pugh分级、术前AFP水平、肿瘤类型、肿瘤大小、淋巴结转移、大血管侵犯、肿瘤分化程度和TNM分期与预后有关;Cox回归多因素分析显示:术前AFP水平、肿瘤类型、大血管侵犯和肿瘤分化程度是影响预后的独立因素。作者认为,肝移植是治疗原发性肝癌的有效方法,经严格筛选的适宜受体预后良好。曹晓伟等[58]对肝细胞癌(HCC)临床病理特征和受体选择标准对肝移植预后的影响进行了评估。204例肝细胞癌行肝移植患者中随访期间死亡90例(33.1%),肿瘤复发88例(32.4%),复发中位时间8.5个月(2~26个月)。1、2、3、4、5年生存率分别为(82.2%±2.5%)、(65.0%±3.3%)、(52.3%±4.0%)、(46.9%±4.6%)和(42.0%±6.2%)。单因素分析提示影响HCC预后的临床及病理因素包括甲胎蛋白、肿瘤大小、侵犯包膜、Eggels分类、微血管侵犯、门静脉左右分支侵犯、Edmonson分级、TNM分期和MELD,多因素分析发现甲胎蛋白、Eggels分类、微血管浸润和Edmonson分级是独立影响HCC预后的重要因素;符合Milan标准和UCSF标准累积生存率明显高于超出标准者。作者认为,甲胎蛋白、Eggels 分类、微血管浸润和 Edmonson 分级是独立影响 HCC 预后的因素,经严格筛选的适宜受体预后良好。郑虹等[59]评价了肝移植治疗肝细胞癌合并门静脉癌栓患者的临床价值。128 例肝移植患者术后中位存活时间为 13.0 个月,术后 6 个月、1 年、2 年累积存活率分别为 78.1%、51.6%和 29.7%。单因素分析表明,癌栓分级、肿瘤大体类型、肿瘤数目是影响患者预后的主要危险因素;多因素分析显示,癌栓分级和肿瘤数目与患者术后累积存活率具有显著的相关性。作者认为,现阶段肝细胞癌合并门静脉癌栓的患者行肝移植术远期疗效尚不能令人满意,在供者资源严重短缺的条件下应限制应用。

(四)病毒性肝炎防治

戴军等[60]*通过长期观察大三阳乙肝病人肝移植后在 LAM 和(或)静脉丙种球蛋白(HBIG)预防下其体内 HBV 标志物的变化,探讨了乙肝复发的可能机制。55 例大三阳病人随访中共 12 例乙肝再感染/复发,LAM+HBIG 组乙肝复发比率为 4.8%(2/42),而 LAM 组为 76.9%(10/13)。联合组 1、2、3、4 年生存率分别为 100%、97.1%、92.7%、92.7%;单用组 1、2、3、4 年生存率分别为 76.9%、69.2%、53.8%、46.2%;前者 2 年内乙肝复发率<3%,后者 1、2、3、4 年复发率分别为 16.1%、41.3%、66.4%、66.4%。作者认为,HBIG 联合核苷(酸)类似物作为当前最佳的乙肝复发预防方案明显地降低了复发率;治疗依从性差及病毒的自身状态是中国肝移植后乙肝再感染/复发的主要原因;根据治疗过程中病毒自身状态的变化及时调整用药将有助于进一步减少术后乙肝复发率。魏宪义等[61]对肝移植病人术后乙肝复发进行了临床随访观察。拉米呋啶和 HBIG 联用的情况下,8 个分中心的 182 例肝移植病人术后 19 个月随访期的乙肝复发率为 0.55%。若将术后 1 周内 230 个研究病例中血清 HBsAg 未阴转的 9 个病例(3.91%)视为乙肝复发病例,术后 19 个月试验与对照组复发率分别为 6.89%(6/87)、4.21(4/95)。采用循证医学方法,分析世界范围内单用 HBIG、拉米呋啶及拉米呋啶和 HBIG 联用 3 种方法,认为均有不同程度防治肝移植病人术后乙肝复发的效果。作者认为,该次临床随访时间与多数的历史文献对照观察时间点形成重叠,临床研究与随访的乙肝复发率与既往文献结果吻合,拉米呋啶和 HBIG 联用是较优的防治策略。姜华等[62]通过观察肝移植围术期外周血单个核细胞(PBMC)内乙型肝炎病毒(HBV)DNA 的变化规律,探讨了其在监测肝移植受体体内 HBV 存在及活动状态中的价值。20 例乙肝表面抗原(HBsAg)阳性肝移植受体给予口服恩替卡韦联合 HBIG,分别于术前 1 d、术后 1 周、4 周、12 周检测血清 HBV DNA、PBMC 内 HBV DNA。结果术前 1 d、术后 1 周、4 周、12 周 PBMC HBV DNA 阳性率分别为 85.0%(17/20)、45.0%(9/20)、45.0%(9/20)和 40.0%(8/20),术后 1 周与术前比较差异有统计学意义,但 1 周以后阳性率无显著变化。作者认为,肝移植术后 PBMC 内 HBV DNA 迅速转阴并维持在同一稳定水平,PBMC 内 HBV DNA 定量检测似乎较血清 HBV DNA 能更好地反映肝移植围术期体内残存病毒的存在及活动状态。程龙等[63]观察和分析了移植肝组织病理学和病毒学检测对诊断巨细胞病毒(CMV)性肝炎的敏感性和特异性。选取肝移植术后 CMV 感染受者和无 CMV 感染受者的移植肝活组织标本各 25 例,分为 CMV 感染组和无 CMV 感染组。分别对两组标本进行组织病理学、免疫组织化学(IHC)及病毒学检测,观察各种检测方法对诊断移植肝 CMV 性肝炎的敏感性和特异性。结果经组织病理学观察,CMV 感染组与无 CMV 感染组移植肝细胞核内包涵体和嗜酸性小体检出率的比较,差异无统计学意义;微小脓肿、单核细胞聚集及巨大肝细胞检出率的比较,差异有统计学意义。IHC 方法检测 CMV 性肝炎的敏感性和特异性分别为 20%和 100%;病毒学检测 CMV 性肝炎的敏感性和特异性分别为 72%和 84%。作者认为,单纯行病毒学或组织病理学检测移植肝 CMV 性肝炎缺乏准确性。病毒学与组织病理学检测相结合可以提高诊断移植肝 CMV 性肝炎的敏感性和特异性。

(五)再次肝移植

汪国营等[64]探讨了再次肝移植术后早期与病死率相关的独立危险因素。36 例再次肝移植患者根据再次肝移植术后早期(术后 3 个月内)的转归,分为死亡组和存活组。再次肝移植术后早期病死率为 25%(9/36),死亡原因为:严重感染 5 例(55.6%),急性肾衰竭 2 例(22.2%),心肌梗死和脑出血各 1 例(各 11.1%)。经单因素分析显示,死亡组和存活组间术前肌酐水平、终末期肝病模型评分、感染、重症监护室(ICU)监护时间、机械通气时间以及再次肝移植的手术时间和术中出血量的差异有统计学意义。Logistic 多元回归分析显示,术前 ICU 监护时间和术中出血量是术后早期与病死率相关的独立危险因素。作者认为,再次肝移植术前 ICU 监护时间和术中出血量与术后早期病死率密切相关。杨扬等[65]对再次肝移植治疗肝移植术后肝动脉并发症的可行性及手术时机进行了探讨。13 例肝动脉并发症患者再次肝移植的无肝期、手术时间和首次移植比较差异有统计学意义,术中出血量、ICU 停留时间和首次移植比较差异无统计学意义。围术期病死率为 38.5%(5/13),其中移植间隔

1个月内死亡1例(1/4),超过1个月死亡4例(4/9)。死亡原因分别为急性肾衰竭2例、严重感染2例、心肌梗死1例。8例存活,中位生存时间22.5个月。作者认为,再次肝移植是治疗肝移植术后肝动脉并发症导致不可逆性肝损害时的惟一有效手段;选择适宜的手术时机和手术方式、调整免疫抑制方案、加强围术期管理是提高再次肝移植疗效的关键。张建军等[66]探讨了再次肝移植的比率、原因及术后存活时间。对2 833例中132例患者进行了再次肝移植,再次肝移植率为4.66%。1998至2003年行首次肝移植的患者中有67例进行了再次肝移植,再次肝移植率为10.84%(67/618)。2004至2007年行首次肝移植的患者中有65例进行了再次肝移植,再次肝移植率为3.12%(65/2 083)。两者再次肝移植率的比较,差异有统计学意义。132例患者再次肝移植的原因包括:胆道并发症64例、原发病复发24例、排斥反应14例、移植肝功能不良13例、肝动脉血栓形成12例、腹腔感染2例、门静脉血栓形成2例及其他原因1例。手术技术初期再次肝移植的主要原因为胆道并发症、排斥反应、移植物功能不良及乙型肝炎复发;手术技术相对成熟期则以胆道并发症、肝动脉血栓形成、排斥反应及移植物功能不良为主。首次肝移植术后6个月之内和之后行再次肝移植的患者分别为42例和90例,其中位存活时间分别为570和1 202 d($P<0.05$)。作者认为,随着肝移植手术技术的进步,再次肝移植率下降;再次肝移植成为治疗首次肝移植术后胆道并发症、原发病复发、排斥反应、移植物功能不良等的有效方法;再次肝移植的手术时机最好在首次肝移植6个月之后。

(六) 免疫抑制剂

张海斌等[67]*对肝移植术后应用西罗莫司(SRL)的免疫抑制效果和安全性进行了探讨。术后对21例受者平均随访25.4个月(6~42个月),评估SRL的临床免疫抑制效果及安全性。结果随访期间,2例受者因药物不良反应停药,药物耐受率为90.5%。发生急性排斥反应1例次,经治疗后痊愈,其余患者均获得良好的免疫抑制效果。Tac肾毒性患者肾功能改善3例;Tac肝毒性患者肝功能显著好转6例。作者认为,SRL作为受者肝移植术后的免疫抑制维持治疗是安全有效的;术后早期及时用SRL替换Tac可有效逆转后者所致的肝、肾毒性损害。鞠卫强等[68]对出现钙调磷酸酶抑制剂(CNI)相关并发症的患者采用西罗莫司(SRL)单药转换治疗的体会进行了总结。转换治疗前,13例肾功能受损者的血肌酐为(158.3±41.6)μmol/L,随访结束时降低到(103.7±21.2)μmol/L;另1例血糖升高者在转换治疗后血糖得到有效控制,胰岛素用量由转换前的80 IU/L减少至24 IU/L。转换治疗后6个月内,14例中有2例(14.3%)发生急性排斥反应,治疗后均逆转。随访过程中,4例出现血脂升高,4例出现贫血或血小板减少。5例出现溃疡型口疮,但无患者因SRL不良反应而终止转换治疗。作者认为,肝移植术后出现CNI相关并发症的患者可以采用SRL单药转换治疗。

(七) 肝移植中血管病变

蒋水明等[69]*探讨了原位肝移植术后门静脉并发症的诊断和治疗。173例原位肝移植患者术后有6例发生门静脉并发症(3.5%),门静脉狭窄发生率为1.2%,门静脉血栓发生率为2.3%,且术前3例有门静脉血栓,3例有门静脉高压症手术史。2例患者成功放置血管内支架,3例患者行套扎术或硬化剂治疗后好转出院,6例中无1例死亡。作者认为,术前存在门静脉高压症手术治疗史和门静脉血栓是门静脉并发症的高危因素;彩色多普勒超声检查是监测门静脉并发症的有效方法,确诊门静脉并发症则要依据门静脉CT血管成像;晚期门静脉血栓溶栓治疗效果不佳,对单纯性门静脉狭窄行介入治疗是安全可行的。杨扬等[70]探讨了肝移植术后肝动脉并发症治疗方式与时机的选择。25例患者中肝移植术后肝动脉血栓形成(HAT)5例,2例患者因肝衰竭行再移植治疗,术后均存活;3例接受介入溶栓治疗后,1例肝功能恢复正常,1例死亡,1例再次出现HAT,并再次移植术后因多器官功能衰竭死亡。术后1个月内出现肝动脉狭窄(HAS)者12例,因肝衰竭行再移植2例;支架植入10例(治疗后因胆道缺血性改变行再移植4例);6例再移植患者存活4例,因颅内出血和感染死亡2例。术后1个月后出现HAS者8例,行肝动脉支架植入5例,肝功能好转。因胆道缺血性改变接受再移植1例。另外2例行保守治疗,情况稳定未作处理。作者认为,肝移植术后肝动脉并发症的治疗应采用个体化的治疗方案;HAT的治疗以再次肝移植为主,HAS以介入治疗为主,一旦出现胆道缺血性改变,应及时行再次肝移植。郑虹等[71]总结了肝移植受者合并脾动脉瘤的临床特点和诊治经验。450例受者中有20例(4.4%)被确诊合并脾动脉瘤,其中19例术前通过4期CT扫描确诊,1例为术中发现。肝移植术中未处理脾动脉瘤15例,其中2例于术后发生脾动脉瘤破裂出血,均予急诊手术(其中1例死于失血性休克)。肝移植术中切除脾动脉瘤及脾脏5例,术后恢复顺利,移植肝功能良好。作者认为,肝硬化患者易合并发生脾动脉瘤,4期CT扫描能够准确诊断脾动脉瘤;肝移植术后早期易发生脾动脉瘤自发破裂,术中应同期予以处理。潘澄等[72]探讨了肝移植术后脾动脉盗血综合征(SASS)的诊断和治疗。1 012例肝移植受者中有11例肝移植受者术后确诊为

SASS,均发生于肝移植术后1个月内,其发生率为1.09%(11/1 012);受者的性别、原发疾病或术前血小板计数对肝移植术后SASS发生率的影响,差异均无统计学意义,而GRWR较低者,SASS发生率较高。经介入治疗后,11例受者存活情况良好,移植肝血流恢复正常,肝功能基本恢复正常,无血栓、缺血性胆道并发症发生。1例受者经介入治疗后脾脏周边部出现小片状梗死灶,其余10例受者脾脏无明显异常。作者认为,肝移植术后发生的SASS无明显特异性表现,应重视对GRWR较低受者的排查;采用B型超声筛查与动脉造影检查可以早期确诊;确诊后对盗血动脉进行超选择性介入栓塞治疗效果理想。

(八)肝移植围术期处理

黎尚荣等[73]观察了原位肝移植(OLT)术后患者早期急性肺损伤(ALI)的发生情况,分析其相关的早期危险因素。91例患者中53例术后出现呼吸系统并发症,发病率为58.2%,其中25例发生ALI,发病率为27.5%。单因素分析显示高龄、重型肝炎、术前高血清胆红素、低凝血酶原活动度、高Child及MELD评分、术中失血多、输血多是OLT术后发生ALI的高危因素,Logistic逐步回归分析筛选出胆红素是影响术后ALI发生的独立的早期危险因素。作者认为,OLT术后早期ALI的发病率为27.5%,术前高血清胆红素是术后ALI的重要早期危险因素。陈虹等[74]*探讨了肝移植术后中远期肺部真菌感染的临床表现、诊断方法、治疗措施及转归。12例患者中确诊3例,临床诊断4例,高危疑似5例,其中,肺穿刺活检发现新型隐球酵母菌包囊1株,胸腔积液培养发现白色假丝酵母菌1株,支气管镜灌洗液培养发现光滑假丝酵母菌1株;乳胶凝集试验阳性2例,G试验及GM试验均阳性2例,9例CT检查表现为局限性高密度团块影,3例为多发片状及絮状影;10例治疗患者,治愈8例,好转1例,死亡1例;有效率90.0%,治愈率80.0%,病死率8.3%,2例未治患者病情稳定。作者认为,肝移植术后中远期肺部真菌感染以曲霉菌属和隐球酵母菌属为主,在临床表现、病程转归及药物耐受性方面有别于肝移植术后早期肺部真菌感染。刘非等[75]探讨了活体肝移植受体术后早期肺部感染的发生率、主要病原菌、预后以及肺部感染的危险因素。108例患者中肺部感染发生率为22.2%(24例),病原体包括细菌23例,其中4例患者为细菌与真菌混合感染,细菌中革兰阴性菌18例(78.3%),巨细胞病毒1例。24例中6例术后早期死亡,病死率25.0%;84例未发生肺部感染者,其中有4例术后早期死亡,病死率为4.8%,两者差异有统计学意义。单因素分析提示术后肺部感染与术中输全血/红细胞悬液量、术中输血浆量、术中输液总量、术后拔管时间、术后在重症监护室时间及急性排斥有关。Logistic回归分析提示仅术后拔管时间及急性排斥与术后肺部感染相关。作者认为,肺部感染是活体肝移植术后常见的并发症,有较高病死率;革兰阴性细菌为主要的病原菌,其发生与术后拔管时间及急性排斥密切相关。杨芳等[76]探讨了纤维支气管镜(纤支镜)与机械通气联合救治肝移植术后肺部重症感染的疗效。46例患者采用纤维支气管镜(纤支镜)与机械通气联合救治后动脉血气分析中pH、PaO_2、$PaCO_2$、SaO_2指标明显好转,吸出分泌物培养阳性检出率为76.1%(35/46)。治疗有效率为91.3%。作者认为,纤支镜与机械通气联合应用救治肝移植术后重症肺部感染,有助于确定致病菌,消除气道分泌物,局部灌洗增强抗感染效果。谢丽璇等[77]探讨了肝移植术后肺部感染多层螺旋CT(MSCT)表现及其临床诊断价值。529例肝移植术后肺部感染的发病率为32.9%(174/529),感染次数181次,病死率为9.8%(17/174);细菌感染、真菌或合并真菌感染、病毒或合并病毒感染发生率分别为17.2%(91例)、14.7%(78例)、2.3%(12例);肺部感染在术后30 d内、31~90 d、90 d以后3个时间段的构成比分别为64.6%(117例)、28.7%(52例)、6.6%(12例);45例行胸部CT检查。发现实变影32例,磨玻璃影22例,结节影10例,网格样影或线样影4例,各种征象在细菌感染及真菌感染间的发生率比较差异均无统计学意义。作者认为,肝移植术后肺部细菌感染、真菌感染均常见,且常以混合感染形式发生,术后30 d内为高危时期,胸部CT扫描能准确显示病灶的范围及特征,对于肺部感染的综合诊断有重要意义。仲华等[78]分析了155例患者158次原位肝移植术后细菌学资料及其对抗菌药物的敏感性。结果肝移植术后细菌性感染的发生率为25.9%,其主要病原菌分别为:凝固酶阴性葡萄球菌的分离率最高,96株,占18.50%;其次为铜绿假单胞菌84株,占16.18%;不动杆菌属73株,占14.07%。作者认为,加强肝移植术后的抗菌药物选择、病原菌分离及其耐药性监测对于合理使用抗菌药物非常重要;依据病原学及抗菌药物敏感性资料合理选择抗菌药物控制感染,有助于减少新的耐药菌株的出现。郎韧等[79]研究了肝移植术后耐万古霉素肠球菌(VRE)感染的特征。136例肝移植患者中11例感染VRE,感染率为8.1%,其中腹腔感染4例,血行感染2例,肺部感染2例,多部位VRE感染3例;共分离出31株VRE,其中屎肠球菌26株,粪肠球菌5株;药敏监测显示,VRE感染的11例患者中4例对替考拉宁敏感,7例耐药;4例应用替考拉宁治疗,7例应用利奈唑胺治疗;其中2例腹腔VRE感染患者行剖腹腔感染病灶清除;11

例VRE感染患者中,10例存活,1例死于脓毒症诱发的多器官功能衰竭。作者认为,肝移植术后VRE感染有增加的趋势,应尽可能降低VRE感染的危险因素,对待VRE更应该强调进行有效的预防。徐骁等[80]观察了肝移植术后受者早期肝肾功能的动态变化,并评估其对预后的影响。161例患者肝移植术后1~7 d,TB由116.2 mmol/L降至66.7 mmol/L($P<0.01$),PT由19.4 s降至15.0 s($P<0.01$),ALT由285 U/L降至100 U/L($P<0.01$),AST由264 U/L降至50 U/L($P<0.01$),SCr由103.4 mmol/L降至86.6 mmol/L($P<0.05$)。COX分析结果显示,SCr和TB为受者预后的独立性影响因素。由此建立肝移植受者预后评分公式为1.276×lnSCr(mmol/L)+0.730×lnTB(mmol/L)。作者认为,肝移植术后受者肝功能可早期恢复,肝移植术后1 d的SCr与TB水平影响受者预后。袁金忠等[81]回顾性分析了合并急性肾衰竭的肝移植受体移植术前的危险因素,并探讨肾脏替代治疗(RRT)作为其移植前过渡治疗措施的价值。在接受RRT的患者中,有31.25%的患者因为肝移植而生存或者出院,68.75%的患者在等待移植期间死亡。死亡组患者与移植组相比,有更高的多器官功能障碍评分、更低的平均动脉压。RRT的平均治疗天数在连续性肾脏替代治疗组和间歇血液透析组之间的差异没有统计学意义。与间歇血液透析组相比,连续性肾脏替代治疗组有更高的多器官功能障碍评分、更低的平均动脉压、更低的血清肌酐浓度。肾衰竭受体术前平均动脉压越低,则死亡风险越高。作者认为,对患有急性肾衰竭的肝移植受体应用RRT是可取的。尽管病死率仍高,但可使部分患者得以肝移植而生存。金海龙等[82]探讨了肝移植术后神经系统并发症的病因与诊治原则。249例肝移植受体中,27例术后出现神经系统并发症(10.84%)。其中,脑病8例(29.63%),包括中枢神经系统脱髓鞘病变2例,经适度脱水、营养神经及对症支持治疗后均康复;癫痫2例(7.41%),均被治愈;颅内出血4例(14.81%),其中3例行手术治疗,均留有后遗症;中枢神经系统感染4例(14.81%),2例被治愈,2例因真菌感染死亡;锥体外系损害和周围神经病变并发症分别是6例(22.22%)和7例(25.93%),随免疫抑制剂减量,均逐渐好转。作者认为,肝移植术后神经系统并发症发生率较高,系由多种病因引起。临床症状多样,针对其不同病因及时对症处理,可有效改善、控制病情,使病人得以长期生存。王璐等[83]*探讨了肝移植术后早期缺血性心肌病的预防及治疗。18例患者均以心前区疼痛、闷胀、紧缩感为首发症状,伴有呼吸困难、出汗、心悸等症状,心电图显示ST-T段不同程度改变,同时心肌酶谱也出现不同程度的升高。确诊有心肌缺血后,用硝酸甘油扩张冠状动脉,并全部皮下注射低分子肝素抗凝。结果18例中,16例的心肌缺血缓解,术后1个月内未出现心血管不良事件;2例患心肌梗死,因术后早期仍有出血,未行溶栓及介入治疗,受者最终死亡。作者认为,术前的仔细评估,术后早期抗凝、充分的镇痛和镇静、优化前后负荷、维持正常的血细胞比容以及血管扩张药物的应用,可降低肝移植后缺血性心肌病的发病率和病死率。

(九)其他

杨扬等[84]对成人良性终末期肝病肝移植术后中远期的生存情况和影响中远期生存率的因素进行了研究。165例受体肝移植术后1、2、3年的生存率分别为88.7%、85.5%、81.2%;乙肝相关性疾病受体2、3年生存率分别为88.4%和84.5%,非乙肝相关性疾病2、3年的生存率83.4%和77.0%,两组差异无统计学意义。存活大于1年的165例中,1年后死亡21例。1年后导致受体死亡的主要并发症及其病死率为:感染并发症4.8%(8/165)、胆道并发症3.6%(6/165)、乙肝病毒再感染1.8%(3/165)、慢性排斥反应1.2%(2/165)、肾功能损害0.6%(1/165)和肝动脉并发症0.6%(1/165)等。作者认为,良性终末期肝病肝移植术后中远期生存情况良好;影响患者术后中远期存活的主要原因是感染并发症、胆道并发症和HBV再感染。张福奎等[85]观察了肝移植治疗原发性胆汁性肝硬化(PBC)的远期效果。15例PBC患者共接受原位肝移植16例次,其中1例因原发性移植肝无功能进行了2次肝移植。术后2周时,患者肝功能指标基本恢复正常,乏力、皮肤瘙痒及黄疸等症状缓解,患者的生存质量明显改善。术后有4例患者出现新发疾病(26.7%),1例为乙型肝炎病毒感染,2例为自身免疫性肝炎,1例为结肠癌,经治疗后2例好转,2例治疗无效死亡。肝移植术后,患者无PBC复发,1、2和5年的存活率分别为100%、100%和86.7%。作者认为,肝移植可提高终末期PBC患者的生存质量和存活率,但一些少见的新发疾病对患者的远期存活率影响较大。朱继业等[86]总结了肝移植患者预后的影响因素,探讨进一步提高肝移植疗效的措施。565例肝移植患者中早期171例患者术后1个月、1、3、5年的存活率分别为87.8%、73.2%、60.2%、57.7%;后期394例患者术后1个月、1年、3年、5年的存活率分别为91.2%、84.9%、69.2%、66.1%,存活率显著提高;良性肝病患者术后1、3、5年的存活率分别为83.3%、79.8%、78.5%;肝癌患者术后1、3、5年的存活率分别为78.4%、49.1%和45.1%。肝移植术后早期因腹腔内出血接受二次手术、血管性并发症、严重感染、急性肾衰竭、移植物原发无功能的发生率分别为1.1%、1.6%、

13.6%、7.4%、1.2%。术后的远期并发症主要有：肝癌复发、胆道并发症、乙肝复发、新发恶性肿瘤、移植物慢性失功能、慢性肾功能损伤等，发生率分别为40.3%、6.7%、2.1%、0.9%、0.9%、1.1%；其中，符合和超出米兰标准的肝癌患者的肝癌复发率分别为8.1%和62.5%，所有肝癌复发患者的中位生存时间为19.6个月。作者认为，肝移植是治疗各种终末期肝病的有效措施，在供肝短缺的情况下，应优先将供肝分配给良性肝病患者和符合米兰标准的肝癌患者。巫林伟等[87]对脑死亡供体与无心跳供体来源供肝对肝移植患者术后短期预后的影响进行了比较。130 例患者中 9 例接受脑死亡供体供肝（脑死亡供体组），121 例接受无心跳供体供肝（无心跳供体组）。结果两组间手术时间、无肝期时间和术中出血量无明显差异，术后1、6、12个月生存率无明显差异，术后各种并发症的发生率无明显差异。作者认为，脑死亡供体来源的供肝与无心跳供体来源的供肝相比，移植肝及受者术后早期预后无明显差异。朱志军等[88]评价了劈离式肝移植（SLT）的临床效果，并探讨其可行性。10 例受者及移植肝 1 年存活率均为 70%（7/10）。肝动脉血栓形成 1 例（10%），胆管并发症 4 例（40%）。作者认为，尽管 SLT 仍存在较高的技术并发症发生率，但受者及移植物存活率与全肝移植相近；为解决供者短缺的严重问题，可在临床上选择性应用 SLT。叶启发等[89]总结了经典背驮式肝移植术（SPBLT）和改良背驮式肝移植术（MPBLT）治疗 Wilson's 病的临床经验。29 例 Wilson's 病患者中 SPBLT 13 例，MPBLT 16 例。围术期死亡 4 例，其中 2 例死于肝静脉回流受阻导致术后肝功能衰竭，均发生在 SPBLT 组；另外 2 例分别死于肝动脉栓塞和胆瘘合并严重感染。受体 1 年存活率为 86%，3 年存活率为 79%。血清铜和铜蓝蛋白在术后 4 周基本恢复正常。神经精神障碍术后均有不同程度的缓解。最长存活期 12 年。作者认为，背驮式肝移植治 Wilson's 病可获得满意的临床效果和生活质量；而 MPBLT 技术可减少术后并发症，提高手术存活率。陈秀凯等[90]探讨了 POSSUM 评分系统在肝移植术后并发症和病死率评估中的作用。126 例肝移植病人中预测并发症发生 52 例，实际发生数 38 例（$P<0.05$），符合率 73.1%。预测死亡数 35 人，实际死亡数 10 人（$P<0.05$），符合率 28.6%。高危组预测准确性高，符合率 50.0%～100%，而低危组高估病死率，符合率 12.5%。作者认为，POSSUM 评分系统高估术后并发症，但能较好地预测高危病人术后病死率。朱铭力等[91]评价了终末期肝病模型（MELD）评分在预测尸体肝移植患者术后急性肾损伤（AKI）的发生及预后中的价值。193 例肝移植患者中共有 116 例（60.1%）发生术后 AKI，其中 AKI 1、2、3 期分别占 AKI 患者的 50.0%、21.6% 和 28.5%。术前 MELD 评分≥16.87 分的患者术后 AKI 的发生率为 71.6%，显著高于术前 MELD 评分＜16.87 分的患者（51.8%，$P<0.05$）。AKI 患者的术前 MELD 评分为（19.53±12.08）分，显著高于非 AKI 患者的（12.86±9.71）分（$P<0.05$）。术前 MELD 评分预测术后 AKI 发生的曲线下面积（AUC）为 0.671。术前 MELD 评分预测术后 AKI 1、2、3 期发生的 AUC 分别为 0.469、0.575 和 0.775。以 MELD 评分 18.50 分作为诊断截点时，预测术后 AKI 3 期发生的敏感性和特异性分别为 72.7% 和 71.2%。生存分析显示，AKI 患者术后 28 d 的病死率为 15.5%，死亡患者的术前 MELD 评分为（30.99±11.00）分，显著高于存活患者的（15.42±10.74）分（$P<0.05$），MELD 评分预测肝移植术后 AKI 患者术后 28 d 死亡的 AUC 为 0.842。以 MELD 评分 24.84 分作为诊断截点时，预测术后早期死亡的敏感度和特异度分别为 77.8% 和 72.2%。术后 1 年 AKI 患者的病死率为 25.9%，死亡患者的术前 MELD 评分为（23.22±14.08）分，显著高于存活患者的（15.65±10.78）分（$P<0.05$），MELD 评分预测肝移植术后 AKI 患者 1 年死亡的 AUC 为 0.651。作者认为，肝移植术后 AKI 患者的术前 MELD 评分较高，术前 MELD 评分是术后发生 AKI 3 期的一种较为敏感的预测指标，是术后 AKI 患者早期死亡的非常敏感的预测指标，其在预测患者术后 1 年预后中的价值还有待于进一步研究。毛莎等[92]对肝移植手术切口感染危险因素进行了分析研究。改进护理措施前肝移植后切口感染率为 13.9%，改进护理措施后手术切口感染率降至 4.3%，差异有统计学意义（$P<0.01$）。作者认为，肝移植患者手术切口大、暴露时间长并使用免疫抑制剂，致使切口感染风险增加；护理工作在预防肝移植手术切口感染中具有重要作用。胡衍辉等[93]探讨了控制性低中心静脉压用于原位肝移植术的安全性和有效性。40 例 ASA Ⅱ～Ⅳ级原位肝移植手术患者，随机分为正常中心静脉压组（C 组，$n=20$）和控制性低中心静脉压组（L 组，$n=20$）。C 组术中维持中心静脉压 6～12 cm H_2O，而 L 组则控制中心静脉压于 2～5 cm H_2O。分别于术前（T_1）、无肝期（T_2）、新肝期 30 min（T_3）、新肝期 6 h（T_4）及新肝期 24 h（T_5）经中心静脉抽血检测患者血浆肿瘤坏死因子-α（TNF-α）、白介素-6（IL-6）、内皮素（ET-1）的浓度水平，同时观察患者 T_3、T_4、T_5 时点丙氨酸氨基转移酶（ALT）和天冬氨酸氨基转移酶（AST）的变化以及 T_1、T_5 时点尿素氮（BUN）和肌酐（Cr）的变化，并记录术中失血量和输血量。结果两组 TNF-α、IL-6、ET-1 水平从 T_3 开始升高，两组的 TNF-α、IL-6、ET-1自T_3至T_5时点与T_1相比有显著差异。而C组的TNF-α、IL-6、ET-1自T_3至T_5时点与L组相应各时点相比有显著升高。C组的ALT和AST与L组相应各时点相比有显著升高。术后未出现肾功能损害。L组术中失血量和输血量明显少于C组。作者认为，原位肝移植手术中，辅助应用控制性低中心静脉压技术不仅有效地减少手术中的失血量和输血量，而且可减轻移植供肝的缺血-再灌注损伤，最大限度地保护移植新肝功能，并对患者肾脏功能亦有所保护。肖亮等[94]通过观察胆汁中趋化因子IP-10及其可溶性受体CXCR3(sCXCR3)的动态变化，探讨了其与移植肝急性排斥反应(AR)的关系。肝移植患者术后胆汁中趋化因子IP-10及sCXCR3的表达水平逐渐升高，术后第5天达到高峰，且从第5天开始，AR组患者的表达水平显著高于NAR组和ENBD组（$P<0.05$）；经激素冲击治疗后，IP-10及sCXCR3的表达水平明显下降（$P<0.05$）；AR确诊当日，胆汁中趋化因子IP-10及sCXCR3的表达水平与RAI具有良好相关性（$P<0.05$）。术后第5天，截断值为964.45 pg/ml时，IP-10诊断AR的敏感性为87.5%，特异度为100%；术后第7天，截断值为819.35 pg/ml时，sCXCR3诊断AR的敏感性为87.5%，特异度为80%。作者认为，肝移植术后早期，胆汁中趋化因子IP-10及sCXCR3的动态变化与移植肝急性排斥反应密切相关，有望成为AR早期诊断及抗排斥治疗效果的无创监测指标。

（倪之嘉　傅志仁）

三、心肺移植

韩杰等[95]总结19例双腔法同种异体原位心脏移植，术中或术后应用体外膜肺氧合（ECMO）支持，术前心功能均为NYHA Ⅲ～Ⅳ级，10例术中并术后应用ECMO者供体冷缺血(7.5 ± 1.3)h；ECMO术中转机流量为(3.9 ± 0.8)L/min；术后辅助流量为(2.2 ± 0.3)L/min；辅助(62 ± 35)h；9例生存，1例移植物衰竭死亡。9例心脏移植术后发生移植物衰竭者，供体冷缺血(4.5 ± 1.0)h；开始应用ECMO进行辅助支持为术后停体外循环即刻至术后12 h，平均(5.4 ± 3.5)h；ECMO辅助流量为(2.7 ± 0.5)L/min，辅助(88 ± 24)h；2例分别死于感染、多器官功能衰竭，ECMO辅助分别为112 h、78 h，撤机后3 d、14 d死亡。生存16例无严重并发症，病理活检未见急性排斥反应，心功能Ⅰ～Ⅱ级出院。现生存3个月至2年，未发现明确与ECMO相关的并发症。作者认为，ECMO术中转机并术后辅助治疗策略有利于长时间缺血供心的功能恢复，从而扩大边缘性供体心脏的使用范围；ECMO辅助支持有利促进移植物衰竭病人的恢复。

董秀华等[96]研究抗人C5单克隆抗体对补体介导的超急性排斥反应的抑制作用，获取8例临床心脏移植供者的主动脉血和主动脉血管，分别用于提取淋巴细胞和主动脉内皮细胞。同时，采集相应受者移植前的中心静脉血和外周静脉血，分别用于提取淋巴细胞和制备补体。供者主动脉内皮细胞经培养后，依次加入供、受者淋巴细胞混合培养上清和受者静脉血浆（含补体），建立主动脉内皮细胞超急性排斥反应模型。将供者主动脉内皮细胞平均分为2组：C5组：加入抗人C5单克隆抗体；对照组：加入M200培养液。经台盼蓝染色，倒置显微镜下观察主动脉内皮细胞的染色情况及活性，并测定主动脉内皮细胞刺激指数(SI)。对照组大部分主动脉内皮细胞蓝染、肿胀死亡，而C5组大部分主动脉内皮细胞存活良好；对照组和C5组吸光度值比较，差异有统计学意义，SI为(1.076 ± 0.038)。作者认为，在离体主动脉内皮细胞超急性排斥反应模型中，抗人C5单克隆抗体可以抑制补体介导的主动脉内皮细胞溶解。陈良万等[97]总结61例心脏移植术中供心获取的经验，供体均为男性脑死亡者，脑死亡后有稳定的血流动力学和供心在不乏氧条件下获取者4例（Ⅰ类），脑死亡合并急性失血和低血容量条件下供心获取者44例（Ⅱ类），脑死亡合并心跳停止后供心获取者13例（Ⅲ类）。标准术式20例，全心式1例，双腔法40例。作者认为，较大年龄的供心移植后仍可获得满意的临床效果；对终末期扩张型心肌病患者的受体可使用较大体重供体的供心；心脏移植供、受体血型相符可获得满意的临床效果；对3类不同供心采用不同的获取方法方能最大限度地减少供心获取过程中的心肌损伤；长时间心肌保护液保护的供心应慎用。黄雪珊等[98]分析14例心脏移植受者中远期急性排斥反应的临床特点，认为心脏移植受者中远期急性排斥反应与早期免疫方案无关而多与依从性有关，程度较严重，激素冲击或多克隆抗体治疗有效。何文新等[99]总结23例次（21例患者）肺移植的临床资料，肺移植围术期病死率为13%；术后3个月、1年、2年和3年的累积存活率分别为82.6%、82.6%、69.7%和58.1%；受者术后2个月时的通气和换气功能较术前明显改善；有10例受者术后6个月内出现轻度急性排斥反应，经激素冲击治疗后均缓解；4例受者分别于术后8、9、14、24个月时出现慢性排斥反应；术后6、12、24个月时未发生慢性排斥反应的受者分别为95%、78.2%和71.1%；术后肺部感染发生率为33.3%；气管吻合口软化和狭窄发生率为14.3%。作者认为，肺移植术后受者的中期存活率较高，肺部感染和支气管吻合口软化及狭窄是肺移植术后主要并发症。朱艳红等[100]分析肺移植术后有完整纤维支气管镜肺活检

(TBLB)随访资料的50例受者急性排斥反应(AR)的诊断情况,常规进行TBLB共145例次,术后早期受者AR发生率为44%(22/50),TBLB对肺移植术后早期AR的诊断准确率为100%;受者术后远期AR发生率为22%(11/50),其中早期AR组和早期无AR组分别有5例和6例受者发生AR。TBLB对术后远期AR的诊断准确率为100%。所有发生AR的受者中,有61.1%的受者无典型的AR临床表现。作者认为,肺移植术后急性排斥反应无典型的临床表现,容易误诊,TBLB对诊断肺移植术后急性排斥反应具有较高的准确率。徐鑫等[101]回顾性分析6例临床肺气肿单肺移植,其中右肺移植3例、左肺移植3例。术后采用FK506+霉酚酸酯+甲基强的松龙(甲泼尼龙)三联免疫抑制治疗,所有患者均度过术后早期(>30 d),4例患者观察到急性排斥反应,经甲泼尼龙冲击治疗后渡过;3例患者术后因并发症再次手术,1例因术后胸腔出血而手术并最终痊愈,2例因保留的自体肺发生自发性气胸而手术并分别在肺移植术后第74天和第77天死亡;最终4例肺移植受者出院并存活至今,生存质量良好。作者认为,单肺移植是治疗终末期肺移植的有效方法,术前应谨慎地选择恰当的受者,根据其双肺的具体情况确定恰当的手术方式。

四、小器官移植、干细胞移植

谭建明等[102]* 建立新型成人胰岛细胞分离纯化方法和无激素免疫抑制方案,观察肾移植联合胰岛细胞移植治疗1型糖尿病肾病的安全性与有效性,采用全氟化碳液与威斯康星大学器官保存液双层冷藏胰腺,Liberase酶消化,COBE 2991型专用胰岛细胞分离机分离及连续密度梯度纯化获取胰岛细胞,常规方法行尸体肾移植,次日采用外科方法将短期培养的胰岛细胞经门静脉移植到肝脏内,采用无激素免疫抑制治疗。23个胰腺均成功分离胰岛细胞,平均数量30万胰岛当量(IEQ)、纯度92%、活率95%、刺激指数3.16,7例1型糖尿病肾病患者共行胰岛细胞移植12次(移植1次3例、2次3例、3次1例),每次移植胰岛数量平均为11 820 IEQ/kg,采用阿来佐单抗诱导、西罗莫司和小剂量他克莫司,无激素免疫抑制治疗,随访1.5~3.0年,4例完全撤除胰岛素,3例胰岛素用量较术前减少>70%,术后血糖稳定维持在正常水平,C肽均>0.166 nmol/L,糖化血红蛋白正常,肝肾功能正常。作者认为,新型成人胰岛细胞分离纯化方法可靠,胰岛细胞联合肾移植治疗1型糖尿病肾病安全、有效。宋文利等[103]探讨供者十二指肠置管冲洗预防胰液膀胱引流式胰肾联合移植术后血尿的临床效果。糖尿病合并终末期肾病患者18例,接受胰液膀胱引流式胰肾联合移植术,其中早期的6例供者十二指肠中不放置冲洗管,后期的12例术中在供者十二指肠中放置冲洗管,即术中以10号T管经腹壁、膀胱置于供者十二指肠腔内,于膀胱腔内以5-0可吸收缝线固定冲洗管,用生理盐水确定冲洗管通畅后,缝合膀胱。此12例术后经冲洗管持续以生理盐水冲洗,速度为500 ml/h,3 d后若冲洗液清亮,冲洗速度改为250 ml/h,1周后改为间隔冲洗,并逐渐延长间隔时间,至术后14 d停止冲洗。观察2 d后,拔除导尿管。未放置冲洗管的6例如无膀胱出血,于术后7~10 d拔除导尿管。常规放置冲洗管的12例中,术后仅1例(8.3%,1/12)在第7天停止膀胱冲洗后出现少量血尿,加强冲洗后血尿消失,术后14 d顺利拔除导尿管,未再发生血尿;未放置冲洗管的6例中,4例(66.7%,4/6)出现严重血尿并发生膀胱填塞,明显高于常规放置冲洗管者。术中常规放置冲洗管者,术后仅1例(8.3%,1/12)发生泌尿系感染,而未放置冲洗管者,术后泌尿系感染发生率为66.7%(4/6),两者间的差异有统计学意义。作者认为,供者十二指肠置管冲洗能显著减少胰液膀胱引流式胰肾联合移植术后血尿的发生。张树栋等[104]总结14例胰液膀胱引流式胰肾联合移植的远期效果及其影响因素,术后应用他克莫司加霉酚酸酯加泼尼松三联免疫抑制方案,9例患者术后胰肾功能恢复良好,早期无排斥反应发生;随访18~70个月,平均34个月,存活5年以上者4例,4年以上者5例,3年以上者6例,1年以上者9例,胰肾功能良好,血糖正常,均未使用降糖药;1例因超急性排斥反应术后第2天切除移植胰腺,随访至今2年肾功能良好;4例死亡,其中3例死于心血管事件,多器官衰竭,1例因十二指肠瘘死亡。作者认为,仔细、完善的围术期管理,预防和及时处理并发症,合理应用免疫抑制剂是影响胰肾联合移植患者和移植物长期存活的重要因素。李元新等[105]* 报道4例小肠移植患者应用部分免疫耐受方案的初步经验,小肠移植术中给予CD52单克隆抗体(Campath 1H)30 mg及甲泼尼龙2 g。术后单用低剂量他克莫司(普乐可复)维持,不使用激素,术前3个月他克莫司血药浓度维持在10~15 μg/L,术后第4个月开始他克莫司血药浓度降低至5~10 μg/L,术后第7个月降低至5 μg/L左右,4例患者中2例生存期已超过1年;另2例患者中1例术后6个月,1例术后2个月余,均在顺利康复中,在术后0~3个月2例患者发生移植肠黏膜活检病理学诊断不确定(IND级)至轻度(1级)排斥反应3次,术后3~6个月2例患者发生IND级至1级排斥反应共3次,术后7~12个月1例患者发生中度(2级)排斥反应1次,排斥反应经治疗均成功缓解;移植肠功能良好,分别于术后2~3周彻底摆脱静脉营养,依赖口服饮食维持营养状态。作者认为,小肠移植术后应用 Campath 1H 诱导,单用低剂量普乐可复、无激素维持的部分免疫抑制方案,能有效地控制排斥反应;患者移植肠功能良好,能尽早摆脱静脉营养。郭晓钟等[106]选择 78 例失代偿期肝硬化患者自体骨髓干细胞移植,从患者髂后上棘抽取骨髓,体外分离纯化骨髓源性干细胞,通过肝动脉置管移植入肝脏,移植后第 4 周,患者肝功能明显改善,临床症状明显改善,其中食欲改善、体力好转 72 例(92.3%),腹水减少或消失及下肢浮肿减轻 70 例(89.7%),腹胀减轻 68 例(87.2%),近期未发生与干细胞移植相关的并发症。作者认为,骨髓干细胞移植是治疗失代偿期肝硬化患者安全、有效的方法。

五、多器官联合移植

于立新等[107]总结 8 例巨大多囊肾合并多囊肝并发肾衰竭行肝肾联合移植的临床经验。先肝后肾采用经典非转流原位肝移植 6 例,先肾后肝并采用背驮式肝移植 2 例,术后对急性排斥反应、并发症、肝肾功能、人/肝/肾存活率等临床疗效进行长期随访,随访 28~65 个月,8 例患者均存活,肝肾功能正常,存活 5 年以上 2 例,4 年以上 2 例,2 年以上 4 例。作者认为,肝肾联合移植术是治疗巨大多囊肾合并多囊肝并发肝肾功能衰竭的安全、有效的方法。

(李瑞东　傅志仁)

六、基础研究

(一)动物模型

徐敏等[108]建立近交系 LEWIS→BN 大鼠原位肝移植急性排斥模型。采用 Kamada "二袖套"法实施原位肝移植术,不吻合肝动脉;结果原位肝移植术成功率约为 74%;与封闭群大鼠肝移植比较,该模型在排斥出现的时间、程度和结果转归上表现并非完全一致,所有受体均出现了排斥现象。作者认为,采用 Kamada 的"二袖套"法能成功建立大鼠肝移植急性排斥模型。金钟大等[109]以 F344 大鼠和 Lewis 大鼠分作肾移植的供、受者,供肾植入时,采用改进的套袖法:用显微镊扩张供肾动脉,供肾动脉血管外向血管内穿入,并从血管断端穿出第 1 针;从受者肾动脉腔内向腔外穿出第 2 针;然后再从供肾动脉腔内、靠近第 1 针进针点处向腔外穿出,并与第 1 针的打结,此时受者的肾动脉已套入供肾动脉内;将供肾动脉边缘与受者肾动脉外膜固定 2 针,2 针呈 180°对角。供、受者的肾静脉及输尿管均行端端吻合。共行肾移植 20 次,整个手术耗时 70~90 min,手术成功率为 95%。作者认为,采用改进的套袖法吻合肾动脉具有便捷、易于掌握、可靠及实用等优点,大鼠肾移植的成功率较高。孙亮等[110]建立大鼠肝、小肠整块联合移植模型,用 Wistar 大鼠行同种异体肝、小肠整块联合移植。整块切取移植物、保留门静脉完整,利用供体腹段下腔静脉在门静脉侧壁上建立一侧袖,并安置套管。然后按 Kamada 二套管法行原位肝移植,动脉重建通过供体腹主动脉与受体腹主动脉行端侧吻合以建立肠系膜上动脉及肝固有动脉血供。回肠末端在右下腹造瘘。结果手术成功率为 86%,动物平均存活时间>30 d,病理组织学检查发现移植肝和小肠结构正常。作者认为,用门脉建立袖套式血管吻合技术施行大鼠肝、小肠整块联合移植模型是可行的。王国栋等[111]应用显微外科技术原位移植建立 20%小体积大鼠肝脏移植模型。以雄性 Lewis 大鼠为供受体,供肝经门静脉用 4℃UW 液灌注,肝上下腔静脉用端端吻合连续缝合的方法。肝下下腔静脉和门静脉分别用套管方法固定,套叠缝合法重建肝动脉,胆管重建采用内支架管端端连接的方法。认为 20%小体积大鼠肝脏移植物可启动完成移植后的肝脏再生,适合于部分肝脏移植领域的基础研究。

(二)排斥反应机制研究

陈松等[112]观察了 3 对猕猴皮肤预致敏后肾移植加速性排斥反应模型的免疫学及病理学变化特点。结果 3 只受者均发生了加速性排斥反应,2 只受者血清供者特异性抗体明显增加,淋巴毒反应明显升高;苏木精-伊红染色显示移植肾内病理表现为动脉坏死、血栓形成、间质出血、中性粒细胞浸润;免疫组化及荧光染色显示移植肾内有大量的补体、抗体沉积(主要为 IgG),而各种类型的淋巴细胞浸润少见。作者认为,皮肤移植预致敏可以诱导受者产生预存抗体,导致大多数移植肾在术后早期发生抗体和补体介导的严重的急性体液性排斥反应。陈宁等[113]评价了 $CD8^+CD28^-$ 调节性 T 淋巴细胞(Treg)体内输注在抑制大鼠肝移植急性排斥反应中的作用。作者认为,大鼠肝移植自发耐受模型受者体内诱导的 $CD8^+CD28^-$ Treg 具有抑制急性排斥反应的作用;该免疫抑制作用具有抗原特异性。朱进国等[114]探讨了脾切除对同种异体心脏移植大鼠外周血淋巴细胞凋亡及调节性 T 淋巴细胞的影响。以 Wistar 大鼠为供者、SD 大鼠为受者,进行腹部异位心脏移植,心脏移植切脾组移植心脏存活时间明显延长,术后第 5 天和第 7 天的淋巴细胞凋亡率明显高于心脏移植对照组。术后第 3、5、7 天时的 $CD4^+CD25^+$ T 淋巴细胞明显多于心脏移植对照组,其 Foxp3 mRNA 的表达也较心脏移植对照组明显上调。作者认为,脾切除使心脏移植大鼠外周血淋巴细胞凋亡率增加,调节性 T 淋巴细胞增多,其 Foxp3 mRNA 表达上调,这些变化与移植心脏病理改变呈负相关。梁宏亮等[115]观察不同剂量的重组人粒细胞集落细胞刺激因子(rh-G-CSF)对大鼠心脏移植排斥反应的抑制作用。其中 250 μg 组与 500 μg 组在体内、外均显示排斥反应减弱，并伴随外周血 $CD4^+CD25^+$ T 细胞和 MLR 中白细胞介素 10(IL-10)、转化生长因子 β_1 ($TGF-\beta_1$)的增加。125 μg 组中以上各指标与空白对照组比较差异无统计学意义。作者认为，rh-G-CSF 的抗排斥作用与其剂量有关；rh-G-CSF 增加外周血的 $CD4^+CD25^+$ T 细胞是其发挥抗排斥作用的重要机制，其中 IL-10 和 $TGF-\beta_1$ 是重要的效应细胞因子。李偲圆等[116]探讨了抑制趋化因子受体 CCR5 减轻小鼠同种异体移植心脏急性排斥反应的作用机制。认为抑制趋化因子受体 CCR5 对同种异体移植心脏有明显的保护作用，可能与细胞因子的表达有关。

（三）缺血-再灌注损伤

罗光恒等[117]*研究了经肾动脉灌注细胞间黏附分子-1 小片段干扰 RNA(ICAM-1 siRNA)对移植肾缺血-再灌注损伤的影响。将 Fisher 大鼠随机分为 3 组，供肾在冷保存 1 h 后，分别经肾动脉灌注生理盐水(NS 组)、ICAM-1 siRNA(siRNA 组)和完全错配 siRNA(siRNA 错配组)，然后进行移植，切除受者自身双肾。siRNA 组各时点肾小管坏死和炎症细胞浸润程度均较 NS 组和 siRNA 错配组有所减轻。siRNA 组肾组织中 ICAM-1 mRNA 的表达明显低于 NS 组和 siRNA 错配组。作者认为，移植前经肾动脉灌注 ICAM-1 siRNA 可减轻移植肾 IRI，其机制可能与下调 ICAM-1 及其 mRNA 的表达有关。庞利群等[118]探讨短时间多次缺血预处理(IP)对大鼠移植肝脏缺血-再灌注损伤(IRI)的保护作用。54 只 SD 大鼠随机分成 5 组：对照组($n=6$)，不做肝脏移植手术；肝移植组($n=12$)；缺血预处理肝移植组(C1、C2、C3 组，每组 12 只)：根据阻断第一肝门 5 min，开放再灌注 5 min 为 1 个循环，处理 1~3 个循环。随着 IP 次数增加，C1、C2、C3 组 ALT、AST、LDH 活性递减，而每分钟胆汁量逐渐增加。细胞形态学检查发现，C 组供肝组织细胞结构改变较小，Bcl-2 表达增加，凋亡指数降低。作者认为，IP 对大鼠供肝缺血-再灌注损伤具有保护作用，短时间多次 IP 对肝脏的保护作用更强。张孝斌等[119]探讨吡咯烷二硫基氨甲酸(PDTC)对大鼠肾缺血-再灌注的保护作用及可能的机制。IRI 组大鼠再灌注后各时间点的血 Cr、BUN、IL-8 及 $TNF-\alpha$ 含量、$NF-\kappa B$ 和 iNOS mRNA 表达水平均高于对照组和 PDTC 组。作者认为，PDTC 通过抑制 $NF-\kappa B$，有效减少 IL-8、$TNF-\alpha$ 和 iNOS 的产生，对肾缺血-再灌注有良好的保护作用。

（四）其他研究

俞悦等[120]建立大鼠小体积肝移植模型，输注表达人肝细胞生长因子(hHGF)的骨髓间充质干细胞(MSC)，研究其在移植早期对小移植肝促再生作用。结果生理盐水组大鼠 7 d 生存率 33.3%；组织学及血清学检查示术后肝脏损伤重，汇管区单核细胞浸润多；而输注 5×10^6 HGF/MSC 组大鼠 7 d 生存率为 73.3%；肝脏损伤轻，炎性细胞浸润少，移植肝再生较生理盐水组明显增加。作者认为，大鼠部分肝移植后，输注 HGF/MSC 能够保护小体积移植肝，促进小移植肝再生，提高 7 d 生存率。蒋安等[121]*研究了犬肝肾联合切取中经胃十二指肠动脉补充灌注对胆道微血管丛的灌注效果。胃十二指肠动脉辅助灌注肝动脉法供体切取时间较传统切取方法长，但肝动脉灌注维持时间较长，胆管周围微血管断面内红细胞个数明显减少。作者认为，经胃十二指肠动脉补充灌注肝动脉法对胆道微血管丛灌注效果较传统方法更好，可为改进临床灌注方法提供线索。高锐等[122]探讨了应用抗可诱导共刺激分子(ICOS)抗体阻断 ICOS-BTRP-1 共刺激通路对大鼠慢性移植肾肾病(CAN)的影响及其可能机制。作者认为，应用抗 ICOS 抗体阻断 ICOS-B7RP-1 共刺激通路可在一定程度上抑制 CAN 的进展，其机制可能与移植肾组织 ICOS 的表达受到抑制及 ICOS 在受者脾脏内的重新分布有关，其中也可能有 $CD4^+CD25^+$ 调节性 T 淋巴细胞的参与。董吉等[123]探讨了罗格列酮(RGZ)对减轻环孢素 A(CsA)所致慢性肾毒性的作用及机制。作者认为，罗格列酮可显著降低 CsA 所致慢性毒性大鼠 MMP-9 和 TIMP-1 的表达水平，从而减轻 CsA 对肾脏的慢性毒性作用。

（傅尚希　王立明　傅志仁）

参 考 文 献

1* 范　昱，等. 中华器官移植杂志，2009,30(1)：34
2* 王显丁，等. 中华器官移植杂志，2009,30(9)：540
3　聂志林，等. 中华医学杂志，2009,89(18)：1269
4　郑建明，等. 中华器官移植杂志，2009,30(5)：278
5　眭维国，等. 中华器官移植杂志，2009,30(5)：264
6　张　鹏，等. 中华医学杂志，2009,89(4)：248
7* 赵豫波，等. 中华外科杂志，2009,47(17)：1316
8　赵豫波，等. 中华器官移植杂志，2009,30(6)：327
9　高振利，等. 中华泌尿外科杂志，2008,29(9)：598
10　邓素雄，等. 南方医科大学学报，2009,29(9)：1878
11　刘龙山，等. 中华器官移植杂志，2009,30(2)：90
12* 眭维国，等. 中华器官移植杂志，2009,30(8)：490
13　张　磊，等. 中华医学杂志，2008,88(48)：3407
14　贾雄飞，等. 第三军医大学学报，2008,30(24)：2267
15　朱明德，等. 南方医科大学学报，2009,29(1)：172
16　袁小鹏，等. 中华器官移植杂志，2009,30(5)：268
17* 韩　澍，等. 中华器官移植杂志，2009,30(5)：272

18	周梅生,等.临床泌尿外科杂志,2008,23(10):745	67*	张海斌,等.中华器官移植杂志,2009,30(7):428
19	万峰春,等.中华实验外科杂志,2009,26(5):650	68	鞠卫强,等.中华器官移植杂志,2009,30(5):287
20	许龙根,等.中华外科杂志,2008,46(19):1509	69*	蒋水明,等.中华普通外科杂志,2008,23(11):825
21	邱 江,等.中山大学学报(医学科学版),2009,30(3):322	70	杨 扬,等.中华普通外科杂志,2008,23(11):828
22	周 莉,等.临床泌尿外科杂志,2008,23(12):915	71	郑 虹,等.中华外科杂志,2009,47(11):818
23	洪良庆,等.中华器官移植杂志,2009,30(3):167	72	潘 澄,等.中华器官移植杂志,2009,30(2):69
24	李 风,等.重庆医学,2009,38(17):2139	73	黎尚荣,等.中华医学杂志,2008,88(43):3049
25	周广臣,等.徐州医学院学报,2008,28(12):827	74*	陈 虹,等.中华医院感染学杂志,2009,19(16):2096
26	王 琳,等.中华泌尿外科杂志,2009,30(3):172	75	刘 非,等.中华肝脏病杂志,2009,17(8):611
27*	刘 航,等.中华器官移植杂志,2009,30(7):415	76	杨 芳,等.中华肝胆外科杂志,2008,14(10):693
28	朱晓峰,等.中华器官移植杂志,2009,30(6):338	77	谢丽璇,等.中华放射学杂志,2009,43(1):8
29	屠国伟,等.复旦学报(医学版),2009,36(5):557	78	仲 华,等.中华医院感染学杂志,2008,18(11):1551
30	陈思阳,等.中华泌尿外科杂志,2009,30(10):666	79	郎 韧,等.中华医院感染学杂志,2009,19(8):909
31	刘庆军,等.北京医学,2009,31(4):197	80	徐 骁,等.中华普通外科杂志,2008,23(10):781
32	薛 峰,等.中华放射学杂志,2009,43(1):12	81	袁金忠,等.中华肝脏病杂志,2009,17(5):334
33	刘 畅,等.临床泌尿外科杂志,2009,24(6):430	82	金海龙,等.中华肝胆外科杂志,2009,15(2):93
34	魏 强,等.南方医科大学学报,2009,29(6):1182	83*	王 璐,等.中华器官移植杂志,2009,30(1):47
35	吴鹏飞,等.临床泌尿外科杂志,2009,24(7):535	84	杨 扬,等.中华医学杂志,2008,88(44):3135
36	熊海云,等.中华器官移植杂志,2009,30(6):334	85	张福奎,等.中华器官移植杂志,2009,30(2):72
37*	于立新,等.中华泌尿外科杂志,2009,30(5):320	86	朱继业,等.北京大学学报(医学版),2009,41(3):368
38	朱明德,等.广东医学,2009,30(3):450	87	巫林伟,等.南方医科大学学报,2008,28(12):2204
39	赵豫波,等.中华泌尿外科杂志,2008,29(11):752	88	朱志军,等.中华器官移植杂志,2009,30(4):222
40	郭君其,等.中华泌尿外科杂志,2009,30(9):592	89	叶启发,等.中国普通外科杂志,2009,18(1):12
41	李州利,等.中华泌尿外科杂志,2009,30(3):160	90	陈秀凯,等.中华肝胆外科杂志,2009,15(2):87
42*	朱志军,等.中华医学杂志,2009,89(26):1825	91	朱铭力,等.上海医学,2009,32(3):195
43*	施晓敏,等.第二军医大学学报,2009,30(6):651	92	毛 莎,等.中华医院感染学杂志,2009,19(2):160
44*	赵纪春,等.中华医学杂志,2009,89(22):1533	93	胡衍辉,等.中国临床医学,2008,15(5):677
45	淮明生,等.中华器官移植杂志,2009,30(6):345	94	肖 亮,等.第二军医大学学报,2009,30(6):655
46	张明满,等.中华小儿外科杂志,2009,30(7):439	95	韩 杰,等.中华胸心血管外科杂志,2009,25(2):112
47	魏 林,等.外科理论与实践,2009,14(1):33	96	董秀华,等.中华器官移植杂志,2009,30(4):215
48	张雅敏,等.中华外科杂志,2009,47(17):1309	97	陈良万,等.中国胸心血管外科临床杂志,2009,16(4):296
49	卢实春,等.中华外科杂志,2008,46(19):1453	98	黄雪珊,等.南方医科大学学报,2009,29(7):1465
50	成 峰,等.中华外科杂志,2009,47(6):437	99	何文新,等.中华器官移植杂志,2009,30(4):239
51*	李勤涛,等.中华肝胆外科杂志,2009,15(2):90	100	朱艳红,等.中华器官移植杂志,2009,30(6):355
52	朱志军,等.中华肝胆外科杂志,2009,15(8):564	101	徐 鑫,等.南方医科大学学报,2008,28(10):1802
53	易述红,等.中华肝胆外科杂志,2008,14(12):869	102*	谭建明,等.中华泌尿外科杂志,2009,30(3):168
54	夏 天,等.中华医学杂志,2008,88(44):3138	103	宋文利,等.中华器官移植杂志,2009,30(9):559
55	李 波,等.中国普外基础与临床杂志,2009,16(3):191	104	张树栋,等.临床泌尿外科杂志,2009,24(2):87
56*	郑树森,等.中华外科杂志,2008,46(21):1609	105*	李元新,等.中华医学杂志,2009,89(38):2695
57*	肖 亮,等.中国实用外科杂志,2009,29(2):149	106	郭晓钟,等.中华消化杂志,2009,29(7):433
58	曹晓伟,等.中国肿瘤临床,2008,35(21):1210	107	于立新,等.中华外科杂志,2009,47(20):1557
59	郑 虹,等.中华器官移植杂志,2009,30(8):484	108	徐 敏,等.复旦学报(医学版),2009,36(3):253
60*	戴 军,等.中华肝胆外科杂志,2009,15(2):106	109	金钟大,等.中华器官移植杂志,2009,30(9):536
61	魏宪义,等.中华肝胆外科杂志,2008,14(10):676	110	孙 亮,等.中华肝胆外科杂志,2008,14(10):714
62	姜 华,等.中华实验外科杂志,2008,25(11):1404	111	王国栋,等.中华肝胆外科杂志,2008,14(10):717
63	程 龙,等.中华器官移植杂志,2009,30(6):348	112	陈 松,等.中华器官移植杂志,2009,30(3):515
64	汪国营,等.中华器官移植杂志,2009,30(8):480	113	陈 宁,等.中华器官移植杂志,2009,30(9):524
65	杨 扬,等.中华外科杂志,2008,46(24):1895	114	朱进国,等.中华器官移植杂志,2009,30(3):133
66	张建军,等.中华器官移植杂志,2009,30(8):477	115	梁宏亮,等.中华实验外科杂志,2008,25(12):1627

116 李偲圆,等.中华胸心血管外科杂志,2008,24(5):326
117* 罗光恒,等.中华器官移植杂志,2009,30(1):10
118 庞利群,等.第二军医大学学报,2008,29(12):1438
119 张孝斌,等.中华器官移植杂志,2009,30(4):207
120 俞 悦,等.中华肝胆外科杂志,2009,15(4):283
121* 蒋 安,等.中华肝胆外科杂志,2008,14(11):817
122 高 锐,等.中华器官移植杂志,2009,30(9):519
123 董 吉,等.中华器官移植杂志,2009,30(4):203

肾移植后恶性肿瘤58例的治疗体会[中华器官移植杂志,2009,30(1):34] 范昱等回顾分析了1978年至2005年6月收治的58例肾移植后接受免疫抑制治疗6个月以上发生恶性肿瘤患者的临床资料,总结肾移植后并发恶性肿瘤的治疗体会。结果58例中44例经病理检查证实为恶性肿瘤,6例临床诊断为恶性肿瘤,但未经病理检查证实,另8例资料不全,不参与统计分析。50例患者进行了外科手术为主的综合治疗,10例停用免疫抑制药物,其余40例的免疫抑制剂用量减少1/3~1/2,同时停用Aza,其中7例加用少量MMF,12例改用西罗莫司。50例诊断肿瘤后的1年存活率为68.0%,14例消化系统肿瘤患者的1年存活率为42.9%,19例泌尿系统肿瘤患者的1年存活率为73.7%,存活时间最长者已超过6年半(移植肾有功能)。10例膀胱癌患者中有8例在首次手术后复发,行再次手术,5例存活至今,移植肾功能正常或有部分功能。3例肾癌患者均于诊断肿瘤后半年内死亡;6例肾盂癌、输尿管癌患者中,2例于术后早期死亡,其余患者存活至今。50例中,12例因发生急性排斥反应导致移植肾功能丧失,行腹膜透析。现仍存活的26例中,移植肾仍有功能者20例,维持性血液透析者2例,腹膜透析者4例。作者认为,完善的随访制度有利于肾移植后恶性肿瘤的早期诊断,此类患者的治疗以手术治疗为主,同时应合理减少免疫抑制剂的用量,并调整用药方案。

(周梅生)

述评 随着肾移植手术技术的日趋成熟,肾移植术后人/肾存活率有了明显提高,但肾移植术后并发恶性肿瘤仍然是影响肾移植患者长期存活的最主要因素之一,其早期诊断和治疗仍难以令人满意。本文作者总结了单中心58例病例,对肾移植术后并发恶性肿瘤的临床特点及治疗方法进行了回顾性分析,指出肾移植术后并发恶性肿瘤的部位多见于泌尿系统、消化系统、血液系统,确诊为实体肿瘤后,尽快进行以手术治疗为主的综合治疗可最大限度改善患者预后,在免疫抑制药物调整上减少免疫抑制剂的种类、用量,将CsA和Aza更换为其他药物,如他克莫司、西罗莫司等。文中的分析结论,对于肾移植临床具有一定指导意义。希望通过更多病例资料的收集和随访,联合多中心研究,形成肾移植术后并发恶性肿瘤的指南性意见。

(周梅生 王立明)

活体肾脏供者术后短期的安全性分析[中华外科杂志,2009,47(17):1316] 赵豫波等通过检测活体肾移植供者相关指标在手术前后的变化,探讨了活体供肾供者术后短期内的安全性。作者回顾性分析2000年5月至2007年7月251例活体肾移植供者资料,对供者手术前后的血清肌酐(SCr)、内生肌酐清除率(CCr)、肾小球滤过率(GFR)、外科并发症、生活质量等指标进行分析。结果发现供者术后7 d血清肌酐(SCr)较术前升高41.5%,1个月升高71.81%,3个月升高53.02%,但均<131 μmol/L,留存肾的肾小球滤过率(GFR)在术后10 d较术前总GFR下降30.2%,但比术前该肾的GFR升高了34.7%。1例供者术中因拉钩致脾脏包膜下血肿,手术当天急诊行脾切除。1例术中出现降结肠破裂,术中行一期修补后痊愈。5例出现切口脂肪液化,换药治疗3周内愈合。供者术后1个月使用MOS SF-36表进行评分,结果与正常人群无差异。作者认为,活体供肾对于供者术后短期生活质量无明显影响,部分肾功能指标在术后早期会有改变,但仍维持在正常范围之内,对症处理后顺利出院。术前对供肾者进行充分、系统的医学心理学和生理学评估,严格履行风险告知义务,供受者术中规范操作,围术期合理管理和建立严密的随访制度,可以有效地提高亲属活体移植供肾者的心理和生理安全性。

(朱有华)

述评 活体肾移植中保证供者的安全性及伦理方面的问题在活体供肾中很重要。该研究对活体肾脏供者术后短期的安全性进行了较深入的研究,非常必要。手术只是解决活体肾移植的技术问题,大量伦理学和心理学方面的问题需要在术前评估、术后的随访中解决。这些研究在其他活体脏器的移植供者也应该进行,并需要形成制度化,这样才能使活体移植健康、有序发展,解决目前器官来源的短缺问题。

(朱有华)

肾移植排斥反应患者血清蛋白质谱的差异性研究[中华器官移植杂志,2009,30(8):490] 眭维国等通过采用MALDI-TOF-MS联合磁珠纯化技术获得移植排斥反应患者血清多肽的质谱图,与对照组比较,以评估从小样本量中获得差异性多肽作为鉴别肾移植排斥反应的潜在生物标记物的价值,从蛋白质组学角度探讨肾移植排斥反应早期诊断的特殊血清多肽标记物。将研究对象分成实验组和对照组。实验组均为移植肾排斥反应患者,再分为急性排斥反应组(10例)和慢性排斥反应组(12例),均经肾活检明确诊断。对照组再分为移植肾功能稳定组(12例)和健康对照组(13例)。各组血清样本通过 MALDI-TOF-MS 联合磁珠纯化技术检测及经 ClinPro 系统分析差异表达的多肽,结果各筛选出18条、6条差异性多肽作为诊断肾移植急、慢性排斥反应的潜在生物标记物 m/z 分别为:2 102.53、2 756.02、2 919.75、2 991.01、3 095.50、3 884.65、4 056.31、4 093.64、4 212.62、4 251.74、4 647.07、4 894.62、4 919.21、5 739.17、5 799.75、5 812.07、5 826.50、7 968.44以及 2 023.77、2 043.26、3 756.71、2 869.99、3 180.95、5 900.50。检测出了4条高表达急性排斥反应与慢性排斥反应患者间的差异性多肽 m/z 为:2 079.24、2 090.90、3 229.03、5 344.85。运用快速分类算法,建立了移植排斥反应的分类模型,该模型对急性排斥反应患者的有效识别能力达到82.64%,对慢性排斥反应患者的有效识别能力高达98.96%。作者认为,基于功能性磁珠的样本分离法结合 MALDI-TOF-MS 分析的实验方法是精确而稳定的,为人们从蛋白质组学的层面更好地理解肾移植排斥反应的发病机制提供了一个崭新的视角。

(王立明)

述评 目前国际上蛋白质组学研究进展十分迅速,不论基础理论还是技术方法,都在不断进步和完善,MALDI-TOF-MS 是近年来发展起来的一种新型的软电离生物质谱。作者应用该技术进行了肾移植术后排斥/稳定及排斥/健康对照间的比较蛋白质组研究,初步发现了一批与肾移植排斥反应相关的蛋白质群,这些分子标志可能成为临床诊断肾移植排斥的新指标,但仍需要进一步验证。希望其能找到一些有效预测肾移植排斥的可靠指标。

(王立明)

儿童肾移植后应用他克莫司为主的免疫抑制方案的临床观察[中华器官移植杂志,2009,30(5):272] 韩澍等总结了儿童肾移植受者术后应用以他克莫司(Tac)为主的免疫抑制方案的体会。作者回顾性分析了第二军医大学附属长征医院1986年3月至2006年10月间实施的35例儿童肾移植患者(男23例,女12例)的临床资料。患者均接受成人尸体供肾,其中33例为首次肾移植,2例为再次肾移植。所有受者均采用 Tac、霉酚酸酯(MMF)和糖皮质激素预防排斥反应,18例术前进行免疫诱导治疗。术后移植肾1、3、5年存活率分别为100%、97.1%、93.9%,受者1、3、5年存活率分别为100%、94.1%、90.9%。术后第1年受者的体重增加了(6.6±2.2)kg,身高增加了(3.7±1.1)cm。术后共有7例发生急性排斥反应,其中6例经甲泼尼龙冲击治疗后逆转,1例冲击治疗无效,给予 ATG 后逆转。认为儿童肾移植受者采用 Tac、MMF 和糖皮质激素预防排斥反应有效。作者根据临床经验和文献报道,提出儿童药物代谢与清除率高,药物的生物利用度与成人相仿,因而儿童单位体重的 Tac 用量要大于成人。另外主张在患儿移植肾功能稳定的前提下,尽量减少激素的用量,必要时可完全撤除激素,减少激素对儿童生长发育的影响,术前行免疫诱导治疗对减少急性排斥反应的发生有益。

(朱有华)

述评 儿童肾移植患者是一个比较特殊的群体,在既往的文献中报道不多,研究也比较少。作者虽然只归纳了35例患者的临床资料,但是也总结出了应用免疫抑制剂 Tac 的用法和用量以及与成人肾移植间的区别,具有一定的参考价值。同时作者提出减少激素用量甚至撤除激素的观点,为避免免疫抑制剂对儿童生长发育的影响这个关键问题提供了新的思路。但是本研究缺乏与使用其他免疫抑制剂如环孢素 A 的对照,减少了文章的说服力,因此需要进一步增加病例、延长随访时间,从而进行更深入的研究。

(朱有华)

肾移植术后新发糖尿病的危险因素及其对动脉僵硬度的影响[中华器官移植杂志,2009,30(7):415] 刘航等选择2005至2008年天津市第一中心医院实施同种异体肾移植患者195例(男性107例,女性88例)为研究对象。探讨了肾移植术后新发糖尿病(NODAT)的影响因素,以及动脉僵硬度与移植术后新发糖尿病之间的相关性。应用动脉硬化检测仪检测患者的肱-踝脉搏波传导速度(baPWV)、踝肘血压指数(ABPI)以及颈动脉内膜中层厚度(IMT)。结果发现195例患者中,5例已明确诊断为 NODAT,190例进行了糖耐量实验(OGTT)检查。29例被诊断为 NODAT,其余166例为正常的糖耐量水平。NODAT 患者和非 NODAT 患者的性别构成比、移植前糖化血红蛋白(HbAlc)、移植前后体重指数(BMI)、移植后时间、移植后血清肌酐、总胆固醇、三酰甘油、ABPI、Max-IMT、Mean-IMT 等方面的差异均无统计学意义。多元 Logistic 回归分析显示与非 NODAT 患者相比,移植术前的空腹血糖(FPG)、血压以及丙型肝炎病毒(HCV)感染率均处于一个相当高的水平。用动脉硬化检测仪检测 NODAT 患者的肱-踝脉搏波传导速度(baPWV)明显快于非 NODAT 患者。认为肾移植术前高水平的 FPG、HCV 感染以及持续的高血压状态是引起 NODAT 的危险因素;高血压、年龄偏大以及糖化血红蛋白升高对动脉僵硬度的进展具有重要影响。

（韩澍）

述评 术后新发糖尿病（NODAT）是肾移植术后一个十分值得关注的问题，其发病率为2.5%～20%，是正常人群发病率的3～4倍。多发生在肾移植术后1年内。NODAT可引起大血管并发症，如心肌梗死、脑卒中、冠心病和周围血管病变，为此NODAT是移植后患者心血管发病率和病死率升高的主要原因。作者回顾性分析了195例肾移植患者中34例NODAT患者的临床资料，应用动脉硬化检测仪检测患者的baPWV、ABPI、IMT指标，从而根据这些指标预知大血管并发症的进展情况。另外，认为肾移植术前高水平的FPG、HCV感染以及持续的高血压状态是术后引起NODAT的危险因素。该研究为临床尽早诊断和防治NODAT及其大血管并发症提供了初步的参考。

（韩澍 王立明）

肾移植患者围手术期Toll样受体4与CD80测定及其意义[中华泌尿外科杂志,2009,30(5):320] 于立新等以单核细胞为靶细胞，研究TLR4及其下游分子CD80在肾移植围手术期的变化规律及其与急性排斥反应的关系，进一步探讨TLR在移植免疫中的临床意义。根据肾移植术后2周内发生排斥与否将患者分为排斥组（7例）和无排斥组（25例），正常对照组10例。用流式细胞仪测定外周静脉血中10 000个单核细胞中TLR4、CD80$^+$和CD80$^+$表达百分率，结果排斥组肾移植术前外周血单核细胞TLR4、CD80表达值为(8.03±0.84)%、(0.85±0.31)%，无排斥组为(6.14±0.85)%、(0.84±0.39)%，正常对照组为(6.37±0.56)%、(0.85±0.35)%；排斥组TLR4表达显著高于无排斥组和正常对照组($P<0.01$)，无排斥组与正常对照组比较差异无统计学意义；3组间CD80表达差异无统计学意义。患者单核细胞TLR4、CD80表达在移植术后第4天开始出现升高趋势，排斥组为(16.50±1.02)%、(7.82±1.66)%，无排斥组为(11.60±0.98)%、(2.26±0.96)%，较术前均显著升高($P<0.01$)；第7 d左右达高峰，排斥组为(36.40±4.86)%、(9.53±1.97)%，无排斥组为(22.70±3.45)%、(1.87±0.72)%。肾功能恢复逐渐回落，排斥组于第35天降至(7.10±0.82)%、(0.87±0.57)%，无排斥组第21天降至(7.20±0.76)%、(0.81±0.37)%；与无排斥组比较，排斥组TLR4、CD80表达峰值较高($P<0.01$)，且持续时间较长。认为TLR4高表达增加肾移植术后急性排斥反应发生的风险；TLR4、CD80在肾移植术后早期上调，参与急性排斥反应的发生。

（王立明）

述评 急性排斥反应是肾移植术后的主要并发症之一，影响肾移植术后急性排斥反应发生的因素很多，包括术前受者的PRA水平、是否有良好的HLA配型、术后免疫抑制药物使用、受者免疫状态等因素。作者初步对肾移植近期患者TLR4及其下游分子CD80水平进行回顾性观察，发现发生排斥反应的患者TLR4、CD80水平明显有升高的趋势，认为TLR4、CD80能作为反映患者免疫状态的客观指标，但尚无资料提示TLR4、CD80在肾移植术后早期上调与近期排斥存在必然的关系。而且往往一个免疫指标很难直接反应肾移植受者的免疫状态，需要扩大样本量，做一些多种反映免疫状态的综合指标的随机对照研究,意义就更大了。

（王立明）

活体右半肝移植中肝中静脉取舍选择与供受者的安全性[中华医学杂志2009,89(26):1825] 朱志军等同一外科小组连续73例活体右半肝肝移植病例，按术前肝中静脉分配方案：1组，RLV%≤35%，GRWR>1%，16例，为供体相对风险组，不宜切取MHV；2组，RLV>35%，GRWR≤1%，为受体相对风险组，宜切取MHV；3组，RLV>35%，GRWR>1%，为相对安全组，综合决定是否切取MHV；4组，RLV≤35%，GRWR≤1%，为供受体相对风险组，仔细评估，谨慎分配MHV。共切取MHV 28例，不切MHV 45例。对供受者性别、年龄、体重、手术时间及失血量等基本资料,移植物重量、无肝期、供肝冷保存时间、围手术期供受者存活率、小肝综合征发生率以及供受者术后肝功能恢复情况等移植物相关资料进行比较。两组供者术中均未输注血制品，术后均无死亡及小肝综合征发生。1例受体术后6 d出现移植肝急性肝坏死转尸体肝移植后痊愈，1例发生小肝综合征保守治疗后痊愈，受者围手术期死亡1例（术后30 d），死亡原因为全身播散性感染并发呼吸功能衰竭，但肝功能正常。切取MHV组和不切取MHV组之间受者年龄、供体体重小于受体病例所占比例、实际上GRWR、移植物重量、移植物冷保存时间、受者术后ALT最高值间差异有统计学意义。认为这种以术前CT评估供者残肝比例和评估GRWR为分类标准，重点参考MHV解剖因素的MHV取舍方案对供、受者均是安全的。

（王正昕）

述评 活体肝移植一个最为重要的原则就是要绝对保证供体的安全,在此前提下尽量保证受者的需要。因此，供体肝中静脉的取舍是活体肝移植中的一个难点和热点问题。目前大多数学者认为供体RLV%至少为30%，受体必须得到其40%标准肝体积或GRWR＞0.8%的移植物。本文作者将供体RLV%为35%和评估GRWR为1%作为取舍MHV的重要参考界限，详细分类了4组分配方案，供体无1例死亡，受体也获得了满意疗效，说明这一分配方案兼顾了供受者的安全，具有较大的临床推广应用价值。

(王正昕)

应用尸体静脉移植物重建成人右半肝活体肝移植肝静脉[第二军医大学学报，2009，30(6)：651] 施晓敏等回顾性分析了2007年6月至2008年1月间实施的9例不含肝中静脉的成人间右半肝活体肝移植病例，采用4℃UW保存液中保存7 d以内的尸体静脉移植物重建供V、Ⅷ段肝静脉粗大属支以及右肝下静脉，其中架桥重建1支肝静脉6例，架桥重建2支肝静脉2例，架桥重建3支肝静脉1例，共9例，占总移植例数的81.8%。尸体静脉是在供体获取过程中切取的髂总静脉、髂外静脉、髂内静脉等，放入装有50 ml UW液和2万单位庆大霉素的保存袋中置于4℃冰箱冷藏，一般可保存7～14 d。9例患者中，1例患者术后14 d死于肾衰竭和肺部感染，超声检查血流通畅，未发现架桥静脉血栓；余8例患者术后随访9～15个月，架桥肝静脉累计通畅率为：3个月72.7%(8/11)、6个月54.5%(6/11)和9个月36.5%(4/11)，移植肝脏再生均衡，右肝断面V或Ⅷ段无明显充血和肝萎缩坏死，肝功能正常。认为采用在4℃UW液中保存7 d以内的尸体静脉移植物重建肝V、Ⅷ段肝静脉粗大属支以及右肝下静脉是一种简单、安全和有效的成人间右半肝活体肝移植肝静脉重建方法。

(王正昕)

述评 不含肝中静脉的成人间活体右半肝移植面临的一个主要问题就是V段和Ⅷ段肝脏回流问题，要避免因流出道不畅而导致V段和Ⅷ段肝脏急性淤血，使供肝有效体积过小而引起小肝综合征。因此，多主张对于直径＞4 mm的V段、Ⅷ段肝静脉及右肝下静脉进行重建。重建的血管有自体静脉、人造血管和异体静脉或动脉，自体静脉和人造血管因为有创、直径和长短受限及价格因素、感染等，不如异体血管应用方便。异体血管保存有深低温冻存和低温冷藏保存，深低温冻存对设备和技术要求相对较高，而低温冷藏保存最为方便和实用，效果也较好，唯一的问题是保存的时间较短，一般1～2周，对经常能获得尸体器官的单位应用这种血管保存方法值得推荐。

(王正昕)

104例成人间活体肝移植肝动脉重建[中华医学杂志，2009，89(22)：1533] 赵纪春等回顾分析了四川华西医院2002年1月至2007年8月施行的104例成人间右半肝活体肝移植，包括98例不含肝中静脉(MHV)的右半肝肝移植及6例双供肝移植。在供受体间肝动脉的重建中，61例供体右肝动脉与受体肝右动脉吻合，15例与受体肝固有吻合，此外与受体左肝动脉吻合7例，与受体肝总动脉吻合3例，与受体肠系膜上动脉发出的副右肝动脉吻合8例，供体右肝动脉与受体肝总动脉自体大隐静脉间置搭桥5例，受体腹主动脉与供体右肝动脉自体大隐静脉搭桥2例，用尸体冷冻保存髂血管行受体腹主动脉与供体右肝动脉搭桥3例，供体肝动脉直径1.5～2.5 mm，分别采用8-0和9-0 Prolene无损伤血管缝线在手术显微放大镜下完成肝动脉重建。2例在术后1、7 d发生肝动脉血栓形成(1.9%)，采用自体大隐静脉肾下腹主动脉至供体右肝动脉搭桥术，恢复供肝血流，痊愈出院。1例1个月后发生肝动脉血栓形成，随访期无临床症状未行处理。术后和随访期未发现肝动脉狭窄、肝动脉假性动脉瘤等并发症。认为根据供受体动脉解剖情况选择最适宜的重建位置和方式，采用显微外科技术是减少围手术期肝动脉并发症保证供肝存活的关键。

(王正昕)

述评 活体肝移植中肝动脉的重建是最重要而又最困难的操作，直接关系到手术的成败。活体肝移植术后肝动脉栓塞或狭窄，往往导致肝衰竭、感染、供肝失活或无功能，进而导致患者死亡。作者具有丰富的肝动脉吻合经验，提出的几个关于活体肝动脉吻合技术体会具有很好的应用价值：①尽力保护供体肝动脉的每一分支，右肝动脉解剖长度限定在其在肝固有动脉分叉的起始部；②口径不配时，将供体动脉吻合口端修剪成其直径2倍的斜面再吻合；③供体右肝动脉口径＞2 mm者，在3.5倍手术放大镜下8-0 Prolene线连续缝合，如血管口径≤2 mm，在手术显微镜放大5～10倍下9-0 Prolene线连续缝合；④吻合时采用第一针缝合位于动脉的后壁最深位置，然后向血管壁外牵引缝线后打结，由后壁连续缝合向前壁，可避免传统两端缝合方式致血管翻转而导致血管内膜损伤。

(王正昕)

无心跳供肝发生胆道严重缺血性病变的危险因素分析[中华肝胆外科杂志，2009，15(2)：90] 李勤涛等选择北京朝阳医院2002年7月至2006年6月实施的同种异体原位肝移植病例(排除肝肾联合移植、二次肝移植、供受体ABO血型不符病例) 131例进行研究。术后随访时间均＞180 d。探讨无心跳供肝发生严重胆道缺血性病变的危险因素。在排除混杂因素后采用Logistic回归分析缺血-再灌注相关性严重胆道并发症的危险因素后，结果提示：无心跳供肝胆道二次热缺血时间＞60 min是术后严重缺血性胆道并发症的独立危险因素。热缺血与冷保存协同作用于供肝,单独或同时延长热缺血、冷保存时间,术后严重缺血性胆道并发症发生率增高。认为无心跳供肝热缺血或冷保存时间延长的协同作用以及胆道二次热缺血时间>60 min是肝移植术后严重缺血性胆道并发症的危险因素。将热缺血时间带入拟合直线回归方程可预知冷保存时间的相对"安全"时限。

(傅宏)

述评 肝移植术后胆道并发症给患者和医生带来极大的困扰。随着人们对其认识的深入以及吻合技术的提高,技术性胆道并发症呈下降趋势,而缺血-再灌注相关性胆道并发症逐步突显。作者回顾131例无心跳供体肝移植病例,对供肝热、冷缺血时间与肝移植术后胆道并发症的关系进行分析后,得出结论:热缺血时间在3~13 min时,热缺血、冷保存时间与严重缺血性胆道并发症的关系可以拟合成直线回归方程 cit(冷保存时间,单位:min)=1 071.03−62.34×wit 1(热缺血时间,单位:min),如果 cit 超过上述数值,严重缺血性胆道并发症发生率将显著增加。从而可以根据热缺血时间预知冷保存时间的相对"安全"时限。另外,胆道二次热缺血时间(wit 2)>60 min 是术后严重缺血性胆道并发症的独立危险因素。该研究为临床有效利用无心跳供肝提供了初步的参考。

(傅宏 傅志仁)

肝细胞癌肝移植术后复发和转移的研究:单中心经验[中华外科杂志,2008,46(21):1609] 郑树森等对2003年1月至2005年11月收治的95例肝细胞癌肝移植术后肝癌复发转移病例的临床资料进行回顾性分析,研究肝细胞癌肝移植术后复发和转移的临床特点及治疗方法。在随访期内,95例患者的移植术后1年、5年总体生存率分别为81.0%、59.0%,1年、5年无瘤生存率分别为65.8%、30.3%,1年、5年肝癌复发率分别为30.6%、64.6%。在随访期内死亡的38例(40.0%)患者中,29例(76.3%)死于肝癌复发。42例(43.2%)患者被诊断为肝癌复发,平均复发时间339 d。复发部位最多见于移植肝(32例)、肺(21例)、骨(7例)。单因素分析结果显示,肿瘤大小、肿瘤分布、肝硬化背景、术前甲胎蛋白浓度、组织学分期、大血管侵犯6项因素对肝移植术后生存和(或)肝癌复发有明显影响。多因素分析结果显示,肿瘤分布、组织学分期、大血管侵犯是影响术后总体生存率和肝癌复发率的独立危险因素。与未复发的患者相比,移植肝复发、肺转移、骨转移均明显影响术后长期生存率(P 均<0.01)。对于移植术后6个月内发生移植肝复发者,其复发后生存期明显短于6个月后复发者($P=0.012$),而在发生肺转移的患者中,该差异无统计学意义($P=0.179$)。认为肝癌复发后的介入治疗及内放疗可延缓肿瘤进展,选择合适病例行复发灶手术切除可最大限度地改善预后。合理选择接受肝移植的肝癌患者可能可以大幅度降低移植术后肝癌的复发率。在现阶段,外科治疗应是目前移植术后复发性肝癌的首选治疗手段。

(倪之嘉)

述评 随着移植技术的日益成熟,肝移植术后生存率有了明显提高,但肝癌肝移植术后肝癌复发转移仍然是影响长期生存率的最主要原因,其诊断和治疗仍难以令人满意。本文总结了单中心95例病例,对肝细胞癌肝移植术后复发和转移的临床特点及治疗方法进行了回顾性分析,指出肝癌复发转移的部位多见于移植肝、肺、骨,肿瘤分布、组织学分期、大血管侵犯是影响术后总体生存率和肝癌复发率的独立危险因素,选择合适病例行介入治疗、放疗及复发灶切除可最大限度改善预后,对临床肝移植术后肿瘤复发和转移的诊断及治疗有一定指导意义。希望通过更多病例资料的收集和随访,联合多中心研究,形成肝移植术后肝癌复发和转移的指南性意见。

(倪之嘉 傅志仁)

肝癌肝移植疗效评价及预后多因素分析[中国实用外科杂志,2009,29(2):149] 肖亮等通过对2001年12月至2006年12月第二军医大学附属长征医院肝移植科234例肝癌肝移植病人的临床资料进行回顾,其中肝细胞癌228例,胆管细胞癌6例。男性211例,女性23例。年龄15~75(47.6±8.8)岁。术前行静脉化疗42例,介入治疗33例,射频消融6例,无水乙醇注射4例。HBsAg 阳性198例,抗 HCV 阳性26例。肝功能 Child-Pugh 分级:A级94例,B级81例,C级59例。肿瘤≤3个者216例,>3个者18例;肿瘤直径≤5 cm 者157例,>5 cm 者77例。大血管侵犯(门静脉、肝外静脉、下腔静脉)者46例,无大血管侵犯者188例。国际抗癌联合会(UICC) pTNM 分期:Ⅰ期85例,Ⅱ期90例,Ⅲ期56例,Ⅳ期3例。组织学分级:高分化20例,中分化195例,低分化14例,未分化5例,计算累计和无瘤存活率,进行预后单、多因素分析,评价肝移植治疗原发性肝癌的疗效,并分析影响预后的因素。全组病例均获完整随访,随访时间1~56个月,中位时间34.9个月,随访期间死亡85例(36.3%),肿瘤复发70例(29.9%),复发中位时间7个月(1~26个月),复发转移部位依次为肝29例,肺26例,肝和肺9例,肝、肺和骨6例。复发后1年存活率38.1%,2年存活率21.9%。病人6个月、1、2、3、4年累计存活率分别为88.5%及76.3%、61.3%、53.6%、47.6%;6个月及1、2、3年无瘤存活率分别为

80.1%及70.6%、60.4%、52.3%。单因素分析显示：术前肝功能Child-Pugh分级、术前甲胎蛋白（AFP）水平、肿瘤类型、肿瘤大小、淋巴结转移、大血管侵犯、肿瘤分化程度和TNM分期与预后有关；Cox回归多因素分析显示：术前AFP水平、肿瘤类型、大血管侵犯和肿瘤分化程度是影响预后的独立因素。认为肝移植是治疗原发性肝癌的有效方法，经严格筛选的适宜受体预后良好。

（倪之嘉）

述评 我国原发性肝癌（PHC）发病率达80/100万，因80%以上的病人合并肝硬化，实际手术切除率<30%，术后复发率>70%。我国是肝癌高发区，探讨影响肝癌肝移植预后因素，对合理选择手术适应证、提高手术效果具有重要意义。本文通过对234例肝癌肝移植患者的临床资料进行回顾性单因素及多因素分析，指出术前AFP水平、肿瘤类型、大血管侵犯和肿瘤分化程度是影响预后的独立因素，对于肝移植术前病人选择，手术方式及术后预防性化放疗均有一定指导意义，可在此研究基础上，形成前瞻性随机对照研究，指导肝癌肝移植临床实践。

（倪之嘉　傅志仁）

"大三阳"乙肝病人肝移植后抗HBV治疗远期效果分析［中华肝胆外科杂志，2009，15（2）：106］ 戴军等通过长期观察大三阳乙肝病人肝移植后在LAM或（和）HBIG预防下其体内HBV标志物的变化。探讨乙肝复发的可能机制，为预防复发及个体化治疗寻找切入点。以ELISA、HBV-DNA荧光定量、免疫组化定期检测术前后各期血清及其供肝活检组织，回顾性观察55例大三阳病人随访中HBV标志物的变化。平均随访69.14个月后，结果共12例乙肝再感染/复发，LAM+HBIG组乙肝复发比率为4.8%（2/42），而LAM组为76.9%（10/13）（$P=0.000$）。联合组1、2、3、4年生存率分别为100%、97.1%、92.7%、92.7%；单用组1、2、3、4年生存率分别为76.9%、69.2%、53.8%、46.2%（$P=0.000$）；前者2年内乙肝复发率<3%，后者1、2、3、4年复发率分别为16.1%、41.3%、66.4%、66.4%（$P=0.000$）。HBIG联合核苷（酸）类似物作为当前最佳的乙肝复发预防方案明显地降低了复发率，治疗依从性差及病毒的自身状态是中国肝移植后乙肝再感染/复发的主要原因。根据治疗过程中病毒自身状态的变化及时调整用药将有助于进一步减少术后乙肝复发。

（郭闻渊）

述评 近年因HBIG和LAM的使用，乙肝相关肝移植病人在术后病毒复发的预防上有很大进展。无任何预防，术后乙肝复发率极高。当前国内一般术前即予LAM，术后联用HBIG。但乙肝再感染/复发仍存在，研究表明：乙肝复发同术前的病毒负荷量直接相关。国内外目前尚无术前乙肝活跃复制的肝移植病人远期随访结果的报道。本文通过对55例乙肝大三阳病人的乙肝标志物进行动态观察，指出治疗依从性及病毒的自身状态是在中国肝移植后乙肝再感染/复发的主要原因，术前术后检查乙肝病毒的亚型及组成，监测YMDD变异和HBV-DNA水平，据此及时改用ADV或ETV联合HBIG将有助于进一步减少术后乙肝复发。为肝移植术后乙肝复发的预防提供了有益的经验。

（郭闻渊　傅志仁）

西罗莫司在肝移植术后免疫抑制中的效果及安全性［中华器官移植杂志，2009，30（7）：428］ 张海斌等对以西罗莫司（SRL）作为免疫抑制维持治疗的21例肝移植受者进行了观察，探讨肝移植术后应用西罗莫司（SRL）的免疫抑制效果和安全性。21例患者中术后直接应用SRL者6例（术前肾功能不全者2例、原发病为肿瘤者4例）；因他克莫司（Tac）药物相关性因素替换为SRL者15例（Tac肾毒性4例、高度可疑Tac肝毒性8例、Tac用量过大仍不能达到预期血药浓度者3例）。术后对21例受者平均随访25.4个月（6～42个月），评估SRL的临床免疫抑制效果及安全性。随访期间，2例受者因药物副反应停药，药物耐受率为90.5%。发生急性排斥反应1例次，经治疗后痊愈，其余患者均获得良好的免疫抑制效果。Tac肾毒性患者肾功能改善3例；Tac肝毒性患者肝功能显著好转6例。从而得出结论：SRL作为受者肝移植术后的免疫抑制维持治疗是安全、有效的。术后早期及时用SRL替换Tac可有效逆转后者所致的肝、肾毒性损害。

（郭闻渊）

述评 西罗莫司（SRL）是一种新型免疫抑制剂，与钙调磷酸酶抑制剂（CNI）类的免疫抑制机制不同，其靶向作用于哺乳类雷帕霉素靶分子（mTOR）。因其低肾毒性和潜在的抗肿瘤作用，近年来颇受关注。国外文献报道肝移植术后应用SRL的急性排斥反应发生率为17%，低于传统免疫抑制方案的30%～70%，且随访期内未见慢性排斥反应，亦有报道SRL可减少耐激素的排斥反应发生。作者通过研究认为，针对Tac的肾毒性，如能早期发现并及时替换为SRL，大部分患者均可得到缓解，甚至痊愈，可显著降低术后肾衰竭的发生率。此外，对于肝移植后以Tac为基础免疫抑制剂的患者，出现临床难以解释的肝内胆汁淤积或肝功能损伤表现，要考虑到Tac肝毒性可能，及时替换为SRL，往往效果显著。而综合国外文献报道及本实验结果,认为肝移植患者术后使用SRL抗排斥反应,1、5年的生存率明显高于以CNI为基础的免疫抑制方案。该结论对于肝癌肝移植术后预防肿瘤复发提供了有力的参考。

(郭闻渊 傅志仁)

原位肝移植术后门静脉并发症的诊治[中华普通外科杂志,2008,11(23):11] 蒋水明等通过对2002年6月至2005年10月的173例肝移植受者进行回顾性分析,探讨原位肝移植术后门静脉并发症的诊断和治疗。分析173例原位肝移植患者的临床资料,包括血栓发生时间、病变性质、临床表现、肝功能、血小板、术前手术史和术前有无门静脉血栓。结果显示,共有6例门静脉并发症(3.5%),均经计算机断层血管造影术确诊。6例患者血清ALT、AST和胆红素均无明显异常。门静脉狭窄发生率为1.2%,门静脉血栓发生率为2.3%,且术前3例有门静脉血栓,3例有门静脉高压症手术史。2例患者成功放置血管内支架(经皮肝穿刺球囊扩张放置),3例患者胃镜显示食管下段静脉曲张,行套扎术或硬化剂治疗后好转出院。6例中无1例死亡,随访时间最长达26个月,无再次消化道达出血。作者认为,术前存在门静脉高压症手术治疗史和门静脉血栓是门静脉并发症的高危因素。彩色多普勒超声室监测门静脉并发症的有效方法,不仅可直接探测到门静脉内血栓样回声,还可以检测到肝动脉血流量的代偿性增加。因其具有无创性的特点,是监测门静脉并发症的首选。确诊则要根据门静脉CT血管成像。对单纯性门静脉狭窄行介入治疗是安全可行的。

(傅 宏)

述评 门静脉并发症在肝移植术后常见,是影响移植肝存活的重要因素。早期临床表现隐匿,缺乏特异性,其取决于门静脉并发症发生的时间和程度。不及时诊治可导致移植物失功能和患者死亡。彩色多普勒超声检查时监测门静脉并发症的有效方法。约50%的门静脉并发症患者只需对症处理或不需要治疗。对于早期门静脉血栓或局部附壁血栓,溶栓治疗可取得满意效果;晚期则溶栓治疗效果不佳。而对单纯性门静脉狭窄行介入治疗是安全、可行的。

(傅 宏 傅志仁)

肝移植术后中远期肺部真菌感染[中华医院感染学杂志,2009,19(16):2096] 陈虹等对608例肝移植患者中发生中远期肺部真菌感染的12例进行了回顾性分析,住院期间感染2例,社区感染10例。肺部感染发生时间在移植术后72~973 d,平均317 d,中期感染2例,远期感染10例。其中5例有临床症状:发热、胸闷和气短。其余7例无症状。合并其他感染3例,其中病毒1例、细菌2例。诊断方法包括G试验、GM试验、支气管肺泡灌洗、肺部CT、肺穿刺活检等。发现新型隐球酵母菌包囊1株、白色假丝酵母菌1株和光滑假丝酵母菌1株。12例患者其中确诊3例,临床诊断4例,拟诊5例。发病率为1.97%。采用氟康唑、伊曲康唑及米卡芬净治疗10例,治愈8例,好转1例,死亡1例。另2例未作治疗。病死率8.3%。肝移植肺部真菌感染大多发生在移植后1个月内,主要病原菌为假丝酵母菌属和曲霉菌属,隐球酵母菌属在肝移植术后早期较少见,大多发生在移植6个月后。由于肝移植后中远期肺部真菌感染常无临床症状,多在常规复查时发现肺部阴影,因此影像学检查是诊断肺部真菌感染的重要手段。假丝酵母菌属感染的肺部CT表现为低密度片絮状及网格状改变,而曲霉菌属及隐球酵母菌属感染则呈多发高密度结节影及团块影。一旦诊断,仍需积极治疗,可降低病死率。

(马 钧)

述评 肝移植术后发生肺部真菌感染较为常见,发生率可达10%~20%,远高于其他实体器官移植。大多发生在肝移植术后1个月内,病死率较高,是肝移植早期主要死亡原因之一。尤其是曲霉菌感染,早期诊断较为困难,治疗药物不良反应大、周期长、费用高。发病原因与早期免疫抑制过强和基础疾病有关。确诊往往需要组织病理学或培养结果。在临床上,一旦拟诊本病时应早期行经验性治疗,可降低病死率。2008年,美国感染性疾病协会(IDSA)指出伏立康唑替代两性霉素B成为治疗曲霉菌感染的一线选择。本组12例均为肝移植术后中远期肺部真菌感染,可无临床表现,诊断更为困难。除积极抗菌治疗外,可适当调整免疫抑制剂的剂量,降低免疫抑制剂血浓度,对重度感染者可在监测患者免疫状态下停用免疫抑制剂,适当使用免疫增强剂,有利于患者真菌感染的控制,减少病死率。

(马 钧)

肝移植术后缺血性心肌病的预防及治疗[中华器官移植杂志,2009,30(1):47] 王璐等对235例次肝移植术中18例明确诊断为缺血性心肌病的资料进行回顾性分析,18例均以心前区疼痛、闷胀、紧缩感为首发症状,伴有呼吸困难、出汗、心悸等症状,心电图显示ST-T不同程度改变,同时心肌酶谱出现不同程度升高,其中2例心电图出现ST-T弓背向上抬高及坏死性Q波的动态改变,且心肌酶谱明显升高,床旁心脏超声波检查提示为心肌梗死。经用硝酸甘油扩张冠状动脉、皮下注射低分子肝素抗凝治疗后,16例心肌缺血缓解,术后1个月内未再出现心肌缺血现象。另2例心肌梗死患者因合并有出血,未及时行溶栓及介入治疗而死亡。本组心肌缺血的发病率为7.7%。可能的发病机制包括术前、术中和术后因素。术前因素有心肌β肾上腺受体功能下降、心肌细胞膜流动性下降、离子通道功能改变、心肌钙内流减少、体液因子、自主神经系统功能改变和高动力循环等。术中因素有手术时血流动力学剧烈变化、无肝期回心血量骤减、新肝期开放时前负荷增加、术中高浓度血管活性药、大量炎症介质、氧自由基、供肝冷缺血期间的代谢产物等。术后因素有凝血功能紊乱及严重的应激反应等,这些因素都可影响心肌的灌注、氧合、代谢和功能。通过术前评估、早期抗凝、镇静镇痛、容量调节、保持足够的血细胞比容和血管活性药的应用等措施可对心肌缺血进行预防和治疗。

(马 钧)

述评 肝移植术后出现心肌缺血在合并有高血压病、糖尿病、高脂血症等老年患者中多见,尤其老年女性患者主诉较多,以胸闷、心前区不适、心率快等为主,心电图表现可有 ST-T 改变,可伴心肌酶谱升高。心肌梗死的发生率较低。肝移植术后心肌缺血的发生尽管对预后影响较小,但也要引起警惕。现在老年受者日益增多,心肌缺血甚至心肌梗死的发生率也会相应提高,术后的监护日显重要,早期发现、早期预防、早期处理是关键。对易发人群,尽早使用扩张冠状血管、改变心肌供血的药物,以期降低心肌缺血、心肌梗死的发生率及病死率。

(马 钧)

肾移植联合成人胰岛细胞移植治疗糖尿病肾病七例报告[中华泌尿外科杂志,2009,30(3):168] 谭建明等建立新型成人胰岛细胞分离纯化方法和无激素免疫抑制方案,观察肾移植联合胰岛细胞移植治疗1型糖尿病肾病的安全性与有效性。采用全氟化碳液与威斯康星大学器官保存液双层冷藏胰腺,Liberase 酶消化,COBE 2991 型专用胰岛细胞分离机分离及连续密度梯度纯化,获取高纯度与高活性的胰岛细胞。常规方法行尸体肾移植,次日采用外科方法将短期培养的胰岛细胞经门静脉移植到肝脏内,采用无激素免疫抑制治疗。术后定期监测血糖与胰岛素用量、C 肽与糖化血红蛋白水平以及肝肾功能。23 个胰腺均成功分离胰岛细胞,平均数量 30 万胰岛当量(IEQ)、纯度92%、活率 95%、刺激指数 3.16,病原学结果均阴性。7 例 1 型糖尿病肾病患者共行胰岛细胞移植 12 次(移植 1 次 3 例,2 次 3 例,3 次 1 例)。每次移植胰岛数量平均为 11 820 IEQ/kg。采用阿来佐单抗诱导、西罗莫司和小剂量他克莫司、无激素免疫抑制治疗。随访1.5~3.0 年,4 例完全撤除胰岛素,3 例胰岛素用量较术前减少>70%。术后血糖稳定维持在正常水平,C 肽均>0.166 nmol/L,糖化血红蛋白正常,肝、肾功能

正常。新型成人胰岛细胞分离纯化方法可靠,胰岛细胞联合肾移植治疗 1 型糖尿病肾病安全、有效。

(李瑞东)

述评 肾移植联合胰岛细胞移植是糖尿病肾病导致肾衰竭患者的最佳选择之一。获得足量、高纯度与高活性的胰岛细胞是移植成功的基础。免疫抑制治疗方案选择是肾脏与胰岛细胞联合移植的关键。目前国内文献报道不多。本文作者建立全新的成人胰腺消化和胰岛细胞分离、纯化技术,采用无激素、低剂量钙调素抑制剂的免疫抑制方案,尽量避免免疫抑制剂的胰岛毒性,值得借鉴。胰岛移植早期血循环引发即刻血液介导的炎症反应可导致早期胰岛细胞损害,目前尚无有效的预防措施,仍需进一步深入研究。

(李瑞东 傅志仁)

部分免疫耐受诱导方案在小肠移植中的应用[中华医学杂志,2009,89(38):2695] 李元新等报道 4 例小肠移植患者应用部分免疫耐受方案的初步经验。小肠移植术中给予 CD52 单克隆抗体(Campath 1H) 30 mg 及甲泼尼龙 2 g。术后单用低剂量普乐可复维持,不使用激素。术后前 3 个月他克莫司(普乐可复)血药浓度维持在 10~15 μg/L,术后第 4 个月开始,他克莫司血药浓度减低至 5~10 μg/L,术后第 7 个月,降低至 5 μg/L 左右。4 例患者中 2 例生存期已超过 1 年;另 2 例患者中 1 例术后 6 个月,1 例术后 2 个月余,均在顺利康复中。在术后 0~3 个月 2 例患者发生移植肠黏膜活检病理学诊断不确定(IND 级)至轻度(1 级)排斥反应 3 次,术后 3~6 个月 2 例患者发生 IND 级至 1 级排斥反应共 3 次,术后 7~12 个月 1 例患者发生中度(2 级)排斥反应 1 次。排斥反应经治疗均成功缓解。移植肠功能良好,分别于术后 2~3 周彻底摆脱静脉营养,依赖口服饮食维持营养状态。小肠移植术后应用 Campath 1H 诱导,单用低剂量他克莫司、无激素维持的部分免疫抑制方案,能有效地控制排斥反应。患者移植肠功能良好,能尽早摆脱静脉营养。

(李瑞东)

述评 小肠是富含淋巴组织的高度免疫源性器官,肠腔内含有大量微生物,因此,小肠曾一度被视为器官移植的禁忌器官。随着小肠移植多种关键技术的进步,小肠移植的病人和移植脏器的存活率大大提高。近几年,Campath 1H 诱导后、单用低剂量 FK506、无肾上腺皮质(激素)维持方案已被全球最主要小肠移植中心(Pittsburgh 大学、Miami 大学)所采用。目前国内仅有少数几个单位进行过小肠移植。本文借鉴美国 Pittsburgh 大学先进经验,对部分免疫耐受诱导方案在小肠移植中的应用进行了尝试,积累了宝贵经验。

传统器官移植的免疫抑制不利于诱导耐受。如何获得临床免疫耐受仍需免疫学理论的突破。

(李瑞东 傅志仁)

经肾动脉灌注细胞间黏附分子-1 小片段干扰 RNA 减轻移植肾缺血-再灌注损伤[中华器官移植杂志,2009,30(1):10] 罗光恒等研究了经肾动脉灌注细胞间黏附分子-1 小片段干扰 RNA(ICAM-1 siRNA)对移植肾缺血-再灌注损伤的影响。将 Fisher 大鼠随机分为3组,接受原位肾移植。供肾在冷保存1 h 后,按分组要求分别经肾动脉灌注生理盐水(NS 组)、ICAM-1 siRNA(siRNA 组)和完全错配 siRNA(siRNA 错配组),然后进行移植,切除受者自身双肾。分别于移植后6、12、24、48 和72 h 处死大鼠,测定血清肌酐(Cr),观察移植肾组织学变化,测定移植肾组织中 ICAM-1 及其 mRNA 的表达情况。结果发现与 NS 组和 siRNA 错配组相比,siRNA 组各时点肾小管坏死和炎症细胞浸润程度均较 NS 组和 siRNA 错配组有所减轻,而 NS 组与 siRNA 错配组各时点肾小管坏死和炎症细胞浸润程度相仿。siRNA 组肾组织中 ICAM-1 mRNA 的表达明显低于 NS 组和 siRNA 错配组,siRNA 组 12、24、48 h 时的血 Cr 值明显低于 NS 组和 siRNA 错配组,尤以24 h 的相差幅度最大。从术后12 h 起,siRNA 组肾组织中 ICAM-1/GAPDH 的灰度值(DQ ratio)、ICAM-1 mRNA 的表达水平即明显低于 NS 组和 siRNA 错配组,24 h 时的差异达到最大。认为移植前经肾动脉灌注 ICAM-1 siRNA 可减轻移植肾 IRI,其机制可能与下调 ICAM-1 及其 mRNA 的表达有关。

(朱有华)

述评 移植物缺血-再灌注损伤是影响移植后器官功能恢复的重要原因,可以导致移植物功能的延迟恢复,并且有可能提高移植术后急性排斥的发生率。在本课题中作者应用 RNAi 技术通过基因治疗的方法利用化学修饰的 ICAM-1 siRNA,在移植前对供肾进行灌注,结果有效下调了 ICAM-1 及其 mRNA 的表达,沉默了 ICAM-1 在移植肾的高表达,阻断白细胞与内皮细胞的黏附,抑制白细胞聚集活化,从而使机体的应激反应产生的炎性介质和细胞因子减少,达到降低甚至避免缺血-再灌注损伤、保护移植物功能的作用,值得临床上借鉴,同时建议进一步采用其他实体器官的缺血-再灌注损伤模型进行研究,相信也会有较好的结果。

(朱有华)

肝动脉补充灌注对供肝胆道微血管影响的实验研究[中华肝胆外科杂志,2008,14(11):817] 蒋安等通过犬肝移植比较犬肝肾联合切取中经胃十二指肠动脉补充灌注对胆道微血管丛的灌注效果。该实验用犬肝灌注、保存模型,比较传统腹主动脉、门静脉双重灌注法(简称快速法)15 例与经胃十二指肠动脉辅助灌注肝动脉法(简称改良法)15 例,对胆道的灌注效果。双通道灌注开始后在胆总管左侧游离胃十二指肠动脉约1 cm,远端结扎,近端置入一剪去针头的输液器软管。腹主动脉灌注(冷乳酸林格液1 000 ml+地塞米松10 mg+盐酸苯海拉明50 mg+5%碳酸氢钠10 ml,灌注量1 000 ml,灌注压力120 cmH$_2$O)结束后哈巴狗夹夹闭肝总动脉,胃十二指肠动脉插管开放灌注(成分同上,灌注量500 ml,灌注压力120 cmH$_2$O),切取及修整过程维持经胃十二指肠动脉灌注肝动脉,其余步骤与快速法相同,胆道周围微血管丛灌洗彻底程度以微血管丛红细胞残余量表示。胃十二指肠动脉辅助灌注肝动脉法供体切取时间较传统切取方法长,但肝动脉灌注维持时间较长,胆管周围微血管断面内红细胞个数明显减少。认为经胃十二指肠动脉补充灌注肝动脉法对胆道微血管丛灌注效果较传统方法更好,可为改进临床灌注方法提供线索。

(王正昕)

述评 胆道并发症是肝移植术后影响远期预后的主要并发症之一,临床上常常可以看到由于尸肝的切取和灌注原因,从而导致的胆道微血管灌注效果欠佳,并有可能进一步增加了胆道并发症的发生率。如何提高灌注效果、避免胆道并发症一直是肝移植中重要课题之一。本研究的意义在于证实了经胃十二指肠动脉补充灌注肝动脉法能明显改善胆道的微血管灌注效果,虽然切取时间较传统切取方法长,但肝动脉灌注维持时间较长,胆管周围微血管断面内红细胞个数明显减少,从而有可能减少胆道并发症的发生,为临床提供了参考。

(王正昕)

麻　醉

本年度共收集到论文659篇,纳入一年回顾198篇,占30.2%;收入文选34篇,占5.2%。

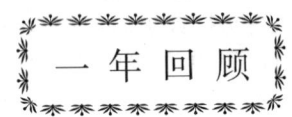

一、麻醉药物及方法

(一) 静脉麻醉药

1. 丙泊酚

周颖等[1]观察了丙泊酚麻醉下大鼠不同脑区氨基酸类神经递质水平的变化。结果显示,实验大鼠各脑区谷氨酸(Glu)、天冬氨酸(Asp)、γ-氨基丁酸(GABA)、甘氨酸(Gly)的分布存在较大差异。丙泊酚组皮质、海马、丘脑 Glu、Asp 含量较对照组显著下降,纹状体区也下降明显;而皮质、海马、丘脑、纹状体 GABA、Gly 含量则明显升高。提示丙泊酚对大鼠中枢神经系统氨基酸类递质有不同程度的影响,抑制兴奋性氨基酸突触传递,而增强抑制性氨基酸突触传递可能是其中枢作用的机制之一。董铁立等[2]*采用鞘内注射法探讨了脊髓阿片受体在丙泊酚对大鼠抗伤害性效应中的作用。鞘内分别注射丙泊酚、二甲基亚砜(DMSO)及纳洛酮、高选择性 μ 受体拮抗剂 CTOP、高选择性 δ 受体拮抗剂 ICI 174 864,然后比较大鼠痛阈的变化,结果提示丙泊酚通过大鼠脊髓 δ 受体介导产生抗伤害性效应。吕苗苗等[3]观察了丙泊酚对脊髓组织中低氧诱导因子-1α(HIF-1α)的变化以及神经行为学和脊髓组织病理学改变。结果显示,缺血-再灌注+丙泊酚组(C组)48 h 神经行为学 Tarlov 评分[(3.0±1.3)分]明显高于缺血-再灌注组(A组)[(1.0±1.2)分]和缺血-再灌注+脂肪乳剂(英脱利匹特)组(B组)[(1.0±1.1)分],A组与B组差异无统计学意义。神经元计数 C 组(8.5±3.5)显著高于 A 组(2.3±2.1)和 B 组(2.2±2.0)。C组 HIF-1α 表达较其他两组明显增加。提示丙泊酚能增加脊髓组织 HIF-1α 的表达,可能促进下游靶基因的表达,使受损组织的血管再生与重建,从而发挥对脊髓缺血-再灌注损伤的保护作用。姚俊岩等[4]*探讨了丙泊酚对兔脊髓缺血-再灌注时脊髓前角神经细胞凋亡的影响。结果显示,与对照组(C组)和10%脂肪乳组(F组)比较,丙泊酚各组脊髓前角正常运动神经元计数升高,凋亡指数降低,胱冬裂酶(caspase)-3 表达下调;且随着丙泊酚使用量的增大,脊髓前角正常运动神经元计数升高,凋亡指数降低,caspase-3 表达下调。提示丙泊酚可抑制脊髓前角神经细胞凋亡,从而减轻兔脊髓缺血-再灌注损伤,且与剂量有关,其机制与下调脊髓 caspase-3 表达有关。赵鑫等[5]探讨了丙泊酚对全身高温所致大鼠急性脑损伤的保护作用。结果显示,全身高温后,丙泊酚 100 mg/kg 麻醉高温组(C组)和丙泊酚 150 mg/kg 麻醉高温组(D组)以及水合氯醛麻醉组(B_0组)、丙泊酚 100 mg/kg 麻醉组(C_0组)和丙泊酚 150 mg/kg 麻醉组(D_0组)大鼠逃逸潜伏期均低于 B 组,B_0、C_0 和 D_0 组分别低于 B、C 和 D 组,B、C 和 D 组凋亡神经元百分比均较 B_0、C_0 和 D_0 组增高,C 和 D 组凋亡神经元百分比较 B 组降低,D 组凋亡神经元百分比较 C 组减少;热疗组大鼠海马区神经元超微结构形态发生改变,C 和 D 组损伤较 B 组轻,D 组损伤较 C 组轻。提示丙泊酚可减少全身高温所致的大鼠海马神经元凋亡,对高温引起的大鼠急性脑损伤有保护作用。赵松等[6]评价了丙泊酚对乳鼠心肌细胞氧化损伤时线粒体功能的影响。结果显示,与对照组(C组)比较,丙泊酚各组上清液 LDH 活性、心肌细胞 MDA 含量、凋亡率升高,心肌细胞线粒体活力、膜电位降低、心肌细胞 GSH 含量、SOD 括性降低;与氧化损伤组(OI组)比较,丙泊酚 2-3 组上清液 LDH 活性、心肌细胞 MDA 含量、凋亡率降低,心肌细胞线粒体活力、膜电位升高,心肌细胞 GSH 含量、SOD 活性升高。提示丙泊酚减轻心肌细胞氧化损伤的机制与改善线粒体功能、抑制细胞凋亡有关。张惠等[7]*评价了丙泊酚对健康志愿者局部脑血流的影响。结果显示,与清醒状态时比较,志愿者镇静状态时全脑CBF降低,大脑皮层局部脑血流量(rCBF)降低,皮层下区rCBF差异无统计学差异,意识消失状态时全脑CBF、大脑皮层和皮层下区rCBF均降低;与镇静状态时比较,志愿者意识消失状态时小脑、顶叶、丘脑、扣带回、海马和额叶rCBF降低。3种状态下全脑CBF与BIS呈正相关($r=0.883$)。提示大脑皮层区和皮层下区,尤其是丘脑、海马、扣带回等区域可能是丙泊酚麻醉的中枢作用靶位。

2. 阿片类药物

邹望远等[8]评价了鞘内注射曲马多对大鼠细胞免疫功能的影响。结果显示,与生理盐水组(NS组)比较,不同剂量曲马多组($T_{1\sim3}$组)在甲醛(福尔马林)给药后5 min和20~60 min时痛级评分降低,T_1组脾脏指数、T淋巴细胞增殖转化水平降低,T_2组和T_3组脾脏指数和T淋巴细胞增殖转化水平差异无统计学意义。提示大鼠鞘内注射曲马多在产生良好的抗伤害作用时,曲马多12.5、25 μg/h不抑制细胞免疫功能,较大剂量(50 μg/h)抑制细胞免疫功能。刘鲲鹏等[9]评价了不同剂量舒芬太尼预处理的延迟性心肌保护作用。结果显示,与对照组比较,Ⅲ组再灌注120 min、Ⅳ组和Ⅴ组缺血45 min和再灌注120 min时血清心肌型肌酸激酶(CK-MB)活性降低,Ⅲ组、Ⅳ组和Ⅴ组IA/AAR降低;与Ⅱ组比较,Ⅲ组、Ⅳ组和Ⅴ组缺血45 min和再灌注120 min时血清CK-MB活性及IA/AAR均降低;与Ⅲ组比较,Ⅳ组和Ⅴ组缺血45 min和再灌注120 min时血清CK-MB活性及IA/AAR均降低;与Ⅴ组比较,Ⅵ组缺血45 min和再灌注120 min时血清CK-MB活性及IA/AAR均升高。提示舒芬太尼预处理可通过激活阿片受体对缺血-再灌注心肌产生延迟性保护作用,呈剂量依赖性,但具有封顶效应。王志等[10]探讨了一氧化氮(NO)在吗啡后处理抑制大鼠缺血-再灌注损伤心肌细胞凋亡中的作用。结果显示,与假手术(S组)比较,其余各组AI升高,缺血-再灌注组(I/R组)和L-NAME+吗啡后处理组(L+M组)心肌NO含量降低,吗啡后处理组(M组)升高;与I/R组比较,M组AI降低,M组心肌NO含量升高,L+M组差异无统计学意义,M组和L+M组P-eNOS/eNOS升高;与M组比较,L+M组AI升高,心肌NO含量降低,P-eNOS/eNOS差异无统计学意义。提示吗啡后处理可通过激活eNOS促进NO产生,抑制大鼠缺血-再灌注损伤诱发的心肌细胞凋亡。邢玉英等[11]探讨了舒芬太尼、瑞芬太尼或芬太尼对食管癌根治术患者细胞免疫功能的影响。结果显示,与基础值比较,术毕(T_2)时3组$CD4^+$百分率和$CD4^+/CD8^+$降低,$CD3^-CD16^+CD56^+$百分率升高,舒芬太尼组(SF组)和瑞芬太尼组(RF组)$CD3^+$百分率降低,芬太尼组(F组)$CD8^+$百分率升高;术后24 h(T_3)时3组$CD3^+$和$CD4^+$的百分率降低,RF组和F组血清IL-2浓度降低;术后72 h(T_4)时F组$CD3^+$百分率和血清IL-2浓度降低,RF组和F组血清IL-10浓度升高;与RF组比较,F组$CD3^+$百分率升高,SF组血清IL-2浓度升高,血清IL-10浓度降低。提示舒芬太尼、瑞芬太尼或芬太尼均可抑制食管癌根治术患者的细胞免疫功能。

3. 其他药物

辛德乾等[12]研究了氯胺酮对烧伤患者围术期血浆热休克蛋白70(HSP70)和白细胞介素6(IL-6)的影响。结果显示,与瑞芬太尼-丙泊酚组(RP组)相比,氯胺酮组(K组)和氯胺酮-丙泊酚组(KP组)在术毕及术后6、12 h血浆HSP70含量显著升高,在术毕及术后6、12、24 h时IL-6的浓度显著降低。提示氯胺酮能增加烧伤患者围术期血浆HSP70的含量,降低术后IL-6的产生和释放。胡明新等[13]研究靶控输注(TCI)阿片类药物对丙泊酚麻醉时大脑状态指数(CSI)和改良警觉镇静评分(MOAA/S)的影响。结果显示,与对照组比较,各阿片类药物组丧失语言反应(LVC)和意识消失(LOC)出现在更高的大脑状态指数(CSI)值和更低的丙泊酚的效应室浓度(EC)值。提示阿片类药物明显增强丙泊酚的临床镇静效果。

(二)吸入麻醉药

1. 异氟烷

安海燕等[14]通过观察吸入异氟烷大鼠血浆和肺脏IL-1β和IL-10水平的变化,探讨异氟烷对肺组织局部和全身炎性反应的影响。结果显示,与对照组(C组)比较,异氟烷4H组(Iso-4H组)BALF IL-1β浓度升高,肺组织IL-1β mRNA表达上调,异氟烷8H组(Iso-8H组)BALF和血浆IL-1β、IL-10浓度升高,肺组织IL-1β mRNA和IL-10 mRNA表达上调,R组BALF和血浆IL-1β、IL-10浓度、肺组织IL-1β mRNA、IL-10 mRNA表达差异无统计学意义;与Iso-4H组比较,Iso-8H组BALF和血浆IL-10浓度升高,肺组织IL-10 mRNA表达上调。提示吸入异氟烷可诱发大鼠一过性肺组织局部和全身炎性反应。张洁等[15]*研究了异氟烷对老年大鼠脑组织神经元凋亡的影响。结果表明吸入异氟烷可导致老年大鼠认知功能一过性降低。认为可能与其诱发大脑皮层区神经元凋亡有关。杨经文等[16]探讨了咪达唑仑与乳化异氟烷在大鼠麻醉中的相互作用。结果显示,咪达唑仑和乳化异氟烷的ED_{50}分别为(58.3 ± 8.2) mg/kg和(1.275 ± 0.205) ml/kg,在咪达唑仑+乳化异氟烷组(B组)ED_{50}分别为咪达唑仑

(22.5 ± 3.2)mg/kg+乳化异氟烷(0.450 ± 0.063)ml/kg;通过等辐射分析和代数分析,显示咪达唑仑同乳化异氟烷产生协同效应。

2. 七氟烷

刘镭等[17]评价了一氧化氮在七氟烷预处理减轻兔心肌缺血-再灌注损伤中的作用。结果显示,与缺血-再灌注组(IR组)比较,七氟烷预处理组(SEV组)缺血-再灌注时dP/dt_{max}升高,血浆cTnT浓度、CK-MB和LDH活性和心室肌IS/AAR降低,其余组上述指标差异均无统计学意义。提示一氧化氮参与了七氟烷预处理减轻兔心肌缺血-再灌注损伤,一氧化氮可能是其保护作用中某一通路上的信号分子。张运龙等[18]*探讨了长时间七氟烷吸入麻醉后的心肌毒性。结果在临床常用浓度内,长时间七氟烷吸入麻醉对CK-MB、Mb、cTnI为代表的心肌损伤标志物无明显影响,未发现心肌毒性作用。

(三) 神经肌肉阻滞药

周脉涛等[19]探讨了终末期肝病患者罗库溴铵的代谢途径。结果显示,无肝前期、无肝期、新肝期罗库溴铵用量分别为(3.2 ± 1.2)、(1.7 ± 0.6)、$(2.1\pm0.7)\mu g/(kg\cdot min)$,无肝期和新肝期罗库溴铵用量较无肝前期下降,新肝期较无肝期罗库溴铵用量增加。无肝期罗库溴铵用量为无肝前期的$(54\pm16)\%$,无肝期与无肝前期罗库溴铵用量的比值与术前Child-Pugh评分呈正相关$(r=0.54)$。提示终末期肝病患者罗库溴铵更多地依赖肝外代谢。沈启英等[20]观察了单次静脉注射顺式阿曲库铵在阻塞性黄疸伴有肝功能不全患者的肌松效应。结果显示,阻塞性黄疸伴有肝功能不全(Child-Pugh B级)组肌松起效时间较肝功能正常组明显延长;两组最大阻滞程度、插管条件、最大效应持续时间、单个颤搐刺激反应强度(T_1)10%恢复时间、T_1 25%恢复时间、T_1 75%恢复时间、TOF比(T_4/T_1)70%恢复时间、恢复指数差异均无统计学意义。提示阻塞性黄疸伴有肝功能不全患者单次静注顺式阿曲库铵后肌松起效时间明显长于肝功能正常者。刘金柱等[21]比较了新生儿、婴儿、幼儿和儿童罗库溴铵的药效学。结果显示,与新生儿组比较,幼儿组和儿童组罗库溴铵ED_{50}、ED_{90}和ED_{95}均升高,婴儿组上述指标差异无统计学意义;婴儿组、幼儿组和儿童组罗库溴铵起效时间、临床肌松时间和体内作用时间缩短,恢复指数降低。与幼儿组比较,儿童组罗库溴铵ED_{50}、ED_{90}和ED_{95}升高。李碧莲等[22]比较了丙泊酚不同输注时间对罗库溴铵有效剂量的影响。结果显示,持续输注丙泊酚 5 min组罗库溴铵ED_{90}和ED_{95}分别为$(261.6\pm53.8)\mu g/kg$和$(321.9\pm73.9)\mu g/kg$,略高于持续输注丙泊酚20 min组的$(235.3\pm46.9)\mu g/kg$和$(297.7\pm53.5)\mu g/kg$。两组罗库溴铵量效关系曲线的斜率和截距差异均无统计学意义。提示中青年女性患者输注丙泊酚对罗库溴铵有效剂量无明显影响。贾金娥等[23]比较了七氟烷对糖尿病和非糖尿病患者罗库溴铵肌松效应的影响。结果显示,非糖尿病患者丙泊酚组(PN组)与糖尿病患者丙泊酚组(PD组)、非糖尿病患者七氟烷组(SN组)与糖尿病患者七氟烷组(SD组)、PD组与SD组间罗库溴铵起效时间、维持时间比较差异无统计学意义。与SN组和PD组比较,SD组恢复指数延长。静脉注射罗库溴铵后 60~120 min,SD组T_1/T_0比值和TOF比值较PD组降低;静脉注射罗库溴铵后80~120 min,SD组TOF比值较SN组降低。提示与非糖尿病患者相比,七氟烷对糖尿病患者罗库溴铵肌松效应的强化作用进一步增强。

(四) 局部麻醉

1. 椎管内麻醉

曹小平等[24]研究了胸段硬膜外阻滞对肠系膜下动脉血流的影响。结果显示,胸段硬膜外阻滞使血流量在实验不同时点均有不同程度的上升。平均动脉压(MAP)与搏动指数(PI)具有良好的相关性;中心静脉压(CVP)与平均血流速度(V_{mean})、速度积分(FVI)具有良好的相关性。提示肠系膜下动脉的灌注受MAP、CVP的影响,硬膜外阻滞可以增加肠系膜下动脉血流量。叶铁虎等[25]*比较了单侧下肢手术患者罗哌卡因(R组)和布比卡因(B组)蛛网膜下腔阻滞的效果。结果显示,与B组比较,R组运动阻滞起效时间延长,运动阻滞和感觉阻滞维持时间缩短,感觉阻滞起效时间差异无统计学意义。王怀泉等[26]探讨了高位胸段硬膜外阻滞(HTEB)对心力衰竭大鼠心肌肌球蛋白重链(MHC)表达的影响。结果显示,与对照组(C组)比较,其余 3 组 LVEDD增大,LVEF降低,α-MHC mRNA表达下调,β-MHC mRNA表达上调,α-MHC mRNA占MHC mRNA百分比降低,β-MHC mRNA占总MHC mRNA的百分比升高;与心力衰竭组(HF组)比较,HTEB组 α-MHC mRNA表达上调,β-MHC mRNA表达下调,α-MHC mRNA占MHC mRNA百分比升高,β-MHC mRNA占MHC mRNA百分比降低,生理盐水组(NS组)上述指标差异无统计意义;与T1时比较,HTEB组LVEF升高,HTEB组心肌和肺组织病理学改变较轻。提示HTEB改善心力衰竭大鼠心肌收缩功能的机制可能与纠正α-MHC和β-MHC表达比例的异常有关。王旭等[27]评价了上胸段硬膜外阻滞(HTEB)对缺血性心肌病(ICM)顽固性心力衰竭患者血浆N末端原脑利钠肽(NT-ProBNP)浓度的影响。结果发现与治疗前比较,HTEB组治疗后LVEDD降低、LVEF和LVFS升高、血浆NT-ProBNP

浓度降低,对照组上述指标差异无统计学意义。马民玉等[28]观察了年龄因素对患者硬膜外注射左旋布比卡因药效学和药代动力学的影响。结果表明硬膜外注射0.75%左旋布比卡因1.8 mg/kg,随年龄增加感觉阻滞平面升高、感觉和运动阻滞恢复时间延长,药物代谢明显减慢。黄希照等[29]探讨了鞘内注射右旋美托咪啶对大鼠罗哌卡因蛛网膜下隙阻滞效果的影响。结果显示,与鞘内注射罗哌卡因(R组)比较,鞘内注射右旋美托咪啶1组(DR_1组)鞘内注药后30、60 min时PWT升高,鞘内注射右旋美托咪啶3组(DR_3组)鞘内注药后120 min时PWT降低,鞘内注射右旋美托咪啶2组(DR_2组)各时点差异无统计学意义。DR_1组鞘内注药后5~240 min时、DR_2组鞘内注药后5和240 min时、DR_3组鞘内注药后5 min时MPE升高,DR_1组鞘内注药后30、60 min时下滑角度降低;DR_2组与DR_3组各时点上述指标差异无统计学意义;与对照组比较,DR_3组神经元异常率、脊髓病理学评分和损伤分级升高。表明右旋美托咪啶可增强0.5%罗哌卡因蛛网膜下隙阻滞的效果,且具有封顶效应。

2. 神经阻滞麻醉

李佩盈等[30]通过解剖学以及超声影像学比较了两种锁骨下臂丛神经阻滞最常用的入路:喙突入路与垂直锁骨下(VIP)入路的进针点准确性以及安全性。结果显示,喙突入路中,进针点与喙突尖的垂直距离小于总体均数2;VIP入路中进针点与臂丛神经的距离与总体均数0比较,差异无统计学意义;VIP入路的臂丛神经深度以及进针点与胸廓的距离分别小于喙突入路。VIP入路中的腋动脉前壁深度以及腋动脉前壁与胸膜的距离分别小于喙突入路。表明两种入路相比,喙突入路较VIP入路更具有安全优势。徐宏伟等[31]观察了相同剂量不同浓度的罗哌卡因用于腰丛-坐骨神经联合阻滞的临床效果,并分析其药代动力学变化。A组给予0.3%的罗哌卡因腰丛36 ml,坐骨神经24 ml,B组给予0.4%罗哌卡因腰丛27 ml,坐骨神经18 ml。结果显示:①两组患者阻滞起效时间无明显差别,A组感觉和运动阻滞持续时间短于B组;A组感觉评分≥2分患者比例高于B组,B组运动评分≥2分患者比例高于A组。②A组和B组的主要药代动力学参数:C_{max}分别为(3.17 ± 1.24)mg/L和(2.40 ± 0.72) mg/L;t_{max}分别为(25 ± 12.3) min 和(29 ± 11.4)min;$AUC_{0-\infty}$分别为(248 ± 45)mg/(L·min)和(215 ± 56)mg/(L·min);$T_{1/2\alpha}$分别为(25.5 ± 9.5)min 和(37.0 ± 12.9)min;$T_{1/2\beta}$分别为(208 ± 89.0) min 和(215 ± 95.8)min。表明相同剂量不同浓度的罗哌卡因用于腰丛坐骨神经联合阻滞时,低浓度更有利于达到良好的感觉阻滞;血浆中罗哌卡因的浓度-时间曲线均符合二室模型;高容量组的C_{max}和$AUC_{0-\infty}$较低容量组高。吴强等[32]观察了经皮电刺激引导(PEG)在下肢神经阻滞中的应用价值。结果显示,坐骨神经PEG成功率为39%,股神经PEG成功率为100%;PEG坐骨神经阻滞所需电流为(50.00 ± 17.00)mA,股神经为(7.20 ± 2.70)mA;坐骨神经阻滞实际定位点与Labat点的偏离距离为(0.90 ± 0.56)cm。表明PEG用于臀后路坐骨神经阻滞时引导成功率较股神经低,但能显著提高一次穿刺成功率。徐志新等[33]评价了臂丛神经阻滞时神经刺激器诱发患者不同运动反应与桡神经阻滞效果的关系。结果显示,臂丛神经阻滞时,当神经刺激器诱发患者腕及手指外展较诱发前臂外展应用1%利多卡因与0.33%罗哌卡因混合液20 ml阻滞桡神经效果好,桡神经远端感觉及运动阻滞成功率高,但神经阻滞操作时间长,桡神经定位困难程度高。蒋学斌等[34]探讨了超声引导喙突径路锁骨下臂丛神经阻滞应用于上肢手术患者时的局麻药物最低有效剂量。A、B、C、D 4组患者,局麻药均为0.75%罗哌卡因与2%利多卡因等量混合液。各组每神经束分别注射局麻药8、7、6、5 ml。结果显示,4组患者各神经分支麻醉起效时间差异无统计学意义。注药30 min后,A、B两组患者各神经分支的阻滞完善率95%,C组为90%,D组为77.5%,A、B两组阻滞效果优于D组。A、B、C组麻醉优良率100%,高于D组(87.5%)。A、B、C、D 4组麻醉持续时间分别为(377 ± 111)、(369 ± 135)、(351 ± 112)、(296 ± 101)min,D组小于其他3组($P=0.024$)。蒋学斌等[35]探讨了超声引导肌间沟臂丛神经阻滞在急诊上肢手术中应用的可行性。结果显示,各神经分支起效时间比较,超声引导组(U组)明显短于神经刺激器引导组(N组)。注药30 min后,各神经分支的阻滞效果U组明显优于N组。U组麻醉优良率明显高于N组。麻醉持续时间U组为(378 ± 151)min,N组为(365 ± 163)min,两组差异无统计学意义。

3. 局部麻醉药物的代谢及其他作用

马蓉等[36]探讨了地塞米松对布比卡因诱导小鼠神经母细胞瘤株(N2a)细胞毒性的影响。结果表明地塞米松可减轻布比卡因诱导N2a细胞毒性,其机制可能与恢复线粒体膜电位、抑制Akt和ERK脱磷酸化有关。刘晶等[37]比较了丁卡因和罗哌卡因对大鼠臂丛神经的毒性。成年大鼠随机分为8组:NS组、D_{1-3}组和R_{1-4}组。结果显示,与对照侧比较,$D_{2,3}$组和$R_{3,4}$组注射侧臂丛神经动作电位的最大振幅降低,臂丛神经动作电位的最大振幅及传导速度(NCV)减慢;与NS组注射侧比较,$D_{2,3}$组和$R_{3,4}$组臂丛神经动作电位的最大振幅降低,NCV减慢;与D_1注射侧比较,

$D_{2,3}$组臂丛神经动作电位的最大振幅降低,NCV减慢;与 D_2 组注射侧比较, D_3 组臂丛神经动作电位的最大振幅降低,NCV减慢, R_2 组臂丛神经动作电位的最大振幅升高,NCV加快;与 D_1 组注射侧比较, R_3 组臂丛神经动作电位的最大振幅升高,NCV加快;与 R_{1-3} 组注射侧比较, R_4 组臂丛神经动作电位的最大振幅降低,NCV减慢。表明等效剂量丁卡因对臂丛神经的毒性较罗哌卡因大。赵媛等[38]评价了罗哌卡因致大鼠脊髓神经毒性时Bax和Bcl-2表达的变化,以探讨了罗哌卡因脊髓神经毒性的机制。54只大鼠随机分为3组($n=18$):生理盐水组(NS组)、0.5%罗哌卡因组(R_1 组)和1%罗哌卡因组(R_2 组)。结果显示,与NS组比较, R_1 组 T_{1-2} 时, R_2 组 T_{1-3} 时大鼠双下肢运动阻滞评分升高, R_1 组脊髓组织 Bax、Bcl-2 表达均上调,Bcl-2/Bax 比值差异无统计学意义, R_2 组脊髓组织 Bax 表达上调,Bcl-2 表达差异无统计学意义,Bcl-2/Bax 比值降低。 R_1 组超微结构改变主要为线粒体和内质网轻度肿胀,而神经细胞未发生凋亡; R_2 组脊髓神经细胞出现了核固缩等早期凋亡改变。表明罗哌卡因的脊髓神经毒性可能与激活神经细胞线粒体凋亡途径有关。余凌等[39]*评价了鞘内注射罗哌卡因对大鼠脊髓的神经毒性。结果发现鞘内注射0.75%罗哌卡因和小剂量1%罗哌卡因对大鼠无脊髓神经毒性;鞘内注射大剂量1%罗哌卡因对大鼠可产生脊髓神经毒性,但比大剂量0.75%布比卡因脊髓神经毒性小。

(五)全身麻醉

1. 麻醉诱导

朱敏敏等[40]评价了不同剂量舒芬太尼复合靶控输注丙泊酚麻醉诱导对患者血流动力学的影响。根据舒芬太尼不同麻醉诱导剂量分为4组:舒芬太尼 0.4 μg/kg(S_1 组)、0.6 μg/kg组(S_2 组)、0.8 μg/kg组(S_3 组)、1 μg/kg组(S_4 组)。评价时点:麻醉诱导前(L)、丙泊酚血浆靶浓度 3.0 μg/ml 时(T_1)、静脉注射舒芬太尼后 1 min(T_2)、3 min(T_3)、气管插管后即刻(T_4)、1 min(T_5)、3 min(T_6)、5 min(T_7)。结果显示,四组麻醉诱导期间低血压、高血压和心动过速的发生率比较差异无统计学意义, T_{4-7} 时 S_4 组心动过缓发生率较其余各组升高; S_1 组和 S_2 组气管插管反应发生率较 S_3 组和 S_4 组升高。表明舒芬太尼 0.8 μg/kg 复合靶控输注丙泊酚(血浆靶浓度 3.0 μg/ml)麻醉诱导时患者血流动力学平稳,是复合丙泊酚时舒芬太尼适宜的麻醉诱导剂量。张雷等[41]观察了尼卡地平、艾司洛尔联合诱导期容量填充对静吸复合全身麻醉七氟烷用量的影响。结果显示,与生理盐水(C组)比较,艾司洛尔 1 mg/kg(E组)、尼卡地平 20 μg/kg(N组)及艾司洛尔 1 mg/kg 复合尼卡地平 20 μg/kg(EN组)术中所需七氟烷维持浓度均显著降低,清醒及拔管时间明显缩短。与C组比较,E组 HR 较慢,但不能完全控制MAP的升高;N组 MAP 较低;EN组能明显抑制诱导插管及切皮引起的 HR、MAP 升高。表明艾司洛尔、尼卡地平联合诱导期容量填充不仅有利于维持血流动力学的平稳,而且能够明显减少静吸复合全身麻醉七氟烷用量、缩短拔管时间。谢广伦等[42]*研究了复合七氟烷吸入用于患儿无肌松药气管插管时瑞芬太尼的半数有效剂量(ED_{50})。结果显示复合5%七氟烷吸入用于患儿无肌松药气管插管时瑞芬太尼的 ED_{50} 及其95%可信区间为 0.68(0.65~0.71)μg/kg。黄小静等[43]观察了全麻诱导期自主呼吸 2 min 对小儿与成人无通气安全时限的影响。结果显示,成人组(A组)呼吸停止时间为 80.45 s,小儿组(B组)呼吸停止时间为 99.72 s,两者无统计学差异。呼吸停止至 SpO_2 降至92%和90%的时间A组(分别为 443 s 和 462 s)明显短于B组(分别为 335 s 和 342 s)。 SpO_2 降至90%时两组均有 $PaCO_2$ 升高和 pH 值下降,以 B 组更显著,而两组 PaO_2 下降相似。表明全麻诱导期自主呼吸预给氧 2 min,小儿的无通气安全时限较成人明显缩短。唐李隽等[44]观察了头高15°位预吸氧对肥胖患者全麻诱导期无通气时限的影响。结果显示,头高15°位组(H组)无通气时限(363±117)s,显著长于平卧位组(S组)(292±81)s。动脉血气分析显示:两组 PaO_2、$PaCO_2$、pH 值差异均无统计学意义;两组间血流动力学改变差异亦无统计学意义。表明头高15°位预吸氧平均延长肥胖患者全麻诱导期无通气时限约 71 s。孔明健等[45]探讨了预氧并无正压通气技术在急症饱胃患者全麻快诱导中应用的可行性。结果显示,预氧显著提高患者 SpO_2,气管插管前后 SpO_2、BP、HR 无显著变化;诱导过程中无缺氧、反流和误吸发生。表明对非困难气道、无严重心肺疾病的急症饱胃患者全麻诱导中应用预氧并无正压通气技术是安全、可行的。

2. 气管插管及喉罩通气道

陈瑛琪等[46]评价了七氟烷-咪达唑仑-瑞芬太尼麻醉诱导用于患者无肌松药气管插管的效果。结果气管插管条件达优率为80%,从开始吸入七氟烷到睫毛反射消失的时间为(210±12)s。气管插管后即刻 MAP、HR 和 SpO_2 与气管插管前即刻比较差异无统计学意义。气管插管前、后维持 BIS 45~55。表明七氟烷-咪达唑仑-瑞芬太尼麻醉诱导平稳,可用于患者无肌松药气管插管。郑宏等[47]评价了小剂量芬太尼对丙泊酚抑制患者食管引流型喉罩插管反应半数有效血浆靶浓度(EC_{50})的影响。结果显示,丙泊酚组(P组)丙泊酚抑制喉罩插管反应的 EC_{50} 及其95%可信区间为 4.68(4.20~5.21)μg/ml,丙泊酚-芬太尼组(PF组)丙泊酚抑制喉罩插管反应的 EC_{50}（其 95% 可信区间）为 2.63（2.45～2.83）$\mu g/ml$，差异有统计学意义。表明静脉注射芬太尼 1 $\mu g/kg$ 可增强丙泊酚抑制患者食管引流型喉罩插管反应的效应。徐文韵等[48]观察了全麻下应用 GlideScope 视频喉镜进行气管插管的成功率及插管时的心血管反应，评价其在颈椎外伤患者中的应用价值。结果显示，GlideScope 喉镜组（G 组）84 例患者中，78 例一次插管成功，4 例两次插管成功，2 例插管失败，改为纤维支气管镜插管，插管成功率为 97.6%；纤维支气管镜组（F 组）84 例均成功插管。气管插管过程中 2 组的 HR、SBP、DBP、MAP 平稳。表明 GlideScope 视频喉镜插管迅速，成功率高，心血管反应轻微，适合颈椎外伤患者应用管理气道。

3. 术中管理

林子波等[49]观察了全麻复合硬膜外阻滞对冠心病上腹部手术患者血流动力学、C 反应蛋白（CRP）和白细胞介素-6（IL-6）的影响。结果显示，术中单纯全麻组 MAP、HR 均高于全麻复合硬膜外阻滞组，A 组每搏指数（SI）显著提高。术中 A 组 CRP、IL-6 无明显变化；而 B 组升高，且 B 组 CRP、IL-6 均高于 A 组。表明全麻复合硬膜外阻滞可明显抑制应激反应，更适用于冠心病患者上腹部手术。周少朋等[50]*评价了紧闭循环麻醉时七氟烷对患者肝肾功能的影响。结果显示，与术前比较，术毕、术后 1、2 d 时两组尿液 β_2-MG 浓度升高，术后 1～5 d 血清 ALT、AST 活性、TB、Cr、BUN 和 β_2-MG 浓度差异无统计学意义。表明紧闭循环麻醉时七氟烷对患者肝、肾功能无明显影响。张倩等[51]评价了年龄及性别对全麻患者靶控输注丙泊酚呼吸抑制时半数有效血浆靶浓度（EC_{50}）的影响。结果显示，靶控输注丙泊酚呼吸抑制的 EC_{50} 及其 95% 可信区间分别为：中年男性组（MA 组）6.40（6.09～6.72）$\mu g/ml$，中年女性组（FA 组）5.93（5.54～6.34）$\mu g/ml$，老年男性组（MO 组）4.58（4.32～4.91）$\mu g/ml$，老年女性组（FO 组）4.37（4.14～4.61）$\mu g/ml$。与 FA 组比较，FO 组 EC_{50} 降低，MA 组 EC_{50} 差异无统计学意义；与 MA 组比较，MO 组 EC_{50} 降低；MO 组与 FO 组 EC_{50} 差异无统计学意义。表明靶控输注丙泊酚对老年患者呼吸抑制的效力高于中年患者，而性别对其无影响。

4. 苏醒与拔管

黄卫等[52]探讨了术终静脉注射芬太尼 1.5 $\mu g/kg$ 对丙泊酚-瑞芬太尼静脉麻醉苏醒过程的影响。结果显示，负荷剂量组和对照组两组患者的一般情况、麻醉苏醒过程以及不良反应发生率等观察指标，组间比较差异均无统计学意义；拔管 10 min 和拔管后 30 min 时 VAS 评分≥2 分的病例数：对照组分别为 22 例（65%）和 30 例（75%）、负荷剂量组分别为 8 例（20%）和 6 例（15%），组间比较差异有统计学意义；从呼之睁眼到拔管后 30 min 各时点的动脉收缩压和心率对照组明显高于负荷剂量组。表明术终静脉注射芬太尼（1.5 $\mu g/kg$）不影响瑞芬太尼-丙泊酚静脉麻醉的苏醒过程。张秦等[53]观察了利多卡因、曲马多、乌拉地尔用于预防拔除气管导管期间心血管反应的作用。结果显示，拔管后曲马多组、乌拉地尔组的 HR、SBP 和 DBP 与对照组相比均较低，且差异有统计学意义。且曲马多比其他 3 组更能维持血流动力学平稳。表明曲马多、乌拉地尔均可有效预防全麻拔管期间心血管反应，且曲马多效果更佳。任秋生等[54]探讨了可以加快老年患者长时间麻醉后苏醒的麻醉方法。将 50 例神经外科择期手术的老年患者随机分为 5 组。结果显示，丙泊酚麻醉组、丙泊酚七氟烷复合麻醉组、七氟烷麻醉组的拔管时间、苏醒时间、简单神经病学评估恢复时间差异无统计学意义；先丙泊酚后七氟烷组、先七氟烷后丙泊酚组的拔管时间、苏醒时间、简单神经病学评估恢复时间明显快于前 3 组。表明先丙泊酚后七氟烷或先七氟烷后丙泊酚的麻醉可以使长时间手术麻醉具有短时间麻醉的苏醒优势。

5. 术后麻醉相关并发症的预防

尤勇等[55]评价了无创正压通气（NIPPV）治疗全身麻醉手术拔管后呼吸衰竭的疗效及影响因素。结果显示，无创正压通气使 70.6% 的术后呼吸衰竭患者避免插管。与失败组相比，成功组心肺并发症所致呼吸衰竭的比例和需要人工辅助吸痰的比例明显低，麻醉药残留呼吸抑制的比例高。表明无创正压通气治疗全身麻醉手术后呼吸衰竭能够减少再插管率，但可能不适用于存在心肺并发症和排痰障碍的患者。叶丹等[56]*探讨了气管插管全麻手术后引起医院内呼吸道感染的相关影响因素，为降低医院感染率制定防治策略提供科学的依据。多因素 Logistic 回归分析结果显示，气管插管全麻手术后医院内呼吸道感染的主要危险因素是年龄、并发症、手术状态、气管插管麻醉通气时间、术后苏醒时间、吸烟状况、手术后开始咳嗽的时间等因素。

（陈 辉）

参 考 文 献

1 周 颖,等.临床麻醉学杂志,2009,25(4):329
2* 董铁立,等.中华麻醉学杂志,2008,28(10):898
3 吕苗苗,等.临床麻醉学杂志,2009,25(8):701
4* 姚俊岩,等.中华麻醉学杂志,2009,29(7):648
5 赵 鑫,等.中华医学杂志,2009,89(33):2356
6 赵 松,等.中华麻醉学杂志,2009,29(4):364
7* 张 惠,等.中华麻醉学杂志,2009,29(2):115

8 邹望远,等.中华麻醉学杂志,2008,28(10):889
9 刘鲲鹏,等.中华麻醉学杂志,2009,29(5):405
10 王 志,等.中华麻醉学杂志,2009,29(7):659
11 邢玉英,等.中华麻醉学杂志,2008,28(11):972
12 辛德乾,等.临床麻醉学杂志,2009,25(8):678
13 胡明新,等.临床麻醉学杂志,2009,25(9):782
14 安海燕,等.中华麻醉学杂志,2009,29(4):302
15* 张 洁,等.中华麻醉学杂志,2009,29(7):610
16 杨经文,等.临床麻醉学杂志,2009,25(2):157
17 刘 镭,等.中华麻醉学杂志,2008,28(9):828
18* 张运龙,等.中华医学杂志,2009,89(27):1916
19 周脉涛,等.中华麻醉学杂志,2008,28(11):987
20 沈启英,等.临床麻醉学杂志,2009,25(2):100
21 刘金柱,等.中华麻醉学杂志,2009,29(3):203
22 李碧莲,等.中华麻醉学杂志,2009,29(4):287
23 贾金娥,等.中华麻醉学杂志,2009,29(4):299
24 曹小平,等.临床麻醉学杂志,2009,25(9):786
25* 叶铁虎,等.中华麻醉学杂志,2008,28(11):965
26 王怀泉,等.中华麻醉学杂志,2009,29(4):332
27 王 旭,等.中华麻醉学杂志,2009,29(6):522
28 马民玉,等.中华麻醉学杂志,2009,29(7):617
29 黄希照,等.中华麻醉学杂志,2009,29(7):621
30 李佩盈,等.中国临床解剖学杂志,2009,27(1):35
31 徐宏伟,等.四川大学学报(医学版),2009,40(3):495
32 吴 强,等.临床麻醉学杂志,2009,25(6):474
33 徐志新,等.临床麻醉学杂志,2009,25(6):525
34 蒋学斌,等.中华医学杂志,2009,89(7):449
35 蒋学斌,等.中华急诊医学杂志,2009,18(9):960
36 马 蓉,等.中华麻醉学杂志,2009,29(6):516
37 刘 晶,等.中华麻醉学杂志,,2009,29(6):519
38 赵 媛,等.临床麻醉学杂志,2009,25(2):158
39* 余 凌,等.临床麻醉学杂志,2009,29(2):154
40 朱敏敏,等.中华麻醉学杂志,2009,29(4):293
41 张 雷,等.临床麻醉学杂志,2009,25(9):761
42* 谢广伦,等.中华麻醉学杂志,2009,29(5):398
43 黄小静,等.中国临床医学,2008,15(5):687
44 唐李隽,等.临床麻醉学杂志,2008,24(10):877
45 孔明健,等.临床麻醉学杂志,2009,25(8):673
46 陈瑛琪,等.中华麻醉学杂志,2009,29(5):409
47 郑 宏,等.中华麻醉学杂志,2009,29(1):34
48 徐文韵,等.脊柱外科杂志,2009,7(4):235
49 林子波,等.临床医学,2008,28(9):10
50* 周少朋,等.中华麻醉学杂志,2009,29(1):31
51 张 倩,等.中华麻醉学杂志,2009,29(3):207
52 黄 卫,等.中山大学学报(医学科学版),2008,29(5):598
53 张 秦,等.新疆医科大学学报,2009,32(2):201
54 任秋生,等.临床医学,2008,28(10):44
55 尤 勇,等.临床麻醉学杂志,2009,25(5):412
56* 叶 丹,等.中华医院感染学杂志,2009,19(19):2543

二、各种手术麻醉

(一)心脏手术麻醉

王绪健等[1]分析了非体外循环下冠状动脉搭桥手术(OPCAB)的麻醉方法和效果。发现对于OPCAB麻醉,合理应用麻醉药物诱导和维持麻醉,应用血管活性药物维持循环稳定,对于保证手术实施和患者安全至关重要。王刚等[2]对da Vinci机器人冠脉搭桥手术的麻醉要求和管理方法进行了研究。发现对于机器人冠脉搭桥手术,麻醉的关键是预防和处理单肺通气和CO_2气胸引起的缺氧和血流动力学的波动。王越夫等[3]*评价术中静脉输注乌司他丁对非体外循环冠状动脉旁路移植术(OPCABG)患者围术期肺功能的影响。发现术中静脉输注乌司他丁可改善OPCABG患者围术期肺功能,其机制可能与降低全身炎性反应有关。郭晓刚等[4]探讨了冠状动脉旁路移植术后血管麻痹综合征的易发因素和术后转归。发现麻痹组术前LVEF<45%、LVEDD与对照组相比有显著性差异。结果显示术前低LVEF<45%是CABG后血管麻痹综合征的易发因素。王桂龙等[5]研究了非体外循环冠状动脉旁路移植手术快通道麻醉的围术期管理。结果显示非体外循环下冠脉搭桥快通道麻醉的关键在于维持血流动力性平稳和达到恰当的麻醉深度,避免加重心肌缺血,维持并改善心肌的氧供与氧耗的平衡,使用短效的阿片类药物有利于兼顾到恰当的麻醉深度、维持血流动力性平稳和术后较早拔管和恢复。赵素贞等[6]研究了左侧星状神经节阻滞(SGB)对冠状动脉旁路移植术患者心功能的影响。结果显示左侧SGB可增加冠状动脉旁路移植术患者心输出量,改善心功能。毕燕琳等[7]*比较了不同麻醉下冠状动脉旁路移植术患者体外循环(CPB)时脑内兴奋性氨基酸及抑制性氨基酸的水平。结果显示丙泊酚复合麻醉可抑制CPB复温期脑内兴奋性氨基酸的释放,有助于兴奋性氨基酸与抑制性氨基酸水平的平衡。张国荣等[8]研究了吸入麻醉药对冠状动脉搭桥术(CABG)心肌缺血-再灌注损伤的保护作用。结果显示七氟烷等吸入麻醉药用于CABG具有明显的心肌保护作用。汤和青等[9]研究了天麻素注射液对体外循环期间患者脑氧代谢的影响。结果显示了天麻素能降低CPB中脑氧耗,有利于改善大脑氧供需平衡和保护CPB中缺血脑细胞的功能,可改善二尖瓣置换术患者CPB中的脑氧代谢。章明等[10]回顾性总结不同温度心肺转流方式下胸主动脉瘤手术的麻醉管理。结果显示不同心肺转流方式下胸主动脉瘤手术的麻醉,术前注意改善心功能,术中注意血流动力学的稳定和重要器官的保护;在芬太尼麻醉的基础上辅以丙泊酚和间断吸入麻醉是一种较可取

的麻醉方法。蒋洪宇等[11]观察了小儿心内直视手术中乳酸和血糖的变化。发现体外循环中婴儿组及幼儿组血浆乳酸和血糖水平均明显升高。结果显示CPB对小儿糖代谢及氧代谢有明显影响,CPB期间糖代谢紊乱,血糖明显升高,组织氧供失衡,血中乳酸浓度升高。CPB对低龄低体重患儿氧代谢影响更加明显。黄新等[12]观察了雷米芬太尼复合丙泊酚麻醉对心肺转流(CPB)下瓣膜置换术中氧代谢和乳酸的影响。发现CPB期间两组患者氧供、氧耗均下降。结果显示换瓣手术中应用雷米芬太尼与丙泊酚复合较中等剂量芬太尼与丙泊酚复合,更能提高低温CPB期间机体的摄氧率、维持氧供需平衡、降低无氧代谢产物乳酸的浓度。

(二)胸科手术麻醉

黄冰等[13]观察了单肺通气(OLV)肺叶切除术时动脉血肿瘤坏死因子-α(TNF-α)、白细胞介素(IL)-6和IL-8的变化。结果显示OLV和TLV均可导致动脉血IL-6和IL-8升高,OLV更显著;OLV可致TNF-α升高。李晶等[14]比较胸科手术麻醉中单肺通气(OLV)期间采用压力控制通气(PCV)与容量控制通气(VCV)对血流动力学、气道压力以及动脉血气的影响。结果显示胸科手术OLV期间采用PCV模式在降低气道压,减少肺内分流,增加动脉血氧分压等方面优于VCV模式。林文前等[15]*评价了慢性阻塞性肺疾病(COPD)患者行肺叶切除术时低潮气量通气的效果。结果显示低VT通气可通过降低炎性反应,减轻COPD患者肺叶切除术时机械通气诱发的肺损伤。邢玉英等[16]评价了不同血浆靶浓度瑞芬太尼复合丙泊酚对肺癌根治术患者细胞免疫功能的影响。结果显示靶控输注瑞芬太尼(血浆靶浓度8 ng/ml)复合丙泊酚(血浆靶浓度3 μg/ml)可抑制肺癌根治术患者细胞免疫功能,但呈可逆性。孙来荣等[17]研究了胸腔镜下行肺癌手术的麻醉处理。结果显示胸腔镜手术麻醉的关键是双腔管分隔完全,患侧肺萎陷令人满意。认为进行有效的单肺管理能使患者顺利度过围术期。张俊峰等[18]*比较了食管癌根治术中两种保温策略的效果以及对术后寒战的影响。认为与单纯采用诱导后加温的方法相比,采用诱导前加温联合术中加温的方法是食管癌根治术中更为有效的保温策略,可以有效减少术后寒战的发生率及减轻患者的寒冷不适感。王小雷等[19]研究了胸部大血管手术围术期的麻醉处理。结果显示准确掌握手术适应证,术前重视心、肺、肝、肾等重要脏器功能维护,合理使用麻醉药物和血管活性药物,加强监测,维持术中的血流动力学稳定,外科认真止血,完善手术技术,以及合理使用止血药物是大血管手术围术期手术麻醉管理的关键。王文贤等[20]探讨了胸主动脉瘤手术的麻醉处理。结果显示胸主动脉瘤手术术前应评估手术危害性,制定适当的麻醉、手术方案;麻醉期间维持血流动力学平稳,加强脑、肾、脊髓等重要脏器的保护。

(三)颅脑手术麻醉

白念岳等[21]*比较了瑞芬太尼或芬太尼持续泵注复合丙泊酚靶控输注全静脉麻醉在神经外科手术中的血流动力学变化和麻醉后恢复情况。结果表明在神经外科手术中应用瑞芬太尼或芬太尼复合丙泊酚靶控输注全静脉麻醉均能提供稳定的血流动力学状态,瑞芬太尼靶控输注苏醒更迅速,但疼痛评分高于芬太尼组。阚清等[22]研究不同麻醉方法对术中皮质运动诱发电位(MEP)监测的影响。发现不同麻醉维持用药组间MEP监测成功率的差异无统计学意义,无肌松剂组和肌松剂组的MEP监测成功率有统计学意义。结果显示在MEP监测过程中,麻醉维持应选择静脉麻醉药,并且不使用肌松剂。李艳等[23]研究了丙泊酚复合麻醉时神经外科手术患者雷米芬太尼的量效关系。发现随雷米芬太尼效应室浓度的增加,镇痛强度逐渐增强,电刺激-循环反应逐渐减弱;雷米芬太尼效应室浓度大于(5.13 ± 0.92) ng/ml时,95%可信区间为$3.33\sim6.93$ ng/ml,50 mA强直电刺激-循环反应变化不再明显。袁爱武等[24]研究了瑞芬太尼对重型颅脑损伤围术期S100B蛋白含量的影响,以期为合理使用瑞芬太尼提供依据。结果表明瑞芬太尼可减少脑损伤,是神经外科静脉麻醉较为理想的药物。严伟丽[25]探讨了过度换气对神经外科手术中颅内压(ICP)、脑血流(CBF)及脑代谢(BM)的影响。结果显示适当范围的过度换气($P_{ET}CO_2$下降至20 mm Hg)不但对手术有利,而且不会造成脑缺氧,可以确保患者安全。

(四)骨科手术麻醉

陈怡绮等[26]研究了急性高容量血液稀释(AHH)技术用于小儿脊柱侧弯后路融合术的临床效果与安全性。结果两组术中估计失血量差异无统计学意义。AHH组和CNT组术毕Hb[AHH组:(98 ± 10)g/L;CNT组:(94 ± 13)g/L]和术后第1天Hb[AHH组:(89 ± 12)g/L;CNT组:(92 ± 22)g/L]都较术前下降,但两组间差异无统计学意义。AHH组术中输入同型异体红细胞(RBC)(18 ± 4) ml/kg,冷冻血浆(FFP)(3.5 ± 1.1) ml/kg,均少于CNT组[RBC:(28 ± 11)ml/kg;FFP:(5.8 ± 1.8)ml/kg],差异有统计学意义。提示急性高容量血液稀释技术在小儿脊柱侧弯后路融合术中具有很高的运用价值,可节约用血,减少医疗费用。甘秀峰等[27]*评价了食管引流型喉罩(PLMA)应用于强直性脊柱炎患者行全髋置换术维持有效通气的可行性。结果提示 PLMA 适用于拟行平卧下全麻的强直性脊柱炎手术患者,优于气管插管。王政等[28]观察了应用血凝酶对患者凝血功能及其下肢静脉血栓形成的影响。结果显示术后 3~10 d 血凝酶组发现远端静脉血栓 5 例(25.0%);对照组 6 例(30.0%)。血凝酶组给药后 60 min 时 tPA-Ag 明显高于对照组;两组其他相关凝血指标差异均无统计学意义。提示术中应用血凝酶对患者凝血功能无明显影响,不增加术后下肢静脉血栓形成的发生率,但可能会促进纤溶活性。冯红斌等[29]研究了颈椎手术全凭静脉麻醉中舒芬太尼靶控输注(TCI)临床最佳效应室浓度。结果显示 3 组患者年龄、体质量、手术时间等一般情况基本相同。与基础值相比,Ⅰ组 SBP、MAP、HR 及心率收缩压乘积(RPP)在插管时明显升高,HR 在插管后仍呈明显升高;Ⅲ组 SBP 在插管后 10 min 呈明显下降;在插管时Ⅱ、Ⅲ组 SBP 明显低于Ⅰ组,在插管后,Ⅲ组 SBP 明显低于Ⅰ组;与 T_0 相比,拔管时三组患者的 MAP、HR 及 RPP 均呈明显升高;组间比较无统计学差异。提示舒芬太尼靶控输注(Gepts 药代模型)联合丙泊酚靶控输注(Marsh 药代模型)用于国人颈椎手术全凭静脉麻醉,诱导时推荐舒芬太尼效应室浓度 0.5 ng/ml 联合丙泊酚血浆浓度 3 μg/ml。沈文生等[30]评价了双管喉罩在髋关节置换术中的应用价值。结果显示Ⅰ组置入喉罩后及拔除喉罩后,HR、MAP 无明显变化;而Ⅱ组插管后、拔管后 HR、MAP 显著高于插管前,亦明显高于同时点Ⅰ组,其他时间点两组间差异无统计学意义。翻身前后两组间气道压力(Paw)和($P_{ET}CO_2$)差异无统计学意义。提示骨科髋关节置换术中使用双管喉罩具有操作简便,对呼吸、循环影响小,术后并发症少的优点,可推广应用。张小艳等[31]观察了不同剂量舒芬太尼在脊柱手术患者全麻诱导期对机体血流动力学和 Cor 的影响。结果提示和 0.2 μg/kg 舒芬太尼相比,0.4 μg/kg 和 0.6 μg/kg 均能有效抑制插管时应激反应,0.4 μg/kg 舒芬太尼更有利于血流动力学稳定。

(五)腹部手术麻醉

林成新等[32]探讨了肝叶切除术中控制性低中心静脉压(LCVP)技术对患者血液流变学的影响。结果表明在肝叶切除术中应用 LCVP 技术患者血液黏度较麻醉前降低。在 LCVP 期间血液黏度、红细胞聚集指数均较正常输液患者高,红细胞变形指数较正常输液患者低。吴刚等[33]探讨了阻塞性黄疸患者在七氟烷吸入麻醉过程中血流动力学的变化。结果显示麻醉诱导前 A 组 MAP、HR、全身血管阻力(SVR)、心脏指数(CI)、肺毛细血管楔压(PCWP)明显低于 B 组。1.0 MAC 时 A 组 MAP、平均肺动脉压(MPAP)、CI、每搏指数(SI)的下降百分率均明显大于 B 组。1.5 MAC 时 A 组患者 MPAP、MAP、CI 的下降百分率明显大于 B 组。提示与非阻塞性黄疸患者比较,阻塞性黄疸患者血流动力学随七氟烷呼出气浓度增加而波动增大。董蜀华等[34]探讨了瑞芬太尼控制性降压对胃癌根治术患者脑氧代谢的影响。结果显示 R 组控制性降压诱导时间和血压恢复时间长于 N 组,但血压较 N 组稳定;与 C 组比较,R 组 Da-jvO₂、CERO₂ 和 Da-jvL 降低,N 组 CERO₂ 和 Da-jvL 升高。提示胃癌根治术患者瑞芬太尼控制性降压效果良好,可降低脑组织氧耗。阳红卫等[35]比较了七氟烷吸入与丙泊酚复合瑞芬太尼麻醉在全胃切除手术中的应用效果。结果显示麻醉期两组 DBP、MAP、HR 均较麻醉前显著下降。两组患者术中均能维持足够的麻醉深度(BIS 45~60),术中血流动力学平稳。麻醉恢复期 P 组躁动、呛咳发生率明显低于 S 组。提示七氟烷吸入麻醉或丙泊酚复合瑞芬太尼静脉麻醉均可安全应用于全胃切除手术。高宝柱等[36]通过比较丙泊酚-瑞芬太尼与异氟烷-芬太尼麻醉下肝切除术患者肝脏缺血-再灌注损伤的程度,探讨肝切除术适宜的麻醉方法。结果显示与 IF 比较,PR 组 T_5 时 ALT 活性降低,T_3、T_4 时 γ-GGT 活性降低,T_5 时 T-SOD 活性升高,T_4、T_5 时 MDA 浓度降低。提示与异氟烷-芬太尼麻醉相比,丙泊酚-瑞芬太尼麻醉可减轻患者肝脏缺血-再灌注损伤的程度,更适用于肝切除术。林成新等[37]* 评价控制性低中心静脉压(CVP)对肝叶切除术患者小肠氧代谢的影响。结果提示控制性低 CVP 对肝叶切除术患者小肠氧代谢无不良影响,提示机体的氧供需仍能保持平衡。

(六)小儿麻醉

金泉英等[38]探讨了 BIS 指导小儿七氟烷麻醉的临床意义。结果显示,BIS 组术中及术末的平均呼气末七氟烷浓度显著小于对照组,BIS 值显著大于对照组。BIS 组苏醒时间、拔管时间、离开 PACU 时间均显著短于对照组。提示小儿七氟烷麻醉中监测 BIS 能减少七氟烷用量和加快苏醒。米娜瓦尔·热扎克等[39]比较了七氟烷静吸复合麻醉与丙泊酚、芬太尼全凭静脉麻醉用于小儿手术的临床效果。结果显示两组诱导方法都能实现快速诱导,且丙泊酚组麻醉诱导起效更快,意识消失时间、插管时间较七氟烷组缩短。而七氟烷组麻醉诱导对心率的影响更小,诱导更平稳。七氟烷组苏醒时间、拔管时间、定向力恢复时间和 PACU 滞留时间均短于丙泊酚组。提示七氟烷静吸复合麻醉后术中循环稳定,术后清醒迅速、平稳,可安全、有效地应用于小儿手术。贺琳等[40]* 研究了不同血浆靶浓度瑞芬太尼对患儿吸入七氟烷诱导气管插管最低肺泡有效浓度(MAC)的影响。结果表明瑞芬太尼 1 ng/ml 可降低患儿吸入七氟烷诱导气管插管的最低肺泡有效浓度,且不良反应少。王晟等[41]总结小儿心导管介入治疗失败后外科手术的麻醉处理经验以及相关问题。结果发现对于心导管介入治疗失败后行外科手术的患儿,麻醉处理应根据病情采取不同的处理方法,加强围术期的管理,以减少心导管介入术后严重并发症的病死率。唐岩峰等[42]*观察了联合应用芬太尼、对乙酰氨基酚栓剂及局部浸润麻醉对唇腭裂修补术小儿全麻苏醒期镇静镇痛的效果。结果发现联合应用芬太尼、对乙酰氨基酚栓剂及局部浸润麻醉的多模式镇痛方法在苏醒期可为唇腭裂修补术小儿提供良好的镇痛镇静,减少躁动的发生率,加快PACU患者的转运速度,有利于苏醒期安全。郭继龙等[43]观察了七氟烷、氯胺酮静吸复合用于小儿腹股沟斜疝修补术的效果及不良反应,评价静吸复合全麻在小儿术中的临床应用。结果显示七氟烷复合氯胺酮可安全用于小儿全身麻醉,不良反应发生率低。谢观土[44]探讨了丙泊酚复合不同浓度氯胺酮靶控输注在小儿麻醉中应用的效果。结果显示与P组相比,PK_1、PK_2、PK_3和PK_4组丙泊酚用量呈显著递减趋势,减少13%~28%。术中P组和PK_4组MAP及HR显著升高,PK_1、PK_2和PK_3组无明显改变。术中P组麻醉效果评分显著低于其余各组,PK_1、PK_2和PK_3组通气情况评分显著优于P组和PK_4组。PK_4组苏醒时间显著延长,术后躁动率显著高于其他各组。提示丙泊酚复合血药浓度为0.20~0.60 mg/L氯胺酮靶控输注应用在小儿麻醉中,可获得满意的麻醉效果,麻醉过程平稳、苏醒快速、安全可靠。贺琳等[45]探讨了全凭七氟烷吸入诱导时,小儿喉罩通气道置入所需的呼气末七氟烷最低肺泡有效浓度。结果显示患儿满意置入喉罩通气道时的七氟烷MAC_{IMA}为$(2.01±0.19)$%。ED_{95}为2.36%(95%CI 2.15%~4.15%)。提示50%和95%的患儿在呼气末七氟烷浓度分别为2.01%和2.36%时置入喉罩不发生咳嗽、体动及其他气道不良反应。邓萌等[46]评价了布比卡因混合肾上腺素骶管阻滞对全麻新生儿血流动力学的影响。结果显示与T_1时比较,A组T_4时心率减慢,AP组$T_{2~4}$时心率减慢,AP组T_4时心输出量减少,AE组T_4时舒张压降低;各组间血流动力学指标差异均无统计学意义。提示单独应用布比卡因或混合肾上腺素行骶管阻滞对全麻新生儿血流动力学无明显影响。张建敏等[47]观察了丙泊酚复合瑞芬太尼静脉麻醉中脑电双频指数在不同年龄患儿中的影响。结果发现在不同年龄儿童丙泊酚复合瑞芬太尼静脉麻醉中使用脑电双频指数可以更有效监测麻醉深度。唐文等[48]研究了有效调控腹腔镜手术患儿围术期应激反应的麻醉方式。结果显示小儿腹腔镜手术可致明显的应激反应,全麻复合硬膜外阻滞麻醉方式较全麻具有改善血流动力学、患儿苏醒快且有效抑制应激反应程度的优势。武江霞等[49]探讨了七氟烷低流量满刻度洗入、低流量洗出紧闭麻醉法用于小儿手术的可行性。结果显示七氟烷低流量满刻度洗入、低流量洗出紧闭麻醉法用于小儿手术安全、有效、可行,可更大程度地节约麻醉药、减少对环境的污染,并能解决低流量麻醉早期不能向环路释放足够麻醉药这一问题。

(七) 老年麻醉

刘佩蓉等[50]观察了硝普钠控制性降压对老年高血压患者髋关节置换术后认知功能和脑氧代谢的影响。结果显示硝普钠控制性降压在老年高血压患者髋关节置换术中应用并不增加术后认知功能障碍(POCD)的发生率。于晖等[51]比较了老年患者七氟烷复合麻醉与丙泊酚复合麻醉的效果。择期行腹部手术的老年患者,年龄65~80岁,随机分为2组:七氟烷复合麻醉组(S组)与丙泊酚复合麻醉组(P组)。结果显示与P组比较,S组乌拉地尔使用率低,苏醒时间、拔管时间和清醒时间缩短。提示与丙泊酚复合舒芬太尼麻醉比较,老年患者七氟烷复合舒芬太尼麻醉时血流动力学更加平稳,麻醉恢复较快,更适于老年患者。张红等[52]研究了盐酸戊乙奎醚对全麻下老年患者的潮气量(V_T)和肺顺应性(CL)的影响。结果显示两组HR、MAP差异无统计学意义。老年组V_T、CL在给盐酸戊乙奎醚前下降明显,且明显低于成年组。给药后有明显回升。提示对于老年患者,盐酸戊乙奎醚可以明显扩张支气管,改善机械通气所致的V_T和CL下降,且对血流动力学无明显影响。沈艳喜等[53]评价了下肢神经阻滞复合喉罩全麻用于老年全髋置换术患者的优缺点。结果显示下肢神经阻滞复合喉罩全麻用于高危老年患者全髋置换术,患者血流动力学稳定,全麻药用量减少,术后恢复快。叶建荣等[54]研究了两种不同的麻醉方法应用于老年冠心病患者实施下肢手术中安全性与有效性。结果全身麻醉对围术期血流动力学影响小,但围术期心脏不良事件发生率高,对ECG ST-T和cTnI的影响较大。连续硬膜外麻醉较全身麻醉更为安全,可以安全、有效地应用于老年冠心病患者实施下肢手术。李秋霞等[55]总结了合并心血管疾病的高龄患者行非心脏手术麻醉管理的经验,提高麻醉管理质量。结果显示重视术前准备和术中监测;硬膜外麻醉选择低浓度、小容量多次给药方法;全麻诱导应用缓慢给药、延长诱导时间方法;维持术中循环稳定,积极改善冠状动脉供血,心功能较差者适当应用强心利尿药。李体中等[56]研究了国产盐酸氯普鲁卡因用于老年人经尿道前列腺电切术硬膜外麻醉的临床效果。结果显示观察组麻醉起效时间、痛觉消失起始时间、运动阻滞起始时间均较对照组快;痛觉恢复起始时间两组无差异;运动恢复起始时间观察组明显快于对照组;运动阻滞最大程度及硬膜外阻滞平面两组无差异;痛觉恢复 5 min 后疼痛程度观察组明显重于对照组;两组呼吸循环变化无差异;无中枢神经系统反应和过敏反应。提示国产盐酸氯普鲁卡因用于老年人经尿道前列腺电切术硬膜外麻醉起效快、感觉和运动阻滞好、无明显不良反应。王洪萌等[57]*比较了不同麻醉下老年高血压患者围术期心肌损伤的程度,为老年高血压患者选择适宜的麻醉方法。显示采用七氟烷或异氟烷复合麻醉时较采用丙泊酚复合麻醉时老年高血压患者心肌损伤程度轻,围术期的炎性反应减轻。认为老年高血压患者宜采用吸入麻醉。黎笔熙等[58]*评价了老年患者硬膜外注射罗哌卡因的药效动力学和药代动力学。结果表明老年患者罗哌卡因的血药浓度-时间曲线均符合二室开放模型,与成年患者比较,老年患者硬膜外注射罗哌卡因的总吸收无变化,清除率和表观分布容积减小,药峰浓度升高,消除半衰期延长,感觉阻滞平面和运动阻滞程度升高,感觉阻滞时间延长。黄泽波[59]观察了不同吸入麻醉药对老年患者红细胞免疫功能和流变性的影响。结果发现异氟烷、七氟烷、地氟烷麻醉可降低老年患者术中红细胞免疫功能,地氟烷可一过性降低红细胞的变形性。

(八)器官移植麻醉

何振洲等[60]*研究了非静脉转流原位肝移植术(OLT)围术期胸内血容量、肺血管通透性、肺氧合功能及肺内分流的改变以及相互关系。发现 OLT 患者在围术期肺血管通透性有明显改变。肝灌注后 ITBVI 的增加可能是影响了肺功能的主要原因,肺毛细血管的通透性的改变及血管外肺水增加并不如预计的明显。周洁等[61]观察了活体肝移植术供体右半肝切除术后罗库溴铵用量的变化。发现与切肝前相比,切肝后罗库溴铵单位时间用量减少,肝后罗库溴铵单位时间用量为切肝前的(67±13)%,认为肝移植术供体患者右半肝切除可影响罗库溴铵的代谢。申新等[62]观察了肝脏移植麻醉及手术过程中麻醉意识深度指数(CSI)、脑电双频谱指数(BIS)、听觉诱发电位指数(AAI)和强直电刺激-循环反应的变化及其在肝脏移植手术中监测的价值。发现 CSI 和 BIS 能准确反映镇静状态下患者意识深度的变化,但不能反映镇痛。AAI 不仅可以反映麻醉中的镇静成分,而且在监测手术伤害性刺激及镇痛方面亦有一定的意义。强直电刺激-循环反应可以反映术中伤害性刺激。陈序等[63]观察了成人背驼式原位肝移植术电解质、血气、血糖的变化及探讨处理方法。发现无肝期电解质方面主要表现为低 Ca^{2+}、低 K^+,新肝初期表现为高 K^+、低 Ca^{2+}。结果显示背驼式原位肝移植术中血气、电解质、血糖变化大,无肝期有代谢性酸中毒倾向,表现低 K^+、低 Ca^{2+};新肝初期代谢性酸中毒严重,出现一过性高 K^+、低 Ca^{2+} 血症、高血糖,需积极正确处理,术毕前使各项指标趋于正常。孙来荣等[64]总结了自体肺移植的麻醉处理。术中所有患者麻醉诱导后均插入双腔支气管,采用加长支气管导管,尽量减少单肺通气时间。发现所有患者均度过围术期,其中 2 例患者术中出现低氧血症,经积极处理后得到纠正。结果显示进行有效的麻醉处理能使患者顺利度过围术期。胡友洋等[65]总结了 8 例同种异体原位心脏移植手术和 2 例心肺联合移植手术的麻醉处理经验。发现术前重视对心肺功能的调整,术中维护血流动力学的稳定,认为术后正确处理右心功能不全和低心排是心脏移植手术和心肺联合移植手术的麻醉关键。何洹等[66]观察了丙泊酚/雷米芬太尼靶控输注在肾移植麻醉中的镇静作用,评估靶控输注丙泊酚/雷米芬太尼镇静的安全性。发现两组患者在手术期间均表现出良好的镇静状态,但丙泊酚组所需浓度明显高于丙泊酚/雷米芬太尼组,显示肾移植麻醉时靶控输注丙泊酚/雷米芬太尼可以提供良好的镇静,对呼吸、循环影响小,苏醒迅速、完全,可控性小。

(九)微创手术麻醉

微创手术麻醉是本年度专科麻醉中的热点,尤其是对多种微创方法进行麻醉管理是研究的重点。杨川等[67]比较了 3 种麻醉方法对高龄腹腔镜胆囊切除术(LC)患者的呼吸循环功能和麻醉效果的影响。发现小剂量硬膜外阻滞复合静吸全身麻醉组麻醉椎管内局麻药用量、全麻维持药用量、肌松药用量等均相应减少,呼吸循环功能较为稳定,术毕麻醉苏醒快,自主呼吸恢复和潮气量达标迅速,多数患者术毕即可拔出气管导管,是高龄 LC 手术患者理想的麻醉选择措施。雷勇静等[68]通过观察患者循环和呼吸参数变化及并发症情况,探讨第三代喉罩(PLMA)在腹腔镜胆囊切除术中应用的安全性。结果显示第 3 代喉罩适用于腹腔镜胆囊切除手术,安全、有效,可避免气管插管和普通喉罩引起的并发症,值得推广应用。李志刚等[69]比较了丙泊酚、雷米芬太尼靶控输注和吸入麻醉对腹腔镜胆囊切除术(LC)患者应激反应的影响。发现全凭静脉靶控输注丙泊酚和雷米芬太尼麻醉较常规吸入复合全麻能有效地抑制 LC 引起的应激反应,维持血流动力学的相对稳定。程远等[70]*评价加巴喷丁在全麻前和全麻中的效应及对患者术后疼痛的影响。结果显示在腹腔镜胆囊切除术前口服 300 mg 加巴喷丁,可缓解患者的术前焦虑,降低喉镜操作和气管插管的反应,缓解术后疼痛和降低术后恶心呕吐的发生率,而且不会产生明显的不良反应。谭贤辉等[71]观察了术前给予不同剂量的地塞米松对腹腔镜胆囊切除术(LC)患者术后恢复的影响。结果提示术前常规应用 8 mg 地塞米松可减少 LC 患者术后疼痛，同时减少术后恶心呕吐发生率。潘国辉[72]观察了老年患者腹腔镜胆囊切除术(LC)不同 CO_2 气腹压对呼吸、循环功能的影响。发现 CO_2 气腹压力越大，对患者呼吸、循环的影响越严重。因此，对老年患者应严格控制好气腹压力，以提高 LC 术的安全性。莫伟波等[73]观察了全麻和全麻复合硬膜外麻对行腹腔镜胆囊切除术患者应激反应对炎性细胞因子变化及免疫功能的影响。结果显示全麻复合腰-硬膜外麻醉下行腹腔镜胆囊切除术对手术及气腹引起的应激反应及免疫系统影响更小。邓晓倩等[74]*比较了腹腔镜胆囊切除术患者丙泊酚复合瑞芬太尼或七氟烷麻醉的效果。结果显示腔镜胆囊切除术患者丙泊酚复合瑞芬太尼麻醉或七氟烷麻醉的效果较好，两种麻醉方法之间无绝对的优势。孙大新等[75]探讨了丙泊酚靶控输注联合七氟烷吸入用于腹腔镜胆囊切除术的最佳配伍浓度。发现丙泊酚靶控浓度 3 μg/ml 联合 ETsevo 为 MAC 为最佳配伍浓度，在此浓度下术后恶心呕吐发生率低且有可能防止术中知晓。邹志清等[76]观察了舒芬太尼或雷米芬太尼静脉麻醉用于腹腔镜肠癌根治术麻醉的临床效果。结果显示与雷米芬太尼静脉麻醉比较，舒芬太尼静脉麻醉用于腹腔镜手术麻醉过程更加平稳，但苏醒时间明显延长。李锦等[77]观察了颅内动脉瘤夹闭术患者围术期全身麻醉后不同时间点的促红细胞生成素(EPO)的变化规律。发现颅内动脉瘤夹闭术患者 EPO 的升高与术中机体受到伤害性刺激的损伤程度相一致，EPO 应激性升高可能起脑保护作用，但体内的 EPO 并不能逆转损伤的进程。樊娟等[78]研究了舒芬太尼、丙泊酚复合异氟烷静吸复合麻醉控制性降压，在脑动脉瘤夹闭术中实施管理方法。结果显示舒芬太尼、丙泊酚复合异氟烷控制性降压用于脑动脉瘤夹闭术效果好，血液动力学稳定，具有脑保护作用，术后恢复良好。黎笔熙等[79]研究了丙泊酚和咪达唑仑靶控输注清醒镇静用于颅内动脉瘤介入治疗的可行性。结果显示丙泊酚和咪达唑仑 TCI 清醒镇静均可用于颅内动脉瘤介入治疗，但丙泊酚安全性更高，患者合作。蒋玲等[80]观察了硬膜外阻滞麻醉和全身麻醉(全麻)用于经皮肾镜钬激光碎石术对循环、呼吸的影响。结果显示与硬膜外阻滞麻醉相比，全麻用于经皮肾镜钬激光碎石术对循环功能的干扰较小。周迅等[81]通过对后腹腔镜下泌尿外科手术麻醉处理的研究，分析其可行性及安全性。认为通过恰当的监测和特殊的麻醉处理，后腹腔镜下泌尿外科手术的麻醉是安全、有效的。梅军等[82]探讨了丙泊芬镇静麻醉技术在 ERCP 诊疗术中应用的安全性、可行性及注意事项。结果显示丙泊芬镇静麻醉下 ERCP 诊疗术是一项易被患者接受、安全、有效的诊疗技术，具有显著的临床应用价值。

(十) 其他

张瑞芹等[83]观察了舒芬太尼在颈丛阻滞甲状腺切除术中的应用效果。结果发现 0.15 μg/kg 舒芬太尼辅助颈丛阻滞行甲状腺切除术，可使患者达到充分的镇静、镇痛作用，且不增加不良反应。周斌等[84]总结了颈浅丛阻滞复合静脉麻醉在甲状腺腔镜切除术的临床效果。60 例患者随机分为 2 组：A 组行双侧颈浅丛阻滞；B 组采用全凭静脉麻醉。结果显示与 B 组相比，A 组术中各时点的丙泊酚输注速率明显减慢。B 组睁眼和拔管时间明显比 A 组长。A 组术后镇痛效果明显优于 B 组。提示颈浅丛阻滞复合静脉全麻是腔镜甲状腺切除术的良好麻醉选择。刘秀珍等[85]探讨了全麻复合胸段硬膜外阻滞对重症肌无力患者围术期血流动力学以及拔管时间的影响。结果显示该麻醉方法能够保证重症肌无力患者围术期血流动力学的稳定，减少全麻药的用量，缩短拔管时间，是目前可行且较为理想的麻醉方法。张广华等[86]*比较了不同麻醉对术前化疗乳腺癌根治术患者细胞免疫功能的影响。结果显示与丙泊酚复合麻醉相比，七氟烷复合麻醉对术前化疗乳腺癌根治术患者的细胞免疫功能的抑制作用较强。代冬梅等[87]比较了不同麻醉对表柔吡星化疗后乳腺癌根治术患者 QT 间期的影响。结果显示与 T_1 时比较，T_{2-7} 时 A_1 组和 AP 组 QT 离散度增加；与 T_2 时比较，AI 组 T_{6-8} 时 QT 间期较长；与 CI 组比较，T_{6-8} 时 AI 组 QT 间期较长，T_{5-7} 时 QT 离散度增加；AI 组 QT 间期延长发生率较 CI 组、AP 组和 CP 组高；CP 组与 AP 组、AI 组与 AP 组各时点 QT 间期和 QT 离散度差异无统计学意义。提示与异氟烷复合瑞芬太尼麻醉相比，丙泊酚复合瑞芬太尼麻醉对表柔吡星化疗后乳腺癌根治术患者 QT 间期影响较小，QT 间期延长发生的概率及 QT 离散度降低。

(余喜亚 杨涛 邓小明)

参 考 文 献

1 王绪健,等.临床麻醉学杂志,2008,24(10)：875
2 王 刚,等.军医进修学院学报,2008,29(5)：355
3* 王越夫,等.中华麻醉学杂志,2009,29(1)：37
4 郭晓纲,等.临床麻醉学杂志,2008,24(12)：1020
5 王桂龙,等.苏州大学学报(医学版),2008,28(4)：645
6 赵素贞,等.中华麻醉学杂志,2009,29(2)：105
7* 毕燕琳,等.中华麻醉学杂志,2009,29(2)：108
8 张国荣,等.临床麻醉学杂志,2009,25(5)：415

9 汤和青,等.四川医学,2009,30(7):1015
10 章 明,等.临床麻醉学杂志,2009,25(1):43
11 蒋洪宇,等.广西医学,2008,30(11):1688
12 黄 新,等.江苏医药,2009,35(4):417
13 黄 冰,等.临床麻醉学杂志,2008,24(12):1017
14 李 晶,等.实用医学杂志,2009,25(11):1771
15* 林文前,等.中华麻醉学杂志,2009,29(1):76
16 邢玉英,等.中华麻醉学杂志,2008,28(10):881
17 孙来荣,等.临床医学,2008,28(12):5
18* 张俊峰,等.上海交通大学学报(医学版),2009,29(6):712
19 王小雷,等.广东医学,2008,29(11):1845
20 王文贤,等.临床麻醉学杂志,2008,24(10):880
21* 白念岳,等.中南大学学报(医学版),2009,34(1):59
22 阚 清,等.中华微侵袭神经外科杂志,2009,14(6):248
23 李 艳,等.临床麻醉学杂志,2009,25(3):218
24 袁爱武,等.齐齐哈尔医学院学报,2009,30(13):1541
25 严伟丽,等.哈尔滨医科大学学报,2009,43(1):91
26 陈怡绮,等.中华医学杂志,2008,88(41):2901
27* 甘秀峰,等.临床麻醉学杂志,2008,24(11):935
28 王 政,等.临床麻醉学杂志,2009,25(2):130
29 冯红斌,等.南方医科大学学报,2009,29(9):1890
30 沈文生,等.中华医学杂志,2009,89(27):1919
31 张小艳,等.山东大学学报(医学版),2009,47(6):76
32 林成新,等.临床麻醉学杂志,2009,25(1):10
33 吴 刚,等.临床麻醉学杂志,2009,25(5):376
34 董蜀华,等.中华麻醉学杂志,2009,29(5):394
35 阳红卫,等.临床麻醉学杂志,2009,25(5):373
36 高宝柱,等.中华麻醉学杂志,2008,28(12):1067
37* 林成新,等.中华麻醉学杂志,2009,29(2):147
38 金泉英,等.临床麻醉学杂志,2009,25(9):752
39 米娜瓦尔·热扎克,等.临床麻醉学杂志,2009,25(7):608
40* 贺 琳,等.中华麻醉学杂志,2009,29(3):200
41 王 晟,等.广东医学,2009,30(6):945
42* 唐岩峰,等.中华医学杂志,2009,89(13):906
43 郭继龙,等.徐州医学院学报,2008,28(11):746
44 谢观土,等.实用医学杂志,2009,25(3):468
45 贺 琳,等.中华医学杂志,2009,89(15):1021
46 邓 萌,等.中华麻醉学杂志,2008,28(10):909
47 张建敏,等.中华医学杂志,2008,88(41):2904
48 唐 文,等.第三军医大学学报,2009,31(4):365
49 武江霞,等.临床麻醉学杂志,2009,25(2):113
50 刘佩蓉,等.临床麻醉学杂志,2009,25(6):500
51 于 晖,等.中华麻醉学杂志,2009,29(5):412
52 张 红,等.临床麻醉学杂志,2009,25(9):764
53 沈艳喜,等.临床麻醉学杂志,2009,25(9):749
54 叶建荣,等.新疆医科大学学报,2009,32(6):751
55 李秋霞,等.心肺血管病杂志,2009,28(3):156
56 李体中,等.兰州大学学报(医学版),2009,35(1):85
57* 王洪萌,等.中华麻醉学杂志,2009,29(1):27
58* 黎笔熙,等.中华麻醉学杂志,2008,28(10):912
59 黄泽波.第四军医大学学报,2008,29(22):2072
60* 何振洲,等.临床麻醉学杂志,2009,25(3):212
61 周 洁,等.中华麻醉学杂志,2009,29(7):585
62 申 新,等.第四军医大学学报,2009,30(18):1808
63 陈 序,等.广西医学,2009,31(9):1302
64 孙来荣,等.临床医学,2008,28(10):27
65 胡友洋,等.临床麻醉学杂志,2009,25(6):487
66 何 洹,等.实用医学杂志,2008,24(21):3743
67 杨 川,等.四川医学,2009,30(1):55
68 雷勇静,等.安徽医学,2009,30(8):918
69 李志刚,等.中国微创外科杂志,2009,9(4):342
70* 程 远,等.第二军医大学学报,2009,30(8):972
71 谭贤辉,等.医学临床研究,2009,26(8):1380
72 潘国辉.江西医学院学报,2009,49(4):111
73 莫伟波,等.广西医学,2009,31(9):1273
74* 邓晓倩,等.中华麻醉学杂志,2008,28(11):976
75 孙大新,等.中华医学杂志,2008,88(45):3186
76 邹志清,等.江苏医药,2009,35(10):1155
77 李 锦,等.山西医科大学学报,2009,40(1):78
78 樊 娟,等.河北医科大学学报,2009,30(5):479
79 黎笔熙,等.中国临床神经外科杂志,2009,14(2):90
80 蒋 玲,等.临床医学,2009,29(4):39
81 周 迅,等.苏州大学学报(医学版),2008,28(3):484
82 梅 军,等.安徽医学,2009,30(4):411
83 张瑞芹,等.哈尔滨医科大学学报,2009,43(3):287
84 周 斌,等.临床麻醉学杂志,2009,25(5):392
85 刘秀珍,等.重庆医学,2009,38(15):1879
86* 张广华,等.中华麻醉学杂志,2009,29(7):588
87 代冬梅,等.中华麻醉学杂志,2009,29(3):226

三、重症监测与治疗

(一)急性肺损伤(ALI)和急性呼吸窘迫综合征(ARDS)

陈畅等[1]研究了 Toll 样受体 4(TLR4)在失血性休克复苏致小鼠急性肺损伤中的作用。结果显示 TLR4 参与小鼠失血性休克复苏致急性肺损伤的发生,其机制与激活 p38 丝裂原活化蛋白激酶信号转导通路有关。林春水等[2]观察了乌司他丁对失血性休克大鼠肺损伤的保护作用。结果显示乌司他丁可抑制丙二醛产生,增加超氧化物歧化酶含量,降低血红素氧化酶-1 表达,降低肺含水量,减轻肺组织病理学改变,从而减轻失血性休克大鼠肺组织的损伤。仓静等[3]*观察了胸段硬膜外阻滞复合七氟烷麻醉对兔缺氧性肺损伤时炎症因子的影响。结果显示兔缺氧性肺损伤时,胸段硬膜外阻滞复合七氟烷麻醉可抑制致炎因子 IL-6 和 IL-8 的上升并减轻抗炎因子 IL-10 的下降,减轻全身炎症反应。

(二) 容量治疗与血液保护

胶体液对机体凝血功能的影响是今年研究的热点。刘小颖等[4]通过与进口6%羟乙基淀粉130/0.4注射液进行比较,观察了国产6%羟乙基淀粉130/0.4注射液的有效性及安全性。结果表明国产6%羟乙基淀粉130/0.4注射液用于全麻下非心脏外科手术患者术中容量治疗扩容效果安全、可靠,与进口6%羟乙基淀粉130/0.4注射液作用相似。黄贞玲等[5]观察了输注羟乙基淀粉(HES)溶液130/0.4和200/0.5(33 ml/kg)后对凝血和血小板功能的影响。结果显示输注HES 130/0.4和HES 200/0.5(33 ml/kg)均可引起血浆Ⅷ因子和VWF显著下降,但后者更明显。HES 130/0.4对内外源性凝血和血小板功能无影响,HES 200/0.5则有明显损害。隋波等[6]观察了不同取代级羟乙基淀粉对健康成人血小板功能的影响。结果表明羟乙基淀粉200/0.5的10%以上稀释组对血小板表面过多的黏附,可以通过阻碍血小板膜糖蛋白的活性影响血小板功能,而羟乙基淀粉130/0.4不同的稀释浓度对血小板功能均无影响。蒋超等[7]研究了高渗氯化钠羟乙基淀粉40注射液的急性高容量血液稀释(AHH)效果。结果高渗晶胶液术前AHH,可以明显减少血液有形成分的流失,减少异体血的输注,具有血液保护作用。虽然输注高渗晶胶液后,存在一过性的凝血指标异常和血清Na^+、Cl^-升高,但并不影响患者的凝血功能和电解质平衡。表明高渗晶胶液可以安全、有效地用于术前血液稀释。梁禹等[8]观察了6%羟乙基淀粉130/0.4(HES)和高渗氯化钠羟乙基淀粉40注射液用于急性重型颅脑损伤手术的临床效果。结果显示急性重型颅脑损伤术前应用6%羟乙基淀粉130/0.4较高渗氯化钠羟乙基淀粉40注射液能更好地降低颅内压,改善脑组织微循环及氧供,预后相似。李治松等[9]*观察了急性高容量血液稀释(AHHD)对患者靶控输注(TCI)丙泊酚意识消失时EC_{50}的影响。结果显示AHHD可升高患者TCI丙泊酚意识消失时血浆靶浓度的EC_{50},对效应室靶浓度的EC_{50}无影响。王宇恒等[10]*观察了不同液体术前急性高容量血液稀释(AHH)对深静脉血栓患者血液流变学的影响。结果表明6%羟乙基淀粉(200/0.5)和琥珀酰明胶术前AHH改善深静脉血栓患者血液流变学状态的效果优于生理盐水,且6%羟乙基淀粉的效果更优,可改善该类患者血液流动缓慢和血液高凝状态,降低了再次发生血栓的危险。何锡强等[11]观察了骨科手术患者急性高容量血液稀释(AHH)-自体血回收(IOBS)-止血药的血液保护效果。结果与AHH-IOBS-止血药组比较,IOBS-止血药组CVP降低,Hb、Hct、PLT和纤维蛋白原(FIB)升高,AHH-IOBS组术中出血量增多,AHH-止血药组异体输血量增多和新鲜冰冻血浆使用免除率和异体输血免除率降低。表明骨科手术患者AHH-IOBS-止血药联合应用的血液保护效应较好,安全性高。

(三) 缺血-再灌注及心肺复苏

本年度相关的研究继续着重于缺血-再灌注对各个重要脏器的影响。徐磊等[12]观察了丙泊酚对大鼠缺血-再灌注脑肿瘤坏死因子-α(TNF-α)、白细胞介素-10(IL-10)和核因子-κB(NF-κB)的影响。结果显示脑缺血前丙泊酚预处理可抑制脑的炎性介质TNF-α、IL-10和NF-κB的增高,但脑缺血-再灌注后应用丙泊酚对缺血性炎性介质的增高没有抑制作用;丙泊酚对缺血性炎性介质TNF-α的作用可能与抑制NF-κB转导途径有关。夏中元等[13]观察了参附注射液(SFI)对糖尿病大鼠心肌缺血-再灌注时第10染色体同源丢失性磷酸酶-张力蛋白酶基因(PTEN)和磷脂酰肌醇-3激酶(PI3K)表达的影响。结果表明SFI减轻糖尿病大鼠心肌缺血-再灌注损伤的机制与下调心肌组织FTEN表达,上调PI3K表达,从而激活PI3K/Akt信号通路有关。龚俊松等[14]研究了谷氨酰胺(Gln)对脂多糖(LPS)诱导鼠心肌细胞损伤的保护作用。结果显示Gln减少LPS诱导鼠心肌细胞的损伤,可能与Gln增加心肌细胞核内热休克因子-1水平及转录活性,进而促进热休克蛋白70表达有关。张素品等[15]研究了七氟烷后处理对大鼠肺缺血-再灌注(IR)损伤的影响及其可能机制。结果显示七氟烷后处理可减轻大鼠肺IR损伤,效果与其预处理无差异,其肺保护作用的机制可能与降低肺组织炎性反应、抑制细胞凋亡有关。杨泽勇等[16]观察了高渗氯化钠羟乙基淀粉40注射液高容量血液稀释对大鼠肝脏缺血-再灌注损伤的影响。结果与假手术组比较,缺血-再灌注组(IR组)和高容量血液稀释组(HH组)血清丙氨酸氨基转移酶(ALT)和天冬氨酸氨基转移酶(AST)的活性、肝组织丙二醛(MDA)含量升高,肝组织超氧化物歧化酶(SOD)活性降低,肝组织病理学损伤明显;与IR组比较,HH组血清ALT和AST的活性、肝组织MDA含量降低,肝组织SOD活性升高,肝组织病理学损伤减轻。表明高渗氯化钠羟乙基淀粉40注射液高容量血液稀释可减轻大鼠肝脏缺血-再灌注损伤,可能与氧自由基生成减少有关。黑子清等[17]*研究了门静脉高压犬肝缺血-再灌注时肺循环血流动力学及肺循环一氧化氮(NO)/内皮素(ET)和前列腺素I_2(PGI_2)/血栓素A_2(TXA_2)的变化。结果表明门静脉高压犬肝缺血-再灌注时肺动脉压升高,可能与肺循环NO水平降低、NO与ET失衡有关。刘超等[18]研究了内毒素性休克大鼠脑组织和血浆神经球蛋白(Ngb)水平的变化。结果显示大鼠内毒素性休克时机体 Ngb 水平上调。作者认为,此变化可能是机体内源性保护机制之一。

(四) 监测方法

肖红霞等[19]研究了脑电双频指数(BIS)和麻醉深度指数(CSI)应用于全麻手术中镇静深度监测的相关性。结果表明 CSI 与 BIS 相似,能较好地反映全麻手术患者镇静深度的变化;两者的变化均受到血浆镇痛药物浓度改变的影响,与 OAA/S 评分相关性一致。刘松华等[20]研究了老年患者麻醉趋势指数(NCT)和脑状态指数(CSI)与靶控输注丙泊酚预测效应室浓度的相关性。结果显示老年患者靶控输注丙泊酚后出现语言反应消失及意识消失时预测效应部位浓度值波动在一定的范围;NCT、CSI 和丙泊酚预测效应部位浓度呈线性相关;NCT 和 CSI 的监测均能反映老年患者丙泊酚的镇静程度;NCT 与 CSI 指数显著相关,但在一定范围内要注意其存在偏差。赵磊等[21]研究了右心室舒张末期容量监测(right ventricular end-diastolic volume index,RVEDVI)用于肝移植术中容量管理的效果。结果显示手术期间右心室射血分数(RVEF)平均为(42.04±9.40)%。各时间点 RVEDVI 与每搏量指数(SVI)明显相关,肺动脉闭合压(PAOP)、中心静脉压(CVP)与 SVI 间无显著相关性。表明 RVEDVI 可以作为评价肝移植患者容量状态的优选监测参数。何振洲等[22]研究了脉波指示剂连续心输出量(PiCCO)和肺动脉漂浮导管的热稀释法(ThDCO)监测原位肝移植患者围术期血流动力学变化的相关性。结果表明两种方法测得的心输出量(CO)和外周血管阻力(SVR)经直线回归分析显示有较好的相关性($r=0.987$ 和 $r=0.972$)。围术期股动脉与桡动脉测得的平均动脉压(MAP)比较,差异无统计学意义。显示非静脉转流原位肝移植手术围术期血流动力学有显著改变;在原位肝移植手术围术期用 PiCCO 和 ThDCO 监测血流动力学变化,两者相关性高;PiCCO 可连续监测,使用方便。

(范晓华 邓小明)

参 考 文 献

1 陈 畅,等.中华麻醉学杂志,2008,28(9):820
2 林春水,等.南方医科大学学报,2009,29(5):876
3* 仓 静,等.复旦学报(医学版),2009,36(2):182
4 刘小颖,等.临床麻醉学杂志,2009,25(5):406
5 黄贞玲,等.上海交通大学学报(医学版),2009,29(5):569
6 隋 波,等.临床麻醉学杂志,2008,24(10):861
7 蒋 超,等.临床麻醉学杂志,2009,25(6):537
8 梁 禹,等.临床麻醉学杂志,2009,25(5):418
9* 李治松,等.中华麻醉学杂志,2008,28(10):901
10* 王宇恒,等.中华麻醉学杂志,2009,29(6):510
11 何锡强,等.中华麻醉学杂志,2009,29(7):606
12 徐 磊,等.临床麻醉学杂志,2009,25(5):424
13 夏中元,等.中华麻醉学杂志,2009,29(6):490
14 龚俊松,等.临床麻醉学杂志,2009,25(6):521
15 张素品,等.中华麻醉学杂志,2009,29(8):753
16 杨泽勇,等.中华麻醉学杂志,2009,29(6):513
17* 黑子清,等.中华麻醉学杂志,2009,29(5):401
18 刘 超,等.中华麻醉学杂志,2009,29(8):725
19 肖红霞,等.临床麻醉学杂志,2009,25(8):687
20 刘松华,等.中华医学杂志,2009,89(33):2315
21 赵 磊,等.北京大学学报(医学版),2009,41(2):188
22 何振洲,等.上海交通大学学报(医学版),2009,29(1):68

四、疼痛机制与治疗

(一) 疼痛机制的研究

柯昌斌等[1]研究了脊髓 NMDA 受体在大鼠糖尿病神经病理性痛中的作用。结果与对照组比较,糖尿病神经病理性痛组(D 组)、p38MAPK 抑制剂组(I 组)和 NMDA 受体阻断剂组(M 组)在糖尿病神经病理性痛模型制备成功后,第 1、3、5、7 周($T_{1\sim4}$)时双后足机械缩足反应阈值(MWT)降低,左侧坐骨神经传导速度(NCV)减慢,p38MAPK 磷酸化水平升高,NMDA 受体 1(NR1)mRNA 表达上调;与 D 组比较,I 组和 M 组 MWT 升高,NCV 加快,$T_{2\sim4}$ 时 I 组和 M 组 p38MAPK 磷酸化水平降低,M 组 NR1 mRNA 表达下调。表明脊髓 NMDA 受体激活可能通过 p38MAPK 信号通路参与大鼠糖尿病神经病理性痛的维持。于鹏等[2]*研究了鞘内注射转录因子下游调控元件拮抗因子-短发夹 RNA(DREAM-shRNA)对神经病理性痛大鼠脊髓背角磷酸化环磷酸腺苷反应元件结合蛋白(p-CREB)表达的影响。结果表明鞘内注射 DREAM-shRNA 缓解大鼠神经病理性痛的机制可能与抑制脊髓背角 p-CREB 的表达有关。王懿春等[3]观察了鞘内注射舒芬太尼对神经病理性痛大鼠脊髓背角 N-甲基-D-天冬氨酸(NMDA)受体及降钙素相关基因肽(CGRP)表达的影响。结果表明鞘内注射舒芬太尼可抑制脊髓背角 NMDA 受体和 CGRP 表达上调,从而减轻大鼠神经病理性痛。章沿锋等[4]研究了脊髓星形胶质细胞 Toll 样受体 3(TLR3)与大鼠痛觉过敏形成的关系。结果与对照组和生理盐水组比较,痛觉过敏组机械痛阈降低,脊髓背角胶质纤维酸性蛋白(GFAP)和 TLR3 mRNA 表达上调。表明 TLR3 与其特异性配体结合后,激活脊髓背角星形胶质细胞,诱发大鼠痛觉过敏。江伟等[5]研究了吗啡耐受大鼠脊髓含 2B 亚基的 NMDA 受体(NR2B)和代谢型谷氨酸受体 5(mGluR5)的相互作用。结果与对照组比较,给药 1~5 d 时吗啡组最大镇痛效应百分比升高,给药 7 d 时差异无统计学意义。与对照组比较,吗啡组 NR2B 蛋白表达差异无统计学意义,mGluR5 蛋白表达上调。免疫共沉淀法证实 NR2B 与 mGluR5 存在相互作用。说明吗啡耐受大鼠脊髓 NR2B 与 mGluR5 存在相互作用。

张卫等[6]研究了 CYP3A4*1G 基因多态性对患者芬太尼镇痛效应的影响。结果与突变型纯合子组比较,突变型杂合子组和野生型纯合子组患者自控静脉镇痛 24 h 内芬太尼用量增多,突变型杂合子组和野生型纯合子组该指标差异无统计学意义。表明 CYP3A4*1G 基因多态性是引起芬太尼药效学个体差异的遗传因素之一。吴镜湘等[7]观察了骨癌痛模型大鼠脊髓背根神经节中 $P2X_3$ 受体及其 mRNA 的表达变化。结果骨癌痛模型(CP)组大鼠在胫骨内接种肿瘤后第 10 天开始出现痛觉过敏,第 14~21 天最为明显。CP 组接种肿瘤后第 14、21 天患侧背根神经节神经元中 $P2X_3$ 受体免疫阳性细胞率明显增高,mRNA 表达水平显著增高。说明骨癌痛模型大鼠存在痛觉敏化,可能与 $P2X_3$ 受体表达增高有关。胡兴国等[8]*研究了脊髓背角环氧化酶-1(COX-1)和 COX-2 在 p38 丝裂原活化蛋白激酶(p38MAPK)诱发大鼠切口痛中的作用。结果发现 p38MAPK 诱发大鼠切口痛与脊髓背角 COX-1 有关,与 COX-2 无关。王月玲等[9]研究了鞘内注射布托啡诺混合氯胺酮对炎性痛大鼠脊髓背角环磷腺苷-蛋白激酶 A-环磷腺苷反应元件结合蛋白(cAMP-PKA-CREB)信号转导通路的影响。结果显示大鼠注射甲醛后均表现出典型的痛双相期,即急性痛时相(第 1 时相)和继发性痛时相(第 2 时相)。与炎性痛组比较,布托啡诺+氯胺酮组第 1、2 时相痛加权评分降低,大鼠脊髓背角 PKA、磷酸化 CREB(p-CREB)表达下调,免疫组化染色分级降低,布托啡诺组和氯胺酮组上述指标差异无统计学意义。表明鞘内注射布托啡诺混合氯胺酮可减轻大鼠炎性痛,其机制可能与抑制脊髓背角 cAMP-PKA-CREB 信号转导通路有关。吴江等[10]观察了吗啡对电刺激坐骨神经诱发大鼠脊髓背角突触长时程增强(LTP)的影响。结果表明吗啡可抑制电刺激坐骨神经诱发大鼠脊髓背角突触 LTP,可能是其抑制中枢敏化的机制之一。

(二)术后镇痛

1. 静脉术后镇痛(PCIA)

本年度非甾体类抗炎镇痛药与阿片类镇痛药物合用是研究的热点。裴灏等[11]观察了不同剂量舒芬太尼用于小儿腹部手术后静脉镇痛的效果与安全性。结果表明舒芬太尼可安全用于小儿腹部外科手术后的患者自控静脉镇痛(PCIA)。负荷剂量 0.04 μg/kg,维持剂量每小时 0.032 μg/kg 作为 PCIA 镇痛剂量较为适合。陈辉等[12]*比较了手术结束前靶控输注或单次静脉注射舒芬太尼,对预防行腹部手术的老年患者瑞芬太尼复合麻醉后早期疼痛的效果。结果表明瑞芬太尼复合麻醉下老年腹部手术患者术毕前 30 min 靶控输注舒芬太尼,效应室浓度 0.2 μg/L 至术毕,可获得与单次静脉注射 0.4 μg/kg 相似的疼痛预防效果,且注射前后血流动力学波动更小,术后苏醒质量更高。黄景峰等[13]研究了瑞芬太尼用于外科重症监护病房(SICU)患者术后镇痛的最适剂量。结果表明瑞芬太尼 0.05 μg/(kg·min)用于 SICU 患者的术后镇痛时,VAS 镇痛评分和 Ramsay 镇静评分均较低,亦无呼吸抑制发生,是较适宜的剂量。沈锦春等[14]比较了氟比洛芬酯联合吗啡镇痛对胃癌患者术后吗啡用药量及肠功能恢复的影响。显示两组 VAS 和 BCS 评分在各相应时间点差异无统计学意义。术后 1~12 h 氟比洛芬酯组吗啡用量为(16.99±3.51)mg,明显低于吗啡组的(25.09±4.63)mg。氟比洛芬酯组患者术后第一次肛门排气的时间为(69.05±11.20)h,短于吗啡组的(78.05±12.94)h。表明围术期使用氟比洛芬酯可减少术后静脉镇痛的吗啡用量,促进肠功能恢复。曾毅[15]观察了氟比洛芬酯复合芬太尼应用于老年患者术后静脉镇痛的效果和不良反应。结果表明氟比洛芬酯复合小剂量芬太尼用于老年患者术后静脉镇痛的效果良好,可明显减少芬太尼的用量,降低不良反应发生率。张林忠等[16]观察了联合应用氟比洛芬酯和舒芬太尼术后静脉镇痛对食管癌患者外周血淋巴细胞亚群的影响。结果发现氟比洛芬酯联合舒芬太尼和单纯舒芬太尼术后镇痛都取得良好的镇痛效果,但前者更有利于食管癌患者术后细胞免疫功能的恢复。吴艳琴等[17]研究了小剂量氯胺酮联合吗啡静脉自控镇痛对食管癌根治术后患者镇痛及血浆 β-内啡肽(β-EP)水平的影响。结果表明小剂量氯胺酮 0.08 mg/(kg·h)联合吗啡 0.02 mg/(kg·h)静脉自控镇痛对开胸食管癌根治术后镇痛效果好,副作用发生率低,对血浆 β-EP 浓度影响小。谭文斐等[18]探讨了患者自控静脉镇痛(PCIA)引起老年人术后认知功能障碍(POCD)的可能危险因素。结果单因素分析显示:受教育程度、视觉模拟疼痛评分(VAS)<5 分的例数在两组间差异有统计学意义;多因素分析证实:VAS、受教育程度与 PCIA 引起 POCD 显著相关,OR 值(95%CI)分别为 2.379(1.205~4.698)和 0.292(0.157~0.543)。表明 PCIA 引起 POCD 的危险因素为 VAS 低,而受教育程度高可能是其保护因素。

2. 硬膜外术后镇痛(PCEA)

代冬梅等[19]观察了术后硬膜外镇痛对肺癌根治术患者血浆皮质醇及细胞因子的影响。结果显示术后静脉镇痛组(I组)和术后硬膜外镇痛组(E组)血浆皮质醇浓度于术后2h较麻醉诱导前明显升高,且I组较E组高,I组术后第1天、第3天仍持续升高。表明术后硬膜外镇痛可在一定程度上抑制应激反应,从而改善肺癌根治术患者细胞免疫功能,其效果优于术后静脉镇痛。赵霖霖等[20]观察了吗啡硬膜外镇痛剂量与患者术后尿潴留的关系。将患者随机分为3组,对照组(C组)硬膜外腔注射生理盐水5 ml;$M_{1,2}$组硬膜外腔分别注射吗啡1 mg和3 mg。结果与C组比较,M_2组尿潴留发生率升高,VAS评分降低,$M_{1,2}$组首次排尿时间延长,产生排尿冲动时的膀胱尿量增多,瘙痒发生率升高;与M_1组比较,M_2组尿潴留发生率升高、首次排尿时间延长,产生排尿冲动时的膀胱尿量增多,术后瘙痒发生率升高,VAS评分和镇痛有效率差异无统计学意义。表明吗啡硬膜外剂量与患者术后尿潴留的发生有关,呈剂量依赖性,1 mg为推荐剂量。宁慧杰等[21]*研究了硬膜外小剂量纳洛酮复合舒芬太尼、罗哌卡因用于老年全髋置换患者术后硬膜外自控镇痛(PCEA)的效果及安全性。结果表明硬膜外小剂量纳洛酮可增强舒芬太尼的镇痛作用,在完善术后监测的同时小剂量纳洛酮复合舒芬太尼、罗哌卡因可安全、有效地用于老年人全髋置换术后PCEA。蒋伟等[22]观察了经尿道前列腺汽化电切术(TUVP)术后分别应用芬太尼、吗啡、丁丙诺啡复合罗哌卡因行硬膜外患者自控镇痛(PCEA)的效果。结果发现丁丙诺啡复合罗哌卡因对TUVP患者术后PCEA效果确切,缓解术后膀胱阵发性痉挛疼痛,循环呼吸稳定,不良反应少。胡冬华等[23]观察了布托啡诺持续硬膜外输注镇痛用于老年患者髋关节置换术后的临床效应及安全性。结果布托啡诺组(B组)与吗啡组(M组)术后不同时间点镇痛效果比较差异无显著性,但术后48 h内B组不良反应(呼吸抑制、恶心、呕吐、瘙痒、腹胀等)比M组少。表明布托啡诺持续硬膜外输注镇痛用于髋关节置换手术后老年患者的镇痛是安全的,效果确切,不良反应轻。

3. 其他镇痛方法

方波等[24]观察了舒芬太尼用于骨科手术患者超前镇痛的有效性和安全性。结果表明麻醉诱导前5 min静注舒芬太尼0.08 μg/kg、手术结束前30 min开始舒芬太尼PCIA的超前镇痛与术后开始的PCIA相比,镇痛效果更好,药物用量和不良反应明显减少。邹志清等[25]观察了静脉低剂量氯胺酮超前镇痛对腹腔镜胆囊切除术后苏醒和疼痛的影响。结果对照组(采用瑞米芬太尼复合丙泊酚麻醉)和试验组(在切皮前加用小剂量氯胺酮0.3 mg/kg)呼吸恢复时间、睁眼时间、拔管时间差异无统计学意义。研究组苏醒期躁动、镇痛、镇静效果显著优于对照组。说明静脉低剂量氯胺酮超前镇痛用于LC术后苏醒快,术后疼痛轻,苏醒期躁动少。李艳辉等[26]*观察了氟比洛芬酯的超前镇痛效果及对开胸患者术后肺功能的影响。结果表明氟比洛芬酯应用于开胸患者具有超前镇痛的作用,且术前单次应用不增加胃肠道并发症的发生率,从肺功能改善情况看,其超前镇痛效果不足以产生临床意义。王春玲等[27]观察了氯诺昔康超前镇痛时对乳腺癌根治术患者血小板活化的影响。结果手术创伤及机体的应激状态使围术期血小板高度活化,氯诺昔康16 mg不能抑制手术应激反应诱发的血小板高活化状态。说明氯诺昔康16 mg超前镇痛时对乳腺癌根治术患者血小板的活化无影响。王爱忠等[28]观察了超声引导连续坐骨神经阻滞用于足部手术的术后镇痛。结果连续坐骨神经阻滞(CSB)组在术后静息和运动时VAS评分都显著低于患者自控静脉镇痛(PCIA)组;CSB组各时间段吗啡用量及吗啡总量少于PCIA组。CSB组患者镇痛满意度优于PCIA组。表明超声引导下的连续坐骨神经阻滞能有效缓解足部、踝部手术术后疼痛,减少阿片类镇痛药物使用量,提高患者舒适度。余斌等[29]观察了罗哌卡因复合舒芬太尼用于连续臂丛神经阻滞的术后镇痛效果及不良反应。结果S组(50 μg舒芬太尼加0.225%罗哌卡因镇痛)在术后4、8及16 h镇痛效果优于R组(术毕仅用0.225%罗哌卡因镇痛);恶心、呕吐、嗜睡、皮肤瘙痒及呼吸抑制两组差异无统计学意义。说明罗哌卡因复合舒芬太尼用于连续臂丛神经阻滞术后镇痛效果优于单用罗哌卡因。邱秋英等[30]观察了切口内持续输注氟比洛芬酯对芬太尼静脉自控镇痛的影响。结果发现切口内持续输注氟比洛芬酯用于椎体融合术与静脉输注相比可更显著改善术后芬太尼PCIA的效果,并减少芬太尼累计用量,且无明显不良反应。徐益萍等[31]研究了胸椎旁神经阻滞对开胸手术后静脉镇痛效果的影响。结果表明在开胸手术前行胸椎旁神经阻滞或硬膜外阻滞可以增强芬太尼、氟比洛芬酯的静脉镇痛效果。胸椎旁神经阻滞与硬膜外阻滞相比镇痛效果相似,但对血流动力学影响更小,操作简便,并可避免高位硬膜外穿刺可能造成的损伤。

(三) 慢性疼痛治疗

史可梅等[32]观察了椎旁注射多柔比星(阿霉素)毁损背根神经节对带状疱疹后神经痛患者的疗效。结果发现多柔比星毁损后疼痛程度明显缓解,疼痛面积缩小,睡眠时间延长,无明显不良反应发生,且对运动功能无影响。表明椎旁注射多柔比星毁损背根神经节可缓解带状疱疹后神经痛患者的疼痛程度,改善睡眠,且安全性良好。陆丽娟等[33]研究了CT导引臭氧腰椎间盘靶向注射的影像学特征。结果表明 CT 导引臭氧腰椎间盘消融术穿刺定位精确,可以进行椎间盘和突出物靶向注射,同时可观察注射后气体在目标部位的分布状况。王科等[34]研究了芬太尼透皮贴剂治疗中重度癌痛的疗效及安全性。结果表明芬太尼透皮贴剂对中度至重度癌性疼痛具有明显的镇痛效果,一般 1~3 d 疼痛迅速得到缓解,能显著改善肿瘤患者生活质量。不良反应主要为便秘、恶心、头晕、呕吐、嗜睡等,长期使用大部分不良反应出现耐受。认为芬太尼透皮贴剂是治疗中重度癌痛的首选药之一。

(范晓华 邓小明)

参考文献

1 柯昌斌,等. 中华麻醉学杂志,2009,29(5):423
2* 于 鹏,等. 中华麻醉学杂志,2009,29(8):708
3 王懿春,等. 中华麻醉学杂志,2009,29(4):343
4 章沿锋,等. 中华麻醉学杂志,2009,29(3):219
5 江 伟,等. 中华麻醉学杂志,2009,29(2):136
6 张 卫,等. 中华麻醉学杂志,2009,29(2):125
7 吴镜湘,等. 第二军医大学学报,2009,30(3):244
8* 胡兴国,等. 中华麻醉学杂志,2009,29(5):427
9 王月玲,等. 中华麻醉学杂志,2009,29(8):712
10 吴 江,等. 中华麻醉学杂志,2009,29(4):346
11 裴 灏,等. 复旦学报(医学版),2009,36(5):621
12* 陈 辉,等. 上海医学,2009,32(8):694
13 黄景峰,等. 四川大学学报(医学版),2009,40(4):752
14 沈锦春,等. 临床麻醉学杂志,2009,25(5):383
15 曾 毅. 医学临床研究,2008,25(11):1978
16 张林忠,等. 山西医科大学学报,2009,40(4):356
17 吴艳琴,等. 中华医学杂志,2009,89(5):314
18 谭文斐,等. 中华老年医学杂志,2009,28(1):42
19 代冬梅,等. 中华麻醉学杂志,2008,28(10):952
20 赵霖霖,等. 中华麻醉学杂志,2009,29(7):613
21* 宁慧杰,等. 第二军医大学学报,2009,30(1):65
22 蒋 伟,等. 临床麻醉学杂志,2008,24(11):962
23 胡冬华,等. 南方医科大学学报,2009,29(7):1435
24 方 波,等. 中国医科大学杂志,2009,38(2):145
25 邹志清,等. 临床麻醉学杂志,2009,25(5):387
26* 李艳辉,等. 吉林大学学报(医学版),2009,35(3):515
27 王春玲,等. 中华麻醉学杂志,2009,29(2):187
28 王爱忠,等. 临床麻醉学杂志,2009,25(9):767
29 余 斌,等. 临床麻醉学杂志,2009,25(2):122
30 邱秋英,等. 临床麻醉学杂志,2009,25(6):477
31 徐益萍,等. 临床麻醉学杂志,2009,25(2):133
32 史可梅,等. 中华麻醉学杂志,2008,28(11):1050
33 陆丽娟,等. 中华麻醉学杂志,2008,24(12):1040
34 王 科,等. 中国肿瘤临床,2008,35(19):1085

文 选

脊髓阿片受体在异丙酚对大鼠抗伤害性效应中的作用[中华麻醉学杂志,2008,28(10):898] 董铁立等探讨了脊髓阿片受体在丙泊酚对大鼠抗伤害性效应中的作用。选择雄性 SD 大鼠,体重 220~280 g,腹腔注射水合氯醛麻醉后行鞘内置管,导管尖端位于腰膨大处。将置管成功的大鼠 90 只随机分为 9 组($n=10$):P 组、D 组和 A 组分别鞘内注射丙泊酚 10 μg、二甲基亚砜(DMSO)5 μl、人工脑脊液 5 μl;PN 组和 DN 组分别鞘内注射丙泊酚 10 μg、DMSO 5 μl,5 min 后均鞘内注射纳洛酮 15 μg;PC 组和 DC 组分别鞘内注射丙泊酚 10 μg、DMSO 5 μl,5 min 后均鞘内注射高选择性 μ 受体拮抗剂 CTOP 1 μg,PI 组和 DI 组分别鞘内注射丙泊酚 10 μg 和 DMSO 5 μl,5 min 后均鞘内注射高选择性 δ 受体拮抗剂 ICI 174 864 1 μg。所有药物均经 15 s 注射完毕。于首次给药前(T_0)、首次给药后 10 min(T_1)、20 min(T_2)、40 min(T_3)时采用热水缩尾法测定痛阈,给药后痛阈升高表示有镇痛作用;并计算痛阈提高百分率[(给药后痛阈-基础值)/基础值×100%]。统计学处理,组内比较采用重复测量数据的方差分析,组间比较采用单因素方差分析。结果显示,与 T_0 时比较,$T_{1,2}$ 时 P 组、PN 组、PI 组和 PC 组痛阈升高($P<0.05$);P 组痛阈高于 D 组,PN 组痛阈高于 DN 组,PI 组痛阈高于 DI 组,PC 组痛阈高于 DC 组($P<0.05$);与 T_1 和 T_2 时比较,T_3 时 P 组、PN 组、PC 组和 PI 组痛阈提高百分率降低($P<0.05$);与 P 组和 PC 组比较,PN 组和 PI 组首次给药后痛阈提高百分率降低($P<0.05$)。提示丙泊酚通过大鼠脊髓 δ 受体介导产生抗伤害性效应,但丙泊酚是直接还是间接激活了 δ 受体尚待进一步研究。

(陈 辉)

述评 对丙泊酚的镇痛作用和抗伤害效应的研究是对临床上丙泊酚镇静作用的补充,其有关机制包括增强 $GABA_A$ 受体功能、拮抗 NMDA 受体、增强阿片受体活性和抑制一氧化氮合成酶(NOS)活性等。本文研究结果显示脊髓 δ 受体参与了丙泊酚的抗伤害效应。但是,进一步的研究需证明丙泊酚激活 δ 受体的方式,深入探讨丙泊酚镇痛作用和抗伤害效应的机制,有助于临床更合理地应用丙泊酚。

(李金宝)

异丙酚对兔脊髓缺血-再灌注时脊髓前角神经细胞凋亡的影响[中华麻醉学杂志,2009,29(7):648]

姚俊岩等探讨了丙泊酚对兔脊髓缺血-再灌注时脊髓前角神经细胞凋亡的影响。选择新西兰大白兔60只，月龄4～6个月，体重2.0～2.5 kg，随机分为6组（$n=10$）：对照组（C组）、10%脂肪乳组（F组）、丙泊酚30 mg/kg（P_1）组、丙泊酚40 mg/kg（P_2）组、丙泊酚50 mg/kg（P_3）组和丙泊酚60 mg/kg（P_4）组。P_1组、P_2组、P_3组和P_4组丙泊酚用10%脂肪乳稀释至6 ml/kg，C组和F组给予等容量生理盐水或脂肪乳。全麻下开腹阻断左肾动脉远端的腹主动脉及双侧髂总动脉30 min进行脊髓缺血。自ဳ血即刻开始，各组以12 ml/(kg·h)的速率经股动脉输注生理盐水（C组）、10%脂肪乳（F组）和不同剂量丙泊酚（$P_{1\sim4}$组），30 min后停止输注，开放腹主动脉行再灌注。再灌注48 h时，取$L_{4\sim6}$脊髓组织，光镜下计数脊髓前角正常运动神经细胞；采用TUNEL法计数脊髓前角总细胞和凋亡细胞，计算细胞凋亡指数；采用免疫组化法测定脊髓前角caspase-3表达。结果显示，与C组和F组比较，$P_{1\sim4}$组脊髓前角正常运动神经元计数升高，凋亡指数降低，caspase-3表达下调（$P<0.05$）；与P_1组比较，$P_{2\sim4}$组脊髓前角正常运动神经元计数升高，凋亡指数降低，P_3组和P_4组caspase-3表达下调（$P<0.05$）；与P_2组比较，P_3组脊髓前角正常运动神经元计数升高，P_4组降低，P_3组和P_4组凋亡指数降低，caspase-3表达下调（$P<0.05$）；与P_3组比较，P_4组脊髓前角正常运动神经元计数降低，凋亡指数升高，caspase-3表达上调（$P<0.05$）。提示腹主动脉阻断期间，经腹主动脉输注30～60 mg/kg丙泊酚可抑制脊髓前角神经细胞凋亡，从而减轻兔脊髓缺血-再灌注损伤，且与剂量有关，其机制与下调脊髓caspase-3表达有关。

(陈 辉)

述评 丙泊酚对缺血-再灌注脊髓具有保护作用，其具体机制包括降低缺血-再灌注脊髓兴奋性氨基酸水平、清除自由基和降低超氧化物歧化酶活性等。脊髓细胞凋亡在脊髓缺血-再灌注损伤中起重要作用。丙泊酚可抑制脊髓神经元NF-κB及cyclinD1的表达，减少神经元凋亡。本文研究结果提示丙泊酚呈剂量依赖性，通过下调脊髓caspase-3表达等机制抑制脊髓前角细胞凋亡，从而减轻脊髓缺血-再灌注损伤。该研究对进一步研究缺血-再灌注损伤有良好的参考意义。

(李金宝)

异丙酚对健康志愿者局部脑血流的影响［中华麻醉学杂志，2009，29(2)：115］ 张惠等评价了丙泊酚对健康志愿者局部脑血流的影响，以初步筛选其全麻作用的中枢靶位。健康志愿者7名，性别不限，年龄24～34岁，体重50～69 kg，ASA Ⅰ级。志愿者随机静脉输注生理盐水4 mg/(kg·h)（清醒状态）、丙泊酚效应室靶浓度1.5 μg/ml（镇静状态）和3.0 μg/ml（意识消失状态），间隔至少48 h。静脉输注生理盐水10 min或达设定的效应室靶浓度后，稳定10 min，静脉注射^{99m}Tc-双半胱乙酯0.5 mCi/kg，10 min后停止输注丙泊酚使志愿者清醒，并在清醒后10 min内采用单光子发射断层扫描仪测定局部脑血流量（rCBF）。重点分析额叶、颞叶、枕叶、顶叶、舌回、扣带回及海马等区域。统计学处理不同状态下各指标的比较采用配对t检验，三种状态下CBF与BIS行直线相关分析。结果显示，与清醒状态时比较，志愿者镇静状态时全脑CBF降低，大脑皮层rCBF降低（$P<0.05$），皮层下区rCBF差异无统计学差异（$P>0.05$）；意识消失状态时全脑CBF、大脑皮层和皮层下区rCBF均降低（$P<0.05$）；与镇静状态时比较，志愿者意识消失状态时小脑、顶叶、丘脑、扣带回、海马和额叶rCBF降低（$P<0.05$）。三种状态下全脑CBF与BIS呈正相关（$r=0.883$，$P<0.05$）。丙泊酚产生镇静效应时，健康志愿者大脑皮层rCBF降低，产生意识消失效应时大脑皮层区和皮层下区rCBF均降低，尤其是丘脑、海马、扣带回等区域，提示这些区域可能是丙泊酚麻醉的中枢作用靶位。

(陈 辉)

述评 静脉麻醉药的全麻作用机制是麻醉相关研究的难点。国内学者做了大量工作，但主要是离体研究。本文研究者采用在体的方法观察丙泊酚对健康志愿者局部脑血流的影响，发现丙泊酚起作用时大脑皮层和皮层下区等部位局部脑血流降低，提示这些部位可能是丙泊酚麻醉的中枢作用靶位。这项研究为进一步在体研究静脉全麻药作用机制建立了基础。

(李金宝)

异氟醚对老年大鼠脑组织神经元凋亡的影响［中华麻醉学杂志，2009，29(7)：610］ 张洁等探讨了异氟烷对老年大鼠脑组织神经元凋亡的影响。选择健康雌性老年SD大鼠90只，月龄22～24个月，体重497～593 g，随机分为对照组（C组）、1.2%异氟烷组（I_1组）和1.8%异氟烷组（I_2组），每组30只。C组吸入含40%O_2的空氧混合气体3 h；I_1组和I_2组分别吸入1.2%、1.8%异氟烷3 h维持麻醉。待翻正反射消失时各组随机取3只大鼠股动脉置管监测血流动力学，于股动脉置管后5 min、吸入异氟烷1、2、3 h时抽股动脉血行血气分析，麻醉3 h后置大鼠于氧浓度为40%的环境中自然苏醒。大鼠苏醒后24 h各组随机取12只行Morris水迷宫实验测试认知功能，历时7 d，记录逃避潜伏期；分别于苏醒后24 h，72 h及7 d时各组随机取5只大鼠断头处死取脑，采用TUNEL法检测海马及皮层区凋亡神经元，计算神经元凋亡率[阳性细胞数/细胞总数×100%]。组间比较采用单因素方差分析。结果显示,3组各时点血流动力学指标及血气分析差异无统计学意义($P>0.05$);与C组比较,I_1组和I_2组第2、3天逃避潜伏期延长($P<0.05$或$P<0.01$),第4～6天差异无统计学意义($P>0.05$),苏醒后24 h、72 h及7 d时皮层区神经元凋亡率升高($P<0.05$或$P<0.01$);I_1组和I_2组各时点逃避潜伏期比较差异无统计学意义($P>0.05$);与I_1组比较,I_2组苏醒后24 h、72 h及7 d时皮层区神经元凋亡率升高($P<0.05$);各组海马神经元凋亡率的比较差异无统计学意义($P>0.05$)。提示吸入异氟烷可导致老年大鼠认知功能一过性降低,可能与其诱发大脑皮层区神经元凋亡有关。

(陈 辉)

述评 吸入麻醉药和高龄是引起术后认知功能减退的重要因素,对其具体作用机制的研究甚多,吸入麻醉药引起神经元凋亡是主要的研究方向。本文研究借助观察异氟烷对老年大鼠脑组织神经元凋亡的影响来探讨异氟烷引起认知功能减退的机制,结果显示吸入异氟烷可导致老年大鼠认知功能一过性降低,可能与其诱发大脑皮层区神经元凋亡有关。

(李金宝)

长时间七氟醚吸入麻醉对患者心肌损伤标志物的影响[中华医学杂志,2009,89(27):1916] 张运龙等观察了长时间七氟烷吸入麻醉对以肌酸激酶同工酶(CK-MB)、肌红蛋白(Mb)、肌钙蛋白I(cTnI)为代表的心肌损伤标志物的影响,探讨长时间七氟烷吸入麻醉后的心肌毒性。将40例择期需4 h以上全麻的上腹部大手术患者随机分为2组:七氟烷麻醉组(S组)和丙泊酚瑞芬太尼复合麻醉组(PR组),每组20例。排除合并糖尿病或有肝肾功能不全者,以及对卤化麻醉药过敏或前1个月内有贫血输血史、吸入全麻史者,有精神疾病史及术前服用激素等药物者。术中S组行单纯七氟烷吸入麻醉,根据手术刺激大小调节吸入浓度,维持呼出气浓度$1.6\%\sim3.0\%$;PR组则血浆靶控输注丙泊酚$2\sim4~\mu g/ml$和瑞芬太尼$4\sim8~ng/ml$,控制两组所有患者血压心率上下波动不超过基础值的20%。分别在麻醉诱导前、诱导后4 h、诱导后24 h抽取静脉血,检测CK-MB、Mb、cTnI。统计学处理,组间及组内不同时点比较采用单因素方差分析,其两两比较采用SNK-q检验。结果显示,两组患者术中血压、CVP、血气等均基本保持稳定。S组患者诱导后4 h和诱导后24 h的CK-MB、Mb、cTnI与诱导前比较差异无统计学意义,与PR组比较亦无明显差异。提示在临床常用浓度内($1.6\%\sim3.0\%$),长时间七氟烷吸入麻醉对CK-MB、Mb、cTnI为代表的心肌损伤标志物无明显影响,未发现明显心肌毒性作用。

(陈 辉)

述评 七氟烷吸入麻醉影响心肌功能,但七氟烷吸入麻醉后是否具有心肌毒性关系到七氟烷在临床麻醉中的应用,本文结果显示在临床常用浓度内,长时间七氟烷吸入麻醉对CK-MB、Mb、cTnI为代表的心肌损伤标志物无明显影响,未发现七氟烷具有明显心肌毒性作用。这为选择吸入麻醉作为临床较长时间手术的麻醉方法提供了依据。

(李金宝)

下肢手术患者罗哌卡因与布比卡因蛛网膜下腔阻滞效果的比较:前瞻性、多中心、随机、双盲研究[中华麻醉学杂志,2008,28(11):965] 叶铁虎等采用前瞻性、多中心、随机、双盲的临床研究方法,比较了单侧下肢手术患者罗哌卡因和布比卡因蛛网膜下腔阻滞的效果。将拟行单侧下肢手术患者218例,ASA I或Ⅱ级,年龄18～64岁,体重指数$18\sim24~kg/m^2$,随机分为2组:R组($n=110$)蛛网膜下隙注射5 mg/ml罗哌卡因3.5 ml;B组($n=108$)蛛网膜下隙注射5 mg/ml布比卡因2.5 ml。采用改良的Bromage评分法评估非术侧下肢的运动阻滞效果,记录起效时间和维持时间;采用针刺法评估感觉阻滞效果,记录起效时间和维持时间;评估术中麻醉质量与肌松效果;记录不良反应的发生情况。统计学处理,感觉阻滞的最高及最低平面转换成数值代码,通过线性插值法估计,组间比较采用Wilcoxon秩和检验,并采用Hodges-Lehmann法估计组间差值及95%可信区间;感觉阻滞和运动阻滞的起效时间和运动阻滞达Bromage评分2分和3分的时间采用Kaplan-Meier法作汇总分析,组间比较采用分层Log-rank检验;麻醉质量和肌松效果的比较采用秩和检验。结果显示,与B组比较,R组运动阻滞起效时间延长,运动阻滞和感觉阻滞维持时间缩短($P<0.05$或$P<0.01$),感觉阻滞起效时间差异无统计学意义($P>0.05$);两组运动阻滞和感觉阻滞有效率差异无统计学意义($P>0.05$);两组麻醉质量和肌松效果比较较好,麻醉质量比较差异无统计学意义($P>0.05$),R组肌松效果优于B组($P<0.05$);两组不良事件发生率均较低,且差异无统计学意义($P>0.05$)。下肢手术患者采用罗哌卡因蛛网膜下隙阻滞时,术中麻醉质量及肌松效果良好,且其运动阻滞维持时间较布比卡因短,有利于术后的恢复,其临床效果更具优越性。

(陈 辉)

述评 罗哌卡因是临床上应用范围较广安全性高的局麻药,本项前瞻性、多中心、随机、双盲的临床研究结果显示下肢手术患者采用罗哌卡因蛛网膜下隙阻滞时,术中麻醉质量及肌松效果良好,且其运动阻滞维持

鞘内注射罗哌卡因对大鼠脊髓的神经毒性[中华麻醉学杂志,2009,29(2):154] 余凌等评价了鞘内注射罗哌卡因对大鼠脊髓的神经毒性。取鞘内置管成功的雄性 SD 大鼠 60 只,体重 180~220 g,随机分为 6 组($n=10$),分别鞘内注射 0.75%布比卡因 17 μl(A_1组)、0.75%罗哌卡因 20 μl(A_2组)、1%罗哌卡因 15 μl(A_3组)、0.75%布比卡因 34 μl(B_1组)、0.75%罗哌卡因 40 μl(B_2组)和 1%罗哌卡因 30 μl(B_3组)。注药后记录出现双后肢瘫痪时间和运动功能恢复情况。注药后 6 h 取腰膨大处脊髓,采用免疫组织化学法计数 fos 蛋白阳性细胞,测定 fos 蛋白表达;采用 RT-PCR 技术测定 c-fos mRNA 表达;透射电镜观察脊髓超微结构。组间比较采用单因素方差分析,计数资料比较采用卡方检验。结果显示,与 A_1 组比较,A_3 组和 B_1 组出现双后肢瘫痪时间缩短,B_1 组 fos 蛋白阳性细胞计数和 fos 蛋白表达升高($P<0.01$);与 A_2 组比较,A_3 组和 B_2 组出现双后肢瘫痪时间缩短,B_2 组 fos 蛋白阳性细胞计数和 fos 蛋白表达升高($P<0.01$);与 A_3 组、B_1 组和 B_2 组比较,B_3 组出现双后肢瘫痪时间缩短,双后肢运动功能恢复率降低,fos 蛋白阳性细胞计数、fos 蛋白表达和 c-fos mRNA 表达均升高($P<0.01$),脊髓损伤加重。电镜下 A_1 组和 A_3 组神经元胞质基本正常,神经组织局灶性轻度水肿;A_2 组脊髓组织超微结构基本正常;B_1 组和 B_2 组多数神经元胞质结构清晰,神经组织局灶性轻度水肿;B_3 组多数神经元固缩,少数神经元完全变性。表明鞘内注射 0.75%罗哌卡因和小剂量 1%罗哌卡因对大鼠无脊髓神经毒性;鞘内注射大剂量 1%罗哌卡因对大鼠可产生脊髓神经毒性,但比大剂量 0.75%布比卡因脊髓神经毒性小。

(陈 辉)

述评 临床上常用于蛛网膜下隙阻滞的局麻药布比卡因和罗哌卡因容易产生中枢神经和心脏毒性作用,与布比卡因相比,罗哌卡因的毒性作用较低。本文作者的研究进一步指出 0.75%罗哌卡因和小剂量 1%罗哌卡因对大鼠无脊髓神经毒性,而大剂量 1%罗哌卡因对大鼠可产生脊髓神经毒性,但小于 0.75%大剂量布比卡因的毒性,为这两个长效酰胺类局麻药用于蛛网膜下隙阻滞提供了安全使用的参考依据。

(朱文忠)

复合七氟烷吸入用于患儿无肌松药气管插管时瑞芬太尼的半数有效剂量[中华麻醉学杂志,2009,29(5):398] 谢广伦等探讨了复合七氟烷吸入用于患儿无肌松药气管插管时瑞芬太尼的半数有效剂量(ED_{50})。择期手术患儿 25 例,年龄 4~9 岁,ASA Ⅰ 或 Ⅱ 级。吸入 5%七氟烷行麻醉诱导,维持呼气末二氧化碳分压 30~35 mm Hg。吸入七氟烷 3 min 后静脉注射瑞芬太尼,注射时间 30 s,瑞芬太尼注射完毕后 90 s 时行气管插管,气管插管由同一位熟练掌握气管插管技术的麻醉医师操作。采用序贯法进行试验,瑞芬太尼初始剂量为 1.2 μg/kg,相邻剂量比值为 1.2,若气管插管成功,下 1 例患儿采用低一级剂量;若气管插管失败,则下 1 例患儿采用高一级剂量。采用 Viby-Mogensen 评分法评价气管插管条件,评价指标包括置入喉镜的困难程度、声带位置、声带运动、气道反应(咳嗽)、肢体反应等。插管成功定义为插管条件满意或良好,插管失败定义为插管条件欠佳。气管插管失败时,静脉注射罗库溴铵 0.3 mg/kg,待肌肉松弛后再行气管插管。计算瑞芬太尼的 ED_{50} 及其 95%可信区间。结果显示,患儿意识消失时间为(56 ± 8)s,气管插管前七氟烷呼气末浓度为(3.4 ± 0.3)%。无心动过缓和低血压情况发生。复合 5%七氟烷吸入用于患儿无肌松药气管插管时瑞芬太尼的 ED_{50} 及其 95%可信区间为 0.68(0.65~0.71)μg/kg,以上数据可以为患儿临床用药提供参考。

(陈 辉)

述评 无肌松气管插管在临床上有一定的需求,如重症肌无力手术患者等,可以降低麻醉风险和术后呼吸支持的时间。应用七氟烷复合阿片类药物是实用、有效的无肌松气管插管麻醉方法。文献已经明确用于成人复合吸入七氟烷无肌松气管插管时瑞芬太尼的半数有效血浆浓度。本文作者的研究进一步确定了复合七氟烷吸入用于患儿无肌松药气管插管时瑞芬太尼的半数有效血浆浓度和 95%可信区间,为患儿的临床用药提供了参考。

(朱文忠)

紧闭循环麻醉时七氟醚对病人肝肾功能的影响[中华麻醉学杂志,2009,29(1):31] 周少朋等评价了紧闭循环麻醉时七氟烷对患者肝肾功能的影响。拟行普外科手术患者 40 例,ASA Ⅰ 或 Ⅱ 级,年龄 20~60 岁,随机分为 2 组($n=20$),麻醉诱导后 S_1 组和 S_2 组分别吸入 6%~8%国产或进口七氟烷,新鲜气流量 2~4 L/min,2~3 min 后调整新鲜气流量至 0.18~0.30 L/min,确保呼吸机风箱回位不下移。随后精细调节挥发器刻度,维持七氟烷呼气末浓度 2.6%~3.5%。术中辅助应用芬太尼,控制血压和心率的变化幅度低于基础值的 20%。于术前、术毕、术后 1、2、3 和 5 d 时测定血清丙氨酸氨基转移酶(ALT)、天冬氨酸氨基转移酶(AST)活性、总胆红素(TB)、肌酐(Cr)、尿素（BUN）、β₂-微球蛋白（β₂-MG）浓度和尿液 β₂-MG 浓度。统计学处理，组内比较采用重复测量数据的方差分析，组间比较采用成组 t 检验，计数资料比较采用卡方检验。结果显示，两组术前、术后尿量差异无统计学意义（$P>0.05$）；与术前比较，术毕、术后 1、2 d 时两组尿液 β₂-MG 浓度升高（$P<0.05$），术后第 3 d 恢复至术前水平；术后 1～5 d 血清 ALT、AST 活性和 TB、Cr、BUN 和 β₂-MG 浓度差异无统计学意义（$P>0.05$）；各指标组间比较差异无统计学意义（$P>0.05$）。表明紧闭循环麻醉时七氟烷对患者肝肾功能无明显影响。

（陈 辉）

述评 七氟烷麻醉时的毒性代谢产物对肝肾功能的影响，尤其是对术前无明显肝肾功能损害的患者，是否具有显著的临床意义目前尚无定论。本研究比较发现，国产和进口两种七氟烷在 3 h 左右的手术时间内行紧闭循环麻醉，对术后患者肝肾功能的血清学检查结果均无明显的影响。但讨论中提到的紧闭循环麻醉可减少复合物（compound）A 的产生似无明确的证据，研究中也未监测循环回路中 compound A 的浓度。更长时间的紧闭麻醉是否会导致有临床意义的肝肾功能改变也需观察。

（倪 文）

气管插管全麻术后医院内呼吸道感染的影响因素［中华医院感染学杂志，2009，19(19)：2543］ 叶丹等探讨了气管插管全麻手术后引起医院内呼吸道感染的相关影响因素，为降低医院感染率制定防治策略提供科学的依据。采用描述性流行病学和病例对照研究方法，根据中华人民共和国卫生部颁发的《医院感染诊断标准》，选择近 3 年气管插管全麻手术后引起医院内呼吸道感染患者 180 例为病例组，选择与病例组同 1 d 或同 1 周内行气管插管全麻患者而非医院内呼吸道感染患者 180 例为对照组，进行调查分析。统计学处理，单因素分析用 t 检验、卡方检验和秩和检验；多因素分析采用非条件 Logistic 回归分析。结果显示，2005～2007 年 5 923 例气管插管全麻手术患者，其中医院感染病例 598 例，医院感染率为 10.10%；呼吸道感染病例 311 例，发病率占全麻手术的 5.25%。医院感染的患者男性多于女性，男女比例 1.7∶1。在医院感染的构成比中，呼吸道感染位居首位，占 52.00%。多因素 Logistic 回归分析结果显示，气管插管全麻手术后医院内呼吸道感染的 7 个主要危险因素是年龄、并发症、手术状态、气管插管麻醉通气时间、术后苏醒时间、吸烟状况、手术后开始咳嗽的时间，差异有统计学意义（$P<0.05$，$OR>1$）。提示气管插管全麻手术后引起医院内呼吸道感染（尤其下呼吸道感染）是多因素的，气管插管全麻手术后医院内呼吸道感染的预防与控制尤为重要。

（陈 辉）

述评 全麻术后患者呼吸道感染已成为该类患者医院感染的首要好发部位，但麻醉因素与术后呼吸道感染的关系尚未引起临床麻醉医师的普遍重视。该研究通过描述性流行病学和病例-对照研究发现，气管插管通气时间和术后苏醒时间等麻醉因素与术后呼吸道感染的发生存在显著相关性。该结论提示，麻醉本身是医院感染发生的重要环节之一，临床麻醉医师应引起足够的重视并力争减少其发生。

（倪 文）

术中静脉输注乌司他丁对非体外循环冠状动脉旁路移植术患者围术期肺功能的影响［中华麻醉学杂志，2009，29(1)：37］ 王越夫等研究了术中静脉输注乌司他丁对非体外循环冠状动脉旁路移植术（OPCABG）患者围术期肺功能的影响。将择期 OPCABG 患者 24 例，NYHA 心功能分级Ⅰ或Ⅱ级，年龄 65～75 岁，随机分为对照组（C 组，$n=12$）和乌司他丁组（U 组，$n=12$）。U 组于气管插管后经 30 min 静脉输注乌司他丁 6 000 U/kg，随后以 1 000 U/(kg·h) 的速率静脉输注至术毕，C 组采用同样方法静脉输注等容量生理盐水。分别于术前（T_1）、术毕即刻（T_2）、术后 4 h（T_3）、8 h（T_4）和 20 h（T_5）时测定血浆白细胞介素-6（IL-6）浓度、中性粒细胞 CD11b/CD18 表达水平、血清一氧化氮（NO）浓度，并行血气分析，计算肺泡-动脉血氧分压差［$P(A-a)O_2$］和呼吸指数（RI）；记录重症监护室期间机械通气时间。结果与 T_1 时比较，C 组 $T_{3,4}$ 时血浆 IL-6 浓度、$T_{2\sim5}$ 时中性粒细胞 CD11b/CD18 表达水平、$P(A-a)O_2$ 和 RI 升高，血清 NO 浓度降低，U 组 $T_{2\sim5}$ 时 $P(A-a)O_2$ 和 RI 升高（$P<0.05$ 或 $P<0.01$），其余指标差异无统计学意义（$P<0.05$）；与 C 组比较，U 组 $T_{3,4}$ 时血浆 IL-6 浓度、$T_{2\sim5}$ 时中性粒细胞 CD11b/CD18 表达水平、$T_{2,3}$ 时 RI 和 $P(A-a)O_2$ 降低，$T_{2,3}$ 时血清 NO 浓度升高（$P<0.05$ 或 $P<0.01$）；C 组重症监护室期间机械通气时间长于 U 组（$P<0.05$）。提示术中静脉输注乌司他丁可改善 OPCABG 患者围术期肺功能，其机制可能与降低全身炎性反应有关。

（余喜亚）

述评 静脉注射乌司他丁对体外循环下各类心脏手术患者的脏器保护作用已被国内外大量文献所证实。本文作者在既往研究的基础上，进一步研究了静脉注射乌司他丁对非体外循环冠状动脉旁路移植术患者围手术期肺功能的保护作用。提示非体外循环下心脏手术同样存在手术应激等各类炎性反应刺激，静脉注射乌司他丁对术前脏器功能下降，尤其是对老年患者有一定的保护作用,可以作为一种临床治疗手段用于类似患者的处理。

(朱文忠)

不同麻醉下冠状动脉旁路移植术患者体外循环时脑内氨基酸水平的比较[中华麻醉学杂志,2009,29(2):108] 毕燕琳等比较了不同麻醉下冠状动脉旁路移植术患者体外循环(CPB)时脑内兴奋性氨基酸及抑制性氨基酸的水平。将择期 CPB 下冠状动脉旁路移植术患者 80 例,ASA Ⅱ或Ⅲ级,随机分为 2 组($n=40$):丙泊酚复合麻醉组(P组)和七氟烷复合麻醉组(S组)。麻醉诱导后气管插管,机械通气。麻醉维持:P组气管插管后靶控输注丙泊酚,血浆靶浓度 1~2 μg/ml,静脉输注瑞芬太尼 0.2~0.4 μg/(kg·min),间断静脉注射维库溴铵 0.15 mg/kg;S组静脉输注瑞芬太尼 0.2~0.4 μg/(kg·min),间断静脉注射维库溴铵 0.15 mg/kg,吸入七氟烷(呼气末浓度 0.5%~1.0%)。CPB 期间通过体外循环机输入新鲜气体及 2%~3%七氟烷。术中维持脑电双频谱指数 40~50。于切皮前即刻(T_1)、CPB 开始 5 min(T_2)、降温结束后 5 min(T_3)、复温至鼻咽温 37℃即刻(T_4)、30 min(T_5)及 60 min(T_6)时取右颈内静脉球部血样,测定血浆谷氨酸(Glu)、甘氨酸(Gly)及 γ-氨基丁酸(GABA)浓度,计算兴奋性毒性指数。结果发现与 S 组比较,P 组 $T_{4\sim6}$ 时 Glu 浓度及兴奋性毒性指数降低,GABA 浓度升高,T_4 时 Gly 浓度升高($P<0.01$)。提示丙泊酚复合麻醉可抑制 CPB 复温期脑内兴奋性氨基酸释放,有助于兴奋性氨基酸与抑制性氨基酸水平的平衡。

(余喜亚)

述评 静脉注射乌司他丁对体外循环下各类心脏手术患者的脏器保护作用已被国内外大量文献所证实。本文作者在既往研究的基础上进一步研究了静脉注射乌司他丁对非体外循环冠状动脉旁路移植术患者围手术期肺功能的保护作用,提示非体外循环下心脏手术同样存在手术应激等各类炎性反应刺激,静脉注射乌司他丁对术前脏器功能下降(尤其是老年患者)有一定的保护作用,可以作为一种临床治疗手段用于类似患者的处理。

(朱文忠)

COPD 患者肺叶切除术时低潮气量通气的效果[中华麻醉学杂志,2009,29(1):76] 林文前等评价了慢性阻塞性肺疾病(COPD)患者行肺叶切除术时低潮气量通气的效果。将择期行肺叶切除术的 COPD 患者 28 例,年龄 65~84 岁,ASA Ⅱ或Ⅲ级,随机分为常规潮气量组(TV 组,$n=14$)和低潮气量组(LV 组,$n=14$)。均于气管插管后行机械通气,参数设置:TV 组潮气量(V_T)为 10 ml/kg,呼气末正压(PEEP)为 0;LV 组 V_T 为 5~6 ml/kg,PEEP 为 0~5 cm H_2O。采用旁气流法监测气道峰压(Ppeak)、气道平台压(Pplat)、气道阻力(Raw)及动态肺顺应性(Cd)。于平卧位双肺通气 10 min(T_1)、侧卧位单肺通气 90 min(T_2)、术毕平卧位双肺通气 10 min(T_3)及术后 24 h(T_4)时取桡动脉血样,行血气分析,计算氧合指数(OI)、肺泡-动脉血氧分压差[$P(A-a)O_2$]及呼吸指数(RI);取颈内静脉血样,测定血清肿瘤坏死因子-α(TNF-α)及白细胞介素-6(IL-6)的浓度。结果与 T_1 时比较,两组 $T_{2\sim4}$ 时血清 TNF-α 及 IL-6 浓度升高($P<0.05$);与 TV 组比较,LV 组 $T_{2\sim4}$ 时血清 TNF-α 及 IL-6 浓度降低($P<0.05$),$T_{1\sim3}$ 时 Ppeak 及 Raw 降低,$T_{2,3}$ 时 Cd 升高($P<0.05$)。$T_{1\sim4}$ 时两组 OI、RI 及 $P(A-a)O_2$ 差异无统计学意义($P>0.05$)。表明低 V_T 通气可通过降低炎性反应,减轻 COPD 患者肺叶切除术时机械通气诱发的肺损伤。

(余喜亚)

述评 COPD 患者行肺叶切除术容易出现呼吸功能障碍,潮气量和气道压是导致术后呼吸功能障碍的危险因素。本文作者的研究提示低潮气量通气在不影响肺换气功能的情况下,不仅可以减轻或避免机械通气诱发的肺损伤,而且气道压和气道阻力的降低减轻了炎性介质的释放,降低了肺组织损伤的发生。本文观点新颖,对类似手术的临床实际工作有指导意义,可避免或降低 COPD 患者术后肺部并发症的发生。

(朱文忠)

食管癌根治术中不同保温策略的效果及其对术后寒战的影响[上海交通大学学报(医学版),2009,29(6):712] 张俊峰等比较了食管癌根治术中两种保温策略的效果以及对术后寒战的影响。将 ASA Ⅰ~Ⅱ级择期行食管癌根治术的患者 30 例,随机分为对照组(HT 组)、诱导后加温组(INT 组)和诱导前预加温联合术中加温组(PNT 组),每组 10 例。全麻诱导前 20 min 开始每间隔 10 min 记录鼓膜温度。结果诱导后第 1 小时的降温速度 HT 组和 INT 组间差异无统计学意义,但都显著快于 PNT 组($P<0.05$)。诱导 70 min 内 HT 组与 INT 组间鼓膜温度差异无统计学意义,但各时间点显著低于 PNT 组($P<0.05$),70 min 后 HT 组鼓膜温度仍持续性降低,INT 组和 PNT 组鼓膜温度开始逐渐升高,80~180 min 3 组间差异均有统计学意义($P<0.05$)。HT 组、INT 组和 PNT 组术后寒战的发生例数分别为 8、5 和 2 例;术后 1 h 时的热舒适度评分为 HT 组(19±10)、INT 组(41±7)和 PNT 组(51±11),3 组间差异有统计学意义($P<0.05$)。表明与单纯采用 INT 的方法相比,采用 PNT 的方法是食管癌根治术中更为有效的保温策略,它可以

有效减少术后寒战的发生率及减轻患者的寒冷不适感。

(余喜亚)

述评 围术期低温是引起凝血功能障碍、药物代谢延迟致苏醒延迟、心肺功能不全、切口感染和愈合不良的重要病因之一。本文作者的研究证实食管癌根治术患者诱导前预加温联合术中加温能有效维持中心体温正常,减少术后寒战发生率及减轻寒战不适感。提示低温这一围术期常见的现象应引起麻醉医师的足够重视,并采取相应有效的措施避免低温及其并发症的出现。

(朱文忠)

瑞芬太尼和芬太尼复合丙泊酚靶控输注在神经外科手术中的应用[中南大学学报(医学版),2009,34(1):59] 白念岳等比较了瑞芬太尼复合丙泊酚靶控输注和芬太尼持续泵注复合丙泊酚靶控输注全静脉麻醉在神经外科手术中的血流动力学变化和麻醉后恢复情况。将神经外科择期手术患者 80 例随机分为瑞芬太尼组(R组,$n=40$)和芬太尼组(F组,$n=40$)。R组采用血浆靶控输注瑞芬太尼和丙泊酚,靶控浓度分别为 $3\sim5~\mu g/L$ 和 $3\sim5~mg/L$;F组持续泵入芬太尼 $2\sim3~\mu g/(kg\cdot h)$,丙泊酚靶控浓度同 R组,术中间断追加维库溴铵维持肌松。记录麻醉过程中血压、心率的变化,并观察手术后患者的恢复情况。结果显示所有患者麻醉诱导后至手术结束时的平均动脉压与诱导前比较均明显下降($P<0.01$)。R 组呼吸恢复后至拔管时的心率较诱导前明显加快($P<0.01$),F组上头架后至手术结束心率较诱导前明显减慢($P<0.01$),停药后恢复。两组间血压、心率比较无明显差别($P>0.05$),R组患者呼之睁眼的时间和拔管时间明显缩短,疼痛评分明显升高($P<0.01$)。表明在神经外科手术中应用瑞芬太尼和芬太尼复合丙泊酚靶控输注全静脉麻醉均能提供稳定的血流动力学状态,瑞芬太尼靶控输注苏醒更迅速,但疼痛评分高于芬太尼组。

(余喜亚)

述评 麻醉性镇痛药联合丙泊酚进行静脉全身麻醉已在临床应用多时,不同镇痛药物之间的比较研究也多有开展。本文研究的结果进一步表明瑞芬太尼相比芬太尼而言,在起效快、苏醒快方面具有优越性。但同时作用时效短,使患者术后疼痛发生早且明显,依然是应用瑞芬太尼需要注意解决的问题。

(侯 炯)

食管引流型喉罩在强直性脊柱炎全髋置换术中的应用[临床麻醉学杂志,2008,24(11):935] 甘秀峰等评价了食管引流型喉罩(PLMA)应用于强直性脊柱炎患者行全髋置换术维持有效通气的可行性。研究选择拟行全髋置换术(THR)的强直性脊柱炎(AS)患者 33 例,随机分为气管插管组(TI组,$n=18$)和 PLMA组($n=15$),其中插管及放置喉罩成功者记录围麻醉期不同时点 $P_{ET}CO_2$、SpO_2、平均气道压(Pmean)、气道峰压(Ppeak)、平台压(Pplat)、MAP、HR、气道开放时间、成功率。两组拔管期及术后相关的并发症。插管及放置喉罩失败者行纤维支气管镜气管插管,并记录插管及喉罩放置成功率。研究发现两组各时点间 Pmean、Ppeak、Pplat、$P_{ET}CO_2$ 相比差异均无统计学意义。PLMA 组气道建立成功率明显高于 TI组,且所需时间明显缩短($P<0.05$);在人工气道建立成功时、建立后 10 min、拔管(喉罩)前即刻、拔管(喉罩)后即刻 PLMA 给的 MAP 低于 TI组,HR 均慢于 TI组($P<0.05$)。PLMA 组拔管期的分泌物及呛咳较 TI 组明显减少($P<0.05$)。表明强直性脊柱炎可导致心脏受累,因此维持围术期的循环稳定尤其是麻醉诱导插管和麻醉苏醒期拔管是麻醉管理的关键点。PLMA 组插管期和拔管期心血管应激反应轻微,呛咳发生率明显降低,其气道建立的成功率明显高于气管插管,PLMA 适用于拟行平卧下全麻的强直性脊柱炎手术患者,优于气管插管。

(杨 涛)

述评 强直性脊柱炎患者中部分重度患者因头颈及下颌关节活动受限存在困难气道的风险,喉罩不失为较好的解决办法之一,而常规喉罩存在密闭性差、易发生反流误吸等缺点。本文采用 PLMA 对照气管插管取得良好的结果,证实 PLMA 确有其优点。但 PLMA 是否优于或者叫以取代气管插管,尚需大量的临床实践证实,对于困难气道患者麻醉医师依然应该做好各种准备,采用自己最熟练的方法来完成。

(侯 炯)

控制性低中心静脉压对肝叶切除术患者小肠氧代谢的影响[中华麻醉学杂志,2009,29(2):147] 林成新等评价了控制性低中心静脉压(CVP)对肝叶切除术患者小肠氧代谢的影响。研究选择全麻下择期行肝叶切除术患者 30 例,ASA Ⅰ或Ⅱ级,随机分为 3 组($n=10$):正常 CVP 常规输液组(Ⅰ组)、低 CVP 限制输液组(Ⅱ组)和低 CVP 常规输液组(Ⅲ组)。Ⅰ组及Ⅲ组麻醉诱导前静脉输注乳酸钠林格液 $8\sim10~ml/kg$,麻醉诱导期间开始静脉输注乳酸钠林格液和 6%羟乙基淀粉 130/0.4(1∶1)$10\sim15~ml/(kg\cdot h)$。Ⅱ组麻醉诱导前静脉输注乳酸钠林格液 $1~ml/kg$,麻醉诱导期间开始静脉输注乳酸钠林格液 $1~ml/(kg\cdot h)$,至肝实质完全离断前。Ⅱ组和Ⅲ组开腹前静脉注射呋塞米 10 mg,开腹后静脉输注硝酸甘油 $0.05\sim0.8~\mu g/(kg\cdot min)$,在肝实质开始离断前降低 CVP 至 $0\sim5~cm~H_2O$ 并维持到肝实质完全离断,肝实质完全离断后停用硝酸甘油并快速静脉输注乳酸钠林格液和6%羟乙基淀粉130/0.4,使CVP>6 cm H_2O。分别于开腹后降CVP前(T_1)及肝实质完全离断后升高CVP前(T_2)取桡动脉血样和肠系膜上静脉血样,进行血气分析,测定乳酸盐浓度,计算动脉血氧含量(CaO_2)、静脉血氧含量($CsmvO_2$)、氧摄取率(ERO_2)和肠系膜上静脉-动脉乳酸盐浓度差(Dsmv-aBL)。研究发现与T_1时比较,3组T_2时CaO_2和$CsmvO_2$均下降($P<0.05$),但都在正常范围内,ERO_2和Dsmv-aBL差异无统计学意义($P>0.05$)。三组各时点PaO_2、SaO_2、CaO_2、$CsmvO_2$、ERO_2和Dsmv-aBL比较差异无统计学意义($P>0.05$)。表明控制性低CVP对肝叶切除术患者小肠氧代谢无不良影响,提示机体的氧供需仍能保持平衡。

(杨 涛)

述评 控制性低中心静脉压用于肝脏切除手术的主要目的是减少失血、降低输血量。但低CVP可产生一系列不良影响,甚至严重影响机体的内环境稳定。本文结果提示控制性低CVP对机体的氧供需平衡可能无明显影响,对这一技术的临床应用提供了依据。但结果也显示低CVP对总出血量亦无明显影响。因此,仍需进一步的临床研究来证实其安全性和优越性。

(侯 炯)

不同血浆靶浓度瑞芬太尼对患儿吸入七氟烷诱导气管插管最低肺泡有效浓度的影响[中华医学杂志,2009,89(15):1021] 贺琳等评价了不同血浆靶浓度瑞芬太尼对患儿吸入七氟烷诱导气管插管最低肺泡有效浓度(MAC)的影响。研究选择择期全麻患儿126例,年龄3~8岁,ASA Ⅰ或Ⅱ级,随机分为4组,对照组(C组,$n=30$);R_1组($n=30$)、R_2组($n=30$)和R_3组($n=36$)瑞芬太尼血浆靶浓度分别为1、2、3 ng/ml。均吸入5%七氟烷行麻醉诱导,睫毛反射消失后鼻腔置入导管连接气体分析仪,建立静脉通路,注射阿托品0.01 mg/kg,R_{1-3}组靶控输注瑞芬太尼。C组注射阿托品、R_{1-3}组瑞芬太尼血浆浓度与效应室浓度达平衡后,采用改良序贯法进行试验,初始呼气末七氟烷浓度均为3.0%,相邻浓度比值为1.2,七氟烷呼气末浓度达到预定值并维持10 min后行气管插管。气管插管条件满意的标准:气管插管条件评分为6分。计算每组七氟烷MAC,并观察不良反应的发生情况。研究发现C组、R_{1-3}组患儿吸入七氟烷诱导气管插管的MAC分别为5%、3%、2%、1%,依次降低($P<0.01$);所有患儿均无心动过缓、低血压等发生,R_2组3例、R_3组8例患儿因下颌松弛度差致喉镜无法进入或声门关闭,静脉注射罗库溴铵完成气管插管。表明瑞芬太尼1 ng/ml可降低患儿吸入七氟烷诱导气管插管的最低肺泡有效浓度,且不良反应少。

(杨 涛)

述评 七氟烷吸入常用于小儿麻醉诱导,无创伤、起效快,易被患儿接受。但全凭七氟烷吸入常需较高浓度。复合麻醉性镇痛药和肌松药可降低七氟烷吸入浓度。本研究结果表明复合瑞芬太尼可降低七氟烷的MAC,且有剂量相关性。对临床小儿麻醉诱导联合用药有一定的指导意义。

(侯 炯)

多模式镇痛用于小儿唇腭裂修补术全麻苏醒期的镇痛镇静效果[中华医学杂志,2009,89(13):906] 唐岩峰等观察了联合应用芬太尼、对乙酰氨基酚栓剂及局部浸润麻醉对唇腭裂修补术小儿全麻苏醒期镇静镇痛的效果。研究选择择期行唇腭裂修补术的患儿54例。随机分为2组,对照组(C组,$n=28$)和多模式镇痛组(M组,$n=26$)。均采用全身麻醉气管插管的方法,七氟烷麻醉诱导与维持。于术前由术者对两组患儿行局部浸润麻醉;M组患儿气管插管后即予对乙酰氨基酚栓剂塞肛;手术结束前10 min,静脉注射静脉注射芬太尼0.5 μg/kg,C组不给药。观察两组患儿停止吸入七氟烷至拔除气管导管的时间、PACU内镇静镇痛评分、PACU的滞留时间及不良反应的发生情况。研究发现两组患儿从停止吸入麻醉药至拔除气管导管时间无明显差异;PACU滞留时间M组[(25±4)min]较C组[(32±3)min]短($t=7.426$,$P<0.01$);与C组比较,M组患儿镇痛令人满意($F=4.840$,$P=0.028$)、发生严重疼痛($F=5.333$,$P=0.021$)及躁动($F=4.571$,$P=0.033$)的例数少,差异具有统计学意义;两组患儿无1例发生呼吸抑制及瘙痒,过度镇静和恶心呕吐的发生率,两组间差异无统计学意义。表明联合应用芬太尼、对乙酰氨基酚栓剂及局部浸润麻醉的多模式镇痛方法在苏醒期可为唇腭裂修补术小儿提供良好的镇痛镇静,减少躁动的发生率,加快PACU患者的转运速度,有利于苏醒期安全。

(杨 涛)

述评 小儿术后镇痛是临床上一个难点,其意义较之成人的术后镇痛更为重要。本文针对小儿镇痛的模式、方法及药物选择等方面开展了大量的研究。多模式联合镇痛为小儿术后镇痛提供了更加安全、可靠的途径。本文研究的结果值得参考与借鉴,并继续进行深入的研究。

(侯 炯)

不同麻醉下老年高血压患者围术期心肌损伤的比较[中华麻醉学杂志,2009,29(1):27] 王洪萌等比较了不同麻醉下老年高血压患者围术期心肌损伤的程度,为老年高血压患者选择适宜的麻醉方法。选择择期行胸外科手术的老年高血压患者36例,年龄＞64岁,ASA Ⅱ或Ⅲ级,高血压Ⅱ级,高血压危险程度为中、高危险组,随机分为七氟烷组(S组)、异氟烷组(I组)和丙泊酚组(P组),每组各12例。插管成功后至术毕,S组和I组呼气末吸入麻醉药浓度分别为1.7%、1.2%;P组静脉靶控输注丙泊酚,血浆靶浓度2~3 μg/ml。分别于麻醉前、气管插管后、手术探查后、拔除气管导管后即刻记录心电图ST段水平。于麻醉前、手术开始1 h、术毕、术后3、6、12、24 h抽取上肢静脉血,采用ELISA法测定血浆心肌肌酸激酶同工酶(CK-MB)活性和心肌肌钙蛋白I(cTnI)、白细胞介素-6(IL-6)、C反应蛋白(CRP)、可溶性细胞间黏附分子-1(sICAM-1)的浓度。结果显示拔除气管导管后即刻P组ST段水平明显低于S组和I组($P<0.05$);与麻醉前比较,手术开始至术毕24 h各组血浆CK-MB活性、cTnI、IL-6、CRP和sICAM-1浓度明显升高($P<0.05$);S组和I组术后24 h血浆cTnI、IL-6、CRP和sICAM浓度明显低于P组($P<0.05$)。表明采用七氟烷或异氟烷复合麻醉时较采用丙泊酚复合麻醉时老年高血压患者心肌损伤程度轻,围术期的炎性反应减轻;老年高血压患者宜采用吸入麻醉。

(杨 涛)

述评 围术期的心肌保护对老年高血压患者等非常重要。近年来已有多方面的研究,不论吸入麻醉药或静脉麻醉药丙泊酚,均有文献证实其心肌保护作用。本文研究结果虽然提示吸入麻醉药七氟烷或异氟烷可能较丙泊酚心肌保护作用为优,但尚不能得出结论认为老年高血压患者更宜采用吸入麻醉,仍需进一步的研究来证实。

(侯 炯)

老年患者硬膜外注射罗哌卡因的药效动力学和药代动力学[中华麻醉学杂志,2008,28(10):912] 黎笔熙等评价了老年患者硬膜外注射罗哌卡因的药效动力学和药代动力学。研究选择20例择期行疝修补术的老年患者为老年组,年龄65~84岁,体重52~75 kg;20例择期行疝修补术的成年患者为青年组,年龄20~40岁,体重49~77 kg。于$L_{2,3}$椎间隙行硬膜外穿刺,头端置管3~5 cm,于15 min内注射0.5%罗哌卡因1.5 mg/kg。评价感觉阻滞程度,于给药后30 min评价运动阻滞程度,并分别于硬膜外给药前、给药后5、10、20、30、45、60、75、90、120、150 min时抽取足背动脉血样3 ml,采用高效液相色谱法测定血浆罗哌卡因浓度,计算罗哌卡因的药代动力学参数。结果显示与青年组比较,老年组罗哌卡因的起效时间缩短,感觉阻滞平面固定时间及感觉阻滞消退时间延长,最高感觉阻滞平面及运动阻滞程度升高($P<0.05$)。两组罗哌卡因的血药浓度-时间曲线符合二室开放模型,并按一级动力学进行消除。与青年组比较,老年组罗哌卡因的浅室分布半衰期、深室分布半衰期、药峰时间、$AUC_{0-150\ min}$、AUC_{0-Inf}差异无统计学意义($P>0.05$),罗哌卡因的消除半衰期延长,药峰浓度升高,清除率和表观分布容积减小($P<0.05$)。表明老年患者罗哌卡因的血药浓度-时间曲线均符合二室开放模型,与成年患者比较,老年患者硬膜外注射罗哌卡因的总吸收无变化,清除率和表观分布容积减小,药峰浓度升高,消除半衰期延长,感觉阻滞平面和运动阻滞程度升高,感觉阻滞时间延长。

(杨 涛)

述评 老年患者由于其机体各方面生理代谢功能的下降,硬膜外麻醉的安全性问题格外突出。罗哌卡因由于其毒性低且有感觉和运动分离的特点,因此更加适合应用于老年患者。本文研究了老年群体中的药效和药代动力学特点,值得临床参考。

(侯 炯)

原位肝移植围术期肺血管通透和肺功能的影响[临床麻醉学杂志,2009,25(3):212] 何振洲等研究了非静脉转流原位肝移植术(OLT)围术期胸内血容量、肺血管通透性、肺氧合功能及肺内分流的改变以及相互关系。18例终末期肝病患者行OLT,测不同时点血流动力学参数、胸腔内血容积指数(ITBVI)、血管外肺水(EVLW)、血管外肺水指数(EVLWI)、肺血管通透性(PVPI)等指标。同时根据血气分析,计算肺泡-动脉氧分压差($A-aDO_2$)、肺内分流率(Qs/Qt)变化。结果显示ITBVI在下腔静脉阻断15 min后逐渐下降($P<0.05$),在新肝期15 min时立刻明显升高($P<0.05$),其后30 h内逐渐恢复至术前水平。VPI在下腔静脉阻断15 min时明显增加($P<0.05$),当新肝期15 min时明显降低($P<0.01$)。$A-aDO_2$在新肝早期较诱导后5 min明显下降($P<0.05$)。Qs/Qt在新肝期后各时点均较诱导后5 min明显增高($P<0.05$),术后10 h逐渐恢复。TBVI与Qs/Qt明显相关($r=0.291, P<0.01$),与$A-aDO_2$呈负相关($r=-0.271, P<0.01$)。表明OLT患者在围术期肺血管通透性有明显改变。新肝灌注后ITBVI的增加可能是影响肺功能的主要原因,肺毛细血管通透性的改变及血管外肺水增加并不如预计的明显。

(余喜亚)

述评 终末期肝病患者OLT术后的呼吸循环功能障碍是常见而严重的并发症,除与患者术前的合并症有关外,也与围术期血流动力学的剧烈变化及难以避免的SIRS等密不可分。本研究联合应用PiCCO和Swan-Ganz导管技术发现,围术期肺功能的损害主要与新肝灌注后 ITBVI 的增加有关。但所采用的技术本身存在显著的系统误差,术中容量的动态变化和血管活性药的应用等均可能影响研究结果的可靠性,故客观的结论尚需进一步研究加以确立。

(倪 文)

加巴喷丁在腹腔镜胆囊切除术麻醉期的效应及对术后疼痛的影响[第二军医大学学报,2009,30(8):972] 程远等评价了加巴喷丁在全麻前和全麻中的效应及对患者术后疼痛的影响。将 40 例 ASA Ⅰ~Ⅱ级行择期腹腔镜胆囊切除术患者随机分为试验组和对照组,每组 20 例。试验组在术前 2 h 口服加巴喷丁 300 mg,对照组口服安慰剂。进入手术室后评价患者的焦虑程度并记录。记录全麻诱导后及气管插管后即刻、1、2、5 min 的血压和心率的改变。术后使用视觉模拟量表(VAS)在术后 2、6、12、18 及 24 h 时间点评价患者静息状态下的疼痛程度并记录。采用 Ramsay 镇静评分评价患者的镇静情况。记录术后恶心呕吐、眩晕、呼吸抑制等不良反应的发生情况。结果与对照组比较,实验组患者在术前的焦虑度评分更低,气管插管后的血压、心率变化更小,术后疼痛 VAS 评分明显降低,术后恶心呕吐的发生率更低;眩晕、呼吸抑制的发生率和术后镇静评分两组相似。显示在腹腔镜胆囊切除术前口服 300 mg 加巴喷丁,可缓解患者的术前焦虑,降低喉镜操作和气管插管的反应,缓解术后疼痛和降低术后恶心呕吐的发生率,而且不会产生明显的不良反应。

(余喜亚)

述评 随着加巴喷丁对神经病理性疼痛镇痛作用的确立及其具有呼吸抑制轻、与阿片类药物具有正协同作用等特点,其在围术期镇痛等领域中的应用已日益受到重视。本研究发现,术前单次口服较小剂量(300 mg)加巴喷丁对 LC 患者即可产生减轻术前焦虑、抑制插管反应、缓解术后早期疼痛和降低 PONV 发生率等作用,对拓展加巴喷丁的临床应用是一种有益的尝试。但缺乏不同剂量组的比较研究是该研究的主要局限。

(倪 文)

腹腔镜胆囊切除术患者异丙酚复合瑞芬太尼与七氟醚麻醉效果的比较[中华麻醉学杂志,2008,11(11):976] 邓晓情等比较了腹腔镜胆囊切除术患者丙泊酚复合瑞芬太尼与七氟烷麻醉的效果。将择期行腹腔镜胆囊切除术患者 120 例,ASA Ⅰ或Ⅱ级,年龄 18~64 岁,体重 45~80 kg,性别不限,随机分为丙泊酚复合瑞芬太尼组(PR 组)和七氟烷组(S 组),每组各 60 例。麻醉诱导:PR 组丙泊酚效应室靶浓度 3 μl/ml,瑞芬太尼效应室靶浓度 6 ng/ml;S 组高流量吸入 8%七氟烷-氧化亚氮。麻醉维持:PR 组丙泊酚效应室靶浓度 2~3 μg/ml,瑞芬太尼效应室靶浓度 2~6 ng/ml;S 组维持七氟烷呼气末浓度 1.3%~2.2%。记录诱导时间、麻醉时间、睁眼时间、拔管时间、手术时间和 PACU 停留时间;于拔管后即刻、拔管后 30、60 min 和离开 PACU 时采用警觉/镇静评分(OAA/S)评价意识状态;术前和术后 1 h 采用 MMSE 简易智能量表评价认知功能;PACU 期间采用视觉模拟评分(VAS)评价疼痛程度,并记录芬太尼的用量和使用情况;记录术中血管活性药物的使用情况;记录术中和 PACU 期间不良反应发生情况;于术后 24 h 进行随访,记录术中知晓的发生情况及患者对麻醉的满意情况。结果与 PR 组比较,S 组诱导时间缩短,睁眼时间和 PACU 停留时间延长,拔管后即刻和拔管后 30 min 时 OAA/S 评分降低,PACU 期间芬太尼使用率和芬太尼用量降低,恶心呕吐发生率升高,术中降压药使用率升高($P<0.05$ 或 $P<0.01$);两组术前及术后 1 h 时 MMSE 评分均在 24 分以上;两组诱导过程中胸壁强直、咳嗽和喉痉挛和窒息感的发生率、患者对麻醉满意率差异无统计学意义($P>0.05$)。表明腹腔镜胆囊切除术患者丙泊酚复合瑞芬太尼麻醉或七氟烷麻醉的效果较好,两种麻醉方法之间无绝对的优势。

(余喜亚)

述评 丙泊酚复合瑞芬太尼的全凭静脉麻醉与七氟烷的吸入麻醉均属目前临床最常用的麻醉方式,具体评价两种麻醉方式的优劣常常受到给药方式的选择、给药剂量的差异、操作者的个人偏好以及麻醉苏醒的具体过程等诸多因素的影响有关。实际上,两者之间并无显著性的优劣差异。该研究再次验证了两种麻醉方式临床应用的有效性和可靠性,对指导两种麻醉方法的临床应用有一定的参考价值。

(倪 文)

不同麻醉对术前化疗乳腺癌根治术患者细胞免疫功能影响的比较[中华麻醉学杂志,2009,29(7):588] 张广华等比较了不同麻醉对术前化疗乳腺癌根治术患者细胞免疫功能的影响。研究选择拟行乳腺癌根治术患者 60 例,年龄 28~64 岁,体重 55~70 kg,ASA Ⅰ或Ⅱ级,临床病理分期Ⅰ或Ⅱ期。术前进行环磷酰胺-表阿霉素-氟尿嘧啶辅助化疗患者 30 例,随机分为 CP 组和 CS 组($n=15$);术前未化疗患者 30 例,随机分为 NCP 组和 NCS 组($n=15$)。CP 组和 NCP 组术中静脉输注丙泊酚 4~6 mg/(kg·h),CS 组和 NCS 组术中吸入七氟烷维持麻醉,呼气末浓度为 1.5%~2.5%。分别于化疗前、麻醉前、术毕即刻、术后 72 h 时抽取外周静脉血,采用流式细胞仪检测 T 淋巴细胞亚群及自然杀伤细胞(NK 细胞)水平,计算 $CD4^+/CD8^+$,采用

RT-PCR 法检测血浆 CK19 mRNA 表达，计算患者肿瘤细胞微转移发生率。研究发现与化疗前比较，乳腺癌患者麻醉前、术毕即刻及术后 72 时 $CD3^+$、$CD8^+$ 和 NK 细胞水平降低（$P<0.05$）；与麻醉前比较，CP 组术毕即刻 $CD8^+$ 和术后 72 h 时 NK 细胞水平降低，CS 组术毕即刻和术后 72 h 时 $CD4^+$ 及 NK 细胞水平降低（$P<0.05$）；与 CP 组比较，CS 组术毕即刻 $CD4^+$/$CD8^+$、术毕即刻和术后 72 h 时 $CD4^+$ 和 NK 细胞水平降低（$P<0.05$）；与 NCP 组比较，NCS 组术毕即刻和术后 72 h 时 $CD4^+$ 和 NK 细胞水平降低（$P<0.05$）；各组患者肿瘤细胞微转移发生率差异无统计学意义（$P>0.05$）。表明与丙泊酚复合麻醉相比，七氟烷复合麻醉对术前化疗乳腺癌根治术患者的细胞免疫功能的抑制作用较强。

（杨 涛）

述评 恶性肿瘤患者围术期的免疫功能抑制一直广受关注，但不同麻醉方法、麻醉药物和手术本身究竟何者影响更显著的问题尚无定论。本研究发现丙泊酚麻醉于术后早期对乳腺癌患者的免疫功能影响在一定程度上要低于七氟烷，似有一定临床指导意义。但文中未交代单纯丙泊酚麻醉如何维持术中足够的麻醉深度，以及此种程度的影响是否具有临床显著意义；两种药物更长程的影响也需进一步观察。

（倪 文）

胸段硬膜外阻滞复合七氟醚麻醉对兔缺氧性肺损伤时炎症因子的影响［复旦学报（医学版），2009，36（2）：182］ 仓静等观察了胸段硬膜外阻滞复合七氟烷麻醉对兔缺氧性肺损伤时炎症因子的影响。将健康的新西兰大白兔 28 只，随机分为 4 组（$n=7$）：对照组（C 组）、缺氧组（H 组）、七氟烷组（S 组）和硬膜外复合七氟烷组（ES 组）。ES 组硬膜外导管首剂注入 1% 利多卡因 3 mg/kg，此后每小时追加该剂量。麻醉后气管插管，机械通气，H 组、S 组和 ES 组吸入 14% 的氮氧混合气体，直至 $PaO_2/FiO_2<300$，急性肺损伤（ALI）模型建立，并于自主呼吸（T_0），模型建立后 15 min、30 min、1 h、2 h 和 3 h（T_{1-5}）测 PaO_2。C 组始终吸入 21% 的氧气，并于相应时点测 PaO_2。于 T_0 和 T_5 时抽右颈动脉血 5 ml，测血清 IL-6、IL-8 和 IL-10 浓度。结果 H 组、S 组和 ES 组在缺氧 15 min 后建立急性肺损伤模型。H 组 T_5 时的 IL-6 和 IL-8 分别为（94.1±15.1）和（59.5±14.9）pg/ml，S 组此时的 IL-6 和 IL-8 分别为（90.2±17.3）和（53.9±8.7）pg/ml，均较 T_0 时显著升高（$P<0.05$）。两组 T_5 时的 IL-10 分别为（24.9±7.6）和（25.2±4.9）pg/ml，较 T_0 时显著降低（$P<0.05$）。ES 组 T_5 时的 IL-6 为（56.2±19.9）pg/ml，显著低于 H 组和 S 组（$P<0.05$），较 C 组无显著差异（$P>0.05$），H 组和 S 组该时点的 IL-6 浓度显著高于 C 组（$P<0.05$）。表明胸段硬膜外阻滞复合七氟烷麻醉可抑制兔缺氧性肺损伤时的炎症反应。

（范晓华）

述评 急性肺损伤是各种致病因素引起的肺毛细血管内皮及肺泡上皮损伤为主的肺部炎性综合征，是严重感染或创伤所激活的单核巨噬细胞全身炎症反应在肺组织的局部体现。促炎介质与抗炎介质的不平衡将加重炎症反应，促进急性肺损伤的发生发展。此研究结果示胸段硬膜外阻滞复合七氟烷可以抑制致炎症因子 IL-6 和 IL-8 的上升并减轻抗炎因子 IL-10 的下降，因此作者认为胸段硬膜外阻滞复合七氟烷可以减轻全身炎症反应，对机体具有一定的保护作用。但文章并没有对不同分组的肺组织进行组织学检查分析，故不能认为胸段硬膜外阻滞复合七氟烷就能降低缺氧对急性肺损伤的损害作用。

（朱科明）

急性高容量血液稀释对患者靶控输注丙泊酚意识消失时 EC_{50} 的影响［中华麻醉学杂志，2008，28（10）：901］ 李治松等观察了急性高容量血液稀释（AHHD）对患者靶控输注（TCI）丙泊酚意识消失时 EC_{50} 的影响。将择期行脊柱手术或全髋置换术患者 60 例，年龄 18～64 岁，ASA Ⅰ 或 Ⅱ 级，随机分为 4 组（$n=15$）：丙泊酚血浆靶浓度输注组（Tp 组）、丙泊酚效应室靶浓度输注组（Te 组）、AHHD+Tp 组和 AHHD+Te 组。入室后经 30 min 外周静脉输注乳酸钠林格液 0.7 ml/（kg·h），AHHD+Tp 组和 AHHD+Te 组同时经颈内静脉输注 4% 琥珀酰明胶 15 ml/kg 行 AHHD。AHHD 结束后 TCI 丙泊酚，初始靶浓度为 1.2 μg/ml，到达该浓度 30 s 后，采用警觉/镇静评分（OAA/S）评价患者的意识状态，然后以 0.3 μg/ml 的浓度梯度增加靶浓度，直至患者意识消失（OAA/S=0 分），记录此时丙泊酚的血浆靶浓度和效应室靶浓度。采用概率单位法计算丙泊酚意识消失时的 EC_{50} 及其 95% 可信区间（CI）。结果 Tp 组、Te 组、AHHD+Tp 组和 AHHD+Te 组意识消失时丙泊酚的 EC_{50} 及其 95%CI 分别为 3.74（3.46～4.16）、2.32（2.17～2.42）、4.12（3.81～4.32）、2.38（2.14～2.56）μg/ml。与 Tp 组比较，AHHD+Tp 组意识消失时丙泊酚的 EC_{50} 升高（$P<0.05$）；与 Te 组相比，AHHD+Te 组意识消失时丙泊酚的 EC_{50} 差异无统计学意义（$P>0.05$）。提示 AHHD 可升高患者 TCI 丙泊酚意识消失时血浆靶浓度的 EC_{50}，对效应室靶浓度的 EC_{50} 无影响。

（范晓华）

述评 急性高容量血液稀释（AHHD）在稳定围

术期血流动力学、节约用血的同时,也会引起一系列的生理改变,尤其是改变药物的药代动力学和药效动力学。此研究结果示 AHHD 可增加 TCI 丙泊酚意识消失时血浆靶浓度的 EC_{50},对效应室靶浓度的 EC_{50} 无影响,提示血液稀释主要影响丙泊酚的血浆靶浓度,对效应室靶浓度无影响。本文对于临床应用 TCI 时有一定的借鉴作用,但其机制尚需进一步研究。

(朱科明)

不同液体术前急性高容量血液稀释急对深静脉血栓病人血液流变学的影响[中华麻醉学杂志,2009,29(6):510] 王宇恒等观察了不同液体术前急性高容量血液稀释(AHH)对深静脉血栓患者血液流变学的影响。将拟行股静脉取栓术患者 30 例,年龄 40~64 岁,栓塞时间<48 h,随机分为 3 组($n=10$):生理盐水组(NS组)、羟乙基淀粉组(HES组)和琥珀酰明胶组(GEL组)。麻醉诱导前分别静脉输注生理盐水、6%羟乙基淀粉(HES,200/0.5)或琥珀酰明胶 40 min,输注速率 20 ml/(kg·h)。分别于 AHH 前、后即刻采集静脉血样 5 ml,测定全血黏度高切变率、全血黏度低切变率、血浆黏度、血细胞比容、红细胞聚集指数和变形指数,并记录 MAP、HR 和 SpO_2。记录术中输液量和输血量。结果 AHH 前、后 3 组血流动力学指标均在正常范围内。与 NS 组比较,HES 组 AHH 后即刻全血黏度高切变率、全血黏度低切变率和红细胞聚集指数降低,血浆黏度和红细胞变形指数升高,GEL 组 AHH 后即刻全血黏度高切变率和低切变率降低,血浆黏度升高($P<0.05$ 或 $P<0.01$);与 HES 组比较,GEL 组全血黏度低切变率、红细胞聚集指数升高,红细胞变形指数降低($P<0.01$)。表明 6%羟乙基淀粉(200/0.5)和琥珀酰明胶术前 AHH 改善深静脉血栓患者血液流变学状态的效果优于生理盐水,且 6%羟乙基淀粉的效果更优,可改善该类患者血液流动缓慢和血液高凝状态,降低了再次发生血栓的危险。

(范晓华)

述评 深静脉血栓形成的诱因包括静脉淤滞、血管内膜损伤、血液高凝状态等,术前急性高容量血液稀释可改善非血栓患者血液流变学,改善凝血功能,预防术中深静脉血栓的形成,并达到节约用血和血液保护的目的。本研究结果示 6%羟乙基淀粉的效果更优,可改善该类患者血液流动缓慢和血液高凝状态,降低了再次发生血栓的危险。对于临床应用羟乙基淀粉预防深静脉血栓形成有一定的指导意义,但淀粉胶体与动物胶体对红细胞聚集指数及变形指数的不同影响机制仍有待进一步确定。

(朱科明)

门静脉高压犬肝缺血-再灌注时肺循环血液动力学及 NO/ET 和 PGI_2/TXA_2 的变化[中华麻醉学杂志,2009,29(5):401] 黑子清等研究了门静脉高压犬肝缺血-再灌注时肺循环血液(流)动力学及肺循环一氧化氮(NO)/内皮素(ET)和前列腺素 I_2(PGI_2)/血栓素 A_2(TXA_2)的变化。将健康家犬 12 只,雌雄不拘,体重 10~18 kg,随机分为 2 组($n=6$):对照组和模型组。模型组采用部分结扎门静脉的方法建立犬门静脉高压模型,12 周后完全阻断门静脉、肝后下腔静脉 30 min,再灌注 60 min 制备肝缺血-再灌注模型。于第 2 次麻醉后即刻、肝缺血前即刻、缺血 5、30 min、再灌注前即刻、再灌注 5、10、15、30 和 60 min($T_{1\sim10}$)时记录心率(HR)、心输出量(CO)、中心静脉压(CVP)、肺动脉楔压(PAWP)和平均肺动脉压(MPAP),计算心脏指数(CI)、肺血管阻力(PVR)和肺血管阻力指数(PVRI),并计算 $T_{2\sim10}$ 时 CI、CVP、MPAP、PAWP 和 PVRI 相对于 T_1 的变化幅度;于 T_2、T_4 和 T_9 时测定肺动脉血浆 NO、ET、TXA_2 和 PGI_2 的浓度,并计算 NO/ET 和 PGI_2/TXA_2 比值。结果两组肝缺血时 CI、CVP、PVRI、PAWP 和 MPAP 均降低,且模型组 CI、CVP、PAWP、MPAP 降低幅度低于对照组,两组再灌注时 CVP、PAWP、MPAP 和 PVRI 均升高,且模型组 PAWP 和 PVRI 升高幅度高于对照组($P<0.05$ 或 $P<0.01$);模型组肝缺血-再灌注时肺动脉血浆 NO 浓度、NO/ET 比值和肝缺血时肺动脉血浆 TXA_2 浓度、PGI_2/TXA_2 比值均低于对照组($P<0.01$)。模型组 PVR 与肺动脉血浆 NO 浓度呈负相关($r=-0.567$,$P<0.05$)。表明门静脉高压犬肝缺血-再灌注时肺动脉压升高,可能与肺循环 NO 水平降低、NO 与 ET 失衡有关。

(范晓华)

述评 终末期肝病患者多并发门静脉高压,肝移植围术期肺循环血流动力学变化明显,持续时间较长,严重者还可并发肺动脉高压。此研究结果提示门静脉高压犬肝缺血-再灌注时肺动脉压升高可能与肺循环 NO 水平降低和 NO 与 ET 失衡有关,而肺循环中血管活性介质是由肺循环本身产生的还是门脉系统或其他部位产生,亦或是因为肝缺血导致这些内源性激素的灭活相对减少所致仍需进一步探讨。

(朱科明)

鞘内注射 DREAM-shRNA 对神经病理性痛大鼠脊髓背角 p-CREB 表达的影响[中华麻醉学杂志,2009,29(8):708] 于鹏等研究了鞘内注射转录因子下游调控元件拮抗因子-短发夹 RNA(DREAM-shRNA)对神经病理性痛大鼠脊髓背角磷酸化环磷酸腺苷反应元件结合蛋白(p-CREB)表达的影响。将成年健康雄性 SD 大鼠,体重 280~320 g,采用坐骨神经慢性压迫(CCI)法建立大鼠神经病理性痛模型,于 CCI 后第 3 天鞘内置管。取鞘内置管成功的大鼠 24 只,随机分为 4 组,每组 6 只,假手术组(S 组):仅暴露坐骨神经,不结扎;神经病理性痛组(NP 组):于 CCI 后第 8 天鞘内注射生理盐水 10 μl;RNA 干扰组(RNAi 组):于 CCI 后第 8 天鞘内注射 DREAM-shRNA 5 μl 和生理盐水 5 μl;空白载体组(BV 组):于 CCI 后第 8 天鞘内注射慢病毒空白载体 5 μl 和生理盐水 5 μl,各组连续注射 7 d。于 CCI 前 1 d(T_0,基础状态)、CCI 后第 7~14 天($T_{1\sim8}$)时测定机械痛阈。于 CCI 后第 15 天时测定脊髓背角绿色荧光蛋白(GFP)和 p-CREB 的表达水平。结果与基础值比较,各组各时点机械痛阈降低($P<0.05$ 或 $P<0.01$);与 T_1 时比较,NP 组和 BV 组 $T_{5\sim8}$ 时机械痛阈降低,RNAi 组 T_8 时机械痛阈升高($P<0.05$ 或 $P<0.01$);与 S 组比较,NP 组和 BV 组机械痛阈降低,RNAi 组 T_2 时机械痛阈降低,T_8 时升高,NP 组、RNAi 组和 BV 组脊髓背角 p-CREB 表达上调($P<0.05$);与 NP 组比较,RNAi 组 $T_{6\sim8}$ 时机械痛阈升高,脊髓背角 p-CREB 表达下调($P<0.05$)。RNAi 组脊髓背角可见大量绿色荧光,即 GFP 表达阳性,其余 3 组脊髓背角未见绿色荧光,即 GFP 无表达。表明鞘内注射 DREAM-shRNA 缓解大鼠神经病理性痛的机制可能与抑制脊髓背角 p-CREB 的表达有关。

(范晓华)

述评 神经病理性疼痛是最常见、最顽固、最难治的慢性痛,严重危害人类健康和影响生活质量。关于神经病理性疼痛机制的研究,仍是热点问题之一,目前大量文献表明胶原细胞激活与神经病理性疼痛有关。本文采用 CCI 模型通过鞘内注射转录因子下游调控元件拮抗因子-短发夹 RNA 对神经病理性痛大鼠脊髓背角磷酸化环磷酸腺苷反应元件结合蛋白(p-CREB)表达的影响,结果表明缓解大鼠神经病理性痛的机制可能与抑制脊髓背角 p-CREB 的表达有关,但还需要进一步深入的研究。

(熊源长)

COX-1 和 COX-2 在 p38MAPK 诱发大鼠切口痛中的作用[中华麻醉学杂志,2009,29(5):427] 胡兴国等研究了脊髓背角环氧化酶-1(COX-1)和 COX-2 在 p38 丝裂原活化蛋白激酶(p38MAPK)诱发大鼠切口痛中的作用。雄性 SD 大鼠,体重 250~300 g,选择鞘内置管成功的大鼠 112 只,随机分为 4 组($n=28$):假手术组(S 组)、切口痛组(IP 组)、二甲基亚砜组(DMSO 组)和 p38MAPK 特异性抑制剂 SB203580 组(SB203580 组)。S 组鞘内注射 0.9% 生理盐水 20 μl 后,吸入异氟烷(呼气末浓度 1.4%)5 min,不做手术;IP 组术前 10 min 鞘内注射 0.9% 生理盐水 20 μl;DMSO 组和 SB203580 组术前 10 min 分别鞘内注射 2%DMSO(SB203580 的溶媒)10 μl 和 SB20358030 μg(10 μl),然后用 0.9% 生理盐水 10 μl 冲洗导管。于鞘内置管后 5 d,制备大鼠左后足切口痛模型。各组于术前 1 h,术后 2、3、6 h 和 1、2、3、5 d 时,测定机械缩足反射阈值(MWT)和热刺激缩足反射潜伏期(TWL)。各组于术后 2、3、6 h 和 1、2、3、5 d 痛阈测定结束后各处死 4 只大鼠,采用 Western 印迹法测定脊髓背角 COX-1 和 COX-2 的表达水平。结果与 S 组比较,IP 组和 DMSO 组术后 2 h 至 2 d 时 MWT 降低,术后 2 h 至 3 d 时 TWL 缩短,IP 组、DMSO 组和 SB203580 组术后 3 h 至 3 d 脊髓背角 COX-1 表达上调($P<0.05$);与 IP 组和 DMSO 组比较,SB203580 组术后 2 h 至 1 d 时 MWT 升高,术后 2 h 至 2 d 时 TWL 延长,术后 6 h 至 2 d 脊髓背角 COX-1 表达下调($P<0.05$);4 组术后各时点脊髓背角 COX-2 表达差异无统计学意义($P>0.05$)。表明 p38MAPK 诱发大鼠切口痛与脊髓背角 COX-1 有关,与 COX-2 无关。

(范晓华)

述评 疼痛的机制非常复杂,不同的病因其机制也不同。本文研究表明 p38MAPK 诱发大鼠切口痛与脊髓背角 COX-1 有关,与 COX-2 无关。这为对该类疼痛更加有针对性地治疗以提高疗效提供了实验依据。

(熊源长)

舒芬太尼两种注射方式预防老年患者瑞芬太尼复合麻醉后早期疼痛的比较[上海医学,2009,32(8):694] 陈辉等比较了手术结束前靶控输注或单次静脉注射舒芬太尼预防行腹部手术的老年患者瑞芬太尼复合麻醉后早期疼痛的效果。将 70 例行腹部手术的老年患者随机分为靶控输注组(T 组)和单次静脉注射组(S 组),每组 35 例。两组均予丙泊酚复合瑞芬太尼全凭静脉麻醉。术毕前 30 min,T 组靶控输注舒芬太尼,效应室浓度保持在 0.2 μg/L 直至术毕;S 组单次静脉注射舒芬太尼 0.4 μg/kg。记录两组舒芬太尼注射前及注射后 3、5、10 min 的心率和平均动脉压,术后睁眼时间、拔管时间、首次出现疼痛时间,患者拔管后 15、30、45 min 的 Ramsay 镇静评分(RSS 评分)和疼痛视觉模拟评分(VAS 评分),以及术后并发症的情况。结果 S 组舒芬太尼注射后 3、5、10 min 的心率较注射前显著减慢,平均动脉压较注射前显著降低(P 均 <0.01);T 组各时间点心率和平均动脉压的差异均无统计学意义(P 均 >0.05)。T 组术中舒芬太尼总使用量显著少于 S 组($P<0.01$)。两组间开始输注舒芬太尼的时间、睁眼时间、拔管时间、首次疼痛时间的差异均

无统计学意义（P 均>0.05）。T 组患者拔管后 15、30 min 的 RSS 评分显著低于 S 组（P<0.01）；拔管后 45 min,两组间差异无统计学意义（P>0.05）。两组间各时间点 VAS 评分的差异均无统计学意义（P 均>0.05）。两组间术后呼吸抑制、恶心呕吐、瘙痒等并发症发生率的差异均无统计学意义（P 均>0.05）。表明瑞芬太尼复合麻醉下老年腹部手术患者术毕前 30 min 靶控输注舒芬太尼,效应室浓度 0.2 μg/L 至术毕,可获得与单次静脉注射 0.4 μg/kg 相似的疼痛预防效果,且注射前后血流动力学波动更小,术后苏醒质量更高。

（范晓华）

述评 面对老年化社会的到来,老年患者的麻醉质量和安全问题越来越引起麻醉医生的高度重视。舒芬太尼因其镇痛强、作用时间长等特点,近几年在国内逐渐普遍应用起来。本文比较了手术结束前靶控输注或单次静脉注射舒芬太尼预防行腹部手术的老年患者瑞芬太尼复合麻醉后早期疼痛的效果。结果表明靶控输注与单次静脉注射预防效果一致,并且血流动力学波动更小,术后苏醒质量更高。本文为合理应用舒芬太尼提供了依据。

（熊源长）

小剂量纳洛酮复合舒芬太尼、罗哌卡因用于老年全髋置换患者术后硬膜外自控镇痛[第二军医大学学报,2009,30(1):65] 宁慧杰等研究了硬膜外小剂量纳洛酮复合舒芬太尼、罗哌卡因用于老年全髋置换患者术后硬膜外自控镇痛（PCEA）的效果及安全性。将 60 例 ASA Ⅰ～Ⅱ级老年全髋置换患者随机分为 2 组（n=30）,分别采用 0.15% 罗哌卡因+0.5 μg/ml 舒芬太尼（C 组）和 0.15% 罗哌卡因+0.5 μg/ml 舒芬太尼+0.09 μg/(kg·ml) 纳洛酮（N 组）进行 PCEA。双盲随访两组患者,记录镇痛开始后 2、6、12、24 h 视觉模拟评分（VAS）,评价镇痛效果,并记录手术后恶心呕吐、皮肤瘙痒、过度镇静、呼吸抑制和低血压等不良反应的发生情况。结果镇痛后 6、12、24 h,N 组 VAS 评分明显低于 C 组（P<0.01）；N 组患者恶心呕吐的发生率明显低于 C 组（P<0.05）；两组患者其他不良反应无统计学差异；两组患者镇痛期间生命体征平稳,未发生呼吸抑制和低血压。表明硬膜外小剂量纳洛酮可增强舒芬太尼的镇痛作用,小剂量纳洛酮复合舒芬太尼、罗哌卡因用于老年人全髋置换术后 PCEA 镇痛效果好,恶心呕吐发生率低,低血压、过度镇静和呼吸抑制等不良反应发生率低,有利于患者在术后早期功能锻炼,减少疼痛所致的应激反应,加速术后恢复,在完善术后监测的同时可安全、有效地用于老年人全髋置换术后 PCEA。

（范晓华）

述评 术后硬膜外自控镇痛已开展多年,取得了满意的镇痛效果,但恶心呕吐、皮肤瘙痒、过度镇静、呼吸抑制和低血压等不良反应的发生率还比较高。本文研究了硬膜外小剂量纳洛酮复合舒芬太尼、罗哌卡因用于老年全髋置换患者术后硬膜外自控镇痛（PCEA）的效果及安全性,取得了满意的效果。但值得注意的是纳洛酮的用量以及和舒芬太尼合用的量效关系及对镇痛及不良反应的影响,需要进一步研究。

（熊源长）

氟比洛芬酯超前镇痛效果及其对开胸患者术后肺功能影响的评价[吉林大学学报（医学版）,2009,35(3):515] 李艳辉等观察了氟比洛芬酯的超前镇痛效果及对开胸患者术后肺功能的影响。将 20 例 ASA Ⅰ～Ⅱ级开胸手术患者随机分为氟比洛芬酯组（实验组,n=10）和对照组（n=10）,于切皮前 15 min,实验组静脉滴注氟比洛芬酯 5 ml（50 mg）,对照组静脉滴注生理盐水 5 ml,观察两组术后 4、8、12、24 和 48 h 视觉模拟评分（VAS）及不良反应的发生率,记录 PCA 泵按压次数,计算单位时间舒芬太尼用量。测量术前及术后 24 h 和 48 h 肺功能（FVC、FEV_1、MMEF）。结果显示:术后 4、8、12、24 和 48 h 实验组 VAS 均低于对照组（P<0.05）,术后单位时间舒芬太尼用量实验组明显低于对照组（P<0.05）。术后 PCA 泵手动按压及有效按压次数实验组均少于对照组（P<0.05）。术后 4、8、12、24 和 48 h 两组肺功能参数均低于术前值,术后 24 h 和 48 h 肺功能值对照组均低于实验组,但差异无显著性（P>0.05）。术后两组恶心、呕吐等不良反应发生率差异无显著性（P>0.05）。表明氟比洛芬酯应用于开胸患者具有超前镇痛的作用,且术前单次应用不增加胃肠道并发症的发生率,从肺功能改善情况看,其超前镇痛效果不具有临床意义。

（范晓华）

述评 超前镇痛这一概念于 1983 年由哈佛医学院神经重塑研究小组的 Woolf CJ 教授在 Nature 杂志上首次提出。以后随着临床和基础机制的研究进展,超前镇痛的内涵也不断地改变着,同时也引发了大量的争论。有报道静脉阿片类超前镇痛经过大型的 Meta 分析的确没有很大的作用,但是硬膜外阿片类药物还是体现了很好的超前镇痛和镇痛的效果。本文提示滴注氟比洛芬酯具有超前镇痛的作用,是否与氟比洛芬酯靶向作用机制有关还有待于进一步证实。

（熊源长）

甲状腺、甲状旁腺

本年度收集到论文192篇,纳入一年回顾62篇,占32.29%;收入文选10篇,占5.21%。

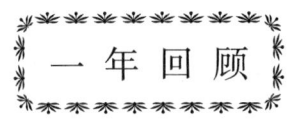

一年回顾

一、甲状腺

(一) 甲状腺癌

1. 临床基础研究

王雅辉等[1]观察了抑癌基因Tat作用蛋白30(TIP30)基因在甲状腺乳头状癌中的表达情况。采用免疫组织化学法检测30例临床确诊的甲状腺乳头状癌患者的癌组织和距肿瘤1~2 cm以远并经病理证实非癌的癌旁组织标本中TIP30蛋白的表达,用染色指数和平均吸光度值两个指标表示TIP30蛋白的表达量。发现TIP30蛋白主要表达于细胞膜与细胞质中,呈棕黄色颗粒。TIP30蛋白在癌旁组织中有21例呈阳性表达,阳性率70.0%,9例(30.0%)呈阴性;在癌组织中11例呈阳性表达,阳性率36.7%,19例(63.3%)呈阴性;两者间比较差异有统计学意义($P<0.05$);而TIP30蛋白在癌组织中的表达与患者的年龄及性别无关。TIP30蛋白在癌组织中表达的平均吸光度值也明显低于癌旁组织。这初步表明TIP30蛋白在甲状腺乳头状癌中表达减少或缺失,为以后甲状腺乳头状癌的基因治疗提供了理论支持。王逸君等[2]探讨了乳腺丝氨酸蛋白酶抑制剂Maspin蛋白在甲状腺癌中的表达和临床意义。应用免疫组织化学法SP法检测甲状腺癌组织和甲状腺良性组织中Maspin蛋白和P53蛋白的表达情况,并结合相关病理资料和随访资料进行分析。结果发现Maspin蛋白在甲状腺癌中阳性表达率为48.5%,而在甲状腺良性病变和正常甲状腺组织中均不表达,差异均有统计学意义($P<0.01$)。Maspin蛋白表达与甲状腺癌的病理类型、UICC分期以及淋巴结转移有关,随着甲状腺癌恶性程度的升高和淋巴结转移,Maspin蛋白表达下降,提示Maspin在甲状腺癌中同样具有抑制肿瘤浸润的作用。Maspin与P53蛋白表达存在着负相关性($r=-0.606, P<0.001$),但Maspin与P53蛋白表达阳性及阴性的甲状腺癌患者术后总生存率间无显著性差异。王新杰等[3]采用免疫组化法分别检测甲状腺乳头状癌(PTC)和结节性甲状腺肿伴乳头状增生组织中高分子量细胞角蛋白(34βE12)及上皮钙黏蛋白(E-cadherin)的表达情况,结果发现34βE12表达以甲状腺乳头状癌有淋巴结转移最强(100%),无淋巴结转移较低(81.8%),甲状腺乳头状增生最低(26.7%),三组有统计学差异($P<0.01$)。E-Cadherin表达以甲状腺乳头状增生最强(100%),甲状腺乳头状癌无淋巴结转移较低(36.4%),有淋巴结转移更低(10%),三组间有统计学差异($P<0.01$)。根据两种蛋白表达阳性率行统计学分析,结果显示:(34βE12)和E-cadherin两种蛋白表达强度间无相关性。作者指出:甲状腺乳头状癌组织中34βE12表达率增高,而E-cadherin表达率低,说明两者共同影响甲状腺乳头状癌的发生发展过程。联合检测E-cadherin、34βE12对于甲状腺乳头状癌的临床诊断具有重要的指导作用。E-cadherin作为一种肿瘤浸润和转移的抑制因子,其表达水平与甲状腺癌的分化程度、浸润和转移密切相关,可作为预测淋巴结转移及肿瘤预后的参考指标。孙咏梅等[4]分别在mRNA和蛋白质水平检测乳头状甲状腺癌组织中骨桥蛋白(osteopontin, OPN)的表达。共收集48例新鲜的乳头状甲状腺癌组织,采用实时荧光定量PCR法检测OPN mRNA的表达,通过免疫组织化学方法检测组织中OPN的表达,并同时检测30例甲状腺良性病变及20例正常甲状腺组织作为对照。结果发现乳头状甲状腺癌组织中OPN mRNA的表达水平(56.82±49.16)高于甲状腺良性病变组织(19.72±28.56)及正

常甲状腺组织(13.76±20.65)。免疫组织化学结果表明，OPN主要定位于癌细胞的细胞质，OPN蛋白表达结果与mRNA基本一致。OPN mRNA的表达与乳头状甲状腺癌的瘤灶数目、瘤体大小、肿瘤淋巴结转移及肿瘤临床分期无明显相关性($P>0.05$)。乳头状甲状腺癌OPN mRNA的表达量与病理砂粒体的存在相关，病理发现砂粒体的乳头状甲状腺癌OPN mRNA的表达高于未发现砂粒体者($P<0.05$)，推测OPN可能参与了癌组织的钙化过程，在肿瘤发生、发展过程中发挥了多方面的作用。刘畅等[5]采用免疫组织化学法，检测56例甲状腺癌、15例甲状腺腺瘤及14例甲状腺患者正常组织中S100A13及FGF-1的表达。发现S100A13表达阳性率分别为甲状腺癌91.1%、甲状腺腺瘤66.7%、甲状腺正常组织64.3%；FGF-1表达阳性率分别为89.3%、60.0%、57.1%；甲状腺癌组与其他各组比较均有显著性差异($P<0.05$)。FGF-1在乳头状癌中阳性表达率(100.0%)高于髓样癌(69.2%)($P<0.05$)，与甲状腺滤泡癌(84.6%)比较无显著性差异。S100A13、FGF-1在有淋巴结转移的甲状腺癌组织中的强阳性表达率，均显著高于无淋巴结转移的甲状腺癌组织。因此，联合检测S100A13与FGF-1表达对鉴别甲状腺癌具有重要意义，两者表达水平可能与甲状腺癌的发生及转移相关。田尤新等[6]采用免疫组化法检测64例甲状腺癌组织标本的血管内皮生长因子(VEGF)、血管内皮生长因子C(VEGF-C)、CD34的表达，按欧洲癌症治疗研究组织的甲状腺癌预后指数计算法计算甲状腺癌患者的预后指数，研究VEGF、VEGF-C的表达与预后指数及甲状腺癌中微血管密度(MVD)的关系发现，随着VEGF及VEGF-C表达的增高，MVD显著增高。甲状腺癌组织中VEGF、VEGF-C、MVD与预后指数之间均存在显著的正相关关系。由此得出结论，VEGF、VEGF-C的表达水平反映甲状腺癌组织中微血管的形成情况，可用作甲状腺癌的预后辅助指标。刘涓等[7]采用免疫组织化学法检测46例乳头状甲状腺癌组织和26例正常甲状腺组织细胞周期素H的蛋白表达，结果发现：乳头状甲状腺癌组织和正常甲状腺组织之间，细胞周期素H的阳性表达差异有显著性；正常甲状腺组织中细胞周期素H有少量表达，在乳头状甲状腺癌组织中表达明显升高，提示细胞周期素H的表达发生在乳头状甲状腺癌恶性转化的早期。研究还发现有淋巴结转移的乳头状甲状腺癌组织细胞周期素H阳性表达远高于无淋巴结转移者，差异也有显著性，提示细胞周期素H不但参与原位肿瘤形成过程的调节，促进其发展，可能还参与癌细胞转移过程的调节，在转移过程中发挥作用，可能是影响乳头状甲状腺癌预后的重要分子学指标。钟源等[8]应用免疫组织化学法检测66例甲状腺手术切除标本的C-erbB-2表达，发现C-erbB-2在正常甲状腺组织中不表达，在甲状腺良性疾病中表达阳性率为13.95%(6/43)，甲状腺癌中阳性率为39.13%(9/23)，两者差异有统计学意义($P<0.025$)。在甲状腺良恶性疾病中，C-erbB-2的阳性表达与患者性别、年龄、肿瘤部位均无关，C-erbB-2的阳性表达与甲状腺癌肿瘤大小显著相关，而与甲状腺癌的淋巴结转移无显著相关性。

2. 诊断

郑冬梅等[9]回顾性分析了1 474例接受手术治疗的甲状腺结节患者临床资料，其中良性者占77.40%，恶性者占22.60%；甲状腺结节以女性高发，但男性恶性率高，男性患者结节的恶性率(28.3%)高于女性患者(21.3%)，差异有统计学意义($P<0.05$)；单、多发结节的甲状腺癌发生率分别为33.1%和27.6%，两者间差异无统计学意义($P=0.287$)。认为超声检查有助于鉴别甲状腺结节的良恶性，结节边缘、内部结构、回声类型、内部微钙化、血流分布、颈淋巴结等超声特征在甲状腺良、恶性结节组的分布有统计学差异($P<0.001$)；而周边缺乏声晕、内部粗钙化在良、恶性结节中的差异无统计学意义(P均>0.05)；术中冷冻检查对于明确甲状腺结节的良、恶性和术式的选择具有关键性作用，是一种较可靠的检查手段。其确诊率为96.0%，诊断甲状腺癌的敏感性为91.9%，假阴性率为0.5%。共发现微小癌67例，有26例发生了淋巴结转移，转移率为38.8%。秦华东等[10]*为探讨超声探测到的甲状腺结节内钙化与甲状腺癌的关系，对比4 186例甲状腺手术患者术前彩色超声检查与术后病理诊断结果，发现甲状腺癌患者甲状腺结节内钙化，微小钙化和非微小钙化的发生率明显高于良性疾病中的发生率。微小钙化对于预测甲状腺癌更有意义，其在年龄≥45岁和年龄<45岁组间比例分别为2.4%和16.8%，差异有统计学意义($P<0.05$)；钙化在不同性别间差异无统计学意义($P>0.05$)；伴钙化的恶性结节在单发与多发组间比例为70.7%和49.1%，差异有统计学意义($P<0.05$)。因此对45岁以上伴钙化的患者应高度警惕恶性可能，单发钙化结节的恶性程度要高于多发钙化结节，伴颈淋巴结钙化的患者应考虑尽早手术治疗。陈刚等[11]回顾性分析了758例甲状腺结节患者术前超声及术后病理检查结果，发现甲状腺恶性肿瘤的钙化发生率为54.17%，而良性病变的钙化发生率只有26.87%，两者的差异有统计学意义。甲状腺结节钙化对恶性肿瘤诊断的敏感性54.17%，特异性73.13%，阳性预测值32.10%，阴性预测值87.18%，优势比3.22(95%CI：2.24～4.63)。钙化率在甲状腺恶性肿瘤中以乳头状癌最高，在良性结

中则为桥本病。李霄阳等[12]对20例怀疑甲状腺乳头状癌的患者分别进行超声造影检查。对其超声造影图像进行分析及利用超声时间-强度(TIC)曲线定量分析甲状腺乳头状癌的血流灌注情况,以评价超声造影在甲状腺乳头状癌诊断中的价值。将甲状腺乳头状癌与结节性甲状腺肿造影结果通过TIC进行分析后发现,造影剂到达时间(AT)、峰值强度(PI)在两者间有显著性差异($P<0.05$),而达峰时间(TTP)无显著性差异。作者认为,恶性结节PI值高于良性结节,支持肿瘤中微血管密度偏高,因此造影剂的使用可以使原先彩色多普勒超声下测不出血流的结节因造影剂的注入表现为富于血流,使超声对恶性结节的敏感性进一步提高,AT值越小,PI值越高,提示恶性可能性越大,但是并非所有的甲状腺腺乳头状癌经造影后均有典型的恶性征象,若肿块较小,则影响超声造影结果,若造影参数刚好位于良恶性结节造影参数重叠范围内时,对诊断良恶性困难,需要结合恶性结节的其他超声特点来综合分析诊断。谭红娜等[13]对比分析手术病理证实的229例甲状腺乳头状癌(PTC)264个病灶、42例甲状腺乳头状微小癌(PTMC)57个病灶和36例非乳头状甲状腺癌(N-PTC)41个病灶的术前CT表现的异同,并与术后病理相对照。结果发现,在PTC中,25.4%(67/264)的病灶和2.9%(24/828)的转移性淋巴结出现囊性改变;囊性变伴明显强化的乳头状壁结节仅在PTC及其转移淋巴结中出现,且分别占囊性病灶和淋巴结的31.3%(21/67)和37.5%(9/24),组织学均显示纤维组织形成的囊壁及其内突起的乳头状肿瘤组织;75.2%(112/149)的PTC和33.3%(5/15)的PTMC钙化形式表现为多发小颗粒状钙化及细钙化,两者差异有统计学意义($P<0.01$)。病灶边界清晰与否、被膜受侵犯及钙化表现在PTC和N-PTC差异均无统计学意义;PTC病灶强化率不如N-PTC,36.6%(94/257)的PTC和54.1%的N-PTC增强病灶表现为明显强化,两者差异有统计学意义($P<0.05$);75.1%(172/229)PTC病例和52.8%(19/36)N-PTC病例发生颈部淋巴结转移,其中80.8%(139/172)的PTC病例和57.9%(11/19)N-PTC病例转移至Ⅵ区淋巴结,PTC与N-PTC发生颈部淋巴结和Ⅵ区淋巴结分别比较,差异均有统计学意义(P均<0.05)。骨、肺等远处转移不常见,但相对PTC(5/229)比N-PTC(5/36)更易发生($P<0.01$)。

3. 儿童甲状腺癌

目前普遍认为儿童及青少年分化型甲状腺癌对放化疗不敏感,治疗主要是以手术为主,结合^{131}I及TSH抑制治疗的综合治疗。但对手术切除的具体范围仍有争议。刘春萍等[14]回顾性分析了37例14岁以下分化型甲状腺癌患者的临床资料,其中甲状腺滤泡状癌1例(2.7%),行双侧甲状腺全切术;甲状腺乳头状癌36例(97.3%),行双侧甲状腺全切及不同范围的颈淋巴结清扫术。术后病理检查,多灶性癌的发生率为32.4%(12/37),其中癌灶分布在双侧24.3%(9/37);淋巴结转移率为91.9%(34/37)。术后总的并发症发生率为5.4%(2/37)。平均随访3.8年,无死亡病例,18.9%(7/37)出现颈淋巴结复发转移,8.1%(3/37)出现远处脏器转移。随访患儿身高、体重均不低于WHO推荐的儿童生长发育标准。作者认为,由于儿童分化型甲状腺癌多为多灶性,且常就诊较晚,伴有淋巴结转移或远处转移,术后需要行^{131}I治疗,因此手术宜行双侧甲状腺全切除术。对有经验的外科医生,甲状腺全切并不会明显增加并发症发生率,术后左旋T_4可完全替代甲状腺功能,不会影响儿童生活及生长发育,且甲状腺全切后Tg水平监测对于甲状腺癌组织复发转移具有更高的敏感性和特异性,更利于术后随访观察。此外,作者不主张行预防性颈淋巴结清扫术,一般仅行选择性或改良的颈淋巴结清扫,以免影响患儿颈部外形及功能。陈锦等[15]则主张整个治疗方案应"宽松适度",而具体手术操作则应"局部彻底而精细"。手术范围根据超声、CT及术前细胞学或术中冰冻病理结果来决定,原发灶的手术要彻底,不能为降低并发症而残留肿瘤。病灶小且局限于一侧腺内者,行腺叶及峡部切除。病灶较大,累及对侧者,行甲状腺次全切或全切,根据肿瘤大小决定是否保留少许腺体及被膜。病灶位于峡部者,可行峡部及双侧腺叶次全切除。术中探查疑为多中心病灶者且双侧受累则需行全甲状腺切除。对已做肿瘤切除或部分腺叶切除者应追加腺叶及峡部切除。并注意颈前带状肌是否与术区腺体粘连而酌情予以一并切除,从而保证"局部彻底"。即使有远位转移也应该积极手术,明确病理诊断的同时为^{131}I内照射治疗做准备,但不主张行预防性颈清术。作者回顾性分析了41例20岁以下青少年甲状腺癌患者的临床资料,所有患者均采用手术治疗,辅以内分泌治疗,4例术后^{131}I内照射治疗。术后病理:乳头状腺癌33例(80.5%),滤泡状腺癌8例(19.5%)。颈部淋巴结阳性者28例(68.3%),肺转移4例。40例随访5年以上,5年生存率95.1%(39/41),20例随访10年以上,10年生存率90.0%(18/20)。

4. 分化型甲状腺癌

(1) 甲状腺癌手术方式:目前对甲状腺癌是否行全甲状腺切除仍有争议。徐少明[16]认为反对者的理由更值得重视。由于分化型甲状腺癌的甲状腺全切除手术效果并不完全优于较小范围甲状腺切除术,且术后甲状旁腺损伤、甲状腺功能丧失、喉返神经损伤等严重并发症明显增加,故全切除术对低危组癌特别是微小癌患者来说是不必要的,属于过度治疗;另外由于国内多灶癌的发病率较低,仅10%,且^{131}I放射治疗甲状腺癌存在适应证和禁忌证的限制,使同位素治疗甲状腺癌实际应用并不广泛,不能成为治疗常规手段,因此并非全部甲状腺癌都需要行全甲状腺切除。作者认为,对甲状腺癌手术治疗应遵循个体化的原则,应从治愈疾病又提高患者长期生存质量两方面考虑,将甲状腺全切除术适应证严格限制为:①双侧或多灶性分化型甲状腺癌、髓样癌;②术后对侧复发癌;③Ⅲ、Ⅳ期甲状腺癌(高危组)、术后需行^{131}I放射治疗者;④可以切除的未分化癌。甲状腺癌手术中常规行术中快速冰冻切片检查,明确病变范围,决定手术方式,提倡尽可能采用甲状腺近全切除,而对于符合甲状腺全切除术适应证的甲状腺癌则应行真正意义上的甲状腺全切除术。由于内镜手术治疗甲状腺癌的彻底性存在缺陷,因此目前多数学者不支持内镜下行甲状腺全切除术。林益凯等[17]*回顾分析了648例首次手术并经病理证实的甲状腺乳头状癌患者的临床病理资料,其中多灶病例168例(25.9%),双侧甲状腺多发病灶117例(69.6%)。比较单灶组与多灶组及多灶组间的临床病理学差异发现,多灶组在男性、甲状腺癌家族史、体检及B超发现颈部淋巴结肿大、B超提示结节钙化灶、颈淋巴结转移及甲状腺外侵犯发生率方面明显高于单灶患者,差异显著。而单灶组在伴有良性甲状腺疾病的比例明显高于多灶组。多灶性甲状腺乳头状癌病例中,男性、体检颈部淋巴结大、肿瘤位于双侧及病灶数目≥3个者倾向于恶性程度较高,表现为肿瘤较大、颈部淋巴结转移或甲状腺外侵犯的比例较高,而伴有良性甲状腺疾病的多灶性癌恶性度相对较低。本组164例(97.6%)获得随访;平均随访46.1个月,总的1、2、5、10年生存期分别为98.2%、97.4%、96.5%、96.5%,根治性切除患者中无肿瘤相关死亡病例。美国癌症联合会(AJCC)分期与预后相关。作者认为,多发病灶的甲状腺乳头状癌生物学恶性度更高,甲状腺全切+中央区淋巴结清扫可视为标准手术方式,在外侧区出现淋巴结肿大时需加行侧方清扫。邓军等[18]为了解甲状腺癌行肿瘤切除术或腺叶次全切除术后的腺体残癌率和颈部淋巴结转移的情况,明确甲状腺癌的切除范围和手术方式,对1996至2005年在外院行腺叶局部切除术或次全切除术后到该院行二次手术治疗的57例甲状腺癌患者进行分析研究后发现,总的肿瘤残存率为49.1%(28/57),原发部位残癌率为29.8%(17/57),术后病理淋巴结转移癌发生率为52.5%(21/40),患侧颈部Ⅵ区淋巴结转移率为35.0%(14/40),二次手术所致喉返神经麻痹的发生率为1.8%(1/57),甲状腺癌颈淋巴结转移与被膜侵犯正相关。由于甲状腺癌行肿块切除或腺叶次全切除术的术后残癌率较高,因此作者认为在无明确病理诊断时,对甲状腺一侧腺叶实性肿块均应行该侧腺叶加峡部切除;双侧结节应根据冷冻情况行一侧腺叶切除和对侧结节剜除或行全甲状腺切除术;峡部结节行峡部加双叶内侧部分切除术。术中冷冻能确诊为髓样癌或滤泡状腺癌,均应行全甲状腺切除术。有被膜侵犯的甲状腺乳头状癌患者应行改良性颈清扫术。术中疑为甲状腺癌时,应常规行颈部Ⅵ区探查,必要时应行该区清扫术。术中喉返神经、气管等重要器官有肿瘤侵犯时,可以从其表面锐性切除。术中常规解剖喉返神经可避免喉返神经损伤。王宇等[19]*回顾分析了86例颈侧区淋巴结阴性(cN0)的甲状腺乳头状微癌(PTMC)患者的临床资料,以寻找PTMC患者Ⅵ区淋巴结转移的风险因素,86例PTMC患者中Ⅵ区淋巴结转移率为46.5%(40/86)。单因素分析发现肿瘤最大径(≥5 mm)、甲状腺包膜或包膜外侵犯、Ⅵ区淋巴结最大径(≥4 mm)与PTMC Ⅵ区淋巴结转移显著相关($P<0.05$);Logistic回归模型多因素分析发现仅肿瘤最大径(≥5 mm)、甲状腺包膜或包膜外侵犯为PTMC Ⅵ区淋巴结转移的独立预测因子($P<0.05$)。因此,对于病理证实的PTMC,特别对于肿瘤最大径≥5 mm或者病灶位于浅表与周围组织粘连甚至侵犯者需常规行Ⅵ区淋巴结清扫。李平等[20]为探讨分化型甲状腺癌患者颈淋巴结转移的模式和规律,将分化型甲状腺癌患者颈清扫标本42例按照颈部分区不同检查淋巴结转移情况,42例标本中平均淋巴结转移数目6.2个。好发的转移部位依次是Ⅵ区(95.24%)、Ⅲ区(69.05%)、Ⅳ区(57.14%)、Ⅱ区(52.38%)和Ⅴ区(19.05%)。副神经以上区域检测到转移占患者总数的7.14%。肿瘤大小和淋巴结转移数目之间存在线性回归关系($P=0.02$),病人年龄和淋巴结转移数目之间存在负相关关系($r=-0.14, P=0.032$)。由于分化型甲状腺癌的患者从颈Ⅱ区到Ⅵ区间都存在很高的淋巴结转移率,因此在颈部淋巴结转移阳性的分化型甲状腺癌患者中行颈部Ⅱ~Ⅵ区清扫是很有必要的。甲状腺原发肿瘤的大小和患者年龄是影响甲状腺癌颈部淋巴结转移数目重要的独立因素。李治等[21]对457例乳头状甲状腺癌患者常规行甲状腺双侧全切加颈深(Ⅲ+Ⅳ区)组及中央(Ⅵ区)组颈部淋巴结清扫术。术后病理显示颈部淋巴结总转移发生率为63.67%(291/457),最常见的淋巴结转移为中央组淋巴结,其转移发生率为59.08%(270/457),其次为颈深组(Ⅲ+Ⅳ区)的淋巴结,转移发生率为29.76%(136/457)。颈部淋巴结转移发生与癌肿大小、局部侵袭情

况显著相关,当癌肿直径>1 cm 或癌肿突破甲状腺包膜、侵犯肌肉时各区淋巴结转移的发生率明显增加($P<0.05$)。因此,初次手术应常规清扫双侧中央组淋巴结,当肿块直径>1 cm 或癌肿突破甲状腺包膜和(或)侵犯肌肉时宜同时清扫同侧的颈深组淋巴结。马斌林等[22]对 22 例临床病理证实的 N0~N1a 期分化型甲状腺癌患者施行保留颈丛感觉支的多功能保留颈清扫术并观察术后神经功能情况。其中保留胸锁乳突肌、颈内静脉、副神经及耳大神经 22 例,保留枕小神经 17 例,锁骨上神经 18 例,颈横动静脉 14 例。所保留的神经功能随访 6 个月内均能恢复,上肢活动良好,无颈部肿瘤复发,22 例患者术后全部耳部感觉良好,下颈部及肩上部无麻木感。因此,颈淋巴清扫术中保留颈外静脉及颈丛神经深支并不影响手术的安全性及彻底性,并可有效改善患者术后颅内和面部的静脉回流,保存肩功能,既达到了治疗目的,又可提高患者术后生活质量。

(2)甲状腺滤泡状癌:刘勤江等[23]通过检测 83 例甲状腺滤泡状癌患者淋巴结微转移情况,探讨甲状腺滤泡状癌各危险组与颈淋巴结微转移的相关性。共检测 432 枚常规病理检查阴性的颈淋巴结,83 例中 16 例(19.3%)58 枚淋巴结有微转移,微转移在低、中和高危组,其发生率分别是 4/39、5/32、7/12,3 组间差异有统计学意义($P<0.001$)。在 16 例微转移阳性的病人中 9 例出现局部复发或远处转移,而 67 例阴性病人中仅 6 例出现局部复发或远处转移,有统科学差异($P<0.001$)。作者认为,由于甲状腺滤泡状癌颈淋巴结微转移与影响预后的危险因素密切相关,高危组微转移发生率最高,预后差,因此对甲状腺滤泡状癌淋巴结微转移者术后应进行^{131}I 治疗。

(3)甲状腺髓样癌:胡朝理等[24]回顾性分析 33 例手术切除的甲状腺髓样癌(MTC)患者的临床资料,分析性别、年龄、肿瘤大小、包膜侵犯、有否远处转移、淋巴结转移、肿瘤分期和是否根治性切除等 8 项临床病理学因素对生存率的影响。MTC 总的 5 年生存率为 63.03%。单因素分析示:年龄、淋巴结转移、远处转移、肿瘤分期和根治切除程度等 5 项指标与预后有关。多因素分析示:不同年龄及不同的根治切除程度,其生存率组间差异有显著性,说明这两种因素与生存率有关,是影响 MTC 患者生存的独立预后因素。

5. 内分泌治疗

马峻峰等[25]等探讨了促甲状腺激素(TSH)抑制疗法在分化型甲状腺癌患者术后治疗中的作用。对 106 例行全或近全甲状腺切除术的分化型甲状腺癌患者术后分别行 TSH 抑制治疗(TSH 抑制治疗组)或甲状腺素替代治疗(甲状腺素替代治疗组),通过 Wilcoxon(Gehan 比分)检验分析比较两组患者的术后无复发和(或)无转移率。结果 TSH 抑制治疗组 3 年、5 年及 10 年的无复发和(或)无转移率分别为 98.31%、92.41%及 75.45%,甲状腺素替代治疗组分别为 93.57%、84.18%及 52.06%,前组明显高于后组($P=0.0465$)。认为 TSH 抑制疗法是分化型甲状腺癌患者全或近全甲状腺切除术后的有效治疗手段。

6. 放射治疗

邓淼等[26]为探讨诊断剂量^{131}I 在分化型甲状腺癌放疗中是否存在顿抑现象,随机将甲状腺切除术后分化型甲状腺癌患者 30 例分为两组,每组 15 例,A 组放疗前(14.8 ± 0.2)MBq^{123}I 诊断性全身核素扫描;B 组放疗前(74.0 ± 0.3)MBq^{131}I 诊断性全身核素扫描。诊断扫描后 24 h 应用 3.7 GBq^{131}I 放疗。6~8 个月后再次核素扫描判断残留组织一次完全去除率并放射免疫法测定血浆甲状腺球蛋白。结果发现:两组患者无论在性别、年龄、病理类型及治疗时间构成差异无统计学意义。放疗残留组织一次完全去除率 A 组 13 例(86.7%),B 组 14 例(93.3%),两组比较差异无统计学意义($P>0.05$);血浆甲状腺球蛋白水平达到正常低限 A 组 12 例(80%),B 组 11 例(73.3%),两组比较差异无统计学意义($P>0.05$)。这一结果证明^{131}I 作为诊断性核素并不影响分化型甲状腺癌残留组织术后放疗一次完全去除率,不存在顿抑现象。放射性粒子植入是近 10 年来治疗恶性肿瘤的放疗新模式。主要依靠立体定向系统将放射性粒子准确地植入瘤体内,通过微型放射源发生持续、短距离的放射线,使肿瘤组织遭受最大程度的杀伤,而正常组织不损伤或仅有微小损伤,从而达到治疗目的。李茂全等[27]采用^{125}I 放射粒子植入治疗 9 例颈部淋巴结转移的肿瘤患者,并评估其短期疗效。其中食管肿瘤 2 例,乳腺肿瘤 2 例,甲状腺肿瘤 2 例,肺肿瘤 3 例。每例颈部转移淋巴结 3 个以下,最大淋巴结直径 1.5~6.5 cm,平均 4.2 cm。^{125}I 放射粒子半衰期为 59.43 d,平均能量 27.4 keV,组织穿透 1.7 cm,初始能率 7 cGy/h,共 211 粒。利用计算机三维肿瘤治疗计划系统(TPS)计算布源后,在 CT 定位下植入^{125}I 放射粒子。术后 2 个月复查 CT 及再次穿刺活检。治疗后 2 个月 9 例中完全缓解(CR)0 例,部分缓解(PR)2 例,无变化(NC)6 例,进展(PD)1 例,总有效率为 88.9%;2 个月内无死亡病例;局部皮肤红肿及破溃 1 例,经换药后好转;无一例发生血管栓塞。术前与术后 2 个月行淋巴结活检,病理明确病灶内肿瘤活性降低。因此,CT 定位引导下能够准确地植入^{125}I 放射粒子并有效地控制肿瘤转移灶的生长,创伤小,并发症少,近期效果好,具有一定的临床应用价值。

7. 甲状腺转移癌

陈红兵等[28]回顾性分析 83 例甲状腺转移癌病例,原发癌依次为食管癌 31 例(37.35%)、肺癌 12 例(14.46%)、喉咽部癌 8 例(9.64%)、肾透明细胞癌 7 例(8.43%)、直肠癌 6 例(7.23%)、黑素瘤 6 例(7.23%)、乳腺癌 3 例(3.61%)、肌肉瘤 3 例(3.61%)、胃癌 2 例(2.41%)、肝癌、宫颈癌、非嗜铬性副神经节瘤、卵巢癌、唇鳞癌各 1 例(1.20%)。79 例以发现颈部肿物入院;80 例(96.39%)行甲状腺转移癌切除术或放疗、化疗;83 例中,生存期 1 个月至 12 年,中位生存期 32 个月,死亡原因为重要脏器的广泛癌转移。作者认为,甲状腺转移癌临床不常见,且无特殊临床表现及检查手段,故诊断困难,易误诊为原发性甲状腺癌。对既往有恶性肿瘤史近期发现甲状腺包块的患者应考虑转移癌可能,术前针刺活检有助于诊断,最终确诊则依靠术中快速冰冻切片及术后病理及免疫组化染色。治疗应结合患者原发肿瘤情况全面考虑。对于原发灶已切除的甲状腺转移癌积极手术治疗,同时术后辅以放疗、化疗可延长生存期。

(二) 甲状腺炎

张德恒等[29]*报道 1 例临床表现和病理特征均介于传统的亚急性甲状腺炎和慢性淋巴细胞性甲状腺炎之间的甲状腺炎病例,并将其暂命名为迁延性甲状腺炎。分析其发病机制考虑为自身免疫缺陷下,病毒感染或碘过剩或不当治疗干导致甲状腺丧失自限性而不能修复,富含碘的胶质自破坏的滤泡不断大量外流使间质炎性反应与增生加剧。而甲状腺素合成不足又会引起促甲状腺激素分泌增加,进而使甲状腺不断增大,功能失调最终形成迁延性甲状腺炎。作者认为,临床上将这种甲状腺炎作为一种单独类型来认识和处理非常必要,采取适当的减量手术和术后药物治疗可达到较好疗效。李里等[30]*对 417 例因甲状腺结节行外科手术后经病理证实为桥本病(HD)的患者的临床资料进行总结分析,发现与 HD 并存甲状腺癌(TC)患者共 93 例,占 22.3%;1995 年以前 HD 与 TC 并存患者 6 例,占同期手术治疗 HD 病例的 9.2%;1995 年以后 HD 与 TC 并存患者 87 例,占同期手术治疗 HD 病例的 24.7%,差异有统计学意义($P<0.05$),这说明 HD 合并 TC 的发病率近年来有明显增高趋势。并存 TC 病例中乳头状癌 66 例,占 71%,滤泡状癌 15 例,混合性癌 9 例,黏膜相关淋巴瘤 3 例;全组中微灶癌 43 例,占并存 TC 病例的 46.2%。作者认为,HD 并存 TC 的诊断更加困难,误诊率可达 70%。对于临床上难以确诊的 HD,如合并明显的甲状腺结节,尤其是当结节质地较硬,核素扫描提示冷结节或 B 超检查见点状钙化时更应该积极进行手术治疗,同时做冷冻病理切片,若冰冻病理检查结果为 HD 合并 TC 时,应按"个体化"要求,根据肿瘤大小、分化程度、局部浸润、有无淋巴结转移等决定手术方式。

(三) 甲状腺功能异常

1. 甲亢

杨涛等[31]对 71 例原发性甲亢手术患者术前 CT 测定甲状腺重量,与术中、术后手术样本称量重量进行比较分析,结果 CT 测定重量大于手术称量重量,但两者差异无统计学意义,有高度相关性($r=0.9530$, $P<0.001$)。作者认为,在原发性甲亢的个体化手术中,应用 CT 测定与手术样本称重相比较,测算切除量,可明显提高切除量的准确性,降低甲亢复发和甲状腺功能低下的发生率。梁炜烽等[32]研究了难控性甲状腺功能亢进症围术期的处理方法。回顾性分析经药物治疗效果欠佳甚至甲亢难以控制而接受手术治疗的 21 例甲亢患者的临床资料,21 例中,13 例甲亢症状较重,单一的药物治疗不能控制,需加大药物剂量或多种药物联合应用,不能减量或停用抗甲状腺素药物。待甲状腺功能相对正常后加用卢戈液至少 2 周后实行手术。8 例因出现严重药物不良反应而不能坚持服药,在 T_3、T_4 水平高于正常的情况下直接加用卢戈液口服,在术前 3~5 d 改为复方碘剂持续静脉滴注。所有患者接受双侧甲状腺大部切除术。手术顺利,无甲亢危象发生,均痊愈出院。18 例随访时间为 1~7 年,平均 3.5 年,均未复发,其中 3 例术后甲状腺功能偏低,需少量补充甲状腺素片。作者认为,针对不同患者给予个性化准备、术后及时处理甲亢危象前期表现是难控性甲状腺功能亢进患者取得手术成功的关键。对甲状腺功能难于控制到正常者,围术期给予碘剂持续静脉滴注是一种有效的措施。乔文礼等[33]将 60 例中、重度甲亢病人按术后是否服碘随机分为服碘和不服碘两组,每组 30 例,对比分析围术期术后服碘或不服碘对病人体内甲状腺素和皮质醇的影响。所有患者均经口服抗甲状腺药物治疗 3 个月以上。用放射免疫法测定手术前后不同时间的 T_3、T_4、促甲状腺激素(TSH)及皮质醇的变化。结果全部病例病情均稳定控制,甲状腺缩小变硬,如期手术,无危象及呼吸道并发症发生。T_3、T_4、TSH 服碘前和术晨比较差异无统计学意义($P>0.05$),术后 24、36 h 下降明显($P<0.01$),但两组组间比较差异无统计学意义;皮质醇两组术晨、术后与服碘前比较呈下降趋势($P<0.01$),术后 24 h 与 36 h 结果比较差异无统计学意义($P>0.05$)。作者认为,术前服碘是甲亢术前准备用药中重要、安全、可靠的方法,而术后服碘已无实际意义。

2. 甲减

刘俊英等[34]对比分析了 30 例初诊老年原发性甲

减患者和同期30例健康体检者的甲状腺功能、心肌酶血浆心钠素及血管内皮素的变化情况,结果发现甲减组甲状腺功能、心钠素、内皮素明显低于对照组,而心肌酶明显高于对照组。甲减组sTSH、FT$_4$与心钠素、内皮素及心肌酶间无明显相关性,FT$_3$与心钠素、内皮素呈正相关,而与CK、CK-MB、LDH、α-HBDH呈负相关。由此得出结论:甲状腺激素在细胞发挥生理作用的活化形式FT$_3$的下降是导致血浆心钠素、内皮素下降和心肌酶升高的主要原因。由于FT$_3$可显著提高心肌细胞肌浆网Ca^{2+}-ATP酶的活性从而减轻心肌细胞损伤,因此临床上应用FT$_3$抢救甲减危象效果更快、更好。

(四)结节性甲状腺肿

邵堂雷等[35]为探讨双侧甲状腺全切除/近全切除术治疗双侧结节性甲状腺肿的安全可行性。将311例拟诊双侧结节性甲状腺肿患者分为A、B两组,A组130例行双甲全/近全切术,B组181例行双甲次全和(或)大部切除术。两组患者各有6例和2例术中冰冻报告良性,但术后石蜡切片报告为乳头状癌。A组不需再手术,B组再次手术行患侧腺叶及对侧全切除/近全切除术;术后两组患者声音嘶哑、低钙血症、永久性甲状旁腺功能减退及甲状腺功能减退等并发症的发生率无显著性差异。A组术后无结节性甲状腺肿复发而B组复发12例(6.70%),差异有统计学意义($P=0.02$)。认为双甲全/近全切除术可减少结节性甲状腺肿术后复发率和再手术率,且并发症无增加,是安全可行的,可作为治疗双侧结节性甲状腺肿的主要手术方式。王凤军等[36]*为观察毒性多结节性甲状腺肿(TMG)促甲状腺激素受体(TSHR)基因突变情况及探讨TSHR基因突变引起TMG细胞的生物学行为的改变,分别自21例TMG手术切除标本的甲状腺结节组织中及结节周围正常的甲状腺组织中提取DNA,对目的基因片段进行扩增聚合酶链反应(PCR)反应及DNA测序分析。结果21例TMG标本中发现11例存在TSHR基因突变,其中4例为碱基插入性突变,7例为点突变,总突变率52.3%。而作为对照组的正常组织中未发现TSHR基因突变。因此推断,基因突变的TSHR对TMG细胞的生物学行为的改变起着一定作用。其可能机制为:各种致病因素诱发TSHR基因突变,进一步引起促甲状腺激素和甲状腺滤泡上皮细胞增殖分化和分泌功能失调,形成TMG细胞的自主性、高功能性、瘤化倾向性、多发性等生物学行为改变。

(五)其他甲状腺疾病

马世红等[37]报道了2例原发性甲状腺血管肉瘤患者的临床资料,并指出原发性甲状腺血管肉瘤包括起源于血管内皮细胞的血管肉瘤和起源于淋巴管内皮细胞的淋巴管肉瘤。临床上多发生在因缺碘所引起的慢性地方性甲状腺肿和多结节性甲状腺肿的老年患者,故推测其发病可能与缺碘性甲状腺肿有关。其临床症状不典型,术前往往难以确诊,主要根据光镜下组织形态和电镜下超微结构和免疫组化检测结果进行诊断。甲状腺血管肉瘤恶性程度高,易发生肺、胸膜、淋巴结、肾上腺、胃肠道和骨转移,大多预后不良,约50%患者生存时间为治疗后2~9个月。刘志等[38]报道了1例甲状腺郎格罕组织细胞增生症。郎格罕细胞组织细胞增生症(LCH)是一种病因未明的少见疾病,以郎格罕细胞异常增生和播散为特征,且可造成局限性或广泛性脏器损害。其在临床上缺乏特异性表现,一般表现为可触及的甲状腺肿块或弥漫性甲状腺腺叶肿大,易误诊为甲状腺良恶性肿瘤或甲状腺炎。诊断依靠病理组织学特征及免疫组化染色,而电镜下Birbeck颗粒和CD1a抗原阳性具有确诊意义。根据病变范围及受累部位选择治疗方法不同,对于局限于甲状腺的LCH,首选外科手术,术后辅助放疗;对并发甲状腺外其他脏器受累者则选择化疗治疗。周睿等[39]回顾性分析了8例甲状腺恶性淋巴瘤患者的临床资料,并结合文献分析指出:原发性甲状腺恶性淋巴瘤(PTL)是一种非常少见的甲状腺恶性肿瘤,其发病率0.2/10万,占甲状腺恶性肿瘤的0.6%~5%。绝大多数PTL为非霍奇金病。PTL与慢性淋巴细胞性甲状腺炎关系密切,但病因至今尚不明确,可能与病毒感染及免疫缺陷有关。临床上多数患者表现为可触及的甲状腺肿块,40%的患者可出现颈部淋巴结肿大。70%的患者常表现为甲状腺短期迅速肿大,约30%的患者可同时出现压迫症状,10%的患者伴有甲状腺功能低下。PTL诊断困难,与甲状腺未分化癌较难鉴别,手术切除标本的常规病理及免疫组化检查是诊断的最可靠方法。PTL治疗主要是包括化疗、放疗、外科手术及分子靶向治疗等的多学科综合治疗。单纯手术治疗仅于难以确诊、肿瘤压迫气管或放疗所致气道梗阻等严重并发症时应用。金博等[40]报道了3例甲状腺恶性纤维组织细胞瘤患者的临床病例及随访资料,同时查阅国内外相关文献,进行分析指出,甲状腺恶性纤维组织细胞瘤是一种罕见的甲状腺原发肿瘤,其发病率低,占甲状腺恶性肿瘤的0.574%(3/523);恶性度高,进展迅速,预后差,易侵犯喉返神经和(或)伴有颈部淋巴结转移。该病诊断困难,难以与甲状腺癌相鉴别。其诊断主要依赖于免疫组化病理,角蛋白(CK)阴性、甲状腺球蛋白(Tg)阴性、波形蛋白(vimentin)阳性常用于与甲状腺癌的鉴别。该病的治疗以手术切除为主,切除范围应广泛彻底。患者多于术后2年内死于肿瘤复发及转移。狄忠民等[41]结合

15例甲状腺嗜酸细胞肿瘤患者的临床资料、探讨了甲状腺嗜酸细胞肿瘤的临床病理特征和治疗经验。15例中仅有6例术中冷冻切片明确诊断,其余均依赖术后石蜡切片确诊。行患侧全切或近全切除3例,患侧次全切除12例。随访1~7年,中位随访时间38个月,无复发及死亡病例。作者认为,甲状腺嗜酸细胞瘤临床十分少见,占甲状腺肿瘤的4.5%~10.0%。因其临床症状及辅助检查无特异性,术前确诊困难。因其有潜在恶性可能,手术是治疗嗜酸细胞肿瘤的有效手段。但具体手术范围目前仍有争议。罗春生等[42] 20年间共手术治疗重症肌无力(MG)合并甲状腺疾病23例,其中MG合并甲状腺功能亢进症(HT)19例,甲状腺功能减退2例,桥本甲状腺炎2例。23例患者均采用胸腺切除术,其中单纯胸腺切除术者16例,同期行胸腺切除2例,胸腺切除术后二期行甲状腺次全切除术5例。全部患者无手术死亡,无MG危象的发生;发生肺不张2例。随访(8.76±5.68)年,术后MG完全缓解率为69.6%(16/23)。5例HT于甲状腺切除术后完全停用抗甲状腺类药物;12例HT未切除甲状腺患者于MG术后8~12个月停服抗HT药,5例停药1年后因血清中游离三碘甲状腺原氨酸和游离甲状腺素升高而需再次服用丙基硫氧嘧啶(100 mg/d)治疗;2例甲状腺功能减退者术后8个月均停服了甲状腺素片。作者认为,全胸腺切除治疗MG合并甲状腺疾病的疗效令人满意,是否同时行甲状腺次全切除术要视患者自身情况来决定。

(六) 甲状腺手术

1. 微创手术

吴立胜等[43]回顾性分析甲状腺良性肿瘤经乳晕径路的腔镜下甲状腺切除术102例(腔镜组)和开放甲状腺切除术105例(开放组)患者的临床资料,结果发现,两组手术中出血量无统科学差异($P=0.531$);手术时间腔镜组[(124.59±42.48) min]明显长于开放组[(92.02±32.20) min]($P<0.05$);引流量腔镜组(90.2±78.4)ml明显多于开放组(50.2±20.5)ml($P<0.05$);住院时间和住院费用比较,腔镜组分别为(10.18±4.44)d、(6 416.51±976.34)元,也明显高于开放组的(8.80±3.34)d和(4 118.07±1 354.66)元;术后并发症喉返神经损伤发生率腔镜组2.94%(3/102)和开放组0.95%(1/105)比较虽无统计学差异,但损伤概率更大;而腔镜组术后疼痛感和镇痛药需求比开放组明显减少。作者认为,腔镜下甲状腺手术是一种安全、可行的方法,具有美容和疼痛轻的优点;但进一步拓宽应用需要重视和克服喉返神经损伤概率高、住院费用高、住院时间长、术后引流量大等缺点。王平等[44]于2006年3月至2007年9月间经胸乳入路行内镜下甲状腺手术164例,其中经术中冷冻切片检查报告为微小乳头状甲状腺癌(PTMC)的患者28例。全部PTMC患者在内镜下行患侧甲状腺腺叶全切除+对侧腺叶次全切除+Ⅵ区淋巴结清扫术。平均手术时间(115±43) min。肿瘤最大径0.2~1.0 cm,平均0.56 cm。5例(17.9%)术后出现一过性声音嘶哑。无术后出血、皮下气肿、饮水呛咳以及低血钙的表现。Ⅵ区淋巴结清扫数目2~10个,其中13例(46.4%)淋巴结有癌转移。随访时间1~17个月,B超和ECT检查提示患侧甲状腺无残留腺体,局部无复发。认为内镜甲状腺手术治疗PTMC是安全可行的,可作为PTMC手术的一种选择。王瑜等[45]* 对比分析65例胸骨切迹上径路颈部小切口腔镜辅助下甲状腺切除术(VAT)和59例胸前壁径路全腔镜甲状腺切除术(TET)的临床资料,发现VAT组和TET组手术时间分别为(44.15±12.11)min和(115.42±28.36)min,术中失血量分别为(9.54±4.21)ml和(20.68±7.40)ml,疼痛评分分别为(3.62±0.93)分和(5.37±0.90)分,术后住院时间分别为(3.31±0.86)d和(5.31±0.79)d,术后并发症发生率分别为1.54%和15.25%,两组差异均具有统计学意义。两组术后均无继发出血、永久性声嘶、低血钙等并发症。随访3~37个月,两组复发率差异无统计学意义($P>0.05$)。作者认为,两种腔镜手术治疗甲状腺良性肿瘤均安全有效。与TET相比,VAT技术难度较低,并发症较少,并具有创伤小、恢复快、术后疼痛轻等优点,是可选择的手术方式之一。姜立新等[46]于内镜辅助下经颈部小切口为110例患者行甲状腺切除术。共成功完成手术105例,5例因术中病理为甲状腺癌中转开放手术。手术切口长1.5~2.5 cm,平均2.1 cm,手术时间30~90 min,平均46 min,术中出血3~10 ml,平均5 ml。术后住院1~3 d,平均2.1 d。术后皮下积液6例,暂时性喉返神经损伤2例,切缘烧烫伤5例,无永久性声嘶、出血、低血钙等并发症发生。102例患者随访3~29个月,所有患者术后瘢痕细小,对颈部美容效果满意。作者认为,内镜辅助下经颈部小切口甲状腺手术是安全、可行的;其具有微创、止血效果好、手术时间短、术后康复快、颈部美容效果好等优点;且与胸壁腋窝入路内镜甲状腺手术相比,既避免了CO_2气腹相关并发症,又可于术中结合直视和触摸取得与传统手术相似的效果。王存川等[47]利用腹壁悬吊器,采用2根悬吊针机械牵拉的方法悬吊颈前部皮瓣建立皮下手术空间,成功完成胸乳入路腔镜甲状腺切除手术21例,均无中转开放手术,手术时间57~125 min,平均82.5 min,术中出血<20 ml。术后恢复顺利,引流量50~150 ml,平均80.6 ml。术后随访1~12个月,平均8

个月,无并发症发生。颈前皮瓣悬吊免充 CO_2 气体胸乳入路甲状腺手术可避免术中充注 CO_2 气体所引起的相关并发症,吸引水雾方便,虽手术空间较充气法稍小,但基本不影响手术的进行,是一种安全、可行而经济的手术方法。单成祥等[48]*回顾性分析 344 例经胸乳径路内镜甲状腺切除术患者的临床资料,对性别、年龄、体重、身高、体重指数、高血压、白蛋白值、胸前壁分离范围、引流位置、术后第 1 天引流量、术后第 2 天引流量、术后第 3 天引流量、引流总量、平均每小时引流量、有无胸带压迫固定、拔管方法共 16 个可能影响血清肿形成的危险因素进行 Logistic 回归分析,结果显示：344 例中 10 例发生血清肿,发生率 2.9%。单因素 Logistic 回归分析提示年龄、体重、体重指数、高血压、胸前壁分离范围、拔管方法与血清肿形成有关。而多因素 Logistic 回归分析表明年龄、高血压、胸前壁分离范围、拔管方法是血清肿形成的独立危险因素,而术后引流量与血清肿的产生无明显相关性,术后胸带局部压迫也不能有效减少血清肿的形成。仇明[49]指出,甲状腺及甲状旁腺微创手术的并发症主要与颈部操作空间的建立及病灶的切除过程有关,为提高手术的安全性、可行性及术后的美容、微创效果,必须掌握甲状腺及甲状旁腺微创手术关键技术的技巧及手术适应证。目前,较被公认的甲状腺微创手术适应证有：①甲状腺单侧或双侧良性病变,瘤体直径<5 cm(若采用内镜辅助手术方式,直径也可>5 cm);②甲状腺机能亢进,腺体大小正常或轻度肿大;③甲状腺乳头状癌仅限于瘤体<1 cm,腺体表面未受侵犯,且颈中央区和颈侧区无肿大淋巴结。甲状旁腺微创手术的适应证为：定性诊断为原发性甲状旁腺功能亢进,并经影像学检查准确定位,直径在 1.5~4.0 cm 的单个甲状旁腺腺瘤。而甲状腺及甲状旁腺微创手术的关键技术主要包括胸前壁隧道和颈部操作空间的建立、术中意外出血的预防与处理、喉返神经短暂性麻痹的预防及甲状旁腺病灶的术前和 PTH 的术中快速检测技术。作者总结多年经验后指出,建立颈部操作空间时尽量保证在深浅筋膜间的疏松间隙内进行皮下分离及维持 CO_2 气腔压在 5~6 mm Hg 或更低,可避免胸前壁皮下血清肿、皮下气肿、高碳酸血症及颈静脉回流受限致病人颅内压升高等并发症的发生;手术时注意合理选择适应证,操作轻柔,预防并正确处理意外出血;术中仔细辨认并保护喉返神经,对甲状腺良性病灶的切除,应尽量保留腺叶背侧和邻近气管、食管旁沟的部分腺体组织,而在喉返区域进行手术操作时,尽量选择钝性剥离。切忌使用超声止血刀(LCS)盲目点状止血,以防 LCS 对喉返神经的热损伤。

2. 超声刀的应用

超声刀作为一种新型手术器械,集切割和止血于一体,近年来已广泛用于外科临床。张云等[50]对比分析了 102 例用超声刀完成的甲状腺癌根治术与 85 例传统手术方式进行的手术,发现与传统组比较,超声刀组手术时间明显缩短,平均减少约 40 min,有统计学差异($P<0.01$)。超声刀组术后总引流量多于传统组,但差异无统计学意义($P>0.05$)。术后并发症发生率两组差异无统计学意义。这一结果证实,与传统手术相比用超声刀行甲状腺癌根治术并没有增加并发症的发生,是安全、可行的。同时由于超声刀的使用,简化了手术操作,明显缩短了手术时间,因此有较高的临床应用价值。

3. 甲状腺手术并发症及预防

(1) 喉返神经损伤：喉返神经(recurrent laryngeal nerve, RLN)损伤是甲状腺手术最为严重的并发症之一,尤其在甲状腺癌手术时更易发生。喉返神经损伤和防护一直是甲状腺外科关注的焦点。屈新才等[51]回顾性分析 282 例甲状腺癌手术患者临床资料。结果显示,在环状软骨弓外下方 2~3 cm 区域气管食管间沟附近稍加分离即能见到 RLN 505 条(505/564, 89.5%),在甲状腺下动脉处见到 RLN 16 条(16/564, 2.8%),术中发现 1 例非返性喉下神经。所有患者在行颈淋巴结清扫前均未全程显露 RLN,分离时紧靠甲状腺进行;对行颈部淋巴结清扫的患者先行 RLN 的全程显露。本组无手术死亡病例,术后并发症包括血肿 1 例,乳糜漏 1 例;术前检查无声带麻痹者,发生暂时性声嘶 9 例,永久性声嘶 2 例;2 例再手术患者行 RLN 松解及 1 例 RLN 吻合术,术后发音有所改善;作者总结经验指出,RLN 位于环状软骨弓外下方 2~3 cm 区域处,位置表浅,易于显露。甲状腺癌在行甲状腺切除时,不必全程显露 RLN;若需行颈淋巴结清扫,可先切除甲状腺,在其局部显露部位开始显露其全程,术中精细、无血的操作能有效预防术中 RLN 损伤。损伤的 RLN 一经诊断应尽早修复,有利于改善患者的发音功能。魏温涛等[52]回顾性分析了因甲状腺疾病行手术治疗的 1082 例患者的临床资料。其中甲状腺良性疾病 787 例,甲状腺癌 295 例,所有患者均常规解剖并显露喉返神经。术后喉返神经损伤 6 例(0.5%),甲状旁腺功能减退 3 例(0.3%),喉上神经损伤 2 例(0.2%)。认为甲状腺手术中显露喉返神经是降低甲状旁腺、喉上神经和喉返神经损伤的重要措施。刘胜新等[53]报道 414 例甲状腺手术,其中 212 例术中显露喉返神经,术后有 2 例发生喉返神经损伤,随访 3 个月后均恢复正常。200 例手术中未显露喉返神经,有 9 例发生喉返神经损伤,随访 3 个月有 3 例声嘶未恢复,6 例恢复。作者认为,对于再次甲状腺手术、甲状腺癌、巨大甲状腺肿瘤、甲状腺功能亢进患者,如果能在手术中显露喉返神经,则大大增加手术的安全性。喉返神经显露时,应非常熟悉颈部解剖并有高超的解剖技巧,应注意不要追求小切口和过低的切口,不要追求全程显露喉返神经,不要过分游离神经以免引起神经缺血。

(2) 甲状旁腺损伤:石岚等[54]回顾性分析了甲状腺疾病手术中发生甲状旁腺切除的44例患者的临床资料,其中27例患者无明显症状(其中9例术后常规补钙);15例患者为暂时性甲状旁腺损伤,经口服或静脉补钙或加服罗钙全后症状消失,1个月后复查血钙正常;2例为永久性甲状旁腺损伤,口服补钙及罗钙全可缓解症状但无法停药。分析甲状旁腺损伤的原因,因甲状腺癌行中央组淋巴结清扫时损伤甲状旁腺最多见,占60.9%,此外巨大结节性甲状腺肿、甲状腺癌、再次手术等原因造成甲状腺与周围组织粘连,解剖层次不清或甲状旁腺位置改变,或甲状旁腺解剖位置变异,或医师对甲状旁腺的重视不够、识别甲状腺旁腺的经验不足等原因均可能造成甲状旁腺损伤。因此术中应仔细分辨甲状旁腺,尽量予以保留。作者推荐对于甲状腺良性疾病尤其是解剖层次不清的再次手术可采用甲状腺囊内切除术,术中未见明确旁腺又必须行中央组颈淋巴结清扫的患者最好做肿大淋巴结摘除术以避免甲状旁腺损伤。此外患者术后是否出现甲状旁腺功能不足,主要取决于残留甲状旁腺功能的恢复情况,因此术中因尽量保留甲状旁腺血供以保留甲状旁腺功能。术后动态监测血钙磷变化,如血磷进行性升高,血钙持续偏低多预示甲状旁腺功能受损,可能为永久性损伤。

(3) 颈部淋巴漏:周素梅等[55]对15例甲状腺癌术后并发颈部乳糜漏的患者采用50~60 kPa压力持续强负压吸引,维持5~14 d,引流量>200 ml/d的予以禁食并联合静脉营养及生长抑素治疗。13例乳糜漏的患者经此保守方法治愈,未出现其他严重并发症;2例治疗无效,再次手术,结扎胸导管后治愈。作者认为,颈部乳糜漏的发生与其解剖密切相关,术中应仔细操作预防胸导管损伤;持续强负压吸引联合静脉营养是治疗颈部乳糜漏的理想且安全的保守治疗方法;少量乳糜漏经保守治疗可痊愈,而保守治疗无效者则应尽早手术治疗。

4. 再次手术

甲状腺疾病的再次手术一直是临床的一个难题,由于首次手术造成的结构破坏、组织粘连、瘢痕形成,导致再次手术的难度和术后并发症的增加。李治等[56]分析了186例甲状腺再次手术的临床资料,其中入院前已行1次甲状腺手术者109例,已行2次及以上甲状腺手术者77例。病理类型:结节性甲状腺肿83例,腺瘤性甲状腺肿1例,分化型甲状腺癌99例,髓样癌3例。术后无新发生的喉上神经、喉返神经损伤出现;术后出现手足麻木168例,手足抽搐34例;除1例外,均于术后2周以内恢复。作者认为,对再次甲状腺手术的病人,行双侧甲状腺全切除手术能显著降低复发风险。首次术后1周内再次手术,组织反应较小,手术较为容易。术中选择合适的手术入路,常规显露保护喉返神经和甲状旁腺,并不会增加出血、甲状旁腺和喉上神经、喉返神经损伤等术后并发症的发生。但值得注意的是,甲状腺再次手术特别是甲状腺癌的再次手术后,低血钙相关事件的发生率明显增加,因此再次甲状腺术后应常规补钙1~4周,以等待甲状旁腺功能的恢复与代偿。

二、甲状旁腺

(一) 甲状旁腺功能亢进症

白艳霞等[57]报道了西安交通大学医学院第一附属医院收治的4例原发性甲状旁腺功能亢进症并发甲状旁腺危象患者的临床资料及手术方法、治疗效果。其中3例患者经及时甲状旁腺探查切除手术加内科治疗后痊愈,1例并发多脏器功能衰竭而死亡。作者结合文献指出,甲状旁腺危象是临床少见但常危及生命的急重症之一,常见于甲状旁腺功能亢进症患者在某些诱因的作用下出现血钙急剧升高超过3.75 mmol/L而出现消化、泌尿及心血管等全身多个系统的功能衰竭,极易误诊为其他系统疾病而延误治疗,病死率高。经过短暂的内科治疗后及时行甲状旁腺探查切除术是抢救原发性甲状旁腺功能亢进症并发甲状旁腺危象的有效方法。术前明确诊断及准确定位、术中行冰冻切片和快速甲状旁腺激素测定是手术成功的有力保障。徐汇义等[58]报道了3例三发性甲状旁腺功能亢进症的外科治疗经过,并结合文献指出,继发性甲状旁腺功能亢进患者行肾移植后,如甲状旁腺腺体发生自主性增生分泌则导致三发性甲状旁腺功能亢进。腺体分泌的自主性使手术成为三发性甲旁亢的唯一治疗手段,手术适应证包括肾移植后持续性高PTH血症、高钙血症超过1年和血钙正常但症状明显者或肾移植后立即发生症状性的高钙血症者。由于额外和异位腺体的存在,甲状旁腺切除术前应用B超、CT、MRI、ECT等影像学定位诊断非常必要。手术方式推荐切除3.5个腺体的甲状旁腺次全切除术或甲状旁腺全切除加腺体自体移植术,而前臂甲状旁腺移植更有利于术后抽血检测移植腺体功能及复发后再次手术。沈美萍等[59]对甲状旁腺腺瘤致原发性甲状旁腺功能亢进症(PHPT)开展颈部小切口手术治疗,共治疗28例患者,所有患者术前实验室检测均发现血钙和甲状旁腺激素(PTH)升高,术前常规B超、^{99m}Tc-MIBI核素扫描定位,诊断准确率达100%。28例均行颈部小切口甲状旁腺腺瘤切除,证实为单发腺瘤,术后无并发症发生,随访6个月血钙降低或恢复正常,复查PTH在正常值2倍以内,无复发或持续性病例,手术治疗成功率100%。颈部小切口甲状旁腺腺瘤切除术,采用病变腺体一侧胸锁乳突肌内下方近体表投影处小切口逐层切开颈前组织,直达甲状腺背面切除病灶,与传统双侧颈部探查手术相比,具有创伤小、恢复快、耐受性好的优点,适用于定位诊断明确的无需甲状腺手术的单发性甲状旁腺腺瘤引起的PHPT,而对于多发腺体病变,术前定位不明确,既往有颈部手术史或合并甲状腺疾病需手术的患者,则仍需行双侧颈部探查手术。术前B超联合^{99m}Tc-MIBI扫描是有效的定位检查手段。

(二)甲状旁腺癌

王春燕等[60]报道1例甲状旁腺癌伴甲状旁腺功能亢进患者的临床资料,并指出甲状旁腺癌患者早期临床症状不典型,诊断困难,需结合术中情况及病理组织学特征。如出现下列情况,应高度警惕甲状旁腺癌的可能:①颈部出现可触及的肿块伴严重甲状旁腺功能亢进症状,血PTH及血钙浓度高;②术前彩超等检查提示病变甲状旁腺不规则,与周围组织界限不清;③术中发现肿块不规则,侵及同侧甲状腺、神经、舌骨下肌群等周围结构;④病理组织学检查见较厚的纤维包膜和(或)纤维组织深入肿瘤内形成小梁,肿瘤细胞极不规则,细胞核存在有丝分裂。若肿瘤侵及包膜、血管、周围组织,或临床上出现远处转移是诊断甲状旁腺癌的金标准。甲状旁腺癌的治疗以手术切除为主,目的是切除病灶及控制血钙浓度。应切除原发病灶、患侧甲状腺、舌骨下肌群及其周围软组织,如伴颈淋巴结肿大,应行颈淋巴结清扫。术后局部复发及孤立的远处转移病灶,仍可行手术切除以控制高血钙。放疗及化疗均无确切效果。甲状旁腺癌预后较差,常因肺、肝、骨等转移而死亡。与首次手术切除范围、是否伴颈淋巴结或远处转移、肿瘤有无功能等密切相关。周扬等[61]回顾性总结了5例甲状旁腺癌的临床资料。5例患者术前颈部均扪及质硬包块,平均血钙浓度为3.82 mmol/L,平均PTH浓度为153.6 pmol/L,4例术中发现周围浸润表现。5例中4例同时行甲状旁腺肿瘤和同侧甲状腺腺叶切除,1例仅行甲状旁腺肿瘤切除。术后随访4例,时间4个月至5年,其中2例术后无复发;1例于术后半年局部复发行患侧甲状腺切除,后无复发;1例因全身转移于术后8个月死亡。作者认为,甲状旁腺癌的诊断非常困难,异常高浓度血钙、血PTH及术中浸润表现和组织病理学特征是甲状旁腺癌诊断的重要依据,^{99m}Tc-MIBI扫描及超声是病变定位的首选手段,肿瘤及其周围受侵组织的"整块切除"是首选的治疗方式。

三、其他疾病

李正江等[62]回顾性分析了34例头颈部小细胞神经内分泌癌患者的临床资料,结果34中局部复发7例;颈部复发1例;颈部淋巴结转移4例;远地转移11例,其中肺转移3例,骨转移3例,肺和肝转移1例,肝和皮下转移2例,肺和骨转移1例,脑转移1例。中位生存时间24个月,总的3年和5年累积生存率分别为65.37%和35.95%。作者认为,小细胞神经内分泌癌具有较强的侵袭性,倾向广泛的局部浸润,易于发生区域淋巴结转移和弥漫的全身转移。不同部位的小细胞神经内分泌癌的预后不同,治疗方式也有所不同。头颈部小细胞神经内分泌癌多采用以放疗和化疗为主的综合治疗,手术可作为挽救性治疗措施。

(李 莉)

参 考 文 献

1　王雅辉,等.中国普外基础与临床杂志,2009,16(5):356
2　王逸君,等.中国普通外科杂志,2009,18(5):515
3　王新杰,等.中国临床医学,2008,15(6):886
4　孙咏梅,等.中国现代普通外科进展,2009,12(1):24
5　刘　畅,等.实用癌症杂志,2009,24(1):19
6　田尤新,等.兰州大学学报(医学版),2009,35(1):32
7　刘　涓,等.中国肿瘤临床与康复,2008,15(5):398
8　钟　源,等.中华内分泌外科杂志,2009,3(3):149
9*　郑冬梅,等.山东大学学报(医学版),2009,47(8):14
10*　秦华东,等.中华普通外科杂志,2009,24(2):133
11　陈　刚,等.中华普通外科杂志,2008,23(10):800
12　李霄阳,等.中国癌症杂志,2009,19(1):76
13　谭红娜,等.中华放射学杂志,2009,43(8):799
14　刘春萍,等.中华小儿外科杂志,2009,30(3):139
15　陈　锦,等.中国肿瘤临床与康复,2008,15(6):505
16　徐少明.中国普外基础与临床杂志,2009,16(5):344
17*　林益凯,等.中华外科杂志,2009,47(6):450
18　邓　军,等.中国肿瘤临床,2009,36(14):801
19*　王　宇,等.中华外科杂志,2008,46(24):1899
20　李　平,等.山西医科大学学报,2009,40(2):164
21　李　治,等.中国普通外科杂志,2008,17(11):1051
22　马斌林,等.新疆医科大学学报,2009,32(2):183
23　刘勤江,等.肿瘤防治研究,2009,36(1):51
24　胡« 理,等.中国普通外科杂志,2008,17(11):1061
25　马峻峰,等.中国普外基础与临床杂志,2009,16(5):348
26*　邓　淼,等.重庆医学,2009,38(16):2034
27　李茂全,等.临床放射学杂志,2008,27(12):1737
28　陈红兵,等.中华内分泌外科杂志,2009,3(1):22
29*　张德恒,等.内分泌外科杂志,2008,2(6):419

30* 李　里,等.中国癌症杂志,2009,19(7):544
31　杨　涛,等.中华普通外科杂志,2008,23(10):80
32　梁炜烽,等.中国普通外科杂志,2008,17(11):1065
33　乔文礼.内蒙古医学杂志,2009,41(4):389
34　刘俊英,等.中华老年医学杂志,2009,28(5):408
35　邵堂雷,等.中华普通外科杂志,200823(12):939
36* 王凤军,等.中华实验外科杂志,2009,26(8):1026
37　马世红,等.中华肿瘤杂志,2009,31(1):52
38　刘　志,等.中华普通外科杂志,2009,24(3):253
39　周　睿,等.浙江医学,2009,31(9):1266
40　金　博,等.中华内分泌外科杂志,2009,3(1):29
41　狄忠民,等.中国实用外科杂志,2008,28(11):957
42　罗春生,等.江苏医药,2008,34(12):1228
43　吴立胜,等.中国肿瘤临床,2008,35(23):1321
44　王　平,等.中华外科杂志,2008,46(19):1480
45* 王　瑜,等.中国现代普通外科进展,2009,12(6):500
46　姜立新,等.腹腔镜外科杂志,2008,13(5):394
47　王存川,等.中国微创外科杂志,2008,8(10):954
48* 单成祥,等.腹腔镜外科杂志,2009,14(3):177
49　仇　明.外科理论与实践,2009,14(4):385
50　张　云,等.外科理论与实践,2009,14(4):436
51　屈新才.中国癌症杂志,2008,18(9):700
52　魏温涛,等.中国普通外科杂志,2008,17(11):1077
53　刘胜新,等.临床外科杂志,2009,17(1):62
54　石　岚,等.中华普通外科杂志,2008,23(12):974
55　周素梅,等.实用肿瘤杂志,2008,23(5):454
56　李　治,等.外科理论与实践,2009,14(1):59
57　白艳霞,等.中国实用外科杂志,2009,29(3):256
58　徐汇义,等.中华外科杂志,2008,46(21):1676
59　沈美萍,等.中华内分泌外科杂志,2009,3(3):172
60　王春燕,等.中国普外基础与临床杂志,2009,16(6):503
61　周　扬,等.华西医学,2009,24(3):579
62　李正江,等.中华医学杂志,2008,88(46):3275

文　　选

甲状腺结节的临床分析[山东大学学报(医学版),2009,48(8):14]　郑冬梅等回顾性分析了1 474例接受手术治疗的甲状腺结节患者临床资料,其中良性结节占77.40%,恶性者占22.60%;甲状腺结节以女性高发,但男性恶性率高,男性患者结节的恶性率(28.3%)高于女性患者(21.3%),差异有统计学意义($P<0.05$);单、多发结节的甲状腺癌发生率分别为33.1%和27.6%,两者间差异无统计学意义($P=0.287$)。超声检查有助于鉴别甲状腺结节的良恶性,结节边缘、内部结构、回声类型、内部微钙化、血流分布、颈淋巴结等超声特征在甲状腺良、恶性结节组的分布有统计学差异($P<0.001$);而周边缺乏声晕、内部粗钙化在良、恶性结节中的差异无统计学意义(P均>0.05)。认为术中冷冻检查对于明确甲状腺结节的良、恶性和术式的选择具有关键性作用,是一种较可靠的检查手段。其确诊率为96.0%,诊断甲状腺癌的敏感性为91.9%,假阴性率为0.5%。共发现微小癌67例,有26例发生了淋巴结转移,转移率为38.8%。

述评　甲状腺结节甲状腺结节的良、恶性鉴别一直是临床诊疗中的重要问题,对于甲状腺疾病的诊断和治疗方法的选择有重要的意义。目前临床检查鉴别方法很多,但各种方法的特异性、敏感性不够理想。通过作者的分析,超声检查在术前甲状腺结节的良、恶性鉴别中有重要价值,而术中冷冻仍然是确定结节性质的金标准,对于甲状腺结节的临床诊断和手术方式的选择具有一定的参考意义,对临床有一定的指导意义。

(刘夕水　施俊义)

甲状腺结节内钙化与甲状腺癌的关系研究[中华普通外科杂志 2009,24(2):133]　秦华东等为探讨超声探测到的甲状腺结节内钙化与甲状腺癌的关系,对4 186例甲状腺手术患者术前常规行高频彩色超声检查,重点探查钙化病灶的形态及分布情况,对2 mm或更小的亮的、砂砾样钙化回声点,伴或不伴声影均被认为是微小钙化,其他的钙化均被认为非微小钙化。所有患者均与术后病理诊断结果对比,发现甲状腺癌患者甲状腺结节内钙化、微小钙化和非微小钙化的发生率(65.9%、25.9%、40%)明显高于良性疾病中的发生率(28.9%、0.5%、28.5%)。微小钙化对于预测甲状腺癌更有意义,微小钙化患者中恶性病比例96.5%,而发现非微小钙化的患者中恶性病比率为41.1%,两者差异有统计学意义($P<0.01$);微小钙化在年龄≥ 45岁组和年龄<45岁组间比例分别为2.4%和16.8%,差异有统计学意义($P<0.05$);钙化在不同性别间差异无统计学意义($P>0.05$);伴钙化的恶性结节在单发与多发组间比例为70.7%和49.1%,差异有统计学意义($P<0.05$)。认为对45岁以下伴钙化的患者应高度警惕恶性可能,单发钙化结节的恶性程度要高于多发钙化结节,伴颈淋巴结钙化的患者应考虑尽早手术治疗。

述评　近年来有关钙化在甲状腺结节定性诊断中的作用越来越受到关注,很多研究都证实微小钙化灶与甲状腺癌有关,通过超声检查探查甲状腺结节内钙化也已成为临床上广泛应用的甲状腺癌的诊断方法。本研究更进一步证实,微小钙化对诊断微小乳头状癌有重要临床意义,尤其是年龄<45岁伴钙化的患者恶性可能更大,为临床上甲状腺癌的正确诊断和手术方

式的合理选择提供了支持。

(李 莉 施俊义)

多灶性甲状腺乳头状癌168例临床研究[中华外科杂志2009,47(6):450] 林益凯等为探讨多灶性甲状腺乳头状癌的临床特征及外科治疗方式,回顾分析了648例首次手术并经病理证实的甲状腺乳头状癌患者的临床病理资料,比较单灶组与多灶组及多灶组间的临床病理学差异。结果发现,648例中多灶病例168例(25.9%),其中双侧甲状腺多发病灶117例(69.6%)。多灶组在男性、甲状腺癌家族史、体检及B超发现颈部淋巴结肿大、B超提示结节钙化灶、颈淋巴结转移及甲状腺外侵犯发生率方面明显高于单灶患者,差异有统计学意义。而单灶组在伴有良性甲状腺疾病的比例明显高于多灶组。两组在患者年龄、TSH水平及肿瘤最大径等方面差异无统计学意义。多灶性甲状腺乳头状癌病例中,男性、体检颈部淋巴结大、肿瘤位于双侧及病灶数目≥3个者倾向于恶性程度较高,表现为肿瘤较大、颈部淋巴结转移或甲状腺外侵犯的比例较高,而伴有良性甲状腺疾病的多灶性癌恶性度相对较低。168例多灶性患者中164例(97.6%)获得随访,平均随访46.1个月(2～127个月),总的1、2、5、10年生存期分别为98.2%、97.4%、96.5%、96.5%,根治性切除患者中无肿瘤相关死亡病例。美国癌症联合会(AJCC)分期与预后相关。作者认为,多发病灶的甲状腺乳头状癌生物学恶性度更高,甲状腺全切+中央区淋巴结清扫可视为标准手术方式,在外侧区出现淋巴结肿大时需加行侧方清扫。

述评 多发病灶在甲状腺乳头状癌中较为常见,近年来很多研究发现多发病灶的甲状腺乳头状癌具有更高的恶性特征,是甲状腺乳头状癌预后预测的因素之一。本研究通过对比多灶与单灶甲状腺乳头状癌的临床资料,也证实多发病灶者颈淋巴结转移及甲状腺外浸润的比例更高,因此对多发病灶的甲状腺乳头状癌患者应常规行甲状腺全切除并清扫中央区淋巴结。从而为临床上甲状腺手术方式的正确选择提供了证据。

(李 莉 施俊义)

甲状腺乳头状微癌Ⅵ区淋巴结转移相关因素分析[中华外科杂志,2008,46(24):1899] 上海复旦大学肿瘤医院王宇等为探讨临床颈侧区淋巴结阴性(cN0)的甲状腺乳头状微癌(PTMC)患者Ⅵ区淋巴结转移的风险因素,回顾分析了该院2005年11月至2007年1月间初治的86例颈侧区cN0 PTMC患者的临床资料。86例PTMC患者中Ⅵ区淋巴结转移率为46.5%(40/86),低于同期肿瘤最大径>1 cm的PTC患者转移率72.5%(74/102);PTMC中肿瘤最大径≥5 mm者Ⅵ区淋巴结转移率为52.7%(39/74),高于<5 mm者转移率8.3%(1/12),两者间有统计学差异($P=0.004$);86例中9例存在甲状腺包膜或包膜外侵犯,多数与周围组织粘连,其Ⅵ区淋巴结转移率为88.9%(8/9),而无包膜侵犯者为41.6%(32/77),差异有统计学意义($P<0.05$);Ⅵ区淋巴结最大径≥4 mm者19例,其Ⅵ区转移率68.4%(13/19),明显高于<4 mm者转移率40.3%(27/67),差异有统计学意义($P=0.030$)。多因素分析Logistic回归模型中仅原发灶大小(直径≥5 mm)、甲状腺包膜或包膜外侵犯有统计学意义($P=0.032$和0.046),相对危险度分别为10和8;其他因子如年龄、性别、Ⅵ区淋巴结肿大均无统计学意义。作者认为,对于肿瘤最大径≥5 mm或者已有包膜外侵犯的PTMC患者需常规行Ⅵ区淋巴结清扫。

述评 临床上对于肿瘤最大径≤1 cm的甲状腺乳头状微癌的治疗存在较大争议,在原发灶手术时是否同期行Ⅵ区淋巴结清扫时争论的焦点之一。与甲状腺乳头状癌相比,多数PTMC局部侵袭转移率低,预后较佳,且为避免Ⅵ区淋巴结清扫可能造成的喉返神经与甲状旁腺损伤,有人主张对甲状腺和淋巴结的处理应倾向于保守。本文作者通过研究发现肿瘤最大径≥5 mm及甲状腺包膜或包膜外侵犯的PTMC患者Ⅵ区淋巴结转移率显著升高,因此提出对此类PTMC患者需常规行Ⅵ区淋巴结清扫,为临床上PTMC患者的治疗提供了理论依据。

(李 莉 施俊义)

^{123}I和^{131}I对分化型甲状腺癌术后残留组织完全去除率的影响[重庆医学,2009,38(16):2034] 邓淼等为探讨诊断剂量^{131}I在分化型甲状腺癌放疗中是否存在顿抑现象,随机将甲状腺切除术后分化型甲状腺癌患者30例分为两组,每组15例,A组放疗前(14.8±0.2)MBq^{123}I诊断性全身核素扫描;B组放疗前(74.0±0.3)MBq^{131}I诊断性全身核素扫描。诊断扫描后24 h应用3.7 GBq^{131}I放疗。6～8个月后再次核素扫描判断残留组织一次完全去除率并放射免疫法测定血浆甲状腺球蛋白。结果发现,两组患者无论在性别、年龄、病理类型及治疗时间构成差异无统计学意义。放疗残留组织一次完全去除率A组13例(86.7%),B组14例(93.3%),两组比较差异无统计学意义($P>0.05$);血浆甲状腺球蛋白水平达到正常低限A组12例(80%),B组11例(73.3%),两组比较差异无统计学意义($P>0.05$)。这一结果证明^{131}I作为诊断性核素并不影响分化型甲状腺癌残留组织术后放疗一次完全去除率,不存在顿抑现象。

述评 顿抑现象于1951年由Rawson等首次提出,近年来国外相关的研究文献较多,其结果存在不一,主流观点认为诊断剂量的核素扫描并不导致顿抑现象的发生,作者的研究结果亦支持上述的观点,对于临床治疗方法的选择具有一定的参考意义。限于样本量的有限和相关研究较少,其结论有待更进一步的证实。

(刘夕水 施俊义)

迁延性甲状腺炎[内分泌外科杂志2008,2(6):419] 张德恒等报道1例临床表现和病理特征均介于传统的亚急性甲状腺炎和慢性淋巴细胞性甲状腺炎之间的甲状腺炎病例,并将其暂命名为迁延性甲状腺炎。其临床主要表现为:①最初类似亚急性甲状腺炎或无症状;②明显的弥漫性甲状腺肿大,低回声或回声不均匀;③甲状腺功能多样且多变,可正常、亢进或低下;④神经系统症状及心血管系统症状较明显且反复发作;⑤病程漫长,经久不愈;⑥病理特征介于亚急性甲状腺炎和慢性淋巴细胞性甲状腺炎之间,既有肉芽肿形成,又有明显的淋巴细胞浸润,甚至形成淋巴滤泡。作者分析其发病机制考虑为自身免疫缺陷下,病毒感染或碘过剩或不当治疗干预导致甲状腺丧失自限性而不能修复,富含碘的胶质自破坏的滤泡不断大量外流使间质炎性反应与增生加剧。而甲状腺素合成不足又会引起促甲状腺激素分泌增加,进而使甲状腺不断增大,功能失调最终形成迁延性甲状腺炎。作者认为,临床上将这种甲状腺炎作为一种单独类型来认识和处理非常必要,采取适当的减量手术和术后药物治疗可达到较好疗效。

述评 作者报道的这种临床病理特征介于传统的亚急性甲状腺炎和慢性淋巴细胞性甲状腺炎之间的甲状腺炎病例在我们的临床工作中经常遇到,且病情迁延,难以治愈。对之进行重新认识和回顾总结是非常有益的。但由于报道的病例数较少,治疗方法和疗效缺乏对照,说服力不强。如能收集更多的病例进行总结分析,则可能为临床诊治工作提供更多的指导。

(李莉 施俊义)

桥本病合并甲状腺肿瘤的外科治疗和临床特征分析[中国癌症杂志,2009,19(7):544] 李里等对417例因甲状腺结节行外科手术后经病理证实为桥本病(HD)的患者的临床资料进行总结分析,发现与HD并存TC患者共93例,占22.3%;1995年以前HD与TC并存患者6例,占同期手术治疗HD病例的9.2%;1995年以后HD与TC并存患者87例,占同期手术治疗HD病例的24.7%,差异有统计学意义($P<0.05$),这说明HD合并TC的发病率近年来有明显增高趋势。并存TC病例中乳头状癌66例,占71%,滤泡状癌15例,混合性癌9例,黏膜相关淋巴瘤3例;全组中微灶癌43例,占并存TC病例的46.2%。作者认为,HD并存TC的诊断更加困难,误诊率可达70%。对于临床上难以确诊的HD,如合并明显的甲状腺结节,尤其是当结节质地较硬,核素扫描提示冷结节或B超检查见点状钙化时更应该积极手术治疗,同时应做冰冻病理切片。若冰冻病理检查结果为HD合并TC时,应按"个体化"要求,根据肿瘤大小、分化程度、局部浸润、有无淋巴结转移等决定手术方式。

述评 HD与TC的关系文献报道分歧很大,国外甚至有学者认为HD为一种癌前病变,但也有学者持不同观点。目前关于HD合并TC的机制仍不明确,许多学者认为HD与TC有共同的病因即免疫缺陷和内分泌功能失调。作者的研究提示,近年来临床上HD合并TC的病例有增多的趋势,对于非典型HD病例要警惕合并TC的可能,关于两者的发病机制和外科治疗方案的选择值得进一步深入研究。

(刘夕水 施俊义)

毒性多结节性甲状腺肿细胞的生物学行为改变[中华实验外科杂,2009,26(8):1026] 王凤军等为观察毒性多结节性甲状腺肿(TMG)促甲状腺激素受体(TSHR)基因突变情况及探讨TSHR基因突变引起TMG细胞的生物学行为的改变,分别自21例TMG手术切除标本的甲状腺结节组织中及结节周围正常的甲状腺组织中提取DNA,对目的基因片段进行扩增聚合酶链反应(PCR)反应及DNA测序分析。结果发现21例TMG标本中11例存在TSHR基因突变,总突变率52.3%。其中4例为碱基插入性突变:在1928和1929之间核酸之间插入了一个鸟嘌呤,使该密码子609以后的氨基酸发生了移码突变;7例为点突变:第613位密码子的第一碱基即第1937为核苷酸发生T→A转换,使密码子由TAC转换为AAC。而作为对照组的正常组织中未发现TSHR基因突变。因此推断,基因突变的TSHR对TMG细胞的生物学行为的改变起着一定作用。其可能机制为:各种致病因素诱发TSHR基因突变,进一步引起促甲状腺激素和甲状腺滤泡上皮细胞增殖分化和分泌功能失调,形成TMG细胞的自主性、高功能性、瘤化倾向性、多发性等生物学行为改变。

述评 TSHR存在于甲状腺滤泡的细胞膜上,是调控甲状腺细胞生长分化的主要受体,因此成为人们研究的主要靶点。已经报道的TSHR突变位点多达20个。本研究检测了TSHR基因突变并进一步探讨了其与TMG细胞的生物学行为间的相关性，初步阐明了TMG的发病机制，为进一步研究TMG的早期诊断和合理治疗提供了初步理论依据。

（李莉 施俊义）

腔镜辅助下与全腔镜甲状腺切除术的对比分析［中国现代普通外科进展，2009，12(6)：500］ 王瑜等对比分析65例胸骨切迹上径路颈部小切口腔镜辅助下甲状腺切除术(VAT)和59例胸前壁径路全腔镜甲状腺切除术(TET)的临床资料，发现VAT组和TET组手术时间分别为(44.15±12.11)min和(115.42±28.36)min，术中失血量分别为(9.54±4.21)ml和(20.68±7.40)ml，疼痛评分分别为3.62±0.93和5.37±0.90，术后住院时间分别为(3.31±0.86)d和(5.31±0.79)d，术后并发症发生率分别为1.54%和15.25%，两组差异均具有统计学意义。两组术后均无继发出血、永久性声嘶、低血钙等并发症。随访3～37个月，两组复发率差异无统计学意义($P>0.05$)。因此认为，两种腔镜手术治疗甲状腺良性肿瘤均安全、有效。与TET相比，VAT技术难度较低，并发症较少，并具有创伤小、恢复快、术后疼痛轻等优点，是可选择的手术方式之一。

述评 1997年Hüscher等报道了首例腔镜下甲状腺切除术，标志着腔镜甲状腺手术时代的开始，使得甲状腺手术方式的选择呈现多元化。腔镜手术在美观效果上具有不可替代的价值，伴随着手术技术和器械的进步，得到了很大的发展，按腔镜的作用主要可分为TET和VAT两种方式，两者各具优点，都可以作为安全、可行的术式选择；但现阶段，腔镜手术还不能替代传统的开放手术，尤其是甲状腺恶性病变的患者；故手术适应证宜从严掌握，手术方式和效果还有待更进一步的评估。

（刘夕水 施俊义）

胸乳径路内镜甲状腺术后并发血清肿的危险因素分析［腹腔镜外科杂志，2009，14(3)：177］ 单成祥等回顾性分析344例经胸乳径路内镜甲状腺切除术患者的临床资料，对性别、年龄、体重、身高、体重指数、高血压、白(清)蛋白值、胸前壁分离范围、引流位置、术后第1天引流量、术后第2天引流量、术后第3天引流量、引流总量、平均每小时引流量、有无胸带压迫固定、拔管方法共16个可能影响血清肿形成的危险因素进行Logistic回归分析，结果显示：344例中10例发生血清肿，发生率2.9%。单因素Logistic回归分析提示年龄、体重、体重指数、高血压、胸前壁分离范围、拔管方法与血清肿形成有关，而多因素Logistic回归分析表明年龄、高血压、胸前壁分离范围、拔管方法是血清肿形成的独立危险因素，而术后引流量与血清肿的产生无明显相关性，术后胸带局部压迫也不能有效减少血清肿的形成。

述评 内镜下甲状腺切除术于1997年首次被报道，我国自2001年开展该手术，因为其良好的美容效果，使其被越来越多的患者接受，尤其是年轻女性患者。但相对传统手术方式，术并发症率偏高，尤其是其特有的游离皮瓣区血清肿的发生较常见，引起重视，关于其发生的原因未见有相关的文献报道。作者通过回顾性分析，对ET术后血清肿的发生的相关危险因素作初步的探讨，对于临床手术适应证的把握具有一定的参考意义；其结果有待更多的病例资料加以证实，相关的研究可以进一步深入探讨。

（刘夕水 施俊义）

乳 腺

本年度收集到论文362篇,纳入一年回顾119篇,占32.87%;收入文选14篇,占3.87%。

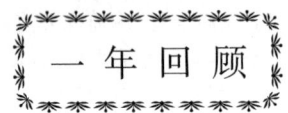

一、乳腺恶性肿瘤

(一)乳腺癌

1. 临床研究

(1) 新辅助化疗:崔树德[1]对乳腺癌的新辅助化疗进行了回顾。新辅助化疗较辅助化疗有诸多优势,但并不能显著改善患者生存。新辅助化疗的优势是可在化疗过程监测肿瘤的治疗反应,并以此实现肿瘤的个体化治疗。许多学者认为pCR似乎在激素受体阴性患者中更有意义,激素受体阳性与化疗耐药相关。浸润性小叶癌与浸润性导管癌相比,虽然获得pCR的概率较低,但预后较好。对激素受体阳性、Her-2阴性的肿瘤及浸润性小叶癌患者似乎不宜过于强求患者通过新辅助化疗达到pCR,因为此类患者可能从内分泌治疗中获益更多。德国GEPARTRIO试验表明2周期新辅助化疗后的治疗反应即能有效区分哪些患者有望在新辅助化疗后达到pCR。对一种新辅助化疗方案耐药的肿瘤即使改用非交叉耐药方案也不能改善患者生存;而对新辅助化疗敏感的肿瘤,改用非交叉耐药方案却可能改善患者预后。这提示由于不同肿瘤在生物学行为上的复杂性,在临床中进行药物敏感性评估往往受到限制,根据分子标志物来预测药物敏感性及耐药性从而指导治疗方案的制定可能更为可行。Colleoni等发现6个临床、病理学指标(残存肿瘤大小、淋巴结转移数目、Her-2状态、有无脉管浸润、激素受体状态和Ki67)建立的数学模型可较为准确地预测新辅助化疗后患者的预后。此外,经由NSABP B-27研究,认为对新辅助化疗后达到临床部分缓解且术后

复发、转移风险较高的患者,在辅以必要靶向治疗的同时辅助化疗也不是绝对不能考虑的。张斌[2]也对可手术乳腺癌术前全身治疗存在的问题及未来方向进行了综述。乳腺癌术前全身治疗(PST)也称为新辅助全身治疗,包括化疗、内分泌治疗和生物学靶向治疗,是乳腺癌综合治疗的重要组成部分。PST的优点可概括为:①使肿瘤缩小,分期降低,手术切除范围缩小,增加保乳手术的机会。②根据肿瘤对治疗的反应来判断患者预后。③是一项难得的体内药敏试验,为以后用药选择提供可信依据。④是临床试验中测试新药疗效的理想方法。PST存在的问题中失去乳腺癌原始的临床和病理分期是PST最大的不足。PST需要多学科的密切协作,在治疗前就应当拟订出系统的治疗方案和对治疗反应的监测计划。PST的疗效评价方面:①临床、影像学评价:可通过触诊、超声、X线测量和MRI对残余病灶大小判断。但即便MRI仍有30%左右的高估或低估率,可见,进一步提高影像学疗效评价水平是非常重要的。②病理学疗效评价:可直接反映全身治疗对肿瘤的效果,也是判断PST患者预后的重要指标。虽然pCR的标准易于统一,但对残留病灶的病理学疗效评价尚无统一标准。PST后的TNM分期,用"ypTNM"表示。③pCR的定义及意义:乳腺和淋巴结内均无浸润性癌残留。有无导管内癌残留并不影响。但疗效为pCR并不意味着肿瘤不会出现复发,尚需结合其他指标来判断PST后的患者预后。PST后的局部治疗主要包括3个方面,即手术切除的范围、SLNB和乳房切除患者的胸壁及区域淋巴结放疗的指征。PST后保乳手术的适应证应限于疗效达临床CR或PR、病灶呈局限型者。对PST患者仍推荐行腋窝淋巴结清扫。Ⅲ期患者及化疗后淋巴结阳性者应常规放疗。关于PST的时间虽尚无一致意见,但治疗的时间应取决于病期的早晚及PST的目的。在所报道的随机试验设计中,多将全程化疗术前完成。虽然术前

化疗提高了患者的pCR率和无复发生存率,但术前完成全程化疗的远期效果是否优于"三明治疗法"(化疗-手术-化疗),目前尚缺乏循证医学的证据。化疗有效,全程化疗术前完成,但术后病理未达pCR者是否需要继续治疗等都是有待解答的问题。PST为探索全身治疗对乳腺癌生物学的影响,以及各种疗法与乳腺癌诸多生物学因子的关系提供了研究平台。PST能极大地促进新药和新疗法的开发。乳腺癌的PST方兴未艾,相信不久的将来,PST将会被广泛地用于可手术乳腺癌的临床研究。研究的内容也会更加丰富,如预测疗效、预后的基因组、残留干细胞的检测以及三阴性乳腺癌的治疗策略等。而且目前PST中许多有争议或不确定的问题,将会随着研究的深入发展而得到回答。付朝江等[3]观察了多西他赛联合表柔比星、环磷酰胺、氟尿嘧啶(DECF方案)新辅助化疗治疗局部晚期乳腺癌(LABC)疗效及毒副反应。2005年8月至2007年9月收治的26例LABC患者,均为女性。中位年龄46(30~72)岁,Ⅲa期16例,Ⅲb期10例。治疗剂量为多西他赛80 mg/m²、表柔比星60 mg/m²、环磷酰胺500 mg/m²和氟尿嘧啶500 mg/m²,静脉滴入,每3周为1个周期,2个周期后评价疗效,并决定是否继续1~2个周期DECF方案后再接受手术或放疗。化疗后48 h预防性应用细胞集落刺激因子(G-CSF)。26例患者接受2~4个周期DECF方案的新辅助化疗。治疗后完全缓解5例,部分缓解15例,稳定4例,进展2例,有效率76.9%(20/26),病理完全缓解率、临床完全缓解率、临床部分缓解率分别为11.5%、19.2%和57.7%,本组的手术切除率为96%。主要毒副反应为白细胞减少,Ⅲ~Ⅳ度白细胞减少的发生率分别占总周期数的12.5%、15.0%,其他不良反应为轻、中度的脱发、恶心或呕吐、肌肉关节酸痛、体液潴留、疲乏、腹痛等。认为DECF方案是LABC的一种安全、有效的新辅助化疗方案。李席如等[4]评价了多西他赛联合表柔比星(EPI)或比柔比星(THP)新辅助治疗乳腺癌的临床疗效和毒性反应,探讨影响化疗疗效的相关因素。2006年3月至2008年4月,160例Ⅱ~Ⅲ期原发性乳腺癌患者在术前接受新辅助治疗,方案为多西他赛联合表柔比星或比柔比星的3周方案,术前化疗2~6个周期,观察近期疗效和毒副反应,分析相关因素与疗效的关系。原发病灶临床有效率(RR)为90%(144/160),其中临床完全缓解(CR)为26%(41/160),临床部分缓解(PR)为64%(103/160),疾病稳定(SD)为8%(13/160),疾病进展(PD)为2%(3/160)。术后病理完全缓解(pCR)为7%(11/160),原发病灶完全缓解(tpCR)为2%(1.3/160)。单因素分析结果显示:临床疗效与肿瘤大小、临床分期、是否为三阴性乳腺癌,以及化疗周期有关。肿瘤体积小临床缓解率高,临床分期早肿瘤缓解率高,三阴性乳腺癌肿瘤缓解率高,化疗3个周期的肿瘤缓解率明显高于2个周期,而与年龄、组织学分级、ER/PR、Her-2等无明显关系。多因素分析显示,临床分期是影响乳腺癌近期疗效的主要因素。常见的毒性反应有:骨髓抑制、脱发、恶心呕吐、口腔溃疡。认为多西他赛联合表柔比星或比柔比星新辅助治疗乳腺癌疗效较好,耐受性可以接受。临床分期是影响乳腺癌近期疗效的主要因素。在新辅助化疗疗效评估方面,周洪伟等[5]对乳腺癌组织中端粒酶逆转录酶(hTERT)的表达及新辅助化疗后的变化进行了回顾性研究。2004年2月至2007年6月53例可手术女性乳腺癌患者采用CEF方案新辅助化疗3个周期,采用RT-PCR及免疫组化法检测化疗前、后乳腺癌组织中hTERT的mRNA及蛋白表达变化。新辅助化疗前癌组织中hTERT mRNA及蛋白的阳性表达率分别为77.4%、73.6%,两者间差异无统计学意义($P=0.791$),而采用Spearman相关检验两者呈显著正相关($P=0.289,P=0.036$)。新辅助化疗后hTERT mRNA和蛋白阳性表达率(28.3%,22.6%)均显著低于新辅助化疗前。hTERT mRNA及蛋白阳性表达的患者新辅助化疗有效率显著低于hTERT mRNA及蛋白阴性表达者(P均<0.05)。认为新辅助化疗后hTERT基因明显下调;hTERT阴性表达患者新辅助化疗疗效更明显,可作为预测新辅助化疗疗效的一个重要参考指标。姜蕾等[6]应用^{1}HMRS评价化疗早期复合胆碱(tCho)浓度变化在早期评估乳腺癌新辅助化疗效果的价值。搜集已确诊为乳腺癌(肿瘤T分期在T1c以上者)并进行新辅助化疗的患者20例。所有患者化疗前均进行乳腺病变穿刺活检,在化疗结束后均进行手术治疗。将手术病理切片与化疗前穿刺病理片比较,将患者分为化疗有效组和无效组。所有患者均在化疗前1周内及化疗第1疗程结束后3周内(化疗第2疗程开始前)各进行1次乳腺MRS检查。采用外参照定量法计算化疗前、后tCho浓度,并采用配对样本均数t检验比较2组统计学意义。采用秩和检验比较2组病灶大小的统计学意义。以病理作为金标准,用ROC曲线分析根据tCho浓度变化判断化疗有效的价值。20例中化疗有效为16例,无效为4例。化疗有效组化疗前、后胆碱浓度分别为(4.24 ± 3.09)、(1.13 ± 1.14)mmol/L,两者差异有统计学意义($t=5.040,P<0.01$),而无效组化疗前、后胆碱浓度分别为(3.72 ± 2.69)、(3.06 ± 2.21 mmol/L)差异无统计学意义($t=1.785,P>0.05$)。2组间病灶大小变化值(中位数均为0 cm)差异无统计学意义($U=23.00,W=33.00,P=0.437$)。

以病理作为金标准根据化疗前、后的 tCho 浓度变化评估化疗有效性的 ROC 曲线下面积为 0.984。认为 MRS 能在肿瘤大小发生改变之前即反映出肿瘤代谢的变化,从而能在新辅助化疗早期评估其疗效。陈飞宇等[7]*选取 2007 年 7～12 月中南大学湘雅医院乳腺科就诊的经巴德针穿刺病理证实的女性乳腺癌患者 40 例,均行新辅助化疗 2～4 个周期,新辅助化疗前(A1)及化疗 2 个周期结束后(A2)各留取一份血清标本。所有血清标本均采用化学发光点印迹法检测其 S-TK1 的含量。乳腺癌患者行两个周期新辅助化疗后(A2 组)S-TK1 的含量为(9.24 ± 9.79) pmol/L,明显低于新辅助化疗前(A1 组)S-TK1 的含量(17.98 ± 10.20) pmol/L,差别有统计学意义($P<0.001$)。总体临床客观反应(OR)组与无反应(NR)组新辅助化疗前后 S-TK1 含量减少的百分比分别为($65.71\%\pm20.25\%$)、($17.20\%\pm42.20\%$),OR 组明显高于 NR 组,差别有统计学意义($P<0.001$),且Ⅱ期和Ⅲ期乳腺癌患者临床客观反应(OR)组 S-TK1 含量减少的百分比均明显高于无反应(NR)组,差异都具有统计学意义($P=0.013、0.007$)。OR 组与 NR 组新辅助化疗前 S-TK1 的含量差异无统计学意义($P=0.378$)。认为 S-TK1 的含量可以作为观察乳腺癌新辅助化疗疗效的指标,其与长期生存率的关系在进一步随访研究中。蒋金恒等[8]*用酶联免疫吸附测定法观察新辅助热化 MVD 疗和新辅助化疗后肿瘤 VEGF 的变化,检测乳腺癌患者接受新辅助热化疗和新辅助化疗前后血清含量。新辅助化疗组与对照组相比,明显下降[(47.4 ± 13.3)个/HP 比(81.7 ± 17.6)个/HP,$P<0.05$];新辅助热化疗组与新辅助化疗组及对照组相比,下降更明显[(26.8 ± 5.9)个/HP 比(47.4 ± 13.3)个/HP 及(81.7 ± 17.6)个/HP,$P<0.05$]。与对照组相比,新辅助化疗和新辅助热化疗后血清含量均明显降低[(315 ± 154)比(156 ± 53),$P<0.05$;(307 ± 156)比(140 ± 47),$P<0.05$];新辅助热化疗与新辅助化疗后含量变化两组间差异无统计学意义($P>0.05$)。认为新辅助热化疗和新辅助化疗后乳腺癌患者 MVD 及血清 VEGF 水平均明显下降。新辅助热化疗组较新辅助化疗组 MVD 下降更为明显。黄欧等[9]*回顾分析 2001 年 9 月至 2006 年 5 月术前接受 3 个周期长春瑞滨联合表柔比星(VE)方案化疗的 119 例局部晚期乳腺癌患者的临床病理资料。所有患者均经术前空心针活检证实为浸润性乳腺癌,新辅助化疗后接受手术治疗。术后根据新辅助化疗的临床疗效,再继续接受 3 个周期 VE 或标准的环磷酰胺+表柔比星+氟尿嘧啶(CEF)方案辅助化疗及局部区域放射治疗和相应的内分泌治疗。分析新辅助化疗前及术后临床病理资料与预后的关系。

新辅助化疗后临床完全缓解 27 例(22.7%),部分缓解 78 例(65.5%);肿瘤原发灶病理完全缓解(pCR) 22 例(18.5%)。本组 115 例(96.6%)获得随访,随访时间 9～76 个月,中位时间 63.4 个月。无局部复发转移患者共 72 例(60.5%),5 年无病生存率为 58.7%,5 年总生存率为 71.3%。多因素分析显示,新辅助化疗前 Ki-67(pre-Ki-67)高表达($P=0.012$)、化疗后 Ki-67(post-Ki-67)高表达($P=0.045$)、化疗后病理未完全缓解($P=0.034$)与无病生存时间的降低有关;pre-Ki-67 高表达($P=0.017$)、post-Ki-67 高表达($P=0.001$)、pre-ER 阴性($P=0.002$)、化疗后病理未完全缓解($P=0.034$)与总生存时间的降低有关。认为 pre-Ki-67、post-Ki-67 及 pre-ER 的表达水平和新辅助化疗后肿瘤原发灶病理状况是接受术前 3 个周期 VE 新辅助化疗局部晚期乳腺癌的独立预后因素。新辅助化疗是局部晚期乳腺癌标准治疗方案中的重要组成部分之一,可提高肿瘤切除率与保乳率。对于早期乳腺癌,新辅助化疗可使原发肿瘤降期以提高局部切除的可行性,并可早期评价化疗敏感性从而指导个体化治疗。一些研究已经证实新辅助化疗的反应与患者生存率相关,许多患者将得益于其对远处器官微微小转移灶的控制。张斌等[10]*就新辅助化疗后保乳的选择、乳房再造术的时机以及区域淋巴结治疗等局部病灶外科处理的研究进展作一综述。①新辅助化疗后的保乳手术不应为追求保乳而以降低生存率或增加局部复发为代价,且选择标准应与直接手术相一致,存在局部晚期病变但对化疗反应好的患者也可考虑保乳手术。②新辅助化疗后的晚期乳腺癌患者行即刻乳房再造术,其并发症发生率并无增加;但放疗可导致假体再造乳房的包膜挛缩或反复感染,对自体乳房再造的影响尚无定论,因此局部晚期乳腺癌患者应考虑行延迟乳房再造术。③对新辅助化疗敏感的患者可考虑通过前哨淋巴结活检进行腋窝淋巴结分期;在新辅助化疗前后行活检各有利弊。一些研究中将超声和前哨淋巴结活检相结合来判断腋窝淋巴结状态的方法值得借鉴,但尚需更多的研究加以证实。

(2)保乳治疗:王翔[11]对乳腺癌的保乳治疗进行了回顾。20 世纪 80 年代中期以后,保乳治疗已逐渐成为早期乳腺癌的主要治疗模式,在欧美等发达国家和地区,保乳治疗病例已占可手术乳腺癌的半数以上。在我国,就有条件的医院而言,保乳治疗率约在 10% 左右;就全国范围来讲,保乳治疗率约为 1%。许多研究表明保乳手术在中国完全可行,应该鼓励那些有条件的医院积极开展保乳治疗,从而提高患者其生活质量。适应证:临床Ⅰ期、Ⅱ期中肿瘤最大直径<3 cm 和临床无明显腋淋巴结转移的乳腺癌患者。肿瘤直

径>3 cm和Ⅲ期患者经术前化疗降期后也可以慎重考虑。随着治疗的进步和研究的深入，适应证的范围有扩大趋势。绝对禁忌证是：①乳腺或胸壁区曾行放疗；②妊娠期间的放疗；③钼靶摄片显示弥漫性的可疑或恶性微小钙化灶；④病变广泛，无法通过单一切口的局部切除就达到切缘阴性或获得满意的美容效果；⑤阳性病理切缘。相对禁忌证：①累及皮肤的活动性结缔组织病（特别是硬皮病和狼疮）。②肿瘤直径>5 cm。③灶状阳性切缘。④已知存在BRCA1/2突变的绝经前妇女。⑤年龄≤35岁的妇女。以下情况不能成为拒绝保乳治疗的理由：①临床或病理证实腋窝淋巴结转移；②乳晕区肿瘤；③全身转移高危因素；④有乳腺癌家族史。原发灶的切除要求：①基本原则：切缘病理阴性，减少局部复发；适量切除部分腺体，保持患乳良好外形。②切口设计：原发灶在乳头上方取弧形或横向切口，下方取放射或弧形切口，一般不需要切除皮肤，是否切除针道尚存争议。原发灶和腋窝切口分离（位于乳腺尾部可作一个切口）。③切除范围：包括原发肿瘤及周围1～2 cm的乳腺组织。瘤床置金属标记，以利瘤床放疗加量定位。显微镜下有局灶性阳性切缘者（不伴EIC），选择保乳手术是合理的。放疗时应用更高剂量的瘤床补量。腋窝淋巴结清扫要求：清扫Ⅰ、Ⅱ水平的腋窝淋巴结，跳跃式转移的概率很低。临床腋窝淋巴结阴性患者可用前哨淋巴结活检取代腋窝淋巴结清扫。保乳术与综合治疗的时间配合：切缘阴性患者辅助化疗完成后2～4周内开始术后放疗，没有辅助化疗指征的患者在术后8周以内开始放疗，辅助内分泌治疗和靶向治疗可以在放疗期间开始，也可以在放疗结束后开始。腋窝淋巴结转移数目≥4枚时需照射锁骨上淋巴引流区，腋窝淋巴结清扫数目10枚以下时可参照腋窝淋巴结转移比例，建议在转移比例≥20%时照射锁骨上区。内乳淋巴结照射的意义仍然有争议，建议在原发肿瘤位于内侧象限同时合并上述高危因素的患者中采用。导管内癌不作补量。王深明等[12]对乳腺癌保乳手术（BCS），比如对BCS的疗效和适应证、关于新辅助化疗的BCS、关于BCS的切缘状态与局部复发问题、关于BCS同时是否应做腋窝淋巴结清扫等问题进行了探讨。目前对BCS适应证仍存在一定分歧，但对其禁忌证已基本达成一致。多数专家研究认为新辅助化疗在增加BCS机会的同时并未增加肿瘤复发风险和影响生存率。对于切缘状态方面，认为较宽的阴性病理边缘并不一定能降低局部复发率。另外BCS于SLNB结合可以进一步缩小乳腺癌手术范围，减少术后并发症。但BCS的长期疗效，特别是局部复发率仍值得关注。

(3) 一期重建：朱玮等[13]*报道了自2000年1月至2007年12月162例乳腺癌行乳腺全切除（包括传统的改良根治术32例，保留皮肤的乳房切除术51例，保留乳头乳晕的乳房切除术79例），单纯应用扩大背阔肌肌皮瓣进行即时乳房再造。手术成功161例，失败1例。术后再造乳房外形良好，患者自我评定"优良"率达到91.93%（148/161）。术后6例出现乳头部分坏死，5例胸部皮肤挫伤、表皮脱落，自行愈合。11例出现背部血清肿，8例穿刺抽液愈合，2例刮除窦道假膜愈合，1例切除纤维囊愈合。3例切缘皮肤局部坏死，1例背部供区部分坏死，二次手术愈合。1例移植物缺血坏死，予以切除。随访时间7～90个月，失访23例，失访前均无病生存。2例骨转移，1例肺转移，1例锁骨上淋巴结转移，无局部复发。认为改良根治术联合Ⅰ期扩大背阔肌皮瓣乳房再造，安全、有效，尤其适合中、小体积乳房。吴诚义[14]回顾了可手术乳腺癌的保乳手术及一期乳房再造术。100多年来，在乳腺癌治疗经验和教训积累的基础上，乳腺癌外科治疗已从过去的单纯从解剖学观点拟定手术方案，发展到现在的根据生物学行为制定综合治疗策略，外科手术方式也从"可耐受的最大治疗"模式转变为"最小有效治疗"模式。可手术乳腺癌行保乳手术或一期乳房再造，二者见仁见智。建议首选保乳手术，对不宜保乳或要求一期再造的患者，应与患者及家属充分沟通，多方面综合考虑，为患者制定最佳的重建方案，尽可能减少并发症。邹天宁等[15]回顾性分析了云南省乳腺癌临床研究中心1997年5月至2008年10·月间行即刻乳房再造的71例乳腺癌临床资料，乳房再造方式有：横形腹直肌肌皮瓣带蒂转移（TRAM）、腹壁下动脉穿支皮瓣（DIEP）、TRAM与DIEP联合皮瓣行乳房再造联合运用、背阔肌肌皮瓣带蒂转移（LDF）背阔肌肌皮瓣带蒂转移、背阔肌肌皮瓣联合乳房假体置入、单纯乳房假体置入、邻近皮瓣转移，通常需要根据患者的具体条件选择合适的方式。67例皮瓣全部成活，术后外观接受度95.77%，术后30个月转移率4.23%，无局部复发。除了已有远处转移，或者有手术禁忌证者，即刻乳房再造适用于Ⅰ、Ⅱ、Ⅲ期患者。欧阳钟石[16]对乳腺癌术后乳房再造的最新进展进行了分析。乳房再造对乳腺癌切除术后女性患者的形体破坏和心理创伤恢复起到了积极的作用。目前，同时行乳房再造在肿瘤学上是安全的。然而选择进行乳房再造的患者仅占少数。外科手术技术和组织瓣技术的改良以及新型组织替代物的发展提高了乳房再造的安全性。另外，放射治疗对于乳房切除术后乳房再造的影响不可忽视。应加强宣传教育。对于未能实现"三早"的患者应尽量行乳房再造。

(4) 前哨淋巴结活检：理论上及基于人群分析，前哨淋巴结活检(SLNB)假阴性率较高可能降低腋窝淋巴结检出阳性率,而 SLN 的仔细检测可提高腋窝淋巴结检出阳性率,王永胜[17]*认为两者相抵可使腋窝淋巴结检出阳性率保持稳定。SLN 阴性患者 SLNB 替代腋窝清扫术的腋窝复发率和并发症很低,SLNB 可以提供更为准确的腋窝淋巴结分期。对于新辅助化疗患者行 SLNB 的时机仍存在争议。目前认为,对于临床腋窝淋巴结阴性患者,新辅助化疗后 SLNB 是指导腋窝处理的准确技术。pN0(i+)(有孤立肿瘤细胞簇 ITC)和 pN1mi(有微转移 MM)都是独立的预后指标;pN0(i+)对预后的影响等同于 pN1mi;pN0(i+)和 pN1mi 患者均可从辅助治疗中获益。2009 年 St. Gallen 共识会议上,当存在 SLN 微转移(MM)或孤立肿瘤细胞(ITC)时,69%的专家不同意对所有患者避免行腋窝淋巴结清扫(ALND);但对于有选择的患者(肿瘤较小、分化较好、组织学类型较好),92%的专家认为可以避免 ALNDE。GeneSearchTM BLN 和 OSNA 用于乳腺癌 SLN 术中分子诊断优于印片细胞学和冰冻快速病理检查,使得乳腺癌 SLN 术中诊断将可能进入非病理诊断时代。染料法是乳腺癌前哨淋巴结活检的方法之一,其成功率受多种因素影响。龚益平等[18]探讨了影响染料法乳腺癌前哨淋巴结活检成功率的相关因素。2007 年 1 月至 2008 年 8 月乳腺癌患者 141 例,于乳晕周围注射 1%亚甲蓝,实施前哨淋巴结活检,随后行腋窝淋巴结清扫,常规 HE 染色进行病理诊断。采用非条件 Logistic 回归进行单因素和多因素分析。126 例患者检出前哨淋巴结,15 例检测失败。前哨淋巴结活检成功率 89.4%,假阴性率为 6.82%。单因素分析结果显示:活检成功率与患者年龄、体质量指数(body mass index,BMI)、肿瘤大小、术前腋窝淋巴结状态、肿瘤分级及腋窝淋巴结阳性数>4 枚显著相关。多因素分析结果显示,年龄($OR=4.587, P=0.024$)、BMI($OR=4.882, P=0.011$)及腋窝淋巴结阳性数>4 枚($OR=3.143, P=0.013$)是前哨淋巴结活检成功率的独立影响因素。认为亚甲蓝示踪法是乳腺癌前哨淋巴结活检的可靠方法,其成功率与患者年龄、BMI 和腋窝淋巴结转移数相关。舒敬德等[19]也报道了亚甲蓝(美蓝)在乳腺癌前哨淋巴结活检(SLNB)中的可靠性、准确性及其在基层医院的应用价值和意义。42 例 T1~T2 乳腺癌患者,全身麻醉后,取美蓝 2~4 ml 注入乳晕周围,注射后 5~10 min 取腋窝切口长约 5 cm,切开腋筋膜仔细解剖,沿蓝色的淋巴管寻找着色的淋巴结即前哨淋巴结(SLN),然后行 SLNB,再行腋窝淋巴结清扫(ALND)。并将全部标本送病理检查。42 例检出 SLN 40 例(95.24%),SLNB 的灵敏度为 91.67%(11/12),准确率为 92.86%(39/42),假阴性率为 8.33%(1/12),假阳性率为 0。所有患者未发现与亚甲蓝相关的过敏反应和术中血压改变等毒副作用。认为亚甲蓝能较准确地检测出腋窝前哨淋巴结,可单独用于乳腺癌前哨淋巴结的定位活检,且价格低廉,特别适合在基层医院中使用。秦平等[20]报道了纳米炭淋巴示踪剂在乳腺癌手术淋巴结病理检查中的价值。84 例乳腺癌患者随机分为普通组和纳米炭组 2 组,比较 2 组患者淋巴结检获情况。两组共计检获淋巴结 1 660 枚,其中纳米炭组($24.5±3.2$)枚/例,显著高于常规组($13.5±5.3$)枚/例,($t=3.475, P<0.05$)。纳米炭组检获出更多淋巴结,炭着色淋巴结癌转移率更高。认为纳米炭示踪剂提高了淋巴结检获率,确保了病理活检的准确性,是一种值得推广的示踪剂。

(5) 放疗:目前保乳治疗已经成为早期乳腺癌的标准治疗方案,而放射治疗在保乳治疗中的作用也日益得到体现。由于传统的全乳放射治疗存在着诸多的劣势,所以近些年来,部分乳腺放疗逐渐为人们所重视。相对于传统全乳腺照射,部分乳腺放疗可使患者的保乳治疗更快捷,且降低了远期并发症的风险。但是部分乳腺放疗研究的长期结果尚缺乏,而且病例选择及放疗实施也存在很多不确定性。部分乳腺放疗是有前途的方法,但在病例选择治疗技术以及处方剂量上仍有很多工作要完成。尤金强等[21]对放射治疗在早期乳腺癌保乳治疗中的应用情况做了综述。李建彬等[22]阐述了影像引导保乳术后部分乳腺外照射靶区(EB-PBI)的确定方式:①大体肿瘤体积(GTV)的确定:影像引导的保乳术后术腔勾画是 EB-PBI GTV 确定的基础。US 确定的 GTV 随时间变化较少,但其准确性较差;CT 确定的 GTV 较为准确,但其大小随术后时间延长变化明显;而银夹确定的 GTV,其准确性随术中银夹放置技术、部位和数目而发生变化。因此,对术后拟行 EB-PBI 者,建议术中在术腔各方向精确放置足够数目的银夹,术后在尽量短的时间内行 CT 模拟定位扫描,结合 CT 显示的术腔和银夹显示的瘤床范围确定 GTV。此外,GTV 的确定也要考虑到勾画者的影响。②临床靶区(CTV)的确定:在确定 EB-PBI 的 CTV 时,主要考虑的因素是乳腺癌原发肿瘤亚临床灶存于 GTV 边缘外的范围。对于 90%以上切缘阴性的患者,EB-PBI 的 GTV 选择瘤床外放 10 mm,即可以包括术后可能的残留病灶。③计划靶区(PIV)的确定:EB-PBI 的 PIV 确定主要考虑呼吸运动造成的靶区位移及摆位误差。综合考虑呼吸运动和摆位误差导致的靶区位移,EB-PBI 时 CTV 到 PIV 的外扩边界为 10 mm 即可。原则上讲,呼吸控制也是减少呼吸运动导致的乳腺靶区位移的主要方法。临床上常用的呼吸控制方法为呼吸门控和自主呼吸控制。除了精确体位固定等传统方法外，影像引导放疗也是 EB-PBI 摆位误差修正的重要方法。但尽管在影像引导 EB-PBI 靶区确定方面已经做了大量的研究工作，而且在某些问题上已趋向达成共识，但还有大量的研究工作需要做，以解答目前并不确定或者未知的问题。李凤岩[23]通过对早期乳腺癌保乳术后部分乳腺三维适形加速外照射（APBI-3DCRT）计划设计的研究，旨在探讨中国女性早期乳腺癌保乳术后 APBI-3DCRT 剂量学分布特点及剂量学的可行性。选择 50 例保乳术后 T1～2N0M0 病例，利用三维治疗计划系统设计 APBI-3DCRT 计划及全乳腺照射（WBI）计划。按 RTOG0319 标准对 50 例 APBI-3DCRT 计划进行剂量学可行性评价，并比较正常组织在 APBI-3DCRT 和 WBI 计划中受量情况。50 例 APBI-3DCRT 计划中评为 I 级 1 例（2%）；II 级 46 例（92%）；III 级 3 例（6%）。与 WBI 相比，评价为 I～II 级 APBI-3DCRT 计划的患侧肺平均剂量（D_{mean}）以及至少接受 20 Gy 照射的体积百分比（$V20$）分别从 9.259 Gy 减少至 1.637 Gy 和从 15.53% 减少至 1.79%，心脏的 D_{mean} 和 $V20$ 分别从 1.826 Gy 减少至 0.305 Gy 和从 3.14% 减少至 0.04%，对侧肺的最大剂量（D_{max}）和 D_{mean} 分别从 2.809 Gy 减少至 0.236 Gy 和从 1.107 Gy 减少至 0.102 Gy，对侧乳腺的 D_{max} 和 D_{mean} 分别从 2.391 Gy 减少至 0.231 Gy 和从 0.984 Gy 减少至 0.098 Gy，甲状腺的 D_{max} 和 D_{mean} 分别从 0.494 Gy 减少至 0.203 Gy 和从 0.203 Gy 减少至 0.078 Gy（$P<0.05$）。与 WBI 相比，APBI-3DCRT 可以减少正常组织受照射的体积及照射剂量，有利于减轻正常组织的放射损伤；中国女性早期乳腺癌保乳术后进行 APBI-3DCRT 在剂量学上是可行的，建议进行 I/II 期的临床研究。陈刚等[24]对 43 例早期乳腺癌患者（I 期 30 例，II 期 13 例）行肿瘤扩大切除加腋淋巴结清扫术或象限切除术加腋淋巴结清扫术。术后全乳切线照射 50 Gy，瘤床追加电子线 10 Gy；患侧锁骨上野 X 线 30 Gy 加电子线 22 Gy。结果随访 14～50 个月均无复发病例。放疗急性副反应包括乳房不适 10 例（I 级 23.26%），皮肤红斑、色素沉着 19 例（I 级 44.19%），湿性脱皮 5 例（II 级 11.63%），放射性食管炎 4 例（I 级 9.30%）；放疗结束 1 个月后发生放射性肺炎 1 例。无皮肤的纤维化和坏死、毛细血管扩张、乳房和上肢水肿等并发症发生。近期美容效果达到满意和一般者占所有患者的 93.02%。认为保乳术联合术后根治性放疗近期生存率和近期美容效果令人满意，副反应轻，并发症发生率低，对符合条件的 I、II 期患者可推广此治疗方法。

（6）辅助化疗 马传栋等[25]探讨 65 岁以上乳腺癌患者接受术后辅助化疗的影响因素。采用 χ^2 检验和 Logistic 回归分析方法对 590 例 65 岁以上浸润性乳腺癌患者术后辅助化疗的影响因素进行分析。结果全组接受术后辅助化疗者 231 例，占 39.15%。结果表明，并存糖尿病、年龄、手术方式及肿瘤的病理生物学特征对患者接受术后辅助化疗有影响（χ^2 值分别为 4.49、88.27、23.49 及 9.40，P 均<0.05）。Logistic 回归分析结果显示，年龄、术后病理肿瘤最大径（pT）、术后病理淋巴结状况（pN）、雌激素受体（ER）对接受术后辅助化疗有影响（χ^2 值分别为 68.857、15.284、43.540、7.009，P 均<0.01）。淋巴结阳性激素受体阴性的患者中 44 例（66.7%）接受了术后辅助化疗。认为肿瘤大小、淋巴结状况、激素受体状况和年龄是老年乳腺癌患者接受术后辅助化疗的独立预测因素。刘志芳等[26]评估了低剂量多西紫杉醇单药每周方案在老年转移性乳腺癌（metastatic breast cancer, MBC）患者中的疗效和不良反应。对 28 例老年 MBC 患者，用多西紫杉醇 30mg/m²，静脉滴注，第 1、8 天，每 3 周重复，最多 6 周期。28 例患者共完成 120 周期的化疗，其中完全缓解者 1 例（3.6%），部分缓解者 8 例（28.6%），有效率为 32.1%（95%CI：14.8%～49.4%），肿瘤控制率为 71.4%。既往未用过化疗的患者有效率高于用过化疗的患者（$P<0.05$）。最常见的不良反应为血液学毒性。至随访结束，中位疾病进展时间为 9.0 个月，中位总生存期为 15.0 个月。认为低剂量多西紫杉醇单药每周方案在 MBC 老年患者中较为有效且耐受性良好。董宁宁等[27]观察长春瑞滨（NVB）联合吉西他滨（GEM）治疗蒽环类和紫杉类药物耐药的转移性乳腺癌（ATRMBC）患者的疗效和不良反应。采用 NVB 联合 GEM 方案（GN 方案）治疗 41 例 ATRMBC 患者，NVB 25 mg/m² 静脉推注，第 1、8 天；GEM 1 000 mg/m² 静脉滴注，第 1、8 天；21 d 为 1 个周期，最多接受 6 个周期的化疗。41 例患者共完成 159 个周期的化疗，中位化疗周期为 4 个周期。完全缓解 1 例（2.4%），部分缓解 14 例（34.2%），稳定 18 例（43.9%），进展 8 例（19.5%）；客观有效率 36.6%（95%CI：21.9～51.3）；平均随访 16.4 个月，中位疾病进展时间 6.1 个月，中位生存期 16.2 个月。认为 NVB 联合 GEM 是治疗 ATRMBC 的有效方案，患者对不良反应能够耐受。吴卫华等[28]观察了表阿霉素（EPI）联合或序贯紫杉醇（PTX）剂量密集化疗在高复发风险乳腺癌辅助化疗中的疗效和耐受性，并与 EPI 联合 PTX 3 周方案比较。选取 2003 年 12 月至 2006 年 12 月中国医学科学院肿瘤医院 173 例具有高复发风险乳腺癌术后患者，将患者随机分为 3 组，分别采用 EPI 联合 CTX 序贯 PTX 的 2 周方案（EC→T 密集组）、EPI 联合 PTX 的 2 周方

案(ET 密集组)和 EPI 联合 PTX 的 3 周方案(ET 常规组)进行辅助化疗。EC→T 密集组、ET 密集组和 ET 常规组各入组 56 例、57 例和 60 例患者。共有 168 例患者按计划完成化疗,中位随访 36 个月,密集组和常规组的 3 年无复发率分别为 84.1% 和 80.0% ($P=0.501$),3 年总生存率分别为 95.6% 和 90.0% ($P=0.153$)。EC→T 密集组和 ET 密集组的 3 年无复发率分别为 85.7% 和 82.5% ($P=0.636$),3 年总生存率分别为 92.9% 和 98.2% ($P=0.164$);全组 173 例可评价毒性,Ⅲ~Ⅳ度主要的毒性为粒细胞减少、恶心、呕吐、肝功能损害和脱发。密集组与常规组的 Ⅲ~Ⅳ度粒细胞减少发生率分别为 14.2% 和 58.3% ($P=0.000$),其他毒性差异无统计学意义。比较两个密集组间毒性,差异无统计学意义。认为 EPI 联合或序贯 PTX 密集辅助化疗是可行的,具有较好的疗效和耐受性,有改善患者无复发生存和总生存的趋势,粒细胞减少明显减轻,其他毒性未明显增加,化疗时间得以缩短。EPI 联合或序贯 PTX 密集辅助化疗的两个方案,疗效和毒性相近。

(7) 内分泌治疗:许骏等[29]对乳腺癌内分泌治疗进行了综述。内分泌治疗就是通过降低雌激素水平或阻止雌激素作用于靶细胞的各个环节等,从而达到抑制或阻止癌细胞增殖、生长的目的。内分泌治疗对于激素敏感性乳腺癌的患者可以降低复发和远处转移风险的概率。乳腺癌常用的内分泌治疗药物有抗雌激素类、孕激素、黄体生成素释放激素类似物及芳香化酶抑制剂。乳腺癌术后给予他莫昔芬治疗 5 年,复发率和病死率可分别减少 25%~47% 和 26%,对侧乳腺癌发生率减少 37%~47%,总的 5 年和 10 年无病生存率分别提高 8.3% 和 6.5%。术前应用他莫昔芬,其无病生存率和总生存率均有显著提高。但对于转移性乳腺癌则只能提高无病生存率而对总生存率无益。他莫昔芬与辅助化疗顺序的研究中,序贯给药组的无病生存率在 8 年后显著高于同时给药组。他莫昔芬服药>6 个月,尤其是剂量>30 mg/d、雌激素受体阳性、绝经后的高危患者,应至少每年做子宫超声检查 1 次;如内膜厚度>5 mm(正常上限 5 mm),应行子宫内膜活检,必要时可与宫腔镜检配合(超声无法发现内膜下病变),以确保安全。第 3 代芳香化酶抑制剂(AI),适用于绝经后激素依赖性乳腺癌的治疗,选择性强、疗效高、毒副作用较低。与他莫昔芬相比,第 3 代芳香化酶抑制剂可以降低乳腺癌复发和转移的风险。第 3 代芳香化酶抑制剂包括来曲唑(letrozole, femara)、阿那曲唑(anastrozole, arimidex)及依西美坦(exemestane, aromasin)。促性腺激素释放激素 GnRH 类似物对卵巢功能的抑制作用是可逆的。常用的药物是脑垂体黄体生成素释放激素类似物戈舍瑞林。

(8) 脑转移治疗:临床上乳腺癌脑转移的概率可高达 30%,从诊断乳腺癌到发现脑转移的中位时间为 34 个月,其自然病程是进展性神经恶化,平均生存期为 1~2 个月,目前乳腺癌脑转移患者治疗后的平均生存时间还不超过 2 年。李艳等[30]对乳腺癌脑转移治疗的研究进展进行了综述。随着乳腺癌诊疗水平的进步,乳腺癌患者的生存期明显延长,但乳腺癌脑转移的发病率逐渐上升。目前手术、立体定向放射外科学(SRS)、全脑放射治疗(WBRT)为脑转移的一线治疗方法。近年来由于乳腺癌综合治疗的研究发展,化疗、内分泌治疗及分子靶向治疗在乳癌脑转移中的应用受到越来越多的关注。谷峰等[31]对乳腺癌脑转移依赖 Slit/Robo 信号通路的模型进行了阐述,即表达 Robo 的肿瘤细胞由原发病灶进入人体全身循环系统,在 Slit 的趋化吸引下黏附于脑组织的血管内皮细胞,在此增加内皮细胞 MMP-9 以及 VEGF 的表达,从而改变血-脑屏障的通透性,以利于乳腺癌细胞进入脑内形成脑转移灶。现有的许多研究结果与该模型是一致的,例如,Slit2 已经被认为是磷脂酸肌醇聚糖(glypican)-1 的配体之一,在大脑血管内皮细胞上有表达。另外,体外研究也表明有高脑转移倾向的乳腺癌细胞株,其 MMP-1 和 MMP-9 的表达量和活性有显著升高,并伴随细胞迁移和侵袭能力的增加。VEGF 是重要的血管再生和血管通透性因子,被认为是促进乳腺癌发生脑转移的重要因素之一,能够促进血管生成和血管通透性改变。有研究报道,外源性 VEGF 增加了乳腺癌细胞 MDA.MB-231 穿透人脑微血管内皮细胞的能力。因此在 Slit2 因子的作用下,表达 Robo 的乳腺癌细胞株其 MMP-9 和 VEGF 水平的增高,与乳腺癌脑转移密切相关。

(9) 骨转移治疗:玛依努尔·吐尔逊等[32]对根治或改良根治术后浸润性导管癌出现骨转移的乳腺癌患者的临床资料进行回顾性分析,初步探讨影响其骨转移的因素。收集 2000 至 2008 年在本院进行治疗的乳腺癌病人的临床资料,通过电话随访、门诊复查,完成 347 例随访,从中选择经过根治术或改良根治术后、病理诊断为浸润性导管癌、骨转移的乳腺癌患者 67 人,单因素分析 67 例乳腺癌患者的临床特征(年龄、核分级、肿块大小、淋巴结转移、分期等)。并将单因素分析中有统计学意义的因素进行多因素分析。浸润性导管癌术后患者发生骨转移集中在 3 年内,患者 3 年复发转移率为 64.18%,单因素分析结果显示年龄、核分级、肿块大小、淋巴结转移数目、病理分期、雌激素受体(ER)、Her-2 受体状态及放疗化疗均对术后发生骨转移有影响($P<0.05$)。将单因素分析中显著统计学意

义的影响因素再次进行多因素分析,结果显示:肿块大小,淋巴结转移的数目,术后是否完成辅助化疗放疗及 Her-2 受体情况是影响乳腺癌术后骨转移的重要因素。认为对初诊乳腺癌患者,做到早期发现、早期诊断、早期治疗,对于预后是十分重要的,对具有转移高危因素的乳腺癌患者早期进行预防性治疗,预防其发生转移,提高患者的生存率,改善生活质量,获得更好的预后。张香梅等[33]采用流式细胞技术检测了乳腺癌骨髓微转移情况并分析其与临床病理学指标的关系。选取可手术乳腺癌病例 82 例,术前未经化疗及放疗,抽取骨髓液,应用流式细胞技术,检测骨髓有核细胞中 CK18、CK19 阳性细胞表达率。82 例乳腺癌患者骨髓标本中,23 例经流式细胞技术检测到 $CK18^+$、$CK19^+$/CIM5-细胞。乳腺癌骨髓微转移的阳性率为 28.05%。骨髓微转移的阳性率随临床分期、组织学分级的增加而增高,随激素受体蛋白表达增强而降低。认为原发性乳腺癌可以发生微转移,骨髓转移与某些临床病理指标有关。

(10) 胸壁复发:袁芃等[34]*分析了自 1995 年 1 月至 2001 年 1 月收治的 101 例乳腺癌术后单纯胸壁复发的患者,对这些患者的临床特点、治疗方式、生存期及预后因素进行了单因素和多因素的分析。随访时间均在 5 年以上。胸壁复发后生存期 3~150 个月,中位生存 53 个月;5 年生存率 46.5%(47/101)。单因素分析显示,胸壁复发治疗后肿瘤残留是最强的预后因素;其他因素还包括原发肿瘤的大小、淋巴结状况、分期、术后放疗、原发肿瘤至胸壁复发的时间>20 个月及复发后的治疗方式(手术及放疗)。多因素分析结果,原发肿瘤直径>5 cm 和原发肿瘤至胸壁复发的时间<20 个月是胸壁复发后生存期的独立预后因素。认为乳腺癌术后胸壁复发的预后相对较好,综合治疗可能有助于提高治愈率。

(11) 其他疗法:柳青峰等[35]介绍了光动力疗法治疗乳腺癌术后胸壁复发 12 例的经验。光动力疗法(PDT)是采用波长为 630 nm 的激光照射静脉输入光敏剂患者的肿瘤复发病灶。其原理是借助光敏剂进入体内后具有动态聚集于肿瘤组织的特点,再行激光照射治疗,这是治疗肿瘤复发病灶的一种较新的方法。张琴琴[36]报道了用平阳霉素治疗乳腺癌术后皮下积液疗效分析。皮下积液是乳腺癌术后常见的并发症之一,其处理方法有切开引流法、放置套管针法、注射器抽吸法等。为了探讨处理皮下积液的有效方法,对 2003 至 2008 年收治的 36 例乳腺癌术后皮瓣下积液病人采取不同的治疗方法。认为皮瓣下注入平阳霉素配合局部注射器抽吸法能明显缩短治疗时间,且创伤小,不增加病人痛苦,容易为患者接受。

(12) 综合治疗的经济学评估:唐金海等[37]对江苏省肿瘤医院 2003 年 1 月至 2007 年 9 月收治的 1 164 例乳腺癌住院患者(非规范综合治疗 1 036 例,规范治疗 128 例)的病例资料及费用明细数据进行回顾性分析和最小成本法分析。非规范与规范的乳腺癌综合治疗患者平均住院 60.59 d 和 39.84 d;平均住院次数为 3.77 次与 2.52 次;平均住院总费用分别为 54 863.27 元和 33 426.71 元,均有显著性差异。认为乳腺癌综合治疗费用较高,实施规范治疗后,住院天数、住院次数和平均住院总费用均降低;相同临床治疗效果下,规范治疗比非规范治疗要好。规范治疗在临床经济学上更可行,且具有较好的推广应用价值。

(13) 乳腺癌患者的健康管理:乳腺癌作为一种慢性疾病,长期生存者其健康管理问题越来越值得关注,这方面的一个重要问题是如何以最合适的方式进行随访,以保证患者在初步治愈后能及时发现远期并发症及可能出现的复发转移并予以及时治疗。目前不同肿瘤组织出台的随访指南不尽相同,国内这方面的资料更少,李敏等[38]结合国际权威肿瘤机构的随访指南,分析其中存在的主要问题,探讨乳腺癌患者随访的内容、间隔和经济学效益,以期为乳腺癌患者随访的临床处理提供一定的方向。根据大量临床试验,阐述了常规体检、乳腺钼靶摄片、胸片、B超、骨扫描等检查在监测肿瘤的复发转移、延长患者的生存期和提高患者的生活质量方面的作用;比较了由初级保健医师和肿瘤专科医师进行随访工作的效果;分析了影响随访费用的因素。认为随访可由经过训练的初级保健医师进行,主要的随访内容为病史回顾、体检、乳腺钼靶摄片,其他的相关检查可以在发现异常时交由专科医生进行。

2. 基础研究

(1) 乳腺癌发生、发展及预后相关因素:陈治等[39]*研究了大豆异黄酮(SOY)对二甲基苯蒽(DMBA)诱导的不同生理阶段的 SD 大鼠乳腺肿瘤发生、发展的影响。60 只 SD 雌性大鼠分成幼鼠 DMBA 组、幼鼠 DMBA+SOY 组、成年鼠 DMBA 组和成年鼠 DMBA+SOY 组,观察各组大鼠乳腺癌的发病率、潜伏期和肿瘤大小;通过免疫组织化学法检测大鼠乳腺癌组织的核仁组成区嗜银蛋白(AgNOR)阳性细胞计数、殖细胞核抗原(PCNA)和 C-erbB-2 的表达。幼鼠 DMBA 组和成年 DMBA+SOY 鼠组乳腺癌发病率分别为 80.0% 和 40.0% ($P<0.05$);幼鼠 DMBA+SOY 组乳腺癌发生的潜伏期明显长于幼鼠 DMBA 组($P=0.036$);各组大鼠乳腺肿瘤大小无明显差异;幼鼠 DMBA 组 AgNOR 计数、PCNA 和 C-erbB-2 的表达水平均高于幼鼠 DMBA+SOY 组和成年鼠组($P<$

0.05)。成年鼠 DMBA 组和成年鼠 DMBA＋SOY 组间的乳腺癌发病率、肿瘤大小以及肿瘤组织的 AgNOR 计数、PCNA 和 C-erbB-2 的表达水平差异均无统计学意义（$P>0.05$）。认为 DMBA 对幼鼠的致癌作用明显强于成年鼠。食用 SOY 对 SD 大鼠乳腺癌的发生、发展具有一定的影响，且对幼鼠的作用大于成年鼠。杨莉等[40]探讨了组织因子（TF）和人表皮生长因子受体-2（Her-2）在乳腺癌组织中的表达及其在临床诊断和评价预后中的意义。应用免疫组织化学法检测了 45 对包括原发乳腺癌组织及其癌旁组织共 90 例以及 30 例乳腺良性病变组织中 TF、Her-2 的表达，分析其与临床病理指标的关系及其和 5 年无病生存率的关系。45 例乳腺癌组织中，TF 表达阳性的为 31 例（68.9%），Her-2 表达阳性的为 26 例（57.8%）。30 例乳腺良性病变组织中 TF 表达阳性的 4 例（13.3%），Her-2 表达阳性的 6 例（20.0%）。TF、Her-2 的表达在癌组织与良性病变组织中均有统计学差异（$P<0.001$）。45 对癌组织与癌旁组织中，TF 与 Her-2 在癌组织中的表达均显著高于癌旁组织（$P<0.001$），两者差异有统计学意义。TF、Her-2 表达阳性时，与乳腺癌病理分级、淋巴结是否转移呈正相关。认为 TF、Her-2 可能参与乳腺癌组织的发生发展过程，两者结合可共同应用于临床共同预测乳腺癌患者的预后。孙浩等[41]探讨了乳腺癌组织中 P-糖蛋白（P-gp）、胎盘型谷胱甘肽-S-转移酶-π（GST-π）和人表皮生长因子受体 2（C-erbB-2）蛋白的表达与临床病理特征和预后的关系。采用免疫组化法检测 48 例乳腺癌组织中 P-gp、GST-π 和 C-erbB-2 蛋白表达，并对其临床病理特征和患者 5 年生存率进行综合分析。P-gP 和 GST-π 蛋白表达与乳腺癌患者年龄、组织学分级、转移淋巴结数和 TNM 分期无关（$P>0.05$）；而 C-erbB-2 蛋白表达与乳腺癌组织学分级、转移淋巴结数和 TNM 分期有关（$P<0.05$）。P-gP 表达阳性率在 C-erbB-2 表达阳性的乳腺癌中显著高于 C-erbB-2 表达阴性的乳腺癌（$P<0.05$）；5 年内生存者的 GST-π 和 C-erbB-2 表达阳性率明显低于 5 年内死亡者（$P<0.01$）。认为 P-gp 参与乳腺癌的原发耐药机制，C-erbB-2 表达阳性的乳腺癌发生原发性耐药的可能性较大，C-erbB-2 是评估乳腺癌预后和预测治疗效果的指标。王墨培等[42]观察了乳腺癌患者中 COX-2 的表达及其与 HER-2/neu 表达的关系，分析 COX-2 表达对乳腺癌患者 DFS 的影响。应用免疫组化方法检测 179 例原发性乳腺癌患者标本的 COX-2 表达及 HER-2/neu 表达。结果共有 25 例（13.9%）标本中 COX-2 呈过表达，并且与 HER-2/neu 表达（61/179，34.1%）显著相关（$P=0.013$）。在单因素生存分析中，COX-2 过表达与无疾病生存期显著相关（$P=0.029$），而 COX-2 与 HER-2/neu 共表达患者也有无疾病生存期缩短的趋势。但是多因素分析提示，COX-2 过表达与无疾病生存期无显著关系（RR：0.907，95%CI：0.309～2.65，$P=0.858$）。认为在人类乳腺癌中，COX-2 与 HER-2/neu 存在共表达。而 COX-2 与 HER-2/neu 共表达提示预后差。因此，COX-2 选择性抑制剂的临床应用可能是乳腺癌患者治疗的一种新策略。颜海等[43]探讨了 ezrin 在乳腺癌组织、癌旁组织以及乳腺良性肿瘤中的表达及临床意义。方法应用免疫组化 S-P 方法检测 63 例乳腺癌组织、20 例乳腺癌旁组织及 30 例乳腺良性肿瘤中 ezrin 的表达情况。ezrin 在乳腺癌旁组织及乳腺良性肿瘤中均无异常表达；在浸润性乳腺癌组织中，ezrin 的阳性表达率为 55.56%（35/63），并且 ezrin 阳性表达率随着临床分期的增高和淋巴结转移增多而升高（$P<0.01$）。无病生存（DFS）时间不足 5 年（远处转移）或 5 年内死亡患者的 ezrin 阳性表达率明显高于 DFS 在 5 年以上的患者（$P<0.01$）。ezrin 的表达与年龄、肿瘤大小、月经无相关性（P 均>0.05）。认为检测 ezrin 有助于对乳腺癌预后的判断，并且它可能成为一个新的乳腺癌治疗的靶点。周凌等[44]探讨了肿瘤干细胞标志物乙醛脱氢酶 1（ALDH1）在乳腺癌中的表达及其临床意义。采用免疫组织化学染色法检测 92 例乳腺癌患者肿瘤组织中 ALDH1 蛋白的表达，并结合临床病理特征进行相关性分析和无病生存期分析。ALDH1 蛋白在乳腺癌组织中的阳性表达与孕激素受体（PR）和 cerb-B2 有关（$P<0.05$），与患者年龄、肿瘤大小、临床分期以及是否有淋巴结转移无关（$P>0.05$）。ALDH1 阳性患者 2 年无病生存率显著低于 ALDH1 阴性患者（$P<0.05$），接受 CEF 方案化疗和内分泌治疗的 ALDH1 阳性患者 2 年无病生存率显著低于 ALDH1 阴性患者（$P<0.05$）。认为 ALDH1 蛋白表达阳性的乳腺癌患者其无病生存率降低与耐药有关，ALDH1 可作为乳腺癌预后判断的指标。杨光伦等[45]探讨了 EphB4 在乳腺浸润性导管癌中的表达及临床意义。采用免疫组织化学 S-P 法榆测 65 例浸润性导管癌以及 12 例癌旁乳腺组织中的 EphB4、ER、PR、C-erbB-2、P53 的表达。EphB4 在 65 例乳腺浸润性导管癌中的表达明显高于癌旁乳腺组织（$P<0.05$），EphB4 的表达与 C-erbB-2 及癌旁组织学分级呈正相关（$P<0.05$）；与 ER、PR 及淋巴结转移无相关性（$P>0.05$）。认为 EphB4 在乳腺癌的发展中起着重要作用。张君等[46]探讨 AGR2 蛋白在人乳腺癌组织和乳腺良性病变组织中的表达及意义。应用免疫组织化方法检测 55 例乳腺癌和 18 例乳腺良性病变组织中 AGR2 蛋白的表达，分析 AGR2 蛋白的表达与乳腺癌

Ⅰ临床病理特征及ERα表达的相关性。AGR2蛋白在乳腺癌中高表达,在乳腺良性病变中低表达或不表达;AGR2蛋白表达与乳腺癌ERα表达呈正相关,而与患者临床病理特征均无显著相关性。认为AGR2蛋白与ERα表达关系密切,可能在乳腺癌的发生过程中发挥一定作用。黄前川等[47]探讨了乳腺癌中转录因子2(AP-2α)蛋白高表达的机制。采用Western印迹、Southern印迹、RT-PCR方法,从蛋白水平、基因水平、mRNA水平等方面系统研究乳腺癌细胞中AP-2α蛋白的高表达。HER-2癌基因高表达的转移性乳腺癌细胞系MDA-MB-453和SK-BR-3中AP-2α蛋白水平高,但未检测到AP-2α仅基因扩增,AP-2αmRNA水平也没有显著上调。认为翻译后修饰水平的异常可能导致在转移性乳腺癌细胞系MDA-MB-453和SK-BR-3中AP-2α蛋白水平高,AP-2α可能作为转录因子促进HER-2癌基因在这些细胞中的高表达而致癌。沈淑蓉等[48]探讨Let 7C在乳腺浸润性导管癌中的表达情况及与各种临床病理特征的关系。采用茎环RT-PCR方法检测40例乳腺浸润性导管癌及其对应的正常乳腺组织中Let 7C的表达,分析Let 7C表达与临床分期、淋巴结转移、增殖指数等临床病理特征的关系。用茎环RT-PCR方法检测Let 7C表达的敏感性和特异性良好;Let 7C在乳腺癌组织中的表达显著低于正常组织($P<0.05$);Let 7C的表达与乳腺癌的增殖指数有关($P<0.05$),与雌孕激素受体状态亦有关,与是否绝经、乳腺癌的TNM分期、淋巴结转移未见显著统计学意义($P>0.05$)。在高增殖指数、雌孕激素受体阴性的肿瘤组Let 7C表达明显降低。认为Let 7C在乳腺浸润性导管癌中的表达异常,可能和乳腺癌的发生和发展有关,有望成为乳腺癌新的预后指标及治疗靶点。朱延朋等[49]探讨神经生长因子低亲和力受体p75在乳腺肿瘤中的表达及其意义。采用PV-9000免疫组织化学方法检测101例乳腺疾病患者病灶组织中p75的表达。p75在乳腺肿瘤肌上皮细胞中均有表达,而在乳腺癌中的表达率明显低于纤维腺瘤、小叶增生、导管内乳头状瘤($P<0.05$),各类乳腺癌中的p75表达未见明显差异($P>0.05$)。认为p75可能抑制乳腺肿瘤细胞的增生,诱导瘤细胞的分化。赵鹏等[50]探讨不同乳腺病变组织中脾酪氨酸激酶(Syk)表达差异,并分析Syk表达与乳腺癌临床及其他病理学指标的关系。用免疫组化法检测20例纤维囊性乳腺病组织、16例乳腺DIN2组织(导管原位癌,中级别)、168例乳腺浸润性导管组织及95例癌旁组织中Syk蛋白的表达,并检测乳腺癌组织中ER、PR、p53、HER2/neu表达。纤维囊性乳腺病组织、乳腺DIN2组织、乳腺癌组织及其癌旁组织中Syk阳性表达率分别为90.00%(18/20例)、50.00%(8/16例)、34.52%(58/168例)及78.95%(75/95例)。乳腺癌组织中Syk阳性表达率较纤维囊性乳腺病组织($P<0.05$)及乳腺癌旁组织($P<0.05$)明显降低。乳腺DIN2组织中Syk阳性表达率较纤维囊性乳腺病组织($P<0.05$)及乳腺癌旁组织($P<0.05$)明显降低。Syk表达与肿瘤大小、组织学分级、淋巴结转移、肿瘤分期及ER、PR、p53、HER2/neu表达结果均无相关性。认为Syk在纤维囊性乳腺病、癌旁组织、癌前期病变和乳腺癌组织中的阳性表达率依次降低。武广恒等[51]探讨了IFN-γ基因+874位点单核苷酸多态性与乳腺癌的相关性。采用PCR技术对94例乳腺癌患者及96例正常女性IFN-γ基因+874位点A/T单核苷酸多态性(SNP)进行分析,将PCR产物进行克隆、测序。乳腺癌患者IFN-γ基因+874位点TT基因型频率为18.1%,显著高于正常人的8.3%,两者之间比较具有统计学差异($\chi^2=3.95$,$P=0.047$);乳腺癌病例组T等位基因频率显著高于对照组($\chi^2=4.984$,$P=0.026$)。进一步分析显示,乳腺癌病例组中不同年龄段基因型频率和等位基因频率相比,均无统计学差异。认为IFN-γ基因+874位点TT基因型可能与乳腺癌的发生相关,T等位基因可能为乳腺癌发生的遗传危险因素。徐东宏等[52]研究了乳腺癌组织中丝氨酸118磷酸化的雌激素受体α(p-Ser^{118}-ERα)的表达情况、与ERα、PR表达的关系及临床价值。应用免疫组织化学的方法,检测5年前治疗的70例原发性乳腺癌组织中p-Ser^{118}-ERα、ERα、PR的表达情况,进行相关分析,并用Kaplan-Meier法分析其与他莫昔芬(三苯氧胺,TAM)疗效的关系。70例ERα阳性的乳腺癌组织标本中,p-Ser^{118}-ERα的表达与ERα的表达量正相关($r=0.348$,$P=0.003$),p-Ser^{118}-ERα的表达与PR的表达量正相关($r=0.241$,$P=0.044$)。p-Ser^{118}-ERα阳性患者的无病生存率高于阴性患者($P=0.013$);PR阳性的患者中,p-Ser^{118}-ERα阳性的患者的无病生存率高于阴性的患者($P=0.021$)。认为p-Ser^{118}-ERα联合PR检测有可能为他莫昔芬疗效的评价提供一个更精确的生物指标。李文涛等[53]检测了Stathmin基因在乳腺癌组织中的表达,探讨Stathmin基因与乳腺癌发生和进展的关系。50例新鲜乳腺癌标本,所有标本均含有乳腺癌组织及癌旁组织,采用逆转录-聚合酶链反应(RT-PCR)检测Stathmin的表达情况。50例标本的癌组织中Stathmin的表达率为52%,癌旁组织中Stathmin的表达率为6%,在有淋巴结转移的38例乳腺癌中,Stathmin基因表达率为61%;在没有淋巴结转移的12例乳腺癌中,Stathmin基因表达率为25%。认为Stathmin的表达可能在乳腺癌发生、发展及转移中发

(2)腺癌增殖抑制相关因素：杨晓文等[54]观察了熊果酸对MCF-7乳腺癌细胞增殖、凋亡、细胞侵袭及裸鼠移植瘤生长的影响。将1、10、100 pmol/L的熊果酸分别作用于乳腺癌MCF-7细胞12、24、48 h,噻唑蓝(MTr)比色法检测细胞活力变化及生长抑制率,流式细胞术及Transwell小室法检测熊果酸作用48 h时MCF-7细胞周期、细胞凋亡率及细胞侵袭力。将乳腺癌MCF-7细胞接种于裸鼠,成瘤后分为生理盐水对照组、熊果酸低剂量组（每日1 mg/kg）、中剂量组（每日5 mg/kg）和高剂量组（每日25 mg/kg）,5、10、15 d检测裸鼠移植瘤体积、肿瘤生长抑制率及15 d时肝肾功能、血常规变化。随熊果酸浓度增加及作用时间延长,MCF-7细胞生长及凋亡发生受到显著影响,100 mmoL/L熊果酸作用48 h时,细胞生长抑制率为46.0%,生长周期阻滞于G_0/G_1期,细胞凋亡率为(16.48±2.46)%,细胞侵袭力显著下降。熊果酸组裸鼠移植瘤体积显著小于对照组,15 d时熊果酸高剂量组肿瘤体积为(323.5±33.5)mm³,生长抑制率为50.9%。各组肝肾功能和血常规无明显变化。认为熊果酸可引起体外乳腺癌MCF-7细胞增殖抑制、细胞凋亡率增加及细胞侵袭力下降,可显著抑制裸鼠乳腺癌移植瘤生长。田甜等[55]探讨了蛋白酶体激活因子REGgamma(REGγ)基因对乳腺癌细胞MCF-7增殖和凋亡的作用。构建真核表达重组体pcDNA3.1-REGγ,通过脂质体转染将REGγ基因导入MCF-7,以G418(800 mg/L)连续筛选获得稳定高表达REGγ基因的细胞株,以转染空载体和未转染细胞作为对照。分别利用MTT法及免疫细胞化学方法检测各组细胞PCNA的表达分析REGγ基因对细胞增殖的影响；以胱冬裂酶(caspase)-3分光光度法及胱联蛋白(annexin)V-FITc的流式细胞仪(FCM)来检测细胞凋亡的变化；以透射电镜(TEM)观察细胞超微结构的改变。获得稳定转染且高表达REG1的细胞株。经Westem印迹检测转染REGl基因的细胞（实验组）,其REGγ蛋白表达明显高于对照组细胞($P<0.05$)；未转染组、空载体组和实验组细胞的倍增时间分别为34.6、35.1、26.7 h,提示实验组细胞倍增时间缩短；MTT法绘制生长曲线提示实验组细胞生长明显加速；免疫细胞化学检测PCNA结果显示：未转染组、空载体组和实验组细胞的染色灰度值分别为(89.614±14.32)、(87.95±16.38)、(133.47±8.14),表明实验组细胞PCNA表达明显增强($P<0.01$)；caspase-3分光光度法检测显示：实验组细胞的OD值普遍低于对照组($P<0.05$)；annexinV-FITC的FCM检测显示,实验组细胞的凋亡率明显低于对照组($P<0.01$)；TEM观察实验组细胞表现为核仁肥大,线粒体、高尔基体丰富或扩张,未见凋亡小体形成。认为REGl基因具有促进乳腺癌MCF-7细胞增殖并抑制其凋亡的作用。李沛雨等[56]探讨FHL2对分化抑制蛋白1(Id1)的转录调控活性及Id1促乳腺癌细胞侵袭生长效应的影响。采用共转染双荧光素酶相对活性检测方法检测乳腺癌MCF-7细胞中FHL2对Id1介导的转录抑制功能的影响,MTT方法检测细胞的增殖能力,Transwell方法观察细胞的侵袭能力。Id1对碱性螺旋-环-螺旋(bHLH)转录因子E47介导的转录激活功能具有显著抑制作用,而FHL2明显削弱了该效应,并呈现出对FHL2转染剂量的依赖性；与空载体转染组比较,Id1明显促进了MCF-7细胞的增殖速率与侵袭能力,而该效应可被FHL2显著削弱($P<0.05$)。认为FHL2可通过抑制Id1的功能活性来抑制乳腺癌细胞的增殖及侵袭生长,这为深入研究FHL2-Id1信号途径在乳腺癌发生发展中的功能效应奠定了基础。李世正等[57]探讨了槲皮素对人乳腺癌细胞的作用及其相关机制。分别以12.5、25、50、100及200 mol/L终浓度的槲皮素作用于人乳腺癌细胞MDA-MB-435S,运用台盼蓝拒染法检测槲皮素对乳腺癌细胞的细胞抑制率,流式细胞术分析槲皮素对乳腺癌细胞增殖周期的影响,RT-PCR法检测乳腺癌细胞中细胞胱冬裂酶3(caspase-3)mRNA表达水平。槲皮素能抑制人乳腺癌细胞的增殖,且与药物的剂量及作用时间有关；槲皮素能改变乳腺癌细胞周期的分布,随着槲皮素浓度的增加,G_0/G_1期细胞所占比例减少,S期细胞所占比例增加,G_2/M期细胞比例先增加后减少；槲皮素能够激活乳腺癌细胞中caspase-3的表达。认为槲皮素能够抑制人乳腺癌细胞的增殖并诱导其凋亡,其机制可能是通过改变细胞周期的分布及上调caspase-3的表达实现的。陆平等[58]研究了^{125}I粒子组织间植入对乳腺癌生长的影响及其作用机制。采用雌性BLAB/c-nu/nu裸小鼠建立人类乳腺癌MCF-7细胞株的裸鼠皮下移植瘤模型,将荷瘤鼠分为2组。对照组($n=40$)：植入空载粒子,无^{125}I放射性元素(0 Bq)；实验组($n=40$)：瘤体长径达8～10 mm时植入^{125}I粒子($1.48×10^7$ Bq)。植入后每隔3 d观测肿瘤大小,绘制肿瘤生长曲线,计算抑瘤率；以对照组瘤体平均长径达15～20 mm时处死动物的时间,2组各处死30只,取完整肿瘤组织称重,并行常规病理组织学检查；剩余裸鼠观察90 d内的自然生存状态。在90 d内,对照组荷瘤鼠的平均存活时间为56.2 d,实验组的平均存活时间为74.8 d,2组生存时间比较差异有统计学意义($P<0.05$)。从2组的肿瘤生长曲线看,对照组的肿瘤生长曲线高抬,而实验组的肿瘤生长曲线一直低平。

植入^{125}I粒子后,实验组的肿瘤生长明显减慢,抑瘤率为55.21%;对照组平均瘤重为(3.26±0.39)g,实验组平均瘤重为(1.46±0.17)g,2组比较差异有统计学意义(t=22.8962,P<0.05)。光镜下见,实验组较对照组癌细胞数量减少,核碎片增多,癌巢结构不明显。认为^{125}I粒子组织间植入可有效抑制乳腺肿瘤组织生长,可能与^{125}I粒子直接辐射杀伤肿瘤细胞或诱导其凋亡及抑制肿瘤血管的新生有关。张万福等[59]也报道了^{125}I粒子抑制乳腺癌细胞TrKA表达的实验研究。近年来随着诊断水平的不断提高,早期乳腺癌的诊断率越来越高,保乳手术也逐渐增多,乳腺癌局部切除结合^{125}I粒子组织间植入放疗是保乳手术的重要方法之一。该实验从蛋白和基因两个层面证实了^{125}I粒子抑制酪氨酸激酶原癌基因A(TrKA)的表达,从而推断^{125}I粒子TrKA表达是阻断乳腺癌恶性"自分泌环"的重要环节,从而抑制了乳腺癌的生长。罗波等[60]通过体外实验观察酪氧酸蛋白激酶抑制剂AG825对人类表皮生长因子受体2(ERBB-2)高表达乳腺癌细胞的生长抑制作用和辐射增敏作用,并从DNA双链断裂(DSB)损伤修复的角度初步探讨AG825辐射增敏机制。首先通过MTT比色法观察了不同浓度AG825对ERBB-2高表达乳腺癌细胞系MDA-MB-453生长抑制作用。然后将细胞设为空白对照组、单纯放射组、AG825预处理组。通过克隆形成实验观察AG825预处理组和单纯辐射组乳腺癌细胞辐射后生存分数(SF)的差异。并且通过单细胞中性凝胶电泳分析了AG825预处理对辐射诱导的DSB的影响。同时用免疫印记法分析AG825预处理后MDA-MB-453细胞在辐射后不同时间DSB修复的关键激酶DNA依赖蛋白激酶催化亚单位(DNA-PKcs)蛋白的表达情况,MTT比色法显示AG825对MDA-MB-453生长抑制作用随AG825浓度增高而增加。辐射后单纯放射组MDA-MB-453细胞生存分数较空白对照组明显下降。AG825预处理组辐射后生存分数较单纯放射组进一步下降,同时DSB较单纯放射组增加。免疫印迹显示单纯放射组DNA-PKcs蛋白表达在辐射后较空白对照组增加,而AG825预处理组DNA-PKcs表达较单纯放射组下降。认为AG825对ERBB2高表达乳腺癌细胞具有生长抑制作用,并且其对ERBB2高表达乳腺癌细胞具有辐射增敏作用,其辐射增敏机制可能与AG825抑制DNA-PKcs蛋白表达而减少辐射后DSB修复有关,但还需进一步的体内实验来评价AG825辐射增敏作用。高泽俊等[61]探讨MAPK信号转导通路在瘦素(leptin)促人乳腺癌细胞MCF-7增殖中的作用机制。用MTT比色法观察不同浓度瘦素促MCF-7细胞的增殖效应,以及用JNK、ERK特异性抑制剂(SP600125,PD98059)阻断MAPK信号通路对瘦素促MCF-7细胞增殖效应的影响;Western印迹法检测瘦素干预不同时间对p-JNK、JNK、p-ERK、ERK蛋白表达水平的影响;RT-PCR检测在瘦素作用下以及MAPKs信号通路阻断情况下对MCF-7细胞表达瘦素受体(Ob-R)mRNA水平的影响。50 ng/ml瘦素促人乳腺癌细胞MCF-7增殖效应最强,该浓度瘦素可使MAPKs信号通路中的靶蛋白发生磷酸化激活;50 ng/ml瘦素作用于MCF-7细胞30 s后p-ERK蛋白表达即显著增加,3 min后p-JNK蛋白表达亦显著增加;分别用SP600125和PD98059阻断JNK、ERK信号通路可显著抑制瘦素促MCF-7细胞的增殖效应,亦可抑制瘦素作用下MCF-7细胞Ob-R mRNA表达水平的增加。认为瘦素促人乳腺癌细胞MCF-7增殖效应可能与激活MAPKs信号通路有关,亦调控MCF-7细胞中瘦素受体的表达,在肿瘤细胞周围形成瘦素自分泌环,促进乳腺癌的发生发展。李洪胜等[62]探讨了活化淋巴细胞活化的共刺激通路CD40-CD40L联合化疗药多西他赛(docetaxel)对乳腺癌细胞增殖的影响。用rhCD40L活化CD40-CD40L共刺激通路,联合多西他赛,用MTT法测定CD40$^+$的乳腺癌细胞株M231、M435细胞的增殖;采用碘化丙啶(PI)掺入法测定细胞周期。rhCD40L可抑制乳腺癌细胞M231、M435增殖,合用多西他赛时乳腺癌细胞M231、M435的增殖受到进一步抑制,测定细胞周期G_1期细胞数量明显增加(P<0.05),S期细胞数量下降(P<0.05)。活化CD40-CD40L通路能抑制乳腺癌细胞的增殖,这种抑制作用具周期特异性,主要将乳腺癌细胞增殖阻滞在G_1期,可提高乳腺癌细胞对多西他赛的敏感性,两者具有抑制肿瘤细胞的协同效应。唐卓葳等[63]*探讨53BP1在乳腺癌组织中的表达及其与乳腺癌临床分期和病理分级的关系,采用免疫荧光法检测48例乳腺癌组织中53BP1的表达情况,并结合患者临床病理资料分析它们之间的关系。在20例正常乳腺组织中53BP1均表达稳定型;48例乳腺癌标本中未见稳定型和低DNA损伤反应(DDR)型,但见53BP1表达缺失10例(20.8%),高DDR型14例(14/48,29.2%),强DDR型24例(24/48,50%)。除缺失表达的10例外,在乳腺癌各临床分期中53BP1的表达差异无统计学意义(P>0.05);在35例乳腺浸润型导管癌各病理分级之间53BP1的表达差异有统计学意义(P<0.05),并且病理分级越高,53BP1表达强DDR型越多(r=0.4955,P=0.0025)。认为53BP1的缺失表达可考虑其作为肿瘤抑制因子,而53BP1的聚集程度可以作为反映乳腺癌恶性潜能的生物学指标。

(3)乳腺癌转移相关因素:杨国华等[64]探讨了乳

腺癌干细胞的 VEGF、MMP-9、CXCR4 和 MMP-1 的表达情况及其意义。应用流式细胞分选技术从乳腺癌细胞株 MCF-7 分离出乳腺癌干细胞和非干细胞;采用 PCR 技术测定干细胞与非干细胞的 VEGF、MMP-1 和 CXCR4 表达情况。与乳腺癌非干细胞相比,乳腺癌干细胞的 VEGF 和 CXCR4 表达水平明显增强,而 MMP-1 无明显增强。认为乳腺癌干细胞可通过高表达 VEGF 和 CXCR4,而获得更强的转移能力,这是乳腺癌转移的关键因素之一。龚继芳等[65]研究了 $CD44^+/CD24^{-/low}/ABCG2^-$ 细胞与临床治疗及预后的相关性。收集北京大学临床肿瘤学院经病理诊断为乳腺浸润性导管癌患者的手术切除石蜡标本共 43 例,进行免疫组织化学检测 ABCG2 和 CD44/CD24 双染的表达情况,分析其与预后的相关性。同时收集北京大学临床肿瘤学院晚期乳腺浸润性导管癌患者共 10 例,分别于治疗前及化疗 2 周期后抽取空腹静脉血 4 ml,流式细胞仪检测 $CD45^-/CD44^+/CD24^{-/low}/ABCG2^-$ 的细胞比例,分析其与治疗的相关性,并与健康志愿者进行对照。43 例患者中,术后 5 年内复发 23 例,5 年内无复发 20 例。免疫组织化学检测表明,复发组 ABCG2 表达高于术后无复发组,但差异无统计学意义(78.3% 比 60.0%,$P=0.32$),且与生存无相关性($P=0.086$)。$CD44^+/CD24^-$ 双染细胞 10% 者在复发组更常见,两组之间差异有统计学意义(65.2% 比 35.0%,$P=0.048$),这部分患者的无病生存期更短,但不是独立预后因素。流式细胞检测 $CD45^-/CD44^+/CD24^{-/low}/ABCG2^-$ 的细胞在晚期乳腺癌患者的数量为 $1\sim3725$ 个$/10^5$(中位数为 679 个$/10^5$),健康志愿者中该细胞数为 $0\sim98$ 个$/10^5$(中位数为 12 个$/10^5$)。该细胞数目在化疗前后出现了变化,但与治疗效果的相符性没有得出统计学意义。认为乳腺癌组织中,$CD44^+/CD24^{-/low}$ 乳腺癌干细胞的比例与患者的预后相关,而乳腺癌患者外周血中的 $CD44^+/CD24^{-/low}/ABCG2^-$ 的细胞数目高于健康志愿者,其与临床疗效的相关性仍需进一步研究。鲁智豪等[66]探讨了乳腺癌细胞系 MCF-7 和 MDA-MB-231 中是否存在乳腺癌起始细胞($CD44^+/CD24^{-/low}$)亚群;并分析 Hedgehog 信号通路在 $CD44^+/CD24^{-/low}$ 乳腺癌起始细胞亚群中的表达。应用荧光激活细胞分选方法检测与分选 MCF-7 和 MDA-MB-231 中的 $CD44^+/CD24^{-/low}$ 细胞亚群和非 $CD44^+/CD24^{-/low}$ 细胞亚群,并在激光共聚焦显微镜下进行观察确认。应用逆转录聚合酶链反应(RT-PCR)方法检测 $CD44^+/CD24^{-/low}$ 细胞亚群和非 $CD44^+/CD24^{-/low}$ 细胞亚群中 Hedgehog 信号通路重要基因 PTCH、SHH、Gli-1 和 SMOH 的表达情况。乳腺癌细胞系 MCF-7 和 MDA-MB-231 中 $CD44^+/CD24^{-/low}$ 亚群,比例分别为 $(1.70\pm1.43)\%$ 和 $(94.2\pm1.2)\%$。乳腺癌细胞系 MCF-7 和 MDA-MB-231 的 $CD44^+/CD24^{-/low}$ 亚群中 Hedgehog 信号通路处于明显活化状态,其中 Hedgehog 信号通路中重要下游信号分子 Gli-1 在 MCF-7 和 MDA-MB-231 细胞系 $CD44^+/CD24^{-/low}$ 细胞亚群中的表达要明显高于非 $CD44^+/CD24^{-/low}$ 细胞亚群(P 分别为 0.007 和 0.005)。认为乳腺癌细胞系 MCF-7 和 MDA-MB-231 中存在 $CD44^+/CD24^{-/low}$ 干细胞标志细胞亚群,其中 Hedgehog 信号通路处于明显活化状态。邱霞等[67]观察 β-联蛋白(catenin)的表达在乳腺癌发生发展中的作用。采用免疫组织化学 Envision$^+$ 法检测 β-catenin 在不同病理阶段的乳腺组织中的表达状况。乳腺囊性增生病 27 例,导管内乳头状瘤 25 例,囊性增生病伴异型 26 例,导管内癌(或伴早期浸润)29 例,浸润性导管癌 58 例。β-catenin 在乳腺导管内乳头状瘤、囊性增生病、囊性增生病伴异型、导管内癌(或伴早期浸润)和浸润性导管癌中的阳性表达率分别为 4.0%、3.7%、23.1%、72.4% 和 79.3%。各组间表达的差异有统计学意义($P<0.01$)。β-catenin 的单纯膜表达与肿瘤直径的大小、TNM 分期和淋巴结转移状况显著相关,直径小的表达率更高($P<0.01$)。膜表达与肿瘤的组织学分级($P>0.05$)、患者年龄均无明显相关性($P>0.05$)。β-catenin 的膜浆共表达与淋巴结是否转移显著相关性($P<0.05$),与临床分期、组织学分级等无明显相关性($P>0.05$)。β-catenin 膜浆表达的淋巴结转移率高于膜表达组($P<0.05$)。认为 β-catenin 在囊性增生病伴异型、导管内癌(或伴早期浸润)和浸润性导管癌中的阳性表达率明显高于囊性增生病和导管内乳头状瘤,它的作用可能始于癌变的早期并持续存在。β-catenin 的膜浆表达与淋巴结转移呈正相关,提示 β-catenin 膜浆表达的乳腺癌易发生转移,两者可能是预后不良的因素。β-catenin 的膜表达与肿瘤直径的大小、TNM 分期和淋巴结转移状况呈负相关,可能提示预后较好。Kiss-1 和 nm23 是肿瘤转移抑制基因,其蛋白表达与乳腺癌的转移密切相关。周波等[68]用免疫组化技术检测 70 例乳腺癌中 Kiss-1 及 nm23 蛋白表达,探讨 Kiss-1 及 nm23 蛋白在乳腺癌中的表达与腋窝淋巴结转移的关系。乳腺癌中 Kiss-1 与 nm23 蛋白的阳性表达率分别为 62.86% 和 68.57%,其中有淋巴结转移者的阳性表达率分别为 38.46% 和 50.00%,明显低于无淋巴结转移者的阳性表达率 77.27% 和 79.55%($P<0.05$)。Kiss-1 与 nm23 蛋白表达均阳性患者的淋巴结转移率(14.29%)明显低于其他患者($P<0.05$)。认为 Kiss-1 与 nm23 具有抑制乳腺癌淋巴结转移的作用,可能成为预测乳腺癌淋巴结有无转移

的生物学标志。顾禾等[69]检测乳腺癌患者血清中期因子(midkine,MK)mRNA 的表达,探讨乳腺癌患者血清中 MK mRNA 表达的意义。应用 RT-PCR 方法检测 42 例乳腺癌患者血清中 MK mRNA 的表达,并与 25 例良性乳腺疾病患者血清对照。42 例乳腺癌患者中 78.57%(33/42)外周血可检测出 MK mRNA,而对照组中只有 8.70%(2/33)阳性表达($\chi^2=31.283,P<0.001$)。在乳腺癌患者中,MK mRNA 的表达与浸润程度、淋巴转移有关($P<0.05$),与肿瘤直径的大小、肿瘤分化等级无关($P>0.05$)。认为乳腺癌患者血清中 MK mRNA 的表达与肿瘤的生成、发展及转移、浸润程度有关,有望成为判断乳腺癌转移、复发的重要指标。刘小旭等[70]采用免疫组化方法检测了 120 例乳腺癌组织小窝蛋白-1 的表达情况,并结合临床、病理特征进行分析。小窝蛋白-1 阳性表达率在临床分期Ⅰ期(69.05%,29/42)、Ⅱ期(66.68%,36/54)明显高于Ⅲ期(37.50%,9/24);无腋淋巴结转移组(73.47%,36/49)高于腋淋巴结转移组(53.52%,38/71);ER(+)组(70.69%,41/58)高于 ER(-)组(53.23%,33/62);HER-2(+)组(47.06%,16/34)低于 HER-2(-)组(67.44%,58/86),差异有统计学意义($P<0.05$)。PR(+)组(64.71%,33/51)高于 PR(-)组(59.42%,41/69);组织学分级Ⅰ级(74.29%,26/35)、Ⅱ级(56.90%,33/58)、Ⅲ级(55.56%,15/27)之间差异无统计学意义($P>0.05$)。认为小窝蛋白-1 表达与乳腺癌的发展、转移及 HER-2 表达呈负相关,与 ER 表达呈正相关,提示其是一个抑癌基因,表达下调可以促进乳腺癌的发展、转移;其生物学功能发挥与 ER 和 HER-2 关系密切。邵霞等[71]应用免疫组织化学技术 Envision 二步法检测抑癌基因 FHIT 在 75 例乳腺癌患者、38 例非乳腺癌患者中的表达,分析其与乳腺癌临床病理参数及患者生存期的关系。FHIT 在非肿瘤性乳腺组织、乳腺癌中的阳性表达率分别为 92.1% 和 52.0%,差异有统计学意义($P<0.05$)。FHIT 的表达强度与淋巴结转移呈负相关($P<0.05$),与患者的月经状况、激素受体(ER、PR)及 C-erbm2 的表达状态、肿瘤大小、临床分期及组织学分级均无关。认为①FHIT 与乳腺癌的淋巴结转移密切相关。②FHIT 在乳腺癌的发生、发展、浸润、转移中起重要作用。王华毅等[72]探讨了 Syk 及其编码基因 SYK-mRNA 在乳腺癌中的表达及其与腋窝淋巴结转移的相关性。分别采用免疫组化 SP 法和原位 RT-PCR 方法同步检测 52 例乳腺浸润性导管癌(其中有腋淋巴结转移者 32 例)和 39 例乳腺非癌组织中 Syk 蛋白和 SYK-mRNA 的表达。Syk 和 SYK-mRNA 在乳腺癌中的阳性表达率分别为 42.3%(22/52)和 38%(20/52),均显著低于非癌组织。Syk 和 SYK-mRNA 表达的一致率为 91%。无淋巴结转移组的乳腺癌 Syk 和 SYK-mRNA 阳性表达率均显著高于有淋巴结转移组的乳腺癌,但两组的 Syk 和 SYK-mRNA 表达量差异均无统计学意义。认为 Syk(SYK-mRNA)的表达缺失与乳腺癌腋窝淋巴结转移有关,SYK-mRNA 基因可能是乳腺癌的一种候选抑癌基因。厉红元等[73]收集 2004 年 9 月至 2006 年 1 月手术切除的乳腺癌标本 44 例,采用 RT-PCR 检测 CXCR4 mRNA 的表达,Western 印迹法检测 CXCR4 蛋白的表达,免疫组化检测 CXCR4、雌激素受体(ER)、孕激素受体(PR)及人类表皮生长因子受体 2(HER2,又称 C-erbB-2)的表达,并观察相应的临床病理指标如年龄、月经状况、淋巴结转移数目、肿瘤大小、组织学分级等。免疫组化显示 CXCR4 主要在胞质表达,很少在细胞核表达。44 例乳腺癌标本中均有不同程度的 CXCR4 mRNA 及蛋白表达,且其表达水平随腋窝淋巴结转移增多而增高($P<0.05$)。与腋窝淋巴结转移阴性者比较,腋窝淋巴结转移≥4 个及 1~3 个者 CXCR4 mRNA 及蛋白表达水平显著增高($P<0.05$)。C-erbB-2(++/+++)组与 C-erbB-2(-/+)组比较,CXCR4 mRNA 及蛋白表达水平亦显著增高($P<0.05$)。CXCR4 mRNA 及蛋白表达水平与患者年龄、月经状况、肿瘤大小、组织学分级、ER、PR 无相关性($P>0.05$)。认为 CXCR4 可能对促进乳腺癌转移有重要作用。鲍健等[74]探讨了转化生长因子 131(TGF-131)蛋白和 mRNA 在乳腺痛组织中的表达及其与明胶酶和明胶酶抑制物的关系。建立组织芯片平台,应用免疫组化 SP 法检测 160 例乳腺癌组织 TGF-131、基质金属蛋白酶(MMP)-2、MMP-9、组织金属蛋白酶抑制物(TIMP)-1 和 TIMP-2 蛋白的表达;应用原位分子杂交方法检测乳腺癌组织中 TGF-131 mRNA 的表达。160 例乳腺癌 TGF-131、MMP-2、MMP-9、TIMP-1 和 TIMP-2 蛋白表达的阳性率分别为 73.7%、96.9%、95.0%、87.5% 和 89.4%,TGF-131 mRNA 表达的阳性率为 56.2%。TGF-131 的蛋白表达与腋窝淋巴结转移、TNM 分期和 C-erbB-2 表达有关($P<0.05,P<0.05$ 和 $P<0.01$),TGF-131 的 mRNA 表达与腋窝淋巴结转移有关($P<0.05$)。TGF-131 蛋白表达阳性组中位总生存期(OS)为 60 个月,中位无复发生存期(RFS)为 59 个月;TGF-131 蛋白表达阴性组中位 OS 为 61 个月,中位 RFS 为 61 个月,两组生存率差异无统计学意义($P=0.090$),无复发生存率有统计学意义($P=0.023$)。TGF-131 的蛋白表达与 MMP-2 和 MMP-9 的表达均呈正相关($r=0.170,P<O.05;r=0.221,P<0.01$)。认为 TGF-131 的表达与乳腺癌侵袭和转移密切相关,TGF-131 的蛋

白产物通过调控 MMP-2 和 MMP-9 促进乳腺癌的侵袭和转移。Ezrin 是一种细胞骨架连接蛋白,参与调节肿瘤细胞的生长和转移。黄小英等[75]通过检测 Ezrin 和钙黏素 E(E-cadherin)在浸润性乳腺导管癌中的表达情况,探讨其在淋巴结转移中的意义。采用免疫组织化学 SP 法检测 60 例浸润性乳腺导管癌病理组织切片中 Ezrin 和 E-cadherin 的表达。Ezrin 在 21 例无转移的癌组织中 10 例异常表达(48%),19 例有转移的癌组织中 14 例异常表达(74%)。E-cadherin 在无转移的癌组织中 9 例异常表达(43%),而在有转移的癌组织中 13 例异常表达(68%)。Ezrin 异常表达与 E-cadherin 异常表达有显著的正相关性($r=0.898, P=0.038$)。认为 Ezrin 和 E-cadherin 与乳腺导管癌的浸润和转移密切相关,可以作为预测浸润性乳腺导管癌淋巴结转移的重要肿瘤标志物。王祥军等[76]探讨了尿激酶型纤溶酶原激活剂(uPA)和基质金属蛋白酶(MMP-9)在乳腺癌及肿瘤周围组织中的表达与乳腺癌侵袭、转移的关系。应用免疫组化 Envision 法检测 50 例乳腺癌及 20 例癌旁组织中 uPA 和 MMP-9 蛋白的表达情况,并分析其相关性及与临床病理特征进行比较。乳腺癌组织中 uPA 的阳性表达率为 60%(30/50),MMP-9 的阳性表达率为 66%(33/50),显著高于癌旁组织($P<0.01$),在乳腺癌组织中 uPA、MMP-9 蛋白表达之间呈显著正相关($r=0.630, P<0.01$)。uPA、MMP-9 表达与淋巴结转移、临床分期相关($P<0.05$),与患者的年龄、肿瘤大小无明显相关性($P<0.05$)。认为乳腺癌组织中存在 uPA、MMP-9 的高表达;uPA 蛋白可通过诱导 MMP-9 蛋白的表达上调,促进乳腺癌侵袭、转移。宋振川等[77]采用免疫组织化学链霉菌抗生物素-过氧化物酶法检测 30 例乳腺癌患者术后出现远处转移癌组织中 PTEN 和 P73 蛋白的含量。同时取同期无远处转移 30 例患者作为对照。PTEN 在远处转移组、局部淋巴结转移多于 4 枚组的高表达率均低于无远处转移组和局部淋巴结转移 4 枚及不足 4 枚组($P<0.05$),且随着组织学分级的增高其高表达率反而逐渐降低($P<0.05$)。P73 在远处转移组和无远处转移组之间的高表达率差异无统计学意义($P>0.05$);在局部淋巴结转移 4 枚及不足 4 枚的患者较转移多于 4 枚的患者呈现低表达($P<0.05$);且在组织学分级Ⅰ、Ⅱ、Ⅲ级 3 组中的高表达率分别为 41.7%、75.0%、76.9%,3 组间差异有统计学意义($P<0.01$)。认为 PTEN 基因的低表达与乳腺癌的局部和远处转移存在一定的正相关关系。张秀忠等[78]运用免疫组化 S-P 法检测正常乳腺组织及 90 例乳腺癌组织中 STAT5 的表达情况,分析 STAT5 与乳腺癌患者临床病理因素的关系及预后价值。STAT5 在 10 例正常乳腺组织中均为阴性表达。STAT5 在乳腺癌组织中的阳性表达率为 73.3%(66/90),其表达水平在不同肿瘤大小、淋巴结转移数、临床分期及雌激素受体(ER)、孕激素受体(PR)状态之间有统计学差异($P<0.05$)。改良根治术后总体 3 年、5 年生存率分别为 88.9%(80/90)、80.0%(72/90),STAT5 表达阳性组和阴性组其生存率的差异无统计学意义($P>0.05$)。认为 STAT5 在乳腺癌组织中的阳性表达在乳腺癌的发生和侵袭转移中起重要作用,但其与预后无明显关系。吴艳萍等[79]探讨了细丝蛋白 A(FLNa)在浸润性乳腺癌组织中的表达及其与临床特征之间的关系。采用免疫组织化学和 FCM 法检测 46 例浸润性乳腺癌标本中 FLNa 的表达情况,并统计分析 FLNa 表达与患者临床病理学特征的相互关系。FLNa 在浸润性乳腺癌组织中的表达水平随分化程度的降低而增高,中、高分化组与低分化组之间的差异有统计学意义($P<0.05$);有淋巴结转移组的 FLNa 表达水平较无淋巴结转移组高($P<0.05$)。认为 FLNa 表达水平与浸润性乳腺癌的侵袭和转移有关,可作为浸润性乳腺癌预后判断的辅助指标,也有望成为临床治疗的新靶点。仲雷等[80]通过检测人类原发性乳腺癌患者外周血中乳腺小黏蛋白(SBEM)mRNA 和癌胚抗原(CEA)的表达情况,同时结合患者其他相关临床病理学资料,探讨二者检测在乳腺癌患者中的临床意义。采用逆转录-聚合酶反应(RT-PCR)和酶联免疫反应(ELESA)方法分别检测 60 例乳腺癌患者外周血中 SBEM-mRNA 和 CEA 的表达情况,另抽取 20 例乳腺纤维腺瘤患者和 10 例健康人的外周血标本加以检测,作为对照研究纽。采用 SPSS 10.0 软件进行统计学处理。在 60 例乳腺癌患者外周血中 SBEM-mRNA 和 CEA 的阳性表达率分别为 53.3%和 31.7%。而在对照组检测中,CEA 在纤维腺瘤患者外周血中阳性率为 5.0%,在健康人的外周血中为阴性表达;SBEM-mRNA 在两者中均为阴性表达。统计学分析发现,乳腺癌患者中 SBEM-mRNA 和 CEA 的阳性表达均与腋淋巴结转移情况、肿瘤 TNM 分期差异有统计学意义($P<0.05$),而与患者的其他临床病理学特征的差异无统计学意义($P>0.05$)。对比研究表明,两者联合检测比单项检测有更高的敏感度和准确性($P<0.05$)。认为乳腺癌患者外周血中 SBEM-mRNA 和 CEA 的检测对指导乳腺癌患者的治疗和判断预后具有重要意义,两者联合检测在提高对乳腺癌微转移敏感度和准确性的同时,又保持了较高的特异性,是较为理想的检测组合方式。

(4) 乳腺癌耐药相关因素:陈嘉等[81]探讨哌啶生物碱洛贝林对人乳腺癌多药耐药细胞株 MCF-7/ADM

耐药的逆转作用及其分子机制利用MTT比色法测定不同浓度洛贝林对人乳腺癌细胞株MCF-7/ADM的阿霉素(ADM)和氟尿嘧啶(FU)的耐药逆转指数。多功能酶标仪测定洛贝林干预对细胞内罗丹明123荧光强度以反映其对细胞多药耐药蛋白P-gP活性的影响。同时用流式细胞术检测洛贝林对MCF-7/ADM细胞内罗丹明123积聚浓度的影响,从功能学的角度观察洛贝林的耐药逆转作用及其机制。洛贝林(10 gmol/L)干预下,多药耐药细胞株MCF-7/ADM对化疗药的敏感性增加,ADM对耐药细胞株的IC由(44.81±0.43)mg/L降至(16.72±0.75)mg/L,逆转指数为2.68;FU对耐药细胞株的IC_{50}由(53.12±1.60)mg/L降至(38.90±1.43)mg/L,逆转指数为1.37。洛贝林对细胞的罗丹明123外排有显著的浓度依赖性抑制作用。洛贝林(20 pmol/L)的多药耐药逆转有效率为经典耐药逆转剂维拉帕米(20 pmol/L)的71.6%,但不良反应显著降低。认为洛贝林对乳腺癌多药耐药细胞株MCF-7/ADM的耐药性具有逆转作用,其机制主要为抑制细胞多药耐药蛋白P-gp的活性。肖洋炯等[82]探讨了磷脂酰肌醇3-激酶(PI3K)抑制剂LY294002(LY)和wortmannin(Won)对米托蒽醌(MIT)耐药的人乳腺癌细胞株MCF-7/MIT耐药性的逆转作用。LY或Wort与MIT联合作用耐药细胞株MCF-7/MIT后,在光学显微镜下记录细胞生长状况,MTY法检测细胞增殖和细胞活性。FCM法检测细胞内MIT的积聚。罗丹明123(rhodamine123,Rh123)染色法检测细胞线粒体膜电位。碘化丙啶(propidium iodide,PI)染色法检测细胞周期。LY和MIT联合作用可显著增强MIT引起的MCF-7/MIT细胞增殖抑制作用、由MIT引起的线粒体膜电位下降以及细胞周期S和G_2/M期阻滞,其作用机制可能与LY增加MIT在MCF-7/MIT细胞内的积聚有关;Wort对MIT的药效无明显增强作用。认为LY和MIT联合作用可显著提高耐药细胞株MCF-7/MIT对MIT的敏感度。作为信号转导枢纽的胞膜窖(caveolae)与恶性肿瘤发生和耐药密切相关,caveolin-1为其标志蛋白。郑亚民等[83]探讨了caveolin-1对肿瘤耐药细胞体外生长凋亡的影响及其作用机制。选用乳腺癌Hs578T阿霉素耐药细胞株Hs578T/Dox,通过基因转染技术培育caveolin-1蛋白过表达细胞株Hs578T/Dox-cav-1作为实验组,空载体转染细胞株Hs578T/Dox-vector作为对照组,Western blot检测细胞caveolin-1蛋白表达。研究细胞生长凋亡变化:MTT检测细胞生长曲线,流式细胞技术细胞周期分析,检测软琼脂集落形成能力。细胞培养48 h,流式细胞技术检测细胞自然凋亡指数;加入凋亡诱导剂-星形孢菌素细胞培养8 h,检测星形孢菌素诱导细胞凋亡指数。Hs578T/Dox-cav-1较Hs578T/Dox-vector的caveolin-1蛋白稳定过表达。Hs578T/Dox-cav-1与Hs578T/Dox-vector细胞生长曲线比较,生长明显增快($P<0.01$),软琼脂培养集落形成体积增大、数目增加[(983.6±75.0)比(700.8±78.9),$P<0.01$]。细胞周期分析,Hs578T/Dox-cav-1细胞S期和G_2/M期细胞比率增殖指数升高[(76.6±4.0)%比(58.0±4.1)%]。细胞凋亡指数[(5.7±0.5)%比(11.3±0.8)%]和星形孢菌素诱导凋亡指数[(13.8±1.2)%比(21.4±1.89)%]下降。高表达caveolin-1蛋白使乳腺癌多柔比星耐药细胞Hs578T/Dox具有更强的生长能力和抗凋亡能力。

(二) 特殊类型乳腺癌

1. 三阴性乳腺癌

张林[84]对三阴性乳腺癌的分子分型和临床意义进行了综述。通过基因微阵列分析人们发现,大多数基底细胞样型乳腺癌中ER、PR和Her-2皆阴性,细胞角蛋白(CK)5/6和表皮生长因子受体(EGFR)阳性。但是三阴性乳腺癌不等同于基底细胞样型乳腺癌,有文献报道5%~45%的基底细胞样型乳腺癌中有ER的表达,大约14%的基底细胞样型乳腺癌中有Her-2的表达。45%的基底细胞样型乳腺癌接受含有蒽环和紫杉药物的新辅助化疗后,可以达到病理完全缓解(pCR),而非基底细胞样型乳腺癌的三阴性乳腺癌新辅助化疗后的反应性不高。对于淋巴结阴性的三阴性乳腺癌,基底样型可能是预后更差的指标,而淋巴结阴性的非基底样型的三阴性乳腺癌预后较好。对于淋巴结阳性的亚型中,非基底样型和基底样型一样,两者都缺乏内分泌治疗和靶向治疗,预后不良。在保乳手术治疗中,不论是基底样亚型还是非基底样亚型的三阴性乳腺癌局部复发相似,基底亚型并不比非基底亚型高。应用差别基因筛选法和比较基因杂交技术提示三阴性乳腺癌存在基因特异性和不稳定性,SNP阵列分析显示基底样型乳腺癌的相应等位基因的杂合性缺失(LOH)发生率最高,是其他类型的2到3倍,其中5ql1位点的缺失率更是达到100%。确定三阴性乳腺癌最佳的方法是基因芯片技术,因其费用高昂,在常规病理诊断中仍然采用免疫组织化学法。三阴性乳腺癌主要的治疗方法仍然是放疗和化疗,缺乏内分泌治疗和靶向治疗。由于三阴性乳腺癌可能存在的DNA修复缺陷(尤其是同源重组缺陷),提示其可能对烷化剂、丝裂霉素C、铂类等能引起链间交联的药物和对依托泊、博来霉素等可引起DAN双链断裂的药物更敏感,但对抗有丝分裂纺锤体药物如紫杉烷类、长春新碱类药物耐药。一些第二信使抑制剂、EGFR抗体和受体磷酸化抑制剂可能成为潜在的治疗靶点,例如Ras、mTORh、Src抑制剂、吉非替尼(gefitinib)、厄洛替尼

(erlotinib)、拉帕替尼(lapatinib)等。周涛等[85]*选取2004年1月至2004年12月河北医科大学第四医院外一科手术切除并经病理证实的女性原发性乳腺癌477例,进行免疫组化检测后分成2组,免疫组织化学(IHC)标记雌激素受体(ER)、孕激素受体(PR)、人类表皮生长因子2(HER2)均为阴性组为TNBC,另一组即为非三阴性乳腺癌。比较两组乳腺癌的临床病理特征,Kaplan-Meier法分析两组无病生存(DFS)及总生存(OS)。TNBC 60例,占12.6%(60/477),年龄<50岁46例,占76.7%(46/60),肿瘤直径>5 cm 17例,占28.3%(17/60),腋淋巴结阳性41例,占68.3%(41/60),组织学Ⅲ级19例,占31.7%(19/60),有乳腺癌家族史8例,占13.3%(8/60),以上指标与非三阴性组相比,差异有统计学意义($P<0.05$);截至2008年6月,所有病例中位随访时间48个月(42~54个月),TNBC组复发转移16例(16/60,26.7%),显著高于非三阴性(64/417,15.3%);TNBC组与非三阴性组的42个月DFS分别为68.3%和79.6%,OS分别为81.7%和90.9%,差异有统计学意义(Log-Rank=3.917,$P=0.048$;Log-Rank=4.838,$P=0.028$)。认为三阴性乳腺癌多见于年龄<50岁患者,肿瘤生长快,侵袭性强,预后差。何奇等[86]对三阴性乳腺癌的临床病理特征,三阴性乳腺癌与非三阴性乳腺癌的预后差异以及可能的机制进行了研究。选择复旦大学附属肿瘤医院1993至1997年病理确诊的乳腺癌690例,年龄27~86(52±12)岁,其中三阴性乳腺癌127例,占所有病例18.41%。回顾性分析三阴性与非三阴性乳腺癌的临床病理特征:年龄、亲属乳腺癌、伴随其他肿瘤、抑癌基因P53蛋白表达、表皮生长因子受体(EGFR)蛋白表达、伴随良性肿瘤、双侧癌、临床分期、病理类型、淋巴结转移、远处转移以及进行生存分析。三阴性乳腺癌P53及EGFR阳性表达率分别71.42%和59.74%,明显高于非三阴性乳腺癌($P=0.013$);三阴性乳腺癌更易淋巴结转移($P=0.048$)。三阴性乳腺癌与非三阴性乳腺癌5年总生存率为79.67%比88.59%,10年总生存率为63.15%比83.28%。三阴性乳腺癌与非三阴性乳腺癌总生存率差异有统计学意义($P=0.001$)。三阴性乳腺癌与非三阴性乳腺癌5年无瘤生存率为77.94%比83.82%,10年无瘤生存率为62.87%比82.53%。三阴性乳腺癌与非三阴性乳腺癌无瘤生存率差异有统计学意义($P=0.011$),尤以36个月以内更为显著。认为三阴性乳腺癌与非三阴性乳腺癌相比,P53、EGFR表达显著增多。三阴性乳腺癌更易发生淋巴结转移。三阴性乳腺癌患者总生存率及无瘤生存率明显低于非三阴性乳腺癌。王星星等[87]回顾性分析既有临床资料又有随访结果和蜡块的226例病例,对这226例石蜡标本切片行雌激素受体(ER)、孕激素受体(PR)、人类表皮生长因子受体(HER2)3种抗体的免疫组化染色,并通过电话或信件问卷随访。利用ER、PR、HER2 3种抗体的免疫组化结果,可将浸润性导管癌分为luminal A、luminal B、HER2过度表达、三阴和未分型5种类型。其中三阴性乳腺癌46例(21.4%),组织学分级以m级为多。三阴性乳腺癌的肺、胸膜转移率高于luminal A型、luminal B型、HER2过度表达型和未分型(P均<0.05);腋窝淋巴结,锁骨上、下淋巴结转移率低于luminal A、luminal B和HER2过度表达型(P均<0.05)。三阴性乳腺癌的疾病缓解率低于ER、PR均阳性的luminal A型($P<0.05$),生存率低于ER、PR均阳性的luminal A型($P<0.05$)和luminal B型($P<0.05$)。认为三阴乳腺癌有其不同于其他类型乳腺癌的临床病理特征及转移途径,其预后明显低于ER、PR均阳性的乳腺癌。张慧明等[88]回顾性分析2002年收治的乳腺癌患者病例,选择接受手术治疗、资料完整并经免疫组织化学方法明确判定受体状况的408例患者进行分析。通过与非三阴性乳腺癌的比较,分析三阴性乳腺癌的临床特征、复发及生存情况。本组资料中确认三阴性乳腺癌77例,占乳腺癌患者的18.9%(77/408)。所有患者中位随访64个月(3~79个月)。408例病例中,复发或转移58例,死亡51例,三阴性乳腺癌中复发或转移19例,死亡12例。三阴性乳腺癌患者的年龄较轻,肿瘤体积较大,局部复发率和远处转移率均显著性高于非三阴性乳腺癌患者(P均<0.05)。生存分析显示,三阴性乳腺癌患者的3年和5年总生存率(86.4%和77.7%)均显著低于非三阴性乳腺癌患者(93.4%和87.9%)(P均<0.05);三阴性乳腺癌患者的3年和5年无病生存率(78.4%和72.8%)均显著低于非三阴性乳腺癌患者(92.4%和85.8%)(P均<0.05)。认为三阴性乳腺癌具有特定的临床特征,预后比非三阴性乳腺癌差,需要进一步开展三阴性乳腺癌的个体化治疗的研究。周波等[89]比较了紫杉类联合蒽环类新辅助化疗方案对TNBC及非TNBC的疗效及远期生存率。对接受4个周期紫杉联合蒽环类新辅助化疗方案治疗的138例乳腺癌资料进行回顾性分析。用免疫组化法将雌激素受体(ER)、孕激素受体(PR)和人表皮生长因子受体(Her-2)表达均阴性的肿瘤定义为TNBC,分析紫杉类联合蒽环类的新辅助化疗对TNBC及非TNBC的临床、病理疗效及其与远期生存的关系。138例中37(26.8%)例为TNBC,101(73.2%)例为及非TNBC。138例患者的总有效率(OR)为85.5%(118/138),其中临床完全缓解(cCR)为35.5%(49/138),临床部分缓解50.0%(69/138),

病理完全缓解(pCR)30例(21.7%)。TNBC的cCR(51.4%)、pCR(45.9%)明显高于非TNBC的cCR(29.7%)、pCR(12.9%)($P<0.05$)。TNBC的5年无病生存率(DFS)为59.5%，低于非TNBC者(84.2%)($P=0.05$); TNBC者的5年OS为75.7%，与非TNBC者(94.1%)相比差异无统计学意义($P=0.108$)。获得cCR、pCR的TNBC者的5年DFS及总生存率(OS)与非TNBC者间差异无统计学意义($P>0.05$)。相反，新辅助化疗后仍有残留病灶的TNBC的5年DFS及OS明显低于非TNBC($P<0.05$)。认为TNBC对紫杉联合蒽环类的新辅助化疗更敏感，更易获得cCR、pCR，获得cCR、pCR的TNBC患者预后好，未获得cCR、pCR的TNBC患者远期生存明显低于非TNBC。汪小浪等[90]回顾性分析初治的雌孕激素受体(ER/PR)及HER均阴性(简称三阴)的复发转移性乳腺癌的化疗疗效以寻求最佳一线化疗方案。311例初治的三阴性复发转移性乳腺癌患者采用一线化疗，96例患者采用AC(吡柔比星＋环磷酰胺)方案，84例患者采用AT(吡柔比星＋紫杉醇)方案，65例患者采用Tc(紫杉醇＋卡铂)方案，66例患者采用GT(吉西他滨＋紫杉醇)方案，直至肿瘤进展。AC方案组总反应率(ORR)、中位疾病进展时间(mTYP)、中位总生存(mOS)均明显优于其他组，差异均有显著性($P<0.05$)，而AT组、TC组、GT组在ORR、mTFP、mOS方面均相似，差异均无显著性($P>0.05$)。认为在初治的三阴性复发转移性乳腺癌患者中，AC方案是目前最有效的联合方案之一，一线治疗有效率高达87.5%，值得推荐。三阴性乳腺癌是一类不能受益于分子靶向治疗的高危乳腺癌。但赵晓辉等[91]报道1例67岁老年女性，为局部复发的三阴性乳腺癌患者，无内分泌治疗及曲妥珠单抗治疗的机会，不能耐受泰索帝化疗不良反应，单药贝伐单抗治疗临床受益、耐受性好，缓解期明显延长，生活质量提高。贝伐单抗(bevacizumab)是针对血管内皮生长因子A亚型(VEGF-A)的重组人源化单克隆抗体，乳腺癌组织中VEGF mRNA表达明显高于癌旁组织。

2. 炎性乳腺癌

杨金巧等[92]回顾性分析华西医院收治的18例炎性乳腺癌(IBC)，占同期收治乳腺癌的2%，可见于各种病理类型。与非炎性乳腺癌相比较，IBC淋巴结转移出现较早而常见，较容易出现远处转移，受体阴性和Cerb-B₂过表达比例较高，并且组织学分级高。该组病例除一般临床表现外全部出现腋窝淋巴结肿大，其中7例还表现锁骨上淋巴结肿大，说明此病较早侵犯淋巴管网，容易出现区域淋巴结转移。7例在化疗后仍存有真皮下淋巴管癌栓，占手术患者的58%。鉴于病理有真皮淋巴管癌栓者大多对治疗反应不良，淋巴管癌栓是预后差的一个标志，建议新辅助化疗前行空芯针穿刺抽取组织行病理检查及皮肤活检，一方面可以明确是否存在真皮淋巴管癌栓以肯定佐证诊断及判断预后，另一方面可以了解性激素受体及Cerb-B₂情况，便于开展生物靶向治疗及后期的内分泌治疗。IBC的治疗应以综合治疗为主，许多文献报道其治疗包括化疗-手术-化疗-放疗或＋内分泌治疗或＋免疫治疗的模式，或者化疗-局部治疗[手术和(或)放疗]-化疗或＋内分泌治疗的模式，对于Cerb-B₂过表达病例有条件者可选择生物靶向治疗。IBC术前均应进行新辅助化疗。化疗药物应选用有效率高、治疗强度大的药物，新辅助治疗药物推荐使用包括蒽环类和(或)紫杉类的联合方案，建议4～6周期。IBC分期在ⅢB、ⅢC或Ⅳ期，过去将其作为不可手术病例，新近的文献报道，IBC不是绝对手术禁忌，对部分化疗反应良好的肿瘤通过新辅助化疗后，能够提高手术切除率，可以提高总的生存率，延长生存期。由于IBC普遍存在免疫缺陷，可考虑进行免疫治疗，给予卡介苗等治疗。IBC预后较差，仅行局部治疗，5年生存率为20%，经综合治疗后可以延长无复发生存时间和总生存时间，中位生存期为40～50个月，5年生存率可提高到30%～50%。如果出现真皮淋巴管癌栓，其预后较差。

3. 隐匿性乳腺癌

朱金福[93]报道了收治的7例隐匿性乳腺癌的经验。通常其发病率占全部乳腺癌的0.46%～1%，它的特点是腋窝淋巴结肿大，表明乳腺癌已有转移，而乳腺因癌灶微小尚未能触及肿块。当确诊为隐匿性乳腺癌时，若无锁骨上及远处转移，应施行根治术治疗，术后还需密切随诊。一般认为，隐匿性乳腺癌比有乳腺肿块并且有腋窝淋巴结转移的乳腺癌预后要好。当发现腋窝淋巴结肿大时不必过于惊慌，因为多数还属良性病变，可达76.4%。但需引起注意并及时去医院检查，以明确肿大的原因，以免延误诊疗。

4. 导管内癌

姜越等[94]回顾性分析中国医科大学附属第一医院普通外科收治的123例DCIS患者的临床资料。包括发病年龄、临床表现、体检特征、超声和钼靶检查、病理特点、免疫组织化学检查和手术方式。①该组发病的平均年龄为(47.7±9.3)岁。②体检特点以乳腺肿块79例，乳头溢液19例，乳房疼痛伴腺体增厚30例等为主要表现。③超声、钼靶45例，可能为恶性者分别为27例(60%)，30例(66.7%)，方法准确率差异无统计学意义。综合2种方法后，诊断可能恶性者37例(82.2%)。④65例超声表现为实质性肿见块43例(66%)；血流信号41例(63%)；可见导管扩张52例

(80%)和导管内点状强光团33例(50.7%)。⑤52例钼靶摄影主要表现有泥沙样钙化,肿物伴簇状钙化,腺体局限性致密和乳腺肿物。⑥免疫组织化学检查包括雌激素受体(ER)、孕激素受体(PR)、p53和c-erbB-2。DCIS与DCIS-MI的阳性表达率差异均无统计学意义。⑦行乳腺癌标准根治术6例(其中3例为DCIS-MI)。共行乳腺癌改良根治术86例,包括59例DCIS,27例DCIS-MI。DCIS伴有淋巴结转移者2例,DCIS-MI有淋巴结转移者5例。认为乳腺超声检查和钼靶摄像联合诊断可提高DCIS的诊断率。

(三)乳腺其他恶性肿瘤

马青山等[95]回顾性分析了1992年9月至2006年5月间收治的37例原发性乳腺淋巴瘤(PBL)的临床发病特点、治疗经过及疗效、预后随访结果。37例PBL患者均为女性,中位年龄45岁(29~82岁)。根据AnnArbor分期标准,ⅠE期16例,ⅡE期12例,ⅢE和ⅣE期9例,病理类型均为B细胞性非霍奇金淋巴瘤,以弥漫性大B细胞淋巴瘤为主(26例/37例)。单纯根治术组2例,手术+化疗组21例(其中乳房根治或改良根治手术12例,象限切除手术9例),乳腺局部放疗+化疗组8例,单纯化疗组6例,化疗一般采用CHOP方案,4~6个周期。随访时间1~120个月,中位随访时间36个月。全部患者中位生存时间为53个月,3年生存率为80%,5年生存率为38%。手术+化疗组和放疗+化疗组,5年生存率无统计学差异(38.1%和37.5%,$P=0.20$)。原发肿瘤大小及临床分期是预后主要相关因素($P=0.04$和$P=0.01$)。认为PBL多为女性患者,好发生于单侧乳腺,病理以弥漫性大B细胞型最常见。治疗应以局部放疗联合全身化疗为主,须定期随访观察。童刚领等[96]回顾性分析40例PBS患者的临床资料和治疗情况。40例患者均为女性,根据AJCC分期标准:Ⅰ期17例,Ⅱ期17例,Ⅲ期6例。其中叶状囊肉瘤25例,中位年龄40.4岁(21~70岁),病理分级包括Ⅰ级6例、Ⅱ级12例、Ⅲ级7例,手术加辅助化疗2例,单纯手术治疗23例(92.0%),5年总生存率(OS)为85.1%。非叶状囊肉瘤15例,中位年龄36.1岁(15~55岁),其中纤维肉瘤7例,横纹肌肉瘤、平滑肌肉瘤、癌肉瘤和脂肪肉瘤各2例,手术加化疗和(或)放疗5例,单纯手术治疗10例(66.7%),5年OS为43.4%。认为原发于乳腺的叶状囊肉瘤单纯手术治疗疗效较好,而原发于乳腺的非叶状囊肉瘤单纯手术治疗则预后较差,须综合治疗才能改善预后。赵冀安等[97]报道了1例乳腺原发性血管肉瘤,女性,19岁,主因右乳无痛性肿物、生长迅速3个月住院。查体:肿物位于外下象限,约6 cm×5 cm,表面皮肤呈紫红色,皮温略高,质硬,触痛明显,活动度差,同侧腋窝及锁骨上未触及肿大淋巴结。术后病理:乳腺血管肉瘤。免疫组化:FVIIIRAg(+),CD34(+)。公认的主要治疗手段为手术。可行局部广泛切除或全乳切除,重点是保证足够的无瘤边缘。对于术后是否放化疗或其他治疗,还存在争议。但该病预后不良,术后容易复发和转移。宣立学等[98]对中国医学科学院肿瘤医院1999至2008年23例乳腺原发性非霍奇金淋巴瘤的临床资料进行分析,复习病史、治疗经过和随访资料。弥漫大B细胞淋巴瘤11例,黏膜相关边缘带B细胞淋巴瘤伴大细胞转化5例,小淋巴细胞淋巴瘤5例,自然杀伤细胞(NK)/T细胞淋巴瘤1例,Burkitt淋巴瘤1例。肿物切除20例,乳腺改良根治手术3例。9例手术后化疗,6例手术后化疗和放疗,1例化疗缓解后造血干细胞移植。21例随访3~62个月,17例存活,4例死亡,2例失访。12例有复发和进展。认为乳腺原发性非霍奇金淋巴瘤最常见的组织学类型是弥漫大B细胞淋巴瘤。肿瘤切除术加放疗和(或)化疗是主要治疗方法,预后差,易于复发。丛义滋等[99]对天津医科大学附属肿瘤医院1954年5月至2007年9月收治的6例SSB患者的临床病理资料进行回顾性分析。患者均为女性,发病年龄20~55岁,中位年龄38岁,1例绝经。患者均以乳腺肿物为首发症状,3例位于乳腺外上象限,肿物中位最大直径6 cm(3~15 cm),3例有肿块短时间内迅速增大的病史,1例伴间断性疼痛。按美国肿瘤联合会(AJCC)制定的临床及病理分期(第六版)标准:ⅡA期1例,ⅡB期2例,ⅢB期2例,1例无法评估。4例患者首次治疗采用乳腺肿物局部切除术,复发后采用全乳切除或改良根治术,侵犯胸大肌者则行根治术。最终2例行全乳切除术,2例行乳腺根治术,2例行乳腺改良根治术。术后病理证实均为乳腺间质肉瘤,其中1例伴灶性骨化,1例伴黏液变性。4例患者首次行腋窝淋巴结清扫,均未见淋巴结转移。术后3例患者行辅助化疗,所有患者均未行放疗。术后中位随访36.5个月(8~204个月)间,4例行肿物局部切除术的患者均复发,其中3例患者2次以上复发,首次复发中位时间为2.5个月(1~4个月)。1例患者于术后7个月出现双肺转移,未治疗,余5例患者均无瘤生存。认为乳腺间质肉瘤术前诊断困难,肿物局部切除术后易复发,保证切缘阴性的局部扩大切除术或全乳切除术是治疗乳腺间质肉瘤的合适手段,腋淋巴结清扫是不必要的。术后辅助化疗、放疗的疗效尚不明确。

二、乳腺良性疾病

(一)乳腺良性病变的病理诊断

李大力等[100]综述了乳腺良性病变病理诊断应重

视的问题。乳腺良性疾病存在多种组织学变异,有时诊断困难,此时应在光镜下仔细观察,结合临床和大体,必要时做免疫组化进一步明确诊断。特别注意在粗针活检组织及冰冻切片中不要勉强诊断,一定要有充分把握时再下结论。易误诊的乳腺良性病变包括乳腺炎症性及反应性病变、乳腺良性上皮性病变、良性腺肌上皮病变、良性间叶性肿瘤、良性纤维上皮性肿瘤、乳头部良性肿瘤。其中要注意区分普通型导管增生(UDH)、不典型增生(ADH)及低级别导管原位癌(DCIS)三者。目前诊断低级别 DCIS 的主要标准为:①特征性的细胞学和组织学充分地出现在 2 个或 2 个以上彼此分离的导管腔;②完全受累导管及小管的范围>2 mm。免疫组化高分子质量 CK(如 CK5、E-cadherin、34βE12)在 UDH 中为弥漫强阳性,而在 ADH 或 DCIS 中的表达就会明显下降或消失。雌激素受体(ER)也可用于鉴别,ADH 或导管内癌常呈弥漫阳性反应,而 UDH 中 ER 的表达不均一,表现为散在的强度不等的阳性。乳腺良性腺肌上皮病变,通过肌上皮染色可予鉴别。乳腺良性间叶性病变中假血管瘤样间质增生假血管腔衬覆的梭形细胞表达 CD34、波形蛋白(vimentin)、肌动蛋白(actin)、肌钙调样蛋白(calponin),不表达内皮细胞标记物 Ⅷ 因子、CD31,可与血管瘤及肉瘤鉴别。颗粒细胞瘤注意与大汗腺癌鉴别,其上皮标记阴性,S-100 和 CEA 染色呈弥漫强阳性。黏液变性的纤维腺瘤与黏液腺癌的鉴别:黏液腺癌肌上皮消失,细胞异型,周围往往可见导管原位癌。乳头部旺炽型乳头状瘤病,乳头溢液为其主要症状,还可出现乳头糜烂、结痂、炎性改变、乳头部质硬肿块和乳头变大,注意与 Paget 病或乳腺癌鉴别。宦大为等[101]回顾性对比分析 1 144 例乳腺病变术中冷冻切片与术后石蜡切片诊断结果,探讨冷冻切片误诊和延迟诊断的原因及提高乳腺病变冷冻切片诊断准确性的方法。改进对策为:更新冷冻切片机;由临床病理诊断经验丰富的高年资医师担任主检;研究学习乳腺病变诊断及鉴别诊断的难点及乳腺癌病理诊断的陷阱性病变;密切联系临床。

(二)乳腺良性病变的治疗

1. 乳腺癌前病变的治疗

病理组织学检查是诊断癌前病变的最可靠标准。王殊等[102]综述了乳腺癌癌前病变的治疗。目前公认的癌前病变有:①小叶及导管不典型增生;②柱状上皮不典型增生;③小叶原位癌;④乳头状病变;⑤异常增生放射状瘢痕。治疗癌前病变的最有效方法是手术切除。但是必须权衡手术范围与外形美观之间的矛盾,既不要切除范围过大,造成不必要的组织缺失,也不要切除范围过小而留下复发隐患。导管原位癌是乳腺癌的早期阶段,但是,纯粹的导管原位癌不具有侵袭性,被看作癌前病变和癌的中间状态。手术切除、放疗加降低风险的内分泌治疗是导管原位癌主要治疗方法。李艳萍等[103]探讨了超声引导下导丝定位手术活检在临床不能触及肿块的乳腺病变中的价值及可行性。收集 2007 年 3 月至 2008 年 12 月间北京世纪坛医院乳腺外科收治 57 例女性病人,对超声发现的 60 个临床不能触及的乳腺病灶行导丝定位手术活检及病理检查。60 个病灶均一次定位成功,发现乳腺癌 14 例,占 24.6%,轻至中度导管或小叶上皮非典型增生 16 例,占 28%。认为应谨慎处理临床触诊阴性但超声下异常的乳腺病灶;超声引导下导丝定位活检可以发现容易漏诊的早期乳腺癌及癌前病变;该方法简便、准确,值得推广。

2. 乳腺纤维腺瘤

乳腺多发纤维腺瘤是常见的乳腺良性肿瘤,其病因尚未完全明确,但诊断相对容易,治疗原则是手术切除,其他治疗疗效甚微,不宜盲目采用。蒋宏传[104]对乳腺多发纤维腺瘤的治疗策略进行了回顾。手术时机的选择分为婚前择期、婚后孕前尽早或孕后 3~6 个月、35 岁以上的病人。手术方式的选择大致分为:①微入路手术;②乳房后间隙手术;③肿瘤切除+乳房上提;④乳房腺体置换术。其切口设计应遵循美学、功能恢复和可能再次手术需要的原则。微入路手术是目前采用较为广泛的手术方式,又分器械辅助和单纯手术切除两种。器械辅助微入路手术以 Mammotone 微创旋切术和乳腔镜手术切除为主。单纯微入路手术主要利用乳晕边缘小切口切除乳腺多发纤维腺瘤。切口长度一般不宜超过乳晕周径 1/2。因乳头由第 4 肋间皮神经支配,故切口应尽量避免采用乳晕外侧缘切口,以免影响乳头勃起及导致感觉障碍。总之,乳腺多发性纤维腺瘤是一较为常见的疾病,只要注重病史和体征,诊断相对容易,手术是治疗此疾病的首选方法。手术方法也因其肿瘤大小、位置等诸多因素而选择不同的手术方式,但在治病的同时一定要考虑到与术后的美观和功能相结合,不要因为"治"病而"致"病。王旭等[105]通过研究聚 ADP 核糖聚合酶 1(PARP-1)在人类乳腺纤维腺瘤中的表达,探讨了纤维腺瘤的发生发展机制。采用免疫组化 S-P 法,检测 156 例人类乳腺纤维腺瘤组织(包括有乳腺癌家族史的 26 例和无乳腺癌家族史的 130 例)和 40 例腺瘤旁组织中 PARP-1 的表达,并对其表达进行比较。8.3%(13/156)的纤维腺瘤组织中 PARP-1 表达阳性,40 例腺瘤旁组织中未发现 PARP-1 的表达,两组差异无统计学意义($P=0.059$)。有乳腺癌家族史的纤维腺瘤患者中 26.9%(7/26)PARP-1 表达阳性,无乳腺癌家族史的纤维腺瘤患者中4.6%(6/130)PARP-1表达阳性,两组间差异有统计学意义($P=0.00$);有乳腺癌家族史的纤维腺瘤患者PARP-1表达上调,与腺瘤旁组织相比差异有统计学意义($P=0.01$)。认为PARP-1可能参与乳腺纤维腺瘤,特别是有乳腺癌家族史的乳腺纤维腺瘤的发生发展过程。

3. 乳腺导管内乳头状瘤

乳管内乳头状瘤病是囊性增生病的一种常见病理类型,具有一定的癌变倾向,多需手术治疗,但因病灶微小,常规检查无特征性表现而难于定位及手术。屈翔等[106]自2008年1月起开展了乳管镜下置定位针结合亚甲蓝染色引导切除乳管内乳头状瘤病19例。手术当日或术前1d行乳管镜检查,在病变体表投影进行体表标记,并放置定位针。术前5 min沿定位尾丝向病变乳管缓慢注射1%亚甲蓝(0.5~1.0 ml)进行染料定位。即使为重度乳头状瘤病,只要病理上无明确癌变,区段切除后可给予他莫昔芬治疗并密切随访,一般不建议行预防性全乳腺切除。定位针操作在于定位针放置的深度有限,而乳头状瘤病多发生于小乳管和终末乳管,因此对较深的病变难于准确定位。对于好发于多个小乳管和终末乳管的乳头状瘤,难于定位,针只能放置于多个病变乳管中的一支,难于定位所有病变乳管,易导致病变的漏切。而乳管镜下置定位针结合亚甲蓝染色,可使病变大乳管及乳头状瘤病所在的小乳管和终末乳管同时得到定位,可提高手术切除的准确性。周丹等[107]评价了钼靶图像定位技术对乳管内隆起样病变的定位诊断和指导微创手术的价值。2003年1月到2007年10月哈尔滨医科大学附属肿瘤医院乳腺外科对105例未扪及肿块乳头溢液病人行乳腺导管造影检查,钼靶图像定位方法精确定位导管内病灶,选择合适切口切除病变,将临床病理资料进行收集、整理、分析。105例肿瘤均完整切除,包括3例恶性行局部扩大切除,良性病变术后乳房外形无明显改变。认为钼靶图像引导下的乳管内隆起样手术切除范围小、创伤小,此方法简便易学、经济实用,有效地提高了乳管内隆起样病变的诊断和治疗效果。陈留斌等[108]进一步探讨了乳头状瘤钼靶X线片、导管造影的X线表现及其与临床病理关系。回顾性分析108例乳管内乳头状瘤的临床特点、乳腺钼靶X线片、导管造影表现及病理改变,并根据病变大小、形态、病变处导管形态及两者的关系,在导管造影片上进行X线分型且与病理改变进行比较。108例均有单个乳孔溢液。导管造影:108例均示导管内充盈缺损及导管扩张。管内型81例,囊内型21例,混合型6例。钼靶X线表现与病理改变一致。认为乳管内乳头状瘤最常见的临床表现是单个乳孔溢液,乳腺钼靶X线平片征象

少,导管造影特点是管内充盈缺损,对乳头状瘤具有诊断价值。段刚等[109]探讨了乳腺导管内乳头状瘤的钼靶X线及MRI表现及其应用价值。对15例经手术和病理证实的乳腺导管内乳头状瘤患者的病例资料进行回顾性分析,其中11例同时行钼靶X线和MRI检查,4例仅做钼靶X线检查。并将MRI图像与钼靶X线表现进行比较。MRI图像清晰显示9例导管内乳头状瘤的部位及形态。7例边界光整,2例边缘不规则。肿块T1WI呈等或稍低信号灶,T2WI呈等或稍高信号灶,部分肿块位于囊状扩张的导管内。肿块的血流动力学特点多样,部分与恶性肿瘤难以区分。15例行钼靶X线检查,检出2例(13%)。病灶形态与MRI所见相似,1例病灶所在部位可见沙粒状钙化。认为MRI较钼靶X线能更准确地发现与定位病灶,MRI表现与某些乳腺恶性肿瘤有类似和重叠之处,但仍具有一定特征性。

4. 乳腺增生症

于海文等[110]观察了乳腺包块内注射5-氟尿嘧啶(5-Fu)治疗对乳腺增生的临床疗效。80例乳腺增生患者随机分为实验组和对照组,每组各40例实验组患者乳腺包块内注射5-Fu,对照组使用乳癖消加三苯氧胺。分别对2组患者乳腺疼痛和包块变化情况进行观察比较。两种方法对乳房疼痛的治疗均有效,但实验组优于对照组($P<0.05$);实验组治疗前后乳房包块大小差异有统计学意义($P<0.05$)。而对照组差异无统计学意义($P>0.05$)。乳腺包块内注射5-Fu治疗乳腺增生的总有效率为92.5%,与对照组(75.0%)相比差异有统计学意义($P<0.05$)。认为包块内注射5-Fu对乳腺增生的乳痛症和乳房包块均有较明显的治疗作用。

5. 男性乳房发育

郑新宇等[111]综述了男性乳房发育症的治疗策略。男性乳房发育症(GYN)是由于腺体组织的增殖导致的男性乳房良性的增大,常见于婴儿期、青春期及中年后期。可为偶然发现,伴有或不伴有疼痛或触痛。首先要区分是否是假性男性乳房发育症,以避免不必要的诊治程序。应详细询问用药史并做仔细的体检来发现是否是药物引起,还是属于病理性的GYN或排除乳腺恶性变。治疗取决于病因,对于17岁以上、病程>1年的GYN可能需要外科治疗。采用乳晕旁切口的手术切除结合吸脂术通常是外科医生不错的选择。

6. 乳房脓肿

乳腺脓肿传统治疗方法为大切口切开引流,治疗时间长,常反复发作,并在乳房留有较大瘢痕,影响美观。陈少全等[112]将粘贴式多功能负压引流器配合能

容纳一小手指为度的小切口,应用于外科脓肿切开引流,取得了较好临床疗效。粘贴式多功能负压引流器制备:以长约5 cm、直径0.8 cm的多孔塑料管制成吸引头外套管,套管内插入直径0.4 ml吸痰管制成双套管吸引头,直径0.2 cm吸痰管为冲洗管,以粘贴式小口径造口袋(康乐宝公司)制成吸引器外罩,将吸引头及冲洗管经造口袋排出口伸入袋内,置于粘贴片附近,胶布封闭排出口,制成粘贴式多功能负压引流器。负压约-200 mm Hg,冲洗液(常规为0.9%氯化钠3 000 ml+庆大霉素24万U(或其他敏感抗生素)。优势在于:①仅需几条吸痰管、一片粘贴式造口袋和医用胶布即可制成,取材方便,制备简便,物品、时间、人力消耗较低。②具有粘贴和负压吸附双重固定作用,固定严密牢靠,无需针线。③多侧孔引流管的主动吸引有助于将各方位的脓液抽吸引流干净,防止炎症进一步扩散;而且创腔在负压下迅速瘪陷,创周组织聚集在一起,加速了创面组织愈合。④负压引流替代了频繁的换药,创面可保持相对清洁,免除了常规换药时敷料抽除与填塞所致的痛苦。⑤根据药敏结果,在冲洗液中加入抗生素,可使药物直接作用于感染部位,提高抗炎效果。⑥创伤较小,乳房外观无明显改变,患者满意率较高。

7. 其他良性乳腺疾病

丘平等[113]报道了1例乳腺巨大囊状淋巴管瘤。患者,女性,30岁,已婚。因"右乳迅速增大9个月"入院。查体:右乳异常增大,内至前胸部正中线,外超出胸廓外缘,下至脐部,大小约28 cm×24 cm×20 cm,呈囊袋状,触及有波动感,未触及明确孤立肿块,右乳无压痛,无皮肤改变;左乳大小正常,未及明显孤立肿块,双乳头被动溢乳、无凹陷,双侧腋窝及锁骨上均未扪及肿大淋巴结。认为对于淋巴管瘤,可选择药物治疗和手术治疗。药物治疗包括放疗、硬化剂注射及冷凝治疗等。纪光伟等[114]报道了糖尿病性乳腺病。患者女性,65岁。因右乳疼痛7 d就诊。既往有2型糖尿病、精神分裂症、甲状腺机能减退等病史,长期自行注射胰岛素,服用氯丙嗪、甲状腺素片等药物。术后病理:右乳腺硬化性淋巴细胞性小叶炎。免疫组化:CD20和CD45RO阳性。糖尿病性乳腺病的确切发病机制目前还不清楚,多数学者认为是一种自身免疫性乳腺病,常常与糖尿病的并发症有关。

三、影像诊断技术

王廷等[115]*对2005年6月至2007年6月6家医疗机构采用前瞻性、多中心的方法对年龄<45岁的女性进行临床观察研究。对583例准备进行乳腺组织活检的年轻女性病人进行乳腺电阻抗扫描成像检测,与其病理结果相对照,计算出其敏感度、特异度、准确度、阳性预测值、阴性预测值,同时计算乳腺检测阳性病人患乳腺癌的发生率。583例中143例确诊为乳腺癌,检测的敏感度、特异度、准确度、阳性预测值、阴性预测值分别为86.17%、72.19%、76.13%、51.12%、94.11%。检测结果阳性的年轻女性患乳腺癌的相对危险度为81.67%。认为乳腺检测可能成为年轻女性早期筛查乳腺癌的重要方法。刘荫华等[116]阐述了乳腺癌医学影像检查应注意的几个问题。包括正确选择医学影像检查方法、影像诊断技术标准化和报告语言规范化、建立乳腺癌多学科诊治团队三方面问题。我国对女性进行乳腺健康教育,包括自检和临床体检;推荐高危人群重点筛查,而非全民普查。B型超声波及乳腺钼靶X线作为黄金搭档成为被推荐的检查方法。基线检查应全面、完善。NCCN乳腺癌临床实践指南对医学影像的分期诊断推荐选择B型超声波、钼靶X线摄片、MRI、放射性核素骨扫描及PET/CT等检查方法。科学、客观可行和个体化选择是原则。新辅助治疗疗效评价,发现MRI及B超对新辅助化疗后残余肿瘤检测的阳性预测值均为94.1%。其中MRI对残余肿瘤最大径线测量与病理结果高度相关。与B超相比较MRI更为客观,是疗效评价的可靠方法并推荐临床应用。随访影像学检查NCCN已有规定:除常规体检外,应包括乳腺X线检查,保术后患者首次乳腺X线检查在放疗结束后6个月左右,没有证据对无症状的患者进行常规骨扫描、CT、MRI、PET和超声检查可以带来生存获益。而对于发生双侧乳腺癌风险高的患者可以考虑MRI随访。2003年发表了乳腺MRI及B超BI-RADS分级标准的第一版,钼靶BI-RADS分级标准的第四版。乳腺影像报告及数据系统(breast imaging and reporting data system,BI-RADS),作为减少影像学报告的不一致性以及推荐进一步干预措施的工具,BI-RADS标准的应用能够提高乳腺影像诊断的敏感性、特异性及阳性预测值。乳腺医学影像检查在筛查和诊治过程中占据着极其重要的作用,尽早规范影像学诊断标准、统一报告语言对提高我国乳腺癌整体诊断水平具有重要的实际意义。陈巧玲等[117]探讨了超声成像联合光散射成像系统(简称"超声光子")对鉴别乳腺良、恶性肿瘤的临床应用价值。随机选取74例乳腺肿物患者行超声光子检查,通过高频超声引导对肿物定位,以多波段的光子对肿物内血氧代谢、新生血管密度等生理参数进行功能成像,将结果量化规入北美放射协会制定的BI-RADS分级,1~3级为良性可能性大,4~5级为恶性可能性大,与术后病理对照分析,评价其诊断符合率。超声光子诊断结果良性(1~3级)30例,恶性(4~5级)44例。术后病理诊断

良性病变34例,恶性病变40例。敏感性95%(38/40),特异性82.4%(28/34),准确度89.2%(66/74)。认为超声光散射成像系统能够有效区分乳腺良、恶性肿瘤。其不仅能够从超声二维的结构成像对肿瘤获取信息进行评价;又可以通过光学系统,从肿瘤的功能成像上获取更为深入的诊断。超声光散射成像系统开辟了早期乳腺癌检测的新领域,对提高乳腺癌的早期诊断,减少漏诊、误诊率具有重要价值。王海英等[118]比较了X线钼靶摄影与超声在乳腺微钙化灶诊断中的价值。收集伴随微钙化灶(经X线钼靶摄影确诊)的乳腺良性、恶性疾病患者117例,分析超声对乳腺微钙化的检出率;比较X线钼靶摄影与超声检查对乳腺微钙化灶病例诊断的敏感性、特异性及准确性。乳腺微钙化的超声检出率为66.7%,其中乳腺恶性病灶的微钙化超声检出率为87.5%,乳腺良性病变的微钙化灶超声检出率为33.3%,超声诊断乳腺微钙化灶病例的敏感性、特异性和准确性分别为69.4%、86.7%和76.1%,X线钼靶摄影分别为75.0%、73.3%、74.3%,两者联合应用为90.2%、91.1%、90.5%。认为X线钼靶摄影与超声相比,前者具有较高的敏感性,后者具有较高的特异性,而两者联合应用可提高对乳腺微钙化灶病例诊断的准确率,对于乳腺癌的早期诊断具有较高的临床实用价值。乳腺癌常用诊断手段主要包括体格检查、钼靶、超声等,MRI技术被视为乳腺疾病诊断最具有潜力的一种检查手段。彭康强等[119]探讨了乳腺动态增强MRI及其后处理技术的优越性在临床诊断中的应用。选取2006年5月至2007年9月在中山大学肿瘤防治中心行MRI检查的乳腺疾病初诊病例30例,全部行MRI平扫和动态增强扫描,并通过工作站分别进行减影处理、动态曲线绘制、三维立体重建等后处理。选取病灶远隔部位正常组织为对照,计算最大线性斜率比值。本组30例患者共49个病灶,MRI诊断正确率93.3%。认为乳腺MRI是一种敏感性和准确性较高的检查方式,动态增强扫描、减影处理、时间-信号曲线的处理、三维立体重建后处理以及最大线性斜率比值,均有助于乳腺病灶的正确诊断。龙浩等[120]观察分析了乳腺动态增强MRI的图像及数据,对比动态增强MRI与钼靶对含钙化乳腺病灶的诊断准确率,讨论动态增强MRI对乳腺钙化病灶的诊断价值。收集了10例通过钼靶检出含钙化病灶的乳腺疾病初诊手术病例,术前均行动态增强MRI检查,将术后病理结果与钼靶及MRI诊断对照。通过MRI基本准确判断了11个钙化病灶的良恶性(10/11),远高于钼靶对病灶良恶性的判断率(2/11);还发现了钼靶未能全部发现的11个非钙化病灶。认为虽然乳腺MRI难以观察到乳腺钙化病灶,但可通过局部病灶的形态学表现及血供情况帮助判断病灶的良恶性,并可发现钼靶不能观察到的病灶。罗银灯等[121]探讨了MR扩散加权成像(DWI)及表观扩散系数(ADC)在乳腺良恶性病变鉴别诊断中的价值。43例经钼靶或彩超诊断为乳腺肿瘤的患者采用单次激发回波平面成像(EPI)技术行双侧乳腺DWI,扩散敏感系数(b值)分别为600、750、1 000 s/mm^2。同时选取10名知情的健康志愿者及4例患者对侧正常乳腺作为对照组。观察乳腺病变在DWI上的大小、形态及信号特征,测量24个正常乳腺、手术病理证实的24个恶性病灶、23个良性病灶分别在b=600、750、1 000 s/mm^{2}时的ADC值,比较良、恶性病变、正常腺体间ADC值差异及b=600、750、1 000 s/mm^{2}时ADC值差异。根据恶性组平均ADC值的95%可信区间的上限,计算3组不同b值下诊断乳腺癌的敏感性、特异性和准确性。乳腺良、恶性病变、正常腺体间ADC值差异均有统计学意义(F=101.113,P<0.000 1),恶性病变ADC值明显低于良性病变和正常腺体组织(P<0.000 1),良性病变ADC值明显低于正常腺体组织(P<0.000 1);3组b值间ADC值差异均有统计学意义(F=15.539,P<0.000 1),b值越低,ADC值越大(P<0.05)。b=600、750、1 000 s/mm^{2}时,根据恶性组平均ADC值的95%可信区间的上限诊断乳腺癌的敏感性分别为91.7%、70.8%和79.1%,特异性分别为89.4%、89.4%和93.6%,准确性分别为93.0%、69.0%和88.7%。认为根据ADC值可以对乳腺良、恶性病变做出鉴别诊断,其敏感性、特异性和准确性较高,具有较高的临床应用价值。李茗等[122]探讨了MR扩散加权成像(DWI)结合短时间反转恢复回波成像(STIR-EPI)背景抑制(BS)技术在乳腺癌成像的技术参数及其可行性。回顾性分析26例乳腺癌的MR-DWIBS测得各组织的表观扩散系数(ADC),利用三维最大强度投影(3D-MIP)重组及黑白反转技术,观察病变显示效果。观察乳腺癌DWI及DWIBS两种方法的显示率。对乳腺各组织的ADC值进行随机区组设计的方差分析,在乳腺癌与良性病变ADC值的比较中采用t检验;对两种成像方法乳腺癌的显示率进行配对资料χ^2检验。在扩散敏感因子(b)=800 mm^2/s的图像中,乳腺癌多表现为高信号,其ADC值分别为:肿瘤实质$(0.93\pm0.25)\times10^{-3}$ mm^2/s、瘤内坏死灶$(2.06\pm0.17)\times10^{-3}$ mm^2/s、正常腺体$(1.92\pm0.23)\times10^{-3}$ mm^2/s、转移性淋巴结$(1.10\pm0.14)\times10^{-3}$ mm^2/s,各种组织间两两比较,差异具有统计学意义(P均<0.01)。DWIBS经MIP重组及黑白反转技术,病变周围组织信号被抑制,得到类正电子发射体层成像(PET)图像。在乳腺癌中,DWIBS对肿瘤实质(92.3%)及转移性淋巴结(88.4%)的显示率要高于

DWI序列(分别为57.6%和42.3%),差异有统计学意义(χ^2值分别为8.307、12.235,P均<0.05)。乳腺癌与良性病变ADC值分别为$(1.092\pm0.17)\times10^{-3}\ mm^2/s$和$(2.154\pm0.53)\times10^{-3}\ mm^2/s$,差异有统计学意义($t=8.626, P<0.05$)。认为MRDWIBS在显示病灶方面有一定优势,应用DWI结合ADC值对乳腺癌的诊断具有临床应用前景。张毅力等[123]*使用Philips1.5T磁共振扫描仪及乳腺线圈对33例乳腺癌患者的35处病变行常规T1脂肪抑制序列和SET2常规扫描以及回波平面成像(EPI)DWI扫描。依次测量乳腺癌肿瘤与肿瘤周围组织的表观扩散系数(ADC)值并进行统计学比较。所有病例均经病理证实。35处病变中,3处为导管原位癌,31处为非特异性浸润性导管癌,1处为乳腺肉瘤。乳腺癌的ADC值显著低于肿瘤周围组织的ADC值。对于乳腺癌肿瘤的周围组织,在矢状位的ADC图上,同一层面的不同方向(前,后,上,下)的值之间差异无统计学意义($P=0.534、0.986、0.895$,均>0.05)。但对于同一方向上的不同层面,靠近肿瘤的第一层ADC值<远离它的3个层面($P=0.009, P<0.05$)。认为ADC值对判别乳腺癌组织与癌周组织有一定的敏感性和特异性;采用EPI-DWI方法检测乳腺癌周围组织ADC值的变化,有望称为帮助确定乳腺癌手术边界的一种有效的影像学方法。众所周知,影像学检查对乳腺癌的检出和诊断具有重要价值。李秋林等[124]阐述了各种影像学检查中乳腺癌的表现以及各种检查的优缺点。为乳腺癌的诊断提供有价值的依据。

四、新兴诊疗操作

(一) 乳腔镜

姜军[125]概述了乳腺腔镜手术技术发展情况。乳腺癌手术后巨大切口瘢痕和可能引起上肢水肿等给患者带来严重负面心理影响,影响生存质量。腔镜处理明显改善了乳腺疾病外科治疗效果。对乳腺癌前病变已成功开展的经腋窝入路腔镜乳腺腺体切除加假体植入术,解决了腔镜下腺体全切除和乳头乳晕保护等一系列技术难题。完全腔镜下保留乳房的乳腺癌局部扩大切除术,其关键技术包括:通过术前术中超声精确标记、定位肿瘤范围,完善了经腋窝入路进行乳腺癌局部扩大切除术的手术方法,解决了腔镜下乳腺癌灶边缘确定和腺体内完整肿瘤切除等关键手术技术难题。对进展期乳腺癌腔镜辅助手术,设计乳房切口5～8 cm,仅需距肿瘤边缘安全,无法直视时借助腔镜技术顺利完成全部手术,解决了小切口无法直视下完成乳腺复杂手术操作的技术难题。腔镜手术行乳腺癌手术治疗,均采用先清扫腋窝淋巴结,后切除乳房肿瘤的手术程序,应用吸脂法建立腔镜操作空间,使淋巴结清扫术更加简化、方便、彻底,便于保护肋间臂神经和引流上肢的淋巴管;腔镜的放大效果使重要的神经、血管、淋巴管辨认清晰;超声刀解剖等器械使用使术中出血和意外损伤减少,并发症更少。腔镜内乳淋巴结清扫术为乳腺癌内乳淋巴结转移提供了创伤最小的手术治疗方法。用于男性乳房发育症,由于聚丙烯酰胺水凝胶类注射式隆乳术后隆乳剂取出的手术治疗。腺腔镜手术发展了微创手术理念,将腔镜技术成功用于无腔隙的乳腺疾病的手术治疗;改变了部分传统乳腺手术方式和程序,既能达到常规手术的治疗目的,同时明显减少常规手术的并发症。目前,已经形成了完整的、具有独特方法和技巧的手术技术,制订了规范、操作指南,可用于治疗多种乳腺疾病,但是对乳腺癌预后的影响尚须长期随访证实。

(二) 乳管镜

王水[126]对乳管镜技术临床应用及其诊疗价值进行了综述。目前乳管镜检查的主要适应证是以乳头溢液为临床表现的乳腺疾病。常见病理性乳头溢液包括:乳腺疾病引起的乳头溢液,乳腺导管上皮增生、炎症、出血、坏死及肿瘤等病变都可能发生乳头溢液。对不伴乳头溢液的乳腺病病人进行乳管镜检查的意义还存在争议。主要是由于对无乳头溢液者选择进行乳管镜检查有一定盲目性,检查也不可能全面,即不可能对每个乳管都进行检查,同时部分乳管并不能进行常规乳管镜检查,其临床意义也不明确。但目前国内也有研究探讨乳管镜是否可以用于乳腺癌筛查,特别是对于高危人群,但是仍受到乳管镜本身的一些限制,敏感性较差。目前还无临床应用价值,需要更多前瞻性研究的数据。乳管镜提供的图像包括乳管内容物、乳管壁及乳管内隆起性病灶,对乳管内疾病的诊断有重要意义。通过乳管镜相对乳头、乳腺腺体内的走向和进境深度可以判定病变乳管、深度及范围,并大致判定病变的体表定位,同时可以通过染料及定位导丝精确定位诊断。通过乳管镜取得部分乳管内容物,包括溢液内的蛋白质和脱落细胞,可以对某些乳腺疾病,特别是为恶性肿瘤的诊断提供了重要依据。但是也存在一定的局限性,由于乳管镜检查一般每次只能检查1～2根乳管,其检查乳管的深度也受限于乳管镜的直径及乳管近端的病变,乳管镜检查时导管内能收集到的冲洗液也仅为注入液体的1/3左右。对于乳腺癌,研究发现30%以上的乳腺癌并无导管内癌的成分,乳管镜无法检出,因此乳管镜筛查乳腺癌的敏感性不高,同时也无临床确诊意义。目前已经发展的乳管镜下组织活检术可以直接取得病灶组织,进行病理学检查,具有诊断意义,但不具有排除诊断意义,目前不能完全代替手术切除活检。对乳腺囊性病灶还可进行内视检查，获得囊肿内病灶的图像资料，同时在乳管镜的辅助定位下对可疑病灶进行组织活检。乳管镜的治疗价值包括乳管镜辅助定位、病变乳管的手术切除；乳管镜下对乳管内隆起性病灶进行组织活检，甚至对良性病灶具有手术切除的效果。但乳管镜下病灶切除一般不能达到完整切除的要求，因此残留病灶的恶变可能性必须考虑到，须行进一步的前瞻性临床研究探讨其远期恶变及存活率的变化。张慧明等[127]* 综述了乳管镜的应用。目前，乳管镜在临床上最主要应用于病理性乳头溢液(PND)。纤维乳管镜技术还可结合钩针定位。手术时沿定位导丝解剖乳管，导丝钩针所在部位即为病变部位。应用纤维乳管镜定位提高了病灶切除率，缩小了手术范围，减少了乳腺创伤。但纤维乳管镜受本身直径所限，不能进入管径过细的乳管，对这类乳管内病变的定位难于进行。细胞学和乳管镜检查联合应用能获得更高的乳腺癌检出率。用细胞活检针(TCC)还可在纤维乳管镜直视下切割微小大导管乳管内乳头状瘤，手术时间短、创伤小，不会影响哺乳功能，恢复快，但是病灶是否完全切除需要进一步观察。纤维乳管镜在乳管内非隆起性病变的诊断治疗中也起了重要的作用，一方面为确定诊断的必要手段，另一方面可以通过进行有效的局部治疗，使大多数患者避免不必要的手术。易文君等还报道采用乳管镜、B超引导下Mammotome系统切除活检13例乳管内病灶，术前常规检查B超、纤维乳管镜明确手术指征，术中用注水法行纤维乳管镜检查，将纤维乳管镜置于病灶周围并注水，用术中B超检查，在纤维乳管镜、B超联合引导下，应用Mammotome系统切除病灶，该种方法定位准确，肿瘤活检率可达100%，切除范围小，送检组织较开放手术少，手术微创，术后美容效果好，但对于乳管内的弥漫性病变，不适宜采用此类手术治疗。人体每个乳头平均有乳管17.5个，明显比开口于乳头表面的乳孔数目要多，每个乳头的乳管又有50%管径<0.5 mm，而临床检查过程一般一个乳头仅选择1～2个乳管进行检查，对于口径较细或不伴有乳头溢液的乳管不进行常规检查，无法检查没有开口于乳头表面的乳管，加上乳管内部逐渐分级、走行复杂，以及瘢痕、硬化等造成乳管阻塞，使插入纤维乳管镜的乳管也不能保证被全面检查，而且通过纤维乳管镜也不能看乳管外的间质情况，这就导致纤维乳管镜检查有漏诊的可能。徐峰等[128]回顾性分析2006年2月至2008年3月乳管镜检查乳头溢液1 025例的临床资料。不同性状乳头溢液的乳管镜诊断有较明显的区别。经病理证实，乳管镜对乳头溢液病因的诊断符合率为93.7%(404/431)。认为乳管镜可有效提高对乳头溢液病因诊断的准确率，有很高的临床应用价值。刘彬等[129]报道了112例乳头溢液行纤维乳管镜(FDS)检查的应用体会。FDS的适应证：排除生理性、全身性、药物性溢液的患者均应行FDS检查。FDS诊断乳头溢液的优点：FDS检查是明确乳腺导管内病变性质的一种简便易行、无痛苦、成功率高、并发症少、可重复高的检查方法。对于明确诊断的乳管炎、乳管扩张症，经FDS乳管灌洗治疗效果明确。对于镜下炎症表现较重者可1～2周重复灌洗治疗；对于乳管内占位性病变，FDS解决了乳管内病变的定位问题，缩小了手术范围。但由于FDS往往只检查溢液乳管，并且不能到达末梢乳管，也不能看见导管以外的间质情况，增加了乳管内占位性病变的漏诊率。而部分乳管炎絮状物与乳管内乳头状瘤难以鉴别，故应结合钼靶、彩色超声多普勒、细胞学涂片、基因蛋白检查，从而提高乳腺疾病诊断的准确性。目前正在研究的在FDS直视下激光切除乳管内良性肿瘤，有可能会部分取代经皮开刀手术。苑著等[130]对北京友谊医院2006年8月至2008年3月对92例临床未扪及肿块的乳头溢液病人进行117次乳管镜检查，发现24例乳管内占位性病变，均在乳管镜下放置定位针，根据定位进行手术，将乳管镜结果、手术情况、病理结果进行总结分析。24例病人中术后病理证实病变21例(87.5%)，其中导管内乳头状瘤16例，纤维囊性乳腺病2例，导管内癌2例，导管浸润癌1例。认为乳管镜下放置定位针有助于确定未扪及肿块的病变乳管和乳管内占位性病变位置，有利于提高早期乳腺癌的检出率，准确进行手术切除。

(三) 麦默通(Mammotome)微创旋切术

陈宏亮等[131]探讨了传统开放手术联合Mammotome微创手术治疗乳房多发性肿块的应用价值。将2006年1月至2008年6月在该院乳腺科就诊的444例患者分为3组，分别行传统开放手术、Mammotome微创手术及联合手术，术后常规随访，分别比较3组患者的手术效果。联合手术组较传统开放手术组，手术时间及术中出血无明显差异，局部皮肤凹陷发生率低，切口数量减少、长度缩短、愈合情况好，患者满意率高；较Mammotome手术组，手术时间缩短、旋切次数减少、术中出血减少，皮下瘀斑、残腔血肿、术后疼痛、术后残留发生率明显降低，患者满意率高。认为联合手术适应证广，手术切除率高，术中术后并发症少，美观效果亦佳，与传统开放手术及Mammotome微创手术相比，有着独到的优势，在临床中值得推广应用。朱珊等[132]* 探讨了超声引导下Mammotome微创旋切术在乳腺良性肿瘤中的诊治价值。回顾性分析2006年10月至2009年3月收治的238例乳腺肿瘤患者在高频超声引导下行Mammotome微创旋切术的临床资料,评价其在乳腺良性肿瘤治疗中的应用价值。结果614个乳腺病灶绝大部分被切除,术后病理学诊断均为良性。术后血肿形成2例,皮下瘀斑4例。术后6个月行超声复查,发现3例病灶残留。认为超声引导下Mammotome微创旋切术是对直径小于2.5 cm乳腺良性病灶的首选诊治方法,操作简单,安全,创伤小且病灶切除彻底。曲文志等[133]对Mammotome与Tru-Cut活检针对乳腺肿块诊断价值进行了比较。术前在超声引导下对8例乳腺肿块患者行Mammotome活检,35例行Tru-Cut活检针活检,并对两种活检方法的诊断价值进行评估。Mammotome组和Tru-Cut活检针组取材成功率分别为100.0%和91.4%,诊断符合率分别为98.8%和91.4%,假阴性率分别为1.2%和8.6%。两种活检方法假阳性率均为0。认为Mammotome微创乳腺肿物活检优于Tru-Cut活检针,具有高确诊率、低漏诊率,可作为乳腺肿块定性的首选方法。

(胡 薇)

参 考 文 献

1　崔树德.临床外科杂志,2009,17(7):442
2　张　斌.中华肿瘤杂志,2008,30(11):877
3　付朝江,等.中国现代普通外科进展,2009,12(2):127
4　李席如,等.中华医学杂志,2009,89(2):87
5　周洪伟,等.中国癌症杂志,2009,19(4):262
6　姜　蕾,等.中华放射学杂志,2009,43(5):460
7* 陈飞宇,等.中国肿瘤临床,2009,36(13):732
8* 蒋金恒,等.第四军医大学学报,2008,29(19):1811
9* 黄　欧,等.中华外科杂志,2009,47(7):511
10* 张　斌,等.中国肿瘤临床,2009,36(3):172
11　王　翔.临床外科杂志,2009,17(7):437
12　王深明,等.中华外科杂志,2009,47(7):494
13* 朱　玮,等.中华普通外科杂志,2009,24(3):196
14　吴诚义.中华内分泌外科杂志,2009,3(3):145
15　邹天宁,等.中国癌症杂志,2009,19(8):644
16　欧阳钟石.中国现代普通外科进展,2008,11(6):524
17* 王永胜.中国普外基础与临床杂志,2009,16(7):505
18　龚益平,等.肿瘤,2009,29(7):680
19　舒敬德,等.临床外科杂志,2009,17(7):483
20　秦　平,等.华西医学,2009,24(4):864
21　尤金强,等.中国肿瘤临床,2009,36(16):957
22　李建彬,等.中华肿瘤杂志,2008,30(10):721
23　李凤岩.中山大学学报(医学科学版),2008,29(4):482
24　陈　刚,等.上海交通大学学报(医学版),2009,29(2):199
25　马传栋,等.中华老年医学杂志,2009,28(4):290
26　刘志芳,等.肿瘤,2009,29(1):91
27　董宁宁,等.肿瘤,2009,29(4):386
28　吴卫华,等.中国肿瘤临床,2009,36(9):493
29　许　骏,等.中华乳腺病杂志(电子版),2008,2(3):39
30　李　艳,等.中国癌症杂志,2009,19(4):313
31　谷　峰,等.中华实验外科杂志,2009,26(7):949
32　玛依努尔·吐尔逊,等.新疆医科大学学报,2009,32(4):457
33　张香梅,等.临床外科杂志,2009,17(7):447
34* 袁　芃,等.肿瘤防治研究,2009,36(4):322
35　柳青峰,等.中国美容整形外科杂志,2009,20(6):365
36　张琴琴.中国实用外科杂志,2009,29(2):182
37　唐金海,等.南京医科大学学报(自然科学版),2009,29(7):985
38　李　敏,等.中国肿瘤临床,2009,36(3):121
39* 陈　治,等.肿瘤,2009,29(6):563
40　杨　莉,等.肿瘤,2009,29(5):475
41　孙　浩,等.中国普外基础与临床杂志,2009,16(1):56
42　王墨培,等.中国肿瘤临床与康复,2008,15(6):484
43　颜　海,等.徐州医学院学报,2009,29(6):357
44　周　凌,等.肿瘤,2009,29(7):663
45　杨光伦,等.第三军医大学学报,2009,31(5):438
46　张　君,等.安徽医科大学学报,2009,44(5):580
47　黄前川,等.实用癌症杂志,2009,24(5):452
48　沈淑蓉,等.第二军医大学学报,2009,30(4):400
49　朱延朋,等.中国普通外科杂志,2009,18(5):522
50　赵　鹏,等.外科理论与实践,2009,14(4):403
51　武广恒,等.肿瘤防治研究,2008,35(9):651
52　徐东宏,等.肿瘤防治研究,2008,35(11):793
53　李文涛,等.中华实验外科杂志,2009,26(1):45
54　杨晓文,等.中华实验外科杂志,2009,26(4):439
55　田　甜.中国肿瘤临床,2008,35(20):1196
56　李沛雨,等.解放军医学杂志,2009,34(5):572
57　李世正,等.中国普外基础与临床杂志,2009,16(2):124
58　陆　平,等.中国普外基础与临床杂志,2009,16(7):510
59　张万福,等.中华外科杂志,2009,47(19):1503
60　罗　波,等.中国肿瘤临床,2008,35(19):1131
61　高泽俊,等.南京医科大学学报(自然科学版),2008,28(11):1410
62　李洪胜,等.中国肿瘤临床,2009,36(9):527
63* 唐卓葳,等.中国普通外科杂志,2009,18(5):518
64　杨国华,等.中国普通外科杂志,2009,18(5):454
65　龚继芳,等.北京大学学报(医学版),2008,40(5):465
66　鲁智豪,等.北京大学学报(医学版),2008,40(5):480
67　邱　霞,等.中华实验外科杂志,2009,26(4):442
68　周　波,等.中国癌症杂志,2009,19(3):171
69　顾　禾,等.中国现代普通外科进展,2008,11(5):392
70　刘小旭,等.第四军医大学学报,2008,29(20):1885
71　邵　霞,等.苏州大学学报(医学版),2008,28(4):614
72　王华毅,等.临床外科杂志,2009,17(7):450
73　厉红元,等.解放军医学杂志,2009,34(4):431
74　鲍　健,等.中华肿瘤杂志,2009,31(9):679
75　黄小英,等.实用医学杂志,2008,24(15):2595
76　王祥军,等.四川医学,2009,30(8):1200

77	宋振川,等.河北医科大学学报,2009,30(3):235
78	张秀忠,等.徐州医学院学报,2009,29(7):444
79	吴艳萍,等.肿瘤,2009,29(7):659
80	仲 雷,等.中国肿瘤临床,2008,35(23):1344
81	陈 嘉,等.中南大学学报(医学版),2009,34(8):738
82	肖洋炯,等.肿瘤,2009,29(7):620
83	郑亚民,等.癌症,2009,28(6):587
84	张 林.临床外科杂志,2009,17(7):443
85*	周 涛,等.中华医学杂志,2009,89(32):2261
86	何 奇,等.中华医学杂志,2009,89(4):243
87	王星星,等.安徽医科大学学报,2009,44(5):606
88	张慧明,等.中华外科杂志,2009,47(7):506
89	周 波,等.中国癌症杂志,2009,19(2):129
90	汪小浪,等.中国肿瘤临床与康复,2008,15(6):522
91	赵晓辉,等.实用肿瘤杂志,2009,24(3):291
92	杨金巧,等.四川大学学(医学版),2009,40(1):183
93	朱金福.齐齐哈尔医学院学报,2009,30(17):2157
94	姜 越,等.中国普通外科杂志,2009,18(5):431
95	马青山,等.中国肿瘤临床,2008,35(21):1206
96	童刚领,等.实用癌症杂志,2009,24(1):75
97	赵冀安,等.中国肿瘤临床,2009,36(11):660
98	宣立学,等.中国实用外科杂志,2009,29(6):485
99	丛义滋,等.中国肿瘤临床,2009,36(3):131
100	李大力,等.中国实用外科杂志,2009,29(3):199
101	宦大为,等.中国医科大学学报,2009,38(1):76
102	王 殊,等.中国实用外科杂志,2009,29(3):207
103	李艳萍,等.中国肿瘤临床,2009,36(10):853
104	蒋宏传.中国实用外科杂志,2009,29(3):210
105	王 旭,等.中国医科大学学报,2008,37(6):784
106	屈 翔,等.中华外科杂志,2009,47(20):1592
107	周 丹,等.中国实用外科杂志,2009,29(7):583
108	陈留斌,等.实用肿瘤杂志,2009,24(4):358
109	段 刚,等.南方医科大学学报,2009,29(8):1643
110	于海文,等.中国现代普通外科进展,2009,12(1):18
111	郑新宇,等.中国实用外科杂志,2009,29(3):212
112	陈少全,等.中华普通外科杂志,2009,24(7):597
113	丘 平,等.中华外科杂志,2009,47(20):1599
114	纪光伟,等.中华外科杂志,2009,47(20):1600
115*	王 廷,等.中国实用外科杂志,2008,28(11):960
116	刘荫华,等.中华外科杂志,2009,47(7):500
117	陈巧玲,等.中国肿瘤临床,2008,35(21):1223
118	王海英,等.中国现代普通外科进展,2008,11(5):376
119	彭康强,等.癌症,2009,28(5):549
120	龙 浩,等.第四军医大学学报,2008,29(23):2163
121	罗银灯,等.临床放射学杂志,2009,28(8):1086
122	李 茗,等.中华放射学杂志,2009,43(1):32
123*	张毅力,等.临床放射学杂志,2009,28(5):624
124	李秋林,等.中国现代普通外科进展,2009,12(5):430
125	姜 军.临床外科杂志,2009,17(7):445
126	王 水.中国实用外科杂志,2009,29(3):261
127*	张慧明,等.中国微创外科杂志,2009,9(1):83
128	徐 峰,等.中南大学学报(医学版),2009,34(2):175
129	刘 彬,等.中国现代普通外科进展,2009,12(6):546
130	苑 著,等.中国实用外科杂志,2008,28(10):883
131	陈宏亮,等.复旦学报(医学版),2009,36(4):417
132*	朱 珊,等.临床外科杂志,2009,17(7):453
133	曲文志,等.实用肿瘤杂志,2008,23(5):451

文 选

S-TK1 在乳腺癌患者新辅助化疗前后检测的意义
[中国肿瘤临床,2009,36(13):732] 陈飞宇等选取 2007 年 7～12 月中南大学湘雅医院乳腺科就诊的经巴德针穿刺病理证实的女性乳腺癌患者 40 例,均行新辅助化疗 2～4 个周期,新辅助化疗前(A1)及化疗 2 个周期结束后(A2)各留取 1 份血清标本。所有血清标本均采用化学发光点印迹法检测其 S-TK1 的含量。乳腺癌患者行 2 个周期新辅助化疗后(A2 组)S-TK1 的含量为(9.24±9.79)pmol/L,明显低于新辅助化疗前(A1 组)S-TK1 的含量(17.98±10.20)pmol/L,差别有统计学意义($P<0.001$)。总体临床客观反应(OR)组与无反应(NR)组新辅助化疗前后 S-TK1 含量减少的百分比分别为(65.71±20.25)%、(17.20±42.20)%,OR 组明显高于 NR 组,差别有统计学意义($P<0.001$),且Ⅱ期和Ⅲ期乳腺癌患者临床客观反应(OR)组 S-TK1 含量减少的百分比均明显高于无反应(NR)组,差别都具有统计学意义($P=0.013$、0.007)。OR 组与 NR 组新辅助化疗前 S-TK1 的含量差别无统计学意义($P=0.378$)。认为 S-TK1 的含量可以作为观察乳腺癌新辅助化疗疗效的指标,其与长期生存率的关系在进一步随访研究中。

(胡 薇)

述评 新辅助化疗新辅助化疗是否有效,目前以通过临床查体和辅助检查获得的肿块缩小的情况,以及最终术后病理是否达到 pCR 来判定。但查体和辅助检查均有一定误差,一定的主观性,如能有特异性分子标志物作为指标将更加客观化。该研究在这方面进行了一些有益的探索。

(胡 薇 施俊义)

新辅助热化疗对乳腺癌微血管密度和血清 VEGF 的影响[第四军医大学学报,2008,29(19):1811] 蒋金恒等应用免疫组织化学技术及酶联免疫吸附测定法,观察新辅助热化 MVD 疗和新辅助化疗后肿瘤

VEGF 的变化,检测乳腺癌患者接受新辅助热化疗和新辅助化疗前后血清含量。新辅助化疗组与对照组相比,明显下降[(47.4±13.3)个/HP 比(81.7±17.6)个/HP,$P<0.05$];新辅助热化疗组与新辅助化疗组及对照组相比,下降更明显[(26.8±5.9)个/HP 比(47.4±13.3)个/HP 及(81.7±17.6)个/HP,$P<0.05$]。与对照组相比,新辅助化疗和新辅助热化疗后血清含量均明显降低[(315±154)比(156±53),$P<0.05$;(307±156)比(140±47),$P<0.05$];新辅助热化疗与新辅助化疗后含量变化两组间差异无统计学意义($P>0.05$)。认为新辅助热化疗和新辅助化疗后乳腺癌患者 MVD 及血清 VEGF 水平均明显下降。新辅助热化疗组较新辅助化疗组 MVD 下降更为明显。

(胡 薇)

述评 胃肠道肿瘤进行腹腔热化疗已经取得了一定的成效。热化疗使肿瘤部位热量积聚,局部温度高于周围正常组织,使化疗药物的作用具有定向性。热化疗可以使肿瘤血管内皮细胞间紧密连接增多,间隙减小,血管壁变厚;甚至可以导致新生血管只有完整的基膜而缺乏内皮细胞,通过抑制肿瘤细胞合成与分泌 VEGF,从而减少 VEGF 对血管内皮细胞刺激所引起的血管过度增生。但新辅助热化疗目前仍处在未成熟的研究阶段。

(胡 薇 施俊义)

局部晚期乳腺癌新辅助化疗预后因素分析[中华外科杂志,2009,47(7):511] 黄欧等回顾分析 2001 年 9 月至 2006 年 5 月术前接受 3 个周期长春瑞滨联合表柔比星(VE)方案化疗的 119 例局部晚期乳腺癌患者的临床病理资料。所有患者均经术前空心针活检证实为浸润性乳腺癌,新辅助化疗后接受手术治疗。术后根据新辅助化疗的临床疗效,再继续接受 3 个周期 VE 或标准的环磷酰胺+表柔比星+氟尿嘧啶(CEF)方案辅助化疗及局部区域放射治疗和相应的内分泌治疗。分析新辅助化疗前及术后临床病理资料与预后的关系。新辅助化疗后临床完全缓解 27 例(22.7%),部分缓解 78 例(65.5%);肿瘤原发灶病理完全缓解(pCR)22 例(18.5%)。本组 115 例(96.6%)获得随访,随访时间 9~76 个月,中位时间 63.4 个月。无局部复发转移患者共 72 例(60.5%),5 年无病生存率为 58.7%,5 年总生存率为 71.3%。多因素分析显示,新辅助化疗前 Ki-67(pre-Ki-67)高表达($P=0.012$)、化疗后 Ki-67(post-Ki-67)高表达($P=0.045$)、化疗后病理未完全缓解($P=0.034$)与无病生存时间的降低有关;pre-Ki-67 高表达($P=0.017$)、post-Ki-67 高表达($P=0.001$)、pre-ER 阴性($P=0.002$)、化疗后病理未完全缓解($P=0.034$)与总生存时间的降低有关。认为 pre-Ki-67、post-Ki-67 及 pre-ER 的表达水平和新辅助化疗后肿瘤原发灶病理状况是接受术前 3 个周期 VE 新辅助化疗局部晚期乳腺癌的独立预后因素。

(胡 薇)

述评 新辅助化疗较辅助化疗有诸多优势,但并不能显著改善患者生存。新辅助化疗的优势是可在化疗过程监测肿瘤的治疗反应,并以此实现肿瘤的个体化治疗。但对一种新辅助化疗方案耐药的肿瘤即使改用非交叉耐药方案也不能改善患者生存。有研究表明残存肿瘤大小、淋巴结转移数目、Her-2 状态、有无脉管浸润、激素受体状态和 Ki-67 是未达 pCR 患者的预后指标。作者也在此方面进行了研究,认为 Ki-67 化疗后表达升高、ER 阴性、不能达到 pCR 是预后不良的因素。

(胡 薇 施俊义)

乳腺癌新辅助化疗后局部病灶的外科处理原则[中国肿瘤临床,2009,36(3):172] 新辅助化疗是局部晚期乳腺癌标准治疗方案中的重要组成部分之一,可提高肿瘤切除率与保乳率。对于早期乳腺癌,新辅助化疗可使原发肿瘤降期以提高局部切除的可行性,并可早期评价化疗敏感性从而指导个体化治疗。一些研究已经证实新辅助化疗的反应与患者生存率相关,许多患者将得益于其对远处器官内微小转移灶的控制。张斌等就新辅助化疗后保乳的选择、乳房再造术的时机以及区域淋巴结治疗等局部病灶外科处理的研究进展作一综述。①新辅助化疗后的保乳手术不应为追求保乳而以降低生存率或增加局部复发为代价,且选择标准应与直接手术相一致,存在局部晚期病变但对化疗反应好的患者也可考虑保乳手术。②新辅助化疗后的晚期乳腺癌患者行即刻乳房再造术,其并发症发生率并无增加;但放疗可导致假体再造乳房的包膜挛缩或反复感染,对自体乳房再造的影响尚无定论,因此局部晚期乳腺癌患者应考虑行延迟乳房再造术。③对新辅助化疗敏感的患者可考虑通过前哨淋巴结活检进行腋窝淋巴结分期;在新辅助化疗前后行活检各有利弊。一些研究中将超声和前哨淋巴结活检相结合来判断腋窝淋巴结状态的方法值得借鉴,但尚需更多的研究加以证实。

(胡 薇)

述评 新辅助化疗后的保乳治疗,最重要的前提之一是肿瘤呈向心性缩小,推荐采用 MRI 来评估。如肿瘤呈筛状收缩,保乳术后容易残留,或难以达到切缘阴性。局部晚期乳腺癌复发风险较一般患者高,尤其是术后 2~3 年。手术即刻乳房再造会对术后观查、随访造成一定影响,过了复发高峰时间后对年轻女性延迟再造可兼顾抗肿瘤治疗和提高患者的生活质量。局部晚期乳腺癌新辅助化疗后,腋窝淋巴结的转阴中也可能出现不同淋巴结反应不同,通常更推荐做常规腋窝淋巴结清扫。

(胡薇 施俊义)

乳腺癌Ⅰ期扩大背阔肌肌皮瓣乳房再造162例报告[中华普通外科杂志,2009,24(3):196] 朱玮等报道了自2000年1月至2007年12月162例乳腺癌行乳腺全切除(包括传统的改良根治术32例,保留皮肤的乳房切除术51例,保留乳头乳晕的乳房切除术79例),单纯应用扩大背阔肌肌皮瓣进行即时乳房再造。手术成功161例,失败1例。术后再造乳房外形良好,患者自我评定"优良"率达到91.93%(148/161)。术后6例出现乳头部分坏死,5例胸部皮肤挫伤、表皮脱落,自行愈合。11例出现背部血清肿,8例穿刺抽液愈合,2例刮除窦道假膜愈合,1例切除纤维囊愈合。3例切缘皮肤局部坏死,1例背部供区部分坏死,二次手术愈合。1例移植物缺血坏死,予以切除。随访时间7～90个月,失访23例,失访前均无病生存。2例骨转移,1例肺转移,1例锁骨上淋巴结转移,无局部复发。认为改良根治术联合Ⅰ期扩大背阔肌肌皮瓣乳房再造安全、有效,尤其适合中、小体积乳房。

(胡薇)

述评 Ⅰ期再造可避免乳腺切除术带来的女性患者的形体破坏和心理创伤的形成,自体一期再造又进一步避免了假体置入的并发症。国人乳房中小体积乳房偏多,背阔肌皮瓣乳房再造手术相对于tram皮瓣创伤较小,同时再造外形保持良好。

(胡薇 施俊义)

乳腺癌前哨淋巴结活检:共识与展望[中国普外基础与临床杂志,2009,16(7):505] 理论上及基于人群分析,SLNB假阴性率较高可能降低腋窝淋巴结检出阳性率,而SLN的仔细检测可提高腋窝淋巴结检出阳性率,王永胜认为两者相抵可使腋窝淋巴结检出阳性率保持稳定。SLN阴性患者SLNB替代腋窝清扫术的腋窝复发率和并发症很低,SLNB可以提供更为准确的腋窝淋巴结分期。新辅助化疗患者行SLNB的时机仍存在争议。目前认为,对于临床腋窝淋巴结阴性患者,新辅助化疗后SLNB是指导腋窝处理的准确技术。pN0(i+)(有孤立肿瘤细胞簇ITC)和pN1mi(有微转移MM)都是独立的预后指标;pN0(i+)对预后的影响等同于pN1mi;pN0(i+)和pN1mi患者均可从辅助治疗中获益。2009年St. Gallen共识会议上,当存在SLN微转移(MM)或孤立肿瘤细胞(ITC)时,69%的专家不同意对所有患者避免行腋窝淋巴结清扫术(ALND);但对于有选择的患者(肿瘤较小、分化较好、组织学类型较好),92%的专家认为可以避免ALND。GeneSearchTM BLN和OSNA用于乳腺癌SLN术中分子诊断优于印片细胞学和冰冻快速病理检查,使得乳腺癌SLN术中诊断将可能进入非病理诊断时代。

(胡薇)

述评 目前认为SLN阴性的患者出现跳跃转移的比例低。基于循证医学证据、临床指南和专家共识,SLNB已经成为欧美国家和我国部分医院乳腺癌腋窝分期的标准治疗模式。目前常用示踪剂有专利蓝、美蓝以及放射性元素示踪剂。SLNB的适应证:临床早期浸润性乳腺癌、临床腋窝淋巴结阴性、单发肿瘤,患者年龄、性别及肥胖不受限制。并且认为此前乳腺原发肿瘤的活检类型不受限制,包括针吸细胞学、空芯针活检或切除活检。

(胡薇 施俊义)

101例乳腺癌术后胸壁复发的临床分析[肿瘤防治研究,2009,36(4):322] 袁芃等分析了自1995年1月至2001年1月收治的101例乳腺癌术后单纯胸壁复发的患者,对这些患者的临床特点、治疗方式、生存期及预后因素进行了单因素和多因素的分析。随访时间均在5年以上。胸壁复发后生存期3～150个月,中位生存53个月;5年生存率46.5%(47/101)。单因素分析显示,胸壁复发治疗后肿瘤残留是最强的预后因素;其他因素还包括原发肿瘤的大小、淋巴结状况、分期、术后放疗、原发肿瘤至胸壁复发的时间>20个月及复发后的治疗方式(手术及放疗)。多因素分析结果,原发肿瘤直径>5 cm和原发肿瘤至胸壁复发的时间<20个月是胸壁复发后生存期的独立预后因素。认为乳腺癌术后胸壁复发的预后相对较好,综合治疗可能有助于提高治愈率。

(胡薇)

述评 乳腺癌局部复发是随访中主要观注的内容之一,其主要形式为患侧皮下结节,复发时间间隔长的甚至于在术后20年以上出现。对于有限数点复发结节可采取手术治疗,如局部切除,必要时结合皮瓣移植。对于小片状复发,或数量较多且散在分布者,多采用放射治疗,配以内分泌治疗和(或)化疗。其预后相对于内脏转移较好,尽量达到胸壁复发病灶的完全缓解,是治疗胸壁复发的关键环节。

(胡薇 施俊义)

大豆异黄酮干预雌性SD大鼠乳腺癌发生、发展的实验研究[肿瘤,2009,29(6):563] 陈治等研究了大豆异黄酮(SOY)对二甲基苯蒽(DMBA)诱导的不同生理阶段的SD大鼠乳腺肿瘤发生、发展的影响。60只SD雌性大鼠分成幼鼠DMBA组、幼鼠DMBA+SOY组、成年鼠DMBA组和成年鼠DMBA+SOY组,观察各组大鼠乳腺癌的发病率、潜伏期和肿瘤大小;通过免疫组织化学法检测大鼠乳腺癌组织的核仁组成区嗜银蛋白(AgNOR)阳性细胞计数、殖细胞核抗原(PCNA)和C-erbB-2的表达。幼鼠 DMBA 组和成年 DMBA+SOY 鼠组乳腺癌发病率分别为 80.0%和40.0%($P<0.05$);幼鼠 DMBA+SOY 组乳腺癌发生的潜伏期明显长于幼鼠 DMBA 组($P=0.036$);各组大鼠乳腺肿瘤大小无明显差异;幼鼠 DMBA 组 AgNOR 计数、PCNA 和 C-erbB-2 的表达水平均高于幼鼠 DMBA+SOY 组和成年鼠组($P<0.05$)。成年鼠 DMBA 组和成年鼠 DMBA+SOY 组间的乳腺癌发病率、肿瘤大小以及肿瘤组织的 AgNOR 计数、PCNA 和 C-erbB-2 的表达水平差异均无统计学意义($P>0.05$)。认为 DMBA 对幼鼠的致癌作用明显强于成年鼠。食用 SOY 对 SD 大鼠乳腺癌的发生、发展具有一定的影响,且对幼鼠的作用大于成年鼠。

(胡 薇)

述评 研究发现,饮食结构和生活方式是导致全球乳腺癌发病率上升的重要原因之一。豆制品一度是保健食品。但随着对乳腺癌发生、发展的认识的深入,逐步认识到豆制品中所含有的植物雌激素——大豆异黄酮对乳腺癌的发生、发展亦有一定的作用。该实验也验证了这一点。所以饮食不能偏废,否则导致某一成分过多摄入。

(胡 薇 施俊义)

53BP1 在乳腺癌中的表达及其意义[中国普通外科杂志,2009,18(5):518] 唐卓葳等探讨 53BP1 在乳腺癌组织中的表达及其与乳腺癌临床分期和病理分级的关系,采用免疫荧光法检测 48 例乳腺癌组织中 53BP1 的表达情况,并结合患者临床病理资料分析它们之间的关系。在 20 例正常乳腺组织中 53BP1 均表达稳定型;48 例乳腺癌标本中未见稳定型和低 DNA 损伤反应(DDR)型,但见 53BP1 表达缺失 10 例(20.8%),高 DDR 型 14 例(14/48,29.2%),强 DDR 型 24 例(24/48,50%)。除缺失表达的 10 例外,在乳腺癌各临床分期中 53BP1 的表达差异无统计学意义($P>0.05$);在 35 例乳腺浸润型导管癌各病理分级之间 53BP1 的表达差异有统计学意义($P<0.05$),并且病理分级越高,53BP1 表达强 DDR 型越多($r=0.4955,P=0.0025$)。认为 53BP1 的缺失表达可考虑其作为肿瘤抑制因子,而 53BP1 的聚集程度可以作为反映乳腺癌恶性潜能的生物学指标。

(胡 薇)

述评 对乳腺癌的发生、发展、预后以及转移相关因素等各种生物特性的认识在不断深入,相当一部分力量集中于分子生物学水平的研究。该研究也是其中之一。希望在众多研究中能发现一些更有强度的指标指导临床治疗。

(胡 薇 施俊义)

三阴性乳腺癌的临床特征及预后分析[中华医学杂志,200989(32):2261] 周涛等选取 2004 年 1 月至 2004 年 12 月河北医科大学第四医院外科手术切除并经病理证实的女性原发性乳腺癌 477 例,进行免疫组化检测后分成两组,免疫组织化学(IHC)标记雌激素受体(ER)、孕激素受体(PR)、人类表皮生长因子 2 (HER2)均为阴性组为 TNBC,另一组即为非三阴乳腺癌。比较两组乳腺癌的临床病理特征,Kaplan-Meier 法分析两组无病生存(DFS)及总生存(OS)。TNBC60 例,占 12.6%(60/477),年龄<50 岁 46 例,占 76.7%(46/60),肿瘤直径>5 cm 17 例,占 28.3%(17/60),腋淋巴结阳性 41 例,占 68.3%(41/60),组织学Ⅲ级 19 例,占 31.7%(19/60),有乳腺癌家族史 8 例,占 13.3%(8/60),以上指标与非三阴组相比,差异有统计学意义($P<0.05$);截至 2008 年 6 月,所有病例中位随访时间 48 个月(42~54 月),TNBC 组复发转移 16 例(16/60,26.7%),显著高于非三阴性组(64/417,15.3%);TNBC 组与非三阴组的 42 个月 DFS 分别为 68.3%和 79.6%,OS 分别为 81.7%和 90.9%,差异有统计学意义(Log-Rank=3.917,$P=0.048$;Log-Rank=4.838,$P=0.028$)。认为三阴性乳腺癌多见于年龄<50 岁患者,肿瘤生长快,侵袭性强、预后差。

(胡 薇)

述评 雌激素受体(ER)、孕激素受体(PR)及人类表皮生长因子受体 2(HER2)三者均为阴性的乳腺癌,即三阴性乳腺癌。在三阴性乳腺癌中又分为基底样和非基底样乳腺癌。对于淋巴结阳性的三阴性乳腺癌,基底样型可能是预后更差的指标,而淋巴结阴性的非基底样型的三阴性乳腺癌预后较好。三阴性乳腺癌对目前的内分泌治疗以及现有的靶向治疗均没有靶点,且对化疗较易耐药,预后较差,已引起专业人士的重视,正投入大量精力进行实验研究,希望能开发出新的治疗靶点。

(胡 薇 施俊义)

乳腺检测评价年轻女性罹患乳腺癌危险度的前瞻性研究[中国实用外科杂志,2008,28(11):960] 王廷等对 2005 年 6 月至 2007 年 6 月 6 家医疗机构采用前瞻性、多中心的方法对年龄<45 岁的女性进行临床观察研究。对 583 例准备进行乳腺组织活检的年轻女性病人进行乳腺电阻抗扫描成像检测,与其病理结果相对照,计算出其敏感度、特异度、准确度、阳性预测值、阴性预测值,同时计算乳腺检测阳性病人患乳腺癌的发生率。583 例中 143 例确诊为乳腺癌,检测的敏感度、特异度、准确度、阳性预测值、阴性预测值分别为

86.17%、72.19%、76.13%、51.12%和94.11%。检测结果阳性的年轻女性患乳腺癌的相对危险度为81.67%。认为乳腺检测可能成为年轻女性早期筛查乳腺癌的重要方法。

(胡 薇)

述评 乳腺癌发生率逐年增高,年龄段提前,国内发病年龄尤其早于欧美国家。如何通过非创伤行检查评估罹患乳腺癌的危险度是广大医务工作者所关心的,更是乳腺外科研究的重点之一。该研究在此方面取得了初步成果,但仍有待于进一步深入研究。

(胡 薇 施俊义)

乳腺磁共振扩散加权成像在确定乳腺癌肿瘤边界中的研究[临床放射学杂志,2009,28(5):624] 张毅力等使用Philips1.5T磁共振扫描仪及乳腺线圈对33例乳腺癌患者的35处病变行常规T1脂肪抑制序列和SET2常规扫描以及回波平面成像(EPI)DWI扫描。依次测量乳腺癌肿瘤与肿瘤周围组织的表观扩散系数(ADC)值并进行统计学比较。所有病例均经病理证实。35处病变中,3处为导管原位癌,31处为非特异性浸润性导管癌,1处为乳腺肉瘤。乳腺癌的ADC值显著低于肿瘤周围组织的ADC值。对乳腺癌肿瘤的周围组织,在矢状位的ADC图上,同一层面的不同方向(前,后,上,下)的值之间差异无统计学意义($P=0.534、0.986、0.895,均>0.05$)。但对于同一方向上的不同层面,靠近肿瘤的第一层ADC值<远离它的3个层面($P=0.009,<0.05$)。认为ADC值对判别乳腺癌组织与癌周组织有一定的敏感性和特异性;采用EPI-DWI方法检测乳腺癌周围组织ADC值的变化,有望成为帮助确定乳腺癌手术边界的一种有效的影像学方法。

(胡 薇)

述评 MRI用于乳腺癌的诊断敏感性高。新辅助化疗后对效果的评估往往需要了解肿瘤缩小的情况,包括缩小的程度,以及缩小的形式,是向心性的还是筛状缩小。根据该研究,MRI扩散加权成像可帮助分辨肿瘤与癌周组织,有助于判断新辅助化疗的疗效,指导手术方案的选择。

(胡 薇 施俊义)

纤维乳管镜技术临床应用进展[中国微创外科杂志,2009,9(1):83] 张慧明等综述了乳管镜的应用。目前,乳管镜在临床上最主要应用于病理性乳头溢液(PND)。纤维乳管镜技术还可结合钩针定位。手术时沿定位导丝解剖乳管,导丝钩针所在部位即为病变部位。应用纤维乳管镜定位提高了病灶切除率,缩小了手术范围,减少乳腺创伤。但纤维乳管镜受本身直径所限,不能进入管径过细的乳管,对这类乳管内病变的定位难于进行。细胞学和乳管镜检查联合应用能获得更高的乳腺癌检出率。用细胞活检针(TCC)还可在纤维乳管镜直视下切割微小大导管乳管内乳头状瘤,手术时间短、创伤小,不会影响哺乳功能,恢复快,但是病灶是否完全切除需要进一步观察。纤维乳管镜在乳管内非隆起性病变的诊断治疗中也起了重要的作用,一方面为确定诊断的必要手段,另一方面可以通过进行有效的局部治疗,使大多数患者避免不必要的手术。易文君等还报道采用乳管镜、B超引导下Mammotome系统切除活检13例乳管内病灶,术前常规检查B超、纤维乳管镜明确手术指征,术中用注水法行纤维乳管镜检查,将纤维乳管镜置于病灶周围并注水,用术中B超检查,在纤维乳管镜、B超联合引导下,应用Mammolome系统切除病灶,该种方法定位准确,肿瘤活检率可达100%,切除范围小,送检组织较开放手术少,手术微创,术后美容效果好,但对于乳管内的弥漫性病变,不适宜采用此类手术治疗。人体每个乳头平均有乳管17.5个,明显比开口于乳头表面的乳孔数目要多,每个乳头的乳管又有50%管径小于0.5 mm,而临床检查过程一般一个乳头仅选择1~2个乳管进行检查,对于口径较细或不伴有乳头溢液的乳管不进行常规检查,无法检查没有开口于乳头表面的乳管,加上乳管内部逐渐分级、走行复杂,以及瘢痕、硬化等造成乳管阻塞,使插入纤维乳管镜的乳管也不能保证被全面检查,而且通过纤维乳管镜也不能看乳管外的间质情况,这就导致纤维乳管镜检查有漏诊的可能。

(胡 薇)

述评 乳管镜目前已经成为诊断乳头溢液病因的一个重要手段。对病灶能在直视下检诊的优势是任何方法所不能替代的。但由于镜身直径的限制,辅助操作器械发展的限制,目前仍主要用于诊断,乳管镜下的介入性治疗将是研究目标及今后发展的方向

(胡 薇 施俊义)

超声引导下Mammotome微创旋切系统在乳腺良性肿瘤治疗中的应用[临床外科杂志,2009,17(7):453] 朱珊等探讨了超声引导下Mammotome微创旋切术在乳腺良性肿瘤中的诊治价值。回顾性分析2006年10月至2009年3月收治的238例乳腺肿瘤患者在高频超声引导下行Mammotome微创旋切术的临床资料,评价其在乳腺良性肿瘤治疗中的应用价值。614个乳腺病灶绝大部分被切除,术后病理学诊断均为良性。术后血肿形成2例,皮下瘀斑4例。术后6个月行超声复查,发现3例病灶残留。认为超声引导下Mammotome微创旋切术是对直径小于2.5 cm乳腺良性病灶的首选诊治方法,操作简单、安全,创伤小

且病灶切除彻底。

(胡 薇)

述评 麦默通最早是乳腺癌活检的设备,应用中发现对于活检槽较大的11号针,尤其是8号针,还可彻底切除较小的良性肿瘤,并且在国内开展效果良好。但是出血和残留两大问题是操作者所需要用心克服的。通过彩色多普勒观查血管走向,调整局麻药中肾上腺素比例都不失为方法之一。把握好切除肿块大小的限度,一般认为及对直径<3 cm的乳腺良性病灶可完整切除,过大的肿块切除耗时,术中术后出血比例均会增加,主要是术后残留的概率也明显增大。

(胡 薇 施俊义)

腹壁和腹腔

本年度收集到论文共243篇,纳入一年回顾82篇,占33.7%;收入文选12篇,占5.0%。

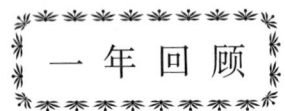

一、腹壁

(一) 腹外疝

为探讨腹横筋膜在腹股沟疝发病机制中的作用,姚国良等[1]*应用免疫组织化学方法观察转化生长因子(TGF)-β和碱性成纤维细胞生长因子(bFGF)在原发腹股沟疝患者腹横筋膜中的表达。以直疝、斜疝患者各40例为实验组,同时期因非疝、非炎性疾病而行下腹部手术的患者20例作为对照组。TGF-β在直疝组多表现为局灶染色或弥漫性淡染,其在斜疝组及对照组多表现为弥漫性深染,TGF-β在直疝组与对照组之间的差异有统计学意义($P<0.05$);而斜疝组与对照组之间的差异无统计学意义($P>0.05$);bFGF在直疝组、斜疝组、对照组几乎都表现为局灶染色或散在淡染,3组之间的差异无统计学意义($P>0.05$)。作者认为,腹横筋膜对维持腹股沟区组织结构强度有重要作用,斜疝与直疝的发病机制不同,腹横筋膜强度的降低导致腹股沟直疝的发生,而先天的解剖学特点及不断增加的腹内压可能是导致斜疝发生的原因。随着合成补片材料的不断发展,无张力修补的手术方式在不断丰富和完善。田广健等[2]报道使用定型补片不缝合、无张力修补成人腹股沟疝254例,取得良好临床效果。患者均为男性,均为原发单侧腹股沟疝。其中斜疝229例,直疝25例。修补材料为单丝聚丙烯编织的预裁Hertra2定型平片。常规腹股沟疝切口,切开皮肤、皮下组织及腹外斜肌腱膜。充分游离显露腱膜下间隙,外上方为弓状缘上约4 cm,内下方至耻骨结节远端约2 cm。游离精索结构超过耻骨结节约2 cm。强调高位游离疝囊,沿疝囊颈环形切开腹横筋膜,在腹壁下血管后方分离腹膜前间隙,还纳疝囊,修补内环口腹横筋膜。将Hertra2预裁平片套入精索植入腱膜下间隙,要求内下端越过耻骨结节约2 cm,边缘不予缝合固定。间断缝合腹外斜肌腱膜,精索置于皮下。手术时间平均40 min,术后疼痛及异物感均轻微,平均随访15个月,无复发病例。作者认为,该方法操作简单易学,减少了术后神经性疼痛及感染的发生。马鞍疝即同侧腹股沟斜疝和直疝并存,两者的疝囊分别在腹壁下动脉内、外侧突出,有疝囊大、腹壁缺损大等特点。雷文章等[3]报道用普理灵疝装置在局麻下行腹膜前间隙马鞍疝修补151例。术中高位游离两疝囊,若为斜疝则切开颈肩部,直疝则在疝囊的基底部环形切开薄弱的腹横筋膜,进入腹膜前间隙,还纳两疝囊,在腹壁下动脉后方用手指或纱布钝性分离出1个内侧至耻骨结节后方、下至Cooper韧带以下、外侧超过内环口及上方超过疝环口5 cm的约10 cm×10 cm大小的腹膜前间隙,将直疝和斜疝在腹膜前间隙相互通连、融合为一个间隙。将下层补片放置至腹膜前间隙,连接体置于疝环处。将上层补片剪一豁口,套入精索后缝合豁口,平铺于第一间隙,并间断缝合固定于腹股沟韧带、联合肌腱和耻骨结节筋膜上,下缘超过耻骨结节面2 cm。术后恢复良好,无严重并发症,平均随访2年未见复发。陈丹磊等[4]*回顾性分析应用3DMax补片行腹腔镜腹股沟疝修补术的价值。该组男60例,女8例。斜疝53例,直疝13例,股疝2例。Ⅰ型疝4例,Ⅱ型疝45例,Ⅲ型疝16例,Ⅳ型疝3例。67例在腹腔镜下完成疝修补术,经腹膜前网片疝修补术(TAPP)19例,全腹膜外修补(TEP)48例;1例因疝囊过大疝内容物无法还纳中转开放修补。术后排气时间1~2 d,术后平均住院2 d。术后发生阴囊血清肿2例,小肠梗阻再手术1例。随访3~24个月,无复发病例。作者强调两点:一是补片要置入腹膜前间隙(够深),二是补片要覆盖整个耻骨肌孔（够大），采用预先成型的3DMax补片使手术操作更加简便、并发症发生率更低。李俊等[5]报道采用3D网塞治疗腹外疝30例，取得满意效果。患者均为男性，Ⅱ型疝8例、Ⅲ型疝22例。手术要点：直接游离疝囊至疝环，如果疝囊过大可以在距疝环4～5 cm处横断，近端严密缝合封闭，远端切除并妥善止血。将精索游离并用纱条提起，将疝囊回纳入腹腔，从疝环口放入网塞。用3-0可吸收缝线缝合封闭疝环，封闭时缝线穿过网塞，使网塞与疝环周围组织固定。再将平片平铺在精索后方，与周围组织缝合数针，最后将精索放回，逐层缝合切口。平均手术时间35 min，术后恢复顺利，随访5～10个月，无一例复发。蔡昭等[6]回顾性总结分析经腹股沟切口单纯腹膜前修补治疗腹股沟疝的经验。该组230例，包括Ⅰ型疝60例、Ⅱ型疝136例、Ⅲ型疝34例。选用聚丙烯单张补片，经腹股沟手术切口，游离腹外斜肌腱膜下间隙，上至联合肌腱、下至耻骨结节、内至腹直肌鞘；向外侧牵开精索但不游离，从内环内侧开始斜向下切开腹横筋膜至耻骨结节；自精索内侧根部纵向切开部分睾提肌后，找到并游离斜疝疝囊后回纳；直疝在疝囊与腹横筋膜交界处环形切开腹横筋膜，将疝囊回纳。在腹壁下血管下方的腹膜前间隙置入补片并展平，使之覆盖整个耻骨肌孔。间断缝合腹横筋膜，固定补片，再造内环。术后发生阴囊水肿1例，皮下淤血2例。作者认为，经腹股沟切口单纯腹膜前修补治疗腹股沟疝，能使补片完全覆盖耻骨肌孔，加强腹横筋膜，从而完全治愈腹股沟疝，并防止复发，是一种有效的无张力修补方法。施成飞等[7]*对照研究应用普通聚丙烯补片（普理灵）和轻量型聚丙烯补片（薇普Ⅱ）进行腹股沟疝修补术后的疗效。该组609例病人均用Lichtenstein修补术式，其中307例使用重型普理灵补片（109 g/m²），302例使用轻型薇普Ⅱ补片（83 g/m²）。通过术后观察和随访发现，与普理灵补片相比，薇普Ⅱ补片可减轻术后导致的腹壁活动受限，炎性反应和纤维组织的生成减少；术后6个月运动时疼痛的比例也降低（$P<0.05$）；腹股沟区有异物感的病人较少。认为腹股沟疝行Lichtenstein修补术中更适宜使用轻量型聚丙烯补片。陈思梦[8]报道网塞疝修补术后再手术27例的临床经验。其中男23例，女4例。腹股沟疝复发24例，股疝复发2例，切口疝复发1例。术中见以往修补存在原则性错误6例，网塞修补失败4例，未发现平片8例，平片过小1例，耻骨结节旁补片内上缘翘起3例，从股环脱出2例，平片未作缝合固定3例。作者认为，没有放置平片或平片放置错误是腹股沟疝网塞修补术后疝复发的主要原因，单纯网塞疝修补容易复发，无缝合技术平片固定法在网塞平片式疝修补术中是有效的。范海涛等[9]报道微创腹横纹小切口在男性小儿先天性腹股沟疾病中的应用经验。该组410例，年龄1～14岁，其中鞘膜积液237例，隐睾134例，疝39例。所有手术均成功。无切口感染及阴囊血肿病例。随访0.5～4.0年，无复发病例。康骅等[10]报道腹股沟疝无张力修补术后复发的外科治疗经验。该组13例，均为男性。斜疝8例，直疝5例。术后复发时间平均5个月。再次手术采用Kugel补片1例，PHS补片修补3例，疝环充填式无张力修补9例。手术时间平均95（68～175）min。无切口感染，伤口积液1例，阴囊水肿1例。术后均获随访，中位时间25（3～63）个月，未发现再次复发病例。作者认为，在手术中解剖和辨认腹股沟韧带及腹横筋膜至关重要，根据术中病变的解剖情况选用不同的疝修补材料，既往补片材料不必强行取出，再次手术的时间以术后至少3个月以上为宜。马宏伟等[11]总结高频超声在诊断腹股沟斜疝中的应用价值。采用高频超声诊断腹股沟斜疝187例，其中典型斜疝、嵌顿疝、滑动疝、小斜疝分别为164、16、2、5例。用高频超声探测立位至卧位腹股沟肿块情况，可清楚了解肿块大小、内部回声及蠕动、体位改变时的变化及腹壁下动脉的位置。作者认为，该方法方便、快捷、准确性高，可作为斜疝外科手术前首选的诊断方法。周建峰等[12]研究了小儿腹股沟疝小切口不同缝合方法对术后愈合的影响。该组包括2～6岁腹股沟疝手术患儿共1 562例。分为3组：1组，常规丝线间断缝合；2组，皮内可吸收线连续缝合；3组，康派特医用胶黏合切口。2组和3组患儿术后住院时间较1组明显缩短；术后诉切口疼痛比例3组较1组、2组明显减少；术后半个月，切口均为甲级愈合；半年后复诊，切口瘢痕增生比例2组较1组、3组明显增多。作者认为，医用胶黏合切口法吻合切口是一种安全、有效、使用简便的方法。王荫龙等[13]对注射治疗失败后接受手术治疗的102例病人的109例次腹股沟疝进行分析。该组均为男性，年龄39～94岁，平均66岁。注射5次以下者26例；5～10次者45例，10次以上者31例。择期手术107例次，采用Lichtenstein修补术；因嵌顿而急症手术2例，采用Bassini手术。术后并发症16例次，其中顽固性疼痛1例次，1例次择期手术1周后复发再次手术；血肿或浆液肿9例次，切口感染5例次。作者认为，不应该提倡腹股沟疝注射治疗；对于有注射治疗史的病人，术前应充分估计组织变性和瘢痕粘连程度，不宜常规采用局部麻醉。陈佳骏等[14]随访569例腹股沟疝手术病人，比较3种开放式无张力修补术式（Lichtenstein，Rutkow，PHS）的疗效。结果显示，Lichtenstein组与Rutkow组平均手术时间显著低于PHS组。平均住院费用Lichtenstein

组明显低于 Rutkow 与 PHS 组。复发率、近期并发症、下床活动时间、住院时间及慢性疼痛 3 组无明显差异。黄磊等[15]报道一种轻量型网塞在腹股沟疝无张力修补术中的优势和应用价值。该组 75 例中患有腹股沟疝 80 例次,其中男 73 例,女 2 例。原发疝 60 例次,斜疝 42 例次,直疝 14 例次,斜、直复合疝 4 例次;20 例次复发疝,其中传统修补术后 5 例次,无张力修补术后 15 例次(10 例次为 Lichtenstein 平片式修补术后,5 例次疝环充填式术后)。属 II 型者 43 例、III 型者 17 例次、IV 型者 20 例次。75 例均得到随访,随访时间 6~30 个月,平均 18.4 个月。术后切口疼痛 23 例,阴囊积液 4 例,尿潴留 3 例。未观察到切口及深部感染、疝复发、异物不适感、腹股沟区皮肤感觉异常、慢性疼痛、睾丸萎缩及射精痛等并发症。作者认为,轻量型网塞具有提供足够抗张强度,提高腹壁顺应性,减轻机体异物反应,降低皱缩程度,更好地与组织融合等特点,在腹股沟疝治疗中具有一定地位。陈双等[16]介绍下腹正中小切口修补双侧腹股沟疝的方法。其手术适应证包括成人双侧腹股沟直疝、斜疝、股疝、复杂的腹股沟疝,包括巨大疝、滑疝、多发疝、复发疝、嵌顿疝等。采用连续椎管内麻醉或局部浸润麻醉等多种方法。取下腹正中切口(下起耻骨联合上方 1 cm,向上 4~6 cm),按层依次切开皮肤、皮下组织。游离和创建腹膜前间隙,纵行切开腹横筋膜,显露腹壁下血管,以及髂耻束,耻骨梳韧带和髂血管等结构;寻找和处理疝囊;壁化精索。将精索和输精管自内环水平的腹膜向近端至少游离 6~8 cm,使其与下方紧贴的腹膜分开,将补片放置在精索和腹膜之间并固定。一般使用聚丙烯网片,大小要求至少 8 cm×13 cm。直视下准确放置、展平补片,能覆盖整个耻骨肌孔缺损。一侧手术完成后术者转至对侧做另一侧的手术。龚艳萍等[17]回顾性分析 206 例腹股沟马鞍疝患者资料。其中行巴德网塞充填式修补术 57 例,普里灵疝装置腹膜前间隙修补术 149 例,比较两种术式的优缺点。2 种方式修补的患者围术期均未死亡。手术时间、恢复情况、术后平均住院天数和并发症,2 种方式间差异均无统计学意义($P>0.05$)。患者术后平均随访分别为(2.3 ± 0.5)和(2.2 ± 0.7)年。普里灵疝装置修补组的费用较巴德网塞组低,57 例巴德网塞修补术后有 2 例复发,149 例普里灵疝装置腹膜前间隙修补术后无复发。作者认为,由于腹横筋膜的薄弱或缺损,网塞充填式修补法难以达到良好的治疗效果,而 PHS 补片覆盖了整个耻骨肌孔,降低了疝的复发,且手术费用便宜。因此腹膜前间隙无张力修补术应为腹股沟马鞍疝的首选手术方式。段体德等[18]通过临床与解剖相结合的方法研究无张力疝修补术的科学性与合理性。作者通过解剖 40 例成人尸体标本,对腹股沟区的局部解剖结构进行研究。并于 2002 年 9 月至 2007 年 12 月采用美国巴德公司的疝环充填物及网状补片对 290 例腹股沟疝患者施行无张力疝修补术。作者认为,腹股沟区的薄弱结构和腹横筋膜的缺损是疝发生的根本原因,耻骨肌孔和髂耻束在疝修补术中具有重要的解剖学意义。无张力疝修补术方法简便、创伤小、术后疼痛轻、康复快、复发率低。而慢性肾衰竭行腹膜透析病人合并腹壁疝是常见并发症之一。卞正乾等[19]总结了 45 例持续性非卧床腹膜透析(CAPD)病人合并腹壁疝的诊治经验。其中单侧腹股沟疝 20 例,脐疝 17 例,切口疝 4 例,白线疝 1 例,腹股沟疝合并脐疝 2 例,双侧腹股沟疝 1 例。所有病人均施行腹壁疝无张力修补手术,术后 24 h 后即进行自动化腹膜透析,不常规进行临时替代性血液透析。45 例病人平均手术时间(63 ± 38)min,术后住院 4(1~26)d。其中有 7 例(14.6%)术后出现并发症,包括切口感染 2 例、切口出血 2 例、阴囊水肿 2 例、腹膜炎 1 例,经相应治疗后均痊愈。术后有 38 例(84.4%)病人继续行腹膜透析,随访中无病人出现腹壁疝复发或腹透液渗漏。作者认为,CAPD 病人合并腹壁疝应使用补片进行无张力修补术,以降低术后腹壁疝复发率。术中应尽量避免打开疝囊,以避免病人术后恢复 CAPD 后出现腹透液渗漏及腹膜炎。杨春等[20]报道应用普理灵疝装置行无张力疝修补术治疗老年复发性腹股沟疝经验。该组 28 例,年龄 60~86 岁,平均年龄 73 岁,复发性疝 21 例,复发直疝 5 例,复合疝 2 例。既往手术均为传统方法。手术全部成功,平均手术时间 50 min,随访 2~30 个月,无复发病例。闭孔疝是一种少见的腹外疝,容易发生嵌顿和绞窄。因其多缺乏典型的症状和体征,术前早期不易确诊,临床常延误诊治。江华山等[21]对 27 年间收治的 32 例术前未确诊闭孔疝的临床资料进行回顾分析。该组女性 28 例,生育次数超过 3 次者 16 例,男性 4 例,年龄 53~82 岁,25 例体形消瘦,Howship-Romberg 征阳性 7 例。腹部 X 线摄片提示不全性小肠梗阻 29 例,24 例行超声检查,14 例行盆腔 CT 检查,均未能确诊闭孔疝。3 d 内行剖腹探查术 18 例,肠切除率为 44.4%(8/18),病死率为 11.1%(2/18);非手术治疗超过 3 d 者 14 例,剖腹探查后行肠切除率 100%(14/14),病死率 42.8%(6/14),显著高于前者。作者认为,对可疑闭孔疝病人及早行剖腹探查术可显著降低闭孔疝病人的肠切除率和病死率。张文斌等[22]回顾性分析比较了不同年龄组腹股沟疝患者行疝环充填式无张力修补术与传统 Basini 手术的疗效。在年龄>60 岁组,疝环充填式无张力斜疝修补术在手术时间、平均下床活动时间、疼痛、牵拉不适以及复发等并发症方面优于传统腹股沟斜疝修补术;而在年龄<60岁组,并不优于传统腹股沟斜疝修补术。作者认为,腹股沟疝的治疗应根据个体化原则进行。肝硬化合并腹外疝后,传统的疝修补术治疗容易失败,术后并发症多,特别是术后腹腔压力持续存在使疝易复发,腹水向外渗漏,处理非常棘手。王玉文等[23]报道采用无张力修补术治疗42例肝硬化患者的腹股沟疝,效果令人满意。该组单侧腹股沟斜疝33例;双侧腹股沟斜疝4例;单侧腹股沟直疝4例;单侧股疝1例,均为可复性疝。该组行无张力疝修补术46侧,其中应用Lichtenstein修补术15侧,疝环充填式无张力疝修补术31侧。术后出现阴囊积液2例,腹股沟伤口渗脂水1例,切口疼痛和异物感3例,轻度肝性脑病1例,无切口血肿、感染发生,均经对症支持治疗治愈。随访6个月到3年患侧疝无复发,但有2例分别于术后11个月和23个月出现对侧疝,经再次手术治愈。作者认为,无张力疝修补术是治疗肝硬化合并腹股沟疝患者的理想手术方法,良好的围术期处理是手术成功的关键。腰疝为一种特殊的腹壁疝,由内脏经腰三角间隙向外突出形成,可分为先天性和后天性两类。马阳阳等[24]报告3例小儿先天性腰疝,其中男2例,女1例,发病年龄皆<两岁。3例患儿均行手术治疗,2例为腰下三角疝,1例为弥漫性腰疝。3例患儿术后恢复良好。作者认为,小儿先天性腰疝临床上较少见,一旦确诊明确,应早期施行手术,手术方式应根据腰疝的具体情况而定。

(二) 腹壁疾病

邓美海等[25]* 通过在小猪上腹部制作肌肉筋膜层缺损区的方法建立切口疝模型,分别采用二期修补和一期修补的方法,使用生物型补片无张力修补切口疝。二期修补组($n=8$)在建立切口疝模型手术后2周时再次手术;一期修补组($n=10$)在建立切口疝模型手术后,立即使用生物型疝补片直接修补缺损区。一期修补组未发生切口疝,二期修补组6只小猪成功,2只因切口感染、补片排出而失败。术后6个月内观察,生物补片的胶原变性吸收,逐渐被结缔组织所替代,大体上逐渐形成一致密结缔组织层并自体腱膜化。作者认为,该研究所采用的切口疝模型制作方法成功率高、可重复性好;用生物型疝补片修补小猪切口疝是可行的。汤睿等[26]* 报道对7例腹壁或腹股沟恶性肿瘤病人在行根治性扩大切除后造成的巨大缺损(缺损面积≥80 cm²),采用带蒂或游离阔筋膜张肌肌皮瓣转移技术进行一期修复。肿瘤位于胸腹壁1例,下腹壁4例,腹股沟2例。病理分型:隆突性皮肤纤维肉瘤3例,恶性侵袭性硬纤维瘤2例,恶性神经鞘膜瘤1例,脂肪肉瘤1例。肿瘤切除后腹壁缺损面积80～400 cm²,切缘作冷冻病理切片为阴性后再行缺损修复。2例腹股沟肿瘤及2例腹壁肿瘤腹膜完整者采用单纯带蒂肌皮瓣转移,另2例腹壁肿瘤和1例胸腹壁肿瘤因为全层腹壁缺损,均在肌皮瓣的下方加用补片修复,1例选用聚丙烯和膨化聚四氟乙烯组成的复合补片,2例选用人脱细胞真皮基质补片修复。全部病例成功实现一期修复,无手术死亡者,仅1例出现少量皮瓣边缘坏死。术后随访3～84个月,2例出现局部肿瘤复发,未发现有腹壁疝形成。作者认为,阔筋膜张肌肌皮瓣转移技术是一期修复腹壁和腹股沟区恶性肿瘤扩大切除所致皮肤和肌层巨大缺损的较好方法。为总结并分析成分分离技术在严重污染条件下对腹壁切口疝和缺损的治疗效果,费阳等[27]回顾分析自2004年6月至2007年6月3年间以成分分离技术对7例严重污染条件下的腹壁切口疝和缺损的治疗经验。7例患者中,6例为切口疝,1例为腹壁缺损,疝环或缺损直径为5.5～9.0 cm,平均7.5 cm。采用正中切口入腹分离粘连,在距离腹直肌鞘外缘2 cm处纵行切开腹外斜肌(或其腱膜),并向头侧延长超过肋缘3 cm,向下达髂骨,将腹外斜肌或其腱膜自腹内斜肌表面向外侧游离。如张力过大,还可切开腹直肌前鞘。在尽量做到无张力的情况下用1-0 Prolene线连续关闭腹壁疝环或缺损。7例患者均顺利完成手术,术后1例腹壁血肿,1例局部小面积皮肤坏死,经保守治疗治愈;全部患者随访12～36个月,1例因结肠癌复发转移而死亡,其余6例患者无感染、疼痛等局部不适,无复发。作者认为,当创面污染严重,以合成材料行无张力修补存在禁忌的情况下,应用成分分离技术进行腹壁重建不失是一种可行方案。申英末等[28]* 通过回顾性分析48例造口旁疝病人的临床资料,评价比较内置法和外置法开放式人工合成材料修补法治疗造口旁疝效果。内置法修补25例采用聚丙烯和膨化聚四氟乙烯复合材料的造口旁疝专用补片,外置法修补23例采用聚丙烯平片。内置法组手术时间(130.00 ± 28.28)min,术后住院(14.16 ± 5.41)d;外置法组手术时间(143.91 ± 28.88)min,术后住院(17.48 ± 6.37)d;随访6～72个月,内置法组术后没有复发,有2例伤口感染,2例皮下积液,3例出现局部慢性疼痛或异物感;外置法组有5例复发,4例伤口感染,6例皮下积液,9例出现慢性疼痛或异物感。复发与术后慢性疼痛或异物感的发生率,内置法组明显低于外置法组($P<0.05$)。作者认为,两种人工合成材料修补法在开放式造口旁疝修补术中的应用安全有效,内置法可减少术后复发与局部慢性疼痛或异物感的发生,还可减少术后伤口感染与皮下积液发生的可能。刘飞德等[29]报道应用合成材料补片一期修补腹壁切口疝和造口旁疝共10例,其中男性7例,女性3例,切口疝环大小9～13 cm,造口旁疝为5～7 cm。采

用全身麻醉,自原切口入腹,先选用聚丙烯补片经腹膜前间隙原位修补造口旁疝,在腹直肌后腹膜前游离出环绕造口肠管的间隙,面积约13 cm×13 cm,在补片中心剪出一直径3～5 cm的孔,环绕肠管放入补片,补片四周及与肠管之间固定。切口疝选用美国巴德公司Composix-kugel复合补片经腹腔内修补。手术时间120～190 min,9例患者伤口一期愈合,1例切口感染。作者认为,采用两种类型补片放置方法一期联合修补,避免两次手术痛苦,效果也比较令人满意。为探讨在战伤腹壁缺损时能否应用生物材料行一期修补,姚胜等[30]选取健康犬分两组制作爆炸模型,第1组选用PROCEED外科网片,第2组选用BARD COMPOSIX网片分别修补。应用两种网片对犬腹壁爆炸伤所致的腹壁缺损修补后,存活率无显著差异,总体存活率高(8/9)。认为金葡菌为术后最常见致感染病原菌,应予重视。为评价开放式合成材料补片修补腹壁疝的效果和并发症,李基业等[31]回顾性分析1999年4月至2008年4月行此法修补的腹壁疝217例的临床资料,其中切口疝184例,脐疝33例。应用肌前修补法(onlay法)59例,肌后修补法(sublay法)84例,腹腔内补片修补法(IPOM法)74例。198例病人获得随访,时间为4～108个月,平均57个月。术后血清肿发生率为5.5%(12/217),onlay组血清肿发生率显著高于sublay组($P<0.05$),而与IPOM组无显著差别。总切口感染率为1.4%(3/217),各组间切口感染率无显著差别。术后总复发率为3.0%(6/198),onlay组术后复发率显著高于sublay组和IPOM组(分别$P<0.05$)。作者认为,开放式合成材料补片修补腹壁疝是安全、有效的外科治疗方法,其中以sublay法更为合理、经济。伍波等[32]对38例巨大切口疝临床资料进行回顾性分析。疝环最大距离均>10(10～28)cm,平均15 cm。80%病人有术前并发症,包括肥胖(45%)、糖尿病(16.4%)、慢性阻塞性肺疾病(12.5%)和腹主动脉瘤(2.7%)。其中30例应用肌后修补法(sublay法)修补,8例采用腹腔内补片修补法(underlay法)修补,所用补片材料为聚丙烯(68.0%)或复合补片(32%)。术后伤口感染3例(7.9%),血清肿5例(13.1%),2～3周病人均痊愈出院。随访1～5年,复发2例(5.3%),疗效较为令人满意。为探讨人脱细胞真皮(human acellular dermal matrix,HADM)在腹壁缺损修复中的应用,周致圆等[33]回顾14例使用HADM修复腹壁缺损病人的临床资料,其中7例有与腹壁缺损相关手术史。单纯HADM修复8例;HADM联合大网膜填塞修复3例,均为恶性肿瘤腹壁转移;HADM联合肌皮瓣转移修复3例。14例均顺利重建腹壁,无感染及肠梗阻、肠瘘等并发症发生;随访1～16个月,无疝复发和其他类型腹壁疝出现。作者认为,HADM在腹壁缺损的修复上具有一定优势,尤其是在处理感染或污染创面时,是一种值得在临床上推广应用的理想补片材料。吴仕和等[34]采用BARD公司生产的自膨式聚丙烯和膨化聚四氟乙烯复合补片对20例恶性肿瘤切除术后所致巨大腹壁缺损进行修补。该组腹壁恶性肿瘤12例,其中腹壁横纹肌肉瘤9例、恶性纤维组织细胞瘤3例;腹膜后及腹腔恶性肿瘤侵犯腹壁8例。手术要点:肿瘤切除后,先用0号可吸收缝线缝合腹壁,尽量缩小缺损范围,根据缺损区大小选择补片,补片的膨化聚四氟乙烯面朝向腹腔,补片超过缺损缘2 cm,铺平后,用0号可吸收缝线将弹力环与缺损腹壁边缘的腹膜、肌肉和筋膜全层缝合,使补片与腹壁坚韧组织间有2 cm左右重叠。术后一期愈合20例,无皮下积液,无切口感染、裂开和切口疝发生,未见修补材料与肠管粘连,修复成功率100%。随访20例,随访时间6～18个月,补片与腹壁相容性良好,无局部炎症反应;均未发现材料与肠管粘连,无切口疝形成,腹壁修补区未见肿瘤复发。刘力嘉等[35]报道创伤性腹壁巨大缺损Ⅰ期修复1例。庞国义等[36]报道腹壁巨大硬纤维瘤2例。皮脂腺癌是一种罕见的恶性肿瘤,发病率占皮肤肿瘤0.2%～0.7%。靳小石等[37]报道腹壁皮脂腺癌伴腹股沟淋巴结转移1例。作者认为,皮脂腺癌治疗措施以手术彻底切除为主,伴区域淋巴结转移者可以术后辅助放疗。吴晔明等[38]回顾性分析21例新生儿脐膨出的病例,总结脐膨出处理中的经验和教训,对新生儿脐膨出进行分型,并根据不同分型提出不同的处理意见及处理中应注意的事项。作者认为,应根据不同的类型和囊膜情况作出不同的处理方法;在小型脐膨出和巨型脐膨出的基础上,提出增加易嵌顿型脐膨出,针对此类患儿,应给予急诊手术将腹壁缺损扩大至超过疝出的肝脏直径,无法一期关闭腹腔者,应行二期手术。叶祖萍等[39]介绍使用经囊膜悬吊顺序还纳脏器治疗患儿巨型脐膨出6例。治疗方法为:收紧囊膜颈部,用绷带予以结扎悬吊于暖箱上方,用血管钳钳夹固定绷带,牵拉力量初始为0.5 kg,第2天起逐渐增加牵拉力量,最大不超过1.5 kg,同时由顶端向下结扎收紧囊膜,经5～7 d悬吊同时逐步收紧囊膜,使腹壁缺损缩小至3 cm左右,回纳脏器,再行手术切除囊膜,关闭腹腔。5例获治愈,随访1～3年,发育良好。1例囊膜破裂且就诊晚,术后1周死亡。作者认为,此方法适用于不合并腹腔感染、囊膜未破裂的巨型脐膨出患儿。为探讨带记忆弹簧圈(MK)补片在无张力修补中、小切口疝中的应用,岑云云等[40]回顾性分析两年间实施MK补片下置术修补腹壁中、小切口疝25例患者的临床资料。该组20例患者腹壁缺损3～5 cm,5例腹壁缺损<3 cm。术中切除原手术瘢痕,逐层找到疝囊,显露疝环,切除多余疝囊并缝闭疝囊,向疝环周边游离腹横筋膜与腹直肌后间隙,超过疝环缘3～5 cm,将补片平铺在腹横筋膜和腹肌后的间隙,将疝环周边的腹肌连续缝合固定于补片1周。22例一期愈合,3例发生切口皮下积液,经穿刺抽吸处理后治愈。随访10个月至2年,无复发病例。作者认为,对疝环<5 cm的切口疝,用MK补片下置术修补,经济、安全、有效。邓海军等[41]回顾性分析30例巨大腹壁切口疝患者的诊治经过。该组患者并存慢性支气管炎8例,糖尿病6例,高血压病9例,冠心病6例,心律不齐10例,前列腺肥大4例。患者均采用人工材料修补。其中23例采用单层聚丙烯网片修补,7例采用Composix复合补片修补;采用腹膜内补片内置修补法4例,腹膜前、肌下补片修补法10例,肌腱膜上补片置入法16例。全组无围术期死亡病例,无切口感染,平均随访时间为42个月,无复发病例。宋晓华等[42]采用膀胱测压法监测86例巨大切口疝无张力修补术后6 h和72 h腹腔内的压力,同时观察患者的呼吸频率和心率。结果发现术后72 h的腹腔压力、呼吸频率和心率显著高于术后6 h,差异具有统计学意义($P<0.05$)。认为巨大切口疝无张力修补术可导致腹腔压力明显升高而引起呼吸和循环功能的障碍,围术期合理降低腹腔压力有助于降低并发症发生率。

二、腹膜

董尚等[43]*研究了早期连续性血液净化在肠穿孔腹膜炎模型中改善全身炎症状况的作用。以幼猪盲肠手术穿孔诱导全身炎性反应综合征(SIRS),造模成功后治疗组行连续静脉-静脉血液透析滤过(CVVHDF)8 h。所有动物经造模后4～6 h内均达SIRS标准。行CVVHDF 8 h后,治疗组的心率、呼吸、血压、血清TNF-α水平均较对照组降低($P<0.05$),而血清IL-6较对照组升高($P=0.04$)。血氧分压、血细胞计数和血清IL-1β水平的变化在2组中无显著性差异。作者认为,在幼猪肠穿孔腹膜炎模型中,治疗的早期采用CVVHDF,可降低部分炎症因子反应,对稳定SIRS动物的血流动力学有益处。为了观察7.5%高渗盐水对急性弥漫性腹膜炎急诊手术后液体平衡的影响,邵永胜等[44]研究42例急性弥漫性腹膜炎急诊手术患者按病种1:1配对分为实验组($n=21$)和对照组($n=21$)。术毕进入外科ICU后,实验组先在30 min内给予7.5%高渗盐水(4 ml/kg体重),然后持续输入平衡液;非显性失水按每天400 ml/m² 计算,体温每升高1℃增加12%,用5%葡萄糖液补充。对照组不用7.5%高渗盐水,其余液体治疗方法同实验组。研究结果显示:与对照组比较,实验组手术日的输液量减少($P<0.05$);手术日和术后第1天的尿量较多(P均<0.05),液体正平衡量减少($P<0.01$);平均术后体重增加幅度降低($P<0.01$),体重下降时间提前($P<0.01$);总体并发症发生率较低($P<0.05$)。作者认为,7.5%高渗盐水有明显的利尿作用,可减少急性弥漫性腹膜炎急诊手术后的输液量和液体正平衡量,促进液体负平衡提前出现,并使总体并发症发生率降低。袁波等[45]回顾性分析7年间行胆道探查+T管引流术后T拔管除时发生腹腔内胆漏致胆汁性腹膜炎20例的临床资料。术前诊断胆总管结石17例,合并肝内胆管结石3例。其中,合并低蛋白血症者12例,有2型糖尿病病史者3例。所有病例均行胆总管探查+T管引流术。拔管时间为置管后35～90 d,拔除T管发生胆汁性腹膜炎后经保守治疗治愈18例,其中经窦道置入尿管引流16例,经逆行胰胆管鼻胆管引流治愈2例;经再次手术治愈2例。病人住院时间4～68 d,平均36 d。所有病人均治愈出院。为了探讨肠黏膜通透性改变对肝硬化自发性细菌性腹膜炎(SBP)的影响,黄宏春等[46]将45例肝炎肝硬化腹水病人分为肝硬化SBP组(34例)和肝硬化无菌性腹水组(11例),并以11例健康者作为正常对照组。采用高压液相色谱-示差法,检测了治疗前后口服糖分子探针乳果糖、甘露醇后尿液排泄率比值(LAC/MAN)情况,评估病人肠黏膜通透性水平;采用鲎试剂三肽显色基质偶氮法检测病人治疗前后血浆内毒素(LPS)水平。结果治疗前肝硬化SBP尿LAC/MAN、血浆内毒素水平均显著高于无菌性腹水(SA)组和健康对照组(P均<0.001)。Pearson相关性分析显示肝硬化腹水患者尿LAC/MAN改变与血浆LPS水平呈正相关($r=0.187$, $P<0.001$)。治疗1周后肝硬化SBP患者尿LAC/MAN及血浆LPS水平平行下降。作者认为,肝硬化SBP患者存在肠黏膜通透性异常,且肠黏膜通透性改变与内毒素血症有关,表明肠黏膜通透性改变是肝硬化发生内毒素血症的关键环节。腹膜粘连是外科常见的手术并发症之一。为观察亚甲蓝(MB)对腹膜粘连的影响,并探讨其可能的作用机制,郑勇斌等[47]用亚甲蓝对大鼠腹膜粘连模型进行干预。将100只SD雄性大鼠随机分为5组,每组20只。1组为假手术组;2组为模型组;3、4和5组制成粘连模型后,按组分别给予生理盐水、超氧化物歧化酶(SOD)和MB处理。术后14 d处死动物,用半定量评分方法观察腹膜粘连,并取标本检测组织中SOD活性、丙二醛(MDA)含量和纤维蛋白原、纤维蛋白比

值(fibrinogen/fibrin)。结果假手术组粘连评分与模型组相比有统计学差异($P<0.01$);MB 处理的大鼠腹膜粘连评分低于模型组和生理盐水组(P 均 <0.01);SOD 处理组与 MB 处理组相比无统计学差异($P>0.05$)。与模型组比较,MB 处理组大鼠腹膜 SOD 活性升高($P<0.01$),MDA 含量降低($P<0.01$),fibrinogen/fibrin 比值增大($P<0.01$)。该研究发现 MB 不仅可通过减少氧自由基损伤,还可通过增加纤维蛋白溶解活性来减少腹膜粘连。为对比研究化学改性壳聚糖膜对 4 种不同原因所致的大鼠腹膜粘连的预防作用,江素君等[48]将壳聚糖行化学改性,制成厚 60 μm 的膜消毒后备用。选取 SD 大鼠 200 只,随机分成假手术对照组(A 组)、创伤致粘连组(B 组)、滑石粉致粘连组(C 组)、结扎血管致粘连组(D 组)及感染致粘连组(E 组)。各组分别用相应的方法来处理大鼠蚓突盲端,再将每组大鼠分成对照组和实验组,对照组大鼠直接关腹,实验组用凝胶化改性壳聚糖膜覆盖蚓突盲端浆膜面,然后关腹。处理后 2 周和 4 周后打开腹腔,以 Bhatia 分级法评定蚓突盲端的粘连程度,并对盲端组织行羟脯胺酸(OHP)、组织型纤溶酶原激活剂(t-PA)和纤溶酶原激活物抑制因子(PAI)水平测定,对腹腔液 t-PA、PAI 测定。结果显示,术后 2 周和 4 周,B、D、E 组中实验组的粘连程度、OHP 水平均分别显著低于对照组($P<0.05$),B 组、E 组中实验组 t-PA 水平均显著高于对照组($P<0.05$),而 PAI 水平则显著低于对照组($P<0.05$)。作者认为,化学改性壳聚糖膜对创伤、缺血及感染所致的腹膜粘连有明显的预防作用,而对滑石粉所致的腹膜粘连则作用不明显。叶晓华等[49]为探讨 CT 和胃肠道造影对腹膜间皮瘤(PM)的诊断价值,对收治的 9 例经病理证实 PM 患者进行研究。9 例均无明显石棉接触史,其中 1 例有剖宫产术及乳腺癌根治术史,1 例有肺结核病史。7 例主要表现为腹胀、腹痛,其中 2 例伴有消瘦、乏力;另 2 例无临床症状偶然发现。9 例均行 CT 检查,7 例行胃肠道造影检查。该组 6 例为弥漫型,其中 4 例 CT 和胃肠道造影表现与术中所见相符,1 例 CT 对小病灶的显示受限,1 例胃肠道造影显示病灶对胃肠壁的侵犯优于 CT。3 例为局限型,CT 反映了病变的形态特征,但胃肠道造影缺乏特异表现。作者认为,CT 可以清晰显示腹膜、网膜、系膜增厚和腹腔积液等病变,胃肠道造影能动态观察胃肠道运动,清晰显示肠襻变形、活动差和肠腔狭窄,两者结合能更全面地显示病变,提高对弥漫型 PM 诊断的准确性。CT 对小病灶的显示受限,胃肠道造影显示病灶对胃肠壁的侵犯优于 CT。

三、网膜与系膜

小网膜疝临床罕见。张文华等[50]报道成功治愈小网膜疝 1 例。患者为男性,38 岁,以"上腹部持续性剧烈疼痛 40 余小时"入院。急诊行剖腹探查术,术中见全部小肠经胃结肠韧带破口,通过网膜囊经胃后方,从肝胃韧带破口疝至肝下间隙,疝环嵌压小肠系膜,遂松解疝环,小肠复位。术后 10 d 痊愈出院。为了探讨闭合性肠系膜损伤的外科诊断和治疗,姚宁等[51]对闭合性肠系膜损伤 53 例的临床资料进行回顾性分析。该组单纯性肠系膜损伤 12 例,合并腹部其他脏器损伤 1~3 处 41 例,其中脾脏破裂 19 例,肠管损伤 13 例,腹膜后血肿 9 例,肝破裂 8 例,胰腺挫伤 4 例。病人自伤后到接受手术时间 0.5~34 h,平均 2.1 h。全组均有不同程度的腹痛及腹膜刺激征。存在失血表现者 39 例。该组均行诊断性腹腔穿刺检查,阳性 41 例;行腹部 B 型超声检查 38 例,行腹部 CT 检查 11 例,均提示不同程度腹腔积液。患者均行手术治疗,治愈 50 例,死于重度失血性休克、DIC 1 例;因合并严重颅脑、胸部外伤及多发骨折,最终死于多脏器功能衰竭 2 例。其中,肠系膜上静脉损伤的 7 例中有 2 例死亡,其余 5 例恢复良好。术后发生切口感染、裂开 3 例,吻合口漏 2 例,前者行切口引流换药、二期减张缝合等处理后痊愈,后者经双套管引流、营养支持、生长抑素应用等处理后痊愈。为观察经皮内镜下胃造口空肠置管术(PEJ)行肠内营养(EN)支持在肠系膜上动脉压迫综合征治疗中的作用,丁凯等[52]对 2 例肠系膜上动脉压迫综合征病人行 PEJ,采用 EN 支持,观察病人症状改善、体质量和营养指标的变化。按体质量供给 125.5 kJ/(kg·d),由 EN 输入泵 24 h 通过 PEJ 管持续输注 EN 制剂瑞素,直至康复。分别治疗 69 d 和 180 d,患者症状消失,体质量增加,血中纤维连接蛋白和 PA 增加。作者认为,对由于营养不良引起的肠系膜上动脉压迫综合征,经 PEJ 行 EN 支持是有效治疗方法之一。兰明银等[53]回顾性分析 32 例肠系膜上动脉压迫综合征的临床资料。全组均行钡餐 X 线造影检查,十二指肠水平段与上升段交界处有压迫者 32 例;经过改变体位或加压按摩后可大部分通过者 17 例,部分通过者 12 例,3 例完全无法通过。该组均采用十二指肠空肠 Roux-en-Y 侧侧吻合加曲氏(Treitz)韧带松解术行手术治疗。作者强调吻合口应做在十二指肠扩张的水平段,而且吻合口要大(达 6 cm),以免吻合口狭窄。术后病人症状均得到缓解,无死亡病例和并发症发生。江群刚等[54]回顾性分析手术治疗的 20 例肠系膜上动脉压迫综合征的临床资料,探讨其术式选择。患者均为瘦长无力型,9 例行曲氏韧带松解加十二指肠空肠侧侧吻合术,5例曲氏韧带松解加十二指肠空肠Roux-en-Y吻合术,均痊愈;4例行胃大部切除、胃空肠吻合术,均好转;2例行单纯胃空肠吻合术,术后症状均仅有所改善,1例改行十二指肠空肠Roux-en-Y吻合术后痊愈,另1例非手术治疗1个月后治愈。随访3个月至8年,无复发及并发症发生。作者认为,该病的外科治疗应根据患者具体情况,选择简易、安全、并发症少的术式,其中以曲氏韧带松解加十二指肠空肠吻合术效果最佳。急性肠系膜静脉血栓形成(AMVT)是一种临床少见的肠缺血性疾病,其中肠坏死型AMVT是较难诊治的危重急腹症。尤龙[55]对收治的28例肠坏死型AMVT患者,采用亚甲蓝经肠系膜上动脉注入的方法判断切除肠管的范围。该组均行急诊剖腹探查,术中肠管坏死均超过小肠的50%。术中直接穿刺肠系膜上动脉,注入5 ml亚甲蓝溶液,观察肠管坏死部分染色情况,25 min后,手术切除蓝染明显的肠管、肠系膜。28例中27例一次手术治愈,术中切除坏死肠管220～360 cm,术后未出现血栓复发和短肠综合征,随访1～3年无复发。1例于术后第5天血栓复发,经两次手术治愈。作者认为,对于坏死型AMVT,手术治疗是唯一有效的方法,正确判断受累肠管的范围是手术成功的关键,经肠系膜上动脉灌注亚甲蓝,可较准确地判断肠系膜及肠管受累的范围和程度,使术者不再单凭经验手术,是一种简单、安全、有效的方法,值得基层医院推广。卫勃等[56]*总结54例急性肠系膜血管缺血患者临床资料,其中肠系膜上动脉血栓或栓塞19例,肠系膜上静脉血栓或栓塞29例,肠系膜上动脉瘤2例,肠系膜上动脉狭窄4例。所有患者均经CT血管造影(CTA)等检查明确诊断。静脉血栓形成时间较短,且D-二聚体无持续升高患者给予全身抗凝治疗或者介入溶栓治疗。肠系膜上动脉狭窄导致的急性缺血患者可根据情况行腔内支架治疗。一旦出现急性腹膜炎,则立即行剖腹探查。6例患者放弃治疗而死亡,9例全身抗凝治疗后病情好转,6例血管腔内支架治疗后治愈或好转,13例通过肠系膜上动脉行插管溶栓治疗。20例接受手术治疗的患者中9例采用了损伤控制外科方法(包括术中尽量缩短手术时间,肠管远近端外置,补片暂时性关腹等),11例常规手术治疗。全组总病死率为18.5%(10/54),手术死亡率为20%(4/20),手术并发症发生率为45%(9/20),损伤控制外科组和常规治疗组病死率分别为1/9和3/11($P>0.05$),其并发症发生率分别为3/9和10/11($P<0.05$)。作者认为,CTA可作为大多数AMI病例确诊的首选检查和诊断依据,序贯性治疗可降低该病的病死率,而损伤控制性手术可有效减少其手术并发症。为探讨非手术治疗在AMVT中的应用价值,翁以炳等[57]回顾性分析收治的10例AMVT患者的临床资料。该组接受非手术治疗4例(低分子肝素抗凝2例,尿激酶溶栓2例),手术6例,10例病人全部治愈,经1年随访,无一复发。作者认为,在未出现肠坏死的情况下,非手术治疗是十分安全有效的,应为首选。在保守治疗期间,应严密监测病人生命体征和腹部体征变化。

四、腹腔

超声刀是一种新型手术器械,具有切割、止血合为一体、术野清晰等优点,广泛应用于腹腔镜手术。陈钟等[58]回顾性总结应用新型超声刀完成腹部开放手术45例的临床资料,观察腹部开放手术中使用新型超声刀分离切断组织的技术及效果。该组胃癌根治术21例、结直肠癌根治术10例、肝癌切除术4例、脾切除及门奇静脉断流术8例、脾切除、门奇静脉断流加门体分流术1例、胰岛细胞瘤切除1例。与同期使用电刀的类似手术62例进行对照研究。结果使用新型超声刀在进行腹部开放手术所用手术时间、术中出血量及术后24 h腹腔引流量均少于常规电刀手术病例($P<0.05$)。作者认为,新型超声刀技术是极具前景的外科新技术,在腹部开放手术中进行分离切断组织安全、有效,能缩短手术时间,减少创伤。康正茂[59]回顾性分析238例腹部闭合性损伤的临床资料,该组临床主要表现为腹痛(100%)、休克(64.71%)、昏迷(16.39%)、呕吐(67.71%)、气促(24.11%)等。体检发现腹部压痛(100%)、伴反跳痛和腹肌紧张(84.41%)。其中脾破裂139例,肝破裂15例,胰腺挫裂伤3例,胃破裂16例,小肠系膜挫伤2例,胆囊破裂并胰头断裂1例。手术治愈率为94.81%(219/231),病死率为5.19%(12/231)。作者认为,遵循腹部损伤控制手术的原则,正确选择手术方式,对腹部闭合性损伤患者的康复有着重要意义。吴浩瀚等[60]回顾性分析非手术治疗和手术治疗的闭合性腹部损伤126例的临床资料。其中非手术治疗25例,手术治疗101例,术后再次手术1例,治愈123例,死亡3例。作者认为,对于闭合性腹部损伤,需根据病情的轻重缓急,能够非手术治疗的,需动态观察,随时处理;对较为复杂、凶险的需手术处理的伤员,必须迅速、正确地诊断和进行手术,腹腔探查应全面细致,不应忽略隐蔽性损伤。乳糜腹是一种罕见的疾病。陈周等[61]回顾性分析收治的4例外伤性乳糜腹患者的临床资料。4例患者经住院保守治疗均治愈。作者认为,以禁食、全胃肠外营养、腹腔引流等综合治疗为主的治疗方法是外伤性乳糜腹的有效治疗方法。羟丁基壳聚糖是一种新型壳聚糖衍生物。刘双利等[62]通过动物实验探讨其对大鼠术后腹腔粘连的预防作用。

采用SD大鼠90只,雌雄各半,体重250～280 g,随机分为3组。采用纱布摩擦盲肠浆膜面制作腹腔粘连动物模型后,A、B组分别于盲肠表面喷涂浓度为2%的羟丁基壳聚糖溶液2 ml及透明质酸钠凝胶,C组旷置30 s后关腹。术后2、4周每组各取15只大鼠,行大体观察及组织学观察,双盲法行粘连程度分级。术后4周A、C组透射电镜观察创伤处盲肠壁的超微结构。术后2周,A、B组腹腔粘连程度较轻,纤维结缔组织及胶原增生较少,C组腹腔粘连较重,纤维结缔组织大量增生;根据Nair五级分级标准及组织学观察分级A、B组与C组差异有统计学意义($P<0.05$)。术后4周,A组粘连程度较轻,纤维结缔组织及胶原增生少,C组腹腔粘连严重,纤维结缔组织及胶原大量增生,B组介于两者之间,3组分级差异有统计学意义($P<0.05$)。透射电镜观察显示A组成纤维细胞不活跃,胶原纤维较纤细、排列稀疏;C组成纤维细胞活跃,胶原纤维致密、紊乱。该研究显示羟丁基壳聚糖可显著减少大鼠腹腔术后纤维结缔组织增生,明显抑制成纤维细胞的活性,具有长时间预防腹腔粘连的作用。原发性腹茧症临床少见,其特点是全部或部分小肠被一层致密、灰白色的纤维膜所包裹,又称为特发性硬化性腹膜炎、小肠禁锢症、小肠纤维膜包裹症等。纪建松等[63]总结5例原发性腹茧症患者的CT资料,总结其特异性CT征象为:茧样纤维包膜;小肠排列呈外形光整的"扭麻花"征,肠壁粘连紧密;肠梗阻征象可在茧状膜包裹前出现,也可在包膜内的小肠出现;常伴有肠系膜根部团块状影,并与局部肠管有粘连征象。高延超等[64]总结11例腹茧症临床资料。11例患者术中见大网膜短缩7例,缺如4例。术后病理组织学检查示包膜由大量增生的纤维组织构成,伴或不伴有炎细胞浸润。腹部超声表现为包绕在扩张肠管周围强回声的纤维膜,钡餐可见受累的小肠肠管聚集在脐周部,呈"菜花征"或成"扭麻花状";CT表现为十二指肠水平部向左移行的空肠起始段向前走行,小肠在脐周部形成一"包块",肠管外有一层条形软组织影。刘海燕等[65]也对8例经手术治疗的腹茧症患者的临床资料进行了总结分析。杨欣等[66]通过1 342例外科急腹症患者临床资料,分析成人不同年龄段外科急腹症的疾病谱及误诊、死亡情况。青壮年组554例,急性阑尾炎最多见,占79.4%(440/554),共误诊9例,死亡1例。中年组415例,胆道疾病最多见,占33.0%(137/415),共误诊15例,死亡3例。老年组373例,胆道疾病最多见,占50.9%(190/373),共误诊20例,死亡30例。老年组误诊率及病死率较其他两组明显增高($P<0.05$)。作者认为,不同年龄段外科急腹症的疾病谱不同,随着年龄的增加,有生命危险的急腹症逐渐增加,误诊率、病死率显著增高,

外科急诊医师应高度警惕和重视。任建安[67]*回顾性分析了73例接受腹腔开放疗法的肠外瘘并严重腹腔感染的临床资料,研究腹腔开放治疗肠外瘘并腹腔感染的时机、方法与效果,比较不同暂时关腹技术,研究消化道与腹壁重建的时机与效果。56例(76.7%)行腹腔开放疗法后存活(存活组),10例(13.7%)死亡,7例(9.6%)放弃治疗(死亡及放弃治疗者统称为死亡及放弃治疗组)。死亡原因主要是腹腔出血(5例)、感染和脏器功能衰竭(5例)。腹腔开放前的APACHEⅡ评分在存活组和死亡及放弃治疗组分别为(13.5±4.3)和(16.0±5.8),腹腔开放后第5天时分别降至(9.2±4.5)和(12.9±5.5);腹腔开放第15天时,存活组APACHEⅡ评分降至(8.1±6.2)分,而死亡及放弃治疗组评分重新升高至腹腔开放前水平(16.3±11.8)分。脏器功能衰竭评分亦有类似变化。作者认为,腹腔开放可有效治疗肠外瘘并严重腹腔感染病人。在多脏器功能严重损害前及时行腹腔开放疗法可有效改善肠瘘并严重腹腔感染的疾病严重度。行腹腔开放的病人可分为暂时关腹、创面植皮和永久重建3个阶段。消化道与腹壁重建可同时进行。罗运生等[68]回顾性分析腹部手术肠外瘘28例患者的临床资料,其中十二指肠瘘5例,回肠瘘3例,结肠瘘13例,直肠瘘7例。肠外瘘的原因包括:肠管感染性伤口缝合后愈合不良9例,缝合操作不当7例,吻合口血运障碍6例,结肠癌合并肠梗阻3例,营养不良2例,吻合口远端梗阻1例。非手术治疗22例(78.6%),21例(95.5%)治愈;手术治疗6例(21.4%),3例(50%)治愈,其中2例后期(肠瘘3～6个月)行确定性手术。死亡4例(14.3%)。该研究显示大部分肠外瘘经非手术治疗可治愈,正确掌握肠外瘘手术指征和时机,后期确定性手术效果较好。朱元民等[69]*通过临床对照方法研究了腹腔恶性肿瘤伴大量腹水所致慢性腹内高压对相关脏器功能的影响。慢性腹内高压组为住院确诊的腹腔恶性肿瘤伴大量腹水患者共30例,包括结肠癌12例,胰腺癌7例,胃癌11例;另选取同期住院的腹腔恶性肿瘤但不伴腹水患者30例作为对照组,其中结肠癌15例,胰腺癌8例,胃癌7例。统计两组患者的循环系统、呼吸系统、消化系统症状及肝功能、肾功能、一般体力状况KPS评分。慢性腹内高压组有气喘、胸闷等呼吸道症状者为9例(30%),腹部胀满感15例(50%),心悸、低血压10例(33%),肝功能异常16例(53%),肾功能异常14例(47%),KPS评分低于40分者22例(73%),以上各指标均显著高于对照组,分别为3%、16%、10%、20%、3%、23%($P<0.05$)。作者认为,慢性腹内高压可导致机体循环系统、呼吸系统、消化系统功能不全,并对患者一般状况造成显著影响,亦可出现

腹腔间隔综合征。胃肠外间质瘤是指组织形态、免疫表型及分子生物学特征与胃肠道间质瘤相似,但起源于胃肠道外的间叶组织肿瘤,多位于网膜、肠系膜、腹膜后或其他少见器官。刘红艳等[70]回顾性分析18例经手术或穿刺病理证实的胃肠外间质瘤患者的临床资料及多层螺旋CT表现。结果显示,肿块最大直径平均14.8 cm,直径>10 cm者15例。肿瘤位于网膜7例,肠系膜3例,腹膜1例,腹膜后3例,盆腔3例,肝脏1例。CT平扫肿块呈类圆形或分叶状囊实性等低密度,实性部分位于周边、囊变坏死区多位于中央。增强后实性部分动脉期轻度强化,静脉期中度强化,静脉期强化程度高于动脉期;囊变、坏死无明显强化;其中4例在动脉期病灶内可见条状强化的血管影穿行其内。8例(44.4%)肝转移,2例(11.1%)肠系膜转移,无腹膜后淋巴结转移。免疫组织化学示CD117阳性18例,CD34阳性7例。病理诊断胃肠外间质瘤高度恶性11例,低度恶性5例,潜在恶性1例,良性1例。作者认为,胃肠外间质瘤的多层螺旋CT表现有一定特征性,对临床诊治有一定帮助。

五、腹膜后间隙

盛余敬等[71]为探讨实时超声造影技术对腹膜后占位性病变诊断及鉴别诊断的价值,选择腹膜后占位性病变30例(良性10例,恶性20例)常规超声检查后进行超声造影,描述病灶内造影剂灌注情况、造影剂进入方式(分为周边型和中央型两型)、血管形态级别(分为0级、1级、2级及3级4个级别),比较这些指标在腹膜后良、恶性占位性病变中有无差异,并比较常规超声与超声造影对恶性占位性病变的诊断结果。该组1/5例良性实质性病变造影剂灌注缺损,而恶性实质性病变11/20例病灶内可见造影剂灌注缺损。造影剂进入方式分析,恶性病变中中央型14/20例,良性病变中周边型9/10例,差异有统计学意义($P=0.005\,2$)。血管形态级别分析,良性病变中0级7/10例,1级2/10例,3级1/10例,与恶性病变差异有统计学意义($P=0.000\,5$)。常规超声诊断恶性病变的漏诊率为40.00%,准确度为66.67%;超声造影将造影剂进入方式和血管形态级别并联,恶性肿瘤的漏诊率为10.00%,准确度为86.67%。该研究显示超声造影对腹膜后占位性病变的良、恶性鉴别有一定作用,具有临床应用价值。夏绍友等[72]*回顾性分析了79例腹膜后神经源性肿瘤患者的资料,以探讨此病的诊断与外科治疗方法。29例腹痛、26例腹部包块、15例下肢疼痛麻木、9例无明显临床症状。所有患者均行B超、CT检查,均发现腹膜后占位。全部病例均行手术治疗。病理诊断良性31例,恶性48例。手术死亡率为1.3%。良性肿瘤3年复发率为0%,5年复发率为12.9%,再手术率为100%,5年生存率为100%,恶性肿瘤3年复发率为41.6%,再手术率为90%,5年复发率为79.1%,5年生存率为62.5%。作者认为,原发性腹膜后神经源性肿瘤术前定性确诊困难,B超、CT、MRI检查对定位诊断有决定意义。手术切除是主要的治疗方法。术前需做好肠道准备并充足备血,术中注意保护受累重要血管及神经的完整性。防止肿瘤残留及处理好椎间孔部位是预防肿瘤复发的关键。朱卫华等[73]回顾性分析63例经手术治疗且病理证实的原发性腹膜后肿瘤的临床表现、手术治疗、病理类型和随访结果。该组良性25例,恶性38例。主要临床表现为腹部包块,CT对良恶性判断的约登指数为85%,良性肿瘤完整切除率为88%,恶性肿瘤为68%,联合脏器切除占肿瘤完整切除总数的40%。肿瘤切除程度和病理类型与术后复发密切相关。良、恶性肿瘤完整切除的5年生存率分别为83.6%和27.3%。恶性肿瘤完整切除的患者平均随访36个月(5~168个月),53%局部复发,平均复发时间25个月(3~108个月),恶性肿瘤局部复发再手术完整切除率为62.5%。全组有1例术后第1天腹腔内出血死亡。作者认为,应当重视临床表现争取早期诊断;影像学检查是判断手术范围的重要依据;肿瘤完整切除,必要时联合脏器切除是治疗本病的最佳手段。孙跃民等[74]回顾性分析外科治疗的191例原发性恶性腹膜后瘤的临床资料。临床症状主要表现为腹部肿块(122例、63.9%)、腹痛(77例、40.3%)、腹胀(48例、25.1%)等。术后病理:脂肪肉瘤75例、平滑肌肉瘤25例、横纹肌肉瘤17例、恶性神经鞘瘤11例、神经母细胞瘤10例,其余分别为恶性副神经节瘤、恶性纤维组织细胞瘤、恶性间质瘤等。肿瘤完整切除142例,姑息性切除35例,探查剖腹肿瘤活检术14例。完整切除组、姑息性切除组和剖腹探查组的中位生存期分别为56、33、11个月,差异有统计学意义($P=0.00$)。夏邵友等[75]回顾分析315例原发性腹膜后肿瘤患者的临床资料。结果显示315例原发性腹膜后肿瘤良、恶性之比0.55∶1。手术治疗294例,完整切除161例,联合切除69例,部分姑息切除64例,21例未手术。恶性肿瘤完整切除患者预后优于部分切除($P<0.05$)。汤明等[76]回顾性分析120例原发性腹膜后恶性肿瘤的临床资料。患者术前均行B超、CT或MRI检查,并进行DSA 8例,IVP 28例;行肿瘤根治性切除88例、姑息性切除18例、未切除14例,全组无手术死亡病例。术后发生肺部感染11例、切口感染9例、腹空感染6例、切口裂开5例、术后出血4例、肠梗阻3例,并发症发生率为31.7%(38/120)。88例肿瘤根治性切除者1、3和5年累积生存

率为100%、91.2%和25.1%,姑息性肿瘤切除者1、3和5年累积生存率为34.1%、27.7%和7.2%,两组比较差异有统计学意义($P<0.05$)。作者认为,B超、CT、MRI和血管造影对判断肿瘤周围器官是否受累和切除范围有重要意义,外科手术切除肿瘤是提高原发性腹膜后恶性肿瘤生存率的重要手段,联合脏器切除能提高原发性腹膜后恶性肿瘤的完整切除率。成人腹膜后淋巴管瘤是非常少见的良性肿瘤,刘阳等[77]回顾性分析经病理学检查证实的成人腹膜后淋巴管瘤8例的临床资料。该组均行手术治疗。其中行完整切除6例,行大部分切除2例。术后随访未见肿瘤复发。作者认为,腹膜后淋巴管瘤临床表现缺乏特异性,术前难确诊,CT等影像学检查对该病的定性、定位具有一定的提示性。手术切除是该病的首选治疗方法。原发性腹膜后肿瘤侵及腹膜后大血管是手术彻底切除的主要障碍。肿瘤能否根治性切除,取决于对被侵及血管的处理。卫勃等[78]*评估在腹膜后肿瘤累及下腔静脉时单纯结扎和切除下腔静脉的可行性和安全性。作者近年来收治116例腹膜后肿瘤病人,93例接受了手术治疗,手术完全切除率93.55%,其中肿瘤累及下腔静脉者13例。按照肿瘤累及位置将下腔静脉分为3个节段:A,第二肝门至肾静脉以上;B,肾静脉节段下腔静脉;C,肾静脉以下至髂血管分叉。13例肿瘤累及下腔静脉患者中,A组2例,B组2例,C组8例,1例累及下腔静脉全程。行下腔静脉修补5例,肾静脉以下至髂血管分叉下腔静脉单纯切除、远近端缝扎4例,肾静脉平面节段下腔静脉切除、两侧肾静脉结扎1例,第二肝门至肾静脉以上平面结扎2例,下腔静脉全程切除1例。作者认为,腹膜后肿瘤累及并导致下腔静脉闭塞时,第二肝门至肾静脉以上平面下腔静脉结扎并不影响肾脏和其他盆腔器官的血液回流,切除累及肾静脉平面下腔静脉时,肾功能可能受损。肾静脉以下至髂总静脉分叉平面受累的下腔静脉无论是否闭塞,均可安全结扎或切除。在腹膜后肿瘤累及下腔静脉的联合脏器切除中,单纯结扎和切除不同节段的下腔静脉可缩短手术时间,提高肿瘤的切除率和手术安全性。张业伟等[79]分析了13例累及下腔静脉的原发性腹膜后肿瘤的临床资料。13例中除肠系膜上静脉行对端吻合1例,下腔静脉行结扎1例、修补2例、4例行端端吻合外,其余受累血管均行间置血管,其中包括:下腔静脉6例、肠系膜上静脉1例、门静脉1例、下髂静脉2例。合并脏器切除12例。13例均获随访。随访时间6～35个月,平均27个月。生存期大于1年者11例(84.6%),生存期大于2年者7例(53.8%),随访过程中2例(15.4%)肿瘤复发再次切除。张亮等[80]回顾性分析19例复发或转移性腹膜后恶性肿瘤患者的介入治疗方案和临床资料。主要症状为腰、腹部疼痛,均拒绝再次手术治疗,并且病理证实为软组织来源的肿瘤。采用CT导向下^{125}I放射性粒子置入及无水乙醇碘化油混合液注射治疗。在CT导向下将^{125}I放射性粒子置入腹膜后肿瘤内。19例患者首次治疗后1个月后疼痛症状获得不同程度缓解,所有轻度疼痛患者完全缓解;中度疼痛患者6例完全缓解,2例部分缓解;重度疼痛患者完全缓解、部分缓解、轻度缓解各1例。首次治疗后6个月影像评价肿瘤治疗效果:完全缓解10例,部分缓解7例,稳定2例。19例目前全部存活,随访时间7.0～31.0个月,平均生存期13.5个月。作者认为,CT导向下的粒子置入联合化学消融是治疗腹膜后恶性肿瘤的有效方法。何炜婧等[81]回顾性分析12例年龄小于2个月的腹膜后占位性病变患儿的临床特征、治疗及预后。该组男8例,女4例,中位年龄4.5 d,均因腹部包块入院。其中肾上腺血肿4例,B超及CT表现为肾上腺区囊性占位,门诊随访1个月左右肿块吸收;神经母细胞瘤3例,B超及CT检查表现为囊性或囊实性肿块影,其中1例为Ⅳ期,予化疗后手术切除,术后继续化疗,定期随访疗效令人满意;1例为Ⅳ期,门诊随访2个月左右肿块开始消退;畸胎瘤5例,B超及CT表现为混合性占位(囊性+实质性+钙化);4例予手术治疗,其中1例术后因"失血性休克"死亡,其余3例治愈出院,门诊随访,疗效令人满意。刘洲禄等[82]选择47例儿童腹膜后肿瘤,其中包括进展期神经母细胞瘤22例、神经节细胞瘤6例、肾母细胞瘤19例,应用"血管骨骼化"的方法解剖血管,并对受累血管采用多种方法处理,最终完成一期手术切除。在血管骨骼化理念的指导下,一期手术完全切除率分别达95.45%、100%及100%。除1例术后早期发生急性肾衰竭经透析治疗痊愈外,其余均顺利恢复,无围术期死亡病例。作者认为,儿童常见腹膜后肿瘤通过骨骼化血管及其他相应方法处理后,能提高一期手术完全切除率。

(奉典旭 陈 腾)

参 考 文 献

1* 姚国良,等.中华实验外科杂志,2009,26(6):732
2 田广健,等.中华普通外科杂志,2009,24(8):673
3 雷文章,等.中国普外基础与临床杂志,2009,16(2):92
4* 陈丹磊,等.中国实用外科杂志,2009,29(6):504
5 李 俊,等.华西医学,2009,24(2):305
6 蔡 昭,等.外科理论与实践,2008,13(6):531
7* 施成飞,等.外科理论与实践,2009,14(3):319
8 陈思梦.外科理论与实践,2008,13(6):572
9 范海涛,等.医学临床研究,2008,25(11):1983

10	康骅,等.中国现代手术学杂志,2008,12(6):431	
11	马宏伟,等.上海医学杂志,2008,31(12):864	
12	周建峰,等.实用医学杂志,2009,25(4):585	
13	王荫龙,等.外科理论与实践,2008,13(6):575	
14	陈佳骏,等.外科理论与实践,2008,13(6):528	
15	黄磊,等.外科理论与实践,2008,13(6):535	
16	陈双,等.中国实用外科杂志,2009,29(4):369	
17	龚艳萍,等.华西医学,2009,24(7):1658	
18	段体德,等.云南医药,2009,30(5):515	
19	卞正乾,等.外科理论与实践,2009,14(4):415	
20	杨春,等.中国现代普通外科进展,2009,12(6):504	
21	江华山,等.腹部外科,2009,22(3):153	
22	张文斌,等.南方医科大学学报,2009,29(5):952	
23	王玉文,等.中国现代手术学杂志,2009,13(2):102	
24	马阳阳,等.中华小儿外科杂志,2009,30(4):228	
25*	邓美海,等.中华实验外科杂志,2008,25(10):1260	
26*	汤睿,等.外科理论与实践,2008,13(6):564	
27	费阳,等.临床外科杂志,2009,17(3):171	
28*	申英末,等.中国实用外科杂志,2008,28(12):1046	
29	刘飞德,等.中华外科杂志,2009,47(2):151	
30	姚胜,等.中华创伤杂志,2008,24(11):911	
31	李基业,等.外科理论与实践,2008,13(6):552	
32	伍波,等.外科理论与实践,2008,13(6):560	
33	周致圆,等.外科理论与实践,2008,13(6):568	
34	吴仕和,等.中华普通外科杂志,2008,23(11):853	
35	刘力嘉,等.中国实用外科杂志,2008,28(12):1084	
36	庞国义,等.中国实用外科杂志,2008,28(12):1082	
37	靳小石,等.中华普通外科杂志,2009,24(1):33	
38	吴晔明,等.中华小儿外科杂志,2008,29(12):717	
39	叶祖萍,等.中华小儿外科杂志,2009,30(2):124	
40	岑云云,等.中国普外基础与临床杂志,2009,16(7):566	
41	邓海军,等.实用医学杂志,2009,25(11):1851	
42	宋晓华,等.临床外科杂志,2009,17(3):169	
43*	董尚然,等.中华小儿外科杂志,2009,30(2):101	
44	邵永胜,等.中华实验外科杂志,2008,25(12):1591	
45	袁波,等.腹部外科,2008,21(6):354	
46	黄宏春,等.胃肠病学和肝病学杂志,2008,17(10):852	
47	郑勇斌,等.腹部外科,2008,21(5):310	
48	江素君,等.肝胆胰外科杂志,2008,20(5):307	
49	叶晓华,等.临床放射学杂志,2009,28(6):810	
50	张文华,等.中华普通外科杂志,2009,24(1):41	
51	姚宁,等.腹部外科,2009,22(2):92	
52	丁凯,等.肠外与肠内营养,2009,16(2):84	
53	兰明银,等.腹部外科,2009,22(4):221	
54	江群刚,等.腹部外科,2009,22(3):183	
55	尤龙.中华普通外科杂志,2009,24(2):167	
56*	卫勃,等.解放军医学杂志,2009,34(4):409	
57	翁以炳,等.中华肝胆外科杂志,2009,15(2):143	
58	陈钟,等.中国现代手术学杂志,2009,13(4):257

59	康正茂.贵州医药,2009,33(2):134
60	吴浩瀚,等.安徽医学,2009,30(3):331
61	陈周,等.中国现代普通外科进展,2008,11(6):501
62	刘双利,等.中国修复重建外科杂志,2009,23(6):718
63	纪建松,等.中华胃肠外科杂志,2009,12(2):206
64	高延超,等.中国现代普通外科进展,2009,12(4):349
65	刘海燕,等.中华急诊医学杂志,2009,18(4):428
66	杨欣,等.临床外科杂志,2009,17(5):328
67*	任建安.中国实用外科杂志,2009,29(6):481
68	罗运生,等.中国普通外科杂志,2008,17(10):1039
69*	朱元民,等.中华普通外科杂志,2009,24(3):218
70	刘红艳,等.临床放射学杂志,2009,28(6):825
71	盛余敬,等.中国普外基础与临床杂志,2009,16(3):245
72*	夏绍友,等.中华医学杂志,2009,89(22):1567
73	朱卫华,等.中华普通外科杂志,2008,23(12):966
74	孙跃民,等.中华医学杂志,2009,89(38):2699
75	夏绍友,等.第二军医大学学报,2009,30(5):545
76	汤明,等.中国现代手术学杂志,2009,13(3):184
77	刘阳,等.腹部外科,2009,22(4):217
78*	卫勃,等.南方医科大学学报,2009,29(5):922
79	张业伟,等.中华普通外科杂志,2008,23(10):798
80	张亮,等.中华放射杂志,2008,42(9):969
81	何炜婧,等.临床小儿外科杂志,2008,7(6):15
82	刘洲禄,等.临床小儿外科杂志,2008,7(6):12

文　选

转化生长因子-β和碱性成纤维细胞生长因子在腹股沟疝患者腹横筋膜中的表达[中华实验外科杂志,2009,26(6):732]　姚国良等应用免疫组织化学方法观察转化生长因子(TGF)-β和碱性成纤维细胞生长因子(bFGF)在原发腹股沟疝患者腹横筋膜中的表达。作者收集2007年10月至2008年6月在该院就诊的原发性腹股沟直疝、斜疝患者各40例作为实验组,选取同时期因非疝、非炎性疾病而行下腹部手术的患者20例作为对照组。采用免疫组织化学方法测定实验组及对照组腹横筋膜中的TGF-β、bFGF的表达情况。所选取的标本中,实验组为患者疝环附近的腹横筋膜,对照组为腹股沟内环附近的腹横筋膜组织。经过10%甲醛固定,并制成石蜡切片,然后用免疫组织化学染色,结果判定分4个等级:无染色为0分;局灶染色或弥漫性淡染为1分;弥漫性中度染色为2分;弥漫性深染为3分。结果显示:TGF-β在直疝组多表现为局灶染色或弥漫性淡染(65.0%),但其在斜疝组及对照组多表现为弥漫性深染(42.5%;45.0%),TGF-β在直疝组与对照组之间的差异有统计学意义（$P<0.05$）；而斜疝组与对照组之间的差异无统计学意义（$P>0.05$）；bFGF 在直疝组、斜疝组、对照组几乎都表现为局灶染色或散在淡染（85.0%、77.5%、65.0%），3 组之间的差异无统计学意义（$P>0.05$）。作者认为，腹股沟直疝和斜疝的发生机制不完全相同，直疝的发生与患者自身的代谢关系密切，而斜疝的发生更应该被理解为是先天的解剖学特点所造成的。因此，对于腹股沟直疝患者的手术，无张力疝修补应该是较好的选择。

（华 蕾）

述评 腹横筋膜是构成腹股沟管后壁的主要结构之一，对维持腹股沟区组织强度有重要作用。其组织结构薄弱是导致腹股沟疝发生的重要原因。然而，对腹横筋膜结构及其成分改变在腹股沟疝发生机制中的作用研究较少。构成腹横筋膜的主要成分为 I、III 型胶原，其合成代谢主要由 TGF-β、bFGF 调节。作者通过观察 TGF-β、bFGF 在腹横筋膜中的表达，以研究腹横筋膜的代谢状况。认为直疝组 TGF-β 的表达减少，影响了胶原蛋白合成，特别是纤维较粗大的 I 型胶原蛋白的合成，降低了腹横筋膜张力强度，从而导致了腹股沟直疝的发生。该研究为进一步阐明腹股沟直疝的发生机制提供了实验依据。如能够同时观察 I、III 型胶原的变化及其与 TGF-β、bFGF 表达的关系，为该研究结论提供直接的证据，则更具说服力。

（陈 腾）

3DMax 补片在腹腔镜腹股沟疝修补术中的应用（附 68 例报告）［中国实用外科杂志，2009，29（6）：504］ 陈丹磊等对 2006 年 10 月至 2008 年 7 月应用腹腔镜技术并采用 3DMax 补片腹股沟疝修补术的 68 例患者的临床资料进行回顾性分析，以评价 3DMax 补片经腹腔镜行腹股沟疝修补术中的应用价值。该组男 60 例，女 8 例。年龄 25~70 岁，平均 45 岁。斜疝 53 例，直疝 13 例，股疝 2 例。I 型疝 4 例、II 型疝 45 例、III 型疝 16 例、IV 型疝 3 例。67 例在腹腔镜下完成疝修补术，经腹腹膜前网片疝修补术（TAPP）19 例，全腹膜外修补（TEP）48 例；1 例因疝囊过大疝内容物无法还纳中转开放修补。手术时间 30~65 min，平均 40 min。术后排气时间 1~2 d，术后平均住院 2 d。术后发生阴囊血清肿 2 例，小肠梗阻再手术 1 例。随访 3~24 个月，无复发病例。作者认为，疝修补术中腹腔镜修补术具有优势，并发症及复发率明显低于开放术式。操作上应注意两点：一是补片要置入腹膜前间隙（够深）；二是补片要覆盖整个耻骨肌孔（够大）。3DMax 补片设计为与耻骨肌孔完全一致的立体形状，其贴合性为其他补片无法比拟。因此，TEP 术使用 3DMax 补片理论上无需钉合固定，腹内的压力会使其在腹膜前呈"碗状"展开，牢固修补斜疝、直疝及股疝三角，从而避免了与补片固定相关的并发症（如术中血管损伤或术后持续性疼痛等）发生。而且一次成形，免去了修剪补片的步骤，使手术操作更加快捷简便。

（华 蕾）

述评 近年来各种新型的疝修补补片不断涌现，3DMax 补片是其中之一。该补片设计为与耻骨肌孔一致的立体形状，具有贴合性好、可覆盖斜疝、直疝及股疝三角、无需钉合固定等优点。但其价格较为昂贵。作者总结了应用腹腔镜技术并采用 3DMax 补片行腹股沟疝修补术 68 例的经验，特别是手术中的操作要点及注意事项，值得借鉴。由于该组病例数较少，且随访时间较短，其治疗效果有待进一步观察。

（陈 腾）

轻量型和普通聚丙烯补片在腹股沟疝修补术中的对照研究［外科理论与实践，2009，14（3）：319］ 施成飞等对 2006 年 10 月至 2008 年 3 月间的 609 例腹股沟疝病人分别使用普通聚丙烯补片（普理灵）和轻量型聚丙烯补片（薇普 II）进行腹股沟疝修补术，并对两组临床资料进行对比研究。609 例病人均用 Lichtenstein 修补术式，分成 2 组，一组 307 例使用普理灵补片（109 g/m²），另一组 302 例使用薇普 II 补片（83 g/m²）。其中普理灵补片组 6 例及薇普 II 补片组 3 例因疝囊过大及疝环缺损直径>2.5 cm，考虑采用 Lichtenstein 修补术式可能效果不好给予剔除，最终普理灵补片组 301 例和薇普 II 补片组 299 例入组研究。两种补片均为美国强生公司产品。由经过专业培训的医师进行标准的 Lichtenstein 疝修补术。比较 2 组平均手术时间、术后炎症反应程度、并发症及恢复工作的时间，并根据 SF-36 对病人术前和术后 6 个月内的生活质量进行评估。术后每 3~6 个月随访一次，最长时间为 2 年，随访率 86.5%。使用疼痛的数字评分法（NRS）对术后第 2 天和 6 个月的疼痛情况进行评分，以此判断术后 6 个月腹股沟区是否仍有异物感。与普理灵补片相比，使用薇普 II 补片可减轻术后导致的腹壁活动受限，炎性反应和纤维组织的生成减少；术后 6 个月运动时疼痛的比例也降低（$P<0.05$）；腹股沟区有异物感的病人较少。术后早期创面水肿及术后 3 个月局部僵硬感较普通聚丙烯补片为轻。作者认为，腹股沟疝行 Lichtenstein 修补术中更适宜使用轻量型聚丙烯补片。

（华 蕾）

述评 近年来轻量型聚丙烯补片在临床上的应用日益广泛。与常规聚丙烯补片相比，其具有组织反应轻、瘢痕形成少、术后疼痛和异物感轻等优点。随着材料工程技术的进步和修补材料的不断研发,更加符合人体生理、更加完善的修补材料,如生物补片、涂层补片、部分可吸收补片等将逐步应用于临床。该研究对临床上疝修补材料的选择有一定指导意义。由于病人随访时间较短,远期效果有待进一步观察。

(陈 腾)

猪切口疝模型的建立及使用生物型补片修补的研究[中华实验外科杂志,2008,25(10):1260] 邓美海等通过在小猪上腹部制作一个肌肉筋膜层缺损区的方法建立切口疝模型,分别采用二期修补和一期修补的方法,使用生物型补片无张力修补切口疝,并探讨生物型疝补片在切口疝修补治疗中应用的可行性。选择18只体重20~25 kg的雌性小猪,将小猪上腹部肌纤维横断,形成8 cm×6 cm的缺损区,缝合皮下组织和皮肤(二期手术组)。手术修补方法分两组:即二期修补组和一期修补组。二期修补组(8只小猪)在建立切口疝模型手术后2周时再次手术,暴露疝囊和疝环口,采用无张力疝修补术的方式进行切口疝修补。将生物型疝补片覆盖缺损区,并超过疝环外完整肌肉筋膜层2 cm,缝合切口。一期修补组(10只小猪)在建立切口疝模型手术后,立即使用生物型疝补片直接修补这一缺损区,补片覆盖范围两组相同。术后两组均观察切口感染、疝复发等并发症及术后1、3、6个月的补片组织的病理学变化。术后1周时可获得典型的切口疝模型;一期修补组未发生切口疝,二期修补组6只小猪成功,2只因切口感染、补片排出而失败。术后6个月内观察,生物补片的胶原变性吸收,逐渐被结缔组织所替代,大体上逐渐形成一致密结缔组织层并自体腱膜化。作者认为,该研究所采用的切口疝模型制作方法成功率高、可重复性好。通过修补手术后1~6个月的实验观察发现,此生物补片在机体内被逐渐吸收并自体腱膜化,说明此生物补片与机体有极佳的组织相容性。用生物型疝补片修补小猪切口疝可行,并预示着此生物补片可能是一种较为理想的腹外疝修补材料。

(华 蕾)

述评 理想的生物膜补片应具备稳定的生物相容性、不引起排异和炎症反应、足够的物理强度、为自身修复提供支架等特点,是近年来组织工程学研发的重要课题之一。但目前尚无理想的生物膜补片应用于临床。作者采用自主研发的生物型疝补片,以小猪切口疝为模型,探讨该补片在切口疝修补治疗中应用的可行性,并取得了较为满意的结果。该研究为该生物型补片在临床上的应用提供了动物实验依据。

(陈 腾)

阔筋膜张肌肌皮瓣在腹壁和腹股沟肿瘤切除后巨大缺损一期修复中的应用[外科理论与实践,2008,13(6):564] 汤睿等对2001年8月至2008年5月收治的7例腹壁或腹股沟恶性肿瘤病人在行根治性扩大切除后造成巨大缺损(缺损面积≥80 cm²),采用带蒂或游离阔筋膜张肌肌皮瓣转移技术进行一期修复,并探讨该技术在腹壁和腹股沟肿瘤扩大切除后巨大缺损一期修复中的应用价值。该组7例病人中,男4例,女3例,年龄15~76岁,平均46.1岁。肿瘤位于胸腹壁1例,下腹壁4例,腹股沟2例。既往手术史0~7次,平均2.1次。病理分型:隆突性皮肤纤维肉瘤3例,恶性侵袭性硬纤维瘤2例,恶性神经鞘膜瘤1例,脂肪肉瘤1例。所有手术均距肿瘤边缘3 cm以上进行扩大切除,肿瘤切除后腹壁缺损面积80~400 cm²,切缘作冰冻病理切片为阴性后再行缺损修复。2例腹股沟肿瘤及2例腹壁肿瘤腹膜完整者采用单纯带蒂肌皮瓣转移,另2例腹壁肿瘤和1例胸腹壁肿瘤因为全层腹壁缺损,均在肌皮瓣的下方加用补片修复,1例选用聚丙烯和膨化聚四氟乙烯组成的复合补片,2例选用人脱细胞真皮基质补片修复。切取的肌皮瓣根据缺损的大小决定,基本相等或略大,供区的皮肤缺损取对侧或同侧大腿的中厚皮片覆盖。全部病例成功实现一期修复,无手术死亡者,仅1例出现少量皮瓣边缘坏死。术后随访3~84个月,1例隆突性皮肤纤维肉瘤和1例硬纤维瘤分别于术后6和12个月出现局部复发,目前仍然生存。所有病例在随访期间无腹壁疝形成。作者认为,阔筋膜张肌肌皮瓣转移技术是一期修复腹股沟区恶性肿瘤扩大切除所致皮肤和肌层巨大缺损的理想方法。

(华 蕾)

述评 腹壁和腹股沟恶性肿瘤尤其是纤维肉瘤,具有恶性侵袭表现,为减少复发,须进行局部扩大切除,但切除后所造成的巨大缺损,给伤口修复带来困难。作者利用带蒂阔筋膜张肌肌皮瓣成功一期修复腹股沟区巨大缺损;对于腹壁巨大缺损者,在阔筋膜张肌肌皮瓣移植的同时联合应用补片修补,以进一步增加腹壁强度,随访期间未见腹壁疝的发生。作者的经验值得借鉴。由于腹壁和腹股沟恶性肿瘤的局部复发率高,对于复发病例的处理,特别是再次切除后创面的修复,仍然是一个值得进一步研究和探讨的课题。

(陈 腾)

内置法与外置法开放式人工合成材料修补造口旁疝临床对照研究[中国实用外科杂志,2008,28(12):1046] 申英末等对2002年1月至2007年7月收治的48例造口旁疝病人的临床资料进行回顾性分析,评价比较内置法和外置法开放式人工合成材料修补法治疗造口旁疝的效果。内置法组男10例,女15例,平均年龄 68.08 岁,体重指数平均 24.68。外置法组男 9 例,女 14 例,平均年龄 67.13 岁,体重指数平均 24.69。内置法修补 25 例,采用聚丙烯和膨化聚四氟乙烯复合材料的造口旁疝专用补片,外置法修补 23 例采用聚丙烯平片。内置法采用远离造口位置的切口入腹,游离出造口肠管,找到造口旁疝的疝环,回纳疝内容物,准确测量疝环缺损后,选择大小合适的造口旁疝专用补片,将其置入腹腔并将造口的肠管套入孔内,使用特制戳孔针将预先缝合于补片边缘各固定点的 1-0 Prolene 线穿出腹壁,并于皮下打结固定。外置法选择造口位置周围的切口,找到造口旁疝的疝囊和疝环,打开疝囊,回纳内容物并切除多余疝囊,关闭疝囊。以皮下造口的肠管为中心游离出足够补片置入的鞘膜前间隙,使用大小适宜的补片,通过裁剪出的孔套过造口的肠管置入鞘膜前间隙,补片边缘至少要超过疝环缺损缘 5 cm 以上,作疝环缺损缘和补片边缘的两圈补片与筋膜层的缝合固定。对两组病人的手术时间、术后住院天数及术后各种并发症的发生情况进行统计学分析。结果显示:内置法组手术时间(130.00±28.28)min,术后住院(14.16±5.41)d;外置法组手术时间(143.91±28.88)min,术后住院(17.48±6.37)d;随访 6~72 个月,内置法组术后没有复发,有 2 例伤口感染,2 例皮下积液,3 例出现局部慢性疼痛或异物感;外置法组有 5 例复发,4 例伤口感染,6 例皮下积液,9 例出现慢性疼痛或异物感。复发与术后慢性疼痛或异物感的发生率,内置法组明显低于外置法组($P<0.05$)。作者认为,人工合成材料修补法在开放式造口旁疝修补术中的应用安全、有效,内置法可减少术后复发与局部慢性疼痛或异物感的发生,还可减少术后伤口感染与皮下积液发生的可能。

(华 蕾)

述评 传统的造口旁疝修补手术是通过自身组织原位修补或另行造口,疗效均较差,复发率高达50%~100%。开放式人工合成材料造口旁疝修补术目前已成为造口旁疝治疗的主要方法。外置法是将补片放置在腹直肌鞘膜前修补造口周围的腹壁缺损,优点是不进腹腔,补片价格较低,缺点是伤口显露受限,补片不能直接接触肠管和腹腔内容物,不易展平和固定,造口污物容易污染补片和伤口。内置法可选择远离造口的切口进入腹腔,使用防粘连的复合补片在腹腔内直接修补造口周围的缺损,优点是解剖分离少,不易污染切口和补片,缺点是需进腹腔,当腹腔粘连较重时手术难度大。作者总结并比较了上述两种修补方法的经验和治疗效果,其研究结果对临床术式选择具有一定的指导意义。

(陈 腾)

早期连续性血液净化在肠穿孔腹膜炎模型中改善全身炎症状况的作用[中华小儿外科杂志,2009,30(2):101] 董岿然等观察早期连续性血液净化对幼猪肠穿孔腹膜炎诱导的全身炎性反应综合征(SIRS)的疗效,以探索新生儿肠穿孔腹膜炎治疗的新方法。动物模型的制作:12 只幼猪,体重 7~9 kg,雌雄不限。随机分为对照组($n=6$)和治疗组($n=6$)。以盲肠行手术穿孔诱导全身炎性反应综合征(SIRS),造模成功后治疗组行连续静脉-静脉血液透析滤过(CVVHDF) 8 h。成模后,治疗 2、4、8、16 h 分别记录 2 组动物基础状态的心率、呼吸、血压、体温、外周血细胞计数和血气分析,采血检验 TNF-α、IL-1β 和 IL-6 含量。所有动物经造模后 4~6 h 内均达 SIRS 标准。经分组行 CVVHDF 8 h 后,观察指标有明显变化的是:CVVHDF 组的心率、呼吸、血压、血清 TNF-α 水平均较对照组明显降低($P<0.05$),而血清 IL-6 在 CVVHDF 组则较对照组升高($P=0.04$)。血氧分压、血细胞计数和血清 IL-1β 水平的变化在 2 组中无显著性差异。该实验还发现 CVVHDF 对 SIRS 动物的体温恢复在组间比较并无优势,但能明显改善 SIRS 动物的心率和血压,稳定血流动力学状态,动脉血氧分压略有改善,TNF-α 明显下降,IL-6 明显增高。作者认为,在幼猪肠穿孔腹膜炎模型中,治疗的早期采用 CVVHDF,可部分降低全身性的炎症因子如 TNF-α,从而对减轻某些器官的伤害如肺损伤,对稳定 SIRS 动物的血流动力学有益处。对于新生儿肠穿孔腹膜炎的治疗,应在明确诊断后积极手术治疗,然后尽可能采用 CVVHDF,有部分降低炎症因子反应、稳定血流动力学的益处,有可能提高患儿生存率。

(华 蕾)

述评 新生儿腹膜炎是新生儿急腹症中最严重的并发症。由于新生儿对炎症反应的适应能力低下,导致腹膜炎,常为弥漫性难以局限,易引发 SIRS/脓毒血症并导致多器官功能衰竭。许多细胞因子如 TNF-α、IL-1β、C 反应蛋白等在介导 SIRS 发生,导致细胞、器官功能不全乃至衰竭中起重要作用。近年来临床研究表明,连续性血液净化具有非选择性清除大量炎症介质的特点,可以改善危重病人的氧合状态、稳定血流动力学、改善脓毒症病人的免疫功能紊乱状态。该研究观察了 CVVHDF 对幼猪肠穿孔腹膜炎模型诱导 SIRS 的治疗效果,发现 CVVHDF 可降低细胞因子 TNF-α,并稳定血流动力学。该研究为 CVVHDF 治疗新生儿腹膜炎提供了实验依据。

(陈 腾)

急性肠系膜血管缺血的诊断与治疗(附 54 例报告)[解放军医学杂志,2009,34(4):409] 卫勃等搜集了2002年1月至2008年12月间54例急性肠系膜血管缺血性疾病(acute mesenteric ischemia, AMI)患者临床资料,以总结AMI患者的诊断和治疗经验,分析损伤控制性手术的应用价值。全组54例中,男37例,女17例,年龄22～90岁,平均54.9岁。肠系膜上动脉血栓或栓塞19例,肠系膜上静脉血栓或栓塞29例,肠系膜上动脉瘤2例,肠系膜上动脉狭窄4例。所有患者均经CT血管造影(CTA)等检查明确诊断。CTA从膈肌到耻骨联合连续扫描后重建血管。入院后根据病情给予序贯治疗。静脉血栓形成时间较短、症状较轻且D-二聚体无持续升高患者给予全身抗凝治疗或者介入溶栓治疗,介入采用Seldinger技术穿刺桡动脉,造影明确诊断的同时于肠系膜上动脉插管,每日给予肝素100 mg,尿激酶50万U。肠系膜上动脉狭窄导致的急性缺血患者可根据情况行腔内支架治疗。一旦出现急性腹膜炎,则立即行剖腹探查。对于肠系膜上静脉血栓患者,如肠管坏死范围较广,肠管切除后血运难以判断,或全身炎症反应较重,有早期多器官功能不全表现者,根据损伤外科要求,尽量简化手术操作,切除坏死肠管后,远近端肠管外置观察,使用输液袋或补片暂时关闭腹腔,待全身情况进一步稳定后再行关瘘等处理。全组中有6例患者放弃治疗而死亡,9例全身抗凝治疗后病情好转,6例血管腔内支架治疗后治愈或好转,13例通过肠系膜上动脉行插管溶栓治疗。20例接受手术治疗的患者中9例采用了损伤控制外科方法(包括术中尽量缩短手术时间,肠管远近端外置,补片暂时性关腹等),11例常规手术治疗。全组总病死率18.5%(10/54),手术死亡率20%(4/20),手术并发症发生率为45%(9/20);损伤控制外科组和常规治疗组病死率分别为1/9和3/11($P>0.05$),其并发症发生率分别为3/9和10/11($P<0.05$)。作者认为,CTA可作为大多数AMI病例确诊的首选检查和诊断依据,序贯性治疗可降低该病的病死率,而损伤控制性手术可有效减少其手术并发症。

(华 蕾)

述评 AMI因其早期诊断难度大,预后往往不良,病死率达20%～90%,即使积极进行二次手术其病死率仍难有明显改善。介入造影被认为是诊断AMI的金标准,在造影的同时还可以进行相关的扩血管、溶栓治疗。该组总病死率18.5%,这得益于CTA和血管造影技术的普及应用。损伤控制外科要求较高,既要把创伤对患者的损害降到最低程度,又能最大限度地保存机体生理功能。该组资料显示,损伤控制性手术虽不能降低AMI患者的病死率,但在一定程度上减少了手术并发症。说明应用损伤控制外科理念治疗AMI具有积极意义。

(陈 腾)

腹腔开放治疗肠瘘并严重腹腔感染73例分析[中国实用外科杂志,2009,29(6):481] 任建安等回顾性分析了1999年1月至2008年12月73例接受腹腔开放疗法的肠外瘘并严重腹腔感染的临床资料,研究腹腔开放治疗肠外瘘并严重腹腔感染的时机、方法与效果,比较不同暂时关腹技术,研究消化道与腹壁重建的时机与效果。该组73例中,男61例,女12例。年龄19～76岁,平均44.9岁。多发肠瘘28例,空回肠瘘28例,十二指肠瘘6例,结肠瘘9例,胃瘘1例,胰瘘1例。在引流、清除坏死组织后,对确定不适合关闭腹腔者,采用单纯缝合皮肤、肠外营养3 L袋、可吸收网片或聚丙烯网片等覆盖来关闭腹腔。待腹腔开放的创面为肉芽组织所填充后,则在创面行植皮术。在植皮3个月后择期行确定性手术,切除含瘘肠段,行肠道重建和腹壁重建。术前及术后1、3、5、7、10、15 d分别检测血常规、粪尿常规、肝肾功能、电解质、血气分析等,并进行急性生理学及既往健康评分(APACHE Ⅱ评分),同时行脏器功能障碍严重度评分。结果56例(76.7%)行腹腔开放疗法后存活(存活组),10例(13.7%)死亡,7例(9.6%)放弃治疗(死亡及放弃治疗者统称为死亡及放弃治疗组)。死亡原因主要是腹腔出血(5例)、感染和脏器功能衰竭(5例)。腹腔开放前的APACHE Ⅱ评分在存活组和死亡及放弃治疗组分别为(13.5±4.3)和(16.0±5.8),腹腔开放后第5天时分别降至(9.2±4.5)和(12.9±5.5);腹腔开放第15天时,存活组APACHE Ⅱ评分降至(8.1±6.2),而死亡及放弃治疗组评分重新升高至腹腔开放前水平(16.3±11.8)。脏器功能衰竭评分亦有类似变化。作者认为,腹腔开放可有效治疗肠外瘘并严重腹腔感染病人。在多脏器功能严重损害前及时行腹腔开放疗法可有效改善肠瘘并严重腹腔感染的疾病严重度。腹腔开放后第15天左右的疾病严重度可提示病人的转归。行腹腔开放的病人可分为暂时关腹、创面植皮和永久重建3个阶段,消化道与腹壁重建可同时进行。

(华 蕾)

述评 对肠外瘘合并严重腹腔感染病人,应用传统的一次性引流、清创手术,往往难以完成对感染源与坏死组织的彻底清除。而多次剖腹手术的打击可造成患者全身状况的进一步恶化。作者总结分析了近10年来73例接受腹腔开放疗法的肠外瘘并严重腹腔感染患者的临床资料,研究腹腔开放治疗肠外瘘并严重腹腔感染的时机、方法及消化道与腹壁重建的时机。该组的存活率为76.7%,效果令人满意。该临床研究为肠外瘘合并严重腹腔感染病人的治疗提供了宝贵的治疗经验。

(陈 腾)

腹腔恶性肿瘤伴大量腹水所致慢性腹内高压对相关脏器功能的影响[中华普通外科杂志,2009,24(3):218] 朱元民等为了解慢性腹内高压对机体多个系统和器官功能的影响,选择2004年1月至2008年1月住院确诊的腹腔恶性肿瘤伴大量腹水的慢性腹内高压患者共30例,其中男19例,女11例,年龄50～79岁,中位年龄64岁,包括结肠癌12例、胰腺癌7例,胃癌11例。另选取同期住院的腹腔恶性肿瘤但不伴腹水患者30例作为对照组,患者年龄、性别、肿瘤分期与慢性腹内高压组相匹配;其中男21例,女9例,年龄48～81岁,中位年龄66岁,结肠癌15例,胰腺癌8例,胃癌7例。慢性腹内高压组患者腹腔有大量腹水,其中腹部B超检查提示腹水最厚处>5 cm,如患者有慢性心、肝、肾、肺病史者除外。统计两组患者的循环系统、呼吸系统、消化系统症状及测定AST、ALT、BUN、Cr等以观察肝功能、肾功能、一般体力状况,采用KPS评分。慢性腹内高压组有气喘、胸闷等呼吸道症状者为9例(30%),腹部胀满感15例(50%),心悸、低血压10例(33%),肝功能异常16例(53%),肾功能异常14例(47%),KPS评分低于40分者22例(73%);对照组气喘、胸闷等有呼吸道症状者1例(3%),腹部胀满感5例(16%),心悸、低血压3例(10%),肝功能异常6例(20%),肾功能异常1例(3%),KPS评分低于40分者7例(23%)。以上各指标慢性腹内高压组均显著高于对照组($P<0.05$)。作者认为,慢性腹腔高压可导致机体循环系统、呼吸系统、消化系统等多系统、多脏器功能损害,甚至衰竭,并对患者一般状况造成显著影响,临床上应高度重视,尽早治疗。

(华 蕾)

述评 腹腔是个有限可变的腔室,正常腹内压(IAP)约为0。当腹腔内容物体积增加超过腹腔变化能力时,将引起IAP增高。临床表现为腹膨胀和腹壁紧张,伴有循环、呼吸及肾功能不全。早期体征是呼吸道阻力增加伴少尿;后期为腹胀、少尿或无尿、呼吸衰竭、肠道和肝脏血流量降低以及低心排综合征,所以动态监测IAP很有必要。IAP测定的方法有2种,其中直接测压法是直接置管于腹腔内,然后连接压力传感器。间接测压法是通过测量下腔静脉压力、胃内压力及膀胱内压来间接反映腹腔内压力。其中通过膀胱测压法简单准确,作为测定腹腔内压力的客观指标已被大家接受。该研究如能够增加腹腔压力测定、分析腹腔压力变化与各脏器功能变化的关系,将对临床干预的时机选择更具有指导意义。

(陈 腾)

原发性腹膜后神经源性肿瘤诊断与外科治疗[中华医学杂志,2009,89(22):1567] 夏绍友等回顾性分析了79例原发性腹膜后神经源性肿瘤患者的诊断、手术方式及预后,以探讨该病的诊断与外科治疗方法。作者收集了2000年1月至2006年1月共79例腹膜后神经源性肿瘤患者,男43例,女36例。年龄15～72岁,平均46.2岁。29例有腹痛、26例有腹部包块、15例下肢疼痛麻木、9例无明显临床症状。所有患者均行B超、CT检查,均发现腹膜后占位。全部病例均行手术治疗。术中发现肿瘤大多包膜完整,多发于脊柱两侧且与腹主动脉、下腔静脉、髂血管关系密切,部分肿瘤与腰、骶椎椎间孔关系密切,5例术中探查挤压肿瘤出现血压增高,最高达200/120 mm Hg。77例完整切除,2例恶性神经纤维瘤由于肿瘤巨大、术中出血多仅行剖腹探查肿瘤活检术。35例合并脏器切除,6例行下腔静脉部分切除并修补,4例行肾静脉水平下离断并切除下腔静脉1～3 cm,双侧断端结扎,1例左侧肾静脉水平上离断并切除受累下腔静脉,双侧断端及肾静脉予以缝扎。1例行一侧髂内动脉静脉结扎。1例肿瘤与腰2～3椎间孔紧密相连,请骨科协助打开该椎间孔,切除肿瘤。术中出血600～15 000 ml,平均3 360 ml,输血0～13 500 ml,平均2 200 ml。术后病理诊断:良性31例,恶性48例。其中神经纤维瘤19例,神经鞘瘤8例,副神经节瘤4例,神经纤维肉瘤21例,恶性神经鞘瘤14例,恶性副神经节瘤6例,神经外胚瘤5例,神经母细胞瘤2例。原发性腹膜后神经源性肿瘤手术死亡率为1.3%。良性肿瘤3年复发率为0%,5年复发率为12.9%,再手术率为100%,5年生存率为100%;恶性肿瘤3年复发率为41.6%,再手术率为90%,5年复发率为79.1%,5年生存率为62.5%。作者认为,原发性腹膜后神经源性肿瘤临床少见,术前定性确诊困难,B超、CT、MRI对定位诊断有决定意义。该肿瘤生长缓慢,远处转移晚,对化疗、放疗不敏感,手术切除是主要的治疗方法。术前需做好肠道准备并充足备血,术中注意保护受累神经的完整性。防止肿瘤残留及处理好椎间孔部位是预防肿瘤复发的关键。

(华 蕾)

述评 原发性腹膜后神经源性肿瘤临床较为少见,其主要来源于脊神经鞘、交感神经干及副神经节,以恶性为多见。由于位置深在且生长缓慢,早期肿瘤体积较小时可无任何症状,当体积增大达到一定程度时,可出现腰部、臀部或下肢放散痛,且肿瘤与邻近脏器、大血管及神经等关系密切,给手术切除带来困难。由于该类手术难度大、风险高,做好充分的术前准备十分重要,如充足的血源、人工血管的预置以及多学科的协作,包括普外科、血管外科、麻醉科、骨科、血库等。如该组患者的最大输血量达 13 500 ml,如果没有进行充分的术前准备是难以办到的。

(陈 腾)

腹膜后肿瘤切除术中单纯结扎和切除下腔静脉的可行性[南方医科大学学报,2009,29(5):922] 卫勃等评估在腹膜后肿瘤累及下腔静脉时单纯结扎和切除下腔静脉的可行性和安全性。作者收集了 2007 年 12 月至 2008 年 12 月共 116 例腹膜后肿瘤病人,其中男性 57 例,女性 59 例,平均年龄 42.63 岁。93 例接受了手术治疗,术中尽量做到肿瘤整块切除,但对少数肿瘤恶性程度较低的多次复发病人,当肿瘤侵犯较长节段的腹主动脉、下腔静脉,肿瘤基底暴露困难时,予以分割切除以降低手术难度。手术完全切除率 93.55%,肿瘤累及下腔静脉共 13 例,按照肿瘤累及位置将下腔静脉分为 3 个节段:A,第二肝门至肾静脉以上;B,肾静脉节段下腔静脉;C,肾静脉以下至髂血管分叉。13 例患者中,A 组 2 例,B 组 2 例,C 组 8 例,1 例累及下腔静脉全程。下腔静脉修补 5 例,肾静脉以下至髂血管分叉下腔静脉单纯切除、远近端缝扎 4 例,肾静脉平面节段下腔静脉切除,两侧肾静脉结扎 1 例,第二肝门至肾静脉以上平面结扎 2 例,下腔静脉全程切除 1 例。下腔静脉局部修补的 5 例患者术后常规使用低分子肝素注射液抗凝,无下肢水肿和血栓形成等并发症。其余单纯结扎和切除下腔静脉的 8 例中,1 例术后下肢肿胀,该病例累及肾静脉以下至髂总静脉分叉节段下腔静脉,但下腔静脉仍通畅,局部切除后并无局部血栓形成,术后 17 d 双下肢水肿开始消退,随访至术后 2 个月,基本恢复正常。两侧肾静脉结扎的 1 例病人术后早期出现少尿,术后随即开始血液透析,术后第 3 天尿量达 700 ml,血肌酐和尿素氮于术后 10 d 达峰值,随后肾功能逐步恢复,患者术后 33 d 痊愈出院。作者认为,腹膜后肿瘤累及并导致下腔静脉闭塞时,第二肝门至肾静脉以上平面下腔静脉结扎并不影响肾脏和其他盆腔器官的血液回流,切除累及肾静脉平面下腔静脉时,肾功能可能受损。肾静脉以下至髂总静脉分叉平面受累的下腔静脉无论是否闭塞,均可安全结扎或切除。在腹膜后肿瘤累及下腔静脉的联合脏器切除中,单纯结扎和切除不同节段的下腔静脉可缩短手术时间,提高肿瘤的切除率和手术安全性。

(华 蕾)

述评 腹膜后间隙存在有腹主动脉、下腔静脉、肾静脉等大血管,当肿瘤侵犯时处理难度大,特别是下腔静脉受累时,因其血管壁薄,分离和解剖容易造成大出血,而自体或人工血管移植容易血栓形成,更为棘手的是下腔静脉重建后的全身肝素化治疗和肿瘤切除后的创面大量渗血相矛盾。因此,当腹膜后肿瘤侵犯下腔静脉且分离困难时,外科医生往往放弃切除手术,丧失了将肿瘤完整切除的机会。作者报告了 13 例腹膜后肿瘤累及下腔静脉的手术经验,介绍了根据下腔静脉 3 个节段的不同解剖及肿瘤所累及的不同部位,采用了不同的切除和结扎方法,并证明了该方法安全可行。该临床研究为我们提供了宝贵的经验。该组病例数较少,如能扩大病例数或进行多中心合作研究,将不失为 1 篇高质量的学术论文。

(陈 腾)

腹腔镜外科

本年度共收集到论文614篇,纳入一年回顾141篇,占23.0%;收入文选9篇,占6%。

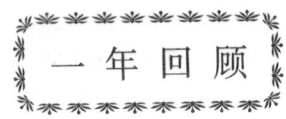

一、腹腔镜肝脏手术

目前,腹腔镜技术已成为肝囊肿治疗的首选手段。对非寄生虫性肝囊肿手术方式主要为腹腔镜下开窗引流术,主要步骤为囊肿的穿刺、部分囊壁的切除、残留囊壁的处理(碘酊、乙醇或电灼)。该技术操作简单、安全性高,疗效令人满意。其手术适应证可概括为:①位于肝表面单发或多发,直径>5 cm的症状性囊肿。②排除和胆道相通者。若囊肿位于肝实质内部或表面有较厚的肝组织、与胆道相通和位于右肝后叶腹腔镜下无法显露等情况,不适合采用腹腔镜下开窗引流。张震波等[1]、徐流波等[2]、王纯涛等[3]分别报道了136例、20例、42例腹腔镜肝囊肿开窗引流的临床资料,显示出手术时间短、出血小、术后疼痛轻微、恢复快的微创优势。肝包虫病采用腹腔镜治疗的临床报道也显示满意的治疗效果。李荣梓等[4]回顾分析17例腹腔镜治疗肝包虫病,分别行内囊摘除及残腔处理或外囊切除或肝部分切除。术后当天患者可下床活动,术后1例出现胆漏,1例术后1年复发,无腹腔种植。肖龙海等[5]报道51例,术式主要为囊内容物穿刺吸净、25%高渗盐水浸泡、外囊切除;术后胆瘘3例,2例残腔感染,均引流后治愈,51例术后随访5年,仅1例复发。腹腔镜肝切除技术已日益成熟。黄玉斌等[6]对93例腹腔镜下肝部分切除患者进行可行性及疗效分析。其病例选择标准为Child A或B级,病灶位于肝脏表面、右肝表面或左肝外叶、左半肝、右肝下段的良恶性病灶,阻断肝门血流后行腹腔镜肝部分切除。结果88例获得成功,并显示该术式具有术后疼痛轻、恢复活动及进食早,住院时间短的特点。胡明根等[7]*总结123例肝癌切除资料。其病例选择标准为:位于Ⅱ、Ⅲ、Ⅳ、Ⅴ、Ⅵ、Ⅶ段边缘的肿瘤,肿瘤大小直径不超过5 cm,切除范围不超过半肝,肝功能B级以上。手术方式包括规则性肝切除、不规则性肝切除。结果4例因肝中静脉出血中转,5例术后出现少量胆漏,8例出现少量腹水,1例术中死于肝中静脉出血及气体栓塞。王鲁等[8]报道11例肝脏良恶性肿瘤腹腔镜下解剖性肝左外叶切除。平均病灶5.8 cm,均位于左外叶(Ⅱ、Ⅲ段),肝功能Child A级。结果,手术时间平均147 min,无输血及并发症,术后平均住院5.9 d。张志波等[9]报道22例肝血管瘤腹腔镜肝切除术。除2例中转开腹,其余包括规则性肝叶切除14(左半肝切除、左外叶切除、Ⅵ段切除)、不规则切除8例;10例在区域性半肝血流阻断、7例行间歇性第一肝门血流阻断,5例未行入肝血流阻断。平均手术时间209 min,平均术中出血360 min,全组无死亡及并发症发生,术后平均住院6 d,随访2~14个月,无症状再发及肿瘤复发。周松强等[10]报道25例规则性左外侧叶腹腔镜肝切除,肝功能Child A级,病灶位于左外侧叶,良性肿瘤直径小于8 cm,恶性肿瘤小于5 cm。手术时间(100±11)min,术中出血(90±15)ml,术后无胆漏及出血。肝癌患者术后随访(29.5±6.3)个月,未见肝内复发及手术切口种植转移。王存川等[11]介绍肝门阻断技术在腹腔镜肝部分切除中的应用。21例左肝部分切除病例,采用腹腔镜专用第一肝门阻断器,阻断15 min后放松5 min再行阻断。手术均获成功,术中平均出血20 ml,术后复查肝功能、各转氨酶与术前无显著变化。蔡柳新等[12]报道选择性半肝血流阻断技术在腹腔镜肝切除术中的应用。比较该技术与全肝血流阻断方法显示,前者具有血清氨基转移酶升高幅度少,恢复正常时间短的优势,而手术时间、阻断时间、术中平均出血量、术后住院时间均无明显增加。张绍庚等[13]探讨手助式腹腔镜技术在大肝癌切除中的应用价值。56例病变位于肝外周部位（Ⅱ～Ⅵ段）的直径>5 cm肝癌患者，行手助腹腔镜下规则性左肝叶切除或不规则性右肝切除，其中31例行肝门阻断。平均手术时间105.3 min，平均出血量97 ml，瘤体平均大小8.6 cm，切除肝组织最大径平均10.5 cm，术后无严重并发症发生，平均进食时间2.1 d，术后平均住院7.3 d。古立诚等[14]比较手助腹腔镜左半肝切除术与开腹手术的近期疗效。两组均无术中、术后严重并发症和手术死亡病例，两组手术时间差异无统计学意义，腹腔镜组在术中出血量、术后体温恢复、排气时间、恢复活动时间、术后并发症发生率和住院天数方面均显著低于开腹手术。作者认为，手助技术能集中开放和腹腔镜手术的优势完成复杂手术，同时能体现出微创的优势。陈永标等[15]手助腹腔镜与开腹肝癌切除对比研究显示，两组平均手术时间相仿，均无严重并发症发生。两组复发率也无显著性差异。但手助腹腔镜组平均出血量、切口长度、术后肛门排气时间、术后住院时间、术后第7天C反应蛋白均明显少于开腹组。赵宏志等[16]比较手助腹腔镜肝切除与开腹手术治疗肝内胆管结石的临床效果，也显示腹腔镜组术后恢复快、疼痛轻微、住院时间短及术后C反应蛋白上升幅度小、下降快的特点。

二、腹腔镜胆囊手术

腹腔镜胆囊切除术目前仍是国内开展最多的术式，随着技术的日益成熟，其适应证也不断拓宽，以往被认为是禁忌证的如萎缩性胆囊炎、急性胆囊炎、颈部结石嵌顿、有上腹部手术史及合并其他脏器严重疾病患者等目前也多有行LC的报道。斐志强[17]报道560例复杂胆囊处理经验（包括萎缩性胆囊炎、急性炎症及颈部或胆囊管结石嵌顿等），24例因三角冷冻样中转，术后发生胆漏2例，作者认为，复杂性胆囊的腹腔镜切除分离时必须首先确认胆囊壶腹部与交界处，颈部结石可将结石挤入胆囊或切开取出后再行分离，若三角无法解剖不应强行操作，可行胆囊部分切除或及时中转。吴小忠[18]提出对复杂性胆囊应用首先解剖后三角，找到胆囊管作为标志后从前三角钝性分离打通胆囊三角的方法，采用该法280例中仅1例中转，无胆道损伤发生。唐荣声[19]提出对困难型胆囊可采用腹腔镜下胆囊大部切除的方法，即切开胆囊取出结石后逆行向胆囊管分离直至辨认后封闭胆囊管开口，作者采用该法均成功完成218例手术，无并发症发生。何震宇等[20]回顾分析169例复杂胆囊切除，提出术前应掌握手术时机，如急性者应在72 h内手术或炎症控制后1～4周，当胆囊三角难以解剖时应采用逆行法切除，

术中及时主动中转等均是提高手术成功率，减少并发症的重要措施。谢锷[21]报道急性坏疽性胆囊炎46例临床经验，提出早期手术是成功的关键，手术操作中应该及时减压、采用钝性吸引器分离胆囊三角、必要时行胆囊大部切除等，采用上述方法全组仅3例中转开腹。黄志耿等[22]报道103例急性胆囊炎腹腔镜切除术，提出在72 h内及时手术，可提高手术成功率，操作中及时减压、采用吸引器钝性分离仔细辨认三角结构、适当采用胆囊大部切除和及时中转均是防止并发症的重要措施。刘进军等[23]总结73例急性胆囊炎腹腔镜切除的经验，认为急性发作72 h内是最佳的手术时机，而超过72 h者，应遵循宁伤胆囊不伤脏器的原则，采用逆行法先切开胆囊取石后再处理胆囊管。刘晓辉等[24]报道158例急性胆囊炎腹腔镜手术，提出胆囊管逆行分离的手术方法，即从远离胆总管的胆囊壶腹部开始向下分离胆囊管，不过分暴露胆总管。采用该法全组患者仅4例中转。雷鹏举等[25]比较急性胆囊炎发作72 h内腹腔镜手术与非急性腹腔镜手术的临床资料，结果显示平均手术时间、并发症发生率及中转开腹率两者无显著差异。作者认为，急性结石性胆囊炎在72 h内行腹腔镜手术时间安全可行。郭朝阳[26]回顾99例急性胆囊炎早期（72 h内）与晚期（抗炎2周）腹腔镜手术的临床资料，结果显示两组手术时间及中转率无统计学差异，因此72 h内急性胆囊炎腹腔镜切除时安全可行的，72 h内不增加手术难度及中转率。黄悦等[27]总结腹腔镜胆囊切除术中结石嵌顿性胆囊炎的治疗经验，作者认为该类型胆囊的最佳手术时机是在发作72 h内，超过72 h则应在炎症控制后3个月以后手术，术中要及时进行胆囊减压并且将嵌顿的结石从壶腹部或胆囊管内推挤如胆囊或切开取出后在行分离，必要时主动中转手术。俞亚红等[28]回顾456例胆囊颈部和壶腹部结石嵌顿的手术经验，提出对此类胆囊的处理原则为高张减压、胆囊壁内分离、宁破胆囊不伤周围脏器、及时松动结石或取石后再行分离三角及遇到无法处理的出血、胆道损伤时应及时中转开腹。杜立学等[29]分析528例胆囊颈部并急性化脓性胆囊炎的病历资料，提出手术的操作要点包括：钝性分离粘连、胆囊穿刺减压、三角区采用吸引器边冲洗边钝性分离等。528例中524例成功完成手术，其中132例急性发作72 h以上中有2例发生胆道损伤。王超峰等[30]报道38例萎缩性胆囊炎的临床资料，提出手术要点为仅靠胆囊钝锐性结合分离，分离粘连时遵循宁伤胆不伤肠，分离三角时遵循宁伤胆不伤管的原则，冰冻胆囊三角时可行囊大部切除，必要时应早期及时中转手术。38例中36例完成手术，术后均无严重并发症。霍中华等[31]报道580例有上腹部手术史的腹

腔镜胆囊切除术,其中528例成功完成手术,中转开腹的原因主要是腹腔内粘连,提高手术成功率的关键在于术前仔细评估,如上腹部手术次数、手术间隔时间、穿刺点选择距离瘢痕一定的距离等。张乐逸等[32]报道38例血液透析患者的腹腔镜胆囊切除术,并与38例肾功能正常者进行了比较,结果显示两组的手术成功率、术中出血量、恢复通气时间、并发症发生率、住院时间和住院费用等方面均无统计学差异。作者认为,只要重视围术期的处理,血液透析患者的腹腔镜胆囊手术同样安全、可行。袁家天等[33]回顾分析80例肝硬化患者的腹腔镜胆囊切除术和肝硬化患者的开腹手术临床资料,结果显示,两组均无术后死亡、肝功能衰竭和胆道损伤的并发症,但腹腔镜组在手术时间、术中出血量、术后禁食时间、术后住院天数等指标方面均显著优于开腹组。作者认为,掌握手术技术特点如控制气腹压力、注意穿刺孔静脉有无曲张,重视肝功能分级及围手术期处理,肝硬化患者的腹腔镜胆囊切除安全、可行。腹腔镜胆囊切除术中胆道损伤是灾难性的严重并发症,一直是关注的重点。陈亚进等[34]*调查分析腹腔镜胆囊切除术中引起胆道损伤的原因和损伤后的处理方法。统计10家医院共110例病例,损伤的原因主要在于:经验不足(48.2%)、急性期手术(20.0%)、三角解剖不清和解剖变异(11.8%)、术中出血损伤(4.5%);损伤的部位主要在胆总管和肝总管。术后处理方式为胆管修补、内镜下放置支架、胆管空肠吻合等。苏永辉等[35]回顾15例胆道损伤的临床资料,其中术中早期发现8例,术后早期发现7例,术中胆道损伤的主要诊断依据为手术野胆汁渗出或发现有2个胆管残端;术后诊断主要依靠临床症状、体征及影像学检查,腹腔镜胆囊切除术胆管损伤与病因无关,术中及术后早期发现及恰当的处理,愈后良好,胆肠Roux-en-Y吻合术式是胆管损伤最主要的修复术式。陈健等[36]对90例腹腔镜胆囊切除术进行术中造影。作者认为,其价值在于正确判断胆道的解剖关系,减少胆道损伤。随着腹腔镜胆囊切除术病例的增多,术中意外发现胆囊癌的病例也时有报道。杨翀[37]报道2964例中发现18例,明确诊断后行开腹根治术8例,生存时间平均23个月,未行根治术6例平均生存时间7个月,作者认为,病史10年以上、萎缩性胆囊炎、胆囊壁不规则增厚、胆囊十二指肠瘘、直径>2 cm结石伴周围淋巴结肿大者均是胆囊癌的高危因素,须术前引起重视。马鹏飞等[38]于7861例腹腔镜胆囊切除术中发现13例胆囊癌,其术中发现7例和术后发现6例,5例接收根治性手术者术后1、3、5年生存率分别为80%、40%、20%,而8例仅行胆囊切除者术后1年生存率为50%,无超过2年者。因此,腹腔镜胆囊切除术中发现的的胆囊癌应行标准的根治术。范文君等[39]报道6例意外胆囊癌,均为术后病理发现,5例即刻开腹行根治术后3例T1期存活已超过2年以上,2例T2期分别存活15、21个月,未手术1例6个月后死亡。近年来,随着单孔腹腔镜概念的提出,腹腔镜胆囊切除术已开始由以往的4孔或3孔技术,逐渐向单孔、隐蔽孔甚至是经自然腔道手术发展,其目的是进一步减少患者的创伤和最大的美容效果。此类手术方式国内近年也逐渐有单位报道。牛军等[40]*报道国内首例经自然腔道(阴道)内镜胆囊切除术。患者为女性,患胆囊息肉,手术操作为经阴道后壁切口置入软性胃镜和专用器械,切除胆囊经阴道取出,手术时间3.5 h,术后第2天康复出院。该手术术后恢复快,无腹部瘢痕,在保持维持腹腔镜微创优势的同时具有极好的美容效果。韩威等[41]报道12例经脐单孔腹腔镜胆囊切除术,即3个穿刺器均经脐部2 cm切口进入腹腔进行操作,手术均获成功,手术时间30～135 min,术后第1～2天即可出院。朱江帆等[42]报道10例经脐部入路腹腔镜胆囊切除术,除1例暴露困难另加一辅助孔外,其余9例成功,手术时间45～110 min,无术中、术后并发症,术后1周恢复工作,腹部无明显的手术瘢痕。刘自明等[43]报道6例经脐部单切口腹腔镜胆囊切除术均获得成功,手术时间80～130 min,无出血及胆管损伤等并发症,术后1 d出院,术后1个月门诊随访恢复良好,仅脐部隐蔽瘢痕。朱家万等[44]报道52例,其中3例因颈部结石嵌顿改两孔外,其余49例手术成功,手术时间平均48 min,无并发症发生,术后1～3 d出院,1周恢复工作。

三、腹腔镜胆总管手术

腹腔镜胆总管切开治疗胆总管结石的技术成熟,许多单位均有开展。瞿建国等[45]报道135例胆总管结石腹腔镜探查,131例腹腔镜完成手术者中113例行T管引流,8例取石后一期缝合胆总管,10经胆囊管行胆总管胆道镜探查取石。术后发生残留结石1例,通过T管窦道胆道镜取出结石。拔T管后胆漏2例经再次腹腔镜置管引流治愈。无出血、腹腔感染、手术死亡等并发症。131例随访5～32个月,平均18个月,无结石残留、胆管狭窄和胆管炎发生。陈安平等[46]报道148例腹腔镜胆总管探查治疗细径胆总管(胆总管直径≤0.8 cm)结石,探查方法包括经胆囊残端扩张、胆囊管胆总管汇合部切开或胆总管前壁切开入路、网篮取石、液电碎石、T管引流或一期缝合等。结果腹腔镜手术成功116例,32例改成术中十二指肠镜下乳头切开取石,无中转开腹,术后均无残余结石,发生胆漏7例均经术中放置的胆管引流或腹腔引流管引流治愈,术后轻微胰腺炎3例。陶涛等[47]回顾分析523例腹腔镜胆总管结石手术并一期缝合临床资料,完成腹腔镜手术者,平均手术时间90 min,平均出血50 ml,术后第1天患者进食,2~3 d下床活动,术后5 d左右治愈出院;术后发生胆漏29例,引流胆汁量平均35 ml/d,持续1~6 d,均经非手术处理治愈。索运生等[48]报道699例腹腔镜胆总管探查一期缝合,其中完成腹腔镜手术643例(96.1%),其中发生胆漏17例经内镜鼻导管引流和腹腔引流治愈,胆道轻度狭窄2例无临床表现未处理,残余结石4例经术后内镜取石治愈,581例获得随访6~48个月,平均25.6个月,无胆漏、胆管狭窄、胆道出血发生。陈安平等[49]分析腹腔镜胆总管探查即时缝合术后胆漏的原因,776例临床资料分析结果表明,胆漏的主要原因是胆管切口胆汁渗漏和经胆囊管残端放置的导尿管引流管的脱落。对于胆总管结石除传统的胆总管切开探查外,尚有内镜下取石等微创治疗手段。韩威等[50]比较腹腔镜胆囊切除+经胆囊管胆道探查术与十二指肠镜乳头切开取石+腹腔镜胆囊切除术两种微创治疗方法,结果显示两种方法手术成功率、并发症发生率无统计学差异,而平均住院时间及住院费用前者显著低于后者,所有病例随访1年以上均无结石复发,可见腹腔镜胆道探查术具有更大的微创优势。周利国等[51]*回顾分析胆囊结石合并胆总管结石256例的临床资料,结果两种方式的手术成功率、并发症发生率、平均住院日无显著性差异,手术总时间、手术费用同样胆总管探查术要显著低于十二指肠乳头切开取石的方法。腹腔镜技术在胆总管囊肿的治疗也有应用。汤绍涛等[52]报道50例腹腔镜下小儿胆总管囊肿部切除、肝管空肠吻合、腹腔外空肠吻合术,除1例因粘连渗血中转其余均完成腹腔镜手术,平均手术时间226 min,8例患儿需要输血,术后并发症4例(胆漏、急性胰腺炎、粘连行肠梗阻及肠坏死各1例),术后住院平均8 d,49例术后随访3~39个月,平均26个月,无胆管狭窄等并发症,无手术死亡。席红卫等[53]报道25例胆总管囊肿小儿腹腔镜手术(11例)与开腹手术(14例)的治疗效果,术式为胆总管囊肿切除、肝总肝管空肠吻合手术,结果腹腔镜手术1时间要长于开腹手术,但开腹组发生胆漏3例而腔镜组1例,两者住院时间无区别,随访中开腹组2例经常腹痛,存在不全性肠梗阻,而腹腔镜下手术组无任何不适。

四、腹腔镜胰腺手术

腹腔镜技术应用于重症胰腺炎的治疗具有明显减少手术创伤的优势。刘灏等[54]将67例重症胰腺炎患者随机分为常规内科治疗组和腹腔镜联合十二指肠镜(内科治疗基础上附加动脉区域灌注、十二指肠镜胰胆管引流及腹腔镜胰腺包膜打开引流)治疗组,结果显示,联合治疗组APACHEⅡ评分明显降低,肝肾功能明显改善,胰腺损伤的CT评分显著降低,炎症因子TNF-α及IL-1β明显降低,IL-10明显升高,器官衰竭发生率明显下降,器官衰竭治疗成功率明显升高,病死率明显降低。李宛霞等[55]比较重症胰腺炎腹腔镜灌洗和传统治疗的疗效,结果腹腔镜灌洗后血清TNF-α和IL-8水平较传统组有显著下降,住院时间明显缩短,腹腔感染显著减少,血性感染和病死率也有所下降。王忠祥等[56]报道5例出血坏死性胰腺炎的腹腔镜诊断和治疗,即腹腔镜探查、腹腔镜下胆总管切开取石T管引流、腹腔镜下胰腺包膜切开减张冲洗和引流。5例术后6~10 d腹痛症状减轻,体温、血象基本正常,血、尿淀粉酶下降至正常范围,腹腔引流基本消失。腹腔镜胰腺切除术难度大、风险高,尚处在探索阶段。孔静等[57]报道4例腹腔镜胰体尾切除及1例胰腺假性囊肿内引流术。4例胰体尾切除病理为胰岛细胞瘤2例、浆液性囊腺瘤1例、胰尾癌1例,内引流为胰腺假性囊肿。术式胰体尾联合脾脏切除3例、保留脾脏胰体尾切除1例、胃假性囊肿内引流1例。所有手术均获成功,术后恢复顺利,无胰漏等并发症。王港等[58]报道26例胰体尾部肿物的腹腔镜胰腺远端切除术,平均肿瘤直径5 cm,术式包括15例保留脾脏胰体尾切除、10例胰体尾加脾脏切除、1例胰体部切除,平均手术时间268.5 min,出血量100 ml,术后住院时间9 d,无胰漏或脾梗死发生,2例包裹性积液保守治疗治愈,1例引流管口感染。刘荣等[59]报道30例腹腔镜胰岛细胞瘤切除术,术前诊断无功能性胰岛细胞瘤3例、胰岛素瘤27例。2例术中腹腔镜超声探查未发现病灶终止手术,28例成功手术者术式包括13例局部切除、胰体尾脾切除15例(其中保脾7例),手术时间平均165 min,出血145 ml,术后发生胰漏3例,其中2例保守治疗愈合,1例经十二指肠胆胰管逆行造影胰管支架置入后治愈。术后平均住院天数5.6 d,无手术死亡病例,随访4~62个月,无肿瘤复发病例。卢榜裕等[60]报道17例腹腔镜十二指肠切除术,该报道是目前国内病例数最多的腹腔镜下胰十二指肠手术的总结,作者提出在手术过程中紧贴十二指肠侧壁入路,可以安全、快速地判断肿瘤与下腔静脉的关系、有无侵犯肠系膜血管及门静脉及快速解剖胆管、清扫血管等结构,是腹腔镜胰十二指肠切除术中安全、快捷的手术入路。

五、腹腔镜脾脏手术

腹腔镜脾脏手术技术已日益成熟,其手术可行性及安全性和微创的优势已得到证实。腹腔镜脾脏切除术的应用范围,近年来已逐渐从局限在某些血液疾病如血小板减少性紫癜(ITP)等的脾切除治疗扩展到以往被认为是手术禁忌的门脉高压、脾功能亢进巨脾的手术治疗。郑朝旭等[61]、欧希等[62]、刘平果等[63]分别报道了对ITP患者实施腹腔镜脾脏切除的临床结果,结果均显示治疗效果良好,该手术方式安全可行。门脉高压症巨脾的腹腔镜切除术及合并实施门奇断流这一高难度手术,近年来报道逐渐增多。竺杨文等[64]报道72例,其中38例同时性门奇静脉断流术。手术时间1.8~5.5 h,出血60~400 ml,中转开腹2例,并发症包括2例术后腹腔出血、3例膈肌破裂、1例结肠脾曲破裂、4例术后发热、1例切口血肿,术后1~5 d肛门排气,术后平均住院10.5 d。屠金夫等[65]报道28例肝硬化门脉高压脾切除术,26例手术成功,大出血和粘连中转2例,平均手术时间(131±28)min,术中出血(510±84)ml,术后住院(5.7±0.8)d,术中膈肌破裂1例,术后胸腔积液3例,术后腹腔内出血2例,术后随访2~20个月,28例脾功能亢进消失。姚英民等[66]报道5例脾切除加贲门周围血管离断术,1例脾周粘连中转,平均手术时间220 min,术中出血210 ml,术后平均住院23 d,术后胃底穿孔1例。术后随访1~7个月,患者均恢复良好,无消化道出血症状。竺杨文等[67]报道30例肝硬化门脉高压、继发性脾功能亢进和上消化道出血行腹腔镜脾切除和门奇静脉断流术。全组无中转开腹,手术时间4~5.5 h,出血量60~400 ml,术后24 h至5 d肛门恢复排气,无严重并发症,术后平均住院12 d,术后1个月复查食管静脉曲张较术前明显减轻,22例随访1个月至4年,脾功能亢进基本纠正,无肝性脑病,未在发生呕血或黑便。王毅等[68]报道28例,25例获得成功(其中20例为手助),3例因术中出血中转,腹腔镜平均手术时间210 min,出血580 ml,术后住院10.8 d,术后1~2 d下床活动,疼痛少,并发症包括3例左侧胸腔少量积液,2例脾窝积液,2例少量腹水。孙跃明等[69]比较完全腹腔镜脾切除加门奇断流与传统开腹手术的临床效果,两组各36例,结果显示腹腔镜组平均手术时间稍长于开腹组,而术中出血量、术后下床活动时间、排气时间、住院时间则明显少于开腹组,术后并发症如胰漏、肺部感染、切口感染及下肢深静脉血栓的发生率也明显少于开腹组。两组住院费用差异无统计学意义。随访3~36个月,两组消化道再出血差异无统计学意义。张维建等[70]将23例腹腔镜巨脾切除病例与53例普通大小脾切除及35例开腹巨脾切除病例的手术疗效进行比较。结果巨脾组与普通大小组相比手术时间长、术中出血量多,术后住院时间、腹腔引流管留置时间、术后并发症和中转开腹率方面没有统计学差别。巨脾组与开腹组相比,术后腹腔引流置管时间和术后住院时间短,术后并发症发生率低,而术中出血和手术时间无显著性差异。沈亦钰等[71]观察腹腔镜巨脾切除术对患者免疫功能的影响,比较2组术前、术后1,7 d外周血淋巴细胞亚群及免疫球蛋白变化,结果腹腔镜组术后1、7 d的成熟T淋巴细胞、辅助T淋巴细胞、辅助T淋巴细胞与抑制T淋巴细胞的比值及免疫球蛋白IgG、IgA、IgM与术前比较无显著性差异。开腹组术后各项指标则较术前均显著下降。李永双等[72]观察手助腹腔镜脾切除加门奇静脉断流术对机体应激反应的影响。术前2组的血糖、胰岛素、T3、T4、及皮质醇水平无显著差异,2组术后血糖及皮质醇均较术前明显升高,但腹腔镜组术后第2天恢复到术前水平,开腹组术后3 d才恢复,开腹组术后第2天明显高于腹腔镜组;2组术后T3、T4及胰岛素均降低,同样腹腔镜组术后2 d恢复,而开腹组术后3 d恢复,并且其术后第2天水平明显低于腹腔镜组,实验表明,手助腹腔镜脾切除加门奇静脉断流术对机体的应激反应较小。腹腔镜脾脏切除术的难点在于脾血管的处理,安全处理血管是提高手术成功率、保证手术安全的关键。孙敏等[73]探讨预防腹腔镜下脾切除术术中出血的技术。其提出的手术步骤包括早期解剖结扎脾动脉、切断脾周围韧带,逐条解剖结扎脾门血管并离断,采用该法的17例患者(其中巨脾6例)均成功完成手术,平均手术时间110 min,平均出血160 ml。沈亦钰等[74]介绍术中预结扎脾动脉、超声刀解剖脾周韧带、Endo-GIA离断脾蒂方法,对12例巨脾患者手术治疗,均成功完成手术,无1例中转,作者认为,联合应用超声刀、Endo-GiA等先进器械,预结扎脾动脉腹腔镜巨脾切除是治疗巨脾、脾功能亢进的有效术式。贺明连等[75]介绍二级脾蒂离断法在腹腔镜脾切除中的技术应用。该方法主要为分别结扎分支脾血管,与一级脾蒂离断法进行比较现实,手术均获成功,两者在术中出血量、手术时间及术后腹腔出血方面无统计学差异,二级离断法在术后胰漏、脾热的发生及住院天数和费用等方面显著优于一级离断。何成年等[76]介绍7例巨脾患者行腹腔镜术前经导管全脾动脉栓塞后在行手术的方法。栓塞后4 h性腹腔镜下脾切除术,结果均获成功,平均手术时间120 min,出血量200 ml,无1例出现大出血和中转开腹。术中见胰腺正常,未发现胰腺动脉误栓,患者术后无并发症发生,术后随访1~6个月脾功能亢进消失,无门静脉血栓形成。于增文等[77]比较腹腔镜脾切除术中丝线结扎与Endo-GIA处理脾蒂方法,结果显示2组在手术时间、出血量和术后住院天数上无差别,而结扎组的手术费用明显降低。作者认为,结扎法可以避免大块集束结扎脾蒂,紧贴脾门远离胰尾从而防止胰腺损伤,不会造成脱钉出血和脾动静脉瘘形成。李学明等[78]探讨LigaSure在腹腔镜脾切除术中的应用价值,共治疗42例,均采用LigaSure游离脾脏及处理直径小于7 mm的脾蒂血管。42例均获成功,无中转开腹及手术并发症,平均手术时间150 min,术中平均出血量190 ml,术后平均住院天数为8.3 d,作者认为,LigaSure可缩短手术时间,减少体内异物存留,可靠、有效地处理脾周韧带和血管。

六、腹腔镜胃手术

胃黏膜下肿瘤手术以局部切除为主,因此,腹腔镜技术目前以成为主要的治疗手段。张伟等[79]报道18例,分别采用胃腔外楔形切除、经胃肿瘤外翻切除术和胃部分切除术,手术时间40～240 min,出血10～300 ml。术后病理分别为间质瘤、平滑肌瘤、神经鞘瘤和异位胰腺,术后随访1～42个月,未见肿瘤复发。余仙等[80]回顾分析50例资料,其中38例为胃黏膜下肿瘤,对于病灶位于贲门及幽门口者,分别行腹腔镜下胃大部切除术,其余行楔形切除。结果均成功,无严重并发症。周迪等[81]报道12例腹腔镜联合胃镜胃间质瘤切除并与常规开腹手术(25例)进行了比较分析。根据肿瘤部位,联合胃镜定位后分别采用胃楔形切除和远端胃大部切除。结果显示,腹腔镜手术在术中出血量、术后住院时间、术后恢复进食时间等均显著优于开腹组,两组的手术时间和术后并发症发生率无显著性差异。秦鸣放等[82]报道54例腹腔镜180°前胃底折叠术治疗食管反流性疾病。术后反酸症状完全消失,食管下段测压由术前(6.7±1.3)mm Hg提高到术后6个月(19.1±3.4)mm Hg,术后1年(21.6±1.8)mm Hg,有显著提高;24 h监测DeMeester评分由术前(97.2±2.7)分降低到术后6个月(6.4±2.2)分,术后1年(6.7±2.3)分,均较术前明显改善,并达到正常范围,无术后严重并发症,无中转开腹及死亡病例。刘晋黎等[83]分析腹腔镜Nissen胃底折叠术治疗胃食管反流疾病的长期效果。检索纳入1991年到2007年10月发表的4个随机对照试验,包括440例患者,纳入随访研究共387例;分析结果显示,术后主观结果如满意度、术后抑酸药物使用、反酸和烧心症状和传统手术无显著性差异,但吞咽困难发生率高于传统手术;客观结果如再手术率、食管测压和24 h pH值检测无显著性差异。腹腔镜胃癌手术目前已得到较为广泛的认可,但要达到腹腔镜结直肠手术的成熟程度,尚有许多有待研究的问题。郑民华[84]指出一系列小宗的随机对照研究(RCT)结果证实了腹腔镜胃癌手术的安全性、可行性、肿瘤根治性以及短期疗效,但尚缺乏大宗病例的RCT研究,为该手术的进一步推广提供循证医学高级别的临床证据。其次2007年制定的《腹腔镜胃恶性肿瘤手术操作指南》和建立规范培训中心对该技术的推广具有重要意义。余佩武等[85]撰文提出腹腔镜胃癌手术应注意的几个问题,如手术指证和禁忌证、手术关键步骤和淋巴结清扫入路、并发症的防治等值得关注。余佩武等[86]提出腹腔镜胃癌根治的原则应遵循开腹手术,即充分切除原发灶及罹患的周围组织器官保证足够的切缘、彻底清除胃周淋巴结、完全消灭腹腔内脱落癌细胞;腹腔镜用于早期胃癌其胃腔内黏膜切除术及胃楔形切除术术后均有肿瘤残留及复发的危险,应用范围较局限,而根治术则可以广泛安全应用;腹腔镜进展期胃癌(肿瘤侵犯浆膜层面积≤10 cm)可作为临床探索性研究;胃癌伴大面积浆膜受侵、或肿瘤直径>10 cm、淋巴结转移融合并包绕重要血管或广泛浸润者不适于腹腔镜手术;目前的资料显示,腹腔镜胃癌根治术的临床疗效与常规手术相当,而术后并发症等同于甚至低于常规手术。郑民华等[87]总结早期胃癌的腹腔镜治疗。目前的术式包括腹腔镜下胃局部切除术、腹腔镜胃癌根治术、保留胃功能的腹腔镜下胃切除术及内镜联合腹腔镜胃癌根治术,每种术式都应该严格遵循其适应证;早期胃癌腹腔镜根治术的安全性和根治性评价方面,目前的文献显示其术后并发症、切缘安全率及淋巴结清扫数目、远期疗效均和常规手术无显著性差异。余佩武等[88]综述了腹腔镜在残胃癌诊治中的应用,指出腹腔镜在残胃癌术前诊断和临床分期中可提高术前临床分期的准确率,避免一些不必要的剖腹探查;腹腔镜在残胃癌手术治疗中的应用中,技术难度较大但还是可行和安全的,同时恢复快术后疗效好,但有时在气腹条件下,形成张力可使粘连的间隙更为清晰,腹腔镜的放大作用及良好的视野暴露更有利于游离及淋巴结清扫。腹腔镜在胃癌中的应用,有学者在基础层面进行了一定的研究。李剑雄等[89]*研究CO_2气腹对胃癌细胞SGC-7901裸鼠腹腔内增值和侵袭能力的影响。试验比较了5 mm Hg气腹、8 mm Hg气腹和无气腹组的结果;各组裸鼠体质量、腹腔不同脏器成瘤率、腹水量、穿刺口和腹壁切口成瘤情况均无显著性差异;各组胃癌种植转移中乙酰肝素酶(Hpa,阳性表达与转移成正相关)mRNA的表达也无显著性差异。郝迎学等[90]比较不同压力CO_2气腹处理的人胃癌MKN-45细胞在裸鼠腹腔内的成瘤数、重量及裸鼠生存时间。结果,对照组、5、10、15 mmHg气腹下,肿瘤细胞培养4 h后,收集的细胞注入裸鼠腹腔后,各组在各观察指标方面均无显著性差异,实验显示,在气腹压力<15 mm Hg时,CO_2对胃癌细胞的种植转移无显著影响。张志刚等[91]采用放射免疫法测

定腹腔镜与开腹胃癌根治术患者术前及术后24、48、72 h血浆胃动素和血管活性肠肽水平,并观察术后肠鸣音恢复和首次肛门排气时间。结果,两组术前检测指标水平无显著性差异;术后两组胃动素水平与术前相比显著下降,术后72 h开腹组显著低于同时间腹腔镜组;两组术后血管活性肽水平显著高于术前,术后48 h内开腹组显著高于同时间腹腔镜组;腹腔镜组术后肠鸣音恢复和排气时间均显著早于开腹组。该实验提示了腹腔镜术后肠功能恢复快的可能机制。胡剑平等[92]对比腹腔镜胃癌手术与开腹手术对患者凝血功能的影响。比较结果显示,两组手术结束及术后24 h活化部分凝血活酶时间(APTT)和凝血酶原国际标准化值(INR)与术前无显著性差异;腹腔镜组纤维蛋白原(FIB)和D-D(D-二聚体)均显著升高;开腹组手术结束室FIB无显著升高,而术后24 h则显著性升高,术后两组PT(凝血酶原时间)明显降低但组间无显著性差异。可见两种手术方式均可使患者血液呈高凝状态,而腹腔镜手术的影响更大。郝迎学等[93]对比研究腹腔镜与开腹胃癌根治术后腹腔游离癌细胞的变化。检测显示,腹腔镜组术后腹腔灌洗液阳性率为25.4%(与开腹组无显著性差异),两组术后腹腔灌洗液CEAmRNA的阳性率也不显著性差异;腹腔镜组术前术后腹腔游离癌细胞的阳性率与浆膜受侵面积呈正相关。因此,腹腔镜胃癌根治术并不增加腹腔游离癌细胞的阳性检出率。孙刚等[94]检测腹腔镜胃癌手术中腹腔冲洗液中可溶性细胞间黏附分子(sICAM-1)和可溶性sCD44v6的浓度变化,结果腹腔镜手术和开腹手术组腹腔冲洗液中两种黏附分子浓度的变化无明显差异。实验显示,与开腹手术相比,腹腔镜手术可能并未通过改变腹腔黏附分子的表达而促进胃癌的腹膜转移。腹腔镜胃癌手术的临床报道近年逐渐增多。较大宗的有吴晓阳等[95]报道30例:平均手术时间312 min、平均清扫淋巴结21.1枚、术后肠功能恢复时间44 h、下床活动时间55 h,术后近期生活质量良好。刘勇峰等[96]报道28例:根治性胃大部切除手术时间(240±16.2)min,根治性近端胃大部切除(220±32.5)min,根治性全胃切除时间(326±20.7)min。刘青灯[97]报道41例:手术时间全胃380 min,近端胃276 min,远端胃265 min;术后平均胃肠功能恢复时间3.2 d,下床活动3.3 d,进食流质时间3.9 d,术后近期均恢复良好。胡建昆等[98]报道26例,术式包括远、近端及全胃切除,平均手术时间(334±60.26)min,淋巴结清扫(21±7.13)个,无手术死亡病例,近期随访效果良好。汤黎明等[99]报道32例,其中远、近端根治术平均手术时间325 min,全胃平均347 min,术后平均38 h恢复排气,2.8 d恢复进食流质,无吻合口漏等手术相关并发症,30例随访1~8个月,未见转移复发。沙洪存等[100]报道15例,各种术式平均手术时间(280±42)min,术后肠道恢复时间平均(2.9±0.8)d,淋巴结清扫平均为(28±6)枚,无并发症发生,随访9~36个月,无复发转移。对于腹腔镜胃癌手术的疗效,印慨等[101]*报道了9例早期胃癌的中长期结果,随访时间48~60个月,平均52个月,均未见肿瘤转移及复发。孙钦立等[102]比较腹腔镜与开腹手术的临床效果,结果显示两组在手术时间上无统计学差异,但腹腔镜组的术中出血量、术后恢复、术后外周血T淋巴细胞及NK细胞活性上均显著优于开腹组,根治程度、术后生存率、肿瘤复发情况与开腹组无显著性差异。孙春雷等[103]的对比研究显示,腹腔镜手术具有显著的切口短、肠功能恢复快、术后住院时间短的优势,手术的根治性则基本相同。吴东波等[104]报道显示,腹腔镜胃癌D2根治术与开腹相比,手术时间长,但术中出血、术后肠功能恢复及住院时间均明显低于开腹,两者并发症发生率无显著差别,术后1、3、5年生存率差别也无统计学意义。

七、腹腔镜结直肠手术

经过十余年的发展,腹腔镜结直肠手术已成为腹腔镜外科手术中最为成熟的手术方式之一。现有的临床研究表明,腹腔镜结直肠手术的肿瘤根治性及疗效均等同于开腹手术。胡登华等[105]检索2000年至今已公开发表的比较腹腔镜结直肠癌手术与开腹手术近期临床效果差异的前瞻性随机对照试验(RCT)论文,提取近期临床效应指标进行荟萃(Meta)分析。结果显示,腹腔镜手术组与开腹手术组患者基本特征均衡。腹腔镜手术组术中出血量较开腹手术减少140 ml,但手术时间延长14 min。标本长度较开腹手术组短0.22 cm。淋巴结检出数量两组无统计学差异。腹腔镜组患者术后发生吻合口漏及切口感染的相对危险度均低于开腹手术组;术后发生深静脉血栓的相对危险度与开腹组无统计学差异。住院时间比开腹组少4.5 d。两组术后3~5年病死率差异无统计学意义。中华医学会外科学分会腹腔镜与内镜外科学组[106]及中国抗癌协会大肠癌专业委员会腹腔镜外科学组制定了《腹腔镜结直肠癌根治手术操作指南(2008版)》,对手术适应证和手术禁忌证、手术设备与手术器械、手术方式和种类、手术基本原则、手术前准备、术后观察和处理和手术常见并发症均作出了规范化标准。此外对各种术式的操作方式均进行了详细的描述。本年度一些比较大宗的腹腔镜结直肠手术临床报道显示,腹腔镜结直肠癌手术安全、可行,可达到开腹手术同样的根治性,具有术后患者疼痛轻,恢复快的微创优势。叶永强等[107]报道62例腹腔镜下直肠癌根治术,除1例直肠中动脉出血,4 例晚期肿瘤侵犯周围脏器中转外均获成功。平均手术时间 175 min,术中出血 70 ml,术后住院时间平均 9 d,无严重并发症。平均随访 15 个月,1 年生存率 91%,3 年生存率 76%。丛山等[108]报道 103 例(Dixon 术 38 例,Miles 术 65 例),手术均成功,手术时间 150～270 min,术中出血 50～600 ml,无输尿管损伤、吻合口漏发生,平均住院 10～14 d。徐建等[109]报道 117 例(Dixon 术 83 例,Miles17 例,支撑管环扎吻合 11 例)。其中 6 例中转开腹原因为操作空间过于狭小 3 例、出血 2 例、肿瘤周围侵犯 1 例。3 例合并肝转移病例同时行转移灶腔镜下微波治疗。平均手术时间 170 min,发生吻合口瘘 5 例,术后随访 3～34 个月,转移死亡 3 例。白光等[110]报道 80 例,其中 Dixon 术 44 例,手术时间(178±38)min,术中出血(61±17)ml,切除淋巴结数(11.3±2.9)枚,术后住院时间(7.1±3.2)d;Miles 术 32 例,手术时间(231±49)min,术中出血(210±178)ml,切除淋巴结数(12.9±3.7)枚,术后住院时间(9.3±4.1)d。术后人工肛门狭窄 1 例,会阴部切口积液 5 例,吻合口漏 1 例,早期排尿困难 6 例。70 例随访 9～48 个月,5 例肿瘤复发,2 例死于广泛转移,粘连性肠梗阻 5 例。顾大镛等[111]报道 99 例结直肠癌手术,术式包括 Miles、Dixon 及乙状结肠切除,除 1 例因机械故障中转外均获得成功,平均手术时间 140 min,术中平均出血量<20 ml,患者术后下床活动时间<36 h,随访 2 年以上无穿刺孔种植,无局部复发。王志度等[112]评价了老年结直肠癌腹腔镜根治术的安全可行性及应用价值。比较 54 例腹腔镜及 49 例开腹手术临床资料,结果显示,腹腔镜手术的中转率为 5.6%,腹腔镜组的手术失血量明显少于开腹组,手术时间腹腔镜组稍长,而肠道功能恢复时间及术后住院天数均较开腹组短。手术后并发症及平均收获的淋巴结数两组间无统计学差异。王道荣等[113]比较腹腔镜和开腹结直肠癌根治术的疗效。结果显示,除腹腔镜组在手术时间上显著长于开腹手术外,在术后并发症发生率、术中出血量及术后住院时间上,均显著少于开腹手术,而两者在肠段切除长度、肿块距离下缘的距离及淋巴结清扫数量上均无统计学差异。王今等[114]对 163 例结直肠癌腹腔镜手术的对比研究显示,腹腔镜组在术中出血量、术后输血人数、术后镇痛药使用人数、肠功能恢复时间、术后近期并发症例数、术后住院日方面均优于传统开腹手术组。两组在肿瘤大小、淋巴结清扫数目、结肠及直肠标本长度和直肠肿瘤远端切缘长度上均无统计学差异。刘立业等[115]对 146 例患者进行的对比研究表明,除腹腔镜组在手术时间上明显长于开腹组外,两组在清除淋巴结数目、切缘阳性率均无统计学差异;但腹腔镜组在手术失血量和术后并发症方面明显低于开腹组;腹腔镜组的恢复饮食时间、住院天数较开腹组明显缩短。尹慕军等[116]*进行的对照研究也显示,腹腔镜结直肠癌的手术时间明显长于开腹组,而术中出血量、术后使用镇痛药物比例、排气时间、住院时间均少于开腹手术;两组在肿瘤的根治性方面无统计学差异。对结直肠癌合并肝转移的晚期患者,目前也有腹腔镜下一期联合手术的报道。王伟军等[117]报道 10 例,孤立性肝转移灶位于肝左叶 8 例,右叶 2 例,根据 Couinaud 分段法转移灶分别位于第Ⅱ、Ⅲ、Ⅳ、Ⅴ、Ⅵ段,大小为 1.0 cm×1.5 cm～2.0 cm×3.0 cm,采用超声刀切除。赵江宁等[118]报道 8 例,单发转移灶分别位于Ⅱ、Ⅲ段各 1 例,Ⅳ、Ⅴ、Ⅵ段各 2 例,全部患者术前肝功能均为 Child A。5 例成功腹腔镜下采用超声刀肝门不阻断下完成。陈开运等[119]*对比 23 例腹腔镜一期直肠癌及肝转移切除与 18 同类开腹手术的临床结果。肝转移灶切除方式包括左外叶切除、左半肝切除、肝脏肿瘤楔形切除。结果显示,两组在手术时间上无统计学差异,而腹腔镜组的术中出血量明显少于开腹组,其住院时间也短于开腹组,两组术后 1、3、5 年生存率也无统计学差异。随着腹腔镜结直肠癌手术的广泛开展,为进一步减少手术创伤、确保收手术安全性及根治疗效和降低手术费用,有学者在手术技术上进行了深入探讨。何力等[120]、冷家骅等[121]、渠时学等[122]、吴兴桂等[123]等报道了经肛门拖出时吻合的腹腔镜直肠癌术式,临床资料的结果显示,该手术方式的共同性优点在于能获得低位保肛、免除腹壁的辅助性切口及减少手术费用等。伍锦浩等[124]报道 52 例保留左结肠动脉的腹腔镜直肠癌前切除低位吻合术,根据临床资料作者认为,该术式的优点在于为吻合口提供更充足的血运,有效降低吻合口漏的发生。闵泽等[125]介绍了在腹腔镜保肛术中留置肛管减压的手术方式。全组 74 例中,患者无肛门疼痛不能耐受而拔出肛管,仅少数有轻微肛门不适,术后均无吻合口漏发生。赵纲等[126]探讨淋巴示踪剂纳米碳颗粒在腹腔镜低位直肠癌根治术中的应用价值。与对照组比较显示,纳米碳组淋巴结检出均数明显多于对照组,纳米组中 3 例可见侧方髂内血管旁淋巴结黑染,加行侧方淋巴结清扫后证实为转移。作者认为,纳米碳对于指导腹腔镜直肠癌根治术中的选择性侧方淋巴结清扫具有潜在的价值。除腹腔镜在结直肠手术的临床应用以外,有学者对该技术一些基础性问题进行了研究。杨璞等[127]比较了腹腔镜与开腹手术后全身炎症反应综合征发生,结果显示,腹腔镜组患者血清肿瘤坏死因子和白细胞介素 6 水平明显降低,而白细胞介素 10 则明显升高;腹腔镜组术后全身炎症反应的发生率明显低于开腹组,且其持续时间明显短于开腹组。

因此可见腹腔镜结直肠手术对机体的创伤低于开腹手术。王瑜等[128]探讨腹腔镜结直肠癌根治术CO_2气腹及体位对下肢深静脉血流动力学的影响。结果显示,气腹压力达8 mm Hg后,可导致与压力呈正相关的下肢静脉回流不畅,增加术后静脉血栓的风险;特殊体位如头低脚高位有利于血液的回流,但不能完全抵消对血流回流的阻滞作用,术中静脉淤滞客观存在,可增加术后静脉血栓的风险,在围手术期应积极采取预防措施。腹腔镜手术也常应用于结直肠良性疾病外科治疗。陈写等[129]报道采用腹腔镜手术治疗溃疡性结肠炎5例,术式包括全结直肠切除回肠储袋肛管吻合术、结肠次全直肠全切除盲肠肛管吻合术。中位随访时间22个月,无复发病例。嵇武等[130]报道100例重度功能性便秘采用腹腔镜辅助结肠次全切除,及在腹腔镜下完成全结肠游离,在下腹部做小切口进腹,行保留回盲部的结肠此全切除,升结肠直肠侧侧吻合。临床资料显示该术式创伤小,患者术后恢复快,并发症少,疗效令人满意。阮宁等[131]报道17例家族型腺瘤性息肉病腹腔镜下全结肠切除术,有癌变者同时行肿瘤区域淋巴结清扫术。手术均成功,无手术死亡病例,无严重手术并发症发生。沈晓卉等[132]探讨结肠镜、腹腔镜及双镜联合治疗结直肠息肉的适应证和疗效。全组319例直径>1 cm的结肠息肉中,双镜联合手术方式包括腹腔镜辅助结肠镜下治疗7例,结肠镜辅助腹腔镜楔形切除6例,结肠镜辅助腹腔镜肠段切除3例。作者认为,对于一些位于特殊部位的结直肠难治性息肉(如肝曲、脾曲、瓣后等),由于角度限制,单纯肠腔无法顺利实施治疗操作。而腹腔镜在腔外的辅助,可以尽可能降低肠腔转角的影响,暴露良好的手术野,使结肠镜操作顺利可行。

八、腹腔镜病态性肥胖及2型糖尿病手术

近5年,对于病态性肥胖及其相伴性代谢性疾病,特别是2型糖尿病通过胃肠外科手术进行治疗,正逐渐成为欧美国家腹腔镜外科领域内一个全新的热点。杜德晓等[133]对减肥手术对肥胖并发疾病的综述中可以看到,目前最常用的3种减肥手术:胃限制性手术、胃限制性手术加旁路手术及胃限制性手术加肠吸收不良性手术,对于肥胖所合并的2型糖尿病、高脂血症、高血压及心血管疾病、睡眠呼吸暂停、肝脏疾病和心理健康等方面,均有着较明显的治疗作用。薛菲等[134]的腹腔镜外科治疗病态性肥胖现状一文指出,目前减重手术是治疗病态性肥胖的最佳方法,接受减重手术的患者除健康状况大幅度改善外,生活质量也可显著提升,而腹腔镜胃减容术是减重手术的首选。吴金声等[135]综述了目前腹腔镜消化外科手术治疗肥胖症进展,文中介绍了目前主要的术式包括腹腔镜垂直捆绑式胃成形术、腹腔镜可调节胃绑带术、腹腔镜胃短路术、腹腔镜袖状胃切除术和腹腔镜胆胰旷置术与十二指肠转位术,垂直胃捆绑式胃成形术目前已被更安全、微创的可调节胃绑带术取代,后三者对于肥胖患者的减重效果最佳并且在合并的2型糖尿病的治疗上也有显著疗效,但同时也是风险逐次增加的术式。考晓明等[136]在手术治疗糖尿病的研究进展文章中,综述了国外文献报道,可以看到近年来国外通过分析接受减肥手术的病理性肥胖患者发现,Roux-en-Y胃转流术和胆胰转流术不仅在治疗肥胖方面取得满意的疗效,而且对2型糖尿病的控制有着意想不到的作用。郑成竹等[137]总结国内外近来对肥胖病和减肥手术方面的最新进展,文章指出目前减肥手术已从单纯关注体重的下降改变对合并的代谢性疾病,特别是2型糖尿病的治疗方面,并且在临床上各种减肥手术方式均观察到了非常良好的效果。现阶段,国内尚没有广泛开展腹腔镜肥胖症及其代谢性疾病的临床治疗。邹一平等[138]报道50例病态性肥胖患者可调节胃束带术的治疗效果,其中合并2型糖尿病11例、高血压3例、血脂异常15例、脂肪肝28例、睡眠呼吸暂停综合征1例和胆囊结石2例,术后平均随访11.2个月。结果,术后9个月、12个月和18个月平均体质量指数均较术前有明显下降,66%~100%的患者术后12个月和18个月其肥胖相关伴发疾病得到完全缓解或好转。王跃东等[139]*报道10例重度肥胖症患者腹腔镜下袖套式胃大部切除和部分小肠切除,结果术后1个月、3个月和6个月平均体质量指数分别减少了4.1 kg/m^2、5.6 kg/m^2、7.3 kg/m^2,平均体重分别减轻11.7 kg、17.5 kg和22.0 kg。临床结果表明腹腔镜下袖套式胃大部切除和部分小肠切除术治疗重度肥胖症安全性高、近期疗效令人满意。李心翔等[140]评估腹腔镜袖套胃切除术治疗病态性肥胖2型糖尿病的疗效。30例体质量指数≥35且合并糖尿病的病态性患者,术后随访6个月,结果术后6个月糖尿病治愈率达63%(19/30),缓解率达37%(11/30),术后6个月的总有效率为100%。周勇等[141]评价腹腔镜可调节捆扎带胃减容术及袖状胃切除术治疗病态性肥胖症的效果,包括23例可调节绑带术及6例袖状胃切除术,结果显示两种方法随访12个月以上,均显示减重效果理想,两种方法比较无显著性差异,且均无营养不良症状。

(印 慨)

参 考 文 献

1 张震波,等.腹腔镜外科杂志,2009,14(6):409
2 徐流波,等.齐齐哈尔医学院报,2009,30(17):2138

3　王纯涛,等.肝胆外科杂志,2008,16(5):348
4　李荣梓,等.腹腔镜外科杂志,2009,14(9):674
5　肖龙海,等.新疆医学,2008,38:116
6　黄玉斌,等.中华肝胆外科杂志,2009,15(8):582
7*　胡明根,等.中华外科杂志,2008,46(23):1774
8　王　鲁,等.中华外科杂志,2008,46(21):1621
9　张志波,等.中华肝胆外科杂志,2009,15(9):686
10　周松强,等.福建医科大学学报,2009,43(1):76
11　王存川,等.中华外科杂志,2009,47(11):874
12　蔡柳新,等.中华肝胆外科杂志,2009,15(4):306
13　张绍庚,等.中华外科杂志,2008,46(23):1777
14　古立诚,等.实用医学杂志,2008,24(15):2630
15　陈永标,等.中国普通外科杂志,2008,17(12):1177
16　赵宏志,等.腹腔镜外科杂志,2009,14(9):676
17　裴志强.临床外科杂志,2009,17(7):501
18　吴小忠.齐齐哈尔医学院学报,2009,30(7):789
19　唐荣声.华西医学,2009,24(8):1951
20　何震宇,等.南京医科大学学报(自然科学版),2008,28(3):392
21　谢　锷.腹腔镜外科杂志,2009,14(8):630
22　黄志耿,等.腹腔镜外科杂志,2009,14(7):533
23　刘进军,等.肝胆胰外科杂志,2009,21(4):308
24　刘晓辉,等.肝胆外科杂志,2009,17(4):298
25　雷鹏举,等.腹腔镜外科杂志,2009,14(3):233
26　郭朝阳,等.江西医学院学报,2009,49(1):93
27　黄　悦,等.齐齐哈尔医学院学报,2009,30(18):2258
28　俞亚红,等.华中科技大学学报(医学版),2009,38(2):258
29　杜立学,等.肝胆外科杂志,2009,17(1):19
30　王超峰,等.腹腔镜外科杂志,2009,14(4):302
31　霍中华,等.腹部外科,2008,21(6):344
32　张乐逸,等.肾脏病与透析肾移植杂志,2009,18(2):121
33　袁家天,等.华西医学,2009,24(7):1649
34*　陈亚进,等.中华外科杂志,2008,46(24):1892
35　苏永辉,等.中国普通外科杂志,2009,18(2):127
36　陈　健,等.临床外科杂志,2009,17(6):396
37　杨　翀,等.实用肿瘤杂志,2009,24(2):164
38　马鹏飞,等.重庆医学,2009,38(13):1628
39　范文君,等.齐齐哈尔医学院学报,2009,30(10):1220
40*　牛　军,等.中国现代普通外科进展,2009,12(5):459
41　韩　威,等.中国实用外科杂志,2008,28(11):967
42　朱江帆,等.中国微创外科杂志,2009,9(1):56
43　刘自明,等.华西医学,2009,24(5):1191
44　朱家万,等.中国普通外科杂志,2009,18(8):804
45　瞿建国,等.中国微创外科杂志,2008,8(10):945
46　陈安平,等.中华肝胆外科杂志,2009,15(9):651
47　陶　涛,等.中国普外基础与临床杂志,2009,16(8):649
48　索运生,等.中国微创外科杂志,2008,8(10):942
49　陈安平,等.肝胆胰外科杂志,2008,20(5):322
50　韩　威,等.中华外科杂志,2009,47(5):353
51*　周利国,等.中华肝胆外科杂志,2009,15(9):679
52　汤绍涛,等.中国微创外科杂志,2009,9(9):769
53　席红卫,等.山西医科大学学报,2009,40(7):657
54　刘　灏,等.南方医科大学学报,2009,29(8):1620
55　李宛霞,等.中国急救医学,2009,29(1):24
56　王忠祥,等.腹腔镜外科杂志,2009,14(2):124
57　孔　静,等.中国医科大学学报,2009,38(9):690
58　王　港,等.中国微创外科杂志,2009,9(1):5
59　刘　荣,等.中华外科杂志,2008,46(23):1768
60　卢榜裕,等.临床外科杂志,2008,16(10):659
61　郑朝旭,等.中山大学学报(医学科学版),2009,30(2):191
62　欧　希,等.实用医学杂志,2009,25(11):1848
63　刘平果,等.中国普通外科杂志,2009,18(9):948
64　竺杨文,等.腹腔镜外科杂志,2009,14(5):335
65　屠金夫,等.浙江医学,2009,31(8):1163
66　姚英民,等.中华肝胆外科杂志,2009,15(3):226
67　竺杨文,等.中华肝胆外科杂志,2009,15(6):410
68　王　毅,等.肝胆胰外科杂志,2008,20(6):411
69　孙跃明,等.腹腔镜外科杂志,2009,14(5):337
70　张维建,等.肝胆胰外科杂志,2008,20(6):400
71　沈亦钰,等.中华实验外科杂志,2009,26(2):244
72　李永双,等.中国普外基础与临床杂志,2008,15(12):873
73　孙　敏,等.腹腔镜外科杂志,2009,14(1):45
74　沈亦钰,等.腹腔镜外科杂志,2009,14(5):344
75　贺明连,等.医学临床研究,2009,26(6):1001
76　何成年,等.中华放射学杂志,2009,43(3):311
77　于增文,等.中华小儿外科杂志,2009,30(9):591
78　李学明,等.江西医学院学报,2009,49(3):104
79　张　伟,等.腹腔镜外科杂志,2009,14(3):194
80　余　仙,等.南方医科大学学报,2009,29(7):1423
81　周　迪,等.腹腔镜外科杂志,2009,14(7):526
82　秦鸣放,等.中国实用外科杂志,2009,29(2):138
83　刘晋黎,等.腹腔镜外科杂志,2009,14(9):654
84　郑民华.中国微创外科杂志,2008,8(12):1061
85　余佩武,等.中华外科杂志,2009,47(17):1288
86　余佩武.中国普外基础与临床杂志,2009,16(1):1
87　郑民华,等.胃肠病学和肝病学杂志,2009,18(1):15
88　余佩武,等.中国实用外科杂志,2009,29(10):817
89*　李剑雄,等.中国普通外科杂志,2009,18(4):330
90　郝迎学,等.中国微创外科杂志,2008,8(12):1085
91　张志刚,等.解放军医学杂志,2009,34(4):461
92　胡剑平,等.腹腔镜外科杂志,2009,14(9):666
93　郝迎学,等.中华外科杂志,2008,46(23):1784
94　孙　刚,等.解放军医学杂志,2009,34(4):458
95　吴晓阳,等.中国临床医学,2008,15(6):807
96　刘勇峰,等.中国现代普通外科进展,2008,11(6):534
97　刘　青,等.重庆医学,2009,37(9):1093
98　胡建昆,等.四川大学学报(医学版),2008,39(6):1059
99　汤黎明,等.中国微创外科杂志,2008,8(12):1079

100	沙洪存,等.中华普通外科杂志,2009,24(4):282
101*	印 慨,等.中国微创外科杂志,2008,8(11):1037
102	孙钦立.中国现代普通外科进展,2009,12(7):605
103	孙春雷,等.江苏医药,2009,35(2):239
104	吴东波,等.中国普通外科杂志,2008,17(12):1180
105	胡登华,等.重庆医学,2009,38(14):1774
106	中华医学会外科学分会腹腔镜与内镜外科学组.中华胃肠外科杂志,2009,12(3):310
107	叶永强.中国现代普通外科进展.2008,11(6):488
108	丛 山.腹腔镜外科杂志,2009,14(3):200
109	徐 建,等.中国微创外科杂志,2009,9(1):15
110	白 光,等.中国微创外科杂志,2009,9(1):18
111	顾大镛,等.中国临床医学,2008,15(6):816
112	王志度,等.中国肿瘤临床,2009,36(15):862
113	王道荣.南京医科大学学报(自然科学版),2009,29(5):729
114	王 今,等.中华外科杂志,2008,46(23):1792
115	刘立业,等.重庆医学,2008,37(15):1646
116*	尹慕军,等.中华普通外科杂志,2009,24(7):543
117	王伟军,等.外科理论与实践,2009,14(1):73
118	赵江宁.第三军医大学,报.2009,31(17):1702
119*	陈开运,等.中华肿瘤杂志,2009,31(1):69
120	何 力,等.中国现代普通外科进展,2008,11(6):532
121	冷家骅,等.中华普通外科杂志,2008,23(12):956
122	渠时学,等.临床外科杂志,2008,16(9):603
123	吴兴桂,等.中国普外基础与临床杂志,2008,15(9):656
124	伍锦浩,等.南方医科大学学报,2009,29(6):1249
125	闫 泽,等.贵州医药,2009,33(2):119
126	赵 纲,等.中华实验外科杂志,2009,26(9):1204
127	杨 璞,等.中华实验外科杂志,2009,26(3):383
128	王 瑜,等.中国实用外科杂志,2009,29(7):591
129	陈 写,等.中国普通外科杂志,2008,17(12):1184
130	嵇 武,等.中国微创外科杂志,2009,9(3):273
131	阮 宁,等.临床外科杂志,2008,16(11):776
132	沈晓卉,等.中国微创外科杂志,2008,8(12):1064
133	杜德晓,等.中国微创外科杂志,2009,9(2):168
134	薛 菲,等.腹腔镜外科杂志,2009,14(6):475
135	吴金声,等.腹腔镜外科杂志,2009,14(6):471
136	考晓明.临床外科杂志,2009,17(5):344
137	郑成竹,等.腹腔镜外科杂志,2009,14(4):244
138	邹一平,等.中华普通外科杂志,2009,24(4):313
139*	王跃东,等.中华普通外科杂志,2009,24(4):307
140	李心翔,等.中华胃肠外科杂志,2009,12(3):269
141	周 勇,等.中国实用外科杂志,2009,29(1):94

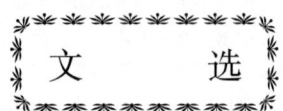

文 选

腹腔镜肝切除治疗肝细胞癌 123 例临床分析[中华外科杂志,2008,46(23):1774] 胡明根等探讨腹腔镜肝切除治疗肝细胞癌的临床应用价值。总结 123 例肝癌切除资料,平均年龄 53.8 岁(31~69 岁),其中肝功能 Child A 级 89 例,Child B 级 27 例。手术方式包括规则性肝切除 52 例、不规则性肝切除 41 例,4 例肝静脉出血中转开腹。平均手术时间 205.5 min,出血量 250 ml,5 例术后出现少量胆漏,8 例出现少量腹水,1 例术中死于肝中静脉出血及气体栓塞。术后平均住院时间 5.8 d,术后随访 28.1 个月,复发 5 例,未发现腹腔及穿刺孔转移。作者认为,腹腔镜肝切除具有创伤小、恢复快等优点,在一定条件下可作为肝癌治疗的新方法,而该术式的病例选择标准为:位于Ⅱ、Ⅲ、Ⅳ、Ⅴ、Ⅵ、Ⅶ段边缘的肿瘤,肿瘤大小直径不超过 5 cm,切除范围不超过半肝,肝功能 B 级以上。

(胡旭光)

述评 腹腔镜肝切除具有创伤小、恢复快的优点,并且不增加肝癌转移的风险,是肝癌微创治疗的新方法。该手术术中出血的控制和无瘤技术的掌握是关键,并且要求术者在掌握熟练腹腔镜操作技术的同时,必须有非常丰富的开腹肝癌手术经验。该文作者的单位是目前国内临床病例累计最多的单位,其提出的病例选择标准,对我国腹腔镜肝癌手术的进一步发展具有重要的指导意义。

(郑成竹)

腹腔镜胆囊切除术中胆管损伤的调查分析[中华外科杂志,2008,46(24):1892] 陈亚进等调查分析腹腔镜胆囊切除术中引起胆道损伤的原因和损伤后的处理方法。统计 10 家医院共 110 例病例,其中 10 家大型医院发生的损伤病例 58 例(52.7%),外院损伤后转入 52 例(47.3%)。损伤的原因主要在于:经验不足(48.2%)、急性期手术(20.0%)、Calot 三角解剖不清(15.5%)和解剖变异(11.8%)、术中出血损伤(4.5%);损伤的部位主要在胆总管和肝总管。106 例接受胆管修复手术或内镜下放置胆管支架,术后恢复良好率达 95.3%,3.8%的病例手术后仍有胆管炎发作。63 例接受胆管空肠吻合,术后恢复良好率达 93.7%;修复手术在损伤后 30 d 内实施的占 63.2%;83.0%的病例一次修复成功。

(胡旭光)

述评 腹腔镜胆囊切除术中胆道损伤是灾难性的并发症,对患者术后有着很高的致残率。尽管目前腹腔镜胆囊切除术是国内外开展最为成熟、最为常见的手术,但这种成熟和广泛的实施也同时可能造成手术医师思想上的麻痹和轻视。从作者调查分析的结果可以看到,由于经验不足造成的损伤占 48.2%,这个数据对开展腹腔镜胆囊切除的医疗单位应起到充分的警示作用。

(郑成竹)

国内首例经自然腔道内镜手术(NOTES)——经阴道内镜胆囊切除术[中国现代普通外科进展,2009,12(5):459] 牛军等报道国内首例经自然腔道(阴道)内镜胆囊切除术。手术实施时间为2009年5月24日上午,患者,女,47岁,诊断为胆囊息肉。手术由妇产科、消化内镜专家配合,于阴道后壁做一切口,置入软性胃镜和专用器械,结扎胆囊动脉、胆囊管、剥离胆囊后,切除的胆囊经阴道取出,手术历时3.5 h,患者术后当天即可进食并下床活动,阴道无分泌物、无疼痛及出血,恢复顺利,术后第2天康复出院。

(胡旭光)

述评 经自然腔道内镜手术,是微创技术的进一步发展,是从事微创外科的医师对如何最大程度减少创伤、达到腹壁无瘢痕的新的追求,2004年世界首例经阴道的内镜胆囊切除术在全球引起轰动,被认为与世界首例腹腔镜胆囊切除术的报道一样是微创外科发展史上的又一座里程碑。NOTES目前正成为国内微创外科领域内一个崭新的领域和热点。

(郑成竹)

腹腔镜内窥镜治疗胆囊结石合并胆总管结石两种术式的临床分析[中华肝胆外科杂志,2009,15(9):679] 周利国等评价腹腔镜胆囊切除、胆总管探查取石术与内镜下肝胰查腹(Oddi)括约肌切开、腹腔镜胆囊切除术两种术式治疗胆囊结石合并胆总管结石的临床效果。回顾总结胆囊结石合并胆总管结石256例的临床资料,LC+胆总管探查132例,括约肌切开+LC 124例;结果两种方式的手术成功率、并发症发生率、平均住院日经济学分析无显著性差异,而手术总时间、手术费用相比胆总管探查术要显著低于十二指肠乳头切开取石的方法。作者认为,LC+胆总管探查应作为治疗的首选方式,其优点在于一次性解决两个问题,手术时间短费用低,更能体现微创的优势,特别对于中青年患者,可以保留肝胰查腹括约肌的功能。而括约肌切开应针对特定的病例,如胆总管直径<1.0 cm、胆总管中下段结石、结石直径<1.5 cm的高龄病人。

(胡旭光)

述评 胆囊结石合并胆总管结石临床比较常见,其治疗也面临多种选择。腹腔镜胆总管探查和内镜肝胰查腹括约肌切开取石,均是目前比较流行的微创方式,但各有利弊。如前者增加胆总管的创伤,留置T管给患者生活质量造成影响,而一期缝合存在胆漏的风险具有争议。后者损伤肝胰查腹括约肌的功能,手术时间长,费用高,还有出血、穿孔、胰腺炎等并发症。因此,临床上应该采用个体化治疗方案。作者提出的不同术式的选择标准具有一定的参考作用。

(郑成竹)

CO_2气腹对胃癌细胞SGC-7901裸鼠腹腔增值和侵袭能力的影响[中国普通外科杂志,2009,18(4):328] 李剑雄等通过体内模拟腹腔镜气腹环境,探讨CO_2气腹对裸鼠腹腔胃癌细胞增值和侵袭能力的影响。裸鼠随机分成3组(每组9只),对照组行开腹探查,试验组分别为5 mm Hg气腹、8 mm Hg气腹;人胃癌细胞SGC-7901裸鼠腹腔注射后建立气腹胃癌细胞腹腔种植模型,气腹持续1 h。建模后每周秤体质量,观察各组裸鼠生长情况和腹腔成瘤情况。28 d后处死解剖后对比检测。结果,各组裸鼠体质量、腹腔不同脏器成瘤率、腹水量、穿刺口和腹壁切口成瘤情况均无统计学显著差异;各组胃癌种植转移中乙酰肝素酶(Hpa,阳性表达与转移成正相关)mRNA的表达统计学分析也无统计学差异。试验表明,在5 mm Hg和8 mm Hg气腹压力下,CO_2气腹不促进胃癌细胞裸鼠腹腔内增殖和侵袭转移,也未明显影响胃癌细胞成瘤组织乙酰肝素酶mRNA的表达。

(胡旭光)

述评 腹腔镜胃癌根治术临床开展以来,其特殊的手术方式,如气腹压力环境下是否会造成肿瘤细胞脱落,持续的流动气体会不会增加肿瘤细胞的种植转移等,一直存在着疑问。该实验模拟体内环境,得出一定气腹压力下CO_2气腹并不造成胃癌肿瘤细胞的增殖和转移,对腹腔镜胃癌手术的安全解释有一定意义。但临床该类手术时,气腹压力要高于实验条件,如14~15 mm Hg,因此实验结果与临床是否一致还有待进一步研究。

(郑成竹)

早期胃癌腹腔镜$D_1^{+\alpha}$胃切除术9例中长期随访报告[中国微创外科杂志,2008,8(11):1037] 印慨等报道了9例早期胃癌的中长期结果,其中超声胃镜显示病灶局限于黏膜层3例,黏膜下层6例,CT检查均未发现腹腔淋巴结肿大和脏器转移,病灶直径0.5~2.0 cm,均位于胃窦部。术式采用腹腔镜下远端胃切除术加$D_1^{+\alpha}$淋巴结清扫,9例均于腹腔镜下完成,平均手术时间146 min,,出血平均140 ml,获取淋巴结平均13枚(均未转移),平均术后住院8.7 d,无出血、吻合口漏、感染等并发症。术后患者均完成持续2年的化疗疗程(5-氟尿嘧啶+丝裂霉素方案),随访时间48~60个月,平均52个月,均未见肿瘤转移及复发。

(胡旭光)

述评 腹腔镜胃癌手术难度较大,特别是现在对于进展期胃癌开展的 D_2 根式术,对术者的技术要求极高。并且目前多在技术层面进行探讨,如操作方法、手术时间、肿瘤的根治性和病人的早期恢复等,尚缺乏长期(如超过5年)的生存资料。该文病例较少,但随访时间长,可以看出对于早期胃癌腹腔镜手术具有良好的长期生存治疗效果。并且笔者认为早期胃癌选择 D_1^{+a} 术式技术相对简单,容易掌握。

(郑成竹)

腹腔镜与开腹结直肠癌根治术临床疗效的比较[中华普通外科杂志,2009,24(7):543] 尹慕军等回顾分析同一组手术医生完成的77例腹腔镜和90例开腹结直肠癌根治术的手术情况、术后恢复、并发症、病理资料和随访结果,并进行比较。腹腔镜结直肠癌的手术时间明显长于开腹组,而术中出血量、术后使用镇痛药物比例、排气时间、住院时间均少于开腹手术;两组在肿瘤的根治性方面,如肠管的切除长度、直肠肿瘤切除下缘长度及淋巴结清扫数等方面经统计学分析无显著差异。术后平均随访28个月,腹腔镜组未发现切口和穿刺孔肿瘤种植,开腹组1例切口种植。3年累计生存率腹腔镜组和开腹组分别为86%和81%,无统计学差异。因此,腹腔镜结直肠癌手术可达到开腹手术同样的效果。

(胡旭光)

述评 腹腔镜结直肠癌手术是当前腹腔镜肿瘤手术中应用最多的一类,目前甚至被认为是结直肠癌外科手术治疗的首选方法。最初对该手术方式的争议主要是肿瘤的根治性和临床效果,现在越来越多的文献报道显示,腹腔镜结直肠癌手术的根治性和近期疗效完全可以达到开腹水平,并且具有恢复快、并发症少等微创优势。笔者相信随着长期随访资料的获得,腹腔镜手术的远期疗效同样是乐观的。

(郑成竹)

腹腔镜一期切除治疗直肠癌合并同时性肝转移[中华肿瘤杂志,2009,31(1):69] 陈开运等总结腹腔镜一期切除治疗直肠癌合并同时性肝转移的临床效果。23例腹腔镜一期直肠癌及肝转移癌切除,并与同期18例同类开腹手术的临床结果进行比较。全部患者术后均定期全身化疗。肝转移灶切除方式包括左外叶切除、左半肝切除、肝脏肿瘤楔形切除。所有患者均顺利行直肠癌切除和肝转移肿瘤切除,腹腔镜组无中转开腹,两组患者均无手术并发症。两组比较结果经统计学分析显示,两组在手术时间上无显著差异,而腹腔镜组的术中出血量明显少于开腹组,其住院时间也短于开腹组,两组术后1、3、5年生存率也无显著差异。作者认为,腹腔镜一期切除直肠癌合并同时性肝转移安全可行,具有创伤小、恢复快的优点,患者的生存期与一期开腹切除相当。

(胡旭光)

述评 常规手术一期切除直肠癌原发灶合并肝转移癌时,其难点之一在于切口的设计,尤其是体形肥胖者,此外,常规手术同时进行手术创伤大,手术死亡率和并发症发生率高,故一般采用延期肝切除。而腹腔镜手术具有切口不受限制的优势,同时创伤小、恢复快。目前国内有关腹腔镜一期切除直肠癌和同时性肝转移癌切除方面的研究较少,该文的临床结果对此类治疗的进一步开展具有一定的意义。

(郑成竹)

腹腔镜胃部分切除术治疗重度肥胖症[中华普通外科杂志,2009,24(4):307] 王跃东等探讨腹腔镜下袖状胃大部切除和部分小肠切除治疗重度肥胖症的手术方法、安全性和近期疗效。共10例重度肥胖症患者(平均体质量指数为36.1),手术方式包括:腹腔镜下自大弯侧距离幽门5～6 cm处起垂直向上至贲门左侧 His 角,用内镜下切割吻合器向上切除大弯侧胃,保留和形成宽2～3 cm的小弯侧管状胃,大网膜切除,1/3～2/5小肠切除。10例均在腹腔镜下完成,手术中位时间3.1 h,无术后并发症,术后平均住院7 d。术后1个月、3个月和6个月平均体质量指数分别减少了4.1 kg/m²、5.6 kg/m²、7.3 kg/m²,平均体重分别减轻11.7 kg、17.5 kg 和 22.0 kg。临床结果表明,腹腔镜下袖套式胃大部切除和部分小肠切除术治疗重度肥胖症安全性高、近期疗效令人满意。

(胡旭光)

述评 腹腔镜病态性肥胖症手术,是腹腔镜外科领域内一个新的领域,国外几乎治疗病态性肥胖外科手术100%选择腹腔镜技术,而国内尚处于起步阶段。减肥术式目前主要包括可调节胃绑带术、袖状胃切除术、各类胃转流术。可调节胃绑带术最安全,但腹腔内遗留异物;胃转流术效果最佳,但需要消化道重建,术后并发症发生率较高;而袖状胃切除术,手术操作相对简单,无异物存留并且减重效果令人满意,值得推广。

(郑成竹)

肝 脏 外 科

本年度共收集到论文489篇,纳入一年回顾131篇,占26.8%;收入文选20篇,占4.1%。

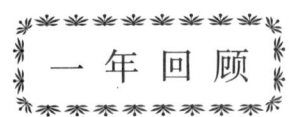

一、基础研究

(一)肝脏病理生理学

从肿瘤细胞病理生理学探讨肝脏疾病发生的分子机制,为临床研究提供了可靠的理论依据。近年来主要包括以下几方面的研究:肝缺血-再灌注损伤,抗肝纤维化以及肝损伤等。

肝脏外科手术常不可避免地造成不同程度的肝缺血-再灌注损伤,导致肝功能不全甚至衰竭,影响手术效果。周凯亮等[1]*用心钠素(ANP)预处理探讨对肝脏缺血-再灌注损伤的影响。将SD大鼠随机均分为3组:假手术组(SO组)、缺血-再灌注组(IR组)和ANP预处理组。发现IR组和ANP预处理组缺血-再灌注后血清ALT、AST、LDH水平及肝组织MDA含量均高于SO组,肝组织SOD含量低于SO组;ANP预处理组血清ALT、AST、LDH水平及肝组织MDA含量低于IR组,肝组织SOD含量则高于IR组;ANP预处理组肝细胞形态学异常改变较IR组明显减轻。实验结果表明,ANP预处理可减轻大鼠肝脏缺血-再灌注损伤,其机制可能与提高肝组织SOD含量,抑制脂质过氧化,保护线粒体有关。顾国文等[2]通过研究大鼠肝脏热缺血后经门静脉和肝动脉不同时序灌注对其损伤的影响,探索是否能减轻大鼠肝脏缺血-再灌注损伤及其可能的机制。选用SD大鼠随机法等分成6组,1组为假手术组,其余5组为实验组。假手术组只作开腹和肝门部解剖;实验组根据再灌注时门静脉和肝动脉不同开放时序分组:先开放门静脉1 min后再开放肝动脉组、先开放门静脉2 min后再开放肝动脉组、先开放肝动脉1 min后再开放门静脉组、先开放肝动脉2 min后再开放门静脉组及同时开放门静脉和肝动脉组。结果发现,假手术组大鼠肝脏基本正常,各指标均好于各实验组。在各实验组中先开放门静脉1 min后再开放肝动脉组,大鼠肝脏缺血-再灌注损伤最轻,其ALT、AST、MDA和凋亡指数值均明显低于其他各实验组,并且其SOD和GSH值均高于其他各实验组。肝组织H-E染色也显示,先开放门静脉1 min后再开放肝动脉组大鼠肝组织损伤较其他各实验组轻。该实验发现,肝脏热缺血后,通过短暂开放门静脉再开放肝动脉的措施可以减轻大鼠肝脏缺血-再灌注损伤,可能与降低活性氧的产生及保护肝脏抗氧化系统有关。肝纤维化是慢性肝病发展过程中共有的病理学改变,是肝硬化发展的必经阶段,严重影响慢性肝病的预后。因此,如何有效地对抗肝纤维化,以此阻止或延缓肝硬化的发生和进展一直是近年来的研究热点。南月敏等[3]采用高脂、蛋氨酸-胆碱缺乏(MCD)饮食建立C57BL6/J小鼠非酒精性脂肪性肝纤维化模型,以蛋氨酸-胆碱充足饮食设立对照组,干预组小鼠采用MCD饮食加罗格列酮喂养。8周后模型组肝组织出现重度肝细胞脂肪变,伴有点、灶状肝细胞坏死及炎细胞浸润、汇管区纤维组织增生及窦周纤维化,ALT水平、转化生长因子(TGFβ)及其下游效应因子结缔组织生长因子(CTGF)表达均较对照组明显升高,罗格列酮干预组肝组织学改变较模型组明显减轻,ALT水平及TGFβ、CTGF表达明显下降。研究表明,在MCD饮食诱导的小鼠非酒精性脂肪性肝纤维化模型中,罗格列酮可通过靶向激活PPARγ下调TGFβ及其下游效应因子CTGF表达,从而缓解或阻止疾病的进展。余斌斌等[4]通过分离大鼠原代肝星状细胞(HSC),探讨丹参素对大鼠肝星状细胞氨基末端蛋白激酶信号转导的影响。结果表明:与对照组相比,丹参素其他浓度组明显抑制了HSC增殖,并呈剂量依赖性,丹参素

(0.062 5～0.250 0 mmol/L)对 IL-1β 引起的 HSC 增殖具有明显的抑制作用,并呈剂量依赖性。0.025 mmol/L 对正常培养的和经 IL-1β 刺激的 HSC 作用 24 h 能下调 Ⅰ 型胶原的合成和分泌,IL-1β 能刺激 HSC 中 p-JNK 的明显表达,丹参素能下调 IL-1β 诱导的 HSC 中 p-JNK 的表达,但其对 JNK 表达水平没有明显影响。此研究表明,丹参素可抑制正常传代培养的和经 IL-1β 刺激的大鼠 HSC 增殖,Ⅰ 型胶原合成与分泌,其机制可能与抑制 JNK 信号转导通路有关。肝星状细胞的激活是肝纤维化形成的中心环节。郭晏同等[5]研究不同浓度的过氧化物酶体增殖物活化的受体 γ(PPARγ)特异配体罗格列酮对肝星状细胞(HSC)生物学特性的影响,以探究其在肝星状细胞活化中的作用。采用 MTT 法检测细胞的增殖,采用 RT-PCR 方法检测其中 PPARγ、TGF-β1 及 Ⅰ 型前胶原 mRNA 表达;用 Western blot 法检测 PPARγ、Ⅰ、Ⅲ 型胶原及 TGF-β1 蛋白表达;用免疫细胞化学方法测定 α-SMA 表达的变化;ELISA 法检测细胞培养上清中的 Ⅰ 型胶原表达的变化。结果表明,PPARγ 配体罗格列酮能够在促进 PPARγ 的合成表达的同时,抑制细胞的增殖及胶原合成,抑制 α-SMA 的表达,减少细胞分泌 Ⅰ 型胶原,对肝星状细胞的活化有明显的抑制作用。研究肝脏损伤的炎症反应,并针对其进行干预治疗,可以为探索如何保护肝细胞提供新的途径。李斌等[6]探讨环氧合酶-2(COX-2)在脓毒症大鼠肝组织炎症反应中的表达及其对代谢反应的影响。通过盲肠结扎穿孔(CLP)建立脓毒症动物模型,用特异性 COX-2 抑制剂 NS-398 来抑制其水平。用 RT-PCR 方法检测肝组织 COX-2 mRNA 的表达;采用放射免疫法检测前清蛋白(PA)、转铁蛋白(Tf);同时检测 ALT、AST 和血浆清蛋白(Alb),并观察肝脏病理变化。结果显示抑制 COX-2 后,脓毒症大鼠中 ALT 和 AST 水平降低;肝脏病理损伤减轻;PA、Tf、Ab 增高。提示 COX-2 在脓毒症肝损伤中发挥重要作用,它促进分解代谢,抑制合成代谢;其选择性抑制剂可以减轻肝损伤,减弱蛋白分解。

(二) 肝癌的发生、复发和转移

肝癌术后复发转移常常阻碍病人术后长期生存,一直以来是肝癌研究的热点问题。吴晓慧等[7]探讨 Raf 激酶抑制蛋白(RKIP)和磷酸化细胞外信号调节激酶(P-ERK)在肝细胞癌(HCC)中的表达及其临床意义。应用免疫组织化学方法检测 RKIP 和 P-ERK 在 HCC、癌旁及正常肝组织中的表达,并分析其与 HCC 临床病理学特征的关系。结果发现,HCC 组织中 RKIP 的表达低于癌旁及正常肝组织,而 P-ERK 的表达高于癌旁及正常肝组织;HCC 组织中 RKIP 与 P-ERK 的表达呈显著负相关;RKIP 在 HCC 组织中的表达与有无肝内或淋巴结转移及肿瘤分化程度相关;P-ERK 在 HCC 组织中的表达与肿瘤分化程度、有无癌栓及有无肝内或淋巴结转移相关。提示 RKIP 表达的减少或缺失与 HCC 的发生、发展密切相关,RKIP 表达的减少或缺失可能通过上调 P-ERK 的表达促进 HCC 的侵袭和转移。张志波等[8]探讨不同侵袭能力人肝癌细胞株中胞膜窖(caveolin)-1 的表达情况及意义。应用免疫细胞化学、Western 印迹法、RT-PCR 和 ELISA 等技术检测人正常肝细胞株 L02、肝癌细胞株 HepG2 和 SMMC-7721 中 caveolin-1 蛋白及 mRNA 的表达,同时检测各自血管内皮生长因子(VEGF)的表达。结果 caveolin-1 蛋白和 mRNA 在正常肝细胞株中呈弱表达,在低侵袭肝癌细胞株中表达缺失,而在较高侵袭肝癌细胞株中表达显著上升,且与 VEGF 关系密切。提示 caveolin-1 的表达与肝癌侵袭和血管生成有关,且在肝癌发生的不同阶段作用不同。刘伟等[9]对 39 例 HCC 标本和 10 例正常肝组织采用免疫组化染色,观察纤维连接蛋白 FN 和 CD44v6 在肝细胞癌中的表达,探讨其与 HCC 侵袭转移的关系。结果发现,HCC 组织中 FN 表达的阳性率为 35.8%,而在正常肝细胞中全部表达。FN 分布特征还与 HCC 分化程度及生长方式相关。CD44v6 在 HCC 中表达的阳性率为 69.2%,在正常肝组织中全部未表达。CD44v6 的阳性表达率和表达程度与 HCC 的包膜、分化程度、临床分期和有否转移也有密切关系。提示肝癌细胞 FN 表达的减少或消失和 CD44v6 的高表达与 HCC 的侵袭转移密切相关,两者在侵袭转移中的作用相反。FN 和 CD44v6 可以作为 HCC 侵袭转移的观察指标。

(三) 肝癌的诊断、转移监测和预后判断

在肝癌的诊断方面,人们已经对细胞、血清、组织等层面开展了全面的研究。邱继刚等[10]研究探讨了肝癌门静脉癌栓相关小分子的比较蛋白质组学分析。选取肝癌门静脉癌栓和肝癌无癌栓患者原发瘤组织各 12 例,利用双向电泳得到小分子蛋白表达图谱,经对比软件分析后,基质辅助激光解析飞行时间质谱(MALDl-TOF MS/MR)对差异点进行鉴定。免疫印迹法对鉴定蛋白进行初步验证。结果显示,经质谱鉴定共发现 11 种胶内差异小分子蛋白质。免疫印迹验证结果证实 S100A11,在有或无 PVTT 的原发瘤组织中存在差异。结果提示,PVTT 的原发瘤组织与无 PVTT 原发瘤组织中存在差异表达的低相对分子质量蛋白,推测肝癌侵袭转移性与多种差异蛋白相关,S100A11 可能是其中一种。刘晓红等[11]应用 RT-PCR 方法检测 22 例 HCC 癌和癌旁配对组织中 Wnt5a 基因 mRNA 表达,采用免疫组织化学法检测

76例Wnt5a蛋白的表达,结合病人的临床病理分析Wnt5a基因在肝细胞肝癌中的表达意义。结果发现,对比癌旁肝组织,肝癌组织Wnt5a基因mRNA呈上调表达;而大多数HCC癌组织Wnt5a蛋白显示低或阴性表达,Wnt5a蛋白低表达与病人的性别、肿瘤的大小、肿瘤的分化程度、HBsAg以及有无肝硬化无关,而与高的甲胎蛋白水平和差的肿瘤分期有关。结果提示,Wnt5a蛋白缺失表达是HCC进展中的频发事件,Wnt5a在HCC肿瘤发生过程中可能发挥肿瘤抑制基因活性,该蛋白极可能是一个有用的HCC预后不良指标。陈曦海等[12]采用免疫组化分别测定了53例肝癌、17例正常肝脏新鲜冰冻组织中转移抑制基因Kail的蛋白表达,探讨其与原发肝癌生物学行为的关系。结果发现53例原发肝癌中19例(36%)Kail蛋白表达阳性,与正常肝脏(82%)相比,差异有统计学意义($P<0.01$)。早期肝癌Kail蛋白表达率明显高于中、晚期肝癌。巨块癌Kail表达率高于结节癌。癌细胞分化程度Ⅰ、Ⅱ级肝癌Kail表达率明显高于晚期Ⅲ、Ⅳ级。该实验提示,Kail蛋白表达下降可能预示转移,且与肝癌恶性程度有关,可成为判断预后的因素之一。

(四)肝癌的治疗

1. 凋亡诱导

细胞失控性生长、增殖以及凋亡受阻是恶性肿瘤细胞的特征。调节细胞信号转导通路关键基因的表达,可实现抑制细胞增殖和(或)诱导细胞凋亡,从而达到治疗目的。顾玉明等[13]观察含精氨酸-甘氨酸-天冬氨酸(RGD)肽模体的白细胞介素(IL)-24突变体蛋白(RGD-IL-24)对肝癌细胞的抑制作用。结果RGD-IL-24抑制HepG2细胞生长、诱导凋亡效果均比IL-24显著增强。与IL-24治疗组比较,RGD-IL-24治疗组HepG2细胞促凋亡蛋白bax增加、抗凋亡蛋白bcl-2减少、活化胱冬裂酶(caspase)-3蛋白量增加。黏附实验证实RGD-IL-24与HepG2细胞的靶向结合作用增强。提示含RGD肽模体的IL-24蛋白能通过与肝癌HepG2细胞的靶向结合增强其凋亡诱导作用。王晨宇等[14]探讨维生素K3(VK3)对肝癌细胞的凋亡诱导作用及其与三氧化二砷(As_2O_3)的联合效果。结果:体外实验发现VK3能抑制HepG2细胞生长并呈剂量和时间依赖性,细胞死亡方式以凋亡为主;VK3与As_2O_3联合应用时,两者具有协同作用。研究结果表明,VK3能抑制肝癌细胞生长,并且与As_2O_3联合时有协同作用,降低了As_2O_3的副作用。

2. 抗血管生成

依据肿瘤生长和转移有赖于血管生成这一特点,抗血管生成的治疗策略已成为目前肿瘤治疗的热点。王伟等[15]*研究雷帕霉素对诱导性SD大鼠肝癌生长、转移的影响及其可能机制。通过建立SD大鼠肝癌模型,用药4周后观察肿瘤生长及肺转移情况;酶联免疫吸附法测大鼠血清血管内皮细胞生长因子(VEGF)水平;CD34标记血管内皮细胞测肿瘤微血管密度;免疫组织化学法和Western印迹法测肝癌组织缺氧诱导因子-1α(HIF-α)及VEGF的表达;RT-PCR检测HIF-α及VEGF mRNA水平。结果提示,雷帕霉素具有显著抑制肝癌生长及转移的作用,与抑制肿瘤血管生成明显相关;抑制HIF-α及VEGF促血管形成因子的转录、表达是其主要的作用方式之一。陈方国等[16]探讨应用氟尿嘧啶口服新剂型S-1(替加氟、吉美嘧啶、奥替拉西按物质的量1.0:0.4:1.0构成)节拍性化学治疗抑制人高转移肝癌LCI-D20模型血管形成的作用。采用治疗剂量及节拍性剂量的氟尿嘧啶口服新剂型S-1治疗30只LCI-D20模型裸鼠,分为对照组及实验A、B、C、D组。氟尿嘧啶口服新剂型S-1对肝癌LCI-D20模型有明显抑制作用;节拍性应用氟尿嘧啶口服新剂型S-1抑制肿瘤血管形成的作用明显,对肿瘤细胞的凋亡有明显促进作用,对肿瘤组织VEGF、bFGF、TSP-1的表达有调节作用。

3. 化疗药物与抗多药耐药

陈鹏等[17]研究genistein(三羟异黄酮)增强顺铂对肝癌切除术后复发转移的抑制作用及其机制。通过建立模拟人肝癌切除术后肿瘤高转移复发的裸鼠模型,分别给予genistein与顺铂腹腔注射,治疗4周后处死,观察裸鼠肝脏复发肿瘤大小和肺转移情况;同时研究两药的协同作用,并检测肝脏复发肿瘤MMP-2蛋白及mRNA的表达。genistein与顺铂联用较单用组裸鼠肝脏肿瘤复发灶体积减小,肺转移数减少;genistein与顺铂联用在体内对裸鼠肝癌切除术后的复发肿瘤具有相加抑制作用,对肺转移具有协同抑制作用;免疫组化检测复发肿瘤MMP-2的蛋白表达,顺铂组比对照组表达增加,genistein组和联用组表达比对照组降低;实时荧光定量PCR检测genistein组MMP-2 mRNA表达是对照组的0.90倍,顺铂组是对照组的2.06倍,联合组是对照组的0.44倍。结果提示,genistein可增强顺铂防治肝癌切除术后肿瘤复发转移的化疗疗效,其机制可能与genistein能降低顺铂诱导的MMP-2表达增加有关。陈科济等[18]通过检测临床肝癌标本存活蛋白素(survivin)基因蛋白的表达进行研究来分析其与化疗药物敏感性的关系。采用免疫组化检测肝癌标本survivin表达,对原代培养的肝癌细胞进行顺铂DDP化学药物处理后检测细胞活性,建立肝癌细胞survivin表达与化疗药物敏感性的关系。作者发现survivin在肝癌中的表达明显高于癌旁肝组织。对原代培养的肝癌细胞经过DDP处理后行MTT

检测,survivin 阳性组的细胞存活率明显高于 survivin 阴性组。作者认为,肝癌细胞高表达 survivin,且 survivin 阳性的癌细胞对 DDP 有一定的耐受性,而 survivin 阴性的癌细胞对 DDP 的敏感性较好。提示 survivin 的检测有可能成为预测肝癌化疗敏感性的重要指标。化疗是恶性肿瘤综合治疗的重要组成部分,而肿瘤的多药耐药(MDR)现象是当今导致化疗失败的主要因素,也是影响患者生存的主要因素,这一点在肝癌中表现得尤为突出。王微等[19]*探讨 P15 逆转肝癌多药耐药(MDR)的可能机制。通过调节 HepG2/CDDP 耐药细胞株中 P15 蛋白的表达,探讨 P15 与 HepG2/CDDP 耐药细胞株 MDR 的相关性。P15 是细胞周期蛋白依赖性激酶抑制物,可负性调节细胞周期的增长。研究结果表明,P15 与肝癌细胞 MDR 关系密切,其表达水平随着肝癌耐药细胞株耐药表型的增强而逐渐下降;上调 P15 的表达,可有效逆转肝癌 HepG2/CDDP 耐药细胞株的耐药表型。

4. 肿瘤的生物及基因治疗

肿瘤的生物治疗除了具有免疫调节作用外,还可能具备抑制肿瘤转移、促进分化或抗细胞增殖的作用。谢斌辉等[20]探讨 mRNA DC 疫苗对肝癌细胞增殖周期的影响,为 mRNA 疫苗免疫治疗肝癌提供新的实验依据和理论基础。采用粒/巨噬细胞集落刺激因子(GM-CSF)和白介素-4(IL-4)联合培养、扩增鼠骨髓来源 DC,以阳离子脂质体转染 Hepa1-6 mRNA 入 DC,制备 mRNA DC 疫苗,流式细胞术检测疫苗对体外培养的肝癌细胞周期以及体内种植瘤组织细胞周期的影响;免疫组织化学检测肿瘤细胞增殖核抗原(PCNA)。结果提示,mRNA DC 疫苗可影响肿瘤细胞的分裂周期,减缓细胞的生长,显著抑制肿瘤细胞增殖。杜智等[21]探讨从肝癌患者术中失血来源的单个核细胞中培养树突细胞(DC)的可行性,为个体化的 DC 介导免疫治疗提供新的细胞来源。方法是采集 9 例原发性肝细胞癌患者术中失血及 8 例脐血,分离其单个核细胞,其中贴壁的单个核细胞经重组人粒细胞巨噬细胞集落刺激因子(rhGM-CSF),重组人白细胞介素 4(rhIL-4)诱导和负载癌细胞抗原,制成不同的 DC 瘤苗,悬浮的单个核细胞经细胞因子处理成为细胞因子诱导的杀伤细胞(CIK)。采用二苯基溴化四氮唑蓝(MTT)法测定 DC 激活同源 CIK 的相对增殖率和 CIK 对肝癌细胞的杀伤效果。肝癌患者术中失血来源的单个核细胞在体外能够诱导分化为具有典型形态和表型的 DC。术中失血来源的 DC 表面标志物表达水平低于脐血来源的 DC,但两者均能有效地激活 CIK,并增强其对肝癌细胞的杀伤活性。结果提示,肝癌患者术中失血来源的 DC 可有效激活 CIK,并增强其对肝癌细胞的杀伤效应,可为临床研究和应用 DC 瘤苗提供了一个新的来源。细胞因子诱导的杀伤细胞(CIK)是一种高效免疫活性细胞,是恶性肿瘤过继免疫治疗的重要手段之一,目前已证实在体内外对于多种恶性肿瘤细胞存在杀伤作用。张倜等[22]对 65 例肝癌根治性切除术后患者应用 CIK 细胞治疗的临床疗效进行回顾性研究,结果显示,肝癌根治性切除术后应用 CIK 细胞进行过继免疫可以延缓肿瘤复发转移,但总体生存率尚不能提高,可通过进一步研究观察其疗效。此外,联合其他疗法,如索拉菲尼等靶向药物,有望提高整体疗效。近年来,基因治疗也逐渐发展成为另一种肿瘤治疗的有效手段。马俊等[23]通过构建表达亚麻苦苷水解酶(lis)基因的重组真核载体,建立亚麻苦苷/亚麻苦苷水解酶/亚麻苦苷(lis/lin)肿瘤自杀基因治疗系统并检测其对肝癌细胞 MHCC97 的体外杀伤效应。结果是经酶切鉴定和 DNA 序列测定,证明 lis 基因成功定向插入到 pEGFP-N1 载体中;G418 压力筛选 4 周,得到稳定表达 lis 的 MHCC97 细胞,命名为 MHCC97-lis。经检测,新型自杀基因系统 lis/lin 对肿瘤细胞有较强的杀伤作用并显示出旁观者效应。结果表明,成功获取表达 lis 基因的真核表达载体,已建立显示出对肿瘤细胞的杀伤作用以及旁观者效应的自杀基因治疗系统,可以为进一步研究新型自杀基因 lis/lin 抗肿瘤作用奠定基础。

5. 干细胞与肝移植

骨髓中包含间充质和造血两类具有分化潜能的干细胞,具有多向分化潜能,肝脏中也被证明有干/祖细胞存在。研究干细胞在肝再生以及肝癌发生发展中的作用,可以为干细胞用于肝细胞移植提供重要的依据。邹灿等[24]*探讨 Oct4、Sox2、Nanog、SMO、β联蛋白(catenin)、Wnt5b 等干细胞相关基因在 4 株人肝癌细胞系 SMMC7721、Bel-7402、HepG2、MHCC-97 和正常人肝脏细胞系 L02 中的表达情况,并比较不同细胞系中各基因量的差异和对全反式维甲酸(tRA)的反应。方法是采用逆转录聚合酶链反应测定 4 株人肝癌细胞系中 Oct4、Sox2、Nanog、SMO、β-Catenin、Wnt5b mRNA 的表达,实时荧光定量 PCR 比较不同细胞中各基因量的差异以及对 tRA 的反应。干细胞相关基因 Oct4、Sox2、Nanog、SMO、β-Catenin 和 Wnt5b 在 4 株人肝癌细胞系 SMMC-7721、Bel-7402、HepG2、MHCC-97 和正常人肝脏细胞系 L02 中有不同程度的表达;人肝癌细胞系 HepG2 和正常人肝脏细胞系 L02 对 tRA 的反应也存在明显差异。结果表明,干细胞相关基因在人肝癌细胞系中不同程度的表达,不同肝癌细胞系中这些基因表达有一定的差异,可能与其生物学特性不同有关;人肝癌细胞系 HepG2 中 Oct4 和

Sox2 的表达调控不同于胚胎干细胞。在肝癌细胞中可能存在着 Oct4 对于 Wnt/β-catenin 信号转导通路的调节作用。骨髓间充质干细胞不仅具有自我更新,多向分化等特点,而且具有免疫调节功能。洪再发等[25]研究骨髓间充质干细胞(MSC)的免疫学特性,为临床应用提供实验依据。通过培养鉴定 MSC,检测其生长动力学、细胞周期。检测单纯和 200 U/ml 干扰素(IFN)γ 干预后 M0053C 的程序性死亡配体(PDL)1、CD54、CD40、CD80、CD86、主要组织相容性复合物(MHC)-Ⅰ、MHCⅡ的表达情况,并以此为调节细胞进行混合淋巴细胞反应。封闭 PDL-1、CD54,观察它们在 MSC 免疫调节中的作用。检测培养上清液中 IFNγ、白细胞介素(IL)-2、IL-4、IL-10 的水平。将 MSC 移植于体内观察肝脏归巢和诱导微嵌合体情况。结果提示,IFNγ 能增强 MSC 对淋巴细胞增殖的抑制作用,PDL-1 和 CD54 可能发挥关键作用;MSC 移植后能在体内存活并诱导微嵌合体形成。董学君等[26]探讨骨髓间充质干细胞(MSCs)体外跨越分化为肝细胞的诱导体系。方法:从单核细胞中分离间充质干细胞,用添加 20 ng/ml HGF、10 ng/ml FGF-4、10 ng/ml OSM 和 10%NBS 的 IMDM 培养液诱导间充质干细胞向肝细胞分化。作者发现,经细胞因子诱导的细胞出现肝细胞样变化,随诱导时间延长体积逐渐增大、形态往上皮样转变,胞浆丰富,出现双核或多核细胞。RT-PCR 和免疫荧光检测结果显示,AFP 在诱导初期表达,在诱导后期表达下降;CK18、ALB 和 TAT 的表达与诱导时间呈线性关系,第 20 天达到表达高峰;诱导 20 d 后免疫荧光检测,AFP、CK18、ALB 和 TAT 均为阳性;诱导 20 d 细胞的 PAS 糖原合成反应呈阳性,即具备糖原合成和储存的肝细胞特有功能。提示经 HGF、FGF4 和 OSM 3 种细胞因子组合,可诱导小鼠间充质干细胞向肝细胞分化,该结果为间充质干细胞跨越分化肝细胞的分子机制探讨和临床应用打下了基础。邓志刚等[27]*为证实异基因造血干细胞移植对 SCID 小鼠肝癌术后复发转移有抑制作用,收集人新鲜脐带血有核细胞通过尾静脉注射入 SCID 小鼠体内。将小鼠随机分为 A 组程序植组、B 组单次移植组和 C 组生理盐水对照组。移植前都进行低剂量化疗药物环磷酰胺预处理,并连续使用甲泼尼龙 1 周进行抗免疫处理,6 周后 FACS 检测发现程序移植组的人源细胞嵌合率显著高于单次移植组。同时将 HCCLM6 肿瘤组织植入小鼠肝脏,10 d 后根治性切除。4 周后处死小鼠,观察各组肝内复发和肝外转移的情况。发现程序移植组的复发肿瘤大小和肺转移率低于单次移植组,单次移植组又低于对照组。结果提示,在 SCID 小鼠实验中,人源造血干细胞移植对肝癌根治性切除术后复发和转移均有抑制作用,且随着移植效率的升高,抗肿瘤效应也相应提高。杨屹等[28]探讨骨髓源性肝细胞(BMDH)能否在一定程度上改善肝功能,寻求一种新的肝损伤修复细胞来源和移植途径。方法是将新西兰大白兔分为 3 组:假手术组(A)、RF 手术组(B)、RF 手术+BMDH 移植组(C)。GFP 标记 BMDH,植入 RF 肝损伤再生模型损伤区,手术前、手术后第 3、5、7、14 天分别取血测定肝功能,光镜和共聚焦显微镜观测 1、2、3 周绿色荧光表达及分布。结果发现,BMDH 可向成骨细胞分化,能表达清蛋白、CK18,具有成熟肝细胞的部分功能。C 组较 B 组肝功能恢复较快,术后 3 周仍可见绿色荧光表达。结果提示,骨髓源性肝细胞可修复 RF 治疗后肝功能损伤。

(卫立辛 高璐)

二、原发性肝癌的临床治疗

(一)肝癌的发病机制

张薇等[29]*分析吸烟与上海市区中老年男性原发性肝癌的关系。应用巢式病例对照研究方法,对 18 244 名男性队列随访 11 年,以队列中 213 例新发肝癌患者作为病例组,按照患者年龄、采样日期、同居住区等配对条件,从队列中随机抽取 1 094 名健康人作为对照组。使用配对 Logistic 回归分析,调整可能的混杂因素,估计吸烟对肝癌发生的危险度和 95% 可信区间(CI)。调整肝炎、肝硬化、胆石症或其他胆囊病史及乙型肝炎病毒感染等可能的混杂因素后,男性吸烟者患肝癌的危险性是不吸烟者的 1.91 倍(95%CI 为 1.28~2.86),且随着每天吸烟量、吸烟年限和吸烟包年数的增加而增加。每天吸烟≥20 支者、吸烟≥40 年者和吸烟 37 包年者患肝癌的相对危险度分别为 2.16(95%CI 为 1.37~3.40)、2.14(95%CI 为 1.18~3.87)和 2.12(95%CI 为 1.21~3.74)。吸烟开始年龄越小,危险性越大,吸烟开始年龄<20 岁者患肝癌的危险性为 2.57(95%CI 为 1.50~4.40)。结果提示,吸烟是上海市区男性原发性肝癌的危险因素。

(二)肝癌的诊断

陆枫林等[30]探讨血清肿瘤标志物去 γ-羧基凝血酶原(des-γ-carboxy prothrombin,DCP)对原发性肝细胞癌(HCC)的诊断价值。将 172 例研究对象分为正常对照组(25 例)、慢性肝炎组(20 例)、肝硬化组(51 例)及 HCC 组(76 例),用酶联免疫法(ELISA)测定血清 DCP 浓度,同时用电化学发光免疫法(ECLIA)测定血清 AFP 浓度,对比分析 DCP、AFP 及两者联合检测对 HCC 患者诊断的灵敏度、特异度和准确度,并对 HCC 病灶大小、门静脉癌栓浸润及背景肝病等临床病理特征与 DCP、AFP 作相关性分析。结果显示,正常对照组、慢性肝炎组、肝硬化组及 HCC 组中,DCP 浓度在 4 组间呈递增趋势($P<0.05$),且 HCC 组 DCP 浓度显著高于其他 3 组($P<0.01$)。HCC 组 AFP 浓度也明显高于其他 3 组($P<0.01$)。统计分析显示血清 DCP、AFP 对 HCC 诊断阳性率分别为 78.95%、73.68%,而 2 项联合使用对 HCC 诊断阳性率提高至 89.47%,较大病灶(直径>5 cm)、门静脉癌栓(PVI)阳性 HCC 患者的 DCP 浓度高于小病灶、PVI 阴性 HCC 患者;HBSAg 阳性 HCC 患者 DCP 浓度高于 HBsAg 阴性 HCC 患者。结果提示,DCP 对 HCC 具有较好的诊断价值,其浓度与 HCC 的病灶大小、门静脉癌栓浸润等临床病理特征相关,且不受 HBV 感染的影响,适用于我国以 HBV 感染为背景肝病的 HCC 诊断,其灵敏度及特异度较 AFP 高,联合 DCP、AFP 检测能明显提高 HCC 的诊断率。刘会娟等[31]对 10 种肿瘤相关抗原(tumor-associated antigen,TAA)的自身抗体检测在原发性肝癌早期诊断中的价值进行评价,从而寻找一种真实可靠的肝癌早期诊断方法。应用 ELISA 检测原发性肝癌患者血清和正常人血清中的 10 种 TAA(针对 10 个抗原 Calnuc、CyclinE、CDK2、C1AP、Ra1A、p62、p53、CyclinB1、Koc、Imp1)的自身抗体,利用流行病学方法对检测结果的真实性进行评价。结果每种 TAA 单独检测时,大多数指标的灵敏度偏低,但是肝癌患者抗体阳性率明显高于正常人,10 种 TAA 两两联合起来时检测抗体阳性率,除了 Calnuc 抗体和 CDK2 抗体联合时阳性率为 18.0%,其余联合均大于 26.0%,明显高于单个抗体的检测结果。其中 CyclinE 和 CIAP、CyclinE 和 Koc、CyclinE 和 Imp1 等抗体阳性率均为 50.0%,随着检测抗体的增多,诊断的灵敏度随之增加,10 种抗体联合检测的灵敏度达到了 88.0%,特异度也达到了 86.2%。阳性预测值为 84.6%,阴性预测值为 89.3%,说明 10 种 TAA 检测肝癌的临床价值较高,κ 值为 0.74,提示该实验诊断结果与真值之间高度一致。结果提示,利用 10 种 TAA 抗体组合检测肝癌具有较高的真实性,可作为现场高危人群筛检和临床中肝癌早期诊断的一种方法。影像学诊断对于肝癌的临床诊治有着重要的价值。马艳等[32]分析小肝癌的 CT、MRI 表现,以提高对小肝癌诊断的正确率。回顾性分析经病理及临床随访证实的 41 例小肝癌患者的平扫及动态增强 CT、MRI 表现,观察病灶大小、密度或信号强度、强化方式、有无包膜等。CT 检查 28 例 29 个病灶,平扫以低密度为主;MRI 检查 17 例 18 个病灶,平扫 T_1 以低信号为主,T_2 以高信号为主。动态增强扫描动脉期表现为全瘤性强化 CT 15 例、MRI 13 例,等密度或等信号 CT 4 例、MRI 4 例,延迟扫描为低密度或低信号 CT 25 例、MRI 12 例;13 例在延迟期可见假包膜强化。结果提示,动态增强三期扫描能够显示小肝癌的血供特点,提高小肝癌的检出率及与肝脏其他病变的鉴别能力。张莹莹等[33]评价磁共振弥散成像(DWI)对肝脏常见占位性病变的诊断及鉴别诊断价值。对 98 例肝脏占位性病变患者行 DWI 扫描(肝细胞癌 34 例,肝转移瘤 16 例,肝血管瘤 33 例,肝囊肿 15 例),测量表观扩散系数(ADC)值并计算肝细胞癌和肝转移瘤的瘤/肝 ADC 值比值。肝囊肿 ADC 值与肝血管瘤、肝转移瘤以及肝细胞癌的 ADC 值差异有统计学意义,肝血管瘤 ADC 值与肝转移瘤、肝细胞癌 ADC 值差异也具有统计学意义,而肝转移瘤和肝细胞癌的 ADC 值之间差异无统计学意义;肝细胞癌的瘤/肝 ADC 值比值是(1.13 ± 0.25),肝转移瘤的瘤/肝 ADC 值比值是(0.95 ± 0.27),两者差异有统计学意义。结果提示,分析 DWI 图像中病灶的 ADC 值及瘤/肝 ADC 值比值,对肝脏占位性病变的定性诊断及鉴别诊断具有较高的临床应用价值。李天然等[34]探讨多模式影像技术 PET/CT 在原发和继发肝癌应用价值。应用 ^{18}F-FDG PET/CT 检查肝内恶性肿瘤 217 例,其中原发性肝癌 120 例,继发性肝癌 97 例;并对 15 例小肝癌进行了随访生存曲线分析,比较不同大小及类型肝癌间 SUV_{max} 差异。PET/CT 图像采用 3 级法进行分类,计算不同类型肝癌敏感性,将 CT 增强图像与 PET/CT 图像结合分析。结果 75 例未经任何治疗原发肝细胞癌显像 1 级 24 例占 32%,2~3 级 51 例占 68%。未经任何治疗转移性肝癌 93 例,显像 1 级 4 例占 4.3%,2~3 级 89 例占 95.7%。联合 CT 增强检查直径<3 cm 肝癌敏感性为 37.5%,直径>3 cm 肝癌敏感性为 73.7%。不同大小及不同类型肝癌间 SUV_{max} 比较有差异。生存曲线分析显示 $SUV_{max}>2.5$ 和<2.5 组比较无差异。结果提示,^{18}F-FDG PET/CT 对原发肝细胞癌敏感性较低,结合同机 CT 增强扫描可提高肝癌的敏感性,^{18}F-FDG PET/CT 对转移性肝癌敏感性较高,转移性小肝癌 SUV_{max} 高于原发小肝癌。杨炼等[35]总结肉瘤样肝细胞癌的临床与 CT 影像学特征,以提高对该类肝脏肿瘤的诊断水平。回顾性分析 8 例肉瘤样肝细胞癌的临床表现、病理特点和 CT 特征性表现。8 例患者均为男性,平均年龄 40 岁,均出现上腹部胀痛,其中 6 例(6/8)出现发热,但血常规提示 WBC 计数正常,HBsAg 均为阳性,血清甲胎球蛋白 2 例正常,余 6 例平均约 123 g/L,肝功能均为 Child-Pugh A 级。7 例无肝硬化基础,8 例肉瘤样肝细胞癌均为巨块型,直径约 5~10 cm,以单发、团块状、囊实性病变为主,多无肝硬化背景(7/8 例)。6 例 CT 平扫表现为囊实性低密度影,其内见条状分隔影(2 例)及散在分布的条状、结节状软组织密度影(4 例),

增强扫描呈不均匀强化，余2例CT平扫表现为不规则低密度影，增强扫描未见明显强化，3例可见门静脉癌栓。结果提示，肉瘤样肝细胞癌的临床与CT特征具有肝细胞癌及肉瘤的双重特征。刘庆余等[36]探讨胆管癌栓的影像表现，回顾性分析经手术病理证实的肝细胞癌(HCC)胆管癌栓13例患者资料，其中3例进行了CT和MRI检查，2例仅行CT检查，8例仅行MRI检查，7例进行了MRI胰胆管成像检查，13例均进行了超声检查。采用四格表Fisher精确概率检验方法比较超声与CT、MRI诊断HCC胆管癌栓的准确性。结果，13例HCC肿瘤及胆管癌栓均在CT或MRI上显示，4例胆管癌栓在CT上表现为胆管内软组织块影，动脉期可见癌栓轻度增强，癌栓远端胆管扩张，11例胆管癌栓在T_1WI上均呈稍低信号，T_2WI为稍高信号，增强后可见轻、中度强化。MRI胰胆管成像上胆管癌栓表现为：胆管阻塞中断、狭窄或不规则充盈缺损伴有梗阻上方胆管扩张。超声与CT、MRI诊断胆管癌栓差异无统计学意义。结果提示，CT或MRI对诊断HCC合并胆管癌栓及明确癌栓范围有价值。李智岗等[37]探讨DSA、CT和经肠系膜上动脉门静脉灌注CT成像对肝转移瘤的血液供应显示状况，回顾性分析100例原发病灶经手术和(或)病理证实的肝转移瘤患者资料，均进行了CT平扫、多期CT增强扫描、选择性腹腔动脉和超选择性肝固有动脉DSA检查，结果发现肝动脉是肝转移瘤的主要血液供应来源，门静脉几乎不参与肝转移瘤血液供应。

（三）肝脏功能储备

张闽光等[38]探索肝硬化CT分型与患者性别、年龄、肝储备功能间的相关性及意义。根据365例肝硬化的CT表现进行分型，分析各型肝硬化的性别、年龄构成情况，根据血清胆红素、血清白蛋白、凝血酶原时间等实验室检查结果和有无腹水、肝性脑病等临床状况，用Child-Pugh分级法评估各CT类型肝硬化的肝脏储备功能。365例肝硬化中均匀型93例(占25.48%)、节段型56例(占15.34%)和结节型216例(占59.18%)，365例肝硬化患者中男性显著多于女性，男女比为1.70($P<0.001$)。本组肝硬化中254例有完整资料可利用Child-Pugh分级法评估患者肝储备功能，均匀型组(61例)肝功能分级显著好于节段型(41例)和结节型组(152例)，节段型组显著好于结节型组。结果提示，肝硬化各CT类型患者性别、年龄的明显差异和肝功能分级的显著差异对肝硬化的肝功能损害和临床病情的判断具有重要意义。黎一鸣等[39]通过D-山梨醇清除率测量肝功能性血流量，CT测量肝体积变化率来评价病肝储备功能，探讨其临床应用价值。92例肝炎后肝硬变、门静脉高压症患者(肝硬变组)，20例健康志愿者作为对照组，采用稳态滴注法静脉滴注D-山梨醇，于滴注前、滴注后120、150、180 min分别采血和收集尿液，采用酶分光光度法测量D-山梨醇血浓度和尿浓度，计算出D-山梨醇肝清除率(CLH)，结合彩色多普勒超声测定肝总血流量，求出肝内分流率(RINS)，通过腹部CT扫描求出肝硬变患者肝脏体积变化率，分析各指标与Child-Pugh肝功能分级和术后并发症之间的相互关系。结果在肝硬变组中，Child B级和Child C级与Child A级比较，肝脏平均体积明显减小；当CLH<600 ml/min、病肝体积缩小率为40%以上时，术后并发症发生率达78.6%；CLH、肝体积变化率与Child肝功能分级间均存在着交错现象。结果提示，D-山梨醇肝清除率、CT扫描测定病肝体积能够客观地评价肝固有代谢容量和肝功能性血流量的变化，有助于正确理解病肝储备功能状况，为合理地确定治疗方案、选择手术方式和手术时机奠定基础。杜正贵等[40]探讨脉搏染料光密度法吲哚氰绿(PDD-ICG)排泄试验评估肝储备功能的价值。对75例因肝癌行肝切除术的患者行前瞻性研究，根据术后肝功能代偿情况分组，比较不同组间术前检查指标的差异，并根据ICG清除率(K)值和ICG15 min储留率(R15)值再分别分组，比较各组间术后肝功能中重度功能障碍发生率的差异。结果，轻度功能障碍组与中重度功能障碍组患者的年龄、术前Child-Pugh评分、PT及INR的差异均无统计学意义($P>0.05$)，而2组间K值和R15值差异均有统计学意义($P<0.05$)。结果提示，PDD-ICG试验评估肝切除术患者肝储备功能有效、简便，对预测患者术后发生肝功能损害的程度及避免患者术后发生肝功能衰竭有重要的临床指导作用。赵敬敬等[41]探讨脉动色素浓度测定(PDD)吲哚氰绿(ICG)潴留试验对于评价肝硬化与肝癌肝储备功能的临床价值。选取89例肝炎肝硬化患者和40例原发性肝癌患者，以PDD法测定ICG 15 win潴留率(ICGR15)及常规临床指标CHE、PAB、ALB、PTA、TBA；比较ICGR15与以上临床指标对肝功能评价的意义。结果：①ICGR15、CHE、TBA、ALB、PTA在Child-Pugh A，B，C级3组比较，差异均有统计学意义，PAB在B级与A级、C级与A级之间差异有统计学意义。②肝炎肝硬化患者ICGR15和TBA随Child-Pugh分值(C-P值)增加而递增，PTA则递减；ICGR15分别在C-P值5分与7分，9分与10分比较，差异有统计学意义。③与ICGR15值相关性最好的为TBA，其次为PTA、CHE、PAB、ALB。结果提示，PDD法ICGR15与常规临床指标存在良好相关性，且明显优于常规肝功能指标，CHE、TBA也能够客观地评价肝储备状况。郑方等[42]也探讨ICGR15在肝

癌切除术前评估肝储备功能的作用,66例肝癌切除病人,随机分为Child-Pugh评分组和ICGR15组,比较两组术后肝功能不全发生率的变化和分析Child-Pugh评分与ICGR15的关系。结果提示,Child-Pugh评分与ICGR15值有密切关系,但ICGR15较Child-Pugh评分能更准确、灵敏地评估肝脏储备功能,对决定肝癌切除范围和手术预后的评估有指导作用。

(四)肝癌的手术技巧

肝脏血流阻断在肝切除术中具有重要的作用。童颖等[43]探讨选择性半肝血流完全阻断下切肝术的临床意义。100例因原发性肝癌行不超过半肝的规则性肝切除病人,其中35例行选择性半肝血流完全阻断切肝术(A组),余65例行全肝入肝血流阻断切肝术(B组),比较两组病人术中肝血流阻断时间、术中出血量、输血量、肝切除体积、术后肝功能恢复情况、并发症发生率等指标。结果提示,选择性半肝血流完全阻断切肝术能显著减少肝切除过程中的出血量并减轻肝功能损害。廖志学等[44]评价在肝切除术中连续性半肝血流阻断(hemihepatic inflow occlusion,HH)与间歇性全肝血流阻断(total hepatic inflow occlusion,TH)的安全性和有效性。将80例肝肿瘤患者分为HH组(40例)和TH组(40例),术中施行肝切除时,HH组患者采用连续阻断血流的方式,TH组患者采用阻断血流20 min,复流5 min的阻断方式,测量2组患者的术中出血量和肝断面面积,术后1、3、7 d测定肝功能,并记录术后并发症情况。结果显示,HH组比TH组的肝总缺血时间长,HH组的手术时间比TH组的时间长。两组患者断肝出血量差异无统计学意义,两组患者术后并发症发生率相近。结果提示,在肝切除中,连续性半肝血流阻断与间歇性全肝血流阻断同样安全和有效。覃谦等[45]探讨选择性阻断或结扎患侧肝动脉、门静脉干、及患侧肝静脉并在肝后隧道置阻断带联合阻断进行肝切除术的效果。14例肝肿瘤患者采取预先将患侧肝动脉、门静脉和肝静脉阻断或结扎并在肝后下腔静脉隧道置阻断带联合阻断下完成肝切除术。结果全组患者无下腔静脉或肝短静脉意外损伤,平均出血量280 ml,无肝功能严重损害、胆瘘和腹腔感染以及其他并发症。结果提示,预先进行患侧肝动脉、门静脉干、及肝静脉阻断或结扎方法以及利用肝后隧道放置阻断带联合阻断下进行肝切除术可以减少术中出血及对侧肝再灌注损伤。岳树强等[46]亦对46例半肝血流阻断联合绕肝提拉法的肝切除术中患者的手术方法和术后恢复情况进行回顾性分析,结果肝切除患者血流阻断时间13~47 min,术中出血量140~910 ml,术后患者肝功能恢复快,全部病例均未出现肝功能不全,无手术死亡。结果提示,半肝血流阻断联合绕肝提拉法在肝切除术中有省时、安全、出血少、解剖清晰、手术成功率高等优点,该方法对于肝脏外科具有良好的应用前景。程向东等[47]探讨和完善建立肝后隧道的方法及双绕肝提拉在半肝切除术中的应用价值。采用胆道探条代替血管钳建立肝后隧道,并预置2根绕肝带,施行双绕肝提拉前入路法行半肝切除术38例患者为提拉组,用传统方法行半肝切除的89例患者为对照组,比较双绕肝提拉法与传统方法的不同。结果38例患者均顺利安置双绕肝带,提拉切肝时断面无明显出血,断面管道系统显示清晰,肝后下腔静脉与肝脏之间拉开1~2 cm的间隙,以减少肝后下腔静脉及肝静脉、肝短静脉的损伤。与对照组相比,使用双绕肝提拉法的患者术中出血量少,术后肝功能恢复快,且胆汁瘘发生率低,术后3个月内肿瘤肝内扩散、腹腔种植少,而两组患者的手术时间比较差异无统计学意义。结果提示,采用改良后的方法建立肝后隧道成功率高,双绕肝提拉前入路半肝切除术具有减少术中出血量、减轻术后肝功能损害,降低胆汁瘘发生率及肿瘤肝内扩散和腹腔种植等特点。夏俊等[48]探讨经腹经心包全肝血流阻断方法在肝切除术中的地位。38例肝切除术按血流阻断方法分为两组,传统全肝血流阻断组(THVE组)22例,经腹经心包全肝血流阻断组(经心包组)16例,分析应用不同血流阻断方法对术后肝功能及并发症发生的影响。结果两组病人均成功切除肿瘤,两组手术时间、阻断时间及并发症发生率差异均无统计学意义。两组术后第3天和第7天血清丙氨酸氨基转移酶(ALT)之间差异有统计学意义,经心包组术后近期肝功能恢复快。结果提示,经腹经心包全肝血流阻断肝切除术可提高肿瘤切除率,改善病人预后。姜海涛等[49]探讨经腹经心包全肝血流阻断(TPTHVE)对肝切除术中血流动力学的影响。对照分析应用TPTHVE对术中血流动力学、出血量及术后并发症发生的影响。结果所有肿瘤均完全切除,术后并发症发生率为51.2%(22/43),病死率为4.7%(2/43);两组肝切除术中出血量差异有显著性,手术总时间、术中血流动力学变化及术后并发症发生率无明显差异。结果提示,采用TPTHVE能显著减少肝切除术中出血量,对术中血流动力学变化无显著影响,且不会增加术后并发症发生率。乔治等[50]探讨半肝血流阻断与第一肝门阻断法(Pringle法)对肝叶切除术后肠道细菌易位的影响。对55例肝叶切除术病人分别选用两种不同阻断血流方法,术前和术后2、24、48 h采集外周血,应用聚合酶链反应(PCR)方法检测全血细菌DNA,同时行血D-乳酸、内毒素(LPS)浓度检测。结果术前PCR均为阴性,术后两组PCR阳性率差异有统计学意义,全肝阻断组外周血浆D-乳酸及LPS浓度较半肝阻断组明显升高。结果提示,肝叶切除术中采用半肝血流阻断较全入肝血流阻断肠黏膜屏障受损较轻,肠道细菌易位明显减少。邱宝安等[51]研究选择性半肝血流阻断方法对结直肠癌肝转移切除术后疗效的影响。回顾性分析71例结直肠癌肝转移病人实施手术切除的情况,比较半肝血流阻断和Pringle手法两种不同的入肝血流阻断方法对于肝转移癌的治疗效果。采用半肝血流阻断的方法肝转移癌切除术病人的1、3、5年生存率为89.7%、54.2%、34.1%,采用Pringle手法肝门血流阻断的方法行肝转移癌切除术病人的1、3、5年生存率分别为73.3%、41.5%和23.9%,两组有显著性差异。结果提示,利用半肝血流阻断的方法行肝转移癌切除术可以有效延长病人的生存期,减少循环肿瘤细胞的种植和减缓生长速度。刘江文等[52]探讨肝脏血流阻断技术在肝门区肿瘤切除中的合理应用。回顾性分析采用Pringle法和常温下全肝血流阻断技术(NHVE)相结合切除16例肝门区肿瘤的临床资料,分析肿瘤和肝门区血管的毗邻关系、阻断次数、阻断时间、术中出血量、输血量、术后并发症等指标。结果Pringle法平均阻断(3.8±1.6)次,平均阻断时间(46.6±28.8)min;NHVE平均阻断(1.6±0.4)次,平均阻断时间(23.5±8.2)min,术中修补下腔静脉损伤4例,肝静脉损伤2例,门静脉主干损伤2例,未发生肝功能衰竭等严重并发症。结果提示,Pringle法与NHVE技术分步结合使用可减少全肝血流阻断时间,增加肝门区肿瘤切除的安全性。方驰华等[53]*研究数字医学技术在肝癌外科治疗中的临床应用价值。收集11例原发性肝癌患者的64排螺旋CT扫描数据,将收集的数据输入自主研发的医学图像处理系统进行程序分割、三维重建,然后把重建的三维模型导入到FreeForm Modeling System进行平滑,利用系统的力反馈设备进行肝癌的手术治疗及肝动脉化疗泵放置的仿真研究,用于术前指导手术方式的选择并与术中结果相比较。11例患者重建的肝脏、肝动脉、门静脉、肿瘤模型相互空间结构清晰,可轻松地观察到肿瘤的血供类型,计算出肿瘤占肝脏的体积百分比,在建立的仿真环境中,使用PHANTOM操纵"仿真器械"及"仿真化疗泵"仿真肝切除术及肝动脉置泵的过程,整个过程与临床手术过程相符,可实时指导临床手术。结果提示,数字医学有助于充分了解肝脏血管变异情况及肝脏管道与肝癌的空间结构关系,有助于肝癌切除的彻底性,又可最大限度地保留正常肝组织,减少术中出血,降低手术风险及并发症。王义等[54]也探讨肝内血管三维(3D)成像在肝癌局部切除中的意义。将64排螺旋CT扫描获得的肝癌患者的肝脏二维图像数据,以DICOM文件格式导入3D模拟系统进行肝内血管3D重建,在重建的肝内血管3D图像指导下行肝癌局部肝切除。经过重建,除立体地显示了肝癌与周围诸血管的解剖关系,还可模拟不同肿瘤切缘宽度,分析肿瘤的切缘宽度与切肝体积间的关系,拟定出肝癌局部切除的最佳切肝平面。赵静等[55]探讨螺旋CT三维成像及肝脏体积测定在小儿巨大肝脏肿瘤和位于肝门部位肝脏肿瘤手术治疗中的价值。小儿肝脏肿瘤25例,均使用螺旋CT增强扫描,并在CT工作站行肝动脉、门静脉及肝静脉的三维影像重建,测量全肝体积,预测切除肝脏体积,并计算残余肝脏体积及残余肝脏体积与标准化肝脏体积之比。25例经CT三维重建后均获得清晰的肿瘤瘤体及与血管毗邻关系的图像。通过CT三维重建的画面,可以旋转地动态观察肝脏血管的走行、位置及与肿瘤的关系,并可计算出术后残余肝脏体积及残余肝脏体积与标准化肝脏体积之比,为判断手术的可行性、手术方案的选择与制定及评估术后残余肝脏功能提供了很大的帮助。李晓航等[56]研究术中超声在肝脏肿瘤手术中的应用价值。对45例肝脏肿瘤患者行术中超声检查,并与术前超声和增强CT检查对比分析。术中超声对直径≥1 cm病灶的检出率为100%,高于术前超声(89.80%)和CT(97.96%)的检出率;术中超声对直径<1 cm病灶的检出率为90.70%,明显高于术前超声的检出率(62.79%)和CT检出率(74.42%),所有新发现的病灶都在术中超声的引导下行手术切除或无水乙醇瘤内注射。结果提示,与术前影像学检查相比,术中超声可以提高隐匿部位和微小病灶的检出率,有助于指导外科操作和手术治疗。张艳林等[57]亦研究B超引导下行肝癌切除术在预防肝癌术后复发的应用价值。结果应用术中B超使34.3%(12/35)患者改变了原手术方案,术后5年局部复发率降低。结果提示,术中B超对肝癌定位准确,能够提高手术安全性、彻底性和合理性,降低肝癌术后复发率,明显优于常规肝癌切除术。蔡伟晖等[58]探讨在肝癌切除术中,利用控制中心静脉压(CVP),配合术中Pringle阻断法,控制手术中的出血。大肝癌150例随机分为两组,在手术中分别使用调控CVP+Pringle阻断法与Pringle阻断法控制手术中出血,比较两组的术中出血量。结果显示,调控CVP+Pringle阻断法组平均出血量和阻断第一肝门时间均低于Pringle阻断法组。两组均未出现低血压引起的心脏功能、肾功能和大脑功能的损害。结果提示,在大肝癌切除手术中,使用扩张静脉血管的药物,把CVP控制在3~4 cm H_2O,减少手术创面中肝静脉的返流出血,再配合阻断第一肝门,能更有效地控制手术中出血,同时也较单纯阻断第一肝门缩短了肝脏缺血的时间。侯辉等[59]*探讨缺血预处理在肝切除术中

的临床应用价值。采用前瞻性随机双盲对照的研究方法将48例肝切除患者随机分成两组,预处理组和对照组每组24例,预处理组采用阻断入肝血流5 min、开放5 min的预处理方式,两组切肝时均采用Pringle法,比较两组术后肝功能变化情况及术后并发症发生率、围术期病死率及总住院天数。两组术后第1、3、7天丙氨酸氨基转移酶、天冬氨酸氨基转移酶、总胆红素、白蛋白的变化均无统计学意义。结果提示,应用阻断入肝血流5 min的预处理方法无助于肝切除术后患者肝功能的恢复。赵文毅等[60]*探讨肝切除术(右半肝、扩大半肝切除术)前应用门静脉栓塞(portal vein embolization,PVE)的临床价值。通过电子检索Pubmed、Medline、Ovid数据库,对病例对照研究资料进行荟萃分析。结果共纳入文献9篇,494例患者,荟萃分析结果显示,PVE手术组较单纯手术组术后肝功能衰竭的发生率降低,但两者术后手术死亡的差异无统计学意义,亚组分析肝细胞癌和结直肠癌肝转移PVE手术组较单纯手术组1、3、5年生存率差异无统计学意义。结果提示,术前行PVE能够有效降低术后肝功能衰竭的发生,但临床医师应当谨慎把握行术前PVE的指征。缪辉来等[61]探讨螺旋水刀在解剖性肝切除术中的应用价值。对97例螺旋水刀解剖性肝切除病人资料进行回顾性分析。结果97例手术中有89例不需阻断肝门,断肝时间为15～45 min,出血量为150～1 200 ml,术中视野清晰,肝内管道系统暴露充分,未发生管道系统误损,术后B超监测未发现有重要血管损伤的表现,围术期无死亡病例;术后肝功能恢复时间平均约为1周。结果提示,螺旋水刀解剖性肝切除术的应用是安全、可行的,能减少肝门血流阻断,减少术中出血量,缩短术后肝功能恢复时间。陈念平等[62]探讨螺旋水刀与彭氏多功能手术解剖器(PMOD)在肝门区肿瘤切除术中的联合应用。回顾性分析35例联合应用螺旋水刀与PMOD在切除肝门区肿瘤的病人的手术资料。PMOD组肿瘤切除时间较短,肝面烧灼止血面大,但出血量较大、术后肝功能恢复时间较长;而单纯应用螺旋水刀虽然肝功能恢复时间短,但切除肿瘤时间长,联合应用组肿瘤切除时间比螺旋水刀组短、出血量比PMOD组少、术后肝功能恢复时间比POMD组优。结果提示,螺旋水刀与彭氏多功能手术解剖器联合应用能安全、快捷切除肝门区肿瘤。吴健雄等[63]探讨选择性血流阻断配合超声乳化吸引刀切除中央型肝肿瘤的效果。结果提示,肝区域性进出血流阻断能有效控制切肝时的出血,应用超声乳化吸引刀切肝,解剖清晰,综合应用这两种技术能较安全地切除肝脏任何部位的肿瘤。李爱军等[64]研究肝创面不同处理方法,达到指导手术治疗的目的。将58例肝肿瘤切除术后的肝创面随机分为A组(肝创面敞开用微孔多聚糖止血球组)、B组(肝创面敞开用氩气烧灼组)、C组(肝创面对拢缝合组),记录术中创面的出血量、止血时间、术后引流量及肝功能等指标,比较其间的差异。结果C组的止血时间明显短于A、B两组,A组和C组的创面出血量明显低于B组。在术后24 h,3 d,7 d丙氨酸转氨酶(ALT)比较上,A组和B组升高显著低于C组,恢复也较快。结果提示,肝肿瘤切除术后肝创面的处理直接影响到肝创面出血量及术后肝功能的恢复,应根据病人的病情选择创面敞开还是对拢缝合,创面敞开时的止血必须彻底。

(五) 肝癌的术后复发

周信达等[65]*统计HCC切除后生存20年以上的53例患者临床资料和病理特点,探讨进一步提高肝癌外科远期疗效的途径。结果发现,与短生存组比较,长生存组病人年龄较轻,无症状者较多、γ-GTP值低、合并肝硬化者少)、肿瘤直径≤5 cm者多、肿瘤单结节者多、肿瘤包膜完整者多、门静脉有癌栓者少、癌细胞分化程度好、根治性切除者多。结果提示,肝癌早期发现和根治性切除是获得长期生存的主要因素,术后长期终生随访极为重要,及早发现复发或转移并作再切除是进一步提高疗效的重要途径。杨立涛等[66]探讨HCC切除术后肝内复发的预后影响因素以及复发后治疗方式的选择。收集184例HCC切除术后肝内复发患者的临床病理资料,回顾性分析21项临床病理学因素以及复发后治疗方式对HCC患者肝内复发后生存期的影响。单因素分析结果表明,术前血清甲胎蛋白(AFP)水平较高(>100 ng/ml)、有微血管浸润、首次诊断复发时肿瘤的Child-Pugh分级为B或C级、有多个肝内复发肿瘤以及早期肝内复发(≤12个月)的患者预后不良;Cox多因素分析结果表明,首次诊断复发时肿瘤的Child-Pugh分级、复发肿瘤的数目和复发时间是影响HCC患者复发后生存期的独立危险因素。69例单个复发肿瘤患者中,经再次肝切除手术、局部消融治疗、TACE、未进行治疗的患者复发后中位生存期分别为34、23、15和9个月,差异有统计学意义。结果提示,首次诊断复发时肿瘤的Child-Pugh分级为A级、单个复发肿瘤、复发时间较晚(>12个月)、经过再次肝癌切除手术或局部消融治疗的HCC肝内复发患者的预后较好。王慧玲等[67]*探讨CLIP评分系统对可手术切除性肝癌术式选择的作用及与患者无瘤生存率的关系。回顾分析157例行根治性肝切除肝癌患者的临床病理资料,并按CLIP评分系统0分、1分、2分和大于等于3分的标准分组,比较各组患者的无瘤生存率,比较规则性肝切除和不规则性肝切除患者的无瘤生存率。各组间的无瘤生存率比较差异显著,在 CLIP 评分 0 分组中,行规则性肝切除与不规则性肝切除患者的术后无瘤生存率比较差异有统计学意义。结果提示,CLIP 评分系统是评价原发性肝癌术后复发的有效工具,CLIP 评分 0 分的肝癌患者作规则性肝切除的术后复发率远低于行不规则性肝切除。丛文铭等[68]*探讨首次切除的原发性肝细胞癌(P-HCC)与再次切除的术后复发性肝细胞癌(R-HCC)之间在临床病理学特点上的差异与起源方式之间的可能关系。根据其首次切除前与术后复发再次切除前两次血清 AFP 含量检测差异的状况,将 106 例 R-HCC 分为两组,A组($n=29$)血清 AFP 含量差异明显,B组($n=77$)血清 AFP 含量相似。根据 106 例 R-HCC 的复发部位分为 3 型,Ⅰ型:相同肝叶肿瘤复发,Ⅱ型:不同肝叶肿瘤复发,Ⅲ型:同时累及多个肝叶的肿瘤复发,对 A、B 两组中各型 R-HCC 的复发间期、瘤体直径和组织学类型等进行比较。各组 R-HCC 之间在组织学类型、细胞分化及生长方式上无统计学差异。结果提示,约 25% 的 R-HCC 具有多中心(多克隆)起源的特点,提示来自新生肿瘤细胞克隆性生长,约 75% 的 R-HCC 具有单中心(单克隆)起源的特点,提示来自首次切除后肿瘤残留或肝内转移灶导致的残癌生长,该分析可为临床评估 R-HCC 的来源提供有用的参考依据。王健等[69]*探讨 HBV 相关的多结节肝癌病人中,多中心发生与肝内转移肝癌的发病情况和两种类型肝癌的临床病理学差异因素。多结节肝癌病人的临床病理资料,根据其病理学特征,分为多中心发生组和肝内转移组,统计学分析两种类型肝癌的差异因素和预后。结果 89 例病人中,6 例(18.0%)为多中心发生,57 例(64.0%)为肝内转移;多中心发生组的总体生存情况优于肝内转移型病人,多发肿瘤类型(多中心发生或肝内转移)和 Child's 分级是独立的预后因素。结果提示,HBV 相关的多结节肝癌以肝内转移型肝癌为主,对于多中心发生的病人,应积极手术切除,其预后优于肝内转移者;临床医生可以通过肿瘤分级、肿瘤大小、胆碱酯酶、Child's 分级和门静脉侵犯评价多结节肝癌的类型。李慧锴等[70]*探讨 HBV、HCV 感染对小肝癌的外科治疗策略及其预后的影响。回顾性分析 413 例手术根治切除治疗的小肝癌(直径≤3 cm)患者的临床资料,将其分为 4 组:HCV 感染组 75 例、HBV 感染组 251 例、HCV、HBV 混合感染组 33 例和无 HCV、HBV 感染 54 例,对可能影响预后的因素采用 Kaplan-Meier 生存分析、Log-rank 时序检验。术后共有 168(40.8%)例患者出现肝内复发,5 年复发率 HCV 感染组最高(64.2%),其次为 HBV/HCV 感染组(48.4%)、HBV 感染组(37.8%)及无感染组(32.3%);413 例小肝癌患者术后 1、3、5 年总生存率分别为 89%、70% 和 61%,HCV 感染组预后最差,和其他组相比,HCV 感染组肝硬化程度严重,肿瘤细胞分化低,更易发生血管侵犯。结果提示,HCV 感染相关肝癌的临床肝硬化症状更重,而且术后复发率较高,预后更差。蔡欣然等[71]探讨 HBsAg 阳性原发性肝癌根治切除术后血清 HBV DNA 水平对肝癌复发的影响。HBsAg 阳性原发性肝癌 72 例行根治性切除并经病理证实,检测术后 1、3、6 个月血清 HBV DNA 水平、肝功能、复发时间与临床病理资料。结果 HBV DNA 高水平、低水平、阴性组的术后 2 年复发率和中位复发时间分别为 70%、45.57%、36.36% 和 14、34、41 个月,差别均有显著性统计学意义。结果提示,肝癌根治术后血清 HBV DNA 持续高水平是肝癌术后复发的危险因素。胆管癌栓对预后的影响,不同研究者结论各异。石洁等[72]通过不同部位胆管癌栓的疗效对比,探讨胆管癌栓的预后及其影响因素。原发性肝癌伴胆管癌栓病人共 50 例,按胆管癌栓的部位分为 A、B、C、D 组共 4 组,结果显示,原发性肝癌伴胆管癌栓手术治疗可取得较好的疗效,但是不同部位的胆管癌栓的预后并不一样,以伴胆管左支癌栓的预后为最差。苏昆仑等[73]亦探讨肝癌伴胆管癌栓的临床特点对预后的影响。回顾性 21 例肝癌伴胆管癌栓病例特点与预后情况。结果该组 HCC 伴胆管癌栓病人的 1 年、3 年生存率为 66.7%、42.9%,中位生存时间为 29.5 个月,癌栓位置不同生存率无差别。结果显示,对于 HCC 伴胆管癌栓病例,胆管壁受侵犯和胆管内癌栓的位置不影响预后。胡雷等[74]探讨肝细胞癌合并门静脉癌栓(PVTT)外科治疗的效果,156 例肝细胞癌合并门静脉主干或第一分支癌栓的患者,均行肝癌联同门静脉癌栓切除或取栓,其中 94 例患者术后行肝动脉和(或)门静脉化疗。术后 1、3、5 年生存率分别为 58.1%、18.9%、5.4%。结果提示,肝切除和门静脉切开取栓术是肝细胞癌合并 PVTT 的有效治疗方法,术后联合肝动脉和(或)门静脉化疗能提高治疗效果,延长患者的生存期。

(六) 肝癌的介入治疗

为探讨肝动脉栓塞化疗(TACE))不同化疗方案,石明等[75]探讨单用盐酸表柔比星与联用洛铂、丝裂霉素方案对生存率的影响。采用前瞻性随机对照方法,将肝功能良好的不可切除的大肝癌 94 例随机分为单药化疗组(盐酸表柔比星)、联合化疗组(联合洛铂、盐酸表柔比星、丝裂霉素),碘油化疗后使用明胶海绵阻断肿瘤供血血管,采用寿命表法计算累积生存率,Kaplan-Meier 方法计算中位生存时间,Cox 模型分析预后因素。结果提示,TACE 治疗肝功能良好、不可切除大肝癌应用盐酸表柔比星联用洛铂、丝裂霉素优于单用盐酸表柔比星组,Cox 模型多因素分析提示分组及门脉癌栓为独立预后因素。王庆新等[76]*探讨预防性TACE对肝癌患者术后复发的影响。回顾性分析260例肝癌患者的临床资料,其中术后行预防性TACE 104例,未行预防性TACE 156例。TACE组与非TACE组1、2年累积无瘤生存率差异均无统计学意义。认为对于肿瘤直径≥10 cm、有血管癌栓的肝癌患者,术后行预防性TACE可减少或延缓术后肝内复发。王天浩等[77]探讨巨块型肝癌根治性切除术后行辅助性TACE治疗对术后生存的影响。回顾性收集256例资料完整的巨块型肝癌患者的临床资料,其中136例患者于术后4~6周接受辅助性TACE治疗,根据是否伴有残癌高危因素对所有患者进行分层分析,比较各组患者的术后生存率。对于不伴有残癌高危因素的巨块型肝癌,术后辅助TACE组与单纯手术切除组的1、3、5年生存率比较差异无统计学意义,对于伴有残癌高危因素的巨块型肝癌,术后辅助TACE组与单纯手术切除组的1、3、5年生存率比较差异有统计学意义。结果提示,巨块型肝癌患者术后行辅助性TACE治疗有助于提高术后的长期生存率,而其中伴有残癌高危因素的患者,其术后生存时间的延长更为明显。菅志远等[78]探讨肝动脉化疗栓塞联合门静脉免疫化疗对预防原发性肝癌切除术后复发和延长患者生存期的价值。结果发现,肝癌切除术后联合行肝动脉化疗栓塞和门静脉免疫化疗较任何一种单一途径更能有效地降低复发率,延长患者生存时间。段峰等[79]*评价TACE联合索拉非尼治疗HCC合并肺转移的疗效和安全性,30例伴有肺转移的晚期HCC患者,于TACE治疗后3周复查,如无禁忌证即开始服用索拉非尼,每4周进行疗效评估。肺部转移病灶缩小6例,病灶稳定8例;肝脏病灶稳定22例,进展8例,在服药期间行TACE 1~3次,不良反应包括手足皮肤反应7例、疲乏无力18例、脱发6例、腹泻6例、贫血和骨髓抑制5例等。结果提示,HCC合并肺转移时,TACE联合索拉非尼治疗可有效控制疾病进展,安全性及患者耐受性良好。童颖等[80]评价原发性肝癌伴门静脉癌栓行术后TACE联合门静脉化疗的临床疗效。回顾性分析85例行手术治疗和术后化疗的原发性肝癌合并门静脉癌栓病人,其中64例病人术后仅行肝动脉化疗栓塞(A组),另外21例病人术后行TACE联合门静脉化疗(B组),比较两组病人术后1、2和3年肝癌复发率和生存率。结果术后1年复发率B组显著低于A组,两组术后2、3年复发率比较无统计学差异。B组术后1、2年生存率明显高于A组,两组术后3年生存率比较无统计学差异。结果提示,术后肝动脉化疗栓塞联合门静脉化疗能够明显降低原发性肝癌伴门静脉癌栓塞病人术后短期复发率,有助于提

高近期疗效。袁正等[81]探讨水表观扩散系数(ADC)在肝癌化疗栓塞术前后的变化及其在预测和评价栓塞疗效中的价值。对化疗栓塞术前和术后的肝癌患者进行磁共振扩散加权成像(DWI)检查,计算肝癌病灶手术前、后的ADC值,并与化疗栓塞效果比较。栓塞不良组的术前ADC值高于栓塞良好组,栓塞良好组治疗前后的ADC变化比值高于栓塞不良组,非治疗叶段肝实质和脾脏治疗前后ADC值无变化。结果提示,ADC值能预测肝癌栓塞治疗效果,肝癌病灶ADC值高预示栓塞效果不良,而栓塞效果良好的病灶,其栓塞后的ADC值明显上升,对指导临床治疗方式的选择和个性化治疗方案的制定有一定意义。梁松年等[82]探讨原发性肝癌行TACE后的严重并发症,分析其原因和防治方法。573例原发性肝癌患者行TACE 1 252次,针对术后发生的并发症进行影像学及化验检查,总结发生严重并发症的原因及其治疗、预防措施。结果共发生上消化道出血3例,肝衰竭4例,肺栓塞1例,栓塞性胆囊炎4例,肝性脑病2例,胃穿孔后死亡1例,胆汁瘤2例。结果提示,原发性肝癌经TACE治疗后出现的严重并发症与患者术前肝功能较差、门静脉高压、术中化疗栓塞药物量大、药物返流及异位栓塞等有关,重视术前病例的选择,术中规范操作,尽可能超选择插管给药,术后加强护肝治疗和保护胃黏膜治疗,密切注意病情变化,可减少或防止TACE后严重并发症的发生。柳青峰等[83]探讨TACE后并发肝脓肿和胆汁瘤的诊断方法和应用经皮肝穿刺外引流术加抗生素灌(冲)洗治疗的疗效。行TACE治疗的肝癌患者589例,并发肝脓肿6例和胆汁瘤2例,其中4例肝脓肿和2例胆汁瘤行经皮肝穿刺外引流术和抗生素灌(冲)洗。4例肝脓肿行经皮肝穿刺外引流术和抗生素灌(冲)洗治疗后临床症状明显改善,脓(瘤)腔均有不同程度缩小,2例保守治疗无效,于发病后4 d和28 d死亡。结果提示,肝癌TACE并发肝脓肿和胆汁瘤,经皮肝穿刺外引流术和抗生素灌(冲)洗是相对有效的治疗方法之一。王悦华等[84]总结肝癌射频消融(RFA)的临床经验并探讨评价RFA疗效的方法。对49例肝癌病人进行了统一方案的RFA治疗,采用RITA射频消融肿瘤治疗系统(RF-1500)行RFA,在RFA后3~4周常规行CT及TACE,以评价肝癌RFA的效果及巩固疗效。总体1、2、3年生存率为77.5%、56.5%和44.0%,肝癌RFA后3~4周,AFP阳性(≥25 μg/L)者转阴率62.9%(22/35),改进的肝癌RFA方法,可对直径<5 cm的肿瘤进行比较彻底的消融,直径≤5 cm者1、2、3年生存率为100%、79.6%和61.9%,将肝癌消融近期疗效分为3个级别,RFA术后2年生存率分别为85.7%、60.0%和

24.3%。结果提示,肝癌 RFA 相当于从功能上切除了肿瘤,肝癌消融近期疗效三级分类法可以比较客观地评价 RFA 的效果,以指导辅助治疗的选择。王能等[85]观察原发性肝癌术后复发行经皮肝穿刺新型射频治疗的疗效,探讨新型射频在治疗原发性肝癌术后复发的应用。在 B 超引导下,将射频电极针经皮穿刺入肝肿瘤内,对其进行原位毁损消融。结果 28 例患者共 34 个病灶中,直径≤3 cm 的 23 个瘤体,21 个完全毁损,热毁损率为 91.3%;直径为 3~5 cm 的 11 个瘤体中 8 个瘤体获得完全毁损,热毁损率为 72.7%,术后无严重并发症发生,术后 6、12 个月无瘤生存率分别为 75%、53.6%;术后 6、12、18 个月生存率分别为 100%、96.4%、92.9%。结果提示,经皮肝穿刺射频消融术对于原发性肝癌术后复发疗效可靠,是一种安全、有效治疗肝癌术后复发的方法。于淼等[86]探讨开腹术中 RFA 后行 DSA 及 TACE 治疗肝细胞性肝癌的必要性。开腹术中射频消融治疗原发性肝癌 50 例,术后 2 周常规行 DSA 及 TACE 术,再 3 周后复查 CT 及 AFP。DSA+TACE 术发现肿瘤染色及碘化油聚集 9 例(18%),CT 复查见碘化油异常沉积 10 例(10%),AFP 转阴 43 例(86%),总有效率 96%。结果提示,开腹术中射频消融后行 DSA+TACE 治疗肝细胞性肝癌是一种非常必要、有效的方法,有望能提高生存率。杜义安等[87]探讨开腹射频综合治疗对多发性大肝癌患者生存期的影响及机制。回顾性分析 45 例患者的治疗方法,单纯 TACE 组 20 例,手术多发灶局部切除+TACE 治疗(局部切除组)13 例,开腹射频消融治疗+TACE(开腹射频组)12 例,分析各组患者治疗前后 T 淋巴细胞亚群水平的变化,并比较各组的完全缓解率及生存率。治疗后 4 周射频组患者 CD4+、NK 细胞水平、CD4+/CD8+ 比值比治疗前明显升高,开腹射频组、局部切除组与 TACE 组的完全缓解率分别为 41.70%、46.20%、25.50%,开腹射频组的总生存率明显高于其他组,与局部切除组比较,开腹射频组患者带瘤生存时间延长。结果提示,以开腹射频为主的综合治疗通过提高肝癌患者的细胞免疫功能明显延长患者生存时间。任正刚等[88]*探讨研究射频毁损术治疗肝癌切除术后疗效以及与再手术切除效果的比较。213 例复发性小肝癌(肿瘤结节直径≤3 cm,结节数≤3 个),其中射频毁损术 68 例,再手术切除 145 例,Kaplan-Meier 方法估计生存期,Log-rank 分析生存曲线之间的差别,COX 比例风险模型多因素分析影响预后的因素,总体生存率和无瘤生存率从接受射频毁损术或再手术切除治疗时计算,射频毁损术治疗的患者和再手术切除治疗的患者的 1、3、5 年总生存率分别为 94.7%、65.1%、37.3% 和 88.1%、62.6%、41.0%,其生存曲线无明显差别,但射频毁损术的 1、3、5 年无瘤生存率低于再手术切除组。结果提示,虽然射频毁损治疗的无瘤生存率低于再手术切除,但其远期总体生存率类似于再手术切除,可作为复发性小肝癌再切除术的替代性治疗。徐立等[89]评价以射频消融为主的微创方式治疗肝细胞癌切除术后复发的疗效及安全性。回顾性分析 84 例肝癌切除术后复发患者的临床资料。完全消融率为 94.0%(79/84),治疗后 1、3、5 年总生存率分别为 74.9%、54.%、48.2%,结合和未结合瘤内无水乙醇注射的患者术后 1、3、5 年总生存率分别为 76.5%、57.3%、57.3% 和 66.7%、33.3%、22.2%(P=0.017),结合和未结合经导管肝动脉栓塞化疗的患者治疗后 1、3、5 年总生存率分别为 81.6%、66.0%、57.5% 和 55.6%、24.7%、24.7%(P=0.001)。结果提示,射频消融是治疗肝癌切除术后复发安全、有效的手段,肿瘤大小和复发间隔是其疗效的重要影响因素,联合瘤内无水乙醇注射或肝动脉栓塞化疗有助于提高射频消融对复发性肝癌的疗效。谢晓燕等[90]探讨超声造影(CEUS)在肝癌消融治疗中对病例选择、疗效判断和引导穿刺的作用。应用第二代超声造影剂声诺维 2.4 ml 经肘静脉团注、采用低机械指数连续成像技术对比脉冲序列(CPS)成像技术对 137 例肝癌病人共计 168 个肝癌灶消融前后进行 CEUS 检查,观察消融前造影前后肿瘤数目、大小、血供情况的变化,分析消融后 CEUS 在肿瘤诊断和疗效判断中的作用,并以同期 CT 或 MRI 或病理作为金标准进行比较。结果 137 例肝癌的完全消融 91.1%,不完全消融 8.9%,12 例(8.8%)因肿瘤数目的变化而改变了治疗方案,消融后平扫超声不能确定的局部残留灶 15 处和局部复发灶 11 处再消融前需要 CEUS 定位穿刺治疗,CEUS 与 CT 或 MRI 比较,对消融治疗后有无残留和局部复发判断的准确性达 98.8% 和 98.8%。结果提示,消融前 CEUS 有助于正确选择消融病例和治疗方案、显示平扫超声无法显示的肿瘤,消融后 CEUS 能准确确定消融范围、判断消融疗效,较平扫超声敏感,并能定位引导残留灶和复发灶的穿刺治疗。刘兆玉等[91]探讨肝脏恶性肿瘤射频消融术后早期行 ^{18}F 脱氧葡萄糖(^{18}F-FDG)PET-CT 复查的临床应用价值。15 例行射频消融术的肝脏恶性肿瘤患者均在术前 2 周内行全身 PET-CT 检查。并于术后 24 h 内行肝区 PET-CT 复查(早期 PET-CT 复查)。然后分别于术后 1、3、6 个月行 PET-CT 复查,6 个月以后每隔半年复查 1 次,以最终的 PET-CT 检查结果为参考。结果发现早期 PET-CT 复查影像,可以避开术后炎症反应的干扰、明确消融范围、能够及时、准确地评价肝脏恶性肿瘤射频消融术的效果,帮助临床制定进一步的治疗方案。翟博等[92]探讨原发性肝癌射频消融后肿瘤残瘤（即不完全消融）的相关影响因素。回顾性分析1 341例原发性肝癌病人，共2 696个肿瘤实施了PRFA治疗，术后1~2个月内复查，统计术后肿瘤残留发生率。1 142例病人2 331个肿瘤得到有效复查，132例（11.6%）病人的192个（8.2%）肿瘤射频消融后发生活性组织残留，肿瘤大小、部位、生长方式、术前TACE、射频发生器类型以及超声定位清晰度等指标与术后肿瘤组织残留显著相关，Logistic多因素回归分析表明，只有肿瘤大小、部位、生长方式以及术前TACE是肝癌射频消融后活性组织残留的独立影响因素。结果提示，合理选择肿瘤大小、部位和射频发生器，精确超声定位，术前实施TACE等可降低射频消融后不完全消融率，减少术后肿瘤残留。钱国军等[93]探讨B超引导氩氦刀冷冻治疗第二肝门区小肝癌的技术可行性、疗效和安全性。选择肿瘤位于第二肝门区、直径≤5 cm、病理或临床证实为原发性或继发性肝癌的8例患者进行氩氦刀冷冻治疗，治疗前甲胎蛋白（AFP）阳性者治疗后定期复查AFP，治疗后1个月复查MRI或CT确定肿瘤是否完全坏死。AFP转阴率约为75%，MRI或CT显示第一肝门区肿瘤完全凝同坏死率为62.5%。结果提示，第二肝门区小肝癌并非氩氦刀冷冻治疗的禁忌证，只要治疗时穿刺点选择恰当，穿刺路径合理、范围控制恰当，对于第二肝门区小肝癌是一种行之有效的治疗方法。周霖等[94]亦评价氩氦刀冷冻治疗早期肝癌的临床疗效。同顾性分析48例经氩氦刀冷冻治疗的早期肝癌患者，以治疗后患者的临床表现、局部病灶CT变化、AFP下降情况、术后并发症的发生及平均生存时间作为评价指标。结果发现，对于合并严重肝硬化的早期肝癌，氩氦刀治疗的并发症少、效果明显、生存期延长，是理想的治疗手段。

（七）肝癌的放化疗

王成刚等[95]研究金属内支架置入联合三维适形放射治疗对原发性肝癌合并门静脉癌栓的治疗效果。回顾性分析22例肝癌伴门静脉癌栓患者，其中门静脉支架置入联合适型放射治疗组（A组）10例，门静脉支架置入和经动脉化疗栓塞组（B组）12例，比较两组患者治疗后的不良反应发生情况及治疗前后肝功能变化情况，随访4、6、12个月的支架通畅率和3、6、12个月的生存率。结果两组患者均通过经皮肝穿刺门静脉分支路径成功放支架，门静脉狭窄均得到开通，但术后均有不同程度的腹痛、发热、恶心、呕吐、肠胀气等症状。A、B两组的通畅率曲线差异有统计学意义，两组的生存率曲线差异有统计学意义。结果提示，采用支架置入并联合三维适形放射治疗对肝癌伴门静脉癌栓有较好的疗效，且对肝脏的损害相对较小。湛永滋等[96]探讨三维适形放疗同步联合吉西他滨和卡培他滨化疗治疗不能手术切除的原发性肝癌的疗效和不良反应。给予41例不能手术切除的原发性肝癌患者三维适形放疗，总剂量50~60 Gy，放疗同时给予吉西他滨联合卡培他滨方案化疗2个周期。总有效率为85.4%，1年生存率80.4%，2年生存率为58.5%，中位生存期24.8个月。结果提示，三维适形放疗同步联合吉西他滨和卡培他滨化疗治疗对不能手术切除的原发性肝癌具有较好的疗效，且不良反应可以耐受。陈开运等[97]观察肝癌患者肝切除术后残肝断面^{125}I粒子植入对肝癌肝内复发的影响。经手术完整切除的肝细胞癌患者85例分为2组，^{125}I粒子植入组（43例）：肿瘤完整切除后在残肝断面均匀植入^{125}I粒子，对照组（42例），所有患者分别于术前1 d和术后7 d，30 d采血，测定转氨酶、胆红素、NK细胞、T细胞亚群、血清中MMP-9及AFP水平。无严重并发症发生，术后两组患者CD3$^+$、CIM$^+$、CD8$^+$和NK细胞及氨基转移酶、胆红素等指标比较，差异无统计学意义，^{125}I粒子植入组患者AFP、MMP-9明显低于对照组，^{125}I粒子植入组术后0.5年、1年复发率低于对照组。结果提示，肝癌切除后^{125}I粒子植入能有效地降低AFP、MMP-9水平，术后局部复发率显著下降。郭宏华等[98]*评价生长抑素类似物奥曲肽（OCT）对原发性肝癌的治疗效果及对患者的生活质量的影响。62例原发性肝癌患者根据患者意愿分为奥曲肽治疗组（30例）和对照组（32例），分别采用奥曲肽联合对症支持治疗及单纯对症支持治疗，在治疗后3个月及6个月对患者的疗效及生活质量进行评定。治疗组患者平均生存期为较对照组明显延长，治疗组患者6个月和12个月的累积生存率与对照组比较有明显提高；奥曲肽治疗后21例患者食欲改善，12例患者体重增加，17例患者乏力状况好转，对照组在上述方面无明显改善；应用奥曲肽治疗初期有轻度腹泻者6例，继续用药1个月症状消失。结果提示，OCT治疗原发性肝癌患者的平均生存期明显延长，6个月和12个月的累积生存率明显提高，药物耐受性好，可以提高原发性肝癌患者的生活质量。黄杨卿等[99]分析肝细胞癌肝切除术中，静注丝裂霉素（mitomycin-c, MMC）预防术后肿瘤复发的疗效。回顾性分析298例肝细胞癌行肝切除患者的临床资料，其中术中经大网膜静脉注射MMC的用药组共计139人，未行任何化疗药物注射的对照组共计159人。用药组与对照组总体无瘤生存期无统计学差异，中位无瘤生存期分别为术后9.5个月、6个月。作分层分析提示：肿瘤单发、最大直径小于5 cm、镜下无门脉癌栓者，用药组无瘤生存期显著长于对照组。结果提示,肝细胞癌行肝切除术,术中经大网膜静脉注射丝裂霉素,对于预防术后复发有一定的积极意义,但应根据肿瘤的大小、门静脉癌栓及肿瘤的数量等情况调整用药剂量,以取得更好的疗效。在行前瞻性研究时应着眼于联合其他化疗药物以提高术中化疗在预防术后肝细胞癌复发的价值。

三、其他肝脏恶性肿瘤

郝玉芝等[100]分析肝未分化(胚胎性)肉瘤的CT影像和病理特点,以提高对这种罕见肿瘤的认识。对10例病理证实的肝未分化(胚胎性)肉瘤病人临床、CT影像及病理特点进行回顾性分析。肿瘤直径平均为11.2 cm,CT影像表现为多房、囊实性、囊性为主,增强后囊壁下软组织及分隔可见强化,肿瘤切面囊实性,主要包括出血坏死、凝胶样内容物和肿瘤组织,肿瘤组织由多种间叶性肉瘤成分组成,异型明显,在细胞内和间质中有特征性小圆形嗜酸性小体,免疫组化肿瘤呈多种间叶性成分分化。结果提示,肝未分化(胚胎性)肉瘤恶性程度高、预后差,在青少年或儿童病人中发现肝脏囊实性占位,应考虑肝UES可能,尽早手术及综合治疗能改善预后。曹利平等[101]探讨成人原发性肝肉瘤的临床特点、诊断及治疗。回顾性分析4例原发性肝肉瘤患者的临床资料。患者年龄25~65岁,分别因腹痛、乏力、消瘦及体检发现肿块而就诊,CT表现大多见肝内较大肿块,囊实性为多,密度不均匀,边界欠清,增强后无明显强化或部分强化,分别误诊为肝囊肿、肝癌、肝腺瘤,均行肝叶切除术。结果提示,原发性肝肉瘤的诊断容易误诊,确诊需依赖术后病理及免疫组织化学检查,采用以手术治疗为主的综合治疗是延长患者生存期的主要手段,患者的预后与肿瘤的病理类型、分化程度、是否浸润转移及是否手术切除等密切相关。陆蓉等[102]评价CT动态增强扫描在肝脏继发淋巴瘤中的诊断价值,以提高诊断准确性。回顾性分析9例经病理证实的肝脏继发淋巴瘤病例,7例为非霍奇金淋巴瘤,2例为霍奇金淋巴瘤。结果9例肝脏继发淋巴瘤共发现23个病灶,病灶呈类圆形17个,地图形6个,病灶密度均匀,坏死少见或坏死范围很小,病灶直径2.7~16.5 cm,平均5.9 cm,动态增强呈进行性延迟强化,多数肿瘤强化轻微,少数呈轻至中度强化,6个病灶内可见形态正常的肝脏固有血管,肝门病灶表现为肝门门静脉周围血管套样软组织影,包绕但不压迫门静脉。结果提示,认识动态增强CT特征有助于提高诊断的准确性。肝母细胞瘤是小儿常见肝肿瘤,蒲从伦等[103]探讨肝母细胞瘤(hepatoblastoma,HB)发生的危险因素,包括婴儿出生以及孕产妇分娩相关的特征。采用病例-对照研究设计,收集HB患儿及其母亲的病历资料,用Logistic回归模型对婴儿特征指标、母亲怀孕与分娩有关指标进行多因素统计检验。发生HB风险中低出生体质量儿的比值比为26,母亲年龄≤20岁和年龄≥30岁的比值比分别为1.5和2.6,超重和肥胖母亲的比值比为3.2,孕妇吸烟的比值比为2.9。结果提示,HB的发生与患儿出生体质量及孕妇超重、吸烟等因素有关,应重视围生期卫生保健。刘江斌等[104]回顾小儿HB的治疗经验,探讨影响疗效的临床、病理因素,分析15年间75例HB的临床资料,按时间先后分为Ⅰ组和Ⅱ组,Ⅰ组的化疗方案为ICE+A等多种方案,Ⅱ组统一参照日本小儿肝肿瘤研究组的JPLT-1方案进行规范治疗,对各临床、病理参数进行Kaplan-Meier单因素和Cox模型多因素分析。结果Ⅰ组、Ⅱ组术后2年和5年生存率比较差异有统计学意义,术后2年和5年无瘤生存率差异有统计学意义,单因素分析提示PRETEXT分期、血清AFP在术后2个月内降至正常、肝硬化、腔静脉和门静脉瘤栓、肿瘤多灶性、规范化疗方案、根治性肝切除术(手术切缘距肿瘤2 cm以上)是HB的预后指标;Cox模型多因素分析则提示PRETEXT分期、腔静脉和门静脉瘤栓、肿瘤多灶性、规范化疗方案、根治性肝切除术是影响HB预后的因素。结果提示,规范化综合治疗可使HB的疗效显著提高,根治性手术切除和完备的术前、术后化疗是提高HB患儿生存率的关键。秦红等[105]评价术前化疗对HB手术切除率及预后的影响,术前化疗组48例,其中Ⅰ、Ⅱ期均采用弱方案化疗,Ⅲ、Ⅳ期分别分为强方案及弱方案两组,术前未化疗组(B组)32例;结果提示,术前化疗对PRETEXT Ⅰ、Ⅱ期患儿手术切除率和5年生存率无意义,术前强方案足疗程化疗可提高PRETEXT Ⅲ、Ⅳ期病例手术切除率,术前弱方案短疗程化疗及术前不化疗,不能提高PRETEXT Ⅲ、Ⅳ期手术切除率。手术完整切除者5年生存率达90%。董蓓等[106]探讨巨大和原发于肝门的小儿肝脏肿瘤的可切除性及手术的安全性。单独或同时累及第一、第二、第三肝门的巨大或原发于肝门的肝脏肿瘤27例,年龄3个月至15岁,23例手术切除,肿瘤主要压迫的为肝动、静脉根部、门静脉和(或)肝后腔静脉,充分暴露肿瘤后精细处理被肿瘤累及的肝门,然后在间歇性第一肝门阻断下切除肿瘤,切肝前根据需要预置腔静脉阻断带备用。23例肝脏肿瘤均顺利切除。8例良性肝肿瘤术后随访11个月至9年均健康,15例恶性肿瘤中,6例于手术后5个月至2年半死于复发、转移或其他并发症,其余临床无瘤存活。结果提示,切除累及肝门的巨大或原发于肝门的小儿肝脏肿瘤,只要方法得当,仍然是可行和安全的手术,提高恶性肿瘤的长期生存率仍是努力方向。

四、肝脏良性肿瘤

(一) 肝海绵状血管瘤

张洪义等[107]探讨肝脏巨大海绵状血管瘤(cavernous haemangioma of liver,CHL)的外科治疗适应证并总结治疗经验。回顾性分析15例特大CHL患者的临床资料。9例患者接受血管瘤剥离术治疗,术后恢复顺利,6例患者行肝动脉栓塞治疗,其中2例患者接受了择期根治性切除手术。结果提示,巨大CHL可能引起严重的临床症状,可以结合肝功能分级和全身情况选择包括剥离术、肝动脉栓塞在内的综合性方法。何晓军等[108]探讨CHL的诊断手段和外科治疗的可行性。回顾性分析31例CHL的临床资料,误诊2例(6.4%),均行根治性手术切除。全组均获完全切除,无手术死亡病例。术中出血平均量800 ml。结果提示,B超+MRI是肝巨大血管瘤手术前最合适的检查,术前应仔细分析肝血管瘤影像学表现,设计合理手术方案、术中精细操作是手术成功的关键。范才军等[109]*通过比较分析外科手术与TAE治疗肝血管瘤患者的疗效和术后并发症,探讨肝血管瘤治疗方法的合理选择。根据3项筛选标准,对符合条件的40例肝血管瘤患者,按配对设计分为手术切除组和TAE组。比较观察两组病例的治疗效果、手术并发症及术后随访结果等指标。手术切除组中血管瘤均完整切除。手术组术后住院日、恢复正常工作时间、首次住院费用明显长于或高于TAE组,术后1周丙氨酸氨基转移酶(ALT)和总胆红素(TBIL)升高值TAE组高于手术切除组;而TAE组和手术组总手术费用差异无统计学意义。手术组中出现手术并发症4例,TAE组出现手术并发症8例,12例因缩小效果不佳行2次介入,3次介入4例。两组患者随访3月至7年。手术组B超未见血管瘤复发,TAE组B超随访1年内血管瘤复发增大8例。结果提示,手术切除和TAE治疗肝血管瘤各有优劣,但手术切除治疗肝血管瘤效果最佳,TAE疗效与肿瘤大小相关,远期并发症大小不明,对较大血管瘤采用时应慎重。夏锋等[110]探讨多途径射频消融治疗肝脏血管瘤的疗效和应用价值。在超声引导下经皮肝穿、腹腔镜下和开腹术中射频消融治疗肝脏血管瘤共116例,135个病灶,肿瘤平均直径为3.58(1.0～8.0)cm。经皮肝穿RFA共89例,45例患者出现一过性发热,67例ALT和AST升高,无出血、胆漏等并发症发生;腹腔镜下射频8例,4例患者出现一过性发热,全部病例ALT和AST升高,术中射频19例,无明显相关并发症发生;随访6～86个月无任何远期并发症,92例患者中,病灶完全消失53例。结果提示,对于中、小直径肝血管瘤,RFA疗效确切,且有微创、安全、简便、可靠的优点。李乾国等[111]比较肝血管瘤PRFA和外科手术切除疗效。结果提示,掌握好适应证,肝血管瘤外科手术治疗安全可行,肝部分切除术是目前治疗较大肝血管瘤最有效的方法;实时超声引导下经皮射频消融术治疗肝血管瘤疗效肯定,具有创伤小、肝损害轻、出血少、费用低及住院时间短等优点。

(二) 其他肝良性肿瘤

刘安重等[112]探讨肝脏良性小占位病变的临床特点。回顾性分析直径小于5 cm的肝脏良性占位性病变64例的临床资料,并与同期82例直径>5 cm的肝脏良性病变进行比较。肝脏良性小病变组术前、术后诊断符合率和术前、术后治疗正确率分别为32.81%和81.25%,显著低于同期肝脏良性大病变组的97.56%和100%。结果提示,确诊直径<5 cm的肝脏良性小病变的难度明显增大,假阳性、过度治疗、潜在的医疗风险均有增多的趋势,病理诊断是后续治疗最重要的依据。赵宏等[113]探讨肝脏局灶结节性增生(focal nodular hyperplasia,FNH)的诊断和治疗方法。回顾性分析32例FNH的临床资料,结果病人中40岁以下占65.6%,男性多见,多无临床症状,AFP均为阴性,病灶多为单发,术前B超诊断符合率仅为6.5%,增强螺旋CT诊断符合率45.5%,MRI诊断符合率80.0%。结果提示,MRI和螺旋CT是诊断FNH的重要手段,对诊断不明确或症状较为明显的,以及病灶进行性增大的病人应行手术切除。高强等[114]探讨FNH的CT、MRI征象和病理特点。回顾性分析经病理证实为FNH病例15例。结果病灶多呈类圆形、椭圆形,少数呈分叶状,病灶直径3.0～8.0 cm,病灶的边界在平扫时显示模糊,增强后显示清楚;CT平扫病灶多呈稍低或等密度,中心部分瘢痕结构呈更低密度,增强后动脉期病灶实质部分多明显均匀强化,门静脉期和延迟期瘢痕结构延迟强化。MRI平扫病灶呈稍长或等T_1WI及T_2WI信号,瘢痕结构于T_2WI上呈特征性高信号,增强后三期信号变化特点类似CT三期增强特点。结果提示,熟悉FNH多种影像征象可提高FNH术前诊断率,CT和MRI能够反映FNH病理特点及血供血管情况,可为临床选择手术方案提供重要参考。钟宇新等[115]探讨肝血管平滑肌脂肪瘤(hepatic angiomyolipoma,HAML)的临床表现、诊治特点及预后。回顾性分析14例患者的临床资料。14例均行手术切除,术后病理诊断明确,HMB-45检测14例,S-100检测7例,SMA检测6例,检测结果均为阳性,术后随访6个月至18年,1例术后因DIC及心功能衰竭死亡外,其余13例无病生存。结果提示,

HAML发病率女性高于男性,影像学检查确诊率不高,免疫组化HMB-45阳性是重要的病理诊断依据,手术切除是治疗肝血管平滑肌脂肪瘤的有效手段。李涛等[116]探讨HAML的临床病理特点及诊治方法,对51例HAML患者的临床表现、病理特点、诊治及预后进行回顾性分析,本组男性10例,女性41例,平均年龄44岁,症状以腹部肿块(33例)和腹部疼痛不适(15例)为主,肿瘤由血管、平滑肌和脂肪细胞组成,免疫组织化学染色显示HMB-45(50/51)、SMA(47/49)和S-100(39/42)的阳性率较高,51例HAML均手术切除,无一例出现复发或转移。结果提示,HAML为肝脏少见良性间质瘤,确诊依赖于病理学及组织化学检查,HBM-45阳性肌细胞是重要的诊断标志,手术切除是最佳治疗手段,预后好。孙经建等[117]研究肝孤立性坏死结节的临床及影像学特点,回顾性分析39例均经手术切除和病理证实的病例,分析临床、实验室检查、病理、B超、CT及MRI等表现。病灶多位于肝右叶,组织病理显示肝脏病灶为凝固性坏死结节,周边为炎性纤维组织带包裹,CT平扫为低密度影,增强后约2/3病例无强化,MRI的T_1WI多呈低信号,T_2WI呈低信号至高信号,大部分病例(15/18)无强化,部分(7/15)边缘有强化。结果提示,肝孤立性坏死结节临床并不罕见,本组患者多有乙肝病毒指标异常,更应重视与肝癌鉴别诊断,MRI的诊断特异性较强。李迎春等[118]探讨肝结核的多层螺旋CT表现及其诊断价值,收集14例经证实的肝结核患者CT资料,分析其CT表现,结果14例肝结核可分为2种类型:①肝实质型12例,细分为4种亚型,粟粒型、结节型、脓肿型、纤维钙化型。②肝浆膜型,其他征象包括肝肿大和其他器官结核,如腹腔淋巴结、胰、脾、肾上腺、肠道及肺部可见结核病灶。结果提示,螺旋CT对诊断肝结核有价值,一定程度上反映了肝结核不同的病理改变。王俭等[119]探讨探讨MR水成像(MRH)技术在泡状棘球蚴病临床诊断中的作用。34例临床怀疑为泡状棘球蚴病的患者均行常规MRI和MRH检查,以病理结果为金标准,比较两种方法的灵敏性、特异性和准确性。32例泡状棘球蚴病患者的128个病灶中,常规MRI检查发现68个,MRH发现108个,MRH检查泡状棘球蚴病灶的灵敏度为$(84.38±0.03)\%$,特异度$(81.48±0.08)\%$,符合率为$(83.87±0.03)\%$,均高于常规MRI($P<0.01$)。结果提示,MRH技术可以提高泡状棘球蚴病病灶检出的灵敏性和符合率。任利等[120]探讨术中经胆总管注射美蓝检查能否减少复杂包虫内囊摘除术后残腔胆漏的发生。对无法行根治性切除的复杂肝包虫病37例,行内囊摘除后采用经胆总管注射美蓝稀释液的方法观察残腔胆漏的部位并予以缝扎修补,观察术后7 d内是否出现胆漏。全部病例均未发生术后胆漏。结果提示,术中美蓝试验可明显降低复杂肝包虫术后残腔胆漏的发生,且操作简便易行,适合临床推广。赵晋明等[121]探讨肝囊型包虫内囊摘除术后残腔并发症的治疗方法。回顾性分析肝囊型包虫病内囊摘除术后残腔出现各种并发症的患者共48例,其中合并胆瘘的8例加行胆囊管减压引流,5例行残腔至皮肤窦道的切除加残腔的开放引流。根治性切除者32例痊愈,15例非根治性手术治疗者临床治愈,治疗效果良好。认为肝囊型包虫病内囊摘除术后不同的残腔并发症针对性的手术治疗可改善患者的生存、生活质量,临床疗效显著。陈后平等[122]为提高对小儿肝包虫病的诊治认识,减少并发症及降低复发率。回顾16例1～18岁肝包虫病患儿,对其流行病史、临床表现、囊肿特点、辅助检查及治疗方法进行分析。93.7%的患儿有犬、羊等家畜接触史,主要临床表现为腹部隐痛不适和腹部包块,单个囊13例,多囊3例,81%患儿经辅助检查(超声、CT及实验室检查等)得到明确诊断,本组患儿均经手术和口服阿苯达唑方法治愈,随访至今无复发病例。结果提示,重视疫区小儿体检筛查,明确术前诊断,手术仍是治疗肝包虫的最有效方法之一,应根据病情找准时机采用适当的手术方式。刘强等[123]分析近20年来单中心细菌性肝脓肿治疗方法和疗效的变化。回顾性分析198例细菌性肝脓肿患者的临床资料,按入院时间分为1989～1995年组、1996～2002年组及2003～2008年组,比较各组患者的性别、年龄、并发症、脓肿部位、脓肿个数、脓肿大小、治疗方法、住院时间、并发症发生率及病死率。3组患者在性别、年龄、有无糖尿病、脓肿部位、脓肿个数及脓肿大小方面差异均无统计学意义,3组患者的治疗方法构成比差异有统计学意义,3组患者住院时间、术后并发症发生率、病死率差异均无统计学意义。结果提示,随着外科技术的进步,有效的抗生素治疗、经皮置管引流或细针抽吸已成为细菌性肝脓肿的主要治疗方法,腹腔镜和开腹手术是必要的补充。蒋辉等[124]探讨治疗多房性细菌性肝脓肿的两种首选方案,比较手术和经皮穿刺引流的临床结果。回顾性分析45例患者多房性细菌性肝脓肿的临床资料,根据手术方式分为2组,其中穿刺引流组21例,行B超或CT引导下经皮穿刺置管引流(pereutaneous drainage, PD),开腹引流组24例,行经腹切开引流(surgical drainage, SD)。比较2组患者的退热时间、治疗失败、再次手术、住院天数及病死率。2组患者退热时间比较差异无统计学意义,但是开腹引流组治疗失败率低,再次手术机会小,而且住院天数更短。结果提示,开腹引流在多房性细菌性肝脓肿治疗中能

达到比经皮穿刺引流更好的临床结果,可提高成功率、减少再次手术机会和缩短住院天数,应作为首选治疗方案。

五、肝外伤

蔡敬铭等[125]探讨肝外伤的早期诊断与治疗效果。回顾性分析采用不同手段治疗的各种肝外伤52例患者的临床资料。腹部开放性伤18例,腹部闭合性伤34例,腹腔穿刺阳性率为92.3%(48/52),非手术治愈16例,手术治疗36例(3例中转手术),手术方式包括单纯缝合止血、大网膜填塞＋缝合止血、明胶海绵填塞＋缝合止血、清创性肝切除、腹腔镜探查＋缝合止血等,死亡2例,均死于肝内血管损伤大出血。结果提示,CT检查进行肝损伤分级和血流动力学状态是决定治疗方式的关键,腹腔镜探查是明确诊断的良好微创方法。廖春红等[126]探讨不规则肝叶切除在严重肝损伤中的应用价值。回顾性分析采用不规则肝叶切除治疗严重肝损伤33例。治愈29例,死亡4例,术后并发肝创面脓肿2例,经穿刺引流治愈;胆漏2例,1例经保守治疗治愈,1例保守治疗无效,经再次手术治愈。结果提示,不规则肝切除治疗严重肝损伤手术操作相对简单,是行之有效的治疗手段。王宗山等[127]探讨肝中叶严重损伤的处理方法。结果提示,肝中叶严重损伤伤情复杂,应积极手术探查,选择合理的手术方式,可降低病死率,减少并发症的发生。朱忠杰等[128]探讨近肝门肝外伤的外科处理方法。回顾性分析近肝门肝外伤115例的临床资料。本组术后发生再出血9例,再手术2例,感染6例,胆漏10例,胰漏2例。本组死亡16例,病死率为13.91%。结果提示,迅速控制入、出肝血流,合理处理肝内、外血管及胆管损伤,可减少并发症的发生,降低病死率。罗昆仑等[129]探讨严重肝外伤伴肝周大血管破裂手术治疗的临床效果。总结12例严重肝外伤伴肝周大血管破裂的临床资料,分析治疗效果,全部患者病例均为急诊手术,肝周血管破裂行肝后下腔静脉破裂修补术、门静脉破裂行间断缝合修补术、肝右静脉破裂行间断缝合修补术等。本组患者治愈9例,死亡3例。结果提示,及时手术、确切止血及正确的手术方式是抢救成功的关键。唐喆等[130]探讨肝外伤伴近肝静脉损伤的救治方法和术后死亡的相关因素。回顾性分析该类患者11例的临床资料,所有患者入院均有休克表现,结果全组无术中死亡病例,术后死亡3例,术后并发症包括出血、严重感染、肝功能衰竭、急性肾衰竭、胆漏、腹腔脓肿等。结果提示,术中低血压是导致肝外伤伴近肝静脉损伤患者术后死亡的主要影响因素,不规则肝切除术联合血管修补可应用于抢救肝外伤伴近肝静脉损伤。李仲荣等[131]*评价小儿肝外伤的临床评价系统,探索新的评价指标。回顾性分析92例小儿肝外伤的临床资料,将所有病例分为肝脏手术组和非肝脏手术组。对两组入院后首次检测的血压、脉搏、血红蛋白、血清丙氨酸氨基转移酶及AAST肝损伤分级情况进行比较分析,并结合统计结果,提出新评分指标:收缩压值＋血红蛋白值－AAST分级×50－25,正值提示可非手术治疗,负值提示需手术治疗。肝外伤92例,非手术治疗81例,手术治疗11例。手术组与非手术组间收缩压、血红蛋白差异均有统计学意义,舒张压、脉压和血清谷丙转氨酶的差异无统计学意义,而两组间肝损伤分级的构成比有明显差别,采用其新评分指标,非手术组仅1例为负值,准确率为98.8%,手术组仅1例为正值,准确率为90.9%。结果提示,小儿肝外伤是否需要手术治疗与入院后首次测量的收缩压、血红蛋白及AAST肝损伤分级有关,综合三者的新评分指标对决定治疗方法有一定价值。

(沈 锋 葛瑞良)

参 考 文 献

1* 周凯亮,等.郑州大学学报(医学版),2008,43(4):713
2 顾国文,等.中国普外基础与临床杂志,2009,16(3):203
3 南月敏,等.肝脏,2008,13(6):475
4 余斌斌,等.中华肝脏病杂志,2009,17(6):451
5 郭晏同,等.中华肝胆外科杂志,2008,14(11):786
6 李 斌,等.中国普通外科杂志,2009,18(7):735
7 吴晓慧,等.肿瘤,2008,28(10):869
8 张志波,等.中国现代普通外科进展,2009,12(5):373
9 刘 伟,等.中国肿瘤临床,2009,36(18):1057
10 邱继刚,等.中华实验外科杂志,2009,26(2):181
11 刘晓红,等.中华肝胆外科杂志,2009,15(2):113
12 陈曦海,等.临床肝胆病杂志,2008,24(5):367
13 顾玉明,等.中华实验外科杂志,2009,26(8):998
14 王晨宇,等.中华肝胆外科杂志,2009,15(8):612
15* 王 伟,等.中华肝脏病杂志,2009,17(3):193
16 陈方国,等.中华肝脏病杂志,2009,17(9):665
17 陈 鹏,等.中华普通外科杂志,2009,24(4):328
18 陈科济,等.肝胆胰外科杂志,2009,21(1):4
19* 王 微,等.第四军医大学学报,2009,30(15):1383
20 谢斌辉,等.中华肝胆外科杂志,2008,14(11):790
21 杜 智,等.中华肿瘤杂志,2008,30(10):759
22 张 佩,等.中华外科杂志,2008,46(21):1628
23 马 俊,等.中华肝胆外科杂志,2008,14(12):877
24* 邹 灿,等.中华肝脏病杂志,2009,17(8):599
25 洪再发,等.中华肝脏病杂志,2009,17(1):53
26 董学君,等.中华肝胆外科杂志,2008,14(10):728
27* 邓志刚,等.中华肝胆外科杂志,2009,15(2):126

| 28 | 杨屹,等.第四军医大学学报,2008,29(23):2156
| 29* | 张薇,等.中华肿瘤杂志,2009,31(1):20
| 30 | 陆枫林,等.中国肿瘤临床,2009,36(7):361
| 31 | 刘会娟,等.中国肿瘤临床,2008,35(19):1112
| 32 | 马艳,等.南方医科大学学报,2008,28(12):2235
| 33 | 张莹莹,等.实用肿瘤杂志,2008,23(5):459
| 34 | 李天然,等.临床肝胆病杂志,2009,25(1):15
| 35 | 杨炼,等.世界华人消化杂志,2008,16(8):904
| 36 | 刘庆余,等.中华放射学杂志,2008,42(9):957
| 37 | 李智岗,等.中华放射学杂志,2008,42(9):949
| 38 | 张闽光,等.肝胆外科杂志,2009,17(1):40
| 39 | 黎一鸣,等.中国普外基础与临床杂志,2009,16(4):285
| 40 | 杜正贵,等.中国普外基础与临床杂志,2009,16(2):133
| 41 | 赵敬敬,等.中华普通外科杂志,2009,24(5):413
| 42 | 郑方,等.中华肝胆外科杂志,2009,15(6):427
| 43 | 童颖,等.中国实用外科杂志,2009,29(1):74
| 44 | 廖志学,等.中华普通外科杂志,2009,24(4):295
| 45 | 覃谦,等.中华普通外科杂志,2008,23(11):839
| 46 | 岳树强,等.第四军医大学学报,2009,30(8):716
| 47 | 程向东,等.中华普通外科杂志,2009,24(7):532
| 48 | 夏俊,等.中国实用外科杂志,2008,28(12):1055
| 49 | 姜海涛,等.安徽医科大学学报,2009,44(1):124
| 50 | 乔治,等.中国实用外科杂志,2008,28(10):878
| 51 | 邱宝安,等.中华肝胆外科杂志,2009,15(6):444
| 52 | 刘江文,等.中华普通外科杂志,2008,23(11):835
| 53* | 方驰华,等.中华外科杂志,2009,47(7):523
| 54 | 王义,等.中华普通外科杂志,2008,23(12):914
| 55 | 赵静,等.临床小儿外科杂志,2009,8(4):13
| 56 | 李晓航,等.中华普通外科杂志,2009,24(5):409
| 57 | 张艳林,等.重庆医学,2009,38(12):1499
| 58 | 蔡伟晖,等.腹部外科,2009,22(2):108
| 59* | 侯辉,等.中华外科杂志,2009,47(8):586
| 60* | 赵文毅,等.中华外科杂志,2008,46(19):1460
| 61 | 缪辉来,等.中华肝胆外科杂志,2008,14(12):833
| 62 | 陈念平,等.中华肝胆外科杂志,2009,15(4):270
| 63 | 吴健雄,等.中华普通外科杂志,2008,23(12):907
| 64 | 李爱军,等.中华肝胆外科杂志,2008,14(12):848
| 65* | 周信达,等.中华肝胆外科杂志,2009,15(6):413
| 66 | 杨立涛,等.中华肿瘤杂志,2009,31(8):612
| 67* | 王慧玲,等.中华普通外科杂志,2008,23(12):911
| 68* | 丛文铭,等.中国实用外科杂志,2009,29(1):71
| 69* | 王健,等.中华肝胆外科杂志,2009,15(4):247
| 70* | 李慧锴,等.中华肝脏病杂志,2009,17(6):426
| 71 | 蔡欣然,等.福建医科大学学报,2008,42(5):438
| 72 | 石洁,等.中华肝胆外科杂志,2009,15(6):417
| 73 | 苏昆仑,等.中华肝胆外科杂志,2009,15(5):371
| 74 | 胡雷,等.实用癌症杂志,2009,24(01):72
| 75 | 石明,等.中国肿瘤临床,2009,36(1):9
| 76* | 王庆新,等.中华外科杂志,2009,47(10):748
| 77 | 王天浩,等.肿瘤,2008,28(11):994
| 78 | 菅志远,等.中国普通外科杂志,2009,18(7):681
| 79* | 段峰,等.中华肿瘤杂志,2009,31(9):716
| 80 | 童颖,等.中华肝胆外科杂志,2008,14(12):851
| 81 | 袁正,等.中华肿瘤杂志,2009,31(4):293
| 82 | 梁松年,等.中华肿瘤杂志,2008,30(10):790
| 83 | 柳青峰,等.中国现代手术学杂志,2008,12(6):423
| 84 | 王悦华,等.中华肝胆外科杂志,2008,14(12):844
| 85 | 王能,等.肝胆外科杂志,2008,16(6):423
| 86 | 于淼,等.胃肠病学和肝病学杂志,2008,17(12):997
| 87 | 杜义安,等.中华普通外科杂志,2009,24(5):394
| 88* | 任正刚,等.中华外科杂志,2008,46(21):1614
| 89 | 徐立,等.中华外科杂志,2008,46(21):1617
| 90 | 谢晓燕,等.中华肝胆外科杂志,2008,14(12):836
| 91 | 刘兆玉,等.中华放射学杂志,2009,43(5):527
| 92 | 翟博,等.中华肝胆外科杂志,2009,15(4):254
| 93 | 钱国军,等.肝胆外科杂志,2008,16(5):334
| 94 | 周霖,等.胃肠病学和肝病学杂志,2008,17(12):1000
| 95 | 王成刚,等.中华肝脏病杂志,2009,17(6):417
| 96 | 湛永滋,等.肿瘤,2009,29(9):884
| 97 | 陈开运,等.中华普通外科杂志,2008,23(12):932
| 98* | 郭宏华,等.中华普通外科杂志,2009,24(3):238
| 99 | 黄杨卿,等.肝胆外科杂志,2008,16(6):420
| 100 | 郝玉芝,等.中华肝胆外科杂志,2008,14(10):705
| 101 | 曹利平,等.中华普通外科杂志,2009,24(8):617
| 102 | 陆蓉,等.中华放射学杂志,2009,43(4):382
| 103 | 蒲从伦,等.中华肝脏病杂志,2009,17(6):459
| 104 | 刘江斌,等.中华小儿外科杂志,2008,29(11):643
| 105 | 秦红,等.临床小儿外科杂志,2009,8(4):17
| 106 | 董蒨,等.中华小儿外科杂志,2008,29(11):647
| 107 | 张洪义,等.中国现代普通外科进展,2009,12(3):209
| 108 | 何晓军,等.中国普通外科杂志,2009,18(1):68
| 109* | 范才军,等.重庆医学,2008,37(15):1663
| 110 | 夏锋,等.肝胆外科杂志,2009,17(4):274
| 111 | 李乾国,等.中国现代普通外科进展,2009,12(8):692
| 112 | 刘安重,等.腹部外科,2008,21(5):283
| 113 | 赵宏,等.中华肝胆外科杂志,2009,15(6):423
| 114 | 高强,等.肝脏,2009,14(2):119
| 115 | 钟宇新,等.中华普通外科杂志,2008,23(11):843
| 116 | 李涛,等.中华外科杂志,2009,47(20):1536
| 117 | 孙经建,等.肝胆胰外科杂志,2009,21(1):7
| 118 | 李迎春,等.中国普外基础与临床杂志,2008,15(11):863
| 119 | 王俭,等.中华放射学杂志,2009,43(4):402
| 120 | 任利,等.腹部外科,2009,22(2):110
| 121 | 赵晋明,等.新疆医科大学学报,2009,32(7):927
| 122 | 陈后平,等.中华小儿外科杂志,2009,30(6):368
| 123 | 刘强,等.中国普外基础与临床杂志,2009,16(5):389
| 124 | 蒋辉,等.中华普通外科杂志,2008,23(12):953
| 125 | 蔡敬铭,等.中国普外基础与临床杂志,2008,15(9):690

126 廖春红,等.中国现代手术学杂志,2008,12(6):427
127 王宗山,等.腹部外科,2008,21(5):288
128 朱忠杰,等.腹部外科,2008,21(5):285
129 罗昆仑,等.中华普通外科杂志,2009,24(6):473
130 唐 喆,等.中华创伤杂志,2008,24(10):784
131* 李仲荣,等.中华小儿外科杂志,2008,29(11):654

文 选

造血干细胞移植抑制肝癌术后复发转移的实验研究[中华肝胆外科杂志,2009,2(15):126] 邓志刚等为证实异基因造血干细胞移植对SCID小鼠肝癌术后复发转移有抑制作用,收集人新鲜脐带血有核细胞通过尾静脉注射入SCID小鼠体内。将小鼠随机分为A组程序移植组($n=8$)(即分次移植组)、B组单次移植组($n=8$)和C组生理盐水对照组($n=6$)。移植前都进行低剂量化疗药物环磷酰胺预处理,并连续使用甲泼尼龙1周进行抗免疫处理,6周后FACS检测发现程序移植组的人源细胞嵌合率(1.66 ± 0.47)%显著高于单次移植组(0.68 ± 0.56)%。同时将HCCLM6肿瘤组织植入小鼠肝脏,10 d后根治性切除。4周后处死小鼠,观察各组肝内复发和肝外转移的情况。发现程序移植组的复发肿瘤大小和肺转移率为(367.18 ± 31.86)mm^3 和14.3%,低于单次移植组的(648.26 ± 127.36)mm^3 和66.7%,单次移植组又低于对照组的(811.38 ± 127.36)mm^3 和100%。而淋巴结转移率各组间差异无统计学意义。该研究说明在SCID小鼠实验中,人源造血干细胞移植对肝癌根治性切除术后复发和转移均有移植作用,且随着移植效率的升高抗肿瘤效应也相应提高。

(孙 凯)

述评 造血干细胞以其特有的生物学特性及潜在的生物学应用价值,在恶性肿瘤治疗中越来越引起人们的关注。目前异基因造血干细胞移植作为治疗白血病等恶性血液病特异的有效手段已经广泛应用于临床,对于实体瘤的治疗研究正成为热点。该实验从肝癌术后复发转移和预防和治疗进行初步探索,发现造血干细胞移植作为一种辅助的治疗手段,这一趋势可能是预防肝癌术后复发转移的一个新途径,值得进一步深入探讨。

(卫立辛)

心钠素预处理对大鼠肝脏缺血-再灌注损伤的影响[Journal of Zhengzhou University(Medical Sciences),2008,6(43):4] 周凯亮等用心钠素(ANP)预处理探讨对肝脏缺血-再灌注损伤的影响。用30只雄性SD大鼠随机均分为3组:假手术组(SO组)、缺血-再灌注组(IR组)和ANP预处理组。IR组和ANP预处理组分别经门静脉注入生理盐水、1 mg/L的ANP 3 ml/kg,然后阻断左、中叶肝蒂45 min,造成70%肝脏缺血,SO组仅行分离而不阻断,再恢复供血40 min,采集下腔静脉血测定血清丙氨酸氨基转移酶(ALT)、天冬氨酸氨基转移酶(AST)、乳酸脱氢酶(LDH)水平,取肝组织测定超氧化物歧化酶(SOD)与丙二醛(MDA)水平,并行肝组织病理学观察。IR组和ANP预处理组缺血-再灌注后血清ALT、AST、LDH水平及肝组织MDA含量均高于SO组,肝组织SOD含量低于SO组;ANP预处理组血清ALT、AST、LDH水平及肝组织MDA含量低于IR组,肝组织SOD含量则高于IR组;ANP预处理组肝细胞形态学异常改变较IR组明显减轻。

(蒋国成)

述评 肝脏外科手术不可避免地造成不同程度的肝缺血-再灌注损伤,导致肝功能不良甚至肝衰竭,影响手术效果。肝脏缺血-再灌注过程中,线粒体是联系钙超载、氧自由基和细胞死亡的中心环节。已有多项研究证实,心钠素对心脏、肾脏等多种器官的缺血-再灌注损伤具有保护作用。作者用心钠素(ANP)预处理探讨对肝脏缺血-再灌注损伤的影响。该研究表明,ANP预处理通过抑制脂质过氧化,减轻线粒体的损伤,从而有效地减轻大鼠肝脏缺血-再灌注损伤,起到明显的保护作用。

(卫立辛)

P15逆转肝癌多药耐药的机制研究[第四军医大学学报,2009,30(15):1383] 王微等探讨P15逆转肝癌多药耐药的可能机制。该实验采用的方法:①采用顺铂(CCDP)诱导法,建立肝癌HepG2细胞动态MDR HepG2/CDDP细胞模型;②在动态MDRHepG2/CDDP细胞模型中,RT-PCR检测p15 mRNA的表达,Western印迹法检测P15蛋白的表达;③建立稳定转染P15正义表达载体的HepG2/CDDP2P15细胞系及转染pcDNA3.1(+)空载体的HepG2/CDDP2PC对照细胞系;④流式细胞仪检测转染细胞HepG2/CDDP2P15、HepG2/CDDP2PC和亲本HepG2/CDDP的细胞周期及多柔比星(阿霉素,ADR)的蓄积和潴留;⑤Western印迹法检测耐药经典分子MRP21和P2糖蛋白(P2gp)的表达。HepG2/CDDP动态耐药细胞模型建立成功;p15的mRNA表达水平随着HepG2/CDDP耐药细胞株耐药表型的增强逐渐下降;上调p15基因的表达可显著提高HepG2/CDDP耐药细胞株细胞内ADR的蓄积和潴留,促进G_{11}期细胞阻滞,抑制肿瘤细胞增殖,下调MRP21和P2gp蛋白的表达。作者认为,p15与肝癌细胞MDR关系密切,其表达水平随着肝癌耐药细胞株耐药表型的增强而逐渐下降;上调p15的表达,可有效逆转肝癌HepG2/CDDP耐药细胞株的耐药表型。

（李 蓉）

述评 化疗是恶性肿瘤综合治疗的重要组成部分,而肿瘤的多药耐药(MDR)现象是当今导致化疗失败的主要因素,也是影响患者生存的主要因素。该研究通过诱导法建立细胞模型,用Western印迹法和流式细胞仪检测p15的基因表达情况,提示P15与肝癌细胞MDR关系密切,其表达水平随着肝癌耐药细胞株耐药表型的增强而逐渐下降;上调p15的表达,可有效逆转肝癌HepG2/CDDP耐药细胞株的耐药表型。本实验为今后肝癌化疗耐药的基因靶向治疗提供了新的思路和方向。

（卫立辛）

雷帕霉素抑制大鼠肝癌生长及转移的实验研究
[中华肝脏病杂志,2009,3(17):193] 王伟等研究雷帕霉素对诱导性SD大鼠肝癌生长、转移的影响及其可能机制。建立SD大鼠肝癌模型,用药4周后观察肿瘤生长及肺转移情况;酶联免疫吸附法测大鼠血清血管内皮细胞生长因子(VEGF)水平;CD34标记血管内皮细胞测肿瘤微血管密度;免疫组织化学法和Western印迹法测肝癌组织缺氧诱导因子-1α(HIF-α)及VEGF的表达;RT-PCR检测HIF-α及VEGF mRNA水平。结果表明,雷帕霉素具有显著抑制肝癌生长及转移的作用,与抑制肿瘤血管生成明显相关;抑制HIF-α及VEGF促血管形成因子的转录、表达是其主要的作用方式之一。

（张珊珊）

述评 雷帕霉素是一种新型的高效免疫抑制剂,目前被广泛应用于临床肝、肾移植中。本实验研究通过联合DEN+NMOR建立具有转移潜能的SD大鼠肝癌模型,研究发现雷帕霉素具有显著抑制肝癌生长及转移的作用,与抑制肿瘤血管生成明显相关;抑制HIF-α及VEGF促血管形成因子的转录、表达是其主要的作用方式之一。研究表明与传统免疫抑制剂(如CsA)相比,雷帕霉素不仅可以应用于临床肝移植中防治移植排斥反应,而且在肝癌治疗中可能具有一定应用价值。

（卫立辛）

干细胞相关基因在肝癌细胞系中的表达[中华肝脏病杂志,2009,8(17),599] 邹灿等探讨Oct4、Sox2、Nanog、SMO、β-catenin、Wnt5b等干细胞相关基因在4株人肝癌细胞系SMMC7721、Bel-7402、HepG2、MHCC-97和正常人肝脏细胞系L02中的表达情况,并比较不同细胞系中各基因量的差异和对全反式维甲酸(tRA)的反应。采用逆转录聚合酶链反应测定4株人肝癌细胞系中Oct4、Sox2、Nanog、SMO、β-联蛋白(catenin)、Wnt5b mRNA的表达,实时荧光定量PCR比较不同细胞中各基因量的差异以及对tRA的反应。干细胞相关基因Oct4、Sox2、Nanog、SMO、β-catenin和Wnt5b在4株人肝癌细胞系SMMC-7721、Bel-7402、HepG2、MHCC-97和正常人肝脏细胞系L02中有不同程度的表达;人肝癌细胞系HepG2和正常人肝脏细胞系L02对tRA的反应也存在明显差异。结果表明,干细胞相关基因在人肝癌细胞系中不同程度的表达,不同肝癌细胞系中这些基因表达有一定的差异,可能与其生物学特性不同有关;人肝癌细胞系HepG2中Oct4和Sox2的表达调控不同于胚胎干细胞。在肝癌细胞中可能存在着Oct4对于Wnt/β-catenin信号转导通路的调节作用。

（蔡 雄）

述评 肿瘤干细胞表现为一种特殊类型的干细胞,可以维持肿瘤干细胞数目的稳定并产生肿瘤细胞。近年来的研究结果表明,在肝癌细胞系中也存在具有干细胞特性的细胞亚群,干细胞相关基因Oct4、Sox2、Nanog、SMO在胚胎干细胞全能性及自我更新方面有着重要作用。Wnt/β-catenin信号通路不仅参与干细胞发育的调控,也与多种肿瘤包括肝癌的发生密切相关。该研究发现干细胞相关基因在人肝癌细胞系中不同程度的表达,不同肝癌细胞系中这些基因表达有一定的差异;另外,在肝癌细胞中可能存在着Oct4对于Wnt/β-catenin信号转导通路的调节作用。了解干细胞相关基因在肝癌细胞系中的表达将加深对这些干细胞相关基因与肝癌关系的认识,为进一步深入研究提供基础。

（卫立辛）

外科手术与TAE治疗肝血管瘤临床前瞻性研究
[重庆医学,2008,37(15):1663] 范才军等通过比较外科手术与TAE治疗肝血管瘤患者的疗效,分析术后并发症,探讨肝血管瘤治疗方法的合理选择。自2000年1月至2007年9月根据3项筛选标准(影像学确诊、直径>4 cm、相关症状),对医院收治的符合条件的40例肝血管瘤患者,按配对设计分为手术切除组和TAE组。比较观察两组病例的治疗效果、手术时间、术后住院日、恢复正常工作时间、住院费用、手术并发症及术后随访结果。手术切除组中13例患者行肝血管瘤挖除术,7例行常规肝叶或肝段切除术,3例患者因合并多发血管瘤实施了血管瘤挖除术加小血管瘤捆扎,血管瘤均完整切除。手术组术后住院日、恢复正常工作时间、首次住院费用明显长于或高于TAE组,术

后1周丙氨酸氨基转移酶（ALT）和总胆红素（TBIL）升高值TAE组高于手术切除组；而TAE组和手术组总手术费用差异无统计学意义。手术组中出现手术并发症4例（20%），包括膈下积液、切口脂肪液化、肺部感染等。TAE组出现手术并发症8例，包括胆道并发症、术后发热；1例手术失败改行手术切除。12例因缩小效果不佳行2次介入，3次介入4例。两组患者随访3个月至7年。手术组B超未见血管瘤复发，TAE组B超随访1年内血管瘤复发增大8例，2年内复发增大共12例。结果提示，手术切除和TAE治疗肝血管瘤各有优劣，但手术切除疗效最佳，TAE疗效与肿瘤大小相关，远期并发症不明，用于较大血管瘤时应慎重。

（葛瑞良）

述评 肝海绵状血管瘤临床多见，小血管瘤不需处理。有适应证的血管瘤应用外科手术可治愈已得到公认，但创伤大、恢复慢。作者采用前瞻性研究、配对设计的方法，系统比较了手术与TAE治疗肝血管瘤的优缺点，较有说服力。考虑到肝血管瘤常有肝动脉、门静脉双重血供，对大血管瘤常难以达到预期的疗效。同时，肝动脉栓塞治疗肝海绵状血管瘤并不是一种"无损伤"的治疗方法，必须严格掌握其适应证。

（沈　锋　葛瑞良）

奥曲肽治疗原发性肝癌临床疗效和生活质量的评价［中华普通外科杂志，2009，24(3)：238］郭宏华评价生长抑素类似物奥曲肽（OCT）对原发性肝癌的治疗效果及对患者的生活质量的影响。62例原发性肝癌患者根据患者意愿分为奥曲肽治疗组（30例）和对照组（32例），分别采用奥曲肽联合对症支持治疗及单纯对症支持治疗，在治疗后3个月及6个月对患者的疗效及生活质量进行评定。结果：①治疗组患者平均生存期为(12.89±6.21)个月较对照组患者(5.36±6.36)个月明显延长（$P<0.01$），治疗组患者6个月和12个月的累积生存率(73.3%、50.0%)与对照组(40.6%、9.37%)比较有明显提高。②奥曲肽治疗后，21例患者食欲改善，12例患者体重增加，17例患者乏力状况好转，对照组在上述方面无明显改善。③治疗6个月时对照组中复查CT肿块继续增大8例，其中发生肝外转移6例，治疗组中18例复查CT示：肝癌肿块缩小6例，无明显变化9例，肿块较前增大3例，其中发生肝外转移1例。④应用奥曲肽治疗初期有轻度腹泻者6例，继续用药1个月症状消失。结果提示，生长抑素类似物奥曲肽治疗原发性肝癌患者的平均生存期明显延长，6个月和12个月的累积生存率明显提高，药物耐受性好，可以提高原发性肝癌患者的生活质量。

（葛瑞良）

述评 近年来国外陆续有报道奥曲肽应用于原发性肝癌临床治疗，但得出了不同的结论。本研究显示奥曲肽治疗原发性肝癌患者的平均生存期明显延长，6个月和12个月的累积生存率明显提高，得出了令人鼓舞的结果。但根据患者意愿分为奥曲肽治疗组和对照组，可能导致研究结果偏倚。作者证实了奥曲肽的药物耐受性良好，同时关注了生活质量的提高，患者食欲、乏力等症状改善。对于无法接受手术、TAE等治疗的患者来说，应用长效奥曲肽不失为一种较好的治疗方法。

（沈　锋　葛瑞良）

肝癌术后行预防性肝动脉化疗栓塞适应证的初步探讨［中华外科杂志，2009，47(10)：748］王庆新等探讨预防性TACE对肝癌患者术后复发的影响。回顾性分析260例肝癌患者的临床资料，男性235例，女性25例，年龄14～79岁，中位年龄50.5岁，其中术后行预防性TACE 104例，未行预防性TACE 156例。结果全组术后1、2年生存率分别为84.1%、70.5%，1、2年无瘤生存率分别为69.2%、58.4%，TACE组与非TACE组1、2年累积无瘤生存率差异均无统计学意义，肿瘤直径≥10 cm的62例患者中，TACE组与非TACE组1、2年累积无瘤生存率差异均有统计学意义，有血管癌栓的38例患者中，TACE组与非TACE组1年累积无瘤生存率差异有统计学意义，2年累积无瘤生存率差异无统计学意义。结果提示，对于肿瘤直径≥10 cm、有血管癌栓的肝癌患者，术后行预防性TACE可减少或延缓术后肝内复发。

述评 肝癌术后复发率较高，术后TACE的适应证及常规行TACE能否延长患者的生存期，一直是存在争论的问题。现在观点认为，术后早期复发与肿瘤的生物学特性相关，而晚期复发多与患者的肝病状态有关。本文结果TACE组与非TACE组1、2年累积无瘤生存率差异均无统计学意义。提示对于肝癌术后，常规行预防性TACE，并不能使多数患者受益。但对于肿瘤直径≥10 cm、有血管癌栓的肝癌患者，肝内常存在微小转移灶，故术后预防性TACE可减少或延缓术后肝内复发。但预防性TACE次数值得进一步探讨。

（沈　锋　葛瑞良）

肝动脉化疗栓塞联合索拉非尼治疗肝细胞癌合并肺转移的临床观察［中华肿瘤杂志，2009，31(9)：716］段峰等人评价肝动脉栓塞化疗（TACE）联合索拉非尼治疗肝细胞癌（HCC）合并肺转移的疗效和安全性。30例伴有肺转移的晚期HCC患者，于TACE治理后3周复查，如无禁忌证即开始服用索拉非尼，400 mg/次，2次/d；不能耐受时减至200 mg/次，2次/天。每4

周进行疗效评价。30例患者服用索拉非尼4~52周，平均14周，其中≥8周者20例。结果肺部转移灶缩小6例，病灶稳定8例；肝脏病灶稳定22例，进展8例。对控制肺部转移灶的客观有效率达20.0%，病灶稳定率达26.7%，累计受益率达46.7%。作者认为，HCC合并肺转移时，TACE联合索拉非尼治疗可有效控制疾病发展，安全性及患者耐受性良好。

（胡 雷）

述评 原发性肝癌的发生、发展是多病因、多危险因素和多种信号转导通路参与的综合结果，而针对多靶点的药物（如索拉非尼）在临床试验中显示出明显疗效。对于晚期HCC伴肺转移患者，常规治疗往往反应不佳，而本文部分患者行TACE后服用索拉非尼可使肺部转移灶获得有效控制，从而为此类患者提供了一种新的治疗途径。但TACE联合索拉非尼治疗在延长患者生存期方面是否有明显改善仍需进一步探讨。

（沈 锋 胡 雷）

射频毁损术与再手术切除治疗复发性小肝癌对照研究［中华外科杂志，2008，46(21)：1614］ 任正刚等人进行了射频毁损术与再手术切除治疗复发性小肝癌对照研究。作者统计了该院治疗肝癌切除术后复发的小肝癌213例，其中手术切除145例，经皮射频毁损术68例，所有患者出院后均行定期随访。结果射频毁损术治疗的患者和再手术切除治疗的患者的1、3、5年总生存率分别为94.7%、65.1%、37.3%和88.1%、62.6%、41.0%，其生存曲线无明显区别。但射频毁损术的1、3、5年无瘤生存率低于再手术切除组，分别为58.0%、27.8%、12.4%和79.4%、48.1%、34.4%。作者认为，虽然射频毁损治疗的无瘤生存率低于再手术切除，但其远期总体生存率类似于再手术切除，可作为复发性小肝癌再切除术的替代性治疗。

（胡 雷）

述评 肝癌切除术后复发是影响患者肝癌切除术后长期生存的主要原因，复发的有效治疗对进一步延长患者生命有重要意义。既往对于此类患者手术再切除往往是最佳治疗方法。而通过该文作者总结我们可以看到，由于射频毁损术创伤小，远期总体生存率类似于再手术切除，为术后复发小肝癌患者提供了另一条有效途径。但该文统计显示，射频毁损术无瘤生存率明显低于再手术组，尚需进一步验证。此外对于复发小肝癌患者，手术或射频毁损术的选择标准需要更深入的研究。

（沈 锋 胡 雷）

53例肝癌切除术后生存20年以上远期随访分析
［中华肝胆外科杂志，2009，15(6)：413］ 周信达等人报道了肝细胞癌（HCC）切除后生存20年以上的临床和病理特点及远期随访资料。作者比较1961至1987年间长生存组（53例术后生存≥20年）和短生存组（343例术后生存＜20年）的临床和病理资料，随访至2007年3月，53例中36例仍无癌生存，与短生存组比较，长生存组病人年龄较轻，无症状者较多，γ-GTP值低，合并肝硬化者少，肿瘤直径≤5 cm者多，肿瘤单结节者多，肿瘤包膜完整者多，门静脉有癌栓者少，癌细胞分化程度好，根治性切除者多。因此，肝癌早期发现和根治性切除是获得长期生存的主要因素，术后长期终生随访极为重要，及早发现复发或转移并作再切除是进一步提高疗效的重要途径。

（胡 雷）

述评 如何提高肝细胞癌患者切除术后长期生存率一直是肝脏外科尚需解决的问题，本文作者通过对53例生存≥20年病人的随访，归纳了临床和病理特点，证明早期发现和根治手术切除是影响肝癌远期疗效的主要因素，术后长期终生随访极为重要，而对肝癌根治性切除术后亚临床或孤立性肺转移的再手术，是进一步提高疗效的重要途径。但对肝癌术后复发和转移的研究仍需进一步研究探讨。

（沈 锋 胡 雷）

乙型与丙型肝炎病毒感染对小肝癌患者预后的影响［中华肝脏病杂志，2009，17(6)：426］ 李慧锴等探讨 HBV、HCV 感染对小肝癌的外科治疗策略及其预后的影响。回顾性分析1997年1月至2003年12月413例行手术根治切除治的小肝癌（直径≤3 cm）患者的临床资料，并将病例分为HCV感染、HBV感染、HCV、HBV混合感染组和无HCV、HBV感染总共四组，对患者的预后及可能影响预后的因素进行分析。结果提示413例患者术后1、3、5年无瘤生存率分别为83%、66%和58%，术后共有168(40.8%)例患者出现肝内复发，5年复发率HCV感染组最高(64.2%)，其次为HBV+HCV感染组(48.4%)，HBV感染组(37.8%)及无感染组(32.3%)。肝内复发肿瘤为多发者在HCV感染组发生率最高（占肝内复发肿瘤的66.0%），其次为HBV+HCV感染组(28.6%)，HBV感染组(23.3%)及无感染组(17.6%)。413例小肝癌患者术后1、3、5年总生存率分别为89%、70%和61%，HCV感染组预后最差。和其他组相比，HCV感染组肝硬化程度严重，肿瘤细胞分化低，更易发生血管侵犯。在随访过程中，HCV感染组肝内复发率高，且复发类型常为多结节型。作者认为与HBV感染相关肝炎比较而言，HCV感染相关肝癌的临床肝硬化症状更重，而且术后复发率较高，预后更差。

（李 俊）

述评 我国是肝炎病毒感染相关性肝细胞肝癌高发的国家,其中以乙型肝炎病毒为主,关于乙肝相关性肝癌的预后研究甚多。但我们亦不能忽视近年来我国的丙型肝炎逐年增加,这就势必使得我国的丙肝相关肝癌的发病率有所递增。欧美国家对于丙肝相关肝癌的研究较多,然而就我国而言,这方面的报道仍相对缺乏。作者回顾性研究的结果显示:HCV 相关肝癌的临床肝硬化症状更重,而且术后复发率较高,预后更差,这提示我们在今后的临床工作中,应该有意识地区分这 2 种病毒所致肝癌的差别,这样将使得肝癌的治疗和预后分析更具个体化。

(沈 锋 李 俊)

吸烟与原发性肝癌关系的巢式病例对照研究[中华肿瘤杂志,2009,31(1):20] 张薇等分析了吸烟与中老年男性原发性肝癌的关系。应用巢式病例对照研究方法,对上海市区一个 18 244 名男性队列随访 11 年,以队列中 213 例新发肝癌患者作为病例组,按照患者年龄、采样日期、同居住区等配对条件,从队列中随机抽取 1 094 名健康人作为对照组。使用配对 Logistic 回归分析,估计吸烟对肝癌发生的危险度和 95% 可信区间(CI)。在调整肝炎、肝硬化、胆石症或其他胆囊病史及乙型肝炎病毒感染等可能的混杂因素后,男性吸烟者患肝癌的危险性是不吸烟者的 1.91 倍(95%CI 为 1.28~2.86),且随着每天吸烟量、吸烟年限和吸烟包年数的增加而增加。每天吸烟≥20 支者、吸烟≥40 年者和吸烟>37 包年者患肝癌的相对危险度分别为 2.16(95%CI 为 1.37~3.40)、2.14(95%CI 为 1.18~3.87)和 2.12(95%CI 为 1.21~3.74)。吸烟开始年龄越小,危险性越大,吸烟开始年龄<20 岁者患肝癌的危险性为 2.57(95%CI 为 1.50~4.40)。作者认为吸烟是上海市区男性原发性肝癌的危险因素。

(李 俊)

述评 众所周知肝癌的主要病因是乙型和丙型肝炎病毒感染。然而吸烟与原发性肝癌的关系尚不明了。国外的一些病例对照流行病学研究表明,与不吸烟者比较,吸烟者患肝癌的相对危险度为 1.5~2.5,吸烟与原发性肝癌呈弱或中度的正相关。本文作者通过调整一些混杂因素后,在上海市区内中老年男性吸烟者患肝癌的相对危险性为 1.91(95%CI 为 1.28~2.86),且与每天吸烟量、吸烟年限、吸烟包年数、吸烟开始年龄有明显关系,进一步证实吸烟也是我国肝癌的重要危险因素。由于我国吸烟者众多,且本研究结果提示,重度吸烟者(如每天吸烟>20 支者、吸烟≥30 年者、吸烟>14 包年者和开始吸烟年龄<20 岁者)患肝癌的危险性增加 1 倍,因此,吸烟对肝癌人群的归因危险度不容忽视。在我国肝癌的综合防治规划中,控制吸烟也应作为一个重要内容。

(沈 锋 李 俊)

肝切除术前门静脉栓塞疗效的荟萃分析[中华外科杂志,2008,10(19):1460] 赵文毅等通过荟萃(Meta)分析探讨肝切除术(右半肝、扩大半肝切除术)前应用门静脉栓塞(portal vein embolization,PVE)的临床价值。通过电子检索 Pubmed、Medline、Ovid 数据库,对1986 至2008 年共 9 篇有关右半肝或扩大半肝切除术前行 PVE 的 494 病例对照研究资料进行荟萃分析。结果显示,PVE 手术组较单纯手术组术后肝功能衰竭的发生率降低($P=0.02$)。但两者术后手术死亡的差异无统计学意义($P>0.05$);亚组分析肝细胞癌和结直肠癌肝转移 PVE 手术组较单纯手术组 1、3、5 年生存率差异无统计学意义($P>0.05$);1 篇文献报道结肠癌肝转移发生率 PVE 手术组术后肝内复发转移发生较单纯手术组降低($P=0.001$),而其他远处转移发生率相对增高($P=0.004$)。作者认为,术前行 PVE 能够有效降低术后肝功能衰竭的发生,但对于行术前 PVE 的指征应严格掌握。

(李 俊)

述评 门静脉栓塞对通过对患侧门静脉侧支的结扎或栓塞,使同侧的肝叶萎缩,对侧(健侧)的肝叶代偿性肥大,使患者在接受肝脏肿瘤切除术后,有足够的残肝体积来预防肝功能衰竭的发生,使原本术前评估残肝体积不足、手术风险大的患者获得相对安全的手术切除机会,提高患者生存率。作者通过本荟萃分析,认为术前的 PVE 可有效降低术后肝衰的发生机会。但是关于 PVE 的确切效果,目前还缺少大宗病例的随机对照研究支持,且行 PVE 后,患者需等待 2~4 周时间才可考虑后续手术治疗,而肿瘤在此过程中往往处于进展状态,因此肝外科医生应当严格掌握术前 PVE 的指征,准确进行术前评估。

(沈 锋 李 俊)

小儿肝外伤的治疗及新评分方法的应用价值[中华小儿外科杂志,2008,29(11):654] 李仲荣等通过回顾性研究评价了小儿肝外伤的临床评价系统,并对新的评价指标进行了探索。分析 92 例小儿肝外伤的临床资料,将所有病例分为肝脏手术组和非肝脏手术组。对两组入院后首次检测的血压、脉搏、血红蛋白、血清谷丙转氨酶及 AAST 肝损伤分级情况进行比较分析,并结合统计结果,提出新评分指标:收缩压值+血红蛋白值-AAST 分级×50-25。正值提示可非手术治疗,负值提示需手术治疗。结果提示本组 14 岁以下小儿肝外伤 92 例,非手术治疗 81 例,手术治疗 11 例,两组平均年龄均为 5.5 岁。手术组与非手术组间收缩压、血红蛋白差异均有统计学意义($P<0.01$),舒

张压、脉压和血清谷丙转氨酶的差异无统计学意义（$P>0.05$），而两组间肝损伤分级的构成比有明显差别。采用作者新的评分指标，非手术组仅1例为负值。准确率为98.8%，手术组仅1例为正值，准确率为90.9%。作者认为小儿肝外伤是否需要手术治疗与入院后首次测量的收缩压、血红蛋白及AAST肝损伤分级有关，综合三者的新评分指标对决定治疗方法有一定价值。

（李 俊）

述评 小儿肝外伤是小儿外科常见的严重急症，伤势急、病情重，处理不当常可引起较高的病残率和病死率。大部分小儿肝外伤可通过保守治疗痊愈，仅小部分需要手术治疗，选择合适的治疗方案和时机对治疗结果至关重要。但目前尚无小儿肝外伤不同治疗方案的选择标准或合适的评价指标。作者通过回顾性资料分析，在小儿肝外伤来院后、救治前，根据CT和B超检查的AAST伤情分级、收缩血压及血红蛋白几项主要指标，结合手术治疗组和非手术治疗的数据，加权后得出一个评分指标。本组有限的资料显示其结果对肝外伤是否需要手术的判断具有较大价值，但其实用价值需要在更多的临床实践中进行检验。

（沈 锋 李 俊）

数字医学技术在肝癌外科治疗中的应用［中华外科杂志，2009，47(7)：523］方驰华等探讨了数字医学技术在肝癌外科治疗中的临床应用价值。作者收集了2008年2~7月南方医科大学珠江医院肝胆外科收治的11例原发性肝癌患者的64排螺旋CT扫描数据，其中肝细胞癌9例，胆管细胞癌2例。将收集的数据输入自主研发的医学图像处理系统进行程序分割、三维重建，然后把重建的三维模型导入到FreeForm Modeling System进行平滑，利用系统的力反馈没备进行肝癌的手术治疗及肝动脉化疗泵放置的仿真研究。以三维重建模型及仿真手术的结果用于术前指导手术方式的选择并与术中结果相比较。结果提示11例患者重建的肝脏、肝动脉、门静脉、肿瘤模型相互空间结构清晰，可轻松地观察到肿瘤的血供类型，计算出肿瘤占肝脏的体积百分比；在建立的仿真环境中，使用PHANToM操纵"仿真器械"及"仿真化疗泵"仿真肝切除术及肝动脉置泵的过程，整个过程有力的感受，与临床手术过程相符，可实时指导临床手术。通过该研究，作者认为数字医学有助于充分了解肝脏血管变异情况及肝脏管道与肝癌的空间结构关系，有助于肝癌切除的彻底性，又可最大限度地保留正常肝组织，减少术中出血，降低手术风险及并发症。

（夏 勇）

述评 该研究对数字医学技术做了探讨。当前，针对肝外科专业虚拟手术特点进行肝脏三维重建处理、数据统计的专业软件的研发是发展趋势；进一步提高模拟器官的物理性质，建立虚拟肝手术真实临场感的模拟手术系统有待于深入研究。肝脏手术对术者的技能和经验有更高的要求，真正做到模拟肝胆外科的各种手术方式，尤其将其应用于临床还有很长的路要走。

（沈 锋 夏 勇）

肝癌多中心发生与肝内转移的临床病理学差异研究［中华肝胆外科杂志，2009，15(4)：247］王健等收集天津医科大学附属肿瘤医院经手术切除的多结节肝癌病人的临床病理资料，根据多结节肝癌的病理学特征，分为多中心发生组和肝内转移组，统计学分析2种类型肝癌的差异因素和预后。从而探讨HBV相关的多结节肝癌病人中，多中心发生与肝内转移肝癌的发病情况和两种类型肝癌的临床病理学差异因素。结果提示89例多结节肝癌病人中，16例(18.0%)为多中心发生，57例(64.0%)为肝内转移，逐步回归多因素分析显示肿瘤分级、肿瘤大小、胆碱酯酶、Child分级和门静脉侵犯在两组间差异显著（$P<0.05$）；多中心发生组的总体生存情况优于肝内转移型病人（$P=0.003$）；多发肿瘤类型（多中心发生或肝内转移）和Child分级是独立的预后因素。作者认为，HBV相关的多结节肝癌，以肝内转移型肝癌为主，多中心发生型肝癌比例较低，对于多中心发生的病人，应积极手术切除，其预后优于肝内转移者。临床医生可以通过肿瘤分级、肿瘤大小、胆碱酯酶、Child分级和门静脉侵犯评价多结节肝癌的类型。

（夏 勇）

述评 该研究针对多发性肝癌的的两种类型做了回顾性探讨，国际上对该问题的探讨比较多，而本文的病例数相对较少，部分结论已是较为公认的。此外，对于多发肝癌，不论是多中心发生的还是肝内转移的，能否做到积极行手术治疗还与治疗者的经验和手术技能密切相关。

（沈 锋 夏 勇）

肝缺血预处理在肝切除术中的应用价值的随机对照研究［中华外科杂志，2009，47(8)：586］侯辉等探讨了缺血预处理在肝切除术中的临床应用价值。作者采用前瞻性随机双盲对照的研究方法将安徽医科大学第一附属医院肝外科2004年12月至2006年6月收治的48例肝切除患者随机分成两组：预处理组和对照组，每组24例。预处理组采用阻断入肝血流5 min，开放5 min的预处理方式，两组切肝时均按常规肝门阻断法（Pringle法）。比较两组术后第1、3、7天肝功能变化情况以及术后并发症发生率、围术期病死率及总住院天数。结果发现预处理组中肝门阻断时间 5~80 min,平均 31 min;住院天数 13~50 d,平均 20 d。对照组中肝门阻断时间 10~60 min,平均 27 min;住院天数 10~33 d,平均 17 d。除预处理组中有 1 例术后 3 个月死于慢性肝功能衰竭外,余 47 例均恢复良好。两组术后第 1、3、7 天血清丙氨酸氨基转移酶、天冬氨酸氨基转移酶、总胆红素、白蛋白的变化均无统计学意义($P>0.05$)。从而认为应用阻断入肝血流 5 min 的预处理方法无助于肝切除术后患者肝功能的恢复。

(夏 勇)

述评 近年来,肝脏外科的围术期治疗技术有了长足的进步,进一步减少手术并发症和加快患者术后的恢复是肝脏外科工作者的努力方向,本文的设计较为合理。随机对照研究具有较高级别的循证医学证据,不足之处是样本量偏小,使得证据的有力性降低。而且,本组病人的肝脏病变并不一致,包含了良、恶性的多种疾病,可能对结论造成影响。若能针对某一病种例如肝细胞癌行较大样本量的随机对照研究,则结论更为可信。

(沈 锋 夏 勇)

CLIP 评分系统评价肝癌患者手术方式及预后[中华普通外科杂志,2008,23(12):911] 王慧玲等探讨了 CLIP 评分系统对可手术切除性肝癌术式选择的作用及与患者无瘤生存率的关系。作者回顾分析 1996 至 2004 年 157 例行根治性肝切除肝癌患者的临床病理资料,并按 CLIP 评分系统 0 分、1 分、2 分和大于等于 3 分的标准分组,比较各组患者的无瘤生存率,比较规则性肝切除和不规则性肝切除患者的无瘤生存率。结果发现该组患者 1、3、5 年无瘤生存率分别为 63.6%、45.2%、35.7%,各组间的无瘤生存率比较差异有统计学意义($P<0.01$)。在 CLIP 评分 0 分组中,行规则性肝切除与不规则性肝切除患者的术后无瘤生存率比较,差异有统计学意义($P<0.01$),其他组中规则性肝切除和不规则性肝切除患者的术后无瘤生存率差异无统计学意义($P>0.05$)。从而认为 CLIP 评分系统是评价原发性肝癌术后复发的有效工具;CLIP 评分 0 分的肝癌患者作规则性肝切除的术后复发率远低于行不规则性肝切除的。

(夏 勇)

述评 该研究探讨了目前国际上较为常见的一种评分系统对评价肝癌术后复发以及指导手术方式选择的作用,具有一定的临床意义。肝癌外科中,目前国际常用的几种评分系统如 BCLC、OKUDA、CUPI、CLIP、JIS 等,对于不同病情的患者的预后预测能力不同,对于治疗的指导也不同,充分运用这些指标并进行反复的实践,对于指导个体化治疗大有裨益。本文试图朝此方向努力,但并未提出更多新的见解。

(沈 锋 夏 勇)

胆 道 外 科

本年度共收集到论文407篇,纳入一年回顾118篇,占29%;收入文选20篇,占4.9%。

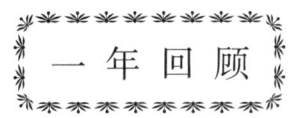

一、胆道疾病的影像学诊断

谢晓华等[1]采用低机械指数实时超声造影(CEUS)技术检查80例常规超声疑为胆囊占位的病例,包括胆囊癌33例和良性病变47例。在CEUS增强早期呈高增强或等增强并在造影剂注射后35 s内变低增强者在胆囊癌中占96.8%(30/31)、良性病变中占19.5%(8/14)(P<0.001)。病变表现为不均匀增强者在胆囊癌中占78.8%(26/33),良性病变中占27.6%(13/47)(P<0.001)。常规超声检查胆囊疾病诊断正确率为72.5%(58/80),超声造影检查胆囊病变诊断正确率为93.8%(75/80)(P<0.001)。认为CEUS值得临床应用推广。高上达等[2]将59例肝门部胆管癌患者二维声像表现按团块型、结节型、狭窄型和栓塞型进行超声图像分型;超声显示病变侵犯范围采用Bismuth-CorletteⅠ~Ⅳ分型法进行分型;手术方式分为病损切除术与胆道内或外引流术。将声像表现分型与Bismuth-Corlette分型进行比较;观察Bismuth-Corlette各型与手术方式的关系;对比不同手术方式与肿瘤最大径的关系。结果显示,59例肝门部胆管癌的超声诊断准确率为96.6%(57/59),其中42.37%(25/59)行病损切除术。认为声像表现为结节型、Bismuth-CorletteⅡ型及肿瘤最大径<4 cm可作为肝门部胆管癌病损切除的重要指标。张勇等[3]对52例患者(33例胆囊结石和19例胆总管结石)行MRCP及轴位T_2WI。结果显示,胆系泥沙样结石在T_2WI均特征性地显示为胆囊或胆总管内分层状改变,上层为均匀高信号胆汁,下层为低信号泥沙样结石。但在MRCP的最大信号强度投影(MIP)图像上仅仅显示为局部信号模糊、降低或信号不均;在MRCP原始图像上仅在某一幅图像上显示为胆总管信号减低或信号不均匀。对比结果表明,T_2WI能较直观地显示胆系泥沙样结石的分层状改变,而MRCP均不能准确显示。张红梅等[4]将52例经手术与病理证实为恶性低位胆道梗阻患者的MRI资料分为3组:①平扫(包括3D MRCP);②肝脏快速容积采集多期动态增强扫描(LAVA);③平扫+LAVA。在不知病理结果的情况下对3组资料进行判读与分析,包括病变的定位诊断、定性诊断及手术可切除性预测,并进行统计学检验。结果显示,MR平扫(3D MRCP)、LAVA、平扫+LAVA3组对肿瘤的定位诊断准确率分别为96.2%、98.1%、100%;定性诊断准确率分别为71.2%、88.5%、94.2%,第一组与第二组、第三组间P值分别为0.028、0.002,差异有统计学意义。第二组与第三组间差异无统计学意义(P=0.488)。3组资料手术可切除性预测的准确率分别为75.0%、90.4%、90.4%,第一组与第二、三组间差异有统计学意义(P=0.038)。研究表明,3D MRCP可准确判断梗阻部位,对于病变的定位诊断具有较大的优势;LAVA技术由于可以提供更多病变的直接征象和强化特征,在肿瘤的定性诊断及可切除性评估中具有重要作用。王晓琰等[5]回顾性分析经手术病理证实的19例胆内胆管乳头状肿瘤(IPNB)的MRI表现。9例MRI上表现为胆管囊状扩张,其中8例胆管内可见乳头状或不规则软组织信号影;7例表现为病变区域胆管树杈状扩张伴低信号充盈缺损;3例肝右叶见块状T_1WI低信号、T_2WI稍高信号影。宋庆轮等[6]分析20例肝门部胆管癌术前MRI的诊断价值。结果表明,MRI在显示肝门部肿块大小、范围、沿胆管壁浸润方面,术前诊断准确率达95%~100%;而显示血管侵犯及淋巴结转移方面诊断准确率较低,分别为53.5%、33.3%。钱懿

等[7]回顾经病理证实的肝门部胆管癌31例,分析术前MDCT检查的作用。该组中MDCT定性诊断符合率达93.5%。77.4%的病例梗阻部位的判断及Bismuth-Corlette分型与手术结果相符。MDCT判断分期与临床及TNM分期总的符合率为71.0%,Ⅰ期达100%。孙典学等[8]回顾性分析经临床病理证实的6例胆管周围浸润型肝内胆管癌(PIICC)患者的CT平扫和多期动态增强扫描资料。PIICC的生长方式、形态特征和生物学行为不同于常规的肿块型肝内胆管癌,其CT表现为沿胆管纵轴生长的树枝状肿块,伴周围胆管扩张,动态增强扫描肿瘤呈持续性的延迟强化。肿瘤倾向沿胆管壁向肝门方向扩散,包绕门静脉分支并最终侵犯肝门部。崔兴宇等[9]*对比分析MRI动态增强与多层螺旋CT(MSCT)增强扫描评估肝外胆管癌术前分期的准确性及临床应用价值。MRI动态增强扫描检出率为100%,MSCT增强扫描60例检出52例(86.7%)。MRI动态增强扫描在T、N分期的总准确性分别为93.9%(31/33)、81.8%(27/33),MSCT增强扫描的准确性分别为65%(39/60)、55%(33/60),两者比较有统计学差异。两者的M分期总准确性分别为100%(33/33)、96.7%(58/60)($P>0.05$),表明MRI动态增强扫描优于MSCT增强扫描。

二、胆道系统结石

涂向群等[10]通过对单结合胆红素(MCB)水溶液超微形态及早期动态变化进行观察并与非结合胆红素(UCB)对照,发现MCB的动态变化可分为4个阶段:①出现微小颗粒组成的圆形聚集物;②微小颗粒消失,融合成等大的融合物;③融合物进一步聚集成较大融合物;④较大融合物周边出现溶化现象,同时析出不规则类似UCB超微形态物。UCB的动态变化可分为3个阶段:①出现大小不等块状物;②块状物有聚集趋势,没有熔化与融合现象;③聚集物进一步聚集增长。提示MCB可能在胆石形成的始动期起重要作用,UCB在胆汁中也容易聚集、沉淀形成胆石。王耀萍等[11]采用蒸发光散射检测的高效液相色谱法检测胆结石中胆固醇含量。胆固醇在3.5~17.7 μg范围,其进样量的对数与峰面积的对数呈线性关系($r=0.9993$)。方法重复性试验相对标准偏差(RSD)为1.1%($n=6$),平均加样回收率98.7%($n=9$),RSD为1.3%。8个胆结石样品测定结果胆固醇的含量均>85%。表明该方法简便、快捷、准确。姜翀弋等[12]分析10例胆囊结石患者小肠胆固醇吸收相关基因mRNA的表达量,并与7例无胆石症的对照,结果两者无统计学差异,表明胆石病患者小肠胆固醇吸收相关基因表达差异不是胆石病发生的主要遗传因素。李哲夫等[13]的研究表明,黏蛋白Muc-1、Muc-3和Muc-5ac参与了胆囊结石的成石过程,它们之间相互作用,共同促进胆囊结石的形成。王勇等[14]的研究表明,参与脂质转运,并受到核受体调控的MegaLin基因在胆固醇结石病的胆囊黏膜表达增强,有利于胆囊对胆固醇的吸收;MegaLin的表达可能受到肝脏法尼醇X受体的调控。肝切除术是肝内胆管结石最为有效的治疗方法之一。张成武等[15]*对45例因肝内胆管结石复发或残留需再次手术而行解剖性肝切除术病人的临床资料进行回顾性分析,结果表明该法安全可行,能有效减少术后结石残留率。全组病人无手术死亡者,并发症发生率为22.22%(10/45);结石残留率为6.7%(3/45)。40例获术后随访,平均随访(43.4±21.5)个月未发现胆道结石复发,2例胆肠内引流术后病人曾有急性胆管炎发作,予抗感染治疗后缓解,未再次手术治疗。王槐志等[16]回顾性总结16年间应用肝左右叶联合切除治疗47例复杂肝胆管结石的经验及其疗效。47例患者中15例有胆道手术史。所有病例左右肝均有结石,其中7例合并尾叶结石,21例合并肝外胆管结石。术中发现合并肝内外胆管狭窄23例。47例患者手术死亡2例。术后出现腹腔感染3例,右前叶结石残留1例,左内叶结石残留1例。随访16个月至17年,生活质量优良率为88.89%。吴金术等[17]回顾性分析276例肝内胆管结石的诊治。全组无手术死亡病例。术后并发症21例,发生率7.6%。施行肝叶切除、肝胆管盆式Roux-en-Y术式的术后残石率为10.9%(27/253)。周克俭等[18]对47例肝内胆管结石患者行肝段、半肝切除并附加胆管整型及引流术,远期疗效良93.6%,结石复发率8.5%,残留结石发生率17.0%。田伏洲等[19]对34例复杂肝胆管结石并狭窄患者分别进行传统手术方法和球囊渐进扩张法治疗(每组17例),术后随访1~7年,平均2.8年。传统手术组治愈12例,好转2例,加重1例,死亡2例,其中出现并发症5例;球囊扩张组治愈10例,好转7例,出现并发症1例,无加重或死亡病例。认为球囊渐进扩张法是为一种较为安全可靠的方法。杨玉龙等[20]对51例肝胆管结石行胆肠Roux-en-Y吻合术的病例,术中均在空肠输出肠襻行人工乳头防反流瓣,术后胆道镜通过T管窦道进入肝胆管观察。2例复发病例通过穿刺建立通道后应用胆道镜观察治疗。术后44例发生胆肠反流(44/51,86.3%);2例术后复发通过胆道镜诊治,1例结石松软,内以食物渍、纤维素为主,另外1例为松散的食物团。表明上述防反流措施未能有效解决胆肠反流,复发的结石与反流有关。因此,应该严格和谨慎使用胆肠吻合术。姜立等[21]*、黄亮等[22]报道肝内胆管结石并发肝内胆管癌的发病率分别为1.9%(32/1 684)和7.2%(36/

499)。术前确诊率59.4%(19/32)。肿瘤根治性切除率31.3%(10/32),姑息性手术46.9%(15/32)。有随访资料的28例中,根治组平均存活时间22个月,姑息手术组平均存活9个月[21]*。黄亮等[22]认为肝内胆管结石继发肝内胆管癌患者的恶性程度较高,对于肝内胆管结石患者中CA199强阳性并且合并腹水的患者,应考虑到已发生癌变及发生肿瘤扩散的可能,从而避免不必要的手术治疗。宛新建等[23]分析218例巨大胆总管结石(直径≥2 cm)病人的临床资料。研究表明,反复胆系感染、胆总管切开取石与胆总管巨大结石的发生密切相关,病人更易出现黄疸、腹泻及胆汁淤积,且内镜取石的难度显著增加,术中及术后更易出现并发症(结石嵌顿、乳头部出血、心律失常、急性轻型胰腺炎等)。胆总管壶腹结石嵌顿时则需要术区良好的显露,如经胆总结切开取石失败,则可经十二指肠降部入路,切开胆管取石,经胆总管切口引长臂T管长臂入十二指肠,用3/0或4/0无损伤缝线先后缝闭胆总管、十二指肠切口,并可利用后腹膜粘贴覆盖切口。如此而能获得满意效果[24]。李汛等[25]*分析Mirizzi综合征(MS)86例,其中男57例,女29例,年龄平均58岁,病程3个月至20年,平均13年,其中81例(94.19%)有黄疸病史及反复发作的胆绞痛病史。B超对MS的术前诊断率为17.44%(15/86),CT为9.52%(4/42),MRCP为71.88%(23/32),ERCP为85.71%(48/56)。按Csendes分型,Ⅰ型(20例)行胆囊全切或保留颈部的部分切除术,Ⅱ型(43例)并加行修补瘘口、T管引流术,Ⅲ型(17例)和Ⅳ型(6例)行胆肠吻合术。杨秀峰等[26]则对Ⅲ型施以胆囊部分切除、胆囊瓣修补、T管引流术。术中如遇情况复杂,应考虑到Mirizzi综合征的可能,保留胆囊颈部可有效预防胆道损伤。本年度有多篇述及胆道镜治疗胆道结石的论文,认为胆道术中和术后使用胆道镜安全有效,有条件的医院应尽可能采用[27]~[30],[31]*,[32]~[35]。黄德全等[27]报道临床疑为肝胆管结石500例,经胆道镜检查证实349例,符合率为69.8%(349/500)。总取石成功率97.13%,结石取净率79.08%;其中肝外胆管结石取净率96.95%(159/164);肝内胆管结石取净率63.24%(117/185)。李启信等[28]报道术中胆道镜检查取石,结石发现率60%,结合取净率55%。术后经T管窦道取后,结石取净率可达93%~94%[28],[29]。胆道镜取石如辅以冲击波碎石、钬激光碎石,则疗效可进一步提高,达到96.1%~97.1%[30],[31]*,[32]。胆道镜治疗胆管结石时要仔细操作,逐一探查,术中B超及造影对降低结石漏诊率有帮助[33]。掌握取石困难的胆道镜操作技巧,手术与胆道镜相互配合,正确处理和预防并发症,是胆道镜治疗胆管结石时需要注意的几方面[34]。但对于伴有胆管狭窄的局限性肝内胆管结石病则最好使用肝切除术治疗[35]。

三、胆道梗阻与胆道感染

柴成伟等[36]探讨Bcl-2、Fas蛋白在不完全梗阻性黄疸大鼠胆总管的表达及其与胆总管上皮细胞凋亡的关系。采用60只SD大鼠,分为实验组与对照组。实验组随着梗阻性黄疸时间的延长,血清胆红素逐渐增高,胆总管上皮细胞凋亡数逐渐增多;对照组不明显,两组比较差异显著($P<0.05$)。实验组Bcl-2、Fas蛋白在结扎后3 d均为弱阳性表达,7、14 d为阳性表达,21 d均为强阳性表达,对照组均为阴性表达。实验结果表明,不完全梗阻黄疸时细胞凋亡增加是机体维持自身稳定的一个重要机制。Fas、Bcl-2蛋白对于不完全梗阻性黄疸大鼠胆总管上皮细胞凋亡有调节作用。汪雷等[37]在大鼠阻塞性黄疸模型中观察到胆管结扎后胆管壁直径明显增加,与结缔组织细胞增殖分化相平行。神经生长因子(NGF)及其高亲和力受体酪氨酸激酶A(Trk A)在胆管结缔组织细胞和炎性浸润细胞胞膜和胞质中表达,其表达的变化与胆红素水平的变化趋势基本一致。表明NGF和Trk A受体对胆管周围结缔组织的增殖、分化有调节作用,可能参与了胆管瘢痕形成过程,淤胆状态的缓解在短期内可能对胆管瘢痕形成无逆转作用。何中林等[38]的动物实验表明,胆汁刺激作用引起的管壁慢性炎症反应持续存在造成损伤胆管上皮愈合后巨噬细胞仍大量聚集,持续合成、分泌转化生长因子$β_1$、巨噬细胞源性生长因子等,导致成纤维细胞增殖旺盛,胶原过度合成,是为管腔瘢痕性狭窄的重要因素。羊晓勤等[39]对恶性梗阻性黄疸根治性切除术围术期的肾功能保护采取一系列措施,包括预防内毒素血症、术前减黄、充分扩容、营养支持、甘露醇、呋塞米(速尿)的使用、预防弥散性血管内凝血等,从而有效地控制了围术期急性肾衰竭的发生和发展,使其发生率明显下降(15.1%降至6.7%)。陈文群等[40]将梗阻性黄疸患者(60例)随机分成肠内营养组(30例)及肠外营养组(30例)。结果显示,肠内营养组胆红素下降速度较肠外营养组快,胃肠道功能恢复早($P<0.01$);两组住院时间比较无明显差异;肠内营养组治疗费用约为肠外营养组的1/4。胆道梗阻伴门静脉高压症临床上较难处理。何振平等[41]结合病例分析,认为胆源性门静脉高压时,胆道问题解决后可减轻门静脉高压。对于肝源性门静脉高压且引起胆道病变者要考虑门静脉减压手术方式及肝功能耐受程度,胰源性门静脉高压要先切脾,其引起的黄疸通常要解决进入胆道的壁内静脉曲张的出血问题,从而达到切开胆管、行胆管空肠吻合的目的。晏华

军等[42]对240例胆道感染患者术中取胆汁进行细菌培养及药敏分析,培养阳性率为54.2%,共分离出细菌150株,其中革兰阴性杆菌95株,革兰阳性球菌55株。引起胆道感染的主要病原菌依次为铜绿假单胞菌(26.7%)、大肠埃希菌(18.7%)、肠球菌(14.6%)和克雷伯菌(10.0%)。药敏结果显示,革兰阴性杆菌对亚胺培南、美罗培南、头孢吡肟及阿米卡星(丁胺卡那霉素)耐药率较低;革兰阳性球菌对万古霉素、替考拉宁、阿来卡星及头孢哌酮耐药率较低。阿米卡星可作为治疗胆道感染的首选用药之一。李勇等[43]对21例重症胆道感染合并弥散性血管内凝血的病人进行综合性治疗,尤其是冷沉淀联合低分子肝素的应用。结果治愈19例,死亡2例,治愈率90.5%。治疗前后相比,出血倾向得到控制,腹腔出血停止,PT明显缩短,纤维蛋白原含量增加,D-二聚体及FDPs水平明显下降。陈建雄等[44]回顾分析57例华支睾吸虫性胆管炎。治疗策略是先行抗感染保守对症治疗,病情稳定后采用内镜、手术等个体化治疗,术后行驱虫治疗。资料表明,该病均有反复发作的急性胆管炎表现;B超和CT检查肝脏边缘胆管细枝样扩张分别为72%和58%,边缘胆管和肝门部胆管成比例扩张分别为47%和42%;胆汁、十二指肠液和粪便检测华支睾吸虫卵阳性率分别为96%、79%和18%;经内镜乳头切开鼻胆引流术、胆囊切除胆总管探索T管引流术或胆肠吻合术等方法,结合术后吡喹酮驱虫治疗,胆汁中华支睾吸虫卵和虫体转阴率为100%,57例患者均临床治愈,随访1~5年症状无复发。肖开提等[45]回顾性分析56例老年重症胆管炎患者的临床资料。其中开腹行胆管减压术47例,行十二指肠乳头切开取石减压术9例;术后2周拔除T管痊愈23例,因胆道残余结石行胆道镜取石8例,术后发生胆瘘5例,切口感染4例,切口裂开2例,肺部感染5例,死亡6例,病死率10.7%。何礼安等[46]对比研究内镜联合腹腔镜(研究组,33例)与急诊开腹(对照组,35例)治疗老年胆石梗阻型重症急性胰腺炎的疗效。结果术后第5天血清丙氨酸氨基转移酶、总胆红素水平两组比较差异无统计学意义,研究组住院时间短、并发症率低($P<0.05$)。资料显示,内镜联合腹腔镜治疗该病更为安全、有效。李军尧等[47]总结超声引导下经皮、经肝胆囊穿刺引流(PTGD)对高龄、高危急性胆囊颈部结石嵌顿患者的治疗经验。56例患者均穿刺置管成功,其中6例因引流管脱落或堵塞而再次行PTGD。54例(96.43%)获得有效的胆囊引流,52例(92.85%)治愈。40例于治愈后2周至3个月行择期胆囊切除术。1例发生胆囊出血,2例出现胆汁腹腔漏。全组无一例死亡。表明PTGD是治疗高龄、高危胆囊颈部结石嵌顿患者的一项安全、简便、有效的方法。金一琦等[48]回顾分析经PTCD治疗的急性重症胆管炎14例,其中3例死亡,11例病情明显缓解,8例得到二期手术治疗。顾仰葵等[49]*对113例恶性胆管梗阻的患者行经皮经肝引流和置入金属内支架,13例出现严重并发症。4例引流管滑脱患者,2例在CT扫描定位下、2例在DSA透视下成功实施胆道穿刺针固定引流管肝内部分后拉直盘曲部分,并在导丝配合下将滑脱部分顺利推送入胆道系统;4例支架低位进入十二指肠造成小肠梗阻者,其中3例通过内镜顺利经口腔取出,并在内镜直视下重新放置支架,1例因拒绝再次放置支架而采取鼻胆管引流;5例引流出大量血性液体者经栓塞出血血管或置入带膜血管支架封堵血管瘘口后均成功止血,故在出现上述严重并发症时应采取积极态度和手段应对,以改善患者的预后。

四、胆道系统肿瘤

(一)胆囊癌

王健生等[50]采用免疫组化SABC法检测68例原发性胆囊癌患者表皮生长因子受体Ⅲ型突变体(EGFRvⅢ)的表达。结果显示,原发胆囊癌组织EGFRvⅢ表达的总阳性率为53%,其中腺癌的阳性率为51%。依据病理分级,EGFRvⅢ表达水平由高到低分别为Ⅲ级>Ⅱ级>Ⅰ级,其差异具有统计学意义。提示其对胆囊癌的发生、发展起一定作用。沈汉斌等[51]对39例胆囊癌及其癌旁组织、12例胆囊腺瘤性息肉组织进行存活蛋白、CD44v6和nm23、VEGF检测,结果胆囊癌组织存活蛋白、CD44v6有高表达,前者阳性率为66.7%。两者的表达与胆囊癌的发生发展有关。nm23的表达率在有淋巴结转移的胆囊癌组织中明显低于无转移组,提示其与胆囊癌的转移有关,VEGF则与存活蛋白存在协同表达关系。李清龙等[52]研究108例胆囊腺癌、46例癌旁组织、15例腺瘤性息肉和35例慢性胆囊炎相关巨噬细胞(TAM)、微血管(MV)和淋巴管(LV)计数。结果显示,TAM、MV和LV计数可能是反映胆囊癌发生、进展、生物学行为、转移或侵袭潜力及预后的重要生物学标记物,TAM浸润可能与肿瘤血管和淋巴管生成有关。胆囊癌半数以上合并胆囊结石或胆管结石(58.23%~69.8%)[53],[54]。其早期无特异性临床表现,有临床症状或体征而就诊时多为中晚期。一般认为,B超及CT是早期发现胆囊癌的首选方法,根据临床分期实施积极正确的手术可改善胆囊癌的预后[53]~[57],[58]*。张瑞等[58]*报道总的手术切除率为82.2%(88/107),其中根治性切除率为57.9%(62/107)。根治性手术切除后患者(62例)的中位生存期和1、3、5年生存率(包括累积和无瘤生存率)分别在总体上和在每个不同分期水平上都明显高于经单纯胆囊切除术患者(6例)和姑息性手术患者(39例)组($P<0.01$)。黄国民等[56]报道根治性切除术、姑息性切除术和胆道内或外引流术的生存期分别为37.8、10和2.7个月,差异有统计学意义($P<0.01$)。根治性切除术1、3、5年生存率分别为78.2%、47.4%和26.3%,优于姑息性切除和胆道引流术($P<0.01$)。其中,Ⅳ、Ⅴ期行扩大根治性切除术的中位生存时间平均为21个月,明显优于姑息性切除术和胆道引流术($P<0.01$)。王健东等[59]对82例胆囊癌患者的Nevin分期、手术方式及术后生存情况进行分析,认为胆囊癌Ⅰ期可行单纯胆囊切除,Ⅱ、Ⅲ期应行根治切除手术,Ⅳ期应行扩大根治手术,然而Ⅴ期患者行扩大根治手术亦无效。郑亚新等[60]* 对16例术前或术中确诊的T_3、T_4胆囊癌随机分为无和有肝门血管骨骼化的胆囊癌根治术或扩大根治术2组,两组患者术后生存期比较统计学差异极显著,第2组($n=7$)患者中2例现仍无瘤生存。作者认为,肝门血管骨骼化在外科治疗延长T_3、T_4胆囊癌患者生存中具有重要意义,应成为胆囊癌根治术的常规步骤。戴赛民等[61]分析胆囊癌预后影响因素。单因素分析表明CEA、CA19-9、Nevin分期、治疗方法与胆囊癌患者的预后有关。胆囊癌单纯切除组和根治组与姑息手术组、剖腹探查组、非手术组间显著差异。COX比例风险模型分析表明CEA、CA19-9、Nevin分期、手术治疗4个因素与胆囊癌生存时间显著相关,其中Nevin分期、手术治疗风险比最高。临床工作中意外胆囊癌并非少见。术前常诊断为结石性胆囊炎、胆囊结石、胆囊息肉等[62],[63],[64]*。无论是开腹手术,还是腹腔镜胆囊切除术,一旦术中有疑问,均应行快速冷冻切片检查。诊断明确后应尽快实施开腹手术,根治性手术是最有效的治疗方法。

(二) 胆管癌

近年来,蛋白质组学的迅猛发展,为检测肿瘤标志物提供了一种新技术。黄国飞等[65]采用蛋白质组学相关技术,成功建立胆管癌和正常人胆汁的双向凝胶电泳图谱,鉴定出5种有意义的蛋白质,从而可能为研究胆管癌的生物学行为提供新的分子标志物。孙智勇等[66]测定凋亡抑制蛋白存活蛋白在胆管癌组织中阳性表达率为74.5%,正常胆管组织中的阳性表达率为0。VEGF在胆管癌组织中的阳性表达率为80.4%,在正常胆管组织中的阳性表达率为20%,与有无淋巴结转移有相关性。两者在胆管癌组织中阳性表达的比率均为70.6%,其表达密切相关。边伟等[67]* 应用免疫组化技术检测survivin基因在48例胆管癌中的表达。其在胞质和细胞核表达例数分别为26例和22例。细胞核强阳性表达的患者平均存活期为10个月,明显低于弱阳性表达的患者(19个月,$P<0.05$)。COX比例风险率模型的多因素分析方法证实存在2个独立的预后因素:survivin细胞核表达($P<0.05$)和远处转移($P<0.05$)。研究表明胆管癌中survivin细胞核表达可提示较差的预后。张海龙等[68]的研究表明,胆管癌患者血清中survivin mRNA的阳性表达水平(85.0%,17/20)明显高于良性胆道疾病患者(21.9%,9/41)和健康人(0,0/10)血清中的阳性表达水平,可以做为诊断胆管癌的肿瘤标记物,其表达与病理分级无相关性。鲁力等[69]采用细胞生长抑制试验和软琼脂克隆形成试验观察细胞的生长增殖能力,采用TUNEL染色法观察细胞凋亡指数。结果表明组蛋白去乙酰化酶抑制剂曲古抑菌素A抑制胆管癌QBC939细胞的生长,促进其凋亡发生,且呈剂量依赖性。刘艳雷等[70]的研究表明,人胆道肿瘤组织中泛素蛋白的表达显著高于正常组织及炎性组织中泛素蛋白的表达($P<0.05$),其表达与病理组织学分级有明显相关性($P<0.05$)。提示泛素蛋白可能与胆道系统肿瘤的恶性程度、疾病的进程有关。汪慧等[71]分析113例HBsAg血清阴性肝内胆管细胞癌(ICC)患者与226例健康体检者血清HBV标志物情况,表明ICC患者血清"抗-HBs、抗-Hbe、抗-Hbc"表达明显不同于健康体检者,提示前期HBV感染或HBV隐匿性感染是ICC发生的危险因素之一。年内有多篇论文述及肝门部胆管癌的外科手术治疗,手术切除仍是肝门部胆管癌的确定性治疗手段,根治性切除能使患者获得最长生存期是大家的共识。肝门部胆管癌总体术后1、3和5年生存率分别为58.8%~93.5%、28.6%~51.8%和8.8%~36.5%[72]*,[73]~[76]。根治性切除率为34.0%~59.7%[72]*,[75]~[77]。联合不同范围的肝切除及淋巴结清扫术对提高肝门部胆管癌的根治率和生存率有意义[72]*,[73],[74],[78]。李江等[78]的研究显示,肝门部胆管癌根治切除中腹腔干淋巴结转移阳性的中位生存期显著低于阴性者(分别为17.0个月和27.0个月,$P=0.034$);根治切除中合并与未合并肝叶切除的中位生存期无差异[分别为(10.0 ± 1.1)个月和(10.0 ± 0.4)个月,$P=0.811$]。故而认为,对于仅能达到姑息切除或腹腔干淋巴结转移阳性者,联合肝叶切除并未能延长患者生存期。对无法行根治性切除以内引流为首选治疗方法,能提高患者术后生活质量,延长生存期[77]。肝门部胆管癌的预后则与手术治疗方式、切缘无瘤、肿瘤分期、肿瘤直径及病理分化程度等因素有关[75],[76],[79]。赵浩亮等[80]* 回顾分析52例Bismuth-Corlette Ⅰ、Ⅱ型肝门部胆管癌患者的临床资料。44例(84.6%)行手术切除,其中行根治性切除28例

(63.6%),姑息性切除16例(36.4%),还有8例行胆管引流术,根治性切除组中位生存期33.2个月,1、3、5年生存率分别为82.6%、47.8%、34.7%;而姑息性切除组中位生存期16.7个月,1、3、5年生存率分别为41.6%、16.6%、8.3%。两组各相关指标差异均有统计学意义(P均<0.05)。作者认为,根治性手术切除是治疗Bismuth-CorletteⅠ、Ⅱ型肝门部胆管癌的最有效方法,术中切缘冰冻病理检查、联合肝切除、门静脉部分切除等可提高其根治性切除率。陈孝平等[81]*探讨小范围肝切除治疗Bismuth-CorletteⅢ型肝门部胆管癌的效果,回顾分析91例患者的临床资料。全组小范围肝切除(≤3个肝段切除)60例,大范围肝切除(>3个肝段切除)31例。大范围肝切除后采用传统的胆肠吻合方法重建胆道,小范围肝切除后采用不缝合胆管前壁的肝肠吻合方法重建胆道,术后两组各发生暂时性胆漏1例(2.1%)。结果显示小范围和大范围肝切除术后1、3、5年生存率分别为91.6%和87.0%、61.6%和62.0%、31.6%和33.0%,无明显差别($P>0.05$),且新的肝肠吻合方法可以解决多口胆肠吻合技术上的困难。方驰华等[82]采用64排螺旋CT腹部薄层扫描数据进行肝、胆、胰、脾以及血管等脏器的计算机辅助三维重建及可视化仿真手术,据此顺利完成2例Bismuth-CorletteⅢ型肝门部胆管癌解剖性肝切除的临床手术过程,术中出血少,术中未出现手术操作失误,术后患者恢复良好,表明该法有其应用价值。何宇等[83]*探讨Bismuth-CorletteⅣ型肝门部胆管癌的治疗方法。回顾分析73例患者中,经皮经肝胆管引流15例,ERCP下胆道支架置入8例,单纯内引流术25例,根治性切除19例,非根治性切除4例,因手术探查发现广泛转移无法切除2例。根治性切除率为26.0%,术后1、3年生存率分别为36.8%、10.5%,引流组1年生存率为6.3%。作者认为,根治性手术切除是目前治疗该型疾病最有效的方法。对于不可切除的患者,合理、充分的内外引流可以改善其生活质量。张红卫等[84]对10例Bismuth-CorletteⅣ型肝门部胆管癌采用手术治疗,均无围手术期死亡。术后主要并发症为胆肠吻合口瘘、胆瘘、右侧膈下脓肿、腹腔出血。术后1年和2年生存率分别为70%和60%。何小东等[85]采用肝门扣式吻合术治疗Ⅲ型和Ⅳ型肝门部胆管癌。该手术方式是对肝门部胆管癌行区域扩大切除(部分肝方叶切除),显露出第二级胆管(5支左右)将Roux-en-Y型空肠襻扣在围肝门区域,上行肠襻达50 cm以保证吻合口无张力,其后壁与门静脉壁及肝动脉壁或尾状叶用3-0可吸收缝线一层连续缝合,前壁用可吸收缝线或丝线与肝创面一层间断缝合,在吻合口下方左右各留一根引流管。经89例患者的临床

资料分析,效果较好,是一种新的可供选择的治疗方法。孙延富等[86]对6例肝门部胆管癌均采取左半肝切除、肝外胆管切除、肝动脉切除、右肝管空肠吻合术,保留门静脉血供,术后随防10~23个月,均存活。作者认为,手术应注意保持足够的残肝体积(60%以上),避免误伤有功能的肝动脉,对于拟行右半肝切除的肝门部胆管癌根治术应慎重考虑。曾永毅等[87]的研究认为,选择性胆管外引流可以达到与全肝胆道外引流相似的改善肝功能的目的,同时选择性胆管外引流也可以较安全地在肝门部胆管癌根治术中予以应用。术前减黄则可以有效降低胆红素水平,改善肝门部胆管癌手术切除患者术前的肝功能,但不能降低术后并发症发生率和住院病死率[88]*。易滨等[89]对施行右半肝或超半肝切除的6例肝门部胆管癌患者,在其术前采用经皮经肝、同侧或对侧路径,放置多枚钢圈栓塞门静脉,该方法安全,且能够有效诱导预保留肝叶增生;在接受肝切除术后,手术死亡率和并发症发生率并未增加。赵轶国等[90]回顾性分析行63例手术治疗的远端胆管癌患者的临床资料,其中42例行根治性切除术,21例行姑息性手术。根治术后1、3、5年的生存率分别为88%、41%、29%,中位生存期为33个月,根治性手术明显好于姑息性手术($P=0.000$)。统计显示,患者的预后与年龄、性别、不同的肿瘤大小及分化情况、胰腺浸润、十二指肠浸润等因素无明显相关,而与是否根治性手术以及是否存在肝转移显著相关。梁建伟等[91]的研究表明,中下段胆管癌根治术中冰冻病理检查切缘达R0切除是提高长期生存的重要策略。

(三)其他肿瘤

戴炳华等[92]*分析17例经手术病理证实为肝内胆管囊腺癌的临床资料。17例中男4例,女13例,平均年龄为49.3岁。患者以上腹痛为主要临床表现,仅2例CA19-9异常,2例CEA异常,AFP均正常。分析表明,肝内胆管囊腺癌的胆总管癌栓并不预示临床预后差,行根治性手术或根治性切除联合取栓术均能有较好的预后。朱金海等[93]回顾性分析18例肝内胆管囊腺瘤,4例为体检发现,其他14例均有不同症状,主要表现为右上腹不适或疼痛11例,腹部肿块3例,伴有黄疸发热等胆管炎症状2例。B超和CT提示肝内囊性占位性病变,可呈多囊或单囊,内壁可见乳头状物。6例发生癌变,术后平均生存时间为35个月(27~58个月),提示该病一经发现应早期手术切除治疗。张宝华等[94]报道7例黏液分泌性胆道肿瘤的临床表现以波动性黄疸为主,CA19-9诊断意义不大,MRCP检查有其特点。该病有一定的恶变倾向,手术中应仔细探查彻底切除肿瘤,预后令人满意。田秉璋

等[95]回顾性分析2005年1月至2008年1月收治的7例胆管黏液腺癌病例,术前均出现梗阻性黄疸。4例行根治性切除,1例姑息性切除,2例行T管外引流。除1例存活半年外,其余6例均存活。作者认为对于该病应尽量行根治性切除,T管外引流可适当延长生存时间。

五、胆管先天性畸形

罗义等[96]采用免疫组化染色方法对21例胆道闭锁(BA)肝组织、肝门纤维块进行CD68和平滑肌肌动蛋白(a-SMA)染色并分析。结果显示,a-SMA在BA肝纤维块高度表达于胆管上皮、胆管周围的胶原纤维;a-SMA阳性表达量和表达强度明显高于对照组(5例胆汁淤积和10例胆总管囊肿);CD68在BA肝组织表达较对照组明显增强,但肝门纤维块鲜有表达。a-SMA表达量与肝脏纤维化分级呈正相关($P=0.02$);a-SMA阳性表达面积百分比与术后3个月直接胆红素下降率呈负相关,预示BA肝内外胆管系统纤维化乃至肝硬化,提示可能临床预后不佳。张志波等[97]研究BA患儿肝脏组织中上皮-间充质转化过程中特异性细胞因子的表达及胚胎期发育相关基因的表达激活。结果表明,BA患儿肝脏组织胶原组织增生,同时有胆管上皮细胞增生,胚胎期组织发育相关基因Notch信号通路系统重新激活,TGF-β及其阳性信号分子Smad 3在这一过程中发挥作用。Toll样受体(TLRs)在病毒感染引起先天性和适应性免疫应答中发挥作用。杨瑛等[98]检测13例BA患儿肝脏组织中TLRs的表达情况,并与7例胆总管扩张患儿和8例正常对照儿童肝脏组织中TLRs mRNA和蛋白的表达加以比较,结果显示,BA患儿肝组织中TLR3、TLR7、TLR4表达异常,可能在胆道闭锁胆管损伤中发挥作用。董淳强等[99]对66例BA行Kasai手术的患儿进行回顾性分析。随访时间2~24个月,存活46例,死亡20例。2年生存率为67.3%,中位生存时间为17.9个月。术后长期血总胆红素<34.2 μmol/L者2年内生存率最高($P<0.05$),提示影响胆道闭锁Kasai术后近期疗效的主要因素在于术后血总胆红素水平,保持术后血总胆红素<34.2 μmol/L者预后较好。刘钧澄等[100]*对8例BA行Kasai手术治疗的患儿进行追踪随访,影像学检查显示存在肝内胆管扩张。分析表明,对反复发作的胆管炎应定期行超声检查,尽早发现肝内囊肿;对肝内胆管囊性扩张,无论其影像学分型如何,应根据其具体临床表现积极进行手术,使囊肿与空肠胆支的引流建立。PTCD无法长期放置,仅是暂时性的治疗,但对手术时寻找囊肿有指示作用。刘钧澄等[101]还观察到92例BA行Kasai术后发生早期胆管炎58例,现仍存活7例,19例因肝门部胆管梗阻再次手术,现存活4例。作者认为,胆管炎是BA术后最常见又是最难处理的并发症,早期胆管炎不但影响手术后的生存率,还对远期生活质量有影响,应积极预防治疗。对因胆管炎引起的肝门部胆管梗阻亦应积极手术治疗。刘树立等[102]探讨BA术后高胆红素血症者二次手术的必要性、可行性和效果。10例BA年龄5个月至6.5岁,距离第一次Kasai手术时间2个月至6年。二次术前影像学检查证实所有患儿肝门、肝内胆管扩张,1例并发肝门胆管结石,6例伴有肝门部囊肿形成。10例患儿均实施了二次肝门空肠吻合术,均获成功。由此而能够建立有效的胆汁引流,改善患儿症状,提高生活质量,并长期带自体肝脏生存,避免肝移植或为等待肝源提供时间保障。刘远梅等[103]报道24例婴幼儿先天性胆总管囊肿临床表现以黄疸、腹部包块、白陶土大便为主,大多数患儿术前肝功能损害严重。24例胆总管扩张均为囊性扩张。肝脏活检12例存在肝硬化改变,9例存在肝硬化前期改变,3例肝脏组织正常,故应早期诊断和手术治疗。手术方式主要为一期囊肿切除、肝总管-空肠Roux-en-Y吻合术,胆道梗阻、感染严重者亦可行囊肿外引流、二期囊肿切除、胆肠吻合术。杨维良等[104]*报道345例成人先天性胆总管囊肿具有典型临床表现(腹痛、黄疸、腹部肿块三联征)者仅110例,均以影像学获得确诊。认为BUS是较好的早期诊断方法(确诊率96.9%,311/321)。19例囊肿内引流术后发生癌变,癌变率为31%(19/61),明显高于未手术者(未住院且拒绝手术的72例中有3例癌变,癌变率为4.2%)。手术则以采用囊肿切除、肝管空肠Roux-en-Y吻合术为优。刘卫等[105]的资料则显示,成人先天性胆总管囊肿临床表现以右上腹不适或疼痛占大多数(91.7%,100/109)。认为B超结合MRCP是确诊的主要手段。

六、胆道疾病手术及并发症

医源性胆道损伤一直是胆道外科的热点话题,目前仍存在一定的发生率。最易发生损伤的手术为开腹胆囊切除术及胆总管探查术,其次为腹腔镜胆囊切除术。分析损伤原因,主要有解剖因素、病理因素和手术者因素[106],[107]。重视每一例手术、仔细解剖、规范操作是预防胆道损伤的关键。一旦发生医源性胆道损伤则主要采用胆管修补、胆管端端吻合、胆肠吻合术等。黄洁等[108]回顾分析胆管横断性损伤并及时修复的19例临床资料,胆管对端吻合法的效果优良率达86.6%,术中不必过分游离胆管,以保证吻合口的血供良好。詹世林等[109]则认为,根据损伤胆管的类型及术者的经验,选择对端吻合或胆肠内引流处理胆(肝)总管横断伤均可获得理想结果。陈孝平等[110]采用插入式胆肠吻合术(包括胆管全插入式和胆管前壁插入式)治疗医源性胆道损伤27例,损伤的胆管直径均小于1.0 cm(0.3~0.8 cm),术后无1例发生胆瘘和胆管狭窄。邓小强等[111]报道54例胆道损伤处理后平均5.6个月内均不同程度的狭窄,其治疗首选胆管空肠Roux-en-Y吻合,其中胆管连续性尚存的低位早期狭窄也可选用内镜治疗,效果良好。田伏洲等[112]采用球囊渐进扩张法治疗医源性胆管狭窄修复术后再狭窄,维持最大口径2个月后再拔管。治疗39例平均随访时间4.3年,治愈38例;仅1例虽经3次球囊扩张,仍然失败(2.6%)。李东等[113]分析18例胆漏患者的胆漏原因及治疗。其中11例于拔T管后并发胆漏(61%),是胆道手术后胆漏的主要原因;胆囊切除手术中被疏漏的轻微胆管壁损伤,是胆漏的另一重要原因,2例患者最终均再次手术。所有拔T管后胆漏均首选非手术治疗,成功9例,2例中转手术,腹痛、腹腔积液范围扩大、肠麻痹是中转手术的特征,手术方式以双套管持续引流为主。彭松林等[114]对218例施行胆囊切除术的患者前瞻性分析术后手术部位感染(SSI)的危险因素。胆囊切除术后手术部位感染率为5.04%;单因素分析胆囊切除合并胆总管探查比单纯胆囊切除术后SSI发生率高(10.9%比3.1%,$P=0.022$),急诊手术术后比择期手术后SSI发生率高(12.5%比3.8%,$P=0.037$),术前白细胞数>10.0×10^9者其术后SSI发生率高(12.5%比3.0%,$P=0.025$),Ⅱ、Ⅲ、Ⅳ类切口术后SSI发生率逐渐升高(1.5%、6.1%、26.3%,$P=0.000$)。

七、其他

钟征翔等[115]*检测340例择期胆囊切除术血液和胆囊胆汁淀粉酶确定隐性胰胆反流(隐性胰胆反流是指胆囊胆汁淀粉酶浓度大于220 IU和血淀粉酶在正常值范围内,同时MRCP检查排除胆胰汇合解剖异常),其发生率为9.4%(32/340)。32例隐性胰胆反流标本中发生胆囊癌1例,不典型增生11例,其发生率为37.5%(12/32)。对照组发生不典型增生发生率8.4%(26/308),两组差异显著($P=0.006$)。隐性胰胆反流的胆囊上皮的Ki67指数平均为24.4%,高于对照组13.2%($P=0.014$)。作者认为,隐性胰胆反流是胆囊癌发生的重要诱因。李荣等[116]对48例行经十二指肠肝胰壶腹(Oddi)括约肌切开成形术并术中切取括约肌组织活检。组织学检查1例正常,2例轻度纤维化,其余45例皆有显著病变括约肌组织,以纤维化为主,其中严重纤维化85.4%(41/48),腺体病变4.2%(2/48),炎症浸润4.2%(2/48)。术中发现胆总管下端结石嵌顿、良性乳头狭窄、胰腺炎病变较重时括约肌病变即为重度纤维化,做内镜或手术括约肌切开成形是适宜的。王刚等[117]将接受腹腔镜胆囊切除术、小切口胆囊切除术、开腹胆总管探查切开取石术和肝管-空肠Roux-en-Y吻合术的234例患者随机分为快速康复外科组(FTS)和对照组。对照组采用传统的围术期处理方法;FTS组采用加速康复的新型围术期处理方法,主要包括术前口服碳水化合物,不留置鼻胃减压管和尿管;术中维持患者体温,控制补液量及不留置腹腔引流管;术后早期下床活动,早期进食和采取有效的镇痛措施等。结果显示,FTS组患者的术后住院时间和输液时间明显缩短,术中出血量和治疗费用显著减少,术后首次排气、排便时间明显提前($P<0.05$);两组手术时间无统计学差异。董晨彬等[118]回顾性分析4例小儿原发性硬化性胆管炎。4例均以梗阻性黄疸为主要症状。结合影像学检查,对3例局限性胆道梗阻严重的患儿,予手术引流包括胆道重建术、胆道内支撑管外引流术以及经皮经肝穿刺胆道外引流术。1例轻度胆道梗阻患儿予熊去氧胆酸等药物治疗。3例手术患儿术后2.3周总胆红素、直接胆红素降至正常,药物治疗患儿于2个月后降至正常。获随访3例,随访时间1个月至7年,病死率为33.33%(1/3)。作者认为,对于局限性胆道梗阻严重的硬化性胆管炎患儿,外科引流能快速缓解症状,延缓肝功能的损害。当肝功能逐渐恶化时,应尽早考虑肝移植。

(孙经建 张柏和)

参 考 文 献

1 谢晓华,等.中华肝胆外科杂志,2009,15(9):641
2 高上达,等.中华肝胆外科杂志,2009,15(1):6
3 张 勇,等.临床放射学杂志,2008,27(10):1328
4 张红梅,等.临床放射学杂志,2009,28(6):817
5 王晓琰,等.中华放射学杂志,2009,43(8):831
6 宋庆轮,等.肝胆胰外科杂志,2009,21(1):40
7 钱 懿,等.中华肝胆外科杂志,2008,14(9):604
8 孙典学,等.临床放射学杂志,2009,28(7):947
9* 崔兴宇,等.中华肝胆外科杂志,2009,15(5):329
10 涂向群,等.中华肝胆外科杂志,2008,14(11):812
11 王耀萍,等.中华肝胆外科杂志,2008,14(11):815
12 姜翀弋,等.中华肝胆外科杂志,2008,14(9):608
13 李哲夫,等.中华实验外科杂志,2008,26(1):52
14 王 勇,等.中华医学杂志,2008,89(16):1110
15* 张成武,等.中华肝胆外科杂志,2009,15(9):655
16 王槐志,等.中国实用外科杂志,2009,29(7):566
17 吴金术,等.肝胆胰外科杂志,2009,21(1):18
18 周克俭,等.中国现代普通外科进展,2009,12(2):156
19 田伏洲,等.中国实用外科杂志,2009,29(7):571

20	杨玉龙,等.中华肝胆外科杂志,2009,15(4):273	69	鲁 力,等.医学临床研究,2008,25(10):1778
21*	姜 立,等.中国实用外科杂志,2009,29(6):499	70	刘艳雷,等.胃肠病学和肝病学杂志,2009,18(7):668
22	黄 亮,等.肝胆外科杂志,2009,17(2):94	71	汪 慧,等.肝脏,2009,14(4):306
23	宛新建,等.中华肝胆外科杂志,2009,15(9):662	72*	李 强,等.中华外科杂志,2009,47(2):94
24	吴金术,等.中华肝胆外科杂志,2009,15(5):333	73	蔡守旺,等.中华外科杂志,2009,47(15):1138
25*	李 汛,等.中国普外基础与临床杂志,2009,16(5):393	74	耿小平,等.中华外科杂志,2009,47(15):1167
26	杨秀峰,等.内蒙古医学杂志,2009,41(8):947	75	张宗利,等.中国现代普通外科进展,2009,12(7):570
27	黄德全,等.中华普通外科杂志,2009,24(6)505	76	徐 威,等.中华肝胆外科杂志,2008,14(9):621
28	李启信,等.肝胆外科杂志,2009,17(3):198	77	黄国民,等.临床外科杂志,2008,16(9):594
29	冯全林,等.肝胆外科杂志,2009,17(3):207	78	李 江,等.中华外科杂志,2009,47(15):1142
30	陈有挺,等.中国普通外科杂志,2009,18(8):779	79	周立新,等.中华医学杂志,2009,89(18):1275
31*	刘祥彦,等.中国普通外科杂志,2009,18(2):111	80*	赵浩亮,等.中华外科杂志,2009,47(15):1145
32	翟荣幸,等.中国现代普通外科进展,2008,11(6):529	81*	陈孝平,等.中华外科杂志,2009,47(15):1148
33	丁 俊,等.中国现代普通外科进展,2008,11(6):485	82	方驰华,等.中华外科杂志,2009,47(17):1353
34	黄德全,等.四川医学,2009,30(3):363	83*	何 宇,等.中华外科杂志,2009,47(15):1151
35	曹新历,等.第四军医大学学报,2009,30(16):1518	84	张红卫,等.中华肝胆外科杂志,2008,14(9):618
36	柴成伟,等.中华小儿外科杂志,2009,30(9):615	85	何小东,等.中华肿瘤杂志,2009,31(8):626
37	汪 雷.中国普外基础与临床杂志,2009,16(1):39	86	孙延富,等.中华普通外科杂志,2009,24(7):525
38	何中林,等.重庆医学,2008,37(15):1699	87	曾永毅,等.中华肝胆外科杂志,2009,15(9):676
39	羊晓勤,等.中国普外基础与临床杂志,2008,15(10):761	88*	李绍强,等.中华外科杂志,2009,47(15):1134
40	陈文群,等.肝胆外科杂志,2009,17(1):34	89*	易 滨,等.复旦学报(医学报),2009,36(2):132
41	何振平,等.肝胆胰外科杂志,2008,20(5):347	90	赵铁国,等.中华普通外科杂志,2008,23(12):943
42	晏华军,等.腹部外科,2009,22(4):241	91	梁建伟,等.中华外科杂志,2009,47(9):677
43	李 勇,等.中华肝胆外科杂志,2009,15(1):28	92*	戴炳华,等.中华普通外科杂志,2008,23(12):935
44	陈建雄,等.肝胆胰外科杂志,2009,21(3):217	93	朱金海,等.中国普通外科杂志,2009,18(8):828
45	肖开提,等.中国普通外科杂志,2009,18(8):884	94	张宝华,等.中华普通外科杂志,2009,24(4):285
46	何礼安,等.临床外科杂志,2009,17(6):387	95	田秉璋,等.肝胆胰外科杂志,2009,21(3):219
47	李军尧,等.中国急救医学,2009,29(1):73	96	罗 义,等.中华小儿外科杂志,2008,29(11):671
48	金一琦,等.苏州大学学报(医学版),2008,28(5):836	97	张志波,等.中华小儿外科杂志,2008,29(11):667
49*	顾仰葵,等.中华医学杂志,2008,88(41):2916	98	杨 瑛,等.中华小儿外科杂志,2009,30(2):72
50	王健生,等.中华肝胆外科杂志,2008,14(9):644	99	董淳强,等.临床小儿外科杂志,2009,8(2):9
51	沈汉斌,等.中华实验外科杂志,2009,26(3):393	100*	刘钧澄,等.中华小儿外科杂志,2008,29(12):720
52	李清龙,等.中山大学学报(医学科学报),2008,29(4):465	101	刘钧澄,等.中华小儿外科杂志,2008,29(11):675
53	狄琳娜,等.苏州大学学报(医学版),2008,28(4):667	102	刘树立,等.中华小儿外科杂志,2008,29(11):663
54	田志杰,等.肝胆胰外科杂志,2009,21(1):21	103	刘远梅,等.临床小儿外科杂志,2008,7(6):42
55	沈 依,等.中国普通外科杂志,2009,18(2):196	104*	杨维良,等.中华普通外科杂志,2009,24(5):353
56	黄国民,等.腹部外科,2008,21(6):339	105	刘 卫,等.中华肝胆外科杂志,2009,15(6):453
57	卞建民,等.中国普通外科杂志,2009,18(2):167	106	戚大川,等.外科理论与实践,2009,14(1):65
58*	张 瑞,等.中国肿瘤临床,2009,36(4):195	107	郑光明.肝胆胰外科杂志,2009,21(1):72
59	王健东,等.肝胆胰外科杂志,2009,21(4):257	108	黄 洁,等.中华肝胆外科杂志,2009,15(9):667
60*	郑亚新,等.复旦学报(医学版),2009,36(1):28	109	詹世林,等.中国微创外科杂志,2009,9(9):806
61	戴赛民,等.中国临床医学,2008,15(6):805	110	陈孝平,等.中华普通外科杂志,2009,24(3):193
62	张洪义,等.中国现代普通外科进展,2009,12(1):21	111	邓小强,等.临床外科杂志,2009,17(2):91
63	肖昌武,等.四川医学,2009,30(1):41	112	田伏洲,等.外科理论与实践,2009,14(2):159
64*	欧阳正晟,等.中国普通外科杂志,2009,18(2):198	113	李 东,等.肝胆胰外科杂志,2009,21(1):70
65	黄国飞,等.中国癌症杂志,2009,19(2):106.	114	彭松林,等.中华医院感染学杂志,2009,19(18):2419
66	孙智勇,等.中国现代普通外科进展,2009,12(2):106	115*	钟征翔,等.中华肝胆外科杂志,2008,14(9):612
67*	边 伟,等.中华实验外科杂志,2009,26(10):1335	116	李 荣,等.临床外科杂志,2009,17(7):462
68	张海龙,等.山西医科大学学报,2008,39(11):982	117	王 刚,等.中华肝胆外科杂志,2009,15(1):31

118 董晨彬,等.临床小儿外科杂志,2009,8(2):47

文　选

107例原发性胆囊癌的外科治疗分析[中国肿瘤临床,2009,36(4):195] 张瑞等人为总结胆囊癌的外科治疗经验,评估其疗效并进一步探讨提高晚期胆囊癌患者术后生存率的方法,回顾性分析了1996年1月至2006年12月间上海瑞金医院普外科进行手术治疗的107例胆囊癌患者的临床资料。这些患者中,男性28例,女性79例,年龄27～83岁,平均(61±11)岁。根据美国癌症联合委员会(AJCC)标准,Ⅰ期7例,Ⅱ期15例,Ⅲ期30例,ⅣA期15例,ⅣB期40例。患者中行单纯胆囊切除术6例,胆囊癌根治术34例,姑息性切除术39例。作者将患者的临床资料、手术方式与随访结果相结合,分析了上诉因素与预后之间的关系。结果根治性手术切除后患者(62例)的中位生存期和1、3、5年生存率(包括累积和无瘤生存率)分别在总体上和在每个不同分期水平上都明显高于经单纯胆囊切除术患者(6例)和姑息性手术患者(39例)组($P<0.01$)。AJCC分期和手术方式与胆囊癌患者的生存率有关($P<0.01$)。该项研究说明对于原发性胆囊癌患者应充分进行术前评价,并根据临床分期采取积极的外科治疗,可以提高术后患者的生存率。

(邱智泉)

述评 原发性胆囊癌是胆道系统中最常见的恶性肿瘤,占消化系统恶性肿瘤的第5位,早期胆囊癌无特异性临床表现。大多数患者发现时已处于进展期。进展期胆囊癌预后差,术后5年存活率仅为5%左右。作者统计胆囊癌病例107例,据AJCC标准,Ⅰ期和Ⅱ期22例,Ⅲ期和Ⅳ期85例,大多数病例就诊时间偏晚,这也是外科治疗效果不理想的原因之一。胆囊癌化疗、放疗的效果不佳,临床实践证实不能有效延长患者的生存期。胆囊癌的根治性切除仍然是目前有效的治疗措施,临床医师不应轻易放弃手术的机会。根治性切除一定要达到R_0切除的要求。手术方式一定要根据肿瘤侵犯的范围和程度设计,不能随意缩小或扩大切除范围。为了改善胆囊癌治疗上的被动局面,早期发现和早期诊断、积极预防是至关重要的。临床医师应朝这个方面去努力。

(张柏和)

345例成人先天性胆总管囊肿诊治经验[中华普通外科杂志,2009,24(5):353] 杨维良等总结了1974至2007年哈尔滨医科大学附属第二医院等3所医院收治的345例成人先天性胆总管囊肿患者的诊治经验。其中,男性132例,女性213例,年龄18～67岁,病程2个月至32年,多数病程在5个月内。主诉发热186例,反复发作胆管炎126例,上腹或右上腹痛144例,腹痛、黄疸和腹部肿块三联征110例,发热、腹痛、黄疸和腹部肿块55例,黄疸和肿块12例,肿块12例。X线钡餐检查320例,均显示胃幽门及十二指肠被推向左前,后前位可见十二指肠窗呈弧形扩大,侧位见十二指肠被推向前方远离脊柱,横结肠被推向下方移位。B超检查321例,311例显示胆总管扩张,囊肿为液性暗区;172例有强光团伴声影。CT检查121例、ERCP检查301例、MRCP检查152例、PTC检查16例,均显示肝胆管的扩张范围和程度。ERCP中32例可见狭窄的远端胆总管、23例胰管显示清楚;MRCP中25例可见近段胆管扩张及远端胆总管狭窄、14例见结石占位缺损。284例行囊肿全切术或囊肿大部或部分切除、胆道重建术,其中24例行胆管十二指肠吻合术,21例行间置空肠肝管十二指肠吻合术,4例行间置胆囊肝管十二指肠吻合术,11例行肝管并残壁与空肠Roux-en-Y吻合术,4例行近端胆总管或肝总管与空肠Roux-en-Y吻合术,220例行肝管空肠Roux-en-Y吻合术。284例行囊肿全切术或囊肿大部或部分切除、胆道重建术者,长期随访无癌变。27例行囊肿十二指肠侧侧吻合术,随访5年7例癌变;34例行囊肿空肠Roux-en-Y吻合术,随访7年12例癌变,囊肿内引流术癌变率31%(19/61),癌变率显著高于未手术者4.2%(3/72)。全组345例中337例术后早期恢复顺利,8例近期死亡,2例巨大囊肿切除后发生腹膜后间隙出血、继发感染性休克死亡,3例因术前严重梗阻性黄疸,继发严重胆道感染、脓毒症死亡,2例严重梗阻性黄疸术后肝衰死亡。全组发生胆漏10例,1例胆汁性腹膜炎、脓毒性休克死亡,5例腹腔引流治愈,3例再次剖腹手术及腹腔引流后治愈,1例术后6个月再次手术后痊愈。

(闫培宁　谭蔚锋)

述评 作者回顾性总结了3所医院34年收治345例成人先天性胆管囊状扩张症患者的诊断与治疗经验。其经验在临床尚有一定的参考意义。问题是时间跨度太大,20世纪70年代的临床诊治水平是不可能与20世纪90年代和21世纪相提并论的。文章在统计时分年代进行,特别是外科治疗方法已经逐渐规范,如能就不同方法在疗效上的差异进行统计,则文章更有价值。目前,对先天性胆管囊状扩张症的诊断已不困难,外科治疗原则已为临床医师所认识。成人先天性胆管囊状扩张症的癌变发生率比较高,约在10%。因此整体切除胆管囊肿,重新建立胆汁流出通道时十分必要的。有关囊肿内引流癌变率明显高于未手术者的统计结果应该引起临床医师的高度重视。

(张柏和)

解剖性肝切除术在肝内胆管结石再次手术中的应用[中华肝胆外科杂志,2009,15(9):655] 张成武等回顾性分析了45例因肝内胆管结石复发或残留需再次手术而行解剖性肝切除的患者资料。其中24例行解剖性肝左外叶切除,10例行左半肝切除,5例行4段切除(左外叶已切除者),2例行右半肝切除,1例行5+8段切除,1例行6+7段切除,1例行左半肝+5段切除,1例行左肝外叶+6段切除;其中11例行肝管空肠Roux-en-Y端侧吻合术,34例行胆总管置T管引流术。全组患者无手术死亡者,并发症发生率为22.22%(10/45),包括切口感染、胆漏、右膈下脓肿、肺部感染、肝功能不全等。结石残留率为6.7%(3/45)。其中40例获术后随访,随访时间16~63个月,平均(43.4±21.5)个月。随访期间未发现胆道结石复发,2例胆肠内引流术后患者出现急性胆管炎发作,予以抗感染治疗后缓解,未再次手术治疗。作者认为,肝内胆管结石再次手术时应用解剖性肝切除术能有效减少术后结石残留率,安全可行。

(张向化)

述评 肝切除术是目前公认的肝内胆管结石手术治疗的首选方法之一,但其术后结石残留率为2%~10%,并发症发生率为12%~44.2%。相对于非解剖性肝切除,解剖性肝切除能完整切除病变胆管及所引流的肝脏区域,是治疗肝内胆管结石理想的手术方法。本组病例其结石残留率及术后并发症发生率均低于平均水平。术前如能做好充分准备,解剖性肝切除可安全应用于胆道结石再次手术的患者。但本组病例较少,且为回顾性研究,如前瞻性研究将更有说服力。

(孙经建 张向化)

MRI动态增强与多层螺旋CT增强扫描对肝外胆管癌术前分期的评价[中华肝胆外科杂志,2009,15(5):329] 崔兴宇等回顾性分析了经病理证实的肝外胆管癌77例,其中60例行多层螺旋CT增强扫描(MSCT),33例行肝脏三维容积超快速多期动态增强扫描(LAVA)序列检查,16例同时做过此两种检查。根据肿瘤的形态、胆管浸润范围、肝动脉、门静脉血管受累情况,有无腹腔内器官、淋巴结转移等指征,进行TNM分期,并与病理结果对照。所有的原发肿瘤均被MRI动态增强扫描检出(100%),60例肝外胆管癌原发肿瘤MSCT增强扫描检出52例(86.7%)。MSCT增强扫描T分期的总准确性65%(39/60),MRI动态增强扫描检查是93.9%(31/33)($P<0.05$)。MSCT增强与MRI动态增强扫描的N分期总准确性分别为55%(33/60)、81.8%(27/33)($P<0.05$)。两者的M分期总准确性分别为100%(33/33)、96.7%(58/60)($P>0.05$)。作者认为,在肝外胆管癌原发肿瘤病灶检出及TNM分期准确性上,MRI动态增强扫描优于MSCT增强扫描。

(张向化)

述评 增强MSCT尽管有较高的空间分辨率,但对于判断肝外胆管癌周围浸润及有无血管受累有一定的局限性。动态增强MRI组织分辨率高,可清晰显示胆管内外的浸润情况,正确判别狭窄位置并提示肿瘤起源。既往文献及本文均提示,其在显示肿块胆管内外浸润范围及病灶沿胆管壁浸润生长方面有优势。其组织对比度差异敏感性高,更易检出肿大的淋巴结及腹腔内脏器的转移灶。从两种方法比较而言,MRI动态增强扫描能为临床提供更多的信息,有利于临床医生选择合理的治疗方案。

(孙经建 张向化)

Survivin在胆管癌表达与预后的关系[中华实验外科杂志,2009,26(10):1335] 边伟等对48例手术切除的胆管癌标本应用免疫组织化学技术(SP法),检测存活蛋白(survivin)基因在其中的表达。结果显示:survivin在胞质和细胞核表达例数分别为26例和22例。细胞质中强阳性表达为12例,而细胞核强阳性表达则有8例。细胞核强阳性表达的患者平均存活期为10个月,明显低于弱阳性表达的患者(19个月,$P<0.05$)。Cox比例风险模型的多因素分析方法证实存在2个独立预后因素:survivin细胞核表达($P<0.05$)和远处转移($P<0.05$)。作者认为,胆管癌中survivin的细胞核表达可提示较差的预后。

(张向化)

述评 survivin为一种凋亡抑制蛋白,由于其在多种恶性肿瘤中有过度表达,人们试图发现survivin的表达与预后的关系。本研究结果显示,胆管癌中survivin的细胞核表达可提示较差的预后。但亦有研究提示,部分肿瘤细胞中,survivin细胞核表达提示预后良好或对于预后无意义。在其他肿瘤的该方面研究中,亦得到不同的研究结果。故深化这方面的研究实属必要。

(孙经建 张向化)

肝内胆管结石合并肝胆管癌32例诊治分析[中国实用外科杂志,2009,29(6):499] 姜立等回顾性分析了1993至2007年华中科技大学同济医学院附属同济医院肝胆胰外科研究所收治的32例肝内胆管结石并发肝胆管癌病例的临床资料。该32例肝胆管癌占同期肝内胆管结石病人的1.9%,术前确诊率为59.4%(19/32)。其中周围型胆管癌占43.8%(14/

32),肝门部胆管癌占50%(16/32)。肿瘤根治性切除率为31.3%(10/32),姑息性手术46.9%(15/32)。有随访资料的28例中,根治组平均存活时间为22个月,姑息手术组平均存活9个月。作者认为,肝内胆管结石造成的胆道系统内慢性炎症环境可能是诱发胆管癌的重要原因。对于有长期肝内胆管结石病史以及胆道手术史的病人,必须警惕并发肝胆管癌的可能。该病的早期诊断和根治性切除率低,预后差。

(张向化)

述评 肝内胆管结石与肝胆管癌的发生密切相关。在肝内胆管结石基础上发生胆管癌的发生率为1.7%～12.5%,故遇有肝内胆管结石的病人应考虑到合并胆管癌的可能。对于有手术史的肝内胆管结石病人,随访中须严密监测有无癌变。术中如怀疑有恶变可能,应切取淋巴结或肝组织送冰冻切片,以决定是否行根治性肝切除。由于肝胆管癌的临床症状和体征缺乏特异性,早期诊断较困难,且预后较差,故正确治疗肝内胆管结石是预防肝胆管癌的有效方法。对肝内胆管结石的首诊和随访中,对胆管癌发生之可能性应时时保持高度的警惕。

(孙经建 张向化)

胆道镜下钬激光联合液电碎石治疗肝内外胆道难治性结石[中国普通外科杂志,2009,18(2):111] 刘祥彦等回顾性分析了2006年7月至2008年8月间中南大学湘雅医院肝胆研究中心67例胆道术后肝内外胆管结石患者接受胆道镜下钬激光联合液电碎石治疗患者的临床资料,均为难治性胆管结石,单纯胆道镜取石常无法取尽。2例因T管脱出,窦道闭合导致取石失败,另65例患者经1～7次胆道镜下钬激光联合液电碎石治疗,其中经1次取尽结石者20例,2次者24例,3次者16例,4次者4例,7次者3例,碎石取石时间1～5 h,碎石取石成功率达97.1%,术后未出现严重并发症。56例获随访,均无结石复发。作者认为,通过钬激光联合液电碎石后再行胆道镜取石,可大大提高肝内外胆管残留结石的清除效果,是一种安全而有效的治疗方法。

(张向化)

述评 液电碎石和钬激光碎石有各自不同的特点,碎石机制亦不一样。钬激光使用安全,出血少,不易引起穿孔,但破碎石头的过程相对较慢,手术时间相对较长。在具体应用过程中结合两者的优点来使用,有利于结石的取除。利用钬激光还可将狭窄段胆管切开,不仅可将结石取出,还解决了胆道结石形成的重要基础,能够有效预防术后结石再生。该方法值得临床医生借鉴。

(孙经建 张向化)

Kasai 术后肝内胆管囊性扩张的诊治与预后[中华小儿外科杂志,2008,29(12):0720] 刘钧澄等从1998年6月至2008年3月对胆管闭锁行葛西(Kasai)手术的患儿进行随访,总结8例术后肝内胆管囊性扩张的诊治经验。其中6例男性,2例女性。术后发现胆管囊性扩张的年龄为1个月至5岁,中位年龄11个月。出生后10～89 d行葛西手术。术后3周至63个月出现发热、黄疸加深而再次就诊。8例B超检查均提示肝内胆管囊性扩张。MRI检查3例,其中1例显示门静脉右支受压,肝右叶轻度萎缩,另2例未见门静脉受压。CT检查6例,2例显示肝内胆管扩张明显,几乎占全肝的1/3,2例在肝内出现囊肿,但未压迫血管,2例囊性扩张的胆管位于肝内,与门静脉主干及左右干的关系密切,其中1例显示门静脉右支受压,另1例显示门静脉右支受压合并肝右叶萎缩。5例行PTCD治疗,其中2例PTCD后行囊肿空肠胆支再吻合术,PTCD管保留至术中,用于注入亚甲蓝(美蓝),寻找囊肿扩张的胆管,术后囊肿消失,肝功能恢复正常;3例仅行PTCD治疗,其中1例6年后复查时发现肝硬化失代偿,1例3年后因反复发作胆管炎,肝内胆管扩张加剧再次行PTCD,1例PTCD后,患儿仍有发热,黄疸消退不明显,家长放弃治疗。1例患儿未行PTCD,直接行囊肿空肠胆支再吻合术,术后黄疸减轻,体温恢复正常,大便黄色,但是术后1周内出现大量腹水,因经济情况,家长在患儿术后10 d自动出院。另2例患儿因家长拒绝而未行任何治疗,处于随访中。3例再次手术的病例,肝脏组织病理改变与第一次手术时对照:1例肝脏外观基本正常,仅在门管区有轻度纤维增生,病变基本恢复正常,1例肝脏纤维化稍有加重,1例肝脏肉眼可见大小不等的结节,外观呈肝硬化改变,病理切片检查门管区大量纤维增生,假小叶形成。对胆管闭锁术后反复发作的胆管炎,应定期行超声检查,以早期发现可能存在的肝内囊肿;对于葛西术后出现的肝内胆管囊性扩张,无论其影像学分型如何,应根据其具体临床表现进行相应的积极治疗;PTCD无法长期放置,但是对手术时寻找囊肿有指示作用;囊肿的大小、位置,与门静脉的关系,压迫的时间,治疗是否及时、有效都可影响患儿的预后。

(谭蔚锋 张柏和)

述评 先天性胆管闭锁的患儿(指肝外胆管闭锁)行Kasai手术是可以获得有效治疗的方法。但术后可发生肝内胆管囊性扩张,反复发作的胆管炎,并使肝脏发生纤维化改变,影响患儿预后。作者通过10年的随访,总结8例术后胆管囊状扩张的诊治经验,对于指导临床工作有一定的实用价值。尽管胆道闭锁这种先天性发育异常的发生率很低,既往临床治疗颇感困难。

部分获得治疗的患儿,其预后并非良好。Kasai 手术虽然可引起肝内胆管的囊性改变,只要临床医师能够充分认识到这一并发症,及时给予正确的治疗,是可以改善患儿的生存状态的。Kasai 手术仍有其使用的意义。文章在撰写过程中,对具体统计数据未认真审核,但不影响文章的质量,作者的经验值得借鉴。

(张柏和)

Mirizzi 综合征的术前诊断及其不同类型的手术治疗分析(附 86 例报道)[中国普外基础与临床杂志,2009,16(5):393] 李汛等回顾性分析兰州大学第一医院普外科自 1990 年 3 月至 2008 年 12 月期间经手术证实为 Mirizzi 综合征(MS)的患者 86 例,总结 MS 的术前诊断及对不同类型 MS 的相应手术治疗方法。其中男 57 例,女 29 例;年龄 32～85 岁,平均 58 岁;病程 3 个月至 20 年,平均 13 年。81 例有黄疸病史及反复发作的胆绞痛病史。实验室检查提示梗阻性黄疸 76 例,可见血清总胆红素、直接胆红素、碱性磷酸酶及丙氨酸转氨酶升高。按照 Csendes 分型,86 例患者中 Ⅰ型 20 例,Ⅱ型 43 例,Ⅲ型 17 例,Ⅳ型 6 例。术前所有患者均行 B 超检查,其中 15 例提示 MS(确诊率 17.44%)。42 例行 CT 检查,其中 4 例提示 MS(确诊率 9.52%)。32 例行 MRCP,其中诊断 MS 者 23 例(确诊率 71.88%)。56 例行 ERCP 检查,其中诊断 MS 者 48 例(确诊率 85.71%)。按照 Csendes 分型选择不同的手术方法。Ⅰ型 20 例,行胆囊完整切除术 14 例,部分切除 6 例,其中发生胆总管损伤 1 例,术后 3 个月行肝总管空肠 Roux-en-Y 吻合术治愈。Ⅱ型 43 例,38 例行胆囊切除、修补瘘口、T 管引流术,在切除或部分切除胆囊后,直接缝合瘘口,于修补口下另放置 T 管,术后 1 例发生胆漏,保守治疗 1 周后痊愈;5 例瘘口较小,瘘口周围组织坏死较少,直接将 T 管放置在修补后的瘘口内,用周围浆膜及网膜组织加固缝合,T 管放置 3～6 个月后拔除。Ⅲ型及Ⅳ型患者 23 例。2 例行肝总管十二指肠吻合术,其中 1 例术后发生胆漏,保守治疗 2 周后痊愈;其余 21 例行肝总管空肠 Roux-en-Y 吻合术,1 例术后发生吻合口狭窄,再次行肝肠吻合口切开及成形术痊愈。

(闫培宁 谭蔚锋)

述评 近年来,我国都市人群胆囊结石的发生率呈现上升趋势。无临床症状或者仅有轻微临床表现的患者所占比例较大。胆囊结石患者中的大多数不愿意去医院检查或者自觉地接受治疗,并对手术治疗产生恐惧感。随着病史的延长,胆囊结石嵌顿在胆囊颈部,形成对胆总管的压迫,产生 Mirizzi 综合征的病例在临床中并不少见。作者总结 18 年 86 例 Mirizzi 综合征的经验,诊断、临床分类、根据不同类型所采取的治疗方式都是比较规范的。对于Ⅳ型的患者均采用胆管空肠吻合进行治疗的意见尚值得商榷。如果能切除瘘口,充分游离胆管,并行对端吻合,仍能保持胆汁经胆管下端和十二指肠乳头流入十二指肠,保留括约肌的功能,这是最符合胆道生理的方法。应在治疗此类患者时给予重视。

(张柏和)

经皮经肝胆管引流及胆管支架置入术后严重并发症的介入处理[中华医学杂志,2008,88(4):2916] 顾仰葵等对中山大学肿瘤防治中心 113 例恶性胆管梗阻的患者经皮经肝胆管引流及胆管支架置入术后发生严重并发症后施行介入处理的措施进行回顾性分析。作者总结了该中心自 1997 年 10 月至 2007 年 8 月收治 113 例梗阻性黄疸病例,行胆道引流(PTCD)或金属内支架置入,前者 77 例,后者 24 例,两者均采取者 12 例。术后 13 例出现并发症,男 9 例,女 4 例,年龄 37～76 岁,中位年龄 57 岁。其中胰头癌 5 例,胃肠道癌转移到肝门者 3 例,胰头周围转移性淋巴结压迫胆总管下段者 2 例,原发性胆管癌 3 例。单纯放置外引流管 3 例,放置内引流管 5 例,放置支架 4 例,放置支架并同时保留外引流管者 1 例。发生并发症包括术后 1～2 周引流管部分滑脱并盘曲于肝脏与腹壁之间,胆汁引流量明显减少,出现局限性腹膜炎 4 例;支架位置放置过低或术后 1 周内支架下移进入十二指肠腔造成小肠梗阻 4 例;术后经引流管引流出大量血性液体 5 例。4 例引流管滑脱患者,2 例在 CT 扫描定位下、2 例在 DSA 透视下成功实施 21G 胆道穿刺针固定引流管肝内部分后拉直盘曲部分并在导丝配合下将滑脱部分顺利推送入胆道系统,术后预防性应用抗菌素。4 例支架低位进入十二指肠造成小肠梗阻者,其中 3 例经过内镜顺利经口腔取出并在内镜直视下重新放置支架,1 例取出支架后行 ENBD 引流。5 例引流管有血液者,2 例 DSA 证实为肝右动脉分支出血,经钢圈栓塞后出血停止;3 例门脉性出血,经皮经脾穿刺门静脉门脉造影,其中 2 例段性门静脉分支出血,用明胶海绵栓塞后治愈;1 例为门脉右支主干出血,放置带膜血管支架后成功封堵,出血停止。

(谭蔚锋 张柏和)

述评 经皮肝穿刺胆管引流和放置支架的方法是目前恶性疾病引起的梗阻性黄疸的姑息性治疗措施之一。无论何种原因导致胆管阻塞,发生高胆红素血症和肝功能损害,即使有手术指征,PTCD 作为围术期准备的方法,也是可取的。这一胆道外科应用广泛的诊断和治疗的手段,乃是对人体造成创伤的方法,应该谨慎行之,并应严格掌握其适应证。在临床曾经发现胆管下端癌、肝门部胆管癌的患者,有明确手术根治性切除的指征和条件,但在引流时置入金属支架,延误患者合理治疗时机。尽管 PTCD 和支架内置对不能手术者有良好的姑息治疗效果,但有并发症存在。对有严重并发症者,本文作者介绍的并发症及处理方法是值得临床借鉴。近期并发症如此,远期并发症如何,仍值得进一步观察与研究。

(张柏和)

胆囊上皮不典型增生与隐性胰胆反流[中华肝胆外科杂志,2008,14(9):612] 钟征翔等为评价隐性胰胆反流与胆囊癌变的关系,于 2006 年 6 月至 2007 年 1 月期间,对 340 例择期胆囊切除的病人术前 48 h 内作血清淀粉酶测定,术中抽取胆囊胆汁作淀粉酶测定,血清淀粉酶正常值定为 220 IU。作者将隐性胰胆反流定为胆囊胆汁淀粉酶浓度>220 IU,而血清淀粉酶浓度在正常范围内者。同时应行 ERCP 检查排除胆胰汇合解剖异常的病例。该组病例中符合隐性胰胆反流标准者 32 例,男 10 例,女 22 例,年龄 30~78 岁,血清淀粉酶浓度 13~142 IU,胆汁淀粉酶浓度 445~31 640 IU,平均 4 940.91 IU。合并胆囊结石 30 例,308 例不伴隐性胰胆反流的胆囊标本作为对照。对 32 例试验组和 308 例对照组胆囊标本行免疫组化检查。结果显示 32 例隐性胰胆反流标本中发生胆囊癌 1 例,不典型增生 11 例。无胰胆反流 308 例中,26 例不典型增生,统计学处理两组差异有统计学意义($P=0.006$)。隐性胰胆反流的胆囊上皮 Ki67 指数平均为 24.4%,高于对照组 13.2%($P=0.014$)。该项研究从组织病理学上显示隐性胰胆反流与胆囊不典型增生和癌变存在密切相关性,并从细胞增殖的改变证实了隐性胰胆反流诱导胆囊上皮不典型增生和癌变的作用,从而证实了隐性胰胆反流是胆囊癌发生的重要诱因。

(邱智泉)

述评 胆道胰液反流是近来发现的一个重要的胆囊癌变的因素,明确的证据来自胆胰管汇合异常这种先天性疾病。日本学者的研究报告,胆胰管汇合先天性异常者胆囊癌变发生率高近 65%,不典型增生发生率 39%~63%。我们国内对此研究不多。已知先天胆管囊状扩张症病人同时伴有胆胰管汇合异常。胰液长反流进胆管,造成胆管黏膜的炎性反应,长此以往可导致胆管的癌变。临床观察试验研究均已证实这一观点,已为世界胆道外科界所公认。但胆胰管汇合异常无肝内外胆管解剖异常者(共同通道距离较短),并存胆胰反流而导致胆囊黏膜的不典型增生或癌变,这一认识对普通外科医师是很有启示的,也为胆囊癌的病因学增添了新的内容。但试验方法有待进一步细化,病史的进程也应考虑,做好多因素分析,使得结论更有说服力。

(张柏和)

肝内胆管囊腺癌 17 例临床分析[中华普通外科杂志,2008,23(12):0935] 戴炳华等总结了上海第二军医大学东方肝胆外科医院 2002 年 1 月至 2007 年 9 月共 17 例肝内胆管囊腺癌(高分化 7 例,中分化 3 例,低分化 7 例),随访截止 2008 年 2 月 1 日。随访时间 5~73 个月。生存期 2~73 个月。男 4 例,女 13 例。确诊年龄 36~65 岁。8 例主诉腹痛,4 例主诉影像学肝内囊性占位增大;1 例有黄疸。B 超检查:肝脏囊实性占位 8 例;囊性占位 4 例;肝实性占位 5 例。CT 检查 16 例,2 例提示为该病;MRI 检查 6 例,3 例提示该病。ERCP 检查 3 例,1 例占位与胆管相通,2 例肿瘤压迫胆管,造成外周胆管扩张。血清乙肝病毒表面抗原阳性 6 例。血清 CAl9-9 升高 2 例。CEA 升高 2 例。术中肿瘤主要位于左叶者 11 例,位于肝右叶者 6 例。11 例为单个肿瘤,6 例为 2 个以上肿瘤;肿瘤直径 3.0~24.2 cm,平均(10.5±5.0)cm。7 例伴胆总管癌栓,1 例伴门静脉癌栓,2 例腹腔淋巴结转移。7 例根治性切除;7 例行肿瘤切除加胆总管癌栓取出术;3 例姑息性切除。术后 1 个月肝动脉插管造影检查 5 例,3 例肝内多发转移灶;术后 2 年氟尿嘧啶静脉化疗 1 例;术后肿瘤复发伴黄疸 2 例;术后 4 年肿瘤肋骨转移 1 例。多因素 Cox 回归分析提示对预后差异有统计学意义的有:"根治性手术和肿瘤根治性切除联合取栓术"与姑息性手术,高分化与低分化,高分化与中分化。无统计学意义的有:肿瘤最大径,年龄,性别,低分化与中分化,根治性手术与肿瘤根治性切除联合取栓术。

(谭蔚锋 张柏和)

述评 肝内胆管囊腺癌的发病率不高,术前明确诊断的可能性小,术前很难与肝内胆管黏液性囊腺瘤、肝内胆管囊状扩张、肝门部胆管癌、肝内胆管细胞性肝癌等作出鉴别,但是此病根治性切除后的远期疗效明显优于肝门部胆管癌和肝内胆管细胞癌。还有部分临床医师不能真正认识此病。作者在文章中详细介绍近 6 年来收治 17 例肝内胆管囊腺癌的诊治经验,资料完整,统计数据准确,讨论内容翔实,其经验的临床指导意义较大。认真鉴别,作出正确的判断,积极采用根治性手术的治疗措施,有益于肝内胆管囊腺癌的远期疗效,这正是我们临床医师的目标。

(张柏和)

术前胆道引流对肝门部胆管癌手术并发症的影响[中华外科杂志,2009,47(15):1134] 李绍强等回顾本单位 1998 年 6 月至 2007 年 8 月共 111 例术前总胆红素>85 μmol/L 的肝门部胆管癌患者的临床资料,探讨术前减黄对肝门部胆管癌手术切除患者术后并发症的影响,分析鼠强减黄组与未减黄组并发症的发生情况以及减黄和其他因素度术后并发症、病死率的影响。术前减黄组55例,平均减黄11.4 d,减黄组术前总胆红素下降至(154 ± 69)μmol/L,低于减黄前的(256 ± 136)μmol/L($t=13.599,P=0.000$),亦低于未减黄组术前的(268 ± 174)μmol/L($t=8.58,P=0.005$)。术后并发症发生率减黄组36.3%,未减黄组28.6%,两组间差异无统计学意义;住院死亡减黄组4例,未减黄组5例。多变量Logistic回归分析表明肝切除($OR=0.284,P=0.003$)是影响术后并发症的独立危险因素,而Bismuth-Corlette分型($OR=0.211,P=0.028$)是影响术后病死率的独立危险因素。作者认为,术前减黄可以有效降低胆红素水平,但不能降低术后并发症发生率和住院病死率。

(程庆保 易 滨)

述评 肝门部胆管癌术前减黄问题一直存在争议,日本学者和部分欧美学者提倡常规进行术前减黄,特别是对于预保留肝叶存在胆管扩张的患者,多采用选择性胆道引流,以改善未来残肝功能,降低术后并发症发生率和病死率,目前该观点已获得多数大中心认可。本文作者对术前胆道引流进行了有意义的探索,经验宝贵,期待加入选择性胆道引流内容进行进一步探讨,从而进一步规范肝门部胆管癌术前的减黄方式。

(张柏和)

肝门部胆管癌的外科治疗和预后相关因素分析[中华外科杂志,2009,47(2):94] 李强等探讨肝门部胆管癌的外科治疗策略及预后相关因素。通过回顾性分析1990年1月至2005年12月144例行手术切除治疗的肝门部胆管癌患者的临床资料,男性102例,女性42例;年龄36~74岁,平均63岁。根治性切除(R_0组)86例,镜下切缘阳性(R_1组)34例,肉眼切缘阳性(R_2组)24例。R_0组和R_1组的120例患者中,Bismuth-Corlette分型Ⅰ型28例,Ⅱ型49例,Ⅲa型10例,Ⅲb型19例,Ⅳ型14例;TNM分期Ⅰ期19例,Ⅱ期80例,Ⅲ期16例,Ⅳ期5例;组织病理学分级:高分化41例,中低分化79例;无淋巴结转移者62例,有淋巴结转移者58例;T1分期42例,T2-3分期78例;无血管侵犯者86例,有血管侵犯者34例。R_0组和R_1组120例患者均施行伴部分肝切除+区域淋巴结清扫术。结果中位生存期:R_0组46.8个月,R_1组18.3个月,R_2组11.2个月。生存率:R_0组和R_1组的120例患者术后1、3、5年总生存率分别为60.2%、36.1%、29.4%,R_0组预后好于R_1组($P<0.01$),R_1组预后好于R_2组($P=0.031$);高分化癌患者预后较好($P=0.003$);有淋巴结转移者预后极差($P<0.01$);T1期患者的预后好于T2-3分期患者($P=0.030$)。有血管侵犯者预后较差($P=0.047$)。认为肝门部胆管癌的病理类型、临床分期以及是否行根治性切除是影响预后的主要因素。联合不同范围的肝切除及淋巴结清扫术对提高肝门部胆管癌的根治率和生存率有重要的意义。

(程庆保 易 滨)

述评 近年来,肝门部胆管癌的根治性切除率逐年提高,但预后仍然不能令人满意。本文作者回顾分析了本单位16年间共144例手术切除肝门部胆管癌病人的诊治经验,是比较大宗病例数的肝门部胆管癌预后分析,资料翔实,方法科学,结果可靠,结论对临床具有一定指导性。但本文为回顾性研究,且时间跨度较长,期待以后能区分时段,开展前瞻性随机对照研究,并进一步扩大病例数,是结果更加具有指导意义。

(张柏和)

肝门血管骨骼化应成为T_3、T_4胆囊癌手术治疗的常规步骤[复旦学报(医学版),2009,36(1):28] 郑亚新等探讨肝门血管骨骼化胆囊癌根治术或扩大根治术对T_3、T_4期胆囊癌的治疗价值。在连续收治的胆囊癌患者中,对16例术前或术中确诊的T_3、T_4期胆囊癌随机分无肝门血管骨骼化的胆囊癌根治术或扩大根治术($n=9$)、肝门血管骨骼化胆囊癌根治术或扩大根治术($n=7$)2组。观察比较患者临床病理特征、术后并发症发生率及生存情况。结果两组患者年龄、性别分布、并发症发生率均无统计学差异;患者术后中位生存期分别为6和21个月,两组患者术后生存期比较统计学差异极显著($P=0.0034$),第2组7例患者中2例现仍无瘤生存。作者认为,肝门血管骨骼化在外科治疗延长T_3、T_4期胆囊癌患者生存中具有重要意义,应成为胆囊癌根治术的常规步骤。

(程庆保 易 滨)

述评 胆囊癌是胆道系统最常见的恶性肿瘤,缺乏特异性症状及体征,确诊时病变多已发展至晚期。近年来发病率在不断增加,除外科手术外,胆囊癌迄今尚无其他有效的治疗方法,预后极差。对于无远处转移的T_3、T_4期胆囊癌患者,根治性切除是治愈的唯一希望,但对于根治性切除过程中骨骼化清扫范围及是否联合肝外胆管切除尚无一致意见。本文作者就肝门血管骨骼化进行了有意义的探索,提示T_3、T_4期胆囊癌进行肝门血管骨骼化可显著改善预后,结果可靠,经验宝贵,对临床有一定的指导意义,但研究群体例数较少,期待更大样本量的资料。

(张柏和)

Bismuth-Corlette Ⅰ、Ⅱ型肝门部胆管癌的外科治疗[中华外科杂志,2009,47(15):1145] 赵浩亮等总结Bismuth-Corlette Ⅰ、Ⅱ型肝门部胆管癌手术治疗的经验。回顾分析1998年1月至2008年1月行手术治疗的52例Bismuth-Corlette Ⅰ、Ⅱ型肝门部胆管癌患者的临床资料和随访结果。共 44 例(84.6%)行手术切除,其中行根治性切除 28 例(63.6%),姑息性切除 16 例(36.4%)。52 例患者中 7 例行尾状叶切除或肝段、肝叶切除,其中 2 例联合门静脉部分切除,4 例联合左或右肝动脉切除。术后发生并发症 11 例,手术死亡 1 例。根治性切除组中位生存期 33.2 个月,1、3、5 年生存率分别为 82.6%、47.8%、34.7%;而姑息性切除组中位生存期 16.7 个月,1、3、5 年生存率分别为 41.6%、16.6%、8.3%。两组各相关指标差异均有统计学意义(P 均<0.05)。作者认为,根治性手术切除仍是治疗 Bismuth-Corlette Ⅰ、Ⅱ 型肝门部胆管癌的最有效方法,术中切缘冰冻病理检查、联合肝切除、门静脉部分切除等可提高其根治性切除率。

(程庆保 易 滨)

述评 肝门部胆管癌发生于肝总管上段,左右肝管及其汇合部,毗邻门静脉、肝动脉,解剖位置特殊,预后较差。近年来,随着影像学技术和外科技术的不断进步,手术切除率有所提高,但根治切除率仍不高,其治疗仍是胆道外科面临的难题之一。本文作者总结了 Bismuth-Corlette Ⅰ、Ⅱ 型肝门部胆管癌手术治疗的经验,认为根治性切除认识治疗的首选,课题设计严谨、方法科学、结果可靠,具有较好的学术价值,对进一步规范 Bismuth-Corlette Ⅰ、Ⅱ 型肝门部胆管癌手术治疗具有一定的指导意义。

(张柏和)

Bismuth-Corlette Ⅳ 型肝门部胆管癌的治疗[中华外科杂志,2009,47(15):1151] 何宇等探讨 Bismuth-Corlette Ⅳ 型肝门部胆管癌的治疗方法。回顾性分析作者单位 2002 年 1 月至 2008 年 12 月收治的 73 例 Bismuth-Corlette Ⅳ 型肝门部胆管癌患者的临床资料,其中男性 41 例,女性 32 例;年龄 30~84 岁,平均 56.8 岁。所有病例术前均接受 B 超、CT 磁共振成像、内镜逆行胰胆管造影(ERCP)、磁共振胰胆管造影及经皮肝胆管造影等检查,结果均提示肝门部占位伴肝门部胆道梗阻,术中及术后病理报告证实为肝门部胆管癌,诊断符合 Bismuth-Corlette Ⅳ 型标准。73 例患者中,经皮经肝胆管引流 15 例,ERCP 下胆道支架置入 8 例,单纯内引流术 25 例,根治性切除 19 例,非根治性切除 4 例,因手术探查发现广泛转移无法切除 2 例。本组 Bismuth-Corlette Ⅳ 型肝门部胆管癌的根治性切除率为 26.0%,术后 1 年生存率为 36.8%,3 年生存率为 10.5%,引流组 1 年生存率为 6.3%。认为根治性手术切除是目前治疗 Bismuth-Corlette Ⅳ 型肝门部胆管癌最有效的方法。对于不可切除的患者,合理、充分的内外引流可以改善其生活质量。

(程庆保 易 滨)

述评 肝门部胆管癌起病隐匿,就诊时多已属中晚期,预后不佳,Bismuth-Corlette Ⅳ 型肝门部胆管癌往往累及双侧 Ⅱ 级胆管分支开口,病灶范围广泛,病情相对较晚,对于此型肝门部胆管癌的外科治疗已成为外科医师面临的难题。本文作者就 Bismuth-Corlette Ⅳ 型肝门部胆管癌得外科治疗进行了有意义的探讨,得出的根治切除率较低,预后差,全文数据翔实,结果可靠,具有一定的临床实用价值。

(张柏和)

小范围肝切除治疗 Bismuth-Corlette Ⅲ 型肝门部胆管癌[中华外科杂志,2009,47(15):1148] 陈孝平等探讨小范围肝切除治疗 Bismuth-Corlette Ⅲ 型肝门部胆管癌的效果。回顾性分析 1997 年 1 月至 2007 年 12 月手术切除的 91 例 Bismuth-Corlette Ⅲ 型肝门部胆管癌患者的临床资料。其中男性 47 例,女性 44 例;年龄 31~70 岁。结果提示全组小范围肝切除(≤3 个肝段切除)60 例,大范围肝切除(>3 个肝段切除)31 例。大范围肝切除后采用传统的胆肠吻合方法重建胆道,小范围肝切除后采用不缝合胆管前壁的肝肠吻合方法重建胆道,术后两组各发生暂时性胆漏 1 例(2.1%)。小范围和大范围肝切除术后 1、3、5 年生存率分别为 91.6% 和 87.0%、61.6% 和 62.0%、31.6% 和 33.0%,无明显差别($P>0.05$)。认为小范围肝切除治疗 Bismuth-Corlette Ⅲ 型肝门部胆管癌可以获得较好的效果,新的肝肠吻合方法可以解决多口胆肠吻合技术上的困难。

(程庆保 易 滨)

述评 对于 Bismuth-Corlette Ⅲ 型肝门部胆管癌的外科治疗,欧美和日本学者多数认为应采用大范围肝切除治疗这种类型的肿瘤,但手术病死率较高,预后也不能令人满意。因此作者尝试采用小范围肝切除治疗改型肿瘤,取得了较好的结果,经验宝贵,为 Bismuth-Corlette Ⅲ 型肝门部胆管癌的外科治疗提供了新的治疗方案。但本文为回顾性分析,且无明显证据证明肝肠吻合优于传统的胆肠吻合,期待前瞻随机对照研究的进一步确认。

(张柏和)

肝门部胆管癌术前钢圈门静脉栓塞的安全有效性评价[复旦学报(医学版),2009,36(2):132] 易滨等研究了肝门胆管癌术前门静脉栓塞促进预保留肝增生的安全性和有效性。2007 年 4 月至 2008 年 5 月收治肝门胆管癌 50 例,将预保留肝占全肝体积比<50%、且接受门静脉栓塞(PVE)者设为 PVE 组(8 例),最终接受联合大部肝切除者为 PVE 肝切除组(6 例),同期未行 PVE 接受大部肝切除者为非 PVE 肝切除组(17 例)。PVE 组男 6 例、女 2 例,年龄(51±7.8)(41~61)岁,均为 Bismuth Ⅳ 型,2 例合并乙肝后肝硬化。7 例

PVE 前接受预保留肝的选择性胆道引流，PVE 前血清总胆红素(TB)为(89.7±40.0)(12.4～140.5)μmol/L。PVE 采用经皮经肝、同侧或对侧路径，放置多枚钢圈，栓塞门静脉左支 1 例、右支 4 例、左支＋右前支 3 例。PVE 前后 CT 测定肝体积，统计 PVE 后不良事件发生情况，并与 PVE 前后肝功能、肝体积指标，PVE 肝切除组和非 PVE 肝切除组的术后病死率和并发症发生率比较。8 例 PVE 均成功，发生 PVE 并发症的为：胆漏 1 例(1/8)，腹腔引流后不影响肝切除术。有轻微不良反应者为 1 例，少量栓塞物漂移(1/8)，无须特殊处理。PVE 后 3 d 肝功能指标与 PVE 前无统计差异，PVE 后 2 周非栓塞肝体积与 PVE 前[(824±211)cm³ 比(770±205)cm³，$P<0.01$]、非栓塞肝占全肝体积比与 PVE 前[(46.2%±9.1%)比(43.1%±8.6%)，$P<0.05$]有统计学差异。1 例合并肝硬化，肝增生不全，未术。另 1 例肿瘤进展，姑息手术。6 例于 PVE 后(17±4)(13～24)d 接受肝切除术，术前为 TB(47.6±26.6)(11.5～84.8)μmol/L(与 PVE 前比，$P<0.05$)。肝切除范围：扩大左半肝 1 例、左 3 叶 2 例、右半肝 1 例、扩大右半肝 2 例。PVE 肝切除组和非 PVE 组的手术死亡率(0 比 5.9%，$P>0.05$)、并发症发生率(50.0%比 52.9%，$P>0.05$)无统计学差异。非 PVE 组术后 1 例死于急性肝衰竭，另 1 例肝功能不全最终康复。PVE 组 1 例(合并肝硬化)并发肝脓肿，术后 4.2 个月死于肝衰竭。认为在施行右半肝或超半肝切除的肝门部胆管癌术前，本研究所用的钢圈门静脉栓塞方法是安全的，并且能够有效诱导预保留肝叶增生；在接受更大范围的肝切除术后，手术死亡率和并发症发生率并未增加。

（程庆保　易　滨）

述评　肝门部胆管癌根治性切除往往需要联合半肝甚至更大范围的肝切除，术后肝功能衰竭的风险较高。术前行门静脉栓塞可以作为克服这一问题的可靠手段，国外已被广泛于肝门部胆管癌、转移性肝癌及肝细胞癌行肝切除术前的术前准备和治疗。国内尚无该方面的系统性研究，本文作者进行了非常有意义的探索，为国内首个关于肝门部胆管癌术前门静脉栓塞的系统研究。全文数据翔实、方法科学、结果可靠，对临床具有很强的指导意义，期待肝门部胆管癌大部肝切除术前门静脉栓塞能为原本无法根治切除的肝门部胆管癌患者带来治愈机会。

（张柏和）

意外胆囊癌：附 15 例报告［中国普通外科杂志，2009,18(2)：198］　欧阳正晟等为探讨意外胆囊癌的诊断和处理方法，回顾分析了 1996 年 1 月至 2006 年 5 月湖南省永州市人民医院和湖南省永州市第三人民医院两所医院 15 例意外胆囊癌患者的临床资料。作者将意外胆囊癌定义为术前诊断为胆囊良性疾病施行胆囊切除，于术中或术后发现为胆囊癌者，又称偶发胆囊癌、机遇性胆囊癌。这 15 例病例中男性 4 例，女性 11 例；年龄 31～76(平均 53.2)岁。病程 1 个月至 17 个年。作者统计的临床资料包括一般资料、病理类型和癌肿部位分期以及治疗方法 3 个方面。其中，一般资料包括性别、年龄、术前临床表现、B 超及(或)CT 检查结果以及术前诊断，该组病例中胆囊结石并急慢性胆囊炎 11 例，胆囊息肉 4 例，无 1 例术前诊断为胆囊癌。全组均病理切片证实为胆囊癌，腺癌 13 例，鳞癌 1 例，肉瘤 1 例。Nevin 分期：Ⅰ期 3 例，其中体底部癌 2 例，颈部癌 1 例；Ⅱ期 9 例，其中体底部癌 8 例，颈部癌 1 例；Ⅲ期 2 例，均为体底部癌。Ⅳ期 1 例，为颈部癌。15 例病例中 2 例Ⅰ期体底部胆囊癌行胆囊切除术，其余 13 例均行根治术，包括 8 例Ⅱ期体底部癌，2 例Ⅲ期体底部癌行距胆囊床 2 cm 范围的肝脏楔形切除及区域淋巴结清扫，1 例Ⅰ期颈部癌、1 例Ⅱ期颈部癌及 1 例Ⅳ期颈部癌则行肝十二指肠韧带周围淋巴结清扫，其中 10 例术中施行根治术，3 例术后确诊再行根治术。全组无严重并发症或死亡者。作者对 15 例患者进行了随访，无一人失访，随访时间为 5 个月到 5 年。Ⅰ、Ⅱ期 12 例均随访 2～5 年仍存活，其中 1 例术后至今已 5 年存活；Ⅲ期中 1 例术后 17 个月复发死亡，另 1 例术后 13 个月死亡；Ⅳ期 1 例术后 5 个月死亡。必须充分重视胆囊癌的高危因素，如：70 岁以上的肥胖女性胆囊结石患者、Mirrizi 综合征、胆囊结石合并胆胰管汇合异常等，出现上述情况者要高度警惕胆囊癌的存在；并且术中要仔细探查，尤其要重视对胆囊标本的剖检和送检，对可疑病例，术中宜行快速冰冻切片检查，根据病理结果决定下一步治疗方法。

（邱智泉）

述评　作者将意外胆囊癌定义为术前诊断为胆囊良性疾病在术中发现为胆囊癌者，其中根据 Nevin 分期Ⅰ、Ⅱ期为 12 例，Ⅲ、Ⅳ期有 3 例。胆囊癌患者就诊时，早期病例所占比例不高，原因有二：一是无特异临床表现；二是患者或医师疏忽。临床上意外发现的胆囊癌主要是原位癌或 Nevin Ⅰ期。如果已经属于 Nevin Ⅲ或Ⅳ期的患者，术前不能诊断，医师对此病的认识是需要进一步提高的。如果将Ⅲ、Ⅳ期的胆囊癌患者还纳入意外胆囊癌的范畴，似乎不妥。在胆囊癌的治疗上，作者的意见无不当之处。为延长病人生存期，在确定有手术条件的情况下，尽可能根治性切除。为了改善胆囊癌治疗上的被动局面，早期发现和早期诊断，积极预防是至关重要的，临床医师应朝这个方向去努力。

（张柏和）

胰腺外科

本年度共收集到论文472篇,纳入一年回顾140篇,占29.7%;收入文选18篇,占3.8%。

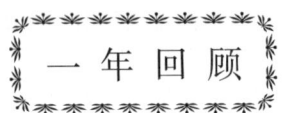

一、急性胰腺炎

急性胰腺炎(AP)的发病机制较为复杂。张宏伟等[1]*观察核转录因子抑制蛋白α突变体(IκBαM)对大鼠急性胰腺炎的保护作用。结果显示,转染pcDNA 3.0-IκBαM组与急性胰腺炎组、转染pcDNA3.0组比较:血清TNF-α、淀粉酶表达水平明显降低;胰腺组织Fas、FasL、胱冬裂酶(caspase)-3 mRNA表达明显升高;胰腺组织腺泡细胞坏死明显减少。作者认为,IκBαM通过诱导胰腺腺泡细胞凋亡对大鼠急性胰腺炎发挥保护作用。程石等[2]报道了盐酸-对甲苯磺酰-L-赖氨酸氯甲基酮(TLCK)对急性出血坏死性胰腺炎(AHNP)肺损伤的保护作用。结果显示,AHNP模型制成后立即静脉给予10 μg/kg TLCK干预组7 d生存率为100%,高于其他给药剂量组及其他时间干预给药组。同时发现AHNP模型制成后立即静脉给予10 μg/kg TLCK干预组肺组织MPO活性、BALF蛋白含量及NF-κB的表达均显著低于AHNP组。作者认为,TLCK可通过抑制NF-κB表达,减少炎症细胞因子的分泌,明显减轻AHNP所致肺损伤。TLCK干预的最佳剂量为10 μg/kg,最佳时间为AHNP发生后即时给药。钟敦璟等[3]报道了信号转导-转录活化因子3(Stat3)信号通路在大鼠重症急性胰腺炎血清体外作用于肺泡Ⅱ型上皮细胞(AT-Ⅱ)的影响。结果显示,与对照组比,加入含大鼠胰腺炎血清的DMEM培养液的正常AT-Ⅱ组STAT3活性增强,STAT3 mRNA表达增强($P<0.05$),SP-C蛋白表达下降($P<0.01$)。与加入含大鼠胰腺炎血清的DMEM培养液的正常AT-Ⅱ组比,用AG490预处理细胞,加入含大鼠胰腺炎血清的DMEM培养液的正常AT-Ⅱ组STAT3活性减弱,STAT3 mRNA表达减弱($P<0.01$),SP-C蛋白表达下降($P<0.01$)。作者认为,JAK激酶/转录信号转导和激活因子3(Stat3)信号传导通路参与重症急性胰腺炎中AT-Ⅱ的损伤的病理生理过程。栾正刚等[4]探讨丙酮酸乙酯(EP)对大鼠急性坏死性胰腺炎(ANP)肝组织中高迁移率族蛋白B1(HMGB1)表达的影响。结果显示,ANP组、EP组血浆AMY、AST、ALT水平明显升高,但EP组较ANP组显著下降($P<0.05$);与假手术组比较,ANP组肝组织中MPO明显升高($P<0.01$),EP组肝组织中MPO升高幅度较小,EP组较ANP组肝组织病理损伤明显减轻。ANP组大鼠肝组织HMGB1 mRNA表达较假手术组明显增加,EP组水平较ANP组显著降低。ANP组HMGB1明显表达于大鼠肝细胞和枯否细胞核和胞质中,EP组HMGB1表达较ANP组显著减弱。作者认为,ANP时,HMGB1作为晚期炎症介质,参与了肝损伤的病理生理过程。丙酮酸乙酯能显著抑制HMGB1的表达,对ANP肝损伤有明显保护作用。陈辰等[5]探讨了罗格列酮(ROSI)静脉给药对大鼠重症急性胰腺炎(SAP)的作用及其机制。作者将雄性Wistar大鼠54只随机分为假手术组(SO组)、重症急性胰腺炎组(SAP组)、罗格列酮预处理组(ROSI组),每组18只。胆胰管逆行注射5%牛磺胆酸钠制备SAP模型,SO组、SAP组造模前30 min股静脉注射10%二甲基亚砜(DMSO,0.2 ml/100 g);ROSI组则注射等量的10%DMSO溶解的罗格列酮(6 mg/kg)。术后3、6、12 h分批剖杀大鼠,每个时间点6只。结果显示,SAP组各时间点血清淀粉酶(AMY)、胰腺组织髓过氧化物酶(MPO)及病理评分较假手术组(SO)组升高($P<0.05$);ROSI组上述指标较SAP组下降,AMY在6 h、12 h时点差异具有统计学意义($P<0.05$)、

MPO 在 12 h 差异具有统计学意义($P<0.05$)。SAP 组各时间点 TNF-α 和 ICAM-1 mRNA 的表达水平均较 SO 组升高($P<0.05$),其中 TNF-α 在 6 h 时点达高峰、ICAM-1 在 12 h 时点达高峰。ROSI 组各时间点 TNF-α mRNA 的表达水平较 SAP 组下降($P<0.05$);6 h,12 h 时点 ICAM-1 mRNA 的表达水平较 SAP 组降低($P<0.05$)。作者认为,罗格列酮对大鼠重症急性胰腺炎具有保护作用,其机制与抑制胰腺组织 TNF-α 和 ICAM-1 mRNA 的表达有关。李震东等[6]*报道 survivin 基因在鼠急性胰腺炎中的表达及其意义。结果显示,正常胰腺组织无 survivin 的表达;建立急性胰腺炎模型后,随胰腺炎症程度的加重,survivin 蛋白和 mRNA 的表达水平逐渐升高,而腺泡细胞凋亡率则逐渐下降。作者认为,survivin 蛋白不仅通过其抗凋亡作用参与了急性胰腺炎时胰腺腺泡细胞凋亡的调节,而且通过其抗凋亡作用使受炎症损伤的胰腺细胞由凋亡转为坏死,从而加重急性胰腺炎病情,可能是预测急性胰腺炎严重程度的一个重要指标。马振华等[7]*探讨在大鼠重症急性胰腺炎发病中腹腔巨噬细胞(PMA)炎症介质产生和释放的机制。结果显示,SAP 组 PMA 细胞培养液及血清中 TNF-α、IL-1β 水平与 NF-κB 活性变化一致。在各时间点,SAP 组 PMA 中 NF-κB 活性、细胞培养液及血清中 TNF-α、IL-1β 水平均高于假手术组($P<0.01$)。作者认为,NF-κB 可以启动 PMA 中炎症介质的产生和释放,从而参与 SAP 的发生和发展。陈平等[8]报道了一氧化碳释放分子-2(CORM-2)对大鼠急性坏死性胰腺炎(ANP)的影响。作者将 30 只雄性 Wistar 大鼠按随机表法分为假手术(SO)组、ANP 组和 CORM-2 组,CORM-2 组于 ANP 造模 0.5 h 后经阴茎背动脉注射 CORM-2(8 mg/kg 体重)。结果显示,CORM-2 组血清淀粉酶、脂肪酶、TNF-α、IL-1 水平及胰腺病理学评分、组织 MPO、MDA 活性、湿/干重比均显著低于 ANP 组,而 CORM-2 组血清 IL-10 水平显著高于 ANP 组。作者认为,ANP 时,应用 CORM-2 能够抑制系统炎症反应,减轻胰腺病理损伤,其机制可能与抑制促炎细胞因子 TNF-α、IL-1 的释放及上调抗炎细胞因子 IL-10 有关。袁海等[9]应用高迁移率族蛋白-1(HMGB1)的拮抗剂——A box 蛋白治疗小鼠急性胰腺炎模型并观察其疗效,探讨 A box 蛋白对于急性胰腺炎所致脏器损伤影响的作用机制。结果显示,建模后 48 h,治疗组小鼠的胰腺、肺组织损伤病理评分较对照组减少,有统计学差异($P<0.05$),治疗组肾、肝组织损伤的病变程度较对照组减轻。建模后 24 h 治疗组的 AST 值较对照组明显降低($P<0.05$),建模后 48 h 治疗组的 AST、ALT、LDH 和 Cr 值较对照组明显降低($P<0.05$)。治疗组小鼠的存活率(66.7%)明显高于对照组的存活率(26.7%)($P<0.05$)。作者认为,A box 蛋白对于胰腺炎及其所引发的肺、肾、肝等脏器的损伤有显著的保护作用,可提高重症胰腺炎小鼠的存活率。周平等[10]报道血栓素抑制剂川芎嗪(TMP)和血管紧张素-Ⅱ(AngⅡ)受体 1 特异性抑制剂缬沙坦对实验性大鼠胰腺炎模型的影响。作者通过十二指肠胆胰管逆行注射牛磺胆酸钠的方法制备大鼠胰腺炎模型,随机分为 5 组:模型对照组(A 组)、急性胰腺炎组(B 组)、川芎嗪治疗组(C 组)、缬沙坦治疗组(D 组)和川芎嗪加缬沙坦治疗组(E 组)。结果显示,E 组的胰腺病理积分低于 B、C、D 组,而 C、D 组均低于 B 组;B 组的腹水量、血清淀粉酶、脂肪酶、TXB2 均明显高于 C、D、E 组,而血清 AngⅡ 量 D 组高于其他组,B 组高于 C、E 组(P 均小于 0.05)。作者认为,川芎嗪和缬沙坦均可单独改善大鼠胰腺炎的病理改变和实验室指标,两者合用似乎可起到协同作用。邹忠东等[11]报道探讨参附注射液(SFI)对重症急性胰腺炎大鼠肠屏障功能障碍与二次打击的防护作用。作者将雄性 Wistar 大鼠 54 只随机分为 3 组:SAP 组;SAP+SFI 组,建模前 2 h 先给予 SFI 10 ml/kg 体质量腹腔注射;假手术组。结果显示:SAP 组各时间点血液 TNF-α、IL-6、二胺氧化酶(DAO)均较假手术组(SO 组)显著升高($P<0.01$),6~24 h 胰腺、肺脏、肝脏髓过氧化物酶(MPO)较假手术组(SO 组)显著升高($P<0.01$);SAP+SFI 组各时间点血液 DAO、TNF-α 和 IL-6 水平显著低于 SAP 组($P<0.05$ 或 $P<0.01$),6~24 h 胰腺、肺脏、肝脏 MPO 显著低于 SAP 组($P<0.05$ 或 $P<0.01$);SAP+SFI 组建模后 24 h 小肠病理组织改变较 SAP 组明显减轻。作者认为,SFI 可防护 SAP 大鼠肠屏障功能障碍,并可减轻胰腺、肺脏、肝脏遭受二次打击的严重程度,其作用机制可能与减少中性粒细胞聚集、抑制促炎细胞因子 TNF-α、IL-6 相关。刘军等[12]*观察大黄素对重症急性胰腺炎大鼠核因子-κB(NF-κB)的影响,探讨大黄素治疗 SAP 的作用机制。结果显示,与 SAP 模型组比较,大黄素干预各时间点(3、6、12 h)的病理学评分、血清淀粉酶、TNF-α 明显降低($P<0.05$),NF-κB p65 阳性表达率下降($P<0.05$)。各时间点 SAP 大鼠胰腺组织 NF-κB p65 的阳性率随血清 TNF-α 及 IL-6 含量变化。作者认为,大黄素可能通过胰腺组织 NF-κB 而调控血清炎症因子含量,以降低 SAP 大鼠血淀粉酶,发挥治疗作用。冯珍等[13]报道了大黄对重症急性胰腺炎大鼠胰腺组织中丝裂原激活蛋白激酶(MAPK)家族中的细胞外信号调节蛋白激酶(ERK)、c-Jun 氨基末端激酶(JINK)和 p38MAPK 活性的影响,探讨大黄治疗 SAP 的机制。结果显示,与假手术

组相比,SAP 组胰腺组织中 MAPK 活性明显增强。大黄治疗后各时间点胰腺组织中 MAPK 活性与 SAP 组相比均明显下降。与假手术相比,SAP 组胰腺组织中 TNF-α、IL-6 mRNA 水平明显增加;大黄治疗组与 SAP 组相比,TNF-α、IL-6 mRNA 水平均明显降低(P 均<0.01)。作者认为,大黄治疗 SAP 的机制可能是通过抑制 MAPK 激活而减轻 SAP 的炎症反应。刘纳新等[14]探讨急性坏死性胰腺炎大鼠 TNF-α、IL-10 和糖皮质激素受体(GR)的变化规律及乌司他丁(ULI)、地塞米松(DEX)干预对上述指标的影响。结果显示,急性胰腺炎组大鼠表现为典型 ANP 病理改变,包括间质水肿、炎细胞浸润、出血和胰腺坏死。ULI 和 DEX 单用或两药联用均可减轻 ANP 的炎症反应,两者联合应用可能存在协同效应。急性胰腺炎组血清 TNF-α、IL-10 显著高于假手术组,ULI 和 DEX 无论是单独应用还是联合应用均可使 TNF-α 下降以及 IL-10 上升。在术后 8 h 和 12 h,ULI、DEX 单独治疗组 GR mRNA 表达显著低于假手术组;术后 12 h,ULI、DEX 联合治疗组 GR mRNA 显著高于急性胰腺炎组($P<0.05$)。作者认为,TNF-α、IL-10 以及 GR 的改变与 ANP 的炎症反应存在相关性,而 ULI 和 DEX 可能通过影响这些因素达到缓解 ANP 的作用;两药联合应用可能存在协同作用。苗彬等[15]随访了 272 例 SAP 痊愈出院病例,观察急性膜炎(AP)复发情况,并比较复发病例和未复发病例之间病因和临床资料的差异性。结果显示,SAP 患者出院 1 年内复发率为 46.3%(126/272)。复发组入院时 CT Balthazar 评分为($5.51±1.13$)分,住院期间感染发生率为 23.0%,明显高于未复发组。而两组的原发病、Ranson 评分以及 APACHE Ⅱ 评分均无显著性差异,血 WBC、HCT、肝肾功能、PO_2 等指标也无显著性差异。作者认为,SAP 痊愈患者 AP 复发主要与住院期间的感染发生情况和治疗措施相关。陈卫昌等[16]报道在综合急性胰腺炎患者胰腺外炎症征象及胰腺坏死程度基础上,建立一种新 CT 评分系统——胰腺外炎和胰腺坏死 CT 指数(EPIPN)评分系统,以初步探讨其预测 AP 病情严重程度和预后的诊断价值。作者回顾分析了 77 例 AP 患者的临床资料。结果显示,EPIPN 和 CT 严重指数(CTSI)评分预测 SAP 的 ROC 曲线下面积分别为 0.82(95%可信区间为 0.73~0.91)、0.72(95%可信区间为 0.59~0.86),CTSI 评分≥7 分预测 SAP 的灵敏度、特异度分别为 80.4% 和 55%,EPIPN >5 分预测 SAP 的灵敏度、特异度分别为 91.3% 和 63%。作者认为,EPIPN 与 AP 患者住院时间、APACHE Ⅱ 评分、CRP(C反应蛋白)有良好的相关性。沈纪芳等[17]回顾性分析了 118 例急性胰腺炎 CT 表现,观察腹膜后间隙的炎性浸润程度,与急性胰腺炎临床严重程度进行对比分析。结果显示,98 例不同程度累及腹膜后间隙,阳性率 83.1%(98/118),肾旁前间隙、肾周间隙、肾旁后间隙总的受累率分别为 83.1%(98/118)、62.7%(74/118)、31.4%(37/118)。其中轻症急性胰腺炎 44 例,主要累及肾旁前间隙,腹膜后间隙炎性浸润程度以 0 级和 Ⅰ 级为主,分别占 45.5%(20/44)和 47.7%(21/44);重 1 型急性胰腺炎 33 例,同时累及肾旁前间隙和肾周间隙,炎性浸润程度以 Ⅱ 级为主,占 78.8%(26/33);重 2 型急性胰腺炎 41 例,同时累及肾旁前间隙、肾周间隙和肾旁后间隙,炎性浸润程度均在 Ⅱ 级以上,并以 Ⅲ 级为主,占 80.5%(33/41)。腹膜后间隙的炎性浸润程度与临床急性胰腺炎的严重程度呈显著正相关。作者认为,腹膜后间隙的 CT 炎性浸润程度,特别是肾旁后间隙的受累往往反映了急性胰腺炎的临床严重程度。宋冰等[18]报道了急性胰腺炎患者出凝血指标变化对于临床治疗的指导意义。作者选择发病 24 h 内入院的急性胰腺炎患者 108 例,按分级标准分为轻型和重型两组,其中轻型 68 例、重型 40 例。结果显示:急性胰腺炎患者凝血酶原时间,部分活化凝血酶原时间,纤维蛋白原,D-二聚体的水平,轻型组与对照组比较轻度升高,但无统计学意义($P>0.05$),重症急性胰腺炎患者组(SAP)与对照组及 MAP 组相比较均明显增高,有统计学意义($P<0.05$),并且 SAP 患者纤维蛋白原和 D-二聚体值与 APACHE Ⅱ 评分值之间存在正相关关系。从住院时间、并发症发生率、病死率情况比较,SAP 组患者均较 MAP 组患者高($P<0.05$)。作者认为,出凝血功能指标可以很好地反映胰腺炎轻重程度,初步判断胰腺炎的预后及了解病情变化,从而作为临床胰腺炎治疗的重要参考指标。毛恩强等[19]*报道了血液滤过治疗重症急性胰腺炎(SAP)和暴发性胰腺炎(FAP)的策略与疗效,作者回顾性分析了 130 例 SAP 患者和 81 例 FAP 患者,均接受血液滤过治疗。结果显示,所有患者均在发病 72 h 内接受高流量血液滤过或透析滤过。SAP 患者接受短时血液滤过应用率(76.9%)显著高于 FAP(38.3%),而持续血液滤过的比例(23.1%)显著低于 FAP(61.7%);FAP 的透析滤过应用率显著高于 SAP($P<0.05$)。低分子肝素和普通肝素均可用于血液滤过的抗凝,但 FAP 患者所需剂量显著高于 SAP 患者($P<0.05$)。血液滤过改善 SAP 和 FAP 腹痛的时间分别为($9±6$)h 和($15±10$)h;血液滤过结束后,SAP 和 FAP 患者的腹内压较血液滤过前均显著降低($P<0.05$)。SAP 患者的 28 d 手术率(73.8%)显著低于 FAP(87.7%)($P<0.05$)。SAP 和 FAP 患者的住院治愈率分别为 88.5% 和 67.9%。FAP 的血液感染

率和出血率显著高于SAP($P<0.05$)。作者认为,发病72 h内适合非手术治疗的SAP和FAP患者接受短时和持续高流量血液滤过或透析滤过,可显著提高生存率。童智慧等[20]研究了早期持续性高容量血液滤过(HVHF)对重症急性胰腺炎(SAP)急性肺损伤(ALI)的影响。共59例入院时合并ALI/ARDS的SAP病人,分为HVHF组和对照组。氧合指数:HVHF组入院第3、10天均较入院时明显改善($P<0.05$),而对照组至入院第10天才较入院时有所改善($P<0.05$);并且在入院第3、10天,HVHF组均优于对照组病人($P<0.05$)。ALI、ARDS的发生率:HVHF组入院第10天较入院时明显降低($P<0.05$);对照组入院第10天较入院时降低不明显($P>0.05$);入院第10天HVHF组均明显低于对照组($P<0.05$)。两组病人急性期机械通气的例数差异无统计学意义($P>0.05$),但HVHF组机械通气时间明显较对照组缩短($P<0.05$)。作者认为,早期持续性HVHF治疗能有效促进合并ALI/ARDS的SAP病人肺功能的恢复,是一项重要的辅助治疗措施。白雪巍等[21]前瞻性研究了血液滤过治疗重症急性胰腺炎的临床效果。作者认为,重症急性胰腺炎早期进行血液滤过可以有效改善临床症状,预防全身炎症反应综合征和多器官功能障碍综合征,缩短平均住院时间,降低中转手术率和病死率。姚欣敏等[22]报道早期反复间断静脉-静脉血滤(RIVVH)治疗重症急性胰腺炎(SAP)的价值。作者指出,早期RIVVH治疗SAP有望成为SAP重要的辅助治疗措施。邹忠东等[23]报道大黄联合高容量血液滤过早期应用对重症急性胰腺炎(SAP)的临床疗效。作者回顾分析2005年6月至2007年12月该院收治的SAP患者31例,其中12例(对照组)行持续高容量血液滤过,19例(治疗组)在持续高容量血液滤过治疗的基础上,辅以大黄浸液胃管注入,治疗3 d。结果显示:治疗过程中所有患者生命体征平稳,两组治疗后APACHE Ⅱ评分、血浆细胞因子含量明显降低,治疗前后差异有统计学意义($P<0.05$),组间差异不明显;治疗组胃肠功能恢复较早,有效率明显高于对照组($P<0.05$);对照组内毒素的含量于治疗开始后逐渐升高,而治疗组内毒素的含量在治疗短时间内升高后逐渐降低,组间差异显著($P<0.05$)。作者认为,血液滤过能大量清除血浆炎症介质及细胞因子,大黄能较好地改善胃肠功能、降低血液内毒素含量,两者早期联合应用能提高临床疗效。钱铖等[24]报道高脂血症性急性胰腺炎的临床特征,并探讨其治疗策略作者回顾性分析44例高脂血症性急性胰腺炎(HLP)患者的临床特征,并与同期60例非HLP患者做对照。结果显示,HLP组超重(或肥胖)、高血糖、脂肪肝以及高血压病史比例显著高于对照组。HLP组Ranson评分、CT严重指数、并发症发生数均高于对照组,而HLP组血淀粉酶显著低于对照组的。HLP组血三酰甘油(TG)值与Ranson积分之间存在直线相关性($r=0.77, P<0.05$),对照组TG值与Ranson积分之间无直线相关性($r=0.17, P>0.05$)。作者认为,HLP与代谢综合征关系密切,血TG水平与HLP病情严重程度呈正相关。金炜东等[25]*报道高脂血症性重症急性胰腺炎的临床特点。作者认为,HL-SAP具有体质量较重、多有既往发作史及血性腹水发生率较高,易发生多器官衰竭等特点。文铁等[26]报道载脂蛋白(Apo)E基因型与伴有高三酰甘油血症的复发性急性胰腺炎的关系。结果显示,患者空腹血清三酰甘油(TG)极度升高组中因胆道疾病、饮食不当和酒精性因素而复发的患者比例显著低于TG轻度升高组和TG中度升高组($P<0.05$);而既往具有中度以上高三酰甘油血症史(≥ 5.5 mmol/L)的患者占75%,显著高于另两组($P<0.01$)。TG极度升高组的E 3/4、E 3/2、E 2/4、E 2/2基因型患者比例显著高于另两组($P<0.05$)。TG中度升高组的E 3/2基因型患者比例显著高于TG轻度升高组($P<0.05$)。TG极度升高组的等位基因ε2、ε4的频率显著高于另两组($P<0.05$)。TG中度升高组的等位基因ε2的频率高于TG轻度升高组($P<0.05$)。作者认为,Apoε2和ε4等位基因可能与伴有中度以上高三酰甘油血症的复发性急性胰腺炎有关。胡霄等[27]报道重症急性胰腺炎(SAP)合并急性呼吸窘迫综合征(ARDS)的临床特点和治疗方法。作者回顾总结分析该院收治的16例SAP合并ARDS患者临床资料,结果显示,13例SAP合并ARDS患者治疗有效;3例2周内因治疗无效死亡,死因为多器官功能衰竭、严重感染、休克。治疗有效患者机械通气时间为3~10 d(平均6.5 d)。13例治疗有效患者确诊ARDS即刻和机械通气12 h的pH值、氧合指数(PaO_2/FiO_2)、$PaCO_2$、PaO_2等相比较,氧合指数、$PaCO_2$、PaO_2差异有统计学意义。治疗有效患者肺损伤评分明显下降($P<0.05$)。作者认为,胰腺炎症的控制是治疗的关键,早期诊断ARDS,予以机械通气和激素等对症治疗能提高疗效。王亚军等[28]报道了重症急性胰腺炎(SAP)是腹腔内压(IAP)升高的主要原因之一及IAP与SAP严重程度和预后的关系。作者回顾性分析重症急性胰腺炎患者75例,其中监测IAP的患者56例,根据IAP的大小分为3组,分别为A组(7~15 mm Hg)、B组(16~25 mm Hg)、C组(26~31 mm Hg)。结果显示,56例患者腹腔高压的发生率为89%(50/56),32%(18/56)患者并发腹腔室隔综合征。A、B、C组分别有患者22、26、8例,随着

IAP 的增高,最大 APACHE Ⅱ、Ranson 评分、CRP、动脉血乳酸、肌酐、脏器功能障碍、病死率均显著上升,总体住院病死率,3 组住院时间差异无统计学意义($F=2.23, P=0.117$)。作者认为,腹腔压力是 SAP 严重程度的标志之一,IAP 的监测有助于 SAP 预后的判断。魏晓平等[29]报道 MARS 人工肝在重症胰腺炎中的疗效并探讨其作用机制。作者回顾性分析该院 5 例接受 MARS 治疗的重症胰腺炎病人。结果显示,MARS 治疗后,病人临床症状、体征及肝肾功能明显改善;血 IL-1、IL-6、TNF-α、NO、淀粉酶、脂肪酶水平显著降低($P<0.05$)。作者认为,MARS 人工肝是重症胰腺炎安全而有效的辅助治疗手段。童智慧等[30]*报道重症急性胰腺炎(SAP)不同阶段营养支持模式的改变及对其治疗效果的影响。作者回顾分析 557 例 SAP 病人的临床资料,并根据治疗阶段分为早期组(1988 年 1 月至 1996 年 12 月)和后期组(1997 年 1 月至 2005 年 4 月),结果显示,早期组病人 98.1% 行 PN(肠外营养)支持,明显高于后期组病人($P<0.05$);PN 支持时间亦较后期组病人明显长($P<0.05$)。后期组病人 97.0% 行 EN(肠内营养)支持,明显高于早期组病人($P<0.05$);病人开始行 EN 支持的时间亦较早期组明显提前($P<0.05$)。早期组病人急性肾功能衰竭、胰周感染和腹腔大出血等发生率明显高于后期组病人($P<0.05$)。早期组病人的治愈率低于后期组,手术率和病死率高于后期组病人($P<0.05$)。作者认为,SAP 病人营养支持治疗的模式由以 PN 为主转变为以 EN 为主,营养支持模式的转变,是 SAP 治疗效果取得进步的关键因素之一。徐东升等[31]报道了超声引导下经皮穿刺置管引流(PCD)在重症急性胰腺炎(SAP)治疗中的应用价值。作者回顾性分析 1998 年 1 月至 2007 年 5 月间 53 例 SAP 病人行超声引导下 PCD 治疗急性腹腔积液、腹腔感染和胰腺囊肿。结果显示,所有穿刺病人除局部穿刺点短期的疼痛外均无明显导管相关并发症。53 例中,1 例暴发性胰腺炎病人并发腹腔室隔综合征,PCD 后死于急性呼吸窘迫综合征;3 例胰腺坏死并发腹腔感染病人 PCD 后症状未见明显缓解,经剖腹探查行坏死组织清除、外引流术,1 例死于多器官功能不全综合征,2 例治愈;2 例胰腺真性囊肿病人行剖腹探查囊肿切除术;5 例胰腺假性囊肿病人行 PCD 后,引流液未见明显减少,MRCP 示囊腔与主胰管相通,行囊肿空肠 Roux-en-Y 吻合术。其余 42 例行 PCD 后均治愈。随访 3 个月至 2 年未见复发,总治愈率为 96.2%(51/53),总病死率为 3.8%(2/53),作者认为,SAP 的治疗应遵循微创化的原则。选择性应用超声引导下 PCD 治疗急性腹腔积液、腹腔感染和胰腺囊肿是可行、安全和有效的方法。杜晓炯等[32]报道经后上腰腹膜后引流术及术后灌洗在治疗胰腺感染性坏死中的应用价值。作者回顾性分析了 45 例 AP 继发胰腺感染性坏死病人,均行手术治疗。结果显示,42 例治愈,3 例死亡,同时局部并发症较低。作者认为,AP 继发胰腺感染性坏死时采用经后上腰腹膜后引流术及术后灌洗是安全和有效的方法。汪涛等[33]*报道以微创技术手段建立胰周坏死感染引流和清创的一体化治疗模式,并探讨其临床应用价值。作者回顾性分析 17 例患者施行介入超声穿刺引流联合胆道镜清创。结果显示,15 例采用此方法治愈,治愈率 88.2%,2 例因技术原因中转开腹手术;15 例患者平均治愈时间 73 d,平均住院时间 57 d;并发窦道和腹腔出血各 1 例,消化道瘘 2 例,均经非手术治愈;所有患者随访至今健在,无胰周感染坏死残留或复发。作者认为,介入超声穿刺引流联合胆道镜清创在达到胰周坏死感染目标化治疗的同时,实现了"损伤控制"的现代外科理念。范应方等[34]报道了围胰腺区域性微创治疗重症急性胰腺炎(SAP)的临床效果。作者将 54 例 SAP 患者分为 2 组,A 组($n=28$)采用微创手术,入院即行床边局部麻醉置入自制腹腔双套管于胰腺区域持续冲洗,后期对结石患者采用腔镜技术清除结石;B 组($n=26$)采用开腹清除胰腺坏死组织,行胆道减压、胃造瘘、空肠造瘘,并置入腹腔双套管于胰腺区域。两组术后均用 0.5% 氟尿嘧啶生理盐水液进行围胰腺区域持续滚动灌洗引流。结果显示,两组患者手术后腹腔引流液从暗红色血性逐渐清亮,淀粉酶含量 1 周后与入院时比较均显著下降。A 组白细胞计数、体温、心率也较手术前显著改善。A 组病死率、并发症发生率、住院时间和治疗总费用显著低于 B 组,但治愈率显著高于 B 组。作者认为,围胰腺区域性微创治疗 SAP 既能去除病因,又能充分引流,及时阻断 SAP 恶性病理循环。与开腹手术比较,微创损伤轻,操作简便,并发症少,疗效显著。汤礼军等[35]报道了胆道镜在重症急性胰腺炎(SAP)治疗中的应用及价值。作者对于 SAP 已形成严重胰周感染的患者,在开腹手术清创、引流约 1 周后,拔除腹腔引流管,顺引流管窦道,插入胆道镜;应用胆道镜对感染灶内难以引流至体外的坏死组织及脓液进行反复冲洗及清除。结果显示,通过术后反复、多次胆道镜清创,31 例患者胰周感染的坏死组织及积液均得到有效的引流或清除。除 1 例于术后第 18 天因呼吸衰竭死亡外,余 30 例均痊愈出院。作者认为,采用胆道镜对术后胰周感染灶进行反复、多次清创,操作方法简单、临床效果可靠,不失为治疗术后胰周感染病灶的一个新途径。童智慧等[36]报道了早期肠内营养 EEN 中添加 Gln 对重症急性胰腺炎(SAP)炎症反应和免疫功能的影响。作者将 60 例病人随机分为 3 组,常规 EN

组在入院第 7～10 天行 EN;EEN 组在第 2～4 天行 EN;Gln 强化组在 EEN 液中添加 Gln 0.6 g/(kg·d)。结果显示,常规 EN 组病人 EN 开始时间晚于 EEN 组和 Gln 组($P<0.05$),但在耐受性、达全量时间、持续时间、EN 支持途径和并发症等比较中,3 组病人无显著性差异($P>0.05$)。在病程早期,常规 EN 组病人 APACHE Ⅱ 评分、CRP、IL-6 均高于 EEN 组和 Gln 组,HLA-DR 和 Gln 浓度较低($P<0.05$),Gln 组 IL-6 较 EEN 组更低,而 HLA-DR 和 Gln 浓度更高($P<0.05$)。未完成临床观察者 EN 前的 APACHE Ⅱ 评分、多器官功能障碍综合征(MODS)发生率、膀胱压均明显高于完成临床观察者($P<0.05$)。作者认为,SAP 病人早期在 EN 液中添加 Gln,对升高血 Gln 浓度、降低早期炎症反应、改善免疫功能的作用更加明显。李强等[37]报道前列腺素 E_1 治疗急性胰腺炎的临床疗效和安全性。作者通过计算机检索全面收集 1966 年 1 月至 2008 年 10 月全世界关于前列腺素 E_1 治疗急性胰腺炎的随机对照试验或半随机对照试验,并辅手工检索和其他检索。按照纳入排除标准纳入文献,由 2 名研究者独立筛选并提取资料,采用 Handbook 4.2.6 推荐的质量评价标准评价纳入研究的质量,采用 Rev Man 4.2.10 软件进行统计学处理,最终纳入 5 项研究 310 例病人。荟萃分析结果显示,前列腺素 E_1+常规治疗组与常规治疗组比较,在腹痛缓解时间、腹痛完全消失时间、血清淀粉酶恢复正常时间、治愈时间方面差异有统计学意义。作者认为,当前研究显示,前列腺素 E_1+常规治疗能显著缩短急性胰腺炎病人的腹痛缓解时间、腹痛完全消失时间、血清淀粉酶恢复正常时间和治愈时间。张献全等[38]报道了乌司他丁对重症急性胰腺炎(SAP)急性肺损伤(ALI)的防治作用。作者将 84 例 SAP 患者随机分为乌司他丁治疗组和对照组,每组 42 例,结果显示,治疗组 SAP 肺损伤的发生率为 39.6%,对照组为 65.9%,两组比较差异有统计学意义($P<0.05$);乌司他丁对各阶段 ALI 都有较好的治疗作用($P<0.01$)。作者认为,乌司他丁可以显著减少 SAP 引起的 ALI 的发生,并能促进 SAP 的好转,对 SAP 引起的 ALI 有预防和治疗作用。杨智勇等[39]报道了早期目标指导的容量治疗中使用 6%羟乙基淀粉 130/0.4 氯化钠注射液防治 SAP 患者腹腔高压和多脏器功能不全的作用。作者根据病例入选和排除标准,将 4 个医学中心共有 120 例 SAP 患者随机分为研究组($n=59$)和对照组($n=61$),两组患者均实施 SAP 早期综合治疗方案。对照组的容量治疗使用乳酸林格溶液;研究组除使用乳酸林格溶液外,同时静脉输注 6%羟乙基淀粉 130/0.4 氯化钠注射液。结果显示,入组后第 4 天和第 5 天,研究组平均腹内压低于对照组($P<0.05$),调整基线效应和多中心效应后,平均腹内压相对基线的下降幅度自第 2 天开始明显大于对照组($P<0.05$);两组腹内压高峰值出现时间的分布无差异($P>0.05$),但研究组腹内压高峰出现时间有前移趋势。研究组液体正平衡总量低于对照组($P=0.041$);液体负平衡出现时间早于对照组($P=0.036$)。两组各个时间点的 APACHE Ⅱ 评分的差异均无统计学意义($P>0.05$),但调整基线效应和多中心效应后,自第 4 天开始,研究组相对基线值下降的幅度大于对照组($P<0.05$)。相关性分析显示,APACHE Ⅱ 评分与腹内压水平呈正相关。研究组的氧合指数大于对照组($P<0.05$)。作者认为,在 SAP 患者早期治疗中,应关注容量治疗对腹内压的影响,使用羟乙基淀粉 130/0.4 氯化钠注射液有助于减轻液体扣押、降低腹内压和 APACHE Ⅱ 评分、保护脏器功能。周蒙滔等[40]探讨了早期区域动脉灌注(RAI)治疗重症急性胰腺炎(SAP)的临床疗效。作者回顾性分析 45 例采用早期 RAI 治疗的 SAP 病人的病情、灌注药物、联合手术治疗以及临床疗效。结果显示,病死率为 4.4%,并发症发生率为 35.6%,全组平均住院时间 29.4 d,其中单纯 RAI 的 33 例为 23.1 d,联合手术的 12 例为 39.0 d,全组平均医疗费用 6.01 万元,其中单纯 RAI 的 33 例为 4.43 万元,联合手术的 12 例为 10.34 万元,全组坏死继发感染发生率为 28.9%。作者认为,RAI 能降低 SAP 病死率、减少并发症、缩短住院时间、降低医疗费用,是治疗 SAP 的一项增效的非手术方法。陈风等[41]报道了急性胆源性胰腺炎(ABP)和胰胆管合流异常(APBDU)的关系。作者选择 ABP 手术患者 165 例,发病时抽取静脉血检测总胆红素(TB)、血清丙氨酸氨基转移酶(ALT)、天冬氨酸氨基转移酶(AST)、碱性磷酸酶(ALP)、γ-谷氨酰转移酶(GGT),保守治疗后复查;术中胆道造影观察胰胆管合流情况。结果 165 例胆道造影患者中,发现 APBDU 41 例。保守治疗后 APBDU 和 NAPBDU 组的 TB、ALT、AST、ALP、GGT 都明显降低,有统计学意义($P<0.05$)。治疗后 TB、ALP 都恢复正常,APBDU 组仍高于 NAPBDU 组,但没有统计学意义($P>0.05$);APBDU 组的 ALT、AST 和 GGT 都高于 NAPBDU 组,有统计学意义($P<0.05$)。作者认为,APBDU 是导致 ABP 的重要原因之一。李维勤等[42]*报道了重症急性胰腺炎的治疗经验。回顾性分析了重症急性胰腺炎患者共 1 033 例,所有患者的治疗均由 ICU、外科、内镜、影像和血液净化等专业医师组成的治疗小组完成。患者早期均在 ICU 内进行监测治疗,其中机械通气 365 例,气管切开 218 例,行床旁持续大流量血液滤过 159 例,行鼻胆引流 179 例,早期肠内营

养513例,CT引导下经皮胰周穿刺引流477例次,因胰周坏死感染行胰周坏死组织清除引流术438例。结果显示,1 033例患者中975例治愈出院(94.4%),38例患者死亡,其中手术患者病死率7.1%(31/438)。作者认为,多专业医师组成的治疗小组可能更有利于重症急性胰腺炎的治疗。王亚军等[43]报道了重症急性胰腺炎(SAP)并发假性动脉瘤出血的介入治疗。作者回顾分析SAP合并假性动脉瘤出血进行介入治疗的病例10例。结果显示,10例患者均行血管造影,7例CT检查。CT诊断假性动脉瘤出血5例,血管造影均正确诊断。受累血管主要为胰周血管。8例"一点法"(出血血管近端)栓塞后获得止血,2例"两点法"(动脉瘤出血血管的近端和远端)血管栓塞成功。"一点法"栓塞止血患者中有4例4~7 d后再出血,2例急诊手术止血,2例改用行"两点法"成功栓塞。3例患者死于感染和多器官功能不全综合征(MODS),总体病死率30%。作者认为,血管造影是SAP并发假性动脉瘤出血的主要诊断方法,首选血管栓塞治疗,"两点法"血管栓塞止血和急诊手术是有效的治疗手段。刘全芳等[44]报道了巨大胰腺假性囊肿的临床特点,并对各种外科治疗方法进行评价。作者对27例巨大胰腺假性囊肿(长径>10 cm)的临床资料进行回顾性分析。结果显示,27例巨大胰腺假性囊肿约占同期全部胰腺假性囊肿的20.9%。病因分类:急性胰腺炎所致占51.9%,胰腺外伤和手术所致占33.3%,慢性胰腺炎所致占11.1%。病程小于6周者占绝大多数(21/27),30%患者出现上消化道梗阻(8/27),影像学上虽然囊肿巨大,但均为单房囊肿,ERCP检查发现多数囊肿与胰管相通(9/11)。手术方式包括囊肿外引流术9例,均失败,改行其他内引流术。囊肿胃吻合术10例,1例失败,改行囊肿空肠引流术,ERCP胰腺导管囊肿内支架引流术2例,1例失败,改行囊肿空肠引流术,囊肿空肠Roux-en-Y吻合术17例(其中11例为采用其他手术方式治疗失败者),所有患者均临床治愈。作者认为,胰腺巨大假性囊肿多数出现胰管解剖学改变,外科治疗时机和适应证有别于一般性胰腺假性囊肿。詹世林等[45]报道了B超引导下穿刺置管引流对创伤性胰腺假性囊肿(TPP)的治疗效果。作者回顾性分析45例TPP患者的临床资料及B超引导下穿刺置管引流的方法及效果。结果显示,全组45例中,腹部外伤40例,医源性创伤5例。TPP在伤后或术后6~60 d(平均31 d)发现。TPP最长径5~13[平均(9.2±2.3)]cm。囊液淀粉酶均>1 000 U/L。45例均行B超引导下穿刺置管引流治疗。引流时间7~86 d,(平均37 d)。引流液体20~500 ml/d。41例(91.1%)引流治疗治愈。4例(8.9%)引流量每天维持在100~200 ml,2周后行ERCP检查提示主胰管断裂,改用手术治疗治愈。45例均随访3~12个月(平均8个月),无不适症状。B超、CT检查无囊肿复发。作者认为,B超引导下穿刺置管引流是处理TPP的一种简单、有效的方法,大部分患者可获得理想的效果。涂永久等[46]报道了2例分娩伴急性重症胰腺炎患者诊治的临床经验。1例剖腹产2 d后因弥散性血管内凝血死亡,1例剖腹产后经抗休克、抗呼吸窘迫综合征、连续血滤、腹腔内出血止血、腹腔脓肿引流等治疗187 d治愈,再无并发症发生。作者认为,早期诊断、早期抗休克是治疗分娩伴急性重症胰腺炎的关键。皮健等[47]报道了妊娠期急性胰腺炎的临床特点和诊断与处理原则。回顾性分析8年收治的妊娠期急性胰腺炎48例的临床资料。38例行非手术治疗(治愈36例);10例手术治疗,手术以清除坏死组织和终止妊娠为主。全组以单纯性胰腺炎居多,占64.58%(31/48)。孕妇死亡5例(10.42%),胎儿死亡3例(6.25%),均为重症胰腺炎患者。孕妇合并重症胰腺炎的病死率为29.41%。作者认为,妊娠期急性胰腺炎属于发病率不高但病死率较高的严重疾患,是妊娠合并外科急腹症死亡的首位因素。该病治疗以非手术治疗为主,病情严重者应及时手术治疗,并不因妊娠而改变手术指征。治疗中同时需顾及孕妇和胎儿的安全。文勇等[48]报道了18例重症胰腺炎患儿的治疗经过,分析其临床疗效,总结治疗经验。结果显示,18例中,13例采取非手术治疗,5例行手术治疗,均痊愈。作者认为,小儿重症胰腺炎宜采用以非手术治疗为主的综合治疗,治疗过程中应遵循"个体化"的治疗方案,掌握手术原则。王翔等[49]报道了应用保守疗法治疗儿童假性胰腺囊肿的可行性。作者回顾分析假性胰腺囊肿患儿33例。非手术治疗组8例(24%),予保守治疗,其中3例病程超过6周,平均应用TPN时间14 d(12~16)d;平均年龄6岁3个月(5岁9个月至7岁2个月),囊肿平均直径7.5(4.6~10.8)cm,入院时平均血淀粉酶440(260~680)U/L。手术组25例(76%),行假性胰腺囊肿外引流,并行二期拔管术,平均年龄7岁5个月(4个月至14岁2个月),囊肿平均直径8.2 cm(5.7~14.3)cm,入院时平均血淀粉酶480(340~860)U/L。结果显示,两组均顺利康复。非手术治疗组平均住院时间38(34~44)d。手术组两次住院时间累计,平均为35(17~43)d。两组入院时血淀粉酶、囊肿直径及住院时间比较,均无统计学意义($P>0.05$)。作者认为,对于症状轻、全身情况良好的假性胰腺囊肿患儿,即使病程超过6周,仍可以试行保守治疗。申苏建等[50]报道了碱剩余对重症急性胰腺炎患者早期死亡的预测价值。作者采用回顾性分析方法,比较急性胰腺炎患者早期死亡组和早期存活组入院后碱剩余值的差异以及高、低碱剩余组早期病死率的差异,并将碱剩余评估效能与其他3项评分系统进行比较。结果显示,早期死亡组碱剩余值动态变化低于早期存活组($P<0.05$),低碱剩余组早期病死率高于高碱剩余组($P<0.05$),碱剩余与其他3项评分系统评估预后效能有一定差异。作者认为,碱剩余有助于重症急性胰腺炎预后评估和指导治疗。刁永鹏等[51]报道了理气通下合剂对急性胰腺炎患者肠屏障功能障碍的影响。作者按随机数字表法将40例急性胰腺炎患者随机分为理气通下组($n=20$)和硫酸镁组($n=20$)。结果显示,治疗后第5天,2组APACHE Ⅱ评分、胃肠功能评分以及理气通下组L/M比值、DAO、内毒素、TNF-α和IL-6水平较入院时均有所降低,硫酸镁组上述指标升高;2组APACHE Ⅱ评分差异无统计学意义($P>0.05$);治疗后第5天,理气通下组胃肠功能评分、L/M比值、DAO、内毒素、TNF-α和IL-6水平改善较硫酸镁组明显,差异有统计学意义($P<0.05$或$P<0.01$)。作者认为,理气通下合剂能明显改善急性胰腺炎患者的肠屏障功能。

二、胰腺癌

(一)基础研究

郭坤等[52]用逆转录-聚合酶链反应(RT-PCR)法和Transwell侵袭试验探讨β受体在经典神经递质去甲肾上腺素(NE)诱导人胰腺癌细胞株MiaPaCa-2侵袭能力增强过程中的作用及其机制。结果显示,人胰腺癌细胞株MiaPaCa-2和BxPC3均表达$β_1$和$β_2$受体,NE组胰腺癌细胞中MMP-2、MMP-9、血管内皮生长因子(VEGF)的表达以及细胞的侵袭能力均明显高于对照组,而普萘洛尔能够抑制上述改变,表明β受体在NE诱导胰腺癌细胞侵袭能力增强的发展中具有重要作用。杨光等[53]采用IL-6处理人胰腺癌细胞Capan-2,提示Capan-2细胞增殖能力提高,p-Stat3的表达增强,VEGF和MMP-2 mRNA蛋白表达明显升高,细胞侵袭能力增强;而AG490可抑制上述改变。提示Stat3信号转导通路在胰腺癌侵袭过程中起着重要作用。闫长青等[54]对胰腺癌细胞株SW1990、Capan-1、Aspc-1、MiaPaCa-2、Panc-1及PCT-3的检测显示,侵袭性最强的Panc-1细胞株中VEGF、碱性成纤维生长因子(bFGF)和内皮素表达水平最高;胰腺癌细胞株胞外的VEGF和内皮素表达显著高于细胞内,bFGF细胞内表达显著高于细胞外。提示血管生成因子VEGF、bFGF和内皮素的表达水平可能与胰腺癌细胞增殖与侵袭密切相关。费立明等[55]对30例临床胰腺癌病例组织病理分析和RT-PCR检测显示CXCL12在胰腺癌组织中呈低表达,正常胰腺、癌旁组织和胰周淋巴结中呈中等表达;CXCR4在胰腺癌、癌旁组织和胰周淋巴结呈高表达,在正常胰腺组织中呈低表达。胰腺癌微血管密度(MLVD)在胰腺癌TNM分期Ⅲ~Ⅳ期显著高于Ⅰ~Ⅱ期组,淋巴结转移阳性组显著高于阴性组,CXCR4阳性者MLVD明显高于阴性者。提示CXCR4D表达与胰腺癌淋巴结转移密切相关,其高表达对胰腺癌微淋巴管的生成可能起促进作用。杨盈赤等[56]评价了SiSo细胞表达的受体结合癌抗原(RCAS1)在胰腺癌诊断中的作用,结果显示RCAS1在胰腺癌组织中高表达,胰腺癌患者血清中RCAS1浓度明显高于慢性胰腺炎和健康人群,作为血清肿瘤标志物RCAS1对胰腺癌的综合诊断能力优于CA19-9和CA242。胰腺癌的基因治疗仍然是研究热点。刘骞等[57]应用RNA干扰技术,敲低膜联蛋白(annexin)Ⅰ基因在mRNA水平的表达,建立裸鼠胰腺癌移植瘤模型,观察胰腺癌细胞的成瘤能力、肿瘤生长速度的变化,测定肿瘤体积和瘤重。结果表明annexin Ⅰ基因在胰腺癌发生过程中起到了促进胰腺癌细胞生长增殖、增强胰腺癌细胞成瘤能力的重要作用,可作为基因治疗的潜在靶点。陈华等[58]研究显示二氢青蒿素可抑制体外培养的胰腺癌细胞BxPC-3和AsPC-1的增殖,诱导细胞凋亡,且呈剂量依赖性;同时Western印迹法检测BxPC-3细胞中蛋白的表达水平,结果显示二氢青蒿素上调增殖相关蛋白p21WAF1、下调PCNA的表达;上调凋亡相关蛋白Bax、下调Bcl-2的表达,且可增加胱冬裂酶(caspase)-9的活化水平。提示二氢青蒿素在体内外对胰腺癌均有抗肿瘤作用,是胰腺癌治疗的潜在药物。吕纯业等[59]将胰腺癌细胞株SW1990细胞皮下注射建立裸鼠胰腺癌移植瘤模型,观察携带人endostatin基因的重组腺病毒载体Ad-hEnd对裸鼠胰腺癌移植瘤的治疗作用。随机分为Ad-hEnd组、报告基因Ad-LacZ组和对照组,采用重组腺病毒200 μl瘤内注射,结果显示治疗4周后,Ad-hEnd组移植瘤体积、瘤重、VEGF表达率和微血管密度均明显低于Ad-LacZ组和对照组,而细胞凋亡率则明显增加($P<0.01$)。表明重组腺病毒介导的hEndostatin基因可抑制胰腺癌的生长和血管生成,促进肿瘤细胞凋亡,可用于胰腺癌抗血管生成的基因治疗。朱红等[60]采用重组pcDNA3/angio质粒转染人胰腺癌细胞BXPC-3,结果显示转染后的BXPC-3细胞表达并分泌血管生长抑素,$\geqslant 10$ μg/ml的生长抑素对BXPC-3细胞的增殖具有明显抑制作用,并能诱导其凋亡,但对血管内皮细胞ECV-304细胞的增殖无明显影响。血管生长抑素对ECV-304细胞的增殖有明显抑制作用,并能诱导其凋亡,但对BXPC-3细胞的增殖无明显影响。结果表明,生长抑素主要通过直接抑制

胰腺癌细胞增殖、促进其凋亡作用而发挥抗胰腺癌作用;在体外其对血管内皮细胞无抑制作用。林显敢等[61]应用免疫组化检测胰腺癌及胰腺良性病变组织中肿瘤相关巨噬细胞(TAM)的特异性标志物 CD68,了解 TAM 在胰腺癌组织和良性病变中的浸润密度,比较 TAM 高密度组与低密度组胰腺癌的生存差异。结果显示,TAM 低密度浸润胰腺癌患者 1 年生存率较 TAM 高密度患者为高($P<0.01$)。多因素分析显示,组织学分级及 TAM 浸润的密度是影响晚期胰腺癌生存的独立的预后因子。晚期胰腺癌组织中有明显的 TAM 浸润,TAM 高密度浸润状态提示预后不良。

(二) 诊断和鉴别诊断

胰腺癌的早期诊断一直是困扰临床医师的难题,尽管影像学检查设备和技术不断进步,但在早期筛查和早期诊断中,肿瘤标志物的检测仍然发挥着重要作用。汤厚阔等[62]检测 48 例胰腺癌患者以及 48 例健康体检者外周血清中 CA19-9、CA242、CEA 和 CA125 四种肿瘤标志物水平,结果显示胰腺癌患者血清中四种肿瘤标志物的含量显著高于正常对照组,两者差异具有统计学意义($P<0.01$)。单项检测时 CA19-9、CA242、CEA 与 CA125 的敏感性分别为 79.2%、54.2%、50.0% 和 35.4%,特异性分别为 87.5%、89.6%、79.2% 和 70.8%。联合检测时敏感性为 93.8%,特异性为 100%。作者认为,联合检测较单项检测能提高胰腺癌的诊断率。齐晓光等[63]对 45 例不同分期的胰腺癌病例监测其术前 CA19-9、CA125 和 CEA 等肿瘤指标。结果表明,不同分期胰腺癌之间 CA19-9 水平无显著差异($P=0.381$),CA125、CEA 的水平随着分期的递增而升高,但统计分析显示只有 CA125 组间差异有统计学意义($P<0.05$)。按照是否可切除分为两组,CA19-9 水平在两组间差异无统计学意义,而 CA125、CEA 水平在两组间存在显著性差异($P=0.000、0.045$)。因此,CA125 和 CEA 可辅助用于胰腺癌患者临床分期及术前评估。CT 扫描是胰腺癌诊断的常规方法,多层螺旋 CT 的应用不仅可基本明确诊断胰腺癌,而且在对胰腺癌和肿块型胰腺炎的鉴别诊断中也有重要价值。胰腺癌和肿块型胰腺炎的鉴别诊断也是近年来的研究热点。赵明等[64]采用 16 层螺旋 CT 灌注扫描,分别测量 32 例正常胰腺组织、12 例慢性胰腺炎组织和 16 例胰腺癌肿瘤组织及癌旁组织的血流量(BF)、血容量(BV)、平均通过时间(MTT)和表面通透性(PS)值,进行统计学分析。结果显示,正常胰腺组织和癌旁组织 BF、BV、PS 和 MTT 的平均值差异无统计学意义。正常胰腺组织和癌旁组织的 BF、BV 高于胰腺癌组织,PS 低于胰腺癌组织,差异有统计学意义($P<0.05$)。慢性胰腺炎患者 BV、PS 与正常胰腺组织比较差异无统计学意义,而 BF 低于正常胰腺组织,MTT 明显延长,差异有统计学意义($P<0.05$)。可见 CT 灌注成像技术对胰腺癌和慢性胰腺炎的鉴别诊断具有重要提示意义。王中秋等[65]回顾性分析了 85 例胰腺癌(PC,66 例)和炎性胰腺肿块(IPM,19 例)患者的各种 CT 征象。结果显示:①胰腺肿块合并肝脏转移、胰周腹膜后淋巴结肿大、腹腔动脉干被包绕及门静脉癌栓只出现在 PC 组中。②肿块直径、肿块边界、假性囊肿、胰周渗出、腹水、胰胆管轻中度扩张、重度扩张及双管征的发生率等征象在 PC 和 IPM 两组间无统计学差异($P>0.05$)。③PC 组胰头体部肿块合并胰体尾部萎缩发生率明显高于 IPM 组,而胰腺肿块的钙化、扩张的胰管穿过胰腺肿块、胰头肿块合并体尾部肿胀、胆系结石和炎症、肾前筋膜增厚的发生率则明显低于 IPM 组,且均具有统计学意义($P<0.05$)。章瑜等[66]*探讨了磁共振扩散加权成像(DWI)及表观扩散系数(ADC)对于慢性胰腺炎及胰腺癌的诊断价值。对 15 名健康自愿者、16 例慢性胰腺炎和 15 例胰腺癌患者进行 DWI 扫描,测量胰腺 ADC 值,比较不同 b 值下三者的 ADC 值差异。结果无论 b 值为 $0.600 \, s/mm^2$ 还是 $0.100\,0 \, s/mm^2$ 时,自愿者组、慢性胰腺炎组和胰腺癌组 3 组间的 ADC 值差异均有统计学意义($P<0.05$)。张兴龙等[67]对 5 种影像学检查方法对胰腺癌的诊断价值进行了比较研究。376 例胰腺癌患者进行了 BUS、MRI、CT、ERCP 和 EUS 的一项或多项检查,患者均经手术及病理证实为胰腺癌,对检查结果进行分析。结果显示 BUS、MRI、CT、ERCP 和 EUS 对诊断胰腺癌的准确性分别为 85.1%、88.9%、89.4%、90.2% 和 93.8%;EUS 对胰腺癌有较高的准确性,而 BUS 的准确性最差;CT、MRI、ERCP 三者间无显著差异。

(三) 手术治疗

张克兰等[68]*总结了 142 例胰头癌的外科治疗情况。将 142 例患者分为根治性切除(RR)组,姑息性切除(PR)组,胆肠内引流(BJ)组。BJ 组根据吻合方式再分为胆囊空肠吻合组和胆管空肠吻合组;根据是否附加胃空肠吻合又分为 BJ+胃空肠吻合组和 BJ 未附加胃空肠吻合组。观察各组生存时间和 BJ 组黄疸复发率、十二指肠梗阻发生率。结果显示,RR、PR、BJ 组的中位生存时间分别为 13.6、10.7、7.8 个月,RR 组明显延长($P<0.01$)。BJ 组中胆管空肠吻合组生存率显著高于胆囊空肠吻合组($P<0.05$);胆囊空肠吻合组、胆管空肠吻合组黄疸复发率分别为 55.4%、9.1%($P<0.01$)。附加胃空肠吻合组、未附加胃空肠吻合组十二指肠梗阻发生率分别为 6.2%、22.8%($P<0.05$)。作者认为,胰腺癌患者应首选根治性切除;对不能性根治性切除者

宜选择胆管空肠、胃空肠双吻合手术,以期提高生活质量、延长生存期。张维建等[69]*回顾性分析了214例胰体尾癌病例的临床诊治情况。214例中有120例接受手术治疗,手术组总切除率为59.2%(71/120),R0率为40.8%(49/120)。与其他治疗方式比,R0切除病例的肿瘤直径小、淋巴结转移率低及周围脏器浸润率低,且Ⅰ期、Ⅱ期和Ⅲ期病例根治切除率(分别为100%、100%和87.5%)明显高于ⅣA期(29%)和ⅣB期(0%)病例($P<0.01$)。R0切除组1、3及5年生存率分别为53.1%、30.6%和10.2%,显著好于姑息性切除组(9.1%、0、0),短路或剖腹探查组(12.2%、0、0)及非手术治疗组(1.2%、0、0)($P<0.01$)。作者认为,根治性切除是提高肿瘤疗效的关键。施长鹰等[70]回顾性分析了95例胰体尾癌患者的临床资料。本组手术切除率为37.9%(36/95),其中根治性切除率为31.6%(30/95),姑息性切除6例(6.3%),姑息性旁路引流手术18例,26例仅行剖腹探查。结果根治性切除者生存期(9.1个月)明显长于非根治治疗的患者(4.9个月)($P<0.01$)。行根治切除患者中,有神经转移、淋巴结转移和切缘残留的患者术后生存期分别较无神经转移、淋巴结转移或切缘残留的患者短,差异有统计学意义($P<0.01$)。作者认为,早期诊断才能提高根治切除率;根治术和扩大根治术可明显延长术后生存期。由于胰腺癌的扩大切除手术的范围和疗效一直存在着争议。但不少学者仍致力于扩大切除的研究。田毅峰等[71]*探讨了规范化区域淋巴结清扫在手术治疗胰头癌的临床价值及意义。对11例胰头癌患者实行以规范化区域淋巴结清扫的Whipple D2切除,重点清除肠系膜根部淋巴结(14a、14b、14c、14d)、腹主动脉旁淋巴结(16a、16b1)以及肝十二指肠韧带淋巴结(12a、12b、12p、12ch)、肝动脉旁(8组)、腹腔干(9组)淋巴结。全组无手术死亡病例,并发胰瘘1例。11例病人中有7例(63.6%)发生淋巴结转移,其中以胰头后(13组)、肠系膜根部(14组)发生率最高(36%);发生第二站淋巴结转移的比例高达57.1%。随访时间2~24个月,死亡1例(存活21个月,为非肿瘤死亡),其余均无瘤存活。作者认为,有理由相信"胰头癌根治术"是以规范化区域淋巴结清扫为重点的Whipple D2切除,具有安全性、可行性及彻底性,远期疗效需进一步探索。金忱等[72]探索了胰头部淋巴回流途径和肿瘤淋巴结转移的特点,应用手术显微镜法寻找胰头癌手术标本中的淋巴结,共找到淋巴结1916枚,平均38.3枚/例,发现35例共210枚淋巴结转移。第13、14、17和8组淋巴结转移频率较高,钩部肿瘤更易发生14组淋巴结转移。第三站淋巴结中16组阳性率最高(12%),均为16b1亚组。可见,胰头癌淋巴结转移率高,区域清扫是必要的,尤其是肠系膜上血管周围的清扫,腹主动脉周围淋巴结清扫时重点应在腹主动脉、下腔静脉和左肾静脉构成的三角形区域内。彭承宏等[73]*回顾分析了10例胰体尾联合腹腔干切除的临床资料。胰体尾肿块直径平均(5.0±1.3)cm,中位手术时间320(225~420)min,术中中位出血量900(500~1500)ml;其中3例行肝总动脉重建。术后4例发生胰漏、乳糜漏、腹腔积液、感染等并发症;其中1例死于术后并发症。9例术后平均住院时间(28.8±13.6)d,术后中位存活时间15个月。6例术前有腰背痛、腹痛,其中5例术后明显缓解。作者认为,联合腹腔干切除的胰体尾癌扩大根治术是可行、安全的,能够提高胰体尾癌的手术切除率,一定程度上延长生存时间,改善生存质量。血管处理在胰腺癌的扩大切除术中尤为关键。鲁正等[74]回顾性分析了242例胰腺癌扩大根治术患者临床资料,分为门静脉/肠系膜上静脉切除组(51例)、医源性血管损伤组(5例)和未行血管处理组(186例),3个组手术时间、术中输血量相比较有统计学差异($P<0.05$),前两组明显高于后组;而平均住院天数、术后并发症发生率3组无统计学差异($P>0.05$)。术后生存期方面,血管切除组中位生存期18.4个月,血管未切除组16.1个月,两者无明显差异($P>0.05$)。认为积极、合理地开展联合门静脉/肠系膜上静脉切除的胰腺癌扩大根治术可提高手术切除率,改善患者生活质量。冯雪冬等[75]探讨门、脾、肠系膜上静脉控制在胰腺钩突癌的手术切除中的应用。对28例胰腺钩突癌在手术中均预置门静脉、脾静脉和肠系膜上静脉的阻断带。结果28例全部成功切除肿瘤,平均手术时间4.6 h,平均出血量400 ml。无术中、术后严重并发症发生。术后中位生存期22个月。其中12例联合血管切除,与未切除血管组术后生存期无显著差异。研究表明门静脉、脾静脉和肠系膜上静脉控制下进行胰腺钩突肿瘤手术治疗,可提高手术根治性,增加安全性。邱应和等[76]回顾分析了21例行联合门静脉和(或)肠系膜上静脉、胰十二指肠切除术患者的临床资料。全组围手术期并发症发生率为19.04%(4/21),其中2例胃潴留,1例上消化道出血,1例切口裂开。围手术期死亡1例,其余29例生存期为6~67个月,平均(20.38±9.36)个月。术后1、3、5年生存率分别为65.9%、16.0%和10.2%。认为有选择地施行血管切除有助于提高局部较晚期胰头癌的切除率,能明显改善患者生存质量,一定程度上延长了生存期。高志清等[77]探讨了医源性门静脉和肠系膜上静脉损伤的紧急处理和预防方法。回顾分析了7例医源性门静脉和肠系膜上静脉损伤的致伤原因及术中处理经过。其中门静脉损伤2例,肠系膜上静脉损伤5例。5例采用 Pringle 手法暂时压迫止血后,用 5-0 无损伤血管缝线修补破口,出血控制;2 例因操作粗暴,胡乱钳夹,最终死亡。预防上述血管损伤及预先游离周围组织至关重要,一旦损伤,应沉着冷静,暂时压迫止血后,用无损伤血管缝线修补破口,确实有效。为降低手术并发症的发生率,国内外学者对各种先进技术和手术技巧进行了大量研究。方驰华等[78]利用上腹部 64 排螺旋 CT 扫描采集的数据,对 11 例胰腺癌和十二指肠癌患者的脏器进行三维重建,再将其导入 FreeForm Modeling System 中,利用系统的力反馈设备,建立可视化仿真手术系统环境,可以在术前对肿瘤浸润情况和可切除性进行准确评估,增加手术安全性和彻底性。冷家骅等[79]对术中使用 Cattell Braasch 去旋转手法作为显露及探查手法的 13 例胰腺肿瘤的临床资料进行总结分析。全部病例均获成功,无意外损伤,术后无腹泻、系膜扭转、肠梗阻及肠系膜上静脉血栓等严重并发症发生。认为 Cattell Braasch 去旋转手法是一种安全有效的外科手法,可以改善术中显露,简化局部解剖关系,避免意外损伤;同时运用该手法可以松解肠系膜上静脉,有利于血管的切除重建。李伟等[80]采用自行设计的网状补片"戴戒式"加固法对 24 例柔软胰腺实施胰肠吻合术。全部病例手术时间为 5～7.5 h。胰肠吻合口耗时 22～35 min,平均 25 min。术后并发症为胆肠吻合口瘘 2 例,胃排空障碍 2 例,胃肠吻合口瘘 1 例,腹腔感染 1 例,切口感染裂开 1 例,腹腔出血 1 例,没有 1 例发生胰肠吻合口瘘。研究表明网状补片"戴戒式"加固法行胰肠吻合操作简便,是一种对柔软胰腺实施胰肠吻合的可靠方法。为防止胰瘘的发生,岳树强等[81]对胰十二指肠切除术的胰肠吻合缝合技术和引流方式进行了改进研究。回顾性分析了 138 例胰十二指肠切除术患者的胰肠吻合采用降落伞式胰管空肠连续吻合和吻合口下方肠腔减压引流的临床资料。结果显示降落伞式吻合时间平均 11 min,手术时间明显缩短,全部病例未出现胰肠吻合口瘘,术中出血平均(353±61)ml,平均住院日 19.2 d,无手术死亡病例。作者认为,降落伞式胰管空肠连续吻合和吻合口局部肠腔减压外引流,操作简便、省时、并发症少,是胰肠吻合术的一种有效改进。彭淑牖等[82]*介绍了一种新型的胰胃吻合术——捆绑式胰胃吻合术(BPG),并探讨其应用价值。BPG 主要包括胰腺残端游离、胃后壁切开及荷包缝线预置、胃前臂切开和胰胃吻合 4 个步骤。应用该技术对 15 例胰十二指肠切除术患者进行了胰胃吻合,全组手术均顺利完成,无死亡病例,并发症包括胸腔积液 1 例,胃排空障碍 2 例,胆瘘 2 例,均保守治疗痊愈,全组未出现胰胃吻合口瘘。认为应用 BPG 能有效预防吻合口瘘的发生。陈泉宁等[83]总结了 38 例施行胰十二指肠切除并行胰胃吻合患者的临床资料。全组患者均顺利完成手术,平均手术时间(352.1±78.3)min,术后平均住院时间(26.2±12.1)d;术后并发症 8 例(21.1%),其中胰瘘 1 例,胃排空障碍 2 例,切口感染 2 例,腹腔积液 1 例,肺部感染 2 例,均保守治疗后痊愈,无手术死亡病例。作者认为,胰胃吻合是一种安全、可靠及有效的胰腺残端重建方式,根据患者的具体情况合理选择胰胃吻合可以最大程度地减少胰十二指肠切除术后胰瘘的发生。张建伟等[84]总结了 89 例胰腺癌患者的临床病理资料,其中 14 例为小胰癌(直径≤2 cm),其余 75 例胰腺癌为对照组。研究发现,CT、MRI 检查对小胰癌的检出率分别为 66.7(8/12)和 77.8(7/9)。小胰癌患者的 3、5 年生存率分别为 42.8% 和 31.7%,中位生存时间为 56.5 个月。对照组患者 3、5 年生存率分别为 29.7% 和 22.5%,中位生存时间为 22.5 个月。对全部病例预后因素进行 Cox 回归分析的结果显示,胰腺被膜侵犯、淋巴结转移和腹膜后侵犯是影响预后的独立因素($P<0.05$),而肿瘤大小不是影响预后的独立因素($P>0.05$)。作者认为,小胰癌的总体预后较好,CT 和 MRI 是主要检查手段,淋巴结转移和局部侵犯时小胰癌预后不良的标志。刘晓天等[85]通过对 7 例胰腺癌前病变患者的临床诊断和治疗分析,探讨此类疾病诊断方法的应用及治疗策略。结果显示胰腺癌前病变临床表现不典型,影像学检查常无实质性肿块,肿瘤指标 CA19-9 可轻度增高,但对诊断作用有限。手术切除可治愈,防止肿瘤进一步癌变。作者认为,疑为癌前病变的患者应积极诊断,并予以手术探查及切除。

(四)围术期处理和预后

田伯乐等[86]*探讨了 POSSUM 评分系统在预测胰十二指肠切除术手术风险中的价值。对 265 例接受胰十二指肠切除术的患者资料进行前瞻性评分,根据公式计算预期术后并发症发生情况;按 Clavien 术后并发症诊断标准统计分析术后实际并发症发生情况。结果 265 例患者 POSSUM 评分为 0.24～0.88 分,预期并发症发生率为 43.8%,发生例数 116 例;实际观察有 105 例术后发生不同程度的并发症,实际发生率为 39.6%,与预测数比较差异无统计学意义($P>0.05$)。可见,POSSUM 评分系统能较好地预测 PD 的手术风险。王巍等[87]探讨了老年病人实施胰十二指肠切除术的可行性,总结了降低术后并发症发生率和病死率的经验。结果显示,老年与非老年病人术前 ASA 评分及心功能分级差异有统计学意义。老年病人术后院内病死率高于非老年病人,两组术后并发症发生率的差异无统计学意义。术前低蛋白血症、术中失血>1 000 ml 是术后并发症发生的危险因素。作者认为,老年病人并不是胰十二指肠切除术的绝对禁忌证,术前改善营养状况,加强术后监护及治疗是降低并发症发生率和病死率的有效手段。石力等[88]探讨经皮经肝胆道穿刺引流(PTBD)联合丁二磺酸腺苷蛋氨酸(AME)在胰头癌患者围手术期的治疗效果。35例胰头癌患者均以PTBD术前减黄,分为单纯PTBD组(21例)及PTBD+AME组(14例),后者静滴AME 1 000 mg/d。然后行手术治疗。结果发现PTBD+AME治疗组术前TB、ALT以及术后1周的TB、ALT、AST均显著低于PTBD组($P<0.05$)。认为与单纯以PTBD进行术前减黄比较,胰头癌患者在围手术期同时应用AME治疗能进一步促进黄疸消退及肝功能恢复,减少术中出血,提高手术安全性。张懿等[89]探讨了影响胰十二指肠切除术后早期并发症发生率的危险因素。对265例患者的临床资料及术后恢复情况进行总结,通过单变量分析得出:术前血清胆红素水平($\geqslant 171\ \mu mol/L$)、血清白(清)蛋白($<30\ g/L$)、手术时间($\geqslant 6\ h$)、术后血红蛋白水平($<90\ g/L$)、术中出血量($\geqslant 1\ 000\ ml$)为相关危险因素;通过Logistic回归分析,确定了术前血清胆红素水平($\geqslant 171\ \mu mol/L$)、血清白蛋白($<30\ g/L$)、术后血红蛋白水平($<90\ g/L$)、术中出血量($\geqslant 1\ 000\ ml$)是影响术后早期并发症发生率的独立危险因素。围手术期尽量纠正上述异常,减少术中失血,有可能降低术后早期并发症的发生率。徐志伟等[90]总结了81例胰十二指肠切除术后早期并发症及其处理经验。本组术后早期并发症发生率为25.9%(21/81),多见的并发症包括出血、胰瘘、胆瘘、腹腔感染等。统计分析显示与早期并发症有关的因素包括年龄>65岁、术前血清胆红素>100 $\mu mol/L$、术中输血量>1 000 ml及未放置胰管内支架引流。作者认为,年龄、黄疸、手术创伤是影响PD术后早期并发症的高危因素,放置胰管内支架有利于减少并发症发生。杜家文等[91]探讨了胰十二指肠切除术后胃排空障碍的危险因素。回顾性分析101例胰十二指肠切除术病例,以术后是否发生胃排空障碍为因变量,对病人临床资料进行单因素及多因素非条件Logistic回归分析。结果显示胃排空障碍发生率为27.7%(28/101),单变量分析结果表明手术方式、术中输血量、术后血糖、术后腹腔感染、术后腹腔感染、术后胰胆肠瘘发生是胃排空障碍发生的危险因素。多因素Logistic回归分析结果表明,术后腹腔感染、手术方式、术中输血量、术后高血糖是胃排空障碍发生的独立危险因素,相对危险度(OR)分别为7.892、7.071、5.882、2.882。胡继霖等[92]探讨了胰十二指肠切除术后胃瘫(PGS)的诊断和治疗方法。8例患者均行胰十二指肠切除术,消化道重建采用Child法。PGS发生于术后5~12 d,通过临床表现、上消化道造影和胃镜检查诊断。所有病人均予胃肠减压、分阶段营养支持和改善胃动力等保守治疗。8例中2例2周内恢复,3例4周内恢复,3例6周内恢复,最长1例40 d恢复,平均病程25.8 d。认为PGS是胰十二指肠切除术后常见并发症,经积极保守治疗可治愈,无需再次手术。高嵩等[93]探讨了胰十二指肠切除术后围术期腹腔或消化道出血的原因及防治。回顾性研究263例胰十二指肠切除术患者的临床资料,围术期死亡13例(4.94%),并发术后腹腔或消化道出血23例(8.75%),其中死亡8例(8/23,34.8%)。统计学分析显示,胰瘘、肿瘤直径、Child分级、是否钩突切除为影响术后出血的相关因素。多因素Logistic回归分析表明,肿瘤直径、Child分级及是否发生胰瘘为影响出血的独立危险因素。作者认为,术中仔细止血是预防术后出血的重要因素;胰瘘是引发术后出血的重要原因。李新等[94]探讨了胰十二指肠切除术后胰瘘发生的相关危险因素。总结97例标准胰十二指肠切除术患者的临床资料,通过单因素与多因素分析筛选出与PD术后胰瘘发生相关的因素。结果显示,97例中发生胰瘘13例。单因素分析显示术前血清胆红素水平$\geqslant$170 mmol/L($P=0.038$)、手术时间($P=0.003$)、胃肠吻合口下方加做Braun吻合($P=0.034$)及术后预防应用生长抑素($P=0.003$)与术后胰瘘发生相关;多因素分析显示术前血清胆红素水平$\geqslant$170 mmol/L($OR=11.687,P=0.021$)是独立危险因素,而术后预防应用生长抑素($OR=0.056,P=0.016$)是保护因素。汤礼军等[95]探讨胰十二指肠切除过程中行胰管空肠侧侧吻合预防术后胰肠吻合口瘘的临床效果。选取术前影像学证实主胰管直径>10 mm的26例胰十二指肠切除术患者,术中切开胰体部主胰管后,缝闭胰腺残端,将切开的主胰管与空肠侧侧吻合,胃肠、胆肠吻合照常。结果发现,26例患者术后无一例发生胰肠吻合口瘘,全部康复出院。作者认为,对于主胰管扩张的患者,采用胰管空肠侧侧吻合处理残胰方法简单、疗效可靠,是一种预防胰瘘的良好方法。席鹏程等[96]分析了胰管内径对胰十二指肠切除术后胰瘘发生率的影响。将256例胰十二指肠切除患者根据胰肠吻合方式分为胰管空肠端侧黏膜吻合组($n=115$)、胰管空肠端端黏膜吻合组($n=71$)、胰管空肠端端套入组($n=43$)和胰胃吻合组($n=27$);将238例患者根据不同引流方式分为支撑内引流组($n=132$)和支撑外引流组($n=106$);又将238例根据胰管内径大小分为$\leqslant$0.2 cm组($n=54$)、0.2~0.4 cm组($n=93$)、$\geqslant$0.4 cm($n=76$),比较各组胰瘘发生率。结果显示,不同吻合组间胰瘘发生率无统计学差异($P=0.430$);不同引流组间胰瘘发生率也无统计学差异($P=0.722$);而不同胰管内径组之间有明显差异（P=0.002）。可见，胰肠吻合方式对胰瘘发生率无影响，胰管内径是影响胰瘘发生的重要因素。杜家文等[97]分析了胰十二指肠切除术应用胰管空肠黏膜-黏膜吻合法术后胰瘘的危险因素。对101例病例进行分析，胰瘘发生率为9.9%（10/101），单变量分析表明，术前黄疸程度（P=0.016）、黄疸持续时间（P=0.041）、胰腺质地（P=0.021）、胰管直径（P=0.041）、手术失血量（P=0.022）是胰瘘发生的危险因素；多因素Logistic回归分析表明，胰腺质地（P=0.023）、术前黄疸程度（P=0.006）、手术失血量（P=0.032）是胰瘘发生的独立危险因素。张维建等[98]探讨胰腺癌根治切除术后远期疗效的影响因素。回顾分析184例胰腺癌术后患者资料，用Cox比例分析模型进行生存率多因素分析。结果表明，肿瘤直径<3 cm者1、3、5年生存率明显高于肿瘤直径≥3 cm者；无淋巴结转移者也明显高于有淋巴结转移者。Cox模型分析显示，肿瘤大小和有无淋巴结转移是影响胰腺癌根治术后患者远期疗效的独立因素（P<0.05和P<0.01）。高春涛等[99]探讨影响胰头癌根治性切除术患者预后的相关因素。对134例接受根治性切除（R0）的胰头癌患者采用单因素及多因素Cox比例风险回归模型进行分析。单因素分析显示，腰背痛、CA19-9水平、肿瘤大小、淋巴结转移情况和血管受侵情况为影响预后的相关因素；多因素分析显示，腰背痛、肿瘤直径>2 cm、淋巴结受侵及血管受侵是患者预后不佳的相关因素。这对胰腺癌手术预后判定和合理的外科治疗具有一定的指导意义。张波等[100]通过对胰头癌切除标本淋巴结微转移的检测，分析淋巴结微转移对胰头癌临床分期及预后的影响。在20例胰头癌标本中找到677枚淋巴结，常规病理显示，13例共有87枚淋巴结发生转移。在病理检测阴性的590枚淋巴结中，免疫组化检测又发现3例57枚淋巴结存在微转移。常规病理结合免疫组化检测，淋巴结转移阳性患者从65%（13/20）增加到80%（16/20）；转移淋巴结的检出率从12.9%（87/677）上升到21.3%（144/677），相差显著（P<0.05）。有淋巴结微转移患者1年内肿瘤转移、复发率为75%，而无微转移者仅为25%。作者认为，胰头癌淋巴结微转移的检出有助于肿瘤分期的确定和预后的判断。牛耿明等[101]探讨了多种肿瘤成分并存的胰腺及壶腹部恶性肿瘤的生物学特点及临床治疗方法。总结了18例多种肿瘤成分并存的胰腺及壶腹部恶性肿瘤的全部资料，发现多种成分并存的胰腺及壶腹部恶性肿瘤多发生在胰头及胆总管下端，以导管内乳头状黏液腺癌或导管腺癌合并其他少见类型恶性肿瘤为主，pT分期以2、3期多见，而病理分期则以早、中期为主，预后极差。安欣等[102]通过检测接受含吉西他滨方案化疗的晚期胰腺癌患者化疗前后血清CA19-9的动态水平，分析血清CA19-9水平与化疗疗效及生存的关系。将71例晚期胰腺癌患者分为CA19-9正常组和升高组。多因素分析显示，对于基线CA19-9高于正常的患者，化疗前基线CA19-9水平、化疗后CA19-9下降率及肿瘤细胞分化程度是预测接受含吉西他滨方案化疗的晚期胰腺癌患者生存的独立危险因素。化疗前CA19-9升高的水平和化疗后下降的比率可以预测晚期胰腺癌患者的预后。

（五）非手术治疗

汪毅等[103]回顾性分析233例病理或细胞学证实的胰腺癌病例的生存状况显示，胰腺癌患者的生存期与消瘦、腰背疼痛、CA19-9数值和肿瘤的分期有关（P<0.05）；根据肿瘤的治疗状况，将患者分为胰腺切除组、姑息治疗组（包括术中^{125}I放射性粒子或氟尿嘧啶植入剂植入、全身化疗、外照射放疗和介入化疗）、未针对肿瘤治疗组（包括单纯探查、内引流和营养支持的患者），患者的中位生存期分别为14.0、8.3、6.6个月；1年生存率分别为53.5%、22.5%和11.8%，5年生存率分别为5.8%、0、0。作者将出现消瘦、腰背疼痛、CA19-9>37 U/ml和TNM分期为Ⅲ期和Ⅳ期的患者定义为预后不良组，预后不良组中胰腺肿瘤切除组的预后最好，未针对胰腺癌治疗组的最差。因此，积极、合理地开展综合治疗，有助于改善预后不良组胰腺癌患者的预后。贾林等[104]*对入选43例中晚期胰腺癌患者，比较吉西他滨动脉灌注化疗与外周静脉化疗治疗。结果显示，灌注组的临床受益率为81%，显著高于静脉组的50%（P=0.033）；灌注组的疼痛改善率为76.2%，亦显著高于静脉组的45.5%；两组不良反应无显著性差异。提示吉西他滨动脉灌注化疗能显著提高中晚期胰腺癌患者的临床受益率。杨琼等[105]观察促红细胞生成素（EPO）对胰腺癌细胞株SW1990增殖活性和吉西他滨化疗敏感性的影响，发现EPO受体（EPOR）在胰腺癌SW1990细胞中表达，不同浓度（0、2、4、10 U/ml）EPO干预下吉西他滨对SW1990的抑制率分别是(64.7±0.142)%、(35.6±0.076)%、(33.1±0.140)%、(29.9±0.082)%；EPO处理组对SW1990生长抑制率较0浓度组显著降低，而MDR-1 mRNA、RRM1 mRNA表达量增加。提示EPO可降低胰腺癌SW1990细胞对吉西他滨的化疗敏感性，其机制可能是上调MDR-1、RRM1的基因表达水平。杨秋等[106]对47例接受超级伽马刀治疗的胰腺癌病人研究显示，总有效率（CR+PR）84.1%，1年局控率58%，2年局控率38%，疼痛完全缓解率57.1%，总缓解率89.3%，临床受益反应有效率64.4%，中位生存期12个月，平均生存期13.6月，RTOG（急性放射损伤标准)Ⅰ～Ⅱ级胃肠道反应发生率43.2%,无RTOG Ⅲ级胃肠道反应者。说明SGS-Ⅰ型立体定向伽马射线治疗系统采用中等剂量分割的方法治疗胰腺癌是有效的,并且副作用很低,明显提高了病人的生存质量。王忠敏等[107]*对31例手术不能切除的晚期胰腺癌患者行CT引导下植入125 I放射性粒子治疗,治疗后随访2～25个月,术后患者顽固性疼痛症状明显缓解,Karnofsky评分显著提高,平均术后2～5 d疼痛开始缓解,总有效率(CR+PR)61.3%,全组中位生存时间为10.31个月,Ⅱ期、Ⅲ期及Ⅳ期粒子植入术后中位生存期分别为14、11及6个月,在随访过程中未发生严重并发症。作者认为,CT引导下植入125 I放射性粒子治疗胰腺癌,近期疗效确切,具有很好的姑息止痛疗效,是一种安全、有效、并发症少的微创治疗。聂勇等[108]回顾性分析比较15例使用冷循环射频消融+姑息手术与13例采用姑息手术治疗不能切除的胰头癌患者的术后并发症和生存率。结果,使用冷循环射频消融+姑息手术治疗的患者中位生存期24.6个月,单用姑息手术治疗的患者中位生存期10.2个月,表明术中冷循环射频消融治疗不能切除的胰头癌是安全、有效的。虞阳等[109]应用高能聚焦超声热疗(HIFU)治疗晚期胰腺癌。结果显示,HIFU+化疗组肿瘤体积缩小的总有效率为80.8%,显著高于单纯化疗组的46.2%,疼痛缓解阳性改善率也以HIFU+化疗组为高(61.5%比15.4%,$P<0.01$),两组3月生存率无显著差异,HIFU+化疗组6个月生存率显著高于单纯化疗组(76.9%比38.5%,$P=0.02$)。结果表明,HIFU联合吉西他滨化疗可以更有效地控制晚期胰腺肿瘤生长,缓解患者疼痛,且不增加化疗副反应,是一种安全、有效的治疗方法。林根来等[110]将44例胰腺癌患者分为手术组和手术+放疗组,手术组中位生存期379 d,手术+放疗组中位生存期665 d,手术组+放疗组的1、3、5年生存率均优于手术组($P=0.017$),局部复发率及区域淋巴结转移率低于手术组,并发症发生率并不高于手术组,均具有统计学意义。认为胰腺癌根治术后结合放疗有助于改善患者生存期。

三、慢性胰腺炎

陈勇军等[111]通过回顾性分析59例胰管结石病人的临床资料,提出胰管结石的分型和外科治疗方式。结合影像学检查和手术探查结果,将胰管结石分为四型五类:Ⅰ型,结石主要位于胰头部主胰管;Ⅱ型,结石主要位于胰体部主胰管;Ⅲ型,结石主要位于胰尾部主胰管;Ⅳa型,结石广泛分布于头、体和尾部主胰管;Ⅳb型,结石广泛分布于从头部到尾部的主胰管和第1,甚至Ⅱ级小叶胰管,并伴有胰管狭窄。各型胰管结石有不同的外科治疗方式。庄岩等[112]通过分析国内外慢性胰腺炎分期方式,希望建立一种慢性胰腺炎分期系统,并据此分析临床病例,该系统对形态学改变、疼痛、并发症及功能异常进行组合,构成4个阶段:Ⅰ、Ⅱ、Ⅲ和Ⅳ期,并利用该系统对连续89例病人诊治进行归纳分析,认为各占1.1%、39.3%、44.9%和14.6%,疼痛发生率87.6%,并发症发生率46.1%。乔英立[113]综述胰腺炎遗传学研究进展,胰蛋白酶原基因(cationictrypsinogen,PRSSI)、囊性纤维化跨膜蛋白转导调节基因(CFFR)、分泌性胰蛋白酶抑制剂kaza-Ⅱ型(serine protease inhibitor, kazall type, SPINK 1)基因、组织蛋白酶B(cathepsinB,CTSB)基因、细胞外钙敏感受体(extra cellular calcium-sensingreceptor, CaSR)基因、胰石蛋白、再生基因蛋白(pancreatic stone protein/regeneratingprotein, PSP/reg)等相继被发现与胰腺炎相关。汪溪等[114]回顾分析经治疗证实的59例慢性胰腺炎的CT影像和治疗方法,结合文献总结讨论不同病理形态改变的慢性胰腺炎在治疗方法选择上的区别。其中27例(46%)表现为全胰腺萎缩伴不同程度胰实质钙化,采取内科保守治疗;7例为单发或多发囊肿型(12%),表现为胰腺及其周围多发假性囊肿形成,对最长径>5 cm者行切开引流和吻合;7例(12%)表现为胰管狭窄或扩张,行胰管减压引流术;5例(8%)表现为胰头胰腺局限性软组织样肿块,全部手术切除。13例(22%)为以上两种或以上的混合表现,以外科手术为主。对合并有胆道梗阻的病例做减压引流。认为慢性胰腺炎可分萎缩钙化型、假性囊肿型、胰管狭窄或扩张型、肿块型、混合型5型,CT形态学分型对治疗方案选择及明确病因有一定意义。郑恩典等[115]通过回顾分析了39例经手术病理证实的肿块型慢性胰腺炎患者的临床表现、影像学与病理学资料,并与经手术病理检查证实的17例胰腺癌患者进行比较,探讨肿块型慢性胰腺炎的临床特征,39例肿块型慢性胰腺炎和17例胰腺癌患者中黄疸分别有14例和1例。差异有统计学意义,血清癌胚抗原升高分别为0例和3例,糖链抗原(CA)19-9升高分别为12例和11例,差异均有统计学意义;CT显示胰腺萎缩、胰腺周围及血管侵犯分别有0、5例和3、8例,差异均有统计学意义。31例肿块型慢性胰腺炎和14例胰腺癌患者行磁共振胰胆管造影检查,胰管扩张、胰管中断、胆管扩张分别有14、2、15例和11、6、2例。差异均有统计学意义。18例肿块型慢性胰腺炎和14例胰腺癌患者行超声内镜引导下细针穿刺检查,前者未找到肿瘤细胞,后者中10例发现恶性肿瘤细胞。认为肿块型慢性胰腺炎诊断困难,结合临床特点、肿瘤血清标志物检查、影像学检查对诊断有一定帮助,尤其活组织病理检查有较高的诊断价值。胡国潢等[116]总结了67例慢性胰腺炎、62例胰管结石及43例胰腺外伤的手术治疗经验,术前采用计算机断层扫描(CT)或逆行胰胆管造影(ERCP)检查明确诊断,经手术探查及活检证实,并抽取胰液检查胰石蛋白(PSP)、乳铁蛋白(LF)和钙离子(Ca^{2+})浓度。结果发现慢性胰腺炎(CP组)者仅有胰腺缩小变硬、表面呈结节状改变、胰管扩张,胰管结石(PS组)者除此之外,扩张的胰管内有大小不一形态各异的结石,胰腺外伤(PI组)病例示胰腺不同部位、不同程度的断裂伤,胰周积液或积血。与对照组(PI组)相比,PS组、CP组的PSP浓度均明显升高。刘建平等[117]回顾性分析手术治疗16例慢性胰腺炎的临床资料。随访6个月至3年。腹痛完全缓解12例,腹痛明显减轻2例,腹痛缓解不明显2例。术后出现胰瘘1例。认为慢性胰腺炎的外科治疗应依据病人的病因、术前影像学资料、有无并发症、术中胰腺病变类型、病变范围等选择合适的手术方式。外科治疗可明显减轻病人的腹痛症状,提高病人的生活质量。杨威等[118]回顾性总结10例胰管结石合并胰腺癌患者的临床资料。病例多以上腹部疼痛为首发症状(8/10),缺乏特异性症状;B型超声和CT诊断阳性者分别为4例(4/10)和6例(6/10),ERCP诊断阳性者为5例(5/5);术前确诊7例(7/10),疑诊2例,漏诊1例。10例患者中8例行胰十二指肠切除术,1例行活检术,1例由于漏诊行胰管切开取石、胰管空肠吻合术,认为多种诊断方法联合应用可提高胰管结石合并胰腺癌诊断的准确率,但目前该病的术前诊断阳性率不高,应常规行术中病理学检查;其首选术式为胰十二指肠切除术。许业传[119]分析18例胰头肿块型慢性胰腺炎行胰头十二指肠切除术的临床资料。手术方式包括:Whipple法3例,Child法11例,保留十二指肠水平段胰头十二指肠切除术法4例;手术并发症:胆漏、胰漏2例,左膈下积液2例,肺部感染1例,其中死亡1例因胰漏伴感染出血,发生率占27.7%;认为肿块型慢性胰腺炎行胰头十二指肠切除术效果确切,是可行的,但有一定的风险。詹勇强等[120]回顾性分析19例胰管结石患者的临床资料。根据其病因和并发症的情况、胰管结石的分布以及胰管狭窄部位和程度采取不同的手术方式。19例中合并胰腺癌者8例,合并慢性胰腺炎者8例,不明原因者3例。临床表现为腹痛或上腹不适者15例,糖尿病者15例,消瘦者10例,脂肪泻者8例。全组患者胰管结石均经手术治愈。术后无残余结石,15例腹痛或腹部不适者均获不同程度的缓解,10例消瘦者体重有所增加;4/15例糖尿病及5/8脂肪泻有所缓解。术后4例患者出现胰瘘。并发胰腺癌者术后存活时间6～22个月。认为胰管结石一经确诊后应争取早日手术治疗,根据合并疾病的不同、胰管结石分布以及胰管狭窄情况具体选择。原则上应解除胰管狭窄,取尽胰管结石,建立通畅引流。王伟等[121]回顾分析经内镜介入或外科手术治疗的119例疼痛性CP胰管结石病人的病历资料和随访疗效。病例中男:女=1.4:1,平均年龄37.4岁,平均随访时间41.8个月,内镜介入治疗组84例,外科手术组29例。内镜组与外科手术组中分别有近87%和76%病人的腹痛得到了完全或部分缓解($P>0.05$)。糖尿病和腹泻发生率在内镜治疗和手术治疗后均无明显降低,体重减轻发生率在治疗后均有好转。认为内镜介入和外科手术治疗疼痛性CP胰管结石疗效类似。

四、其他胰腺肿瘤

在胰腺神经内分泌肿瘤的诊治中,杨军等[122]报道了多发性内分泌肿瘤-1型(MEN-1)相关胰腺内分泌肿瘤(PET)患者10例诊治经验。男2例,女8例。进行定性、定位检查和基因测序明确诊断。并对患者进行药物治疗、手术干预和随访观察。作者认为,加强对PET及MEN-1的认识,及时诊断MEN-1相关的PET,进行合理、积极的手术治疗,能够改善患者生活质量,并有望延长患者的生存期。刘金英等[123]总结了54例胰岛细胞瘤患者,其中功能性胰岛细胞瘤12例(22.2%,胰岛素瘤11例,胰高血糖素瘤1例),无功能性胰岛细胞瘤42例(77.8%)。前者恶变率为8.3%(1/12),而后者恶变率为16.7%(7/42)。术前影像诊断明确肿瘤定位52例(96.3%),其余2例经术中触摸探查和超声检查得到定位。行肿瘤摘除术13例,节段切除术14例,胰体尾切除术7例,胰体尾+脾脏切除术5例,Whipple手术12例,扩大胰十二指肠切除术2例,1例行姑息性手术。术后最常见的并发症是胰瘘,发生率为13.0%(7/54),无手术死亡病例。作者认为,对于胰岛细胞瘤的外科治疗,取决于肿瘤的位置、大小及良恶性。术前不能确定肿瘤位置的,应联合应用术中超声和术者触摸以探查肿瘤部位。适宜的手术方式是减少术后并发症的关键,对于恶性病变应积极行根治性手术。蒋奎荣等[124]对44例无功能胰岛细胞瘤患者的临床资料进行回顾性分析。临床表现:腹部包块15例(34.1%),上腹部及腰背部疼痛17例(38.6%),黄疸5例(11.4%),有上腹部饱胀、呕吐等消化道梗阻症状5例(11.4%);体检或行影像学检查发现胰腺占位性病变10例(22.7%)。影像学检查:行CT检查33例(75.0%),B超检查16例(36.4%),逆行胰胆管造影检查6例(13.6%),磁共振成像检查2例(4.5%),上消化道钡餐10例(22.7%)。手术方法:手术切除39例,切除率为88.6%。未行手术切除

5例(11.4%)。并发症发生情况：胰瘘7例(15.9%)，腹腔大出血4例(9.1%)，胃肠吻合口梗阻1例(2.3%)，胆瘘2例(4.5%)，切口感染3例(6.8%)，1999年之前收治的患者随访8~60个月，手术死亡2例(4.5%)，另有1例于术后15个月因脑血管意外死亡；1999年之后收治的患者随访6~108个月，除1例患者术后75个月不明原因死亡外，其余均健在。作者认为，无功能胰岛细胞瘤无特异性临床表现，多排螺旋增强CT是首选的影像学检查方法。外科手术是首选治疗手段，中段胰腺切除术已成为治疗胰腺头颈部无功能胰岛细胞瘤的又一选择。刘雯静等[125]回顾性分析了11例胰高血糖素瘤患者的临床资料。11例肿瘤均位于胰体尾部，其中单发10例，合并胰头部肿物1例，平均大小3.9(2.5~6.3)cm；9例发生肝转移；1例无胰外转移，但镜下可见其侵犯胰腺被膜且有淋巴结转移(胰周1/5)；1例合并MEN-1。8例行手术治疗的患者均有详细病理报告，5例行免疫组织化学胰高血糖素项检查，除1例合并MEN-1患者的多发胰腺占位中胰头区胰高血糖素阴性，余结果均为阳性；6例病理证实为恶性。所有患者均接受包括手术、动脉介入栓塞化疗、生长抑素或核素等多模式治疗。作者认为，胰高血糖素瘤是罕见疾病，手术是首选的治疗方法，应用多模式治疗策略能够改善预后。在胰岛素瘤定位诊断研究中，张太平等[126]回顾性分析88例胰岛素瘤患者的临床资料。在定位诊断中B超、增强CT、多排螺旋CT胰腺灌注、磁共振成像、奥曲肽显像、超声内镜、腹腔镜超声和术中超声的诊断阳性率分别为19.3%(17/88)、52.4%(11/21)、95.5%(64/67)、1/6、30.0%(6/20)、83.9%(26/31)、8/8和5/5。其中8例多发胰岛素瘤患者共切除肿瘤31个，多排螺旋CT胰腺灌注、术中超声的定位诊断准确率分别为48.4%(15/31)和100%(14/14)。作者认为，目前胰岛素瘤的术前定位诊断已进入无创检查时代，应首选多排螺旋CT胰腺灌注。对于多发性胰岛素瘤的患者，术中超声在定位诊断中具有重要价值。在胰腺实性假乳头状肿瘤(SPTP)的诊治中，徐波等[127]回顾性分析8例经病理证实为SPTP患者的临床资料，8例均为女性，平均年龄26.3岁。5例无临床症状，3例上腹部隐痛。血清CEA、CA199均正常。CT平扫为边缘清晰的囊实性占位，增强扫描病灶囊性部分不强化，实性部分轻至中度强化。8例均行手术切除，7例术后平均随访18.6个月，均未见肿瘤复发或转移。作者认为，多数SPTP结合临床特点和CT表现可在术前作出准确诊断，为治疗方案提供重要依据。SPTP是一种低度恶性的肿瘤，积极手术切除可以获得良好的预后。刘哲等[128]回顾性分析18例胰腺实性假乳头状瘤患者的临床资料。肿瘤位于胰头部4例，胰颈部2例，胰体尾部12例。无特异性临床表现。B超发现胰腺低回声实性或囊实性占位。CT检查发现胰腺低密度占位病变，增强扫描肿瘤周边出现明显不规则强化。血清肿瘤标记物均为阴性。3例行保留脾的胰体尾切除术，6例行胰腺肿瘤摘除术，9例行胰体尾及脾切除术。对18例患者进行随访，平均随访时间11.2个月，均未发现肿瘤复发转移。作者认为，对年轻女性出现的胰腺巨大肿瘤应高度怀疑胰腺实性假乳头状瘤。积极的手术治疗能获得良好的预后。柳亮等[129]回顾性分析26例SPTP患者的临床资料。10例患者经B超检查发现胰腺混合回声实性或周边低回声而中央无回声的囊实性病变，13例CT证实胰腺囊实性肿块伴囊内钙化，3例MRI提示肿块呈高低混杂信号且增强后实性部分明显强化，仅5例患者在术前经B超或CT引导下经腹细针穿刺活检而确诊。所有患者均手术治疗，9例肿瘤局部切除，7例保留十二指肠胰头切除，9例胰体尾和或脾脏切除，1例行胰头十二指肠切除。术后均恢复较好，3例发生术后胰瘘。对所有患者长期随访，仅有1例患者因肿瘤复发再次行手术切除。认为SPTP是一种少见的低度恶性肿瘤，手术切除是其治愈的唯一手段且预后好。B超、CT和MRI等影像学表现具有相对特征性，对其早期诊断极为重要。B超或CT引导下经腹细针穿刺活检对术前确诊和术式选择有重要意义。王会娟等[130]回顾性分析了12例胰腺实性假乳头状瘤病例的临床病理资料。主要症状为腹痛和腹部包块。4例位于胰头，8例位于胰体尾部。12例均行手术切除。5例行肿瘤摘除术，1例行中段胰腺切除术，2例行胰十二指肠切除术(其中1例为肿瘤摘除术后5年复发，改行胰十二指肠切除术)，5例行胰体尾部切除术及脾切除术。随访时间6个月至6年。1例行胰体尾部切除术及脾切除术患者手术后6个月失访，1例患者术后1年发现肝脏肿瘤，放弃治疗后失访，余均无瘤存活，认为胰腺实性假乳头状瘤患者多为年长儿童，多见于女孩，为一种交界性或低度恶性肿瘤，预后较好，手术切除是治疗的主要手段。施红旗等[131]对11例胰腺囊性肿瘤的临床资料进行回顾性分析。仅6例术前确诊为胰腺囊性肿瘤。术前误诊为胰腺假性囊肿4例，误诊为胆总管囊肿1例。误诊率为45.4%。行胰头部囊性肿瘤切除术2例，胰体尾部切除和脾切除术3例，囊性肿瘤局部切除术2例。囊肿空肠Roux-en-Y吻合术3例。囊肿活检、T管引流术1例。内引流术后并发胰性腹水1例，全组无手术死亡病例。作者认为，诊断时应提高对本病的警惕性。常规行胰腺B超和CT检查是早期发现本病的有效方法，积极进行手术切除可获得较好疗效。曲辉等[132]

回顾性分析了11例胰腺黏液非囊性癌的临床病理及随访资料。8例以上腹部不适为首发症状,1例以腹部肿块为首发症状,2例伴有黄疸。肿瘤标志物CA199均升高,6例超过正常值的5倍。影像学检查表现为胰腺密度不均的实性占位病变,边界不清。肿瘤位于胰头5例,胰体尾6例,直径4~11 cm,平均6.5 cm。11例患者均行手术探查,4例伴肝转移,1例伴腹腔广泛转移,9例行姑息性手术,2例行根治性切除,无围手术期死亡,免疫组化MUC-1均为阴性、MUC-2均为阳性,PCNA和Ki-67均为阳性。术后2例姑息性手术患者失访,其余均于5~22个月内死亡,患者平均生存期10个月。作者认为,胰腺黏液非囊性癌主要依赖病理学诊断,多为恶性,预后差,其生物学特性有待于进一步研究。

五、胰腺外伤

王准等[133]回顾分析28例胰腺外伤患者的临床资料。胰腺Ⅰ级损伤5例,Ⅱ级损伤7例,Ⅲ级损伤6例,Ⅳ损伤7例,Ⅴ级损伤3例。行清创或加缝合修补、引流11例,部分胰及脾切除7例,胰空肠Roux-en-Y吻合5例,胰管外引流术及2期手术2例,十二指肠憩室化手术2例,Whipple手术1例。治愈24例,死亡4例,病死率14.3%,死因为严重多发伤或失血性休克。发生胰瘘5例,均治愈。2期手术2例。作者认为,早期诊断,及时剖腹探查,选择合理术式,有效引流及妥善处理合并伤是治疗胰腺损伤、减少并发症和病死率的关键。涂发玖等[134]回顾分析32例胰腺损伤的临床资料,死亡3例,病死率9.4%。其中单纯性胰腺损伤5例,合并其他脏器损伤27例。发生损伤性胰腺炎2例,胰瘘4例,假性胰腺囊肿2例,消化道出血1例,小肠梗阻1例。作者认为,剖腹探查是胰腺损伤最可靠的早期诊断方法,及时、合理的手术治疗及术后通畅引流是改善预后的关键。吴醒等[135]回顾性分析45例胰腺、十二指肠损伤患者的临床资料,包括26例胰腺损伤、13例十二指肠损伤及6例胰十二指肠复合伤。45例患者中33例(73.3%)合并伴发伤;CT诊断符合率为72.7%(8/11);4例保守治疗,41例行手术治疗;共21例(46.7%)出现并发症,其中胰瘘9例。治愈38例(84.4%),7例死亡(15.6%)。作者认为,胰腺、十二指肠损伤早期诊断困难,伴发伤多,并发症发生率及病死率高。剖腹探查是诊断胰十二指肠损伤的主要方法,根据损伤部位、程度及全身情况选择合理术式,术后积极防治并发症是提高治愈的关键。尹同治等[136]总结了13例胰腺横断伤患者。均为闭合性损伤,其中汽车方向盘挤压伤9例,摩托车手把挤压伤3例,牛角抵伤1例。损伤部位均在胰颈部,胰腺完全横断,包括主胰管完全断裂11例,肠系膜上血管完全裸露,其中3例脾静脉部分裸露。主胰管不完全断裂2例。合并胃挫裂伤3例,肠系膜挫伤5例,横结肠挫裂伤3例,脾破裂2例,十二指肠挫伤2例。手术采取断裂胰腺的近侧断端用U型间断重叠缝合。远侧端与空肠行Roux-en-Y吻合,吻合口周围喷生物蛋白胶,吻合口上、下方各置引流。11例恢复良好,无任何并发症发生。2例出现胰瘘合并感染,经负压吸引等保守治疗,其中1例于术后3周痊愈出院,另1例合并MODS死亡。作者认为,对伤者及早行剖腹探查是诊断胰腺横断伤的首选方法。胰头颈部断裂若伴有胰体尾部严重挫伤者,宜行体尾部切除。若胰头颈部断裂但损伤较局限者,可行胰头侧断端缝扎、胰尾侧断端行胰空肠Roux-Y吻合术。史佩东等[137]回顾分析了34例胰腺损伤临床资料。34例患者均接受手术并由手术确诊。16例有术后并发症,6例胰瘘,2例腹腔内出血,腹腔内感染2例,胆瘘1例,死亡4例。作者认为,根据患者胰腺损伤的具体情况选择合适术式,有效的手术方案和术后通畅的引流对治疗效果至关重要。主胰管断裂的识别和定位也是治疗成功的关键。胰肠吻合中用Prolene线的连续缝合技术有助于提高疗效。减少胰瘘的发生。张敏等[138]回顾分析闭合性胰腺损伤32例,其中术前早期确诊24例;术后7例并发胰瘘,1例同时合并胰瘘;死亡3例;治愈29例。作者认为,对腹部闭合性损伤患者常规行腹腔穿刺及穿刺液淀粉酶测定,有助于提高术前早期确诊率。术后腹腔持续冲洗引流、动态观察引流液淀粉酶变化及逐段拔除引流管有助于减少胰瘘和胰腺假性囊肿的发生率。冯德良等[139]回顾性分析12例胰腺损伤并发胰瘘的临床资料。非手术治疗痊愈10例,再次手术治疗痊愈1例,肝功能衰竭死亡1例。作者认为,在胰腺损伤外科治疗中纠正休克、彻底清创、选择适当的手术方式是预防胰瘘的关键;经充分引流、营养支持及应用抑制胰腺分泌的药物能使多数胰瘘治愈。

(邵成浩 胡先贵)

参 考 文 献

1* 张宏伟,等.中华实验外科杂志,2009,26(1):61
2 程 石,等.中国普通外科杂志,2008,17(11):1097
3 钟敦璟,等.第三军医大学学报,2008,30(19):1807
4 栾正刚,等.中华急诊医学杂志,2008,17(10):1031
5 陈 辰,等.中华急诊医学杂志,2008,17(10):1027
6* 李震东,等.南方医科大学学报,2009,29(6):1141
7* 马振华,等.第四军医大学学报,2009,30(13):1177
8 陈 平.中华胰腺病杂志,2009,9(3):181
9 袁 海,等.中华肝胆外科杂志,2009,15(4):301

10	周　平,等.肝胆外科杂志,2009,17(1):61	59	吕纯业,等.中华胰腺病杂志,2009,9(2):95
11	邹忠东,等.第二军医大学学报,2009,30(8):913	60	朱　红,等.中国普外基础与临床杂志,2009,16(6):460
12*	刘　军,等.中华实验外科杂志,2009,26(10):1354	61	林显敢,等.中华实验外科杂志,2009,26(10):1349
13	冯　珍,等.中华急诊医学杂志,2008,17(10):1035	62	汤厚阔,等.肝胆胰外科杂志,2009,21(2):95
14	刘纳新,等.肝胆胰外科杂志,2008,20(5):336	63	齐晓光,等.胃肠病学和肝病学杂志,2009,18(8):692
15	苗　彬,等.中华胰腺病杂志,2009,9(3):150	64	赵　明,等.哈尔滨医科大学学报,2009,43(2):179
16	陈卫昌,等.中华消化杂志,2009,29(1):17	65	王中秋,等.中华放射学杂志,2009,43(6):621
17	沈纪芳,等.临床放射学杂志,2009,28(1):66	66*	章　瑜,等.临床放射学杂志,2009,28(5):644
18	宋　冰,等.第四军医大学学报,2009,30(7):655	67	张兴龙,等.肝胆胰外科杂志,2009,21(2):107
19*	毛恩强,等.中华外科杂志,2009,47(19):1468	68*	张克兰,等.中国普通外科杂志,2009,18(3):268
20	童智慧,等.中国实用外科杂志,2008,28(10):874	69*	张维建,等.中华肝胆外科杂志,2008,14(11):767
21	白雪巍,等.中华肝胆外科杂志,2009,15(3):176	70	施长鹰,等.肝胆胰外科杂志,2009,21(4):263
22	姚欣敏,等.中华胰腺病杂志,2009,9(3):156	71*	田毅峰,等.中华肝胆外科杂志,2009,15(3):202
23	邹忠东,等.第二军医大学学报,2009,30(4):428	72	金　忱,等.中华肝胆外科杂志,2009,15(7):495
24	钱　铖,等.中华胰腺病杂志,2009,9(2):89	73*	彭承宏,等.中国实用外科杂志,2009,29(8):655
25*	金炜东,等.中国普通外科杂志,2009,18(3):209	74	鲁　正,等.中华普通外科杂志,2008,23(10):742
26	文　铁,等.中华外科杂志,2008,46(20):1579	75	冯雪冬,等.肝胆外科杂志,2009,17(1):27
27	胡　霄,等.肝胆胰外科杂志,2008,20(6):426	76	邱应和,等.中国普通外科杂志,2009,18(3):264
28	王亚军,等.中华急诊医学杂志,2009,18(6):632	77	高志清,等.中华肝胆外科杂志,2009,15(9):645
29	魏晓平,等.中华肝胆外科杂志,2008,14(11):782	78	方驰华,等.中华外科杂志,2008,46(19):1516
30*	童智慧,等.肠外与肠内营养,2009,16(2):65	79	冷家骅,等.中华普通外科杂志,2009,24(1):1
31	徐东升,等.中华肝胆外科杂志,2009,15(3):173	80	李　伟,等.中华医学杂志,2009,89(20):1391
32	杜晓炯,等.四川大学学报(医学版),2009,40(1):181	81	岳树强,等.中华普通外科杂志,2009,24(3):182
33*	汪　涛,等.中华外科杂志,2008,46(21):1630	82*	彭淑牖,等.中华外科杂志,2009,47(2):139
34	范应方,等.中华外科杂志,2009,47(19):1464	83	陈泉宁,等.中国普外基础与临床杂志,2009,16(3):223
35	汤礼军,等.中国普通外科杂志,2009,18(9):938	84	张建伟,等.中华肿瘤杂志,2009,31(5):375
36	童智慧,等.肠外与肠内营养,2009,16(5):264	85	刘晓天,等.中华消化杂志,2008,28(9):625
37	李　强,等.中国实用外科杂志,2009,29(6):495	86*	田伯乐,等.中华外科杂志,2009,47(11):814
38	张献全,等.中国急救医学,2008,28(12):1060	87	王　巍,等.中国实用外科杂志,2009,29(2):132
39	杨智勇,等.中华外科杂志,2009,47(19):1450	88	石　力,等.解放军医学杂志,2009,34(10):1234
40	周蒙滔,等.中国实用外科杂志,2009,29(10):850	89	张　懿,等.四川大学学报(医学版),2009,40(5):960
41	陈　风,等.肝胆胰外科杂志,2009,21(2):98	90	许志伟,等.外科理论与实践,2009,14(1):36
42*	李维勤,等.中华外科杂志,2009,47(19):1472	91	杜家文,等.中华肝胆外科杂志,2009,15(5):365
43	王亚军,等.中国现代普通外科进展,2008,11(5):416	92	胡继霖,等.青岛大学医学院学报,2009,45(2):136
44	刘全芳,等.中华普通外科杂志,2009,24(3):189	93	高　嵩,等.中华外科杂志,2008,46(20):1553
45	詹世林,等.中国普通外科杂志,2009,18(9):915	94	李　新,等.中华外科杂志,2009,47(10):752
46	涂永久,等.实用医学杂志,2008,24(21):3728	95	汤礼军,等.解放军医学杂志,2009,34(3):333
47	皮　健,等.中国普通外科杂志,2009,18(3):212	96	席鹏程,等.中国普外基础与临床杂志,2009,16(8):609
48	文　勇,等.临床小儿外科杂志,2008,7(4):50	97	杜家文,等.中华普通外科杂志,2009,24(3):185
49	王　翔,等.临床小儿外科杂志,2009,8(1):43	98	张维建,等.中华肿瘤杂志,2008,30(11):870
50	申苏建,等.实用医学杂志,2009,25(12):1970	99	高春涛,等.中华肿瘤杂志,2009,31(7):554
51	刁永鹏,等.中国普外基础与临床杂志,2009,16(8):637	100	张　波,等.中华胰腺病杂志,2009,9(1):21
52	郭　坤,等.中华实验外科杂志,2009,26(7):827	101	牛耿明,等.中华肝胆外科杂志,2009,15(3):196
53	杨　光,等.肿瘤,2009,29(7):645	102	安　欣,等.癌症,2009,28(3):286
54	闫长青,等.中华外科杂志,2009,47(10):787	103	汪　毅,等.中华医学杂志,2009,89(34):2381
55	费立明,等.中华外科杂志,2009,47(10):783	104*	贾　林,等.中华胰腺病杂志,2009,9(1):15
56	杨盈赤,等.中华外科杂志,2009,47(13):999	105	杨　琼,等.中华胰腺病杂志,2009,9(3):178
57	刘　骞,等.中华肿瘤杂志,2008,30(12):897	106	杨　秋,等.中华肝胆外科杂志,2009,15(3):182
58	陈　华,等.中华外科杂志,2009,47(13):1002	107*	王忠敏,等.临床放射学杂志,2008,27(12):1730

108 聂 勇,等.肝胆胰外科杂志,2009,21(2):101
109 虞 阳,等.中华胰腺病杂志,2009,9(3):153
110 林根来,等.中华肿瘤杂志,2009,31(4):308
111 陈勇军,等.中华肝胆外科杂志,2008,14(11):757
112 庄 岩,等.中华肝胆外科杂志,2008,14(11):763
113 乔英立,等.临床小儿外科杂志,2008,7(4):55
114 汪 溪,等.肝胆胰外科杂志,2008,20(6):393
115 郑恩典,等.中华消化杂志,2009,29(3):161
116 胡国潢,等.中南大学学报(医学版),2009,34(7):630
117 刘建平,等.腹部外科,2008,21(6):335
118 杨 威,等.中国普外基础与临床杂志,2009,16(2):141
119 许业传.肝胆外科杂志,2008,16(5):340
120 詹勇强,等.医学临床研究,2009,26(8):1448
121 王 伟,等.中华肝胆外科杂志,2009,15(7):502
122 杨 军,等.中华外科杂志,2009,47(5):329
123 刘金英,等.实用医学杂志,2009,25(18):3115
124 蒋奎荣,等.中华外科杂志,2009,47(5):326
125 刘雯静,等.中华外科杂志,2009,47(5):333
126 张太平,等.中华外科杂志,2009,47(18):1365
127 徐 波,等.中华普通外科学文献(电子版),2009,3(3):230
128 刘 哲,等.中国医科大学学报,2008,37(6):787
129 柳 亮,等.临床外科杂志,2009,17(6):389
130 王会娟,等.中华普通外科杂志,2008,23(11):856
131 施红旗,等.肝胆胰外科杂志,2009,21(2):104
132 曲 辉,等.中华普通外科杂志,2008,23(10):750
133 王 准,等.中国临床医学,2009,16(3):380
134 涂发玖,等.肝胆外科杂志,2009,17(1):46
135 吴 醒,等.肝胆外科杂志,2008,16(5):350
136 尹同治,等.临床外科杂志,2009,17(6):423
137 史佩东,等.肝胆胰外科杂志,2008,20(6):397
138 张 敏,等.肝胆外科杂志,2009,21(3):212
139 冯德良,等.中华内分泌外科杂志,2009,3(2):137

文 选

核转录因子抑制蛋白α突变体对大鼠急性胰腺炎(AP)的保护作用[中华实验外科杂志,2009,26(1):61] 张宏伟等报道观察核转录因子抑制蛋白α突变体($I\kappa B\alpha M$)对大鼠急性胰腺炎的保护作用。作者用蛙皮素诱导建立SD大鼠急性胰腺炎模型,分4组:空白对照组A组、急性胰腺炎组B组、转染pcDNA3.0组C组、转染pcDNA 3.0-$I\kappa B\alpha M$组D组。结果发现,D组与B、C组比较:血清TNF-α、淀粉酶表达水平明显降低,差异有统计学意义;胰腺组织Fas、FasL、胱冬裂酶(caspase)-3 mRNA表达明显升高,差异有统计学意义;胰腺组织腺泡细胞坏死明显减少,差异有统计学意义($P<0.05$)。B、C、D组与A组表达差异有统计学意义($P<0.05$)。作者认为,$I\kappa B\alpha M$通过诱导胰腺腺泡细胞凋亡对大鼠急性胰腺炎发挥保护作用。

(经 纬)

述评 在急性胰腺炎的发病过程中,胰腺腺泡细胞发生凋亡是有利的保护性反应,因此如果诱导AP早期胰腺腺泡发生凋亡而不是坏死,有望减轻AP的严重程度。该研究结果显示,$I\kappa B\alpha M$可能通过诱导胰腺腺泡细胞凋亡对大鼠急性胰腺炎发挥保护作用。作者为临床治疗急性胰腺炎如何减轻急性胰腺炎的严重程度提出了新的见解。

(胡先贵)

Survivin基因在急性胰腺炎中的表达及其意义[南方医科大学学报,2009,29(6):1141] 李震东等报道了存活蛋白(survivin)基因在鼠急性胰腺炎中的表达及其意义。作者采用胰胆管逆行穿刺注射牛磺胆酸钠建立不同炎症程度的急性胰腺炎模型。应用免疫组化、Western印迹及RT-PCR等方法检测survivin基因在胰腺组织中的表达,TUNEL法检测胰腺泡细胞凋亡的变化。结果显示,正常胰腺组织无survivin的表达,建立急性胰腺炎模型后,随胰腺炎症程度的加重survivin蛋白和mRNA的表达水平逐渐升高,而腺泡细胞凋亡率则逐渐下降。作者认为,survivin蛋白不仅通过其抗凋亡作用参与了急性胰腺炎时胰腺腺泡细胞凋亡的调节,而且通过其抗凋亡作用使受炎症损伤的胰腺细胞由凋亡转为坏死,从而加重急性胰腺炎病情,可能是预测急性胰腺炎严重程度的一个重要指标。

(经 纬)

述评 急性胰腺炎的发生、发展是多因素综合作用的结果,涉及胰酶自身消化,系统性炎症反应综合征、胰腺细胞凋亡等多个方面。survivin是目前发现的作用最强的凋亡抑制蛋白之一,参与多种组织细胞凋亡的调控。该研究结果显示,survivin蛋白不仅通过其抗凋亡作用参与了急性胰腺炎时胰腺腺泡细胞凋亡的调节,而且通过其抗凋亡作用使受炎症损伤的胰腺细胞由凋亡转为坏死,从而加重急性胰腺炎病情。survivin可能是预测急性胰腺炎严重程度的一个重要指标,但其在胰腺导管细胞及炎性细胞中表达的意义尚需要进一步研究。

(胡先贵)

NF-κB活性对重症急性胰腺炎中腹腔巨噬细胞功能的影响[第四军医大学学报,2009,30(13):1177] 马振华等报道在大鼠重症急性胰腺炎(SAP)发病中腹腔巨噬细胞(PMA)炎症介质产生和释放的机制。作者将36只SD大鼠随机分为假手术组和SAP组。通过逆行胰管注射40 g/L牛黄胆酸钠建立大鼠SAP模型。分别在3、6、12 h剖杀大鼠。常规分离PMA并培养24 h,通过凝胶电泳迁移分析法检测PMA中核转录因子-κB(NF-κB)的活性,采用酶联免疫吸附法检测细胞培养液及血清中肿瘤坏死因子-α(TNF-α)和白介素-1β(IL-1β)的水平。组间差异采用单因素方差分析进行统计学分析。结果显示:建模后3、6、12 h时,NF-κB活性假手术组为 6.26 ± 0.79、7.01 ± 0.49、6.79 ± 0.94;SAP组为 11.94 ± 1.33、23.23 ± 1.22、32.97 ± 1.81。SAP组PMA细胞培养液及血清中TNF-α、IL-1β水平与NF-κB活性变化一致。在各时间点,SAP组PMA中NF-κB活性、细胞培养液及血清中TNF-α、IL-1β水平均高于假手术组。作者认为,NF-κB可以启动PMA中炎性介质的产生和释放,从而参与SAP的发生和发展。

(经　纬)

述评　目前单核/巨噬细胞系统的活性变化已成为急性胰腺炎领域研究的热点。在SAP早期,胰腺组织中的巨噬细胞即被活化,产生大量炎性介质造成胰腺组织的损伤,目前推测炎性介质的产生可能来源于核转录因子-κB(NF-κB)的活化。该研究通过体外实验发现NF-κB途径可以影响PMA中炎症介质的产生和释放,抑制NF-κB途径能够有效抑制PMA的激活。但有关抑制PMA激活对SAP中MODS(多脏器功能不全综合征)及SIRS是否在体内一样具有治疗作用仍需进一步研究。

(胡先贵)

大黄素对重症急性胰腺炎大鼠核因子-κB的影响[中华实验外科杂志,2009,26(10):1354] 刘军等报道大黄素对重症急性胰腺炎(SAP)大鼠核因子-κB(NF-κB)的影响,探讨大黄素治疗SAP的作用机制。作者应用胰胆管逆行注射牛磺胆酸钠建立大鼠SAP模型,随机分为SAP模型组、大黄素干预组(EI组)及正常对照组(Sham组)。观测各组不同时间点(注射牛磺胆酸钠后3、6、12 h)血清淀粉酶、肿瘤坏死因子(TNF)-α和白细胞介素(IL)-6的含量,胰腺病理组织学评分,免疫组织化学方法检测各组胰腺组织的核因子(NF)-κB的表达。结果显示,与SAP组比较,EI组各时间点(3、6、12 h)的病理学评分(13.41 ± 2.14 比 18.42 ± 3.14 比 15.89 ± 1.98)、血清淀粉酶(U/L)(3634.2 ± 247.8 比 4758.5 ± 305.2 比 4687.8 ± 345.8)、TNF-α(g/L)(2.24 ± 0.47 比 2.87 ± 0.87 比 2.76 ± 0.82)和IL-6(g/L)(2.14 ± 0.34 比 2.83 ± 0.44 比 2.71 ± 0.37)明显降低($P<0.05$),NFKB p65阳性表达率(0.31 ± 0.06 比 0.44 ± 0.09 比 0.33 ± 0.08)下降($P<0.05$)。各时间点SAP大鼠胰腺组织NF-κB p65的阳性率随血清TNF-α及IL-6含量变化。作者认为,大黄素可能通过胰腺组织NF-κB而调控血清炎症因子含量,以降低SAP大鼠血淀粉酶,发挥治疗作用。

(经　纬)

述评　重症急性胰腺炎起病急骤,病情凶险,疾病过程中常涉及炎性介质的过度活化、细菌感染等,大黄素是中药大黄的主要有效成分,具有明显的抗炎、抗菌、抗肿瘤及免疫调节作用。该研究结果显示,大黄素可能通过胰腺组织NF-κB而调控血清炎症因子含量,以降低SAP大鼠血淀粉酶,发挥治疗作用。这一研究进一步阐明了大黄具有治疗作用的机制。

(胡先贵)

血液滤过治疗重症急性胰腺炎和暴发性胰腺炎的策略与疗效[中华外科杂志,2009,47(19):1468] 毛恩强等报道了血液滤过治疗重症急性胰腺炎(SAP)和暴发性胰腺炎(FAP)的策略与疗效。作者回顾性分析了1997年3月至2008年12月上海瑞金医院外科ICU同一外科小组收治的接受血液滤过治疗的130例SAP患者和81例FAP患者,结果显示,所有患者均在发病72 h内接受高流量血液滤过或透析滤过。SAP患者接受短时血液滤过应用率(76.9%)显著高于FAP(38.3%),而持续血液滤过的比例(23.1%)显著低于FAP(61.7%);FAP的透析滤过应用率显著高于SAP。低分子肝素和普通肝素均可用于血液滤过的抗凝,但FAP患者所需剂量显著高于SAP患者。血液滤过改善SAP和FAP腹痛的时间分别为(9 ± 6)h和(15 ± 10)h;血液滤过结束后SAP和FAP患者的腹内压血液滤过前均显著降低。SAP患者的28 d手术率(73.8%)显著低于FAP(87.7%)。SAP和FAP患者的住院治愈率分别为88.5%和67.9%。FAP的血液感染率和出血率显著高于SAP。作者认为,发病72 h内,适合非手术治疗的SAP和FAP患者接受短时和持续高流量血液滤过或透析滤过可显著提高生存率。

(经　纬)

述评　血液滤过治疗重症急性胰腺炎的地位已获肯定,但仍有一些相关问题需要深化认识。该研究结果显示,发病72 h内,适合非手术治疗的SAP和FAP患者接受短时和持续高流量血液滤过或透析滤过可显著提高生存率。作者指出,在应用血液滤过治疗重症急性胰腺炎时必须明确目的、严格掌握指征和方法得当。该结论对临床应用具有重要的指导意义。

(胡先贵)

高脂血症性重症急性胰腺炎的临床特征分析[中国普通外科杂志,2009,18(3):209] 金炜东等报道了高脂血症性重症急性胰腺炎的临床特点。作者回顾分析近8年收治的114例重症急性胰腺炎患者的临床资料，比较高脂血症组（HL组21例）和非高脂血症组（NHL组93例）的临床特征、并发症及预后差异。结果显示，高脂血症性重症急性胰腺炎（HL-SAP）在性别组成、年龄、Ranson评分方面与非高脂血症组均无统计学差异（$P>0.05$）；但体质量指数、既往胰腺炎发作史及血性腹水发生率两组间差异有统计学意义；腹腔脓肿、ARDS、肾衰竭、应激性溃疡、DIC、假性囊肿等并发症发生率两组间差异均无统计学意义（$P>0.05$）；MODS发生率HL组高于NHL组；手术率、住院天数及病死率两组间差异无统计学意义。作者认为，HL-SAP具有体质量较重、多有既往发作史及血性腹水发生率较高、易发生多器官衰竭等特点。

（经　纬）

述评　近年来高脂血症与急性胰腺炎的关系越来越受到临床医师的重视，高脂血症性重症急性胰腺炎在临床特征、并发症和预后上均显示出与其他SAP有不同之处。该研究结果显示，HL-SAP具有体质量较重、多有既往发作史及血性腹水发生率较高、易发生多器官衰竭等特点。这一研究有助于进一步了解高脂血症在急性胰腺炎中的作用，还为SAP的个体化治疗提供了依据。

（胡先贵）

不同营养支持模式对重症急性胰腺炎病人治疗效果的影响［肠外与肠内营养，2009，16（2）：65］　童智慧等比较了重症急性胰腺炎不同阶段营养支持模式的改变及对其治疗效果的影响。作者回顾分析1988年1月至2005年4月该所收治的557例SAP病人的临床资料，并根据治疗阶段分为早期组（1988年1月至1996年12月）和后期组（1997年1月至2005年4月），比较两组SAP病人不同营养支持治疗模式的效果。结果显示：①早期组病人98.1%行PN支持，明显高于后期组病人（$P<0.05$），PN支持时间亦较后期组病人明显长（$P<0.05$）；②后期组病人97.0%行EN支持，明显高于早期组病人（$P<0.05$），病人开始行EN支持的时间亦较早期组明显提前（$P<0.05$）；③早期组病人急性肾衰竭、胰周感染和腹腔大出血等发生率明显高于后期组病人（$P<0.05$）；④早期组病人的治愈率低于后期组，手术率和病死率高于后期组病人（$P<0.05$）。作者认为，SAP病人营养支持治疗的模式由以PN为主转变为以EN为主，营养支持模式的转变是SAP治疗效果取得进步的关键因素之一。

（经　纬）

述评　重症急性胰腺炎病人早期代谢特点是分解代谢远超过合成代谢，因此对此类病人进行营养支持是必不可少的。近年来，营养支持的模式发生了较大变化。该研究显示SAP病人营养支持治疗的模式由以PN为主转变为以EN为主，营养支持模式的转变是SAP治疗效果取得进步的关键因素之一。该文对如何选用合适的营养支持模式有重要的指导意义。

（胡先贵）

介入超声穿刺引流联合胆道镜清创：胰周坏死感染的微创化解决方案［中华外科杂志，2008，46（21）：1630］　汪涛等以微创技术手段建立胰周坏死感染引流和清创的一体化治疗模式，并探讨其临床应用价值。作者在2006年3月至2008年1月间共对17例患者施行介入超声穿刺引流联合胆道镜清创。采用超声引导对胰周坏死感染经皮穿刺引流；以Cook筋膜扩张器（8～30 F）对穿刺窦道由细到粗逐级扩张，并将穿刺引流管（6～8 F）更换为较大口径引流管（22～24 F），改善引流效果；胆道镜经扩张成型窦道进入病灶内部，直视下完成坏死组织的清创；通过持续有效引流和反复清创促进愈合。结果显示，该组17例患者，15例采用此方法治愈，治愈率88.2%，2例因技术原因中转开腹手术，15例患者平均治愈时间73 d，平均住院时间57 d，并发窦道和腹腔出血各1例，消化道瘘2例，均经非手术治愈，所有患者随访至今健在，无胰周感染坏死残留或复发。作者认为，介入超声穿刺引流联合胆道镜清创在达到胰周坏死感染目标化治疗的同时，实现了"损伤控制"的现代外科理念。

（经　纬）

述评　近年来重症急性胰腺炎早期病死率明显下降，后期胰周坏死感染所致的二次炎症状态成为SAP死亡的主要原因。一旦胰周感染形成，及时、有效地控制感染源、清创、引流是挽救患者生命的唯一途径。该研究显示，介入超声穿刺引流联合胆道镜清创在达到胰周坏死感染目标化治疗的同时，实现了"损伤控制"的现代外科理念。为重症急性胰腺炎胰周感染的治疗提供了微创治疗途径。望增加治疗病例，延长随访时间，以获取更多的科学依据。

（胡先贵）

1 033例重症急性胰腺炎治疗经验总结［中华外科杂志，2009，47（19）：1472］　李维勤等回顾性分析了1997年1月至2009年3月间南京军区南京总医院全军普通外科研究所收治的1 033例重症急性胰腺炎患者，男性622例，女性411例；年龄13～98岁，平均51岁。APACHEⅡ评分（12.0±4.3）分，所有患者的治疗均由ICU、外科、内镜、影像和血液净化等专业医师组成的治疗小组完成。患者早期均在ICU内进行监测治疗，其中机械通气365例，气管切开218例，行床旁持续大流量血液滤过159例，行鼻胆管引流179例，早期肠内营养513例，CT引导下经皮胰周穿刺引流

477例,因胰周坏死感染行胰周坏死组织清除引流术438例。结果显示,1 033例患者中,975例治愈出院(94.4%),38例患者死亡,其中手术患者病死率7.1%(31/438)。作者认为,多专业医师组成的治疗小组可能更有利于重症急性胰腺炎的治疗。

（经　纬）

述评　近年来重症急性胰腺炎的治疗理念和器官支持功能手段都有较大进展,同时手术和非手术治疗措施都有显著进步,治疗效果显著提高。该研究显示,多专业医师组成的治疗小组可能更有利于重症急性胰腺炎的治疗,从而指出多专业管理模式对患者的治疗更能统筹兼顾,对各医院建立最优化的SAP管理模式有一定的指导作用。

（胡先贵）

磁共振扩散加权成像对慢性胰腺炎及胰腺癌的诊断价值分析[临床放射学杂志,2009,28(5):644]　章瑜等探讨了3.0T磁共振扩散加权成像(DWI)及表观扩散系数(ADC)对于慢性胰腺炎及胰腺癌的诊断价值。对15名健康自愿者、16例慢性胰腺炎和15例胰腺癌患者进行DWI扫描,采用自旋回波-回波平面成像(SE-EPI)序列,b值为0.600和0.100 0 s/mm^2。测量胰腺ADC值,比较不同b值下,三者的ADC值差异。结果显示,自愿者组、慢性胰腺炎组、胰腺癌组在b值为0.600 s/mm^{2}时,三组的ADC值(10^{-3} mm^2/s)95%可信区间分别是3.176～1.670(2.423±0.384)、2.153～1.287(1.720±0.221)、1.613～1.005(1.309±0.155);b值为0.1000 s/mm^{2}时,三组的ADC值(10^{-3} mm^2/s)95%可信区间分别是2.456～1.390(1.923±0.272)、1.979～1.085(1.532±0.228)、1.585～0.773(1.179±0.207)。三组ADC值差异b值为0.600及0.100 0 s/mm^{2}时,均有统计学意义($P<0.05$)。作者认为,测量DWI中胰腺的ADC值对于胰腺癌与慢性胰腺炎的鉴别诊断有一定意义。

（宋　彬）

述评　由于慢性胰腺炎、胰腺癌及正常胰腺组织在细胞密度、细胞外间隙、血供差异方面都有很大不同,因此推测三者在扩散能力上也会有一定差别,会在DWI上有所反应。该研究结果与预期结果一致,不同b值下三组之间的ADC值差异有统计学意义,因此测量胰腺的ADC值对于胰腺癌和慢性胰腺炎的鉴别诊断有一定意义。但由于三者ADC值仍或多或少有交叉,DWI及ADC值对于胰腺癌及慢性胰腺炎的诊断价值及合适b值的选择还有待于进一步研究。

（胡先贵）

胰头癌的外科治疗:附142例报告[中国普通外科杂志,2009,18(3):268]　张克兰等总结了142例胰头癌的外科治疗情况。作者回顾性分析1997年1月至2007年12月142例经手术治疗的胰头癌患者的临床及随访资料。将142例患者分为根治性切除(RR)组(38例)、姑息性切除(PR)组(15例)、胆肠内引流(BJ)组(89例)。BJ组根据吻合方式再分为胆囊空肠吻合组(56例)和胆管空肠吻合组(33例);是否附加胃空肠吻合又分为BJ+胃空肠吻合组(32例)和BJ未附加胃空肠吻合组(57例)。观察各组生存时间和BJ组黄疸复发率、十二指肠梗阻发生率。结果显示,RR、PR、BJ组的中位生存时间分别为13.6、10.7、7.8个月,RR组生存时间较PR、BJ组有明显延长($P<0.01$),但PR组和BJ组生存时间无统计学差异($P>0.05$)。BJ组中胆管空肠吻合组生存率显著高于胆囊空肠吻合组($P<0.05$);胆囊空肠吻合组、胆管空肠吻合组黄疸复发率分别为55.4%、9.1%($P<0.01$)。附加胃空肠吻合组、未附加胃空肠吻合组十二指肠梗阻发生率分别为6.2%、22.8%($P<0.05$)。作者认为,胰腺癌患者应首选根治性切除;对不能性根治性切除者宜选择胆管空肠、胃空肠双吻合手术,以期提高生活质量、延长生存期。

（宋　彬）

述评　胰头癌起病隐匿,发展迅速,预后较差。手术治疗仍为首选。该手术方式主要有根治性切除、姑息性切除及减黄手术等,根治性切除目前是唯一能提高生存率的有效办法。对于不能根治切除者,如何选择术式存在许多争议。该研究结果显示,对胰头癌患者应力争行根治切除,对不能根治性切除患者,则宜选择胆管空肠内引流、胃空肠吻合术(双吻合术),以缓解患者症状、提高生活质量及延长生存期。

（胡先贵）

胰体尾癌的根治切除与外科疗效分析[中华肝胆外科杂志,2008,14(11):767]　张维建等探讨了胰体尾癌R0(根治性)切除率的影响因素和外科疗效。回顾性分析214例胰体尾癌病例的临床诊治情况。该组214例中有120例接受手术治疗,手术组总切除率为59.2%(71/120),R$_0$率为40.8%(49/120)。与其他治疗方式比,R$_0$切除病例的肿瘤直径小、淋巴结转移率低及周围脏器浸润率低,且Ⅰ期、Ⅱ期和Ⅲ期病例根治切除率(分别为100%、100%和87.5%)明显高于ⅣA期(29%)和ⅣB期(0%)病例($P<0.01$)。该组病例总的1、3、5年生存率分别为14.5%(31/214)、7.0%(15/214)、2.4%(5/214),R0切除组1、3及5年生存率分别为53.1%(26/49)、30.6%(15/49)和10.2%(5/49),显著好于姑息性切除组(9.1%、0、0)、短路或剖腹探查组(12.2%、0、0)及非手术治疗组(1.2%、0、0)

（$P<0.01$）。作者认为，提高胰体尾癌手术切除率在于早期诊断，且根治性切除是提高肿瘤疗效的关键。由于脾脏作为人体重要的免疫器官，在抗感染和肿瘤免疫方面发挥重要作用，在脾及其血管未受侵犯的情况下，保留脾脏的胰体尾癌切除病例在肿瘤复发率和生存时间方面明显好于联合切除脾脏的病例。因此认为在不影响肿瘤根治的前提下应尽量保留脾脏。

（宋 彬）

述评 胰体尾癌起病隐匿，病情进展迅速，易于发生远处转移，预后极差。提高胰体尾癌的切除率是达到较好预后的关键。根治切除能明显提高患者的生存率，能否早期诊断对于实施胰体尾癌根治性切除术至关重要。虽然胰体尾联合脾脏切除是治疗胰体尾病变的标准术式，但作者的研究显示，对于明确脾及其血管未受侵犯的情况下，应在不影响肿瘤根治的情况下尽量保留脾脏，不破坏其抗感染和抗肿瘤能力。意见可供参考。

（胡先贵）

规范化区域淋巴结清扫在胰十二指肠切除术中的价值及意义[中华肝胆外科杂志,2009,15(3):202] 田毅峰等探讨了规范化区域淋巴结清扫在手术治疗胰头癌的临床价值及意义。在常规Whipple基础上进行规范化区域淋巴结清扫，重点清除肠系膜根部淋巴结(14abcd)、腹主动脉旁淋巴结(16a2b1)以及肝十二指肠韧带淋巴结(abpch)、肝动脉旁(8组)、腹腔干(9组)淋巴结。对11例胰头癌患者施行以规范化区域淋巴结清扫的WhippleD2切除，常规行胰管及尾侧胰断端术中病理检查，证实无癌残留。2例合并血管侧壁切除或节段切除血管重建。全组无手术死亡病例，并发胰瘘1例。11例病人中有7例(63.6%)发生淋巴结转移，其中以胰头后(13组)、肠系膜根部(14组)发生率最高(36%)；发生第二站淋巴结转移的比例高达57.1%。全部获随访，随访时间2～24个月，随访达1年以上的5例。死亡1例，存活21个月，为非肿瘤死亡。其余均无瘤存活。作者认为，规范化区域淋巴结清扫较彻底清除区域内淋巴结及后腹膜组织，同时没有增加其手术的风险性。有理由相信"胰头癌根治术"是以规范化区域淋巴结清扫为重点的WhippleD2切除，其治疗胰头癌具备手术的安全性、可行性及彻底性，但对于远期疗效，仍需大宗病例进一步证实。

（宋 彬）

述评 胰十二指肠切除术迄今仍被认为是治疗胰头癌首选且有效的术式，目前国内外学者对于胰头癌切除范围的问题争议颇多。该文作者认为，胰十二指肠切除术时行规范化的D1、D2区域淋巴结清扫安全、可行。在统一规范术式的基础上进行大宗病例的长期随访，有利于得到胰头癌根治术对于术后复发率、转移率和远期生存率的客观评价，应引起胰腺外科医师的重视。

（胡先贵）

联合腹腔干切除在胰体尾癌扩大根治术中的应用[中国实用外科杂志,2009,29(8):655] 彭承宏等探讨了胰体尾联合腹腔干切除在胰体尾癌扩大根治术中的应用及其效果，回顾分析了10例胰体尾联合腹腔干切除的临床资料。胰体尾肿块直径(5.0 ± 1.3)cm，中位手术时间320(225～420)min，术中中位出血量900(500～1 500)ml；其中3例行肝总动脉重建。术后4例发生胰漏、乳糜漏、腹腔积液、感染等并发症；其中1例死于术后并发症。5例术后出现肝功能异常。9例术后住院时间(28.8 ± 13.6)d，术后中位存活时间15个月。6例术前有腰背痛、腹痛，其中5例术后明显缓解。作者认为，联合腹腔干切除的胰体尾癌扩大根治术是可行、安全的，能够提高胰体尾癌的手术切除率，一定程度上延长生存时间，改善生存质量。术中保护好肝动脉和胃右血管的血供是此手术的关键，如果条件许可，尽可能行肝总动脉重建。目前认为，胰体尾癌有以下情况适行此种术式：①胰头、肝固有动脉、胃十二指肠动脉、肠系膜上血管及腹腔干根部未被肿瘤累及；②钳夹腹腔干后，可清晰地触及肝固有动脉的波动，否则应行肝总动脉重建；③腹膜后及胰周的肿瘤可被完整切除。

（宋 彬）

述评 影响胰体尾癌手术切除的主要原因是腹腔内广泛转移及周围重要血管受累。联合腹腔干切除用于胰体尾癌扩大切除术中，总体安全、可行，有利于提高胰体尾癌病人的手术切除率、延长生存时间，改善术后生存质量。术中应注意保留从肠系膜上动脉经胰十二指肠前后弓、胃十二指肠动脉至肝固有动脉的血流，保证足够的肝动脉血供，以利于术后恢复和减少并发症。

（胡先贵）

捆绑式胰胃吻合术[中华外科杂志,2009,47(2):139] 彭淑牖等介绍了一种新型的胰胃吻合术——捆绑式胰胃吻合术(BPG)，并探讨其应用价值。对2008年5～10月收治的15例患者行胰十二指肠切除并采用BPG。其中胰头癌7例、十二指肠癌2例、肿块型慢性胰腺炎伴胰管结石1例、壶腹癌1例、胆囊癌1例、胰岛细胞瘤1例、胆管下端癌2例。BPG主要包括胰腺残端游离、胃后壁切开及荷包缝线预置、胃前壁切开和胰胃吻合(浆肌层捆绑和黏膜捆绑)4个步骤。全组手术均顺利完成，无死亡病例。并发症包括胸腔积液1例，胃排空障碍2例，胆瘘2例，均保守治疗痊愈，全组未出现胰胃吻合口瘘。作者认为，作为一种新型的胰胃吻合术,BPG具有诸多特点:①内捆绑和外捆绑能够保证所有穿过胰腺和胃腔的针孔都不在表面显现,从而消除了渗漏的可能性;②真正的吻合口完全是位于胃腔之中;③真正的吻合口总是处在胃的液平线之上,利于愈合;④胰胆分道能显著地减少胆漏的危害性。应用BPG能有效预防吻合口瘘的发生。基于上述特点,BPG能十分有效地预防吻合口漏的发生,从而显著提高胰十二指肠切除术的安全性。

(宋 彬)

述评 新型的胰胃吻合术——捆绑式胰胃吻合术通过胰腺残端游离、胃后壁切开及荷包缝线预置、胃前壁切开、胰胃吻合(浆肌层捆绑和黏膜捆绑)4个主要步骤完成,能有效地减少吻合口漏的发生率,显著提高胰十二指肠切除术的安全性,适用于各种胰十二指肠切除术,值得临床推广应用。

(胡先贵)

POSSUM评分系统预测胰十二指肠切除术手术风险的价值[中华外科杂志,2009,47(11):814] 田伯乐等探讨了POSSUM评分系统在预测胰十二指肠切除术手术风险中的价值。采用POSSUM评分系统(含12项生理学指标和6项手术学指标)对265例接受胰十二指肠切除术的患者资料进行前瞻性评分,根据公式计算预期术后并发症发生情况;按Clavien术后并发症诊断标准和国内参考标准分别统计分析术后实际并发症发生情况,并与预期并发症情况进行比较。结果265例患者生理评分为12~24分,平均15分;手术学评分为14~24分,平均17分;POSSUM评分为0.24~0.88分,预期平均并发症发生率为43.8%,发生例数116例;实际观察有105例术后发生不同程度的并发症,实际发生率为39.6%,与预测数比较差异无统计学意义($P>0.05$)。进一步分层分析发现,POSSUM评分为0.4~0.8时预测最为准确;POSSUM评分系统在预测术后总的病死率时价值不大,但对于POSSUM≥0.5分患者的病死率预测仍有意义。作者认为,POSSUM评分系统能较好地预测胰十二指肠切除术(PD)的手术风险,对于PD手术及术后处理决策有指导意义。

(宋 彬)

述评 由于解剖学和生理学方面的原因,胰十二指肠切除术操作复杂,并发症发生率高、手术风险大,目前缺乏公认的预测手术风险的标准。该研究作者应用结合生理学指标和手术学指标设计的POSSUM评分系统用于前瞻性预测PD手术风险。结果提示,该评分系统预测PD术后并发症价值较高,特别提出当POSSUM评分为0.4~0.8分时预测价值最高,可在临床推广应用中进一步证实。

(胡先贵)

吉西他滨动脉灌注化疗与外周静脉化疗治疗中晚期胰腺癌的比较研究[中华胰腺病杂志,2009,9(1):15] 贾林等比较了吉西他滨动脉灌注化疗和外周静脉化疗治疗中晚期胰腺癌的临床疗效。入选的43例中晚期胰腺癌患者分为动脉灌注化疗组(灌注组,21例)和外周静脉化疗组(静脉组,22例),两组均采用吉西他滨为基础联合5-Fu化疗。主要评价指标包括临床受益反应、肿瘤客观缓解率和不良反应。结果显示灌注组的临床受益率为81%,显著高于静脉组的50%($P=0.033$);灌注组的疼痛改善率为76.2%,亦显著高于静脉组的45.5%;灌注组的肿瘤客观有效率为33.3%,略高于静脉组的22.7%,相差不显著($P=0.489$);两组不良反应无显著性差异。作者认为,尽管吉西他滨动脉灌注化疗尚不能有效改善中晚期胰腺癌的客观疗效,但显示出显著的临床受益反应,且患者不良反应轻微,临床耐受性良好,值得进行多中心大宗病例前瞻研究。

(宋 彬)

述评 吉西他滨是胰腺癌化疗的常用药物,既往多采用外周静脉给药,区域动脉化疗尚处于探索阶段。该研究采用胰腺区域动脉灌注化疗治疗中晚期胰腺癌,结果显示临床受益反应显著优于外周静脉给药组,且不良反应轻微。有关区域动脉化疗治疗胰腺癌的研究尚有限,需要更多的前瞻对照临床试验来客观评价。

(胡先贵)

CT引导下植入^{125}I放射性粒子治疗胰腺癌的临床应用[临床放射学杂志,2008,27(12):1730] 王忠敏等探讨了CT引导下^{125}I放射性粒子植入治疗胰腺癌的临床疗效。对31例手术不能切除的晚期胰腺癌患者行CT引导下植入^{125}I放射性粒子治疗。31例的肿瘤平均直径为5.8 cm。治疗后随访2~25个月,术后患者顽固性疼痛症状明显缓解($P<0.05$),Karnofsky评分显著提高($P<0.05$)。平均术后2~5 d疼痛开始缓解。术后2个月CT随访,肿瘤完全缓解(CR)3例,部分缓解(PR)16例,无变化(NC)9例,进展(PD)3例,总有效率(CR+PR)为61.3%。全组中位生存时间为10.31个月,Ⅱ期、Ⅲ期及Ⅳ期粒子植入术后中位生存期分别为14、11及6个月;6个月和12个月累计生存率分别为89%、70%、58%和44%、30%、0%。在随访过程中,发现2颗粒子迁移至肝脏,未见上消化道出血、胰腺炎、胰瘘及放射性肠炎等严重并发症。作者认为,CT引导下植入^{125}I放射性粒子治疗胰腺癌,近期疗效确切,具有很好的姑息止痛疗效,是一种安全、有效、并发症少的微创治疗方法,远期疗效尚待进一步随访和观察。

(宋 彬)

述评 手术不能切除的晚期胰腺癌是目前胰腺癌治疗的难点之一,作者利用放射性粒子治疗计划系统,将^{125}I放射性粒子在CT引导下直接植入胰腺肿瘤病灶中,取得了良好的疗效,同时研究表明^{125}I粒子联合动脉灌注吉西他滨治疗比单纯^{125}I粒子植入能更好地改善患者的生存质量,提高生存率。经皮CT引导下植入^{125}I放射性粒子治疗胰腺癌是目前对进展期胰腺癌一种较好的微创治疗选择。

(胡先贵)

脾脏外科

本年度共收集到论文83篇,纳入一年回顾25篇,占32%;收入文选6篇,占7%。

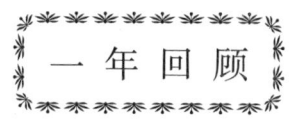
一年回顾

一、基础研究

近年来研究发现,门脉高压症脾脏功能亢进时脾脏的巨噬细胞的功能较正常状况下发生了变化。李宗芳等[1]将慢性乙型肝炎肝硬化门脉高压症脾脏功能亢进患者(实验组)与外伤性脾脏破裂患者(正常组)对照,两组均行脾脏切除后,贴壁培养法分离纯化脾脏组织巨噬细胞,并制备细胞悬液,然后利用试剂盒分析其功能。结果发现,与正常脾脏巨噬细胞相比,门脉高压症脾脏功能亢进时脾脏的巨噬细胞的吞噬率、抗原呈递阳性细胞比例和分泌 TNF-α 的阳性细胞数明显增高($P<0.01$)。认为是门脉高压症脾脏功能亢进时脾脏的巨噬细胞吞噬、抗原呈递和分泌功能明显增强,细胞处于活化状态,说明门脉高压症时脾脏没有完全丧失免疫功能,但可能处于某种紊乱状态。多种炎性因子和内毒素等促炎因子的共同作用可引发全身炎症反应综合征(SIRS),脾脏作为机体最大周围免疫器官是否参与该反应过程值得探讨。孟凡强等[2]采用阻断和恢复大鼠肝动脉和门静脉血供,制备全肝缺血模型,将大鼠随机分为假手术组、脾切除+再灌注组和再灌注组,AST、ALT 水平检测肝功能,血清肌酐水平检测肾脏功能,H-E 染色观察病理形态学变化,同时测定血清 TNF-α 水平、凋亡蛋白胱冬裂酶(caspase)-3 表达情况。结果显示,肝缺血-再灌注造成肝、肾和小肠的严重损伤,表现为 AST、ALT、血清肌酐明显升高,病理形态学改变严重,组织水肿显著,凋亡细胞大量出现;脾脏切除可显著减轻上述改变,血清 TNF-α 水平降低,caspase-3 表达减弱。认为是脾切除可通过降低全身炎症反应,抗组织细胞凋亡,减轻肝缺血-再灌注造成的多个脏器损伤。

二、脾外伤和脾外科手术

(一)脾外伤的治疗

随着对脾脏解剖和生理功能研究的深入,对脾脏的功能及其与疾病的关系已经有了更加完整和准确的理解,如何最大限度地保留脾组织和脾功能,已经成为当今脾外科关注的焦点,人们通过各种方式尽可能地保留脾组织及其功能,极大地促进了保脾手术的发展。随着临床经验的积累及诊疗技术的进步,非手术治疗(包括绝对卧床休息、禁食、胃肠减压、补液、维持水电解质平衡、输血、止血、抗感染和严密监测血压、脉搏、腹部体征等处理,注意动态检查血红蛋白、腹部 B 超检查)已成为外伤性脾破裂中的一种重要方法。叶启文等[3]回顾分析了 2004 年 1 月至 2007 年 12 月间 186 例外伤性肝脾破裂患者中 96 例行非手术治疗的经验,男性 60 例,女性 36 例,年龄 2~69 岁,平均年龄 35.5 岁。全组均为闭合性损伤,受伤至就诊时间平均 7 h。其中车祸伤 61 例,坠落伤 25 例,殴击伤 10 例。合并肋骨骨折 32 例,肺挫裂伤 14 例,肾挫伤 9 例,颅脑损伤 25 例。脾损伤程度按美国创伤外科协会(ASST)脾外伤分级标准:Ⅰ级 42 例,Ⅱ级 32 例,Ⅲ级 22 例。结果表明,84 例经非手术治疗成功,中转手术治疗 12 例。其中入院收缩压大于 90 mm Hg 的 62 例非手术治疗成功 58 例(93.5%),血压 80~90 mm Hg 的 34 例中非手术治疗成功 26 例(76.5%);入院时 CT 检查腹腔未见游离液体或少量游离液体的 65 例中非手术治疗成功 60 例;腹腔中等游离液体的 31 例中非手术治疗成功 24 例;ASST 分级Ⅰ级的 42 例中非手术治疗成功 38 例,Ⅱ级的 32 例中成功 29 例,Ⅲ级的 22 例中成功 17 例。作者认为,有选择的非手术治疗脾破裂是安全、有效的治疗方法,其中入院时血压稳定、腹腔无或少量游离液体者能保持较高的非手术治疗成功率;在血压稳定前提下,脾脏 ASST 分级Ⅱ级以下分级可能对非手术治疗成功无明显影响,但达到 ASST 分级Ⅲ级,成功率明显降低。约 50% 成人和 80% 的儿童脾外伤患者可通过保脾治疗或保脾手术避免脾切除。尽量保留脾组织的观点已被广泛接受。李强辉等[4]*回顾性总结了 39 例儿童外伤性脾破裂实施保脾手术的经验。男性 29 例,女性 10 例,年龄 2～16 岁,平均年龄 7.6 岁。闭合性外伤 35 例,开放性损伤 4 例。经B超、CT 检查证实脾破裂;按成人脾脏损伤成都分级标准:Ⅰ级 7 例,Ⅱ级 17 例,Ⅲ级 11 例,Ⅳ级 4 例;手术方式:缝合修补或加创口黏合手术 21 例;脾部分切除 14 例;脾部分切除加脾动脉干结扎术 6 例;全脾切除后自体脾组织移植术 4 例。结果表明:39 例均治愈出院。术后彩色多普勒 B 超和血清检查,28 例脾脏均存活,免疫功能正常。认为儿童外伤性脾破裂,在选择适当术式的前提下,保脾治疗是安全、有效的。刘养洲等[5]对 26 例外伤性脾破裂的患者行数字减影血管造影(DSA)检查及脾动脉栓塞止血保脾治疗的经验进行了总结。男性 20 例,女性 6 例,年龄 7～78 例,平均 42.5 岁。致伤原因以交通事故和坠落伤为主。术前均经 B 超和 CT 检查确诊。根据 Buntain(1985)四型法:Ⅰ型 9 例,Ⅱ型 11 例,Ⅲ型 6 例。结果显示:25 例行超选择性脾动脉栓塞止血均一次性成功止血,保留脾脏,无明显并发症;1 例因脾动脉严重畸形无法栓塞进行开腹脾脏切除术。认为通过 DSA 介入血管栓塞保脾是一种更简单、对人体损伤更小,且治疗效果确切的方法,对于外伤性脾破裂的患者,在条件允许的情况下,首先可以尝试经非手术保脾治疗。脾脏外伤的处理,仍应严格遵守"保命第一,保脾第二"的原则。延迟性脾破裂是外伤性脾破裂中的一种特殊类型,其早期临床症状不典型,经过一段时间后出现腹痛和内出血表现,此时病情急、变化快、易误诊,病死率和并发症均高于一般的脾破裂。杨雁灵等[6]总结了 1990 至 2006 年间 47 例延迟性脾破裂诊断和外科治疗的经验,男性 36 例,女性 11 例,平均年龄 34.2 岁,均为腹部闭合性钝伤所致。受伤距入院时间 2～39 d 不等,平均 13.3 d,以 3～10 d 最多见。其中 35 例伤后有左上腹胀痛或仅左上腹压痛,突然剧烈腹痛、严重休克者 23 例,腹部隐痛到胀痛、中度休克者 17 例,无休克症状者 7 例。有腹膜刺激征 31 例,腹部有移动性浊音 29 例,腹穿抽出不凝血 38 例,B 超示脾有低回声区 29 例,脾包膜不完整 26 例,其中有液性暗区 37 例。CT 显示包膜下血肿 28 例,腹腔积液 31 例。8 例行非手术治疗,39 例行手术治疗,术中见中央性脾破裂 21 例、边缘性脾破裂 18 例,脾包膜与脾实质均有不同程度的分离和剥脱,腹腔内积血。按 Gall-Scheele 脾破裂分级标准:Ⅱ级 23 例,Ⅲ级 16 例;全脾切除术 24 例,自体脾片组织网膜移植术 12 例,脾脏部分切除术 9 例,裂口缝合修补术 6 例。所有病人均顺利出院。认为准确的诊断、积极有效的围术期处理与正确的术中处理或有效的非手术治疗措施是延迟性脾破裂治疗的重要保障。对于创伤性脾破裂全脾切除患者,自体脾移植术成为保留脾脏功能的主要措施之一。但对于极严重脾碎裂伤,因无法切除足够的脾片,使这种移植法的应用受到限制。朱燕辉等[7]*介绍了对 11 例创伤性脾破裂患者行全脾切除及自体脾泥组织大网膜内移植术的经验。男性 9 例,女性 2 例,平均年龄 27 岁,致伤原因均为车祸。按我国第六届全国脾脏外科学术研讨会制订的Ⅳ级分级法,均属Ⅳ级。入院时均有休克表现,腹腔穿刺抽出不凝血,术中探查发现脾脏均呈严重不规则碎裂伤。急诊全脾切除及采用自体脾泥大网膜移植术治疗后,1 例因合并严重肺损伤术后死于呼吸衰竭,1 例继发腹腔感染移植脾溶解失败,9 例治愈,术后 2 周复查,IgM 和 IgG 均低于正常值,3 例血小板轻度增高。术后 3 个月复查 B 超及 CT 有移植脾存活表现,血小板及血清 IgM 和 IgG 恢复正常范围,无脾切除术后暴发性感染(OPSI)发生。作者认为,对创伤性脾破裂行全脾切除患者,自体脾泥大网膜移植是一种新的、安全、有效的保脾手术方式(编者按:注意脾泥继发性感染)。

(二) 脾外科手术

脾脏是体内最大的免疫器官,在机体免疫防御系统中占有重要地位,近年来,随着对脾脏在抗感染、抗肿瘤免疫方面研究的不断深入,越来越多的学者在治疗肝硬化脾亢时倾向于采用保脾手术。商昌珍等[8]*采用自体脾移植联合食管横断吻合术治疗肝硬化门静脉高压症,并通过随机对照的方法分析了该术式对机体免疫、肝功能等方面的影响。男性 31 例,女性 5 例,年龄 23～81 岁,平均年龄 54.5 岁,患者肝功能均为 Child A 级或 B 级,术前均有不同程度的脾大、脾功能亢进或食管胃底静脉曲张破裂出血症状。完全随机分成两组,自体脾移植组($n=18$)和脾切除组($n=18$),自体脾移植组接受脾切除、食管横断吻合及自体脾移植术,脾切除组接受脾切除、食管横断吻合术。于术前及术后 2～6 个月定期观察两组患者的一般情况、行脾脏放射性核素扫描,同时监测肝功能、血清促吞噬素(Tuftsin)及 IgM 水平,并行组间及手术前后比较分析。自体脾移植组患者术后 2 个月血清血清促吞噬素(tuftsin)和 IgM 水平与术前比较无明显差异($P>0.05$),而脾切除组患者术后 2 个月血清血清促吞噬素(tuftsin)和 IgM 水平较术前明显降低($P<0.05$);自

体脾移植术对患者肝功能无明显影响,术后2个月放射性核素扫描证实移植脾于腹膜后存活。作者认为,自体脾移植对保留机体脾脏免疫功能具有重要价值,腹膜后自体脾移植联合食管横断吻合术治疗肝硬化门静脉高压症的临床效果确切,值得推广应用。现在各种脾脏保留性手术均有其局限性和不良反应,因此,寻找更安全、更有效、微创的保脾手术方法是目前脾脏外科面临的一个重要课题。郝向东等[9]对6例儿童脾功能亢进应用脾动脉栓塞术治疗,男性4例,女性2例,年龄5~8岁。患儿中地中海贫血1例,血小板减少性紫癜4例,巨脾伴脾功能亢进1例,所有病人均采取DSA下脾动脉造影术,以76%泛影普胺加庆大霉素8万单位浸泡明胶海绵后注入脾动脉及其分支。结果6例术后血小板计数均上升至正常范围,症状和体征改善。王昊等[10]对1993年3月至2006年12月间19例脾切除术与同期23例部分性脾栓塞术治疗肝硬化脾功能亢进的疗效进行了对比研究,男性28例,女性14例,年龄17~79岁,按治疗方式分为外科脾切除组和部分脾栓塞治疗组,比较观察两组术后第3、7、14、30天及1年的外周血象主要指标,术后1个月及1年的NK细胞活性、术后住院时间、住院费用及并发症的发病率。结果两组患者术后不同时间的血细胞水平差异均无统计学意义($P>0.05$),部分性脾栓塞组患者术后住院时间及住院费用明显低于外科手术组($P<0.05$),术后1个月及1年外科手术组NK细胞活性低于部分性脾栓塞组,差异具有统计学意义($P<0.05$)。作者认为,外科脾切除与部分性脾栓塞治疗肝硬化脾功能亢进均有确切疗效,部分性栓塞在减少患者住院时间、降低住院费用及维持患者免疫功能方面更有优势,但治疗方案需个体化。冯凯等[11]在动物实验的基础上采用射频消融治疗43例肝硬化门静脉高压性脾功能亢进症。男性35例,女性8例,中位年龄41岁(18~53岁)。随机分成两组,射频治疗组22例,手术对照组21例。两组患者分别于术前和术后1周、1个月、6个月、1年、2年、3年时采静脉血进行血常规、淋巴细胞转化率、NK细胞活性和淋巴细胞亚群测定。两组患者脾亢症状均得到较好的缓解。射频治疗组各项细胞免疫指标手术前后无明显差异;手术对照组术后NK细胞活性和T淋巴细胞转化率均明显低于术前水平($P<0.05$),与射频治疗组差异非常显著。随着术后时间的延长,NK细胞和T淋巴细胞转化率呈现上升趋势。手术对照组$CD4^+$ T细胞及$CD4^+/CD8^+$比值较术前有显著降低($P<0.05$),随着术后时间延长有逐渐恢复趋势,其中$CD4^+$ T细胞及$CD4^+/CD8^+$比值分别在术后30个月($P=0.078$)和术后36个月($P=0.103$)时恢复术前水平。作者认为,射频消融治疗脾亢在较好的缓解患者脾亢症状的同时,由于保留了部分脾脏组织,从而较好地保留了机体的细胞免疫功能,且具有创伤小、易操作、并发症少的优点,值得在临床上推广应用。门静脉高压症脾切除术后肝脏血流动力学改变及对肝功能的影响日益引起人们的重视。高峰等[12]回顾性分析2006至2007年43例行脾周围血管离断术的门静脉高压症患者术后血流动力学改变及术后近期肝功能情况。男性32例,女性11例,平均年龄47岁;肝功能Child A级37例,Child B级6例。全组病例均行脾切除贲门周围血管断术,并于术中测自由门静脉压(FFP)。断流术后门静脉压力较术前显著降低,门静脉内径较术前变窄,门静脉最大流速较术前显著变慢、门脉血流量减少;肝总动脉内径较术前显著增宽,肝总动脉最大流速较术前变快、血流量增多;术后第30天复查ALB、ALT、TB、TP 4项指标较术前差异无统计学意义。作者认为,从维持肝脏血供及术后肝脏功能方面来看,断流术是一种有效、合理的手术。张宇等[13]*对2006年6月至2007年8月间连续30例乙肝后肝硬化患者行脾切除贲门周围离断术后肝脏血流动力学及肝功能储备情况进行测定,男性21例,女性9例,年龄35~62岁,全组均为乙肝后肝硬化导致的门静脉高压患者伴有上消化道出血的病史或伴脾肿大、脾功能亢进。术前肝功能分级:Child A级16例,B级8例,C级6例,Child-Pugh评分:7~11分。通过感应器连续测定术中门静脉梯度,运用彩色多普勒分别测量术前和术后肝动脉血流量、门静脉血流量、肝动脉阻力指数,通过术前和术后吲哚青绿试验分别测得有效肝血流量及ICGR15。本组30例患者的门静脉压力梯度在开腹后为(19 ± 4) mm Hg,结扎脾动脉后为(14 ± 4) mm Hg,脾切除后为(14 ± 3) mm Hg,贲门周围血管离断术后为(12 ± 4) mm Hg,有逐渐下降的趋势。术后门静脉血流量由(42 ± 14) ml/s降至(16 ± 8) ml/s,而肝动脉血流量代偿性增加。术后有效肝血流量由(0.48 ± 0.10) L/min增至(0.56 ± 0.10) L/min,而ICGR15由$(22\%\pm8\%)$减至$(18\%\pm4\%)$。认为脾切除贲门周围血管离断术后,尽管门静脉压力梯度及门静脉血流量减少,但肝功能储备至少在术后短期内是得到了改善的。门静脉高压症脾切除术后持续发热比较常见,门静脉血栓发生率也较高,许多临床医生将脾切除术后持续发热归咎于门静脉血栓形成。戴磊等[14]回顾性分析212例因门静脉高压症行脾切除加断流术及110例因外伤行脾切除术患者临床资料,观察门静脉血栓形成与与持续发热的发生率。212例门静脉高压症行脾切除加断流术,153例术后行彩超检查,门静脉血栓形成发生率38.6%(59/153),持续性发热发生率17.6%(27/153);110例外伤性脾

切除病例83例术后行彩超检查,门静脉血栓发生率16.9%(14/83),持续性发热患者2例(2.4%)。作者认为,门静脉高压症患者术后持续性发热与血栓形成无明显相关,与肝硬化肝功能代偿能力有关。肝炎后肝硬化行脾切除加贲门周围离断术后,胆管结石发病率高,其成石原因、性质、症状与治疗都有所不同。高卫国等[15]回顾性分析了148例因肝炎后肝硬化行脾切除加贲门周围血管离断术的胆石症患者的临床资料,并对并发症、胆囊收缩功能变化和胆汁细菌培养进行分析。行脾切除加贲门周围血管断流术前并发胆管结石的患者37例,男性14例,女性23例,年龄23~68岁,平均年龄50.2岁,肝功能Child A级13例,B级20例,C级4例;脾切除加贲门周围血管离断术后发生胆管结石的患者72例,男性29例,女性43例,年龄32~71岁,平均年龄49.2岁,肝功能Child A级27例,B级33例,C级12例;余39例术后随访未发生胆管结石。对于胆管结石、胆囊收缩功能障碍和并发症的发生率,肝炎后肝硬化行脾切除加贲门周围血管离断术后与术前比较差异有统计学意义(64.9%比25.0%,77.8%比43.2%,71.4%比46.7%,P均<0.01)。认为胆囊收缩障碍包括胆囊周围粘连及胆道感染,是肝炎后肝硬化脾切除贲门周围血管离断术后胆管结石形成的重要原因,择期手术时应预防性切除胆囊。门静脉高压症患者肿大的脾脏中潴留了大量的血液,是自体血回输的理想资源,脾血回输的方法较多,各有利弊。毛兴龙等[16]总结了2007年3月至2008年8月间9例因巨脾行脾切除术患者采用脾动脉结扎加远端灌注的方法,以促脾血自体回输的经验,男性7例,女性2例,年龄32~55岁,平均42岁,门静脉高压症8例,原发性脾肿大1例,全组均有脾功能亢进。常规离断部分脾胃韧带,于胰腺上缘脾动脉搏动明显处剪开腹膜1~2 cm,剪开脾动脉鞘,游离显露1.5~2 cm脾动脉后,近端结扎,远端置入一根静脉留置针并结扎固定,连接输液器,用加压泵使压力保持在100~130 mm Hg,快速滴注生理盐水,同时减慢输液速度;由下向上处理脾周围韧带,托出脾脏,0.5 h内输入500~1 000 ml后,见脾包膜由红色转为较苍白或手感发凉为止。然后拔除导管,结扎脾动脉远端,切除巨脾。6例未输血,3例输红细胞悬液2 U,其中6例血红蛋白及血细胞比容上升,无胰瘘、脾静脉血栓形成、肺部感染等并发症发生。作者认为,先结扎脾动脉再行远端加压灌注,可保持脾包膜张力,短时间内使较多脾血输入体循环,减少失血,并可防止巨脾移出后有效循环容量骤减,避免或减少输血;通过脾动脉灌注生理盐水可稀释脾血,降低门静脉血液黏稠度及血小板浓度,对术后血栓形成有预防作用;脾动脉结扎置管灌注不影响手术进行。该方法安全、有效、脾血回输彻底,操作简单,有一定的应用价值。脾切除术联合其他手术:No.10淋巴结是胃上部癌的第二站淋巴结,清扫No.10淋巴结是否需联合切除脾脏,尚存争议。黄昌明等[17]回顾性分析了1980年1月至2003年6月间237例胃癌D2根治术联合脾切除对进展期胃上部癌患者预后的影响,其中No.10淋巴结转移患者75例,No.10淋巴结无转移患者162例。对影响患者的预后因素进行单因素及多因素分析,对影响患者预后的独立因素进行分层分析。237例患者中No.10淋巴结转移和无转移患者术后5年生存率分别为27.7%和35.4%,二者差异有统计学意义($P<0.05$)。单因素分析显示,淋巴结转移、浸润深度、大体分型、胃切除方式和No.10淋巴结转移是影响患者预后的相关因素;其中浸润深度、胃切除方式和No.10淋巴结转移是影响患者预后的独立因素。分层分析显示,T3期No.10淋巴结转移和无转移患者术后5年生存率分别为34.5%和39.7%,两者差异无统计学意义($P>0.05$);全胃切除No.10淋巴结转移和无转移患者术后5年生存率分别为31.2%和36.7%,两者差异无统计学意义($P>0.05$)。认为对于T3期胃上部癌No.10淋巴结转移的患者,施行全胃联合脾切除能够提高患者远期疗效。

三、脾脏疾病

脾脏是人体重要的造血和免疫器官,它与很多血液病有着密切关系。柳冀等[18]回顾性分析了64例血液病病人的临床资料,总结良、恶性血液病切脾后的疗效、并发症及预防措施,男性24例,女性40例,年龄平均26(4~62)岁,其中原发性血小板减少性紫癜25例,遗传性球形红细胞增多症19例,自身免疫性溶血性贫血10例,真性红细胞增多症2例,非霍奇金淋巴瘤3例,骨髓纤维化2例,慢性粒细胞白血病3例。脾切除对原发性血小板减少性紫癜、遗传性球形红细胞增多症、自身性免疫性溶血性贫血、真性红细胞增多症的治疗效果确切,有效率分别为84%、100%、60%和50%;对非霍奇金瘤、骨髓纤维化、慢性粒细胞白血病治疗效果欠佳。认为脾切除对内科治疗无效的良性血液病行之有效,对恶性血液系统疾病需慎重选择。随着超声、CT的普及,临床上收治的脾占位性病变逐渐增多。赵东[19]等回顾性分析68例脾占位性病变的临床诊断特点和治疗对策。男性34例,女性34例,年龄1~82岁,中位年龄49.5岁,良性病变48例(70.6%),恶性病变20例(29.4%)。病理类型为:脾囊肿10例(14.7%),脾脓肿8例(11.8%),血管瘤25例(36.8%),淋巴管瘤1例(1.5%),脾梗死1例

(1.5%),炎性假瘤3例(4.4%),原发性恶性肿瘤6例(8.8%),继发性恶性肿瘤14例(20.6%)。手术治疗47例,其中脾切除37例,脾切除加胰尾切除2例,脾部分切除3例,脾切除加脾窝引流4例,单纯脾囊肿去顶减压1例。1例脾脓肿行脾切除术后发生肺部感染,经抗感染治疗后痊愈;1例脾脓肿行脾切除术后,发生脾窝脓肿,感染严重,再次开腹行脓肿引流术,其余良性病变经手术治疗后效果好;恶性病变术后效果差。认为脾占位性病变良性多见,恶性少见;影像学检查是诊断脾占位性病变的主要手段。脾切除对成年人是一种有效的治疗方法,良性预后好,恶性预后差;对儿童、青少年脾良性病变,脾部分切除术是一种很好的选择。原发性脾脏肿瘤临床上少见。章琎等[20]总结了1990年1月至2003年1月间43例原发性脾脏肿瘤的诊断和治疗经验。男性24例,女性19例,年龄15~72岁,平均43.5岁,病程1周至8年。肿瘤直径0.9~16 cm,平均5.3 cm。27例为单发病变,16例为多发病变。B超检出率为95.3%(41/43),CT检出率为96.6%(28/29)。43例原发性脾脏肿瘤中良性肿瘤28例,恶性肿瘤15例,随访2个月至15年(中位时间为6.8年),良性肿瘤5年生存率100%,恶性肿瘤1、3、5年生存率分别为80%、53.3%和26.7%。认为B超、CT等影像学检查是原发性脾脏肿瘤的主要诊断方法,早期诊断、根治性手术和综合治疗是改善原发性脾脏恶性肿瘤预后的关键。脾脏原发性恶性淋巴瘤在临床工作中常常被忽视,容易导致误诊。张慧明等[21]回顾性分析29例脾脏原发性恶性淋巴瘤的临床特征,男性20例,女性9例,年龄18~74岁,中位年龄46岁。临床表现主要为:左上腹不适或疼痛16例,发热3例,食欲不振、消瘦1例,贫血伴消瘦1例,发热伴盗汗1例,1例患者为双侧肺泡细胞癌术后复查PET发现脾脏占位。影像学检查:胸部X线平片见5例患者左膈肌反应性升高。29例超声检查提示脾占位性病变,其中9例发现脾周或腹腔淋巴结肿大;29例均查CT检查提示脾内可见单发或多发占位。结果非霍奇金淋巴瘤27例,霍奇金淋巴瘤2例。根据AhmaNN脾淋巴瘤临床分期,Ⅰ期6例,Ⅱ期4例,Ⅲ期19例。26例患者进行了脾切除术,2例因病变侵犯胰尾而行脾切除+胰体尾切除,1例因侵犯胃行脾切除+部分胃切除术。术后19例均接受了辅助性化疗,5例使用利妥昔单抗(美罗华)。1例患者接受区域淋巴结放射治疗。中位随访时间24个月(2~93个月),脾脏原发性恶性淋巴瘤1、3、5年总生存率分别为96%、83%和73%,1、3、5年的无瘤生存率分别为96%、51%和51%。认为脾脏原发性恶性淋巴瘤是最常见的原发性脾脏恶性肿瘤,手术切除脾脏及其周围受累器官是重要的治疗方法,手术后应当辅以化疗、放疗、生物治疗等措施。脾动脉瘤是内脏动脉瘤中最为常见的一种,其发生率仅次于主动脉瘤和髂动脉瘤。胡国富等[22]回顾性分析了7例脾动脉瘤患者的临床资料,男性6例,女性1例,年龄46~60岁,中位年龄53岁。主要症状有不同程度的腹部不适,均未扪及腹部包块。6例经彩色多普勒超声(B超)检查初步诊断,4例经CT动脉造影(CTA)、2例经数字减影血管造影(DSA)、1例经磁共振造影(MRA)检查确诊,无1例依靠临床症状而确诊。单纯脾动脉瘤切除术1例,脾动脉瘤切除加脾脏切除术1例,脾动脉瘤切除加动脉重建术1例,动脉瘤近远端脾动脉结扎术1例,脾动脉瘤栓塞术1例,脾动脉瘤栓塞术家脾切除术1例。随访2个月至3年。无死亡及严重并发症病例。认为脾动脉瘤依靠临床表现难以诊断,B超有筛选价值,CTA、MRA、DSA均有诊断价值。一旦确诊应尽早选择腔内介入栓塞治疗或手术方法。脾脏尚有一些少见疾病。胡勇杰等[23]报道了2例恶性消化道肿瘤合并脾脏淋巴管瘤,术前均诊断为恶性消化道肿瘤伴脾转移,属晚期肿瘤,没有手术机会,进行姑息性治疗手术中根据病理检查排除了脾脏恶性肿瘤转移,使得2例均接受了根治性手术。作者认为,恶性肿瘤的情况是错综复杂的,应扩展思路做进一步的检查以明确手术指征,及时掌握患者的情况以防误诊、漏诊。霍砚森等[24]报道了1例脾原发性炎性肌纤维母细胞瘤,手术切除后病理证实。陈光杰等[25]报道了1例儿童原发性脾血管肉瘤,先行腹腔干动脉灌注化疗1次,术后给予静脉化疗,肿块缩小后行手术探查,术后病理检查和免疫组化测定证实。

(李 刚 胡先贵)

参 考 文 献

1 李宗芳,等.中华外科杂志,2009,47(2):89
2 孟凡强,等.中华肝胆外科杂志,2008,14(11):774
3 叶启文,等.中国普通外科杂志,2008,17(12):1247
4* 李强辉,等.临床小儿外科杂志,2008,7(6):49
5 刘养洲,等.中国急救医学,2009,29(3):256
6 杨雁灵,等.中华肝胆外科杂志,2009,15(3):186
7* 朱燕辉,等.中国普通外科杂志,2009,18(7):772
8* 商昌珍,等.中华外科杂志,2009,47(2):83
9 郝向东,等.临床小儿外科杂志,2009,8(1):75
10 王 昊,等.临床外科杂志,2008,16(10):674
11 冯 凯,等.中华普通外科杂志,2009,24(2):114
12 高 峰,等.实用医学杂志,2009,25(17):2864
13* 张 宇,等.中华普通外科杂志,2009,24(6):470
14 戴 磊,等.徐州医学院学报,2009,29(2):95
15 高卫国,等.中国现代普通外科进展,2009,12(3):230

16 毛兴龙,等.肝胆胰外科杂志,2009,21(3):233
17 黄昌明,等.中华外科杂志,2009,47(19):1483
18 柳冀,等.中国实用外科杂志,2008,28(11):972
19 赵东,等.中国普外基础与临床杂志,2009,16(2):148
20 章琏,等.中华肝胆外科杂志,2009,15(7):509
21 张慧明,等.中华普通外科杂志,2009,24(5):356
22 胡国富,等.中国普通外科杂志,2009,18(7):752
23 胡勇杰,等.肝胆胰外科杂志,2009,21(3):242
24 霍砚森,等.肝胆胰外科杂志,2009,21(3):243
25 陈光杰,等.中华小儿外科杂志,2009,30(7):499

文 选

脾脏捆扎术的实验研究[中华肝胆外科杂志,2008,14(11),805] 刘连新等为探讨脾脏捆扎术治疗外伤性脾破裂进行了相关的动物实验。将16只杂种犬随机分成2组,分别于脾脏上、中、下极以尖刀在脾脏上做锐性裂口,模拟Ⅱ、Ⅰ、Ⅲ级脾脏损伤,实验组均采用脾脏捆扎术,其内充填速即纱可吸收止血纱布,然后用包被的Vicryl进行捆扎,对照组分别采用大网膜填塞,结节缝合加明胶海绵及部分脾脏切除术,观察手术时间、失血量、脾脏近期和远期形态改变以及脾脏功能变化。结果显示,脾脏上极损伤实验组失血量明显少于对照组(21±6比32±17,$P<0.05$),脾脏下极损伤对照组脾脏形态改变和功能变化明显高于实验组(8/1,$P<0.05$;8/2,$P<0.05$)。认为脾脏捆扎术是一种非常有效的保脾手术方法,选择性治疗Ⅰ~Ⅲ级外伤性脾脏破裂远期效果好,安全简便,能最大限度保留脾脏功能。

(李 刚 胡先贵)

述评 脾脏外伤后在不危及生命的前提下积极保脾是外科医生的共识,保脾手术的方式众多,脾脏部分切除术、脾脏修补术、脾动脉栓塞术、脾动脉结扎术、脾片移植术等等,这些手术方式是针对不同程度的损伤选择采用的,还没有一种简便易行,适合多种程度脾脏损伤的手术方法。该文作者以犬为实验对象,针对Ⅰ~Ⅲ级脾脏损伤均采用脾脏捆扎术,结果显示手术失血量、脾脏形态改变、脾脏功能保留等多个方面捆扎术组均优于对照组,为外科医生选择保脾手术方式提供了一个新思路和新方法。当然,作者还应考虑到实验动物犬的脾脏和人的脾脏在大小、形态、功能上的区别、规则的锐性损伤和不规则损伤的区别、犬的愈合能力与人的愈合能力上的区别,才能把捆扎术真正应用到临床实践中去。

(胡先贵)

自体脾移植联合食管横断吻合术治疗肝硬化门静脉高压症[中华外科杂志,2009,47(2),83] 商昌珍等采用自体脾移植联合食管横断吻合术治疗肝硬化门静脉高压症,并通过随机对照的方法分析了该术式对机体免疫、肝功能等方面的影响。男性31例,女性5例,年龄23~81岁,平均年龄54.5岁,患者肝功能均为Child A级或B级,术前均有不同程度的脾大、脾功能亢进或食管胃底静脉曲张破裂出血症状。完全随机分成两组,自体脾移植组($n=18$)和脾切除组($n=18$),自体脾移植组接受脾切除、食管横断吻合及自体脾移植术,脾切除组接受脾切除、食管横断吻合术。于术前及术后2~6个月定期观察两组患者的一般情况、行脾脏放射性核素扫描,同时监测肝功能、血清促吞噬素(tuftsin)及IgM水平,并行组间及手术前后比较分析。自体脾移植组患者术后2个月血清血清促吞噬素和IgM水平与术前比较无明显差异($P>0.05$),而脾切除组患者术后2个月血清血清促吞噬素和IgM水平较术前明显降低($P<0.05$);自体脾移植术对患者肝功能无明显影响,术后2个月放射性核素扫描证实移植脾于腹膜后存活。作者认为,自体脾移植对保留机体脾脏免疫功能具有重要价值,腹膜后自体脾移植联合食管横断吻合术治疗肝硬化门静脉高压症的临床效果确切,值得推广应用。

(李 刚 胡先贵)

述评 肝硬化门脉高压症是普通外科的难题之一,脾切除+食管横断吻合术是经典断流手术之一,但肝硬化门脉高压症手术是否应保脾目前尚未达成共识。该文作者以血清吞噬素和IgM水平作为机体免疫功能观察指标,术后2个月发现自体脾移植联合食管横断吻合术组血清吞噬素和IgM水平较术前无明显差异,而脾切除食管横断吻合术组则明显降低,表明自体脾移植对保留机体脾脏免疫功能具有重要价值,提倡保脾断流术。述评者认为,保脾断流术的概念值得重视,但有两点值得注意的地方,一是食管横断吻合术创伤很大,目前临床应用不多,是否应该继续推广应用值得商榷,二是作者术后观察时间为2个月,似乎时间过短,半年甚至更长时间后移植脾是否会产生新的脾功能亢进问题应当密切关注。

(胡先贵)

脾切除贲门周围血管离断术后肝脏血流动力学和储备功能的变化[中华普通外科杂志,2009,24(6),470] 张宇等对2006年6月至2007年8月间连续进行30例乙肝后肝硬化患者行脾切除贲门周围离断术后肝脏血流动力学及肝功能储备情况进行测定,男性21例,女性9例,年龄35~62岁,全组均为乙肝后肝硬化导致的门静脉高压患者,伴有上消化道出血的病史或伴脾肿大、脾功能亢进。术前肝功能分级：Child A级16例,B级8例,C级6例,Child-Pugh评分：7～11分。通过感应器连续测定术中门静脉梯度,运用彩色多普勒分别测量术前和术后肝动脉血流量、门静脉血流量、肝动脉阻力指数,通过术前和术后吲哚青绿试验分别测得有效肝血流量及ICGR15。本组30例患者的门静脉压力梯度在开腹后为(19 ± 4)mm Hg,结扎脾动脉后为(14 ± 4)mm Hg,脾切除后为(14 ± 3)mm Hg,贲门周围血管离断术后为(12 ± 4)mm Hg,有逐渐下降的趋势。术后门静脉血流量由(42 ± 14)ml/s降至(16 ± 8)ml/s,而肝动脉血流量代偿性增加。术后有效肝血流量由(0.48 ± 0.10)L/min增至(0.56 ± 0.10)L/min,而ICGR15由$(22\%\pm8\%)$减至$(18\%\pm4\%)$。认为脾切除贲门周围血管离断术后,尽管门静脉压力梯度及门静脉血流量减少,但肝功能储备至少在术后短期内是得到了改善的。

（李　刚　胡先贵）

述评　断流术后门静脉压力是否降低,以及肝脏功能变化情况长期以来存在着争论。多数学者认为脾切除贲门周围离断术后将导致肝脏血流量减少,肝脏血流灌注减少对肝功能改善不利;但也有学者认为断流术后肝脏血流量无明显变化,而且因缓解高动力循环肝脏功能会有所改善。该文作者就这些争论的问题展开研究,得出结论：断流术后门静脉血流量减少,门静脉压力梯度降低,但肝功能储备在术后短期内得到了改善。这个结论与多数学者的认识不一致,其实验能否能否被其他学者重复,其结论能否被承认值得关注;而且作者需要进一步解释的是在门静脉压力梯度及门静脉血流量减少的前提下,肝功能储备得到改善是如何实现的。

（胡先贵）

自体脾泥移植治疗创伤性脾破裂[中国普通外科杂志,2009,18(7)：770]　朱燕辉等介绍了对11例创伤性脾破裂患者行全脾切除及自体脾泥组织大网膜内移植术的经验。男性9例,女性2例,平均年龄27岁,致伤原因均为车祸。按我国第六届全国脾脏外科学术研讨会制订的Ⅳ级分级法,均属Ⅳ级。入院时均有休克表现,术中探查发现脾脏均呈严重不规则碎裂伤。急诊全脾切除及采用自体脾泥大网膜移植术,将碎裂脾脏组织与生物蛋白胶混合均匀成泥状,凝固后切薄片移植,结果显示,1例因合并严重肺损伤后死于呼吸衰竭,1例继发腹腔感染移植脾溶解失败,9例治愈,术后2周复查,IgM和IgG均低于正常值,3例血小板轻度增高。术后3个月复查B超或CT有移植脾存活,血小板及血清IgM和IgG恢复正常范围,无脾切除术后暴发性感染(OPSI)发生。认为对创伤性脾破裂行全脾切除患者,自体脾泥大网膜移植是一种新的、安全、有效的保脾手术方式。

（李　刚　胡先贵）

述评　对于创伤性脾破裂全脾切除患者,自体脾移植术成为保留脾脏功能的主要措施之一。但对于极严重脾碎裂伤,因无法切除足够的脾片,使这种移植法的应用受到限制,该文作者对此类严重脾碎裂患者的移植方法进行了新的尝试——脾泥移植,结果比较理想,可以认为脾泥移植术安全有效、操作简便,是脾片移植的一种较好的补充方式。但该组报告例数尚少,不足以说明该手术方式可以广泛推行,而且生物蛋白胶是否会增加腹腔感染机会也有待大宗病例检验。

（胡先贵）

保脾术治疗儿童外伤性脾破裂[临床小儿外科杂志,2008,7(6)：49]　李强辉等回顾性总结了39例儿童外伤性脾破裂实施保脾手术的经验。男性29例,女性10例,年龄2～16岁,平均年龄7.6岁。闭合性外伤35例,开放性损伤4例。经B超、CT检查证实脾破裂；按成人脾脏损伤成都分级标准：Ⅰ级7例,Ⅱ级17例,Ⅲ级11例,Ⅳ级4例；手术方式：缝合修补或加创口粘合手术21例；脾部分切除14例；脾部份切除加脾动脉干结扎术6例；全脾切除后自体脾组织移植术4例。结果表明：39例患儿均治愈出院。术后彩色多普勒B超和血清检查,28例脾脏均存活,免疫功能正常。认为儿童外伤性脾破裂,在选择适当术式的前提下,保脾治疗是安全有效的。

（李　刚　胡先贵）

述评　脾脏是人体重要的免疫器官,脾切除对儿童免疫功能影响较大。因此,外科医师对儿童脾切除术多持谨慎态度,主张儿童外伤性脾破裂应积极保脾；自1952年Kingt和Schumacker提出脾切除术后可导致严重的全身性感染(OPSI)后,儿童保脾手术扩大到除恶性肿瘤外的其他疾病,如溶血性贫血、特发性紫癜等。该文作者对儿童保脾手术的适应证、禁忌证、手术方式及选择、注意事项等做了较详细总结,有临床参考价值。

（胡先贵）

医源性脾损伤的处理[中华胃肠外科杂志,2008,11(6)：589]　胡建昆等回顾分析了11例医源性脾损伤患者的临床处理资料,该组患者男7例,女4例,均是在行胃癌根治术中造成医源性脾损伤,其中脾下极损伤7例,脾膈面损伤3例,脾上极损伤1例,采用压迫或电凝止血3例,直接缝合止血3例,自体腹膜加垫缝合修补5例。11例患者均成功保脾,无1例术后因出血或脾周脓肿再次手术,无手术或术后近期死亡发生。认为压迫、电凝、缝合以及自体腹膜加垫缝合等方式的恰当运用在医源性脾损伤的处理中是安全、可行的,可以避免不必要的脾切除。

(李 刚 胡先贵)

述评 医源性脾损伤是上腹部手术中较易发生的一种副损伤,其发生既与疾病种类有关,更与医师的医疗技术、责任心、重视程度密切相关。关于损伤后如何处理的总结报道并不多,该文就医源性脾损伤的处理方式做了总结,着重详细讲解了自体腹膜加垫缝合术的方法,并加示意图以注解,简单易懂,为处理这类损伤提供了一种新颖有效的方法。

(胡先贵)

门静脉高压症

本年度共收集到论文 98 篇,纳入一年回顾 31 篇,占 31.6%;收入文选 5 篇,占 5.1%。

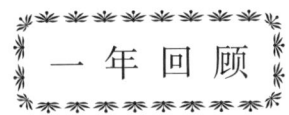

一、门静脉高压症的临床研究

门静脉高压症的临床治疗至今仍然存在不少有争议的问题。尤其是食道胃底静脉破裂出血的预警研究、大出血的急诊处理、合理的术式选择及并发症的处理。孔德润等[1]前瞻性研究了影响肝硬化食管曲张静脉破裂出血的主要危险因素。选择 57 例未发生过食管曲张静脉出血的肝硬化患者,采用内镜下无创性食管曲张静脉气囊测压仪检测曲张静脉压,随访 1 年,出现食管曲张静脉出血后,终止观察。从中研究食管曲张静脉内镜下表现、食管曲张静脉压力、肝功能分级、肝硬化病因及腹水指标与食管曲张静脉破裂出血的关系。结果发现,1 年内有 34 例患者发生首次食管曲张静脉破裂出血,占 59.6%;单因素分析显示,食管曲张静脉压力、曲张静脉直径、内镜下红色征与出血风险相关。进一步的多因素 Logistic 回归分析显示,食管曲张静脉压力是预测首次出血最主要的危险因子,其敏感性和特异性均为 91%。所以,作者认为食管曲张静脉压力是预测食管曲张静脉破裂出血的主要危险因素。黄源等[2]*对食管下端、脾脏中血管内皮生长因子(VEGF)、碱性成纤维细胞生长因子(bFGF)的高表达与门静脉高压症食管下段静脉曲张破裂出血进行了研究。采用免疫组织化学 SP 法研究了 30 例门静脉高压症患者的食管下段和脾脏中 VEGF、bFGF 的表达以及微血管密度(MVD)的变化情况,结果发现,VEGF、bFGF 和 MVD 在门静脉高压症食管下段表达明显高于对照组。提示 VEGF 和 bFGF 在门静脉高压症食管下段静脉曲张破裂出血病程中的作用机制可能有以下两点:①门静脉高压症时门静脉压力明显升高,胃肠道静脉回流障碍,导致局部黏膜缺氧以及位于黏膜和黏膜下层的食管胃底交通支血管大量开放,并扩张、扭曲形成食管胃底静脉曲张。促使局部黏膜缺氧并使 VEGF 和 bFGF 升高,VEGF 的升高增加了血管通透性,使间质水肿,血管失去周围支持,使曲张静脉的直径进一步加大;②门静脉高压症食管下段 VEGF 和 bFGF 的升高促进了黏膜下微血管的增生。而新生的微血管和曲张的静脉加重了黏膜下淤血。此外,由于新生的微血管通透性较高,且 VEGF 有较强的增高血管通透作用,因此,体液从新生的血管内渗出到血管外加重了黏膜下水肿、缺氧,从而引起门静脉高压症患者食管下段黏膜病变。作者还发现 bFGF 与 VEGF 在食管表达部位相似并且存在正相关关系,提示 bFGF 与 VEGF 在促进组织内的新生血管形成作用方面可能有协同作用。食管下端胃底曲张静脉破裂出血是肝硬化门静脉高压症最严重的并发症之一。出血往往来势迅猛,出血量大,如不及时治疗很快就会危及生命。尽管治疗措施在不断地进步,但是病死率仍很高。胡国华等[3]*探讨了门静脉高压症合并上消化道大出血急诊处理。作者认为肝硬化病人出现的上消化道出血并非全部由曲张静脉破裂所致,25%～30% 病人的出血可能是由其他原因引起的,如消化性溃疡和门静脉高压性胃病。因此,出血早期(12 h 内)进行胃镜检查不仅有助于明确诊断,而且可以实时进行内镜下治疗。在诊断和评估的同时必须对病人进行初步处理,不能因为一味强调明确诊断而延误最佳治疗时机。措施包括:维持循环稳定,扩容时宜避免或尽量少用含盐溶液,因为肝硬化病人存在高醛固酮血症,易发生水、钠潴留,含盐溶液会促进腹水的形成;保持呼吸道通畅,大量呕血时应让病人头转向一侧,防止呕血误吸导致窒息;护肝疗法,忌用任何对肝肾有损害的药物,如镇静剂、氨基糖苷类抗生素等。出血病人易并发肝性脑病,降低血氨是预防和治疗肝性脑病的重要举措。清除肠道内积血,抑制肠道细菌繁殖能减少氨的形成和吸收,可经胃管或三腔管用低温盐水灌洗胃腔内积血,不宜用肥皂水灌肠。药物止血血管收缩剂和血管扩张剂联合应用可以最大程度地起到降低门静脉压力的作用。三腔管压迫止血属过渡性措施,旨在通过机械压迫暂时控制出血,为后续治疗赢得时间。其止血操作简便,不需要特殊设备,止血疗效确切,尤其适用于基层医院。近年来采用三腔管压迫止血者占5%~10%。硬化剂注射治疗(EST):的急症止血率可达90%以上,但近期再出血率为25%~30%。故EST适用于急症止血,待出血停止后还应采取其他措施以巩固疗效。食管曲张静脉套扎治疗(EBL)的急症止血率为70%~96%,并发症发生率低于EST,但再出血率高于EST。EST和EBL不适合用于胃底曲张静脉破裂出血,因为胃底组织较薄,易致穿孔。组织黏合剂注射治疗急症止血率为97%,近期再出血率仅5%,并发症发生率为5.1%,此方法可用于胃底曲张静脉破裂出血的治疗。介入治疗止血包括脾动脉部分栓塞术(PSE)、经皮肝食管胃底曲张静脉栓塞术(PTVE)和经颈静脉肝内门体静脉分流术(TIPSS)。后两者可用于急症止血治疗。PTVE适用于药物、三腔管和内镜治疗无效而肝功能严重失代偿的病人。急症止血率为70%~95%,与内镜治疗相当。技术失败率为5%~30%。早期再出血率为20%~50%。TIPSS:急症止血率为88%,技术成功率为85%~96%。TIPSS术后支架的高狭窄率和闭塞率是影响其中远期疗效的主要因素,6个月和12个月的严重狭窄或闭塞发生率分别为17%~50%、23%~87%。作者不主张在出血时行急症手术,而是以药物、内镜治疗为主,介入治疗为辅。有两种情况可考虑行急症手术:①等待择期手术的住院病人突然发生上消化道大出血,此时病人的肝功能、凝血功能和血红蛋白基本正常,全身状况没有恶化,即刻手术能够取得和择期手术同样的效果;②出血后经过24~48 h积极非手术治疗,出血仍未控制,或虽一度停止又复发出血者,此时过久的等待只会导致休克、肝功能恶化,丧失手术时机,积极施行急症手术可能是挽救病人生命的惟一有效方法。吴志勇等[4]针对急诊情况,探讨了急症手术止血术式的选择。作者认为门静脉高压症合并上消化道大出血病人的手术时机十分重要,直接影响到手术死亡率。对于最终难免手术的病人来说,手术越迟病死率越高,24 h之内手术与48 h之后手术,病死率相差1倍多。建议急诊行多普勒超声(DUS)检查,DUS可获得准确的门静脉系统血流动力学资料,包括门静脉、肠系膜上静脉和脾静脉的直径、血流速度,特别是门静脉的血流方向。只要有向肝血流时,原则上急诊手术应行断流性手术。对于病情危重肝功能较差者,甚至不必要切脾,仅行脾动脉结扎和胃冠状血管及小弯侧曲张静脉缝扎。急诊手术时作者更不提倡行联合断流术,此时病人肝功能及一般情况较差,切开胃用吻合器行食管下段切断吻合,易并发腹腔内感染及吻合口漏。潘思波等[5]观察了50例急诊行贲门周围血管离断术治疗门脉高压症并发上消化道大出血的临床疗效。结果发现,手术后门静脉压力与术前相比,降低41例,升高9例,围术期死亡2例,手术病死率4%。其余48例术后获得确切止血效果,临床治愈出院,治愈率96%。出院患者获1~6年随访,发生再出血3例,术后远期再出血率为6%,无肝性脑病发生,部分患者术后肝功能得到不同程度改善,大部分患者术后食管静脉曲张消失或减轻。由此作者认为贲门周围血管离断术急诊应用时,合理选择适应证,确切断流,注重围术期并发症的处理,可以取得满意的临床疗效。赖俊浩等[6]回顾性分析了肝硬化门脉高压上消化道大出血行脾切除加门奇断流术的疗效。作者总结了2000年1月至2006年12月间择期门奇断流术46例和急诊门奇断流术21例的临床资料。结果发现,67例患者术后上消化道出血均停止。急诊手术组的手术并发症发生率、术后再出血率与择期手术组两组间的差异无统计学意义,但急诊手术组对术后肝脏功能有一定影响。因此,作者认为脾切除加门奇断流术治疗门静脉高压食管胃底静脉曲张破裂大出血是安全有效的治疗方法,止血效果确切,手术时机的把握和围术期处理是急诊手术成功的关键。刘伟等[7]评价了介入断流术与外科断流术治疗门静脉高压症食管胃底曲张静脉大出血的临床效果。作者回顾性分析了48例行介入断流术和51例行外科断流术的肝硬化门静脉高压症患者的临床资料,比较2组患者的一般情况和术后临床效果、并发症发生情况、再出血时间。计数资料采用χ^2检验,计量资料采用t检验。结果发现,两组患者的年龄、性别、病程及术前的疾病严重程度差异无统计学意义($P>0.05$)。介入断流术后患者12、24、36个月再出血率分别为12.5%(6/47)、24.5%(11/45)、27.9%(12/43);外科断流术后患者分别为29.2%(14/48)、44.7%(21/47)、48.9%(22/45),2组差异有统计学意义(χ^2值分别为3.843、4.150、4.083,P均<0.05)。介入断流术的并发症为:发热85.4%(41/48),腹痛81.3%(39/48),门静脉血栓4.2%(2/48),腹腔内出血2.1%(1/48),感染2.1%(1/48)和死亡2.1%(1/48);外科断流术的并发症为:发热68.6%(35/51),腹痛62.7%(32/51),大量腹水25.5%(13/51),门静脉血栓37.3%(19/51),脾静脉血栓11.8%(6/51),肝性脑病3.9%(2/51),肝肾综合征2.0%(1/

51),腹腔内出血 2.0%(1/51),死亡 3.9%(2/51)以及感染 15.7%(8/51)。两组并发症中,腹痛、发热、门静脉血栓、脾静脉血栓、大量腹水比较差异有统计学意义(χ^2 值分别为 4.174、3.098、16.199、6.011、5.536、14.085,P 均<0.05)。由此作者认为介入断流术治疗门静脉高压症上消化道大出血是一种简单、安全、有效的方法,其临床效果优于外科断流术。门静脉高压症合并食管胃底静脉曲张出血的术式选择是否合理,直接关系到疾病的治疗效果和患者的生活质量,必须受到术者的高度重视。由于门静脉高压症的病因、肝脏的代偿能力、全身和内脏的血流动力学等不尽相同,故根据患者的个体特点并结合术者的经验,选择合理的术式是提高门静脉高压症手术效果的关键。吴志勇等[8]*研究了门静脉血流动力学与门体静脉分流术的术式选择。作者认为,门静脉的血流动力学研究包括门静脉系统血管的直径和通畅性,侧支血管的部位、数量和大小,门静脉入肝血流量以及肝动脉血流量等内容。这对术式的选择具有极其重大的意义。血流动力学检查方法为彩色多普勒超声、间接门静脉造影、磁共振门静脉系统血管成像(MRPVG)以及直接测定自由门静脉压力(FPP)等,特别是术中 FPP 动态变化结合术前其他血流动力学指标对术式选择具有重要价值。在考虑患者的肝功能和全身耐受情况后,术式选择应以血流动力学的变化为主要依据。除影像学研究和术中压力测定提示肝脏门静脉血流灌注接近正常,因肝脏不能耐受分流术导致的门静脉血流突然丧失而发生衰竭,宜施行断流术外,其余的原则上都可行分流手术。作者研究发现,断流手术组和联合手术组脾动脉结扎后 FPP 的下降均较明显,但在脾切除后基本上无变化,提示在决定 FPP 的因素中腹腔内脏血流量主要取决于脾动脉的血流量。脾动脉结扎后 FPP 明显下降的原因可能是由于这部分患者肝内压力虽然增高,但程度较轻,仍有较多的向肝血流,脾动脉血流量增加在 FPP 升高中所占比重较大;而在肝内阻力较大的患者中,离肝血流较多,此时结扎脾动脉后,FPP 下降不明显,需加行分流手术。在完成分流手术后再行断流手术的患者,FPP 值略有上升,但仍小于或接近出血阈值,一方面说明联合手术有较好的降压作用,另一方面说明断流后又迫使原经侧支分流的部分门静脉血流向肝,导致联合手术组和断流手术组门静脉血流量减少的差异不明显。这说明联合手术除有效降低 FPP 外,仍能维持一定的门静脉向肝血流,因此止血效果好,肝性脑病发生率低。断流手术组中,断流完成后 FPP≥22 mm Hg 的患者中有 20% 发生了术后再出血,FPP<22 mm Hg 的患者中只有 3% 发生了术后再出血。因此,作者认为断流后 FPP 降到出血的阈值

水平以下时可考虑不行分流手术。陈炜等[9]分析了断流手术和脾切除脾肾静脉分流加断流联合手术后自由门静脉压(FPP)与术后再出血以及肝性脑病的关系,探讨了术中 FPP 动态变化对术式选择的意义。作者回顾性分析了 2001 年 1 月至 2007 年 12 月接受贲门周围血管离断术和贲门周围血管离断加脾肾静脉分流术(联合组)患者 170 例的临床资料。断流组患者断流术后 FPP 值≥22 mm Hg(1 mm Hg =0.133 kPa)为高压组(60 例),<22 mm Hg 为低压组(43 例),联合组共 67 例。三组患者术前 Child-Pugh 评分和 FPP 之间差异无统计学意义($P>0.05$)。比较 3 组患者术中不同时间点 FPP 变化,以及三组患者术后再出血和肝性脑病发生率。结果发现,高压组、低压组和联合组术后 FPP 值分别为(27.1±1.9)、(20.8±1.8)和(21.5±2.2)mm Hg,再出血率分别为 21.7%、4.6% 和 4.5%。再出血率在高压组高于低压组和联合组($P<0.05$)。术后肝性脑病发生率联合组(10.4%)虽然高于低压组(7.0%)和高压组(3.3%),但差异无统计学意义($P>0.05$)。由此作者认为,脾切除断流术后 FPP 值可以作为选择手术方式的依据,如 FPP 值≥22 mm Hg 应加行脾肾静脉分流术。近年来,多数外科医师已经认识到单一的分流、断流已很难满足即有效降低门脉压力,又可保证肝血供。周光文等[10]分析和评价了外科手术治疗门静脉高压症并发食管胃底曲张静脉破裂出血的疗效。作者对 1996 年 1 月至 2007 年 10 月收治的 149 例门静脉高压症患者的临床资料进行回顾性分析,其中男性 119 例,女性 30 例,男女比例为 3.97:1;年龄 19~73 岁,平均(48.0±10.6)岁。Child-Pugh 分级 A 级 110 例,B 级 39 例。根据手术方式不同,分为断流组($n=85$)和分流组($n=64$)。其中 115 例患者获得随访(随访率 78.8%),平均随访时间(46.3±30.4)个月。术后 1、3、5 和 10 年生存率分别为 95.6%、88.7%、83.4% 和 65.1%,其中断流组术后 1、3、5 和 10 年生存率分别为 95.4%、87.7%、80.6% 和 56.3%,分流组则为 95.8%、90.1%、86.8% 和 72.6%,两组差异无统计学意义($P>0.05$)。多元回归分析结果显示,Child-Pugh 分级是影响术后生存时间的重要因素,Child A 级患者与 Child B 级患者的术后生存时间的差异有统计学意义($P<0.01$)。随访期间再出血率为 20.9%,其中断流组 22.7%,分流组 18.4%,分流组 1、3、5 年再出血率明显好于断流组($P<0.05$)。全组肝性脑病发生率为 7.0%,其中断流组 6.9%,分流组 6.1%,两组差异无统计学意义($P>0.05$)。脾肾分流手术后门静脉压力、内径、流量均有显著下降($P<0.05$),但仍保持向肝血流。由此作者认为,分流术和断流术并不影响患者术后长期生存时间,唯一影响

因素是术前肝功能 Child-Pugh 分级。个体化脾肾分流控制食管胃底静脉曲张破裂出血的疗效明显好于断流手术。吴性江等[11]探讨了经颈内静脉肝内门体分流术(TIPS)、TIPS 联合冠状静脉栓塞术(CVO)、TIPS 联合门奇静脉断流术治疗门静脉高压症的临床疗效。作者回顾性分析 1993 年 7 月至 2008 年 5 月收治的 358 例门静脉高压症伴食管静脉曲张患者的临床资料,所有患者分为 3 组,分别为 TIPS 组($n=227$)、TIPS 联合 CVO 组($n=36$)和 TIPS 联合门奇静脉断流术组($n=95$)。观察 3 组患者在手术成功率、并发症发生率、近期和远期分流道通畅率、再出血、肝性脑病发生率和病死率方面的情况,并应用统计学方法比较其差异。作者成功完成 TIPS 操作 349 例,成功率为 97.5%,TIPS 失败患者 9 例,占 2.5%。术后 1 个月分流道的阻塞率、肝性脑病发生率、再出血率和病死率分别为 2.5%、31.8%、4.7% 和 9.0%。其中,TIPS 组患者的肝性脑病发生率和病死率均高于 TIPS 联合门奇静脉断流术组($P<0.01$),急诊 TIPS 85 例,术后肝性脑病发生率和病死率分别为 41.2% 和 24.7%。术后随访 1~15 年,平均(68.7 ± 47.6)个月,随访率为 79.6%。术后 1、2 年分流道通畅率分别为 74.0% 和 48.1%,其中 TIPS 联合门奇静脉断流术组术后 1 年分流道通畅率高于 TIPS 组和 TIPS 联合 CVO 组($P<0.01$ 和 $P<0.05$)。TIPS 联合门奇静脉断流术组术后再出血率低于 TIPS 组($P<0.01$),远期生存率高于 TIPS 组和 TIPS 联合 CVO 组($P<0.01$)。由此作者认为 TIPS 是治疗门静脉高压症伴食管静脉曲张出血的有效方法,与 CVO 或断流术联合应用可提高临床疗效。支庆江等[12]探讨了 22 例脾切除加贲门周围血管离断加食管吻合联合断流术治疗门静脉高压症的临床疗效。22 例经腹联合断流术的患者,无手术死亡、再出血、肝性脑病发生,较其他断流术文献报道的手术死亡率再出血率及肝性脑病发生率要低。杨镇[13]*回顾性分析了选择性贲门周围血管离断术的发展与手术技巧。他认为选择性贲门周围血管离断术是在贲门周围血管离断术基础上发展起来的。其主要特点包括:①对食管贲门区和胃冠状静脉的局部解剖做了更深入细致的研究,并规范了解剖学的命名;②主张行精准的门奇断流术,仅离断食管贲门区浆膜外的穿支血管,维持其主干血管的完整,从而达到断流彻底和保持机体自发性分流的目的;③附加大网膜腹膜后固定术,促进门奇间的侧支循环,降低门静脉压力。该术式的关键是保留胃左静脉的主干和食管旁静脉的完整,要求离断胃左静脉的胃支和食管旁静脉进入食管的各穿支静脉。必须熟悉胃冠状静脉及其分支的解剖,特别要了解胃左静脉食管支(即食管旁静脉)和胃支及穿支的位置。离断血管的基本原则是先切开网膜表面的浆膜,显露出曲张的血管,然后在直视下从网膜夹层内的疏松组织进钳,细致耐心地逐一离断曲张的血管及其周围的组织。一旦发生出血,切忌在视野不清的血液中乱行钳夹,以避免发生不能控制的大出血。可先以手指压迫,吸净手术野的血液后,在压迫处做贯穿缝扎。胡丹等[14]对选择性贲门周围血管离断术进行了几点改进,评价了其在门静脉高压症治疗中的应用价值。对 11 例门静脉高压患者,运用磁共振血管造影及 64 层螺旋 CT 门静脉三维成像技术,立体显示门静脉属支及侧支循环,进行术前诊断及评估。术中采取紧贴脾、紧贴胃及紧贴食管分离的"三紧贴"原则,并对脾静脉插管,术后推注肝素预防门静脉系血栓形成。11 例患者术后无胃排空障碍、门静脉无血栓形成。术后左膈下积液 2 例、胸腔积液 1 例、顽固性腹水 1 例,持续低热 3 例,均经保守治疗后治愈。10 例获随访,时间 2 个月至 3 年,死亡 2 例,分别死于脑出血和肝功能衰竭。术后 3 个月内 6 例行上消化道造影,2 例行胃镜检查,均提示食管下段静脉曲张消失。术后 13~35 个月 9 例行上消化道造影,仅 2 例有轻度静脉曲张。均未见食管胃底曲张静脉复发出血,无肝性脑病。作者认为经改良后的选择性贲门周围血管离断术疗效满意,没有增加术后近期并发症的发生率和再出血率,是一种安全、有效的术式。李龙等[15]也探讨了保留脾脏、远端脾静脉肾静脉分流手术治疗小儿门脉高压。作者总结了过去 8 年采用保留脾脏、远端脾静脉肾静脉分流手术治疗小儿门脉高压的效果。其中患儿 36 例,年龄 3~15 岁(编者注:14 岁以上人群不能算儿童),男 12 例,女 24 例。患儿表现为反复消化道出血,食管静脉曲张,脾功能亢进。门静脉主干呈海绵窦样改变 29 例,Carolis 病合并肝纤维化 2 例,先天性肝纤维化 5 例,Child-Pugh 评分均为 A 级(5~7 分),脾静脉的直径 6.5~12.2 mm,平均为(8.6 ± 2.3)mm。术中首先经小肠系膜Ⅲ级静脉和脾静脉分支行静脉压力测定及造影。然后将整个脾静脉游离,距肠系膜上静脉 0.5 cm 处切断,与左肾静脉行端一侧吻合。结果:36 例患儿实施远端脾肾分流手术,平均手术时间 3.1 h,手术失血 10~30 ml;无术中需输血者。分流前肠系膜上静脉压力为 26.5~33.3 cm H_2O,平均值为(28.9 ± 4.8)cm H_2O,脾静脉压力为 26.2~33.5 cm H_2O,平均值为(28.5 ± 4.5)cm H_2O;分流后肠系膜上静脉压力为 17.2~26.4 cm H_2O,平均值为(23.8 ± 3.9)cm H_2O,脾静脉压力为 10.5~16.1 cm H_2O,平均值为(13.5 ± 4.7)cm H_2O,分流手术后脾静脉压力明显降低($P<0.01$)。手术后 2 例患儿出现乳糜腹,保守治疗 1 个月后自然消失。随诊 6~94 个月,1 例

(1/36)手术后3个月吻合口闭合,行脾切除和断流手术。其他35例随访期内无再发消化道出血者,脾脏尽管比正常同龄儿童稍大,但均回缩,且血红蛋白、白细胞、血小板均在正常水平,未出现脑病者。B超检查,脾肾静脉吻合口通畅。李宗芳等[16]介绍了一种自行设计的简便易行且能有效治疗门静脉高压症的手术方式——"排钉阻断法贲门周围血管断流术"(编者注:该文使用的排钉阻断法未说明使用前是否按循证医学规定行过有关科学研究与观察,并经当地药监局审查批准使用),并进行了初步评价。作者应用该方法治疗门静脉高压症患者52例,其中肝功能Child分级为:A级9例(17%),B级31例(62%),C级12例(21%)。其中急诊手术6例,预防性手术8例,其余均为择期手术。手术过程均顺利,无手术死亡病例,术后均恢复良好。6例急症手术患者均于术后立即止血,无近期再出血,无肝性脑病发生。随访51例,随访期为术后1个月至术后9年3个月;3例术后出血,再出血率5.77%;4例死亡(术前肝功分级均为Child C级)。其余47例术后6个月复查肝功能,较术前改善者40例(85.1%),无变化者7例(14.9%)。术后1年内复查食管钡餐检查,35例食管静脉曲张明显好转,11例曲张静脉消失,1例无变化。患者术后劳动能力和生活质量较术前普遍提高。王春喜等[17]探讨应用一次性弧型切割缝合器行脾脏切除、贲门周围血管离断术的方法及疗效。作者采用病例对照研究,研究组胃底食管静脉曲张患者22例,均接受脾脏切除、贲门周围血管离断术,术中脾脏动脉结扎后离断脾结肠、脾胃韧带,将脾蒂完全置入弧型切割缝合器中,一次性完成切割缝合脾蒂,并利用血管闭合器阻断贲门周围血管。选择同期接受传统手术方法的22例作为对照组。结果发现,研究组手术出血量平均(33.41±13.22)ml;对照组平均(843.63±646.60)ml;研究组手术时间平均(77.50±18.38)min,对照组平均(140.95±40.42)min,两组手术出血量及手术时间比较差异显著($P<0.01$)。研究组无严重并发症,对照组发生血栓性门静脉炎2例,经对症支持治疗后好转,余恢复顺利。作者认为利用一次性切割缝合器离断脾蒂及相应系膜血管,利用血管闭合器阻断贲门周围血管,安全、可靠,可显著提高手术速度,减少手术出血和创伤,值得推广试用。周戎二等[18]在行胃底贲门周围血管离断术治疗食管胃底静脉曲张时,使用痔环状切除吻合器可以在不切断食管的情况下达到阻断贲门周围反常血流的目的,且安全、简便、止血效果好。既能有效预防和治疗食管胃底曲张静脉破裂出血,又能维持有效的门静脉血流向肝灌注,而且手术操作较简单,手术死亡率及并发症发生率低。随着内镜技术的发展和普及,大多数上消化道出血患者的处理已经从手术室转移到了内镜室,使这些患者受益于内镜治疗的微创优势。黄飞舟等[19]介绍内镜治疗的相关进展。当肝硬化诊断确定时,30%~40%的代偿期患者和60%伴有腹水的患者存在食管静脉曲张。在首次胃镜中可发现20%有胃静脉曲张,称为原发性胃静脉曲张。在消除食管静脉曲张的开始2年内,有10%的患者发生胃静脉曲张,称为继发性胃静脉曲张。根据在胃内的位置以及与食管静脉曲张的关系,胃静脉曲张分为两类:①胃-食管静脉曲张(GEV),伴有食管静脉曲张;②孤立性胃静脉曲张(IGV),与食管静脉曲张无关。GEV-1型是食管静脉曲张沿胃小弯延续至胃-食管交界处下2~5 cm,GEV-2型是延续超过胃-食管交界处而至胃底;IGV-1型主要在胃底,IGV-2型可在胃的任何部分,包括胃体、胃窦、幽门和十二指肠。GEV-1型是最常见的类型。与GEV出血相比IGV出血有较高的死亡危险。防止静脉曲张首次出血只限于高危性EV。防止细小EV的发展可定期(每年1次)行内镜检查,不必治疗。对高危性EV候选者的确定,依照2000年第3次Baveno(意大利)门静脉高压症国际研讨会上达成的共识,凡有粗大的EV(直径>5 mm),EV伴有红色征或肝功能失代偿者,主张行预防性治疗。复发出血的预防:在控制活动性曲张静脉出血后,应该用内镜疗法(EVL或EIS)消除曲张静脉,以减少复发出血。与EIS相比,EVL技术简便,易于掌握且并发症显著较少,因此,内镜治疗首选方法是EVL,要求间隔2周重复EVL,直至静脉曲张完全消除。在成功地消除静脉曲张后,患者应在3个月、6个月及以后每年做内镜检查,如有曲张静脉复发,应予再次EVL直至静脉曲张再消除,以减少或避免复发出血。如果操作得当,EIS能使80%以上的曲张血管基本消失或完全硬化,新生血管及复发出血均较少。GV破裂出血相对较少,但一旦出血远较EV出血严重,尤其对肝功能失代偿患者,因为这类患者无论内镜套扎或硬化疗法的效果均相当差。因此,GV出血通常被认为是TIPS或分流手术的指征,但这一观点随着内镜新技术的应用正在发生改变。内镜组织胶注射能控制超过80%的GV急性出血,再出血率20%~30%。胡育斌等[20]回顾性分析61例肝硬化门静脉高压症实施介入断流术患者的临床资料。其中肝功能Child分级,A、B、C级患者分别25、25、11例;食管胃底静脉曲张轻、中、重度分别为10、31、20例;术前有上消化道出血史患者47例。用Kaplan-Meier法分析患者术后的生存率和累计再出血率;用Log rank检验比较不同肝功能分级患者之间以及不同程度食管胃底静脉曲张患者之间生存率的差异;用Cox比例风险模型评价影响患者生存时间的因素。结果发现,患者术后 1、3、5、8 年生存率分别为 94.9%、78.7%、66.0%、35.3%,累计再出血率分别为 6.6%、27.7%、44.1%、65.6%,中位生存期为 78.6 个月。Child A 级患者术后 1、3、5、8 年生存率分别为 95.5%、90.9%、77.9%、44.5%;Child B 级分别为 96.0%、83.3%、69.5%、45.3%;Child C 级术后 1、3、5 年的生存率分别为 90.9%、40.4%、30.3%。Child C 级患者生存率明显低于 Child A 级($\chi^2=14.1993$, $P=0.0002$)和 Child B 级患者($\chi^2=9.7887$, $P=0.0022$),而后两者生存率差异无统计学意义($\chi^2=0.8664$, $P=0.352$)。轻度食管胃底静脉曲张患者术后 1、3、5、8 年生存率分别为 100.0%、100.0%、100.0%、80.0%;中度曲张患者分别为 93.2%、78.5%、61.0%、27.2%;重度曲张患者术后 1、3、5 年的生存率分别为 95.0%、67.1%、53.8%。轻度食管胃底静脉曲张患者生存率明显高于中度曲张患者($\chi^2=4.5425$, $P=0.033$)和重度曲张患者($\chi^2=5.448$, $P=0.0196$),而后两者生存率差异无统计学意义($\chi^2=0.3772$, $P=0.5391$)。术前 Child 评分 $\geqslant 12$ 分($OR=5.119$, $P=0.0029$)、食管胃底静脉曲张程度($OR=3.291$, $P=0.0391$)和术前末次出血量 >800 ml($OR=11.024$, $P=0.0003$)是影响生存时间的危险因素。作者由此认为介入断流术远期疗效确切,可作为治疗肝硬化门静脉高压症的有效手段。靳勇等[21]研究了多层螺旋 CT 血管成像(CTA)在门静脉高压患者上腹部分流侧支血管显示中的作用。作者对 126 例门静脉高压患者行门静脉系统及侧支血管的 CTA 检查。结果发现,126 例中,CTA 提示各类食管静脉曲张 108 例(85.7%),胃底静脉曲张 117 例(92.9%),单纯食管静脉曲张 8 例(6.3%),食管静脉曲张合并胃体部静脉曲张 1 例(0.8%),食管静脉曲张合并胃底静脉曲张 99 例(78.6%),单纯胃底静脉曲张 18 例(14.3%)。胃左静脉显示 120 例(95.2%),附脐静脉显示 26 例(20.6%),胃网膜静脉显示 10 例(7.9%)。发现脾肾分流道 4 例(3.2%),胃左肾分流道 35 例(27.8%)。门静脉 CTA 可以清晰显示门静脉高压患者食管、胃底静脉曲张及主要侧支血管的走行、分布,为临床治疗方案的选择和疗效的观察评估提供有价值的影像学依据。吴卓等[22]探讨了门静脉高压镰状韧带内门体侧支循环在三维动态增强 MRA(3D DCE MRA)的表现及临床意义。作者回顾性分析了 53 例镰状韧带内门体侧支循环形成的门静脉高压患者影像资料,分析其 3D DCE MRA 图像,总结曲张静脉直径、数目、走行的位置以及引流静脉的变化情况。结果发现,镰状韧带内门体侧支循环均起自门静脉左支,直径 0.4～2.6 cm,数目 1～3 支,分为上下 2 组,镰状韧带下组静脉即脐静脉或附脐静脉,共 47 例,向脐水平以上引流 16 例,7 例经腹壁上静脉、9 例经胸腹壁静脉向上引流;向脐水平以下引流 40 例,7 例经腹壁下静脉、33 例经腹壁浅静脉向下引流;其中向上向下引流并存 9 例。镰状韧带上组静脉直接经胸廓内静脉向上引流 6 例。由此作者认为,门静脉高压镰状韧带内门体侧支循环分为上下 2 组,3D DCE MRA 可全面评价其开放情况以及引流静脉的走行和起止位置。

二、门静脉高压症并发症的处理

乌剑利等[23]探讨门静脉高压症断流术后门静脉系统血栓形成(PVT)的诊治方法。作者回顾性分析华中科技大学同济医学院附属同济医院 1993 年 4 月至 2008 年 10 月行断流术后并发 PVT 的 72 例病人临床资料。结果发现,断流术后 PVT 于术后 9～21 d 好发于脾静脉、门静脉主干等部位,经溶栓、抗凝或手术治疗,除 1 例因肠坏死合并中毒性休克而死亡外,余经治疗 PVT 均消失,其中 1 例发生短肠综合征。作者认为腹部彩超或 CT 是 PVT 的确诊方法,术中操作轻柔、术后监测血小板计数、腹部彩超或 CT、早期溶栓抗凝、及时手术是防治 PVT 的有效方法。张俊勇等[24]研究了门静脉高压各并发症在失代偿肝硬化患者的发生情况和各并发症对患者预后的影响。作者选择失代偿期肝硬化患者的病历资料进行登记和随访,根据随访结果,分析患者门静脉高压并发症的发生情况;利用终末期肝病模型(MELD)公式,计算出 MELD 值并进行分级,同时计算 Child-Turcotte-Pugh(CTP)分级,分别分析 CTP 分级和 MELD 分级中门静脉高压并发症发生情况和患者生存状况。利用 Kaplan-Meier 生存分析方法分析门静脉高压并发症对肝硬化患者生存率的影响。利用 χ^2 检验和时序性检验比较生存率差别,Cox 比例风险回归分析各个并发症对患者生存影响作用的大小。结果在符合条件的 322 例失代偿期肝硬化患者中,发生食管胃底静脉曲张破裂出血、肝性脑病、大量腹水、自发性腹膜炎、肝肾综合征 I 型和 II 型的患者病死率分别是 45.9%、79.4%、66.7%、100%、100% 和 84.6%。各并发症的发生基本按 CTP 分级和 MELD 位的增加而逐渐升高。经过 Kaplan-Meier 生存分析,除少量和中量腹水外,各并发症对患者生存率的影响,P 均 <0.01,差异均有统计学意义。由 Cox 回归过程分析出肝性脑病、自发性腹膜炎、肝肾综合征 I 型和 II 型、食管胃底静脉曲张破裂出血和腹水的回归系数分别为 0.973、0.928、0.935、0.866、0.464 和 0.369。由此,作者认为门静脉高压并发症均能对失代偿期肝硬化患者的预后造成明显影响,其中影响程度最大的是肝性脑病。徐庆等[25]探讨了腹部手术合并门静脉高

压症患者围术期腹水的处理方法。作者回顾性分析2000年1月至2007年7月93例合并门静脉高压症患者接受腹部手术的治疗结果。发现术后共发生腹水21例。肝功能Child A级和B级患者同期手术的术后腹水发生率分别为7%和12%,肝功能Child A级和B级患者分期手术的术后腹水发生率分别为13%和17%,肝功能Child C级患者同期手术的术后腹水发生率则高达83%。肿瘤患者较非肿瘤患者并未增加术后腹水的发生率($P=0.21$)。作者认为,加强围术期的处理,并正确掌握其手术适应证和时机。对于肝功能Child A级和B级的患者一期处理门静脉高压并不会增加术后腹水的发生率;对择期或限期手术者必须加强处理,尽量消减腹水,以稳定病情。手术治疗单纯的门静脉高压症具有相对较高的病死率及并发症发生率,合并有肝硬化门静脉高压症患者的胆道手术对普外科医生来说是更大的挑战。冯贤松[26]*探讨了肝硬化门静脉高压症合并胆道疾病外科治疗的若干问题。术前风险评估应利用影像学检查结果来准确评估门静脉高压症和胆道疾病的严重程度,以选择手术方式。除B超、CT检查外,有条件时可行选择性腹腔动脉或肠系膜上动脉造影,了解门静脉系统侧支循环建立的情况。胆道疾病合并肝硬化门静脉高压症的患者出现黄疸表现,可能是肝细胞性黄疸或梗阻性黄疸,也可能由两者共同引起,首先要对患者的梗阻情况和病毒性肝炎情况进行全面评估,判断是否存在活动性肝病,能否耐受手术,并在手术前采取相应的措施,这对患者能否顺利恢复至关重要。在合并肝硬化门静脉高压症的患者中,对于胆管结石或胆管炎性狭窄引起阻塞性黄疸而药物治疗症状不能缓解的患者,可采用手术前减黄措施,并进行积极的内科护肝治疗,待3~6个月肝功能评估改善后再考虑施行彻底的手术。减黄措施一般应首选经皮经肝胆道引流术(PTCD),可采取PTCD外引流或内引流+外引流,不建议采用内镜下鼻胆管引流或内支架引流,因为后两种方法可引起食管胃底曲张静脉破裂出血,从而使病情复杂化,处理更加困难。手术方式的选择作者认为应该遵循个体化的原则,根据患者的具体情况决定。随着围术期处理水平和外科手术技术的提高,肝硬化门静脉高压症手术与胆道手术同期完成是可行的。对于Child A级的患者,主张采用一期、根治性的手术方案,包括彻底清除结石、纠正狭窄,行胆肠内引流,必要时行肝段或肝叶切除,同时行断流或分流术;而对于Child B、C级的患者,应根据具体情况选择最为妥当的方案,尽可能缩小手术范围和创伤,以胆道疾病为治疗重点。手术适应证:①胆道结石并发急性感染时,原则上不行同期手术,行非手术治疗无效后考虑行简单、有效的胆道引流术。对门静脉高压症较轻、肝功能Child A、B级的肝硬化患者,腹腔镜胆道手术也是安全可行的;②对有症状的胆囊或胆管结石患者,如行分流或断流术过程顺利且估计胆道手术无困难时可同期行胆囊切除和(或)胆总管探查引流术;③对于胆道症状轻微而术中发现行胆道手术困难时,可仅行针对门静脉高压症的手术,而不处理胆道病变,术后随访以决定是否要作进一步处理;④对于较复杂的胆道良性病变,如肝内外胆道结石、取石困难或需行胆肠内引流术者,如患者的症状较轻、无急性感染表现,原则上应先行门体静脉分流术以降低门静脉压力,待术后3~6个月患者恢复后再行彻底的胆道手术;⑤当有结石或胆管炎性狭窄引起阻塞性黄疸,而药物治疗症状不能缓解时,可用PTCD使黄疸消退,肝功能恢复后再行分流手术,术后3~6个月再行胆道手术,如此可增加手术的安全性;⑥对胆道病变必须手术治疗且同时肝功能严重失代偿者,可以考虑肝移植术。周晓辉等[27]也探讨了门静脉高压症(PHT)合并胆石症的合理处理方式,作者认为,PHT合并胆石症无论仅行胆道手术或同期行PHT手术和胆道手术,手术死亡率和术后并发症均显著增加,尤以同期手术为明显。根据患者情况选择正确的手术方式,可有效降低手术风险。乔鸥等[28]回顾性分析了27例门静脉性胆病(继发于门高压患者的肝内、外胆管和(或)胆囊壁的异常改变)的患者的临床资料,就诊时有黄疸,在完成胆系的磁共振成像后,仍不能解释胆系的改变,因同时有门静脉高压的表现(如出现呕血、便血、腹水),作者认为应考虑门静脉胆病的存在。术中证实这一诊断。但是门静脉胆病与胆总管癌有时鉴别比较困难,两者均可有胆总管狭窄,胆总管壁不规则伴远端扩张等表现。该组4例术前拟诊胆总管癌,术中证实为炎性改变,分析是由于胆管表面静脉丛压迫胆管引起胆管狭窄不规则。外科治疗门静脉胆病的手术风险较其他原因引起的胆病高,作者认为手术风险主要来自于术野丰富的侧支血管,手术剥离可能伤及,易发生出血,甚至是凶险性出血,容易导致术野模糊,手术困难。该组2例为避免发生大出血,先行门腔分流术,减轻围绕胆总管的侧支静脉的曲张程度,再处理胆道结石。因此,作者认为提高对门静脉胆病的认识,对于术前正确的诊断、手术风险的评估有重要意义。汤恢焕等[29]探讨了原发性肝胆管结石合并胆源性门静脉高压症的外科治疗。认为全面了解胆石的分布及胆道狭窄和扩张部位对原发病治疗至关重要。可通过B超、CT、MRCP等影像学检查获得清晰的胆道影像。了解有无消化道出血史及经胃镜、钡餐甚至CT静脉造影检查了解食管胃底静脉曲张程度,分析有无近期食管静脉破裂出血征象。原发性肝胆管结石合并胆源性门静脉高压症的外科治疗应根据病情变化和矛盾的主次决定,必须采取"个体化"治疗。原则是急则治标,缓则治本,适合病人,标本兼治。

三、肝移植

肝移植的出现使门静脉高压症的治疗格局发生了根本改变,成功的肝移植可以解决门静脉高压症产生的根源和威胁生命的大出血问题。冷希圣[30]探讨了肝移植时代门静脉高压症治疗策略。认为门静脉高压症病人肝移植手术的适应证为:①伴有肝功能失代偿的门静脉高压症上消化道大出血或反复出血者;②反复发生的自发性肝性脑病;③顽固腹水,内科治疗不能控制者。对有上消化道出血史者尤其是肝功能较差者,应大力强调应用非选择性β受体阻滞剂及规范的内镜下套扎治疗。应强调规范的、精确断流手术在肝硬化门静脉高压症外科治疗中的地位。杨扬等[31]还研究了肝干细胞移植治疗门脉高压症。干细胞作为一类具有自我更新能力和多向分化潜能的细胞,利用其组织再生和损伤修复的功能,可一定程度改善终末期肝病患者的肝功能,提高患者的生活质量,这为该病的治疗提供了新的思路。目前临床应用尚属初步研究阶段,国内多采用自体骨髓干细胞(BMSC,包含 HSC 和 MSC)。中山大学附属第三医院对 36 例肝硬化失代偿患者行自体 BMSC 移植,采用经肝动脉(31 例)或门静脉(5 例)输注方式。术后 8 周血清转氨酶(ALT)、总胆红素(TB)、凝血酶原时间(PT)较前明显改善,术后 12 周白蛋白(ALB)出现明显升高。大部分患者乏力、纳差、腹水等情况明显好转,未见移植可能引起的肾功能损害。肝干细胞移植已初步应用于临床并取得一定疗效,为终末期肝病门脉高压症的治疗提供了新的思路和手段,但还存在许多相关问题有待解决:①肝干细胞体外培养的获得率低,需要继续探索如何有效地大量体外培养和保存干细胞;②如何有效调控肝干细胞的增殖分化,使其能定向高效率的分化为成熟肝细胞;③肝干细胞移植的安全性,除了前述的并发症之外,其潜在的致瘤性尚需科学评价;④确定移植细胞的数量、频率、途径,以及如何针对病人选择个体化的治疗方式;⑤探索以干细胞为载体的基因治疗。而这些都需要大量的基础研究和大样本的临床试验。相信随着相关研究的进一步深入,肝干细胞移植在门脉高压症的治疗中有着广阔的应用前景。

(胡先贵　何天霖)

参 考 文 献

1　孔德润,等.中华消化杂志,2009,29(2):86
2* 黄　源,等.中华外科杂志,2008,46(22):1710
3* 胡国华,等.中国实用外科杂志,2009,29(5):454
4　吴志勇,等.肝胆外科杂志,2009,17(2):86
5　潘思波,等.临床医学,2009,29(1):52
6　赖俊浩,等.临床医学,2008,28(12):1
7　刘　伟,等.中华放射学杂志,2009,43(7):748
8* 吴志勇,等.中华外科杂志,2008,46(22):1683
9　陈　炜,等.中华外科杂志,2008,46(22):1703
10　周光文,等.中华外科杂志,2009,47(20):1532
11　吴性江,等.中华外科杂志,2009,47(6):446
12　支庆江,等.中华现代普通外科进展,2009,12(5):455
13* 杨　镇.中国实用外科杂志,2009,29(5):450
14　胡　丹,等.中国现代手术学杂志,2009,13(3):167
15　李　龙,等.中华小儿外科杂志,2008,29(11):658
16　李宗芳,等.外科理论与实践,2009,14(1):18
17　王春喜,等.中国现代手术学杂志,2008,12(6):401
18　周戎二,等.浙江医学,2009,31(9):1274
19　黄飞舟,等.中华外科杂志,2008,46(22):1696
20　胡育斌,等.中华放射学杂志,2009,43(8):853
21　靳　勇,等.临床放射学杂志,2008,27(12):1675
22　吴　卓,等.中华放射学杂志,2009,43(4):386
23　乌剑利,等.中国实用外科杂志,2009,29(5):406
24　张俊勇,等.中华肝脏病杂志,2009,17(4):263
25　徐　庆,等.中华普通外科杂志,2009,24(8):638
26* 冯贤松.中华外科杂志,2008,46(22):1686
27　周晓辉,等.华西医学,2009,24(3):612
28　乔　鸥,等.肝胆胰外科杂志,2008,20(6):438
29　汤恢焕,等.外科理论与实践,2009,14(2):154
30　冷希圣.中国实用外科杂志,2009,29(5):373
31　杨　扬,等.肝胆外科杂志,2009,17(2):85

文　选

食管下段、脾脏中 VEGF、bFGF 的高表达与门静脉高压症食管下段静脉曲张破裂出血的相关性研究
[中华外科杂志,2008,46(22):1710] 黄源等对食管下端、脾脏中血管内皮生长因子(VEGF)、碱性成纤维细胞生长因子(bFGF)的高表达与门静脉高压症食管下段静脉曲张破裂出血进行了研究。作者采用免疫组织化学 SP 法研究了 30 例门静脉高压症患者的食管下段和脾脏中 VEGF、bFGF 的表达以及微血管密度(MVD)的变化情况,结果发现,VEGF、bFGF 和 MVD 在门静脉高压症食管下段表达明显高于对照组。提示 VEGF 和 bFGF 在门静脉高压症食管下段静脉曲张破裂出血病程中的作用机制可能有以下两点:①门静脉高压症时门静脉压力明显升高,胃肠道静脉回流障碍,

导致局部黏膜缺氧以及位于黏膜和黏膜下层的食管胃底交通支血管大量开放,并扩张、扭曲形成食管胃底静脉曲张。促使局部黏膜缺氧使 VEGF 和 bFGF 升高,VEGF 的升高增加了血管通透性,使间质水肿,血管失去周围支持,使曲张静脉的直径进一步加大;②门静脉高压症食管下段 VEGF 和 bFGF 的升高促进了黏膜下微血管的增生。而新生的微血管和曲张的静脉加重了黏膜下淤血。此外,由于新生的微血管通透性较高,且 VEGF 有较强的增高血管通透作用,因此,体液从新生的血管内渗出到血管外加重了黏膜下水肿、缺氧,从而引起门静脉高压症患者食管下段黏膜病变。作者还发现 bFGF 与 VEGF 在食管表达部位相似并且存在正相关关系,提示 bFGF 与 VEGF 在促进组织内的新生血管形成作用方面可能有协同作用。该研究还发现,与对照组相比,PHT 组脾脏中 VEGF、bFGF 和 MVD 的表达明显增加。考虑 VEGF 和 bFGF 在脾功能亢进病程中可能有如下作用机制:PHT 症患者的门静脉压力增高,导致脾静脉回流受阻,造成脾内淤血、缺氧。缺氧使 VEGF 和 bFGF 增高。从而促进了脾脏内微血管增生使脾脏内储血量增大。另一方面,VEGF 可增加血管通透性使体液从血管内渗透到血管外。这两方面的作用使脾髓压力升高,从而加重门静脉高压状态和脾功能亢进。导致脾脏代偿功能储备下降,门静脉压进一步升高。该研究还发现 bFGF 与 VEGF 在脾脏中表达部位相似并且存在正相关关系,提示 bFGF 与 VEGF 在促进脾脏组织内的新生血管形成作用方面有协同作用。

(何天霖)

述评 门静脉高压症(PHT)食管静脉曲张破裂大出血是引起 PHT 患者死亡的常见原因。动物实验证实血管内皮生长因子(VEGF)、碱性成纤维细胞生长因子(bFGF)在 PHT 高动力循环的形成和食管下段静脉曲张破裂出血中起重要作用。但以往实验多以 VEGF 检测为主,两者在人类 PHT 食管下段的联合检测鲜有报道。作者采用免疫组织化学 SP 法研究 30 例 PHT 患者的食管下段和脾脏中 VEGF、bFGF 的表达以及微血管密度(MVD)的变化情况,提示 bFGF 与 VEGF 在促进食管下端、脾脏等组织内的新生血管形成作用方面可能有协同作用。对食管静脉曲张及脾功能亢进机制研究进行了有益的探索。

(胡先贵)

门静脉高压症合并上消化道大出血急诊处理[中国实用外科杂志,2009,29(5):454] 胡国华等认为肝硬化病人出现的上消化道出血并非全部由曲张静脉破裂所致,25%～30%病人的出血可能是由其他原因引起的,如消化性溃疡和门静脉高压性胃病。因此,出血早期(12 h 内)进行胃镜检查不仅有助于明确诊断,而且可以实时进行内镜下治疗。在诊断和评估的同时必须对病人进行初步处理。措施包括:维持循环稳定,扩容时宜避免或尽量少用含盐溶液,因为肝硬化病人存在高醛固酮血症,易发生水、钠潴留,含盐溶液会促进腹水的形成;保持呼吸道通畅,大量呕血时应让病人头转向一侧,防止呕血误吸导致窒息;护肝疗法,忌用任何对肝肾有损害的药物,如镇静剂、氨基糖苷类抗生素等。出血病人易并发肝性脑病,降低血氨是预防和治疗肝性脑病的重要举措。清除肠道内积血,抑制肠道细菌繁殖能减少氨的形成和吸收,可经胃管或三腔管用低温盐水灌洗胃腔内积血。血管收缩剂和血管扩张剂联合应用可以最大程度地起到降低门静脉压力的作用。三腔管压迫止血属过渡性措施,旨在通过机械压迫暂时控制出血,为后续治疗赢得时间。其止血操作简便,不需要特殊设备,止血疗效确切,尤其适用于基层医院。近年来采用三腔管压迫止血者占 5%～10%。硬化剂注射治疗(EST)的急症止血率可达 90% 以上,但近期再出血率为 25%～30%。故 EST 适用于急症止血,待出血停止后还应采取其他措施以巩固疗效。食管曲张静脉套扎治疗(EBL)的急症止血率为 70%～96%,并发症发生率低于 EST,但再出血率高于 EST。EST 和 EBL 不适合用于胃底曲张静脉破裂出血,因为胃底组织较薄,易致穿孔。组织黏合剂注射治疗急症止血率为 97%,近期再出血率仅 5%,并发症发生率为 5.1%,此方法可用于胃底曲张静脉破裂出血的治疗。介入治疗止血包括脾动脉部分栓塞术(PSE)、经皮肝食管胃底曲张静脉栓塞术(PTVE)和经颈静脉肝内门体静脉分流术(TIPSS)。后两者可用于急症止血治疗。PTVE 适用于药物、三腔管和内镜治疗无效而肝功能严重失代偿的病人。急症止血率为 70%～95%,与内镜治疗相当。技术失败率为 5%～30%。早期再出血率为 20%～50%。TIPSS:急症止血率为 88%。TIPSS 术后支架的高狭窄率和闭塞率是影响其中远期疗效的主要因素,6 个月和 12 个月的严重狭窄或闭塞发生率分别为 17%～50%、23%～87%。作者不主张在出血时行急症手术,而是以药物、内镜治疗为主,介入治疗为辅。有两种情况可考虑行急症手术:①等待择期手术的住院病人突然发生上消化道大出血,此时病人的肝功能、凝血功能和血红蛋白基本正常,全身状况没有恶化,即刻手术能够取得和择期手术同样的效果;②出血后经过 24～48 h 积极非手术治疗,出血仍未控制,或虽一度停止又复发出血者,此时过多的等待只会导致休克、肝功能恶化,丧失手术时机,积极施行急症手术可能是挽救病人生命的惟一有效方法。

(何天霖)

述评 食管下端胃底曲张静脉破裂出血是肝硬化门静脉高压症最严重的并发症之一。出血往往来势迅猛,出血量大,如不及时治疗很快就会危及生命。尽管治疗措施在不断地进步,但是病死率仍很高。因此,处理一定要争分夺秒,止血第一,不可拘泥于先确诊后治疗的常规模式。按照原则进行个体化的序贯治疗,可以显著提高急性大出血的治愈率,降低病死率。在基层医院,三腔管压迫止血疗效确切,止血率可达80%以上,可为后续治疗赢得时间。并且其止血操作简便,不需要特殊设备,应用广泛。

(仲剑平)

门静脉血流动力学与门体静脉分流术的术式选择
[中华外科杂志,2008,46(22):1683] 吴志勇等研究了门静脉血流动力学与门体静脉分流术的术式选择。作者认为门静脉的血流动力学研究包括门静脉系统血管的直径和通畅性,侧支血管的部位、数量和大小,门静脉入肝血流量以及肝动脉血流量等内容。这对术式的选择具有极其重大的意义。血流动力学检查方法为彩色多普勒超声、间接门静脉造影、磁共振门静脉系统血管成像(MRPVG)以及直接测定自由门静脉压力(FPP)等,特别是术中FPP动态变化结合术前其他血流动力学指标对术式选择具有重要价值。在考虑患者的肝功能和全身耐受情况后,术式选择应以血流动力学的变化为主要依据。除影像学研究和术中压力测定提示肝脏门静脉血流灌注接近正常者,因肝脏不能耐受分流术导致门静脉血流的突然减少而发生衰竭,宜施行断流术外,其余的原则上都可行分流手术。作者研究发现,断流手术组和联合手术组脾动脉结扎后FPP的下降均较明显,但在脾切除后基本上无变化,提示在决定FPP的因素中,腹腔内脏血流量主要取决于脾动脉的血流量。脾动脉结扎后FPP明显下降的原因可能是由于这部分患者肝内压力虽然增高,但程度较轻,仍有较多的向肝血流,脾动脉血流量增加在FPP升高中所占比重较大;而在肝内阻力较大的患者中,离肝血流较多,此时结扎脾动脉后FPP下降不明显,需加行分流手术。在完成分流手术后再行断流手术的患者,FPP值略有上升,但仍小于或接近出血阈值,一方面说明联合手术有较好的降压作用,另一方面说明断流后又迫使原经侧支分流的部分门静脉血流向肝,导致联合手术组和断流手术组门静脉血流量减少的差异不明显。这说明联合手术除有效降低FPP外,仍能维持一定的门静脉向肝血流,因此止血效果好,肝性脑病发病率低。断流手术组中,断流完成后FPP≥22 mm Hg的患者中有20%发生了术后再出血,FPP<22 mm Hg的患者中只有3%发生了术后再出血。因此,作者认为断流术后FPP降到出血的阈值水平以下时可考虑不行分流手术。

(何天霖)

述评 20世纪80年代以后,我国出现了具有中国特色的分流加断流术,即联合术,希望通过两者的优势互补来改善疗效。其中以脾切除脾肾静脉分流加断流术应用最广泛。该文在此基础上,进行了血流动力学的基础研究,获得了一些血流动力学数据,为该术式找到了理论依据。但是断流术后,分流术的降压作用能否到达食管胃的结合部位,还需进一步研究。此外,磁共振门静脉血管成像测得的门静脉和脾静脉血流量与彩色多普勒超声测得的结果无显著性差异,为何让磁共振门静脉血管成像这一昂贵的检查作为门静脉高压症的首选检查手段,还值得商榷。

(胡先贵)

选择性贲门周围血管离断术的发展与手术技巧
[中国实用外科杂志,2009,29(5):450] 杨镇回顾性分析了选择性贲门周围血管离断术的发展与手术技巧。作者认为选择性贲门周围血管离断术是在贲门周围血管离断术基础上发展起来的。其主要特点包括:①对食管贲门区和胃冠状静脉的局部解剖做了更深入细致的研究,并规范了解剖学的命名;②主张行精准的门奇断流术,仅离断食管贲门区浆膜外的穿支血管,维持其主干血管的完整,从而达到断流彻底和保持机体自发性分流的目的;③附加大网膜腹膜后固定术,促进门奇间的侧支循环,降低门静脉压力。该术式的关键是保留胃左静脉的主干和食管旁静脉的完整,要求离断胃左静脉的胃支和食管旁静脉进入食管的各穿支静脉。必须熟悉胃冠状静脉及其分支的解剖,特别要了解胃左静脉食管支(即食管旁静脉)和胃支及穿支的位置。离断血管的基本原则是先切开网膜表面的浆膜,显露出曲张的血管,然后在直视下从网膜夹层内的疏松组织中进钳,细致耐心地逐一离断曲张的血管及其周围的组织。一旦发生出血,切忌在视野不清的血泊中乱行钳夹,以避免发生不能控制的大出血。可先以手指压迫,吸净手术野的血液后,在压迫处做贯穿缝扎。

(何天霖)

述评 门静脉高压症合并食管胃底静脉曲张出血的治疗有两种基本术式,即断流术和分流术。两者的理论依据相反,优势和缺陷并存。选择断流或分流,还是两者联合一直是争论的焦点。近年来,多数外科医师已经认识到单一的分流、断流已很难满足既有效降低门脉压力,又可保证肝血供的目标。所以分流要联合断流,而断流术中也内含分流。两种手术方式在临床上均有广泛应用。其真正临床意义有待积累更多资料加以进一步验证。

(胡先贵)

肝硬化门静脉高压症合并胆道疾病外科治疗的若干问题[中华外科杂志,2008,46(22):1686] 冯贤松探讨了肝硬化门静脉高压症合并胆道疾病外科治疗的若干问题。术前风险评估应利用影像学检查结果来准确评估门静脉高压症和胆道疾病的严重程度,以选择手术方式。除B超、CT检查外,有条件时可行选择性腹腔动脉或肠系膜上动脉造影,了解门静脉系统侧支循环建立的情况。胆道疾病合并肝硬化门静脉高压症的患者出现黄疸表现,可能是肝细胞性黄疸或梗阻性黄疸,也可能是由两者共同引起,判断是否存在活动性肝病,能否耐受手术,并在手术前采取相应措施。在合并肝硬化门静脉高压症的患者中,对于胆管结石或胆管炎性狭窄引起阻塞性黄疸而药物治疗症状不能缓解的患者,可采用手术前减黄措施,并进行积极的内科护肝治疗,待3~6个月肝功能评级改善后再考虑施行彻底的手术。减黄措施一般应首选经皮经肝胆道引流术(PTCD)。手术方式的选择应该遵循个体化的原则,根据患者的具体情况决定。随着围术期处理水平和外科手术技术的进步,肝硬化门静脉高压症手术与胆道手术同期完成是可行的。对于Child A级的患者,主张采用一期、根治性的手术方案,包括彻底清除结石、纠正狭窄,行胆肠内引流,必要时行肝段或肝叶切除,同时行断流或分流术;而对于Child B、C级的患者,尽可能缩小手术范围和创伤,以胆道疾病为治疗重点。手术适应证:①胆道结石并发急性感染时,原则上不行同期手术,行非手术治疗无效后考虑行简单有效的胆道引流术。对门静脉高压症较轻、肝功能Child A、B级的肝硬化患者,腹腔镜胆道手术也是安全可行的;②对有症状的胆囊或胆管结石患者,如行分流或断流术过程顺利且估计胆道手术无困难时可同期行胆囊切除和(或)胆总管探查引流术;③对于胆道症状轻微而术中发现行胆道手术困难时,可仅行针对门静脉高压症的手术,而不处理胆道病变,术后随访以决定是否要作进一步处理;④对于较复杂的胆道良性病变,如肝内外胆道结石、取石困难或需行胆肠内引流术者,如患者的症状较轻、无急性感染表现,原则上应先行门体静脉分流术以降低门静脉压力,待术后3~6个月患者恢复后再行彻底的胆道手术;⑤当有结石或胆管炎性狭窄引起阻塞性黄疸,而药物治疗症状不能缓解时,可用PTCD使黄疸消退、肝功能恢复后再行分流手术,术后3~6个月再行胆道手术,如此可增加手术的安全性;⑥对胆道病变必须手术治疗且同时肝功能严重失代偿者,可以考虑肝移植术。

(何天霖)

述评 手术治疗单纯的门静脉高压症尚有相对较高的病死率及并发症发生率,合并有肝硬化门静脉高压症患者的胆道手术对普外科医生来说是更大的挑战。由于肝硬化门静脉高压症患者均存在不同程度的肝功能损害、低蛋白血症和凝血功能障碍,在手术时机、手术方式的选择及围术期的处理上都给外科医师提出了很多难题,一是如何根据肝功能的代偿能力来选择适合于患者实际情况的手术治疗方式;另一个是如何努力纠正患者业已存在的不利因素。胆道疾病合并门静脉高压症的外科治疗难点在于手术中风险大,手术后处理复杂。肝硬化时肝脏萎缩或者萎缩-增生复合征使胆囊床移位,造成胆囊和肝外胆管的解剖和暴露困难;合并肝硬化门静脉高压时,肝十二指肠韧带存在大量的曲张静脉,稍有不慎易致难于控制的出血,可加重患者的肝功能损害、肝肾综合征甚至多器官功能障碍综合征,增加手术后并发症发生率和病死率。作者通过自己的临床经验,提出了自己的处理原则,有待临床上进一步的验证。

(胡先贵)

胃、十二指肠、空肠、回肠

本年度共收集到论文366篇,纳入一年回顾136篇,占37.1%;收入文选19篇,占5.2%。

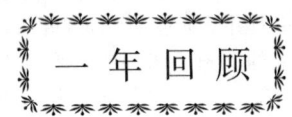

一、基础研究

(一)胃癌

1. 肿瘤免疫

目前认为 $CD4^+CD25^+$ 调节性 T 细胞(regulartory T cells,Tregs)与胃癌患者的免疫功能抑制密切相关,但 Tregs 在胃癌患者体内对机体抗肿瘤免疫的抑制效应和机制尚不十分清楚。为研究胃癌患者外周血中 Tregs 对免疫效应细胞以及树突状抗原提呈细胞的抑制调节作用。赵素斌等[1]应用流式细胞术(FACS)测定胃癌患者(实验组)和健康患者(对照组)术前外周血中 T 淋巴细胞及 Treg 细胞含量的改变;对外周血中树突状细胞(DC 细胞)进行体外培养活化,检测其表面分子 CD80 和 CD83 的表达情况;实验组利用免疫磁珠法在培养前去除 Treg 细胞,以胃癌 BGC-823 细胞作为靶细胞,效靶比=20:1,应用 CCK8 试剂盒观察不同实验组激活的 CTL 的细胞毒杀伤反应的差异。结果发现:诱导辅助性 T 细胞($CD4^+T$)总数较健康对照组降低($t=2.847,P<0.01$),Treg 细胞含量高于健康对照组($t=7.431,P<0.01$);表面分子 CD80 和 CD83 在胃癌患者外周血 DC 表面表达较对照组下降($t=16.90,21.43,P<0.01$);实验组 CTL 对胃癌细胞杀伤效率高于对照组($t=2.98,P<0.01$)。提示 Treg 细胞对抑制荷瘤机体内自身抗肿瘤反应有密切关系。王晶桐[2]等采用流式细胞技术检测了 30 例胃癌患者和 30 例慢性胃炎患者外周血中 $CD4^+CD25^+T$ 淋巴细胞、$CD8^+CD28^-T$ 淋巴细胞百分比。结果显示:胃癌患者外周血中 $CD4^+CD25^+$ 调节性 T 细胞占 T 淋巴细胞的百分比为 $8.7\%±1.3\%$,胃炎患者为 $11.6\%±1.5\%$,两者相比差异无统计学意义($P=0.162$)。胃癌患者外周血中 $CD8^+CD28^-$ 调节性 T 细胞占 T 淋巴细胞的百分比为 $(30.3±3.3)\%$,明显高于胃炎患者的 $(20.3±2.7)\%$($P=0.021$)。外周血中 $CD4^+CD25^+T$ 淋巴细胞、$CD8^+CD28^-T$ 淋巴细胞百分比与胃癌淋巴结转移、病理分型无明显相关性。外周血中调节性 T 细胞在胃癌发展中可能发挥一定作用。

2. 分子生物学

热休克蛋白 27(heat shock protein 27,HSP27)是生物细胞在受到各种理化因子刺激下产生的一类高度保守的蛋白质,具有"分子伴侣"作用,与肿瘤细胞的增殖密切相关。已证实胃癌的发病与热休克蛋白关系密切。唐丹等[3]采用组织芯片技术检测了 34 例胃癌患者的胃癌组织标本及相对应的距胃癌组织边缘 1.5 cm 处的组织、距胃癌组织边缘 5 cm 以上的正常组织以及胃炎组织中 HSP27 的表达,并采用 RT-PCR 法对 8 例患者的胃癌组织及其对应的正常胃黏膜组织、胃溃疡组织和慢性胃炎组织的 HSP27 mRNA 表达情况进行检测。结果显示:HSP27 蛋白主要表达于细胞质中,少量表达于细胞核及细胞膜;HSP27 蛋白在胃癌、癌旁、正常胃黏膜组织及胃炎中的表达阳性率分别为 52.94%、11.78%、14.71% 和 5.88%,过表达率分别为 38.24%、11.77%、11.77% 和 5.88%。HSP27 蛋白在胃癌中的表达量明显高于胃癌旁组织、胃炎组织及正常胃黏膜组织($P<0.01$)。在 mRNA 水平,胃癌组织的 HSP27 表达也明显高于其余 3 组($P<0.01$)。由此认为 HSP27 有可能成为一种潜在性的用于鉴别良恶性胃黏膜病变的标志物。孙蕾民等[4]采用免疫组化法对 35 例慢性浅表性胃炎患者、66 例(轻度 21 例、中度 30 例、重度 15 例)慢性萎缩性胃炎患者和 40 例胃癌患者标本中的 HSP70 和 HSP90 进行定性检测,并分别采用 Western 印迹和实时荧光聚合酶链反应法检

测这些标本进行 HSP70 和 HSP90 基因和蛋白。结果显示：HSP70 基因表达在萎缩性胃炎(1.41±0.80)中高于浅表性胃炎(1.31±0.80)和胃癌(1.18±0.70)，差异有统计学意义($P<0.05$)；且在轻、中度萎缩者中呈低表达，分别为 1.32±0.70 和 1.34±0.60，而在重度萎缩者中明显升高(2.20±0.80,$P<0.05$)，HSP90 的基因表达从浅表性胃炎(1.27±0.60)、萎缩性胃炎(1.53±0.80)至胃癌(1.84±0.70)呈逐步升高趋势；且在轻度(1.33±0.60)、中度(1.47±0.90)、重度(2.75±0.70)萎缩性胃炎中亦呈逐步升高趋势($P<0.05$)。HSP90 表达在 HP 阳性(1.63±0.80)萎缩性胃炎患者中高于阴性患者(1.35±0.50)。两者间差异有统计学意义($P<0.05$)。认为 HSP70 和 HSP90 同步升高预示慢性萎缩性胃炎的萎缩程度加重，而当 HSP70 下降而 HSP90 上升时提示胃癌发生可能。E 钙黏蛋白(E-cad)是钙黏素家族中的一员，它主要分布于各种上皮细胞中，通过胞质连环素与细胞骨架蛋白相连，是介导细胞之间以及细胞与细胞外基质黏附的主要分子之一。埃兹(Ezrin)蛋白为膜细胞骨架连接蛋白，是连接细胞膜和细胞骨架之间的 ERM(ezrin-radixin-moesin)家族成员之一。可表达于各型上皮细胞及某些非上皮细胞，有着广泛的生理功能。它参与许多重要的细胞复合体和特化的细胞表面结构域的形成，以及分子在此结构上的定位，在肿瘤细胞转移过程中也扮演重要角色，通过改变肿瘤细胞极性及细胞运动、调节肿瘤细胞间黏附及细胞与细胞外基质黏附、参与肿瘤细胞内信号转导，从而在肿瘤发展、浸润和转移过程中发挥重要作用。为探讨两者与胃腺癌侵袭和转移的关系和机制，田素芳等[5]用 SP 免疫组织化学法检测了 80 例胃癌和 40 例淋巴结转移灶中 E-cad 和 Ezrin 的表达。结果显示：E-cad 和 Ezrin 在癌旁正常胃黏膜上皮为胞膜表达，而在胃腺癌组织中 E-cad 出现胞膜、胞质两种表达形式，Ezrin 在肿瘤细胞中则为胞质表达。在胃腺癌原发灶中，E-cad、Ezrin 的表达与胃腺癌的分化程度相关。E-cad 的膜表达及 Ezrin 的表达随分化程度降低而下降($P<0.01$;$P<0.05$)，E-cad 的浆表达随分化程度降低而升高($P<0.01$)。E-cad 浆表达的升高与浸润深度、淋巴结状态相关且在原发灶显著高于转移灶($P<0.01$;$P<0.05$;$P<0.01$)。在淋巴结转移灶中，E-cad 的膜表达在淋巴结转移的早期阶段高于晚期阶段($P<0.05$)。另外，E-cad 膜表达及 Ezrin 的表达呈正相关($P<0.01$)。认为胃腺癌中 E-cad 的表达异常导致了细胞之间的黏附力下降，从而在胃腺癌的侵袭和转移中发挥重要作用。埃兹蛋白参与调节胃腺癌细胞的分化，可能通过与 E-cadherin/catenin 作用来调控肿瘤细胞的黏附和侵袭。

整合素(integrin)是细胞表面一类重要的兼具黏附和信号转导功能的受体，大多为亲异性细胞黏附分子，由 α(120 000～185 000)和 β(90 000～110 000)2 个亚单位通过非共价键形成的异二聚体。整合素 αv、β3 是血管整合素的一种，目前研究认为其在血管形成中起着关键作用，被认为是肿瘤新生血管的特异性标志物。Fas 属肿瘤坏死因子(TNF)超家族，与其配体或相应膜抗体相结合后，通过激活胱冬裂酶(caspase)，导致靶细胞走向凋亡。为探讨两者在胃癌组织中的表达、相互关系及意义，杨志荣等[6]应用免疫组织化学方法对 48 例胃癌组织标本及 12 例正常胃黏膜标本中 integrin-β3 和 Fas 蛋白的表达进行了研究。结果表明，胃癌组织中 integrin-β3 阳性率显著高于正常胃黏膜(72.9％比 25.0％,$P<0.01$)；正常胃黏膜中 Fas 蛋白阳性率显著高于胃癌组织(83.3％比 33.3％,$P<0.01$)；integin-β3 阳性率与淋巴结转移、TNM 分期显著相关($P<0.01$)，而与肿瘤细胞分化程度无相关性($P<0.05$)；Fas 蛋白阳性率与淋巴结转移、TNM 分期及肿瘤细胞分化程度均无相关性(P 均>0.05)。胃癌组织中 integrin-β3 与 Fas 表达具有显著等级负相关($r_s=-0.429,P<0.01$)。认为 integrin-β3 的表达与胃癌细胞的浸润与转移密切相关，有可能成为评估患者预后的重要指标。syndecan 基因家族是一类细胞表面跨膜糖蛋白，可通过胞外区与细胞外基质成分和其他细胞表面分子相互作用，在肿瘤生长、分化及转移过程中发挥重要作用。近来的研究发现 syndecan-1 蛋白在人类多种恶性肿瘤组织中的表达显著降低。为研究 syndecan-1 蛋白在胃癌及正常胃黏膜组织中的表达，并探讨其与胃癌临床病理特征的关系，谭明等[7]应用免疫组化 ABC 法检测了 60 例胃癌及正常胃黏膜组织中 syndecan-1 蛋白的表达水平，结果显示：在 60 例正常胃黏膜组织中均有 syndecan-1 蛋白表达，但胃癌组织中仅有 10 例(16.67％)呈阳性表达，正常胃黏膜组织中 syndecan-1 蛋白表达阳性率明显高于胃癌组织($\chi^2=65.88,P<0.05$)。syndecan-1 蛋白的表达与肿瘤大小、浸润深度、淋巴结转移及 TNM 分期有关($P<0.05$)，其中无淋巴结转移的胃癌组织中 syndecan-1 蛋白表达阳性率明显高于有淋巴结转移者($\chi^2=18.62,P<0.05$)；与胃癌患者的年龄和肿瘤部位无关($P>0.05$)。说明 syndecan-1 蛋白在胃癌组织中低表达，并与胃癌分期和淋巴结转移有关。端粒酶与细胞永生化和肿瘤的发生关系密切。人类细胞端粒酶催化蛋白亚单位(hTERT)的转录调节是控制端粒酶活性的重要途径，端粒酶相关蛋白(testes-signal transduction and activation of RNA,T-STAR)也可以通过正性或负性的方式调节端粒酶的活性。有研究表明：新的端粒酶相关蛋白 T-STAR 在胃癌组织中高表达,且与肿瘤分化程度相关,在胃癌的发生和发展中起重要作用。为检测 T-STAR 在胃癌、癌旁组织中的表达,并探讨其在胃癌的发生、发展过程中可能的作用,张启杰等[8]采用 RT-PCR 法检测中分化胃腺癌细胞系 SGC-7901、正常胃黏膜中 T-STAR、hTERT mRNA 表达及胃癌和癌旁组织 T-STAR mRNA 表达。结果显示:在 4 例正常胃黏膜中,2 例低表达 T-STAR,2 例无表达,但 4 例均无 hTERT 表达,T-STAR 与 hTERT 在 SGC-7901 中均呈高表达。T-STAR 在胃癌组织中呈高表达,其表达灰度水平为 4.28 ± 1.31,显著高于癌旁组织(1.62 ± 0.56,$P<0.05$)。提示 T-STAR 的表达水平与胃癌组织的分化程度相关。CD105 是一种血管内皮标记物,在与肿瘤有关的新生血管内皮高表达。缺氧诱导因子-1α(HIF-1α)是一种在多种恶性肿瘤及癌前病变中过度表达的转录因子,与肿瘤能量代谢、血管形成及增殖转移相关。为探讨 CD105 与缺氧诱导因子-1α 在胃癌中的表达及临床意义,马振海等[9]采用免疫组织化学 SP 法对 50 例胃癌组织和 15 例正常胃黏膜组织进行染色和血管标记。结果显示:胃癌组织中 CD105 标染的微血管密度(MVD)与 HIF-1α 的表达均显著高于正常胃黏膜组织($P<0.01$);胃癌组织和正常对照组织中 HIF-1α 阳性表达者分别为 32 例(64%)和 3 例(20%),两组比较差异具有统计学意义($P<0.05$),HIF-1α 与 CD105 标染的 MVD 显著正相关($r=0.789$,$P<0.01$)。MVD、HIF-1α 表达与患者年龄、性别、肿瘤部位、肿瘤大小和组织病理学类型无关($P>0.05$),与有无浆膜浸润、淋巴结转移、淋巴结癌栓及静脉癌栓显著相关($P<0.01$),HIF-1α 蛋白高表达组与低表达组的生存率差异具有统计学意义($P<0.05$)。p53 是重要的肿瘤抑制基因,它的突变是肿瘤中最常见的遗传学改变,它与细胞内其他信号转导通路间的联系十分复杂,p53 上调促凋亡因子(p53 up-regulated modulator of apoptosis,PUMA)是其下游靶基因,具有促凋亡功能。为研究其在胃癌组织中的表达及其与临床病理学指标的关系,胡国华等[10]应用组织芯片和免疫组化 Envision 方法检测了 84 例胃癌及配对的癌旁正常胃黏膜组织中 PUMA 和 p53 蛋白表达,并分析了 PUMA 表达与临床病理学指标的关系及 PUMA 表达与 p53 表达的相关性。结果显示:PUMA 在胃癌组织中的阳性率(33%)低于癌旁正常胃黏膜组织(62%),两者之间差异有统计学意义($P<0.01$);PUMA 的表达与肿瘤浸润深度、pTNM 分期及预后有关($P<0.05$),p53 在胃癌组织中的表达(45.2%)显著高于癌旁正常胃黏膜组织(0),两者之间差异有统计学意义($P<0.01$);PUMA 与 p53 表达有显著的相关性($P<0.05$)。说明 PUMA 低表达与胃癌浸润深度,胃癌中、晚期及预后不良相关,有可能成为胃癌预后的预测指标。

3. 基因学

E-钙黏附素(CDH1)基因在胚胎发育、形态发生、上皮极性和完整性维持等方面发挥作用,可以促使功能不同的细胞之间形成连接,同时还可促进旁分泌信号的传递,起信息传递和细胞稳定作用。国外研究显示 CDH1 基因胚源性突变与遗传性胃癌的关系密切。为探讨 CDH1 基因与我国家族遗传性胃癌的关系,宋武等[11]*对遗传性胃癌家系患者的蛋白表达和启动子区甲基化及胚系和体细胞突变情况进行了检测,并对 CDH1 基因在中国遗传性胃癌中的作用进行了探讨。首先筛选了 8 个符合遗传性胃癌筛选标准患者,采用免疫组织化学 SP 法检测胃癌组织和正常胃黏膜 E-cadherin 基因蛋白的表达,甲基化特异聚合酶链反应(MS-PCR)检测 CDH1 基因启动子甲基化状态并用 PCR-变性高效液相色谱技术(DHPLC)和直接测序法进行体细胞和胚系突变的全基因筛查。结果发现:8 例先证者中,7 例肿瘤标本 CDH1 基因蛋白表达阴性,1 例表达明显下调;6 例先证者肿瘤标本表现为启动子甲基化,5 例先证者肿瘤标本中发现了 6 个突变,包括两个同义突变和 4 个错义突变,在正常组织未发现同样的种系突变;4 例先证者表现为既有体细胞突变又有启动子甲基化;1 例既没有体细胞突变也没有启动子甲基化;2 例患者仅表现为启动子甲基化,1 例仅发现体细胞突变。提示 CDH1 种系突变在我国遗传性胃癌中可能并不常见,CDH1 基因的体细胞突变和启动子甲基化可能协同导致了遗传性胃癌患者 CDH1 基因下调。细胞角蛋白 20 分布于上皮细胞的中间纤维丝,具有严格的上皮特异性分布,非上皮来源组织或细胞,如正常血液、骨髓和淋巴结不表达 CK20,通过检测外周血中 CK-20 的表达,可以检测出循环肿瘤细胞的存在。乔建梁等[12]运用荧光定量 RT-PCR 对 31 例胃癌术后行辅助化疗(FOLFOX4 方案)患者化疗前后各时点外周血中 CK20 mRNA 的表达进行了检测。化疗前 1 周时检测,有 25 例(80.6%)胃癌患者表达 CK20 mRNA,6 例(19.4%)始终不表达;其中 16 例(51.6%)升高,9 例降低(29.0%);CK20 mRNA 表达量为 2.22 ± 2.12。化疗开始时检测,CK20 mRNA 表达量已升高至 2.96 ± 2.27,两个时间点检测结果比较,差异有统计学意义($t=2.10$,$P<0.05$)。化疗 1 周期后检测,有 24 例(77.4%)胃癌患者表达 CK20 mRNA,其中 7 例(22.6%)升高,17 例(54.8%)降低;另 7 例(22.6%)不表达;表达量为 2.05 ± 1.86,与化疗开始时的检测结果比较差异有统计学意义($t=2.50$,$P<$

0.05)。化疗前后CK20 mRNA表达率比较,差异有统计学意义($\chi^2=6.06, P<0.05$)。认为化疗可使胃癌患者外周血中CK20 mRNA表达水平明显降低,动态定量检测化疗前后外周血中CK20 mRNA可能成为评估胃癌术后化疗敏感性的重要指标。

4. 治疗

肿瘤血管抑制肽(alphastatin)是2004年发现的具有抑制血管生成功能的内源性物质,由24个氨基酸组成,是现阶段发现的最小内源性肽段血管生成抑制物质。主要通过抑制内皮细胞的迁移和管状化而发挥抑制血管生成作用,具体的作用机制尚不清楚。为探讨alphastatin对裸鼠体内新生血管形成和人胃癌细胞裸鼠移植瘤血管生成的抑制作用及机制,李涛等[13]在裸鼠皮下注射基质胶溶液形成基质胶体,测定alphastatin对基质胶体内新生血管的抑制作用。人胃癌BGC823细胞接种于裸鼠皮下形成移植瘤,分别于裸鼠腹腔注射磷酸盐缓冲液(PBS)和不同剂量的alphastatin(100 nmol/L, 0.25 mg·kg^{-1}·d^{-1}; 1 000 nmol/L, 2.5 mg·kg^{-1}·d^{-1}),测定各组瘤体大小、体质量并进行病理学分析,测定微血管密度(MVD)计数。分离瘤体内血管内皮细胞,经alphastatin处理后,提取细胞内蛋白,进行细胞鞘氨醇激酶(SPK)活性测定。结果显示:裸鼠移植瘤实验中,与PBS对照组相比,两个不同剂量alphastatin实验组裸鼠移植瘤的体积和体质量均得到了不同程度的抑制[体积:(1145.96±29.89) μm^3、(612.65±23.45) μm^3,比(1771±31.05) μm^3,$P<0.05$;瘤体质量:(0.31±0.03) g、(0.12±0.02) g比(0.67±0.02) g,$P<0.05$]。体外实验病理学证实,alphastatin减少了瘤体内MVD的数目,降低了移植瘤体内血管内皮细胞SPK活性。上述作用均呈现一定的量-效关系。由此认为,alphastatin具有明显抑制人胃癌细胞裸鼠移植瘤血管生成的作用,这种效应与降低血管内皮细胞SPK活性、减少1-磷酸鞘氨醇(S1P)的生成有密切关系。Na$^+$-H$^+$交换泵1(NHE1) mRNA及其蛋白在胃癌中的表达显著高于胃癌前病变,可能是基因治疗胃癌的一个理想靶点。Na$^+$-H$^+$交换体1反义基因磁性纳米微粒是选用NHE1为目的基因,利用修饰后氧化铁纳米颗粒作为载体,结合NHE1反义基因重组质粒构建成NHE1反义基因磁性纳米微粒。刘海峰等[14]通过构建NHE1反义基因真核表达载体和NHE1反义基因磁性纳米微粒,以氧化铁磁性纳米颗粒为基因转染载体,将NHE1反义基因导入SGC-7901胃癌细胞中,获得稳定表达NHE1反义基因的7901-AS细胞,研究转染细胞形态学变化及体外生长情况,并建立裸鼠胃癌移植瘤模型,进行体内靶向定位实验。结果显示:7901-AS细胞在光镜、电镜下的肿瘤细胞形态恶性程度减低,出现显著生长抑制现象,细胞增殖指数降低,凋亡指数明显增高($P<0.01$)。实验组肿瘤组织铁含量为79.38±8.64 $\mu g/g$,显著高于对照组(38.13±9.37, $P<0.01$)。NHE1反义基因磁性纳米微粒+磁场组抑瘤率为32.83%,高于NHE1反义基因磁性纳米微粒组1.51%和磁场组0.75%。NHE1反义基因磁性纳米微粒+磁场组裸鼠瘤体重量为1.78±0.30 g,显著低于生理盐水对照组(2.65±0.42, $P<0.01$)、NHE1反义基因磁性纳米微粒组(2.61±0.49, $P<0.05$)和磁场组(2.63±0.51, $P<0.05$)。说明利用多聚赖氨酸修饰的氧化铁纳米颗粒为基因载体,完成了NHE1反义基因对SGC-7901胃癌细胞株的转染,NHE1反义基因对SGC-7901胃癌细胞株的恶性行为有明显的抑制作用。在磁场作用下成功实现了NHE1反义基因在裸鼠体内针对肿瘤的磁靶向定位,并产生了显著的抑制作用。二烯丙基二硫(diallyl disulfide, DADS)是一种小分子量的大蒜脂溶性提取物,有研究表明DADS可明显抑制结肠癌、肺癌等肿瘤细胞的生长,而且可提高化疗药物致癌细胞凋亡作用。周自华等[15]采用四甲基偶氮唑蓝比色法(MTT),测定DADS对5-Fu诱导胃癌MGC803细胞增殖活性的作用;应用流式细胞仪检测细胞凋亡率;Western印迹法检测MGC803细胞Bcl-2、Bax、Mcl-1蛋白的表达情况。结果显示: 1 mg/L、3 mg/L的DADS分别与5-Fu联合应用,可增强5-Fu对MGC803细胞增殖抑制作用。DADS(1 mg/L)能促进5-Fu诱导MGC803细胞的凋亡。DADS作用于MGC803细胞后,Bcl-2、Mcl-1蛋白表达水平下调,Bax蛋白表达水平上调呈浓度依赖方式。表明DADS能增强5-Fu对MGC803细胞增殖抑制和诱导凋亡,起化疗增敏作用,该作用可能与其下调Bcl-2、Mcl-1蛋白表达水平,上调Bax蛋白表达水平有关。

5. 气腹对胃癌细胞的影响

为探讨不同压强持续性CO$_2$气腹环境对胃癌细胞黏附与侵袭转移的影响,周敏等[16]*通过建立体外CO$_2$气腹模型,选用3种不同分化程度的胃癌细胞株MKN-45(低分化腺癌细胞)、SGC-7901(中分化腺癌细胞)和MKN-28(高分化腺癌细胞),分别在9 mm Hg、15 mm Hg以及常规条件下(0 mm Hg,对照组)作用2 h和4 h后,用RT-PCR法、CytoMatrix™细胞黏附试剂盒和ECMatrix™细胞侵袭试剂盒检测黏附分子E钙黏蛋白(E-cadherin)和细胞间黏附分子1(intercellular adhesionmolecule-1, ICAM-1)以及侵袭分子基质金属蛋白酶2(matrix metalloproteinases, MMP-2)和血管内皮生长因子A(vascular endothelial growth factor A, VEGF-A)的表达。将胃癌细胞注入裸鼠腹腔(2×10^6 个细胞/只),每组 10 只。4 周后每组取 5 只处死,记录腹腔成瘤情况,观察其余裸鼠的生存时间。RT-PCR 结果显示:3 种胃癌细胞株经 CO_2 处理后,随着时程的延长及压强的升高,E-cadherin 表达有下降的趋势,而 ICAM-1、MMP-2 和 VEGF-A 则有升高的趋势,但是各实验组之间比较或实验组与对照组之间比较差异均无统计学意义($P>0.05$)。黏附侵袭实验也得出类似的结果。裸鼠模型显示:3 种胃癌细胞株在不同 CO_2 气腹环境及对照条件下,腹腔成瘤个数随着时程的延长及压强的升高而增加,存活天数则减少,但各组的腹腔成瘤个数和存活时间之间相比差异均无统计学意义($P>0.05$)。因此在不高于 15 mm Hg 压强以及不超过 4 h 的情况下,不同压强与时程的 CO_2 对 3 种胃癌细胞株的黏附和侵袭能力并无显著影响,且不增加肿瘤的转移风险。

6. 其他

胃肠道是体内最大的激素分泌器官与调节肽最丰富的来源,胃肠激素在胃肠功能调节中发挥重要作用,因此,胃切除术后对胃肠激素分泌会产生影响。周龙翔等[17]对 38 例胃癌根治术后患者胃肠激素及机体组成的变化进行了研究,分为远端胃切除组、近端胃切除组及全胃切除组 3 组,另设 9 例正常志愿者作为对照。所有患者分别于术前及术后 1 周、2 周和 1 个月监测机体营养状态及胃肠症状评分,观察患者术后肛门排气和排便时间、术后住院时间及并发症发生情况。术后 1 个月检测各组餐前及餐后 30 min 血清胃肠激素水平。结果显示:远端胃切除组、近端胃切除组及全胃切除组术后 1 个月生长抑素(SS)、胆囊收缩素(CCK)及胃动素(MTL)的餐前水平较对照者均明显升高($P<0.01$);各组餐后 30 min 胃肠激素分泌量较餐前均明显增加($P<0.01$);CCK 水平在远端胃切除组和全胃切除组较近端胃切除组高($P<0.01$)。术后体重均明显下降,机体组成改变明显;术后 1 个月全胃切除组体重下降最明显($P<0.01$);瘦组织群下降幅度全胃切除组>近端胃切除组>远端胃切除组;术后 1 个月,3 组间的水肿指数(细胞外液/总体液$\times100\%$)差异有统计学意义($P<0.01$),全胃切除组组织水肿最明显。全胃切除组术后肛门排气、排便时间及平均住院时间均较其余 2 组明显延长($P<0.05$);术后胃肠症状评分 3 组间差异有统计学意义($P<0.05$)。由此认为,胃癌术后不同手术方式患者胃肠激素及机体组成变化不同,以全胃切除患者最明显;SS、CCK 及 MTL 基础水平均显著升高;全胃切除患者的体重和瘦组织群下降及组织水肿最明显。

(二)胃肠道间质瘤

对于转移和(或)复发的、手术不能切除的恶性胃肠道间质瘤(GIST),传统甲磺酸伊玛替尼(IM)治疗疗效较差,因为大多数 GIST 表达 c-kit 蛋白并伴有 c-kit 基因突变,少部分伴有血小板衍生生长因子受体(PDGFRA)基因突变,近年来以此两种基因为靶向的小分子选择性酪氨酸激酶抑制剂应用于手术不能切除的恶性 GIST 取得了良好效果,但随着治疗时间延长,部分患者出现耐药。周杨等[18]*对 IM 治疗 GIST 耐药的可能机制作了初步探讨。共随访 59 例经 IM 治疗的恶性 GIST 患者,从中收集 8 例临床确诊 IM 耐药的患者耐药前(16 例次)和耐药后(11 例次)的组织标本,采用聚合酶链反应(PCR)和基因测序法检测 c-kit 基因第 9、11、13 和 17 号外显子以及 PDGFRA 基因第 12 和 18 号外显子序列,比较耐药前后基因的突变情况。结果显示:8 例耐药患者的肿瘤组织中,除原有基础基因改变外,均发现新突变,新突变集中在 c-kit 基因酪氨酸激酶结构域第 13 号外显子(2 例)和第 17 号外显子(6 例)上,其中第 13 号外显子均为 654(V→A)突变,第 17 号外显子分别累及第 816、820~823 位点。因此认为,c-kit 基因酪氨酸激酶结构域继发突变是 GIST 患者经 IM 治疗后耐药的重要机制。

(三)小肠疾病

1. 短肠综合征

为研究肠内营养中添加精氨酸对广泛肠切除术后大鼠肠道代偿的影响,蒋小华等[19]将 30 只 SD 大鼠随机分为 Con 组(假手术)、SB 组(短肠对照)和 SB-Arg 组(短肠加用精氨酸),各组大鼠于术后第 2~14 天分别给予等氮、等热量的肠内营养支持,其中 SB-Arg 组肠内营养中添加 L-精氨酸(300 mg·kg^{-1}·d^{-1}),比较术后各组体质量、脂肪吸收率、血浆总游离脂肪酸及必需脂肪酸水平、小肠代偿指标、肠黏膜细胞增殖和凋亡的差异。结果显示:SB 组术后早期营养支持 2 周后,其体质量较 Con 组低,各项肠道代偿指标均明显升高($P<0.05$)。SB-Arg 组大鼠脂肪吸收率[(84.9%±3.2%)]、血浆游离脂肪酸水平[(650.0±86.5)mg/L]、回肠黏膜质量[(18.0±3.5)mg·cm^{-1}·100 g^{-1}]、回肠 DNA 含量[(29.6±3.3)μg·cm^{-1}·100 g^{-1}]、小肠蛋白质含量[空肠(65.5±7.3)μg·cm^{-1}·100 g^{-1} 和回肠(39.2±2.3)μg·cm^{-1}·100 g^{-1}]和小肠增殖指数(空肠 31±4,回肠 32±2)均高于 SB 组的[(81.3±3.9)%、(289.5±76.9)mg/L、(13.5±3.0)mg·cm^{-1}·100g^{-1}、(26.0±2.6)μg·cm^{-1}·100g^{-1}、(59.8±6.2)μg·cm^{-1}·100 g^{-1}、(35.4±2.3)μg·cm^{-1}·100^{-1}、(22±3)及(25±3),P 均<0.05];在小肠超微结构亦观察到 SB-Arg 组大鼠小肠绒毛高度、隐窝深度及黏膜厚度均大于 SB 组大鼠($P<0.05$)。由此认为,肠内营养中添加适量精氨酸能促进短肠综合征大

鼠肠道结构及功能的代偿,其机制可能为促进肠黏膜细胞增殖、抑制其凋亡。

2. 缺血-再灌注损伤

β-七叶皂苷钠(β-aescin,β-A)是由婆罗子提取的一种皂苷制成,具有对抗炎性介质,维持细胞膜稳定性、抗渗出、恢复毛细血管正常通透性、改善微循环的作用。肠道是对缺血-再灌注损伤比较敏感的器官,对其发生发展及防治的研究也是创伤、休克治疗及小肠移植领域的热点。为探讨β-七叶皂苷钠对大鼠缺血-再灌注(I/R)后肠黏膜的保护作用及其机制,张信来等[20]将88只健康雄性Wistar大鼠,随机分为2组:I/R对照组和I/R β-A预处理组,每组按I/R不同时点(0,1,2 h),观察组织病理损害、Haglund评分、肠含水率、肠毛细血管通透性、肠黏膜上皮细胞凋亡率、血清TNF-α、IL-6含量变化及生存率。结果与对照组比较,预处理组的肠黏膜组织病理损害、肠含水率、毛细血管通透性、血清TNF-α、IL-6水平($P<0.01$)及肠黏膜细胞凋亡率均明显降低($P<0.05$),而且生存率明显提高($P<0.05$)。由此认为,β-A对I/R后肠黏膜具有保护作用,其机制可能与抑制炎症细胞因子,降低I/R后毛细血管通透性及降低肠黏膜细胞凋亡率有关。

3. 先天性肠闭锁(CIA)

小肠闭锁是新生儿的一种先天性消化道畸形,病因不明,胚胎期血液循环障碍可能是主要原因。张光磊等[21]对神经生长因子(NGF)与NGF受体(NGFR)在先天性肠闭锁(CIA)患儿肠壁内的表达情况及其临床意义进行了研究。应用免疫组化技术检测15例先天性肠闭锁患儿肠壁内NGF、75 000的NGFR的表达情况,以死于与肠道发育异常无关的尸检新生儿小肠标本6例作为正常对照。结果先天性肠闭锁组肌间神经丛NGF显色程度及表达量明显低于对照组,75 000的NGFR在肠闭锁组肠壁肌间神经丛中存在高表达,而对照组为低表达。认为NGF与75 000的NGFR在先天性肠闭锁肠壁的异常表达可能与肠闭锁的发生有关。

(四)胃转流术治疗2型糖尿病

近年来,临床观察发现胃转流术(gastric bypass,GBP)具有降低2型糖尿病(非胰岛素依赖型糖尿病,non-insulin dependent diabetes mellitus,NIDDM)患者血糖的作用,且有临床研究表明治疗NIDDM采用手术方法是可行的。考晓明等[22]对GBP对NIDDM大鼠治疗作用的可能机制进行了研究。将8周龄的Wistar大鼠随机分为NIDDM手术组(DO组)和NIDDM对照组(DC组),正常手术组(NO组)和正常对照组(NC组),每组10只,观察并记录各组大鼠手术前后空腹及25%葡萄糖溶液灌胃30 min后血糖及血清胰高血糖素样肽-1(glucagon-like peptide-1,GLP-1)的变化。结果DO组GBP术后8周糖尿病大鼠的空腹血糖由术前的($23.04±3.51$)mmol/L下降到($5.97±0.73$)mmol/L($P<0.05$)且长期保持较低水平;空腹血清GLP-1由术前的($6.84±0.84$)p mol/L上升到($23.82±2.07$)p mol/L($P<0.05$),葡萄糖灌胃后升高更加明显。作者认为,GBP对NIDDM大鼠具有明显治疗作用,可能与术后食物过早进入空肠下段,引起GLP-1的高分泌有关。

(张 新 魏 国 毕建威)

参 考 文 献

1 赵素斌,等.第四军医大学学报,2008,29(23):2170
2 王晶桐,等.中华普通外科杂志,2008,23(11):850
3 唐 丹,等.肿瘤,2009,29(3):272
4 孙蕾民,等.中华消化杂志,2009,29(3):164
5 田素芳,等.中华实验外科杂志,2009,26(1):25
6 杨志荣,等.中华实验外科杂志,2009,26(10):1341
7 谭 明,等.中国普外基础与临床杂志,2008,15(12):910
8 张启杰,等.中华消化杂志,2009,29(6):421
9 马振海,等.中华胃肠外科杂志,2009,12(1):88
10 胡国华,等.中华普通外科杂志,2008,23(11):859
11* 宋 武,等.中华外科杂志,2009,47(16):1204
12 乔建梁,等.中华胃肠外科杂志,2009,12(1):32
13 李 涛,等.中华胃肠外科杂志,2009,12(1):61
14 刘海峰,等.胃肠病学和肝病学杂志,2009,18(1):52
15 周自华,等.实用癌症杂志,2008,23(6):554
16* 周 敏,等.中华普通外科杂志,2009,24(6):496
17 周龙翔,等.中国普外基础与临床杂志,2009,16(4):290
18* 周 杨,等.中华肿瘤杂志,2009,31(8):597
19 蒋小华,等.中华胃肠外科杂志,2009,12(5):522
20 张信来,等.中国普通外科杂志,2008,17(10):993
21 张光磊,等.临床小儿外科杂志,2008,7(6):30
22 考晓明,等.肝胆胰外科杂志,2009,21(3):202

二、临床研究

(一)胃癌

1. 流行病学调查

近年来,胃癌的发病率及病变部位有所变化,但是大宗病例的系统研究甚少。赵晨燕等[1]回顾性分析了1993至2006年河北省食管癌高发区磁县和胃癌高发区赞皇县全部首诊为胃癌的4 334例患者的临床资料,结果发现:两地全部首诊胃癌患者中,贲门癌占68.0%,明显高于胃体癌(24.2%)和胃窦癌(7.9%;$\chi^2=124.396,P<0.000\ 1$)。1993至2006年,贲门癌在胃癌中所占的比例呈逐渐增高的趋势。磁县患者中,贲门癌所占的比例为71.2%,明显高于赞皇县

(51.2%；$\chi^2=109.648$，$P<0.0001$)。磁县贲门癌比例逐渐增多的同时,胃体癌比例呈逐渐减少的趋势;而赞皇县胃癌构成比的变化主要体现在胃窦癌逐渐减少。性别对胃癌发生部位的变化无明显影响;但不同部位胃癌患者的年龄构成比存在差异($\chi^2=58.380$，$P<0.0001$),其中<50岁组胃体癌所占的比例在所有年龄组中最高,为34.2%,而贲门癌在61~70岁组中所占的比例最高,为71.6%。认为在流行病学因素不变的条件下,磁县胃癌患者中,贲门癌的构成比将继续上升,胃体癌的构成比将继续下降;而赞皇县患者中,胃窦癌的构成比将继续下降。吴云林等[2]统计了2007年上海市13家医院早期胃癌手术情况及发展趋势,并比较了不同等级医疗机构检出早期胃癌的情况。上海13家医院中,三级医院6家,二级医院7家,共施行胃癌外科切除手术1 500例,手术病理检查证实早期胃癌198例,早期胃癌手术率13.2%。手术病理证实胃周及淋巴结转移的22例(11.1%)。上海瑞金医院等6家三级医院1 084例胃癌患者中,检出早期胃癌157例(14.5%);上海闵行区中心医院等7家二级医院416例胃癌患者中,检出早期胃癌41例(9.9%)。上海二级医院与三级医院在早期胃癌手术率方面的差异具有显著性($P=0.018$)。作者认为,上海市早期胃癌手术率总体正在逐步提高,其中三级医院明显高于二级医院,究其原因,与三级医院的医师临床及基础水平较高、频繁开展再教育、广泛开展内镜色素染色和电子染色等诊断新技术有关。作者认为,这与患者的个人保健意识加强及对三级医院信任度也有关。此外,先前的重度异型增生已归纳为高级别上皮内瘤变,而后者的定义涵盖原位癌。该文最后还提示早期胃癌的治疗应高度重视对局部淋巴结的处理。

2. 影像学诊断

胃癌术前临床分期的判断对合理选择治疗方案、手术的可行性及安全性和预后评估有着重要的指导意义。吴建国等[3]回顾性分析了39例术后经病理确诊为胃癌的病例,所有患者均在术前行动态磁共振(MRI)检查,并在术前对胃癌TNM分期做出评估,然后将MRI结果与术后病理结果进行对比。结果显示:动态MRI对本组胃癌浸润深度(T)的总体诊断准确率为82.1%;对淋巴结转移状况(N)的总体诊断准确率为71.8%;对远处转移(M)的总体诊断准确率为84.6%;诊断TNM分期总的准确率为71.8%。认为MRI对胃癌术前TNM分期的诊断与术后病理结果有着较高的一致性(κ值为0.671~0.763，$P<0.05$)。唐磊等[4]利用PACS工作站软件对89例胃癌患者的CT淋巴结检出情况进行回顾性分析,记录CT检出淋巴结的大小和数目,并计算每例检出淋巴结的径线[淋巴结径线=(长径+短径)/2];并将各CT指标与肿瘤的病理N分期进行比较。结果显示:CT检出淋巴结数、最大淋巴结径线及径线和在肿瘤组织不同病理N分期的差异有统计学意义($P<0.05$);淋巴结转移和非转移两组间上述3个指标的差异也均有统计学意义($P<0.05$)。CT检出淋巴结数在pN1与pN3和pN2与pN1分期间比较,差异有统计学意义($P<0.01$);淋巴结最大径线在淋巴结转移阳性组各病理分期间比较,差异无统计学意义($P>0.05$);径线和在pN1与pN2和pN1与pN3分期间比较,差异有统计学意义($P<0.01$)。认为CT检出淋巴结数目联合淋巴结径线和可为术前肿瘤N分期的评价提供参考。宋武等[5]前瞻性选取60例术前螺旋CT检查诊断为胃癌侵犯胰腺的患者,联合应用超声内镜EUS检查(60例)和PET-CT检查(14例),判断是否存在胃癌侵犯胰腺,并与手术探查和术后病理结果进行对照。经手术探查和术后病理结果显示:60例患者中,38例存在胰腺侵犯,22例无胰腺侵犯。CT在胃癌侵犯胰腺方面诊断的准确率为63.3%,过度诊断率为36.7%。在CT诊断的基础上,结合EUS检查诊断胃癌侵犯胰腺的准确率达到87.8%,过度诊断率为7.3%,与单纯使用螺旋CT检查相比,差异具有统计学意义($P<0.01$);与PET-CT检查相比,差异无统计学意义($P>0.05$)。螺旋CT和EUS检查在诊断胃癌侵犯胰腺位置、侵犯胰腺程度等方面比PET-CT检查更有优势($P<0.01$)。认为术前应用螺旋CT诊断胃癌侵犯胰腺的准确率尚有待提高,可联合应用EUS提高术前诊断的准确率,且螺旋CT和EUS检查在诊断胃癌侵犯胰腺位置、侵犯胰腺程度等方面可提供比PET-CT更多的信息。李进虎等[6]回顾性分析了182例胃癌患者,所有患者均有术前胃镜检查、术前胃镜活检病理检查、上腹部CT检查和术后病理检查,全组均手术治疗,术后病检均为进展期胃癌。结果显示:胃镜活检低(未)分化腺癌和黏液腺癌手术切除率(64.1%)较低,弥漫浸润型胃癌的切除率(6.7%)明显低于肿块型(66.7%)和溃疡型(61.8%);CT分期总准确率为91.2%,CT诊断胃周脏器受侵和(或)转移的敏感性为72.2%,CT对淋巴结分期的准确率为74.2%,敏感性为74.1%,特异性为74.3%。认为CT诊断对淋巴结分组比较模糊,但是对临床分期、周围脏器的侵犯、转移及淋巴结转移的诊断均有很高的价值。

3. 早期胃癌

自2000年国际癌症研究机构关于胃肠道癌前病变及早期癌统一以"上皮内瘤变"命名以来,早期胃癌的诊断率也有所提高。宣卓琦等[7]回顾分析了58例胃高级别上皮内瘤变的临床资料,其中术后病理证实为腺癌者43例，占74.1%(43/58)，侵犯黏膜及黏膜下的早期胃癌共28例，占术后诊断胃癌的65.1%，占所有病人的48.3%。认为胃黏膜高级别上皮内瘤变的推广研究可以提高早期胃癌的检出率。方仪等[8]回顾性分析了行外科治疗的128例早期胃癌的临床资料，其中119例获得随访。认为早期胃癌的诊断发现主要依靠胃镜检查(93.0%)和上消化道造影(78%)，确诊主要依据胃镜活检及术中冷冻病理。所有患者手术为D1或D2根治术。术后总的5年生存率为90.9%。黏膜内癌和黏膜下癌的淋巴结转移率分别为4.3%和24%，说明早期胃癌的浸润深度和淋巴结转移存在显著的相关性($P<0.01$)，而5年生存率分别为93.1%和88%，无淋巴结转移组和有淋巴结转移组的5年生存率分别为94.2%和73.3%。但是，浸润深度和淋巴结是否转移对早期预后的影响不明确。通过对上述的同一组病例资料的研究，谢玉权等[9]发现其预后主要与肿瘤大小相关，直径<2 cm组、2 cm≤直径<4 cm组与直径≥4 cm组5年生存率分别为100%、92.0%、80.8%，差异有统计学意义($P=0.024$)，而且肿瘤大小与淋巴结转移及浸润深度等其他预后因素之间无明显相关性，很可能是早期胃癌独立的预后因素，这对指导早期胃癌预后及手术选择有一定的实用价值。由于"早期胃癌(EGC)"是一个相对比较久远而沿用至今的概念，而且概念本身就排除了淋巴结转移的情况，近期来随着各项新技术在治疗早期胃癌中的应用，早期胃癌淋巴结转移的特点、影响因素及早期胃癌手术方案的选择成为研究热点。方仪等[10]回顾性分析了369例行D2手术的早期胃癌患者的病例资料，对其年龄、性别、肿瘤位置、肿瘤大小、浸润深度、脉管瘤栓、肿瘤大体类型和分化程度与淋巴结转移的关系进行Logistic回归多因素分析。结果显示：影响早期胃癌淋巴结转移的主要因素有患者的性别、肿瘤大小、浸润深度、脉管瘤栓和肿瘤分化类型，其中肿瘤大小和浸润深度是主要的独立危险因素($P<0.01$)。认为对早期胃癌手术方案的选择需综合患者肿瘤大小、浸润深度、脉管瘤栓、分化程度和性别等因素。沈历宗等[11]回顾了181例胃黏膜下层癌的临床病理资料分析，通过对病人年龄、性别、肿瘤组织学类型、形态学类型、大小、部位、浸润深度、脉管内癌栓等与淋巴结转移的关系进行单因素与多因素分析，认为影响胃黏膜下层癌淋巴结转移的因素主要有肿瘤组织学类型(分化型比分化不良型，$P=0.0352$)、直径大小(<2 cm比≥2 cm，$P=0.0143$)、部位(近端胃比胃体比远端胃，$P=0.0254$)及脉管内癌栓(无比有，$P=0.0323$)。Logistic回归分析显示：肿瘤组织学类型与大小是胃黏膜下层癌淋巴结转移的独立性危险因素。李华等[12]回顾性分析了70例分化型黏膜下癌的临床病理资料，多因素分析表明，淋巴管癌栓和癌灶中存在未分化癌细胞成分(危险因素)与淋巴结转移有关，两个指标组间差异有显著性($P<0.05$)。两个危险因素都存在者，淋巴结转移率为75.0%，无危险因素者，淋巴结转移率为0。因此，淋巴管癌栓和癌灶中存在未分化癌细胞成分是分化型黏膜下癌淋巴结转移的独立危险因素。对于黏膜内癌行内镜下黏膜切除术后病理学检查是黏膜下癌的患者，上述危险因素可作为判断是否需要进行附加手术的简单标准。胡祥等[13]*回顾性分析了165例行D2以上手术治疗的早期胃癌的临床病理学资料和长期随访结果。结果发现：黏膜内癌的淋巴结转移率为3.8%，且仅限于第1站的淋巴结；黏膜下层癌淋巴结转移率为25.7%，N2、N3均见不同程度的转移。胃上部的早期癌的淋巴结转移主要在第1站，但胃下部早期癌N2、N3均有转移，分别为5.2%、0.9%；淋巴结转移部位N2(+)为No.7、8、9，N3(+)为No.12、14V、16。肿瘤大小与淋巴结转移也有密切关系，直径<5 cm的黏膜内癌，淋巴结转移主要局限于第1站，但黏膜下层癌则随着肿瘤增大，第2、3站均见转移。黏膜内癌的累积5年生存率为97.3%，下层癌为87.6%($P=0.019$)。淋巴结廓清范围与累积5年生存率关系为：D2为93.8%，D3为91.7%($P=0.677$)。因此，早期胃癌中的黏膜下层癌D2或D2+程度的淋巴结廓清是必要的，但胃上部早期癌、直径<2 cm的黏膜内癌是缩小手术的适应证。武治铭等[14]*回顾性分析了经手术治疗的157例EGC的临床病理特征和淋巴结转移规律及患者3年、5年的生存率。其中有22例(14%)伴有淋巴结转移，其中黏膜癌2例(2.4%)，仅累及N1淋巴结；黏膜下癌20例(27.0%)，除累及N1淋巴结外，有7例同时累及N2淋巴结；两者比较，差异有统计学意义($P<0.01$)。肿瘤直径≤0.5 cm者未见有淋巴结转移；直径小于或等于2.0 cm和大于2.0 cm的胃癌患者淋巴结转移率分别为6.4%和21.5%；两者比较，差异有统计学意义($P<0.01$)。高分化EGC未见淋巴结转移；中分化及低分化EGC的淋巴结转移率分别为11.1%和20.9%；两者比较，差异有统计学意义($P<0.01$)。有9例出现脉管癌栓，其中4例伴淋巴结转移。Logistic回归多因素分析结果显示：肿瘤大小、分化程度、浸润深度、脉管癌栓均是影响EGC淋巴结转移的独立因素。伴有淋巴结转移的EGC患者3年、5年生存率分别为81.6%和79.5%，明显低于无淋巴结转移者的95.7%和93.2%($P<0.01$)。因此提出，应根据淋巴结转移的风险合理选择EGC的治疗方式。黄宝俊等[15]*分析比较了有完整病理资料的62例浅表广

泛型 EGC 和 224 例一般类型 EGC 患者的临床资料，结果显示：该组浅表广泛型 EGC 位于胃体中部及全胃者占 45.2%，全胃切除术者占 16.1%，扩大手术者 40.3%。单因素分析发现，浅表广泛型与一般型 EGC 患者在年龄、性别、肿瘤浸润深度、分化程度、生长方式、脉管癌栓和淋巴结转移方面差异无统计学意义（$P>0.05$）；而在肿瘤部位、大体类型和胃切除范围及手术方式方面差异有统计学意义（$P<0.01$）。浅表广泛型 EGC 术后 10 年无瘤生存率为 91.4%，与一般型 EGC 比较差异无统计学意义（$\chi^2=1.16,P=0.282$）。因此，虽然浅表广泛型 EGC 具有与一般型 EGC 不同的临床病理特征，但预后与一般型 EGC 没有明显差异。并且提示，防止胃断端癌残留和胃内多发癌在残胃内遗留是手术成功的关键，以施行标准根治术（D2）为宜。在早期胃癌的概念中，还有小胃癌（癌灶最大径在 6~10 mm）、微小胃癌（癌灶最大径≤5 mm）及极微小胃癌（癌灶最大径≥2 mm）等特殊类型。由于临床难以发现，病理组织学特点也了解较少。沈虹等[16]收集了 296 例早期胃癌临床病理资料，其中小胃癌 34 例，包括 5 例极微小胃癌。将 5 例直径≤2 mm 的早期胃癌（极微小胃癌组）与 29 例直径在 2~10 mm 的早期胃癌（对照组）进行分组比较研究，发现极微小胃癌占同期早期胃癌病例的 2%；黏膜内癌在极微小胃癌组和对照组中分别占 100% 和 45%；高、中分化型腺癌在极微小胃癌组和对照组分别占 100% 和 55%；极微小胃癌组淋巴结转移率为 0，对照组为 3%；极微小胃癌组和对照组均未见脉管浸润；极微小胃癌组和对照组肿瘤表层部与浸润部病理组织学一致率分别为 100% 和 86%。因此，极微小胃癌是内镜治疗的良好适应证。在早期胃癌检出率提高后，胃癌的总体治疗效果有了明显提高，日本、韩国的情况如此，我国一些发达地区的三级医院胃癌总体治疗效果的提高也如此。因此，在保证疗效的前提下，如何改善早期胃癌患者的生活质量是临床医生的又一重要课题。保留幽门的胃切除术（PPG）治疗早期胃癌是近期研究热点之一。陈志红[17]回顾性介绍了日本国立癌中心病院 29 例行 PPG 的早期胃癌患者的临床资料，结合术后的 6 个月随访资料，其中有 2 例餐后出现不适：其中 1 例为上腹痛，另 1 例为呕吐。无肿瘤复发患者。说明早期胃癌患者行 PPG 手术后短期效果良好。PPG 手术手术方式的重点是：保留幽门及幽门上胃窦 4 cm 左右横断胃；保留幽门下动脉和胃右动脉的第 1 分支以保证幽门管的血供；保留迷走神经的肝支、幽门支和腹腔支以保证幽门的功能；清扫 No. 1、No. 3、No. 4sb、No. 4d、No. 6、No. 7、No. 8a、No. 9 及 No. 11p 淋巴结；行胃胃吻合。

4. 淋巴结转移及淋巴结清扫

胃癌淋巴结转移是一个多因素、多步骤的过程，肿瘤细胞侵入淋巴管是第一步，但究竟是直接通过浸润肿瘤周围已有的淋巴管，还是通过介导并浸润新生淋巴管，目前仍不明确。临床所见淋巴结转移也并非都是距肿瘤由近及远，各部位的淋巴结转移的临床意义也不确定。2010 年 1 月 1 日，日本胃癌学会颁布并开始施行第 3 版《胃癌治疗指南》，就是基于解剖学、淋巴流向的研究及日本 JCOG9501 关于腹主动脉周围淋巴结清扫的 RCT 研究结果，重新确定了淋巴结的清扫范围。因此，对胃癌周围淋巴转移及清扫的意义是一个不断提高认识的过程。姜波健等[18]对胃癌淋巴管生成、淋巴管浸润及淋巴结微转移的临床意义进行了探讨。采用免疫组化法检测 68 例胃癌原发灶中 D2-40（染色新生淋巴管）的表达及其中 51 例胃癌的 791 枚淋巴结中 CK20 和 CKpan 的表达。结果显示：胃癌苏木素-伊红染色（H-E）淋巴管浸润（LVI-HE）和 D2-40 染色淋巴管浸润（LVI-IM）的阳性率分别为 66.2%（45/68）和 76.5%（52/68），差异无统计学意义（$P=0.118$）。LVI-IM 阳性率与肿瘤浸润深度（$P=0.044$）、TNM 分期（$P=0.003$）及存在淋巴结转移（$P=0.000$）有关。68 例胃癌平均淋巴管密度（LVD）为（18.19 ± 7.44）个/HP。LVD 升高与 LVI-HE 阳性（$P=0.040$）、LVI-IM 阳性（$P=0.001$）、静脉浸润（$P=0.037$）、TNM 分期较晚（$P=0.020$）及存在淋巴结转移（$P=0.001$）有关系。LVD 值≥15 个/HP 者近期生存率较 LVD 值≤14 个/HP 者明显降低（$P=0.032$）。51 例胃癌 HE 染色和 CK（CK20 或 CKpan）染色检出淋巴结转移率分别为 74.5%（38/51）和 88.2%（45/1），791 枚淋巴结的转移淋巴结检出率由 HE 染色的 32.0%（253/791）提高到 CK 染色的 41.5%（328/791）（$P<0.001$）。CKpan 的微转移检出率明显高于 CK20（$P=0.003$）。微转移淋巴结数量与肿瘤大小（$P=0.001$）、LVI-HE（$P=0.040$）、肿瘤浸润深度（$P=0.018$）及 TNM 分期（$P=0.012$）有关。微转移淋巴结的检出使淋巴结转移站别及 TNM 分期迁移：7 例 N0→N1,6 例 N1→N2,1 例 N2→N3;4 例Ⅰb→Ⅱ,4 例Ⅱ→Ⅲa,3 例Ⅲa→Ⅲb,1 例Ⅲb→Ⅳ。认为 D2-40 及 CK 检测在诊断淋巴管浸润和淋巴结微转移上优于 HE 检查。CK20 和 CKpan 的联合检查有利于发现微转移淋巴结。肿瘤 TNM 分期越晚，越易发生淋巴结微转移。LVI-IM、LVD 及淋巴结微转移三者都与胃癌淋巴结转移有关。LVD 值较高者近期生存率较低。无论是国际抗癌联盟-美国癌症联合委员会（UICC-AJCC）提出按照淋巴结个数分期或是日本胃癌协会根据淋巴结解剖位置进行的淋巴结分期，在日

常诊疗工作中均显得颇为复杂。为了寻找适用于胃癌术后患者预后比较的简单指标,刘凤林等[19]对接受根治性手术治疗的148例患者的病例资料进行总结,分析胃周淋巴结转移情况及其与患者预后的关系。该研究选取的胃周淋巴结范围包括贲门左侧、贲门右侧、胃小弯、胃大弯、幽门上淋巴结和幽门下淋巴结,不考虑肿瘤所在的位置。148例患者3年累计总生存率为62.8%,生存率随胃周转移淋巴结数增加而下降。当胃周转移淋巴结数超过6枚时,3年生存率降至15.4%,与全组3年总生存率比较,差异有统计学意义($P<0.01$)。胃周转移淋巴结数与总阳性淋巴结数存在线性关系($r=0.94, P<0.01$),但与总切除淋巴结数不存在线性关系($r=0.18, P=0.20$)。认为胃周转移淋巴结是一个简单、有效判断胃癌术后患者预后的指标。胃周转移淋巴结对淋巴结切除技术要求低,可用于比较不同地区间胃癌术后患者的预后。其实即将出版的日本第14版《胃癌处理规约》将摒弃既往分期构成的淋巴结分类方式,将站别改为个数,并放弃D3手术,使之成为更科学、简明、贴近临床的分类方法。也有研究者采用胃癌淋巴结转移率(MLR)作为判断预后的因素之一。但目前尚无MLR分组的统一标准。吴巨钢等[20]采用受试者工作特征曲线(ROC曲线),确定MLR分组的截断点,并应用CK20检测淋巴结微转移,进而研究MLR与预后、N分期、病理特征、微转移的关系。共收集资料完整的胃癌患者121例,MLR预测术后3,5年内死亡的ROC曲线下面积分别为$0.826\pm0.053, 0.896\pm0.046$,截断点分别为MLR=30.95%,MLR=3.15%。以此截点分组:MLR1(MLR<3.15%),MLR2(3.15%≤MLR≤30.95%)及MLR3(MLR>30.95%)。生存分析显示:MLR值越高,预后越差($P=0.000$);MLR是患者死亡的独立影响因素($P=0.000$)。相同N分期(N1或N2)患者,MLR不同,预后差异有统计学意义($P<0.05$)。H-E染色和CK染色总MLR分别为34.7%(242/697)和43.5%(303/697),两者差异有统计学意义($P=0.001$)。说明微转移的检测能明显改变MLR值。无论是H-E染色还是CK染色,MLR都与肿瘤淋巴管浸润、肿瘤浸润深度有关($P<0.05$)。韩方海等[21]回顾性分析了467例胃癌淋巴结转移的有关因素,以胃的淋巴流向解剖学为基础,结合淋巴结转移的临床病理学研究,将淋巴结转移范围分为4个层次:第1层为胃壁周围淋巴结;第2层为中间淋巴结,即供血动脉干周围淋巴结;第3层为腹膜后淋巴结,是壁层淋巴流向脏层的淋巴结;第4层为腹腔内最终淋巴结,即腹主动脉周围淋巴结,是胃的淋巴流入胸导管的最终屏障。该组资料显示:尽管胃癌的部位不同,胃小弯侧的淋巴引流区有较高的淋巴结转移率,包括胃左动脉和肝总动脉引流区,因此,腹腔动脉右侧区是胃癌淋巴结清扫的共同区域。在此基础上,胃近端癌要同时清扫左膈下动脉和脾动脉引流区淋巴结。胃体大弯侧癌要同时清扫肠系膜上动脉轴的淋巴流向。随着胃癌浸润深度增加,淋巴结转移范围扩大,黏膜下层癌淋巴结转移范围在第2层次以内,浸润肌层及浆膜下淋巴结转移范围可达第3、4层次,胃癌浸透浆膜或侵犯其他脏器应进行第3或第4层次淋巴结清扫。胃癌浸润深度和癌肿累及部位及Borrmann分型是术中判断淋巴结清扫范围的重要指标,该组资料显示:浸润深度在T1、T2,Borrmann Ⅰ、Ⅱ型胃癌应清扫第1、2层次淋巴结;浸润深度为T3、Borrmann Ⅲ型胃癌清扫第3层次淋巴结,浸润深度为T4、Borrmann Ⅲ、Ⅳ型胃癌应清扫第4层次淋巴结。朱海涛等[22]*收集因胃癌行全胃切除术的73例患者的临床病理资料,淋巴结分组按照日本胃癌学会第13版《胃癌处理规约》进行,共分为16组。结果显示:淋巴结转移率由低到高排列为第15、13、16、14v、12、10、9、11、8、2、6、7、5、1、4、3组,其中第15组淋巴结的转移率为1.4%,第3组淋巴结的转移率为65.8%,差异有显著的统计学意义($P<0.01$)。淋巴结转移度由低到高排列为第13、16、1、7、6、5、12、4、11、8、2、15、9、3、10、14v组,其中第13组淋巴结的转移度为10.7%,第14v组淋巴结的转移度为56.3%,差异亦有显著的统计学意义($P<0.01$)。因此提出,胃癌行全胃切除术时,对淋巴结转移率高的区域必须实施清扫,对转移度高的区域要实施完整清扫。第3组淋巴结活检阴性是缩小手术的绝对指征;第14v组淋巴结活检阴性是缩小手术的相对指征,而活检阳性是扩大手术的相对指征;第13和16组淋巴结活检阳性是姑息手术的绝对指征,而活检阴性、同时第14v组淋巴结活检阳性则是扩大手术的绝对指征。王舟翀等[23]*对胃癌患者胰头后淋巴结(第13组)微转移率及转移规律进行了研究。44例胃癌患者行D2胃癌根治术+胰头后淋巴结清扫术,并采用实时定量免疫荧光PCR法(RQ-PCR)检测第13组淋巴结CK20 mRNA的表达情况,另选取49例同期行标准D2胃癌根治术的患者作为对照组。研究组44例中共有11例发生第13组淋巴结微转移,微转移率为25%。微转移与患者年龄、性别、原发肿瘤部位、原发癌灶大小、Bormann分型、肿瘤浸润深度无关($P>0.05$),但与原发肿瘤病理类型相关($P<0.01$),黏液细胞癌、印戒细胞癌患者容易出现第13组淋巴结转移。6例肝十二指肠韧带淋巴结(第12组)和11例肠系膜上血管旁淋巴结(第14组)转移的患者中分别有2例($F=23.694$, $P<0.01$)和4例($F=13.756$, $P<0.01$)出现第13组

淋巴结转移，与其他各组淋巴结相比差异有统计学意义。两组的中位随访时间分别为 448 d 和 419 d，研究组中无 1 例出现术后第 13 组淋巴结转移所造成的梗阻性黄疸，对照组中发现 1 例，但两组患者肿瘤复发率之间相比差异无统计学意义（$\chi^2=0.426, P=0.514$）。因此，对于黏液细胞癌、印戒细胞癌患者，或术中发现第 12 组或第 14 组淋巴结肿大的患者，应该在标准 D2 根治术的基础上施行胰头后淋巴结清扫术。进展期近端胃癌如何彻底清扫脾门淋巴结也是近年来学术界争论的焦点之一，切脾还是保脾？目前还没有一个高级别的循证医学的依据，估计也很难有，因为保留脾脏的脾门淋巴结清扫手术本身的技术要求很高，而争论的焦点主要在联合脾切除对并发症发生率、术后存活率及免疫功能等方面。万相斌等[24]回顾性分析了 63 例采用逆行腹膜后入路托出式脾门淋巴结清扫患者的基本资料和病理结果，并和同期脾脏切除组 30 例病人资料相比较。结果显示：保脾组脾门淋巴结清扫总数 409 枚，阳性淋巴结 51 枚，No.10 淋巴结阳性率为 12.4％；切脾组清除总淋巴结 205 枚，阳性淋巴结 24 枚，No.10 淋巴结阳性率为 11.7％。两组清扫出淋巴结阳性率差异无统计学意义。保脾组有 1 例因术后胰腺表面小静脉出血行二次手术切除脾脏。因此，从技术层面来说，逆行腹膜后入路托出式脾门淋巴结清扫是安全、可行的，并能彻底清除脾门淋巴结。王家镔等[25]*对 216 例进展期胃上部癌 No.10 淋巴结转移患者施行 D2 根治术，其中联合脾切除术者（切脾组）73 例，未联合脾切除术者（保脾组）143 例。切脾组和保脾组术后并发症发生率分别为 24.7％和 17.5％，病死率则分别为 4.1％和 3.5％，两组差异均无统计学意义（$P>0.05$）。切脾组和保脾组术后 5 年生存率分别为 30.0％和 19.7％，两组差异有统计学意义（$P<0.05$）。切脾组 No.10 淋巴结清扫数目及转移数目分别为 (6.6±1.8)枚和(3.4±1.7)枚，均显著高于保脾组的 (4.7±1.9)枚和(2.1±1.3)枚（$P<0.05$）。是否联合脾切除、肿瘤浸润深度和胃切除方式为影响预后的独立因素。T3 期患者切脾组与保脾组 5 年生存率分别为 38.7％和 18.9％，两组差异有统计学意义（$P<0.05$）；全胃切除患者切脾组与保脾组 5 年生存率分别为 33.4％和 20.7％，两组差异有统计学意义（$P<0.05$）。认为联合脾切除有利于进展期胃上部癌 No.10 淋巴结清扫，提高疗效，而不会增加患者术后并发症发生率和病死率。随着外科医师的手术技巧不断提高，在淋巴结清扫中的一些技术细节也成为近年来的热点。热点之一：淋巴结清扫应该是在血管鞘外进行，还是在血管鞘内？支持前者观点作者认为血管鞘外清扫已经可以得到根治，而鞘内清扫可增加血管壁坏死、延迟出血的危险。但有些学者坚持要血管鞘内清扫。韩方海等[26]*回顾性分析外科治疗的 759 例胃癌患者的临床资料，其中根治性切除 627 例，并分别采取血管鞘内淋巴结清扫（VLND 组，215 例）和血管鞘外淋巴结清扫（NVLND 组，412 例）。手术后 5 年和 10 年生存率 VLND 组分别为 55.4％和 51.2％，NVLND 组分别为 39.1％和 36.8％，两组差异均有统计学意义（$P<0.05$）。VLND 组中 N0～N2、T2～T4、Ib～Ⅳ期胃癌患者术后 5、10 年累积生存率均显著高于 NVLND 组。而术中输血量、手术时间、手术并发症、术后并发症两组差异无统计学意义。所以对于进展期胃癌患者，提倡行血管鞘内淋巴结清扫，以提高术后生存率，而不会增加手术时间和术后并发症。热点之二：进展期胃癌根治术中是否一定要切除胰腺被膜及横结肠系膜前叶？学界也有两种截然不同的观点，一种认为切除可以得到彻底根治的目的，另一种认为，在切除过程中可能造成肿瘤细胞在小网膜腔的医源性种植。毕建威等[27]*将拟行手术的 213 例胃癌患者随机分为两组：R 组（105 例）在手术中切除胰腺被膜及横结肠系膜前叶和 N 组（108 例）不切除胰腺被膜及横结肠系膜前叶。对手术切除标本进行病理组织学检查，判断胰腺被膜及横结肠系膜前叶是否存在癌转移。同时分析胰腺被膜及横结肠系膜前叶癌转移与患者性别、年龄、肿瘤部位、大小、Bormnann 分型、浸润深度、临床分期、病理分级和淋巴结转移程度等方面的关系；并对两组不同手术方法的手术时间、术中出血量、清扫淋巴结总数、术后并发症进行比较。结果发现：两组不同手术方法组间在术中出血量、术后并发症发生率等指标之间差异无统计学意义（$P>0.05$）。虽然 R 组较 N 组手术时间略有延长（$P<0.05$），但清扫淋巴结总数多（$P<0.01$）。R 组胰腺被膜及（或）横结肠系膜前叶存在癌转移 9 例(8.6％)。胃癌胰腺被膜及横结肠系膜前叶癌转移与患者肿瘤浸润深度、前后壁位置、临床分期、淋巴结转移程度有关（$P<0.05$），而与患者年龄、性别和肿瘤部位、大小、Borrmann 分型及病理分级无关（$P>0.05$）。对于有些肿瘤虽然未浸润到 T3 或 T4，最好也切除右侧的结肠系膜前叶，以此为手术解剖层面有利于清扫第 6、14、15 组淋巴结。

5. 围术期处理

在日常的临床工作中，胃癌患者仍以老年人多见。由于老年人各重要脏器的储备能力下降以及合并症多的特点，围术期处理仍至关重要。王德志等[28]报道 117 例老年胃癌病人，其中 72 例(62％)有并发症，术前相关系统疾病由专科医生协助诊治，改善心、肺功能，控制糖尿病病人术前空腹血糖，积极改善病人营养状况。术中不主张单纯为了根治而扩大手术范围，强调手术方式个体化，术中轻柔操作，尽量缩短手术时间,对已有转移者,力争行姑息性切除。术后加强监护和营养支持,出现病情变化要及时处理。该组患者术后2例病人死亡,其中1例于术后10 d出现多器官功能障碍综合征(MODS)而死亡,另1例因术后6 d出现呼吸衰竭而死亡。刘颖斌等[29]总结了181例接受手术的胃癌患者的临床资料,其中老年患者(年龄大于65岁者)65例,术前并发症总发生率为83%,非老年胃癌组为59%;老年胃癌组中有52%存在2种或2种以上并发症,发生率最高的并发症为高血压,达40%;老年胃癌患者的根治率为86%,非老年胃癌组的根治率为93%;老年胃癌组术后并发症的发生率为37%,术前合并高血压、糖尿病、肺部疾病、低蛋白血症、贫血者术后并发症发生率较高。非老年组并发症的发生率为23%,但两组之间相比差异无统计学意义($P<0.05$)。快速康复外科(fast-track surgery,FTS)或称快通道外科是新世纪外科的新热点,其综合了围术期的一系列干预措施,涉及医疗和护理等多个方面的工作,许多观念与传统相左,主要的目的是尽可能减少对病人的不必要刺激和应激,尽量做到整个围术期的少痛苦和低风险。FTS的优势在结直肠手术中已得到证实,但在胃手术中的应用尚无证据支持。贺健等[30]采用前瞻性随机对照临床试验,评价FTS在胃癌根治术中的应用价值。共入组89例胃癌患者,FTS组45例,对照组44例。FTS入院后即予要素饮食,术前4 h予口服能全力或葡萄糖氯化钠溶液300～500 ml;对照组予普通饮食,按术规术前1 d晚10点起禁食、禁水。FTS组采用复合麻醉,手术过程中限制补液量(4 ml·$kg^{-1}·h^{-1}$),静脉补液加温和使用加温被,术后予硬膜外自控镇痛;对照组采用单纯全身麻醉,术中不限制补液量,无术中保温措施,术后按需使用镇痛剂。FTS组术后不放置鼻胃管及腹腔引流管,对照组均放置鼻胃管并根据情况放置腹腔引流管。FTS组术中放置空肠营养管自腹壁戳穿引出,术后6 h自空肠营养管滴入葡萄糖氯化钠溶液500 ml,术后第1天起每日滴入能全力1 000 ml并逐步过渡至正常饮食;对照组则予全静脉营养逐步过渡至正常饮食。结果显示:FTS组术后第1、3天的C反应蛋白(CRP)以及术后第1天的血清皮质醇和胰岛素水平均低于对照组(P均<0.05)。FTS组的住院时间、住院费用和术后并发症的发生率均低于对照组(P均<0.05)。孔营等[31]探讨了FTS对胃癌病人体液免疫和临床指标的影响。56例胃癌病人随机分为FTS组和传统处理组,每组各28例。两组病人术后体液免疫均有下降,FTS组病人第1天C_3、C_4水平为(0.845 ± 0.126)g/L和(0.212 ± 0.070)g/L($P<0.05$),术后第3天IgA、IgG、IgM水平分别为(1.603 ± 0.468)g/L、(0.845 ± 0.187)g/L和(9.548 ± 1.920)g/L($P<0.05$)。FTS组病人的抗生素使用时间、肛门排气时间、住院时间、术后并发症等指标均好于传统处理组。虽然小样本的临床研究提示FTS在胃癌手术中具有潜在的优势,但是,要提供强有力的证据还需多中心、前瞻性、随机对照研究,而且,FTS所采取的措施也要进行统一规范。

6. 并发症

术后吻合口漏、腹腔感染、出血等并发症是目前困扰外科医生的主要问题。虽然发生率已经很低,但时有发生。蒋春晖等[32]把156例贲门周围癌患者所使用吻合器口径、手术和重建方式分组进行对比分析,其中采用胸腹联合切口57例,经上腹正中切口68例,左侧直接进胸31例。胸腹联合切口组发生吻合口并发症4例(7.0%),经腹切口组发生吻合口并发症5例(7.4%),左侧进胸切口组发生吻合口并发症4例(12.9%)($P>0.05$)。此外,食管胃吻合口并发症发生率为8.7%,食管空肠吻合口并发症发生率为8.0%($P>0.05$)。56例使用28 mm吻合器共发生9例吻合口并发症,发生率为16.1%;95例使用25 mm吻合器共发生4例吻合口并发症,发生率为4.2%($P=0.010 2$)。提示选择正确的手术方式及使用25 mm口径吻合器的处理方法,可以减少此类患者吻合口并发症。陈士远等[33]*为了探讨胃癌切除术后腹腔感染的影响因素,采用病例对照研究的方法,对1728例胃癌患者的术前状态、肿瘤病理学因素和手术方法等指标进行Logistic回归分析。单因素分析发现,年龄、营养不良、慢性阻塞性肺病、糖尿病、心脏病、凝血酶原时间、淋巴细胞计数、肿瘤长径、腹水、侵及周围脏器、TNM分期、胃切除方式、术中失血量、手术时间、术中输血和淋巴结清扫范围等16个因素与胃癌术后腹腔感染的发生有关;多因素分析显示:有7个独立危险因素与胃癌术后腹腔感染的发生有关,其作用由强到弱依次为:淋巴结清扫范围($N2^+$～N3和N2)、肿瘤侵及周围脏器、糖尿病、手术时间、年龄、淋巴细胞计数。认为:应针对胃癌术后腹腔感染发生的上述主要影响因素进行必要的干预。胃癌切除术后切端癌残留是指距切缘0.5 cm内病理检查可见癌浸润或淋巴管癌栓,这是大多数外科医生不愿面对的问题。今年李威等[34]*整理分析了1964年12月至2004年12月间胃癌术后108例发生切端残留癌患者的临床资料,该组病例占同期有完整资料的胃癌手术患者1 670例的6.5%。男女比例为1.4:1.0;年龄在23～82(中位年龄54)岁。根治性、姑息性胃癌切除术切端残留癌发生率分别为3.6%(48/1333)和17.8%(60/337)($P=0.000$)。早期和进展期胃癌切除术切端残留癌发生率分别为2.3%(3/129)和6.8%(105/1541)($P=$

0.046)。远、近端胃癌切除术切端癌残留率分别为 4.5%(37/815)和 8.0%(55/689)($P=0.000$)。胃上部癌、Borrmann Ⅲ、Ⅳ型、进展期癌、癌肿直径≥5 cm、低和未分化癌以及癌肿侵破浆膜者,易发生癌残留(P 均<0.05)。认为切端癌残留与患者病期及肿瘤的 Borrmann 分型、大小、分化程度和浸润深度有关。

7. 胃癌合并门脉高压

胃远端癌合并有肝硬化、脾功能亢进的病人是否可以手术?胃手术时要同时切除脾脏吗?是做全胃切除还是远端胃大部切除?如果行远端胃大部切除,如何保留残胃血供?这都是值得探讨的问题。王峰等[35]回顾了 42 例胃癌合并肝硬化门脉高压症患者的临床资料,其中手术治疗 30 例,12 例未行手术治疗,主要由于肝功能失代偿或无法耐受手术及胃癌腹腔转移,未手术者均在胃癌诊断后 1 年内死亡。手术患者无围术期死亡,但均有不同程度的腹水,早期肝性脑病 5 例,创面渗血 3 例,左膈下脓肿 1 例,切口感染 2 例。其中 27 例获得随访,1、3、5 年生存率分别为 74.1%、44.5%、22.2%,死亡原因有:2 例死于化疗后白细胞计数显著下降所致的严重感染和急性肝衰竭,1 例死于上消化道大出血,其余患者死于胃癌复发或转移。作者认为,胃癌合并肝硬化门脉高压症患者手术并发症发生率高,手术方式需根据肝功能情况、上消化道出血史以及肿瘤的部位采用个体化原则。钱忠亚等[36]报道了 17 例胃远端癌合并肝硬化、脾功能亢进的病人行胃远端癌根治术同时切除脾脏的病例,通过选择性保留胃左动、静脉以达到提供残胃血供的方法,并同时完成胃远端癌根治术及脾脏切除术。该组 17 例患者术后恢复良好,未发生吻合口瘘、狭窄、梗阻等并发症,脾功能亢进的症状得到纠正,无 1 例出现上消化道出血。1、3、5 年生存率分别为 82.4%、58.8%、41.1%,同期 51 例不合并脾功能亢进进行胃窦癌根治术(D2)患者的 1、3、5 年生存率分别为 84.3%、62.7%、43.1%,两组间差异均无统计学意义(P 均>0.05)。周宏众等[37]对该类 24 例患者施行了手术治疗,其中择期手术 22 例,急诊手术 2 例,术后并发症 8 例,术中再次手术 3 例,主要原因是术后腹腔大出血 2 例及残胃缺血坏死 1 例。围术期死亡 3 例,死亡原因有肝衰竭、肝肾综合征 1 例及左膈下感染伴肺部感染死于多器官功能衰竭 2 例。作者认为,对于该类患者要严格把握手术适应证,主要取决于术前肝功能,对于急诊手术,首先是保命,其次是兼顾胃癌根治。对于胃上部或全胃及伴有重度食管静脉曲张或有呕血病例,可行全胃切除术+脾切除;对胃下部癌,如脾功能亢进和食管胃底静脉曲张轻度者,可行远端胃大部切除术,如果脾肿大、脾功能亢进和食管胃底静脉曲张轻度者而需同期切除脾脏和门奇静脉断流者,也应行全胃切除+脾切除,从而避免残胃供血不足或断流不彻底。周岩冰等[38]回顾性分析 1 474 例胃癌根治术患者的术后并发症发生情况,并对其中的 41 例胃癌合并肝硬化患者术后并发症影响因素进行 Logistic 回归分析。结果显示:肝硬化组和非肝硬化组患者术后并发症的发生率分别为 51.22%和 23.94%($\chi^2=15.955, P<0.01$),术后两组的病死率分别为 7.32%和 0.91%($P=0.009$)。肝硬化组术后并发症依次为腹水 5 例,肝功能衰竭 4 例,切口感染、裂开 4 例,腹腔感染 4 例等;主要死亡原因分别为出血、空肠瘘和肝功能衰竭。肝硬化组术后并发症单因素 Logistic 回归分析显示:年龄、合并腹水、血浆白蛋白水平、Child 分级、门静脉高压症、食管静脉曲张、术中输血和术中失血量与胃癌根治术后并发症的发生有关;多因素分析发现:合并腹水、Child 分级、食管静脉曲张和术中失血量为并发症发生的独立危险因素。

8. 残胃癌

目前,国内一般对残胃癌的定义仍是:初次因胃的良性病变行胃部分切除术后 5 年以上,或初次因为的恶性病变手术后 10 年以上,无论初次手术的切除范围如何及何种重建方式,残胃发生的原发癌称残胃癌。而最新的定义是:不管首次手术胃疾病性质、切除范围、重建方式如何,残胃内发生的癌均为残胃癌。韩方海等[39]报道了 22 例残胃癌,仍采用旧的定义。该组残胃癌患者占同期收治的胃癌患者总数的 3.3%。其中Ⅰ期 4 例,Ⅱ期 2 例,Ⅲ期 6 例,Ⅳ期 10 例。根治性切除率分别为 77.3%,联合脏器切除率为 50.0%;经腹腔完成残胃癌根治手术 17 例,经胸腹联合切口完成残胃癌根治手术 4 例,剖腹探查 1 例,全胃切除、Roux-en-Y 消化道重建 21 例。淋巴结转移率为 63.6%,残胃癌Ⅰ、Ⅱ期患者生存时间(80.2±17.2)个月,Ⅲ期患者生存时间(31.2±9.2)个月,Ⅳ期患者生存时间(23.6±6.1)个月;Ⅰ、Ⅱ期患者的生存时间明显长于Ⅲ、Ⅳ期患者($P<0.05$)。术后生存率单纯残胃切除与联合脏器切除组比较差异无统计学意义($P>0.05$);但姑息手术与标准根治手术及扩大根治手术组比较、不同分化腺癌组比较、淋巴结转移阳性与阴性组比较,差异均有统计学意义(P 均<0.05)。认为残胃癌外科治疗应选择在全胃切除 D2 淋巴结清扫基础上进行扩大根治手术和联合脏器切除。周立新等[40]回顾性分析了 81 例残胃癌的临床资料,其中根治性手术切除治疗 47 例,非根治性治疗(包括姑息性切除术、短路或造瘘术及探查术)34 例,根治手术切除率为 58.0%。全组 1、3、5 年总生存率分别为 69.1%、24.3%、11.8%。根治组患者 1、3、5 年生存率分别为

93.6%、42.0%、20.8%,非根治组1、3、5年生存率分别为35.3%、5.9%、0%,两组相比差异有统计学意义($P<0.05$)。Cox多元回归分析显示:残胃癌术后生存率与肿瘤的病理类型、病期、根治情况、腹膜种植、肝转移等因素有关。

9. 特殊胃癌

近年来在世界范围内,胃癌的发病率有下降的趋势,但青年人胃癌的发病率却呈上升之势。鲁翀等[41]报道了157例青年(年龄≤40岁)胃癌,并与1761例中老年(年龄≥40岁)胃癌患者的临床病理资料进行对比分析。结果显示:组织分化不良、弥漫型生长方式、Borrmann Ⅳ型及病变累及全胃者在青年组中均明显高于中老年组($P<0.05$),在青年女性组中比例更高。早期胃癌比例在青年组中亦明显高于中老年组($P<0.05$),在青年男性组更高。青年男性组中位生存时间为35个月,青年女性组中位生存时间为19个月,两组生存曲线比较差异有统计学意义($P=0.0219$);中老年男性组中位生存时间为26个月,中老年女性组中位生存时间为30个月,两组差异无统计学意义($P=0.9958$)。认为TNM分期、根治度、大体分型是青年人胃癌预后的独立风险因素。王征等[42]报道了手术治疗的22例胃多发癌患者的临床资料,并结合文献进行回顾性分析,结果表明:胃多发癌多见高龄男性,早期胃癌占28.9%,共施行根治性切除18例,姑息性切除4例,1、3、5年生存率分别为80.9%、52.4%、28.6%。胃多发癌的治疗效果与单发胃癌相似。

10. 化疗

(1) 新辅助化疗:刘荫华[43]*对胃腺癌患者行FOLFOX7方案新辅助化疗进行了前瞻性研究,化疗前及化疗2~4周期后通过胃镜、内镜超声、腹部B超、腹部增强螺旋CT进行对比检查,然后实施外科手术。参照美国国立癌症研究所新药毒副反应判定标准(NCICTC3.0版)、实体瘤治疗疗效评价标准(RECIST)以及日本胃癌化疗疗效病理评价标准对新辅助化疗的安全性、肿瘤缓解率、病理缓解率以及R0切除率和手术并发症进行评估。全部患者治疗过程依从性良好,无3级以上毒副反应发生;肿瘤完全缓解1例,部分缓解18例,总缓解率70.4%(19/27);共26例接受外科切除,23例获得根治(R0)切除(88.4%,23/26),无围术期死亡;R0切除患者病理缓解率为60.9%(14/23)。认为针对Ⅲ期胃腺癌行FOLFOX7方案新辅助化疗患者的耐受性良好,可使肿瘤降期并提高R0切除率。但远期疗效尚待进一步评估。贺梁等[44]总结2003年至2008年间92例入院后经CT、B超、胃镜等检查后诊断为中晚期胃癌并通过新辅助化疗后再行手术治疗的病例,并与2000年至2002年间收治的未经新辅助化疗的中晚期胃癌49例对照分析。化疗组术前肿瘤缩小或明显缩小者66例(71.7%),行根治性手术切除者69例(75%),行局部切除者17例(18.5%),姑息性手术者6例(6.5%)。对照组行根治性手术切除者24例(48.9%),行局部切除者15例(30.6%),姑息性手术者10例(20.4%),两组间的手术切除率差异有统计学意义($P=0.005$)。初步的随访结果显示:化疗组1、3、5年生存率分别为81.2%、56.9%、39.1%,对照组1、3、5年生存率分别为63.3%、38.8%、20.4%。因此,对于手术切除较为困难或根治率低的中晚期胃癌,术前配合新辅助化疗,可提高手术切除率及根治率。卞育海等[45]观察了进展期胃癌患者术前用奥沙利铂(OXA)联合5-氟尿嘧啶(5-FU)行区域性动脉灌注化疗的临床效果。A组:48例Ⅱ期以上胃癌患者,术前行区域性动脉灌注化疗方案为OXA 130 mg/m^2 + 5-FU 750 mg/m^2,经股动脉插管行区域冲击化疗1次,8~12 d后接受手术;B组同期另48例相同临床分期的胃癌患者直接行手术治疗。两组术后均接受OXA/甲酰四氢叶酸钙/5-FU方案化疗6个周期。A组有38例(79.2%)获得根治性切除,镜检发现32例(66.7%)出现组织病理学改变,如肿瘤组织坏死、淋巴细胞炎性浸润、癌细胞凋亡、以及间质水肿纤维组织增生等。B组有30例(62.5%)行根治性切除,根治切除率显著低于A组,两组间差异有统计学意义($P<0.05$),且B组病理检查未出现上述变化。A组术前化疗的毒性反应仅限于Ⅰ~Ⅱ级;两组的术后并发症无统计学差异。A组患者的中位生存期为36.0个月;1、2、3年总生存率分别为79.2%、62.5%和52.1%。B组中位生存期21.5个月;1、2、3年总生存率分别为66.7%、45.8%和35.4%。两组比较,2年和3年总生存率差异有统计学意义($P<0.05$)。李国立等[46]选择32例以淋巴结严重转移的晚期胃癌患者,其中术前CT判断伴严重的局部淋巴结转移者28例,如严重的第3、7、9、12等组淋巴结转移相互融合,包绕相应的重要血管、脏器;伴第16组淋巴结转移1例;同时伴局部与第16组淋巴结转移者3例。采取动静脉结合给药的方法进行新辅助化疗,方案为5-FU 370 mg/m^2,缓慢静脉滴注,第1~5天;亚叶酸钙120 mg,静脉滴注,第1~5天;奥沙利铂150 mg/m^2、表阿霉素30 mg/m^2、依托苷泊70 mg/m^2,动脉介入注射到癌肿所在部位,第6、20天。整个疗程每5周重复1次。化疗1~2个疗程以后,根据症状的缓解情况复查CT,计算肿瘤缩小率。治疗1~2个疗程后所有病例的症状都明显改善,CT评价完全缓解4例,部分缓解24例,肿瘤无变化4例,CT评价有效率为87.5%(28/32)。除2例肿瘤无变化者外,其他均在化疗结束后的第5~21天进行了

胃癌根治术（D2或D2+α）。认为动静脉不同的给药途径是提高胃癌新辅助化疗疗效的一种办法。

（2）化疗：胡冰等[47]报道了全国多家医院联合完成的卡培他滨联合顺铂一线治疗晚期胃癌的Ⅱ期临床研究结果。该项研究共入组141例晚期胃癌患者，予卡培他滨1 000 mg/m^2，2次/d，早、晚饭后30 min内口服，第1~14天；顺铂20 mg/m^{2}静脉滴注，第1~5天。21 d为1个疗程，共完成了705个周期的化疗。根据实体瘤反应评估标准（RECIST）评价疗效，根据美国国立癌症研究所抗癌药物常见不良反应评价标准（3.0版）评估不良反应。化疗结束后第1年每3个月随访1次，以后每6个月随访1次。完全缓解13例，部分缓解38例，稳定54例，进展36例，总有效率为36.2%。患者中位疾病进展时间为9.0个月，中位生存时间为12.0个月。最常见的血液学毒副反应是中性粒细胞减少，有24例患者（17.0%）出现3~4级中性粒细胞减少。最常见的非血液学毒性反应是手足综合征，有35例（24.8%）出现手足综合征。无治疗相关性死亡发生。认为卡培他滨联合顺铂一线治疗晚期胃癌具有较好的疗效，患者对此方案具有较好的耐受性，并且5-FU联合顺铂方案更方便，适合患者门诊应用。张洁等[48]探讨了卡培他滨单药或联合方案治疗晚期胃癌的疗效及安全性。共有104例晚期胃癌患者接受如下3种方案治疗：①卡培他滨单药组：卡培他滨1 000 mg/m^2，口服，2次/天，第1~14天，21 d为1个周期。②卡培他滨+紫杉醇类组：卡培他滨1 000 mg/m^2，口服，2次/天，第1~14天；紫杉醇175 mg/m^2，静脉滴注，第1天（或80~90 mg/m^2，静脉滴注，第1、8天）；或多西紫杉醇65~75 mg/m^2，静脉滴注，第1天；21 d为1个周期；③卡培他滨+铂类组：卡培他滨1 000 mg/m^2，口服，2次/天，第1~14天；顺铂15~20 mg/m^2，避光静脉滴注2 h，第1~5天；或奥沙利铂130 mg/m^2，静脉滴注2 h，第1天；21 d为1个周期。中位治疗3个周期。104例患者的总客观有效率为20.6%，中位生存时间为8.5个月，中位疾病进展时间为5.2个月。在可评价疗效的患者中，一线治疗的客观有效率为40.0%，疾病控制率为76.7%。卡培他滨+紫杉醇类化疗组的总中位生存期为10.9个月，一线治疗的中位生存期为12.8个月。卡培他滨单药组的不良反应发生率最低。因此认为，以卡培他滨为基础的治疗方案疗效尚可，联合紫杉醇类化疗组的患者生存时间略长，但尚需进一步验证。赵文英等[49]比较了奥沙利铂（OXA）联合卡培他滨或氟尿嘧啶（5-FU）/甲酰四氢叶酸钙（CF）治疗晚期胃癌的近期疗效和安全性。入组72例患者随机分为两组，A组采用XELOX方案：即OXA 130 mg/m^2，静脉滴注2 h，第1天，卡培他滨每天2 000 mg/m^2，分两次口服，连用14 d，21 d为1个周期，2个周期后评价疗效；B组采用FOLFOX4方案：OXA 85 mg/m^2，静脉滴注2 h，第1天；CF 200 mg/m^2，静脉滴注2 h，第1、2天；5-FU 400 mg/m^2，快速静脉滴注，第1、2天，600 mg/m^2，持续静脉滴注22 h，第1、2天，每2周为一个周期。4个周期后评价疗效。总有效率（RR）为45.8%（33/72），其中XELOX方案组RR为47.2%（17/36），中位疾病进展时间为27周；FOLFOX4组RR为44.4%（16/36），中位TTP为23周。两组RR和TTP比较差异无统计学意义（$P>0.05$）。患者不良反应主要为胃肠道反应、周围神经毒性及骨髓抑制等，无治疗相关性死亡。严冬等[50]观察了FOLFOX方案治疗局部进展期或转移性胃癌的疗效及不良反应，96例患者中位化疗6个周期。4个周期后进行疗效评价。其中21例手术切除后接受辅助化疗的患者中，16例复发，11例死亡，中位无病生存期为24.0个月，中位生存期为37.6个月，3年生存率为51.8%。75例接受姑息化疗的转移性胃癌患者中，总有效率为40.0%，中位TTP为5.9个月，中位生存期为12.0个月。主要不良反应为血液学毒性、恶心呕吐和末梢神经感觉异常。陆明等[51]报道了101例晚期胃癌患者接受多柔比星（阿霉素）联合顺铂和氟尿嘧啶（PELF方案）化疗的疗效和安全性。其中R0切除术后辅助化疗者37例，无法手术切除仅接受姑息化疗者64例。化疗两个周期后进行疗效评价。37例R0切除术后辅助化疗的患者中，有17例无病生存，20例复发（其中19例死亡），中位无病生存期为36.1个月，5年生存率为36.0%。64例仅接受姑息化疗者中，一线治疗47例，其中34例可评价疗效，有效率为26.5%，中位疾病进展时间为6.6个月，中位生存期为13.7个月；二线治疗17例，其中10例可评价疗效，有效率为20.0%，中位疾病进展时间为5.1个月，中位生存期为8.9个月。全组患者最常见的不良反应是中性粒细胞减少和胃肠道反应，且多为Ⅰ、Ⅱ级，Ⅲ、Ⅳ级中性粒细胞减少、贫血和血小板减少的发生率分别为19.8%、1.0%和2.0%。因此，PELF方案作为辅助化疗或姑息化疗用于晚期胃癌均有较好的疗效，安全性较好。楼芳等[52]采用奥沙利铂联合ELF（足叶乙苷+亚叶酸钙+5-氟尿嘧啶）方案治疗进展期胃癌69例，在可评价疗效的62例患者中，完全缓解（CR）7例，部分缓解（PR）25例，总缓解率为51.6%。中位疾病进展时间为5.7个月，中位生存时间为9.2个月。主要的血液学不良反应为贫血、白细胞计数减少和血小板减少；最常见的非血液学不良反应有恶心、呕吐、外周感觉神经毒性以及脱发。总的来说，奥沙利铂联合ELF方案治疗进展期胃癌疗效确切。除了传统的铂剂、氟尿嘧啶类药物在胃癌化疗中的应用，近年来，紫杉醇类药物也被广泛应用。刘丽英等[53]观察并比较多西他赛联合希罗达或奥沙利铂联合希罗达治疗晚期胃癌的近期疗效和副反应。41例患者随机分为两组，A组19例应用多西他赛联合希罗达；B组22例应用奥沙利铂联合希罗达。均化疗2周期以上。41例均可评价，A组有效率(CR+PR)为52.63%，中位无进展生存期为6.1个月(95%CI：5.36～9.84)，B组有效率(CR+PR)为54.55%，B组中位无进展生存期为6.3个月(95%CI：5.12～9.46)，均无明显差异。两组不良反应主要为骨髓抑制和胃肠道反应，均无化疗相关性死亡。说明两种方案对晚期胃癌患者疗效相当，不良反应可以耐受。詹姗姗等[54]采用多西紫杉醇联合氟尿嘧啶腹腔化疗治疗37例奥沙利铂联合氟尿嘧啶静脉化疗无效或化疗后复发的患者。多西紫杉醇75 mg/m^2，静滴，第1天和第8天，氟尿嘧啶1.0 g，腹腔灌注，第2天，21 d为一周期，共2～4周期。总有效率为43.24%(16/37)，中位疾病进展时间为5.3个月，临床受益反应评价有效者占78.38%(29/37)。刘穗媛等[55]对80例不能或不愿手术的晚期胃癌患者进行内镜下局部化疗和常规化疗的疗效及不良反应进行比较。随机分为胃镜组和常规组2组，每组40例。胃镜组：术前当日晨禁食水，使用5-FU 500 mg+丝裂霉素(MMC)4 mg+阿霉素(ADM)10 mg(FAM方案)和鱼肝油酸钠6～8 ml配成混合溶液后，用胃镜在瘤体内及其基底部多点注射，每2～3 ml为一注射点，每周治疗1次，3～4周为1个疗程。常规组：5 FU 500 mg，第1～5天静滴，第1、8天MMC 8 mg静推，第2天ADM 40 mg静推，21 d为1个周期，4个周期为1个疗程。完成2个疗程后评估疗效。胃镜组CR率及总有效率(CR+PR)明显高于常规组($P<0.05$)。治疗组毒副反应发生率相对较低($P<0.05$)。认为在胃镜下局部注射化疗药物不失为一种姑息治疗方案。王成龙等[56]应用重组人血管内皮抑素联合OLF方案治疗晚期胃癌，经4个周期治疗结束后，联合化疗组有效率为50.0%，单纯化疗组为45.5%，两组差异有统计学意义($P<0.05$)。疾病进展时间及中位生存期联合化疗组分别为5.7个月、9.8个月；全身化疗组为6.8个月、11.8个月，差异无统计学意义(P均>0.05)；联合化疗组不良反应发生率与单纯化疗组相比无增加($P>0.05$)。认为重组人血管内皮抑素联合化疗治疗晚期胃癌能提高有效率。鄂有国等[57]对32例晚期贲门癌患者先进行一次经皮穿刺胃左或腹腔动脉的灌注化疗。然后对贲门癌和周围肿瘤病灶进行放射治疗，D_T达60 Gy，生物有效剂量达72 Gy。通过随访观察，作者认为，动脉插管化疗和放射治疗联合应用治疗晚期贲门癌安全，疗效好，副作用小；动脉插管化疗与放射治疗间隔时间越短，疗效越佳，但全身毒副反应也越大；采取三维适形放疗精度高，并发症少，放射治疗增益比提高，从而能更好地提高晚期贲门癌的治疗。

11. 营养

全胃切除后消化道重建的方式有70余种，从另一个侧面也反映了目前没有一种有确定优势的重建方式。在临床应用最多的还是Roux-en-Y吻合。李海东等[58]选取48例因胃恶性肿瘤行全胃切除Roux-en-Y吻合术的患者，对其术前、术后半年的营养状况进行比较和分析。全组患者术后半年体质量[(53.39±8.115)kg]较术前[(61.31±9.528)kg]显著下降($P=0.000\ 1$)，热量摄入[(4 777.22±1 767.839)kJ]低于基础能量消耗[(5 041.20±564.628)kJ]，但差异无统计学意义($P=0.570$)，血清营养指标与术前比较差异也无统计学意义。说明全胃切除Roux-en-Y消化道重建术对患者术后营养状况有一定的负面影响，但并不严重，鉴于该术式具有操作简单等优点，对年老体弱、姑息手术的患者可以采用。翁汉钦等[59]*通过检索PubMed、EMBASE和Cochrane图书馆数据库，对1970年至2008年中胃肠手术后给予肠内营养(EN)、肠外营养(PN)相关的临床随机对照试验进行荟萃分析。评价终止的指标包括吻合口裂开、感染(包括导管脓毒症、伤口感染、肺炎、腹腔脓肿、泌尿系感染)、呕吐及腹胀、其他并发症、住院天数和病死率。共有23组临床随机实验共2 784例患者符合录入标准。与PN组比较，EN可减少吻合口裂开($RR=0.67,95\%CI：0.50\sim 0.91;P=0.010$)、感染($RR=0.72,95\%CI：0.64\sim 0.81;P<0.001$)、其他并发症($RR=0.82,95\%CI：0.73\sim 0.92;P<0.001$)和住院的时间(加权均数差值=$-3.60;95\%CI：-3.88\sim -3.32;P<0.001$)。但EN组腹胀和呕吐的不良反应更多见($RR=1.39,95\%CI：1.21\sim 1.59;P<0.001$)。两组病死率比较差异无统计学意义($P=0.400$)。从而得出结论：胃肠手术后患者没有"禁食水"的必要，早期给予EN辅助治疗，有利于促进患者恢复，减少并发症的发生。白(清)蛋白是人体血浆蛋白的主要成分，具有维持血浆胶体渗透压和运输等生理功能，胃肠术后出现低蛋白血症也是临床常见的问题。但是，很多患者甚至临床医生误把外源性白蛋白当作营养物质，导致白蛋白成为抗生素之后又一临床广泛滥用的药物。蔡世荣等[60]*应用前瞻性随机对照的方法研究了补充外源性白蛋白对胃肠术后低白蛋白血症患者的疗效。将127例胃肠术后早期低白蛋白血症的患者随机分配到白蛋白组(64例)和生理盐水组(63例)。白蛋白组的受试者从术后当天开始每日静脉补充20%人血白蛋白100 ml，连续

3 d；生理盐水组以相同剂量补充生理盐水，连续 3 d。两组患者血浆白蛋白水平术后均有下降（$P<0.05$），但两组下降幅度差异无统计学意义（$P>0.05$）。两组术后血浆白蛋白、总蛋白和前白蛋白水平均无明显差异。两组白蛋白 3 d 和 5 d 恢复率无明显差异，白蛋白组 7 d 恢复率明显较低（$P<0.05$）。两组液体总入量和尿量均无显著差异；术后总并发症发生率无统计学差异（白蛋白组为 23.4%，生理盐水组为 12.7%，$P=0.116$）。因此，补充外源性白蛋白对胃肠术后早期低白蛋白血症纠正或改善临床结果均无益处。

（二）胃肠道间质瘤

王春萌等[61]回顾性分析了 13 例术前予以伊马替尼治疗，然后接受手术切除的晚期胃肠道间质瘤（GIST）患者的临床资料。其中有 3 例为局部晚期原发肿瘤，10 例为复发或转移患者。根据 RECIST 标准，治疗有效的 5 例中有 4 例、疾病进展的 8 例中有 1 例，共计 5 例（38.5%）患者肿瘤获得完全切除。治疗有效组无疾病进展生存期为 24.8 个月，疾病进展组的无疾病进展生存期为 2.8 个月，两组比较差异有统计学意义（$P<0.01$）。治疗有效组和疾病进展组患者的总生存率比较，差异无统计学意义（$P>0.05$）。认为对伊马替尼治疗有效的晚期 GIST 患者经治疗后再行外科手术切除是可行的。GIST 组织学评估是目前诊断及预后判断的主要手段，但不能完全反映肿瘤的生物学特性。赵文毅等[62]*通过检索 PubMed、Medline 数据库，对 1999 年 1 月至 2008 年 8 月有关 c-kit 基因突变对 GIST 预后影响相关病例对照研究资料进行荟萃分析。共纳入文献 16 篇，共计患者 1 751 例。其中与细胞病理学相关统计显示：c-kit 基因野生型与突变型在有丝分裂计数 >5/50HPF（高倍视野）的病例发生率上差异无统计学意义（$P=0.710$）；与术后复发转移发生率相关统计显示：c-kit 基因突变型术后复发转移的发生率显著高于野生型者（$P=0.010$）；与伊马替尼疗效相关统计显示：c-kit 基因突变型患者伊马替尼治疗缓解率高于野生型（$P=0.009$），而伊马替尼耐药率较低（$P=0.000$）。亚组分析发现，外显子 11 突变型的患者伊马替尼治疗缓解率高于野生型和外显子 9 突变型者（P 均 <0.05），而伊马替尼耐药率较低（P 均 <0.05）。c-kit 基因二次突变与伊马替尼获得性耐药相关研究发现，二次突变区域集中在外显子 13、14 和 17，部分为混合型突变。认为 c-kit 基因突变与 GIST 术后复发转移的发生有着密切关系，c-kit 基因突变可能会影响伊马替尼的疗效，而二次突变的发生可能是 GIST 产生耐药的主要原因之一。沈晓东等[63]回顾性分析了 85 例手术治疗并经病理确诊为 GIST 的病例资料，1、3、5 年生存率分别为 94%、60%、57%，单因素分析显示：GIST 患者的预后与肿瘤原发部位、手术方式、Fletcher 分级（肿瘤大小和核分裂数）以及有无首诊转移有关（$P<0.05$），而与性别、年龄及是否行淋巴结清扫无关。多因素分析显示：有无首诊转移是影响预后的独立因素（$P=0.020,\beta=4.226$）。因此，早期发现、早期诊断、早期手术治疗对改善 GIST 的预后显得尤为重要。张云等[64]通过对 181 例 GIST 患者的临床病理及随访资料的回顾分析，认为内镜和 CT 是 GIST 有效的诊断手段，用 Fletcher 分级法来判断 GIST 的生物学行为和预测预后是简单、有效的方法，外科手术仍是目前 GIST 的主要治疗方法，而结合靶向治疗可改善 GIST 的预后。欧阳洋等[65]通过回顾性分析有完整临床资料和随访 5 年以上的 97 例 GIST 根治术后患者资料，认为肿瘤部位、肿瘤大小、肿瘤细胞类型、肿瘤有无坏死、核分裂象数目及伊马替尼治疗是影响 GIST 根治术患者预后的重要指标。刘景磊等[66]应用酶联免疫吸附法（ELISA）检测了 61 例原发 GIST 患者、18 例转移复发患者和 28 例健康人（对照组）的血浆 VEGF 含量。结果显示：原发 GIST 患者术前血浆 VEGF 水平[（145.31±45.58）ng/L]，转移复发患者血浆 VEGF 水平[（145.72±52.73）ng/L]，均明显高于对照组[（89.86±18.30）ng/L]，差异有统计学意义（P 均 <0.01）；原发及转移复发 GIST 患者间血浆 VEGF 水平差异无统计学意义（$P>0.05$）。原发患者及复发转移患者手术后联合伊马替尼治疗后，血浆 VEGF 水平均较治疗前明显下降，分别为（101.81±27.63）ng/L 和（112.45±38.58）ng/L，差异有统计学意义（$P<0.01$）。因此，监测血浆 VEGF 的水平可能有助于评价 GIST 治疗效果和预测 GIST 的转移复发。近年来，国内外陆续有报道起源于胃肠道外的腹腔内 GIST，命名为胃肠外间质瘤（EGIST），有关 EGIST 的分子生物学变化及生物学行为还有待进一步研究。郑松等[67]*应用免疫组织化学方法检测 23 例 EGIST 中 CD117、CD34 和 Ki-67 蛋白的表达，应用 PCR 扩增和基因测序的方法检测 c-kit 和 PDGFR-α 基因突变，结合临床病理特征分析影响 EGIST 患者预后的相关因素。采用 Kaplan-Meier 法和 COX 比例风险模型比较不同因素对生存的影响。结果显示：该组 c-kit 基因的突变率为 44%，均为第 11 号外显子突变；PDGFR-α 基因的突变率是 13%，均为第 18 号外显子的突变（D842V 点突变）。CD117 表达阳性率是 100%，CD34 表达阳性率为 74%。Ki-67 指数：$<1\%$ 者占 30%，$1\%\sim5\%$ 者占 44%，$>5\%$ 者占 26%。生存分析显示：核分裂象数目（$P=0.025$）和 Ki-67 指数（$P=0.032$）与疾病相关生存时间相关。说明 EGIST 有着与 GIST 相似的 c-kit 和 PDGFR-α 基因突变位点，并且 c-kit 基因突变频率也相近,从分子遗传学角度来说,EGIST和GIST有着同一起源。但是PDGFR-α基因突变频率较GIST稍高,可以将EGIST作为GIST的一个特殊亚型。结合核分裂象和Ki-67指数对EGIST进行分级是判断预后的一个较好的标准。

(三)胃肠道淋巴瘤

胃肠道弥漫性大B细胞淋巴瘤(DLBCL)是胃肠道淋巴瘤中最常见的类型,目前国内对该疾病的诊断、治疗仍有一定的争议。按照美国国家癌症综合网(NCCN)的指南,胃肠道淋巴瘤在明确诊断后,主要以内科治疗为主。但关键的问题是,在外科手术前往往难以确诊,也难以对肿瘤分型。张子臻等[68]收集63例外科收治的胃肠道DLBCL,应用免疫组化方法检测抗体CD10、Bcl-6和MUM1在胃肠道DLBCL中的表达,其中CD10表达阳性13例,Bcl-6阳性53例,MUM1阳性52例。根据检测结果将胃肠道DLBCL分为生发中心B细胞型(GCB型)17例(27%),非GCB型46例(73%)。GCB型局部淋巴结受累患者的比例(35%)显著低于非GCB型(70%)($P<0.05$);肿瘤大小及浸润深度在两种亚型之间的差异无统计学意义。CD10表达阳性者的中位生存时间(76个月)长于阴性者(24个月)($P<0.01$);GCB型胃肠道DLBCL患者的中位生存时间(76个月)长于非GCB型(28个月)($P<0.05$);接受CHOP化疗方案的患者中GCB型的中位生存时间(76个月)长于非GCB型(24个月)($P<0.05$);8例术后接受利妥昔单抗联合CHOP方案治疗的患者中GCB型和非GCB型各4例,至随访时平均存活(22~47个月)。认为胃肠道DLBCL的免疫表型与局部淋巴结是否受累密切相关,CD10表达阳性者的生存时间显著长于阴性者,胃肠道DLBCL免疫表型分型可能对患者预后判断具有意义。

(四)胃转流术治疗2型糖尿病

胃肠道重建类减肥手术治疗肥胖相关的2型糖尿病已是国际上的研究热点,虽然机制尚不明确,但有一批多中心研究结果显示:该类手术可有效治疗肥胖伴2型糖尿病,并得到学界公认。但是,对于不伴肥胖的2型糖尿病是否也可以收到同样效果,目前无确定性研究结果。李磊等[69]回顾性观察了7例体重指数(BMI)$<35\ kg/m^2$合并2型糖尿病的患者因胃癌接受BillrothⅡ式胃切除手术前后血糖控制情况以及糖尿病治疗的变化。其中4例行腹腔镜手术,3例行开腹手术。术后未发生严重并发症。术前空腹血糖(FPG)6.6~9.0 mmol/L,平均8.1 mmol/L;糖化血红蛋白(HbA1c)6.8%~9.5%,平均7.8%。术后1~8个月复查FPG 4.8~7.9 mmol/L,平均6.4 mmol/L;HbA1c 5.5%~7.2%,平均6.3%。据美国糖尿病协会(ADA)糖尿病疗效判断标准,4例治愈,3例改善。陈伟杰等[70]回顾分析了61例接受过胃大部切除术的糖尿病及糖尿病前期患者的临床资料,术前患者BMI$\leqslant(24.25\pm3.06)\ kg/m^2$。围术期未应用治疗性胰岛素和其他口服降糖药物的患者,其术后5 d及术后3个月血糖水平较术前明显降低;应用治疗性胰岛素和其他口服降糖药物的患者,术后用药剂量减少。王瑜等[71]回顾性分析103例行胃转流术治疗的胃癌伴非肥胖型2型糖尿病患者的临床资料,全组患者术后BMI较术前无明显变化($P>0.05$);而从术后1周开始空腹血糖水平即出现持续而稳定下降的趋势($P<0.05$);伴随着术后血糖水平的改善,胰岛素抵抗指数、糖化血红蛋白亦出现明显下降($P<0.05$)。术后6个月,糖尿病总治愈率为79.6%;而不同的胃转流术式对糖尿病的控制无统计学差异($P>0.05$)。说明胃转流术对非肥胖型2型糖尿病具有较好的治疗作用,且对2型糖尿病的控制不依赖于体重的降低。应敏刚等[72]通过回顾67例胃癌合并2型糖尿病患者的资料,发现胃转流手术对2型糖尿病有明显的治疗作用,且术后1个月即可显效。张学利等[73]回顾分析了非肥胖型2型糖尿病及前期患者因胃或壶腹部疾患行胃大部切除或全胃切除后不同消化道重建方式对患者FBG的影响。共完成胃大部切除毕Ⅰ式吻合9例(C组)、胃空肠毕Ⅱ式吻合及各式Roux-en-Y吻合共23例(D组),分别于术后1周、1个月、3个月3个时间点观察FBG、口服葡萄糖耐量试验(OGTT)2 h血糖变化情况。结果显示:C组中2例术后FBG恢复正常,1例术后不用药、1例药物减量可维持正常FBG,有效率仅22.2%,手术前后FBG及OGTT 2 h血糖水平变化无统计学差异($P>0.05$);D组中18例FBG恢复正常,7例停药、5例药物减量可维持正常FBG水平,有效率达78.3%,手术前后FBG及OGTT 2 h血糖水平变化有显著差异($P<0.05$)。D组有效率与C组比较有显著差异($P<0.01$),说明胃旁路手术的降糖效果优于正常通道的重建手术,其机制有待进一步研究。所剑等[74]的研究也证实全胃切除及Whipple术降低了不合并肥胖2型糖尿病患者的血糖水平及胰岛素用量,效果是肯定的。但是BⅠ手术前后血糖平均水平变化差异无统计学意义($P>0.05$)。邓治洲等[75]检测分析了32例胃溃疡合并非肥胖型2型糖尿病患者行胃转流术术前和术后第1周、2周、3周、1个月、3个月及6个月的BMI,空腹及标准馒头餐后2 h的血糖、胰岛素及胰高血糖素样肽-1(GLP-1),HbA1c(仅测术前和术后第3及6个月)水平,稳态模型-胰岛β细胞功能指数(HBCI)水平及术后6个月的糖尿病转归情况。结果显示:胃转流术后所有患者的空腹及餐后血糖均较术前逐渐降低($P<0.05$),空腹及餐后胰岛素和GLP-1均较术前逐渐升高($P<0.05$);HBCI较术前逐渐升高,HbA1c较术前逐渐下降($P<0.05$);患者术后各时间段BMI较术前均无明显变化($P>0.05$)。GLP-1与血糖呈负相关($P<0.05$),与胰岛素呈正相关($P<0.05$)。术后6个月糖尿病总控制率为78.1%(25/32)。认为胃转流术控制血糖可能部分是通过增加GLP-1的分泌进而促进胰岛素分泌而起作用。

(五)胃Dieulafoy病

张鹏等[76]共考察胃Dieulafoy病20例,在胃镜引导下,腹腔镜下应用腔内切割吻合器行胃楔形切除术,20例手术均获成功,无术后并发症,随访3~36个月,无再次出血。认为胃镜是胃Dieulafoy病的首选诊断方法,并可在胃镜引导下行腹腔镜胃楔形切除术。

参 考 文 献

1 赵晨燕,等.中华肿瘤杂志,2008,30(11):817
2 吴云林,等.胃肠病学和肝病学杂志,2009,18(2):106
3 吴建国,等.中华胃肠外科杂志,2008,11(6):533
4 唐 磊,等.中华胃肠外科杂志,2008,11(6):529
5 宋 武,等.中华肿瘤杂志,2009,31(5):371
6 李进虎,等.中国普通外科杂志,2009,18(4):326
7 宣卓琦,等.腹部外科,2009,22(2):100
8 方 仪,等.中国肿瘤临床,2009,36(8):199
9 谢玉权,等.中华普通外科杂志,2009,24(2):122
10* 方 仪,等.中华胃肠外科杂志,2009,12(2):130
11 沈历宗,等.中国实用外科杂志,2009,29(1):91
12 李 华,等.中国普通外科杂志,2008,17(10):961
13* 胡 祥,等.中华外科杂志,2009,47(17):1302
14* 武治铭,等.中华胃肠外科杂志,2009,12(4):350
15* 黄宝俊,等.中华胃肠外科杂志,2009,12(2):113
16 沈 虹,等.中华普通外科杂志,2009,24(4):269
17 陈志红.中华胃肠外科杂志,2009,12(2):200
18 姜波健,等.中国普外基础与临床杂志,2008,15(12):903
19 刘凤林,等.中华胃肠外科杂志,2009,12(2):133
20 吴巨钢,等.中国普通外科杂志,2009,18(4):311
21 韩方海,等.中华外科杂志,2009,47(14):1104
22* 朱海涛,等.中华肿瘤杂志,2008,30(11):863
23* 王舟翀,等.中华普通外科杂志,2009,24(5):362
24 万相斌,等.中国实用外科杂志,2009,29(10):839
25* 王家镔,等.中华胃肠外科杂志,2009,12(2):121
26* 韩方海,等.中华外科杂志,2009,47(9):673
27* 毕建威,等.中华胃肠外科杂志,2009,12(5):467
28 王德志,等.中国实用外科杂志,2009,29(10):858
29 刘颖斌,等.中华胃肠外科杂志,2008,23(10):777
30 贺 健,等.上海医学,2009,32(8):734
31 孔 营.肠外与肠内营养,2009,16(4):205
32 蒋春晖,等.中华普通外科杂志,2008,17(11):1117
33* 陈士远,等.中华胃肠外科杂志,2009,12(2):137
34* 李 威,等.中华胃肠外科杂志,2009,12(4):354
35 王 峰,等.中国肿瘤临床与康复,2009,16(4):374
36 钱忠亚,等.腹部外科,2008,21(6):360
37 周宏众,等.中华普通外科杂志,2009,24(1):71
38 周岩冰,等.中华普通外科杂志,2008,23(12):950
39 韩方海,等.中华胃肠外科杂志,2009,12(1):28
40 周立新,等.癌症,2009,28(5):511
41 鲁 翀,等.中华外科杂志,2008,46(19):1468
42 王 征,等.中华医学杂志,2009,89(38):2705
43* 刘荫华.中华外科杂志,2009,47(17):1305
44 贺 梁,等.临床外科杂志,2008,16(9):600
45 卞育海,等.中国普通外科杂志,2009,18(9):955
46 李国立,等.中华外科杂志,2009,47(15):1171
47 胡 冰,等.中华肿瘤杂志,2008,30(12):940
48 张 洁,等.中华胃肠外科杂志,2009,31(4):312
49 赵文英,等.中国肿瘤临床,2009,36(18):1044
50 严 冬,等.中华胃肠外科杂志,2009,31(3):217
51 陆 明,等.中华胃肠外科杂志,2009,31(5):392
52 楼 芳,等.中华胃肠外科杂志,2009,31(1):75
53 刘丽英,等.肿瘤防治研究,2009,36(4):334
54 詹姗姗,等.肿瘤防治研究,2009,36(2):153
55 刘穗媛,等.中国现代普通外科进展,2009,12(3):267
56 王成龙,等.实用肿瘤杂志,2009,24(1):79
57 鄂有国,等.中国肿瘤临床与康复,2009,16(1):71
58 李海东,等.中国普通外科杂志,2009,18(4):421
59* 翁汉钦,等.中华外科杂志,2009,47(18):1368
60* 蔡世荣,等.中华外科杂志,2009,47(10):744
61 王春萌,等.中华胃肠外科杂志,2009,12(2):155
62* 赵文毅,等.中华外科杂志,2009,47(11):857
63 沈晓东,等.中华普通外科杂志,2009,24(4):265
64 张 云,等.中华胃肠外科杂志,2009,12(2):150
65 欧阳洋,等.中国普通外科杂志,2008,17(10):974
66 刘景磊,等.中华胃肠外科杂志,2008,11(6):542
67* 郑 松,等.中华普通外科杂志,2009,24(4):273
68 张子臻,等.中华普通外科杂志,2008,23(12):946
69 李 磊,等.中国微创外科杂志,2008,8(10):951
70 陈伟杰,等.腹腔镜外科杂志,2009,14(3):211
71 王 瑜,等.中国普通外科杂志,2008,17(10):1003
72 应敏刚,等.中华内分泌外科杂志,2009,3(1):32
73 张学利,等.中国临床医学,2009,16(3):480
74 所 剑,等.中华内分泌外科杂志,2009,3(1):35
75 邓治洲,等.中国普外基础与临床杂志,2009,16(6):466
76 张 鹏,等.中华胃肠外科杂志,2008,11(6):595

(聂明明 毕建威)

(六)小肠疾病

1. 小肠疾病的诊断

近年来,随着胶囊内镜、双气囊小肠镜、小肠腔内超声等小肠特殊检查手段在各级医疗机构的逐步普及,各种检查的适应证逐渐扩大,使得原发性小肠疾病的术前定性和定位诊断的准确率不断提高。其中胶囊内镜和双气囊小肠镜两者的优势互补,有效提高了不明原因消化道出血等小肠疾病的诊断和治疗水平。任明等[1]对159例胶囊内镜检查结果进行了回顾,发现胶囊内镜对不明原因消化道出血的病变检出率为89.7%,腹痛原因病变检出率为73.8%,认为胶囊内镜检查安全性较高,患者耐受性好,对于既往有消化道手术病史者也可根据病情进行检查;同时认为目前胶囊内镜应用的主要局限性表现为胶囊滞留、无法活检以及手术诊断和内镜诊断不符等。彭杰等[2]对128例原发性小肠疾病的诊治方法和病因进行了回顾性分析,发现双气囊小肠镜的阳性发现率(91.58%)明显高于传统的选择性动脉造影、核素扫描、小肠CT以及全消化道钡餐检查的发现率;原发性小肠疾病中各种肿瘤的发生率最高(占43.75%),其次为血管病变(21.09%),认为小肠镜检查是诊断小肠疾病价值较高的检查手段,在各种小肠疾病的诊治过程中应该首先排除肿瘤和血管病变。小肠梗阻的术前定位和手术时机的选择对于提高小肠梗阻的疗效和预后具有重要意义。赵玉国等[3]对220例粘连性小肠梗阻病人行碘油造影检查,118例患者的造影剂在24 h内到达结肠,遂诊断为不全性小肠梗阻,给予保守治疗后116例症状消失,2例症状加重经手术治疗后痊愈;另102例完全性梗阻患者中98例经手术治疗后痊愈,4例经保守治疗成功,作者认为碘油造影与传统的钡餐造影相比不仅诊断率提高,而且具有明显的治疗粘连性肠梗阻的作用,值得在临床上推广应用。杨文斌等[4]对碘油造影(163例)和泛影葡胺造影(62例)在肠梗阻诊断中的作用进行了比较,发现两种检查方法对预测肠梗阻患者最终是否行手术治疗的灵敏度分别为98.3%和87.5%,24 h显影率分别为94.5%和85.5%,差异均有统计学意义;两组的特异度分别为97.1%和95.7%,差异无统计学意义,因此认为,碘油造影较泛影葡胺造影作为手术指证更为可靠,摄片显影清晰度更佳,显影时限更长,不仅能为早期小肠梗阻提供有效的手术指征,而且具有润滑通便、减轻小肠梗阻的作用。非典型性急性小儿肠套叠常因临床表现不一而延误诊治时间,张锡友等[5]总结了128例小儿肠套病例的临床诊治资料,发现采用空气灌肠复位的成功率为80%,手术治疗中手法复位成功39例,肠切除13例,认为早期诊断和病情允许情况下积极实施空气灌肠检查和复位,是提高小儿肠套叠诊治水平的关键。

2. 十二指肠肿瘤的诊治

原发性十二指肠癌临床上少见,金仲田等[6]和曲辉等[7]分别报道54例和86例十二指肠癌,仅占同期胃肠道肿瘤的0.3%和0.4%。十二指肠癌主要位于降部乳头区,早期缺乏特异性症状及特征,十二指肠低张造影、十二指肠镜检查和ERCP是诊断原发性十二指肠癌的最重要方法。手术切除是治疗原发性十二指肠癌的首选治疗方法,并且应该根据肿瘤部位采取不同的手术方式,其中十二指肠乳头癌的治疗方式选择最为复杂。十二指肠乳头癌的手术方式主要包括根治性胰十二指肠切除术和局部切除手术,局部切除手术虽然创伤较小、术后并发症少,但对手术技巧的要求非常高且对恶性肿瘤而言并非根治性手术,因此必须严格掌握其适应证。目前公认的局部切除的适应证包括:腺瘤、淋巴管瘤、血管瘤等良性肿瘤;直径<2 cm、病变局限无外侵的$T_{1\sim 2}N_0M_0$的早期十二指肠乳头癌。范正军等[8]报道了67例十二指肠乳头肿瘤中29例行肿瘤局部切除术,任雪峰等[9]报道64例十二指肠乳头部肿瘤中5例行局部切除术,而李建平等[10]则报道了3例采用手助腹腔镜十二指肠乳头癌局部切除术的手术经验,术中他们切除肿瘤及其周边1.5~2.0 cm组织,并采用环乳头边缘边切边缝的方法,认为在手助条件下既可以保留微创方面的优势,又可以更方便、快捷地完成缝合,明显缩短手术时间。原发性十二指肠癌总体预后较差。金仲田等[6]报道行胰十二指肠切除术后3年和5年生存率为41%和22%;曲辉等[7]报道根治性手术切除组中位生存时间为42个月,姑息性手术组中位生存时间为13个月,单纯剖腹探查组患者均于8个月内死亡;另外,术后行辅助性化疗者的中位生存时间为31个月,无辅助治疗者为19个月,差异有统计学意义。作者认为,术后辅助治疗能在一定程度上改善患者预后,但其有效性尚待进一步证实。

3. 其他疾病

吴金术等[11]报道了16年间所收治的28例十二指肠乳头旁憩室切除的手术经验,认为憩室切除术切除了病灶、消除了憩室对胆胰管的机械性压迫、减少了逆行性胆胰管感染的发生,避免了因憩室炎引起的消化道症状及其引起的出血、穿孔等并发症,避免了转流手术后各种并发症的发生,且不破坏十二指肠的生理功能,是治疗十二指肠乳头旁憩室的合理术式。伏雯等[12]总结了134例先天性小肠闭锁的诊治经验,认为Ⅰ型闭锁宜采用肠侧侧菱形吻合术或隔膜切除、纵切横缝术;Ⅱ型、Ⅲ型闭锁病例可采用近端扩张肠管切除、肠端端或端斜吻合术,或改良裁剪式肠吻合术。

(申晓军 毕建威)

参 考 文 献

1 任 明,等.中华胃肠外科杂志,2009,12(2):163

2 彭 杰,等.中国普通外科杂志,2008,17(10):1037
3 赵玉国,等.中国现代手术学杂志,2008,12(5):350
4 杨文斌,等.中华胃肠外科杂志,2009,12(1):86
5 张锡友,等.重庆医学,2008,37(18):2098
6 金仲田,等.中国普通外科杂志,2009,24(2):125
7 曲 辉,等.中华肿瘤杂志,2009,31(3):233
8 范正军,等.郑州大学学报(医学版),2008,43(6):1250
9 任雪峰,等.中国普通外科杂志,2009,18(1):75
10 李建平,等.中国现代手术学杂志,2009,13(1):11
11 吴金术,等.中华肝胆外科杂志,2009,15(5):386
12 伏 雯,等.临床小儿外科杂志,2008,7(6):18

文 选

E-钙黏素基因与遗传性胃癌的关系[中华外科杂志,2009,47(16):1204] 宋武等对遗传性胃癌家系患者的 E-钙黏附素基因(CDH1)蛋白表达和启动子区甲基化及胚系和体细胞突变情况进行了检测,并对 CDH1 基因在中国遗传性胃癌中的作用进行了探讨。对 1994 年 6 月至 2007 年 10 月中山大学附属第一医院胃癌数据库中筛选的 8 个符合遗传性胃癌筛选标准患者的肿瘤和正常组织标本,采用免疫组织化学 SP 法检测胃肿瘤组织和正常胃黏膜 E-cadherin 基因蛋白的表达,甲基化特异聚合酶链反应(MS-PCR)检测 CDH1 基因启动子甲基化状态,并用 PCR-变性高效液相色谱技术(DHPLC)和直接测序法进行体细胞和胚系突变的全基因筛查。结果发现 8 例先证者中,7 例肿瘤标本 CDH1 基因蛋白表达阴性,1 例表达明显下调;6 例先证者肿瘤标本表现为启动子甲基化,5 例先证者肿瘤标本中发现了 6 个突变,包括两个同义突变和 4 个错义突变,在正常组织未发现同样的种系突变;4 例先证者表现为既有体细胞突变又有启动子甲基化;1 例既没有体细胞突变也没有启动子甲基化;2 例患者仅表现为启动子甲基化,1 例仅发现体细胞突变。因此 CDH1 种系突变在我国遗传性胃癌中可能并不常见,CDH1 基因的体细胞突变和启动子甲基化可能协同的导致遗传性胃癌患者 CDH1 基因下调。

(吴建国)

述评 CDH1 基因在胚胎发育、形态发生、上皮极性和完整性维持等方面发挥重要作用。美国国家癌症综合网络明确指出 25% 的遗传性胃癌易感家族存在上皮钙黏素突变。但我国对此尚无定论,该研究提示 CDH1 种系突变在我国遗传性胃癌中可能并不常见,体细胞突变和启动子甲基化可能协同的导致 CDH1 基因下调。提示可进一步收集扩大家系及其成员标本,同时将胃癌家族史及肿瘤家族史家系患者皆纳入分析研究,为更深层次的探索我国家族性遗传性胃癌的分子遗传学理论奠定基础。

(毕建威)

CO_2 气腹环境对胃癌细胞黏附与侵袭转移的影响
[中华普通外科杂志,2009,24(6):496] 周敏等为了探讨不同压强持续性 CO_2 气腹环境对胃癌细胞黏附与侵袭转移的影响。通过建立体外 CO_2 气腹模型,选用 3 种不同分化程度的胃癌细胞株 MKN-45(低分化腺癌细胞)、SGC-7901(中分化腺癌细胞)和 MKN-28(高分化腺癌细胞),分别在 9 mm Hg、15 mm Hg 以及常规条件下(0 mm Hg,对照组)作用 2 h 和 4 h 后,用 RT-PCR 法、CytoMatrix™ 细胞黏附试剂盒和 ECMatrix™ 细胞侵袭试剂盒检测黏附分子 E 钙黏蛋白和细胞间黏附分子 1(ICAM-1)以及侵袭分子基质金属蛋白酶 2(MMP-2)和血管内皮生长因子 A(VEGF-A)的表达。将胃癌细胞注入裸鼠腹腔(2×10^6 个细胞/只),每组 10 只。4 周后每组取 5 只处死,记录腹腔成瘤情况,观察其余裸鼠的生存时间。结果发现:RT-PCR 结果显示 3 种胃癌细胞株经 CO_2 处理后,随着时程的延长及压强的升高,E-cadherin 表达有下降的趋势(MKN-45:2.26→2.19,SGC-7901:2.16→2.09,MKN-28:2.06→1.99),而 ICAM-1(MKN-45:2.20→2.28、SGC-7901:2.10→2.18、MKN-28:2.00→2.08)、MMP-2(MKN-45:2.05→2.13、SGC-7901:1.95→2.03、MKN-28:1.85→1.93)和 VEGF-A(MKN-45:2.10→2.16、SGC-7901:2.00→2.06、MKN-28:1.90→1.96)则有升高的趋势,但是各实验组之间比较或实验组与对照组之间比较差异均无统计学意义($P>0.05$)。黏附侵袭实验也得出类似的结果。裸鼠模型显示 3 种胃癌细胞株在不同 CO_2 气腹环境及对照条件下,腹腔成瘤个数随着时程的延长及压强的升高而增加(MKN-45:22→23、SGC-7901:20→22、MKN-28:21→22),存活天数则减少(MKN-45:23→21、SGC-7901:22→21、MKN-28:22→21),但各组的腹腔成瘤个数和存活时间之间相比差异均有统计学意义($P>0.05$)。因此认为,在不高于 15 mm Hg 压强以及不超过 4 h 的情况下,不同压强与时程的 CO_2 对 3 种胃癌细胞株的黏附和侵袭能力并无显著影响,且不增加肿瘤的转移风险。

(吴建国)

述评 目前腹腔镜手术的人工气腹对肿瘤细胞黏附侵袭的影响尚没有一个确切的定论。临床研究易受多种外界因素的干扰,缺乏可控性。本实验通过建立体外 CO_2 气腹模型,研究不同压强和时程的 CO_2 气腹对不同分化程度的胃癌细胞黏附和侵袭能力的影响。本研究证实,在不高于15 mm Hg压强以及不超过4 h的情况下,不同压强与时程的CO_2对3种胃癌细胞株的黏附和侵袭能力并无显著影响,且不增加肿瘤的转移风险。为早期胃癌行腹腔镜手术提供了理论依据,并提示进展期胃癌行腹腔镜手术需谨慎。

(毕建威)

甲磺酸伊玛替尼靶向治疗胃肠道间质瘤的耐药机制研究[中华肿瘤杂志,2009,31(8):597] 周杨等对甲磺酸伊玛替尼(IM)治疗胃肠道间质瘤(GIST)的耐药机制进行了探讨。随访59例经IM治疗的恶性GIST患者,从中收集8例临床确诊IM耐药患者的耐药前(16例次)和耐药后(11例次)的组织标本,采用聚合酶链反应(PCR)和基因测序法检测c-kit基因第9、11、13和17号外显子以及PDGFRA基因第12和18号外显子序列,比较耐药前后基因的突变情况。结果显示8例耐药患者的肿瘤组织中,除原有基础基因改变外,均发现新突变,新突变集中在c-kit基因酪氨酸激酶结构域第13号(2例)和第17号外显子(6例)上,其中第13号外显子均为654(V→A)突变,第17号外显子分别累及第816、820~823位点。因此c-kit基因酪氨酸激酶结构域继发突变是GIST患者经IM治疗后耐药的重要机制。

(张 新)

述评 肿瘤靶向药物治疗是新的发展方向。对于转移和(或)复发的、手术不能切除的恶性胃肠道间质瘤(GIST),传统化疗疗效较差,因为大多数GIST表达c-kit蛋白并伴有c-kit基因突变,少部分伴有血小板衍生生长因子受体(PDGFRA)基因突变,近年来以此两种基因为靶向的小分子选择性酪氨酸激酶抑制剂应用于手术不能切除的恶性GIST取得了良好效果,但随着治疗时间延长,部分患者出现耐药。该研究探讨了甲磺酸伊玛替尼(IM)治疗GIST耐药的可能机制,提出c-kit基因酪氨酸激酶结构域继发突变是GIST患者经IM治疗后耐药的重要机制,为进一步解决IM治疗GIST中的耐药问题提供了依据。

(毕建威)

影响早期胃癌淋巴结转移的多因素分析[中华胃肠外科杂志,2009,12(2):130] 方仪等对影响早期胃癌淋巴结转移的病理因素进行了探讨。回顾性分析1999年1月至2008年6月行D2手术的369例早期胃癌患者后,其中男性257例,女性112例,平均年龄56.5岁,发现性别、肿瘤大小、脉管瘤栓、浸润深度以及组织学类型与早期胃癌的淋巴结转移明显相关,采用Logistic多因素分析后发现性别、肿瘤大小、脉管瘤栓、浸润深度以及组织学类型也是淋巴结转移的独立危险因素,而肿瘤大小和浸润深度更是最主要的危险因素,通过对上述淋巴结转移相关因素分析提出早期胃癌,特别是黏膜下、肿瘤直径>3 cm者应考虑直接行D2手术,而不应进行微创手术。术前可用纤维内镜、螺旋CT及内镜超声等方法判断术前淋巴结转移状态、肿瘤大小及肿瘤浸润深度,从而准确评估淋巴结状态,如无淋巴结转移,可考虑采取EMR、ESD或缩小淋巴清扫范围的开腹手术,对于早期胃癌患者的手术方案制定应该综合上述因素来制定。

(庞 涛)

述评 早期胃癌淋巴结转移相关因素作为决定手术方式及评估预后起到重要作用,本文提出术前通过纤维内镜、螺旋CT及内镜超声确定淋巴结状态,从而决定手术方式及清扫范围,这对早期胃癌患者手术效果及术后生活质量提高提供了有意义的科学依据。但目前,有研究显示MDCT(多排CT)对早期胃癌淋巴结转移的敏感度仅50%,因此,仍应高度重视临床病理相关因素对淋巴结状况评估的作用。针对早期胃癌,特别是浸润到黏膜下层的患者,仍存在较大比例的淋巴管微转移,对预后也存在较大影响,这表明相关因素敏感性及特异性仍不能满足术前评估EGC淋巴情况,所以探求新的方法是目前针对EGC患者合理治疗亟待解决的问题。

(毕建威)

早期胃癌的淋巴结廓清研究[中华外科杂志,2009,47(17):1302] 胡祥等回顾分析了165例行D2以上手术治疗的早期胃癌患者的临床病理学资料和长期随访结果。结果发现:52例黏膜内癌中仅2例有淋巴结转移,淋巴结转移率3.8%,且仅限于第1站淋巴结;113例黏膜下层癌淋巴结转移率为25.7%,转移至第1站淋巴结的有18例,占15.9%,转移至第2站淋巴结的有10例,占8.9%,转移至第3站淋巴结的仅1例,占0.9%。胃下部的早期胃癌的淋巴结转移率为15.7%,胃中部癌为30.6%,胃上部癌为14.3%。胃下部、胃中部肿瘤淋巴结转移率以第1站No.3最高,分别为11.7%及11.2%,胃上部最常见于第1站的No.1及No.3。肿瘤长径<2 cm黏膜内癌仅限于No.3,而黏膜下癌No.7、8、9和No.12均可见淋巴结转移,2~5 cm的黏膜内癌淋巴结转移主要局限于第1站,但黏膜下层癌第2、3站转移的概率增加,范围亦远远超出黏膜内癌。长期随访结果显示:黏膜内癌的5年生存率明显大于黏膜下层癌,分别为97.3%和87.6%,两者差异有统计学意义。但D2、D3淋巴结廓清对患者的生存率无明显影响。认为对于早期胃癌中的黏膜下层癌应行D2或D2+程度的淋巴结

廓清。

（庞 涛）

述评 早期胃癌手术淋巴结清扫范围目前仍无定论，该文通过对黏膜内、下淋巴结转移情况分析，提出胃上部黏膜内癌具有可行 D1、D1+α、D1+β 缩小手术的可能性和适应证，但胃下部及黏膜下癌需行 D2、D2+淋巴结廓清术，缩小手术范围应慎重。我国大多数学者认为，黏膜内癌可在内镜下行 EMR 或 ESD 术，而针对黏膜下肿瘤，则以 D2、D2+清扫范围为主，该研究通过对两种早期胃癌手术后随访结果分析，可在保证根治的前提下，合理选择淋巴廓清范围，可提高患者术后生活质量，这可能将为今后早期胃癌手术方式形成提供一定的理论依据及基础。

（毕建威）

157 例早期胃癌淋巴结转移特点及预后分析［中华胃肠外科杂志，2009，12(4)：350］ 武治铭等回顾性分析 1995 年 10 月至 2005 年 10 月接受手术治疗的 157 例早期胃癌患者（男性 106 例，女性 51 例）的临床病理资料及随访结果，对淋巴结转移规律及影响淋巴结转移的因素进行了探讨。结果发现：共有 22 例（14%）患者发生淋巴结转移，其中有 15 例转移至第 1 站淋巴结，7 例同时伴有第 2 站淋巴结转移，其中黏膜内癌未见 N2 转移。其中肿瘤直径<0.5、0.6~1.0、1.1~2.0 及>2.0 cm 的例数分别为 12、23、43 及 79 例，伴淋巴结转移的例数分别为 0、1、4 及 17 例。仅在肿瘤直径>2.0 cm 组中，有 17 例淋巴结转移，其中有 7 例累及第 2 站淋巴结。在高分化癌 35 例中，未发现淋巴结转移；中分化癌 36 例中，有 4 例淋巴结转移，其中 1 例累及第 2 站淋巴结；低分化癌 96 例中有 18 例淋巴结转移，其中有 6 例累及第 2 站淋巴结。在该组病例中，共有 9 例发现脉管癌栓，其中 4 例伴淋巴结转移。单因素分析结果显示：早期胃癌淋巴结转移与肿瘤的浸润深度、组织学类型、大小及有无脉管癌栓显著相关。多因素分析结果显示：肿瘤浸润深度、组织学类型、大小及有无脉管癌栓仍是影响早期胃癌淋巴结转移的独立危险因素。随访结果发现：伴淋巴结转移患者的 3 年、5 年生存率分别为 81.6% 和 79.5%，明显低于无淋巴结转移者的 95.7% 和 93.2%，同时显示：N1 淋巴结转移中，以 No.6 和 No.3 最易受累，No.4 和 No.5 频率最低，在 N2 中，No.7、No.8a、No.9 受累频率依次减少。认为应该根据患者淋巴转移相关因素判定淋巴结转移的风险，从而选择合理的手术方式，在达到根治的前提下，尽可能提高早期胃癌患者术后生活质量。

（庞 涛）

评述 目前大量资料均显示早期胃癌淋巴结转移相关因素与肿瘤大小、浸润深度、分化程度及脉管癌栓明显相关，此文统计学分析后提出对早期胃癌患者淋巴清扫范围应根据淋巴转移情况适当缩小胃切除及淋巴结清扫范围，包括胃镜下黏膜切除术、腹腔镜胃局部切除术、缩小的淋巴结清扫和保留迷走神经（保留 No.5 时）的胃癌根治术，以期提高早期胃癌患者术后生活质量。此外，有研究表明早期胃癌，特别是黏膜下癌，淋巴结微转移的频率较高，对预后有一定影响，需进一步获得淋巴结微转移更为可靠的数据，从而为准确权衡手术方式及淋巴清扫范围提供理论依据。

（毕建威）

浅表广泛型早期胃癌 62 例临床分析［中华胃肠外科杂志，2009，12(2)：113］ 黄宝俊等对浅表广泛型早期胃癌患者的临床病理特点和预后及其手术方式进行了探讨。选取 1972 年 1 月至 2005 年 8 月行根治手术的早期胃癌 286 例进行研究，其中 62 例为浅表广泛型，病灶最长直径 18.0 cm，224 例为一般型。在浅表广泛型中，出现淋巴结转移者 10 例，其中 N1、N2、N3 分别为 3、5、2 例。肿瘤位置胃体中部及全胃占 45.2%，混合型占 48.4%；其中全胃切除 10 例，占 16.1%；手术方式：D1、D2、D2 以上分别为 14 例（22.6%）、23 例（37.1%）和 25 例（40.3%）。单因素分析发现：浅表广泛型和一般型 EGC 在年龄、性别、肿瘤浸润深度、分化程度、生长方式、脉管癌栓、淋巴转移方面差异无统计学意义（$P>0.05$）；而在肿瘤部位、大体类型、胃切除范围及手术方式方面差异具有统计学意义（$P<0.01$）。长期随访后发现：浅表广泛型早期胃癌共 4 例出现复发转移，均为血行转移，与一般型患者的 5 年、10 年无瘤生存率间差异无明显统计学意义，提示两组预后无明显差异，以施行 D2 手术为宜。但前者因病变浅表且大而广，与正常黏膜间无明显界限，易多发，手术时宜造成病灶残留，因此，术前、术中正确判断病变范围极其重要，可术前胃镜下钛夹标记，甚至可术中切开胃壁探查，进行黏膜冰冻切片检查，从而决定手术胃切除范围。

（庞 涛）

述评 该文将浅表广泛型早期胃癌及一般型早期胃癌对比分析临床病理特点、治疗方法及预后。对于浅表广泛型早期胃癌淋巴结转移的评估，认为仅与肿瘤直径及组织分化程度相关，而决定预后的因素仍为淋巴转移情况并非肿瘤直径。对于该类型的早期胃癌，手术中淋巴结清扫范围仍是一个具有争议的问题，由于存在较高的淋巴结转移率及术后复发率，目前，较多人认为应扩大手术范围，在根据术前及术中肿瘤情况的判断，行选择性胃大部或全胃切除＋第 2 站淋巴结清扫或选择性的第 3 站淋巴清扫。该类型早期胃与周围非癌胃黏膜界限不清,所以手术时容易造成切端癌残留和胃内多发癌在残胃内遗留,从而影响预后。提示临床医师在手术中要确保切缘的安全。

(毕建威)

胃癌各组淋巴结的转移特点及其在实施合理根治术中的指导意义[中华肿瘤杂志,2008,30(11):863] 朱海涛等总结了胃癌1~16组淋巴结转移的规律,并探讨了其对实施合理胃癌根治手术的指导意义。收集因胃上部癌、巨大胃窦癌、浅表广泛型癌无法实施胃部分切除而行全胃切除术的73例患者的临床和病理资料,其中男55例,女18例,年龄39~79岁,平均年龄60.6岁;早期癌3例,进展期癌70例。淋巴结分组按照日本胃癌学会胃癌处理规约第13版进行,共分为16组,比较患者淋巴结转移率和转移度的差异。结果显示:全组73例胃癌全胃切除患者中,有61例出现淋巴结转移,转移率为83.6%。全组共切除2 137枚淋巴结,其中转移淋巴结762枚,转移度为35.7%。淋巴结转移率由低到高排列为第15、13、16、14v、12、10、9、11、8、2、6、7、5、1、4、3组,其中第15组淋巴结的转移率为1.4%,第3组淋巴结的转移率为65.8%,差异有显著的统计学意义($P<0.01$)。淋巴结转移度由低到高排列为第13、16、1、7、6、5、12、4、11、8、2、15、9、3、10、14v组,其中第13组淋巴结的转移度为10.7%,第14v组淋巴结的转移度为56.3%,差异亦有显著的统计学意义($P<0.01$)。作者认为,胃癌行全胃切除术时,对淋巴结转移率高的区域必须实施清扫;对转移度高的区域要实施完整清扫。第3组淋巴结活检阴性是缩小手术的绝对指征;第14v组淋巴结活检阴性是缩小手术的相对指征,而活检阳性是扩大手术的相对指征;第13和16组淋巴结活检阳性是姑息手术的绝对指征,而活检阴性、同时第14v组淋巴结活检阳性则是扩大手术的绝对指征。

(张 新)

述评 合理化、规范化的外科治疗是改善胃癌患者预后的有效手段,虽然目前越来越多的学者支持D2作为进展期胃癌的标准根治术,但在淋巴结清扫范围的选择上目前仍存在争议。该文总结的胃癌1~16组淋巴结转移的规律对探讨胃癌外科治疗的合理化、规范化有一定指导意义。如能在以后的研究中增加样本量并与临床随访资料结合,会得出更有价值的结论。

(毕建威)

胃癌胰头后淋巴结清扫术指征的探讨[中华普通外科杂志,2009,24(5):362] 王舟翀等对胃癌患者胰头后淋巴结(第13组)微转移率及转移规律及第13组淋巴结清扫术的指征进行了探讨。通过实时定量免疫荧光PCR法(RQ-PCR)检测研究组44例行D2胃癌根治术+胰头后淋巴结清扫术的胃癌患者术中切除的第13组淋巴结中胃癌特异性标志物CK20 mRNA的表达情况,另选取49例同期行标准D2胃癌根治术的患者作为对照组,对比分析两组患者的生存情况。结果显示:研究组44例中共有11例发生第13组淋巴结微转移,微转移率为25%。微转移与患者年龄、性别、原发肿瘤部位、原发癌灶大小、Bormann分型、肿瘤浸润深度无关($P>0.05$),但与原发肿瘤病理类型相关($P<0.01$),黏液细胞癌、印戒细胞癌患者容易出现第13组淋巴结转移。6例肝十二指肠韧带淋巴结(第12组)和11例肠系膜上血管旁淋巴结(第14组)转移的患者中分别有2例($F=23.694,P<0.01$)和4例($F=13.756,P<0.01$)出现第13组淋巴结转移,与其他各组淋巴结相比差异有统计学意义。两组的中位随访时间分别为448 d和419 d,研究组中无1例出现术后第13组淋巴结转移所造成的梗阻性黄疸,对照组中发现1例,但两组患者肿瘤复发率之间相比差异无统计学意义($\chi^2=0.426,P=0.514$)。作者认为,对于黏液细胞癌、印戒细胞癌患者,或术中发现第12组或第14组淋巴结肿大的患者,应该在标准D2根治术的基础上施行胰头后淋巴结清扫术。

(张 新)

述评 合理化、规范化的外科治疗是改善胃癌患者预后的有效手段,虽然目前越来越多的学者支持D2作为进展期胃癌的标准根治术,但在手术范围的选择上目前仍存在争议。该研究认为,对于低分化腺癌、黏液细胞癌、印戒细胞癌患者,或术中发现第12组或第14组淋巴结肿大的患者,应该在标准D2根治术的基础上施行胰头后淋巴结清扫术。但与行标准D2术的患者相比,肿瘤复发率间差异无统计学意义,由于该研究样本量较小,术后随访时间较短,结论尚需更大样本的研究来验证。

(毕建威)

联合脾切除治疗胃上部癌No.10淋巴结转移的疗效[中华胃肠外科杂志,2009,12(2):121] 王家镔等对D2根治术联合脾切除对进展期胃上部癌No.10淋巴结转移患者预后的影响进行了研究。研究资料来源于福建医科大学附属协和医院1980年1月至2002年12月间216例接受D2根治术的进展期胃上部癌No.10淋巴结转移患者,其中联合脾切除术者(切脾组)73例,未联合脾切除术者(保脾组)143例。比较两组患者术后5年生存率、N0.10淋巴结清扫数目及转移数目及术后并发症发生率和病死率。结果显示:216例进展期胃上部癌No.10淋巴结转移患者中,切脾组和保脾组术后5年生存率分别为30.0%和19.7%,两组差异有统计学意义($P<0.05$)。切脾组

No.10淋巴结清扫数目及转移数目均明显高于保脾组（$P<0.05$）。是否联合脾切除、肿瘤浸润深度和胃切除方式为影响预后的独立因素。T3期患者切脾组与保脾组5年生存率分别为38.7%和18.9%。两组差异有统计学意义（$P<0.05$）；全胃切除患者切脾组与保脾组5年生存率分别为33.4%和20.7%，两组差异有统计学意义（$P<0.05$）。切脾组和保脾组术后并发症发生率分别为24.7%和17.5%，病死率则分别为4.1%和3.5%，两组差异均无统计学意义（$P>0.05$）。因此，联合脾切除有利于进展期胃上部癌No.10淋巴结清扫。对于T3期胃上部癌No.10淋巴结转移患者，施行全胃联合脾切除能够提高疗效，不会增加患者术后并发症发生率和病死率。

（张　新）

述评　临床上对于联合脾切除能否提高进展期胃上部癌No.10淋巴结转移患者的术后生存率尚存分歧。该研究认为是否联合脾切除、肿瘤浸润深度及胃切除方式是影响进展期胃上部癌No.10淋巴结转移患者预后的独立因素。但是，也有研究显示：在保留脾脏的情况下，同样能做到No.10淋巴结的彻底清扫，且不影响预后，只是对外科医生手术技巧的要求更高。由于国内胃癌外科治疗的水平参差不齐，目前对于进展期胃上部癌行保留脾脏的No.10淋巴结清扫适合较大的胃癌治疗中心开展多中心的临床研究，以提供进一步的询证医学依据。而基层医疗单位，对于明确有No.10淋巴结转移者，可行联合脾脏切除，以提高疗效。

（毕建威）

胃癌根治术血管鞘内、外淋巴结清扫临床结果比较分析［中华外科杂志，2009，47(9)：673］　韩方海等对血管鞘内、外淋巴清扫对胃癌患者临床结局的影响进行了研究。回顾性分析1994年6月至2005年4月中山大学附属第一医院胃肠胰外科接受外科治疗的759例胃癌患者的临床资料，其中根治性切除627例（82.6%），其中男性430例，女性197例，年龄19～82岁，平均56.8岁；肿瘤侵犯邻近脏器102例，分别采取血管鞘内淋巴结清扫（VLND组，215例）和血管鞘外淋巴结清扫（NVLND组，412例）。其中近端胃切除18例，远端胃切除319例，全胃切除290例。分析比较两组不同的淋巴结清扫方法的手术时间、术中失血量、外科并发症等资料，并比较分析两组术后生存率差异。结果显示：VLND组D1、D2、D3清扫分别为1例（0.5%）、156例（72.6%）和58例（26.9%）；NVLND组分别为17例（4.1%）、358例（86.9%）和37例（9.0%），两组差异具有统计学意义（$P=0.012$）；两组淋巴结清扫数分别为（32.0±18.7）个和（19.0±15.5）个，差异具有统计学意义（$P=0.024$）；根治性切除手术后5年和10年生存率比较：VLND组分别为55.4%和51.2%，NVLND组分别为39.1%和36.8%，两组差异均有统计学意义（$P<0.05$）。VLND组中N0～N2、T2～T4、Ⅰb～Ⅳ期胃癌患者术后5、10年累积生存率均显著高于NVLND组。而术中输血量、手术时间、手术并发症、术后并发症两组差异无统计学意义。作者认为，对于进展期胃癌患者，血管鞘内淋巴结清扫可提高术后生存率，不增加手术时间和术后并发症，是安全的淋巴结清扫技术。

（张　新）

述评　胃癌手术的淋巴结清扫是胃癌根治术的重要组成部分，可有效地控制术后局部复发，但其清扫范围及清扫方法仍存在争议，尤其是对于动脉周围淋巴结的清扫，是选择进行血管脉络化，彻底清除血管鞘，还是选择非脉络化淋巴结清扫是争论的焦点。该研究认为，血管鞘内淋巴结清扫可提高进展期胃癌患者术后生存率，不增加手术时间和术后并发症，为胃癌根治术中淋巴结清扫技术和方法的选择提供了理论依据。

（毕建威）

胃癌根治术中切除胰腺被膜及横结肠系膜前叶的临床意义［中华胃肠外科杂志，2009，12(5)：467］　毕建威等对胃癌根治术胰腺被膜及横结肠系膜前叶切除的临床意义进行了探讨。该研究将2007年1月至2008年7月间拟行手术的213例术前经病理证实为胃癌且未发现远处转移的年龄<85岁的胃癌患者随机分为两组：R组（105例）在手术中切除胰腺被膜及横结肠系膜前叶；N组（108例）不切除胰腺被膜及横结肠系膜前叶。对手术切除标本进行病理组织学检查，判断胰腺被膜及横结肠系膜前叶是否存在癌转移，转移癌阳性为在胰腺包膜及横结肠系膜前叶组织标本中任何一个标本发现有癌细胞。同时分析胰腺被膜及横结肠系膜前叶转移癌与患者性别、年龄、肿瘤部位、大小、Bormann分型、浸润深度、临床分期、病理分级和淋巴结转移程度等方面的关系；并对两组不同手术方法的手术时间、术中出血量、清扫淋巴结总数、术后并发症进行比较。结果显示：两组不同手术方法组间在术中出血量、术后并发症发生率等指标之间差异无统计学意义（$P>0.05$）；但R组较N组手术时间长（$P<0.05$），清扫淋巴结总数多（$P<0.01$）。R组胰腺被膜及（或）横结肠系膜前叶存在癌转移9例（8.6%）。胃癌胰腺被膜及横结肠系膜前叶癌转移与患者肿瘤浸润深度、前后壁位置、临床分期、淋巴结转移程度有关（$P<0.05$），而与患者年龄、性别和肿瘤部位、大小、Bormann分型及病理分级无关（$P>0.05$）。作者认为，胃癌根治手术应合理切除胰腺被膜及横结肠系膜前叶。

（张新）

述评 合理化、规范化的外科手术是改善胃癌患者预后的有效手段,目前越来越多的学者支持D2作为进展期胃癌的标准根治术,但在手术范围的选择上目前仍存在争议。因胰腺被膜及横结肠系膜前叶与胃浆膜层源于同一胚层并共同构成小网膜囊。网膜内有血管及淋巴管走行,淋巴沿着网膜囊内血管回流,故网膜囊内可存在转移淋巴结及种植癌细胞。但是是否所有进展期胃癌患者都需要行胰腺被膜及横结肠系膜前叶切除,目前有一定的争议。该文证实行胰腺被膜及横结肠系膜前叶切除不增加术中出血量、术后并发症发生率。但是,胰腺被膜及横结肠系膜前叶的转移率8.6%,且主要集中在Ⅲ、Ⅳ期。因此,相对早期的患者是否可以不做彻底的胰腺被膜及横结肠系膜前叶切除,以缩短手术时间,值得进一步的研究,此外,还要参考长期随访结果,以明确疗效。

（聂明明）

胃癌切除术后腹腔感染的影响因素[中华胃肠外科杂志,2009,12(2):137] 陈士远等回顾性分析了1 728例胃癌手术患者的临床资料,将患者分为病例组和对照组,病例组为术后1周内发生腹腔内感染的患者,均经细菌学检查证实;对照组为术后1个月内未发生腹腔内感染的患者。采用病例对照研究的方法,分析两组患者的术前状态、肿瘤病理学因素和手术方法等方面共87个因素与术后腹腔内感染的关系。单因素分析Logistic回归分析显示:共有16个危险因素与胃癌切除术后的腹腔内感染发生有关,包括年龄、营养不良、慢性阻塞性肺病、糖尿病、心脏病、凝血酶原时间、淋巴细胞计数、肿瘤长径、腹水、侵及周围脏器、TNM分期、胃切除方式、术中失血量、手术时间、术中输血和淋巴结清扫范围;进一步多因素分析显示:共有7个独立危险因素与胃癌术后腹腔感染的发生有关,其作用由强到弱依次为:淋巴结清扫范围(N_2^+～N_3和N_2)、肿瘤侵及周围脏器、糖尿病、手术时间、年龄、淋巴细胞计数。因此,在临床工作中,针对胃癌术后腹腔内感染发生的影响因素,进行必要的干预以降低胃癌术后腹腔内感染的发生率和病死率。

（吴建国）

述评 胃癌切除术后腹腔感染主要表现为术后腹膜炎和腹腔脓肿,是胃癌切除术后主要并发症之一,也是胃癌术后死亡的重要原因。该项研究采用病例对照研究的方法,通过单因素分析和多因素Logistic回归,分析证实胃癌切除术后腹腔感染与淋巴结清扫范围、肿瘤侵及周围脏器、糖尿病、手术时间、年龄、淋巴细胞计数相关。因此,在临床工作中,针对胃癌术后腹腔感染发生的主要影响因素进行必要的干预可降低胃癌术后腹腔感染发生率及术后病死率。为临床预防科控制胃癌术后腹腔感染提供了依据,具有一定的指导意义。

（毕建威）

胃癌切除术切端癌残留的病理特点[中华胃肠外科杂志,2009,12(4):354] 李威等收集整理了1964年12月至2004年12月间胃癌手术切除患者1 670例,其中108例经病理证实切端癌残留(是指距切缘0.5 cm内病理检查可见癌浸润或淋巴管癌栓),占同期的胃癌手术的6.5%。男女比例为1.4:1.0;年龄23～82(中位年龄54)岁。根治性、姑息性胃癌切除术切端残留癌发生率分别为3.6%(48/1333)和17.8%(60/337),两组比较差异有统计学意义($P=0.000$)。进一步统计分析患者胃癌病理特点与切缘癌残留的关系,结果显示:切缘癌残留与肿瘤发生的部位、病期早晚、肿瘤大小、浸润深度及肿瘤细胞的分化程度有关。其中早期和进展期胃癌切除术切端残留癌发生率分别为2.3%(3/129)和6.8(105/1541)($P=0.046$)。远、近端胃癌切除术切端癌残留率分别为4.5%(37/815)和8.0%(55/689)($P=0.000$)。胃上部癌、Borrmann Ⅲ、Ⅳ型、进展期癌、癌肿直径≥5 cm、低和未分化癌以及癌肿侵破浆膜者,易发生癌残留(P均<0.05)。在获得随访的101例患者中,60例死于肿瘤,4例死于其他疾病,37例带瘤或无瘤生存,1、3、5年生存率分为为44%、19%和13%。

（吴建国）

述评 胃癌切除术后手术切缘癌残留是根治术治疗失败主要的因素之一,使根治手术变为姑息性手术,影响整体的综合治疗效果。该研究通过大量胃癌切除术后手术切缘癌残留病例的研究,证实切缘癌残留与肿瘤发生的部位、病期早晚、大体分型、肿瘤大小、浸润深度及分化程度有关,与国内其他报道基本一致。虽然研究的结果提示切缘癌残留与肿瘤本身的部位及生物学行为有一定的关系,但更主要的是手术方式,避免切缘癌残留根本措施在于保证足够的切除范围,提醒临床外科医生对于近端、进展期、分化差的胃癌更要注意切缘问题。

（毕建威）

FOLFOX7方案新辅助化疗治疗Ⅲ期胃腺癌的前瞻性研究[中华外科杂志,2009,47(17):1305] 刘荫华对27例实行FOLFOX7方案新辅助化疗的Ⅲ期胃腺癌患者进行了前瞻性研究,化疗前通过胃镜、内镜超声、腹部B超、腹部增强螺旋CT进行检查,其中TNM分期Ⅲa期17例,Ⅲb期10例。化疗2～4周期后再进行影像学对比检查,然后再实施外科手术。

FOLFOX7方案为：奥沙利铂130 mg/m²,静脉滴注2 h,第1天;甲酰四氢叶酸钙400 mg/m²,静脉滴注2 h,第1天;氟尿嘧啶2 400 mg/m²,静脉滴注46 h,在第1天开始使用化疗泵维持。2005年5月至2007月,参照NCICTC3.0标准、RECIST标准以及日本胃癌化疗疗效评价标准对新辅助化疗的安全性、肿瘤的缓解率以及R0切除率和手术并发症进行评估。结果发现：全部患者治疗过程中依从性良好,无严重的毒副作用发生,肿瘤完全缓解1例,部分缓解18例,总缓解率70.4%(19/27);共26例接受外科切除,23例获得根治(R0)切除(88.4%,23/26)。本组无围术期死亡病例;R0切除患者病理缓解率为60.9%(14/23)。因此,有选择性地针对Ⅲ期胃腺癌行FOLFOX7方案新辅助化疗患者的耐受性良好,可使肿瘤降期并提高R0切除率,远期疗效尚待评估。

（吴建国）

述评 由于我国早期胃癌比例很低,大部分进展期胃癌很难达到R0切除,故通过新辅助化疗提高胃癌疗效的研究越来越多。国内外的相关研究已证实进展期胃癌患者行新辅助化疗联合手术明显优于仅行手术者;但尚无统一的化疗方案。ECF方案因其安全性和疗效已成为欧洲胃癌常规参考的治疗方案。本研究提示FOLFOX7方案新辅助化疗治疗胃癌患者耐受性和安全性好,近期疗效明显,提高了手术根治率,使胃癌综合疗效的提高成为可能。但是本组病例数较少,其长期复发率及总生存率有待于大宗病例的进一步研究。

（毕建威）

胃肠手术后肠内/肠外营养临床对照研究的荟萃分析[中华外科杂志,2009,9(47):1368] 翁汉钦等对国内外相关文献资料分析,对比肠内营养(EN)、肠外营养(PN)对胃肠手术患者预后的影响,对胃肠术后早期应用EN的合理性进行探讨。检索PubMed、EMBASE和Cochrane图书馆数据库和中国生物医学文献数据库相关文献,对1970年至2008年中胃肠手术后给予EN、PN相关的临床随机对照试验进行荟萃分析,荟萃分析采用Cochrane协作网提供的RevMan 4.3软件。评价终止的指标包括吻合口裂开、感染(包括导管脓毒症、伤口感染、肺炎、腹腔脓肿、泌尿系感染)、呕吐及腹胀、其他并发症、住院天数和病死率。结果发现：23组临床随机实验共2 784例患者符合录入标准。与PN组比较,EN可减少吻合口裂开($RR=0.67, 95\%CI: 0.50\sim0.91; P=0.010$)、感染($RR=0.72, 95\%CI: 0.64\sim0.81; P<0.001$),其他并发症($RR=0.82, 95\%CI: 0.73\sim0.92; P<0.001$)和住院的时间(加权均数差值：$-3.60; 95\%CI: -3.88\sim-3.32; P<0.001$)。但EN组腹胀和呕吐的不良反应更多见($RR=1.39, 95\%CI: 1.21\sim1.59; P<0.001$)。两组病死率比较差异无统计学意义($P=0.400$)。认为胃肠手术后患者没有"禁食水"的必要,早期给予EN辅助治疗,有利于促进患者恢复,减少并发症的发生。

（职康康）

述评 临床上关于胃肠术后肠内营养和肠外营养的使用一直有争议,"快速康复计划"是目前胃肠外科研究的热点话题。过去普遍认为：胃肠术后应禁食一段时间以使吻合部位得到充分的"休息",因此常规留置鼻胃管,引流出胃肠道内残存的食物和消化液,减少张力,促进愈合。而研究显示：饥饿减少了吻合口瘢痕组织的胶原含量和伤口愈合的能力,较长时间的肠道饥饿会引起肠道正常菌群分布失调和局部氨基酸代谢障碍,从而损害黏膜结构及降低黏膜功能。该研究采用检索相关文献对EN组和PN组相关的临床随机对照试验进行荟萃分析,所得结果令人信服。对指导临床术后早期肠内营养提供了科学依据,为"快速康复"的实行奠定了一定的基础。

（毕建威）

补充白蛋白在胃肠术后早期低白蛋白血症中的作用：前瞻性随机对照研究[中华外科杂志,2009,5(47):744] 蔡世荣等进行了补充外源性白蛋白对胃肠术后低白蛋白血症患者的益处的探讨。应用前瞻性随机对照的方法,将127例胃肠术后早期低白蛋白血症的患者,按入组顺序根据随机数字表法随机分配到白蛋白组(64例)和生理盐水组(63组)。白蛋白组的受试者从术后当天始每天静脉补充20%人血白蛋白100 ml,连续3 d;生理盐水组以相同剂量补充生理盐水,连续3 d作为对照。研究比较两组患者术后低蛋白血症的发生、营养状态、液体平衡情况、并发症及住院天数。结果发现：两组血浆白蛋白水平术后均有显著下降($P<0.05$),但两组下降幅度差异无统计学意义($P>0.05$)。两组术后血浆白蛋白、总蛋白和前白蛋白水平均无明显差异。两组白蛋白3 d和5 d恢复率无明显差异,白蛋白组7 d恢复率明显较低($P<0.05$)。两组液体总入量和尿量均无显著差异;术后总并发症发生率无统计学差异(白蛋白组为23.4%,对照组为12.7%,$P=0.116$)。因此,对胃肠术后早期低白蛋白血症,补充外源性白蛋白对于纠正低白蛋白血症或改善临床结果均无益处。

（职康康）

述评 近两年来胃肠外科遇到普遍问题,即白蛋白"荒"现象,患者、家属以及很多临床医师都认为胃肠术后早期低蛋白血症补充白蛋白可改善临床结果。针对这一社会敏感问题,该实验运用前瞻性随机对照研究发现结果恰恰相反,为临床治疗和减少资源浪费具有巨大的社会影响和指导意义,但是入选患者并未充分考虑到年龄、原发病种、或者伴随疾病(如心、肺、肾重要脏器疾患)等特殊情况,临床使用外源性白蛋白还需个体化对待,或者掌握更加严格的应用指征,以更好地指导临床工作。

(毕建威)

c-kit 基因突变对胃肠道间质瘤预后影响的荟萃分析[中华外科杂志,2009,6(47):857] 赵文毅等进行了 c-kit 基因突变对胃肠道间质瘤(GIST)预后的影响的探讨。通过电子检索 PubMed、Medline 数据库,对 1999 年 1 月至 2008 年 8 月有关 c-kit 基因突变对 GIST 预后影响相关病例对照研究资料,用 RevMan 5.0.15 软件进行荟萃分析。共纳入文献 16 篇,共计患者 1 751 例。其中与细胞病理学相关统计显示 c-kit 基因野生型与突变型在有丝分裂计数>5/50HPF(高倍视野)的病例发生率上差异无统计学意义($P=0.710$);与术后复发转移发生率相关统计显示:c-kit 基因突变型术后复发转移的发生率显著高于野生型者($P=0.010$);与伊马替尼疗效相关统计显示:c-kit 基因突变型患者伊马替尼治疗缓解率显著高于野生型($P=0.009$),而伊马替尼耐药率较低($P=0.000$)。亚组分析发现,外显子 11 突变型的患者伊马替尼治疗缓解率显著高于野生型和外显子 9 突变型者(P 均<0.05),而伊马替尼耐药率较低(P 均<0.05)。c-kit 基因二次突变与伊马替尼获得性耐药相关研究发现,二次突变区域集中在外显子 13、14 和 17,部分为混合型突变。提示 c-kit 基因突变与 GIST 术后复发转移的发生有着密切关系,c-kit 基因突变可能会影响伊马替尼的疗效,而二次突变的发生可能是 GIST 产生耐药的主要原因之一。

(职康康)

述评 胃肠道间质瘤术后容易出现局部复发或转移,组织学评估是目前常用的诊断及判断预后的主要参考指标。近年的研究表明 c-kit 基因突变与 GIST 发生、发展存在一定的关系,同时与伊马替尼耐药相关。该研究结果再次提示 c-kit 基因突变在 GIST 中的重要性,同时提示研究人员应对 c-kit 基因突变对伊马替尼疗效的影响作进一步的研究。该研究是荟萃分析,但纳入分析的文选均为非随机对照研究,文献本身的偏倚难以避免,采纳研究结论时应谨慎。目前国际上已经开展了一系列的大样本随机对照研究,研究结果值得期待。

(毕建威)

腹腔内胃肠道外间质瘤基因突变和预后因素的研究[中华普通外科杂志,2009,4(24):273] 郑松等进行了腹腔内胃肠道外间质瘤(EGIST)中 c-kit 和血小板衍生生长因子受体 a(PDGFR-a)基因突变、临床病理特征和预后的影响因素的探讨。应用免疫组织化学方法检测 23 例 EGIST 中 CD117、CD34 和 Ki-67 蛋白的表达,应用 PCR 扩增和基因测序的方法检测 c-kit 和 PDGFR-a 基因突变,结合临床病理特征分析影响 EGIST 患者预后的相关因素。采用 Kaplan-Meier 法和 COX 比例风险模型比较不同因素对生存的影响。结果发现:c-kit 基因的突变率为 44%,均为第 11 号外显子突变;PDGFR-a 基因的突变率是 13%,均为第 18 号外显子的突变(D842V 点突变)。CD117 表达阳性率是 100%,CD34 表达阳性率为 74%。Ki-67 指数:<1%者占 30%,1%~5%者占 44%,>5%者占 26%。生存分析显示:核分裂象数目($P=0.025$)和 Ki-67 指数($P=0.032$)与疾病相关生存时间相关。提示 EGIST 有着与 GIST 相似的 c-kit 和 PDGFR-a 基因突变位点,并且 c-kit 基因突变频率也相近,但是 PDGFR-a 基因突变频率较 GIST 稍高。因此,可以将 EGIST 作为 GIST 的一个特殊亚型。结合核分裂象和 Ki-67 指数对 EGIST 进行分级是判断预后的一个较好的标准。

(职康康)

述评 有人认为胃肠道外间质瘤(EGIST)是表达 CD117 的来源于网膜和肠系膜的原发性肿瘤,然而 EGIST 是否与 GIST 具有相似的突变位点和突变频率,以及突变与预后的关系有待于进一步研究。该研究初步表明,EGIST 和 GIST 来源于同一起源,EGIST 可能是 GIST 的一个亚型,为 EGIST 的基础研究提供了实验依据。同时,结合临床病理特征和预后的分析,为 EGIST 的预后判断提供了参考标准。

(毕建威)

阑尾、结肠、直肠和肛管

本年度收集到论文 583 篇,纳入一年回顾 165 篇,占 28.3%;收入文选 34 篇,占 5.8%。

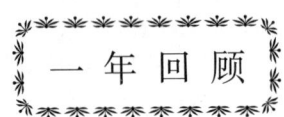

一 年 回 顾

一、阑尾

(一) 急性阑尾炎腹腔镜下手术

郭兢津等[1]比较急性阑尾炎选择开腹切除术与腹腔镜切除术的临床疗效。急性阑尾炎手术切除 413 例,分成两组,其中开腹组 203 例,腹腔镜组 210 例,比较两组手术的并发症、住院费用、住院时间、胃肠功能恢复时间、术后疼痛程度、手术时间和术中出血量等。腹腔镜组并发症发生率、胃肠功能恢复时间、术后疼痛程度、住院时间较开腹组明显减少($P<0.05$),而在住院费用方面则明显增加($P<0.05$),手术时间和术中出血量则无明显差异($P>0.05$)。认为用腹腔镜治疗急性阑尾炎与开腹手术一样安全、可靠,且在疗效方面比开腹手术好,但住院费用较高是其不足。

(二) 重型阑尾炎

艾尼玩·阿布都热依木等[2]回顾分析根部坏疽穿孔性阑尾炎患者 57 例,男性 35 例,女性 22 例,年龄最大 62 岁,最小 8 岁。术中腹腔污染严重、脓性物较多者,洗净后用生理盐水、5%灭滴灵液冲洗腹腔,放置腹腔引流,切口用 0.2%聚维酮碘(碘伏)浸泡。术后禁食时间稍延长,加强营养,促进肠道功能尽早恢复。57 例患者术后 10 例发生麻痹性肠梗阻,保守治疗后痊愈,48 例患者切口 I 期愈合,9 例患者切口感染,经过局部换药后痊愈。未发生残端瘘等并发症。

(三) 小儿阑尾炎

张振武等[3]报道白细胞计数及 C 反应蛋白(CRP)在婴幼儿急性阑尾炎诊断和治疗中的价值。选择 35 例 3 岁以下急性阑尾炎患儿,术后第 5 天检测外周血白细胞计数及 CRP,并分析两者与病理类型、预后之间的关系。不同病理学类型急性阑尾炎患儿外周血白细胞计数及 CRP 水平不同;有并发症的患儿外周血白细胞数及 CRP 高于无并发症患儿。认为动态监测白细胞计数及 CRP 可用于判断婴幼儿急性阑尾炎的病情及预后。

(四) 阑尾黏液囊肿

李银山[4]回顾分析 12 例阑尾黏液囊肿的临床资料。阑尾黏液囊肿术前诊断困难,手术切除是治疗的唯一方法。认为 B 超和钡餐 X 线检查对本病诊断有重要价值,术中防止囊肿破裂及充分冲洗腹腔是避免术后复发的关键。王心等[5]回顾分析阑尾黏液囊肿 50 例的诊治情况。阑尾黏液囊肿术前诊断困难,B 超检查右下腹囊实性肿物应高度怀疑阑尾黏液囊肿的可能,结合腹部 CT 及必要的消化道造影检查可提高术前确诊率。阑尾黏液囊肿可并发腹膜假黏液瘤,且易恶变;手术切除是有效的治疗方法。

(五) 阑尾炎并发肠梗阻

何绍烜等[6]回顾分析 18 例并发肠梗阻的阑尾炎病例,均以肠梗阻原因待查。取右侧剖腹探查切口。术中见 11 例阑尾坏疽穿孔,7 例阑尾化脓,6 例小肠与回盲部粘连扭转形成狭窄,3 例广泛小肠充血水肿扩张。手术操作包括洗净腹腔渗液、阑尾切除、松解粘连带、肠管减压及修补破裂的小肠浆肌层。认为临床上一旦考虑有该并发症存在时,应及早手术,此为决定预后的关键。

二、大肠息肉及息肉病

(一) 大肠息肉

李晓燕等[7]回顾分析 1 196 例结肠息肉患者的临床资料,结果显示结肠息肉男性多于女性,50 岁以上居多,主要症状是腹痛、便血等。息肉多分布于左侧结肠。直肠肛管和乙状结肠息肉的恶变率分别为 9.09%和

4.58%。管状腺瘤最多见,绒毛状腺瘤的癌变率最高(23.08%),直径＞1.1 cm恶变达19.15%,提示结肠息肉恶变随直径的增加而增加。闫彩文[8]报道了结肠镜下治疗65例巨大大肠息肉,对息肉直径＞2 cm的患者主要采取高频电切,配合黏膜下注射、尼龙圈套扎及钛夹钳夹等技术使巨大息肉摘除术后的出血、穿孔的风险减少。术中渗血8例,术后便血2例,均经过保守或结肠镜下治疗好转。术后病理:癌变4例,2例残基部见癌细胞,追加外科手术,2例残基部未见癌细胞,其中1例要求追加手术,1例随访1年未见复发。

(二)家族性腺瘤性息肉病

陈纲等[9]报道了38例家族性腺瘤性息肉病(FAP)患者采取全大肠切除、回肠直肠吻合术(IRA)和回肠J型贮袋肛管吻合术(IPAA)两种不同手术方式治疗后的排便功能。认为IPAA手术后早期的排便次数明显多于IRA组,6个月后两组在排便次数和综合排便功能方面无显著差异。认为IRA术后残留直肠有发生息肉甚至癌变的风险。李军等[10]报道了18例家族性腺瘤性息肉病(FAP)患者进行口服舒林酸(400 mg/d)治疗,平均维持时间(65.3±31.6)个月。认为长期服用舒林酸能够显著减少患者结直肠残存腺瘤的数目,降低腺瘤异型程度的级别,绒毛管状腺瘤的比例降低,可能具有延缓或预防结肠癌发生的作用。

(三)黑斑息肉综合征

刘洲禄等[11]报道9例儿童黑斑息肉综合征(PJS)的诊治,经单纯内镜治疗4例,手术治疗5例,手术切除同时加内镜摘除散在息肉1例。认为儿童黑斑息肉综合征手术指证为:小肠息肉出血;反复发作的明显腹痛或不完全性肠梗阻;小肠多发息肉或息肉直径＞1.5 cm,内镜切除困难。对息肉密集肠段行肠切除肠吻合术,对散在息肉可行内镜直视下电灼或摘除。王石林等[12]报道了36例黑斑息肉综合征的诊治,经胃镜治疗17例,切除息肉115枚;经结肠镜治疗21例,切除小肠息肉3枚、结直肠息肉323枚;术中结肠镜治疗8例次,摘除十二指肠息肉4枚、小肠息肉27枚;双气囊电子小肠镜(DBE)治疗30例,切除胃息肉76枚、十二指肠息肉41枚、小肠息肉263枚、结直肠息肉34枚;手术治疗33例。认为DBE对集中在小肠的息肉有临床应用优势,对内镜不能处理的PJS息肉或出血、肠梗阻、肠套叠、肠出血、癌变等并发症者应采用手术治疗。

三、大肠癌

(一)基础研究

1. 大肠癌的发病机制

江波等[13]报道检测结直肠癌患者术前血清胰岛素、胰岛素样生长因子(IGF-1)和IGF结合蛋白(IGFBPs)水平,发现结直肠癌患者术前血清胰岛素、IGF-1、IGF-1/IGFBP-3比值与健康对照组、术后患者比较均明显升高,IGFBP-3水平明显降低($P<0.05$, $P<0.01$)。结直肠癌患者WHR(腰臀比)明显高于健康对照组($P<0.05$),与胰岛素水平IGF-1/IGFBP-3比值正相关。认为血清胰岛素、IGF-1、IGF-1/IGFBP-3比值升高及IGFBP-3水平降低可能与结直肠癌的发生有关,但与转移无关,中心性肥胖是结直肠癌发生的重要危险因素。袁俊华等[14]报道表没食子儿茶素没食子酸酯(EGCG)对2-氨基-3-甲基咪唑[4,5-f]喹啉(IQ)诱导的裸鼠结肠癌前期病变畸变隐窝病灶(ACF)形成的预防作用及其机制。将60只雄性BALB/cA裸鼠分为正常对照组、模型组和低、中、高剂量预防组。发现与模型组相比,高剂量预防组的体重高[(24.37±0.07)g比(21.70±0.13)g,$P<0.01$];结肠上皮细胞不典型增生程度下降;总ACF数和总变性隐窝(AC)数明显下降[(18.00±7.51)比(64.20±45.18),$P<0.05$;(63.90±18.56)比(168.80±35.34),$P<0.01$],Nrf2蛋白水平明显升高(0.3114±0.0037比0.1660±0.0021,$P<0.01$),核因子E2p45相关因子2(Nrf2)及其下游代谢酶uGT1A10的mRNA水平明显升高(P均<0.01)。张仁华等[15]报道了125例结肠癌患者和54例正常人的血浆组织因子(TF)、凝血酶-抗凝血酶Ⅲ复合物(TAT)、组织型纤溶酶原激活物(t-PA)、凝血酶原激活物抑制物(PAI-1)的表达水平。发现结肠癌患者TF、TAT、t-PA、PAI-1水平较正常对照组明显增加($P<0.01$)。Dukes C|D期组和低、未分化组患者血浆TF、TAT、t-PA、PAI-1水平分别高于A+B期组和高、中分化组($P<0.01$)。这表明结肠癌患者存在明显的凝血及纤溶机制异常,且其变化与病情发展及预后有关。廖前进等[16]报道不同浓度的二烯丙基二硫作用SW480细胞24、48、72 h后,对细胞增殖的抑制作用及细胞群体倍增时间呈浓度、时间依赖性增加。二烯丙基二硫作用SW480细胞后,G_0/G_1期细胞含量降低,S期细胞比例变化不大,而G_2/M期细胞比例则明显增加,且随着处理浓度的增加和处理时间的延长,其G_2/M期细胞含量逐渐增加,与对照组比较差异有统计学意义($P<0.05$)。二烯丙基二硫作用后,PCNA、P53、Cyclin B1蛋白表达明显下降,P21[WAF1]蛋白的表达明显升高,均呈时间效应关系。

2. 大肠癌的发生发展

俞毅君等[17]采用RT-PCR方法检测44例结直肠癌患者及18例非恶性病变腹部手术患者门静脉及外周血CK19和CK20的表达。发现结直肠癌患者外周血和门静脉血中CK19和(或)CK20均阳性表达者34

例(77.3%),外周血 CK19 和 CK20 的阳性表达率分别为 36.4%和 52.3%,门静脉血则分别为 59.1%和 72.7%,高于外周血的阳性表达率。Ⅲ期结直肠癌患者 CK19 和(或)CK20 的阳性表达率明显高于Ⅰ、Ⅱ期患者。外周血 CK19 和(或)CK20 阳性表达者术后转移或复发率 61.5%,明显高于仅在门静脉血中 CK19 和(或)CK20 阳性者的 25.0%。因此认为 CK19 和(或)CK20 mRNA 在结直肠癌患者门静脉和外周血中阴性表达,提示可能无血行播散,在外周血中检测到 CK19 和(或)CK20 表达阳性的患者提示已经属于癌症的中晚期,术后转移复发率高。杨志明等[18]采用酶联免疫吸附分析法(ELISA)对 62 例经病理证实的术前结直肠癌患者、40 例结直肠良性病变患者和 40 例健康体检者血清巨噬细胞集落刺激因子(M-CSF)水平进行检测。结果发现结直肠癌患者血清 M-CSF 水平与肿瘤分期、淋巴结转移及远处转移有关。认为血清 M-CSF 水平是判断预后的一个独立指标,浓度越高,患者预后越差,与机体的荷瘤状态有关。但在肿瘤中的具体作用机制及能否作为结直肠癌治疗的靶点尚需进一步研究。张振亚等[19]报道了结肠癌患者血清中 IL-2 水平和 IFN-γ 水平呈正相关关系,随着患者临床分期的进展、肿瘤浸润深度的增加、肿瘤体积增大及淋巴结转移,IL-2 分泌水平虽有不同程度升高,但未能刺激血清 IFN-γ 分泌量,结肠癌患者体内免疫平衡向 TH2 方向漂移,患者体内免疫状态失衡。程明荣等[20]报道采用免疫组织化学染色检测了 126 例Ⅰ和Ⅱ期结直肠癌所有淋巴结的上皮膜抗原(EMA)表达情况。术后平均随访 64.11(64～106)个月,平均每例结直肠癌淋巴结数在 10 枚以上。认为"淋巴管侵犯"和"侵袭肠壁深度"与 EMA 表达呈正相关。EMA 表达阴性、孤立肿瘤细胞巢(ITCs)和微转移(MCM)患者的 5 年无瘤生存率分别为 74.6%、68.0%和 46.2%。ITCs 与 EMA(−)的患者 5 年无瘤生存率差异无统计学意义($P>0.05$),而 MCM 与 EMA(−)的患者 5 年无瘤生存率差异有统计学意义($P<0.05$)。

3. 大肠癌的诊断基础

郭世奎等[21]报道了比较传统法、化学裂解法和试剂盒法提取结直肠癌患者粪便细菌 DNA,结果发现传统法提取 DNA 的量及纯度均较低,化学裂解法和试剂盒法提取的量及纯度均较高,传统法与化学裂解法、试剂盒法相比差异有统计学意义($P<0.05$),化学裂解法与试剂盒法相比差异无统计学意义($P>0.05$),但试剂盒法效率更高,能够检测到更多种类的细菌,更适合肠道相关分子微生态的研究。伍小军等[22]报道了 69 例结直肠癌、28 例良性肠道疾病和 37 例健康体检者的血清抗-癌胚抗原(CEA)特异性抗体含量。结直肠癌患者血清 CEA 含量升高者(≥5 ng/ml)为 37.7%(26/69),抗-CEA(IgG 或 IgM)抗体阳性者为 63.8%(44/69),两者联合检测阳性率升至 84.0%(58/69)。良性肠道疾病患者和健康体检者无血清 CEA 升高者,血清抗-CEA 抗体阳性者分别为 10.7%(3/28)、10.8%(4/37)。认为血清抗-CEA 抗体与血清 CEA、淋巴结转移、Dukes 分期和免疫球蛋白含量有显著相关关系($P<0.05$)。抗-CEA 抗体阳性与阴性患者的 5 年生存率差异有显著性($P<0.05$)。

4. 大肠癌的治疗基础研究

文卓夫等[23]*通过采用 MTT 法检测苦参素对大肠癌细胞株 SW480 增殖的影响。苦参素对大肠癌 SW480 细胞株的增殖有明显抑制作用,并呈剂量和时间依赖,1.0 mg/ml 的苦参素在作用 48 h 后对 SW480 细胞的增殖抑制率可达 50% 以上。认为在使用氟尿嘧啶对大肠癌行化疗同时辅以苦参素可能会对治疗有很好的辅助作用。叶霖等[24]利用结直肠癌(Caco-2 细胞系)裸鼠移植模型,观察应用表皮生长因子(EGF)和氟尿嘧啶(5-FU)治疗后肿瘤生长曲线并计算抑瘤率,同时观察肿瘤细胞生长情况及 EGF 对其他器官正常细胞的影响。结果发现 EGF 和 5-FU 联合治疗组中,肿瘤细胞生长明显受抑,移植瘤质量、体积均较单用 5-FU 组明显缩小,抑瘤率达到 57.05%,高于 5-FU 组的 40.97%。从移植瘤苏木精-伊红染色切片可见联合治疗组的肿瘤细胞明显减少,核分裂少见。说明 EGF 与 5-FU 联合使用,增强了肿瘤细胞对 5-FU 的敏感性。吴军等[25]报道了检测西妥昔单抗(C225)在体外对结肠癌细胞增殖和凋亡的影响。治疗后分别绘制肿瘤生长曲线,检测细胞凋亡及 AKT 及其磷酸化蛋白的表达。实验显示西妥昔单抗对不同 K-ras 基因型的结肠癌细胞均未能显示细胞毒作用,能明显抑制 K-ras 野生型结肠癌裸鼠皮下移植瘤的生长,但对 K-ras 突变型抑制作用差,同时突变型治疗组中 AKT 基因表达率高于对照组。认为 K-ras 突变状态与西妥昔单抗的疗效相关,AKT 基因突变可能是导致西妥昔单抗抗耐药的机制之一。蔡明等[26]*报道成功构建了存活蛋白(survivin)靶向 siRNA 重组表达载体并转染结肠癌细胞。认为该载体能有效抑制 survivin 基因表达,对结直肠癌细胞 survivin mRNA 和蛋白的表达抑制率分别为 36.33% 和 44.65%。同时,该载体还能协同增强 5-FU 对结直肠癌细胞的杀伤作用和诱导凋亡作用。徐农[27]报道抗 EGFR 单克隆抗体(西妥昔单抗、帕尼单抗)治疗晚期结直肠癌疗效显著。认为抗 EGFR 治疗并非对大多数患者有效。皮疹的强度和严重度是很好的预测抗 EGFR 治疗临床疗效的指标。免疫组化检测 EGFR 表达不能预测抗 EGFR 治疗结直肠癌的疗效。EGFR 配体双调蛋白和表皮调节素可影响抗 EGFR 治疗的疗效。KRAS 突变与抗 EGFR 治疗呈相关,KRAS 野生型疗效要好,突变型疗效差,在化疗联合抗 EGFR 治疗中甚至比不加抗 EGFR 治疗还要差。KRAS 突变与 PFS 也呈负相关。

(二) 临床研究

1. 大肠癌的流行病学研究

路直美等[28]采用整群分层随机抽样,选取 19 个筛查点的 63 961 人作为目标人群,连续 4 年对筛查对象(40 岁以上者)进行粪隐血筛查试验(SFOBT),对阳性者行结肠镜精筛。目标人群中筛查对象 25 637 例(40.4%),接受 SFOBT 者 7 784 例(30.1%),男女比例 1.0∶1.1,中位年龄 56 岁。SFOBT 阳性者 956 例(12.3%),其中 240 例(25.1%)接受结肠镜检查,检出有病变者 214 例(89.2%),其中结直肠癌 14 例(6.5%),TNM Ⅰ、Ⅱ 期 11 例,占检出结直肠癌的 78.6%;结直肠腺瘤 53 例(24.8%);直肠炎 75 例(35.0%);溃疡性结肠炎 5 例(2.3%);痔和肛门疾病 65 例(30.4%);胃癌 2 例(0.8%)。认为 SFOBT 方案能比较有效地从目标人群中检出早期结直肠癌和癌前病变。李国华等[29]回顾调查了江西省 6 家地级以上医院进行手术治疗的结直肠癌患者 652 例,分析其临床及病理特点,男女比例 1.4∶1,年龄 1~86 岁,平均年龄为(55.1±15.8)岁。直肠癌占 50.0%、乙状结肠癌占 18.3%、左半结肠癌占 23.0%、右半结肠癌占 26.7%;内镜下病变呈隆起型 51.7%、溃疡型 33.0%、浸润溃疡型 9.0%、弥漫浸润型 5.8%、胶质癌 0.5%;病理类型:腺癌 82.4%、黏液癌 14.1%、印戒细胞癌 2.4%、类癌 0.7%、淋巴瘤 0.3%、未分化癌 0.2%。认为手术的结直肠癌患者半数肿瘤位于直肠,80%结肠癌是腺癌,手术切除的早期结直肠癌仅为 4%,故应提倡结直肠癌的普查工作。王爱磊等[30]总结贵阳医学院附属医院普外科 1997 年 1 月至 2006 年 12 月收治的结直肠癌患者 1 448 例,分别对 2001 年前(A 组)后(B 组)的患者在发病人数、年龄、性别分布、肿瘤发病部位、肿瘤大体类型、病理组织学类型以及 Dukes 分期情况等 7 个临床指标进行比较分析。结果发现在发病人数,包括男女比例上无明显差异;B 组发病年龄较 A 组大;B 组发生右半侧结肠肿瘤者较 A 组多,B 组远侧结肠癌和直肠癌所占比例较 A 组略有下降;两组在肿瘤大体类型和组织学类型之间的差别无统计学意义;A 组 Dukes A 加 B 期患者比例比 B 组低,A 组 Dukes C 加 D 期患者比例比 B 组高,其中 A 组 B 期病例所占的比例低于 B 组,A 组 C、D 期病例所占比例均高于 B 组。通过比较发现 10 年多来结直肠癌发病率上升,发病向高年龄组集中,女性患者的比例略呈上升趋势,结直肠癌发病的解剖部位向右半结肠转移,晚期病例明显减少。翁子毅等[31]回顾分析将 910 例结直肠癌患者按年龄分为 3 组:青年组(年龄≤35 岁)、中年组(36~65 岁)和老年组(年龄＞65 岁)。3 组之间在年龄与性别构成、病理类型、出现症状时间和发生肝转移上无显著差异;而肿瘤大小、形态、部位和分化程度方面有明显差异。强调应重视腹痛和大便习性改变,定期检测血清 CEA、大便隐血以及进行电子肠镜检查等。蒋绚等[32]报道检索 1 308 例不同年龄阶段的大肠癌患者,青年组(年龄≤40 岁)66 例(5.0%),中年组(41~70 岁)805 例(61.5%),老年组(年龄≥71 岁)437 例(33.4%)。结果发现不同年龄阶段大肠癌发病有其特点。青年患者发病确诊时间长,左半结肠癌占优势,确诊时晚期比例高,病理类型低分化多见,预后不良。老年患者中男性比例增多,肿瘤好发部位向近端移位,合并大肠息肉比例增加。宋武等[33]回顾分析了 2 089 例原发性结直肠癌中黏液腺癌 144 例、印戒细胞癌 25 例临床资料,发现印戒细胞癌患者发病年龄更年轻,女性易发病,黏液腺癌好发于结肠而印戒细胞癌好发于直肠($P<0.01$),在肿瘤直径、淋巴结转移和远处转移和浆膜浸润、脏器侵犯、根治性切除、中晚期比例等方面无显著差异($P>0.05$),两者的总体存活率相比差异有统计学意义($P<0.05$)。

2. 大肠癌的诊断

汪晓东等[34]*通过对 51 例确诊为直肠癌患者术前行 64 排螺旋 CT 检查,记录术前多层螺旋 CT(MSCT)分期及预订手术方案,与实际术后病理分期及手术方案相比较后发现,肿瘤下缘距齿状线距离、术前 CT-M 分期、CT-TNM 分期、肿瘤厚度与直肠癌手术方案密切相关。CT-M1 期是姑息性造瘘的首要"危险因素",该因素结合肿瘤厚度的评估加大姑息性造瘘评估的准确度;CT-T4 期是不能保肛的首要"危险因素",该因素结合肿瘤下缘距肛缘距离的评估用于预测保肛的准确性更高。认为应用 MSCT 对直肠癌患者行术前评估能为临床医师提供肿瘤厚度、CT-M 分期和 CT-T 分期这 3 个影响手术方案选择的客观指标,从而为选择手术方案提供依据。冯仕庭等[35]*报道结直肠癌 64 层螺旋 CT(64MDCT)灌注成像与微血管密度(MVD)和血管内皮生长因子(VEGF)之间相关性。结直肠癌组织 MVD 值为(22.61±9.01),VEGF 阳性表达率为 86.2%(19/25),结直肠癌的 TDC 分为 5 种类型。认为不同 TDC 类型的 MVD 和 VEGF 差异无统计学意义($P>0.05$)。CT 灌注诸参数与 MVD 与 VEGF 均无相关性($P>0.05$)。禚洪庆等[36]*采用螺旋 CT 对直肠癌直肠系膜浸润程度和环周切缘状态进行预测,并与术后病理检查结果进行比较,螺旋 CT 预测直肠癌环周切缘状态准确率93.0%(53/57),敏感度80.0%(12/15),特异度97.6%(41/42),阳性预测值92.3%(12/13),阴性预测值93.2%(41/44),与术后病理结果之间有较好的一致性($P<0.05$)。提示依靠64层螺旋CT增强扫描可准确预测直肠癌直肠系膜浸润程度和环周切缘状态。郝帅营等[37]*报道MR扩散加权成像(DWI)在直肠癌诊断中的临床应用价值,直肠癌和其癌周正常肠壁ADC值的平均值±标准差分别为$(0.93\pm0.14)\times10^{-3} mm^2/s$、$(1.40\pm0.17)\times10^{-3} mm^2/s$,直肠癌与正常肠壁的ADC值间差异有统计学意义($t=17.43, P<0.01$),认为3.0 T MR DWI能较直观地显示直肠癌,其作为常规T_2WI的补充检查序列可以明显提高对直肠癌的检出率。涂苍慨[38]回顾性分析4 049例结肠镜检查中确诊为结直肠的229例患者,检出率为5.65%,发病年龄集中在50~70岁,结肠镜下表现为肿块隆起型127例(55.45%)、溃疡隆起型69例(30.13%)、溃疡浸润型33例(14.41%),病变部位发生在直肠和乙状结肠共185例(80.78%),同时性多原发性结直肠癌3例(1.31%),并发结直肠息肉81例(35.57%)。认为在充分发挥直肠指诊作用同时,应及时督促患者进行结肠镜检查,结肠镜检查可以提高同时性多原发大肠癌和同时伴发结直肠息肉的检出率。

3. 大肠癌的手术治疗

(1) 局部切除:韩学东等[39]报道了手术治疗62例早期中、下段直肠癌。37例接受局部切除术为主的综合治疗模式(研究组);25例接受传统根治性手术(对照组)。研究组的并发症发生率为10.8%,低于对照组的28.0%,研究组1、3、5年无病生存率分别为(94.29±3.92)%、(82.17±6.62)%、(78.60±7.23)%;对照组为(100±0)%、(91.83±5.54)%、(85.70±7.86)%;两组生存率无显著差异。根据分化程度,有无淋巴结转移、脉管瘤栓,是否侵犯肌层,对研究组患者进行分层研究发现,复发高危组1、3、5年无病生存率显著低于低危组。贺鳌等[40]报道了268例低位直肠癌术后的复发率和生存率,局部切除组12例,2年局部复发2例,复发率16.7%;TME+DIXON组192例,总保肛率84.4%,2年复发45例,复发率16.7%,5年生存率61.3%;TME+MILES术64例,2年复发11例,复发率17.2%,5年生存率59.6%。3组病例2年复发率相近,统计学数据显示无显著性差异($P>0.05$)。周欣等[41]报道经骶尾局部扩大切除术治疗133例中下段直肠肿瘤。无手术死亡者,6例(4.5%)并发粪瘘,肿瘤切缘与基底均阴性。术后病理结果示腺瘤28例、增生性息肉3例、类癌8例、间质瘤1例、腺瘤伴黏膜内癌变29例、黏膜下癌64例。64例T1期腺癌患者中位随访期76个月,5年累计局部复发率2.0%,5年总生存率100%。

(2) TEM:邱辉忠等[42]*报道经肛门内镜显微手术(TEM)治疗75例局限性直肠肿瘤。病灶平均直径为(1.6 ± 0.8) cm。病灶距肛缘平均(7.6 ± 2.8) cm。肠壁全层切除64例,黏膜下及肌层部分切除11例。平均手术时间(73.7 ± 32.1) min,术中平均失血(9.84 ± 7.7)ml。术后病理示直肠腺瘤28例,直肠腺瘤癌变和直肠癌25例(其中T_{is}期14例,T_1期5例,T_2期6例),直肠类癌7例,炎性息肉等15例。所有标本切缘均为阴性。术后并发肛门出血2例,肺部和泌尿系感染各1例。术后平均住院(3.4 ± 1.2) d。术后平均随访8.4个月,未发现复发转移。邢春根等[43]报道经肛门内镜显微手术(TEM)治疗直肠肿瘤12例(恶性3例,良性9例)。3例恶性肿瘤中有2例侵及肌层,1例侵及全层,但标本切缘均为阴性。9例良性肿瘤中,有3例伴有中、低级别上皮内瘤变。采用强生超声刀切除肿瘤、强生自动打结线盒缝合后,12例患者术中出血均<5 ml,除1例直肠中分化腺癌术后有少量出血外,余均未见术后便血,也无术后疼痛、大便失禁、伤口感染等并发症。住院时间平均4.6 d。刘波等[44]报道经肛门内镜显微手术(TEM)治疗42例直肠肿瘤,其中良性肿瘤31例,恶性肿瘤11例。结果42例TEM患者中,41例获得了肿瘤的完整切除,1例未能完整切除者肠穿孔,改剖腹手术。除1例剖腹手术者外,4例直肠腺瘤(T_0期)31例有1例复发,复发率3.2%,直肠癌10例中复发1例,复发率10%;随访过程中无死亡病例。

(3) 保留肛门括约肌功能切除术:刘宝善等[45]*研究了直肠癌超低位前切除的方法及术后效果,术后排便功能(排便次数、内衣污染、便意急迫)超低位前切除组明显优于全直肠切除组;排便困难(残便感、排便时间延长、常用泻剂)两组差异亦有统计学意义($P<0.05$),超低位前切除组12例(3.5%)和全直肠切除组8例(5.6%)发生吻合口瘘。左志贵等[46]*报道了采用经肛内括约肌切除术(ISR)联合经腹全直肠系膜切除术对超低位直肠肿瘤保肛的临床应用,34例患者远切端距肿瘤下缘距离为2.1 cm(1.8~3.0 cm),术后发生吻合口狭窄3例,吻合口裂开2例,直肠阴道瘘2例,术后早期大便次数3~12次/日,术后6~12个月肛门功能逐渐恢复,大便次数1~5次/日。认为经肛ISR符合肿瘤根治原则,根据术前腔内B超、MRI或CT排除外括约肌、耻骨直肠肌及肛提肌浸润是开展经肛ISR手术的前提条件。贾映东等[47]报道了对32例低位直肠癌行保留肛门外括约肌超低位结肛吻术,术后无吻合口漏,吻合口狭窄发生率21.9%(7/32)。随访12~36个月,术后局部复发3例,复发率9.4%,

术后6个月内大便次数6～9次/日,肛门皮肤都有不同程度湿疹,经口服思密达和阿托品等药物后好转。郭志义等[48]报道了23例经内外括约肌间切除术治疗超低位直肠癌患者,癌灶下缘距离齿状线≤2 cm,手术方式包括内括约肌全切除术、部分切除术和保留部分齿状线的内括约肌部分切除术,术后发生吻合口漏1例,术后随访3～24个月,均无局部复发,1例术后1年出现肝转移,术后3、6、12个月进行排便功能评价,部分病例术后早期排便功能较差,后期基本恢复正常。庄潮平等[49]报道了30例低位直肠癌括约肌间切除超低位吻合的疗效,与术前相比较,术后肛管静息压、肛门最大收缩压和直肠最大耐受容积明显降低($P<0.01$),27(90.0%)患者术后肛门直肠抑制反射消失,且随着时间推移无明显恢复。术后12个月96.7%的患者排便自制达到良好效果。随访1年至3年8个月无死亡病例,未出现盆腔或吻合口局部复发、远处转移和吻合口瘘。李世掸等[50]报道了52例内括约肌切除保肛术治疗低位直肠癌(癌灶下缘距肛缘4～5 cm),施行内括约肌完全切除术18例,部分切除术34例。术后随访2个月至12年,平均随访5.9年,术后发生吻合口瘘2例(3.8%),吻合口狭窄3例(5.7%),术后6～12个月肛门排便控制功能基本恢复正常,术后局部复发3例(6.5%),肝转移6例,复发时间为术后2年。术后5年生存率(24/33)73%。认为适应证包括:肿瘤下缘距齿状线2 cm或距肛缘4～5 cm的直肠癌,肿瘤分化良好,T_1、T_2或分化较好的部分T_3、腺瘤癌变者,周围无癌细胞残留或浸润,术前无肛门排便控制功能障碍者。

(4) 手术清扫范围和意义:王颢等[51]*研究了未行术前新辅助治疗且无远处转移的直肠癌根治手术患者的淋巴结检出数量,低位直肠癌组淋巴结检出数量明显少于中高位直肠癌组(9.2 ± 0.1比9.9 ± 0.2,$P=0.009$),两组分别与结肠癌组比较,两组淋巴结检出数量均少于结肠癌组,差异有统计学意义(9.2 ± 0.1比10.5 ± 0.1,$P=0.000$;9.9 ± 0.2比10.5 ± 0.1,$P=0.016$)。认为对直肠癌患者可能应设定不同于结肠癌的淋巴结检出标准。吴小剑等[52]报道了直肠癌根治术行侧方淋巴结清扫(LND)组与非清扫组比较,侧方淋巴结清扫组的手术时间延长($P=0.0005$),术中出血量增加($P=0.0003$),小便功能障碍发生率增高($P=0.0001$),但术后总并发症、盆腔脓肿、吻合口漏发生率、排便功能和性功能障碍、术后总复发率、局部复发、远处转移、5年生存率差异无统计学意义。认为LND并不应推荐作为直肠癌根治术的一种常规术式,其临床疗效尚有待于更严格的、有长期随访和大宗病例的研究来证实。王昭顺等[53]*报道保留盆腔自主神经(pelvic autonomic nerve preservation, PANP)的直肠全系膜切除术(total mesorectal excision, TME)对男性排尿及性功能的影响。认为PANP和TME结合可以明显改善患者的排尿功能和性功能,提高患者术后生活质量。潘卫生等[54]*报道施行根治性切除联合盆腔侧方淋巴结清扫的176例中侧方淋巴结阴性者5年生存率为73.6%,而阳性者为21.4%。Ⅲ期患者中,无侧方转移的患者5年生存率为54.2%,而合并侧方转移的患者5年生存率仅为15.4%。认为侧方淋巴结转移是影响低位直肠癌预后的重要因素。郑兴斌等[55]报道了56例35～60岁的男性行保留盆腔自主神经的低位直肠癌根治术。其中高分化腺癌49例、黏液腺癌3例、印戒细胞癌4例。Dukes分期:A期5例,B期38例,C期13例。行Dixon术39例、Miles术17例。全部进行随访。结果显示:排尿功能Ⅰ级50例、Ⅱ级5例、Ⅲ级1例,排尿功能保存率为89.29%(50/56)。阴茎勃起功能Ⅰ级46例、Ⅱ级8例、Ⅲ级2例,阴茎勃起功能保存率分别为82.14%(46/56)。射精功能Ⅰ级43例、Ⅱ级9例、Ⅲ级4例,射精功能保存率分别为76.79%(43/56)。郭学峰等[56]*联合运用大组织切片和组织芯片技术研究了23例低位直肠癌Miles手术切除标本的淋巴结分布及转移情况。远端系膜内淋巴结微转移(常规病理技术不能检测的微小病灶)1例。坐骨直肠窝检出转移淋巴结占该区总淋巴结的22%(8/36),其中癌转移淋巴结5枚,微转移3枚;2例标本为坐骨直肠窝淋巴结转移癌,1例为淋巴结微转移。坐骨直肠窝和肿瘤远侧系膜淋巴结转移病例均占总病例13%(3/23)。李东华等[57]报道308例行右侧结肠癌根治术的患者。103例常规根部切断结肠中动、静脉,205例仅切断结肠中血管右侧支。两组的手术死亡率均为1.0%,吻合口漏发生率分别为2.9%和2.4%,腹腔淋巴漏发生率分别为8.7%和5.9%,胃潴留发生率分别为9.7%和5.9%,其他并发症发生率分别为4.9%和3.9%,差异均无统计学意义($P>0.05$)。前组的1、3年复发率分别为1.9%和13.6%,后组则分别为19.0%和24.9%,差异均有统计学意义($P<0.05$)。前组的5年生存率为(78.3 ± 3.4)%,后组的为(64.8 ± 2.8)%,差异有统计学意义($P<0.05$)。

(5) 其他手术方式:杨新辉等[58]报道腹腔镜下腹会阴联合切除术治疗16例低位直肠癌。16例患者中15例成功完成手术,1例中转开腹。手术时间180～300 min,平均260 min。术中出血(20～80 ml,平均出血量40 ml。术后住院(不包括化疗时间)7～10 d,平均为8 d。术后肠道功能恢复时间12～36 h,无手术死亡、输尿管损伤、骶前出血、切口感染等并发症。术后随访5～16个月,无复发转移病例。丁培荣等[59]报道了1990至2007年国内外的7个有关选择性肠造口的对照临床研究,累计病例5 040例。荟萃分析结果显示:选择性肠造口未显著降低直肠癌低位前切除后吻合口漏的发生率(OR:0.68,95%CI:0.45～1.02,$P>0.05$)。选择性肠造口显著降低直肠癌低位前切除后需要再次手术的吻合口漏的发生率(OR:0.33,95%CI:0.25～0.44,$P<0.001$)。王觅等[60]* 报道回肠或结肠"J"型Pouch肛管吻合术后吻合口近期并发症的防治措施,3例吻合口出血采取肠镜下电凝止血,1例吻合口出血再次行手术缝扎止血,另2例通过吻合口局部应用止血药等综合方法止血成功。1例吻合口漏经保守治疗痊愈,另5例行近端肠造口转流。认为术前准备、规范的手术操作、术后吻合口近期并发症的及时、合理的处理可有效地减少回肠或结肠"J"型Pouch肛管吻合术后吻合口并发症的发生率。

(6)并发症:丛志杰等[61]* 对738例直肠癌进行回顾性分析,讨论直肠癌全直肠系膜切除术后吻合口漏的相关影响因素,认为低位直肠癌、非结直肠专科术者以及糖尿病是直肠癌术后吻合口漏的危险因素,而预防性造口能有效预防低位直肠癌术后吻合口漏的发生。张连阳等[62]* 回顾性分析了9例直肠癌根治术后发生直肠阴道瘘(RVF)的肿瘤临床情况和手术方式,所有病例均行近侧肠道造口术,其中5例在局麻下行回肠造口。结果发现术后未出现腹腔脓肿等并发症,经直肠指诊、阴道镜及钡灌肠等检查直肠阴道瘘愈合后,于造口术后3～6个月行造口还纳术,术后患者恢复好。随访3～8年(平均5.8年),均未见直肠阴道瘘复发。韩彦华等[63]回顾性分析220例直肠癌保肛手术患者的临床资料。术后发生吻合口漏16例(7.3%),14例予以全身营养支持、局部冲洗引流、抗生素等非手术治疗,另2例再次手术,均治愈。认为年龄、患者情况、吻合口位置(腹膜外吻合与腹腔内吻合)、吻合技术及肠道准备等是吻合口愈合的影响因素。早期诊断、合理的治疗措施是治愈吻合口漏的关键。卞守华等[64]回顾分析76例低位直肠癌患者行全直肠系膜切除术的临床资料。术后发生吻合口漏8例(10.5%),其中再次手术1例。认为术前充分准备、正确使用吻合器、保证吻合口血运良好、加强术后管理是预防吻合口漏的关键。耿辉等[65]回顾分析直肠癌全系膜切除术的156例患者。术后发生吻合口漏10例。有漏组与无漏组在年龄、性别、伴发病、血红蛋白、血清清蛋白、不全性肠梗阻、术后肠外营养、手术时间、术中输血等方面的差异无统计学意义($P>0.05$)。认为肿瘤位置与吻合口漏相关。当肿瘤距肛缘<6 cm时,肿瘤直径与吻合口漏相关($P<0.05$)。

(7)手术后康复:汪卫平等[66]将46例直肠癌行根治术的患者分为加速康复外科(FTS)组23例和对照组23例。FTS组首次排气时间(4.5±0.6)d较对照组(5.2±1.1)d提前,输液时间(5.6±1.3)d、住院时间(7.6±1.5)d均较对照组缩短,两组差异有统计学意义。白雪等[67]将80例结直肠癌手术患者随机分成2组,加速康复组35例,常规对照组45例。加速康复组在术后1、6、12、24 h的动脉血乳酸水平较常规对照组明显降低($P<0.01$),病人更快地从手术创伤中恢复过来,更快地康复。王海之等[68]将30例结直肠癌手术病人随机分为两组,研究组(FTS组)病人应用加速康复外科治疗,对照组病人应用传统围手术期处理方法。FTS组与对照组比较,术后住院时间显著缩短($P<0.05$);术后首次排气时间显著提前($P<0.05$);而术后并发症两者无显著差异。术后第1、3天外周血中CRP和IL-6浓度均有显著下降($P<0.05$);CD4/CD8比值均有显著增加($P<0.05$)。应用加速康复外科治疗能缓解结直肠癌手术病人的术后炎症反应,保护术后细胞免疫功能,促进病人快速康复。周新华等[69]将60例结直肠癌病人随机分为实验组和对照组,每组各30例。试验组病人于术前3 d至术后第7天给予口服百普素营养支持,对照组病人入院后采用传统方式常规膳食、清洁灌肠法和术后PN营养支持。两组病人分别于术前1 d、术后第1、3、7天分别检测ALB、Hb、免疫球蛋白(IgG、IgA、IgM)、T淋巴细胞亚群水平。观察两组病人术中肠黏膜和肠道清洁情况,术后营养状况、免疫功能、感染性并发症和住院时间的差异。发现两组病人术中肠黏膜状况、肠道清洁度无显著性差异;术后两组病人各项营养指标和免疫指标水平均有不同程度下降,但实验组下降幅度明显低于对照组($P<0.01$)。实验组病人术后第7天IgG、IgA、IgM明显高于对照组($P<0.01$),术后感染性并发症的发生率低于对照组($P<0.01$),术后平均住院时间较对照组缩短($P<0.01$)。

4. 大肠癌的综合治疗

(1)放疗:王永兵等[70]* 报道40例中低位直肠癌行新辅助放化疗后肿瘤缩小,分期降低,手术切除率(96%比82.5%)和保肛率(85%比60%)高于对照组,血管内皮生长因子(VEGF)及微血管密度(MVD)表达明显下调,手术并发症相仿(7.5%比10%,$P>0.05$),3年局部复发率(7.5%比25%,$P>0.05$)和3年远处转移率(12.5%比17.5%,$P>0.05$)无统计学差异。张晓智等[71]报道了直肠癌手术联合术前、术后放疗的"三明治"疗法的临床疗效。"三明治"疗法92例(A组),给予术前放疗+手术+术后放疗;手术加术后放疗组98例(B组);单纯Miles手术70例(C组)。随访率96.4%。局部复发率：A组5.4%(5/92)，B组16.3%(16/98)，C组64.3%(45/70)($P<0.05$)。远处转移率：A组6.5%(6/92)，B组28.6%(28/98)，C组31.4%(22/70)($P<0.01$)。3年生存率：A组86.9%(80/92)，B组62.2%(61/98)，C组51.4%(36/70)($P<0.01$)。5年生存率：A组68.5%(64/92)，B组54.1%(54/98)，C组41.4%(29/70)($P<0.05$)。差异均有统计学意义。王希成等[72]报道采用三维适形放疗(3DCRT)联合卡培他滨和奥沙利铂(XELOX)化疗治疗39例局部复发性直肠癌(同步放化疗组)，采用3DCRT放疗序贯XELOX化疗44例局部复发性直肠癌(序贯放化疗组)。同步放化疗组的1、2、3年累积生存率分别为89.3%、68.5%、47.2%，高于序贯放化疗组83.3%、56.0%、27.4%。同步放化疗组和序贯放化疗组有效率(CR+PR)分别为66.7%和43.2%($P<0.05$)；局部控制率分别为92.3%和73.5%($P<0.05$)；两组的毒性反应(主要为白细胞减少、腹泻和恶心呕吐及外周神经反应)相似($P>0.05$)。林俊忠等[73]报道132例接受术前放疗的直肠腺癌。共有18例患者经术前放疗后达到病理完全缓解(pCR)，pCR率为13.6%(18/132)。单因素分析显示：治疗前T分期、血清CEA水平、CA199水平以及是否同期化疗与病理完全缓解相关。多因素分析显示：治疗前血清CEA水平($RR=0.751$)以及是否同期化疗($RR=5.243$)是影响放疗后肿瘤pCR的独立因素。

(2) 化疗：高广辉等[74]*在CENTRAL、PubMed和中国生物医学文献数据库中检索西妥昔单抗治疗mCRC的临床随机对照试验，西妥昔单抗组缓解率为32.19%，对照组缓解率为22.81%。一线治疗mCRC的亚组分析结果显示：西妥昔单抗组的缓解率为45.89%，对照组缓解率为37.74%。认为西妥昔单抗可以明显提高化疗、生物治疗或最佳支持治疗对转移性结直肠癌患者的缓解率，但可增加3、4级皮疹和腹泻的发生率。吴学勇等[75]报道Ⅲ期结肠癌根治术后接受化疗的老年人(年龄≥65岁)的3年复发率、转移率明显低于未接受化疗的老年人(28.8%比47.3%，$P<0.05$)，中位无瘤生存时间也明显优于后者(17个月比12个月，$P<0.05$)。接受化疗的52例老年人(≥65岁)与79例非老年人(年龄<65岁)在化疗不良反应的发生率及其严重度、复发率、转移率、无瘤生存时间方面无统计学差异($P>0.05$)。周仲国等[76]报道443例Ⅱ期结直肠癌(352例行辅助化疗，91例未行辅助化疗)患者的3年、5年生存率分别为88.4%和82.5%。Cox单因素分析显示术前有无肠梗阻或穿孔、有无糖尿病、大体标本切缘与肿瘤的距离、送检淋巴结是否大于9枚是Ⅱ期结直肠癌最重要的预后因素。多因素分析显示术前有肠梗阻或穿孔辅助化疗后的5年生存率高于未化疗组(80%比86%，$P=0.022$)，送检淋巴结少于9枚的Ⅱ期结癌的5年生存率也高于未化疗组(67%比64%，$P=0.047$)。邱妙珍等[77]报道276例Ⅲ期和高危Ⅱ期的结直肠癌患者，所有患者均接受了根治性手术，有216例接受含有奥沙利铂方案的化疗(其中分别有30例、81例、105例接受了为期0~2个月、2~4个月、4~6个月的化疗，另外60例接受希罗达或5-FU/CF或替加氟的化疗。216例患者中只有49例(22.7%)最终完成了半年的辅助化疗。单因素和多因素分析均显示术后辅助化疗时间是影响3年无病生存期的独立因素($P<0.05$)。袁玉华等[78]报道16例中晚期直肠癌行术前新辅助化疗后，病人肿瘤平均直径缩小了31.18%。部分缓解(PR)6例，稳定(SD)8例，进展(PD)2例。由肿瘤分级T_4降为T_3有3例，淋巴结分期由N_1、N_2降为N_0期2例。术后病理检查发现癌细胞坏死率为10%~90%。根治性手术的保肛率为62.5%(10/16)。12例中均未发现局部复发、远处转移病例。保肛术后病人肛门括约肌功能正常。占敏等[79]报道26例直肠癌患者术中在肿瘤创面、淋巴转移的周围区域，分多点植入氟尿嘧啶缓释剂，发现治疗后白细胞计数较治疗前有明显升高($6.7\pm1.4\times10^9/L$比$9.2\pm1.4\times10^9/L$，$P<0.05$)，而且2年局部复发率低于对照组(11.5%比42.9%，$P<0.05$)。试验组和对照组的血常规、伤口感染、吻合口漏、肠梗阻发生率以及住院天数无统计学差异($P>0.05$)。薛耀勤等[80]报道采用动脉灌注化疗加手术治疗30例直肠癌，采用30例单纯手术治疗的直肠癌作为对照组。两组病例在年龄、性别、病理分型、分期等方面比较差异均无统计学意义($P>0.05$)。两组副反应的发生率无统计学差异($P>0.05$)。试验组的局部复发率及肝脏、腹腔转移率低于对照组组($P<0.05$)。试验组的3年生存率、5年生存率分别为86.7%和60.0%，明显高于对照组的63.3%和33.3%(P均<0.05)。林常平等[81]报道332例浆膜受侵的结直肠癌根治术后患者(其中行腹腔化疗联合静脉化疗166例，行单纯静脉化疗166例)。发现在Ⅲ期结直肠癌中，联合化疗组的3年、5年总体生存率高于静脉化疗组($P=0.046$)。联合化疗组的腹腔局部复发率(1.9%)、腹腔转移率(3.8%)和肝转移率(3.8%)均显著低于静脉化疗组的8.2%、9.5%和10.1%(P均小于0.05)。联合化疗组中，使用奥沙利铂组腹腔转移率和肝转移率(0.9%和0.9%)均显著低于使用顺铂组(8.8%和8.8%，$P<0.05$)。

(3) 新辅助放化疗：郁宝铭等[82]报道192例局部进展期低位直肠癌行新辅助放化疗，117例(60.9%)

出现不良反应。17例(8.9%)临床完全缓解者未行手术而予以随访观察。175例患者施行根治性手术(手术组)，总保肛率为94.9%，术后病理检查示共有135例(77.1%)达到病理降期。全组无手术死亡病例，术后5例出现直肠阴道瘘，4例吻合口瘘，总吻合口瘘发生率5.1%(9/175)。中位随访42个月(12～87个月)。随访期间肺转移11例，肝转6例，局部复发7例，其中12例死亡。临床完全缓解病例无论是行手术治疗还是随访观察组，其3年生存率均为100%。于波[83]等报道65例T_3期中低位直肠癌经术前同步放化疗后，27例采用前切除吻合器吻合法，38例采用套入式结肠直肠黏膜吻合术。术前同步放化疗后，有53例(53/65,81.5%)直肠病灶有不同程度缩小。12例(12/65,18.5%)病灶大小无显著变化。65例无手术死亡。术后发生吻合口瘘2例(2/65,3.1%)，切口感染1例(1/65,1.5%)。随访时间平均为32个月。局部复发3例(3/65,4.6%)，肺转移1例(1/65,1.5%)，肝转移3例(3/65,4.6%)。3年无病生存率为72.7%。

5. 大肠癌复发转移的诊治

(1) 局部复发：梁建伟等[84]回顾分析97例早期低位直肠癌行局部切除治疗患者的临床资料。全组Tis、T_1和T_2期病变者分别为28例、48例和21例；有17例(17.5%)患者出现复发，其中局部复发13例，局部复发伴远处转移2例，局部复发率15.5%。Tis、T_1和T_2期病变者局部复发率分别为7.1%、12.5%和33.3%；另有2例远处转移。局部切除术后复发时间为4～173(中位时间27)个月。肿瘤大体类型和T分期为局部切除术后局部复发的相关因素($P<0.05$)。T_2期病变者局部切除术后行和未行辅助治疗的局部复发率分别为21.4%和57.1%($P=0.127$)。带蒂肿瘤、无蒂肿瘤和溃疡型肿瘤的局部复发率分别为10.5%、13.7%和3/5。15例局部复发者经治疗后的5年生存率为59.6%。认为低位直肠癌局部切除术后T分期和肿瘤的大体类型是局部复发的主要因素，T_2期病变局部切除后需行辅助治疗或行根治性切除术。陈卫等[85]对35例直肠癌根治术后局部复发的患者进行再手术治疗，并对其疗效进行回顾性分析。根治性切除19例(54.3%)，姑息性切除11例，剖腹探查或单纯造瘘5例。根治性手术、姑息性手术及未切除患者的5年生存率分别为35.3%、18.2%和0，中位生存期分别为45个月、22个月和9个月。认为对于局部复发性直肠癌，积极再手术能有效延长患者的生存期和提高生存率。孙一峰等[86]回顾性分析23例直肠癌保留括约肌术后腔内复发再手术治疗患者的临床资料。其中行Miles术12例，直肠低位前切除术9例，Hartmann手术2例。术后平均随访18～69个月，无一例局部复发。中位生存期为(42.2±8.5)个月。认为直肠癌术后局部复发最可靠的方法仍然是手术切除。刘彦龙等[87]将直肠癌术后发生复发的314例患者按照复发间隔期(从第一次手术至复发的时间)的长短分为3组(<3年、3～5年、>5年)。结果直肠癌术后在5年内复发的病例占92.0%(288/314)，其中3年内复发的病例为78.7%(247/314)，以2年内复发率最高，达65.9%(207/314)；3～5年复发病例为13.3%(41/314)；5年以上复发的病例为8.0%(26/314)。单因素分析显示无病生存期、肿瘤大体、病理类型、Dukes分期、浸润深度、淋巴结转移和远处转移等因素对直肠癌术后复发患者的累计生存率有显著影响，多因素分析显示无病生存期和Dukes分期是直肠癌术后复发患者累计生存率的独立影响因素。无病生存期和无进展生存期均与术后复发患者的生存期呈正相关。直肠癌术后2年内应进行密集复查，第3年适当加强随访，无病生存期和无进展生存期可作为直肠癌复发患者远期治愈和预后的最佳预测指标。张景山等[88]回顾分析21例直肠癌术后局部复发患者的临床资料。局部复发时间在2年之内。吻合口复发10例，会阴部复发8例，盆腔淋巴结转移2例，阴道、子宫复发1例。有9例行根治术，根治率43%，姑息切除率57%。根治性切除9例中1、3、5年生存率分别为100%(9/9)、45%(4/9)、33%(3/9)。复发病例，只要条件允许，应积极再次手术，提高患者的生存期。

(2) 肝转移：朱凯等[89]*报道通过检测大肠癌患者外周血及胆汁中CEA的浓度，并分析胆汁CEA浓度变化情况与肝转移之间的关系，对照组、原发组和肝转移组胆汁中CEA浓度分别为1.73、13.7和314.27 ng/ml，各组间差异有统计学意义($P<0.05$)。原发组和肝转移组血清CEA浓度分别为5.77和43.51 ng/ml，两组间差异亦有统计学意义($P<0.05$)。认为对于确诊的大肠癌肝转移患者，胆汁CEA较外周血明显升高，有诊断价值。宋武等[90]*通过回顾性分析大肠癌同时性肝转移和(或)腹膜转移患者的临床资料、手术干预及随访结果，认为结直肠癌腹膜转移患者长期预后好于同时性肝转移患者；对于不可切除的大肠癌伴腹膜转移或肝转移是终末期的表现，对于可切除的伴腹膜转移大肠癌患者预后好于同时伴肝转移患者，而且局限的结直肠癌伴腹膜转移是可能通过手术根治的。方桦等[91]*回顾性分析了300例结直肠癌首发肝转移患者的临床资料，对其临床特征及预后因素分别进行评估，单因素分析结果显示：患者KPS评分、组织学分级、原发肿瘤T分期、有无区域淋巴结转移、原发肿瘤分期有无脉管瘤栓、肝转移灶部位、肝转移灶最

大直径、肝转移灶数目、同时合并其他转移均与预后有关。多因素分析结果显示：KPS评分、脉管瘤栓、肝转移灶数目、肝转移灶最大直径是结直肠癌肝转移患者预后的独立影响因素。认为KPS评分越高、无脉管瘤栓、肝转移灶数目越少、转移灶最大直径越小的患者预后越好。朱旭等[92]对105例结直肠癌肝转移患者中A组（全身化疗）和B组（肝动脉灌注＋全身化疗）进行回顾性比较分析，其中位无进展生存期、总生存期、出现肝转移后生存期的差异均有统计学意义（$P<0.05$）。认为综合治疗（介入＋全身化疗）的疗效优于单纯全身化疗。陈骏等[93]报道72例结直肠癌肝转移随诊资料分为A组（新辅助化疗＋手术）及B组（新辅助化疗）两组，均采用FOLFOX4方案化疗。A、B两组患者术后1、3、5年生存率分别为A组：70%、38%、17%；B组：63%、0.05%、0；差异有统计学意义（$P<0.05$）。A、B两组平均生存时间分别为30、17.6个月，中位生存期为27.5、19.7个月，两组术后生存期差异有统计学意义（$P<0.05$）。认为结直肠癌肝转移患者适合行手术切除治疗，应积极手术。王先法等[94]回顾性分析5例同时性结直肠癌伴肝转移的典型病例，采用5种不同形式的微创手术方法治疗的临床资料进行。结果5例均行腹腔镜结直肠肿块切除，对不同肝转移灶1例开腹切除，1例腹腔镜辅助下切除，1例完全腹腔镜下切除，1例腹腔镜下切除＋射频消融，1例综合治疗。平均手术时间177 min，平均出血量126 ml，术后胃肠恢复时间为48～72 h，住院时间平均7 d。随访10～27个月，肝脏转移灶复发1例，死亡1例。徐春生等[95]对35例结直肠癌合并肝脏转移患者行结直肠肿瘤供血动脉插管灌注化疗和（或）栓塞术，同时对肝脏转移瘤行动脉插管灌注化疗栓塞术。其中介入治疗后1～3个月23例患者行结直肠肿瘤外科手术切除，6例肝脏单发转移行外科手术切除。所有病例术后1～3个月随访复查CT，结直肠肿块显效11例，有效22例，无效2例；肝脏转移灶显效20例，有效12例，无效3例。23例外科手术切除肿瘤顺利，术中出血300～1 500 ml，术后病理提示肿瘤坏死明显，可见纤维组织增生和炎性细胞浸润。6例肝脏转移瘤外科切除，术后病理提示1例未见癌细胞，其余5例可见少量癌细胞，坏死明显。经导管动脉灌注及栓塞治疗结直肠合并肝脏转移疗效显著。刘凯等[96]回顾性分析结肠癌伴肝转移行同期切除59例的临床资料。认为年龄、性别、CEA水平、门静脉化疗泵内局部化疗及肝转移灶大小、数目和位置对病人生存时间具有影响。术中及术后门静脉化疗泵内局部化疗为可控因素，配合全身化疗者预后明显好于未给予者（$P=0.007 6$）。向军等[97]回顾性分析39例同时性结直肠癌肝转移患者的临床资料。将患者根据肝转移瘤切缘宽度小于1 cm和大于或等于1 cm分为A、B两组。其中A组患者14例，B组患者25例；两组患者中位生存期分别为17和37个月（$P<0.01$），5年生存率分别为0和19.8%（$P<0.01$）。认为结直肠癌肝转移行同期肝切除术时应力争肝转移瘤切缘宽度大于或等于1 cm。

6. 青年大肠癌

汪树林等[98]报道23例年龄在35岁以下的青年大肠癌患者，平均年龄24.5岁，年龄最小19岁，最大35岁。男女比例为2.8∶1；平均病程5月，发病在6个月内确诊18例，6个月以上5例，其中最长达2年。临床表现以腹痛、脓血便、腹部肿块、腹泻、腹胀等为首发症状。病变部位以直肠多见，组织学分型以低分化腺癌与印戒细胞癌最多；Dukes分期：A期1例，B期3例，C期13例，D期6例。崔晓峰等[99]报道47例青年直肠癌（年龄≤40岁）与99例老年直肠癌（年龄≥65岁）的临床病理特点。青年组平均病程为6.98个月，短于老年组（9.16个月）。青年组误诊率61.70%明显高于老年组的28.28%（$P<0.05$）。青、老年两组肿瘤距肛缘的平均距离分别为6.94和7.01 cm，两组比较差异无显著性。青年组分化差占52.18%，发生淋巴结转移52.17%，高于老年组（30.52%和23.16%）（$P<0.05$）。青年组术前并发症和术后并发症的发生率分别为31.92%和34.04%，显著低于老年组（81.82%和55.56%）（$P<0.05$）。青、老年两组直肠癌的累计5年生存率分别为45.7%和56.2%，无统计学差异。

7. 老年大肠癌

彭亦凡等[100]*通过回顾性分析65例80岁以上结直肠癌的临床资料，评估其外科治疗的影响因素及治疗策略。认为肿瘤TNM分期和术前血红蛋白降低及白细胞升高是影响患者预后的独立因素，而年龄、性别、肿瘤分化、术前CEA水平、血清蛋白水平、肿瘤大小不是影响患者预后的独立因素。年龄＞80岁结直肠癌患者的手术风险较高，但经过完善的围手术期处理，可以获得较理想的治疗效果。施巍巍等[101]报道了对280例老年人结直肠癌的外科治疗，行根治性手术215例（76.8%），姑息性手术45例（16.1%），造口术20例（7.1%）。术后36例出现并发症（12.9%）。总结老年人结直肠癌的特征：右半结肠占22.4%，并发症多、多原发结直肠癌及其他器官肿瘤多见，需急诊手术较多，老年人结直肠癌的5年生存率与并发症有关。张克忠等[102]报道手术治疗207例75岁以上高龄的低位直肠癌。其中182例（89%）行经腹根治性切除术，25例行结肠造口术。总切除率为96.1%。28例患者术后发生不同程度的并发症，占13.5%。手术死亡病例4例。3年生存率：Miles术者为68%，Dixon术者为63%，两组比较差异无统计学意义。

8. 大肠癌的预后

吴永凯等[103]将118例Ⅳ期直肠癌患者分为两组：手术切除原发灶组（105例）总的5年生存率8.5%。其中同期行转移瘤切除者5年生存率31.2%，行辅助化疗者5年生存率20%。手术切除原发病灶组中转移灶切除和转移灶未切除中位生存期分别是20个月、14个月（$P=0.020$）。多因素分析显示原发肿瘤分化程度、肝转移瘤最大径和全身化疗是影响直肠原发肿瘤切除预后的最主要因素。周岩冰等[104]测量行全直肠系膜切除术的49例中低位直肠癌标本的浸润深度及直肠系膜厚度。直肠系膜浸润程度Ⅰ度、Ⅱ度、Ⅲ度的5年生存率分别为90.9%、69.2%、28.6%，术后局部复发率分别为0、7.7%、31.3%，远处转移率分别为10%、23.1%、50%。认为肿瘤直径、T分期及N分期与直肠癌直肠系膜浸润程度相关。

四、肠梗阻

（一）诊断

李艳英等[105]对37例肠梗阻患者进行了64层螺旋CT冠状位、矢状位最大密度投影（MIP）和容积再现（VR）等三维重组。其中绞窄性肠梗阻12例，包括肠扭转6例，肠系膜上静脉血栓形成3例，腹股沟疝3例。15例为肿瘤引起的单纯性肠梗阻。10例为肠粘连引起的单纯性肠梗阻。其对肠梗阻的诊断具有相当的优越性，准确率为100%。在绞窄性和单纯性肠梗阻的原因、梗阻部位及梗阻程度的诊断方面也有重要作用。指出MSCT增强扫描是评价肠壁和肠系膜缺血的有效手段。MSCT判断肠缺血的指征：①肠壁环形增厚（扩张肠襻壁厚>2 mm）；②肠壁强化异常，增强扫描可见"双晕征"或"靶征"，为黏膜下水肿的表现；③肠系膜积液，血管床增粗、模糊，为肠系膜缺血、水肿或出血的表现；④肠壁、门静脉或肠系膜上静脉内积气；⑤大量腹腔积液。认为MSCT可作为肠梗阻的首选检查方法。

（二）治疗

肖定等[106]*报道老年粪石性肠梗阻27例，术中对8例合并结肠穿孔者行病变肠段切除一期吻合2例，穿孔肠段提出造口3例，病变肠段切除、远端封闭、近端结肠造瘘3例。19例未穿孔者，挤压碎石7例，在取出硬结粪块后视肠壁血运情况，修补4例，结肠双筒口造口7例，坏死肠段切除8例。术前CT提示结肠癌7例，术中均得到证实，同步行根治术1例。27例均经前期非手术治疗后行手术治疗，治愈25例，死亡2例。汪江平等[107]回顾分析247例急性肠梗阻治疗过程，行非手术治疗159例，死亡4例，手术治疗88例，死亡3例，两种治疗方法的病死率相比较，没有统计学差异（$P>0.05$）。认为保守治疗如应用得当，多数病人可不采用手术治疗，但在保守治疗的过程中要密切注意病情发展，如无效或有加重趋势应积极手术，早期及时手术是最有效的治疗手段。袁又能等[108]回顾性分析188例肠梗阻治疗情况，其中非手术治愈82例。认为肠梗阻的首要原因仍然是肠粘连，采用生长抑素及灌肠治疗粘连性肠梗阻有效。小容量生理盐水加开塞露灌肠治疗肠梗阻是安全有效的。应用生长抑素，可迅速改善临床症状。张志强等[109]总结62例老年肠梗阻患者的诊治经验，原因以粘连性肠梗阻、肿瘤性肠梗阻多见，腹外疝嵌顿易漏诊。主张对于老年嵌顿疝应积极手术治疗。对于左半结肠肿瘤性梗阻不主张行一期切除吻合，而行肿瘤切除，远端封闭，近端结肠造口，病情缓解后二期行结肠吻合。

（三）癌性梗阻

陈晋湘等[110]*报道左半大肠癌并发急性肠梗阻的外科治疗方法及其效果，多因素分析显示，根治性手术是影响术后生存率的独立因素。认为一期根治手术治疗左半大肠癌并肠梗阻可行，而合理地选择手术方式、正确的术中操作和围术期处理对提高疗效、改善患者生活质量有所裨益。强济华等[111]回顾性分析25例老年性结直肠癌伴梗阻患者的治疗方案。7例先经胃肠减压及纠正内环境稳定等保守治疗，使肠梗阻得到缓解后择期手术；16例在保守治疗8~12 h后，症状无缓解，及时手术；2例穿孔急症手术。3例右半结肠癌及10例左半结肠癌行一期切除吻合，左半结肠癌均行术中肠道灌洗；7例做Hartmann手术；3例无法切除仅做乙状结肠造口术；2例做短路手术。1例发生吻合口瘘。1例急性穿孔者死于感染性休克。一期结肠造口加二期吻合者2例，初期短路手术加二期肿瘤切除者1例。认为老年人梗阻性结直肠癌治疗原则是：解除梗阻，救治患者，争取根治切除肿瘤，根据不同的情况选择不同的手术方式。伊锁恒等[112]报道收治左半结肠癌急性梗阻患者52例，其中46例行左结肠切除一期吻合术，6例行Hartmann手术，效果令人满意。为避免腹腔污染及吻合口漏，围手术期中采取了以下措施：①充分结肠灌洗；②保证吻合口两端良好的血供，无张力；③术后常规扩肛或辅助性盲肠造口管减压；④术中常规应用带蒂大网膜包绕吻合口固定一圈；⑤吻合口周围放置引流管；⑥加强营养支持，及早应用TPN；⑦对吻合口愈合有疑虑者行左半结肠一期切除、Hartmann手术结肠造口、二期闭合造口。王丹阳等[113]对11例晚期直肠癌并发肠梗阻或不全梗阻患者进行肠镜辅助下记忆合金支架置入术，10例支架置入成功,置架成功患者中9例24 h肠梗阻缓解。认为此手术操作简便,并发症发生率低,是一种安全、有效的姑息性治疗手段。刘玉辉等[114]回顾性分析22例左半结肠癌并发急性肠梗阻的临床资料。其中Ⅰ期切除、吻合术17例;行Hartmann术5例。术后无一例出现吻合口漏。认为Ⅰ期切除吻合是安全、可行的,强调应根据具体病情选择术式,术中进行充分的结肠灌洗、减压、完善围手术期治疗。潘耀东等[115]回顾性分析35例恶性肠梗阻手术的临床资料。其中由晚期原发或转移肿瘤所致肠腔内阻塞或肠腔外侵犯所致机械性梗阻30例,由手术、化疗和放疗后粘连引起的梗阻5例,均经术中快速活检和术后病理检查确诊。肠段切除28例,其中行Hartmann术11例、回肠部分切除10例、右半结肠部分切除7例;肠段吻合4例,其中回肠-升结肠2例、升结肠-横结肠1例、乙状结肠-升结肠吻合1例;肠造口3例,其中横结肠造口2例、回肠末端造口1例。术后吻合口瘘2例,输尿管损伤1例,切口裂开1例。死亡2例。王晓安等[116]回顾性分析93例一期手术切除吻合左半结肠癌患者手术治疗资料。无梗阻的左半结肠癌患者50例,行左半结肠切除术;梗阻性左半结肠癌患者43例,行无灌洗的一期切除吻合。无梗阻结肠癌患者住院时间为(12.44±5.4)d,一期切除吻合患者平均住院时间为(16.6±7.8)d,前者住院时间明显小于后者($P<0.01$)。梗阻性结肠癌一期手术患者的平均住院费用为(50 192.8±39 727.4)元,无梗阻结肠癌患者费用为(46 489.3±29 543.1)元,两组存在统计学差异($P<0.05$)。无灌洗术一期手术患者和无梗阻左半结肠切除患者的并发症分别为25.6%(11/43)、18%(9/50)($P<0.05$),病死率分别为2.3%(1/43)、2.0%(1/50)($P>0.05$),无统计学差异。

五、炎性肠病

(一) 克罗恩病

倪俊等[117]回顾性分析16例术前诊断不明的克隆病伴并发症病例,分析克隆病并发症术前诊断不明的原因。认为克隆病伴并发症表现多样性,极易与腹部各种常见病及多发病诊断相混淆,影像学检查常无特异性发现。克隆病并发症大多术前诊断不明,运用综合的手段缩短克隆病的确诊时间尤为重要。刘晖等[118]报道住院手术治疗克隆病9例,其中行急诊手术3例,择期手术6例,行回肠部分切除、回肠-升结肠端侧吻合术1例,回盲部及病变段回肠切除、回肠-升结肠端侧吻合术1例,右半结肠切除术4例,升结肠以下结肠全切除+升结肠造瘘术1例,左半结肠切除术1例,次全结肠(保留直肠,直肠近断端封闭)切除术+回

肠末端造瘘术1例。3例痊愈出院,无并发症;1例出现伤口液化,经换药后治愈出院;1例术后出现左臂丛神经损伤,无其他并发症出院;1例术后出现伤口液化和粘连性不全肠梗阻,经伤口换药和保守处理后痊愈出院;1例术后45 d出现肠瘘,后一直换药处理,但肠瘘始终不愈合;1例术后12 d出现肠瘘,后又并发十二指肠降部梗阻,因感染中毒性休克于术后第41天死亡;1例术后出现感染、DIC、脑出血,于术后第15天死亡。术后并发症发生率6/9,围术期病死率2/9。

(二) 溃疡性结肠炎

夏冰等[119]把炎症性肠病(IBD)病理生理学领域的的发病机制归纳为5个方面:①遗传易感性;②屏障功能;③肠道菌群;④天然免疫;⑤适应性免疫。仲华等[120]*收集20例缺血性结肠炎(IC组)和30例溃疡性结肠炎(UC组)患者的临床、肠镜及病理等资料进行对比分析,两组在腹泻、恶心、呕吐及发热方面无明显差异,在黏膜出血点或瘀斑、肠管狭窄方面无明显差异。IC组多见黏膜血管明显扩张充血、间质严重水肿、血管壁增厚,UC组则多见隐窝脓肿。认为组织病理学特点、肠镜下表现以及临床表现的差异可作为鉴别IC和UC的有力依据。

六、先天性巨结肠

(一) 发病机制

郑栩等[121]采用鼠抗人肥大细胞类胰蛋白酶单克隆抗体,通过免疫组织化学SP法观察41例先天性巨结肠患儿和8例正常儿(对照组)的结肠内肥大细胞的分布情况及差异。光镜下观察肥大细胞主要分布于黏膜层及黏膜下层。无神经节结肠段(切除病变肠管远端)的肥大细胞计数为(21.47±3.59),明显多于有神经节结肠段(切除肠管近端)的(3.18±0.87)及对照组结肠各层(尤其黏膜层及黏膜下层)的(2.75±0.51)($P<0.01$)。无神经节结肠段组肥大细胞吸光度(A)值为(0.38±0.10),有神经节肠段组则为(0.31±0.11),差异无统计学意义($P<0.05$);但均明显少于对照组的0.51±0.08($P<0.01$)。

(二) 治疗

李乐等[122]*报道了6例先天性肛门直肠畸形(ARM)合并先天性巨结肠(HD)患儿诊治,2例采用经肛门Soave术式,4例采用经腹经肛门Soave巨结肠根治术。术后病理检查6例标本肠壁肌层增生肥厚,远端肠壁内未见神经节细胞,术后2周开始常规扩肛治疗6个月,平均随访2.1年,5例患儿排便功能良好,1例偶有粪污。郭萍等[123]回顾10例成年人先天巨结肠患者的临床资料。发现全组除1例由于多次腹部及肛门直肠手术史选用了保守治疗,效果理想外,其

余均采用手术治愈。易军等[124]回顾112例行肛门结肠套叠式切除术的先天性巨结肠患者的临床资料。术后1个月,100例患者每日排便3次以上,80例有肛周污粪。术后3个月,仍有38例每日排便3次以上,余者每日排便1~2次。6个月至1年,全部患者渐恢复正常排便,但仍有3例偶有肛周污粪。临床排便控制能力依据Kelly评分标准,优109例,中3例,差0例。

七、便秘

(一)诊断

周本世等[125]回顾59例慢性功能性便秘(CFC)病人的结肠标记物(钢珠)传输功能试验情况、手术方式及术后的临床资料。发现经钢珠标记物检查后对59例CFC病人的病变肠管进行相应的手术切除,病人术后大便周期小于4 d,无一例发生并发症。莫平等[126]对38例顽固性便秘患者应用结肠运输试验进行初步诊断和定位,对诊断为慢传输型便秘的患者进一步行全结肠内压力测定来诊断病变具体结肠段。结果38例顽固性便秘患者经结肠运输试验初步诊断,慢传输型便秘16例,出口梗阻型便秘18例,混合型便秘4例。并对20例慢传输型便秘和混合型便秘患者进行了选择性结肠段切除手术。华扬等[127]*对有便秘症状并经排粪造影诊断为盆底失迟缓综合征的57例病人用肛管直肠压力测定仪行肛管直肠压力测定。以无排便功能紊乱症状的30名健康志愿者做对照,发现与对照组相比,盆底失迟缓综合征病人肛管静息压和直肠静息压差异无统计学意义($P>0.05$),肛管最大收缩压差异具有统计学意义($P<0.01$),力排时直肠肛管压力差差异具有统计学意义($P<0.01$),且此压力差为负值,引起直肠初始感觉和初始便意感觉的容积及最大耐受容积差异均有统计学意义($P<0.01$)。

(二)治疗

(1)非手术治疗:刘宝华等[128]在全国8家临床协作医院选择240例功能性便秘患者,口服小麦纤维素治疗2周。结果,全组病例服药期间无不良反应发生。治疗14 d时,排便不尽感和肛门阻塞感改善情况与治疗前相比,差异有统计学意义($P<0.05$);排便困难、粪便形状和排便频次改善情况与治疗前相比,差异有统计学意义($P<0.01$);口服小麦纤维素7 d时总有效率为82.1%;14 d时,总有效率为90.7%。医生非常满意和比较满意率为83.8%,不满意率为2.9%;患者非常满意和比较满意率为83.3%,不满意率为3.8%;患者比较满意率为最高(53.3%)。

(2)期待手术治疗:梁秀芝等[129]回顾经PPH手术治疗的直肠黏膜内脱垂300例临床资料。发现291例(97%)患者一次PPH手术后排便障碍得到了缓解;9例(3%)症状缓解不明显,其中6例行2次PPH手术,术后排便障碍缓解。赵卫红等[130]回顾采用结肠次全切除联合改良Duhamel术治疗的9例慢性混合性便秘病人的临床资料。发现所有病人便秘症状缓解,无肛门失禁,近期内无便秘复发。部分病人术后出现直肠刺激症状。钱群等[131]回顾37例单纯慢传输型便秘患者4年的随访资料,比较结肠次全切除、逆蠕动盲直肠吻合术(结肠次全切除组,17例)和结肠全切除、回直吻合术(结肠全切除组,20例)后的排便功能。发现两组患者术前一般资料差异无统计学意义($P>0.05$)。结肠次全切除组每天大便(2.4 ± 0.9)次,显著低于结肠全切除组的每天大便(3.4 ± 0.8)次($P=0.0014$)。Wexner肛门失禁评分,结肠全切除组(4.3 ± 1.8)高于结肠次全切除组(5.8 ± 1.9)次($P=0.0223$)。结肠次全切除组患者术后钡灌肠结果显示盲肠及残余升结肠呈"储袋征"。

八、结直肠损伤

(一)诊断

纪建松等[132]回顾性分析了11例手术证实的隐匿性外伤性肠破裂CT表现的临床资料,其中,主要特异性CT征象有:①游离气体,共4例,位于外伤处小肠周围、膈下、腹膜后间隙、包块及血肿内各1例;②肠间隙血肿或肌壁间高密度血肿(4例);③肠壁损伤征,受累肠壁局部低密度影,增强扫描强化局限性减弱,相邻肠管强化相对增强(3例);④外伤处小肠及周围包块(4例),增强扫描该包块有明显环形强化,延迟扫描有进一步强化。其他征象有:①腹腔及肠间隙积液(5例),周围脂肪间隙或肠间隙模糊改变(8例);②肠梗阻(11例)。

(二)治疗

(1)结肠损伤:姚志勋等[133]*报道104例结直肠损伤患者的临床资料,一期单纯修补或切除吻合91例(80%);二期造口或肠外置术13例(20%),死亡2例,均为多脏器功能衰竭及脑挫伤。认为结直肠损伤一期手术是首选的,二期手术适用于结肠重度损伤、腹腔重度污染、全身病情严重及腹膜返折以下直肠损伤者。郭琳等[134]回顾性分析了86例外伤性结肠破裂患者的临床资料,79例行急诊手术治疗,其中行单纯修补手术37例,结肠部分切除Ⅰ期吻合术29例,结肠造口13例。此79例中74例临床一期愈合,切口感染12例,经积极处理后瘢痕愈合,腹腔脓肿形成9例,经积极抢救,介入置管外流及抗炎治疗后痊愈出院。全组79例患者中有5例因肠瘘、腹腔内脏器严重损伤、失血性休克等严重并发症导致死亡。刘钢等[135]回顾性分析了14例自发性结肠穿孔病例临床资料,术前1例确诊,余13例均误诊。行Hartmann手术5例,穿孔修补外置术5例,穿孔Ⅰ期缝修补近端结肠造瘘口2例,穿孔Ⅰ期单纯修补和穿孔结肠外置造口术各1例。术后创缘病检均为炎症,死亡2例,其余12例痊愈出院。曹荣格等[136]回顾分析32例结肠自发性穿孔患者的临床资料,其中12例首发症状为左下腹痛(37.5%),12例为全腹痛(37.5%),1例为脐周中下腹痛(3.1%),5例为右下腹痛(15.6%),2例为便血(6.2%),其中1例发病前大便末端有少量新鲜血液,32例均伴有腹痛、腹胀、呕吐及肛门排气排便消失等肠梗阻的临床表现,32例中合并感染性休克者6例(18.8%)。体格检查12例为左下腹局限性腹膜炎(37.5%),20例为弥漫性腹膜炎(62.5%),其中14例左下腹压痛为甚,11例入院后行直肠指检发现3例指套染血。在本组32例中术前22例诊断为上消化道穿孔(68.8%),3例诊断为胃肠肿瘤穿孔(9.4%),6例诊断为阑尾炎穿孔(18.8%),1例诊断为乙状结肠穿孔,误诊率为96.9%。

(2) 直肠肛管损伤:陈继贵等[137]回顾总结了肛管直肠损伤34例,其中行非手术治疗5例,手术治疗29例,其中单纯腹部手术6例,腹部手术加延期肛门括约肌修复手术5例,单纯肛门括约肌修复术5例,取异物手术6例,清创引流术7例。全组无手术死亡病例。术后并发症发生率13.8%。戴荣国等[138]回顾性分析了15例直肠肛管损伤患者的临床资料。其中,男12例,女3例。年龄30～65岁,平均年龄52岁。受伤至来院就诊时间50 min至1 h。本组治愈14例,其中1例伤后6 h以上手术,腹部切口感染,2例伤后24 h以上手术,术后发生粘连性肠梗阻,经处理后均愈合。1例入院3 h内死于严重脾损伤并失血性休克。

九、肛管、直肠疾病

(一) 痔

廖秀军等[139]将112例混合痔患者随机分成PPH 1组34例、PPH 2组36例、剥扎组42例,分别采用单纯PPH术、PPH加外痔切除术、外剥内扎术治疗。PPH 1组术后24 h疼痛指数低于另外2组($P<0.05$);3组患者在出血、肛门坠胀、肛门控便能力方面差异无统计学意义($P>0.05$)。在术后排便疼痛、伤口水肿、手术时间、住院时间方面,PPH 1组和PPH 2组优于剥扎组($P<0.05$);在术后尿潴留、费用方面剥扎组处于优势($P<0.05$)。手术前后剥扎组肛管静息压变化值小于另外2组($P<0.05$),手术前后3组患者直肠感觉阈和直肠耐受量变化值差异无统计学意义($P>0.05$)。随访半年至1年,PPH 1组无复发,有3例发生血栓性外痔;PPH 2组无复发;剥扎组复发2例,发生血栓性外痔1例。丁健华等[140]对Ⅲ、Ⅳ度痔患者行PPH术91例,行Milligan-Morgan(MM)术102例,随访3～7(平均4.5)年。PPH和MM术均明显缓解了便血(缓解率分别为95.6%、92.7%)、疼痛(93.1%、94.3%)、脱垂(93.4%、93.1%)等症状,两组比较差异无统计学意义($P>0.05$)。PPH组术后排便困难的缓解率优于MM组(60.0%比32.1%,$P<0.05$)。PPH和MM术对不同分度、类型及脱垂程度痔的治愈率比较,差异均无统计学意义($P>0.05$)。两组术后总体并发症发生率、复发率及满意度比较,差异也无统计学意义($P>0.05$)。袁芳[141]行PPH术治疗Ⅱ、Ⅲ度痔病90例,分析其并发症。术后早期并发症有术后大出血3例,其中1例保守治疗,2例缝扎止血;尿潴留28例,严重肛门疼痛6例;远期并发症有术后复发4例,其中3例单一痔核脱出行痔核切除;吻合口狭窄1例,经扩肛后缓解;无大便失禁、直肠阴道瘘发生。

(二) 肛瘘

宋正明[142]报道隧道式瘘管切除缝合术治疗低位单纯性肛瘘46例,治愈率100%;术后疼痛1～8 d,创口愈合时间5～18 d,其中2例创口感染提前拆线敞开引流换药后Ⅱ期愈合;43例经1～3年随访,未见复发,肛门功能正常,失访3例。吴明克[143]报道两种手术方式治疗复杂性肛瘘160例,其中行开窗留桥对口引流术、切开引流挂线术各80例,比较疼痛时间、创口愈合时间、术后瘢痕面积,差异均有统计学意义($P<0.05$)。认为开窗留桥对口引流手术优于切开引流挂线术。

(三) 直肠脱垂

1. 动物实验

王民基等[144]以普通成年犬、羊各4只为实验对象,分别观察电凝治疗和注射治疗后第4、5、7、9天直肠黏膜局部的病理变化,两种方法引起的黏膜下层炎症反应过程基本相似,初期炎症明显,但很快出现纤维粘连、结缔组织增生,至第9天均能使黏膜固定于肌层。认为电凝和硬化剂注射后,通过炎症后的粘连和纤维化,均对脱垂的肠黏膜可起到固定作用。

2. 直肠脱垂的治疗

张玉茹等[145]为70例直肠脱垂Ⅲ度的患者做直肠黏膜柱状缝合和硬化剂注射术(A组),66例直肠脱垂Ⅲ度的患者做直肠黏膜柱状缝合、硬化剂注射+肛门紧缩术(B组),术后均随访2年,A组、B组无神经系统损伤的治愈率分别为75.93%、94.12%,差异有统计学意义($P=0.02$);A组、B组有神经系统损伤的治愈率分别为37.5%、86.7%,差异有统计学意义($P=0.015$)。

(四) 直肠前突

宫红彦等[146]*报道手术治疗直肠前突患者78

例,其中行 Sehapayah 术式 31 例、PPH 术式 38 例、STARR 术式 9 例,比较在手术时间、术中出血量、有效例数、住院时间、费用、恢复工作时间、术后并发症方面的差异。认为 3 种术式的有效率相似;Sehapayah 术式手术时间长、术中出血量较多;PPH 手术简单、疗效确切、住院时间短、恢复快、术后疼痛轻;STARR 术式疗效确切但费用最高。周立青等[147]报道采用 PPH 及直肠黏膜纵行缝叠术治疗直肠前突合并直肠内套叠病人 56 例,平均手术时间 35 min,住院时间 5~10 d,术后随访 1~24 月,症状完全消失 42 例(75%),症状明显改善 14 例(25%)。

(五) 藏毛窦

郑永等[148]报道了 7 例潜毛窦或藏毛囊肿病人,均为男性,年龄 21~40 岁,平均 31 岁,均因骶尾部反复脓肿形成及破溃就诊,病史 6 个月至 8 年,均可见窦口,6 例有 1 个外口,1 例有 2 个外口,瘘管造影 5 例显示瘘道,2 例显示囊肿;7 例行一期切除缝合,全层切除包括窦口在内的慢性炎性增生肿块,深至骶尾筋膜,完整切除病变组织后全层缝合;切口均一期愈合,术后病理诊断为异物炎性肉芽肿,随访 3 个月至 6 年,均未复发。吕永成等[149]报道 48 例骶尾部藏毛窦,均有(12±5.6)年的骶尾部反复红肿破溃病史,其中 21 例曾误诊为肛瘘,18 例曾误诊为皮脂腺囊肿;37 例患者可见 2 个以上窦口,2 例可于术前体检时见到毛发自窦口钻出,21 例于术中可见窦道内毛发;切口一期缝合、部分缝合、开放换药的术后感染率分别为 46.7%(7/15)、23.5%(4/17)、0(0/16),复发率分别为 26.7%(4/15)、14.3%(2/17)、6.3%(1/16),差异均有统计学意义($P<0.01$);开放换药组感染和复发率明显低于一期缝合和部分缝合组。

(六) 肛裂

邹平峻等[150]将 80 例陈旧性肛裂患者随机分为治疗组和对照组各 40 例,治疗组采用扩切术,彻底扩创,对照组采用侧切术,简单扩创,两组均取肛门括约肌送病理切片检查。80 例均切断了内括约肌,其中治疗组 27 例、对照组 10 例切断了部分外括约肌皮下部;治疗组治愈率 95%,好转率 5%,总有效率 100%;对照组治愈率 75%,好转率 20%,无效 5%,总有效率 95%。认为扩切术疗效优于侧切术。

(七) 先天性肛管直肠畸形

刘传荣等[151]采用"1"纵形切口肛门成形术治疗中高位先天性直肠肛门畸形 11 例,男 6 例,女 3 例,年龄 3d 至 3 岁,其中 3d 至 1 岁 9 例,1~2 岁 1 例,2~3 岁 1 例,肛门闭锁直肠舟状窝瘘 4 例,肛门闭锁直肠尿道瘘 1 例,肛门闭锁直肠会阴瘘 3 例,无瘘者先行结肠造瘘术,3 月后再行肛门成形术。"1"纵形切口后矢状入路在电刺激仪指引下,于肌肉收缩最敏感处纵形切开横纹肌复合体,直肠游离后走行其中,同法纵形切开直肠盲端,与肌肉、皮瓣缝合固定。手术时间 60~120 min,平均 80 min,术中出血 5~15 ml。近期并发症有:造瘘口处伤口裂开 1 例,尾部伤口感染 1 例;随访 6 个月至 2 年,术后排便功能随时间延长而改善,1 例偶有便秘,2 例腹泻时有粪污,无肛门狭窄及真性失禁,总评分均为优。

(八) 直肠肛管异物

刘利华等[152]报道肛管直肠异物嵌顿 5 例,嵌顿物为鱼刺及鸡骨头并刺入黏膜内分别为 2 例及 1 例、为火腿及停留于肠腔内各 1 例,病人年龄 23~48 岁,男 4 例,女 1 例,就诊时间 1~10 d,形成黏膜下脓肿 3 例;肛门镜检查分别在 3 名患者截石位 3、5、9 点肛窦部位见黏膜隆起饱满,充血水肿明显,其中央部分有异物斜刺入;5 例患者在局麻下经肛门取出异物,均痊愈。

十、其他

(一) 直肠类癌

彭亦凡等[153]* 回顾性分析了北京肿瘤医院 2003 年至 2007 年间经外科手术治疗的 16 例直肠神经内分泌癌(NEC)的临床资料,并与同期手术治疗的直肠腺癌患者资料相比较,认为直肠 NEC 临床虽少见,但由于其不良预后,其外科手术原则仍然与直肠腺癌相似。经肛局部切除的适应证必须严格把握,术前常规行直肠腔内超声及盆腔 MRI 检查,明确肿瘤未侵犯至肌层,无肠周淋巴结转移方可选择。切除标本严格检查切缘,阳性时立即行根治性手术。肿瘤直径大于 1 cm 时应根据肿瘤距肛缘距离行相应根治性手术。袁喜红等[154]回顾性分析 3 例直肠类癌患者的临床资料,均经肛门行局部楔形切除术,肿瘤直径均<1 cm,术中冷冻病理检查切缘均为阴性。随访 1~7 年,均健在,未出现复发和转移。王大全等[155]回顾性分析 121 例结直肠类癌患者临床资料,1、3、5 年累计生存率分别为 98.1%,89.3%和 83.5%。按手术方式分成结肠镜下切除、经肛门局部切除和经腹手术 3 组,5 年生存率分别为 97.0%,92.9%和 20.5%,3 组间存在统计学差异($P<0.001$)。认为肿瘤大、浸润肠壁深、发生淋巴结或远处转移是危险因素。

(二) 直肠间质瘤

彭志恒等[156]* 对 37 例大肠间质瘤患者的临床资料和病理特点进行复核并进行随访,分析其临床特点与预后之间的相关性。单因素分析示原发灶肿瘤完全切除术后患者的生存率与肿瘤大小、恶性程度、手术方式、术后伊马替尼辅助治疗和术后复发转移有关;多因素回归分析示术后生存率仅与肿瘤大小、肿瘤性质和复发转移相关。程伏林等[157]回顾性分析15例直肠间质瘤的外科手术方式、手术入路和治疗效果。3例行腹会阴联合切除,4例行直肠前切除术,8例行经肛门肿瘤局部切除术。3例在两年之内局部复发,再次行扩大切除。100%的病人接受了随访。1例死于腹腔种植转移,2例死于肝转移外,其余均无病生存。认为外科手术是直肠间质瘤的主要治疗手段,手术方式因肿瘤大小和临床病理特征不同而选择,一般直径小于5 cm的肿瘤倾向于切除范围小。吴斌等[158]回顾性分析16例直肠间质瘤患者的临床资料。经肛门括约肌途径直肠肿物切除(Mason术)7例,经肛门肿物切除术5例,腹会阴联合切除(Miles术)3例,经肛门内镜显微手术(TEM)1例。免疫组化结果 CD117 阳性15例,CD34 阳性12例,Desmin 阳性2例,SMA 阳性4例。2例患者出现术后复发及远处转移,口服伊马替尼治疗有效。

(三) 骶尾部肿瘤

刘远梅等[159]回顾性分析26例小儿骶尾部畸胎瘤的临床特点、手术方法及并发症。Ⅰ型(显型)9例(34.6%),Ⅱ型(混合型)13例(50.0%),Ⅲ型(哑铃型)3例(11.5%),Ⅳ型(隐型)1例(3.8%)。骶尾入路手术21例,经腹骶尾联合入路手术5例。26例中获随访22例(良性20例,恶性2例),存活20例,死亡2例。发生并发症8例,其中大便失禁2例,切口皮下积液感染3例,皮瓣坏死2例,慢性窦道1例。认为术中修复盆底、重建肛尾韧带及消灭死腔是防治小儿骶尾部畸胎瘤术后并发症的重要措施。王权等[160]收集34例成人骶尾部肿瘤资料,全部病例获手术切除,术后5~8 d出院,未发生手术并发症,无死亡病例;28例获随访1~3年,无肿瘤复发。认为骶尾部肿瘤诊断主要依靠影像学检查,经骶尾部入路多可满足手术要求。张卫等[161]总结36例骶前肿瘤患者临床资料。经影像学检查肿瘤位于第4骶骨以下、与周围重要脏器无粘连及指诊可触及瘤体一半、排除其他手术禁忌证的23例入选经骶入路手术组。全组手术时间43~210(平均94)min;出血量为30~2 000(平均350)ml;住院时间8~16(平均10.7)d。无术后死亡病例,无肛门失禁等并发症发生;其他手术并发症包括输尿管损伤1例和骶前脓肿1例。予再行乙状结肠造口并引流伤口后痊愈;骶部切口疝1例予补片疝修补术后痊愈。认为经骶入路切除低位骶前肿瘤手术安全有效。崔龙等[162]*报告骶前肿瘤27例,21例初发,6例为复发。单纯经腹手术2例,单纯经骶手术20例,经腹经骶联合手术5例。所有患者均获随访,时间7~14个月。3例经骶手术复发。认为大多数肿瘤都可以采用经骶入路切除,手术后引流通畅是保障愈合的关键。

(四) 肛管直肠恶性黑色素瘤

刘红胜等[163]报道12例肛管直肠恶性黑色素瘤。临床初步诊断肛管直肠恶性黑色素瘤2例,误诊其他疾病10例。临床极易误诊。认为 HMPA5、S-100、Vimetin、Melan-A 联合应用能提高肛管直肠恶性黑色素瘤病理诊断的准确性。袁世超等[164]报道经病理学证实10例肛管恶性黑素瘤患者。均行手术治疗,包括经腹会阴根治切除术(Miles术)7例,Miles术+双侧腹股沟淋巴结清扫术2例,局部切除术1例。术后辅以放疗+化疗2例,单纯化疗2例。术后2年内死于肝、肺转移4例,1年内死于远处转移4例,另2例至今分别生存2年6个月、4年5个月。朱玉萍等[165]回顾性分析直肠肛管恶性黑素瘤22例患者的临床资料和生存率。占同期收治结直肠癌的0.3%(22/7 300),首发症状为便血(77.3%),误诊率68.2%,首诊转移率63.6%。腹会阴联合切除术16例,局部切除术4例;辅助化疗9例,辅助免疫治疗6例;辅助放疗1例。1、3、5年生存率分别为54.5%、13.6%、9.1%。中位生存时间12月(95% CI: 7.48~16.52)。提示直肠肛管恶性黑素瘤易误诊,易转移,预后差。认为外科治疗是目前无转移直肠肛管恶性黑素瘤的首选治疗方法。

(徐晓东 龚海峰 邢俊杰)

参 考 文 献

1 郭兢津,等. 实用医学杂志,2009,25(18): 3087
2 艾尼玩·阿布都热依木,等. 新疆医学,2009,38(6): 54
3 张振武,等. 郑州大学学报(医学版),2009,44(4): 840
4 李银山. 临床医学,2009,29(7): 43
5 王 心,等. 中华普通外科杂志,2009,24(4): 292
6 何绍恒,等. 云南医药,2009,30(3): 370
7 李晓燕,等. 云南医药,2009,30(5): 523
8 闫彩文. 中国微创外科杂志,2009,9(1): 86
9 陈 纲,等. 临床外科杂志,2009,17(5): 324
10 李 军,等. 肿瘤防治研究,2008,35(12): 888
11 刘洲禄,等. 临床小儿外科杂志,2009,8(2): 45
12 王石林,等. 中华胃肠外科杂志,2009,12(4): 428
13 江 波,等. 中华胃肠外科杂志,2009,12(3): 264
14 袁俊华,等. 中华消化杂志,2008,28(9): 590
15 张仁华,等. 中国现代普通外科进展,2009,12(6): 485
16 廖前进,等. 癌症,2009,28(2): 168
17 俞毅君,等. 中华胃肠外科杂志,2009,12(1): 48
18 杨志明. 华西医学,2009,24(7): 1647
19 张振亚,等. 中国肿瘤临床,2009,36(18): 1054
20 程明荣,等. 中华实验外科杂志,2009,26(9): 1166

21　郭世奎,等.云南医药,2009,30(5):520
22　伍小军,等.广东医学,2009,30(9):1264
23*　文卓夫,等.中华消化杂志,2008,28(9):621
24　叶　霖,等.中华胃肠外科杂志,2009,12(1):69
25　吴　军,等.外科理论与实践,2009,14(4):396
26　蔡　明,等.中国普通外科杂志,2009,18(4):343
27　徐　农.实用肿瘤杂志,2009,24(4):319
28　路直美,等.中华胃肠外科杂志,2009,12(5):474
29　李国华,等.中华消化杂志,2009,29(6):418
30　王爱磊,等.贵阳医学院学报,2009,34(4):422
31　翁子毅,等.实用医学杂志,2009,25(17):2897
32　蒋　绚,等.胃肠病学和肝病学杂志,2008,17(10):829
33　宋　武,等.中国实用外科杂志,2009,29(5):431
34*　汪晓东,等.中华普通外科杂志,2009,24(3):210
35*　冯仕庭,等.中华胃肠外科杂志,2008,11(6):537
36*　禚洪庆,等.中华外科杂志,2009,47(8):599
37*　郝帅营,等.临床放射学杂志,2009,28(5):652
38　涂苍慨.安徽医学,2009,30(10):1225
39　韩学东,等.实用医学杂志,2009,25(20):3409
40　贺　鳌,等.华西医学,2009,24(7):1644
41　周　欣,等.中华胃肠外科杂志,2009,12(1):44
42*　邱辉忠,等.中华外科杂志,2009,47(13):981
43　邢春根,等.苏州大学学报(医学版),2009,29(3):527
44　刘　波,等.中国实用外科杂志,2009,29(10):847
45　刘宝善,等.中华外科杂志,2008,46(22):1712
46*　左志贵,等.中华外科杂志,2009,47(13):988
47　贾映东,等.华西医学,2009,24(8):2128
48　郭志义,等.中国实用外科杂志,2009,29(2):158
49　庄潮平,等.中华胃肠外科杂志,2009,12(4):364
50　李世拥,等.中华普通外科杂志,2009,24(8):628
51*　王　颢,等.中华普通外科杂志,2009,24(2):92
52　吴小剑,等.中华胃肠外科杂志,2009,12(3):229
53*　王昭顺,等.中国现代普通外科进展,2009,12(5):402
54*　潘义生,等.中华外科杂志,2009,47(13):984
55　郑兴斌,等.贵州医药,2009,33(9):795
56*　郭学峰,等.中华普通外科杂志,2009,24(5):402
57　李东华,等.中华胃肠外科杂志,2009,12(3):261
58　杨新辉,等.新疆医科大学学报,2009,32(9):1295
59　丁培荣,等.癌症,2009,28(7):756
60*　王　觅,等.腹部外科,2009,22(3):171
61*　丛志杰,等.中华外科杂志,2009,47(8):594
62*　张连阳,等.重庆医学,2009,38(5):532
63　韩彦华,等.中国现代普通外科进展,2009,12(6):489
64　卞守华,等.内蒙古医学杂志,2009,41(1):40
65　耿　辉,等.苏州大学学报(医学版),2009,29(2):315
66　汪卫平,等.浙江医学,2009,31(1):61
67　白　雪,等.山西医科大学学报,2009,40(7):659
68　王海之,等.肠外与肠内营养,2009,16(4):195
69　周新华,等.肠外与肠内营养,2009,16(4):197
70*　王永兵,等.结直肠肛门外科,2009,15(2):75
71　张晓智,等.第四军医大学学报,2009,30(2):175
72　王希成,等.肿瘤防治研究,2009,36(8):702
73　林俊忠,等.癌症,2009,28(9):919
74*　高广辉,等.肿瘤,2009,29(3):253
75　吴学勇,等.肿瘤,2009,29(5):464
76　周仲国,等.癌症,2009,28(9):908
77　邱妙珍,等.癌症,2009,28(7):743
78　袁玉华,等.腹部外科,2009,22(4):236
79　占　敏,等.江西医学院学报,2009,49(6):101
80　薛耀勤,等.山西医科大学学报,2009,40(8):747
81　林常平,等.中华胃肠外科杂志,2009,12(3):257
82　郁宝铭,等.中华外科杂志,2009,47(20):1540
83　于　波,等.结直肠肛门外科,2009,15(4):221
84　梁建伟,等.中华胃肠外科杂志,2009,12(1):36
85　陈　卫,等.中华胃肠外科杂志,2009,12(1):40
86　孙一峰,等.浙江医学,2009,31(1):64
87　刘彦龙,等.中华外科杂志,2009,47(2):102
88　张景山,等.实用癌症杂志,2009,24(5):530
89*　朱　凯,等.中国癌症杂志,2009,19(4):302
90　宋　武,等.中国普通外科杂志,2008,17(10):950
91*　方　桦,等.中华肿瘤杂志,2009,31(3):220
92　朱　旭,等.肿瘤,2009,29(1):87
93　陈　骏,等.中国肿瘤临床,2009,36(16):920
94　王先法,等.中华医学杂志,2009,89(32):2277
95　徐春生,等.临床放射学杂志,2009,28(8):1142
96　刘　凯,等.中国实用外科杂志,2009,29(8):662
97　向　军,等.中华胃肠外科杂志,2009,12(4):342
98　汪树林,等.华西医学,2009,24(7):1820
99　崔晓峰,等.吉林大学学报(医学版),2009,35(4):726
100　彭亦凡,等.中华普通外科杂志,2009,24(2):106
101　施魏魏,等.江苏医药,2009,35(10):1157
102　张克忠,等.结直肠肛门外科,2009,15(4):232
103　吴永凯,等.中华普通外科杂志,2009,24(2):103
104　周岩冰,等.中华胃肠外科杂志,2009,12(2):159
105　李艳英,等.临床放射学杂志,2009,28(9):1247
106*　肖　定,等.腹部外科,2009,22(3):176
107　汪江平,等.腹部外科,2009,22(1):27
108　袁又能,等.腹部外科,2009,22(1):33
109　张志强,等.齐齐哈尔医学院学报,2009,30(16):2024
110*　陈晋湘,等.中南大学学报,2009,34(4):335
111　强济华,等.徐州医学院学报,2009,29(9):600
112　伊锁恒,等.实用医学杂志,2009,25(16):2796
113　王丹阳,等.浙江医学,2009,31(1):66
114　刘玉辉,等.实用医学杂志,2009,25(17):2901
115　潘耀东,等.江苏医药,2009,35(10):1144
116　王晓安,等.中华急诊医学杂志,2009,18(7):744
117　倪　俊,等.临床外科杂志,2008,16(12):838
118　刘　晖,等.中华普通外科杂志,2009,24(7):593

119	夏 冰,等.中华消化杂志,2008,28(12):797
120*	仲 华,等.中华消化杂志,2009,29(2):97
121	郑 桁,等.中华胃肠外科杂志,2009,12(5):507
122*	李 乐,等.中华小儿外科杂志,2008,29(10):584
123	郭 萍,等.腹部外科,2008,21(5):295
124	易 军,等.南京医科大学学报(自然科学版),2009,29(1):126
125	周本世,等.腹部外科,2008,21(5):308
126	莫 平,等.中国肛肠病杂志,2009,29(8):14
127*	华 扬,等.中国实用外科杂志,2008,28(10):888
128	刘宝华,等.中华胃肠外科杂志,2009,12(2):182
129	梁秀芝,等.临床外科杂志,2009,17(4):234
130	赵卫红,等.腹部外科,2009,22(2):104
131	钱 群,等.中华胃肠外科杂志,2008,11(6):548
132	纪建松,等.中华放射学杂志,2009,43(1):57
133*	姚志勋,等.结直肠肛门外科,2009,15(3):155
134	郭 琳,等.临床外科杂志,2009,17(8):530
135	刘 钢,等.中国现代手术学杂志,2009,13(4):270
136	曹荣格,等.安徽医科大学学报,2009,44(1):114
137	陈继贵,等.腹部外科,2009,22(1):23
138	戴荣国,等.中国现代普通外科进展,2009,12(7):587
139	廖秀军,等.中华胃肠外科杂志,2008,11(6):525
140	丁健华,等.中华胃肠外科杂志,2009,12(4):382
141	袁 芳.中国肛肠病杂志,2009,29(7):42
142	宋正明.中国肛肠病杂志,2009,29(1):44
143	吴明克,等.中国肛肠病杂志 2009,,29(9):23
144	王民基,等.中国肛肠病杂志,2009,29(1):38
145	张玉茹,等.临床外科杂志,2009,17(7):471
146*	宫红彦,等.结直肠肛门外科,2008,14(5):330
147	周立青,等.中国肛肠病杂志,2009,29(1):39
148	郑 永,等.云南医药,2009,30(4):452
149	吕永成,等.中华胃肠外科杂志,2009,12(4):421
150	邹平峻,等.中国肛肠病杂志,2009,29(9):25
151	刘传荣,等.广东医学,2009,30(9):1277
152	刘利华,等.结直肠肛门外科,2009,15(4):278
153*	彭亦凡,等.中华胃肠外科杂志,2009,12(2):170
154	袁喜红,等.中华胃肠外科杂志,2009,12(5):490
155	王大全,等.结直肠肛门外科,2008,14(6):388
156*	彭志恒,等.广东医学,2009,30(4):535
157	程伏林,等.肿瘤防治研究,2009,36(8):687
158	吴 斌,等.中国肿瘤临床与康复,2009,16(4):367
159	刘远梅,等.临床小儿外科杂志,2009,8(4):49
160	王 权,等.腹部外科,2009,22(4):215
161	张 卫,等.中华胃肠外科杂志,2009,12(5):477
162*	崔 龙,等.中国现代手术学杂志,2009,13(3):180
163	刘红胜,等.中国肛肠病杂志,2009,29(2):12
164	袁世超,等.浙江医学,2009,31(1):63
165	朱玉萍,等.实用肿瘤杂志,2009,(24)4:369

文 选

结直肠癌同时肝转移和腹膜转移的处理及预后
[中国普通外科杂志,2008,17(10):950] 宋武等回顾性分析所在医院大肠癌同时性肝转移和(或)腹膜转移患者的临床资料、手术干预及随访结果,发现年龄、肿瘤部位、肿瘤分化、淋巴结转移、肝转移、肿瘤穿透浆膜、癌性梗阻等因素与腹膜扩散密切相关,多因素分析显示大肠癌肿瘤分化程度和浆膜浸润与腹膜扩散有关。术前CEA水平、性别、输血量、腹水、盆底种植、淋巴结阳性、脏器侵犯、病灶部位、肿瘤穿透浆膜、Dukes分期等因素与肝转移密切相关,多因素分析显示肿瘤分化程度、浆膜浸润和Dukes分期等与同时性肝转移有关。不可切除的同时性肝转移组与伴发腹膜扩散组患者的短期与长期生存率均无差异。而手术可切除的伴腹膜扩散者生存率优于伴肝转移者。认为结直肠癌腹膜转移患者长期预后好于同时性肝转移患者;对于不可切除的大肠癌伴腹膜转移或肝转移是终末期的表现,对于可切除的伴腹膜转移大肠癌患者预后好于同时伴肝转移患者,而且局限的结直肠癌伴腹膜转移是可能通过手术根治的。

(史晓辉)

述评 结直肠癌伴有同时性肝转移和(或)腹膜转移患者发生率较高,而且患者自然病程中位生存时间均很短。既往主要措施以化疗为主。但目前随着药物的进步、手术技术的提高,对于大肠癌伴肝脏转移患者的治疗已经有了长足的进步,完全切除后的5年生存率可以达到30%左右。但是对于大肠癌伴腹膜转移目前研究及报道较少,该文给予我们很好的而且是积极的提示,可以进一步进行临床研究,以明确及提高大肠癌腹膜转移的治疗效果。

(张 卫)

直肠神经内分泌癌16例临床分析[中华胃肠外科杂志,2009,12(2):170] 彭亦凡等回顾性分析了北京肿瘤医院2003年至2007年间经外科手术治疗的16例直肠神经内分泌癌(NEC)的临床资料,并与同期手术治疗的直肠腺癌患者资料相比较,两组患者分别根据肿瘤位置、分期等情况行相应手术治疗,对比分析两组间患者术后病理诊断等情况,发现直肠NEC由于其临床症状与直肠腺癌无明显差异,且只有极少数患者合并神经内分泌紊乱症状,因此容易导致临床上的误诊和漏诊。其诊断目前仍然需要病理学来确定,光镜下主要依靠典型的细胞病理学特征进行诊断。另外,少部分患者还需要结合免疫组织化学特异性染色、甚至电镜观察细胞质内的神经内分泌颗粒以明确诊断。通过手术切除标本的病理学检查发现直肠 NEC 患者较容易发生脉管癌栓、淋巴结转移及远处转移,生存率也低于直肠腺癌。认为直肠 NEC 临床虽少见,但由于其不良预后,其外科手术原则仍然与直肠腺癌相似。经肛局部切除的适应证必须严格把握,术前常规行直肠腔内超声及盆腔 MRI 检查,明确肿瘤未侵犯至肌层,无肠周淋巴结转移方可选择,切除标本严格检查切缘,阳性时立即行根治性手术。肿瘤直径>1 cm 时应根据肿瘤距肛缘距离行相应根治性手术。

(史晓辉)

述评 直肠神经内分泌癌(NEC)临床较为罕见,与部分低分化癌、未分化癌、淋巴瘤等有时需要通过免疫组化、特异染色等方法才能鉴别。对于该疾病的治疗仍以手术为主。其发生淋巴结转移及远处转移与肿瘤大小及侵犯深度密切相关。直肠 NEC 由于分化差、侵袭性强,直径较小的肿瘤发生远处转移的概率就较高,因此经肛门局部手术适应证需要严格把握,经肛切除病理标本需要严格检查切缘,切缘阳性时立即加行根治性手术,对于直径>1 cm 的直肠 NEC 根治性手术治疗应该是主要考虑的治疗方式。

(傅传刚)

64 排螺旋 CT 术前评估对直肠癌手术方案选择的价值[中华普通外科杂志,2009,24(3):210] 汪晓东等通过对 51 例确诊为直肠癌患者术前行 64 排螺旋 CT 检查,记录术前多层螺旋 CT(MSCT)分期及预订手术方案,与实际术后病理分期及手术方案相比较后发现:MSCT 术前评估的 CT-TNM 分期与术后病理分期高度一致。分析显示肿瘤下缘距齿线的距离、肿瘤厚度是直肠癌手术方案选择的影响因素。由于研究中 CT-M 分期和 CT-TNM 分期例数较少,虽不具统计学意义,但根据观察指标的变化趋势发现随着术前分期的进展,选择应用创伤更大手术方式的比例也逐渐增加,因此,认为肿瘤下缘距齿状线距离、术前 CT-M 分期、CT-TNM 分期、肿瘤厚度与直肠癌手术方案密切相关。CT-M1 期是姑息性造口的首要"危险因素",该因素结合肿瘤厚度的评估加大姑息性造瘘评估的准确度;CT-T4 期是不能保肛的首要"危险因素",该因素结合肿瘤下缘距肛缘距离的评估用于预测保肛的准确性更高。认为应用 MSCT 对直肠癌患者行前评估能为临床医师提供肿瘤厚度、CT-M 分期和 CT-T 分期这 3 个影响手术方案选择的客观指标,从而为预测手术方案提供依据。

(史晓辉)

述评 直肠癌保肛除癌只浸润至黏膜层的患者外,对浸润性癌多数学者认为肿瘤下缘应距肛门 5 cm 以上。但距离不是保肛的唯一条件,应根据肿瘤大小、恶性程度、骨盆宽窄、是否肥胖、医师的经验与技能、手术器械合适与否、患者年龄与全身情况等综合因素来决定。该文作者应用多层螺旋 CT 来判断直肠肿瘤大小、肿瘤与肛门的距离以及有无远处转移等来决定是否保肛。此研究可作为保肛的参考条件之一,而不能作为决定因素,因其条件不够全面。

(孟荣贵)

苦参素对大肠癌细胞增殖和表达增殖诱导配体的影响[中华消化杂志,2008,28(9):621] 文卓夫等通过采用 MTT 法检测苦参素对大肠癌细胞株 SW480 增殖的影响,并使用免疫组化法和实时荧光定量 PCR 方法检测大肠癌 SW480 细胞株增殖诱导配体 APRIL 的表达的影响。APRIL 在正常组织中表达很弱,而在多种肿瘤细胞及组织中高效表达,又以在消化道肿瘤中最为显著,即使在浓度很低的情况下可以促进肿瘤细胞系的快速增长。研究发现:苦参素对大肠癌 SW480 细胞株的增殖有明显抑制作用,并呈剂量和时间依赖,在浓度达 1.0 mg/ml 的苦参素在作用 48 h 后对 SW480 细胞的增殖抑制率达 50% 以上。常规化疗药物氟尿嘧啶在抑制 SW480 细胞增殖或杀灭癌细胞的同时,使得残存癌细胞的增殖能力一定程度上持续升高。而苦参素对于 APRIL 的影响表现为苦参素作用 24 h 后,配体 mRNA 水平升高,之后逐步下降,作用 72 h 后下降至与空白对照无差别。苦参素在对抗肿瘤细胞的同时,对 SW480 细胞的增殖诱导配体 APRIL mRNA 水平不存在持续升高的影响。认为在使用氟尿嘧啶对大肠癌行化疗同时辅以苦参素可能会对治疗有很好的辅助作用。

(史晓辉)

述评 目前,结、直肠癌仍以手术治疗为主,辅以化疗、放疗、免疫治疗及靶向治疗等综合治疗。而化疗中辅以亚叶酸钙等治疗,可以提高化疗的疗效,已得到公认。该文研究在化疗过程中佐以苦参碱对大肠癌进行治疗。从实验来看苦参碱可以抑制增殖诱导配体,从而提高化疗药对癌细胞的杀灭作用。而该文仅仅是实验研究,若能过渡到动物研究证明有效,再逐渐过渡到应用于患者,这又将研究出一个辅助治疗大肠癌的新药。

(孟荣贵)

西妥昔单抗治疗转移性结直肠癌的荟萃分析[肿瘤,2009,29(3):253] 高光辉等在 CENTRAL、PubMed 和中国生物医学文献数据库中检索西妥昔单抗治疗 mCRC 的临床随机对照试验,然后对这些文献进行入选标准和质量的评价,并对符合标准的文献进行荟萃分析,结果共获得8篇文献(4 543例患者)符合入选标准,利用META分析的方法对西妥昔单抗治疗转移性结直肠癌的疗效和不良反应进行了分析。西妥昔单抗组缓解率为32.19%,对照组缓解率为22.81%。一线治疗mCRC的亚组分析结果显示,西妥昔单抗组的缓解率为45.89%,对照组缓解率为37.74%。3~4级皮疹发生率在西妥昔单抗组为14.77%,对照组为0.24%;3~4级腹泻发生率在西妥昔单抗组为21.36%,对照组为13.80%。研究结果表明西妥昔单抗可以明显提高化疗、生物治疗或最佳支持治疗对转移性结直肠癌患者的缓解率,但可增加3~4级皮疹和腹泻的发生率。

(卫旭彪)

述评 在转移性结直肠癌的治疗中,靶向治疗药物的发展越来越引起人们的重视,许多临床研究已证实西妥昔单抗可提高转移性结直肠癌的效疗。本研究根据近几年西妥昔单抗治疗晚期转移性结直肠癌的几个临床随机对照试验的结果,系统评价了西妥昔单抗在治疗晚期转移性结直肠癌中的作用,虽然暂时缺乏综合评价1年生存率及6个月无疾病进展生存率的资料,但根据已有的资料已可以预测西妥昔单抗治疗组的1年生存率及6个月无疾病进展生存率可能优于对照组。该研究结果进一步论证了西妥昔单抗在转移性结直肠癌中的应用价值,具有一定的临床意义。

(傅传刚)

直肠癌超低位前切除术508例临床分析[中华外科杂志,2008,46(22):1712] 刘宝善等研究了直肠癌超低位前切除的方法及术后效果。将508例能实施保存肛门功能治疗的腹膜返折附近及其以下进展期直肠癌患者分为两组,其中365例行超低位前切除的器械吻合术,143例行全直肠切除的结肠-肛管吻合术,分析比较两组的手术效果及预后。结果表明超低位前切除组只在腹腔内操作,但撕裂远侧闭合端3例(0.9%),未完成闭合2例(0.6%),吻合器切下组织未形成2个圆圈18例(5.6%)。全直肠切除组除在腹腔内分离外,还需在肛门外进行吻合。术后排便功能(排便次数、内衣污染、便意急迫)超低位前切除组明显优于全直肠切除组;排便困难(残便感、排便时间延长、常用泻剂)两组差异亦有统计学意义($P<0.05$),超低位前切除组12例(3.5%)和全直肠切除组8例(5.6%)发生吻合口瘘。超低位前切除组77例发生吻合口狭窄(22.5%)低于全直肠切除组40例(27.9%)。超低位前切除组局部复发率为11.8%,全直肠切除组为0.1%。超低位前切除组5年生存率为68.8%,全直肠切除组66.8%。研究结果表明两组距肿瘤下缘的切断距离不同,虽然局部复发率和5年生存率无显著差别,但排便功能与排便困难超低位前切除组则明显优于全直肠切除组。

(卫旭彪)

述评 直肠癌超低位前切除术是针对直肠中、下段癌的保存肛门括约肌功能的手术,但是在保存肛门括约肌的基础上,能否保证治疗的效果一直是关注的焦点。本文通过将超低位前切除术与全直肠切除的结肠-肛管吻合术对比分析的方法,探讨了直肠癌超低位前切除术的方法及注意事项,并且得出两组局部复发率和5年生存率无显著差别,而排便功能与排便困难超低位前切除组则明显优于全直肠切除组。这一结果也论证了如果适应证选择无误,超低位前切除术是超低位直肠癌的理想保肛术式。

(傅传刚)

直肠癌根治术切除标本中淋巴结检出数量分析
[中华普通外科杂志,2009,24(2):92] 王颢等研究了未行术前新辅助治疗且无远处转移的直肠癌根治手术患者的淋巴结检出数量,从而探讨了目前直肠癌淋巴结检出标准的合理性。将2000年1月至2008年6月收治的原发性结直肠癌(Ⅰ~Ⅲ期)患者的临床资料进行回顾性研究,比较直肠癌组和结肠癌组淋巴结检出数量。统计数据采用Mann-Whitney检验和χ^2检验。一共2 282例结直肠癌患者入组,其中直肠癌1 216例,结肠癌1 066例(包括直肠乙状结肠交界癌)。直肠癌组与结肠癌组比较,直肠癌组淋巴结检出数量显著少于结肠癌组(9.4 ± 0.1比10.5 ± 0.1,$P=0.000$);直肠癌组检出淋巴结达12枚少于结肠癌组,差异有统计学意义($P=0.000$)。两组性别比例无统计学差异($P=0.092$),但直肠癌组年龄明显小于结肠癌组($P=0.000$)。两组之间TNM分期无统计学差异($P=0.067$)。依肿瘤距肛缘距离将直肠癌分为低位(距肛缘≤7 cm)直肠癌组;中高位(距肛缘>7 cm,但≤15 cm)直肠癌组,两组分别为834例(68.6%)和382例(31.4%)。结果显示低位直肠癌组淋巴结检出数量明显少于中高位直肠癌组(9.2 ± 0.1比9.9 ± 0.2,$P=0.009$),两组分别与结肠癌组比较,两组淋巴结检出数量均少于结肠癌组,差异有统计学意义[(9.2 ± 0.1)比(10.5 ± 0.1),$P=0.000$;(9.9 ± 0.2)比(10.5 ± 0.1),$P=0.016$]。因此,对未行术前新辅助治疗且无远处转移的直肠癌根治术患者,淋巴结检出数量少于结肠癌根治术患者。认为对直肠癌患者可能应设定不同于结肠癌的淋巴结检出标准。

(卫旭彪)

述评 充足的淋巴结检出数量是对肿瘤进行淋巴结分期的前提条件,同时目前结直肠癌淋巴结检出标准的合理性也存在一些争议,因此该问题值得进一步研究。本研究发现直肠癌组淋巴结检出数量显著少于结肠癌组,低位直肠癌组淋巴结检出数量明显少于中高位直肠癌组,且两组淋巴结检出数量均少于结肠癌组,差异有统计学意义。结果提示:由于对于未行术前新辅助治疗且无远处转移的直肠癌根治手术患者,淋巴结检出低于结肠癌根治手术患者,又以低位直肠癌更为明显,因此对于直肠癌患者可能应设定不同于结肠癌的淋巴结检出标准。该研究结果对于规范结直肠癌淋巴结检出标准,从而进一步精确术后分期、选择正确的辅助治疗方案都具有重要意义。

(傅传刚)

经肛内括约肌切除术联合经腹全系膜切除术对超低位直肠肿瘤保肛的应用探讨[中华外科杂志,2009,47(13):988] 左志贵等探讨了经肛内括约肌切除术(ISR)联合经腹全系膜切除术(TME)对超低位直肠肿瘤患者保肛的临床应用。对34例无肛门外括约肌受侵的超低位直肠肿瘤患者给予经肛ISR联合经腹TME手术的临床资料进行回顾性分析。结果表明34例患者远切缘距肿瘤下缘距离为2.1 cm(1.8~3.0 cm)。病理类型:腺癌23例(其中高分化9例,中分化14例),乳头状癌1例,直肠间质瘤2例,绒毛状腺瘤癌变5例,巨大绒毛状腺瘤3例。病理分期(术后):pTNM Ⅰ期18例,ⅡA期5例,ⅡB期1例,ⅢA期4例,ⅢB期1例;T分级:T1 15例,T2 5例,T3 8例,T4 1例。全组无手术死亡病例,发生吻合口狭窄3例,吻合口裂开2例,直肠阴道瘘2例。术后早期大便次数3~12次/d,肛门控便能力明显下降;术后6~12个月肛门功能逐渐恢复,大便次数1~5次/d,部分患者恢复正常。但是内括约肌全切术患者1年后仍然时有粪污发生。术后随访时间平均26个月,术后5个月吻合口复发1例,术后28个月和10个月肝转移各1例,术后26个月心源性猝死1例。研究结果提示:在严格掌握适应证的前提下经肛ISR符合肿瘤的根治性原则,又能保留肛门功能。

(卫旭彪)

述评 目前,临床上对距肛缘不足5 cm或者距齿状线2 cm内的超低位直肠癌能否施行保肛手术仍存在争议,其焦点是能否保证肿瘤切除的彻底性和切除全部肛门内括约肌或部分内括约肌后能否保留良好的肛门排便功能。本文分析了经肛内括约肌切除术联合经腹全系膜切除术在超低位直肠肿瘤患者保肛中的临床应用情况,结果显示在严格掌握适应证的前提下经肛内括约肌切除术符合肿瘤的根治性原则,又能保留肛门功能。该研究具有一定临床意义,使读者对经肛内括约肌切除术的适应证、手术方法及临床效果都有了进一步的认识,但是由于病例数量较少,其结论还需进一步的临床论证。

(傅传刚)

直肠癌TME中保留盆腔自主神经对男性排尿及性功能影响的初步研究[中国现代普通外科进展,2009,12(5):402] 王昭顺等为探讨保留盆腔自主神经(pelvic autonomic nerve preservation,PANP)的直肠全系膜切除术(total mesorectal excision,TME)对男性排尿及性功能的影响,通过对2005至2006年48例行TME手术(对照组)和2007至2008年进行PANP+TME的53例手术(治疗组)男性直肠癌患者的排尿及性功能情况进行回顾性分析,结果发现术后勃起功能障碍的发生率为治疗组28.30%(15/53),对照组72.92%(35/48),两组差异有统计学意义($P<0.001$);射精功能障碍的发生率为:治疗组24.53%(13/53),对照组62.50%(30/48),两组差异有统计学意义($P=0.001$);排尿障碍的发生率为治疗组18.87%(10/53),对照组47.92%(23/48),两组差异有统计学意义($P<0.001$)。结果发现PANP和TME结合可以明显改善患者的排尿功能和性功能,提高患者术后生活质量。

(鄂继福)

述评 保留盆腔自主神经的直肠全系膜切除术已有10余年,各家报道的病例数也较多,对术后生活质量的提高是得到公认的。问题是如何保留腹下神经及盆丛神经,如肥胖者、盆腔狭小者,既要将肿瘤清扫干净,又要保留好神经是有难度的,故必须提高手术技能及提供良好的手术器械。又如已浸润到腹下神经或盆神经丛,若还加以保留就不合适了。要保留自主神经也应掌握好适应证,不要用电刀烧灼神经,以保证神经的正常功能。该文提供了一些保留自主神经的手术方法,值得借鉴。

(孟荣贵)

结直肠癌64层螺旋CT灌注成像与微血管密度及血管内皮生长因子的相关性[中华胃肠外科杂志,2008,11(6):537] 冯仕庭等为探讨结直肠癌64层螺旋CT(64MDCT)灌注成像与微血管密度(MVD)和血管内皮生长因子(VEGF)之间相关性。通过对33例结直肠癌患者进行64层螺旋CT灌注成像检查,绘制所选层面靶动脉、靶静脉及肿瘤的感兴趣区(ROI)的时间-密度曲线(TDC)。64层螺旋CT灌注的参数包括血流量(BF)、血容量(BV)、平均通过时间(MTT)和表面通透性(PS)。测定癌组织的MVD和VEGF的表达,对不同类型TDC间的MVD和VEGF进行比较;并对CT灌注参数与癌组织的MVD和VEGF表达进行相关性分析。发现结直肠癌组织MVD值为

22.61±9.01，VEGF 阳性表达率为 86.2%（19/25），结直肠癌的 TDC 分为 5 种类型。不同 TDC 类型的 MVD 和 VEGF 差异无统计学意义（F 值分别为 2.59 和 1.11，$P>0.05$）。CT 灌注诸参数与 MVD 与 VEGF 均无相关（$P>0.05$）。结果发现多层螺旋 CT 灌注成像与 MVD 和 VEGF 均能反映结直肠癌的血管生成状况，但它们之间无相关性。

（鄢继福）

述评 MDCT 作为一种无创、快捷、在活体上可重复实施、能显示肿瘤全貌的影像技术，不仅可反映肿瘤的血液供应特征，通过灌注技术还能在一定程上反映血管形成和相关因子表达的情况，这对评价肿瘤的血管生成、抑制血管生成药物的疗效和预测预后都有十分重要的意义。MVD 和 VEGF 可静态反映肿瘤的微血管状况，但是其具有有创性、不可重复性，且其计数结果受所使用的标记物、视野大小的影响。CT 在活体状态下动态反映肿瘤的微循环功能，具有无创性，可重复使用。CT 灌注成像可能更好地反映肿瘤的微循环功能。

（张　卫）

左半大肠癌并急性肠梗阻的外科治疗及预后分析[中南大学学报，2009，34（4）：335] 陈晋湘为探讨左半大肠癌并发急性肠梗阻的外科治疗方法及其效果，回顾性分析了 2000 年 10 月至 2008 年 2 月 109 例左半结肠癌并发急性肠梗阻行急症手术治疗患者的临床资料。结果发现 109 例患者均行手术治疗，其中一期根治切除吻合 66 例，其他如 Hartmann 手术 17 例、Miles 手术 10 例等，术式共 43 例。术后并发症发生率为 26.6%（29/109），病死率为 0.9%（1/109）；1、3、5 年累积生存率分别为 94.4%、73.3%、43.2%，根治性手术术后 1、3、5 年累积生存率分别为 100%、93.6%、66.7%。单因素分析显示，根治性手术、肿瘤 Dukes 分期、肿瘤病理类型和化疗是影响左半大肠癌并梗阻术后生存率的重要因素。多因素分析显示，根治性手术是影响术后生存率的独立因素。作者认为，一期根治手术治疗左半大肠癌并肠梗阻可行，而合理地选择手术方式、正确的术中操作和围术期处理对提高疗效、改善患者生活质量有所裨益。

（鄢继福）

述评 左半结肠癌并发肠梗阻较常见，并多系闭襻性梗阻，容易发生肠穿孔等并发症，故应及早手术。作者回顾性分析了 109 例左半结肠癌并发梗阻患者的各种术式，其中一期切除吻合 66 例，并发症少，远期效果较好，认为是可行的术式。但一期切除吻合有一定并发症，根据病人年龄、患者全身情况、有无水电解质紊乱，以及术者经验等情况结合起来考虑是可行的，但最好做术中肠道准备。否则应借鉴作者的经验行 Hartmann 或肠造口术。术前可经结肠镜置入肠内支撑架解除梗阻，经很好的术前治疗后再手术，也是近年来常用的方法。

（孟荣贵）

结直肠间质瘤的临床特点与预后的关系[广东医学，2009，30（4）：535] 彭志恒等对 37 例大肠间质瘤患者的临床资料和病理特点进行复核并进行随访，分析其临床特点与预后之间的相关性。37 例患者中，男 22 例，女 15 例；行扩大切除者 22 例，局部切除者 11 例，穿刺活检者 4 例；年龄 18～78 岁（53.2 岁）；肿瘤位于横结肠 4 例，右半结肠 6 例，左半结肠 4 例，直肠 23 例；高度恶性 19 例，中度恶性 9 例，低度恶性 9 例。2 例术前行新辅助化疗，13 例术后行伊马替尼辅助化疗。3 例失访，随访率为 91.9%。随访 2 年以上者 30 例（83.2%），5 年以上者 15 例（44.1%）。中位生存时间为 66.7 个月，术后 2 年生存率为 83.3%，5 年生存率为 44.1%。单因素分析示原发灶肿瘤完全切除术后患者的生存率与肿瘤大小、恶性程度、手术方式、术后伊马替尼辅助治疗和术后复发转移有关；多因素回归分析示术后生存率仅与肿瘤大小、肿瘤性质和复发转移相关。

（高显华）

述评 结直肠间质瘤发病率低，诊治难度大。肿瘤的大小和恶性程度是影响肿瘤复发、转移和预后的主要因素。结直肠间质瘤仍以外科手术治疗为主，对于直径大于 3 cm 和恶性程度高者，主张行扩大根治术。术后应用伊马替尼可能可以降低复发率，但具体用药的范围及时间尚无结论。

（张　卫）

直肠癌直肠系膜浸润程度的术前螺旋 CT 与术后病理对照研究[中华外科杂志，2009，47（8）：599] 禚洪庆等采用螺旋 CT 对直肠癌直肠系膜浸润程度和环周切缘状态进行预测，并与术后病理检查结果进行比较。2007 年 3 月至 12 月，共对 57 例直肠癌患者行 64 层螺旋 CT 增强扫描，其中男 35 例，女 22 例，中位年龄 61 岁（21～82 岁）。肿瘤距齿状线 0～11 cm（中位数 6.2 cm）。所有患者术前均未行放化疗，均行全直肠系膜切除术。术后利用大组织切片技术观察直肠系膜浸润程度和环周切缘状态。研究结果显示：肿瘤按直肠系膜浸润深度分级为Ⅰ度、Ⅱ度、Ⅲ度；螺旋 CT 预测系膜浸润程度总准确率为 93.0%，其中Ⅰ度、Ⅱ度、Ⅲ度预测准确率分别为 94.7%、94.7%、96.5%，与术后病理结果之间有较好的一致性（$K=0.89$，$P<0.01$）。螺旋 CT 预测直肠癌环周切缘状态准确率 93.0%（53/57），敏感度 80.0%（12/15），特异度 97.6%（41/42），阳性预测值 92.3%（12/13），阴性预测值 93.2%（41/44），与术后病理结果之间有较好的一致性（$K=0.76$，

$P<0.05$)。提示64层螺旋CT增强扫描可准确预测直肠癌直肠系膜浸润程度和环周切缘状态。

(高显华)

述评 直肠癌的术前分期,尤其是直肠系膜浸润程度和环周切缘状态,对决定患者的预后和诊疗计划的制定非常重要。本研究的结果显示64层螺旋CT增强扫描也可以准确预测直肠癌直肠系膜浸润程度和环周切缘状态,可作为直肠癌术前分期的一个重要手段。但是,国内外的大量研究结果显示在判断直肠癌的浸润深度及周围边界方面,直肠腔内超声及MRI的准确性要高于CT。

(张 卫)

80岁以上结直肠癌65例的外科治疗[中华普通外科杂志,2009,24(2):106] 彭亦凡等通过回顾性分析65例80岁以上结直肠癌患者的临床资料,评估其外科治疗的影响因素及治疗策略。结果65例患者中行腹会阴联合切除术7例,低位前切除术23例,Hartmann术4例,乙状结肠癌根治术13例,右半结肠切除术12例,左半结肠切除术3例,单纯结肠造瘘术3例。患者住院时间12~95 d,平均32.2 d。出血10~3 500 ml,平均320 ml。手术时间60~300 min,平均144 min。术后进入ICU 41例(63.1%)。ICU时间1~14 d,平均3 d;53.8%(35/65)发生并发症,其中肺部感染19例,心功能不全6例,伤口感染或裂开11例,术后肠梗阻3例,脑血管疾病2例,吻合口瘘2例。因外科情况行再次手术者10例(15.4%)。术后3 d死亡1例。采用单因素分析和Cox回归分析,发现患者术后并发症发生率53.8%,吻合口漏发生率4%,手术死亡率1.5%;术后1年、3年、5年的生存率分别为79%、28%、16%;肿瘤TNM分期和术前血色素降低及白细胞升高是影响患者预后的独立因素,而年龄、性别、肿瘤分化、术前CEA水平、血清蛋白水平、肿瘤大小不是影响患者预后的独立因素。认为虽然80岁以上结直肠癌患者的手术风险较高,但经过完善的围术期处理,可以获得较理想的治疗效果。

(梅祖兵)

述评 80岁以上老年人,各器官功能老化、全身免疫力低下,代偿机制差,术后易发生并发症。但年龄不是手术的禁忌证,而且随着老龄社会的到来,外科医生面对的老年人会越来越多,如何全面、有效地评估这部分患者围术期外科治疗的风险,降低手术并发症尤为重要。本文作者认为肿瘤TNM分期和术前血色素降低及白细胞升高是影响患者预后的独立因素,对我们有针对性地做好围手术期的处理有所帮助。

(张 卫)

300例结直肠癌肝转移患者的临床预后分析[中华肿瘤杂志,2009,31(3):220] 方桦等回顾性分析了300例结直肠癌首发肝转移患者的临床资料,对其临床特征及预后因素分别进行评估,结果发现300例患者中,原发病灶位于结肠者152例,位于直肠者148例。原发肿瘤为管状腺癌272例,黏液腺癌18例,类癌5例,印戒细胞癌4例,鳞癌1例。原发肿瘤为高分化19例,中分化217例,低分化27例。无区域淋巴结转移104例,有区域淋巴结转移162例。原发肿瘤分期为Ⅰ、Ⅱ期62例,Ⅲ、Ⅳ期为237例。同时性肝转移206例,异时性肝转移94例。肝转移灶为单发48例,多发252例。肝转移灶最大直径≤5 cm 249例,>5 cm 51例。中位生存期为19.0个月,肝转移后1、2和5年生存率分别为79.0%、29.0%和3.0%。单因素分析结果显示,患者KPS评分、组织学分级、原发瘤T分期、有无区域淋巴结转移、原发肿瘤分期有无脉管瘤栓、肝转移灶部位、肝转移灶最大直径、肝转移灶数目、同时合并其他转移均与预后有关。多因素分析结果显示,KPS评分、脉管瘤栓、肝转移灶数目、肝转移灶最大直径是结直肠癌肝转移患者预后的独立影响因素。认为KPS评分越高、无脉管瘤栓、肝转移灶数目越少、转移灶最大直径越小的患者预后越好。

(梅祖兵)

述评 肝脏是结直肠癌最常见的转移靶器官。研究表明,结直肠癌肝转移如不进行治疗,生存期仅为6~18个月。尽管外科手术是治疗结直肠癌肝转移的唯一有效手段,但患者预后受多种因素的影响,研究表明,KPS评分、脉管瘤栓、肝转移灶数目、肝转移灶最大直径直接关系结直肠癌肝转移患者的预后,如何根据其临床资料选择个体化的治疗方案,提高患者的远期生存率及生活质量,仍然是值得外科医生研究的课题。

(傅传刚)

直肠癌术后直肠阴道瘘的治疗策略[重庆医学,2009,38(5):532] 张连阳等回顾性分析了1995年1月至2008年1月收治的9例直肠癌根治术后直肠癌术后发生直肠阴道瘘(RVF)的肿瘤临床情况和手术方式、RVF的临床表现和诊治经过,探讨直肠癌术后发RVF的治疗策略;9例患者年龄38~64岁,平均57.4岁;直肠癌均位于腹膜返折以下,下缘距肛缘3~8 cm,位于前壁4例,侧壁1例,占肠壁1周形成梗阻4例;肿瘤与阴道后壁或宫颈浸润3例;经腹前切除、乙状结肠直肠单吻合器吻合5例(4例因梗阻同时行结肠术中顺行灌洗,3例合并子宫或阴道部分切除),双吻合器吻合2例,经腹肛管切除乙状结肠肛管手法吻合1例,经腹腔镜肛管切除乙状结肠肛管手法吻合1例。切缘均无癌组织。8例在术后4~13 d内出现阴道排便、排气，5例有不同程度腹痛、腹部压痛和反跳痛，1例在术后1个月出现阴道排便、排气。所有病例均行近侧肠道造口术，其中5例在局麻下行回肠造口。结果发现术后未出现腹腔脓肿等并发症，经直肠指诊、阴道镜及钡灌肠等检查直肠阴道瘘愈合后，于造口术后3~6个月行造口还纳术，术后患者恢复良好。随访3~8年（平均5.8年），均未见直肠阴道瘘复发。认为直肠癌根治术后发生直肠阴道瘘应首选近侧肠道去功能性造口，局麻下回肠造口值得推荐。

（梅祖兵）

述评 据报道，直肠癌低位前切除术后直肠阴道瘘（RVF）的发生率为0.9%~2.9%，RVF的发生与诸多因素有关，如手术中损伤阴道壁而没有进行修补，使用吻合器时将阴道壁打入肠道吻合口，局部引流不畅，病人全身情况差，糖尿病等。对于直肠癌术后发生的直肠阴道瘘，外科医生应根据RVF的病因、类型、术后瘘发生的时间、大小采用近端肠造口术，或禁食、深静脉营养等，使瘘自行愈合。一般在3个月内不采取瘘修补术。

（孟荣贵）

骶前肿瘤手术27例临床分析[中国现代手术学杂志，2009，13(3)：180] 崔龙等通过回顾27例骶前肿瘤患者的临床资料探讨骶前肿瘤的诊断及手术治疗，27例患者中，男10例，女17例，年龄33.6(14~63)岁。肿瘤直径平均6.3(2.4~10.3)cm。病理类型：皮样囊肿7例，表皮样囊肿6例，畸胎瘤4例(1例恶变)，平滑肌瘤3例，神经纤维瘤2例，脂肪瘤1例，感染形成脓肿3例，皮脂腺囊肿1例；其中，21例初发，6例为复发，其中有2次手术史者3例，均经2次骶路手术后再复发，另外3例复发肿瘤中，1例为畸胎瘤，1例为皮样囊肿，均经过1次经腹手术后复发，1例神经纤维瘤经过1次经骶手术后复发。均行指检、CT和(或)MRI诊断。经腹手术2例，经骶手术20例，经腹经骶联合手术5例。切口一期愈合21例。所有患者均获随访，时间7~14个月。3例经骶手术复发，其中2例为皮样囊肿切除后引流不畅形成积液，再行手术切除引流治愈；1例畸胎瘤术后复发，再行经骶切除后成功。认为骶前肿瘤诊断并不困难，CT等检查可指导手术方式。大多数肿瘤都可以采用经骶入路切除，手术后引流通畅是保障愈合的关键。

（梅祖兵）

述评 骶前肿瘤是指位于骶前间隙的肿瘤。由于其解剖部位的特殊性，早期较难诊断，一旦有症状，肿瘤通常已经压迫盆腔脏器及周围神经，给手术带来困难。术前充分准备，特别是影像学检查可为术前评估手术难度及给采用何种手术方式提供依据。常用的手术入路有经腹，经骶，经腹、骶联合入路；以及经腹、会阴联合入路，无论选择何种途径，均以完整切除肿瘤为目的。

（张 卫）

回肠或结肠"J"型Pouch肛管吻合术吻合口近期并发症的防治[腹部外科，2009，22(3)：171] 王觅等为研究回肠或结肠"J"型Pouch肛管吻合术后吻合口近期并发症的防治措施，回顾性分析2003年9月至2008年9月27例家族性腺瘤性息肉病行回肠"J"型Pouch肛管吻合术、78例低位直肠癌行结肠"J"型Pouch肛管吻合术的临床资料。结果27例回肠"J"型Pouch肛管吻合术后发生吻合口出血1例、吻合口漏2例。78例结肠"J"型Pouch肛管吻合术后发生吻合口出血5例、吻合口漏4例。其中，15例家族性腺瘤性息肉病行预防性回肠造口、41例直肠癌行横结肠预防性造口者无1例发生吻合口漏。3例吻合口出血采取肠镜下电凝止血，1例吻合口出血再次行手术缝扎止血，另2例通过吻合口局部应用止血药等综合方法止血成功。1例吻合口漏经保守治疗痊愈，另5例行近端肠造口转流。认为充分的术前准备、规范的手术操作，术后吻合口近期并发症的及时、合理的处理可有效地减少回肠或结肠"J"型Pouch肛管吻合术后吻合口并发症的发生率。

（于志奇）

述评 全大肠切除回肠贮袋肛管吻合术是治疗溃结及全大肠腺瘤性息肉病，保留肛门功能的一种较好的手术方法。术后大便多能自控，每天大便多在2~6次，患者容易接受，是较为理想的手术方式。但手术复杂，因此并发症发生率相对较高。国外文献报道，吻合口出血发生率为2%~4%，其出血多发生在痔静脉丛部位，因此吻合完成后仔细检查上下两个切割圈是否完整，若发现组织不完整，务需加缝几针。并常规检查吻合口有无出血，若有出血，应缝扎止血。

（孟荣贵）

老年粪石性肠梗阻手术27例临床分析[腹部外科，2009，22(3)：176] 肖定等为研究老年粪石性肠梗阻的诊断和治疗方法。回顾性分析该院1999年1月至2008年7月收治的老年粪石性肠梗阻27例的临床资料。其中男性16例，女性11例；年龄61~82岁，平均68岁。首诊主要表现为肛门停止排气、排便，腹痛、腹胀进行性加剧；肠梗阻指数积分10~31分，平均(19.0±7.3)分。直肠指检触及硬结粪块7例，8例腹腔穿刺抽出血性或粪性液体，9例并发中毒性休克，全组均有不同程度水、电解质及酸碱失衡。均行腹部平片，出现液平面23例，其中8例出现膈下积气。CT提示肠穿孔8例，结肠癌7例。B型超声查出粪石11例，直径为2.5~4.0cm，平均(3.4±0.6)cm。术中发现梗阻部位位于回肠者仅4例,余皆为结肠梗阻。术中对8例合并结肠穿孔者,行病变肠段切除一期吻合2例,穿孔肠段提出造口3例,病变肠段切除、远端封闭、近端结肠造口3例。19例未穿孔者,挤压碎石7例,在取出硬结粪块后视肠壁血运情况,修补4例,结肠双腔造口7例,坏死肠段切除8例。术前CT提示结肠癌7例,术中均得到证实,同步行根治术1例。结果27例均经前期非手术治疗后行手术治疗,治愈25例,死亡2例。认为老年粪石性肠梗阻术前难以明确诊断,非手术治疗难以奏效,手术治疗效果佳,关键在于手术时机的掌握。

（于志奇）

述评 老年粪石性肠梗阻病因多为便秘,部位绝大多数为回肠和结肠。与其他机械性肠梗阻相比,本病起病隐匿。文献报道,粪石性肠梗阻发生率在急性肠梗阻中不足0.48%；临床表现不典型；病程相对较长。故病因诊断往往很难,且病情恶化常具有突然性,病死率高。对于不明原因的老年性肠梗阻需考虑粪性肠梗阻的可能性,诊断过程中应结合病史、体征及辅助检查结果综合考虑。如有手术适应证应立即手术,以避免误诊、误治,错过最佳手术时机。粪石性肠梗阻应及早手术,解除病因,否则病程进展至肠缺血不可逆时,将丧失手术最佳时机。

（张 卫）

结直肠损伤104例手术治疗分析［结直肠肛门外科,2009,15(3):155］ 姚志勋等通过对104例结直肠损伤患者的临床资料进行回顾性分析,探讨结直肠损伤的手术治疗方法。收集了104例结直肠患者的临床资料,其中结直肠损伤分级（根据美国OIS委员会分级）Ⅰ级7例、Ⅱ级38例、Ⅲ级49例、Ⅳ级9例、Ⅴ级1例；腹腔感染程度按SAKAKI分度：轻度21例、中度71例、重度12例。均经手术治疗,一期单纯修补或切除吻91例(80%)；二期造口或肠外置术13例(20%),死亡2例,均为多脏器功能衰竭及脑挫伤。认为结直肠损伤一期手术是首选的,二期手术适用于结肠重度损伤、腹腔重度污染、全身病情严重及腹膜返折以下直肠损伤者。

（张 畅）

述评 结直肠损伤的治疗应根据损伤的部位、时间及腹腔污染的程度,患者的情况决定治疗的方式。而在诊断的时候早期可能存在隐匿性,须通过仔细的检查来加以鉴别,一旦确诊,尽早手术。术中须仔细探查,防止遗漏隐匿病变。

（张 卫）

直肠癌前切除术后吻合口漏的影响因素分析［中华外科杂志,2009,47(4):8］ 丛志杰等对738例直肠癌进行回顾性分析,讨论直肠癌全直肠系膜切除术后吻合口漏的相关影响因素。回顾性研究了从2005年1月至2007年12月施行直肠癌前切除术的738例连续患者的临床资料,单因素分析显示低位直肠癌（肿瘤距肛缘≤7 cm）、非结直肠专科术者和放置肛管与吻合口漏发生率相关。结直肠专科术者手术吻合口漏发生率显著低于非专科术者(72.1%比52.8%,$P=0.003$)。放置肛管组的吻合口漏发生率反而明显高于未放置组(14.5%比3.6%,$P<0.01$)。多因素分析显示除低位直肠癌、非结直肠专科术者和放置肛管外,糖尿病($P=0.027$)、远端切缘肿瘤距离<1 cm($P=0.009$)和预防性造口($P=0.031$)也与吻合口漏的发生相关。在522例低位直肠癌中进一步分析发现,预防性造口组的吻合口漏发生率明显低于未造口组(2.9%比8.5%,$P=0.007$)；而由于保护作用较差及选择偏移存在,肛管放置组的吻合口漏发生率仍明显高于未放置组(15.1%比4.9%,$P=0.008$)。认为低位直肠癌、非结直肠专科术者以及糖尿病是直肠癌术后吻合口漏的危险因素,而预防性造口能有效预防低位直肠癌术后吻合口漏的发生。

（张 畅）

述评 吻合口漏是直肠癌术后常见的并发症,尤其是开展了TME后,吻合口漏的发生率有了显著的提高。而低位直肠癌、非结直肠专科术者以及糖尿病是直肠癌术后吻合口漏的危险因素,预防性造口能有效预防低位直肠癌术后吻合口漏的发生。文章中表明放置肛管后吻合口漏的发生率反而升高,与一般认为的有所不同,分析原因可能与放置肛管的患者本身位置较低、发生漏的可能性较大有关,因此对于有吻合口漏高危因素的患者建议行预防性造口。

（张 卫）

从微血管密度改变分析术前放化疗对中低位直肠癌的临床疗效［结直肠肛门外科,2009,15(2):75］ 王永兵等人结合微血管密度(MVD)改变以评价术前放化疗对中低位直肠癌的临床疗效。选用80例腔内超声为T3、T4期中低位直肠癌患者,随机分为两组：对照组40例直接手术治疗；研究组40例先予放疗35-48 Gy+同步FOLFOX-4方案化疗2次,放疗结束后4～6周行手术治疗,术后两组均予FOLFOX-4方案化疗,比较两组病理改变及血管生长因子(VEGF)及MVD表达,手术并发症和疗效随访。发现与对照组相比,研究组放疗后肿瘤缩小,分期降低,手术切除率(96%比82.5%)和保肛率(85%比60%)明显提高,手术并发症相仿,VEGF及MVD表达明显下调,术前放、化疗是一种较好的综合治疗手段。

（张 畅）

述评 直肠癌目前治疗仍以手术治疗为主。由于肿瘤细胞的快速增殖能力依赖于微血管网络不断的扩张,而放射线可以直接作用于肿瘤细胞及周围新生血管内皮细胞的 DNA 分子链,以诱导肿瘤细胞和新生血管内皮细胞凋亡。所以说,术前放疗还是具有其特殊的优越性。但术前放疗临床完全缓解的患者是否还要手术以及化疗延长手术时间是否会增加肿瘤远处转移的机会还是有待进一步的研究。

(张 卫)

表没食子儿茶素没食子酸酯对结肠癌前期病变的预防作用[中华消化杂志,2008,28(9):590] 袁俊华等人探讨了表没食子儿茶素没食子酸酯(EGCG)对 2-氨基-3 甲基咪唑[4,5-f]喹啉(IQ)诱导的裸鼠结肠癌前期病变畸变隐窝病灶(ACF)形成的预防作用及其机制。用 60 只雄性 BALB/cA 裸鼠分为正常对照组、模型组和低、中、高剂量预防组,分别予玉米油、IQ、5 mg/(kg·d)EGCG+IQ、10 mg/(kg·d)EGCG+IQ、20 mg/(kg·d)EGCG+IQ 处理。检测实验动物体重。6 周后处死裸鼠。取结肠组织行 H-E 观察病理改变。亚甲蓝染色计数变性隐窝(AC)和 ACF。免疫组化染色检测核因子 E2p45 相关因子 2(Nrf2)蛋白表达水平。逆转录聚合酶链反应(rt-PCR)检测大肠组织 Nrf2、尿苷二磷酸葡萄糖醛酸转移酶(UGT)1A10 的 mRNA 表达水平。模型组裸鼠体重较高剂量预防组明显下降[(21.70+0.13)g 比 (24.37+0.07)g,$P<0.05$;63.90±18.56 比 168.80±35.34,$P<0.01$]。高剂量与预防组与模型组比较,结肠上皮细胞不典型增生程度下降;总 ACF 数和总变性隐窝(AC)数明显下降(18.00+7.51 比 64.20+45.18,$P<0.01$),Nrf2 及其下游代谢酶 UGT1A10 的 mRNA 水平明显升高(P 均<0.01)。说明了 EGCG 通过降低结肠黏膜 ACF 数目,对 IQ 诱导的结肠癌起到预防作用,此作用可能由激活 Nrf2/UGT1A10 信号途径实现。

(张 畅)

述评 对于结肠癌前期病变,预防其进一步发展是至关重要的。作者通过研究 EGCG 激活转录因子 Nrf2 活性,使其由结肠黏膜上皮细胞的胞质转入胞核,从而诱导集体 UGT1A10 表达,使杂环胺类物质 IQ 与葡萄糖醛酸结合,进而排出体外,减少 ACF 的形成,由此发挥解毒作用。而且不同剂量的 EGCG 对致癌物 IQ 诱导的结肠癌癌前病变具有不同的预防作用。该项研究对于进一步认识肿瘤的发生及预防提供了一定的理论依据,但在发生机制方面尚需进一步探讨。

(张 卫)

经肛门内镜微创手术在治疗局限性直肠肿瘤中的应用[中华外科杂志,2009,47(13):981] 邱辉忠等总结并分析了北京协和医院基本外科 2006 年 4 月至 2008 年 12 月收治的 75 例经肛门内镜显微手术(transanal endoscopic microsurdery, TEM)的直肠肿瘤患者的临床及病理资料,其中病灶平均直径为(1.6±0.8)cm(0.5~5.0 cm);病灶距肛缘平均(7.6±2.8)cm(5~20 cm)。手术方式:肠壁全层切除 64 例,下及肌层部分切除 11 例;术中平均失血(9.8±7.7)ml(3~50 ml);切除范围:良性病灶切缘距肿瘤边缘 0.5 cm 以上,恶性病灶切缘距肿瘤边缘须 1.0 cm 以上。术后病理:腺瘤 28 例,腺瘤癌变和直肠癌 25 例,类癌 7 例,炎性息肉等 15 例。所有标本切缘均为阴性。术后 4 例(5.3%)发生并发症,其中肛门出血 2 例,肺部和泌尿系感染 2 例。平均住院天数为 2~7 d。术后随访时间为 3~26 个月,平均 8.4 个月。认为经肛门内镜微创手术治疗直肠肿瘤具有手术损伤小、出血少、疗效好、恢复快等优点,是目前直肠早期肿瘤的最佳手术方式。

(柴 瑞)

述评 微创是外科发展的方向与趋势,肛肠外科也不例外。经肛门内镜显微手术是近年来肛肠外科治疗早期直肠肿瘤的新途径,它的特点是术者操作方便,手术创伤小,术后恢复快。经肛门内镜微创手术的主要适应证包括直肠良性肿瘤、早期直肠癌以及晚期直肠癌的姑息性切除。但需强调的是,经肛门直肠腔内 B 超往往是经肛门内镜微创手术术前判断肿瘤浸润肠壁深度和淋巴结转移与否必不可少的检查,而且对于早期直肠癌的局部切除必须慎重选择。

(张 卫)

结肠黑变病临床特点及其与大肠息肉大肠癌关系的回顾性分析[中国肿瘤临床,2009,36(4):215] 南琼等从昆明医学院附属第一医院 2001 至 2007 年 7 年中 13 896 例行结肠镜检查者中筛查出了 156 例结肠黑变病患者(男 64 例,年龄 30~89 岁,平均 65.53±13.08 岁;女 92 例,年龄 24~78 岁,平均 53.73±13.50 岁),并对其肠镜和临床资料进行回顾性卡方及 Logistic 回归分析。结果显示 156 例结肠黑变病患者当中有 43 例伴发息肉,后者当中伴发大肠癌仅有 3 例,息肉与癌并无相关关系。Logistic 回归分析显示结肠黑变病患者年龄越大,其伴发息肉的可能性就越大,但与同期接受肠镜检查非结肠黑变病患者发现息肉无显著差异;结肠黑变病伴发大肠癌与同期接受肠镜检查发现结肠黑变病患者大肠癌检出率也无显著差异。认为结肠黑变病与便秘、长期服用泻药有关,肠镜下主要表现为肠黏膜棕褐色或黑色色素沉着样改变。患者肠镜检出率为 1.12%,女性检出率高于男性,且发病年龄较早;结肠黑变病发病及伴发息肉均与年龄有关,年龄越大其检出率越高,且伴发息肉可能性越大。

(柴 瑞)

述评 结肠黑变病是结肠固有膜内巨噬细胞吞噬含有脂褐素、细胞碎片等物质沉着于黏膜固有层,而并非黑色素沉着,也并非炎症性的代谢性良性可逆病变,临床上大多与便秘患者服用含蒽醌类泻药有关,但约20%患者没有服用泻剂也发生了结直肠黑变病,故该病的发病机制仍不清楚,其与肿瘤和息肉发生的关系,各家报道不一,仍在进一步研究中。

(孟荣贵)

3种术式治疗直肠前突的疗效对比观察[结直肠肛门外科,2008,14(5):330] 宫红彦等比较了山东省烟台市烟台山医院普外科2004至2007年收治的78例采用Sehapayah术式(31例)、PPH术式(38例)、STARR术式(9例)治疗的直肠前突患者,并用卡方和t检验方法分析了上述3种手术方式在手术时间、术中出血量、住院时间、手术有效例数、恢复工作时间、住院费用和术后并发症方面的差别,结果显示:Sehapayah术式、PPH术式及STARR术3种手术方式在治疗直肠前突当中的有效率相近,其中Sehapayah术手术操作复杂,术中出血较多,手术时间最长,术后肛门直肠疼痛发生率较高,但治疗费用较低;STARR术操作简单,但费用最高;PPH术手术简单,住院时间短,术后并发症少,恢复最快。认为PPH术式治疗直肠前突是一种有效方法,其具有手术简单、疗效确切、住院时间短、术后恢复快和术后疼痛轻的特点。而STARR术式治疗直肠前突近期疗效确切,但开展时间短,手术例数少,其远期疗效有待于进一步积累资料。

(柴 瑞)

述评 直肠前突所致出口梗阻性便秘的原因之一,一般前突>3.0 cm者手术效果较好。其手术目的是消除突出的囊带,消灭解剖薄弱或缺损区域。直肠前突手术有经肛门、经会阴和经阴道等多种方式,其中Sehapayah、PPH和STARR是直肠前突常用的3种经肛手术方式,前者手术方式相对复杂,后两者手术方式虽然简单,但因其缺少对女性直肠阴道隔薄弱区域的修补,故其疗效还需临床长时间的随访和进一步研究。此外必须注意,出口处梗阻便秘往往是多因素引起,因此在选择手术时需全面考虑。

(孟荣贵)

肛管直肠压力测定诊断盆底失弛缓综合征的应用研究[中国实用外科杂志,2008,28(10):888] 华扬等对天津市人民医院2006年1月至2007年8月当中收治的57例盆底失弛缓综合征(unrelaxed pelvic floor syndrome, UPFS)患者用肛管直肠压力测定仪进行了肛管直肠压力测定,并与30例正常志愿者进行对照,数据用t检验统计方法分析。结果显示:盆底失弛缓综合征患者肛管静息压及直肠静息压与正常人无明显差异($P>0.05$),盆底失弛缓综合征患者初始感觉容积、初始便意感容积以及最大耐受容积均高于正常人($P<0.01$);而最为主要的是盆底失弛缓综合征患者肛管最大收缩压[(102.56 ± 30.86 mm Hg)]要明显高于正常对照组的[(84.37 ± 8.95)mm Hg]($P<0.01$),并且在力排时直肠肛管的压力差为负值[(-32.07 ± 20.84)mm Hg],明显低于正常人[(25.03 ± 11.00)mm Hg]($P<0.01$)。认为盆底失弛缓综合征患者存在明显的直肠感觉功能下降和盆底肌肉协调障碍;肛管直肠压力测定是一种无创的、灵敏度和特异性均好的检查方法;中度盆底失弛缓综合征患者适合保守治疗,重度患者应手术治疗。

(柴 瑞)

述评 盆底失弛缓综合征是最为常见的一种出口梗阻型便秘。肛管直肠测压研究可以帮助了解直肠、盆底功能和直肠感觉阈值,为诊断盆底失弛缓综合征提供了很多重要的信息。UPFS患者存在明显的直肠感觉功能下降和盆底肌肉协调运动障碍,具体表现为患者静息时盆底肌呈持续收缩状态,排便时盆底肌不仅不放松,反而收缩,因而导致排便困难。肛管直肠测压结合排粪造影检查、盆底肌电图以及肠道传输试验已成为诊断出口梗阻性便秘的常规检查方法。

(傅传刚)

Miles术直肠标本淋巴结分布及转移研究[中华普通外科杂志,2009,24(5):402] 郭学峰等联合运用大组织切片和组织芯片技术研究了23例低位直肠癌Miles手术切除标本的淋巴结分布及转移情况。23例标本直肠系膜共检获淋巴结415枚,平均每例(17 ± 4.5)枚,其中转移淋巴结169枚,包括微微转移59枚;12例标本有淋巴结转移,4例为微转移。在水平面上将直肠系膜分为内、中、外带,转移淋巴结构成比分别为39.7%、31.3%、29.0%。肠纵轴方向,肿瘤远端、肿瘤旁、肿瘤近端直肠系膜内转移淋巴结的检出例数分别为2、10、11例,远端系膜内淋巴结微转移1例。以玻片的两条对角线为准将切片分为前后左右4区,转移淋巴结构成比分别为17.2%、29.0%、25.4%、28.4%。坐骨直肠窝检出转移淋巴结占该区总淋巴结的22%(8/36),其中癌转移淋巴结5枚,微转移3枚;2例标本为坐骨直肠窝淋巴结癌转移,1例为淋巴结微转移。坐骨直肠窝和肿瘤远侧系膜淋巴结转移病例均占总病例13%(3/23)。认为远侧直肠系膜和坐骨直肠窝内淋巴结转移率不高,Miles手术作为低位直肠癌标准术式的价值应重新评估。

(颜惠华)

述评 自 1908 年 Miles 手术用于临床以来,这一术式一度被视为中低位直肠癌手术的"金标准",但随着人们对直肠癌的生物学特性及病理、解剖学上的深入研究,尤其是对其淋巴引流规律的认识,结合 TME、新辅助治疗的实施、吻合器和腹腔镜的应用,以及人们对于微创和更高生活质量的要求,中低位直肠癌保肛手术的合理性和可行性已得到公认,关键在于如何掌握保肛适应证。本文从直肠癌淋巴结分布及转移情况分析显示,肿瘤远侧直肠系膜和坐骨直肠窝内淋巴结转移病例并不少见,因此认为在选择手术方式时应重点考虑肿瘤位置、分化程度及浸润深度,合理选择保肛手术。

(孟荣贵)

盆腔侧方淋巴结转移对低位直肠癌预后的影响 [中华外科杂志,2009,47(13):984] 潘义生等对施行根治性切除联合盆腔侧方淋巴结清扫的 176 例低位直肠癌患者进行回顾性分析,探讨盆腔侧方淋巴结转移对其预后的影响。176 例患者中,行腹会阴切除术 85 例,低位前切除术 71 例,后盆腔脏器切除术、全盆腔脏器切除术各 10 例。全组盆腔侧方淋巴结转移 33 例,其中髂内及直肠中动脉根部淋巴结转移占 51.5%,闭孔淋巴结转移占 39.4%。单因素卡方检验以及 Logistic 多因素回归分析显示:年龄≤40 岁、浸润型癌、$T_{3～4}$期、上方淋巴结转移患者的侧方淋巴结转移率较高。全组中位随访时间 84 个月,对影响预后的相关因素行 Cox 比例风险模型分析、Kaplan-Meier 生存曲线及 Log rank 检验,结果证明:癌灶大小、浸润深度、上方淋巴结转移、侧方淋巴结转移是影响预后的主要因素。侧方淋巴结阴性者 5 年生存率为 73.6%,而阳性者为 21.4%,差异有统计学意义。Ⅲ期患者中,无侧方转移的患者 5 年生存率为 54.2%,而合并侧方转移的患者 5 年生存率仅为 15.4%,差异有统计学意义。认为侧方淋巴结转移是影响低位直肠癌预后的重要因素。

(颜惠华)

述评 目前关于盆腔侧方淋巴结清扫对是否改善低位直肠癌患者预后存在较多争议。欧美学者认为侧方清扫并不能提高生存率,而并发症发生率显著升高,因此他们倾向于通过新辅助放化疗减少局部复发和远处转移;而侧方清扫在日本却普遍开展。该项研究有力证明了侧方淋巴结转移是影响低位直肠癌预后的重要因素,并且也提出了选择侧方清扫的参考指标。但施行侧方清扫是否能提高生存率,相对于新辅助治疗而言是否更为有效,以及新辅助放化疗加侧方淋巴结清扫"双管齐下",对于降低局部复发率、改善远期生存率作用如何还有待随机对照研究来验证。

(张 卫)

缺血性结肠炎与溃疡性结肠炎的对比分析 [中华消化杂志,2009,29(2):97] 仲华等收集 20 例缺血性结肠炎(IC 组)和 30 例溃疡性结肠炎(UC 组)患者的临床、肠镜及病理等资料进行对比分析,结果如下:IC 组发病时间比 UC 组短,伴心血管疾病、腹部手术史及其他相关基础疾病史的比例比 UC 组大。IC 组单纯血便多见,而 UC 组黏液脓血便及里急后重多见;IC 组腹痛以下腹或脐周绞痛多见,UC 组以下腹或左侧腹痛多见,便后多缓解;两组在腹泻、恶心、呕吐及发热方面无明显差异。比较内镜表现,IC 组病变与正常黏膜分界清楚者较多,病变连续者较少;IC 组病变多仅累及肠腔的 1/4～1/2 周,UC 组多累及肠腔全周;在糜烂或溃疡形状方面,IC 组以纵形为主,多沿肠系膜侧分布,UC 组则以弥漫性地图状为主;UC 组炎性息肉的比例较多;两组在黏膜出血点或瘀斑、肠管狭窄方面无明显差异。在组织病理学方面,IC 组多见黏膜血管明显扩张充血、间质严重水肿、血管壁增厚,UC 组则多见隐窝脓肿。认为组织病理学特点、肠镜下表现以及临床表现的差异可作为鉴别 IC 和 UC 的有力依据。

(颜惠华)

述评 缺血性结肠炎缺乏特异性症状与体征。通常,缺血性发作是自发性的,发生时不伴随主要脉管系统的闭塞,也没有心输出量的锐减。其临床表现取决于缺血性结肠炎的严重程度、累及范围、缺血性损伤的速度、肠壁对缺氧的抵抗力、肠管对细菌入侵的内在保护能力。IC 可分为坏疽型与非坏疽型,非坏疽型又可分为:短暂可恢复的与慢性不可恢复的 IC,后者又可分为慢性节段性结肠炎与结肠狭窄。当其表现为慢性节段性结肠炎时与溃疡性结肠炎不易鉴别。该研究通过统计分析比较组织病理特点、肠镜下表现以及临床表现上的差异,提出了鉴别 IC 与 UC 的一系列依据。

(傅传刚)

肛门直肠畸形合并先天性巨结肠的诊治 [中华小儿外科杂志,2008,29(10):584] 李乐等回顾性分析了 6 例先天性肛门直肠畸形(ARM)合并先天性巨结肠(HD)患儿的临床资料、诊治过程及预后情况。6 例患儿中,低位 ARM 3 例,中位 ARM 3 例,皆伴发腰骶椎等畸形;均曾因 ARM 接受肛门成形手术,于 ARM 矫正手术后均有不同程度的便秘、腹胀等症状。钡灌肠显示结直肠均有显著的扩张,扩张肠段最大直径 9 cm,平均最大直径 6.3 cm,仅有 2 例可见明确的痉挛段和移行段。6 例患儿在直肠肛管测压检查时直肠顺应性均降低、直肠肛门抑制反射均不能引出。2 例采用经肛门 Soave 术式,4 例采用经腹经肛门 Soave 巨结肠根治术。术后病理检查 6 例标本肠壁肌层增生肥厚,远端肠壁内未见神经节细胞。免疫组化组织蛋白酶D染色:近段阳性,远端阴性。全部病例切口均一期愈合,术后2周开始常规扩肛治疗6个月,随访2个月至4年,平均2.1年,5例患儿排便功能良好,1例偶有粪污。认为对于ARM患儿,特别是畸形矫正术后仍有便秘者要警惕合并HD的可能;ARM合并HD患儿往往同时存在有多种畸形。

(颜惠华)

述评 在ARM患儿中HD的发病率较正常新生儿升高数百倍;但临床上对此合并畸形却认识不够,往往局限于ARM的诊断而忽略了HD的存在;甚至在ARM矫正术后出现便秘、腹胀等症状时,往往归咎于术后并发症,当然临床症状和钡灌肠检查的不典型也是漏诊原因之一。作者认为:对于ARM患儿,特别是畸形矫正术后仍有便秘者要警惕合并HD的可能;应常规行钡灌肠及肛门直肠测压检查,若检查未果则行直肠黏膜活检以便确诊。另外,无论是ARM还是HD都可合并其他畸形,应加警惕以防漏诊误诊。

(孟荣贵)

3.0 T磁共振扩散加权成像在直肠癌诊断中的价值[临床放射学杂志,2009,28(5):652] 郝帅营等从影像学角度综述了MR扩散加权成像(DWI)在直肠癌诊断中的临床应用价值。分别对50例直肠癌患者和17名无直肠病变的自愿者行盆腔T_2WI和DWI;阐述了3.0 TMRDWI能较直观地显示直肠癌,其作为常规T_2WI的补充检查序列可以明显提高对直肠癌的检出率。由两名放射诊断医师采用双盲法随机进行MRI阅片后对比分析单纯T_2WI与T_2WI结合DWI对直肠癌诊断的特异性和敏感性差异,并对直肠癌和正常肠壁的表观扩散系数(ADC)值进行定量分析。结果两名医师单纯应用T_2WI与T_2WI结合DWI检出直肠癌的ROC曲线下面积(Az)值分别为0.873与0.978($P<0.05$)、0.905与0.986($P<0.05$)。Kappa一致性检验表明两名医师具有良好的一致性(Kappa值分别为0.860和0.828,$P<0.05$)。直肠癌和其癌周正常肠壁ADC值的平均值±标准差分别为$(0.93±0.14)×10^{-3} mm^2/s$、$(1.40±0.17)×10^{-3} mm^2/s$,直肠癌与正常肠壁的ADC值间差异有统计学意义($t=17.43,P<0.01$)。认为3.0 TMRDWI能较直观地显示直肠癌,其作为常规T_2WI的补充检查序列可以明显提高对直肠癌的检出率。

(贺健祥)

述评 MR扩散加权成像(DWI)在直肠癌诊断中的临床应用价值越来越受到人们的重视。随着磁共振软硬件的技术进步,尤其是超快速磁共振成像技术平面回波(EPI)等的广泛使用,其临床应用也从初期的中枢神经系统扩展到体部各脏器。在腹部脏器的研究中,随着EPI等快速技术的应用,通过屏气成像可完全消除呼吸等运动因素的影响。但是梯度回波引起的顺磁性伪影、变形、相位编码梯度较低及带宽较小引起的化学位移伪影等也会对部分病例成像及病灶显示造成严重的影响。尽管如此,近年来对水分子扩散张量成像的研究以及功能成像的研究已经极大地拓宽了某些疾病的影像诊断及认识。

(傅传刚)

Survivin靶向SiRNA协同5-FU对结直肠癌细胞的化疗增敏作用[中国普通外科杂志,2009,18(4):343] 蔡明等通过本实验发现,SiRNA转染后的结直肠癌细胞对化疗药物5-Fu的敏感性明显增加。进行靶向存活蛋白基因SiRNA的设计和表达载体的构建;细胞培养与转染;提取细胞总蛋白;Mtt试验检测survivin靶向RNAi协同5-FU对结直肠癌细胞的化疗增敏作用。实验设立药物组、实验组、空白组,共15组。rt-PCR方法检测发现经survivin SiRNA作用后的结直肠癌细胞mRNA表达明显减弱;survivin SiRNA对结直肠癌细胞mRNA表达的抑制率为36.33%。Western印迹法检测发现经survivinSiRNA作用后的结直肠癌细胞蛋白表达明显降低,其对结直肠癌细胞蛋白表达的抑制率为44.65%。RNA干扰联合5-FU化疗的方法可协同增强其对结直肠癌细胞的杀伤作用和诱导凋亡作用,通过MTF方法和流式细胞检测发现RNA扰联合5-FU化疗组抑制肿瘤细胞增殖和诱导肿瘤细胞凋亡的作用均明显高于单纯5-FU化疗组。认为survivin靶向RNAi能协同增强5-FU对结直肠癌细胞的杀伤作用和诱导凋亡作用,从而更大程度地抑制结直肠癌细胞增殖、延缓肿瘤生长。

(贺健祥)

述评 survivin是凋亡抑制蛋白(IAPs)家族的成员,可调控细胞凋亡和细胞分裂。在肿瘤组织和正常组织之间的差异性表达及其抗凋亡的功能使其成为结直肠癌靶向治疗的理想靶点。survivin在绝大多数终末分化的正常成年细胞中检测不到,但在众多种类的肿瘤细胞中异常表达。近期研究发现了新的survivin剪切异构体,不同的剪切异构体可能在结直肠癌的发生过程中起着不同的作用。本实验进一步阐明了survivin在细胞凋亡过程中所起的作用,也证明了以survivin为靶点的结直肠癌治疗的安全性、可行性和有效性。

(傅传刚)

胆汁中CEA浓度测定在大肠癌肝转移诊断中的意义[中国癌症杂志,2009,19(4):302] 朱凯等通过检测大肠癌患者外周血及胆汁中CEA的浓度,并分析胆汁 CEA 浓度变化情况与肝转移之间的关系,以探讨胆汁中 CEA 浓度在大肠癌肝转移患者诊断中的意义。2007 年 3 月至 2008 年 2 月收治的 41 例大肠癌患者,其中仅有大肠原发癌但未发现肝转移者共 27 例(原发组),同时有大肠原发癌和肝转移癌 14 例(肝转移组),所有患者均经病理证实。其中多发肝转移 7 例,单发 7 例,直径 0.5~4 cm,中位值 3 cm。患者术前行 B 超、CT 或 MRI 等检查确定有无肝转移,并行手术探查切除大肠原发癌,部分病例同时切除肝转移灶。另收集腹腔镜胆囊切除术(胆石症、胆囊炎)患者 20 例,作为对照组。对照组、原发组和肝转移组胆汁中 CEA 浓度分别为 1.73、13.7 和 314.27 ng/ml,各组间差异有统计学意义($P<0.05$)。原发组和肝转移组血清 CEA 浓度分别为 5.77 和 43.51 ng/ml,两组间差异亦有统计学意义($P<0.05$)。认为对于确诊的大肠癌肝转移患者,胆汁 CEA 较外周血明显升高,有诊断价值。

(贺健祥)

述评 癌胚抗原(CEA)在 30%~40%的大肠癌患者中或其他部位的消化道肿瘤中可以检测到,这给诊断及评估治疗消化道癌的疗效带来了方便。但在一部分消化道癌肿患者中 CEA 是不会增高的,即使晚期癌也不增高,故仅在 CEA 增高的这部分大肠癌患者中观察其动态变化,可以帮助医师判断对肿瘤治疗效果的好坏,以及有无转移复发的可能。如肿瘤切除术后 CEA 降低或或正常,但时隔数月后又逐渐增高,此时应注意肿瘤复发转移的可能。在应用药物来治疗大肠癌时,对一部分患者也可以通过观察 CEA 的增高或降低来判断疗效的好坏。

(孟荣贵)

血 管 外 科

本年度共收集到论文 312 篇,纳入一年回顾 112 篇,占 36%;收入文选 16 篇,占 5%。

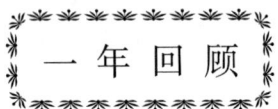

一、动脉闭塞性疾病

(一) 颈动脉闭塞性疾病

本年度收集有关颈动脉闭塞性疾病的文献主要有 4 篇。颈动脉支架成形术及内膜切除术仍是治疗硬化性颈动脉狭窄的主要方法,临床研究结果显示两者并无明显差异;在头臂干型大动脉炎的治疗中,外科旁路手术仍是较好的方法。

1. 颈动脉硬化闭塞症

李伟等[1]* 对 35 例颈动脉硬化性狭窄患者的 38 处病变(无症状的狭窄超过 70%,有症状的狭窄超过 50%)行颈动脉滤伞保护下颈动脉支架成形术。成功完成所有操作,支架后即时造影示病变处管径明显改善(残余狭窄<20%),血流通畅。21 例(55.3%)回收后的栓塞防护装置中可见拦截的斑块碎片,其中 3 例斑块甚至填满保护装置。并发症包括术后脑出血死亡者 1 例(2.6%);术中出现脑梗死,一侧肢体运动障碍者 1 例(2.6%);出现一过性 TIA 表现,收伞后症状消失者 2 例(5.3%);出现一过性术中术后心率、血压下降者 10 例(26.3%)。平均随访 32 个月(6~54 个月),颈动脉支架处血流通畅,除 1 例使用覆膜支架患者支架闭塞外,其他病例均无明显再狭窄。随访期无新的 TIA 或脑梗死出现。作者认为,初步应用显示颈动脉滤伞下保护颈动脉支架成形术是安全、有效的,精细、轻柔的操作可减少并发症的发生率。刘昌伟等[2]采用前瞻性单中心随机对照研究的方法,将同意入组的 40 例有症状(狭窄程度>50%)和无症状(狭窄程度>70%)颈动脉狭窄患者随机分为两组,即颈动脉内膜剥脱术组(CEA)和颈动脉支架组(CAS)。一期观察终点是术后 30 d 内出现严重脑梗死或死亡;二期观察终点是各种手术并发症、急性脑缺血发作、偏瘫、急性心肌梗死和术后 18 个月内的脑卒中、死亡和再狭窄等,同时回顾性分析两组总的住院费用。结果发现 CEA 和 CAS 两组患者术前一般资料、临床症状、伴随疾病等因素均无差异,CEA 组 20 例 23 支颈动脉手术(3 例分别行双侧 CEA),术中应用转流管 9 条(39.1%),颈动脉补片 12 条(52.2%);CAS 组 20 例 23 支颈动脉支架(3 例行双侧 CAS),应用脑保护装置 21 个(91.3%)。CEA 和 CAS 两组术后 30 d 内神经系统并发症(4.3% 比 8.7%,P=0.46)、急性心肌梗死(4.3% 比 0,P=0.31)和伤口血肿(8.7% 比 0,P=0.14)等差异均无统计学意义,至术后 18 个月无短暂性脑缺血发作和再狭窄病例。CEA 和 CAS 两组平均住院费用分别为 (16 450.95±6 188.76)和(70 130.15±11 999.02)元人民币,差异有统计学意义(P<0.01)。作者认为,CEA 和 CAS 术后 30 d 及术后 18 个月的并发症、病死率和临床疗效无明显差异,但 CAS 的住院花费明显高于 CEA。

2. 多发性大动脉炎

谷涌泉等[3]对 2003 年 3 月至 2008 年 2 月治疗的 16 例多发性大动脉炎患者作回顾性分析,其中男性 4 例,女性 12 例;平均年龄 32 岁,平均病程 7.5 年,临床表现主要为头晕、头痛、眩晕和眼部视力障碍等,DSA 和血管彩色多普勒超声显示多数患者的颈动脉和椎动脉有不同程度的病变;8 例患者行升主动脉(主动脉弓)-双腋(肱)/锁骨下动脉人工血管旁路移植术;3 例行升主动脉-双腋(肱)/锁骨下动脉人工血管旁路移植-单侧颈内动脉自体大隐静脉旁路移植术;3 例行升主动脉--侧锁骨下动脉和颈动脉人工血管旁路移植术;2 例单纯行升主动脉-右颈内动脉自体大隐静脉旁路移植术,其中 1 例同时行升主动脉--侧颈内动脉和冠状动脉旁路移植术。有4例在原来接受升主动脉-双腋动脉人工血管旁路移植的基础上，又行一侧人工血管-一侧颈内动脉自体大隐静脉旁路移植。14例患者术中采用TCD监测双侧大脑中动脉血流，2例尝试分别经一侧锁骨下动脉穿刺和一侧股动脉穿刺与颈动脉穿刺临时转流。手术成功率为100%，无死亡病例。手术后出现伸舌歪斜3例，术后2周缓解。脑部缺血症状与体征均有不同程度的改善，总的有效率为100%。全部患者获得随访，平均随访时间2.2年。所有患者未出现症状复发，2例患者术后4年内出现吻合口处动脉瘤，1例为双侧。作者认为，颈部动脉血流重建是治疗多发性大动脉炎导致脑缺血的有效方法，术中TCD监测大脑中动脉的血流变化并据此调整血压，对于预防脑缺血后的过度灌注有重要作用。司逸等[4]在2003年5月至2006年11月期间对收治的10例I型多发性大动脉炎行髂-颈动脉人工血管旁路术。10例患者中男1例，女性9例，平均年龄36.5岁，所有患者均在全麻下行髂-颈动脉人工血管旁路术，手术成功率100%，平均随访33.6个月，移植物通畅率为71.4%。作者认为，髂-颈动脉人工血管旁路术是一种简便、安全而有效的手术方法，对于伴有脑缺血的I型多发性大动脉炎患者，可以尝试该治疗方法，以提高患者生活质量。

（二）下肢动脉闭塞性疾病

本年度共收集下肢闭塞性疾病的文献20篇。腔内治疗是本年度下肢动脉闭塞性疾病报道最多的领域，传统手术报道较少，而腔内与传统的复合手术应用于下肢动脉闭塞性疾病者有所增加。

1. 腔内治疗

陆峰等[5]*总结了40例下肢膝下动脉闭塞患者行腔内治疗的疗效，40名患者共41条患肢行44次腔内治疗，平均年龄（76±6）岁，治疗前踝/肱指数（ankle brachial index, ABI）足背动脉（0.39±0.20），胫后动脉（0.39±0.23），严重下肢缺血（critical limb ischemia, CLI）占80.49%（33/41），治疗后足背动脉ABI提高了$0.43±0.22$（$P<0.01$），胫后动脉提高了（0.43±0.25）（$P<0.01$）。35例36条肢体获随访，平均随访（6±3）个月，Fontaine I级与Fontaine II A级肢体共计28条，占77.78%，CLI降至19.44%（7/36），显著低于治疗前（$P<0.01$）。随访时ABI足背动脉（0.63±0.22），胫后动脉（0.56±0.22），与治疗前相比差异均有统计学意义。治疗后及随访时患肢的足背动脉与胫后动脉ABI比较差异无统计学意义。全组围术期截肢率为0，围术期病死率2.5%，总病死率15%，保肢率100%。作者认为，膝下动脉腔内治疗后的即时疗效和平均随访6个月的疗效均令人满意；膝下动脉腔内治疗可以成为膝下动脉闭塞治疗的首选方法。徐欣等[6]也回顾性分析了86例膝下动脉闭塞症（90条患肢）以经皮腔内血管成形术（PTA）治疗的资料，结果发现，82条患肢获得影像学成功（残留狭窄率<30%），技术成功率为91.1%（82/90）。术前1周和术后1周行下肢节段测压，踝肱指数（ABI）由术前的（0.34±0.16）提高到（0.85±0.23）。1年累计初次通畅率为61.2%，24个月累积初次通畅率为49.5%，肢体保全率97.8%，存活率97.8%。作者认为，PTA治疗膝下动脉闭塞症临床成功率高，并发症少，保肢率高，可以作为膝下动脉闭塞特别是重症肢体缺血的首选。陆信武等[7]回顾性分析应用内膜下血管成形术（subintimal angioplasty, SIA）治疗的112例患者的122条动脉硬化闭塞患肢的临床资料。患者动脉闭塞平均长度为10.25 cm（4.5～28 cm），其中23条肢体为生活方式受限性间歇性跛行，99条为严重性缺血。结果发现，SIA技术成功率为83%，成功进行SIA的患者平均踝肱指数从0.19±0.11增加到（0.67±0.29）（$P<0.01$），1年、2年再血管化通道的通畅率和临床有效率分别是（54±5）%、（45±4）%和（82±5）%、（79±4）%。没有严重后果的并发症发生。作者认为，SIA技术成功率高，临床效果令人满意，是一种治疗下肢动脉粥样硬化闭塞所致慢性缺血可供选择的较好治疗手段。此外，陆信武等[8]*也对2003年12月至2008年5月实施的106条下肢动脉硬化闭塞的患肢内膜下血管成形术（SIA）治疗并发症的情况进行了总结，从并发症的发生和防治措施两方面分析了SIA的治疗效果，其中采取的防治措施主要包括：所有SIA再管化过程均在DSA设定的路径下进行；每完成一个操作，向导管内注入少量的造影剂以确定导管的位置；长段动脉闭塞选择相对较长、合适的球囊导管进行扩张；抗凝治疗持续3～5 d，然后抗血小板治疗6个月。术后发现有5条患肢穿刺部位皮下出现轻度淤血，未发生动脉栓塞；有7条患肢发生动脉穿孔（6%），但未引起严重的临床后果；有1例因影响动脉重要分支而致截肢；有3条患肢发生再管化通道急性闭塞，其中1例SIA后导致动脉旁路吻合口下移。作者认为SIA手术可引起动脉穿孔、影响动脉主要分支、再通血管急性闭塞和栓塞等并发症，但绝大部分可以防治，很少引起严重后果。张曦彤等[9]回顾性分析了30例经介入治疗的腹主动脉-双侧髂动脉狭窄或闭塞患者的临床资料。30例中男24例，女6例，年龄35～75岁，平均（55±10）岁；采用导丝开通、导管溶栓、球囊扩张及支架置入等介入方法治疗，出院后通过电话、信函、门诊复查等方式随访，术后26例腹主动脉-双侧髂动脉重建成功；3例分别因1条髂动脉开通失败仅腹主动脉-单侧髂动

脉重建成功;1例主动脉-髂动脉重建失败,髂动脉破裂1例行WallGraft支架修补;术中发生远端动脉栓塞2例。1例一侧患肢缺血加重接受截肢,27例随访1~112个月,平均(41±9)个月,术后6个月髂动脉闭塞1例未能开通;25个月后双侧髂动脉闭塞1例,经球囊导管扩张治疗后3个月再闭塞,行双侧髂动脉支架置入,23例患肢均无症状再发或加重。结果显示,主动脉-髂动脉介入重建术可有效恢复下肢血供,中期疗效良好。袁海等[10]*总结了腔内治疗32例慢性广泛主髂动脉闭塞患者术后的疗效。其中,男性23例,女性9例,年龄52~81岁,平均69.7岁。有明显静息痛者27例(84.38%),足部局限性坏疽者5例(15.62%)。32例中TASC C型患者13例(40.6%),TASC D型患者19例(59.4%),闭塞段的长度范围为4.5~19.5 cm,平均为(14.6±1.2)cm。对这部分术前评估均为高龄、高危病例或不能耐受传统开腹手术的患者,经股动脉或肱动脉入路,针对闭塞血管进行球囊扩张和支架置入或结合股总动脉内膜剥脱等方法进行治疗,术后观察发现除3例未能开通外,其余29例均获开通,手术成功率为90.63%,并发症发生率为3.45%。21例患者临床症状中度改善,8例患者临床症状明显改善。术后平均踝肱指数为(0.73±0.12),较术前(0.32±0.09)明显升高,差异有统计学意义($P<0.05$)。术后随访4~26个月,平均(13.9±6.2)个月,术后6个月初次通畅率及二次通畅率分别为81.82%、89.09%,术后12个月初次通畅率及二次通畅率分别为63.64%、80.18%。姜在波等[11]回顾性分析了经桡动脉途径介入治疗16例髂动脉股动脉硬化性闭塞症的安全性及其临床疗效。16例患者病程3 d至2年,所有患者均合并静息痛,间歇性跛行距离小于500 m,单侧病变9例、双侧病变7例,术前踝肱指数0~0.57(0.32±0.14)。髂动脉股动脉完全闭塞6例,其余10例狭窄程度>75%。治疗方法为留置导管于血栓内或其上方持续滴注尿激酶,如果溶栓72 h没有效果,停止溶栓。血栓溶解后,对残余狭窄程度>50%的患者给予球囊、支架成形术。比较手术前、后患者的症状及踝肱指数变化,结果发现16例患者溶栓时间3.0~15.0(8.4±2.9)d,15例血管再通,16例患者静息疼痛症状消失;4例仍有间歇性跛行,距离均>500 m,与术前相比跛行距离明显延长。术后踝肱指数为0.63~1.10(0.91±0.12),较术前明显升高($t=21.73$,$P<0.01$)。随访时间6~24个月,随访期间症状复发1例,再次介入治疗成功。所有患者均未发生手术相关严重并发症。作者认为,经桡动脉途径长时间连续溶栓联合球囊扩张以及支架成形术治疗髂、股动脉硬化闭塞症,安全性高、患者耐受性好,是经股动脉途径介

入治疗的补充,尤其对于复杂的双侧髂、股动脉病变的介入治疗具有更大的优势。庄百溪等[12]回顾性分析了2005年12月至2007年2月收治的症状性股浅动脉硬化狭窄或闭塞109例患者的临床资料,探讨股浅动脉狭窄闭塞长段病变一期置入自膨式支架与一期球囊扩张成形的中期疗效。109名患者中支架组53例(73条肢体)首期置入自膨式支架,扩张组56例(76条肢体)首期行单纯球囊扩张成形,比较患者术后6、12及24个月的再狭窄率、再闭塞率及临床分级改善程度。支架组与扩张组的治疗段平均长度分别为(16±8)cm和(15±7)cm;经血管超声检查支架组与扩张组术后6个月再狭窄率分别为13.7%(7例)和30.2%(16例),12个月分别为25.5%(12例)和46.9%(23例),24个月分别为38.1%(16例)和65.9%(29例),两组差异均有统计学意义;且支架组较扩张组临床分级改善显著而持久。作者认为,对于长段股浅动脉硬化狭窄或闭塞病变,首期置入自膨式支架的中期疗效较单纯球囊扩张血管成形术更为理想。段鹏飞等[13]对207例下肢动脉硬化性闭塞症施行了腔内治疗,腔内手术成功190例,17例失败,其中13例为腔内手术操作失败,4例死于术后重要脏器并发症。围术期并发症包括穿刺点出血12例、假性动脉瘤4例、消化道出血2例、动脉破裂6例、脑梗死8例、急性心衰9例、呼吸衰竭13例、肾功能衰竭6例、支架内血栓形成5例和蓝趾综合征1例。在该组患者中,股腘动脉病变腔内治疗并发症的发生率为39.84%(51/128),高于主髂型的18.99%(15/79)($P<0.05$);患有糖尿病以及合并糖尿病和冠心病患者重要脏器并发症的发生率分别为27.66%(13/47)和24.49%(12/49),高于无并发症患者的5%(2/40)($P<0.05$)。结果显示,下肢动脉硬化性闭塞症腔内治疗围术期并发症发生率较高,可能与术中操作不当、病变类型复杂及合并糖尿病和冠心病有关,术前注意并发症的处理及术中选择合理的治疗方式、缩短手术时间等可减少并发症的发生。孙庆峰等[14]回顾性分析了应用PTA联合取栓术治疗长段髂动脉闭塞26例病人的临床资料,24例病人成功行PTA联合取栓术,2例由于动脉管腔完全硬化闭塞而无法行腔内手术,技术成功率为92.3%。有3例同时行对侧髂动脉PTA。术后病人症状均有明显改善或消失,围术期无患者死亡。踝肱指数(ABI)平均增加0.52。随访4~30个月,平均22个月。4例病人分别于术后25 d、40 d、12个月及21个月再次出现下肢缺血症状,给予对症治疗后症状改善。作者认为,PTA联合取栓术治疗长段髂动脉闭塞安全、疗效肯定,但应掌握其适应证,远期疗效需进一步观察。徐欣等[15]总结了血栓闭塞性脉管炎(thromboangitis obliterans,

TAO)患者16例(18条下肢)的临床资料。16例患者18条肢体行球囊扩张成形术(PTA),3条肢体术后无明显改善,其中1例手术2周后行膝上截肢术。PTA即时成功率为83.34%(15/18);术后15条患肢皮温明显升高,间歇性跛行消失或跛行距离延长,静息痛消失或明显减轻,9例足背或胫后动脉搏动恢复。术后1周踝/肱指数由术前(0.33±0.16)恢复至(0.79±0.23)。8例有足趾坏死者渗出消失、创面愈合。术后随访16例,随访率100%,随访时间2～24个月,平均随访10.84个月。以下肢CTA和ABI检查行术后随访,术后3个月的通畅率为81.33%,1年通畅率为60.23%。作者认为,PTA能改善TAO患者患肢血供,促进溃疡及创面的愈合,增加保肢率,降低截肢平面,近期效果令人满意,是一种可供选择的新的治疗方法。

2. 复合手术及传统手术

叶炜等[16]对262例下肢动脉缺血老年患者的临床资料进行回顾性分析。结果显示,262例老年患者(323条患肢)中,行下肢动脉血管旁路术102条,腔内治疗98条,单纯取栓/内膜剥脱术67条,手术(血管搭桥/取栓/内膜剥脱术)结合腔内治疗多节段病变56条。手术成功率94.7%,围术期死亡2例(30 d内),围术期严重并发症15例。245例患者获得术后有效随访,随访率93.5%,随访时间1～35个月,平均(18±10)个月。随访期内,死亡15例,血管Ⅰ期通畅率80.5%,Ⅱ期通畅率92.7%,保肢率95.2%。危险因素分析提示:有冠心病病史和年龄>70岁的病例组在随访期内病死率明显高于其他组,合并糖尿病、病情严重、病变范围广者术后血管再闭塞发生率高,且截肢数量增加。廖传军等[17]回顾性分析了手术治疗154例急性下肢缺血病例的资料。该组病例中单纯取栓128例,Fogarty导管取栓+内膜剥脱术8例,Fogarty导管取栓+人工血管或自体大隐静脉转流术13例,Fogarty导管取栓+一期截肢术5例。按照病因将病例分为急性动脉栓塞组(99例)和急性动脉血栓形成组(55例),对比两组发病率、截肢率、病死率及截肢高危因素。研究显示,急性动脉栓塞组男性发病率(39.4%)低于女性(60.6%)($P<0.05$);急性动脉血栓形成组男性发病率(72.7%)高于女性(27.3%)($P<0.05$)。所有患者的截肢率为9.7%,院内病死率为11.7%。急性动脉栓塞组截肢率(5.1%)低于急性动脉血栓形成组(18.2%)($P<0.05$),急性动脉栓塞组院内病死率(11.1%)与急性动脉血栓形成组(12.7%)相当($P>0.05$)。两组病例截肢的共同高危因素是肢体缺血时间,急性动脉血栓形成组截肢风险还与吸烟和糖尿病有关。张福先等[18]通过应用腔内结合传统手术技术治疗肢体缺血性疾病70例,探讨了应用腔内治疗方法为首选、结合传统手术技术治疗肢体缺血性疾病的有效性。患者中年龄最大83岁,最小58岁,平均73岁。男女比例为4:1。70例中80%有间歇性跛行,跛行最短距离20 m,30%有静息痛,10%有足溃疡及坏死。治疗前ABI平均为0.58。全部70例患者进行了腔内治疗同时辅助传统的手术技术。结果显示,腔内手术成功率92%,90%病人得到不同程度的改善,其中疗效达到优秀者39例(56%)、良好者28例(40%)、一般者3例(4%),无不良死亡病例。手术并发症发生率为7%,治疗后ABI平均为0.90,平均增长了0.32。1年通畅率为86%,再狭窄率为6%,二次处理1年通畅率为90%。俞恒锡等[19]按泛大西洋协作组织(Trans Atlantic Inter-Society Consensus,TASC)分型对传统手术与腔内介入治疗下肢慢性动脉缺血的效果进行分析比较。自2005年10月至2008年10月应用血管旁路移植术与腔内介入治疗下肢慢性动脉缺血患者201例,其中男137例,女64例,男女之比为2.14:1;平均年龄($67±12$)岁,其中年龄>70岁患者共101例(占50.2%)。术后随访发现:①腔内介入治疗术后6、12、24个月股浅动脉支架植入通畅率(100.0%、89.8%、75.0%)优于单纯扩张(82.4%、62.5%、35.7%),两者差异有统计学意义($P<0.05$);②旁路移植术后24个月二期通畅率88.0%,优于介入支架70.7%,两者差异有统计学意义($P<0.05$)。由此,作者认为血管旁路移植适宜于TASC C、D型股浅动脉长段闭塞,腔内介入适宜于TASC A、B型股浅动脉短段闭塞,且支架植入优于单纯扩张;尽管腔内介入通畅率低于传统手术,但因其操作安全、快捷,可重复性高,使其在下肢动脉闭塞症的治疗中占有重要地位。龚昆梅等[20]回顾分析了接受血管重建手术的197例下肢动脉硬化性闭塞症患者的临床资料,其中外科手术77例,血管腔内治疗82例,杂交手术38例。结果发现,外科手术成功率97.4%(75/77),腔内治疗90.24%(74/82),杂交手术81.58%(31/38)。随访2～112个月,平均随访46个月,随访率71%(164/197)。在主髂和股腘动脉病变部位中,外科手术远期通畅率(57%和51%)高于腔内治疗(48%和42%),但差异无统计学意义;在多节段病变和动脉狭窄并血栓形成病变中,杂交手术远期通畅率(54%、26%、28%)明显高于其他方法(48%、23%)。在并发症方面,主髂和股腘动脉中外科手术(31%、12%)略高于血管腔内治疗(31%、11%),在多节段病变(36%)明显高于腔内治疗和杂交手术(12%、15%)。外科手术对于主髂和多节段动脉病变的围术期病死率分别为1.5%、2.0%,其他部位病变为0%;血管腔内治疗和杂交手术均为0%。作者认为,对于主髂和股腘动脉闭塞病

变,外科手术是长段闭塞性病变的首选,血管腔内治疗是短段非闭塞性病变的首选,而杂交手术对于治疗多节段病变和动脉狭窄并血栓形成更具优势;对于膝下病变,血管腔内治疗能取得较好疗效,但远期通畅率不佳。施娅雪等[21]回顾分析了123例(137侧肢体)重症下肢缺血(Fontaine Ⅳ期)患者的临床资料。该组患者平均年龄(74±9)岁,男79例,女44例,33.33%有吸烟病史,43.09%合并冠心病,50.41%合并高血压,29.27%合并脑血管病,52.33%合并糖尿病。其中腔内治疗15侧肢体,手术治疗118侧肢体,介入联合手术治疗4侧肢体。围术期病死率4.88%。随访率88.89%,随访时间2~74个月,平均(18±18)个月,随访期间病死率13.01%。术后1、2、3年通畅率分别为(81±4)%、(68±6)%、(61±7)%。术后发生动脉闭塞者25例,再手术者4例,截肢者9例。溃疡或坏死创面术后半年愈合率78.85%(82/104),1年愈合率83.65%(87/104)。术后1、2、3年保肢率分别为(81±4)%、(71±5)%、(65±6)%。作者认为,重症下肢动脉缺血患者通过介入及或手术方法,动脉重建可以达到满意的血管通畅率,促进创面愈合,降低截肢平面,提高保肢率。陈幸生等[22]对49例51条具有慢性缺血表现的下肢,根据影像提示的病变部位与程度不同,分别采用3种血管重建方式:①35例(37条下肢)行静脉动脉化手术治疗;②8例(8条下肢)行股深动脉重建;③6例(6条下肢)行血管腔内介入治疗。术后28例(30条下肢)静脉动脉化术后随访1.5~13.5年,7条截肢;8例(8条下肢)股深动脉重建术后随访1~4年,2条截肢;6例(6条下肢)血管腔内介入治疗术后随访6个月至1.5年,1条截肢。除10条截肢外,其余41条患肢的症状均有不同程度好转,病人基本可正常生活。谷涌泉等[23]回顾性分析2007年治疗的TAO合并ASO的6例患者的资料,其中2例行腹主动脉切开取栓+内膜剥脱+腹主动脉-股深动脉人工血管旁路移植-腘动脉人工血管-小腿动脉自体大隐静脉旁路移植术,1例行腹主动脉切开取栓+内膜剥脱+腹主动脉-右股深动脉人工血管旁路移植-膝下腘动脉人工血管旁路移植术;1例行左髂总动脉-左股深动脉人工血管旁路移植-胫前动脉自体大隐静脉原位移植术,1例行左侧人工血管切开取栓+左股深动脉成形-膝下腘动脉人工血管旁路移植术,1例行右股总动脉-左股总动脉人工血管旁路移植-胫后动脉自体大隐静脉旁路移植术。6例患者中5例术后恢复顺利,1例于术后当天出现股动脉-腘动脉人工血管和远段的大隐静脉桥血栓形成,立即再次手术行人工血管和大隐静脉切开取栓术,并同时行胫后动静脉吻合。术后6例患者均痊愈出院,无死亡病例,5例患者的下肢远端静息痛完全缓解,1例部分缓解,足部溃疡的2例创面明显缩小,无感染发生。所有患者得到随访,平均随访为6.5个月。3例足部溃疡愈合,1例术后3个月出现左股部切口感染,最终行膝上截肢处理,残端一期愈合,其他5例患者的移植血管通畅,症状缓解。张文波等[24]回顾分析了2007年1月至2008年6月期间因急性下肢缺血行手术治疗的88例患者的临床资料,其中59例术前诊断为急性动脉栓塞的患者急诊行单纯Fogarty导管取栓术,50例术中证实为栓塞,取栓后预后良好(总有效率94.0%);另有9例术中考虑动脉狭窄伴急性血栓形成,取栓手术即时效果尚可,但围术期截肢率高达67.7%。29例术前诊断下肢动脉狭窄伴急性血栓形成的患者,经取栓或PTA治疗后血流复通有效率达89.7%。作者认为,单纯动脉取栓仅适用于急性动脉栓塞的患者,治疗下肢动脉狭窄伴急性血栓形成需联合溶栓或PTA治疗。

(三)其他动脉闭塞性疾病

王盛等[25]回顾性分析了2002年5月至2008年12月期间收治的27例肠系膜动脉缺血性疾病患者的临床资料,该组患者中急诊行手术治疗21例,其中单纯行肠系膜上动脉取栓术9例,肠系膜上动脉切开取栓加肠切除吻合术8例,单纯肠切除吻合术3例,肠切除加肠造瘘术1例;保守治疗6例。手术治疗21例,1例于死于感染性休克,5例出现短肠综合征,经胃肠外营养等对症治疗后痊愈出院,6例行保守治疗者均症状减轻,好转出院。作者认为,彩超是早期诊断肠系膜动脉缺血的重要手段,及时手术和加强术后监护是提高疗效的关键。刘金朝等[26]回顾分析了急性肠系膜上动脉栓塞11例患者,其中男7例,女4例,年龄61~81岁,风湿性心脏病并房颤7例,心肌梗死4例,合并小脑梗死1例,下肢动脉栓塞2例,对其采用6F导引导管、5F导管、颈动脉保护伞取栓导管溶栓术。所有患者均成功取出血栓,取栓溶栓后血管复通,2例患者开腹探查,1例切除坏死肠管,1例未见肠管坏死,无治疗相关并发症。作者认为,导管取栓溶栓治疗肠系膜上动脉栓塞操作简便,能迅速恢复肠管血运,提高临床治愈率。郝清斌等[27]对收治的21例急性肠系膜缺血性疾病(AMI)患者的临床特征、外科诊断治疗方法及预后进行回顾性分析。发现21例中行彩色多普勒超声检查确诊5例,螺旋CT检查确诊11例,血管造影确诊2例,术中确诊3例。经全身溶栓抗凝保守治疗痊愈1例,经导管溶栓抗凝治疗痊愈1例,经术中Fogarty导管取栓溶栓后完全恢复3例,经导管取栓溶栓后行小肠部分切除8例,行"second-look"手术2例,再次手术时均行部分肠切除;行小肠大部分切除6例。术后发生短肠综合征3例,死亡3例。田祖豪等[28]回顾性分析16例AMI患者的临床资料,发现急诊行64排128层螺旋CT扫描及三维重建,诊断为肠系膜上动脉栓塞6例、肠系膜下动脉栓塞1例、肠系膜上静脉血栓形成7例(同时伴有门静脉血栓形成2例),阳性率87.5%;阴性结果2例,再行选择性肠系膜上动脉造影,诊断为肠系膜上动脉栓塞形成;4例接受以溶栓为主的非手术治疗,12例行急诊手术,非手术治疗的4例症状、体征均消失,肠管功能恢复正常,痊愈出院。12例手术患者中11例痊愈出院,1例死亡,死亡原因为MODS。作者认为,早期诊断对AMI意义重大,128层加强螺旋CT肠系膜血管成像有助于AMI的早期诊断,早期溶栓和及时手术切除坏死肠管对挽救患者的生命有重要意义。陈喆等[29]回顾了62例急性上肢动脉栓塞患者的临床资料。该组62例,男33例,女29例,年龄35~86岁,平均63.5岁。62例中37例接受了Fogarty球囊导管取栓术,25例接受非手术治疗而给予溶栓、抗凝、祛聚治疗,其中55例(88.7%)的肢体缺血状态得到改善,截肢2例,死亡2例。累加Logit回归模型分析表明治疗开始时间、心功能情况、手术取栓对决定预后有统计学意义($P<0.01$);而年龄、性别和栓塞部位对疗效无统计学意义($P>0.05$)。而非手术治疗的25例中,23例缺血状态得到改善。作者认为,对于急性上肢动脉栓塞,8 h以内Fogarty导管取栓术是最有效的治疗方法,而对于无法耐受手术的高危患者,积极的药物治疗仍可能改善栓塞肢体的缺血状态。李松奇等[30]回顾性总结肱动脉切开取栓术治疗急性上肢动脉栓塞的经验。28例急性上肢动脉栓塞病人,全部采用肱动脉切开取栓术+术后序贯性抗凝治疗,术后27例上肢供血良好,可触及桡动脉搏动;上肢再栓塞1例,合并其他部位栓塞3例;术后死亡3例,死亡原因为心肌梗死和脑栓塞。作者认为,肱动脉切开取栓术是治疗上肢急性动脉栓塞的手术方式;防止再栓塞和治疗原发病是降低病死率和预防截肢的关键。

二、动脉扩张性疾病

(一) 主动脉夹层

主动脉夹层是本年度该领域热点之一,在杂交手术治疗方面有所进展。乔彤等[31]*回顾了33例Stanford B型胸主动脉夹层血管腔内修复术(EVAR)术后相关并发症,其中EVAR并发症最晚发生于术后6个月,平均12.3 d。并发症包括左颈总动脉闭塞5例,内漏5例,下肢动脉损伤4例,支架血管植入假腔3例,支架远端逆行性夹层3例,继发A型夹层2例,肢体动脉栓塞2例,以及肱动脉假性动脉瘤和脑血管意外、植入物感染等。除保守治疗外,行二期支架植入13例,颈-颈动脉和颈-锁骨下动脉转流7例,髂股动脉修补或移植4例,动脉取栓1例,经腹主动脉假腔开窗2例,转为升主动脉置换1例。随访结果显示,二期支架植入后内漏消失,动脉转流术后中枢神经系统、肢体及肠管缺血明显改善,逆行性夹层消失。1例A型夹层死于急性心包填塞,1例死于脑出血。作者认为,对于EVAR术后并发症必须及早处理,采用血管腔内、外治疗相结合措施可提高成功率。李全明等[32]回顾分析了158例急、慢性Stanford B型主动脉夹层患者血管腔内治疗的临床资料。该组患者行急诊手术19例,限期手术139例。结果显示,支架释放后即刻造影显示第一破口封堵率为92.4%。158例患者中并发胸腔积血22例,急性肾功能不全9例,肠系膜上动脉缺血13例,下肢动脉缺血5例,慢性夹层动脉瘤巨大瘤腔3例,上述患者均于术后达到临床治愈标准。19例非左侧椎动脉优势患者术中直接封堵左锁骨下动脉后均未出现窃血综合征。住院期间无死亡病例。141例获得3~48个月的随访,2例存在持续内漏,1例因支架移位再次手术并获得成功,1例并发脑梗死患者恢复良好。李全明等[33]还分析了20例急性Stanford B型主动脉夹层合并胸腔积血患者的临床资料,20例患者均行支架形人工血管植入腔内修复术。全组共植入支架20个,支架释放后即刻造影显示第一破口封堵率为100%。13例术前胸腔积血进行性减少的患者在术后胸腔积血完全吸收。7例术前胸腔积血进行性增多的患者,术后2例胸腔积血得以控制并逐渐吸收减少;另5例患者于术后1~3 d胸腔积血仍呈进行性增多,于术后3~6 d胸腔积血得以控制,遂于术后3~12 d进行多次控制性胸腔穿刺抽吸积血,呼吸功能均能维持。无围术期死亡病例。19例平均随访16(3~57)个月,支架覆盖段胸主动脉情况稳定,术后5例胸腔积血进行性增多的患者发生胸部并发症。作者认为,急性Stanford B型主动脉夹层合并胸腔积血患者在进行腔内血管外科治疗后近期、中期内观察疗效确切,远期疗效有待于进一步观察。常光其等[34]*总结了34例接受杂交手术的主动脉弓部病变患者的资料。其中主动脉夹层27例,其中A型21例,B型6例;主动脉弓部真性动脉瘤7例。杂交手术包括升主动脉-无名动脉-左颈总动脉"Y"形旁路3例,升主动脉-左颈总动脉-左锁骨下动脉"Y"形旁路2例,升主动脉-左颈总动脉旁路连同冠状动脉旁路移植1例,左颈总动脉-右颈总动脉旁路13例,右颈总动脉-左颈总动脉及左颈总动脉-左锁骨下动脉旁路3例,左锁骨下动脉-左颈总动脉-右颈总动脉"Y"形旁路2例,左颈总动脉-左锁骨下动脉旁路9例。一期行腔内修复26例,分期行腔内修复8例。总的并发症发生率为32.4%(11/34),其中致死性并发症发生率11.8%(4/34)。并发症包括主动脉夹层破裂1例、脑卒中2例、吻合口漏并假性动脉瘤2例、心肌梗死1例、肺栓塞1例、颈部血肿1例、内漏3例。除4例围术期死亡外，其余病例随访6～50个月，平均28.6个月，均健康生存。作者认为，主动脉弓部病变杂交手术后的并发症较一般腔内修复术更为多见，降低致死性并发症的发生率是该手术获得进一步推广的关键。刘杰等[35]采用血管旁路术后二期行腔内隔绝术治疗主动脉弓部夹层动脉瘤10例。其中DSA示近端破口位于左颈总动脉与左锁骨下动脉之间4例；破口距左锁骨下动脉开口1.5 cm且左椎动脉为优势动脉6例，合并无名动脉瘤1例，升主动脉及主动脉弓部壁内血肿1例。除1例患者由于真腔闭塞未能行腔内隔绝术治疗外，9例均顺利完成腔内治疗。术后即刻造影示Ⅰ型内漏、Ⅱ型内漏(左锁骨下动脉未结扎所致)各1例，分别于治疗后1、3个月经计算机X线断层扫描血管造影术证实内漏消失。8例破口封堵良好，1例并发降主动脉周围血肿(失访)。8例获随访，随访时间12～36个月，降主动脉假腔内血栓形成。作者认为，人工血管旁路术延长锚定距离，不仅可扩大腔内隔绝术的适应证，还能降低Ⅰ型内漏发生率。刘锟等[36]收集了97例行覆膜支架治疗的DeBakey Ⅲ型主动脉夹层患者的临床资料。结果显示，97例DeBakey Ⅲ型主动脉夹层患者均成功封闭夹层裂口。术后30 d内，急性组中2例死亡，10例出现较严重并发症；慢性组中无死亡，2例出现较严重并发症，两组比较差异有统计学意义($P=0.001$)。中期随访显示，急性组术后夹层相关并发症的发生率高于慢性组(10.9%比2.0%,$P=0.025$)，但两组3年生存率比较差异无统计学意义($P=0.666$)。作者认为，与慢性主动脉夹层相比，急性主动脉夹层术后短、中期夹层相关并发症发生率均较高。因此，对于非危重型主动脉夹层患者，适合在慢性期放置支架。师天雄等[37]回顾性分析了64例主动脉疾病腔内修复术患者的临床资料。包括主动脉夹层42例(其中Stanford B型38例，Stanford A型4例)，主动脉瘤22例。局麻或全麻下经股动脉入路植入支架型人工血管修复病变动脉。4例分别同期行血管搭桥手术(股-股动脉搭桥，锁骨下-颈总动脉搭桥，左-右颈总动脉搭桥，腹主动脉-肾动脉搭桥1例)。6例支架型人工血管一期覆盖了左锁骨下动脉而未行血管搭桥手术。即刻内漏18例，发生率28.12%(18/64)。所有受破坏的分支血管修复后真腔供血明显改善。围术期病死率6.25%(4/64)。随访1～84(平均23.4)个月。动脉瘤组和动脉夹层组各有2例行再次手术。龚昆梅等[38]回顾性分析了82例实施主动脉腔内隔绝术的患者临床资料，其中主动脉夹层66例，腹主动脉瘤16例，随访3～78个月，随访率90.1%。技术成功率90.3%，临床成功率94.1%。围术期病死率2.4%，总病死率6.1%，与腔内隔绝术相关的病死率2.4%。共21例发生并发症，其中Ⅰ型内漏13例，腹主动脉十二指肠瘘1例，术后真腔狭窄2例，逆向撕裂为Stanford A型夹层2例，腔内隔绝术后综合征12例，腹股沟切口愈合延迟5例，便秘3例，脑梗死1例。无截瘫、左锁骨下动脉缺血、造影剂肾病、缺血性结肠炎、神经缺血性损伤和动脉栓塞发生。二次手术4例，包括Ⅰ型内漏2例，术后真腔狭窄2例。

(二) 主动脉瘤

唐小斌等[39]对223例分别行开放手术和腔内修复的腹主动脉瘤患者进行了回顾性分析。结果提示，腔内修复组手术时间、术中出血量、输血量均少于开放手术组($P<0.01$)；围术期并发症两组无显著差异($P>0.05$)；SF-36量表评估显示，术后6个月开放手术组优于腔内治疗组，术后2年生存率两组无显著差异($P>0.05$)，但腔内修复组并发症发生率高于开放手术组($P<0.01$)。住院费用腔内修复组明显高于开放手术组($P<0.01$)。作者认为，腹主动脉瘤腔内修复具有手术时间短、微创的特点，但具有较高的远期并发症发生率，开放手术组6个月健康生存质量优于腔内修复组。施德兵等[40]回顾分析了105例肾下腹主动脉瘤行腔内修复治疗临床资料。结果提示所有患者均获技术成功，82例(78.09%)获随访，随访时间1～73个月，平均(8.94 ± 5.8)个月。围术期死亡3例(2.86%)，分别死于急性心肌梗死、多系统器官功能衰竭和上消化道大出血。1例(1.21%)术后30个月死于肝癌。原发性内漏21例：18例Ⅰ型内漏，其中10例行球囊扩张(9例)或延伸段植入(1例)后治愈，8例自愈；2例Ⅱ型内漏自愈；1例Ⅲ型内漏支架植入后治愈。1例于术后2周支架的一侧髂支血栓形成，急诊行股-股动脉人工血管旁路术。4例迟发性Ⅰ型内漏。随访观察。1例于术后6年支架向远心端移位，无明显内漏而随访观察。2例支架感染发生于术后1和3个月，行清创引流和抗感染治疗后痊愈。随访期间，9例股-股或髂-股动脉旁路和3例髂内动脉旁路通畅。张永杰等[41]对42例分别行开放手术和腔内修复的腹主动脉瘤患者的手术相关情况、围术期并发症发生率、病死率、随访情况以及相关的费用进行了对比分析。结果显示，腔内修复组手术时间、术中出血量、输血量均少于开放手术组($P<0.01$)，两组围术期并发症差异无统计学意义($P>0.05$)，两组术后2年生存率差异无统计学意义($P>0.05$)，但腔内修复组术后远期并发症发生率高于开放手术组($P<0.01$)。住院费用腔内修复组明显高于开放手术组($P<0.01$)。刘承云

等[42]回顾性分析了24例60岁以上腹主动脉瘤手术患者的临床特点与围术期处理情况。24例患者平均年龄75.5岁;男女比例为5:1;病程2 d至15年,病程中位数为2.8个月;并存高血压17例、冠心病5例、2型糖尿病4例、慢性支气管炎3例、腔隙性脑梗死2例;腹主动脉瘤破裂患者3例;行带膜支架腔内隔绝术13例,腹主动脉瘤切除+人工血管置换术10例,带膜支架腔内隔绝术+右股动脉、右股深动脉内膜剥脱术+右股深动脉成形术+人工血管右股动脉-腘动脉搭桥术1例;术后并发症发生率为62.5%,病死率为20.8%。作者认为,老年腹主动脉瘤患者多伴有冠心病、高血压、糖尿病、慢性支气管炎等老年慢性疾病;老年腹主动脉瘤手术是一类高风险手术,合理的术式选择与围术期处理是老年腹主动脉瘤患者治疗成功的关键。黄福华等[43]分析了41例行全胸腹主动脉替换术的患者,其中Crawford Ⅱ型38例,Crawford Ⅲ型3例。马方综合征合并胸腹主动脉瘤19例。采用深低温、分段停循环技术应用四分叉人工血管行全胸腹主动脉替换,其中自T_6至L_2肋间和腰动脉开口动脉壁修剪重建成新肋间血管管道,再与四分叉血管的8 mm分支吻合,恢复脊髓血供。术后早期死亡3例(病死率7.3%),脑部系统并发症3例(7.9%),脊髓损伤并发症2例(5.3%),均经脱水及神经营养治疗后痊愈。除3例死亡(病死率7.9%)外,其余患者随访均生存良好,CT检查显示"新肋间动脉"血流通畅。作者认为,在胸腹主动脉瘤四分叉人工血管置换术中,采用修剪重建新肋间血管管道的方法,能简化手术方式,明显缩短脊髓和重要腹腔脏器的缺血时间,减少脊髓并发症发生,效果良好。张宏鹏等[44]回顾性分析了15例杂交技术治疗的胸腹主动脉瘤患者的临床资料。其中Ⅰ型2例,Ⅱ型8例,Ⅲ型2例,Ⅳ型3例。瘤体直径55～82 mm,平均(67.5±7.5)mm。患者术后出院3、6、12个月及每年进行随访。2例顺行旁路,13例逆行旁路。手术时间6.8～12.7 h,平均(8.1±1.4)h,术中出血量750～3 000 ml,平均(956.7±80.1)ml。围术期病死率13.3%(2/15)。随访3～72个月,1例因急性心肌梗死死亡,其他患者无截瘫发生,无支架移位。方征东等[45]回顾分析了4例主动脉腔内治疗术后发生支架移植物感染患者的临床资料。结果提示,2例原手术为胸主动脉腔内修复术,2例为腹主动脉瘤腔内修复术。4例感染患者临床均有发热等非特异性感染表现,CT检查均有感染征象,2例细菌培养为猪霍乱沙门菌。实施清创引流联合抗感染治疗2例,单纯行抗感染治疗2例,均获得成功,随访期间无再感染发生。作者认为,支架移植物感染发生率低但产生的后果严重,结合影像学检查可提高诊断的准确性,在合适的患者中可以实施保留移植物的抗感染保守治疗。

(三) 外周动脉瘤

唐小斌等[46]*分析了197例医源性股动脉假性动脉瘤病人的临床资料,其中171例首选超声引导下局部压迫治疗(假性动脉瘤稳定者),26例(假性动脉瘤破裂或瘤腔直径≥40 mm者)直接手术治疗。压迫治疗的171例中137例压迫成功,有效率80%,34例失败者改行手术治疗。直接手术治疗的26例及上述改行手术的34例中,47例行股动脉假性动脉瘤切除、动脉壁破口修补术,6例行自体大隐静脉补片成形术,7例行人工血管转流术。围术期所有手术病例无出血、神经痛、淋巴瘘、动静脉瘘等严重并发症和死亡。随访1个月至5年,均未见假性动脉瘤复发或肢体缺血症状。随访期间无死亡病例。作者认为,局部压迫疗法治疗医源性股动脉假性动脉瘤安全、有效、经济,可作为大部分稳定病人的首选治疗方法。不适合压迫治疗者及压迫治疗失败的病人可手术治疗,疗效确切。郑月宏等[47]回顾性分析了21例由于注射吸毒导致的髂股动脉假性动脉瘤患者的临床资料,其中男15例,女6例,平均年龄31.3岁,瘤体最大直径3.0～7.5 cm。有14例以动脉瘤破裂出血为首发症状就诊。应用对此类病例设计的髂股部单一弧形切口,行同侧大隐静脉倒置搭桥术。21例手术均获成功。随访19例,随访时间2～36个月,失访2例。无围术期死亡病例,无术后心、脑等器官并发症,手术后腹股沟出血、波动性肿物均消失。术后股部血肿1例,术后切口感染不愈合、股部窦道形成1例,同侧大腿前内侧感觉异常1例,术后间歇性跛行1例。作者认为,获取适宜的自体大隐静脉用于血管重建是对该病治疗的前提。应用单一弧形切口取同侧大隐静脉倒置搭桥是可行的。对吸毒致髂股动脉假性动脉瘤行动脉重建术有利于减少间歇性跛行的发生。郑江华等[48]回顾性分析了45例感染性股动脉假性动脉瘤行外科治疗患者的资料。对于43例感染性股动脉假性动脉瘤采用瘤体切除及彻底清创后行人工血管旁路移植治疗;另2例由于感染严重及瘤体巨大被迫采用瘤体切除并行近、远端动脉结扎。随访3～12个月,平均7.82个月,人工血管旁路移植病例全部保肢成功,切口均二期愈合,无间歇性跛行;行动脉结扎的2例中,1例因缺血坏疽行膝上高位截肢;另1例保肢成功,但有间歇性跛行。作者认为,动脉瘤切除及彻底清创后行人工血管旁路移植是感染性股动脉假性动脉瘤安全、有效的治疗方法。方力等[49]对45例注射吸毒所致感染性假性股动脉瘤患者采用股动脉或髂外动脉结扎+瘤体切除术进行治疗。结果显示,44例患者保肢成功,近期患肢行走功能良好。1例术后因深静脉血栓形成,出现肢体坏死而截肢。34例(75.6%)获3～12个月随访,疗效令人满意。作者认为,股动脉结扎是治疗感染性假性股动脉瘤的有效方法。张喜成等[50]采用超声引导下压迫、瘤腔内注射凝血酶,以及手术缝合破口、补片修补、血管移植等方法治疗周围创伤性假性动脉瘤18例。结果显示,超声引导下压迫、瘤腔内注射凝血酶5例以及手术治疗13例均获成功,术后复查显示假性动脉瘤消失,动静脉血流恢复正常。冯勇等[51]回顾性分析了19例孤立性髂动脉瘤(SIA)患者的临床资料。其中16例择期行动脉瘤切除、人工血管移植,1例行腔内修复术,1例破裂SIA急诊行动脉瘤切除、人工血管移植,1例破裂SIA未手术即死亡。19例患者共有30个孤立性髂动脉瘤,其中25个(83.3%)位于髂总动脉,4个(13.3%)位于髂内动脉,1个(3.3%)位于髂外动脉。11例(57.9%)患者具有多发性动脉瘤,其中9例(47.4%)为双侧髂动脉瘤,另2例合并其他部位的动脉瘤。2例(10.5%)合并动脉闭塞性疾病。2例破裂SIA,1例抢救成功,1例抢救无效死亡。开腹手术的17例患者无围术期死亡者,无盆腔脏器缺血等并发症;1例腔内修复术治疗后无内漏等并发症。术后移植血管通畅,无新发动脉瘤形成。作者认为,早期诊断和治疗孤立性髂动脉瘤非常重要,应通过CTA等方法明确诊断及有否合并多发性动脉瘤或动脉闭塞性疾病。孤立性髂动脉瘤的手术治疗效果良好,术后应长期随访,注意有否吻合口动脉瘤或新生动脉瘤。

(四)内脏动脉瘤

蒋米尔等[52]*分析了8例内脏动脉瘤(VAA)患者的临床资料,8例患者共有9个动脉瘤,包括脾动脉瘤4例、肠系膜上动脉瘤2例、肾动脉瘤2例(3个)。6例行经腹动脉瘤切除,其中3例行血管重建。1例伴门静脉高压患者,行脾动脉瘤切除、脾切除和脾肾静脉分流术。1例双侧肾动脉瘤患者,左肾动脉瘤较大,且接近肾门,行动脉瘤切除和肾摘除术,右肾动脉瘤直径1.2 cm,密切随访。2例经股动脉行动脉瘤栓塞治疗。全组8例VAA患者,无论是动脉瘤切除、两端动脉结扎,还是端端吻合、人工血管置置血流重建,以及经股动脉病灶栓塞治疗,多取得了满意的效果。作者认为,VAA一旦明确诊断,应积极采取治疗措施。选择性手术或栓塞术是安全和有效的治疗方法。对于直径<2 cm且无症状的VAA可考虑密切随访。常青等[53]总结了16例脾动脉瘤的外科诊治经验。手术治疗11例,其中脾动脉瘤破裂行急诊手术4例,择期手术7例,手术包括脾动脉瘤及脾切除9例,同时切除胰尾3例,脾动脉瘤切除、脾动脉重建1例,脾动脉瘤切除、近远端脾动脉结扎1例。另外行脾动脉瘤介入栓塞3例,非手术治疗2例。手术及介入治疗的14例患者治疗后未发生严重并发症,无死亡,均康复出院。术后随访平均8.4年。11例手术及介入治疗者中,2例分别于手术后3、7年死于其他疾病,另9例情况良好。2例非手术治疗者已分别随访3、5年,脾动脉瘤无变化。作者认为,脾动脉瘤可经CT血管造影和多普勒超声明确诊断,早期切除动脉瘤或介入栓塞术是防止破裂出血导致死亡的有效方法。

三、静脉倒流性疾病

(一)浅静脉手术

林少芒等[54]*评价了腔内射频闭合术联合TriVex刨吸术治疗下肢静脉功能不全的疗效。150例下肢静脉功能不全患者(150条患肢)随机分为A、B两组,每组75例。A组行大隐静脉射频闭合术联合曲张浅静脉TriVex刨吸术;B组行大隐静脉高位结扎抽剥术联合曲张浅静脉TriVex刨吸术。两组手术时间差异不显著,A组术后疼痛轻、下床时间早、住院天数少、皮下血肿发生率低,但皮下硬结发生率高于B组;术后4周对手术的评价A组优于B组;A、B组手术前后美国静脉联盟CEAP分级、临床严重程度计分(VCSS)、慢性静脉功能不全问卷(CIVIQ)生活质量评分变化差别有统计学意义($P<0.05$),两组间VCSS分差、CIVIQ评分差异无统计学意义($P>0.05$)。作者认为,利用射频闭合术联合TriVex刨吸术治疗下肢静脉功能不全有效,且微创、并发症少、更具人性化。杨国凯等[55]将321例下肢静脉曲张患者分为3组:微创治疗A组102例(129条患肢),用射频行大隐静脉全程原位闭合,小腿曲张静脉用动力旋切;微创治疗B组97例(126条患肢),用射频行大隐静脉大腿段原位闭合,小腿曲张静脉及小腿段大隐静脉主干用动力旋切;传统治疗组122例(142条患肢),行传统手术作对照,即大隐静脉高位结扎、抽剥,属支及交通支切除、结扎。结果显示,下肢肿胀、乏力等症状改善率,术后1周,微创治疗A、B组均高于传统治疗组($P<0.05$);术后1个月,3组间各项临床症状改善情况差异均无统计学意义。术后小腿皮肤麻木、大腿瘀斑、创口血肿以及踝以下肿胀发生率比较,微创治疗A、B组明显低于传统治疗组($P<0.05$);小腿瘀斑发生率,微创治疗A组明显低于传统治疗组($P<0.05$),微创治疗B组与传统治疗组比较差异无统计学意义($P>0.05$)。全组病例无下肢深静脉血栓形成和切口感染的发生。于振海等[56]对46例(57条肢体)下肢静脉曲张行TriVex治疗,术后对所有患者进行了随访,最长随访时间达5年。患者术后均自我感觉舒适,活动灵便,局部色素沉着有不同程度的缓解。作者认为,TriVex 手术创伤较小,切口小,手术时间短,并发症少,是治疗静脉曲张的较好选择。周玉斌等[57]治疗了 37 例(43 条患肢)原发性大隐静脉曲张患者,对大隐静脉主干采用腔内射频消融闭合术,对属支静脉曲张采用电凝术。37 例患者的患肢无切口,平均住院 1.5 d,手术均获成功。治疗后随访 1～11 个月,未出现复发及其他严重并发症。作者认为,腔内射频消融闭合术联合电凝术具有术式简便、微创、安全、疗效可靠及使患者康复快、住院时间短等优点,是治疗下肢静脉曲张并获得美观肢体的较好方法。任昊等[58]探讨了下肢浅静脉手术改善深静脉瓣膜功能的程度及影响效果的因素。60 例(70 条肢体)术前经双功能彩色多普勒超声检查记录深静脉血流动力学指标。浅静脉手术后 6 个月进行随访,行超声复查。下肢浅静脉手术后深静脉瓣膜功能的总体改善率为 65.7%;病程超过 20 年较之病程≤20 年的患者改善不佳的可能性高 4.355 倍;股浅静脉和腘静脉同时存在倒流的患者比两静脉各自单独存在倒流的患者改善不佳的可能性高 4.247 倍;年龄>60 岁比年龄≤60 岁的患者改善不佳的可能性高 3.516 倍;股浅静脉和腘静脉瓣膜动能改善的程度差异无统计学意义($P>0.05$)。作者认为,下肢静脉曲张单纯行浅静脉手术可在一定程度上改善深静脉瓣膜功能,手术近期效果好,可有选择性地应用于某些早期深静脉瓣膜功能不全的患者。程相伟等[59]通过回顾分析下肢静脉造影在大隐静脉曲张诊断和治疗的相关资料。治疗采用 3 种方法,即:①大隐静脉高位结扎+分段静脉剥脱+交通支结扎术;②高位结扎+曲张静脉经皮缝扎术;③高位结扎+局部注射硬化剂。大隐静脉造影的诊断符合率 100%,经 15 年随访发现,对于单纯性大隐静脉曲张 3 种治疗结果均未复发,疗效无统计学差异($P>0.05$);大隐静脉曲张伴交通支瓣膜功能不全者,大隐静脉高位结扎+分段静脉剥脱+交通支结扎术的疗效优于其他两种方法($P<0.05,P<0.01$)。作者认为,下肢静脉造影对大隐静脉曲张的治疗有指导意义。单纯大隐静脉曲张以高位结扎、经皮缝扎术为首选;大隐静脉曲张伴交通支瓣膜+深静脉瓣膜功能不全者以高位结扎、分段静脉剥脱、交通支结扎为首选方式。鞠上等[60]采用大隐静脉高位结扎联合腔内激光治疗(endovenous laser treatment,EVLT)342 例(530 条肢体)大隐静脉曲张。术后随访 6 个月,23 条肢体皮下淤血、血肿,65 条肢体静脉炎反应,20 条肢体皮肤烧伤,经治疗全部治愈。77 条肢体隐神经损伤(皮肤感觉异常),经治疗 57 条治愈,余 20 条好转。1 例深静脉血栓形成并发肺栓塞,经治疗好转。

(二) 交通静脉手术

章希炜等[61]分析了严重慢性静脉功能不全 122 例患者行腔镜下深筋膜下交通静脉结扎术治疗的临床资料。随访时间为 3～4 个月。其中 64 例行大隐静脉高位结扎+抽剥术+腔镜下深筋膜下交通静脉结扎术(SEPS)(A 组),58 例单纯行大隐静脉高位结扎+抽剥术(B 组)。症状改善和分级提高的比较,两组无统计学差异($P>0.05$)。相关并发症的比较,除静脉曲张复发($P<0.05$)以外,均无统计学差异($P>0.05$)。术后住院日的比较,两组无统计学差异($P>0.05$)。溃疡愈合率的比较,两组无统计学差异($P>0.05$);愈合时间的比较,两者有统计学差异($P=0.001$);复发率的比较,两者有统计学差异($P<0.05$)。作者认为,SEPS 治疗效果令人满意、术后并发症少,具有较好的临床应用价值和推广前景。王小平等[62]对 213 例(278 条肢体)下肢浅静脉曲张伴交通支静脉功能不全患者行大隐静脉高位结扎加下肢浅表曲张静脉穿刺微波凝固闭合,同时在超声引导下经皮穿刺微波腔内闭合病变交通支静脉;对部分下肢静脉性溃疡病人配合中西医结合方法局部换药治疗。全组 213 例(278 条肢体)术前检查有 632 支病变交通支静脉,术中微波闭合 629 支(3 支交通支术中未能明确);术后 1 周至 3 个月内彩超(或静脉造影)证实 624 支交通支静脉闭合或不显影,另 5 例共 5 支交通支静脉未完全闭合。109 条肢体(C6)小腿溃疡愈合时间为 9～101[平均(31.25±8.28)]d,169 条肢体(C4、C5)皮肤营养障碍情况及症状得到不同程度的改善。201 例(94.4%)随访 3～42 个月,小腿溃疡复发 6 例(5.50%)。姚凯等[63]用内镜筋膜下交通支静脉离断术(subfascial endoscopic perforator vein surgery,SEPS)治疗了下肢慢性静脉性溃疡患者 91 例(102 条肢体)。全组 102 条肢体行 SEPS 术前与术后的临床症状体征比较,除色素沉着外,均有明显改善($P<0.01$)。SEPS 手术组患者溃疡愈合率 93.1%,复发率 1.96%,伤口感染率 1.0%。手术过程耗时短,术中出血量少,术后住院时间为(6.5±3.4)d,溃疡愈合时间为(12.2±13.7)d。作者认为,SEPS 是目前治疗下肢慢性静脉性溃疡的简单、有效方法,尤其是对 CEAP 临床分级中 C5、C6 级患者疗效显著。杨宏宇等[64]也探讨了腔镜深筋膜下交通静脉结扎术(SEPS)治疗重度 CVI 的临床疗效和安全性。共 89 例,42 例行大隐静脉高位结扎+抽剥术(A 组),47 例行大隐静脉高位结扎+抽剥术+腔镜深筋膜下交通静脉结扎术(B 组)。症状改善和分级提高的比较,两组无统计学意义($P>0.05$);溃疡愈合率 B 组高于 A 组($P<0.05$);B 组愈合时间短于 A 组($P<0.05$);溃疡复发率 B 组低于 A 组($P<0.05$);除静脉

曲张复发（$P<0.05$）外，两组并发症差异无统计学意义（$P>0.05$）。

（三）深静脉瓣膜疾病

王春喜等[65]总结股部小切口瓣膜修复结合血管内激光光凝曲张静脉治疗原发性下肢深静脉瓣膜功能不全的临床体会。下肢深静脉瓣膜功能不全1 146例共1 278条肢体，均在硬膜外麻醉下手术：首先取股部小切口，行第一对股浅静脉瓣膜外修复；选用810 nm的半导体激光器，对迂曲扩张的大隐静脉行血管内光凝术。术后当天患者即可下床，无淋巴漏、皮下血肿或下肢水肿等并发症。全组均获随访，平均3.0(0.5～8)年，手术后不同阶段的临床治愈率分别为：6个月97.96%，1年96.95%，2年96.06%，3年95.60%，4年95.51%，5年95.40%，6年95.05%，7年94.52%，8年93.68%。作者认为，微小切口瓣膜修复联合血管内激光光凝技术是治疗原发性下肢深静脉瓣膜功能不全较好的方法，操作简单，创伤小，恢复快，美观，近期和远期疗效较好，值得进一步推广应用。杨力等[66]则探讨了原发性深静脉瓣膜功能不全（PDVI）对全膝关节置换术（TKR）术后深静脉血栓形成的影响。126例TKR患者，术前行彩色多普勒超声检查，记录股总静脉有无反流并记录反流时间，反流时间>1 s为静脉瓣膜功能不全（有PDVI组），无反流或反流时间$\leqslant 1$ s为静脉瓣膜功能正常（无PDVI组）；术后7 d再对全部患者进行下肢静脉彩色多普勒超声复查，观察有无下肢深静脉血栓（DVT）发生。126例患者中，有PDVI组54例，无PDVI组72例，共有50例患者术后发生下肢DVT，总发生率39.7%(50/126)。其中，有PDVI组33例患者术后发生下肢DVT，发生率61.1%(33/54)；无PDVI组17例患者术后发生下肢DVT，发生率23.6%(17/72)；PDVI组下肢深静脉血栓的发生率高于瓣膜功能正常组，两组差异有统计学意义（$P<0.05$）。作者认为，原发性PDVI是TKR术后下肢深静脉血栓发生的危险因素。

四、静脉阻塞性疾病

（一）深静脉血栓形成

桑宏飞等[67]*回顾性分析了外科治疗下肢深静脉血栓形成171例的临床资料。先行下腔静脉滤器置入，对近段髂股静脉血栓采用Fogarty取栓管取栓73例；Amplatz消融器（ATD）消融血栓55例；Acolysis超声消融器消融血栓43例，远段血栓以挤压法驱出，术中造影，对合并存在髂静脉病变则先行介入治疗，并建立临时性股动静脉瘘。全组171例，157例治疗成功，14例失败。其中Fogarty取栓成功70例，失败3例；ATD成功52例，失败3例；超声消融成功35例，失败8例。置入永久性滤器51例，可回收滤器32例，临时性滤器88例。143例存在髂静脉狭窄或闭塞，左侧139例，右侧4例。球囊扩张后置入支架41例。术中造影见血栓残留80例，血管穿孔破裂14例，滤器下方血栓18例。全组无死亡和肺动脉栓塞病例发生。术后随访142例，随访时间2～84个月，平均38个月。21例髂静脉再狭窄，血栓再发36例，支架移位6例，支架断裂2例。作者认为，外科治疗下肢深静脉血栓形成是一种有效方法，但同时应注意对其并发症的防治。韩伟峰等[68]对经下肢深静脉顺行造影确诊的2 742例DVT患者的临床资料进行回顾性分析，结果发现在下肢静脉疾病中，DVT占22.39%；男女之间患病率无差异。DVT常见临床症状是患肢肿痛（92.34%），浅静脉曲张（32.57%），皮肤色素沉着（24.95%）及溃疡形成（18.45%）。DVT易累及左下肢；混合型最常见，占60.09%。80.23%的DVT患者存在危险因素。最常见的危险因素是年龄$\geqslant 40$岁（76.29%）、手术操作史（12.18%）、严重创伤史（8.42%）、妊娠和产褥期（4.87%）等。最常见的手术类型依次为普通外科手术（26.05%）、血管外科手术（23.35%）、妇产科手术（20.96%）、骨科手术（16.47%）和泌尿外科手术（7.49%）。原发性血液高凝综合征占全部DVT患者的0.22%。栾景源等[69]回顾分析149例混合型DVT患者的临床资料，比较了急性期（病程$\leqslant 7$ d）、亚急性期（病程8～30 d）和慢性期（病程>30 d）取栓术后下肢周径差变化、远期患肢水肿、色素沉着、溃疡发生率和静脉闭塞率，结果显示，各组取栓后下肢周径差均较术前明显缩小（$P<0.05$），急性组最明显，急性与慢性组间有统计学差异（$P<0.05$）。取栓后血栓复发率急性组29.5%、亚急性组35.3%、慢性组100.0%；取栓附加大隐静脉置管溶栓抗凝后的复发率分别降为8.8%、13.3%和66.7%，急性组复发率降低有统计学意义（$P=0.009$）。随访时各组均未发生慢性溃疡，急性组水肿、色素沉着、静脉闭塞发生率分别为28.2%、15.5%和4.2%，亚急性组分别为44.0%、36.0%和24.0%，慢性组分别为100.0%、75.0%和50.0%，急性与慢性组间差异有统计学意义（$P<0.05$）。作者认为，病程可影响取栓术疗效，急性期DVT取栓术的近、远期疗效均优于亚急性期和慢性期。吴汉青等[70]回顾分析了10年间收治的Cockett综合征合并股青肿（PCD）的7例患者的临床资料。全组7例均有典型PCD表现，其足背动脉、胫后动脉搏动均消失；均经多普勒检查证为Cockett综合征合并PCD；均行手术治疗，3例行腔静脉滤器植入术，3例行球囊导管阻绝术，1例患者行PALMA术，7例均行术中取栓和术后溶栓治疗。7例

术后患肢足背动脉搏动均恢复,疼痛消失,消肿,未出现手术并发症。经 6 个月至 3 年随访,未见血栓复发及其他并发症发生。作者认为,综合介入、手术、溶栓治疗 Cockett 综合征合并 PCD 不仅成功率高,近期疗效好,而且安全可靠。刘素芬等[71]对 37 例 Cockett 综合征伴下肢深静脉血栓患者分别采用股静脉、腘静脉或胫后静脉置管溶栓和经皮血管内球囊扩张/支架置入术等血管介入技术进行综合性治疗,治愈 22 例,显效 11 例,有效 4 例,总有效率 100%,除 3 例因左髂静脉完全闭塞,置入导丝未能成功外,单纯球囊扩张 11 例,支架置入 23 例。该组患者术中、术后无并发症,溶栓过程中未出现出血。临床随访 6~12 个月,平均 9 个月,临床无复发病例,未发现支架移位和变形。作者认为,综合介入治疗是治疗 Cockett 综合征伴下肢深静脉血栓的一种安全、有效、微创的治疗手段,值得临床推广。李大林等[72]总结了 16 例急性左下肢深静脉血栓形成(DVT)合并 Cockett 综合征(CS)的临床资料。16 例均行下腔静脉滤器置入术及左下肢股静脉切开取栓术,其中 13 例患者同时行左髂总静脉 PTA 及支架置入术,另 3 例行 PTA 术,术后均予抗凝、祛聚、溶栓治疗。全组无手术死亡及肺动脉栓塞病例的发生,14 例患者取得了满意的疗效。16 例中 2 例术后第 2 天再发生左下肢急性血栓形成,予药物抗凝、溶栓、祛聚治疗,出院时肢体肿胀明显好转。随访 14 例,随访时间 1~25 个月(平均 11 个月),2 例出现下肢 DVT 后综合征,余 12 例左下肢无肿胀,无静脉曲张及色素沉着。梁志会等[73]也总结了 27 例左侧髂静脉压迫综合征行介入治疗的患者资料。13 例发病在 3 周以内,14 例发病超过 3 周。均先行经导管溶栓治疗,之后 7 例行单纯球囊扩张术,20 例球囊扩张后行内支架植入术。13 例经健侧股静脉穿刺,导丝成功通过狭窄段 8 例,不能通过 5 例,改为造影引导下患侧腘静脉穿刺;14 例直接行患侧腘静脉穿刺,在深静脉造影的导引下均穿刺成功。溶栓时间(85±16)h,尿激酶用量(300±32)万 U。13 例急性发作者血栓完全溶解,14 例慢性者彩超报告管腔内见血流信号,提示血管部分再通。27 例术后造影显示髂-股静脉血流通畅。随访时间 6~26 个月,平均 11 个月。19 例静脉造影或超声显示髂-股静脉通畅,临床症状消失,8 例深静脉造影或彩超提示髂-股静脉血流基本通畅,患者症状明显减轻,但仍存留肢体轻度肿胀。张庆桥等[74]对 17 例急性肺栓塞(APE)合并下肢 DVT 患者采用下腔静脉滤器置入、猪尾导管碎栓、经导管尿激酶溶栓及抗凝治疗,并评价介入治疗效果。所有患者临床症状均明显缓解。经导管尿激酶溶栓时间为 5~18 d,平均(9.4±5.3)d。肺动脉血栓完全溶解 16 例,部分溶解 1 例;下肢 DVT 完全溶解 14 例,部分溶解 3 例。溶栓治疗结束时,下腔静脉滤器取出 14 例,永久性留置 3 例。血尿 2 例,无其他并发症。10 例随访 2~18 个月,无 PE 及下肢 DVT 复发。

(二)布加综合征

钟红珊等[75]*回顾性分析了 159 例经超声和选择性静脉造影确诊的 Budd-Chiari 综合征(BCS)患者的临床资料,对其中 147 例资料完整者根据 BCS 不同类型,评价介入治疗的临床疗效。根据新的影像学分型,147 例患者中,13.6%(20 例)为单纯肝静脉阻塞型,66.0%(97 例)为下腔静脉膜性阻塞型,6.1%(9 例)为下腔静脉膜性闭塞伴远端腔内巨大血栓形成型,14.3%(21 例)为下腔静脉节段性阻塞型。根据病变类型分别对 147 例 BCS 患者进行了介入治疗,包括经导管局部溶栓术、经皮腔内血管成形术(PTA)、血管内支架置入术和改良式经皮经肝门体静脉分流术(MTIPS)等。对 147 例患者平均随访了(67.3±9.0)个月(16 h 至 104 个月)。PTA 的首次治疗开通率为 65.6%(86/131),再次治疗开通率为 96.9%(124/128)。血管内支架置入术的首次开通率为 78.9%(15/19),再次开通率为 92.3%(24/26)。1 例 Ⅲa 型 BCS 患者在下腔静脉开通后 72 h 死于不明原因的咯血,1 例 Ⅰb 型 BCS 患者 MTIPS 术后 16 h 死于弥散性血管内凝血,1 例 Ⅳb 型 BCS 患者在接受 MTIPS 术后 13 个月死于肝功能衰竭。另有 12 例患者分别在术后 7~79 个月死于与介入治疗无关的其他原因。作者认为,根据不同分型应用多种血管介入技术治疗 BCS 可获得满意的临床疗效。周为民等[76]对 45 例节段闭塞性布加综合征患者分别采用下腔静脉开通术、经皮经腔血管成形术及支架植入术治疗。复杂的病例采用三维数字减影血管造影技术进行多角度评估下腔静脉病变,寻找腔内治疗最佳工作角度。全组 45 例中,43 例成功穿通并扩张,2 例下腔静脉穿通失败,改行腔房人工血管转流术。1 例行 PTA 时发生急性心包填塞。35 例获得随访,全组无肺栓塞及死亡病例。作者认为,节段闭塞性布加综合征腔内治疗的近期、中期疗效较好。赵剑波等[77]总结了 21 例采用 Fluency 覆膜支架行经颈静脉门腔分流术(TIPS)治疗患者的临床病例资料。21 例患者共放支架 25 枚,均成功放置,支架直径 10 mm 2 枚、8 mm 23 枚;覆膜支架长度 6~8 cm。所有患者术后上消化道出血停止;门静脉压力由术前平均(25.4±3.5)mm Hg(1 mm Hg=0.133 kPa)降为(15.4±2.8)mm Hg,手术前后差异有统计学意义($t=12.495, P<0.01$)。作者认为,采用 Fluency 覆膜支架行 TIPS 术,能明显提高 TIPS 术后开通率,但长期效果及肝性脑病的评价尚需验证。刘正军等[78]回顾性

分析1990年1月至2008年6月收治的55例布-加综合征的临床资料。所有患者均经CT、MRI或DSA检查确诊。手术治疗28例,术后3例死于肝功能衰竭,1例死于心功能衰竭,18例效果良好,6例好转。介入治疗23例,1例死于术后上消化道出血,1例死于TIPS术中门静脉破裂出血,14例效果良好,3例好转,4例无效。药物治疗4例无效。作者认为,对于布-加综合征应根据病变的范围、性质、门静脉高压及下腔静脉高压的程度以及患者全身情况而选择合理的治疗方法。孙玉岭等[79]回顾性分析了514例布-加综合征围术期的危险因素。全组患者均行手术治疗。单因素分析发现年龄、并发症、吸烟、饮酒、腹水、黄疸、电解质紊乱、营养状况、术后低血压、术中出血、白(清)蛋白、手术时间、手术时机、病理类型、血糖、出血史和凝血酶原时间等可能是布-加综合征围术期的危险因素。多变量Logistic回归分析结果提示,饮酒、病理类型、手术时间、术中失血、营养状况、术后低血压、黄疸、电解质紊乱、血糖和严重并发症等10项指标为布-加综合征围术期的独立危险因素。

(三)肠系膜静脉血栓形成

魏小龙等[80]*回顾性分析2000年1月至2008年1月收治的41例急性肠系膜静脉血栓形成病人的临床资料,探讨急性肠系膜静脉血栓形成的诊治问题。根据治疗方法分为手术治疗组及非手术治疗组,并比较其治疗结果。非手术治疗31例,治愈30例,死亡1例。手术治疗10例(含保守治疗无效中转手术2例),治愈8例,死亡2例。全组共治愈38例(92.7%),死亡3例(7.3%);术后随访1~8年,复发3例。作者认为,急性肠系膜静脉血栓形成应以抗凝治疗为基础,无明显肠管坏死表现者尽早给予溶栓治疗,并把握手术时机,可进一步改善病人预后。沈志勇等[81]总结的19例急性原发性肠系膜上静脉血栓形成(APSMVT)的临床资料显示,术前诊断疑为APSMVT的仅7例;19例均行手术治疗,其中2次手术3例。治愈17例,死亡2例。17例随访0.5~4年,均健在。作者认为,该病诊断缺乏特异性,多普勒彩超、CT、选择性血管造影等检查有助于早期诊断。手术切除坏死肠管、术后抗凝是防止复发、降低病死率的关键。李学锋等[82]回顾性分析了11例急性肠系膜上静脉血栓形成(AMVT)患者的临床资料。全组患者中9例行腹部增强CT确诊,7例患者确诊后立即行抗凝及溶栓治疗;4例患者行手术治疗。11例AMVT患者死亡3例,总病死率27.3%,其中非手术治疗7例,死亡1例,病死率14.3%;手术治疗4例,死亡2例,病死率50.0%。对8例存活者给予长期抗凝治疗。经平均64.7月随访,复发1例,死亡1例。作者认为,增强CT扫描对于AMVT的诊断及鉴别至关重要,对怀疑AMVT者应首选增强CT扫描确诊。AMVT如果能及早诊治,就可避免发展至肠坏死或穿孔,从而降低病死率。采用长期抗凝治疗可降低AMVT复发并提高长期生存率。

五、血管创伤

段鹏飞等[83]*回顾了2006年1月至2008年3月采用介入方法治疗的血管损伤13例患者临床资料。损伤部位包括颈内静脉、锁骨下动脉、腋动脉、下腔静脉、腹主动脉、肠系膜上动脉、髂动、静脉和股动脉,病变类型表现为刀刺伤后动静脉内瘘形成3例、血管裂伤伴周围血肿4例、外伤后假性动脉瘤3例、动脉损伤修复术后狭窄3例。行覆膜支架置入9例(10枚)、网状支架置入1例、球囊封堵2例、弹簧圈栓塞1例。13例介入手术均取得成功,无围术期死亡者,无严重并发症。随访12例,随访时间1~26个月,平均9.3个月。胸主动脉假性动脉瘤患者术后12个月出现少量咯血,CTA检查无明显异常。未发现支架断裂、移位、变形或支架内狭窄,无病变复发。作者认为,介入治疗血管损伤具有创伤小、手术时间短、操作简单、术后恢复快的优点,但需严格掌握手术适应证,以确保操作安全有效。段鹏飞等[84]同时分组回顾分析85例血管损伤的临床资料,探讨外伤性血管损伤的外科手术及介入治疗方法。行手术治疗62例(血管移植术37例,血管修补术25例),介入治疗23例。死亡1例,截肢1例。两组共随访58例,所有患者损伤血管通畅情况良好。李介秋等[85]回顾性分析了收治的62例71条腹部血管损伤及其处理情况。全组治愈53例(85.5%),死亡9例(14.5%)。作者认为,早期诊断、早期治疗、成功止血是救治的关键;有良好的血管外科基础对腹部大血管损伤的处理十分重要。王利新等[86]分析2002年6月至2007年5月诊治的43例血管外伤病人的临床资料。30例为下肢动脉血管损伤,其中男性病人26例,主要为动脉血管损伤,其中髂外动脉损伤5例,股浅动脉损伤10例。股总动脉损伤7例,腘动脉损伤5例,股深动脉损伤2例,胫腓干损伤1例,3例病人因动静脉瘘同时合并静脉损伤。22例病人接受开放手术治疗,6例病人行腔内治疗,2例病人接受药物治疗。开放手术组中2例发生骨筋膜室综合征和缺血-再灌注损伤,其中1例因抢救无效而死亡,1例经保守治疗后症状缓解;2例腘动脉损伤合并骨折者术后因血管再次栓塞而行截肢术,其余19例术后恢复良好。开放手术组中1例死亡者和2例截肢者失访,其余19例随访2~36个月。1例病人36个月发生人工血管吻合口处中度狭窄,ABI 0.75,其余病人下肢情况良好,无严重并发症发生。腔内治疗组术后症状消失,病人随访6~

24个月,支架通畅,无并发症发生。药物组治疗后症状缓解,2例病人随访时间分别为1个月和12个月,间歇性跛行距离较治疗前延长。作者认为,下肢血管损伤发病率不高,尽管近年来救治手段有了较大提高,仍有一定的致死率和致残率,腔内治疗是治疗血管外伤的新方法,与传统手术相比有较多优点,短期随访结果令人满意。

六、颈动脉体瘤

吕伟明等[87]* 回顾性分析了59例62侧颈动脉体瘤手术资料,按照是否行术前供瘤血管栓塞分为两组,比较其手术方式、手术效果以及并发症发生情况。栓塞组和未栓塞组的出血量、颅神经损伤发生率的差异均有统计学意义;11例手术病人进行颈内动脉重建,其中6例使用内转流;术后脑梗死2例,均为使用内转流病人,其中1例死亡;21例病人术后发生27例次的颅神经损伤,占33.87%,绝大多数为暂时性损伤,仅有1例为永久性损伤。术后病理证实62侧颈动脉体瘤中59侧良性,3侧恶性,随访均未见复发和转移。作者认为,术前供瘤血管的超选择性栓塞可以明显减少手术出血量,减少脑神经的损伤发生率,降低手术风险,栓塞后24～48 h为手术的最佳时机;颈内动脉重建时不建议常规使用内转流。组织形态学表现不足以判定其良恶性,而应根据其生物学行为,因此对颈动脉体瘤病人必须做好随访。张小明等[88]报告手术治疗颈动脉体瘤54例。所有瘤体均为良性和单侧发病。手术方法包括:单纯颈动脉体瘤体切除12例;瘤体加颈外动脉切除5例;颈动脉体瘤切除加颈内动脉血管重建6例(其中4例应用大隐静脉,2例应用直径6 mm的PTFE人工血管);借助颈动脉内转流切除瘤体32例(包括3例颈内动脉重建者);因瘤体位置太高需打断下颌骨切除瘤体者2例。54例瘤体均完全切除,无复发,无转移病例。无1例发生脑缺血并发症。颈部神经损伤7例,其中交感神经和喉上神经损伤各2例,喉返神经损伤3例。作者认为,颈动脉转流管有助于颈动脉体瘤切除,需切除颈内动脉者应予以重建,瘤体位置过高者打断下颌骨可增加显露。吴汉青等[89]回顾了72例(81个)颈动脉体瘤患者的临床资料。81个肿瘤均一期切除,其中单纯瘤体剥除48例(57个);瘤体连同颈外动脉一同切除5例;瘤体连同部分颈内动脉、颈外动脉及颈总动脉一并切除后行颈动脉搭桥重建术13例;颈总动脉、颈内动脉吻合2例;颈内动脉结扎术4例。术后15例发生声嘶,8例发生饮水呛咳,经积极治疗后症状消失。3例发生偏瘫,经积极治疗及出院后随访肌力均恢复至两级以上。经5个月至4年随访,8例失访,3例复发,其余无一例手术死亡及

其他并发症的发生。李松奇等[90]回顾了33例直径>3 cm的颈动脉体瘤患者的临床资料,均先行超选择性供瘤血管动脉栓塞后再行手术切除。其中10例10侧于栓塞后第4天行手术治疗,23例24侧于术后第1天行手术切除。术中5例行颈动脉重建术,其中1例行颈外动脉颈内动脉吻合,3例用大隐静脉移植行颈总动脉颈内动脉吻合,术中常规行动脉转流术。另1例行颈内动脉修补术,未行动脉转流。所有患者全部瘤体均一期切除。1例剥离瘤体时颈内动脉撕裂行修补术,术后当天发生2次对侧肢体偏瘫,第2天肢体活动恢复正常,但讲话不清,舌头偏瘫。MRI检查提示脑栓塞。3个月后恢复。其余病例术后无脑缺血及不可逆的脑神经损伤。作者认为,术前超选择性供瘤动脉栓塞后手术切除是治疗颈动脉体瘤合理的手术方式,可以减少术中出血,减少脑神经损伤。曾国军等[91]对4例颈动脉体瘤累及动脉壁者采用术中颈总-颈内动脉转流下切除颈动脉体瘤,自体大隐静脉或颈内静脉移植血管重建。4例均顺利完成手术。术后发生声嘶和舌偏瘫2例,呛咳和面部麻木各1例,经对症治疗后好转。无呼吸困难、吞咽困难、脑梗死等并发症发生,无死亡。4例均获随访,随访时间1个月至5年,未见复发,颈部未扪及包块。

七、先天性血管畸形

覃道锐等[92]报道收治的血管瘤及血管畸形患儿2957例,其中采取非手术治疗2097例(非手术组),手术治疗860例(手术组)。非手术组中1525例血管瘤患儿及147例血管畸形患儿仅接受门诊随访观察而未实施医疗干预,余425例血管瘤患儿在观察中接受曲安奈德与地塞米松联合注射治疗。结果显示,1525例未干预血管瘤患儿表现出明显增生、静止和消退完成期特点,消退完成期522例(中位年龄16个月),消退率为34%;425例接受曲安奈德与地塞米松联合注射治疗的患儿中,383例(90%)进入消退完成期。147例血管畸形患儿无异常增快及自然消退者。手术切除的860例患儿随年龄增大,血管瘤构成比逐渐下降,血管畸形构成逐渐上升。作者认为,血管瘤转归具有特殊的生物学特点。对于多数不涉及重要功能的中小型血管瘤不宜过早进行干预,可在医师监测下严密观察,争取自然消退。对于生长于特殊部位以及面积较大,生长速度过快的难治性血管瘤,为防止并发症发生及在自行消退之前出现更大损害,可积极实施适当医疗干预。血管畸形不能自然消退,应根据具体情况适时干预。任建庄等[93]回顾了56例肢体和颅面部血管畸形患者的临床资料。该组患者中颅面部14例,上肢18例,下肢24例。先行血管造影,了解病变部位、累及范

围、供血动脉、引流静脉及侧支循环情况。然后行栓塞治疗,超选择插管至病变供血动脉内,根据病变性质、造影表现、插管的具体位置及治疗目的,选择不同种类、大小的栓塞剂及栓塞方法。对四肢近端局限性动静脉瘘患者置入带膜支架封堵瘘口。56例患者通过选择性动脉造影均明确诊断,其中44例表现为动静脉畸形,供血动脉与引流静脉之间有明显迂曲扩张畸形血管团;12例表现为动静脉瘘。23例行介入治疗,其中21例栓塞后临床症状和体征均有不同程度的缓解,表现为局部包块缩小,血管杂音减轻或消失,心脏功能改善等,2例带膜支架置入后血管杂音消失。随访4~48个月,除2例臀部血管畸形患者栓塞后1年左右又出现临床症状而接受相应治疗外,其余患者均未出现明显临床症状。作者认为,经导管动脉造影是肢体和颅面部血管畸形的可靠诊断方法;介入治疗血管畸形创伤小、安全、有效,并发症少。郭媛媛等[94]回顾性分析了863例血管瘤和各类血管畸形住院患者的临床资料。所有患者中男414例,女449例;年龄2周至55岁。手术切除者746例,手术结合硬化治疗者89例,介入治疗者20例,介入结合手术治疗者8例。术后近期疗效:治愈772例(89.46%),显效78例(9.04%),好转13例(1.5%)。620例患者获随访0.5~3.0年,治愈556例(89.68%),显效51例(8.23%),好转13例(2.09%)。郑江华等[95]应用平阳霉素注射治疗小儿体表血管瘤1 658例,经过6~12个月(平均10.83个月)随访,总有效率为97.09%(1 799/1 853),不同类型血管瘤总有效率之间比较,差异有统计学意义($\chi^2=203.12, P<0.01$);不同类型血管瘤特效间比较,差异有统计学意义($\chi^2=287.97, P<0.01$)。海绵状血管瘤疗效最好,其次为草莓状血管瘤、混合性血管瘤,葡萄酒色斑痣疗效最差。全组发生局部溃破54例(3.26%),发热418例(25.21%),过敏性休克3例(0.18%)。作者认为,平阳霉素治疗小儿体表血管瘤是一种简便、安全及有效的方法。王志波等[96]则采用半导体激光联合手术治疗18例体表巨大海绵状血管瘤。治疗过程中先行光纤经皮穿刺插入血管瘤深部及外缘烧灼,加压包扎待瘤体形成血栓后手术切除。18例均治愈且随访期间均未见复发。朱先进等[97]探讨了磁共振成像(MRI)导引下经皮硬化治疗四肢静脉血管畸形的操作方法及临床应用价值。在0.35 T开放式MRI扫描仪的导引下应用18或20 G核磁兼容针对28例下肢静脉血管畸形患者进行经皮穿刺及硬化治疗。在治疗后6个月进行随访,分析其治疗效果。28例患者先后共进行57次硬化治疗,手术操作均获得成功,没有出现严重并发症。所有患者的症状均有较明显改善,特别是疼痛、功能障碍等症状。病变体积出现不同程度的缩小,治疗前平均为$(56.8±11.7)cm^3$,治疗后平均为$(27.0±7.2)cm^3$,差异有统计学意义($t=8.90, P<0.01$),缩小率为28.5%~74.4%,平均为$(54.4±5.3)%$。同时,MRI显示治疗后病变的信号降低,病变对比信噪比(CNR)治疗前平均为$(21.9±2.0)$,治疗后平均为$(8.4±0.9)$,差异有统计学意义($t=21.76, P<0.01$),CNR降低率为40.0%~78.0%,平均为$(61.0±3.6)%$。作者认为,MR引导下经皮硬化治疗四肢静脉血管畸形是安全、有效的新技术。

八、血管疾病影像诊断

刘崎等[98]*对43例内脏动脉瘤患者行三维增强MR血管造影检查,19例同期行数字减影血管造影,对两者进行比较,进而探讨三维增强核磁共振血管造影在内脏动脉瘤诊治中的临床价值。三维增强MR血管造影用屏气超快速三维梯度回波序列,图像减影后进行三维重建。结果显示43例共50个内脏动脉瘤,涉及脾动脉32个(其中5例脾动脉异位起源于肠系膜上动脉),占64%;肠系膜上动脉7个(14%),腹腔动脉干5个(1例为腹腔系膜干),肾动脉4个,肝动脉2个。三维增强MR血管造影能清楚显示动脉瘤部位、大小、形态,并在立体直观显示动脉瘤及其与周围血管、脏器关系方面优于DSA。43例中,行栓塞治疗15例,手术9例,保守观察19例。作者认为,借助三维增强MR血管造影能无创、准确诊断内脏动脉瘤,所提供的三维解剖细节有助于临床治疗方案的制定,可作为内脏动脉瘤的首选检查方法。周晗等[99]回顾性分析了1998年至2005年收治的166例下肢动脉硬化闭塞症行人工血管旁路术患者的资料,分析流出道节段性压力比值差值等与人工血管通畅率相关的因素,比较人工血管通畅组与阻塞组术前流出道节段性压力比值差的差异。探讨多普勒血流检查中节段性压力比值对评估下肢动脉硬化闭塞症患者远端动脉流出道的应用价值,以对人工血管旁路术适应证的选择提供参考。研究发现,流出道的节段性压力比值差是影响人工血管术后通畅率危险程度最高的相关因素之一,人工血管通畅组与阻塞组流出道节段性压力比值差分别为$(0.12±0.09)$和$(0.24±0.14)$,两组间比较,差异有统计学意义($P=0.001$)。人工血管通畅组流出道的节段性压力比值差的95%可信区间为$(0, 0.27)$。作者认为,多普勒血流检查是一种量化的检查方法,节段性压力比值差的区间范围可以作为临床上评价流出道及预测手术通畅率的参考。田红燕等[100]选取常规血管造影难以明确诊断的复杂外周动脉疾病患者125例,对其病变血管分别行二维DSA和三维DSA,将两种技术得到的图像进行对比分析,探讨三维DSA技术在复杂外周动脉疾病诊断和治疗中的应用。结果显示，三维DSA能更清楚地显示下肢假性动脉瘤的大小、位置、瘤颈及其与载瘤动脉的关系；对于肢体闭塞性疾病能够帮助判断血管成形术中导管导丝与血管真腔的关系；能清楚显示血管的连续性及管腔内的形态；能诊断出常规体位难以发现的颈动脉斑块，有助于对其性质作出判定。作者认为，三维DSA技术对于复杂外周血管疾病的诊断和治疗有着不可替代的作用。张娅梅等[101]对42例临床疑有下肢静脉阻塞性病变的患者行16层螺旋CT血管成像检查，分析阻塞原因，并与DSA检查结果对比，以探讨多层螺旋CT血管成像(MSCTA)在下肢静脉阻塞性病变中的临床应用价值。结果显示，42例患者中，下肢深静脉血栓形成26例，其中12例合并髂静脉受压综合征，1例合并下腔静脉狭窄分隔畸形，1例合并盆腔肿块压迫右侧髂总静脉，1例合并左侧腘窝囊肿。24例出现髂静脉受压综合征，其中左侧髂总静脉受压20例，右侧髂总静脉或其分支受压3例，髂外动脉压迫髂外静脉1例；有12例合并下肢深静脉血栓形成。有3例深静脉受到肿块或囊肿的压迫。1例MSCTA未见异常而DSA提示下肢深静脉瓣膜功能不全。以DSA为诊断标准，诊断符合率为97.62%。作者认为，MSCTA对下肢静脉阻塞性病变的诊断有较高的临床应用价值。赵雁鸣等[102]对19例临床怀疑深静脉血栓形成(DVT)患者行64层螺旋CT直接法下肢深静脉造影检查，着重分析DVT的CT征象，探讨影响其诊断准确性的因素及64层螺旋CT直接法静脉造影在下肢深静脉血栓中的诊断价值。结果显示，64层螺旋CT直接法静脉造影对DVT显示较好，在15例患者中共发现DVT 25处，分别位于髂静脉(4处)、股静脉(7处)、腘静脉(9处)和腓静脉(5处)。作者认为，64层螺旋CT直接法下肢深静脉造影结合多种后处理技术可以清楚显示DVT，具有较高的临床应用价值。陈维安等[103]对四肢水肿的97例(下肢水肿84例和上肢水肿13例)患者施行单光子发射性计算机断层显像(SPECT)，观察肢体的淋巴回流及功能状态，分别获得5 min、30 min或延迟1～2 h影像，对图像进行定性分析，并与显微手术后或临床诊断结果进行对比，探讨淋巴显像检测在四肢淋巴性水肿诊断的应用价值。结果显示，四肢水肿97例，确诊淋巴性引起88例。下肢水肿84例，通过显像诊断为淋巴性水肿68例(包括原发或继发)，淋巴回流缓慢10例，淋巴回流正常6例。上肢水肿13例，诊断为淋巴性水肿12例，淋巴回流正常1例。作者认为，淋巴显像检测简便无创、安全可靠，能鉴别四肢水肿性质，对选择治疗方案有应用价值。朱力等[104]回顾性分析516例经影像学方法诊断为急性肺动脉栓塞(PTE)患者的CT肺动脉成像(CTPA)资料，结合间接下肢CT静脉成像(CTV)和下肢静脉加压超声检查，以下肢静脉加压超声检查结果为参照标准，计算间接下肢CTV诊断DVT的敏感性、特异性、阳性预测值和阴性预测值；评价两种方法对DVT显示的一致性，采用Kappa检验对数据进行分析，评价间接下肢CTV对下肢深静脉血栓形成(DVT)的诊断价值。结果显示，516例急性PTE患者中同时行CTPA联合CTV和下肢静脉超声检查共110例，CTV和下肢超声检查均发现下肢静脉内栓子48例，两者结果均为阴性39例，CTV结果阳性而下肢超声结果阴性13例，下肢超声结果阳性而CTV结果阴性10例。CTV诊断DVT的敏感性为82.2%(48/58)、特异性为75.0%(39/52)、阳性预测值78.7%(48/61)和阴性预测值79.6%(39/49)；下肢CTV和下肢静脉加压超声检查对显示股腘静脉内血栓的一致性较好(CTV分别显示了62和52个血栓，超声分别显示了67和51个血栓；Kappa=0.874～0.914，P均为0.000)，对小腿内血栓的一致性降低(CTV分别显示了6、25和13个血栓，超声分别显示了13、38和19个血栓；Kappa=0.464～0.584，P均为0.000)，对髂外静脉内血栓的一致性较差(CTV显示了33个血栓，超声显示了17个血栓；Kappa=0.230～0.262，P分别为0.067和0.004)。作者认为，CTV对诊断下肢深静脉血栓具有较高的准确性。CTPA联合CTV可以一次同时完成肺动脉和下肢静脉检查，CTV可以更准确、方便地检出盆腔静脉内血栓。

九、血管疾病基础研究

廉维帅等[105]*选杂种犬16条，依人工血管不同分为ePTFE血管实验组(6条)和涤纶血管实验组(6条)及ePTFE对照组(2条)和涤纶对照组(2条)，实验犬采自体骨髓，提取CD34$^+$细胞种植覆膜人工血管，对照犬采用单纯自体血预凝人工血管，将ePTFE或涤纶人工血管分别植入所有实验犬的下腔静脉和腹主动脉。术后第30、60、100天取标本，观察通畅率，并分别用光学显微镜、电子显微镜和免疫组织化学方法观察新生内膜表面内皮化情况。对照组静脉全部阻塞。实验组第30天人工血管腔面新生内膜内皮细胞密度自吻合口向中间方向逐渐减少，第60天人工血管内皮基本覆盖管壁，第100天人工血管腔面内膜内皮细胞排列均匀完整，而对照组内膜表面无内皮细胞覆盖。作者认为，经纯化的CD34$^+$细胞种植于ePTFE和涤纶人工血管较未种植的人工血管中远期有较好的内皮化和通畅率。郑晓兵等[106]研究了兔自体种子细胞构建的纳米仿生组织工程血管(NBTEBV)移植置换兔腹主动脉，观察NBTEBV在兔体内降解和重塑演化过程,检测 NBTEBV 的组织相容性。结果显示,17 只兔移植 NBTEBV 在观察期内保持通畅,3 只兔分别于术后 36、72 h 死于移植段腹主动脉阻塞。术后第 12 周 DSA 检查示移植血管显影良好,彩色多普勒检查示移植血管通畅,血流为层流,血流速度未见异常,无血管扩张。术后第 1 周移植血管腔被覆单层内皮细胞(ECM),管壁平滑肌细胞分布层次欠清晰,周围较多仿 ECM 夹杂未降解的黑色聚乙交酯/丙交酯共聚物(PLGA);术后第 4 周管壁平滑肌细胞分层,ECM 开始形成,仿 ECM 成分部分降解,PLGA 含量明显减少,颜色减淡;术后第 12 周管壁分层更清晰,ECM 已形成,仿 ECM 成分完全降解,几乎无 PLGA,血管形态近似自体血管。^{14}C 标记的 PLGA 射线电子能谱检测示 ^{14}C 能量峰值逐周递减。作者认为,构建的 NBTEBV 有较好的手术操作性,同体移植术后具备良好组织相容性,在动物体内的自然重塑演化过程符合组织工程技术要求,电纺构建 NBTEBV 是可行的。姜洪磊等[107]通过将 40 只雄性 Wistar 大鼠随机分成 2 组,实验组他莫昔芬预给药 7 d(每天 15 mg/kg 体重),建立腹主动脉瘤(AAA)灌注模型。术后 7 d 切取腹主动脉。计算腹主动脉直径变化率,苏木素-伊红(H-E)染色观察动脉壁炎性细胞浸润,Verhoff 染色观察动脉壁弹性纤维,免疫组织化学观察动脉壁基质金属蛋白酶(MMP)-2,9 及巨噬细胞的表达。发现他莫昔芬明显抑制 AAA 的形成,抑制率 95%～99%。动脉壁内炎性细胞浸润明显减少,弹力纤维破坏受到抑制,MMP-2、9 及巨噬细胞的表达受到抑制。作者认为,他莫昔芬通过抑制大鼠腹主动脉壁内早期的炎症反应和 MMPS 的表达,抑制大鼠 AAA 的形成。李志文等[108]探讨亚甲基四氢叶酸还原酶(MTHFR)基因 C677T 突变在急性肠系膜静脉血栓形成(AMVT)发病中的意义。采用高效液相色谱法测定 63 例 AMVT 患者和 128 名健康对照者血浆的同型半胱氨酸(Hcy)水平,放射免疫法测定血浆叶酸浓度;应用聚合酶链反应-限制性片段长度多态性方法进行 MTHFR C677T 基因多态性分析,并进行基因型及等位基因频率的计数。结果:AMVT 组和对照组血浆 Hcy 水平分别为(23.5±8.8)μmol/L 和(12.7±6.9)μmol/L,差异有统计学意义($P<0.01$)。Hcy 水平与叶酸呈负相关(AMVT 组:$r=-0.42,P<0.01$;对照组:$r=-0.39,P<0.01$)。MTHFR C677T TT 基因型在 AMVT 组的分布频率为 33.3%,高于对照组的 17.2%,差异有统计学意义($\chi^2=6.31,P<0.05$)。作者认为,血浆 Hcy 水平升高是 AMVT 形成的危险因素之一。MTHFR C677T 多态性中 TT 基因型可能是 AMVT 形成的一个重要遗传风险因子。张铁民等[109]评估了联合应用 c-myb 反义寡核苷酸(ASON)和血管内皮生长因子(VEGF)对血管成形术后再狭窄的效果。作者将 28 只中国长耳白兔随机分成狭窄对照(Ⅰ)组、狭窄 c-myb ASON 处理(Ⅱ)组、狭窄 VEGF 处理(Ⅲ)组和狭窄 c-myb ASON+VEGF 处理(Ⅳ)组。测定治疗后各组血管狭窄程度,并进行比较分析。处理后各组均呈不同程度的血管内膜及血管平滑肌增生,以Ⅰ组最重,Ⅱ、Ⅲ组增生情况较Ⅰ组明显减轻,差异有统计学意义($P<0.01$)。Ⅳ组增生情况较Ⅱ、Ⅲ组更轻,差异均有统计学意义($P<0.01$),但Ⅱ、Ⅲ组间差异无统计学意义($P>0.05$)。Western 印迹法结果显示,各组间灰度均有明显差别。作者认为 c-myb ASON 与 VEGF 联合应用能显著减轻血管成形术后的再狭窄,但两者之间无协同作用。卢辉俊等[110]研究了制备具有较好细胞亲和性、有利于内皮生长晕细胞(EOC)黏附增殖的纳米左旋聚乳酸有序膜,为构建组织工程血管材料提供理论依据。通过改性后纳米纤维膜与细胞复合培养,观察细胞与材料生物亲和性。结果显示,纳米纤维孔径在 300～400 nm,孔隙率>90%。有序和超级有序膜组吸光度 A 值与无序膜、单纯细胞组差异有显著统计学意义($P<0.05$)。无序膜细胞生长较散在、杂乱;有序及超级有序纤维膜有利于细胞沿纤维定向附着、增殖。作者认为,EOC 是理想的组织工程血管种子细胞来源;有序及超级有序膜是理想的组织工程血管材料。孙晓峰等[111]研究了缺氧诱导因子 1(HIF-1α)及血管内皮生长因子(VEGF)在动脉粥样硬化闭塞症(ASO)患者缺血下肢的表达及分布规律。应用免疫组织化学 SP 法对 15 例 ASO 截肢患者肢体的血管、肌组织及 3 例正常人肌组织中的 HIF-1α、VEGF 蛋白进行检测;同时应用 CD34 标记血管,根据 CD34 阳性的血管内皮细胞数测定微血管密度(MVD)。结果发现,ASO 患者缺血肢体主干血管及缺血肌组织内 HIF-1α、VEGF 表达灰度值较正常人均明显增加,MVD 计数增加,增加最高的是胫后动脉[(HIF-1α 为(932.5±545.2),VEGF 为(354.5±75.8),MVD 为(38.4±8.4)],股浅动脉、胫前动脉、小腿缺血肌肌间动脉、小腿缺血肌以及足坏死肌中 HIF-1α 和 VEGF 表达量均明显低于胫后动脉;在缺血血管壁内,HIF-1α、VEGF 表达量及 MVD 计数均随着缺血程度的加重而增加;而在缺血肌组织内,HIF-1α、VEGF 表达量及 MVD 计数增加均与缺血程度无关联;HIF-1α、VEGF 在缺血肌组织内的表达量均明显低于缺血大血管。作者认为,HIF-1α、VEGF 在 ASO 患者缺血肢体主干血管和缺血肌组织中均有较高水平表达,但在缺血肌组织内的表达均明显低于缺血大血管。高志伟等[112]研究了下肢动脉硬化性闭塞症(ASO)患者血管腔内治疗前后

血浆神经肽 Y(NPY)水平的动态变化。采用放射免疫法检测 13 例下肢 ASO 患者(ASO 组)接受血管腔内治疗前和治疗后不同时间点(即刻和第 1、3、5 天)的血浆 NPY 水平,以 15 名健康体检者作为正常对照(对照组)。比较血管腔内治疗前与治疗后第 3 天时患肢踝/肱指数(ABI)和 ASO 临床分期。结果发现,ASO 组治疗前血浆 NPY 水平(250.67±88.27 pg/ml)显著高于对照组(168.40±64.64 pg/ml),两组间比较差异有统计学意义($P<0.05$);ASO 组治疗后即刻的血浆 NPY 水平升达峰值,为(307.21±103.75) pg/ml,随后逐渐降低。治疗后第 3 天患肢 ABI 较治疗前显著升高(0.81±0.19 比 0.45±0.17),差异有统计学意义($P<0.01$),同时 ASO 临床分期明显改善。作者认为,ASO 患者血浆 NPY 在严重缺血状态下释放增加,治疗后随着患肢缺血状态的纠正(ABI 升高)及临床症状的好转,血浆 NPY 水平逐渐下降接近正常水平。

(包俊敏　袁良喜)

参 考 文 献

1* 李　伟,等. 中华普通外科杂志,2009,24(3):204
2　刘昌伟,等. 中华外科杂志,2009,47(4):267
3　谷涌泉,等. 中华外科杂志,2009,47(9):667
4　司　逸,等. 中华普通外科杂志,2009,24(6):507
5* 陆　峰,等. 中华普通外科杂志,2009,24(6):436
6　徐　欣,等. 中国实用外科杂志,2008,28(10):866
7　陆信武,等. 中华普通外科杂志,2009,24(6):448
8* 陆信武,等. 中华外科杂志,2009,47(9):664
9　张曦彤,等. 中华放射学杂志,2009,43(4):415
10* 袁　海,等. 中华普通外科杂志,2008,23(12):963
11　姜在波,等. 中华放射学杂志,2008,42(9):974
12　庄百溪,等. 中华普通外科杂志,2009,24(6):455
13　段鹏飞,等. 中华普通外科杂志,2009,24(6):466
14　孙庆峰,等. 中国实用外科杂志,2008,28(10):872
15　徐　欣,等. 中华普通外科杂志,2009,24(6):463
16　叶　炜,等. 中华普通外科杂志,2009,24(6):451
17　廖传军,等. 中华外科杂志,2008,46(22):1716
18　张福先,等. 中国实用外科杂志,2008,28(10):863
19　俞恒锡,等. 中华普通外科杂志,2009,24(6):440
20　龚昆梅,等. 中华普通外科杂志,2009,24(6):459
21　施娅雪,等. 中华普通外科杂志,2008,23(10):771
22　陈幸生,等. 外科理论与实践,2009,14(3):290
23　谷涌泉,等. 中华普通外科杂志,2009,24(5):380
24　张文波,等. 中国临床医学,2009,16(4):510
25　王　盛,等. 心肺血管病杂志,2009,28(4):233
26　刘金朝,等. 临床放射学杂志,2009,28(7):991
27　郝清斌,等. 中国普外科杂志,2008,17(12):1204
28　田祖豪,等. 中国现代手术学杂志,2009,13(1):16
29　陈　喆,等. 中华普通外科杂志,2008,23(11):869
30　李松奇,等. 中国实用外科杂志,2009,29(8):667
31* 乔　彤,等. 中华外科杂志,2009,47(9):649
32　李全明,等. 中国普通外科杂志,2009,18(6):551
33　李全明,等. 中国现代手术学杂志,2009,13(3):217
34* 常光其,等. 中华外科杂志,2009,47(9):645
35　刘　杰,等. 中国修复重建外科杂志,2009,23(7):892
36　刘　锟,等. 中国急救医学,2009,29(8):688
37　师天雄,等. 中国普通外科杂志,2008,17(12):1167
38　龚昆梅,等. 中华外科杂志,2009,47(9):653
39　唐小斌,等. 中华外科杂志,2009,47(9):661
40　施德兵,等. 中华外科杂志,2008,46(21):1638
41　张永杰,等. 中国普通外科杂志,2009,18(6):555
42　刘承云,等. 中华老年医学杂志,2008,27(10):747
43　黄福华,等. 心肺血管病杂志,2009,28(2):78
44　张宏鹏,等. 中华外科杂志,2009,47(9):657
45　方征东,等. 中国普外基础与临床杂志,2009,16(6):429
46* 唐小斌,等. 中华胸心血管外科杂志,2009,25(3):151
47　郑月宏,等. 中华普通外科杂志,2009,24(2):136
48　郑江华,等. 中国普外基础与临床杂志,2009,16(4):296
49　方　力,等. 中国普通外科杂志,2008,17(12):1174
50　张喜成,等. 中国普通外科杂志,2009,18(6):648
51　冯　勇,等. 中华普通外科杂志,2009,24(1):5
52* 蒋米尔,等. 中华外科杂志,2009,47(9):670
53　常　青,等. 中国普通外科杂志,2009,18(6):605
54* 林少芒,等. 中华外科杂志,2009,47(4):271
55　杨国凯,等. 中国普外基础与临床杂志,2009,16(1):60
56　于振海,等. 中国普通外科杂志,2008,17(12):1235
57　周玉斌,等. 中国美容整形外科杂志,2009,20(6):345
58　任　昊,等. 中国普通外科杂志,2008,17(12):1213
59　程相伟. 中国普通外科杂志,2009,18(6):650
60　鞠　上,等. 中国微创外科杂志,2009,9(4):360
61　章希炜,等. 南京医科大学学报(自然科学版),2009,29(4):550
62　王小平,等. 外科理论与实践,2009,14(3):308
63　姚　凯,等. 中南大学学报(医学版),2009,34(8):830
64　杨宏宇,等. 中国普通外科杂志,2008,17(12):1223
65　王春喜,等. 中国现代手术学杂志,2009,13(1):4
66　杨　力,等. 中华外科杂志,2009,47(5):356
67* 桑宏飞,等. 中华普通外科杂志,2009,24(3):207
68　韩伟峰,等. 中华普通外科杂志,2009,24(1):30
69　栾景源,等. 中国临床医学,2009,16(4):512
70　吴汉青,等. 中国普通外科杂志,2008,17(12):1210
71　刘素芬,等. 临床放射学杂志,2009,28(3):391
72　李大林,等. 中国普通外科杂志,2009,18(6):564
73　梁志会,等. 中国微创外科杂志,2009,9(7):640
74　张庆桥,等. 临床放射学杂志,2009,28(6):855
75* 钟红珊,等. 中华放射学杂志,2009,43(1):65
76　周为民,等. 中华普通外科杂志,2009,24(7):561
77　赵剑波,等. 中华放射学杂志,2009,43(4):418

78 刘正军,等.中国普通外科杂志,2009,18(6):645
79 孙玉岭,等.中国普通外科杂志,2009,18(6):561
80* 魏小龙,等.外科理论与实践,2009,14(1):62
81 沈志勇,等.中国普通外科杂志,2008,17(12):1207
82 李学锋,等.中国普通外科杂志,2009,18(6):602
83* 段鹏飞,等.中华普通外科杂志,2008,23(10):768
84 段鹏飞,等.中华创伤杂志,2008,24(11):936
85 李介秋,等.腹部外科,2009,22(2):86
86 王利新,等.中国实用外科杂志,2009,29(5):436
87* 吕伟明,等.中国实用外科杂志,2009,29(4):343
88 张小明,等.中华普通外科杂志,2009,24(8):621
89 吴汉青,等.临床外科杂志,2009,17(3):179
90 李松奇,等.中华医学杂志,2009,89(13):894
91 曾国军,等.中国修复重建外科杂志,2009,23(7):890
92 覃道锐,等.中国修复重建外科杂志,2009,23(5):584
93 任建庄,等.临床放射学杂志,2009,28(4):549
94 郭媛媛,等.中国普通外科杂志,2009,18(6):572
95 郑江华,等.中国普外基础与临床杂志,2009,16(3):226
96 王志波,等.河北医科大学学报,2008,29(6):880
97 朱先进,等.中华放射学杂志,2009,43(5):531
98* 刘 崎,等.中华普通外科杂志,2009,24(1):16
99 周 晗,等.中华普通外科杂志,2009,24(1):12
100 田红燕,等.第四军医大学学报,2009,30(3):260
101 张娅梅,等.临床放射学杂志,2009,28(1):84
102 赵雁鸣,等.临床放射学杂志,2009,28(9):1293
103 陈维安,等.中华显微外科杂志,2008,31(5):384
104 朱 力,等.中华放射学杂志,2009,43(9):948
105* 廉维帅,等.中国现代普通外科进展,2009,12(3):197
106 郑晓兵,等.中国修复重建外科杂志,2008,22(11):1364
107 姜洪磊,等.中华实验外科杂志,2008,25(12):1594
108 李志文,等.中国普通外科杂志,2008,17(12):1192
109 张铁民,等.中国普通外科杂志,2008,17(12):1196
110 卢辉俊,等.中华胸心血管外科杂志,2009,25(4):263
111 孙晓峰,等.吉林大学学报(医学版),2009,35(2):337
112 高志伟,等.上海交通大学学报(医学版),2008,28(11):1442

文 选

颈动脉滤伞下颈动脉支架成形术的并发症分析
[中华普通外科杂志,2009,24(3):204] 李伟等对35例颈动脉硬化性狭窄患者的38处病变(无症状的狭窄超过70%,有症状的狭窄超过50%)行颈动脉滤伞保护下颈动脉支架成形术,对操作过程及并发症发生、处理和预后进行分析。该组38处病变成功完成所有操作,支架完成后即时造影示病变处管径明显改善(残余狭窄<20%),血流通畅。21例(55.3%)回收后的栓塞防护装置中可见拦截的斑块碎片,其中3例斑块甚至填满保护装置。并发症包括术后脑出血死亡者1例(2.6%);术中出现脑梗死,一侧肢体运动障碍者1例(2.6%);出现一过性TIA表现,收伞后症状消失者2例(5.3%);出现一过性术中术后心率、血压下降者10例(26.3%)。平均随访32个月(6~54个月),颈动脉支架处血流通畅,除1例使用覆膜支架患者支架处闭塞外,其他病例均无明显再狭窄。随访期无新的TIA或脑梗死出现。作者认为,严重颈动脉狭窄、钙化、扭曲的病例宜行内膜切除手术治疗。双侧颈动脉狭窄应分次治疗,间隔大于1周。支架释放后退出滤伞应在X线监视下进行,操作要非常轻柔,缓慢通过病变。如术前评估风险太大,最好改行颈动脉内膜剥脱术。谨慎选择预扩张和后扩张,自膨式支架有后期的慢性扩张作用,少量残余狭窄是完全可以接受的,要减少球囊扩张的使用;其次应该尽可能避免后扩张,如果必须进行后扩张,也要适度,针对可能出现的情况充分准备,及时处理,在支架释放后应注意患者心率、血压变化。总之,在颈动脉滤伞下颈动脉支架成形术是安全、有效的,应严格把握病例选择、病变、手术时机等各个治疗环节,精细、轻柔的操作可减少并发症的发生。

(魏小龙)

述评 颈动脉支架成形术已成为治疗颈动脉狭窄的主要方法之一,其成功的关键在于围术期的并发症控制。常见并发症包括脑梗死、脑出血和血流动力学紊乱等。各种脑保护装置的出现和广泛应用明显降低了脑梗死的发生率,但并不能完全杜绝。其原因除脑保护装置本身并不能完全阻挡所有碎片、在回收时可能有碎片挤出逃逸外,还有所谓的"迟发栓塞现象",可能与被支架网格暂时压住的斑块继发脱落有关。滤伞型脑保护装置使用简便,最为常用,但在极高度狭窄者可能在脑保护装置通过时发生斑块脱落,现在可以选用近端球囊阻断型装置,这有助于减少此类并发症的发生。围术期血压的调控至关重要,对于高血压患者术前抗高血压药物的停用与否仍有争议,但避免术中、术后血压过高是共识,这是防止发生术后脑出血的关键,当然也要防止和纠正因颈动脉窦持续受压造成的低血压,因为大脑灌注过低也会导致脑梗死发生。

(包俊敏)

膝下动脉闭塞的腔内治疗 [中华普通外科杂志,2009,24(6):436] 陆峰等总结了40例下肢膝下动脉闭塞患者行腔内治疗的疗效。40名患者共41条患肢行44次腔内治疗,平均年龄(76±6)岁,治疗前踝/肱指数(ankle brachial index, ABI)足背动脉(0.39±0.20),胫后动脉(0.39±0.23),严重下肢缺血(critical limb ischemia,CLI)占80.49%(33/41),治疗后 ABI

足背动脉提高了(0.43±0.22)(P<0.01),胫后动脉提高了(0.43±0.25)(P<0.01)。35例36条肢体获随访,平均随访(6±3)个月,FontaineⅠ级与FontaineⅡa级肢体共计28条,占77.78%,CLI降至19.44%(7/36),显著低于治疗前(P<0.01)。随访时ABI足背动脉(0.63±0.22),胫后动脉(0.56±0.22),与治疗前相比差异均有统计学意义。治疗后及随访时患肢的足背动脉与胫后动脉ABI比较差异无统计学意义。全组围术期截肢率为0,围术期病死率2.5%,总病死率15%,保肢率100%。膝下狭窄性病变腔内治疗开通后疗效和平均随访6个月的疗效均令人满意。作者认为,随访时ABI较治疗后有较大回落的原因,可能是由于原开通的血管出现再狭窄,但因侧支已充分开放,使血供仍能维持肢体的正常代谢,缓解或解除了患肢静息痛,促进了溃疡愈合,达到了保存肢体的治疗目的。由于腓动脉、胫前和胫后动脉之间相互交通,互有吻合,故在行膝下动脉腔内治疗时,应根据患肢具体情况开通三者中的优势动脉即可满足血供要求。对于伴有流入道长段闭塞者可手术辅助开通流入道,从而提高手术疗效。对于膝下动脉旁路术后再狭窄病变,以往只能在闭塞的流出道远端再次手术搭桥,手术难度大,且效果不肯定,膝下动脉腔内治疗旁路术后狭窄病变,创伤小,疗效令人满意。因此,膝下动脉腔内治疗可以成为膝下动脉闭塞治疗的首选方法。

(魏小龙)

述评 随着腔内治疗技术的发展,尤其是小口径长球囊的出现,膝下动脉闭塞的腔内治疗近几年已得到了广泛开展。由于该方法有着较为满意的临床症状缓解率和保肢率,尤其适用于高龄、高危、多并存病的重症肢体缺血患者,已成为治疗膝下动脉闭塞的首选方法。除了常规的膝下动脉球囊扩张术外,一些新的技术和器具也在不断出现,如经过侧支血管的血管成形术、双向导丝内膜下成形术、经足部血管逆向穿刺开通技术、足底-足背弓成形技术及膝下专用支架等,这些新技术、新器具的出现进一步提高了膝下动脉闭塞腔内治疗的成功率和疗效。该文作者以ABI、保肢率为主要评价指标总结了膝下动脉闭塞腔内治疗的疗效,如能把治疗血管的通畅情况也作一随访、总结,则文章的说服力就能更强些。

(包俊敏)

内膜下血管成形术治疗下肢动脉慢性缺血[中华普通外科杂志,2009,24(6):448] 陆信武等回顾性分析应用内膜下血管成形术(subintimal angioplasty,SIA)治疗的112例患者的122条动脉硬化闭塞患肢的临床资料,探讨内膜下血管成形术治疗下肢动脉慢性缺血的技术可行性、通畅率和临床效果。这些患者动脉闭塞平均长度为10.25 cm(4.5~28 cm),其中23条肢体为生活方式受限性间歇性跛行,99条为严重性缺血。详细纪录患者的病史、病变特点、操作技术过程、并发症和随访信息。采用Kaplan-Meier生存分析法分析患肢通畅率和临床效果(救肢和症状改善),发现SIA技术成功率为83%,成功进行SIA的患者平均踝肱指数从(0.19±0.11)增加到(0.67±0.29)(P<0.01),1年、2年再血管化通道的通畅率和临床有效率分别是(54±5)%、(45±4)%和(82±5)%、(79±4)%。没有伴严重后果的并发症发生。作者认为,术中形成比较平滑无狭窄的通道、术后祛聚和抗凝治疗以及规律的门诊随访对维持再管化通道的通畅率有重要的价值。尽管SIA通畅率不甚理想,但再管化通道渐进性闭塞过程中,代偿性地形成了侧支循环,维持了患肢血供。下肢慢性动脉缺血治疗的终极目的是救肢或解除其症状。因此,SIA仍可视为治疗下肢慢性动脉缺血的有效手段。对于SIA术后再管化通道闭塞症状再现者,仍可尝试血管旁路术。SIA并发症主要与血管痉挛、血栓形成和严重钙化的血管壁弹性回缩、术中未充分肝素化、内膜活瓣和动脉长段闭塞短球囊多段、多次扩张有关,可采用导管溶栓治疗、内膜活瓣部位放置支架、长球囊和延长时间的单次扩张和术中充分肝素化等方法,以减少并发症的发生。SIA技术成功率高,临床效果令人满意,是一种治疗下肢动脉粥样硬化闭塞所致慢性缺血可供选择的较好的治疗手段。

(魏小龙)

述评 下肢动脉闭塞,严格意义上讲有3种类型,即真正的慢性完全性闭塞(chronic total occlusion,CTO)、局部重度狭窄造成远端管腔不显影的"假性CTO"和局部狭窄伴有广泛血栓形成的"血栓性CTO"。对于CTO,尤其是长段CTO,腔内再血管化治疗常需应用内膜下成形技术(SIA),即从动脉内膜下夹层内开辟一条新的血管通道。从理论上讲,由于形成的内膜下腔受动脉硬化病变进展和内膜增生的影响较小,SIA术后再狭窄、再闭塞的概率较低。然而,凡需实施SIA者必是闭塞较长、硬化严重者,这就决定了SIA术后的通畅率并不理想。从技术上讲,SIA的最大难点在于导丝如何从内膜下腔返回真腔,这是该术成功的关键,需要术者有很好的技术和经验,也需要足够的耐心和毅力。尽管SIA的术后通畅率仍不理想,需要从技术和器材两方面进行努力攻关,但SIA对于缓解患者症状、降低截肢率的作用还是令人满意的,而这才是下肢动脉闭塞症治疗的根本目的。

(包俊敏)

TASC C型和D型主髂动脉闭塞的腔内治疗及评价[中华普通外科杂志,2008,23(12):963] 袁海等通过观察腔内治疗32例慢性广泛主髂动脉闭塞患者术后的疗效,探讨了广泛主髂动脉闭塞的腔内治疗方法。其中,男性患者23例,女性9例,年龄52～81岁,平均69.7岁;有明显的静息痛者27例(84.38%),足部局限性坏疽者5例(15.62%);32例中TASC C型患者13例(40.6%),TASC D型患者19例(59.4%),闭塞段的长度范围为4.5～19.5 cm,平均为(14.6±1.2)cm。对这部分术前评估均为高龄、高危病例或不能耐受传统开腹手术的患者,经股动脉或肱动脉入路,针对闭塞血管进行球囊扩张和支架置入或结合股总动脉内膜剥脱等方法进行治疗。术后观察发现,除3例未能开通外,其余29例均获开通,手术成功率为90.63%,并发症发生率为3.45%。21例患者临床症状中度改善,8例患者临床症状明显改善。术后平均踝肱指数为(0.73±0.12),较术前(0.32±0.09)明显升高,差异有统计学意义($P<0.05$)。术后随访4～26个月,平均(13.9±6.2)个月,术后6个月初次通畅率及二次通畅率分别为81.82%、89.09%,术后12个月初次通畅率及二次通畅率分别为63.64%、80.18%。作者认为,针对不同的TASC分型动脉病变应选择不同的腔内治疗技术,按病变具体情况可采用同侧股动脉逆行性穿刺、对侧股动脉逆行性穿刺、双侧股动脉逆行性穿刺入路或经肱动脉入路进行腔内治疗,必要时还可联合手术治疗,从而获得更好的临床疗效及更高通畅率。腔内治疗具有创伤小、操作时间短、麻醉风险低、避免开腹手术创伤等优点,适合于不能耐受手术的高危患者。对于合并广泛慢性主髂动脉闭塞的高危患者,综合应用多种方法进行腔内治疗是一项安全、有效的措施,可获得较满意的临床疗效。

(魏小龙)

述评 较之传统手术,腔内治疗的微创优势已无庸置疑,尤其是对于主动脉等部位的病变,腔内治疗可避免开腹手术的创伤,故更适合于年老、体弱、多并存病的患者。此外,与股浅动脉病变相比,主髂动脉腔内治疗术后有着更好的通畅率。因此,腔内治疗这种安全、有效的优势使之已成为治疗该病的首选方法。完全同意该文作者所总结的主髂动脉腔内治疗的入路、球囊和支架的选择原则。尤其是治疗入路的选择,根据病变部位和类型,灵活应用同侧股动脉逆行、对侧股动脉逆行和经肱动脉入路,灵活应用经皮穿刺和切开显露等方法,这既是血管外科医师做腔内治疗的优势所在,也是提高技术成功率的关键之一。

(包俊敏)

胸主动脉夹层腔内治疗相关并发症的处理[中华外科杂志,2009,47(9):649] 乔彤等回顾总结了33例胸主动脉夹层Stanford B型血管腔内修复术

(EVAR)术后相关并发症的资料,其中男性21例,女性12例,平均年龄46.3岁。EVAR术后最长6个月,平均12.3 d。并发症包括左颈总动脉闭塞5例,内漏5例,下肢动脉损伤4例,支架血管植入假腔3例,支架远端逆行性夹层3例,继发A型夹层2例,肢体动脉栓塞2例,以及肱动脉假性动脉瘤和脑血管意外、植入物感染等。除保守治疗外,行二期支架植入13例,颈-颈动脉和颈-锁骨下动脉转流7例,髂股动脉修补或移植4例,动脉取栓1例,经腹主动脉假腔开窗2例,转为升主动脉置换1例。随访结果显示,二期支架植入后内漏消失,动脉转流术后中枢神经系统、肢体及肠管缺血明显改善,逆行性夹层消失。1例A型夹层死于急性心包填塞,1例死于脑出血。作者认为,对于接近左锁骨下动脉(LSA)的裂口,封堵LSA可减少EVAR术后近端内漏的发生;支架进入假腔是EVAR治疗中的严重并发症,必要时应改为开放性手术;升主动脉夹层和逆行性夹层也都是严重并发症,应选择置入合适的支架,并将支架近端定位在LSA起始部;第一破口封闭后,如果假腔持续扩大则需积极处理;支架意外封堵颈动脉应及时处理;术前完善DSA评估对于预防截瘫十分重要;选择合适动脉入路,采用加强超硬导丝支撑,可避免血管入路的损伤。对于EVAR术后并发症必须及早处理,采用血管腔、内外治疗相结合措施,可提高成功率。

(邹思力)

述评 近年来,主动脉夹层的腔内治疗已在各地、各级医院得到广泛开展。然而,主动脉夹层又是一个相对复杂而又对之认识不足的疾病,腔内治疗固然有着简捷、微创、有效的优势,但掌握不好或认识不足常常也会造成一些并发症,有些还是极为严重的。该文作者所总结的诸如内漏、术后继发A型或远端夹层、支架误置入假腔、误封闭颈动脉等,这些问题并不罕见,时有耳闻,对所有从事此项工作者都应该引起足够的重视。内漏、术后继发A型或远端夹层这类并发症与夹层裂口的位置、血管的解剖条件和构型、移植物的选择、治疗时机的选择等因素都有关系,术前认真细致的检查评估、术中精细的操作、恰当的移植物的选择等都有助于减少此类并发症的发生。而支架误置入假腔、误封闭颈动脉等技术性失误则是绝对应该避免的,因为一旦发生多会带来极为严重的后果,即使能补救也会给患者造成极大的损害。

(包俊敏)

主动脉弓部病变杂交手术后并发症的原因分析及处理[中华外科杂志,2009,47(9):645] 常光其等对2001年1月至2008年12月接受杂交手术的34例主动脉弓部病变患者的资料进行回顾性分析。其中男性

28例,女性6例,年龄34~75岁,平均年龄56.7岁。主动脉夹层27例,其中A型21例,B型6例;主动脉弓部真性动脉瘤7例。杂交手术包括升主动脉-无名动脉-左颈总动脉"Y"形旁路3例,升主动脉-左颈总动脉-左锁骨下动脉"Y"形旁路2例,升主动脉-左颈总动脉旁路连同冠状动脉旁路移植1例,左颈总动脉-右颈总动脉旁路13例,右颈总动脉-左颈总动脉及左颈总动脉-左锁骨下动脉旁路3例,左锁骨下动脉-左颈总动脉-右颈总动脉"Y"形旁路2例,左颈总动脉-左锁骨下动脉旁路9例。一期行腔内修复26例,分期行腔内修复8例。结果发现:总的并发症发生率为32.4%(11/34),其中致死性并发症发生率11.8%(4/34)。并发症包括主动脉夹层破裂1例,脑卒中2例,吻合口漏并假性动脉瘤2例,心肌梗死1例,肺栓塞1例,颈部血肿1例,内漏3例。除4例围术期死亡外,其余病例随访6~50个月,平均28.6个月,均健康生存。作者认为,主动脉弓部病变杂交手术后的并发症主要包括主动脉夹层破裂、脑卒中、心肌梗死、吻合口漏和假性动脉瘤、内漏等,较一般腔内修复术更为多见,降低致死性并发症的发生率是该手术获得进一步推广的关键。

(邹思力)

述评 主动脉弓部疾病,无论是夹层还是真性动脉瘤,如欲实施腔内治疗,目前的主要方法还是所谓的杂交技术,即先以外科手术方式重建可能封闭的主动脉弓上分支的血流,再行腔内隔绝术。杂交手术与传统的主动脉弓部置换手术相比,手术创伤和手术风险已有明显减小,但如该文作者所总结的,该方法仍有较高的并发症发生率,有些还是相当严重的,如脑卒中、吻合口漏或假性动脉瘤等。因此,对于主动脉弓部疾病微创腔内治疗方法的探索和改进一直没有停止,近年来也出现了诸如"烟囱"技术和带分支的腔内移植物等新技术、新方法。所谓"烟囱"技术,是指在主动脉腔内移植物的边缘置入一裸支架和覆膜支架至弓上分支内,如颈动脉或无名干动脉,以在保持弓上分支通畅的前提下获得更长的移植物锚定区域。而带分支的腔内移植物则是预先设计定制的个性化移植物,根据需要可以有1~3个分支,分别对应主动脉弓上3分支,理论上讲是更合乎生理和解剖的腔内治疗方法要求。这些新技术目前都已有成功的例子,但是都还需要进一步的完善和改进,其中、远期的疗效也需要进一步的验证和评估。

(包俊敏)

内脏动脉瘤手术治疗临床分析[中华外科杂志,2009,47(9):670] 蒋米尔等分析了2003年6月至2008年12月收治的8例内脏动脉瘤患者的临床资料,其中男性2例,女性6例,年龄30~72岁,平均49岁。8例患者共有9个动脉瘤,包括脾动脉瘤4例,肠系膜上动脉瘤2例,肾动脉瘤2例(3个)。均经彩色超声、CTA或DSA明确诊断。6例行经腹动脉瘤切除,其中3例行血管重建。1例伴门静脉高压患者,行脾动脉瘤切除、脾切除和脾肾静脉分流术。1例双侧肾动脉瘤患者,左肾动脉瘤较大,且接近肾门,行动脉瘤切除和肾摘除术,右肾动脉瘤直径1.2 cm,密切随访。2例经股动脉行动脉瘤栓塞治疗。结果发现:该组8例内脏动脉瘤患者,无论是动脉瘤切除、两端动脉结扎,还是端端吻合、人工血管间置血流重建,或经股动脉病灶栓塞治疗,多取得了满意的效果,没有死亡和严重并发症发生。随访2~60个月,平均26.5个月,效果良好。作者认为,内脏动脉瘤在临床上虽然并不多见,但是有动脉瘤破裂引起腹腔内大出血的潜在危险。大多数较小的内脏动脉瘤在一般情况下无任何症状,随着影像学的发展,其检出率有所提高。内脏动脉瘤一旦明确诊断,应积极采取治疗措施。治疗方法的选择取决于动脉瘤的位置和患者的全身情况。治疗方法包括:单纯动脉瘤切除术、动脉瘤切除和血管重建术、动脉瘤栓塞术等。选择性手术或栓塞术是安全和有效的治疗方法。对于直径＜2 cm且无症状的内脏动脉瘤可考虑密切随访。

(邹思力)

述评 内脏动脉瘤在临床上并不少见,尤其多见于女性患者。该病因临床症状隐匿,多为偶然检查发现,一旦破裂可导致腹腔内致命性大出血。因此,该病一经诊断,原则上应积极治疗。治疗方法包括手术切除和腔内栓堵两大类。手术切除适用于绝大部分内脏动脉瘤,切除瘤体后可根据载瘤动脉的情况选择动脉重建或不重建。其中,治疗最困难者当属近肾门的肾动脉瘤,该文中1例即是行了肾切除术。近肾门肾动脉瘤手术切除因肾门处空间狭小,操作不便,故常需利用自体肾移植技术,离体状态下实施动脉瘤切除和血管重建,再原位植回肾床。腔内治疗对瘤体的形态及与载瘤动脉的关系要求较高,一般可行弹簧钢圈等栓塞物填塞、覆膜支架隔绝等治疗。近期笔者所在上海长海医院血管外科试行用多层裸支架治疗该病,也取得了良好的疗效。

(包俊敏)

腔内射频闭合术联合 TriVex 刨吸术治疗下肢静脉功能不全[中华外科杂志,2009,47(4):271] 林少芒等为评价腔内射频闭合术联合TriVex刨吸术治疗下肢静脉功能不全的疗效,将150例下肢静脉功能不全患者(150条患肢)随机分为A、B两组,每组75例。A组行大隐静脉射频闭合术联合曲张浅静脉TriVex刨吸术,B组行大隐静脉高位结扎抽剥术联合曲张浅静脉 TriVex 刨吸术。比较两组的手术时间、术后首次下床时间、术后 48 h 的疼痛视觉模拟评分(VAPS)值、术后住院天数、皮下血肿和皮下硬结的发生情况;比较患者对手术的自身评价、手术前后美国静脉联盟 CEAP 分级、临床严重程度计分(VCSS)、慢性静脉功能不全问卷(CIVIQ)生活质量评分的变化。结果发现:两组手术时间差异不显著,A 组术后疼痛轻、下床时间早、住院天数少、皮下血肿发生率低,但皮下硬结发生率高于 B 组;术后 4 周对手术的评价 A 组优于 B 组;在患者对手术治疗的主观评分上,围术期的回忆评分 A 组优于 B 组,这与上述对术后疼痛、下床活动及出院时间等因素的比较相一致。在手术效果满意度及长期疗效的信心上比较,两者无统计学意义,A、B 组手术前后 CEAP 分级、VCSS、CIVIQ 评分变化差别有统计学意义($P<0.05$),两组间 VCSS 分差、CIVIQ 评分差异无统计学意义($P>0.05$)。作者认为,利用射频闭合术联合 TriVex 刨吸术治疗下肢静脉功能不全具有可行性,且微创、并发症少、更具人性化。CEAP 临床分级、VCSS 临床计分和 CIVIQ 生活质量评分可用于评价其疗效。在该组研究中,发现 2 例患者,随诊时 B 超检查发现大隐静脉部分再通,因此大隐静脉射频闭合术的长期疗效有待进一步研究。而且此研究未把深静脉瓣膜和交通静脉功能不全的因素纳入,在下一步深入研究中,应结合深静脉及交通支静脉的处理,并延长随访时间,以作出更全面的评价。

(冯家烜)

述评 近十年来,随着射频、激光、TriVex 刨削术等新技术、新器具的引进和广泛应用,下肢静脉曲张的治疗热点已从 20 世纪 90 年代盛行的深静脉瓣膜功能不全矫治手术转移到对浅静脉手术方式的研究。尽管已是百花齐放,方法众多,但万变不离其宗,治疗的主要目的还是去除大隐静脉主干和曲张的静脉属支。就这一目的而言,现有的这些技术本质上并无太大差异,治疗效果也相仿,也都未能彻底解决传统手术的一些并发症,如术后复发、隐神经损伤等。因此,对现有的技术方法的中、远期疗效还需要更长时间的随访观察和研究,同时也应该研究和探索更新的治疗手段。该文作者应用了 CEAP 临床分级、VCSS 临床计分和 CIVIQ 生活质量评分等诸多指标来比较两种术式的疗效,工作做得很细。当然,如果能在术后随访中多一些超声检查的客观结果,而不是仅在术后 4 周行超声检查,那得出的研究结论就会更有说服力,毕竟术后大隐静脉的再通率是射频闭合疗效评价的最重要指标之一。

(包俊敏)

下肢深静脉血栓形成外科治疗的并发症分析
[中华普通外科杂志,2009,24(3):207] 桑宏飞等回顾性分析了 2001 年 1 月至 2008 年 1 月外科治疗下肢深静脉血栓形成 171 例的临床资料。治疗方法:先行下腔静脉滤器置入,对近段髂股静脉血栓采用 Fogarty 取栓管取栓 73 例,Amplatz 消融器(ATD)消融血栓 55 例,Acolysis 超声消融器消融血栓 43 例,远段血栓以挤压法驱出。术中造影,对合并存在髂静脉病变则先行介入治疗,并建立临时性股动静脉瘘。结果如下:全组 171 例,157 例治疗成功,14 例失败。其中 Fogarty 取栓成功 70 例,失败 3 例;ATD 成功 52 例,失败 3 例;超声消融成功 35 例,失败 8 例。置入永久性滤器 51 例,可回收滤器 32 例,临时性滤器 88 例。143 例存在髂静脉狭窄或闭塞,左侧 139 例,右侧 4 例。球囊扩张后置入支架 41 例。术中造影见血栓残留 80 例,血管穿孔破裂 14 例,滤器下方血栓 18 例。全组无死亡和肺动脉栓塞病例发生。术后随访 142 例,随访率 90.4%(142/157),时间 2~84 个月,平均 38 个月,112 例下肢肿胀消失,无浅静脉曲张和皮肤色素沉着,16 例患肢轻度肿胀,14 例有明显的血栓形成后综合征。随访时静脉造影检查,85 例血管通畅,无狭窄;21 例髂静脉有不同程度的狭窄(对其中 9 例狭窄超过 50%以上者植入支架);36 例髂股静脉闭塞,血栓再发,其中超声消融组 17 例,ATD 组 10 例,取栓组 9 例。随访中同时发现滤器下血栓 14 例,其中 1 例致下腔静脉完全闭塞,余病例下腔静脉尚通畅。支架移位 6 例,支架断裂 2 例。作者认为,外科治疗下肢深静脉血栓形成是一种有效方法,但同时应注意对其并发症的防治。

(冯家烜)

述评 下肢深静脉血栓形成(DVT)的传统治疗主要是采用抗凝、溶栓等非手术方法,尤以抗凝治疗最为重要,但 DVT 是否要行积极的手术干预一直是存有争议的问题。抗凝可以有效地预防血栓蔓延、降低肺动脉栓塞和血栓复发的风险,但不能直接溶解血栓,大部分患者最终都会发展到血栓形成后综合征(PTS)。因此,2008 年出版的 ACCP(美国胸科医师协会)指南第 8 版就论及了包括导管介导的溶栓治疗(推荐强度 2B 级,下同)及辅助性血管腔内成形和支架术(2C 级)、经皮机械性血栓切除、开放式血栓切除(2B 级)等手术干预方法。该文作者在这方面积累了较丰富的经验,总结的 171 例临床资料中,这些方法都有较丰富的应用经验,同时也对并发症的原因和预防进行了分析和总结,值得借鉴。

(包俊敏)

Budd-Chiari 综合征介入治疗的临床疗效评价［中华放射学杂志,2009,43(1):65］ 钟红珊等为评价不同类型 Budd-Chiari 综合征(BCS)介入治疗的临床疗效,回顾性分析了 159 例经超声和选择性静脉造影确诊的 BCS 患者的临床资料,对其中 147 例资料完整者进行临床疗效评价。根据新的影像学分型,147 例患者中,13.6%(20 例)为单纯肝静脉阻塞型;66.0%(97 例)为下腔静脉膜性阻塞型;6.1%(9 例)为下腔静脉膜性闭塞伴远端腔内巨大血栓形成型,14.3%(21 例)为下腔静脉节段性阻塞型。根据病变类型分别对 147 例 BCS 患者进行了介入治疗,包括经导管局部溶栓术、经皮腔内血管成形术(PTA)、血管内支架置入术和改良式经皮经肝门体静脉分流术(MTIPS)等。术中根据静脉造影图像判断肝静脉回流改善情况。对 147 例患者平均随访了(67.3±9.0)个月(16 h 至 104 个月),随访内容包括患者的症状、体征、肝功能检查结果和超声检查结果,评价介入治疗的首次开通率与再次治疗开通率,同时对所有患者的肝功能水平进行 Child-Push 评分与分级。术前与末次随访评分差异用配对样本均数 t 检验进行统计学评估。PTA 的首次治疗开通率为 65.6%(86/131),再次治疗开通率为 96.9%(124/128)。血管内支架置入术的首次开通率为 78.9%(15/19),再次开通率为 92.3%(24/26)。1 例Ⅲa 型 BCS 患者在下腔静脉开通后 72 h 死于不明原因的咯血、1 例Ⅰb 型 BCS 患者 MTIPS 术后 16 h 死于弥散性血管内凝血、1 例Ⅳb 型 BCS 患者在接受 MTIPS 术后 13 个月死于肝衰竭。另有 12 例患者分别在术后 7~79 个月死于与介入治疗无关的其他原因。末次随访,存活患者肝功能明显改善,平均 Child-Push 评分由术前的 8 分降低至 5 分($t=2.017$,$P<0.05$)。作者认为,根据 BCS 血管病变特点进行影像学分型后,选择适宜的综合性介入治疗方案,并进行严密的随访观察,可明显提高介入治疗的技术成功率,降低严重并发症的发生率,有效地改善肝功能,从而获得良好的中、远期疗效。

(冯家烜)

述评 我国是布加综合征(BCS)高发地区,其治疗主要包括传统开放手术和腔内治疗两大类。各种开放手术术式繁多,但无一不导致创伤巨大,因此腔内微创疗法日益成为该病治疗的首选。BCS 是一个变化相对较多、分型较为复杂的疾病,这就决定了没有一种单一术式能解决所有类型的病变,无论是传统手术还是腔内介入,因此分型施治就必然成为 BCS 治疗方式选择的主要原则。该文作者在应用自创的"四型八类"法进行分型的基础上对 159 例 BCS 实施了综合性腔内介入治疗,并总结出了如"对端标识,双向定位,造影示踪"等行之有效的手术技巧,其经验值得学习和借鉴。

(包俊敏)

41 例急性肠系膜静脉血栓形成的临床诊治体会［外科理论与实践,2009,14(1):62］ 魏小龙等为探讨急性肠系膜静脉血栓形成的诊治问题,回顾性分析了自 2000 年 1 月至 2008 年 1 月收治的 41 例急性肠系膜静脉血栓形成病人的临床资料,根据治疗方法分为手术治疗组及非手术治疗组,并比较其治疗结果。非手术治疗组 31 例,治愈 30 例,死亡 1 例。治疗方法包括以低分子肝素皮下注射为基础,单纯肝素抗凝、联合尿激酶溶栓治疗、联合重组组织型纤维蛋白酶原激活物溶栓治疗、联合经肠系膜上动脉置管溶栓治疗。手术治疗 10 例(含保守治疗无效中转手术 2 例),治愈 8 例,死亡 2 例。术中切除坏死肠管及受累肠系膜,术后给予低分子肝素抗凝治疗,并根据术中及术后出血情况和血小板、部分凝血活酶时间等指标调整其剂量,待病情稳定后改用华法林。全组共治愈 38 例(92.7%),死亡 3 例(7.3%)。术后随访 1~8 年,非手术治疗组 1 例术后出现慢性肠系膜静脉血栓形成、门静脉高压并发消化道出血,予以药物及内镜下止血治疗后治愈;2 例术后因门静脉高压、脾肿大、脾功能亢能而进行脾切除术,术后复发 3 例,经保守治疗治愈。无短肠综合征、肠外瘘、局限性肠纤维化狭窄等并发症出现。作者认为,急性肠系膜静脉血栓形成早期诊断及治疗是决定预后的关键。在未出现肠管坏死时非手术治疗安全、有效,应为首选。全身应用溶栓药物具有较大风险和不良反应,而采用肠系膜上动脉置管等腔内治疗方法可在增加疗效的同时减少溶栓药物剂量,相对减少了溶栓治疗的出血危险。对于存在肠坏死征象及保守治疗过程中腹膜炎体征明显加重者,需尽快手术治疗,且术后辅以抗凝治疗也非常重要。

(冯家烜)

述评 肠系膜血管闭塞性疾病是临床一大难点,难就难在早期诊断率低,常常要在出现明显腹膜炎体征后剖腹探查时才能明确诊断,而这时候的治疗只能是无奈地进行肠管切除了。因此,要提高该病的临床治疗成功率,提高早期诊断率是至关重要的。而要提高早期诊断率的关键是要提高对该病的认识,只有"想到",才能有针对性地进行筛查鉴别。也就是说,对于有急性不典型腹痛表现者,如果不能以常见急腹症来解释,即应考虑肠系膜血管病的可能,立即行增强 CT 扫描等检查。该文作者所总结的一系列 CT 征象可作为该病诊断的重要依据。一旦明确诊断,只要没有明显肠坏死征象,都可以实施密切观察下的非手术疗法,即充分的抗凝和有效的溶栓治疗,尤其是肠系膜上动脉置管溶栓,相对于静脉全身溶栓,用药量小,副作用少,可作为该病首选的治疗方法之一。

（包俊敏）

血管损伤的介入治疗［中华普通外科杂志2008,23(10):768］ 段鹏飞等自2006年1月至2008年3月采用介入方法治疗血管损伤13例。损伤部位包括颈内静脉、锁骨下动脉、腋动脉、下腔静脉、腹主动脉、肠系膜上动脉、髂动静脉和股动脉,病变类型表现为刀刺伤后动静脉内瘘形成3例、血管裂伤伴周围血肿4例、外伤后假性动脉瘤3例、动脉损伤修复术后狭窄3例。行覆膜支架置入9例(10枚)、网状支架置入1例、球囊封堵2例、弹簧圈栓塞1例。13例介入手术均取得成功,无围术期死亡病例,无严重并发症发生。胸主动脉假性动脉瘤覆膜支架置入后有少量内漏,左锁骨上动脉-颈内静脉瘘患者覆膜支架置入后有少量造影剂从颈内静脉渗出,均未作进一步处理,患者痊愈。随访12例,随访时间1~26个月,平均9.3个月。胸主动脉假性动脉瘤患者术后12个月出现少量咯血,CTA检查无明显异常。肠系膜上动静脉瘘患者术后未再发呕血或黑便,彩色多普勒检查提示肠系膜动静脉内瘘消失,患者营养状况改善。左锁骨下动脉-颈内静脉外伤性内瘘患者无颈部肿胀,彩色多普勒检查显示颈内静脉连续性完整。胸主动脉假性动脉瘤患者术后12个月出现少量咯血,CTA检查无异常。未发现支架断裂、移位、变形或支架内狭窄,无病变复发。作者认为,腔内介入治疗血管损伤具有创伤小、手术时间短、操作简单、术后恢复快的优点,但需严格掌握手术适应证以确保操作安全有效。由于腔内技术用于血管损伤的时间不长,对于其远期通畅率和并发症情况还缺乏大样本前瞻性的研究报告,对于未成年患者、血管内径较细以及跨关节病变,选用支架腔内修复技术应慎重。

（冯家烜）

述评 血管损伤的种类很多,从种类看,急性期有血管破裂(包括裂伤、横断伤)、血管闭塞(内膜挫裂致血栓形成)等,亚急性或慢性期则多为假性动脉瘤和动静脉瘘。从致伤原因则可分为创伤性和医源性损伤性等。血管损伤的种类不同,治疗的方法也不尽相同。如血管断裂伤,大多必须行外科手术修复。而慢性期病变,则多因解剖显露困难而更适宜行腔内治疗。尤其是主动脉、锁骨下动脉、髂动脉等部位的病变,腔内治疗较外科手术具有明显的优势。当然,腔内治疗也有其局限性,作者文中总结了腔内治疗的适应证和禁忌证。因此,对于血管损伤的治疗还是应该坚持个性化的治疗原则,按病变的类型、部位等选择恰当的治疗方法。在可能的情况下可以将腔内疗法作为治疗的首选,毕竟腔内治疗简捷、微创的优势是不容忽视的,尤其是对于年老体弱者。

（包俊敏）

医源性股动脉假性动脉瘤的治疗方法［中华胸心血管外科杂志,2009,25(3):151］ 唐小斌等分析了1995年4月至2008年4月间收治的197例医源性股动脉假性动脉瘤病人的临床资料,其中171例首选超声引导下局部压迫治疗(假性动脉瘤稳定者),26例(假性动脉瘤破裂或瘤腔直径≥40 mm者)直接手术治疗。压迫治疗的171例中137例压迫成功,有效率80%,34例失败者改行手术治疗。直接手术治疗的26例及上述改行手术的34例中,47例行股动脉假性动脉瘤切除、动脉壁破口修补术,6例行自体大隐静脉补片成形术,7例行人工血管转流术。围术期所有病例无出血、神经痛、淋巴漏、动静脉瘘等严重并发症和死亡。随访1个月至5年,均未见假性动脉瘤复发或肢体缺血症状。随访期间无死亡病例。作者认为,股动脉假性动脉瘤是经股动脉入路行介入治疗术后常见的并发症,如处理不当可能导致严重后果。对医源性股动脉假性动脉瘤可行的治疗方法包括:①观察等待其自行闭合;②压迫法;③经皮瘤内栓塞法;④腔内治疗;⑤外科手术;⑥其他方法,如瘤颈周围生理盐水注射等。局部压迫疗法治疗医源性股动脉假性动脉瘤安全、有效、经济,超声引导下压迫疗法可作为大部分医源性股动脉假性动脉瘤的首选治疗方法。不适合压迫治疗者及压迫治疗失败的病人可手术治疗,疗效确切。无论采取压迫或手术治疗,均应在治疗前认真进行彩色多普勒B超检查。

（邹思力）

述评 随着心血管系统疾病诊断和腔内介入治疗技术的广泛开展,与之相关的医源性血管损伤的发生率也明显增加,包括穿刺区域血肿或假性动脉瘤、穿刺动脉狭窄或闭塞、动脉夹层形成、动脉内异物存留等,尤以穿刺区域血肿或假性动脉瘤最为多见。如该文总结的医源性股动脉假性动脉瘤,13年间收治了197例,其发生率之高足以让所有相关从业者警醒,尤其是其中还有26例是发生于使用了血管缝合器者。随着心血管疾病患者的大量增加,再加之诸如床位周转、手术量考核等绩效压力,腔内介入手术的例数也在大幅上升,一日数台乃至更多台手术,稍有不慎就可能发生此类并发症。当然,除了医师的主观原因外,患者自身的客观因素也是造成此类并发症的重要原因。但是,毕竟绝大多数的此类并发症是可以预防的。一旦发生则应该积极、稳妥、有效地进行处理,避免酿成更大的问题。该文介绍了多种有效的处理方法,值得借鉴。

（包俊敏）

颈动脉体瘤的外科治疗[中国实用外科杂志，2009,29(4):343] 吕伟明等回顾性分析了1980年1月至2006年12月实施的59例62侧颈动脉体瘤手术资料，按照是否行术前供瘤血管栓塞分为两组，比较其手术方式、手术效果以及并发症发生情况；探讨转流管在颈内动脉重建中的意义；通过随访结果探讨病理学诊断意义。栓塞组和未栓塞组的出血量、颅神经损伤发生率的差异均有统计学意义。11例手术病人行颈内动脉重建，其中6例使用内转流；术后脑梗死2例，均为使用内转流病人，其中1例死亡。21例病人术后发生27例次的颅神经损伤，占33.87%，绝大多数为暂时性损伤，仅有1例为永久性损伤。术后病理证实62侧颈动脉体瘤中59侧良性，3侧恶性，随访均未见复发和转移。作者认为，颈动脉体瘤的治疗目前以手术切除为主，切除方法主要包括：单纯肿瘤剥离切除术、瘤体剥除+受损颈内动脉修复术、受累颈内动脉及瘤体切除+颈内动脉重建术。手术尽可能行完整保留颈内动脉的颈动脉体瘤剥除术。术前供瘤血管的超选择性栓塞可以明显减少手术出血量，减少颅神经的损伤发生率，降低手术风险，栓塞后24～48 h为手术的最佳时机，一方面保证了有较充足的时间观察有无栓塞引起的脑梗死等并发症，另一方面周围组织水肿未达高峰，手术操作较为简单。因转流管的使用可以大大增加血栓形成的机会，造成脑梗死，故颈内动脉重建时不建议常规使用内转流。肿瘤的组织形态学表现不足以判定其良恶性，而应结合其生物学行为作判断，对颈动脉体瘤病人必须做好随访。

(邹思力)

述评 颈动脉体瘤是血管外科疾病中的陷阱之一，术中发生大出血、脑梗死、脑神经损伤等严重并发症的概率较高。发生并发症常见的原因有：术前诊断不清，准备不足，贸然手术；术中分离时出血多，慌乱钳夹止血致神经损伤；分破动脉后未先行肝素化而贸然阻断止血致脑梗死。因此，做颈动脉体瘤手术必须要有经验足够丰富的专科医师和充分的术前评估和准备，两者缺一不可。至于术前是否常规行动脉栓塞，则是见仁见智之事，应视肿瘤的大小、分型、部位及术者的个人经验及习惯而定，毕竟动脉栓塞也有发生误栓导致脑梗死的风险，不宜作为常规方法应用。只要剥离层次恰当，多数颈动脉体瘤可完整剥离切除而不必行动脉重建。如果瘤体较大或完全包绕颈内动脉，则应果断行动脉切除重建。

(包俊敏)

三维增强核磁共振血管造影在内脏动脉瘤诊治中的应用[中华普通外科杂志,2009,24(1):16] 刘崎等为探讨三维增强核磁共振血管造影在内脏动脉瘤诊治中的临床价值，对43例内脏动脉瘤患者行三维增强MR血管造影检查，19例同期行数字减影血管造影(digital subtraction angiography, DSA)。三维增强MR血管造影用屏气超快速三维梯度回波序列，图像减影后进行三维重建。43例共50个内脏动脉瘤，涉及脾动脉32个(其中5例脾动脉异位起源于肠系膜上动脉)，占64%；肠系膜上动脉7个(14%)，腹腔动脉干5个(1例为腹腔肠系膜干)，肾动脉4个，肝动脉2个。三维增强MR血管造影能清楚显示动脉瘤部位、大小、形态，并在立体直观显示动脉瘤及其与周围血管脏器关系方面优于DSA。43例中，行栓塞治疗15例，手术9例，保守观察19例。不管是手术还是血管腔内治疗，术前明确动脉瘤大小、形态、解剖部位、载瘤动脉、侧支血管及与周围血管、脏器的关系，对治疗方案的制定极为重要。作者认为，3D CE-MRA诊断内脏动脉瘤的优势在于：所形成的图像为纯血管相，后处理简便；形成图像全面、直观、立体，易于被临床医师接受；一次检查能显示动脉期及静脉期血管；可发现多发动脉瘤及周围实质脏器的病变；能任意方向显示动脉瘤，故对动脉瘤细节及瘤颈的显示具有独特优势，能指导治疗方案的制定；因无创、无X线辐射、所用造影剂无肾毒性，便于术后随访。但它也有局限性，对内脏动脉瘤显示的准确性与操作者对病变的认识程度及技术水平关系密切；不能对装置有心脏起搏器的患者进行检查；不能显示血管壁钙化。三维增强MRI血管造影能无创、准确诊断内脏动脉瘤，所提供的三维解剖细节有助于临床治疗方案的制定，可作为内脏动脉瘤的首选检查方法。

(冯家烜)

述评 内脏动脉瘤起病隐匿，但一旦发生破裂则后果严重。抢救不及时可以致命，即使能及时手术抢救，也多因处置困难，为求止血救命而牺牲相应器官。如肾动脉瘤，因破裂大出血而行肾切除的病例并不鲜见。因此，及时发现和诊断内脏动脉瘤意义十分重大。影像诊断技术的发展和提高使得内脏动脉瘤的检出率已经有了明显提高，同时也为临床治疗提供了很好的术前评估资料。该文作者所总结的三维增强核磁共振血管造影(3D CE-MRA)就是其中一项很有诊断价值的检查手段，能够直观、立体地显示动脉瘤的部位、大小、形态、与载瘤动脉及周围脏器的关系，不但能明确诊断，更能为手术方式的选择提供确实的影像学依据。同时，该技术具有无创、无辐射、无肾毒性的优势，在一定程度上可完全替代有创的DSA检查，可以作为诊断该病首选的检查方法。

(包俊敏)

骨髓 $CD34^+$ 干细胞种植人工血管应用于血管置换后内皮化和通畅率的研究[中国现代普通外科进展,2009,12(3):197] 廉维帅等研究了骨髓 $CD34^+$ 细胞分别种植于膨体聚四氟乙烯(ePTFE)人工血管和涤纶人工血管的内皮化程度和通畅率。选用杂种犬16条,依人工血管不同,分为 ePTFE 血管实验组(6条)和涤纶血管实验组(6条)及 ePTFE 对照组(2条)和涤纶对照组(2条)。实验犬采自体骨髓,提取 $CD34^+$ 细胞种植覆膜人工血管,对照犬采用单纯自体血预凝人工血管,将 ePTFE 或涤纶人工血管分别植入实验犬的下腔静脉和腹主动脉。术后第30、60、100天取标本,观察通畅率,并分别用光学显微镜、电子显微镜和免疫组织化学方法观察新生内膜表面内皮化情况。结果发现:对照组静脉全部阻塞。实验组第30天人工血管管腔面新生内膜内皮细胞密度自吻合口向中间方向逐渐减少,第60天的人工血管内皮基本覆盖管壁,第100天人工血管管腔面内膜内皮细胞排列均匀完整,而对照组内膜表面无内皮细胞覆盖。作者认为,动脉系统人工血管内皮化程度和通畅率优于静脉系统,人工血管出现闭塞或狭窄主要与血流动力学的改变和人造血管内皮层的形态和功能上的不完整性有关。经纯化的 $CD34^+$ 细胞种植于 ePTFE 和涤纶人工血管较未种植的人工血管中远期有较好的内皮化和通畅率。该发现为探索具有抗栓和抑制新生内膜增生的半生物化人工血管提供了新的思路。

(邹思力)

述评 获得一种理想的血管替代物是人类长期的梦想和追求,人工血管的广泛使用使得这个梦想得以部分实现,但其中、远期通畅率远未达到理想水平。人工血管内皮化是解决这一问题的一种可行思路,但内皮细胞的来源一直是制约这一技术得以应用的主要瓶颈。随着近十年来对干细胞的研究大热,很多学者又致力于应用干细胞来实现人工血管内皮化的研究,理由是造血干细胞和内皮细胞来源于共同的祖细胞,这种祖细胞表达 $CD34^+$ 抗原。从包括该文在内的初步的实验结果看,$CD34^+$ 细胞种植于人工血管后对加速内皮化、改善通畅率有一定的作用。但在技术细节上,如骨髓血 $CD34^+$ 细胞的获取率是多少,是否需用体外培养扩增,用何种方法种植(共同培养还是简单预凝),对于这些问题(包括引用的参考文献3),如能作进一步的研究和阐述,那就更有说服力了。

(包俊敏)

神 经 外 科

本年度收集到论文1 270篇。纳入一年回顾271篇,占21.3%;收入文选56篇,占4.4%。

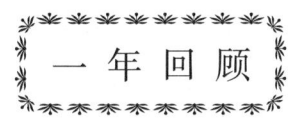

一、颅脑损伤

(一) 基础研究

仁增等[1]研究川芎嗪对大鼠重型颅脑损伤后神经细胞凋亡及相关基因Bcl-2、Bax表达的影响。120只SD健康大鼠随机分为假手术组、模型组、治疗组。治疗组给予盐酸川芎嗪。研究发现大鼠脑组织中细胞凋亡率及Bcl-2、Bax表达水平在治疗组和模型明显高于假手术组。在伤后72 h、168 h治疗组的细胞凋亡率及Bax表达水平明显低于模型组,而Bcl-2的表达水平则明显高于模型组。沈良军等[2]研究肿瘤坏死因子-α(TNF-α)在大鼠重型颅脑损伤后各个时间段的表达水平及其与颅脑损伤后细胞凋亡的关系。将36只大鼠随机分为实验组与对照组,两组大鼠分别在伤后6 h、24 h、72 h通过RT-PCR法检测TNF-α mRNA水平、TUNEL法检测细胞凋亡水平。重型颅脑损伤后大鼠脑组织TNF-α mRNA水平、细胞凋亡水平均较对照组明显升高,并在伤后24 h达到高峰。刘科等[3]研究外源性血管内皮细胞生长因子(VEGF)基因治疗创伤性脑损伤(TBI)后细胞凋亡变化。创伤性脑损伤大鼠模型建立后经损伤处脑皮质注入腺病毒(Ad)为载体的VEGF-165基因(Ad-VEGF-165),观察脑伤后6 h、24 h、3 d、7 d、14 d时间点的VEGF-165在损伤局部的表达改变。外源性Ad-VEGF-165导入损伤局部脑组织后,VEGF mRNA和蛋白质水平均有稳定的表达,其表达水平显著高于外伤组和质粒对照组。苏科等[4]用双抗体夹心ELISA法和硝酸还原法检测108例颅脑损伤和30名健康人患者的血清S100B蛋白和一氧化氮水平。伤后12 h,重型、中型和轻型血清S100B水平与对照组相比,有统计学意义,而重型患者伤后12 h血清S100B蛋白水平比轻、中型患者也明显增高。重型颅脑外伤患者的血清一氧化氮浓度均明显高于对照组。重型颅脑外伤患者与轻型、中型组比较有统计学意义;而轻、中型组与对照组比较差异无统计学意义。张琳等[5]研究大鼠外伤性脑水肿组织水通道蛋白4(AQP4)的表达及与血-脑屏障(BBB)通透性的关系。94只SD大鼠用随机数字表法分为脑外伤组(伤后1 h、6 h、24 h、48 h和168 h)、假手术对照组及空白组。损伤侧脑组织水含量较假手术组增加,6 h时差异有统计学意义,24 h达高峰,与假手术组比较,损伤侧脑组织IgG漏出在外伤后1 h差异有统计学意义,6 h达高峰。损伤周围处GFAP在损伤后1 h至7 d表达持续增加。雷鹏等[6]观察重组人促红细胞生成素(r-HuEPO)对大鼠颅脑损伤后细胞间黏附分子-1(ICAM-1)、IL-6和IL-10表达。75只雄性Wistar大鼠按随机数字表法分为假手术组5只、颅脑损伤组35只及r-HuEPO治疗组35只。与假手术组相比,颅脑损伤组、r-HuEPO治疗组ICAM-1、IL-6和IL-10表达水平均明显增加,其中r-HuEPO治疗组与颅脑损伤组比较,ICAM-1和IL-6的表达相对降低。卢尚坤等[7]观察大鼠创伤性脑损伤后脑组织内核因子E2相关性因子2(Nrf2)及血红素加氧酶1(HO-1)、醌氧化还原酶1(NQO1)的表达。采用Western Blot法检测脑外伤24 h后损伤灶周围脑组织细胞核内Nrf2蛋白含量,RT-PCR法检测HO-1 mRNA、NQO1 mRNA水平。伤后脑组织细胞核内Nrf2蛋白含量显著增加,HO-1 mRNA、NQO1 mRNA水平亦明显增加。宋朝彦等[8]研究大鼠脑创伤后神经元型一氧化氮合酶(nNOS)、诱导型一氧化氮合酶(iNOS)的神经毒性作用机制及7-硝基吲唑(7-NI)和氨基胍(AG)的治疗作用。随机分为5组(假手术组、创伤组、AG治疗组、

7-NI治疗组、AG＋7-NI联合治疗组）。创伤组海马CA1区nNOS表达在伤后6 h达高峰,iNOS表达及细胞凋亡在伤后3 d达高峰,各治疗组凋亡细胞均有不同程度的减少。伤后6 h创伤组TUNEL与nNOS共阳性细胞较多,应用7-NI后共阳性细胞明显减少。伤后3 d创伤组TUNEL与iNOS共阳性细胞较多,应用AG后共阳性细胞明显减少。毛青等[9]*研究大鼠颅脑创伤后在海马中$Na_v1.1$和$Na_v1.2$的mRNA和蛋白的表达情况。大鼠脑液压伤后$Na_v1.1$和$Na_v1.2$的mRNA表达显著下调,伤后2 h即下调至最低水平,$Na_v1.1$的蛋白表达在颅脑创伤后显著下调,但伤后72 h时恢复至接近对照组的水平。伤后$Na_v1.2$的蛋白表达水平与对照组相比,差异无统计学意义。姚声涛等[10]*观察创伤性脑损伤（TBI）后在抗氧化剂edaravone干预下大鼠大脑皮质凋亡相关蛋白表达改变情况,成年雄性SD大鼠180只随机分为TBI组、edaravone治疗组和对照组。治疗组给予edaravone;对照组、TBI组给予等量等渗盐水。H-E染色可见创伤后6 h大脑皮质出现散在变性坏死神经元,伤后24 h达高峰。edaravone治疗组伤后6 h即可检测到自由基中间产物丙二醛（MDA）的升高,与对照组相比,48 h达高峰。与TBI组相比,MDA含量各时相点均降低,在24 h、48 h及72 h差异有统计学意义。杨文圣等[11]*利用免疫组化染色法（S-P法）检测大鼠脑挫伤后不同时间组内脑细胞中的S-100和ApoE两种蛋白。伤后0.5 h组大脑皮质神经元中ApoE即出现显著表达,而S-100阳性细胞在伤后2 h开始表达显著。随着损伤时间的延长,ApoE和S-100阳性细胞数目及阳性表达范围逐渐扩大。伤后3 d组ApoE阳性细胞表达数量及染色强度达到高峰,且分布广泛,随后表达下降,到5 d时S-100阳性产物达到高峰,随后下降,但仍高于对照组。吴晓华等[12]*研究A20基因在大鼠创伤性颅脑损伤（TBI）中的抗凋亡脑保护作用。实验组与对照组分别在伤后30 min,在立体定向仪下向损伤灶周边皮质及损伤灶内多点注射脂质体-pcDNA3.1-A20和脂质体-pcDNA3.1空质粒。TBI后可见损伤侧皮质、海马分布有不同数量的凋亡细胞,以损伤灶周围皮质最为集中,两组的细胞凋亡均在TBI后72 h达到高峰。李俊驹等[13]*研究创伤性脑损伤（TBI）后水通道蛋白-4（AQP4）的表达变化与血-脑屏障（BBB）通透性的关系,分别在TBI后12 h和3 d为高峰,在透射电镜下见血管及其周围神经元、胶质细胞的超微结构有明显改变,伤后3 d改变最明显。脑损伤后AQP4在脑组织中的表达逐渐上调,1 d达高峰,持续至3 d后下降,7 d接近假手术组水平。吴思荣等[14]*研究创伤性脑损伤（TBI）后神经细胞凋亡的变化规律及其与caspase-3基因表达关系,伤后伤侧各脑区神经细胞凋亡指数（AI）和细胞凋亡百分率（AP）迅速增高,24～48 h达峰值,随后逐渐下降,但伤后14 d仍高于正常。伤后caspase-3蛋白和mRNA的表达明显增加,caspase-3活性迅速上升,峰值在24～48 h,其中伤后24 h伤侧海马区caspase-3蛋白谱密度与对照组相比增加1 484％,caspase-3 mRNA的表达量增加1 043％。

（二）亚低温治疗研究

陈革等[15]*研究亚低温对大鼠创伤性非断离轴突损伤（NDAI）的影响。将16只雄性SD大鼠采用随机数字表法分为亚低温组（32℃）和对照组（37.5℃）各8只,伤后24 h亚低温组各计数区肿胀轴突及轴突球明显减少,间脑中脑区、脑桥延脑区、小脑区尤为显著,而伤后72 h亚低温组仅在距冲击部位较远的脑桥延脑区、小脑区减少,距冲击部位较近的胼胝体区、间脑中脑区不明显。万杰清等[16]研究亚低温治疗对颅脑外伤后Calpain基因和蛋白表达的影响。将27只SD大鼠按随机数字表法分为正常对照组、常温脑损伤组和亚低温脑损伤组。与常温组比较,亚低温使颅脑外伤后12 h及24 h Calpain基因的转录较正常对照和同时间点常温脑损伤组显著增加。侯博儒等[17]观察54例重型颅脑损伤患者血清NSE含量变化以及亚低温治疗（HT）对血清NSE含量的影响,同时取12例健康体检者作为正常对照。①伤后各时间点两组患者血清NSE的含量明显高于正常对照组。②治疗后各时间点HT组NSE含量均低于NT组。③与NT组比较,出院时HT组患者预后较好,但相差无显著性。④NT组预后不良者的血清NSE水平明显高于预后良好者。傅小君等[18]动态观察亚低温对急性重型颅脑损伤患者血清S-100B蛋白浓度的影响。3个月后对患者进行GOS评估。亚低温组和常规组血清S-100B蛋白浓度明显高于正常对照组;亚低温组血清S-100B蛋白浓度明显低于常规组。认为早期应用亚低温能显著降低急性重型颅脑损伤患者血清S-100B蛋白浓度,保护神经功能,改善预后。贾军等[19]观察亚低温治疗后重型颅脑损伤患者血清S-100B蛋白含量的变化。正常体检者100例为对照组。重型颅脑损伤患者组100例,分为亚低温治疗组和常温治疗组各50例。亚低温治疗组、常温治疗组患者伤后血清S-100B蛋白含量与对照组相比,差异有统计学意义。李钢等[20]*观察重型颅脑损伤患者在亚低温和常温治疗状态下纤维蛋白原（Fbg）与D-二聚体（D-dimer）差异。43例单纯性、重型颅脑损伤患者随机分为亚低温治疗组和常温组。两组Fbg值在伤后不同时程有不同差异,常温组升高幅度更明显,亚低温组降低程度较常温组小。两组D-dimer在伤后6 h明显升高,常温组升高更明显。亚低温组 GOS 评分优于常温组,差异显著。

(三)地震颅脑损伤

顾建文等[21]收治地震颅脑损伤伤员92例。自地震发生后12 h内收治颅脑损伤患者76例,均为一线处置。12 h后收治的16例患者均在地震现场经过不同程度处置后再送往医院。其中早期12 h内收治76例。开展手术10例。治愈出院47例,转外省治疗31例,11例在院治疗,死亡3例。罗晟等[22]*报道四川省什邡市人民医院收治地震颅脑损伤伤员336例,行清创缝合213例,开颅手术治疗4例。死亡4例。未行开颅手术患者246例,于在院治疗的第3~14天转省内外继续治疗。住院伤员出院或转院时按照GOS标准评定:良好213例,中残95例,重残21例,持续昏迷3例,死亡4例。李浩等[23]总结5.12汶川大地震后在重灾区北川和安县现场急救的颅脑损伤伤员120例,其中单纯头皮损伤68例,合并开放性头皮颅脑损伤、颅骨骨折27例,开放性颅脑损伤15例,闭合性颅脑损伤10例。有70例因头皮挫裂伤仅予现场处理,余伤员急诊处理后转入综合性医院治疗。行开颅手术治疗40例,非手术治疗10例,住院5~16 d后康复出院46例。死亡4例。刘俊等[24]分析11例地震灾害性颅脑损伤的致伤特点,其中头皮裂伤7例,颅骨骨折7例,硬膜外血肿6例,脑挫裂伤4例,硬膜下血肿1例,合并其他部位骨折。入院后21例行开颅手术清除血肿和再次手术清创,其余患者均保守治疗,11例患者经过积极治疗,恢复良好。费舟等[25]报道了地震致颅脑损伤伤员20例,其中重型颅脑损伤2例,中型8例,轻型10例。单纯性颅脑损伤3例,伴有其他部位合并伤17例。开颅手术2例,清创术6例,保守治疗12例。20例伤员全部被成功救治。

(四)重型颅脑损伤

周育瑾等[26]*回顾性分析院前、院内救治的重型(含特重型)颅脑损伤患者1 092例。院前科成立前、后,重型颅脑损伤院前患者分别为602例和490例,住院患者分别为498例和425例。院前急救科成立前,重型颅脑损伤者院前及住院病死率分别为17.28%和35.14%,成立后院前及住院病死率分别为13.27%和26.82%,两组间住院病死率比较差异有统计学意义。院前科成立前、后,重型颅脑损伤住院患者按GOS评定,其中恢复良好或中残分别为241例和274例,重残为92例和47例,植物生存31例和21例,死亡134例和83例。刘永等[27]分析江苏省11家医院4 196例颅脑损伤住院患者填写的"华东六省一市颅脑创伤流行病学调查表",内容包括年龄因素、受伤机制、时间分布、伤情资料、治疗方式及治疗结果等。患者男性多于女性,男、女人数之比为3.76:1;31~40岁年龄段发病率最高,为23.5%;1月份发病患者人数最多,占12.1%。受伤地点:公路、工地为主,车祸伤最常见,占67.9%。损伤类型:轻型颅脑损伤多见,为63.89%;其次为重、中型,分别为21.54%、14.56%。颅脑损伤的病死率为8.3%。费舟等[28]*回顾性分析重型颅脑损伤4 462例。致伤原因最常见的为交通伤1 583例,闭合性损伤3 654例,开放性损伤808例。手术治疗3 023例,其中开颅血肿清除术856例,开颅血肿清除与去骨瓣减压2 167例,死亡540例。非手术治疗1 439例。死亡341例。全部患者出院时COS评定:良好2 462例,中残508例,重残339例,植物生存272例,死亡881例。董蕻等[29]建立颅脑枕部与地面接触碰撞的虚拟模型,研究道路交通事故致行人中、重度颅脑损伤的生物力学机制。在Hypermesh软件中建立模拟常见致伤方式的有限元模型,用LS-Dyna软件计算、分析颅内压力变化特点,并与伤情特点作对比分析。唐运涛等[30]报道69例额叶挫裂伤患者临床资料。首次CT检查示双侧额叶脑挫裂伤18例,单侧额叶脑挫裂伤47例。在第二次复查CT时发现额叶有不同程度挫裂伤4例。行单侧额叶开颅探查颅内血肿清除术13例,行双侧额叶开颅血肿清除术2例。其余患者观察治疗。本组患者均痊愈出院。李兆全等[31]用外科手术治疗重型额叶脑挫裂伤患者50例,其中行单侧额部去骨瓣减压15例,双侧额部去骨瓣减压5例,去标准大骨瓣减压30例。治疗后存活48例,随访6个月至6.5年。按GOS评分:良好35例,轻残8例,中残3例,重残2例,死亡2例。刘大军等[32]用外科手术治疗双额叶脑挫裂伤患者50例。伴额叶或额颞叶硬膜外血肿24例,硬膜下血肿30例,枕叶硬膜外血肿9例,颅骨骨折9例。入院直接手术10例,延期手术40例。死亡1例。49例伤后随访3~9个月,按GOS分级标准评定:恢复良好45例,中残4例。陈静等[33]用外科手术治疗外侧裂区脑挫裂伤患者79例,其中行单纯清除脑内血肿和挫伤脑组织24例;血肿清除后行硬膜成形和去骨瓣减压术55例,其中行额极和(或)颞极切除内减压术18例。术后死亡15例。64例平均随访5个月,根据GOS评分:良好44例,中残10例,重残7例,植物生存3例。姜新建等[34]分别采用标准大骨瓣减压术与常规减压术治疗重型颅脑损伤患者54例。标准大骨瓣组24例,其中死亡6例,重残/植物状态9例和中残/良好8例。常规骨瓣组30例,其中死亡13例,重残/植物状态13例,中残/良好5例,两组中残/良好率、病死率差异有统计学意义。叶宏权等[35]采用美国标准外伤大骨瓣开颅术治疗重型颅脑损伤患者78例。伤后半年随访,按照GOS评分:预后较好35例,其中恢复良好23例,中残12例;预后较差31例,其中重残21例,植物状态10例;死亡12例。赵璧等[36]采用标准外伤大骨瓣开颅术救治重型颅脑损伤患者48例。根据GOS评分,恢复良好19例,中残8例,重残6例,植物状态3例,死亡12例。直接死亡原因:原发脑干损伤并发脑内血肿6例,慢性全身衰竭4例,多器官功能衰竭2例。谢均灿等[37]采用改良的开颅减压治疗特重型颅脑损伤患者78例,其中单侧巨大硬膜外血肿19例,硬膜下血肿52例,双侧血肿20例。出院时按GOS评定预后:良好7例,中残5例,重残6例,植物生存8例,死亡52例。吴建波等[38]回顾性分析127例术中发生急性脑膨出的颅脑损伤患者的临床资料。急性脑膨出的原因为同侧脑肿胀者74例,对侧迟发性血肿者51例,同侧迟发性血肿者2例。死亡48例。姚国杰等[39]报道颅脑损伤行开颅去骨瓣减压术后出现颅内感染并脑突出患者22例。其中联合治疗组11例,对照组11例。治疗组患者在控制感染时间、临床症状改善时间和平均住院时间等方面较对照组效果显著。邱炳辉等[40]用外科手术治疗重型颅脑损伤患者108例。存活患者随访6个月至1.5年,按GOS评估疗效,恢复良好34例,中残21例,重残25例,植物生存6例,死亡22例。袁云鹏等[41]报道随访3个月的颅脑损伤患者360例,其中硬膜外血肿96例,合并颅骨骨折73例;硬膜下血肿264例,合并脑挫裂伤178例,合并脑内血肿86例。全组术中死亡15例,术后3个月内死亡24例。GOS分级:Ⅰ级18例,Ⅱ级3例,Ⅲ级21例,Ⅳ级54例,Ⅴ级225例。刘鸣等[42]报道重型闭合性颅脑损伤患者127例,其中受伤距就诊时间2 h内78例,2~6 h 32例,6~12 h 17例。入院时单侧瞳孔散大14例,双侧瞳孔散大5例。非手术治疗50例,手术治疗77例。85例随访3个月,按GOS评分,良好10例,轻、中残51例,重残16例,植物生存8例,死亡42例。

(五)外伤性颅内血肿

江建东等[43]*采用经皮穿刺结合开颅减压手术救治特急性颅内血肿的患者12例。术前双侧瞳孔散大6例,单侧瞳孔散大6例,呼吸改变8例。穿刺后患者瞳孔有不同程度回缩9例,患者自主呼吸转平稳7例。手术后24 h内死亡2例,24 h后死亡4例,生存6例。王宏涛等[44]报道外伤性颅内血肿患者545例,其中单纯硬膜外血肿288例,伴颅骨骨折223例;硬膜下血肿257例,伴脑内血肿196例。全组施行骨瓣开颅血肿清除187例,加去骨瓣减压213例,慢性硬膜下血肿钻孔冲洗引流69例。保守治疗76例。死亡83例。燕飞等[45]报道双侧幕上外伤性多发性颅内血肿手术患者47例。其中单侧开颅5例,双侧开颅42例。术后恢复良好32例,中残7例,重残3例,植物生存2例,死亡3例。光正耀等[46]*报道手术治疗对冲性外侧裂区脑挫裂伤合并硬膜下血肿患者92例,其中恢复良好58例,植物生存6例,死亡28例。认为对于对冲性外侧裂区脑挫裂伤合并硬膜下血肿患者,临床上要高度重视,密切观察病情变化,动态复查头颅CT,及时手术治疗。杨帆等[47]*报道106例交通伤致外伤性基底节区血肿患者的临床资料,其中单纯颅脑外伤67例,伴有其他脏器及肢体损伤者39例。手术治疗94例,其中73例行开颅血肿清除去骨瓣减压术加亚低温治疗,21例行锥颅血肿穿刺置管外引流术;保守治疗12例。伤后6个月GOS预后评分,良好35例,中残47例,重残11例,死亡13例。吴伟等[48]*回顾性分析58例骑跨横窦硬膜外血肿患者的临床资料。受伤至入院时间为1~12 h。门诊第一次头颅CT平扫发现骑跨横窦血肿者42例,其中24 h内复查CT血肿增大者20例,48 h内血肿增大者12例。第二次CT发现迟发性血肿者10例。本组患者术后恢复正常54例,生活能自理3例,1例重残。无死亡病例。陶春潮等[49]报道3例对冲性颅脑损伤术后迟发跨横窦硬膜外血肿患者的临床资料,其中2例意识恢复不理想,先后1个月、2个月后出现脑积水,行脑室-腹腔分流术,以植物生存状态出院;1例意识恢复清楚,1个月后痊愈出院。黎景光等[50]报道外伤性纵裂间硬膜下血肿患者11例。血肿位于前纵裂5例,后纵裂4例,全纵裂2例;血肿量最大约28 ml,最小约6 ml。其中漏诊或误诊5例,行开颅手术清除颅内血肿1例,余均行中西医结合治疗。11例均痊愈。傅继东等[51]报道静脉损伤性脑内血肿患者56例。血肿部位额叶31例,颞叶10例,顶叶15例。本组保守治疗7例,血肿手术49例,其中开颅清除血肿20例,立体定向手术清除血肿19例,行钻孔引流10例。无死亡病例,出院时GOS评分,良好48例,中残6例,重残2例。冀园琦等[52]*回顾性分析了6年间收治的儿童硬脑膜下血肿166例的临床资料。急性硬膜下血肿157例,慢性硬膜下血肿9例,合并其他类型血肿12例。手术41例,其中钻孔血肿引流术16例,开颅血肿清除25例,有2例行去骨瓣减压术。病情平稳出院146例,自动出院5例,严重神经功能障碍8例,死亡7例。

(六)弥漫性轴索损伤

段志新等[53]*回顾性分析46例弥漫性轴索损伤(DAI)临床资料。其中恢复良好6例,中残14例,重残13例,植物生存2例,死亡11例。认为联合应用CT和多种MRI序列有利于早期诊断,采用综合治疗方案是降低患者病死率和致残率的关键。林晓等[54]回顾性分析28例DAI患者的临床资料。经综合治疗存活19例,其中良好13例,中残4例,重残2例,死亡

9例。认为要正确认识弥漫性轴索损伤的临床特点，及时诊断和治疗可提高其救治成功率，降低致残和病死率。王遵海等[55]报道近6年救治DAI患者52例，其中入院时昏迷6～24 h 9例，24 h至3周21例，大于3周22例。采用保守治疗40例，行开颅血肿清除和去骨瓣减压手术12例。抢救成功40例，死亡12例。

（七）外伤性脑梗死

葛剑等[56]报道47例颅脑损伤合并脑梗死患者的临床资料。其中去骨瓣减压术14例，保守治疗33例。按GOS评分，良好20例，中残8例，重残5例，死亡14例。若早发现，早诊断，早期采取合理治疗，有助于改善患者预后，降低致残及病死率，提高患者生存质量。操廉等[57]报道颅脑损伤并发脑梗死患者64例，治疗2周后，患者症状消失，影像学检查正常32例，患者症状和影像学检查明显改善18例，病情无变化14例。随访54例，按GOS评分预后，其中恢复良好27例，中残8例，重残7例，植物生存6例，死亡6例。伍海青等[58]用开颅手术治疗重型颅脑损伤患者332例，其中术后出现大面积脑梗死20例，术后随访12月，GOS评估预后，其中良好8例，中残3例，重残2例，植物生存3例，死亡4例。认为开颅术后出现大面积脑梗死是多种因素所致，术前GCS评分低、颅内出血量大、颅底骨折合并脑疝持续时间长是其发生的重要原因。李舜元等[59]回顾性分析48例外伤性脑梗死患者的临床资料。采用手术清除颅内血肿和（或）去骨瓣治疗21例，非手术27例。出院时按GOS预后评分：良好27例，中残13例，重残5例，植物生存1例，死亡2例。38例患者随访1年，良好29例，中残5例，重残3例，其他疾病死亡1例。荣效国等[60]报道外伤后脑梗死患者47例，伤后24 h发现脑梗死病灶19例，伤后1～8 d 28例。本组手术治疗32例，其中入院6 h内行血肿清除术18例，入院24 h内行血肿清除去骨瓣减压术10例。保守治疗15例。徐力等[61]报道22例颅脑外伤后大面积脑梗死患者的临床资料，2 d后CT复查示右颞顶部大面积低密度灶7例，基底节低密度灶14例，左侧顶叶低密度灶1例。全组随访3～6个月，CT复查影像学恢复正常16例，低密度大小不等脑软化灶6例。按GOS评分，痊愈18例，中残2例，重残1例，死亡1例。陆林其等[62]*报道急性颅脑损伤术后并发脑梗死患者48例。术后复查CT，12 h内发现脑梗死24例，术后12～24 h发现脑梗死11例，术后24～48 h发现脑梗死8例，术后72 h至1周发现脑梗死5例。出现大面积脑梗死26例，局灶性脑梗死22例。经非手术治疗12例，再次行手术治疗36例。

（八）颅脑损伤后并发症

李光等[63]采用带蒂帽状腱膜骨膜瓣或人工硬膜修补硬膜方法治疗粉碎性前颅底骨折患者50例，术中发现单纯额骨骨折15例，合并眶板及筛板骨折18例，合并颞骨骨折8例。广泛前颅底粉碎骨折11例。双侧眶板及筛板骨折4例，单纯眶板骨折含双侧15例。术后随访1个月至半年，脑脊液漏5例，颅内感染2例；死亡1例。张希等[64]报道颅脑损伤并发视神经损伤患者19例。治疗前无光感的13例中，11例视力不同程度恢复（其中9例手术治疗，2例药物治疗）；2例患者视力恢复差，治疗后仍无光感。术前残存视力的6例患者，视力均有提高。潘承光等[65]报道创伤性眶上裂综合征患者12例（14侧）。7例患者眶上裂区有骨折线、骨折片压迫或眶上裂出现变形。7例行手术治疗，其中6例有不同程度恢复。保守治疗5例中，3例有不同程度恢复。刘志娟等[66]观察78例急性颅脑损伤患者心功能影响。伤后72 h之内做超声心动图，评价左心室收缩、舒张功能，与对照组比较超声心动图的参数。重型组心脏收缩功能较轻型度组和对照组降低，左室射血分数、左室流出道及主动脉瓣口流速等参数均较对照组显著降低，而轻度组与对照组比较差异无统计学意义。廖振南等[67]总结52例重型颅脑损伤合并胸部伤的救治经验。其中肋骨骨折22例，肺挫伤16例，血气胸22例，双侧肺挫伤并血气胸4例，双侧胸壁软化2例，张力性气胸2例，合并失血性休克22例。按GOS评分：Ⅰ级20例，Ⅱ级6例，Ⅲ级3例，Ⅳ级3例，Ⅴ级5例，死亡15例。苏科等[68]报道颅脑损伤致急性神经源性肺水肿患者38例。颅脑外伤后3 h至5 d出现呼吸困难、口唇发绀、口鼻或气管内溢出粉红色泡沫痰。肺片均不同程度地出现散在的小片状浸润影。18例紧急气管插管，14例气管切开。22例给予机械辅助呼吸。本组治愈16例，植物生存3例，死亡19例。王岷[69]报道颅脑损伤后上消化道出血患者631例。伤后1周内上消化道出血505例，1周后126例。治愈575例，出血趋于缓解37例，无效6例，因反复出血不止导致出血性休克死亡13例。

（周晓平　郝　斌）

参 考 文 献

1　仁　增，等.中国临床神经外科杂志,2009,14(1)：37
2　沈良军，等.浙江医学,2008,30(10)：1076
3　刘　科，等.中华急诊医学杂志,2009,18(4)：367
4　苏　科，等.中华医学杂志,2009,89(23)：1614
5　张　琳，等.首都医科大学学报,2008,29(6)：732
6　雷　鹏，等.中华神经医学杂志,2008,7(11)：1131
7　卢尚坤，等.浙江医学,2009,31(6)：737
8　宋朝彦，等.解放军医学杂志,2009,34(8)：970
9*　毛　青，等.中华创伤杂志,2009,25(4)：309

10*	姚声涛,等.中华创伤杂志,2008,24(12):990	
11*	杨文圣,等.新疆医科大学学报,2009,32(2):156	
12*	吴晓华,等.中华创伤杂志,2009,25(6):503	
13	李俊驹,等.医学临床研究,2009,26(9):1633	
14	吴思荣,等.中华急诊医学杂志,2009,18(4):361	
15*	陈 革,等.中华创伤杂志,2009,25(4):314	
16	万杰清,等.中华创伤杂志,2009,25(6):507	
17	侯博儒,等.中国临床神经外科杂志,2009,14(3):153	
18	傅小君,等.中华创伤杂志,2009,25(6):514	
19	贾 军,等.中华神经医学杂志,2008,7(12):1245	
20*	李 钢,等.中国微侵袭神经外科杂志,2008,13(10):445	
21	顾建文,等.中华神经医学杂志,2009,8(3):220	
22*	罗 晟,等.中华神经医学杂志,2009,8(3):230	
23	李 浩,等.中华神经医学杂志,2009,8(3):223	
24	刘 俊,等.重庆医学,2008,37(24):2777	
25	费 舟,等.中华创伤杂志,2009,25(9):854	
26*	周育瑾,等.南方医科大学学报,2009,29(2):341	
27	刘 永,等.苏州大学学报(医学版),2008,28(3):402	
28*	费 舟,等.中华创伤杂志,2009,25(7):583	
29	董 蘋,等.中华创伤杂志,2008,24(10):775	
30	唐运涛,等.中华神经医学杂志,2009,8(5)519	
31	李兆全,等.临床医学,2009,29(1):54	
32	刘大军,等.中华神经外科疾病研究杂志,2009,8(2):174	
33	陈 静,等.中国现代手术学杂志,2008,12(6):465	
34	姜新建,等.安徽医学,2009,30(6):642	
35	叶宏权,等.安徽医学,2009,30(9):1072	
36	赵 璧,等.中国临床神经外科杂志,2008,13(10):621	
37	谢均灿,等.中国临床神经外科杂志,2009,14(8):501	
38	吴建波,等.华西医学,2009,24(5):1070	
39	姚国杰,等.中国临床神经外科杂志,2008,13(11):666	
40	邱炳辉,等.广东医学,2009,30(4):582	
41	袁云鹏,等.中华创伤杂志,2009,25(2):126	
42	刘 鸣,等.中国急救医学,2009,29(10):865	
43*	江建东,等.中华创伤杂志,2008,24(12):999	
44	王宏涛,等.临床医学,2008,28(9):63	
45	楚燕飞,等.中国临床神经外科杂志,2009,14(1):52	
46*	光正耀,等.中国临床神经外科杂志,2009,14(3):174	
47	杨 帆,等.中华神经外科杂志,2009,25(5):449	
48	吴 伟,等.中华神经医学杂志,2009,8(1):76	
49	陶春潮,等.中国临床神经外科杂志,2009,14(9):556	
50	黎景光,等.中国临床神经外科杂志,2008,13(11):684	
51	傅继东,等.中华神经医学杂志,2009,8(4):413	
52*	冀园琦,等.中华小儿外科杂志,2008,29(10):607	
53*	段志新,等.中国临床神经外科杂志,2009,14(5):304	
54	林 晓,等.广西医学,2009,31(3):419	
55	王遵海,等.安徽医学,2009,30(2):182	
56	葛 剑,等.中国临床神经外科杂志,2009,14(7):432	
57	操 廉,等.中国临床神经外科杂志,2008,13(12):750	
58	伍海青,等.中华神经医学杂志,2009,7(8):731	
59	李舜元,等.华西医学,2008,23(6):1257	
60	荣效国,等.中华医学杂志,2008,88(43):3090	
61	徐 力,等.广西医学,2009,31(1):130	
62*	陆林其,等.中国临床医学,2008,15(6):770	
63	李 光,等.临床外科杂志,2009,17(4):268	
64	张 希,等.河北医科大学学报,2009,30(5):499	
65	潘承光,等.中华创伤杂志,2009,25(3):202	
66	刘志娟,等.中国急救医学,2008,28(11):968	
67	廖振南,等.中国临床神经外科杂志,2009,14(4):242	
68	苏 科,等.临床医学,2009,29(7):35	
69	王 岷.临床医学,2009,29(2):56	

二、颅内肿瘤

(一) 基础研究

姚智强等[1]*筛选高级别与低级别星形胶质细胞瘤之间的特异性差异基因,并结合 Meta 分析法对不同样本在两种不同芯片和不同平台(cDNA 芯片 33 张,Oligo 芯片 17 张)研究。发现不同样本在不同平台、不同芯片中的数据不尽相同,Meta 分析能较好地减少芯片数据的误差,筛选出的基因可作为进一步研究的靶基因。佘春华等[2]*观察了尼莫司汀(ACNU)和顺铂(CDDP)联合应用治疗脑胶质瘤的增效作用。联合用药组和 CDDP 和 ACNU 组相比,细胞周期无明显变化,但细胞凋亡率增加;组织学观察发现,瘤灶边缘浸润灶数目减少,免疫组化显示,联合用药组 PCNA、bcl-2 蛋白表达有所下降,与单药组相比,差异有显著性。联合用药组与单药组相比动物生存期延长。唐珂等[3]研究全反式维甲酸对 C6 胶质瘤细胞增值和分化的影响,发现全反式维甲酸能抑制胶质瘤细胞的增殖,并能诱导 C6 细胞分化,该研究为探索诱导分化治疗提供了一定的理论依据。易林华等[4]在大鼠 C6 胶质瘤模型上进行了 VEGF165 反义 RNA 抑制 C6 胶质瘤生长的实验研究,发现 VEGF165 反义 RNA 对大鼠 C6 胶质瘤生长有明显的抑制作用,为临床应用提供实验依据。孙建波等[5]观察非类固醇类抗炎药舒林酸对 C6 细胞增殖的影响,发现舒林酸可抑制 C6 细胞增殖,可诱导细胞凋亡和 G_0/G_1 期阻滞,且呈现明显的时间和剂量依赖性。李瑞岩等[6]用免疫组化方法检测 41 例胶质瘤和 8 例正常脑组织标本中 G6PD 蛋白的表达并将胶质瘤分级,比较各级之间表达阳性率的差异。结果表明 G6PD 在正常脑组织和胶质瘤标本中的表达有明显的差异,同时与胶质瘤的分级有明显的相关性,即肿瘤的恶性程度越高,G6PD 表达越明显,为胶质瘤的诊断和治疗提供了有益的线索。

(二) 胶质瘤

近年来,神经影像新技术发展迅速,对胶质瘤的诊治和预后具有积极的意义。田永吉等[7]、孔文韬等[8]分别在88例、11例脑胶质瘤手术中应用超声检查,术中超声辅助确定胶质瘤边界、手术切除范围和是否有肿瘤残余,有一定的应用价值和优势,对低级别胶质瘤更具价值,不增加手术时间及手术风险。尚寒冰等[9]对23例胶质瘤患者术前行常规MRI、磁共振波谱分析(MRS)、弥散张量成像(DTI)及血氧水平依赖成像(BOLDI)检查,可指导外科治疗,提高手术疗效,减少术后并发症。费小瑞等[10]对25例脑深部肿瘤患者利用弥散张量纤维束成像(DTT)对肿瘤与毗邻纤维束的位置关系及纤维束状态进行评估,结合常规MRI设计手术入路及切除范围。肿瘤全切除18例,部分切除7例。该方法对最大程度切除肿瘤同时减少术后功能缺损具有重要作用。李祥等[11]在24例脑胶质瘤中运用了弥散张量成像(DTI)技术。认为DTI技术对脑胶质瘤术前治疗方案的确定以及手术风险和患者临床预后的预测具有重要的应用价值。张川等[12]研究了正电子发射断层扫描(PET)显像在脑胶质瘤术前评估和PET神经导航脑胶质瘤切除术中的价值。50例胶质瘤的应用结果表明,PET对揭示胶质瘤增殖活性和描述肿瘤界限有特殊优势;PET神经导航对提高肿瘤全切除率和揭示胶质瘤生物学特性有很高的价值。陈维安等[13]的研究表明星形胶质细胞瘤显微手术后行13N-NH3 PET显像,可早期明确星形胶质细胞瘤的复发和评估放疗效果,对判断预后有重要意义。陈菊祥等[14]*行显微手术治疗侧裂区脑胶质瘤患者123例,其中镜下肿瘤全切82例,次全切18例,大部切除16例,部分切除7例。术后1年内死亡25例,5年生存率25.6%,最长生存期132个月,其中胶质母细胞瘤平均生存期为21.7个月。认为术中对侧裂区大脑中动脉、静脉及分支和重要功能区的保护是提高胶质瘤疗效和保护神经功能的关键。张明宇等[15]、黄荣等[16]分别报道了显微手术切除岛叶胶质瘤患者54例、27例,两组病例均采用经侧裂入路。一致认为经侧裂的显微手术可达到术中尽可能切除肿瘤而同时保护周边正常结构的目的。王春琳等[17]分析了60例胼胝体胶质瘤患者预后相关的临床因素,显示年龄、肿瘤病理级别为胼胝体胶质瘤患者无进展生存时间(PFS)的影响因素。邱飞等[18]回顾性分析经胼胝体-穹窿间入路手术切除儿童下丘脑星形细胞瘤患者42例。认为该部位肿瘤多伴脑积水,经胼胝体-穹窿间入路是切除此类肿瘤主要有效的治疗方法,手术不要求全切肿瘤,术后辅以放射治疗。欧一博等[19]对31例颞叶低级别胶质瘤继发顽固性癫痫患者进行术中皮层脑电描记(ECoG)。认为同时切除病灶及致痫灶是控制癫痫发作、改善预后的有效手段。邱炳辉等[20]回顾性分析开颅手术切除胶质瘤完整资料病例258例,结果发现术前癫痫史、手术入路、术后水肿、病理性质、病变复发等5个因素为胶质瘤术后癫痫发生的影响因素。邱幸生等[21]回顾性分析低分割推量照射治疗原发性幕上胶质母细胞瘤患者43例。全组中位生存时间14个月,1年、2年生存率分别为61%、25%。王孝深等[22]比较了恶性胶质瘤常规放疗(85例)与三维适形放疗(67例)的疗效,三维适形放疗降低了放射性高颅压的发生率。汪洋等[23]认为用术后常规放疗加调强适形放疗联合化疗治疗高分级神经胶质瘤可以获得较为理想的近期临床效果,KPS评分、病灶部位和病理类型是重要的预后因素,替莫唑胺(TMZ)化疗与预后无明显相关性。李方明等[24]*探讨了国产替莫唑胺联合同步三维适形放疗(3D-CRT)治疗恶性脑胶质瘤51例,取得良好效果。黄和平等[25]对34例胶质瘤患者高压氧治疗后15～30 min内进行照射,适形放疗50 Gy。认为高压氧治疗能增强胶质瘤对放疗的敏感性,提高治疗效果。何美文等[26]使用榄香烯注射液600 mg/d,从用药第1天开始连用14 d为一个周期,同时配合放疗和VM26化疗。认为榄香烯注射液能提高放疗疗效,延长生存期,提高生活质量,降低放化疗的不良反应。王增光等[27]*选取60例病理证实为高级别星形细胞瘤患者,认为MGMT表达阴性患者替莫唑胺的近期客观疗效和无进展生存时间明显优于阳性患者。郑长青[28]等采用手术、放疗和烷化剂尼莫司汀等综合治疗脑胶质瘤患者39例,MGMT基因甲基化的患者生存率显著高于未甲基化患者。李刚等[29]回顾性分析脑胶质瘤患者的假性进展(psPD)类型和特点。在93例患者中,15例为psPD,其中10例psPD发生于放疗结束后3个月以内,5例psPD发生于放疗结束3个月以后。psPD患者中,9例是MGMT蛋白阳性表达者,6例是MGMT阴性者。认为psPD是脑胶质瘤综合治疗过程中并不罕见的影像学现象,密切的动态观察是最重要的鉴别psPD的方式。

(三)脑膜瘤

脑膜瘤的基因及分子水平的研究主要与脑膜瘤的病理分级、恶变机制及相关基因治疗有关。陶英群等[30]*挑选出79例脑膜瘤标本制备成组织芯片,证明了P53、CD34、Ki-67、AR和MYC在脑膜瘤的表达与其恶变机制有关。周开宇等[31]认为脑膜瘤中E-钙黏素和β-连环素的表达与脑膜瘤的WHO病理分级相关,不典型或恶性脑膜瘤中E-钙黏素和β-连环素呈低表达或缺失,E-钙黏素和β-连环素表达越低,其瘤周水肿越严重。王惊涛等[32]发现缺氧诱导因子-1(HIF-1α)的表达强度与脑膜瘤血管生成有关,为抗脑膜瘤血管生成治疗提供了理论依据。李新军等[33]检测了环氧化酶-2(COX-2)在脑膜瘤及正常脑膜中的表达,其中47例脑膜瘤中36例阳性表达,阳性率为76.6%,正常脑膜中无表达,与脑膜瘤的病理分级、侵袭性、瘤周水肿等临床病理因素密切相关。许瑞雪等[34]经额颞开颅硬膜外视神经减压治疗鞍结节脑膜瘤7例。认为与传统手术相比,该术式可以最大限度地保护视神经及周围组织。王传伟等[35]、刘宝辉等[36]分别报道了45例、21例鞍结节脑膜瘤患者的临床资料,认为应根据肿瘤的大小、部位、生长方向、质地和血运不同而采取不同的手术切除策略。朱文昱等[37]认为锁孔入路适合位置深在的鞍区脑膜瘤,标准翼点入路适用于基底宽广、跨颅前中窝的大型脑膜瘤。李鹏等[38]在临床发现不利于鞍结节脑膜瘤术后视力改善的因素有:患者年龄大于60岁、视神经功能障碍超过1年、视神经功能障碍严重、瘤周水肿明显、肿瘤与脑组织间缺少明确的蛛网膜界面、肿瘤未能全切。徐庚等[39]报道显微外科治疗上矢状窦旁镰旁中1/3脑膜瘤患者74例,认为手术前DSA检查对肿瘤切除有较大的指导意义,显微镜下肿瘤分块切除、保护好中央静脉、处理好矢状窦、避免脑皮质损伤是提高肿瘤切除率、保护神经功能的最佳方法。邹钦等[40]、张文波等[41]、雷鹏等[42]认为全切肿瘤和有效处理受累矢状窦和大脑镰是防止肿瘤复发的重要手段。朱季子等[43]、张训等[44]总结了嗅沟脑膜瘤显微手术入路选择,认为冠状入路使前颅窝暴露范围广,有较大的操作空间,适合切除体积巨大的位于中间的嗅沟脑膜瘤。肿瘤若偏向一侧生长,则选择经单侧额下入路。翼点入路可减少脑牵拉损伤,但对生长范围较广的肿瘤,瘤体的上面部分位于手术盲区。于峰等[45]采用单侧纵裂入路切开大脑镰、不结扎上矢状窦的方法,切除了13例大型双侧嗅沟脑膜瘤,具有微创的优点。雷霆等[46]*总结显微手术治疗蝶骨嵴内侧脑膜瘤患者37例,按Simpson切除分级Ⅰ级14例,Ⅱ级18例,Ⅲ级3例,Ⅳ级2例。认为采用精细的显微外科技术,仔细分辨肿瘤与周围血管、神经间的蛛网膜间隙,在充分保全与肿瘤粘连血管、神经的前提下最大限度切除肿瘤,可显著提高疗效,减少肿瘤复发。徐声亮等[47]在内侧型蝶骨嵴脑膜瘤显微外科手术中体会积极控制减少肿瘤出血、使用神经导航辅助下的显微技术、适度切除肿瘤和预防血管痉挛,是取得良好疗效的关键。王增亮等[48]认为内侧型蝶骨嵴脑膜瘤手术后视力改善与术前肿瘤大小、是否全切及术前有无视神经萎缩有关。闫东明等[49]总结显微手术切除小脑幕脑膜瘤患者57例,认为手术入路选择对手术成功与否至关重要,应根据肿瘤的位置、大小、血供及手术对脑组织和脑神经的损伤最小来选择入路。陈靖等[50]*、谭占国等[51]在天幕脑膜瘤手术中体会,认为合理的手术入路及精细的显微外科技巧可显著提高肿瘤全切率,减少复发率,降低并发症发生率。陶钧等[52]*总结了44例岩斜区脑膜瘤的临床资料,其中根治性切除16例,次全切除20例,大部切除8例。平均随访3年,肿瘤复发4例。认为盲目追求岩斜区脑膜瘤根治性切除可能导致较高的神经功能损伤发病率,并可能影响患者的术后生存质量。次全切除结合术后辅助放疗是较理想的岩斜区脑膜瘤治疗策略。陈立华等[53]使用枕下乙状窦后-内听道上入路(TSRSA)显微切除岩斜区脑膜瘤23例,认为TSRSA适用于主体在后颅窝的Ⅱ型岩斜区脑膜瘤,该入路通过磨除内听道上结节和岩尖,有利于提高肿瘤的全切率和术后放疗,降低脑神经损伤的发生率。赵江等[54]通过研究认为颞枕经小脑幕入路可以使鞍旁海绵窦区、上中斜坡、岩骨背侧小脑脑桥角区暴露充分,利于岩斜区域占位性病变的手术治疗。丁学华等[55]介绍81例桥小脑角脑膜瘤的手术经验,认为术中应用显微外科技术妥善处置和保护重要的血管和神经及脑干,能较理想地提高肿瘤的全切除率。王同祥等[56]通过研究认为良性颈静脉孔区脑膜瘤应尽量追求手术全切除,其术后各种神经功能废损的发生率较其他良性肿瘤高。郭守忠等[57]报道10例枕大孔区脑膜瘤的临床资料,认为肿瘤位于背侧及背外侧者,选用枕下后正中入路,肿瘤位于腹侧及腹外侧者,选用枕下远外侧入路,疗效均令人满意。蔡博文等[58]总结了51例侧脑室内脑膜瘤患者的临床、影像学表现及手术方法,认为侧脑室内脑膜瘤症状以慢性颅内压增高为主,少数伴有阵发性头痛加重与局灶性神经功能障碍。手术入路主要经颞部与顶枕部两种,采用显微外科手术,注意微创原则,可得到较满意的治疗效果。刘希光等[59]认为应用CT和MRI检查是诊断侧脑室脑膜瘤最可靠的方法,脑血管造影可明确肿瘤的血供,有助于选择合适的手术入路。牟科杰等[60]采用手术切除24例特大型脑膜瘤(最大径>10 cm),强调全面的术前准备、熟练的手术操作和细致的术后管理,并根据切除程度及病理特点及时行辅助放疗非常重要。王光辉等[61]在高血运巨大脑膜瘤手术中注射无水乙醇止血,简便易行,效果良好。蒋福刚等[62]报道用显微手术切除幕上巨大脑膜瘤患者42例,认为充分进行术前准备,术中合理应用瘤内切除技术并在显微镜下剥离瘤壁,是提高手术疗效的关键。影像学新技术对脑膜瘤的诊治有较多的应用。祝向东等[63]认为磁共振表面成像技术能帮助在术前明确矢状窦旁脑膜瘤与脑表面回流静脉之间关系,从而对患者肿瘤表面脑回流静脉作出正确评估,对脑表面重要回流静脉的保护提供了准确的影像学依据。钱银锋等[64]研究认为增强液体衰减反转恢复(FLAIR)序列有助于脑膜瘤包膜的显示和判断,但对显示肿瘤本身及"脑膜尾征"上不及增强 T_1WI。陈洪亮等[65]认为64层螺旋CT多期扫描能直观、清除地显示肿瘤与血管、颅骨的关系,对临床诊断及手术治疗方案制定有重要指导作用。

（四）垂体腺瘤

垂体腺瘤的基础研究主要集中于侵袭性垂体腺瘤的相关分子机制。陈委等[66]利用固相pH梯度双向凝胶电泳分离出一些侵袭性垂体腺瘤异常表达的蛋白质。李向东等[67]证实了Ki-67,MMP-9蛋白表达增高与侵袭性垂体腺瘤的发生及术后复发存在相关性。马力等[68]对60例垂体腺瘤的组化研究表明,MMP-1、PTTG和Cyclin D1在侵袭性垂体腺瘤中呈高表达,可作为垂体瘤侵袭性的评估指标。暴向阳等[69]研究发现垂体腺瘤中瘦素的表达与垂体腺瘤的大小、侵袭性、增殖系数有关。姚益群[70]认为MMP-2、MMP-3、MMP-9的高表达和腺瘤侵袭性有关。垂体腺瘤的显微手术治疗策略,仍以单鼻孔蝶窦入路最多。赖贤良等[71]报道显微外科手术治疗垂体腺瘤患者124例,其中经颅入路29例,经单鼻孔蝶窦入路91例,分期采取两种入路手术切除4例。刘寿堂等[72]、王茂武等[73]认为根据肿瘤的影像学资料选择个体化的术式是提高疗效的关键,经蝶入路适用于多数垂体瘤。陈利锋等[74]报道34例儿童及青春期垂体腺瘤患者资料,认为经鼻蝶显微手术是儿童及青春期垂体腺瘤的主要治疗方法。廖艺玮等[75]认为儿童垂体腺瘤以多分泌功能细胞腺瘤为主,采用经颅入路或经鼻蝶入路取决于肿瘤的影像学表现。对于垂体肿瘤术后残存或复发尤其是侵犯海绵窦的患者,临床大多采用伽玛刀治疗。林伟标等[76]用伽玛刀治疗GH型垂体腺瘤患者41例。33例获随访,症状改善30例,GH降至正常16例,肿瘤缩小24例,肿瘤无改变9例。许建新等[77]通过研究认为生长抑素类药物、术前GH水平、边缘剂量是预后的明显影响因素,肿瘤体积与疗效没有显著的相关性。许自强[78]通过比较伽玛刀和手术治疗垂体PRL腺瘤的疗效,认为对于体积较小的垂体PRL腺瘤,由于伽玛刀对PRL下降的远期效果优于手术,可首选伽玛刀治疗。暴向阳等[79]*报道手术治疗GH腺瘤患者162例,手术治疗效果与肿瘤大小、术前生长激素水平及肿瘤侵袭性相关。潘绵顺等[80]总结79例肢端肥大症的临床资料,认为生长抑素类似物结合神经外科切除或伽玛刀治疗肢端肥大症患者可以获得较好的疗效。顾昌伟等[81]认为在判断术后缓解方面,GH/OGTT比空腹GH更具价值。吴哲褒等[82]总结了80例侵袭性PRL腺瘤的治疗结果,通过研究提倡以多巴胺受体激动剂为首选治疗的个体化治疗方案。邹宇辉等[83]认为泌乳素腺瘤患者血清泌乳素水平与年龄、肿瘤侵袭性和免疫组化PRL染色强度有关。崔友强等[84]认为泌乳素腺瘤GH3细胞有雌激素受体表达,E2可以促进GH3细胞的增殖和泌乳素的分泌。内镜和导航的应用在垂体腺瘤的治疗中呈迅速发展的态势。邓志峰等[85]在内镜监视下经单鼻孔蝶窦入路切除垂体腺瘤38例,其中垂体腺瘤全切29例,近全切除6例,部分切除3例。刘淇等[86]、刘永建等[87]、陈胜利等[89]采用内镜辅助显微镜经鼻蝶入路手术切除垂体瘤患者36例、17例、85例,神经内镜与显微镜配合可做到优势互补。王清等[88]等分析了内镜下扩大经蝶入路术后的颅底重建手术患者20例,其中鞍结节脑膜瘤7例,颅咽管瘤3例,垂体腺瘤10例。术中均采用人工硬脑膜-明胶海绵和生物胶-人工硬脑膜的"三明治"式方法。同时辅以球囊支持修补材料和持续腰池引流。郭之通等[90]等应用神经内窥镜和导航技术结合显微手术切除垂体腺瘤,术中定位准确,视野清晰。张国良等[91]在神经导航辅助下治疗垂体腺瘤37例,其中全切18例,次全切12例,大部切除6例。认为神经导航辅助的经蝶窦入路切除大型侵袭性垂体腺瘤具有手术创伤小、相对安全及并发症少等优点。王拓等[92]*通过研究认为神经导航经鼻蝶垂体腺瘤切除术定位准确,可扩展经蝶入路的手术适应证。李劲松等[93]分析了463例经鼻蝶入路切除垂体瘤患者的临床资料,其中脑脊液鼻漏8例,颅内感染1例,垂体功能低下63例,尿崩症210例。杨军等[94]、韩宗利等[95]、杨义等[96]、陈胜利等[97]、刘先进等[98]、巩守平等[99]认为经鼻蝶入路垂体手术并发症多与手术操作有关,熟悉局部显微解剖及娴熟的手术技巧可降低手术并发症的发生;术中发生脑脊液漏应妥善修补;如果术后存在脑脊液漏,宜尽早再次经蝶修补漏口。

（五）听神经瘤

陈光贵等[100]研究成人头颅湿标本20例,通过模拟枕下乙状窦后入路观察桥小脑角区的显微结构,认为桥小脑角区的重要血管和神经之间关系存在一定变异,对临床手术有极其重要的指导作用。刘晓军等[101]*探讨了电生理监测在25例听神经瘤术中面神经保护及术后功能判断的意义。肿瘤全切25例,面神经解剖保留23例。认为术中自发或诱发式神经电生理监测技术的灵活应用可明显提高面神经解剖保留率和功能保留率,对其定量分析有助于术后面神经功能的判断。张施远等[102]总结显微外科技术与电生理监测技术在大型听神经瘤显微切除术中的经验。38例患者中,全切33例,次全切5例。术中面神经解剖保留32例,认为应用显微外科技术与电生理监测技术可明显提高大型听神经瘤显微切除术的疗效。奚健等[103]报道33例听神经瘤手术中4例岩静脉被电凝处理,4例均发生小脑出血性梗死伴水肿,其中1例死亡,3例经后颅窝减压后恢复良好。认为岩静脉在听神经瘤手术中应尽可能保护良好,否则需在手术后做好再次后颅窝减压手术的准备。冯军等[104]*认为采用两种不同体位手术的患者颅内积气发生率差异显著,侧卧位下较坐位下行枕下乙状窦后入路听神经瘤切除术更能有效降低听神经瘤术后颅内积气的发生率。李智斌等[105]、郑大海等[106]分别报道经乙状窦后锁孔入路切除听神经瘤的经验,一致认同经枕下乙状窦后锁孔入路可提供足够的手术空间进行听神经瘤切除,具备微创性、安全性和有效性。张入丹等[107]、魏宏学等[108]分别报道大型听神经瘤25例和30例的临床资料,认为根据术前和术中的策略,选择好手术入路和运用好显微外科技术可以提高大型听神经瘤的切除率、面神经功能保护率及减少手术并发症。陈晓雷等[109]报道将大型听神经瘤后随机分为两组,分别予以Kabato康复训练和常规治疗,术后训练组面神经功能恢复较快,且显效率和有效率明显高于非训练组。郭孝龙等[110]、张良等[111]、冯春国等[112]认为乙状窦后-内听道入路是听神经瘤切除术最常用的手术入路,术中如何有效降低颅内压、有效显露桥小脑角的肿瘤是手术成功的前提;保护好脑干、脑干的血供和瘤周的神经是手术成功的关键。而术中电生理的应用则可使手术切除的安全性和准确性有明显的提高。王鹏等[113]分析了96例大型听神经瘤术后常见并发症及其相关因素。认为肿瘤的大小及囊性变、手术体位等为相关因素,术者显微技术熟练程度是影响术后并发症的主要因素。

(六)颅底肿瘤

颅底外科相关的应用解剖研究对临床手术有积极的意义。李爱民等[114]对20例头颅标本行乙状窦前入路的解剖研究,认为岩尖的切除和打开Meckel腔游离三叉神经是充分暴露斜坡中央凹陷区并提供足够手术自由度的关键步骤。吴德俊等[115]认为耳上经蝶骨嵴小骨窗入路,能取得和Kawase入路、乙状窦前入路、部分迷路切除经岩骨尖入路等侧方入路相似或相近的显露。马逵等[116]行枕下远外侧经髁入路枕大孔区骨性标志的定量研究。陆云涛等[117]研究鞍隔孔区的解剖研究,车武强等[118]研究神经内镜下侧脑室脉络的解剖学,这些研究为相关区域的显微、内镜手术提供了解剖学依据。杨德林等[119]*利用Dextroscope术前计划设计行颅底肿瘤手术32例,认为这样有助于个体化手术入路设计,有利于减少手术中脑血管的损伤,改善手术后KPS。高超等[120]*采用扩大经蝶入路显微手术切除脊索瘤9例,全组病例均在神经导航下进行,4例术前通过虚拟现实系统实现图像三维重建。肿瘤术中显微镜下及术后影像学证实完全切除3例,肿瘤镜下次全切除6例。涂汉军等[121]*报道用内镜辅助经鼻蝶入路至斜坡区的显微手术方法和疗效,其中肿瘤全切8例,次全切除3例,部分切除1例。术后发生短暂性尿崩症6例。认为内镜辅助使得经蝶入路更为安全、有效。李国平等[122]*采用显微手术治疗枕大孔肿瘤患者(脑膜瘤15例,神经鞘瘤17例)32例,位于枕大孔后方和侧方者采用后颅凹正中开颅;位于枕大孔前方者采用远外侧入路。其中肿瘤全切30例,次全切除2例。黄红光等[123]选择远外侧入路切除位于枕大孔区腹外侧肿瘤22例,其中枕骨髁后入路8例,经部分枕髁入路13例,经完整枕髁入路1例。肿瘤全切除15例,近全切除5例,大部切除2例。许耀东等[124]*行显微手术治疗颈静脉孔区肿瘤患者11例,其中采用乙状窦后进路2例,经颈静脉孔进路2例,颞下窝进路4例,乳突-颈联合进路3例。全切除肿瘤9例,次全切除2例。认为根据肿瘤性质、位置、大小等采用合适的手术进路是手术取得良好效果的保证。刘志雄等[125]经扩大前颅底入路显微手术切除前颅底鼻窦沟通瘤患者35例,其中肿瘤全切26例,次全切除9例。认为该入路的优点是肿瘤全切率高,显露广,不易损伤周围正常组织,不影响面容,便于颅底重建。魏伟等[126]采用颅面入路或联合入路显微手术切除颅底沟通性脊索瘤22例,其中扩大的前颅底入路8例,改良Weber-Ferguson入路8例,下颌入路6例。部分向颅内生长明显的沟通性肿瘤,选用联合经颅手术,包括翼点入路3例,颞髁入路1例,枕下乙状窦后入路2例。肿瘤全切除10例,次全切除7例,大部切除4例。张喜安等[127]等回顾性分析16例累及前颅窝和鞍区肿瘤的手术经验。采用整个额窦前壁与额部骨瓣一体化开颅的方法,以增加颅底显露范围,减少额叶牵拉和便于手术早期切断肿瘤血运。黄星等[128]采用额底入路、扩大额底入路、额眶入路显微手术切除前颅底沟通肿瘤23例,其中肿瘤全切除19例,次全切除2例,大部切除2例,所有症状体征均有改善。邓跃飞等[129]对13例前中颅底沟通瘤在扩大额下入路显微切除肿瘤颅腔内部分的基础上,采用鼻内镜下切除肿瘤颅外部分并重建颅底缺损。肿瘤全切除11例,次全切除2例。张岩松等[130]采用扩大乙状窦后入路的手术方式,行显微手术切除大型岩斜区脑膜瘤6例。术中切除枕骨和乳突,以完全显露横窦和乙状窦,通过悬吊硬脑膜将它们分别向上方和侧方牵开,有效地减少两个粗大的静脉窦对小脑幕下方和岩骨背面的遮挡。肿瘤全切除3例,次全切除2例,大部切除1例。刘庆等[131]报道147例颅底中央区脑膜瘤患者临床资料,根据肿瘤部位和生长方向不同,分别选择额下入路、翼点入路、枕下乙状窦后入路、颞下经小脑幕入路、乙状窦前幕上下联合入路、远外侧入路等予以显微手术切除。认为个体化的手术方案、显微手术操作能提高颅底中央区脑膜瘤的全切除率和手术疗效。杜浩等[132]采用翼点锁孔入路开颅显微手术切除鞍区及前颅底肿瘤19例,其中肿瘤全切除13例,次全切除4例,大部分切除2例。

(七) 其他肿瘤

漆松涛等[133]*回顾性分析了16例外科手术切除松果体区畸胎瘤的临床资料,均以颅内高压起病,钙化14例,囊变7例,甲胎蛋白增高2例。行枕部经小脑幕入路手术,成熟畸胎瘤6例,未成熟畸胎瘤10例。赵虎林等[134]对20例松果体区生殖细胞瘤运用神经内镜行三脑室底造瘘,解除梗阻性脑积水,同时在神经内镜下行活检以明确肿瘤的性质,认为这是一种安全、有效的微侵袭诊疗方法。潘隆盛等[135]报道12例原发性中枢神经系统淋巴瘤,其中手术切除7例,立体定向活检5例。组织病理学证实均为B细胞来源。术后辅以放疗4例,辅以放疗和化疗8例,中位生存时间为16.3个月。郑伟等[136]、马剑波等[137]、宾精文等[138]、邱骥等[139]、徐良洲等[140]、曹国彬等[141]回顾性分析了各自的17例、8例、11例、17例、17例、34例颅内原发性淋巴瘤的临床资料,一致认为原发性中枢神经系统淋巴瘤术前诊断困难,预后差,诊断主要靠病理。该疾病多采用综合治疗,术后辅以综合治疗,近年来大剂量氨甲蝶呤化疗受到关注。徐建国等[142]研究了颅咽管瘤细胞周期特点,认为肿瘤为二倍体细胞,肿瘤细胞S期分数、$G_2/M+S$值与肿瘤预后和复发有关。张显峰等[143]经终板入路切除视交叉前置型颅咽管瘤23例,其中肿瘤全切除13例,次全切6例,大部分切除4例,无手术死亡病例;随访6个月至4年,复发3例。王斌等[144]报道内镜辅助显微切除颅咽管瘤患者59例,认为通过内镜可充分了解肿瘤周围显微镜所不能直视到的重要结构,有助于全切除肿瘤及减少术后并发症。脑室系统肿瘤由于位置深,毗邻重要结构,手术风险大。杨正明等[145]采取显微手术治疗侧脑室内肿瘤患者65例,采用皮层-侧脑室前入路(34例)、皮层-侧脑室后入路(20例)和胼胝体前部入路(11例)。肿瘤全切除54例,大部分切除11例,术后病理诊断以室管膜瘤及星形细胞瘤最常见。作者认为,早期发现侧脑室内肿瘤、周密的手术方案和精细的显微操作以及正确的术后处理是提高显微手术治疗侧脑室内肿瘤全切除率、减少并发症的关键。李红伟等[146]采用经额皮质造瘘、侧脑室室间孔入路切除侧脑室、第三脑室内外型颅咽管瘤患者18例。肿瘤全切除15例,次全切除3例。术后视力改善率75.0%,视野改善率

76.6%。王向宇等[147]、周国胜等[148]等各报道了第三脑室肿瘤31例和12例的临床资料。认为经胼胝体-穹窿间入路适合于切除第三脑室肿瘤,损伤小,并发症少。霍雷等[149]、陈靖等[150]、邓忠勇等[151]回顾分析68例、84例、16例第四脑室肿瘤患者的临床资料,选择小脑蚓部或小脑延髓裂入路切除肿瘤,手术过程中对侵袭延髓呼吸中枢的部分肿瘤不必勉强切除。认为根据病理性质辅助放疗和化疗,可以获得较好的疗效。

三、脊髓肿瘤

金华伟等[152]回顾性分析29例颈椎管哑铃型神经鞘瘤显微外科手术的临床疗效,其中经颈后入路23例,经颈前和颈后联合入路6例。肿瘤全切除28例,次全切除1例。作者认为,采用显微外科手术,选择合适的手术入路,在全切除椎管哑铃型神经鞘瘤的同时尽可能保留神经功能和颈椎自身的稳定性,能够取得较好的临床疗效。王振宇等[153]应用半椎板切除联合胸(腹)腔镜技术一期切除胸腰椎管哑铃形肿瘤患者4例,其中肿瘤全切3例,次全切1例,创伤小,术后疼痛轻,并发症少。罗毅男等[154]、陈建等[155]、邓承能等[156]分别报道了16例、56例、17例椎管哑铃形肿瘤的临床资料,均认为手术入路的选择是决定能否一期切除肿瘤、减少并发症、提高疗效的关键。椎管内肿瘤术后脊柱的稳定性日益受到重视,在力求显微手术切除肿瘤的同时,多种技术有助于脊柱稳定。张军曙等[157]*在46例颈椎管内肿瘤中,采用颈椎板棘突复合体截取原位回植椎管成形,既恢复了椎管原生理解剖和次序,保证了颈椎的稳定,同时脊髓神经功能恢复良好。王辉等[158]采取显微手术治疗颈段椎管内肿瘤32例,其中肿瘤全切26例,大部切除6例,术后22例进行颈椎稳定性重建。认为术后重建椎管的稳定性对患者远期恢复意义重大。何安邦等[159]、杨晓滨等[160]对显微神经外科手术切除椎管内神经鞘瘤临床总结,认为神经鞘瘤手术切除效果良好,显微外科技术是首选和疗效可靠的治疗方法。刘彬等[161]回顾分析15例椎管内多发性肿瘤的临床资料,增强MRI示椎管内髓外硬膜下肿瘤46个,肿瘤全切12例,未全切3例。认为半椎板及次全椎板入路显微切除是有效的治疗方法。梁朝峰等[162]报道36例多颈段(>3节段)髓内肿瘤,均采用桐田法切除整块椎板,其中9例以微型钛板固定回植已切除的椎板,均未出现后突畸形;未经回植椎板椎管成形病人中有6例出现脊椎后突畸形。罗霜等[163]总结174例髓内肿瘤临床资料,其中141例患者均进行脊柱结构和功能的保护与重建。王剑波等[164]、马庆海等[165]、徐力等[166]、王兴文等[167]分别报道了38例、8例、28例、14例脊髓髓内肿瘤的显微手术

临床资料,认为在脊髓髓内肿瘤的手术治疗中,切除肿瘤、保护神经与合理正确保护和重建脊柱结构和功能同等重要。孙莲萍等[168]* 报道儿童脊髓脂肪瘤患儿症状随年龄增长加重,说明早期手术的重要性,认为手术具有稳定和改善症状作用。

(骆 纯)

参 考 文 献

1* 姚智强,等.中华神经外科杂志,2008,24(12):919
2* 佘春华,等.肿瘤,2008,28(11):946
3 唐 珂,等.中南大学学报(医学版),2008,33(10):892
4 易林华,等.中国临床神经外科杂志,2008,13(10):614
5 孙建波,等.中国临床神经外科杂志,2008,13(11):669
6 李瑞岩,等.哈尔滨医科大学学报,2008,42(5):497
7 田永吉,等.中华医学杂志,2009,89(19):1305
8 孔文韬,等.实用医学杂志,2008,24(22):3902
9 尚寒冰,等.中国临床神经外科杂志,2008,13(12):712
10 费小瑞,等.中国微侵袭神经外科杂志,2009,14(7):292
11 李 祥,等.中华医学杂志,2009,89(19):1300
12 张 川,等.中国神经精神疾病杂志,2009,35(7):405
13 陈维安,等.中华显微外科杂志,2008,31(6):462
14* 陈菊祥,等.中华医学杂志,2009,89(3):151
15 张明宇,等.中南大学学报(医学版),2009,34(4):345
16 黄 荣,等.新疆医科大学学报,2009,32(4):438
17 王春琳,等.中华神经医学杂志,2009,8(8):820
18 邱 飞,等.中华医学杂志,2009,89(29):2050
19 欧一博,等.中国临床神经外科杂志,2009,14(4):199
20 邱炳辉,等.南方医科大学学报,2008,28(12):2233
21 邱幸生,等.中国肿瘤临床,2009,36(1):22
22 王孝深,等.肿瘤,2008,28(12):1069
23 汪 洋,等.肿瘤,2009,29(7):668
24* 李方明,等.中国肿瘤临床,2009,36(13):721
25 黄和平,等.中国临床神经外科杂志,2008,13(12):757
26 何美文,等.实用肿瘤杂志,2009,24(3):300
27* 王增光,等.中国神经精神疾病杂志,2009,35(6):327
28 郑长青,等.癌症,2009,28(6):575
29 李 刚,等.中国神经精神疾病杂志,2009,35(7):409
30* 陶英群,等.中华神经医学杂志,2008,7(10):1005
31 周开宇,等.浙江医学,2009,31(9):1217
32 王惊涛,等.河北医科大学学报,2009,30(9):883
33 李新军,等.中华神经外科疾病研究杂志,2008,7(5):388
34 许瑞雪,等.中华神经外科疾病研究杂志,2008,7(5):402
35 王传伟,等.中华外科杂志,2009,47(3):238
36 刘宝辉,等.中华临床神经外科杂志,2009,14(9):520
37 朱文昱,等.中国微侵袭神经外科杂志,2008,13(10):442
38 李 鹏,等.中国肿瘤临床,2008,35(19):1100
39 徐 庚,等.中华显微外科杂志,2008,31(5):328
40 邹 钦,等.中国临床神经外科杂志,2009,14(3):172
41 张文波,等.广东医学,2009,30(3):409
42 雷 鹏,等.中国微侵袭神经外科杂志,2008,13(10):436
43 朱季子,等.临床外科杂志,2009,17(5):357
44 张 训,等.中华神经医学杂志,2009,8(5):521
45 于 峰,等.中华临床神经外科杂志,2009,14(9):513
46* 雷 霆,等.中华神经外科疾病研究杂志,2008,7(5):398
47 徐声亮,等.广东医学,2009,30(7):1103
48 王增亮,等.中华神经外科疾病研究杂志,2009,8(2):170
49 闫东明,等.郑州大学学报(医学版),2008,43(5):1024
50* 陈 靖,等.中华神经外科疾病研究杂志,2009,8(3):260
51 谭占国,等.中国临床神经外科杂志,2008,13(12):752
52* 陶 钧,等.中华神经外科杂志,2009,25(5):411
53 陈立华,等.中华外科杂志,2008,24(12):893
54 赵 江,等.中华神经外科杂志,2009,25(4):304
55 丁学华,等.中国微侵袭神经外科杂志,2008,13(10):439
56 王同祥,等.中国神经精神疾病杂志,2009,35(9):554
57 郭守忠,等.中华外科杂志,2009,47(20):1596
58 蔡博文,等.中华神经外科疾病研究杂志,2008,7(5):395
59 刘希光,等.中国肿瘤临床与康复,2009,16(1):44
60 牟科杰,等.四川大学学报(医学版),2009,40(2):356
61 王光辉,等.中华神经医学杂志,2009,8(2):184
62 蒋福刚,等.中国微侵袭神经外科杂志,2009,14(7):303
63 祝向东,等.中华神经外科杂志,2009,25(6):482
64 钱银锋,等.临床放射学杂志,2008,27(12):1625
65 陈洪亮,等.临床放射学杂志,2008,27(12):1651
66 陈 委,等.中华神经外科杂志,2009,25(6):504
67 李向东,等.中华神经外科杂志,2008,24(10):762
68 马 力,等.河北医科大学学报,2009,30(9):887
69 暴向阳,等.中华神经医学杂志,2009,8(3):282
70 姚益群,等.江西医学院学报,2009,49(4):60
71 赖贤良,等.中国临床神经外科杂志,2009,14(9):546
72 刘寿堂,等.中国现代手术学杂志,2009,13(2):127
73 王茂武,等.中国微侵袭神经外科杂志,2008,13(10):470
74 陈利锋,等.军医进修学院学报,2009,30(1):42
75 廖艺玮,等.肿瘤防治研究,2009,36(6):515
76 林伟标,等.立体定向和功能性神经外科杂志,2009,22(2):94
77 许建新,等.中华神经外科疾病研究杂志,2009,8(4):346
78 许自强,等.郑州大学学报(医学版),2009,44(3):682
79* 暴向阳,等.中国临床神经外科杂志,2009,14(2):69
80 潘绵顺,等.中华神经外科疾病研究杂志,2009,8(2):157
81 顾昌伟,等.中国微侵袭神经外科杂志,2009,14(4):152
82 吴哲褒,等.中华外科杂志,2009,47(2):123
83 邹宇辉,等.中国肿瘤临床与康复,2009,16(1):30
84 崔友强,等.中国临床神经外科杂志,2009,14(9):542
85 邓志峰,等.中国临床神经外科杂志,2008,13(12):717
86 刘 祺,等.中国微侵袭神经外科杂志,2008,13(11):502
87 刘永建,等.中华神经外科疾病研究杂志,2009,8(4):359
88 王 清,等.中国微侵袭神经外科杂志,2008,13(12):535
89 陈胜利,等.山西医科大学学报,2009,40(2):167

90	郭之通,等.立体定向和功能性神经外科杂志,2009,22(4):232
91	张国良,等.福建医科大学学报,2009,43(2):166
92*	王 拓,等.中国微侵袭神经外科杂志,2009,14(5):203
93	李劲松,等.江苏医药,2008,34(11):1088
94	杨 军,等.中华神经外科杂志,2008,24(11):805
95	韩宗利,等.中华微侵袭神经外科杂志,2008,13(12):531
96	杨 义,等.中华神经外科杂志,2009,25(1):8
97	陈胜利,等.山西医科大学学报,2009,40(3):278
98	刘先进,等.中国临床神经外科杂志,2008,13(10):617
99	巩守平,等.南方医科大学学报,2009,29(2):305
100	陈光贵,等.立体定向和功能性神经外科杂志,2009,22(3):159
101*	刘晓军,等.中华神经外科杂志,2009,25(6):490
102	张施远,等.中国微侵袭神经外科杂志,2009,14(8):344
103	奚 健,等.中华神经外科杂志,2009,25(4):301
104*	冯 军,等.中国临床神经外科杂志,2008,13(10):584
105	李智斌,等.中华神经医学杂志,2009,8(6):595
106	郑大海,等.中华神经外科疾病研究杂志,2008,7(5):462
107	张人丹,等.中华神经外科疾病研究杂志,2009,8(4):354
108	魏宏学,等.兰州大学学报(医学版),2009,35(2):94
109	陈晓雷,等.中华显微外科杂志,2008,31(5):321
110	郭孝龙,等.郑州大学学报(医学版),2008,43(5):1027
111	张 良,等.中华神经医学杂志,2009,8(6):592
112	冯春国,等.中华显微外科杂志,2009,32(4):344
113	王 鹏,等.中国临床神经外科杂志,2009,14(8):453
114	李爱民,等.中华神经外科疾病研究杂志,2009,8(2):166
115	吴德俊,等.安徽医科大学学报,2008,43(5):527
116	马 逖,等.临床医学,2008,28(9):1
117	陆云涛,等.中华神经医学杂志,2009,8(9):911
118	车武强,等.中华神经医学杂志,2009,8(8):806
119*	杨德林,等.中华神经外科杂志,2008,24(12):900
120*	高 超,等.中华显微外科杂志,2009,32(2):95
121*	涂汉军,等.中华显微外科杂志,2009,32(2):101
122*	李国平,等.华西医学,2008,23(6):1254
123	黄红光,等.中华神经外科杂志,2009,25(3):221
124*	许耀东,等.中华显微外科杂志,2008,31(6):414
125	刘志雄,等.中华神经外科疾病研究杂志,2009,8(4):340
126	魏 伟,等.中华显微外科杂志,2009,32(2):98
127	张喜安,等.中国微侵袭神经外科杂志,2009,14(3):108
128	黄 星,等.中国微侵袭神经外科杂志,2009,14(2):88
129	邓跃飞,等.中华神经外科杂志,2009,25(5):408
130	张岩松,等.中华神经外科杂志,2009,25(4):310
131	刘 庆,等.中华神经外科杂志,2008,24(12):910
132	杜 浩,等.中国临床神经外科杂志,2009,14(8):465
133*	漆松涛,等.中华神经外科杂志,2008,24(12):883
134	赵虎林,等.中华神经医学杂志,2009,8(6):598
135	潘隆盛,等.中华神经外科杂志,2008,24(11):808
136	郑 伟,等.中国肿瘤临床,2009,36(10):554
137	马剑波,等.中国肿瘤临床与康复,2008,15(6):519
138	宾精文,等.实用医学杂志,2008,24(21):3711
139	邱 骥,等.中华神经外科杂志,2009,25(3):266
140	徐良洲,等.中国临床神经外科杂志,2009,14(9):535
141	曹国彬,等.广东医学,2009,30(7):1120
142	徐建国,等.中华神经外科杂志,2009,25(4):293
143	张显峰,等.中华神经外科杂志,2009,25(3):259
144	王 斌,等.安徽医学,2009,30(10):1160
145	杨正明,等.中华显微外科杂志,2008,31(5):332
146	李红伟,等.中国临床神经外科杂志,2009,14(8):462
147	王向宇,等.中华神经外科杂志,2009,25(5):421
148	周国胜,等.中华神经外科杂志,2009,25(5):415
149	霍 雷,等.中南大学学报(医学版),2009,34(7):642
150	陈 靖,等.中国现代手术学杂志,2009,13(1):57
151	邓忠勇,等.广西医学,2009,31(5):708
152	金华伟,等.中华显微外科杂志,2008,31(6):460
153	王振宇,等.中华神经外科杂志,2009,25(4):333
154	罗毅男,等.中华神经外科杂志,2009,25(3):268
155	陈 建,等.中华神经外科杂志,2008,24(10):731
156	邓承能,等.临床医学,2009,29(7):41
157*	张军曙,等.医学临床研究,2008,25(11):2048
158	王 辉,等.中华显微外科杂志,2008,31(6):417
159	何安邦,等.中华神经外科疾病研究杂志,2009,8(4):343
160	杨晓滨,等.四川医学,2008,29(12):1652
161	刘 彬,等.中国微创外科杂志,2009,9(8):678
162	梁朝峰,等.中国神经精神疾病杂志,2009,35(6):336
163	罗 霜,等.中华外科杂志,2009,47(16):1273
164	王剑波,等.重庆医学,2008,37(20):2348
165	马庆海,等.内蒙古医学杂志,2008,40(11):1373
166	徐 力,齐齐哈尔医学院学报,2009,30(8):941
167	王兴文,等.中国临床神经外科杂志,2009,14(6):321
168*	孙莲萍,等.中国微侵袭神经外科杂志,2008,13(12):545

四、脑血管疾病

(一) 神经影像学

杨延辉等[1]应用64层螺旋CT血管成像(CTA)和MR检查脊髓血管畸形的患者,将CTA图像与DSA和手术所见进行对照,认为CTA能清晰显示病变的主要供血动脉和引流静脉,对血管畸形的分类和累及范围与DSA结果一致;并且明显地减少扫描检查的时间和辐射剂量。石巍巍等[2]应用三维动态增强MRA诊断硬脊膜动静脉瘘(SDAVF)患者36例。MRA对SDAVF诊断准确率达100%,对供血动脉的敏感性为83.3%,瘘口显影率为89.5%,引流静脉均显示且对大范围的引流静脉显示优于DSA。李祥等[3]对比3D-CTA与DSA对颅内动脉瘤的诊断价值。对32例患者35个动脉瘤,采用3D-CTA检出33个。认为3D-CTA检查可作为颅内动脉瘤高敏感度的无创影像手段。王辉等[4]报道的44个动脉瘤中3D-CTA检出40个,而DSA准确检出43个,两者检出能力无差异;但3D-CTA在瘤壁钙化、载瘤动脉的显示、瘤周解剖标志等方面优于DSA。赵兵等[5]应用三维CTA对20例开颅手术夹闭动脉瘤随访2～38周,结果显示动脉瘤夹位置良好19例,瘤夹因合并弹簧圈放射状伪影难以准确显示1例;可清楚分辨出瘤夹与载瘤动脉之间关系。张宗军等[6]比较去骨减影和非减影CTA评价41例46个动脉瘤夹闭术后瘤颈残留等情况,发现39例去骨减影后瘤夹完全减影,在瘤颈残留、载瘤血管及邻近血管显示方面优于未减影图像;瘤颈残留显示的敏感性和特异性均为100%;载瘤动脉通畅的敏感性和特异性分别为95%和100%。虞汪红等[7]应用传统DSA、旋转DSA及血管三维重建检查单侧眼球突出患者20例,旋转DSA显示海绵窦瘘结构的能力较常规DSA有明显提高,而三维重建的图像能清晰显示瘘口的位置、数目以及病变动静脉之间的关系。石强等[8]术前行3D-DSA检查海绵窦瘘(CCF)患者12例,应用多平面重建技术定位瘘口,结果显示瘘口直径平均3.7 mm;治疗中利用Landscap技术可见颈内动脉路径及海绵窦骨性标记,为治疗CCF提供了安全保障。陈德强等[9]分析18例经MR或DSA确诊的脑静脉窦血栓形成(CVST)患者影像学资料。急性期CVST患者13例,血栓在T1和T2加权成像上显示不理想;而T2梯度回波呈典型低信号。磁敏感加权成像检查中均可见引流区小静脉数量增多、管径增粗,信号减弱;MRV中均可见静脉信号缺失。

(二)基础研究

牛敬忠等[10]采用低氧预适应后光化学法诱导制作小鼠脑皮层梗死模型,与对照组比较,脑梗死体积明显减小、TUNEL阴性细胞数减少。张磊等[11]以大鼠脑皮层神经元细胞进行培养和缺血缺氧再灌注损伤,发现转染Homerla siRNA组Homerla表达量明显减少,损伤后谷氨酸(Glu)和γ-氨基丁酸(GABA)与乳酸脱氢酶变化正相关,Glu和Homerla的变化成反比,而GABA和Homerla的变化成正比。胡小怀等[12]利用插线法制作大鼠脑缺血再灌注模型,比较尼莫地平给药组与对照组,发现其通透性和梗死灶体积百分比随时间延长逐渐增加。朱兴宝等[13]应用大鼠轴突生长抑制因子的DNA疫苗注射,发现无论是阻断血流前还是阻断血流后给予疫苗注射,大脑中动脉闭塞的大鼠局部脑缺血模型中,局部脑缺血后皮质红核投射的代偿性新生轴索都明显增多,提示该疫苗可提高局部的神经再生。熊光润等[14]行颈动脉超声检查脑梗死患者60例,其中易损斑块组33例和稳定组27例,发现易损斑块组颈动脉内中膜厚度、Crouse积分(CPI)和斑块总面积(CPA)均大于稳定斑块组;血清MMP-2、MMP-2/TIMP-2比值均高于稳定斑块组,认为血清MMP-2、TIMP-2水平及MMP-2/TIMP-2比值与颈动脉粥样硬化斑块易损性密切相关。何芳梅等[15]采用PCR-RFLP技术检测脑梗死和健康人的TAFI基因编码区C291T多态性的基因型,结果发现脑梗死组C,T等位基因频率分别为70.8%和29.2%,对照组分别为81.9%和18.1%,两组间的差异有统计学意义。王芙昱等[16]基于CT断层原始图像,利用Mimics三维重建软件对动脉瘤及邻近载瘤动脉进行三维计算,采用ANSYS软件进行血流动力学研究。穆士卿等[17]观察10例颅内长形动脉瘤,用Fluent软件分析流体力学,流入道的血流速度[(1.07±0.23)m/s]、动压[(574±186)Pa]及壁面切应力[(7.7±2.0)Pa]最高,流出道次之,顶部最低,认为这可能是动脉瘤破裂出血的主要原因。甄勇等[18]*将2%壳聚糖与56%甘油磷酸钠溶液不同比例混合,发现在7:1比例时,成胶时间为(268±18)s,力学强度可达14 kPa,颈动脉栓塞透视下可见混合物显影良好,动脉瘤完全不显影,术后3 d病理检查见动脉瘤被凝胶栓塞、内膜细胞形态正常,未见明显炎性细胞浸润。

(三)颅内动脉瘤

梁建涛等[19]*总结23例14岁以下儿童的24个颅内动脉瘤的临床特征,其中16个位于前循环,14个属于复杂动脉瘤,SAH发病11例。采用神经介入治疗14例,显微手术治疗3例,获得满意效果。宋剑平等[20]分析1 550例蛛网膜下腔出血(SAH)患者的病因,发现颅内动脉瘤占71.35%,颅内动静脉畸形4.06%,硬脑膜动静脉瘘3.61%,Moyamoya病占2.65%。首次DSA检查阴性占16.71%。黄俊红等[21]分析119例动脉瘤性蛛网膜下腔出血患者的临床资料,认为患者年龄、Fisher分级和Hunt-Hess分级与预后具有显著相关性。唐健等[22]报道开颅手术治疗颅内动脉瘤患者215例,其中痊愈190例,轻中度残疾22例,死亡3例。认为年龄、术前Hunt-Hess分级、Fisher分级、动脉瘤位置、术中临时阻断颈内动脉或载瘤动脉、术中动脉瘤破裂与预后有关。宋剑平等[23]*报道473例颅内囊性动脉瘤临床资料,其中破裂组426例,非破裂组47例。破裂组和未破裂组平均瘤体长径分别为(5.9±3.0)mm和(8.0±4.2)mm,平均瘤颈宽度分别为(3.0±1.2)mm和(4.8±2.4)mm,平均AR值分别为2.1±0.9和1.7±0.6,两组间3项指标差异均有统计学意义。许百男等[24]*采用搭桥血管重建技术治疗复杂性颅内动脉瘤患者24例,其中动脉瘤切除、远近端血管吻合4例,行大隐静脉高流量血管搭桥术16例,行颞浅动脉低流量血管搭桥4例。出院时

GOS 评分4～5分者22例,重残1例,死亡1例。王硕等[25]* 对比研究手术显微镜下吲哚菁绿血管造影(ICGA)和术后脑血管造影(DSA)两种技术,101例患者动脉瘤夹闭前后行 ICGA 219次,除3例外,ICGA 图像质量和分辨率良好,可以实时显示脑循环。宋志俊等[26]在常温、常压下对行开颅手术52例前循环动脉瘤患者行术中层脑电双向监测,18例(19支血管)临时阻断后皮质脑电出现明显变化,在皮质脑电出现重度变化时,10 min 是最长的阻断安全时限。杨振兴等[27]采用显微手术治疗颅内巨大动脉瘤患28例,行动脉瘤夹闭并载瘤动脉塑形者24例,动脉瘤孤立并血管重建术者1例,行动脉瘤包裹术者3例;总有效率(V级+Ⅳ级)78.6%,病死率17.9%。杨鹏飞等[28]采用 Enterprise 支架治疗颅内宽颈动脉瘤患者21例,其中行单纯支架治疗4例,支架结合弹簧圈栓塞17例。术后发生相关并发症2例。认为 Enterprise 支架输送简单,顺应性好,定位准确,安全性高。陈志等[29]分别采用单纯支架植入术治疗破裂椎动脉夹层动脉瘤3例和支架辅助微弹簧圈栓塞术6例。9例均获得成功治疗,无手术并发症。临床随访4～39个月。造影随访行支架辅助弹簧圈栓塞术患者发现动脉瘤再通或增大2例;单纯支架植入术者动脉瘤闭塞2例,不全闭塞1例。李永利等[30]* 报道血管内治疗破裂的微小(直径<3 mm)前交通动脉动脉瘤患者9例。其中完全栓塞6例,近全栓塞2例,部分栓塞1例,无手术相关并发症。认为准确的微导管塑形和选择小直径柔软或超柔软弹簧圈缓慢释放是提高手术安全性的关键。罗昱等[31]报道36例前交通动脉瘤栓塞治疗结果,发现瘤体指向前方和上方的动脉瘤成功栓塞率分别为91.6%和73.3%,而瘤体指向下方的动脉瘤只有50%,窄颈和宽颈动脉瘤的栓塞成功率分别为75.8%和57.1%;小动脉瘤和大动脉瘤的栓塞成功率分别为75.7%和33.3%。李志清等[32]报道47例血管内治疗后循环动脉瘤的安全性和可行性,其中采用微弹簧圈栓塞治疗23例,采用球囊辅助微弹簧圈栓塞7例,采用 Neumform 支架结合微弹簧圈治疗16例,采用单纯 Neuroform 支架瘤颈成形术1例。100%栓塞37例,95%栓塞9例,死亡1例,短期随访无再出血病例。赵兵等[33]分析21例小脑后下动脉瘤血管内栓塞治疗的临床资料,其中采用单纯弹簧圈致密栓塞5例,90%以上栓塞2例,85%栓塞1例;单纯液体胶栓塞的5例及弹簧圈联合液体胶栓塞的2例均达到致密栓塞;支架辅助弹簧圈栓塞的2例90%以上栓塞;球囊辅助弹簧圈完全闭塞载瘤动脉3例,90%以上栓塞1例。术后脑干穿支动脉闭塞导致死亡1例,术后1周新发神经功能障碍1例,其余未见再出血及小脑损害症状。李

西锋等[34]应用新型带纤毛弹簧圈栓塞治疗颅内动脉瘤41例(43个),死亡1例,术后并发脑梗死2例,动眼神经麻痹1例,复发1例,脑积水2例。认为新型带纤毛弹簧圈栓塞治疗颅内动脉瘤安全、有效,但对大脑前动脉、大脑中动脉等较细载瘤动脉,因纤毛的致栓作用可能会造成脑梗死,因此封闭瘤颈时应用此圈要谨慎。

(四)脑血管畸形

张红赟等[35]回顾性分析 γ 刀治疗脑内海绵状血管瘤患者96例,平均随访4.3年,死亡2例,再行手术治疗2例。病灶再出血者6例,癫痫者症状消失或改善33例,病灶缩小23例,出现脑水肿41例,症状加重5例。张荣伟等[36]采用经幕下小脑上入路、颞枕小脑幕入路、桥小脑角入路等显微手术治疗脑干海绵状血管瘤患者18例。其中镜下全切17例,次全切除1例。1例术后新出现复视,其余脑神经损害患者症状减轻。罗毅男等[37]采用显微手术切除并经病理证实脑干内海绵状血管瘤患者10例,其中中脑1例,脑桥7例,延髓1例,无手术死亡。陈怀瑞等[38]采用经动脉途径介入栓塞治疗海绵窦区硬脑膜动静脉瘘(DAV)19例。其中临床治愈15例,明显好转3例;术后即刻造影提示瘘口完全消失12例,瘘口流量明显减少6例。1例经动脉治疗失败病例改经岩下窦入路双侧海绵窦微弹簧圈栓塞后治愈。李征然等[39]采用经眼上静脉和岩下窦途径栓塞治疗硬脑膜海绵窦瘘6例,其中采用可脱弹簧圈栓塞2例,采用弹簧圈+NBCA 胶4例。治疗后瘘口完全消失4例,部分残留1例,治疗失败改用经动脉途径栓塞,治疗后症状消失1例。尹卫宁等[40]应用覆膜支架治疗外伤性颈内动脉海绵窦瘘患者11例,其中1例瘘口完全消失,颈内动脉保持通,1例术后复发,压迫颈总动脉无效,行球囊闭塞颈内动脉及瘘口。梁建峰等[41]行脑血管造影和超选择造影分析脑动静脉畸形患者26例,采用 Onyx 胶栓塞治疗,畸形血管团完全消失7例,消失90%以上10例,消失70%～90%7例,消失70%以下2例。认为对于粗大、危险性小的供血动脉及伴发动脉瘤的脑动静脉畸形应优先栓塞,对于多支供血的脑动静脉畸形需保护引流静脉。刘鸣等[42]采用 NBCA 血管内栓塞技术治疗脑动静脉畸形20例,完全或90%以上栓塞6例,60%～70%栓塞10例,50%左右栓塞4例。认为血管内栓塞深部的供血动脉可降低手术的风险,并可减少 AVM 体积使之适合放射治疗。张桂运等[43]用血管内栓塞治疗自发性蛛网膜下隙出血起病的脑动静脉畸形供血动脉远端破裂动脉瘤患者11例,术后动脉瘤完全消失,以生物胶栓塞的4例患者中2例术后发生栓塞部位的脑梗死。李雪松等[44]* 应用光镜和电镜观察术后切除畸形团及其周围脑组织的病理学特征,研究发现

术后周围脑组织可见小血管扩张、神经细胞坏死、胶质细胞增生及血-脑屏障结构破坏等改变。

(五) 缺血性脑卒中

黄清海等[45]分析支架成形术治疗症状性颅内动脉狭窄的文献进行系统评价,共包含1 432例患者,平均手术成功率达96.61%。30 d内临床终点事件发生率为12.53%,30 d后1年内累积主要终点事件发生率为5.97%,再狭窄发生率为0~32.4%。祁鹏等[46]*研究老年颈动脉狭窄相关局部脑血流量(rCBF)的影响因素,并分析支架成形术前后脑血流灌注及相关临床症状的变化。认为颈动脉狭窄程度、狭窄侧别可能是影响老年颈动脉狭窄相关rCBF的因素,支架成形术可明显改善狭窄相关rCBF,临床相关症状亦显著改善。王子亮等[47]采用Wingspan支架成形术治疗症状性颅内动脉中、重度粥样硬化狭窄患者63例,治疗成功率达98%。术后随访时间2~20个月,术后1个月发生缺血性脑卒中2例;术后5个月出现非特异性定位神经症1例,发生出血性卒中2例,发生围术期缺血性卒中2例。李宝民等[48]应用自膨式支架治疗症状性重度颅内动脉狭窄61例,应用Wingspan支架40枚,Neuroform支架25枚;技术成功率达100%,无血管撕裂、急性动脉闭塞、远端血管栓塞事件等并发症出现。黄清海等[49]*采用球扩金属裸支架(128处)、药物洗脱支架(114处)和自膨胀支架(45处)对症状性颅内动脉狭窄行支架成形术,其技术成功率分别为95.3%、97.3%和97.8%。12个月内累积终点事件发生率分别为4.8%、6.5%和6.0%。随访3~48个月,支架内再狭窄的发生率分别为28.5%、4.8%和0。王君等[50]报道用血管内支架成形术治疗颅外段颈动脉狭窄患者271例(300侧),手术成功率100%。术后1周内发生并发症7例,死亡1例。226例3~24个月行超声或数字减影血管造影,5例发生再狭窄。全组随访期间无脑缺血相关症状发生。赵振国等[51]在CT平扫及MR快速成像序列检查指导下,对33例超急性期缺血性脑卒中患者行重组组织型纤溶酶原激活剂(rt-PA)静脉溶栓治疗;90 d改良Rankin评分均≤2分(平均1分),生活质量Barthal指数平均95分;5例发生无症状性脑出血。陶华等[52]用经动脉内溶栓基底动脉闭塞患者33例,结果预后良好18例,预后不良15例;血管再通良好21例,支架成形患者较球囊成形患者预后好。邴光峰等[53]和金虎等[54]分别报道采用大骨瓣减压术治疗大面积脑梗死患者68例和23例,认为该术式能提高患者的生存率和生活质量,但预后与梗死部位、范围大小、年龄和手术时机早晚有关。李宝民等[55]总结不同血管介入方法治疗脑静脉窦血栓的经验,其中经颈内静脉途径直接溶栓26例,经颈动脉途径溶栓98例,静脉窦内支架成形术9例,单纯抗凝治疗20例,对合并颅内出血的脑静脉血栓治疗15例。随访6~168个月,有效率为97.6%;复发率为6.6%;并发症为1.2%;病死率0.6%。戴琳孙等[56]行抗凝、经颈动脉溶栓和经静脉接触性溶栓治疗脑静脉窦血栓患者17例,出院时所有患者临床症状改善和颅内压恢复正常。徐斌等[57]*采用颞浅动脉-大脑中动脉分支吻合与脑-硬膜-肌肉血管融合术相结合的手术治疗烟雾病患者65例,其中缺血型49例,出血型16例。行同侧颞浅动脉两个分支吻合15例,行双侧手术9例。术后1周内CTA复查64例和DSA复查1例提示吻合血管全部通畅。周定标等[58]探讨双侧颈动脉粥样硬化性狭窄(CEA)患者的手术适应证、时机和策略。74例患者中无症状者2例,症状限于一侧者34例,双侧均有症状者38例;共行93侧CEA。术后顺利68例,神经功能障碍加重2例,出现心肌缺血2例,脑出血和声音嘶哑各1例。王涛等[59]用显微技术内膜切除术(CEA)治疗颈动脉狭窄或闭塞患者16例,行标准CEA 12例,行外翻式颈动脉内膜切除术4例,术中放置转流管2例,行补片成形术1例。

(六) 高血压性脑出血

李明等[60]采用标准去大骨瓣减压术治疗高血压脑出血26例。术后6个月随访,恢复良好者6例,中度残疾8例,重残4例,植物状态4例,死亡4例。认为标准去大骨瓣减压术治疗高血压基底核出血能降低病死率。罗永春等[61]采用小骨窗开颅微创手术治疗高血压脑出血患者367例,按ADL评价,恢复良好者36.7%,生活自理27%,病死率10.9%。宋瑞琢等[62]用常规减压术与小骨窗血肿清除术治疗高血压脑出血各25例,认为对血肿量大、意识障碍及中线明显移位的患者应采用大骨瓣减压,而对高龄、血肿量小、意识障碍轻的患者可选择小骨窗手术。谢丽亚等[63]用显微手术治疗高血压基底节区脑出血48例,术后24 h复查头颅CT示血肿清除>90% 43例,血肿清除<80% 5例。存活41例,死亡7例。吴春富等[64]采用自制透明内镜导管微创技术清除高血压颅内血肿患者32例,术后24 h血肿清除率为92%~96%。3个月随访GOS评分:5分12例,4分16例,3分3例。许敏华等[65]在CT导向下的立体定向置管引流结合尿激酶注药治疗伴有神经功能缺损的基底节区出血患者40例,与未行手术治疗组比较,血肿清除时间分别为3 d和27 d,总恢复良好率分别为85%和60.4%。认为立体定向治疗可显著加快和促进患者神经功能缺损的恢复。徐斌等[66]根据CT定位、锥颅置入密闭式颅内血肿引流冲洗器进行溶栓治疗高血压性脑出血患者

35例,总有效率为86%,再出血率9%,无颅内外感染病例。马立鑫等[67]报道早期行脑室外引流、尿激酶灌注、腰穿联合治疗脑出血患者28例,其中单侧脑室外引流8例,双侧脑室外引流20例。注药次数3~6次,腰穿5~12次。术后发生脑积水3例,再出血2例。治疗有效21例,植物生存3例,死亡4例。对24例生存者随访3~6个月,日常生活活动按Barthel指数评定,能独立完成7例,轻度依赖11例,中度依赖3例,重度依赖1例,完全依赖2例。

(黄清海)

参 考 文 献

1　杨延辉,等.中华放射学杂志,2009,43(1):38
2　石巍巍,等.临床放射学杂志,2009,28(7):904
3　李　祥,等.中华神经外科杂志,2009,25(2):110
4　王　辉,等.中山大学学报(医学科学版),2008,29(6):733
5　赵　兵,等.中华神经医学杂志,2009,8(2):157
6　张宗军,等.临床放射学杂志,2009,28(5):704
7　虞汪红,等.临床放射学杂志,2009,28(5):708
8　石　强,等.中华神经医学杂志,2009,8(4):392
9　陈德强,等.临床放射学杂志,2009,28(7):921
10　牛敬忠,等.中华神经医学杂志,2009,8(8):777
11　张　磊,等.中华神经外科疾病研究杂志,2009,8(3):248
12　胡小怀,等.中华神经医学杂志,2008,7(11):1106
13　朱兴宝,等.中国临床神经外科杂志,2008,13(10):608
14　熊光润,等.中华神经医学杂志,2009,8(7):690
15　何芳梅,等.中华神经医学杂志,2009,8(3):254
16　王芙昱,等.中华神经医学杂志,2009,8(6):585
17　穆士卿,等.中华医学杂志,2009,85(9):310
18*　甄　勇,等.中华医学杂志,2009,89(11):727
19*　梁建涛,等.中华神经外科杂志,2009,25(6):541
20　宋剑平,等.中国微侵袭神经外科杂志,2009,14(9):410
21　黄俊红,等.中国临床神经外科杂志,2009,14(5):257
22　唐　健,等.中华神经医学杂志,2009,8(9):926
23*　宋剑平,等.中华医学杂志,2009,89(11):732
24*　许百男,等.中华神经外科杂志,2009,25(1):19
25*　王　硕,等.中华医学杂志,2009,89(3):146
26　宋志俊,等.中国微侵袭神经外科杂志,2009,14(6):241
27　杨振兴,等.中国微侵袭神经外科杂志,2009,14(4):196
28　杨鹏飞,等.中国微侵袭神经外科杂志,2009,14(9):387
29　陈　志,等.中华神经医学杂志,2009,8(1):47
30*　李永利,等.华西医学,2008,24(11):854
31　罗　昱,等.中国微侵袭神经外科杂志,2008,13(12):542
32　李志清,等.中华神经外科杂志,2009,25(3):198
33　赵　兵,等.中华放射学杂志,2009,43(6):634
34　李西锋,等.中华神经医学杂志,2009,8(6):581
35　张红赟,等.中华神经外科杂志,2009,25(4):346
36　张荣伟,等.中国临床神经外科杂志,2009,14(3):135
37　罗毅男,等.中华神经外科杂志,2009,25(5):436
38　陈怀瑞,等.中华医学杂志,2008,38(41):2924
39　李征然,等.中华神经医学杂志,2008,7(10):1036
40　尹卫宁,等.华西医学,2009,24(1):145
41　梁建峰,等.中华神经医学杂志,2009,8(2):164
42　刘　鸣,等.中华神经外科疾病研究杂志,2008,7(5):448
43　张桂运,等.中华神经外科杂志,2009,25(6):549
44*　李雪松,等.中华显微外科杂志,2009,32(2):130
45　黄清海,等.中国临床神经科杂志,2008,13(11):646
46*　祁　鹏,等.中华外科杂志,2009,47(6):419
47　王子亮,等.中华放射学杂志,2009,43(9):990
48　李宝民,等.中华神经外科杂志,2009,25(3):195
49*　黄清海,等.中华神经外科杂志,2009,25(5):432
50　王　君,等.中华外科杂志,2009,47(6):415
51　赵振国,等.中华放射学杂志,2009,43(3):239
52　陶　华,等.中华放射学杂志,2009,43(8):849
53　郜光峰,等.中国临床神经外科杂志,2009,14(6):369
54　金　虎,等.中国临床神经外科杂志,2009,14(7):410
55　李宝民,等.中华医学杂志,2009,89(3):164
56　戴琳孙,等.中国微侵袭神经外科杂志,2008,13(12):562
57*　徐　斌,等.中华神经外科杂志,2009,25(2):102
58　周定标,等.中华外科杂志,2009,47(6):404
59　王　涛,等.中华外科杂志,2009,47(6):407
60　李　明,等.安徽医学,2009,30(9):1096
61　罗永春,等.中华急诊医学杂志,2009,18(8):876
62　宋瑞琢,等.四川医学,2009,30(4):569
63　谢丽亚,等.中华显微外科杂志,2009,32(2):156
64　吴春富,等.中国微侵袭神经外科杂志,2009,14(4):165
65　许敏华,等.新疆医科大学学报,2009,32(8):1101
66　徐　斌,等.中国微创医学,2009,9(4):363
67　马立鑫,等.中国临床神经外科杂志,2009,14(2):116

五、功能神经外科

(一)癫痫外科

周健等[1]*用脑磁图(MEG)及头皮视频脑电图(V-EEG)检查难治性癫痫患者47例,其中接受手术治疗39例,开颅行皮质脑电(ECoG)监测10例。MEG显示痫灶位置与发作间期和发作期V-EEG结果吻合率分别达76.6%和80.9%,与发作间期和发作期ECoG的吻合率均为80.0%。术后Engel Ⅰ级21例,Ⅱ级10例,Ⅲ级8例。庄进学等[2]术前行长程视频脑电图(V/EEG)监测及磁共振扫描(MRI)检查颞叶癫痫146例,所有患者经术中皮层脑电图和深部脑电监测后,再行前颞叶切除术。术后癫痫发作完全消失102例,显著改善35例,良好6例,无改善3例。刘仕勇等[3]*采用手术治疗儿童癫痫患者342例,其中皮质发育障碍(MCD)18.4%,药物难治性癫痫综合征13.5%。术后疗效Engel:Ⅰ级158例,Ⅱ级76例,Ⅲ

级61例，Ⅳ级47例。平均智商（IQ）从术前的69.2分提高到79.8分。认为早期外科干预能有效地控制癫痫发作、改善智力损害，智力低下不应是外科治疗的禁忌证。林久銮等[4]报道MRI阴性难治性儿童额叶癫痫患者25例，其中单纯前额叶切除7例，前额叶切除加局限性皮质切除4例，限性皮质切除加皮质热灼6例，前额叶外侧切除加局限性皮质切除3例，前额叶内侧切除加局限性皮质切除5例。无手术死亡及严重并发症发生。随访12～24个月，手术后疗效按Wilson标准评判：癫痫完全消失7例，发作次数显著减少8例，发作程度减轻6例，无明显改善4例。张国君等[5]报道68例额叶癫痫患者的术前评估结果。随访2～6年。不同评估方法可提供准确定位信息的比例分别为：症状学特征38%，MRI 40%，发作间期SPECT 28%，头皮V-EEG 44%，颅内电极EEG 81%。最常见的病理改变为皮质发育不良44%。Engel分级：Ⅰ级60%，Ⅱ级12%，Ⅲ级10%，Ⅳ-Ⅴ级18%。杨梅华等[6]用外科治疗难治性颞叶癫痫患者236例，随访12～15年，术后按Engel标准评定：Ⅰ级159例，Ⅱ级34例，Ⅲ级25例，Ⅳ级18例，总有效率为92.4%，效果优良率为81.8%。无严重并发症及手术死亡病例。梁树立等[7]用外科手术治疗颞叶内侧传导的枕叶癫痫患者20例，其中部分性发作继发强直-痉挛性发作为主17例，有颞叶先兆或口咽自动症9例。MRI及MRS发现有海马异常13例；脑电图确定癫痫灶位于枕叶外侧皮层8例，内侧皮层6例，枕颞交界区6例。术后Engel分级：Ⅰ级16例，Ⅱ级2例，Ⅲ级2例。李春[8]报道35例非病灶性难治性颞叶癫痫的手术效果。随访1～4年，疗效按Engel评定：Ⅰ级23例，Ⅱ级4例，Ⅲ级5例，Ⅳ级3例。总有效率为91.4%，效果优良率为77.1%。杨朋范等[9]用外科手术治疗药物难治性内侧颞叶癫痫患者62例，经颞部锁孔开颅，切除中前段颞下回，进入颞角前外侧区，选择性切除杏仁核海马及海马旁回等内侧颞叶结构。无严重手术并发症。术后随访24～80个月，Engel疗效分级：Ⅰ级45例，Ⅱ级12例，Ⅲ级5例。鲍民等[10]报道用外科手术治疗功能区病变继发性癫痫患者41例，行常规开颅病灶切除14例，立体定向或神经导航下病灶切除7例，颅内电极置入皮质功能定位后病灶切除15例，术中唤醒皮质功能定位后病灶切除5例；其中病灶切除后仍有痫灶放电者加行皮质双极电凝热灼11例。术后无语言及运动功能障碍加重。随访1年以上，Engel分级：Ⅰ级34例，Ⅱ级7例。史保中等[11]回顾性分析21例外伤性癫痫患者的临床资料。术前均行神经电生理学和神经影像学检查。采用病灶及周围皮层切除术12例，病灶切除加低功率皮层热灼术5例，前颞叶切除加杏仁核和大部分海马切除术3例，胼胝体切开术1例。经6个月至3年随访，满意8例，显著改善6例，良好5例，差2例，总有效率90%。

（二）帕金森病外科

陈刚等[12]采用立体定向微量注射6-OHDA于大鼠黑质致密部，观察经阿朴吗啡诱导后大鼠的行为及黑质多巴胺能神经元形态学变化，33只大鼠术后4周经阿朴吗啡诱导后模型成功。免疫组化观察发现模型组大鼠注射侧黑质区多巴胺能神经元较对侧和对照组注射侧区明显减少。汪晶等[13]用常规MRI平扫和DTI扫描比较30例早期帕金森病（PD）患者和30例健康老年对照组的黑质-纹状体区。PD组黑质致密部、黑质致密部与丘脑底核之间部位的FA值显著低于对照组。苍白球、壳核、尾状核等部位的FA值和DCavg值与对照组相比无统计学差异。张宇清等[14]*研究102例PD患者接受STN-DBS手术，手术前后分别进行非运动症状（NMS）量表评估，随访时间6个月至6年。PD患者术前有NMS症状3～18项，平均7.1项。手术后频数明显下降的NMS症状。DBS手术不能改善PD患者的所有NMS症状。胡小吾等[15]报道626例PD患者行DBS和射频热凝毁损术治疗效果，其中DBS 108例，射频热凝毁损术507例，一侧DBS+另一侧射频热凝毁损术11例。共手术治疗靶点774个。PVP、Vim射频热凝毁损术的脑出血发生率均明显高于DBS，Vim射频热凝毁损术的脑出血发生率略高于PVP，但差异无统计学意义。冼文彪等[16]检索2009年4月前已发表的国内外文献关于双侧STN DBS治疗帕金森病的临床研究。共纳入27项临床研究（共900例患者）。对随访1年病例进行Meta分析。结果显示术后单纯STN DBS治疗与术前单纯服药治疗两种方案对UPDRS Ⅲ以及震颤、强直的改善无统计学差异，而STN-DBS治疗对UPDRS Ⅱ、步态、运动迟缓改善不如术前服药；术后STN-DBS联合药物治疗对UPDRS Ⅱ、UPDRS Ⅲ以及震颤、强直、姿势稳定性的改善比术前服药治疗好，对运动迟缓、步态，联合治疗与术前药物治疗无统计学差异。

（三）立体定向外科

陆建吾等[17]分别行超早期立体定向血肿排空术和保守治疗肌力在2级以下的内囊区小血肿患者各38例。随访6个月，按日常生活能力（ADL）分级：立体定向组Ⅰ级15例，Ⅱ级16例，Ⅲ级5例，死亡2例。保守治疗组Ⅰ级3例，Ⅱ级16例，Ⅲ级13例，Ⅳ级3例，死亡3例。立体定向组恢复良好率81.6%，致残率13.2%。马献昆等[18]用无框架立体定向机器人辅助手术系统治疗高血压脑出血患者183例，其中超早期组（6 h内）70例，早期组（48 h内）90例，延期手术组

(48 h后)23例。术后2个月行日常生活能力(ADL)评定：超早期组术后死亡8例，ADL Ⅰ～Ⅲ级53例。早期组死亡11例，Ⅰ～Ⅲ级47例。延期手术组死亡1例，Ⅰ～Ⅲ级13例。三组间病死率差异无统计学意义。吴勤奋等[19]应用脑立体定向技术颅内多靶点毁损治疗精神发育迟滞患者16例。术后用韦氏智力量表(WISC)评定疗效，恢复2例，显著进步9例，进步3例，无效2例，有效率为87.5%。于涛等[20]应用立体定向穿刺、Ommaya管置入反复抽吸囊液，配合^{32}P内放疗治疗复发囊性颅咽管瘤患者13例。术后随访6～60个月，其中术后囊腔消失、肿瘤无复发8例，肿瘤明显缩小、囊腔不足5 ml者4例。需在门诊多次穿刺抽液1例。肿瘤有效控制率为92.3%。孙君昭等[21]用立体定向放射性核素囊内置入内放射治疗老年颅咽管瘤患者26例，其中行无框架立体定向囊液抽吸+^{32}P内放疗术12例，行有框架立体定向囊液抽吸+^{32}P内放疗术14例，其中10例结合伽玛刀治疗肿瘤实体部分。22例随访12个月至6年。死亡4例。肿瘤有效控制率为83.3%。王林等[22]*报道脑立体定向手术治疗顽固性中枢神经痛(CP)患者6例，其中丘脑及脑桥梗死4例，丘脑出血1例，丘脑梗死合并颈髓损伤1例。全组均在局麻下行双侧扣带回及双侧伏核(NAc)毁损。术后患者从1周到6个月止痛效果较好，最长1例随访18个月，止痛效果稳定。

(四) 神经导航外科

廖兴胜等[23]用神经导航系统辅助显微外科手术切除脑内小病灶25例。术中实时导航指导手术切除范围。导航平均注册误差(2.12±0.73)mm，术中准确定位病灶。病灶全切23例，次全切2例。术后症状改善或无变化22例，症状加重或出现新的神经功能损害3例。江涛等[24]应用神经导航系统结合术中实时超声行手术治疗脑深部病灶15例。术中发现有11例病灶有不同程度的移位，在实时超声的引导下纠正脑移位及切除病灶，全切除12例，近全切除2例，活检1例。程宏伟等[25]术前应用神经导航系统制定手术计划切除颅内占位性病变24例。病灶完全切除19例，次全切除3例，大部分切除2例，神经导航系统术前定位病灶准确率100%。认为术中实时超声能有效地引导手术进行，帮助术中实时定位病灶并确定病灶的切除程度。郭世文等[26]应用神经导航系统辅助下实施显微手术治疗颅底中央区肿瘤患者36例，术前将患者影像学信息导入神经导航系统进行解剖三维重建。神经导航注册误差为平均(1.1±0.3)mm。肿瘤全切26例，次全切除10例。术后患者临床症状均得到改善或消失。周椿等[27]采用导航手术治疗幕上颅内肿瘤患者502例。术中经注册后在导航系统指引下设计切口并在其辅助下切除肿瘤。肿瘤全切除408例，次全切除56例，部分切除32例，活检6例。荆俊杰等[28]应用Stealth Station神经导航系统辅助显微手术切除脑内海绵状血管瘤17例。术后复查CT或MRI显示病灶全切除，患者临床症状均改善，无手术并发症及死亡患者。

(五) 放射神经外科

孟庆勇等[29]用X刀治疗颅内转移瘤患者520例，其中单发转移灶336例，多发转移灶184例。病灶直径5～35 mm。治疗时平均中心剂量22 Gy，周边剂量12 Gy，覆盖病灶体积80%以上。随访8～36个月，完全缓解218例，部分缓解182例，无变化78例，进展42例，病灶总控制率91.9%。中位生存期为12.6月。孙君昭等[30]使用旋转式伽玛刀治疗生殖细胞瘤36例，其中位于松果体区17例，鞍上4例，基底节区8例，多发病灶7例。治疗后6个月复查：病变消失26例，病变缩小8例，病变无变化或稍增大2例。平均随访4.8年，无瘤生存20例，病变缩小7例，肿瘤无变化3例，肿瘤增大4例，死亡2例。孙君昭等[31]应用伽玛刀治疗海绵窦海绵状血管瘤11例，其中术后残留5例，影像学诊断6例。周边平均剂量平均13 Gy；中心平均剂量28.3 Gy；等剂量曲线40%～50%。10例随访时间19～96个月，1年后患者症状均有明显改善或消失。MRI显示病灶几乎消失2例，缩小5例，无明显变化3例。伍犹梁等[32]报道用Leksell伽玛刀治疗颈静脉球瘤患者9例。肿瘤体积2.8～38.6 cm³，边缘剂量12～15 Gy，等剂量曲线40%～55%。所有患者均未出现新的脑神经受损症状，症状基本消失1例，改善4例，无变化3例，听力症状加重1例。随访时间9～72个月，肿瘤体积缩小4例，无明显变化4例，肿瘤进展1例。赵刚等[33]用伽玛刀治疗脑动静脉畸形(cAVM)的患者341例。通过多因素Logistic回归模型分析发现伽玛刀治疗cAVM的疗效与患者是否有脑出血病史、处方剂量、随访时间有关。治疗后出现囊肿2例，顽固脑水肿15例，其中1例直接导致死亡。出血10例，其中直接导致死亡3例，不明原因死亡1例。尹伊湄等[34]用伽玛刀治疗垂体腺瘤术后残存患者52例，随访期6～26个月。肿瘤控制率达94.2%，激素水平下降率73.9%，出现垂体功能低下7例，其中甲状腺功能低下3例，性功能低下2例，肾上腺皮质功能减退1例、生长激素缺乏1例。雷鹏等[35]应用德国产Brainlab X-刀治疗颅内病变患者98例(175个病灶)。其中肺癌转移占81.6%。单发病灶46例，多发病灶52例。中心剂量24～30 Gy，平均26 Gy；周边剂量16～28 Gy，平均16.5 Gy。随访中瘤体缩小或消失86例，稳定7例，瘤体增大5例。中位生存期11.9个月。存活2年者25例。陈状等[36]报道用Leksell-C型伽玛刀治疗原发性三叉神经痛患者121例。周边剂量35~45 Gy,中心剂量70~90 Gy,等剂量曲线50%。随访6~56个月,根照BNI疼痛量表,其中Ⅰ级52.9%、Ⅱ级17.4%、Ⅲ级20.7%。复发15.9%,复发时间4~49个月。并发症发生率14.0%。周元明等[37]*用射波刀治疗Rosemblum分型Ⅱ型脊髓动静脉畸形患者2例,放射总剂量25 Gy,每次5 G,1次/日,连续5 d(25 Gy/5 f)。治疗后行6个月、10个月随访,MRI复查脊髓内脊髓动静脉畸形异常信号消失,阿米诺夫量表总分由7分、8分降至1、0分,均临床显效,而脊髓急性毒性在随访期内均为0级。

(六)颅脑神经外科

倪石磊等[38]*研究强化三维损毁梯度回波序列(3D-SPGRI)在三叉神经痛微血管减压(MVD)术前评价。33例患者中29例显示与疼痛侧别一致的神经血管接触或压迫并行显微手术减压,手术证实27例MRI图像符合术中所见,所有手术患者术后疼痛完全缓解。万亮等[39]报道用微血管减压手术治疗三叉神经痛患者110例,术中发现有血管压迫者107例,术后疼痛完全消失105例,明显减轻4例,部分缓解1例。平均随访35个月,复发1例,经再次手术后治愈。谭林琼等[40]采用显微血管减压术治疗三叉神经痛患者1 150例,其中采取垫隔式MVD 258例,围套式MVD 892例。比较两种MVD方法,发现三叉神经痛治愈率、责任血管与三叉神经的关系类型没有差异,围套式MVD术后口唇疱疹、三叉神经损伤的发生率明显高于垫隔式;垫隔式MVD的复发率明显高于围套式,而复发时间明显短于围套式减压方法。钱盛伟等[41]行显微血管减压术(MVD)治疗65岁以上老年患者(老年组)29例,并与同期65岁以下患者(对照组)比较。老年组术后疼痛缓解率为93.10%,对照组为96.36%。王来兴等[42]报道行微血管减压术治疗三叉神经痛患者207例。根据岩静脉与手术入路的关系,将其分成4种情况:①岩静脉不阻挡入路;②岩静脉的主干阻挡入路;③岩静脉的属支阻挡入路;④岩静脉为责任血管。手术有效率为99.03%;平均随访25个月,复发率4.89%。朴京虎等[43]用射波刀治疗原发性三叉神经痛患者15例,靶点选择在三叉神经根入脑桥段前3.0 mm处,边缘剂量60~65 Gy,中心剂量66.66~84.21 Gy。随访时间为6~18个月,治愈和疗效显著13例,无效者2例。梁维邦等[44]用显微血管减压术治疗三叉神经痛患者219例,术中均发现动脉性压迫171例,静脉性压迫31例,动静脉联合压迫17例。动脉性压迫术后效果优158例,良好13例;静脉性压迫中术后效果为优19例,良好12例,动静脉联合压迫术后为优11例,良好6例。术后1年随访,动脉性压迫中有10例复发,其中部分复发6例,完全复发4例,静脉性压迫中有11例复发。李宁等[45]用显微血管减压术治疗面肌痉挛患者34例,术中发现有明确责任血管29例,可疑血管压迫3例,未发现责任血管2例。随访1~6年,术后立即控制症状者27例,术后1个月内抽搐逐渐停止者4例,1年内症状明显缓解3例。张凤江等[46]采用显微血管减压术治疗面肌痉挛患者57例,术中确认责任血管,其中小脑前下动脉(AICA)31例,小脑后下动脉(PICA)14例,椎动脉(VA)3例,复合型压迫9例。经随访临床痊愈42例,症状减轻6例,复发1例。

(周晓平 郝 斌)

参 考 文 献

1* 周 健,等.中国微侵袭神经外科杂志,2008,13(11):496
2 庄进学,等.立体定向和功能性神经外科杂志,2009,22(2):88
3* 刘仕勇,等.中华神经外科杂志,2009,25(5):399
4 林久銮,等.中国微侵袭神经外科杂志,2008,13(11):492
5 张国君,等.中华神经外科杂志,2009,25(4):318
6 杨梅华,等.中国临床神经外科杂志,2009,14(3):140
7 梁树立,等.中华神经外科杂志,2009,25(4):324
8 李 春.临床医学,2009,29(3):17
9 杨朋范,等.中华神经医学杂志,2009,8(7):682
10 鲍 民,等.中国微侵袭神经外科杂志,2008,13(11):483
11 史保中.中华创伤杂志,2009,25(2):116
12 陈 刚.中国临床神经外科杂志,2009,14(8):488
13 汪 晶,等.临床放射学杂志,2009,28(3):302
14* 张宇清,等.中华神经外科杂志,2009,25(3):245
15 胡小吾,等.上海医学,2008,31(12):856
16 冼文彪,等.中国神经精神疾病杂志,2009,35(5):289
17 陆建吾,等.立体定向和功能性神经外科杂志,2009,22(1):41
18 马献昆,等.解放军医学杂志,2009,34(8):1002
19 吴勤奋,等.新疆医科大学学报,2008,31(11):1578
20 于 涛,等.立体定向和功能性神经外科杂志,2009,22(4):239
21 孙君昭,等.中华神经外科疾病研究杂志,2009,8(1):60
22* 王 林,等.立体定向和功能性神经外科杂志,2009,22(4):235
23 廖兴胜,等.立体定向和功能性神经外科杂志,2009,22(3):156
24 江 涛,等.中华神经医学杂志,2009,8(8):832
25 程宏伟,等.安徽医学,2009,30(10):1163
26 郭世文,等.中国临床神经外科杂志,2009,14(1):8
27 周 椿,等.重庆医学,2009,38(18):2326

28 荆俊杰,等.中国临床神经外科杂志,2009,14(5):306
29 孟庆勇,等.中国微创外科杂志,2009,9(8):682
30 孙君昭,等.中国微侵袭神经外科杂志,2008,13(12):560
31 孙君昭,等.中国微侵袭神经外科杂志,2009,14(5):218
32 伍犹梁,等.中国微侵袭神经外科杂志,2009,14(4):156
33 赵 刚,等.中华神经外科杂志,2008,24(11):851
34 尹伊湄,等.中国临床神经外科杂志,2008,13(10):597
35 雷 鹏,等.立体定向和功能性神经外科杂志,2009,22(1):32
36 陈 状,等.立体定向和功能性神经外科杂志,2009,22(1):28
37* 周元明,等.立体定向和功能性神经外科杂志,2009,22(3):176
38* 倪石磊,等.中华外科杂志,2008,46(23):1812
39 万 亮,等.中华神经外科杂志,2009,25(3):252
40 谭林琼,等.立体定向和功能性神经外科杂志,2009,22(3):169
41 钱盛伟,等.中华神经医学杂志,2009,8(4):399
42 王来兴,等.中国微侵袭神经外科杂志,2009,14(3):97
43 朴京虎,等.立体定向和功能性神经外科杂志,2009,22(2):108
44 梁维邦,等.立体定向和功能性神经外科杂志,2008,21(6):345
45 李 宁,等.华西医学,2009,24(6):1354
46 张风江,等.立体定向和功能性神经外科杂志,2009,22(4):225

六、其他疾病

医院感染是神经外科主要并发症之一,严重影响患者的预后和转归。罗良生等[1]* 报道神经外科的医院感染例次率为15.3%,明显高于全院同期发生感染的例次率3.6%;病原菌以G^-为主59.8%,G^+球菌为32.5%,真菌为7.6%;以下呼吸道感染居多63.8%,其次为泌尿道感染15.5%和血液系统感染8.2%。裘天仑等[2]回顾分析了1 613例神经外科开颅手术中64例颅内感染病例,感染率与脑室外引流、留置导管时间、二次手术、脑脊液漏、后颅凹入路、手术显微镜应用、手术时间>4 h、是否清洁手术有关,与性别、年龄、手术季节、术前使用抗生素、是否急诊手术无关。姚国杰等[3]分析了1 952例中颅脑术后66例发生颅内感染的临床资料,认为急症、后颅窝手术、脑脊液漏、脑室外引流及手术时间过长为术后发生颅内感染的高危因素。于新等[4]* 总结了45例脑脓肿的治疗方案,认为立体定向手术可作为脑脓肿的首选治疗方法。刘世康[5]总结了56例脑脓肿的治疗资料,认为CT是脑脓肿的最主要诊断方法,CT定位下锥颅穿刺双腔套式引流术可治愈大部分脑脓肿。合理的手术方式和有效的抗生素是治疗脑脓肿的关键。邓承能等[6]等认为治疗脑脓肿没有单一的治疗方法,应根据脑脓肿的不同阶段、病情急缓、脓肿部位范围、影像特点及患者身体情况在长期使用有效抗生素的前提下选择具体的治疗方案。杨涛等[7]通过研究认为在常规MRI基础上,MRI波谱分析AA峰和LL峰结合Ace、Suc、Ala峰的显示有助于脑脓肿的诊断和鉴别诊断。胡永光等[8]将80例梗阻性脑积水患者随机分为治疗组(神经内镜下三脑室第造瘘术)及对照组(分流术)。治疗组均造瘘成功,无中转分流术。治疗组手术时间明显短于对照组,术后并发症例数也明显少于对照组,术后症状缓解率差异无统计学意义。刘和龙等[9]总结了48例侧脑室心房分流术治疗经验,认为该术式简便,疗效可靠,并发症少,严格无菌操作是手术成败的关键。司亚卿等[10]行腹腔镜脑室-腹腔分流术156例,将引流管通过腹腔镜手术置于右膈下,并结扎、固定于肝圆韧带,具有腹部创伤小、效果好、并发症少等优点。陈国强等[11]应用神经内镜导水管成形术治疗梗阻性脑积水16例,认为这是一种安全有效的方法。王晓军等[12]总结了43例普通肽网和48例三维塑型肽网的治疗经验,认为三维塑型个性化颅骨修补术较普通肽网组外观佳,手术时间短,手术费用低,并发症少。李坤正等[13]采用囊肿-腹腔分流术治疗32例颅内蛛网膜囊肿,30例术后症状、体征明显改善,头颅CT复查囊肿消失或较术前明显缩小。李学元等[14]*认为囊肿切除术和囊肿-腹腔分流术均对儿童颅内蛛网膜囊肿有着良好的治疗效果。以癫痫为主要表现的儿童颅内蛛网膜囊肿,囊肿切除加局部皮层热灼术应为外科治疗首选。纠智松[15]总结了82例外侧裂蛛网膜囊肿的临床资料,认为对于有症状的外侧裂蛛网膜囊肿应积极手术治疗,内镜手术损伤小手术时间短,优于开颅手术。孔文龙等[16]回顾性分析了36例后颅窝蛛网膜囊肿的临床资料,认为神经内镜手术是治疗颅后窝囊肿的有效、微创、并发症少的方法。姬绍先等[17]采用颈部痉挛肌肉选择性切除和神经选择性切除治疗痉挛性斜颈,准确掌握其应用解剖,手术安全,创伤小,疗效令人满意。Chiari畸形的手术方式较多,有关各种术式的争论较多。吕学明等[18]采用小范围颅后窝减压,骨窗约3 cm×3 cm,尽可能不切除C_1后弓,直线切开硬脑膜原位缝合,切除下疝小脑扁桃体,松解脊髓中央管开口并切开隔膜,疏松第四脑室脑脊液各输出道,使脑脊液循环通畅。随访结果证实小范围颅后窝减压术能改善Chiari畸形并脊髓空洞的症状。赵国良等[19]采用后颅窝减压+原位自体硬膜条返转引流的手术方法治疗186例Chiari畸形合并脊髓空洞的患者,总有效率80.7%,认为后颅窝减压、恢复枕大孔脑脊液循环以及空洞引流是手术治疗Chiari畸形并脊髓空洞的关键。

徐相虎等[20]采用自体筋膜枕大孔硬膜扩大成形加髂骨植骨融合治疗Chiari畸形并脊髓空洞,既避免了异物材料的并发症,又增加了颈部的稳定性,疗效较好。沈建等[21]总结了85例Chiari畸形并脊髓空洞的临床资料,其中39例行后颅窝成形术(后颅窝减压＋硬脑膜成形);46例行枕大池成形术(后颅窝减压＋硬脑膜成形＋小脑扁桃体切除＋蛛网膜粘连分解),症状改善率分别为64%和90%,恶化19%和3%;术后脊髓空洞长度改变,两组比较有统计学意义。

(骆　纯)

参 考 文 献

1* 罗良生,等.中国临床神经外科杂志,2008,13(10):600
2　裘天仑,等.中华医院感染学杂志,2009,19(19):2553
3　姚国杰,等.中国临床神经外科杂志,2009,14(9):532
4* 于　新,等.解放军医学杂志,2009,34(1):31
5　刘世康.中国临床神经外科杂志,2009,14(8):493
6　邓承能,等.临床医学,2009,29(3):58
7　杨　涛.临床放射学杂志,2008,27(12):1641
8　胡永光.华西医学,2009,24(5):1067
9　刘和龙,等.中国临床神经外科杂志,2009,14(8):495
10　司亚卿,等.中国微创外科杂志,2009,9(8):686
11　陈国强,等.中华神经外科杂志,2009,25(2):155
12　王晓军,等.苏州大学学报(医学版),2008,28(5):852
13　李坤正.青海医药杂志,2009,39(4):13
14* 李学元,等.中国临床神经外科杂志,2009,14(4):245
15　纠智松.南方医科大学学报,2009,29(4):809
16　孔文龙.中国微侵袭神经外科杂志,2009,14(8):347
17　姬绍先,等.中国临床神经外科杂志,2009,14(2):65
18　吕学明,等.中国微侵袭神经外科杂志,2009,14(6):264
19　赵国良,等.中国临床神经外科杂志,2009,14(7):424
20　徐相虎,等.中国微侵袭神经外科杂志,2008,13(11):516
21　沈　建,等.中华神经外科杂志,2008,24(12):922

文　选

颅脑创伤后大鼠海马 $Na_v1.1$ 和 $Na_v1.2$ 的异常表达[中华创伤杂志,2009,25(4):309]　毛青等研究了颅脑创伤大鼠海玛海马神经元细胞膜 $Na_v1.1$ 和 $Na_v1.2$ 两种钠通道蛋白的mRNA及蛋白表达情况。研究建立成年SD大鼠中度脑创伤模型,分别在伤后2、12、24和72 h时取伤侧海马神经元行荧光定量PCR和Western印迹及免疫荧光染色等,以检测 $Na_v1.1$ 和 $Na_v1.2$ 的mRNA及蛋白表达情况。结果发现伤后各时相点脑创伤组海马神经元中 $Na_v1.1$ 和 $Na_v1.2$ 的mRNA均较对照组下调,其中伤后2 h最低,与颅脑创伤组其他时相点有统计学意义。$Na_v1.1$ 蛋白伤后2、12和24 h均较对照组明显下调,而伤后72 h的 $Na_v1.1$ 蛋白水平与对照组相比,无统计学意义。作者认为,颅脑创伤后早期即可导致主要表达于中枢神经系统的 Na^+ 通道α亚单位某些异构体 $Na_v1.1$ 的mRNA和蛋白表达发生显著改变,而该变化与颅脑创伤导致的继发性神经元缺失有关,可能涉及海马的钠离子平衡及神经营养功能。

(赵　瑞)

述评　颅脑创伤导致继发性脑损伤可造成大量神经元死亡或凋亡,而 Na^+ 通道蛋白的调节作用起到重要作用。作者观察大鼠脑创伤后海马 $Na_v1.1$ 和 $Na_v1.2$ 蛋白的分布表达,发现创伤后早期两种蛋白显著下调,伤后2 h分别达最低水平,而伤后72 h逐渐回调,接近对照组水平。实验研究提示这两种蛋白的改变可能与颅脑创伤后神经元细胞膜上的钠通道功能异常及诱发的兴奋性毒作用有关。该研究为颅脑创伤后脑保护治疗的精确靶点提供了理论依据。

(周晓平)

氧自由基-线粒体信号通路在earavone治疗创伤性脑创伤中的作用[中华创伤杂志,2008,24(12):990]　姚声涛等研究抗氧化剂edaravone在创伤性脑损伤(TBI)大鼠模型大脑皮质凋亡相关蛋白表达的改变情况及作用。研究采用改进的Marmarou方法建立大鼠TBI模型,并分TBI组、edaravone治疗组和对照组3组,每组分创伤后1、3、6、24、48、72 h 6个时相点,并检测皮层神经元的病理改变,以及大鼠皮层Cyt-C、Bcl-2和Bax的表达,神经元凋亡以及自由基中间产物丙二醛(MDA)变化情况。H-E病理提示创伤后6 h大脑皮层出现散在变性神经元坏死,于伤后24 h达高峰。edaravone治疗组伤后6 h出现MDA升高,48 h达高峰,均高于对照组,但低于TBI组,且在24、48、72 h差异有统计学意义。edaravone治疗组伤后各时相点Cytc升高水平均低于TBI组。伤后Bcl-2水平应激性升高,3 h达高峰,后逐渐下降。Bax则在伤后逐渐升高,于48 h达高峰。Bcl-2的降低水平及Bax的升高水平均小于TBI组。Bax/Bcl-2比例伤后逐渐升高,edaravone治疗组高于TBI组。edaravone治疗可明显降低神经元凋亡数量。MDA表达与Cytc密切正相关,Cytc与Bax/Bcl-2正相关。作者认为,强力自由基清除剂edaravone能够显著降低TBI后各时相点大脑神经元中代表自由基含量的MDA水平,并上调Bcl-2,降低Bax,从而降低Bax/Bcl-2比例,同时还降低了线粒体对Cytc的释放,减少了神经元凋亡数量而改善TBI后神经元缺陷程度。

(赵　瑞)

述评 edaravone 是一种强力的自由基清除剂,能阻碍脂氧合酶代谢。作者在对大鼠创伤性脑损伤(TBI)动物模型应用 edaravone 后,在不同时相点观察大鼠皮层 Cyt-C、Bcl-2 和 Bax 表达情况。研究发现 edaravone 能显著降低 TBI 各时相点自由基含量,有明显的脑保护作用。该研究证明 edaravone 可起到自由基清除作用,并能调整 Bcl-2 和 Bax 比例,减少了神经元凋亡,为颅脑创伤治疗提供了理论依据。

(周晓平)

大鼠脑组织局灶性挫伤后 ApoE 和 S-100 表达及其意义的研究[新疆医科大学学报,2009,32(2):156] 杨文圣等研究脑损伤后神经元和神经胶质细胞内 ApoE 和 S-100 表达情况。采用自由落体撞击法建立大鼠脑挫伤模型,并分为损伤组、假损伤组、正常对照组3组,在伤后0.5、2、6、12、24 h 及3、5、7、10 d 检测 ApoE 和 S-100 表达。研究发现 ApoE 在伤后0.5 h 的损伤灶周围神经元及神经胶质细胞即有表达,2 h 至3 d 逐渐增加,3 d 达高峰,此时在远离挫伤灶的部位也可见阳性细胞标记,之后逐渐下降,10 d 时在挫伤灶周围仍可见神经元及神经胶质细胞表达 ApoE。S-100 表达在0.5~24 h 损伤灶周围的胶质细胞内逐渐增多,3~5 d 于损伤区可见大量阳性细胞,5 d 时达高峰,7 d 开始下降,10 d 仍有表达。损伤组各时间点 ApoE 和 S-100 表达与对照组相比均有统计学差异。作者认为,3~5 d 组两种蛋白表达高峰重叠,提示大量神经胶质细胞通过自身增殖或释放生长、营养因子参与了受损神经元或神经组织的修复。根据两种蛋白在伤后0.5 h 即可于伤灶周围表达增强并有相应时相变化,ApoE 和 S-100 可以作为脑挫伤早期时间推断的敏感性指标。

(赵 瑞)

述评 颅脑损伤后神经元及神经胶质细胞可表达多种生物活性物质,而这些物质随时间的推移而产生改变。作者在大鼠脑损伤模型中用免疫组化检测10 d 内大鼠脑损伤灶及周围 ApoE 和 S-100 两种蛋白的动态变化,发现两种蛋白在损伤局部的染色呈时间规律性改变,提示两种蛋白可作为脑损伤早期时间推断的敏感指标。

(周晓平)

A20 基因对大鼠颅脑损伤的治疗作用[中华创伤杂志,2009,25:(6)503] 吴晓华等研究 A20 基因在大鼠创伤性颅脑损伤(TBI)中的抗凋亡脑保护作用。研究将 SD 大鼠分实验组与对照组各35只,制作重度 TBI 模型后,实验组与对照组分别在伤后30 min,在立体定向仪下向损伤灶周边皮质及损伤早期内多点注射脂质体-pcDNA3.1-A20 和脂质体-pcDNA3.1空质粒。两组分别于术后12、24、48、72、168 h 各取5只大鼠取脑做制作切片。结果发现实验组损伤灶周边 A20 表达显著高于对照组($P<0.01$)。TBI 后可见损伤侧皮质、海马分布有不同数量的凋亡细胞,以损伤灶周围皮质最为集中;两组细胞凋亡均在 TBI 后72 h 达到高峰。实验组 TBI 后12、24、48及72 h 神经凋亡数量较对照组明显降低($P<0.01$)。伤后第4周,实验组临界角度大于对照组($P<0.05$)。作者认为,A20 基因治疗对颅脑损伤有较好的抗凋亡脑保护作用,不仅较以往病毒载体有安全性无忧、无免疫原性、修饰后能够介导基因传染特定的细胞、传染过程方便易行、重复性好等优势,且传染效率亦高,适合多种细胞,特别适合体内传染。

(于云龙)

述评 A20 属锌指蛋白基因家族能对抗肿瘤坏死因子受体介导的细胞凋亡通路。本文研究 A20 基因在大鼠创伤性脑损伤后细胞凋亡的情况,应用脂质体作为 A20 基因体内转染的载体,该载体具有无免疫原性和安全性好等优点。研究发现转入 A20 基因后能明显减少神经元凋亡,并在脑损伤中能起到保护脑组织作用。但是临床用 A20 基因治疗颅脑损伤还需作进一步研究。

(周晓平)

亚低温对大鼠脑创伤性非离断轴突损伤继发离断的影响[中华创伤杂志,2009,25(4):314] 陈革等通过动物实验研究亚低温对创伤性非离断轴突损伤(NDAI)继发离断的治疗作用。随机将16只雄性 SD 大鼠等分为亚低温(32℃)和对照组(37.5℃)。各组8只,每组24 h,72 h 两时相点各4只。以液压冲击致大鼠脑弥散性损伤,免疫组化检测非磷酸化神经丝蛋白(NF68)显示肿胀轴突及轴突球,比较两组伤后24 h、72 h 胼胝体区、间脑中脑区、脑桥延脑区和小脑肿胀轴突及轴突球最大密度变化。结果发现伤后24 h,亚低温组各计数区肿胀轴突及轴突球明显减少,间脑中脑区、脑桥延脑区和小脑区尤为显著;而伤后72 h,亚低温组仅在距冲击部位较远的脑桥延脑区和小脑区减少,距冲击部位较近的胼胝体区、间脑中脑区不明显,与对照组相比无统计学意义。作者分析亚低温早期,不论是对损伤轻的还是损伤重的 NDAI,均可以减轻或延滞其继发离断的病理改变,但随着时间延长,其保护效果逐渐减弱,仅对损伤较轻的 NDAI 有效,对于损伤较重的 NDAI,亚低温仅仅使继发离断的病理反应进程推迟发生,无法避免发生。作者认为,还需要进一步动物实验及临床研究以确定亚低温实施的最佳时长以及时机,在最大限度减轻 NDAI 的继发离断的同时又能尽量减少亚低温的并发症及其对神经功能的不利影响。

(赵 瑞)

述评 创伤性非离断轴突损伤(NDAI)是轴突损伤 1 h 后轴突膜仍然保持连续的损伤。这种现象在弥漫性轴突损伤中普遍存在。作者对大鼠弥漫性损伤模型采用亚低温(32℃)处理,观察伤后受损脑区肿胀轴突和轴突球的病理学改变。亚低温处理可减轻脑损伤后的病理反应强度,也可减少低温引起的并发症。该研究提示亚低温治疗可起到保护脑组织的作用,在治疗脑损伤时有一定临床作用。

(周晓平)

低温治疗重型颅脑损伤患者纤维蛋白原和 D-二聚体的变化及其临床意义[中国微侵袭神经外科杂志,2008,13(10):445] 李钢等将 43 例单纯性、重型颅脑损伤患者随机分为亚低温治疗组和常温组,其中亚低温治疗组患者 20 例,平均年龄 37.1 岁。常温治疗组患者 23 例,平均年龄 39.0 岁。两组性别、年龄、GCS 评分无显著差异。伤后 5 次(6 h、12 h、24 h、48 h、72 h)检测 Fbg 值和 D-dimer,并记录 GOS 评分。分析结果显示:①两组 Fbg 值在伤后 6 h、12 h、24 h、48 h 差异显著,但伤后 72 h 两组差异不显著。两组 Fbg 值在伤后 6 h 均升高,常温组升高幅度更明显。两组 Fbg 值在伤后 12 h 下降,亚低温组降低程度较常温组小。②两组 D-dimer 在伤后 6 h 明显升高,常温组升高更明显;其在伤后 6 h、12 h、24 h 差异显著,而在伤后 48 h、72 h 差异不显著。③亚低温组 GOS 评分 1~3 分 7 例,GOS 4~5 分 13 例;常温对照组 GOS 评分 1~3 分 15 例,GOS 4~5 分 8 例,两组间差异有统计学意义。实验观测结果显示:①常温对照组 Fbg 下降程度比亚低温组明显。②伤后检测 D-dimer 明显升高,但亚低温治疗组较对照组患者低。③亚低温治疗组患者的预后较对照组好。作者认为,对重型颅脑损伤患者早期给予适当的亚低温治疗,减缓了早期的高凝状态,减少了凝血因子消耗,因此不会加重纤溶亢进或引起出血倾向。在改善颅脑损伤患者治疗效果的机制中,凝血功能紊乱得到纠正可能是其中的机制之一。

(张琪)

述评 在重型颅脑损伤者中伤后可发生不同程度的凝血功能改变。而亚低温治疗能降低机体新陈代谢,减少兴奋性氨基酸和自由基的释放,减轻对组织损伤程度。D-dimer 是交联纤维蛋白原的特异性降解产物,是高凝状态及继发纤溶亢进的特异性指标。作者认为,重型颅脑损伤患者在亚低温时 Fbg 和 D-dimer 在伤后不同时间段与常温组对照有显著差异。在重型颅脑损伤早期应用亚低温治疗,可改善早期高凝状态,减少凝血因子消耗,对提高颅脑损伤的救治起到一定的作用。

(周晓平)

汶川地震 336 例颅脑损伤患者的救治分析[中华神经外科杂志,2009,8(3):230] 罗晟等总结地震发生后一线医院收治的颅脑损伤患者特点和救治经验。颅脑损伤患者 336 例中,男 171 例,女 165 例,平均年龄 49 岁。20 岁以下 101 例,21~59 岁 160 例,60 岁以上 75 例。GCS 评分:13~15 分 206 例,9~12 分 122 例,3~8 分 8 例。致伤原因房屋倒塌及落石砸伤 305 例,摔伤 31 例,伴复合伤 68 例。清创缝合 213 例,开颅手术 4 例。轻型颅脑损伤 206 例中,恢复良好 201 例;中型颅脑损伤 122 例中,恢复良好 11 例;重型颅脑损伤 8 例中,恢复良好 1 例;死亡 4 例,其中 3 例因复合伤及严重的挤压综合征致 MODS,1 例为开颅术后死亡。246 例未行开颅手术患者在院治疗第 3~14 天转省内外继续治疗,其余 86 例中住院 6~9 d 69 例,住院 10 d 以上 17 例,住院伤员出或转院时按 GOS 标准评定,良好 213 例,中残 95 例,重残 21 例,持续昏迷 3 例,死亡 4 例。作者认为,患者伤情特点是少年儿童及老年伤员居多,其次是合并者多。地震所致颅脑损伤具有致伤机制复杂,合并损伤多,病情变化快等特点,一线医院应提高灾难应对能力和应急储备,这对及时抢救危重颅脑损伤患者、提高存活率、降低死残率有重要的现实意义。

(李忠昌)

述评 国内"5·12"汶川特大地震是突发的重大灾难事件。地震所致颅脑损伤的救治是神经外科的新课题,具体救治方案包括现场抢救、一线医院处理、伤员运送及后期处理。但现场抢救及伤员转送是国内急救医学的薄弱环节,与发达国家的急救工作有一定的差距,这与经济发展及科学技术提高有极大关系。作者重点介绍在地震的一线医院救治伤员的经验和教训,并深刻体会到一线医院在救治中的作用。认为平时要做好应急预案,进行必要的演练和物资储备,在发生突发重大灾害后才能迅速恢复一线医院的功能,以提高重大灾难的救治水平。

(周晓平)

院前院内急救模式对重型颅脑损伤救治水平的影响[南方医科大学学报,2009,29(2):341] 周育瑾等回顾性分析了 2000 年 4 月至 2006 年 3 月间院前-院内救治前、后的重型颅脑损伤患者 1 092 例,其中院前科成立前、后患者分别为 602 例和 490 例,住院患者分别为 498 例和 425 例。年龄平均 34 岁,受伤至入院时间 1~5 h,平均 2 h。院前急救包括:现场判断伤情并紧急处理,如保持呼吸道通畅、常规包扎止血、支具简易固定,必要时进行心肺复苏和气管插管,建立静脉通道、吸氧,对瞳孔散大患者在生命体征稳定前提下静滴甘露醇。院内急救包括:呼吸机辅助呼吸、休克者抗休克、瞳孔散大者继续脱水治疗,并行急行头颅CT检查,对急性硬膜外、硬膜下血肿脑受压明显患者在抢救室即行钻颅释放颅内血肿减压,再送手术室开颅手术。分析得出院前科成立前、后颅脑损伤患者的住院病死率比较有显著差异,院前病死率比较差异无统计学意义。其中院前科成立前602例重型颅脑损伤患者院前死亡104例,498例住院患者中院内死亡175例。院前科成立后490例重型颅脑损伤院前死亡65例,425例住院患者中院内死亡114例。院前科成立前、后颅脑损伤患者的住院病死率有明显差异。随访3个月至1年,按格拉斯哥预后(GOS)评分,两组中恢复良好或中残分别为241例和274例,重残92例和47例,植物生存31例和21例,死亡134例和83例。作者认为,重型颅脑损伤的救治是一个连续的过程,伤后1h内快速转运、院内抢救措施及手术的实施对挽救生命起决定性作用。

(于云龙)

述评 院前和院内救治颅脑损伤是提高颅脑损伤的成功率和降低病死率的重要环节。以往颅脑损伤的院前抢救不够重视,许多颅脑损伤患者在现场没有得到有效的救治,延误许多抢救时机。近年来,随着国内急救医学的不断发展,许多救护单位组建专业急救队伍,在伤后能迅速到达现场采取急救措施,为后期治疗赢得救治时间。作者总结该单位组建院前急救科和院内急救工作经验,认为院前和院内急救模式明显提高了重型颅脑损伤的救治效果。该单位的经验值得在国内推广应用。

(周晓平)

重型颅脑损伤4 462例诊治分析[中华创伤杂志2009,25(7):583] 费舟等回顾性分析1951年6月至2008年5月间收治的重型创伤性颅脑损伤患者4 462例(GCS≤8分)。其中男性3 298例,女性1 164例;年龄6个月至91岁,平均33.2岁。受伤至入院时间0.5~36 h,平均9.4 h。致伤原因最常见为交通伤1 583例;闭合性损伤3 654例,开放性损伤808例。其中单纯硬膜外血肿736例,单纯硬膜下血肿268例,硬膜外血肿伴硬膜下血肿及脑挫伤527例,硬膜下血肿伴脑挫伤1 356例,脑内血肿伴脑挫裂伤785例,多发颅内血肿201例,蛛网膜下隙出血232例,脑干损伤201例,脑挫裂伤脑肿胀156例。临床表现主要为意识障碍、瞳孔变化与生命体征改变等;1 158例有合并伤,1 356例有并发症。全组手术治疗3 023例,其中开颅血肿清除856例,开颅血肿清除去骨瓣减压2 167例,死亡540例。非手术治疗1 439例,死亡341例。全部患者出院时GOS评定结果:良好2 462例,中残508例,重残339例,植物生存272例,死亡881例。作者认为,早诊断、早治疗、严格、规范的诊疗制度与采取积极有效的降颅压、预防并发症、营养支持等措施防治二次脑损伤,是提高特重型创伤性颅脑损伤救治成功率、降低重残率和病死率的关键。

(杨志刚)

述评 作者报道4 462例重型颅脑损伤病例的救治经验和疗效分析,强调对伤情判断与治疗决策的重要性,并认为临床表现可反映脑损伤的严重程度,与预后有密切关系。在救治过程中要尽力避免二次脑损伤而加重病情。作者提出重型颅脑损伤合并其他部位损伤的治疗措施。本组在国内报道较多重型颅脑损伤病例,其临床救治经验及体会对开展重型颅脑损伤救治工作有较大的指导作用。

(周晓平)

经皮穿刺结合开颅手术救治创伤性特急性颅内血肿[中华创伤杂志,2008,24(12):999] 江建东等采用经皮穿刺结合开颅手术救治创伤性特急性颅内血肿12例。其中硬脑膜下血肿7例,硬脑膜外血肿3例,硬脑膜外合并硬脑膜下血肿2例。术前双侧瞳孔散大6例,单侧瞳孔散大6例;呼吸改变者8例;入院GCS 3分4例,4分6例,7分2例。所有患者在采取基本措施维持生命体征稳定的同时,于床边选择血肿最厚而无重要血管的部位穿刺,用枪式电钻将针钻一体化新型颅内血肿穿刺针钻入血肿腔内,穿刺后再行标准额颞顶大骨瓣开颅去骨瓣减压术。其中单侧开颅手术8例,双侧开颅2例,余2例未做开颅手术。术后9例患者生命体征稳定,瞳孔回缩,7例患者自主呼吸转平稳。手术后24 h内死亡2例,24 h后死亡4例,生存6例。术后随访6个月至2年,GOS评分良好4例,植物生存2例,死亡6例。作者认为,在特急性颅内血肿的救治中,紧急经皮穿刺行血肿引流,可以为后期开颅手术赢得时间,结合开颅手术彻底清除血肿、止血及去骨瓣减压,可使患者获得根本性治疗,此法将提高外伤性特急性颅内血肿的救治成功率。

(杨志刚)

述评 外伤性特急性颅内血肿常可在短时间内形成颅内巨大血肿而使患者发生脑疝、意识障碍、双侧瞳孔散大、呼吸缓慢,危及生命。目前国内许多医院在临床上都采用常规手段抢救,术前需要花一定的时间准备,从而影响开颅手术时间,延误救治时机。作者提出在外伤性特急性颅内血肿开颅前先用经皮穿刺引流一部分血肿,起到暂时缓解颅内高压的目的,为开颅手术赢得手术时机。本组报道病例较少,但其方法可在临床上应用,可在临床做前瞻性研究,不断总结临床经验。

(周晓平)

对冲性外侧裂区脑挫裂伤合并硬膜下血肿的手术治疗体会[中国临床神经外科杂志,2009,14(3):174]

光正耀等报道用外科手术治疗对冲性外侧裂区脑挫裂伤合并硬膜下血肿患者92例,其中男60例,女32例,平均年龄42岁。交通事故伤41例,坠落伤30例,跌伤21例。着力部位以颞枕部为主,伴颅骨骨折72例。对冲伤部位以外侧裂血管区域为主,脑挫伤灶伴中线结构移位75例。脑挫伤灶位于左侧52例,右侧40例。92例均合并侧裂区硬膜下血肿,出血量均>20 ml。主要表现为头痛、呕吐、阵发性烦躁、癫痫发作。其中浅昏迷14例,深昏迷伴一侧瞳孔散大60例,深昏迷伴双侧瞳孔散大18例。GOS评分8～12分16例,5～8分60例,3～5分16例。全组均行颅内血肿清除及去骨板减压术。术后恢复良好58例,死亡28例,植物生存6例。作者体会在术中处理血肿应采用生理盐水冲洗、吸引器轻柔吸出血块。要注意保护好外侧裂的脑血管,预防因术中双极电凝镊的电流过大导致脑血管的医源性再损伤。若仍有渗血,应把电凝镊强度调小,准确止血。对此类患者早期发现并及时手术可避免脑疝形成,提高救治成功率。

(于云龙)

述评 对冲性脑挫裂伤常可导致单侧或双侧额极、颞极硬膜下血肿,而大多数位于侧裂区的硬膜下血肿是由于大脑皮层的血管撕裂出血。作者报道92例经CT检查及手术证实的对冲性外侧裂区脑挫裂伤合并硬膜下血肿的临床经验,并介绍清除血肿体会,强调在临床上要高度重视病情。

(周晓平)

交通伤致外伤性基底节区血肿106例分析[中华神经外科杂志2009,25(5):449] 杨帆等回顾分析2000年1月至2008年1月收治的交通伤致外伤性基底节区血肿患者106例,其中男72例,女34例,平均年龄36.5岁。单纯颅脑外伤者67例,伴有其他脏器及肢体损伤者39例。入院时按GCS评分3～5分39例,6～8分53例,9～12分14例,其中已发生脑疝患者25例。头颅CT示一侧基底节区血肿89例,血肿<30 ml 22例,≥30 ml 67例。合并急性硬膜下血肿5例,急性硬膜外血肿3例。合并脑挫伤15例,颅骨骨折19例。采用手术治疗94例,其中行开颅血肿清除去骨瓣减压加亚低温治疗73例,行锥颅血肿穿刺置管外引流术21例;保守治疗12例。对GCS 9分以下的患者,无论采取手术治疗还是保守治疗,均行脑室外引流进行颅压监测,均采用亚低温及脑保护治疗;58例恢复期行高压氧治疗和康复训练。伤后6个月GOS评分:良好35例,中残47例,重残11例,死亡13例。作者认为,头部突然旋转运动、交通伤所造成的复合损伤引发的低氧血症、血压过低和凝血障碍,可能是交通伤致外伤性基底节区血肿的病因,入院头颅CT检查是有效的诊断方法,治疗方法要尽量兼顾脑保护的措施。

(杨志刚)

述评 外伤性基底节区血肿在临床上较为少见,发生机制尚不清楚,但一般认为头部在运动时可产生扭转或剪力伤,而导致基底节区血肿。常发生在儿童和青少年。临床上可分为单纯性基底节区血肿和复合性基底节区血肿。作者报道106例交通伤致外伤性基底节区血肿,详细分析临床资料,制定完整治疗方案,并说明在交通伤患者中往往有复合损伤,在诊治外伤性基底节区血肿时,不宜忽视其他脑内的损伤。作者的临床经验值得借鉴。

(周晓平)

骑跨横窦硬膜外血肿58例临床分析[中华神经医学杂志2009,8(1):76] 吴伟等回顾分析2001年9月至2007年12月收治的骑跨横窦硬膜外血肿患者58例,其中男38例,女20例,平均年龄32.7岁。坠跌伤26例,打击伤12例,车祸伤20例。入院时GCS评分5～8分8例,9～12分32例,13～15分18例。患者在门诊第1次常规头颅CT平扫发现血肿者42例,其中24 h复查血肿增大20例,48 h血肿增大12例。第2次CT发现迟发性血肿者10例,开颅手术中出现迟发性血肿者6例,其中幕下血肿量4～35 ml,平均18.4 ml,幕上血肿8～73 ml,平均24.2 ml。术中依据CT定位的血肿范围,于枕外粗隆旁、血肿内缘处钻孔,利用铣刀紧贴颅骨内板与血肿表面跨过横窦一次性骨瓣成形,血肿清除后骨瓣复位,颅骨锁固定骨瓣。42例行跨过横窦一次性骨瓣成形开颅的患者在术中均未造成横窦损伤,未发生术后手术部位再出血,骨瓣无移位或下陷。有8例伴其他部位血肿或严重颅高压的患者行另外部位的血肿清除或去骨瓣减压术。随访3个月至6年,恢复正常54例,生活能自理3例,重残1例,无死亡病例。作者认会,骑跨横窦一次性骨瓣成形开颅清除硬膜外血肿安全、可行,有省时、出血少、容易控制横窦渗血、减少手术后并发症等优点。

(杨志刚)

述评 后颅窝损伤常可发生骑跨横窦硬膜外血肿,血肿来源多为静脉性出血。临床表现常不典型,如不及时诊断及治疗,病情可迅速加重,可突然发生枕骨大孔疝而危及生命。作者报道58例骑跨横窦硬膜外血肿的临床经验,认为应动态CT观察硬膜外血肿情况,对幕上血肿>30 ml、幕下血肿>10 ml者可积极手术治疗。作者介绍的骑跨横窦硬膜外血肿手术体会值得临床借鉴。

(周晓平)

儿童外伤性硬膜下血肿临床特点[中华小儿外科杂志2008,29(10):607] 冀园琦等回顾分析了6年间收治的儿童硬膜下血肿患者166例,其中男104例,女62例,年龄1个月至14岁,其中3个月以下13例,3个月至1岁28例,1～3岁29例,3～14岁95例。急性硬膜下血肿157例,慢性硬膜下血肿9例,合并其他类型血肿12例。临床发现随着年龄的增长,造成出血的主要原因依次为产伤、坠落伤、车祸和暴力伤害。血肿全部位于小脑幕上,血肿量数毫升至150 ml左右。主要症状为：头痛、呕吐、意识障碍、癫痫和神经系统局灶症状。手术治疗41例,其中钻孔血肿引流16例,开颅血肿清除25例,有2例去骨瓣减压,其余患儿均保守未治疗。患儿平稳出院146例,自动出院5例,严重神经功能障碍8例,死亡7例,死亡原因为原发伤严重。作者认为,儿童硬膜下血肿多数可以保守治疗,手术治疗的指征是有意识障碍及神经功能缺损,CT显示血肿较大,占位效应明显。多数患儿经及时治疗后预后较好。

(杨志刚)

述评 作者报道6年间收治的166例儿童外伤性硬膜下血肿临床资料,分析儿童硬膜下血肿的机制、临床表现及治疗措施。由于儿童硬膜下血肿的特点,许多儿童外伤性硬膜下血肿可自然吸收,而预后要好于成年患者,多数患儿在及时治疗后,症状可迅速好转。作者总结的儿童外伤性硬膜下血肿的临床经验值得借鉴。

(周晓平)

弥漫性轴索损伤46例诊治分析[中国临床神经外科杂志,2009,14(5):304] 段志新等回顾性分析2003年12月至2008年3月收治弥漫性轴索损伤(DAI)患者46例,其中男40例,女6例,平均年龄48.0岁。交通伤39例,高空坠落伤4例,打击伤3例。入院时GCS评分：3～5分17例,6～8分23例,9～12分6例。20例头颅CT未发现明显异常；26例CT阳性者中,22例表现为蛛网膜下隙出血,4例为脑挫裂伤、颅骨骨折等。头颅MRI表现为病灶主要分布在大脑皮质、胼胝体、基底节区、脑干及小脑等区域。DAI示病灶绝大部分呈高或较高信号,少数呈低信号。脑白质病灶多呈圆形、卵圆形或条索状改变,脑干病灶相对较小。胼胝体病灶多呈不规则斑片状改变。入院后行开颅去骨瓣减压5例,非手术治疗41例。本组早期行亚低温治疗,待生命体征平稳后尽早行高压氧治疗。伤后6个月GOS评定：恢复良好6例,中残14例,重残13例,植物生存2例,死亡11例。作者认为,典型的DAI好发于轴索密集区,如胼胝体、皮髓质交界区、基底节等部位。对怀疑DAI的患者,有必要联合应用CT和多种MRI序列进行早期诊断治疗。

(李忠昌)

述评 弥漫性轴索损伤(DAI)是重型颅脑损伤的一种类型。损伤部位常位于颅内中线结构,如胼胝体、基底节、脑干上部、皮髓质交界区等。临床诊断较为困难,但依靠MRI可明确损伤部位,早期诊断。本文作者报道46例弥漫性轴索损伤救治经验,提出联合应用CT和多种MRI序列有助于早期诊断,并需结合患者临床表现。目前主张用综合治疗DAI可降低患者病死率和伤残率。

(周晓平)

急性颅脑损伤术后并发脑梗死48例分析[中国临床医学,2008,15(6):770] 陆林其等回顾性分析2005年1月至2008年3月收治急性颅脑损伤术后并发脑梗死患者48例,其中男性32例,女性16例,平均年龄36.6岁。车祸伤32例,跌伤6例,坠落伤4例,打击伤2例,混合性伤4例。入院GCS评分：3～5分14例,6～8分27例,9～12分5例,≥13分2例。术后复查CT,12 h内发现脑梗死24例,12～24 h发现脑梗死11例,24～48 h发现脑梗死8例,术后72 h至1周发现脑梗死5例,出现大面积脑梗死26例,局灶性脑梗死22例。经非手术治疗12例,再次行手术治疗36例。所有患者均应有钙离子拮抗剂、脱水剂及改善脑循环、促神经功能恢复药物及高压氧治疗。伤后按GOS评分,良好16例,中残7例,重残8例,植物生存3例,死亡14例。作者认为,外伤性脑梗死发病机制：①外伤引起脑血管损伤。②外伤性脑梗死在脑疝、严重颅脑损伤、颅内血肿易发生。③穿支动脉系统易损伤致脑梗死。④脑水肿颅内压增高致脑循环血量减少。⑤外伤后血管痉挛。⑥其他因素。经保守治疗无效后可考虑手术治疗,手术应尽量在脑疝前期施行,应行标准大骨瓣减压,尽量清除坏死脑组织及血肿。

(李忠昌)

述评 急性颅脑损伤术后常可并发外伤性脑梗死(TCI),病死率和伤残率较高,如不及时诊断和治疗可严重影响患者预后。作者介绍48例急性颅脑损伤术后并发脑梗死患者临床经验,认为在颅脑手术后患者病情加重,要高度考虑脑梗死的可能性,及时行头部CT扫描,对已发生脑梗死患者需要及时处理。临床能及时早期诊断及治疗,可以降低致残率和病死率。

(周晓平)

cDNA芯片和Oligo芯片结合Meta分析筛选高低级别星形胶质细胞瘤特异性靶标研究[中华神经外科杂志,2008,24(12):919] 姚智强等采用cDNA芯片建立33张星形胶质细胞瘤基因表达谱,Oligo芯片建立17张星形胶质细胞瘤表达谱芯片,筛选低级别(Ⅰ、Ⅱ级)和高级别(Ⅲ、Ⅳ级)星形胶质细胞瘤间的差异基因,并对其生物信息进行分析。利用挖掘出的基因数据采用 Fisher 判别、支持向量机法和贝叶斯混合协变量分析法对高、低级别胶质瘤进行判别检验,并对两种不同芯片得出的数据采用 Meta 分析法进行综合分析。结果发现 cDNA 表达谱芯片星形胶质瘤Ⅰ、Ⅱ级与Ⅲ、Ⅳ级间的分型基因148条;Oligo芯片数据高、低级别之间判别基因46条,对胶质瘤样本可达到85%以上预测率。生物信息分析发现靶基因与众多生物功能相关,对两种芯片的表达谱数据进行 Meta 综合分析,结果发现一些功能还尚不清楚的差异基因,值得深入研究。该研究表明,不同样本在不同平台、不同芯片中的数据不尽相同,Meta 分析能较好地减少芯片数据的误差,筛选出的基因可作为进一步研究的靶基因。

(梅其勇)

评述 阐述脑胶质瘤的发生、发展的分子机制,寻找特异性诊断和治疗靶标是目前脑胶质瘤研究的热点。基因芯片技术具有高通量、自动化、网络化的特点,可以对一定生长时期、不同级别的肿瘤进行全面分析,从而揭示新的具有潜在价值的基因。本研究除了对50例星形胶质瘤的基因芯片数据进行了生物信息学的研究,同时采取 Meta 分析的方法对不同平台的芯片数据进行综合,这样可以减少芯片数据的误差,为高、低级别的星形胶质细胞瘤的诊断和预后判断提供更加可靠的依据。

(骆 纯)

尼莫司汀联合顺铂治疗 C6 脑胶质瘤的实验研究[肿瘤,2008,28(11):946] 余春华等采用 ACNU 和 CDDP 联合处理 C6 胶质细胞 24 h 后,采用 FCM 法检测细胞周期及细胞凋亡;同时建立 Winsta 大鼠颅内 C6 胶质瘤模型,ACNU 和 CDDP 联合给药 3 d 后处死部分大鼠,取其肿瘤组织行 H-E 染色,以免疫组织化学方法监测增殖相关蛋白 PCNA 和凋亡相关蛋白 bcl-2 的表达情况,并观察剩余大鼠的生存情况。结果发现,联合用药组和 CDDP 和 ACNU 组相比,细胞周期无明显变化;细胞凋亡率增加,联合用药组细胞凋亡率为$(2.10\pm0.14)\%$,与 CDDP 组$(1.72\pm0.21)\%$、ACNU 组$(0.57\pm0.01)\%$比较,差异有统计学意义$(P<0.01)$。组织学观察发现,瘤灶边缘浸润灶数目减少。免疫组化显示,联合用药组 PCNA、bcl-2蛋白表达有所下降,与单药组相比,差异有统计学意义$(P<0.01)$。联合用药组与单药组相比动物生存期延长,差异有统计学意义$(P<0.01)$。作者认为,ACNU 和 CDDP 联合治疗脑胶质瘤比单药应用有更明显增效作用。

(梅其勇)

评述 恶性胶质瘤平均生存期不超过1年。目前治疗方法主要以手术切除为主,辅以放、化疗。亚硝脲类药物是治疗脑肿瘤的常用药,但单药应用效果不佳。作者运用细胞化学、分子生物学、组织化学等手段观察尼莫司汀(ACNU)和顺铂(CDDP)联合应用治疗脑胶质瘤的增效作用,为临床联合使用化疗药物治疗脑胶质瘤提供了理论依据,有较好的临床应用前景。

(骆 纯)

侧裂区脑胶质瘤显微手术策略的探讨[中华医学杂志,2009,83(3):151] 陈菊祥等回顾性分析了123例病理学证实的侧裂区脑胶质瘤病例的临床表现、影像特征、诊断、显微外科手术治疗及随访结果。所有病例均行显微外科手术,根据肿瘤大小、血供、位置等影像特点选择采用翼点入路或根据肿瘤具体位置向额或颞侧改良翼点入路。在保护重要结构如大脑中动脉(MCA)及分支和侧裂静脉前提下切除胶质瘤。手术治疗结果按显微镜下及术后 48 h 内复查增强 MRI 来判断胶质瘤切除范围。镜下全切肿瘤 82 例,次全切除 18 例,大部切除 16 例,部分切除 7 例。术后出现脑血管痉挛症状 8 例,短暂性失语和反应迟钝 4 例,肢体肌力下降 3 例,癫痫 1 例,恶性颅内高压死亡 1 例,其余治疗后均恢复良好。病理学世界卫生组织分级Ⅱ级以上行放疗和化疗,方案为替尼泊苷(VM-26)+氯乙环已亚硝脲(甲基 CCNU)和(或)替莫唑胺。放疗根据肿瘤范围进行个体化设定。采用门诊、电话及邮件等进行随访,获得随访 102 例,随访 6~132 个月。术后 1 年内死亡 25 例,5 年生存率 25.6%,最长生存期 132 个月,其中胶质母细胞瘤平均生存期为 21.7 个月。作者认为,建立在熟练解剖和显微技术上的胶质瘤切除术能改善和提高患者预后和生存质量;术中对侧裂区大脑中动脉、静脉及分支,尤其穿瘤动脉和重要功能区的保护是提高胶质瘤疗效和保护神经功能的关键。

(赵 玮)

述评 侧裂区胶质瘤全切除的困难主要在于肿瘤周围有重要而复杂的解剖结构,根据影像特点调整并改良翼点入路,注意解剖结构受压迫后发生变异的情况,采取积极的手术策略和耐心细致的操作等微侵袭方法,可分清肿瘤的边界,保留重要神经血管,尤其是穿瘤而过的血管,以减少并发症。胶质母细胞瘤生存时间与是否放疗、全切除、肿瘤位置、年龄和化疗有关。本组疗效显著,高于文献报道,与本组采用早期化疗及规范化的综合治疗存在密切关系。

(骆 纯)

恶性脑胶质瘤 TMZ 联合同步放疗临床疗效探讨[中国肿瘤临床,2009,36(13):721] 李方明等采用国产 TMZ 联合同步放疗(RT-TMZ组)与同期单纯放疗

(RT组)患者对照研究分析。选取2004年6月至2007年11月经病理证实的间变型胶质瘤和多形性胶质母细胞瘤等恶性脑胶质瘤51例病例(Ⅲ级28例，Ⅳ级23例)。RT-TMZ组：28例(Ⅲ级15例，Ⅳ级13例)。采取局部放疗同时每天持续口服TMZ化疗($75 mg/m^2$)以及TMZ化疗($150\sim200 mg/m^2$)4~6个周期的辅助治疗。RT组：23例(Ⅲ级13例，Ⅳ级10例)，采取单纯放射治疗60~75 Gy。结果发现，RT-TMZ组与RT组相比病死率分别为46.4%和82.6%；生存率分别为53.6%和17.4%($P<0.05$)。两组间1、2、3年生存率分别为78.6%、38.5%、38.5%和43.6%、23.9%、23.9%。中位生存时间分别为(24 ± 2.57)个月和(18 ± 2.49)个月，两组比较有统计学差异。RT-TMZ组疗效好于RT组，且不良反应轻微。作者认为，放疗同步进行化疗，可在肿瘤血管受放疗严重损伤前和肿瘤细胞膜受到攻击的同时，化疗药物更容易渗入治疗靶区，从而增强放、化疗的协同作用。本组病例应用的国产TMZ联合同步放疗治疗恶性脑胶质瘤的疗效优于局部单纯放疗，有明显提高患者2、3年生存率的趋势，不良反应轻微，患者耐受性良好。

(刘震洋)

述评 放射治疗、药物化疗等后续治疗对提高恶性胶质瘤患者生存率及生存质量是非常必要的。但采取何种化疗、放疗方案，是这一治疗方法的关键性问题，也是学术讨论的热点话题。作者经过前瞻性对照研究证实国产TMZ+放射治疗治疗方案有良好治疗效果。脑胶质瘤病理分型较多，生物学特性及临床差异较大。对脑胶质瘤患者标准化治疗和个体化治疗方案的探讨仍需要大量的基础和临床研究资料进行推敲和论证。

(骆 纯)

MGMT在恶性胶质瘤中的表达对替莫唑胺化疗预后的影响[中国神经精神疾病杂志，2009，35(6)：327] 王增光等拟选取60例经病理学证实为高级别星形细胞瘤(WHO病理分级为Ⅲ~Ⅳ级)患者，均手术治疗，术中收集患者肿瘤组织，免疫组化染色检测肿瘤组织MGMT表达，根据表达情况分为MGMT阴性组和MGMT阳性组。术后常规放射治疗和替莫唑胺化疗，长期随访，进行无进展生存时间、实体肿瘤客观疗效和药物安全性的评定。肿瘤组织MGMT阳性表达率(+~++)为45%。MGMT表达(+~++)患者进入MGMT阳性组，MGMT表达(-~±)患者进入MGMT阴性组。两组患者在一般资料和基线数据方面的差异无统计学意义(P均>0.05)。近期疗效评价，MGMT阴性组客观疗效好于MGMT阳性组。两组客观有效率(CR+PR)差异具有统计学意义($P<0.01$)。MGMT阳性组、MGMT阴性组患者的平均无进展生存时间为(9.0 ± 1.91)个月、(18 ± 6.42)月，最长的无进展生存时间为27个月、50个月，9例MGMT阴性组患者于观察结束时仍存活。两组间差异有统计学意义($P<0.01$)。患者中21例出现了恶心呕吐的症状，予以止呕药物对症处理后控制。9例出现Ⅰ~Ⅱ度白细胞减少症，药物减量后均恢复正常。有6.8%的患者出现了Ⅱ~Ⅲ度血小板减少症，经药物减量及对症处理后恢复正常。作者认为，替莫唑胺化疗方案的疗效与MGMT在肿瘤组织中的表达程度密切相关，MGMT检测对于指导恶性胶质瘤患者个体化化疗具有重要意义。

(赵 玮)

述评 如何克服肿瘤耐药，提高恶性胶质瘤患者化疗疗效一直是备受重视的问题。该研究显示肿瘤组织MGMT的表达与对替莫唑胺的耐药性呈负相关，MGMT阴性者较阳性者接受替莫唑胺化疗预后较好。替莫唑胺不良反应较轻，患者耐受性良好。检测MGMT等化疗耐药相关基因的表达，针对性地实施不同的化疗方案，可将恶性胶质瘤的化疗从经验性治疗提高到个体化治疗阶段，并会在提高化疗疗效、改善患者预后方面起到十分重要的作用。

(骆 纯)

应用组织芯片技术筛选脑膜瘤差异表达蛋白[中华神经医学杂志，2008，7(10)：1005] 陶英群等挑选79例脑膜瘤样本制备成组织芯片，其中Ⅰ级脑膜瘤40例，包括上皮型17例、纤维型10例、过渡型4例、微囊型2例、血管瘤型1例、沙砾体型4例、分泌型2例；Ⅱ级脑膜瘤18例，包括非典型14例、透明细胞型4例；Ⅲ级间变型脑膜瘤21例。选择MYC、MDM2、ARNT2、AR、ER、PR、Ki-67、P53、survivin、CD34和VEGF共计11种抗体与两块阵列上制备的组织芯片同时进行免疫组化实验。整个实验设置阴性对照组芯片且性激素受体应用乳腺癌芯片作为阳性对照。应用SAS9.0软件处理数据，筛选不同病理级别间的差异表达抗原。对来源于两块阵列的组织芯片获取的数据进行一致性检验。结果显示，有7种抗体在由同一种蜡块来源制作的2套组织芯片中着色情况基本一致，有4种抗体(VEGF、survivin、ARNT2、ng)在两种组织芯片中的表达情况有差别，但是仔细核对后，发现这几种抗体着色差别在于±和一之间。将2套芯片染色的结果进行合并。统计学处理结果显示P53、AR、CD34、Ki-67和MYC在脑膜瘤不同病理级别间阳性表达量差异存在统计学意义($P<0.05$)。作者认为，P53、CD34、Ki-67、AR和MYC在脑膜瘤中的表达与其恶性变机制有关，是脑膜瘤病理级别诊断的重要标记物。

(赵 玮)

述评 筛选脑膜瘤的标记物,包括检测脑膜瘤标本中的细胞增殖活性指标等,已成为脑膜瘤基础研究的重要内容之一。组织芯片作为一种高通量、多样本的研究工具,与传统的病理学技术相结合,能在 DNA、mRNA 和蛋白质等不同分子水平上研究病理组织。理论上应用组织芯片结合免疫组化技术对脑膜瘤病理级别间分子生物学标记方面的筛选结果应该更有可信度。

(骆 纯)

大型蝶骨嵴内侧脑膜瘤的显微外科治疗策略[中华神经外科疾病研究杂志,2008,7(5):398] 雷霆等回顾性分析了 2000 至 2006 年收治的内侧型蝶骨嵴脑膜瘤患者 37 例,其中男 13 例,女 24 例,年龄 23~63 岁,平均 46 岁,病程 1~8 年,平均 3.5 年。所有病例均接受显微外科手术,采用改良扩大翼点入路额颞部弧形切口。依据肿瘤的生长方向、附着点的不同,适当偏移切口,扩大或偏移骨窗。其中 6 例采用经眶-颧入路,磨除蝶骨嵴使骨窗靠近中颅窝底,充分显露眶、视神经管、前床突。部分病例采用经颅多普勒技术监测 ICA、MCA、ACA 的位置。按 Simpson 手术分级评定手术结果。肿瘤全切(Ⅰ、Ⅱ)32 例,其中Ⅰ级 14 例,Ⅱ级 18 例;Ⅲ级切除 3 例;Ⅳ级切除 2 例,无手术死亡病例,术后并发视力下降 3 例,2 例不全瘫痪。术后 1 年 MRI 扫描,Ⅰ、Ⅱ级切除组病例未见肿瘤复发,Ⅲ级切除有 2 例复发,次全切除组(Ⅳ级)全部复发。作者认为,采用精细的显微外科技术,仔细辨别肿瘤与周围血管、神经间的蛛网膜间隔,在充分保全与肿瘤粘连血管、神经的前提下最大限度地切除肿瘤,可显著提高疗效,减少肿瘤复发。对未能全切病例,术后放疗可延缓肿瘤复发。

(梅其勇)

评述 蝶骨嵴脑膜瘤为起源于蝶骨大、小翼的脑膜瘤,占脑膜瘤的 10%~18%,目前最主要的治疗方法为显微手术治疗。它可分为内侧型及外侧型。外侧型手术较易,而内侧型脑膜瘤手术难度较大,要达到肿瘤全切,控制肿瘤复发需采用个体化策略。作者根据 37 例患者的临床经验,总结出在充分保全与肿瘤粘连血管、神经的前提下最大限度地切除肿瘤,可显著提高疗效,减少肿瘤复发,而对未能全切病例,术后放疗可延缓肿瘤复发。

(骆 纯)

天幕脑膜瘤的显微手术治疗[中华神经外科疾病研究杂志,2009,8(3):260] 陈靖等总结 2003 年 1 月到 2008 年 6 月期间收治的 39 例天幕脑膜瘤患者的临床资料,其中男性 12 例,女性 27 例,平均 46.9 岁,病程 2 个月至 7 年,平均 31.6 个月。依据肿瘤基底附着部位和主体生长方向选择不同的手术入路。其中 31 例普通型天幕脑膜瘤,经单侧枕下入路 12 例,经颞枕或枕部入路 7 例,经枕下乙状窦后入路 5 例,经枕下正中入路 4 例,经幕上下联合入路 3 例;8 例天幕游离缘脑膜瘤中,经枕-天幕入路 5 例,经改良翼点入路 2 例,经幕下小脑上入路 1 例。肿瘤达 Simpson Ⅰ级全切除 19 例(48.7%),Ⅱ级全切除 17 例(43.6%),次全切除 2 例(5.1%),大部分切除 1 例(2.6%),无手术死亡病例。术后 37 例患者随访资料完全,随访时间 4 个月至 5 年,恢复正常生活 28 例,生活完全自理 7 例,生活需他人帮助 2 例。作者认为,术前应当仔细分析影像学资料,全面评估肿瘤的基底、生长方向、毗邻结构、供血动脉及静脉窦粘连情况,选择合适的手术入路;骨窗的大小应满足肿瘤的充分暴露,尽量显露窦缘;无论采取哪种手术入路都应当尽可能早地切开天幕,阻断来自天幕的肿瘤血供;天幕切迹缘肿瘤应严格循蛛网膜间隙进行分离,力争全切。

(梅其勇)

评述 天幕脑膜瘤占颅内脑膜瘤的 2%~4.8%,多起源于窦汇、直窦、横窦及横窦-岩上窦交界处的蛛网膜颗粒或天幕的纤维母细胞,属颅底和深部肿瘤。手术切除是天幕脑膜瘤的主要治疗方法,而该肿瘤常常与重要神经、血管关系密切,长期以来是神经外科手术的技术难题。本文作者根据多年的临床经验总结,对于不同部位的肿瘤探索出适宜的手术入路,并对显微镜下微创切除肿瘤总结了临床体会,具有较强的借鉴和推广价值。

(骆 纯)

岩斜区脑膜瘤治疗策略的探讨[中华神经外科杂志,2009,25(5):411] 陶钧等回顾性分析 1999 至 2006 年收治的 44 例脑膜瘤患者的临床资料,其中男性 14 例,女 30 例,年龄 22~77 岁,病程 4 个月至 7 年。肿瘤直径<3 cm 3 例,3~5 cm 28 例,>5 cm 13 例。临床表现为视力下降或视野改变 4 例,复视 9 例,面部麻木或疼痛 15 例,眼球运动障碍 7 例,头痛 7 例,步态不稳 6 例,听力减退 3 例,面瘫 1 例,吞咽困难 1 例,偶然发现 2 例。44 例均经显微手术切除肿瘤,其中乙状窦前入路 19 例,颞下入路 7 例,联合入路 7 例,枕下乙状窦后入路 11 例,肿瘤未完全切除患者术后行伽玛刀或普通放射治疗。术中根治性切除 16 例,次全切除 20 例,大部分切除 8 例。术后 1~2 周评估神经功能,18 例出现新的神经功能障碍或原有神经功能障碍加重,22 例无改变,4 例改善。术后 1 年 GOS 评分,≥4 分 36 例,<4 分 8 例。平均随访 3 年,肿瘤复发 4 例。作者认为,在制定岩斜区肿瘤治疗策略时,应围绕尽量减少手术神经功能损伤发病率、保证患者的生存质量和降低肿瘤复发率这 3 个原则,盲目追求对岩

斜区脑膜瘤的 GTR 可能导致更高的神经功能损伤发病率,可能使部分患者的术后生存质量下降。

(张 磊)

述评 岩斜区脑膜瘤常累及重要的神经血管结构,手术操作常伴有严重的神经功能损伤,并且难以完成肿瘤完全切除,目前治疗策略的选择上尚存在争议。研究发现残存的岩斜区脑膜瘤是基本可控的,而盲目追求根治性切除可能导致更高的神经功能损伤发病率,致使患者生存质量降低。临床上,肿瘤大部切除结合术后放射外科治疗是神经外科医师治疗岩斜区脑膜瘤的治疗选择之一。

(骆 纯)

经蝶手术治疗垂体生长激素腺瘤的长期随访[中国临床神经外科杂志,2009,14(2):69] 暴向阳等回顾性分析了 1985 年 1 月至 2007 年 12 月诊治的 162 例完整经蝶手术治疗的垂体生长激素腺瘤患者的临床资料。根据肿瘤大小、术前生长激素水平、侵袭性、肿瘤病理类型等进行分类,根据术后激素水平评价手术疗效。由于本组只有少数病例行 IGF-1 检测和口服葡萄糖耐量试验后 GH 水平检测,因此作者仅以术后 GH 水平作为治愈标准。结果显示术后总缓解率为 46.3%;术后辅助药物治疗和放疗长期缓解率达到 63.8%,略低于最近几年的文献报道,作者分析可能由于本组病例大多数为大腺瘤和巨腺瘤,侵袭性腺瘤也占了很大的比重,因此造成总体缓解率偏低;微腺瘤、大微腺、巨腺瘤术后缓解率分别为 76.1%、44.3% 和 13.5%;侵袭性和非侵袭性腺瘤的缓解率则为 37.0% 和 58.6%。本组未能缓解的 87 例中,48 例 MRI 复查示有程度不等的肿瘤残留,其术后 GH 水平未达到治愈标准;另外 39 例 MRI 复查未见明确肿瘤残留,而 GH 水平仍未降至 2.5 ng/ml。作者认为其可能与海绵窦内少量肿瘤残留有关,并提出术中 GH 水平监测和术中联合应用 MRI,可使肿瘤切除更加彻底,提高手术缓解率。

(张晨冉)

述评 生长激素腺瘤由于过度分泌生长激素和胰岛素样生长因子 1 而对躯体生长和代谢产生影响,其患者病死率是年龄和性别相对应的正常人群的 2~3 倍。本文作者通过分析 162 例经蝶手术治疗的垂体生长激素腺瘤患者的临床资料,提出手术治疗效果与肿瘤大小、术前生长激素水平及肿瘤的侵袭性相关,并提出微腺瘤和非侵袭性腺瘤采用经蝶手术可取得满意疗效,侵袭性腺瘤或巨大腺瘤采用经蝶手术治愈率较低,术后常需药物治疗或放疗。如能采取更加严格的治愈标准、完善的内分泌学检查结果和进一步大样本的统计研究,对于完善本课题十分重要。

(骆 纯)

神经导航在显微经鼻蝶垂体腺瘤切除术中的应用价值[中国微侵袭神经外科杂志,2009,14(5):203] 王拓等将 2006 年 5 月至 2008 年 11 月手术治疗的 76 例垂体腺瘤患者分为导航组 36 例和非导航组 40 例,导航组手术时间平均 115 min,手术路径及定位准确,肿瘤全切除 27 例,次全切除 6 例,大部分切除 3 例;非导航组手术时间平均 110 min,术中定位困难 1 例,肿瘤全切除 29 例,次全切除 7 例,大部分切除 3 例。两组各有 1 例鼻小柱和鼻翼交界处发生裂伤。两组手术时间、全切除率差异均无统计学意义,而手术并发症总体发生率差异有统计学意义($P<0.05$)。术中发现经鼻蝶手术治疗甲介型及鞍前型蝶窦患者时存在困难,但导航引导下,在术中运用高速磨钻,可很好地暴露鞍底,从而扩展了经蝶手术的适应证;导航对重要部位(视神经、海绵窦及颈内动脉)具有明显保护作用,脑脊液漏与尿崩发生情况两组差别不大。作者认为,这可能与鞍内操作时导航组发生图像漂移、鞍内误差较大有关,并提出术中实时超声和开放式 MRI 有助于解决这一问题;对部分侵袭性垂体瘤或鞍上部分与鞍膈黏连紧密者可分次手术(可结合放疗)较稳妥,一味追求全切除将大大增加手术风险。

(张晨冉)

述评 经蝶手术切除垂体腺瘤术中容易发生迷路、定位错误及肿瘤组织残余,使手术难度及并发症增加。本文作者应用术中神经导航系统,对导航组和非导航组两组病例在手术路径和定位准确性、手术时间、手术效果及并发症发生情况等方面进行比较,发现神经导航经鼻蝶垂体腺瘤切除术定位准确,可避免严重并发症的发生,扩展手术适应证,但并不能提高肿瘤切除率,并提出了提高导航系统精确性、减少系统误差的方法及解决鞍内影像漂移的策略。

(骆 纯)

听神经瘤术中面神经电生理监测的问题与对策[中华神经外科杂志,2009,25(6):490] 刘晓军等分析了 25 例听神经瘤患者的手术情况,该组病例手术时均在面神经电生理监测下进行,全部采用枕下乙状窦后入路,显微外科切除肿瘤,肿瘤切除后对面神经功能进行评价。结果肿瘤全切除 25 例(100%),无手术死亡;面神经解剖保留 23 例(92%)。面神经功能状态 H-B 分级 Ⅰ、Ⅱ 级 19 例,Ⅲ、Ⅳ 级 5 例,Ⅴ 级 1 例。术末刺激强度越小,术后面神经功能越好;<0.5 mA 同时面肌肌电波幅>100 μV,面神经功能可达 Ⅰ~Ⅱ 级;术末刺激强度>2 mA 波幅反应不明显时,术后面神经功能恢复不理想。作者发现面神经即使被完整地解剖保留,有些患者术后仍有不同程度的功能障碍,可能与术中牵拉损伤、术中使用双极电凝的热损伤和面神经血液供应受到影响有关,建议牵拉肿瘤而不是面神经;不要过分牵拉小脑以避免间接牵拉损伤面神经;使用双极电凝时注意局部滴注生理盐水散热,避免对周围组织热损伤;建议使用激光刀锐性分离粘连;尽可能保留面神经的血供。作者认为,术中自发或诱发式神经电生理监测技术的灵活应用可明显提高面神经解剖保留率和功能保留率,对其定量分析有助于术后面神经功能的判断,有助于早期进行康复治疗,并预防眼部并发症。

(张晨冉)

述评 随着颅底外科的深入开展,听神经瘤手术的目的不再仅仅是全切除肿瘤,完整保留神经功能是当前手术追求的理想结果。本文作者术中应用面神经电生理监测显微外科切除听神经瘤19例,术后对面神经功能进行评价,发现术中面神经肌电监测极大地提高了面神经解剖保留率和面神经功能恢复率;作者还详细分析了术中面神经肌电监测常见问题,并提出了相应的解决策略。

(骆 纯)

听神经鞘瘤切除术术中体位与术后并发症相关性分析(附90例报告) [中国临床神经外科杂志,2008,13(10):584] 冯军等总结2004至2007年收治的90例听神经鞘瘤患者的临床资料,其中男性39例,女性51例,年龄29~79岁,平均46.7岁;左侧39例,右侧51例,全切58例,次全切21例,大部切除11例。临床表现以头痛眩晕、恶心呕吐、耳鸣、听力减退、面部麻木、面瘫、行走不稳为主。所有患者术前均行MRI检查。患者术中体位取坐位58例,侧卧位32例,均在全麻下行经枕下乙状窦后入路肿瘤切除术。术后出现颅内血肿5例,其中坐位4例,侧卧位1例;颅内积气47例,坐位38例,侧卧位9例;张力性气颅6例,坐位5例,侧卧位1例;小脑或脑干梗死、水肿2例,坐位和侧卧位各1例;脑脊液漏10例,坐位手术6例,侧卧位4例;脑膜炎8例,坐位手术5例,侧卧位3例;术后其他感染5例,坐位3例,侧卧位2例;听力损伤88例,坐位57例,侧卧位31例;术后1月House-brackmann分级Ⅰ、Ⅱ级60例,坐位38例,侧卧位22例;三叉神经麻痹3例,坐位2例,侧卧位1例,后组颅神经麻痹和(或)球麻痹7例,坐位5例,侧卧位2例;远隔或骨窗周围血肿3例,坐位2例,侧卧位1例。作者认为,坐位的体位性重力使颅腔接近负压,容易导致颅内积气甚至术后再出血。

(张 磊)

述评 听神经瘤为常见的颅内肿瘤之一,随着显微神经外科手术器械和技术的发展,从最初的手术死亡率为80%~90%,到目前的要求在零死亡率和无严重并发症出现的前提下达到肿瘤全切。神经外科医生越来越关心如何防治一些术后严重并发症。在手术体位的选择上,由于侧卧位可使术后颅内积气等发生率较低,已成为大多数枕下乙状窦后入路听神经瘤切除术的首选体位。

(骆 纯)

Dextroscope虚拟现实技术在颅底肿瘤手术中的应用 [中华神经外科杂志,2008,24(12):900] 杨德林应用Dextroscope虚拟现实技术在颅底肿瘤个体化手术入路设计及术中对脑血管保护中的作用,总结2005年11月至2007年1月收治的64例颅底肿瘤患者,随机分为实验组和对照组,每组32例。年龄:实验组(57.8 ± 7.4)岁,对照组(57.3 ± 8.2)岁。两组肿瘤位于中颅窝、后颅窝以及颅颈交界分别为9、10例;18、17例;5、5例。两组脑膜瘤和神经鞘瘤分别为14、16例;11、10例。入选患者均由一个手术团队完成。实验组根据肿瘤和脑血管及脑干等神经结构的关系,决定个体化的手术方案;对照组根据MRI等提供的信息决定手术入路。记录手术切除肿瘤程度,比较两组手术后脑血管损伤并发症及术后KPS评分后发现实验组手术全切率83%,对照组77%;实验组血管损伤并发症3例,对照组7例;KPS评分实验组91.75 ± 8.1,对照组85.6 ± 9.4。作者认为,Dextroscope能为颅底肿瘤诊断提供三维直观图像,使得鉴别诊断更加容易,可省去不必要的检查,同时可以提供个性化病理解剖以设计合理手术入路和减少术中血管损伤。因此在提高肿瘤全切程度、减少手术副损伤及改善患者生存治疗方面有重要作用。

(张 磊)

述评 在颅底肿瘤中,如何根据患者的颅底病理解剖确定适当的个性化手术治疗方案是手术治疗成功的关键。随着高性能计算机的出现,虚拟现实技术模拟三维手术已进入临床。Dextroscope能为颅底肿瘤提供三维直观图像,简化鉴别诊断,并提供个体病理解剖以设计合理手术入路。但其在脑干、基底节、脑功能区等一些重要结构上较难通过软件全自动分割、精确提取。因此开发具有更高人工智能的软件工具,降低提取难度,缩短操作时间将成为今后工作研究的重点。

(骆 纯)

扩大经蝶入路显微手术切除斜坡脊索瘤 [中华显微外科杂志,2009,32(2):95] 高超等采用扩大经蝶入路显微手术切除斜坡脊索瘤患者9例,所有病例均在神经导航下进行,其中经唇下扩大经蝶入路4例,经鼻扩大经蝶入路5例。4例术前通过虚拟现实系统实现图像三维重建,明确肿瘤与周围重要结构的关系,以更好地指导手术入路。结果肿瘤术中显微镜下及术后影像学证实完全切除3例,镜下肿瘤次全切除6例。其中2例因肿瘤侵犯至硬脑膜下,肿瘤切除后出现脑脊液漏,经颅底重建修补后痊愈。作者认为,显微镜下实施扩大经蝶入路,对于斜坡脊索瘤来讲亦可提供足够的手术暴露范围,向前可暴露鞍结节、后组筛窦处的部分前颅底,向后可到达下斜坡区域,向侧方亦能较充分地暴露双侧海绵窦区;还提出经唇下入路较经鼻入路手术操作空间更大,对于侧方结构的暴露更充分,因此对于斜坡脊索瘤侵犯海绵窦区或患者鼻腔直径小时,作者更倾向经唇下入路。术中采用自体脂肪加蛋白胶水修补硬膜缺口及术后去枕平卧等方法预防脑脊液漏。

(张晨冉)

述评 斜坡脊索瘤手术方式大致可归纳为两类:前方入路和侧方经颞叶入路(包括岩锥切除术和Fisch A、B、C型入路),前入路包括经前颅底入路、经面部入路、经口入路和经蝶窦入路,每种入路各有利弊。因斜坡脊索瘤手术入路要根据不同患者的具体情况选择适宜的手术方式。本文作者采用显微镜下扩大经蝶入路,该入路可简单、迅速地到达斜坡区域,并能较充分地暴露前颅底、中下斜坡以及双侧海绵窦区,术后并发症少,创伤小,对斜坡脊索瘤来讲是一种较好的手术方式。

(骆 纯)

内镜辅助经鼻蝶入路至斜坡区的显微手术[中华显微外科杂志,2009,32(2):101] 涂汉军总结了2001年2月至2008年6月在神经内镜辅助下经鼻蝶入路切除鞍区斜坡区肿瘤患者12例,其中男7例,女5例,平均年龄44岁;病程3个月至5年。12例中包括侵袭性垂体腺瘤8例,脊索瘤3例,软骨瘤1例。临床表现主要是视力下降、内分泌失调等,其中视力视野障碍6例,闭经溢乳3例。所有病例术前均行MRI及CT扫描加冠、矢状重建检查。9例位于中上斜坡及鞍区,2例由鞍区向中上斜坡发展,1例肿瘤充满蝶窦,累及筛窦并向斜坡发展,6例脑干腹侧受压呈弧形,所有病例骨质均有不同程度的破坏。所有病例在3个月至6年内获得随访。手术采用经典经口-鼻-蝶窦入路。手术全切8例,次全切除3例,部分切除1例。术后发生短暂性尿崩症6例,脑脊液鼻漏2例,无死亡或颅内感染,术后随访3个月至6年,除1例脊索瘤残瘤继续生长外,其余患者肿瘤未见复发。作者认为,采用经蝶入路显微手术切除沿中线生长的鞍区斜坡区肿瘤,入路简便快捷,创伤小,手术显露良好,疗效令人满意。内镜辅助使经蝶入路更为安全有效。

(张 磊)

述评 斜坡和鞍区侵及斜坡的肿瘤深在,手术难度大,传统术式有经额、经筛、经上颌和经口咽入路等,而临床发现,内镜辅助下经鼻蝶入路能清晰显示鞍后至斜坡区硬脑膜外下的相关结构,对中下斜坡对应的脑干腹侧亦有良好显露。随着人们对该区域显微解剖知识的掌握、显微技术的发展及神经内镜技术在经鼻蝶手术中的广泛应用,在把握好手术指征及掌握好相关显微及内镜解剖基础上,采用内镜辅助经蝶入路显微手术切除鞍区及斜坡区肿瘤可达到较为满意的疗效。

(骆 纯)

枕大孔区肿瘤显微手术治疗[华西医学,2008,23(6):1254] 李国平等回顾性分析了2000年至2005年6月采用不同手术入路切除枕大孔区肿瘤患者32例。术后病理报告脑膜瘤15例,神经鞘瘤17例。肿瘤全切30例,次全切2例,发生交通性脑积水2例,术后无颅内感染及脑脊液漏,2例短暂饮水呛咳,无1例手术死亡。全部患者随访8个月至5年,肿瘤未见复发,30例患者恢复正常生活,2例生活自理。本组肿瘤位于枕大孔后方和侧方分别为8例和13例,位于枕大孔前方11例,肿瘤位于枕大孔后方和侧方采用后颅窝正中开颅,位于枕大孔前方采用远外侧入路。手术重点包括:手术入路的选择;手术暴露,应切开枕大孔后缘及寰椎后弓,应在保护寰枕关节及椎动脉的前提下尽可能向外侧显露,必要时切断颈1神经后根,分块切除肿瘤;术中注意脑干脊髓、椎动脉和后组颅神经的保护。作者认为,根据肿瘤不同部位选择相应的手术入路对于切除肿瘤具有微创、暴露充分、全切率高、并发症少的优点。

(张晨冉)

述评 枕大孔区肿瘤指发生于枕大孔区四周的肿瘤,其中一半发生于枕大孔前缘,常造成对延髓的压迫。并且由于解剖的特点,手术切除枕大孔前缘的肿瘤极为困难,目前国外作者采用经口咽入路,但该入路易合并脑脊液漏及感染,且术前需气管切开。本文作者根据肿瘤不同部位选择相应的手术入路诊治了32例枕大孔区肿瘤,长期随访结果显示该治疗方案明显提高了手术全切率,极大地减少了手术并发症发生率。

(骆 纯)

颈静脉孔及其周围区域肿瘤的显微手术治疗[中华显微外科杂志,2008,31(6):414] 许耀东等总结了1997年1月至2007年12月用显微手术切除颈静脉孔及其周围区域肿瘤患者11例,其中男5例,女6例;平均年龄43岁;病程6个月至7年。主要临床表现为后组颅神经症状和听力下降,其中吞咽困难和进食起呛咳6例次,声音嘶哑4例次,听力下降5例次,耳鸣4例次,头晕2例次,伸舌偏斜4例次,咽反射迟钝或消失5例次,耸肩无力1例次,周围性面瘫2例次。全部病例术前均作颅底薄层CT扫描和颈静脉孔区 MRI 检查。手术入路上采用枕下乙状窦后入路 2 例,经颈静脉孔入路 2 例,颞下窝入路 4 例,乳突-颈联合入路 3 例。术中肿瘤全切除 9 例,次全切 2 例;术后病理为神经鞘瘤 4 例,副神经节瘤 4 例,脑膜瘤 1 例,副神经节瘤 4 例,脑膜瘤 1 例,黏液软骨肉瘤 1 例,低分化鳞癌 1 例。术后并发脑脊液漏 1 例,经保守治疗后痊愈;后组颅神经障碍加重 2 例;无手术死亡病例,术后随访 8 个月以上,术后听力较术前改善 1 例,不变 6 例,下降 4 例;9 例术前无面瘫的患者中,术后 3 例出现 House-brackmann 分级 Ⅱ~Ⅲ 级面瘫,半年后恢复;2 例术前面瘫患者,1 例术后改善,1 例不变。作者认为,颈静脉孔区肿瘤的主要治疗手段是显微手术切除,其目的是尽可能切除肿瘤,减少肿瘤压迫引起的各种症状。

(张 磊)

述评 颈静脉孔区及其周围区域肿瘤位置深在,毗邻解剖结构复杂,手术难度大,熟悉颈静脉孔区的显微解剖、明确病变性质和病变范围,选择适合的手术入路是手术成功的关键。目前手术入路主要有枕下乙状窦后入路、远外侧入路、Fisch 颞下窝入路、经颈静脉孔入路、乳突-颈联合入路等,手术治疗应关注患者神经功能的保存及术后生存质量,针对不同肿瘤情况选择合适的手术入路,采取创伤小、尽量保存功能的显微手术方法。

(骆 纯)

松果体区畸胎瘤的诊断和治疗[中华神经外科杂志,2008,24(12):883] 漆松涛等回顾性分析 1998 年 1 月至 2007 年 6 月收治松的果体区畸胎瘤患者 16 例。患者均以颅高压起病,其中运动共济失调 6 例,复视 4 例,双眼上视困难 5 例,嗜睡或昏睡 2 例,行为异常 1 例,眩晕 1 例,生长发育停滞 1 例,双侧视乳头水肿 10 例,一侧肢体轻偏瘫 1 例。血清学检查 2 例 AFP 升高。术前 CT 检查提示松果体区等或稍低密度不规则病变,其中 14 例有不同程度钙化,多为不均一的散在钙化,可位于周边和中央。MRI 是松果体区不规则异常信号,T_1WI 呈等或低信号,T_2WI 呈混杂高信号,病变边界清楚,增强可见不均一强化,MRI 示肿瘤周边有囊变 7 例。肿瘤生长不规则,向前、向下和两侧方生长。本组 16 例行显微外科手术治疗,采取枕部经小脑幕入路。术中可先行侧脑室枕角穿刺释放脑脊液以利肿瘤暴露。切除肿瘤时注意保护三脑室后部重要引流静脉。本组 6 例成熟畸胎瘤经全切除后患者存活良好,未见肿瘤复发,10 例未成熟畸胎瘤术后辅以放疗,随访期间,5 例复发,3 例死亡。本研究表明,松果体区畸胎瘤多见于儿童男性,有形态不规则、钙化、囊变、不均一增强等表现,影像学和血清学检查有助于区分成熟和未成熟畸胎瘤,初次放射治疗无效应积极手术治疗、术后根据病理结果辅助放疗,可取得较满意的疗效。

(梅其勇)

评述 畸胎瘤属生殖细胞肿瘤,占松果体区肿瘤的 9%~18%。实验室和影像学检查在松果体区畸胎瘤的术前评估中非常重要。钙化和囊变是松果体区畸胎瘤与其他肿瘤鉴别的重要依据,对于合并囊变者往往考虑成熟畸胎瘤。手术最常采用枕部经小脑幕入路和幕下经小脑上入路,术中注意保护三脑室后部大脑大静脉、四叠体等重要神经血管,防止引起严重并发症。既往文献中多为个案报告,而作者的病例数较多,对总结畸胎瘤的临床特征和治疗方法提供了很好的资料。

(骆 纯)

椎板棘突复合体截取原位回植椎管成形在颈椎管内肿瘤手术中的应用[医学临床研究,2008,25(11):2048] 张军曙等总结颈椎椎板棘突复合体截取原位回植椎管成形在颈椎管内肿瘤术中的应用价值。全组患者 46 例中,男 24 例,女 22 例,年龄 13~67 岁,病程 1.5 个月至 5.5 年。所有患者入院后均行 X 线、CT 及 MRI 等检查,肿瘤占据 1 个节段 26 例,2 个节段 12 例,3 个节段 6 例,4 个节段 2 例;硬膜外肿瘤 16 例,硬膜内肿瘤 30 例。25 例行椎板棘突复合体截取原位回植椎管成形,21 例行椎板棘突咬除,根据脊髓损伤时日本骨科学会(JOA)评分标准评分,比较两组脊髓神经功能恢复程度及脊柱不稳,成角畸形发生率。结果发现术后第 3、6、12 个月 JOA 评分增加幅度两组间差异有统计学意义;椎板棘突咬除组脊柱成角畸形或颈椎不稳发生率为 23.81%、38.10%、61.90%,椎管棘突复位组脊柱成角畸形或颈椎不稳发生率为 0%、4.00%、8.00%,两组间差异有统计学意义。作者认为,椎板棘突复合体截取原位回植椎管成形在颈椎管内肿瘤治疗中恢复了椎管原生理解剖和次序,保证了颈椎的稳定,同时脊髓神经功能恢复良好,有效地防止了术后并发症的发生。

(张 磊)

述评 目前临床上多数颈后入路手术多会破坏颈椎后部结构的功能,术后患者脊髓神经功能恢复不完全,易出现鹅颈畸形、颈椎不稳。椎板棘突复合体截取原位回植椎管成形可以保障脊柱正常结构的完整性,避免脊柱的术后变形。同时可以扩大椎管,减压作用较好,并防止术后瘢痕压迫脊髓等并发症的发生,并且方法较为简单,在颈椎脊髓椎板切开手术入路中效果确实,可以作为目前同类手术中常用的手术方式之一加以推广。

(骆 纯)

儿童脊髓脂肪瘤的分型与疗效探讨（附211例分析）［中国微侵袭神经外科杂志，2008，13(12)：545］ 孙莲萍等回顾性分析211例儿童脊髓脂肪瘤的临床资料，年龄自新生儿到15岁，手术年龄2岁以下153例，2～6岁31例，年龄＞6岁27例。治疗方法采用显微镜和超声脂肪乳化，术中解剖分型并依据脊髓松解程度分为可分离型和不可分离型。以手术年龄、手术前后直肠膀胱功能评分和运动功能评价、术中解剖分型、脊髓松解程度进行综合评估。术前评估各病理解剖类型组中（除髓内型外）不同膀胱直肠功能评分的平均年龄之间具有显著差异。依脊髓松解程度分为可分离型和不可分离型，复合型42例和膨出型13例为不可分离型。术后3～6个月进行功能评分和愈后评估，终丝型和背侧型膀胱直肠功能改善率较高（79.3%、88.6%），复合型的运动和括约肌功能改善较低（29.2%、26.2%）。膀胱直肠功能总体改善率48.3%，加重率0.97%；运动改善率43.2%、加重率0.96%。作者认为，脊髓脂肪瘤症状加重与年龄增长有相关性，新生儿期的早期筛查工作，明确诊断及时治疗，争取在无症状时手术，防止脊髓神经因拴系导致的进一步损害。首次手术如属于不可分离型，不可盲目再次施行松解手术。

（赵 玮）

述评 目前对脊髓脂肪瘤分型和手术时机的选择等仍有争议，本文作者回顾性分析211例儿童脊髓脂肪瘤的临床资料，患儿症状随年龄增长加重，说明早期手术的必要性。解剖分型有助于减少过度探查脊髓造成的损伤。在保护神经板和神经根的前提下达到拴系解除；神经根穿行于脂肪瘤中时，不能达到解剖上的松解。依据松解程度将所有病理类型分成可分离型和不可分离型，其意义在于对术后有排便异常和影像学显示拴系病儿不可盲目再次手术。

（骆 纯）

应用组织工程材料栓塞动脉瘤的初步研究［中华医学杂志，2009，89(11)：727］ 甄勇等研究探讨了壳聚糖-甘油磷酸钠-成纤维细胞水凝胶作为颅内动脉瘤栓塞材料的可行性。建立兔动脉瘤模型后，采用血管内介入通过将Brdu标记的成纤维细胞与壳聚糖-甘油磷酸钠水凝胶混合栓塞兔颈动脉，并评价组织相容性。结果显示：行颈动脉瘤栓塞，透视下可见混合物显影良好，局部组织切片显示（H-E染色）：1周时凝胶中散在较多细胞及钽粉，凝胶与血管壁边界较清，内皮细胞完整。4周时凝胶与血管壁边界不清，可见周边凝胶被细胞成分包绕降解。免疫荧光显示，4周标本中可见较多标记的成纤维细胞。兔动脉瘤栓塞术中见动脉瘤不显影，术后3d病理见动脉瘤被凝胶栓塞，内膜细胞形态正常，动脉壁内未见明显炎性细胞浸润。作者认为，通过球囊辅助微导管内注射壳聚糖-甘油磷酸钠-成纤维细胞水凝胶，对兔颈内动脉动脉瘤进行栓塞，检验了该组织工程材料的导管内可操控性及在动脉瘤内的稳定性。初步验证该材料用于动脉瘤栓塞的可行性，短期内观察，壳聚糖-甘油磷酸钠-成纤维细胞水凝胶可用于动脉瘤栓塞，但是否加速动脉瘤愈合有待中远期观察的进一步证实。

（封 灏）

述评 脑动脉瘤治疗的最佳目标是瘤颈部的血管内膜及中层再生或血管壁重建。目前主要措施是通过生物修饰物质刺激局部组织反应或通过支架植入改变局部血流及组织再生实现血管重建。作者尝试利用组织工程方法，将壳聚糖水凝胶与皮肤成纤维细胞共混后植入动脉瘤，从动物实验中检验该组织工程材料的导管内可操控性及在动脉瘤内的稳定性。在神经介入器具研发上进行很好的探索，有望形成具有自主知识产权的产品。

（黄清海 刘建民）

儿童颅内动脉瘤的临床特征及治疗［中华神经外科杂志，2009，25(6)：541］ 梁建涛等总结分析23例15岁以下儿童的24个颅内动脉瘤的发病方式、影像学特征、治疗方式及其结果，其中前循环动脉瘤16例，后循环动脉瘤8例；囊性动脉瘤14个，梭形或不规则形动脉瘤10个；动脉瘤直径＜10 mm者6个，10～25 mm者10个，＞25 mm者8个。儿童颅内动脉瘤占所有年龄组颅内动脉瘤的1.3%，男女比例为1.56∶1。采用神经介入治疗14例，显微手术治疗4例，保守治疗5例。行载瘤动脉闭塞8例和动脉瘤囊内栓塞的动脉瘤5例，DSA随访均提示动脉瘤完全治愈；4例行显微外科治疗的动脉瘤中3例行DSA检查示动脉瘤都不显影；2例保守治疗患者在随访过程中动脉瘤及载瘤动脉自行闭塞而自愈；1例基底干巨大夹层动脉瘤栓塞术后血栓形成死亡，1例因术前动脉瘤再破裂导致中度致残。作者认为，儿童颅内动脉瘤发病率较低，颈内动脉及大脑中动脉是儿童颅内动脉瘤的好发部位；与成人相比，儿童复杂颅内动脉瘤占儿童动脉瘤比例较高，对该类患者首选神经介入治疗。

（吴永发）

述评 儿童颅内动脉瘤的流行病学与成人颅内动脉瘤有显著差异，显微外科手术和血管内介入治疗都是其主要的治疗方法，既往文献报道的对治疗方法的选择和疗效来看，存在一定差异。随着神经介入技术的发展，近几年报道的大都采用神经介入方法治疗。该文总结24例儿童颅内动脉瘤的临床特征及治疗结果，显微外科手术治疗和血管内介入治疗都取得较好的临床结果;具体的治疗方法需要根据病变部位血管条件来决定。载瘤动脉闭塞对动脉瘤治疗可获得短期满意的效果;但增加侧支血管的血流负荷可能诱发新的动脉瘤形成,特别是对于儿童或青年患者而言,更应慎重考虑。

(黄清海 刘建民)

颅内囊性动脉瘤几何特征与破裂风险的关系[中华医学杂志,2009,89(11):732] 宋剑平等回顾性分析了473例颅内囊性动脉瘤患者临床资料,其中破裂动脉瘤426例,非破裂动脉瘤47例。按动脉瘤发生部位分:前交通动脉瘤167例、后交通动脉瘤141例、大脑中动脉分叉部动脉瘤58例、颈内动脉海绵窦段或眼动脉段动脉瘤32例、颈内动脉动脉瘤10例、基底动脉顶端动脉瘤6例等,测量瘤体长径、瘤颈宽度及计算瘤体长径和瘤颈宽度的比值(AR值),分析以上3项指标与破裂风险的关系。破裂组平均瘤体长径为(5.9±3.0)mm,平均瘤颈宽度为(3.0±1.2)mm,平均AR值为2.1±0.9;未破裂组平均瘤体长径为(8.0±4.2)mm,平均瘤颈宽度为(4.8±2.4)mm,平均AR值为1.7±0.6,两组间3项指标具有统计学差异;AR值在破裂组和未破裂组中,不同部位动脉瘤之间无统计学差异。作者认为,AR值不受动脉瘤分布部位影响,可以部分体现动脉瘤内血流动力学,动脉瘤破裂风险与AR值呈正相关。

(吴永发)

述评 预测动脉瘤的破裂风险是脑动脉瘤诊断研究的热点,对临床上指导患者的个体化治疗具有重要意义。颅内动脉瘤的形态学特征已经被认为与动脉瘤的预后密切相关,以瘤体长径、瘤颈宽度及瘤体长径和瘤颈宽度的比值(AR值)来衡量动脉瘤的破裂风险,一定程度上提高了预测颅内囊性动脉瘤破裂风险的可信度,这方面研究虽然国外已经有较多的相关报告。该文总结国人473例颅内囊性动脉瘤患者资料,立足于国人,其数据可信,结果可以部分指导临床决策。

(黄清海 刘建民)

搭桥血管重建技术在颅内复杂动脉瘤治疗中的应用[中华神经外科杂志,2009,25(1):19] 许百男等总结分析了搭桥血管重建技术24例颅内复杂动脉瘤的应用,包括海绵窦动脉瘤9例,床突旁动脉瘤3例,床突上动脉瘤2例,大脑中动脉动脉瘤5例,后循环动脉瘤3例,颈部颈内动脉瘤2例;动脉瘤直径<15 mm者6例,15~25 mm者12例,直径>25 mm者6例。高流量血管搭桥16例,低流量血管搭桥4例,动脉瘤切除后载瘤动脉远近端吻合4例。20例行搭桥血管重建中,行动脉瘤孤立术18例,行载瘤动脉近端阻断2例,术后死亡1例。14例术后行DSA检查提示1例搭桥血管闭塞、12例动脉瘤消失、1例显示动脉瘤残留,3个月后复查DSA残留动脉瘤消失;10例术后复查CTA见搭桥血管通畅,动脉瘤消失。随访3~68个月,平均9.6个月,出院时GOS评分4~5分者22例,重残1例,死亡1例。作者认为,搭桥血管重建技术是颅内复杂动脉瘤治疗的一种安全、有效的方法,在前循环复杂动脉瘤治疗中,大脑中动脉M2段与颈外动脉吻合是最适宜的选择。

(吴永发)

述评 虽然近年来神经介入技术飞速发展、手术夹闭技术日趋成熟,对大多数颅内动脉瘤均可达到理想治疗目标:将动脉瘤和血流完全隔绝,但是部分复杂动脉瘤仍是目前的治疗难点,血管重建成为这类动脉瘤的治疗方法之一。本文作者治疗24例颅内复杂动脉瘤,4例行动脉瘤切除,载瘤动脉远近端血管吻合;20例行搭桥血管重建,其中18例行动脉瘤孤立术,2例行载瘤动脉近端阻断,术后除重残及死亡各1例,其余均取得了满意疗效,对不适合介入治疗和夹闭治疗的颅内动脉瘤,具有很好的临床参考价值。作者提出牺牲载瘤动脉的手术均应行血管重建,是对长期疗效的积极考虑。

(黄清海 刘建民)

动脉瘤夹闭手术中近红外光吲哚菁绿造影的评价[中华医学杂志,2009,89(3):146] 王硕等对101例颅内动脉瘤患者的113枚动脉瘤常规手术夹闭,在手术中应用整合近红外光(NIR)吲哚菁(ICG)血管造影的手术显微镜新技术,将ICG染料经静脉单次注射到达NIR照射术野,观察诱发出的ICG荧光影像。将ICG造影证实载瘤动脉通畅度、穿通支和动脉瘤夹闭状态与术后复查DSA对比。101例患者动脉瘤夹闭前后行荧光造影219次,除3例外,ICGA图像质量和分辨率良好,可以实时显示脑循环。3例术中ICGA提供有意义的手术信息,调整了动脉瘤夹。101例动脉瘤手术中ICGA与手术后DSA符合,无动脉瘤瘤蒂残留,载瘤动脉畅通。作者认为,ICGA在术中不仅可以帮助在手术显微镜下判断手术可视范围内载瘤动脉的通畅性和动脉瘤的夹闭状态,还可以帮助判断引流静脉通畅性、穿通动脉和直径<1 mm的皮质血管的开放性,实时简便,重复性好,可以作为术中多普勒超声和术中DSA补充,可以作为动脉瘤夹闭术中血管造影的常规技术。

(吴永发)

述评 显微外科手术夹闭是目前颅内动脉瘤重要的治疗方法之一,在完全夹闭动脉瘤颈的同时,保持载瘤动脉及其分支血管通畅是该技术的理想治疗目标。单纯凭借手术人员显微镜进行观察,较难达到完美治疗结果；而在颅内动脉瘤开放术中行DSA检查，由于设备、技术和费用等原因，开展较慢，术中ICGA荧光血管造影作为DSA补充，实时简便，重复性好，近来发展迅速。该文作者总结分析ICGA在113枚动脉瘤常规手术夹闭中的应用，指出ICGA不仅可以帮助在手术显微镜下判断手术可视范围内载瘤动脉的通畅性和动脉瘤的夹闭状态，还可以帮助判断引流静脉通畅性、穿通动脉和直径<1 mm的皮质血管的开放性，有可能成为颅内动脉瘤夹闭手术中的常规检查手段。

（黄清海 刘建民）

微小破裂前交通动脉动脉瘤的血管内治疗[中华神经外科杂志，2008，24(11)：854] 李永利等回顾性总结了2004年6月至2007年6月应用血管内栓塞破裂微小前交通动脉动脉瘤患者9例，其中男3例，女6例；年龄18～76岁，平均54.4岁。以SAH为首发症状；其中第1次出血8例，第2次出血1例；术前Hunt-Hess分级：Ⅰ级5例，Ⅱ级2例，Ⅲ级1例，Ⅴ级1例，9例动脉瘤最大直径均小于3 mm，瘤体/颈比为1.02。采用血管内介入手术的方法治疗动脉瘤。所有患者均行1次血管内治疗手术，完全栓塞6例，近全栓塞2例，留有动脉瘤颈部少量显影；1例放置1枚弹簧圈后微导管脱出动脉瘤，无法再次置入动脉瘤内，仅部分栓塞。9例患者中2例瘤体/颈比为1,1例经支架辅助技术完全栓塞，另1例经球囊瘤颈重塑技术完全栓塞，本组无手术相关并发症发生。其中6例经脑血管造影随访，未发生动脉瘤再通，作者认为，良好的微导管塑形及术中微导管、微导丝小心谨慎的操作是避免术中置管失败及动脉瘤穿孔的关键，并指出微小破裂的前交通动脉动脉瘤血管内治疗虽然术中有动脉瘤破裂风险，但可以应用血管内技术安全、有效地治疗，甚至对于宽颈的微小动脉瘤，也可以选择性应用支架辅助或瘤颈重塑技术行血管内治疗。

（封 灏）

述评 随着高分辨率的血管造影技术和三维重建影像的应用，微小动脉瘤的检出率明显增加。血管内栓塞治疗微小动脉瘤术中破裂出血等高风险已成为神经介入一个技术挑战。神经影像技术和准确的微导管塑形、弹簧圈选择等操作技术是保证微小动脉瘤获得完全栓塞的保证。目前已有越来越多的文献报道微小动脉瘤介入治疗的经验。前交通动脉瘤因为复杂的解剖结构、细小的血管直径和迂曲的血管径路增加了介入治疗的难度。作者报道了9例患者成功治疗的经验，是对神经介入很好掌握的体现。但所报道病例数偏少，有待进一步积累经验。

（黄清海 刘建民）

脑动静脉畸形显微手术后周围脑组织血流变化及病理特征[中国显微外科杂志，2009，32(2)：130] 李雪松等通过前瞻性观察2007年9月至2008年9月期间用显微手术治疗脑动静脉畸形(BAVM)患者12例。病变位于额叶2例，颞叶5例，顶叶1例，枕叶4例，畸形团大小在2.3～6.5 cm(平均3.49 cm)，Spetzler-Martin Ⅰ级2例，Ⅱ级6例，Ⅲ级3例，Ⅳ级1例，其中8例术前用Onyx胶栓塞。应用光镜和电镜观察术后切除畸形团及其周围脑组织的病理学特征。应用激光多普勒灌注显像系统(LDPI)，动态观察BAVM显微手术切除术前、后及降压后畸形团周围脑组织血流变化，以幕上小脑膜瘤术中皮层血流监测作为对照。结果显示：BAVM畸形团周围脑组织可见小血管扩张、神经细胞坏死、胶质细胞增生及血-脑屏障结构破坏等改变。Onyx栓塞后可见周围脑组织明显水肿及炎症细胞浸润。在畸形团内可见部分栓塞血管有血栓再通现象。BAVM畸形团切除前、后周围脑组织血流存在显著变化，控制性降压后可明显降低术后畸形团周围脑组织的血流。作者认为，BAVM畸形团切除后周围脑组织可见血-脑屏障结构破坏及脑血流增加，是导致术后脑出血及水肿的病理基础。术前栓塞、术中应完整切除病灶并充分止血、术中及术后控制血压是防治BAVM术后NPPB的重要措施。

（封 灏）

述评 脑动静脉畸形是青年人出血性卒中的一个重要原因。多模式的综合治疗手段可显著提高治疗效果及安全性。正常灌注压突破引起的出血依然是大型或巨大型脑AVM手术治疗所面临的难题。本文对比畸形团切除术前后的脑组织血流变化，发现其存在显著差异。而切除术后血-脑屏障的破坏和血流量的增加可能是NBBP的病例基础。作者同时观察到控制性降压也可降低术后畸形团周围脑组织的血流，这为围术期血压的控制提供了很好的理论依据。

（黄清海 刘建民）

支架成形术治疗老年人颈动脉狭窄前后脑血流动力学评价[中华外科杂志，2009，47(6)：419] 祁鹏等研究老年颈动脉狭窄相关局部脑血流量(rCBF)的影响因素，并分析支架成形术前后脑血流灌注及相关临床症状的变化。作者报道68例经SPECT检查且经血管造影证实的老年颈动脉狭窄患者，其中单侧颈内动脉(ICA)狭窄42例，双侧ICA狭窄26例。ICA狭窄伴有VBS45例，ICA狭窄不伴VBS23例。作者分析颈动脉狭窄程度、狭窄侧别、是否合并椎基底动脉狭窄(VBS)、侧支循环是否开放和支架成形术前后等情况时相关rCBF的变化。单侧颈动脉狭窄按不同因素分组时相关rCBF下降例数的卡方检验：狭窄90%～

99%分别与50%～69%和70%～89%患者比较，P值分别为0.406和0.020；合并VBS和不合并VBS患者比较，P值为0.927；侧支循环开放与无侧支循环患者比较，P值为0.222。颈动脉单侧狭窄与双侧狭窄患者比较，P值为0.046。支架成形术后狭窄相关的rCBF下降区76%的患者得到改善，神经功能状况的改良Rankin评分由入院时(1.4±0.7)分降为术后的(0.4±0.3)分(P<0.001)。作者认为，颈动脉狭窄程度、狭窄侧别可能是影响老年颈动脉狭窄相关rCBF的因素，支架成形术可明显改善狭窄相关rCBF，临床相关症状亦显著改善。

(于 瀛)

述评 脑供血动脉狭窄血管内支架成形术治疗的目的在于改善脑血流以预防缺血事件的发生。本文作者对支架成形术治疗颈动脉狭窄术前术后血流动力学变化进行评价，证实支架植入后rCBF明显改善；并且受狭窄程度和侧别的影响。但对血流动力学改变所带来潜在的风险在于过度灌注综合征，这是颈动脉支架成形术最为危险的并发症之一，残死率极高。在关注血流动力学变化的同时，应该同时分析两者的关系，提出预防这一严重并发症的策略。

(黄清海 刘建民)

不同类型支架的血管成形术治疗颅内动脉瘤狭窄对比研究 [中华神经外科杂志，2009，25(5)：432] 黄清海等采用支架成形术治疗症状性颅内动脉狭窄患者264例，287处病变共尝试植入支架293枚，按照病变部位计算，总体手术成功率为96.5%。按照支架植入数目计算总体成功率为96.23%。球扩金属裸支架组(128处)、药物洗脱支架组(114处)和自膨胀支架治疗组(45处)的手术成功率分别为95.3%、97.3%和97.8%，不同组别间支架成形术的成功率差异无统计学意义，手术并发症在3组间分别为4.2%、1.94%和4.7%。评价病变的狭窄程度由术前的(77.64±8.75)%降为术后的(11.55±10.44)%，3组术前的平均狭窄程度无统计学意义，而支架成形术后自膨胀支架治疗组残余狭窄程度明显高于球扩支架治疗组。12个月内累积终点事件发生率分别为4.8%、6.5%和6.0%。在随访3~48个月中支架内再狭窄的发生率分别为28.5%、4.8%和0%。作者认为，支架成形术治疗症状性颅内动脉狭窄技术上是安全可行的，使用支架的类型对手术成功率和临床终点事件无影响。

(于 瀛)

述评 血管支架成形术已成为症状性颅内动脉狭窄的一种重要治疗方式，所使用的支架也从最早借鉴冠脉介入的金属裸支架到药物洗脱支架，从颅内专用的球囊膨胀式支架(Apollo支架)到自膨胀的Wingspan支架系统，其目的在于提高手术的成功率、安全性并降低长期的再狭窄率。本文系统比较了球扩金属裸支架、药物洗脱支架和自膨胀支架三类系统对颅内支架成形术疗效的影响，其结果发现不同类型支架技术成功率、并发症率无显著差异。而药物洗脱支架和自膨胀支架系统能够降低支架内再狭窄率。但因Wingspan支架系统在临床使用时间较短，治疗病例没有得到充分的随访；而国外多中心的注册研究也提示Wingspan支架系统在减少支架内再狭窄发生率方面并没有实质性的下降，依然在30%左右。

(刘建民)

颅内外血管吻合结合间接血管重建治疗烟雾病
[中华神经外科杂志，2009，25(2)：102] 徐斌等采用颅内外血管吻合结合间接血管重建治疗烟雾病患者65例，其中缺血型49例，出血型16例，均接受颞浅动脉-大脑中动脉分支吻合与脑-硬膜-肌肉血管融合术相结合的手术治疗。其中行同侧颞浅动脉两个分支吻合15例，行双侧手术9例。65例患者的73侧，共89个直接吻合术经术中超声多普勒显示全部通畅。术后1周内复查CTA，1例复查DSA，显示吻合血管全部通畅。术后1周内头颅CT灌注，以对侧为参照，吻合侧术后血流灌注立即改善，其中单侧手术患者8例，术后双侧半球血供均有明显改善。21例在术后6个月后随访DSA，显示吻合口均通畅，其中11例颞浅动脉较手术前增粗；间接手术形成的脑膜中(副)动脉、颞中深动脉、蝶腭动脉均与皮层动脉形成的不同程度的吻合并相应较术前明显增粗。49例缺血型患者中，48例的语言、运动或感觉障碍等症状在术后第2天即有明显改善。在1周内可见智力情况逐步改善。7例患者术后短期内仍有与吻合侧半球相关的TIA发作，随访发现其发作间期不断延长，并最长于4个月后停止发作。16例出血患者随访至今，未再有出血，其中10例原有TIA者，术后未再有发作。作者认为，该手术综合了直接手术和间接手术的优点，对改善成年烟雾病缺血症状的疗效确切，对出血型患者预防再出血的疗效尚有待长期随访。

(于 瀛)

述评 目前烟雾病的外科治疗依然存在争论。对于以缺血型烟雾病，采用外科血运重建以提高脑血流量在预防缺血性卒中的发生方面已得到同行的认同。关键在于针对不同病例选择个体化的治疗方案，是直接血运重建还是间接血运重建，尚无定论。而对于出血型烟雾病，采用外科干预的手段提高远端血流，达到降低颅底增生血管的血流负荷的目的，但是否能够预防再次出血还需要临床的长期随访和更深入的研究。

(黄清海 刘建民)

脑磁图在癫痫外科病灶定位中的作用[中国微侵袭神经外科杂志,2008,13(11):496] 周健等回顾性分析了47例行脑磁图(MEG)及头皮视频脑电图(V-EEG)检查的难治性癫痫临床资料。接受手术治疗39例;切除癫痫病灶及致痫灶,其中29例癫痫病灶涉及功能区,术中联合采用功能区癫痫灶皮质热灼,其中男2例,女26例,年龄6~43岁,病程2~4.7年。开颅行皮质脑电(ECoG)监测10例。将MEG的结果与发作期及发作间期V-EEG及ECoG结果进行对比分析。显示癫痫灶位置与发作间期和发作期头皮V-EEG结果吻合者分别为36例和38例。10例行颅内电极监测患者中,MEG与ECoG发作间期和发作期结果吻合者均为8例。39例手术患者中,术后Engel Ⅰ级21例,Ⅱ级10例,Ⅲ级8例;其中29例拟切除的区域涉及到解剖学意义上的功能区,术中根据MEG显示的功能区位置进行了适当的处理,术后神经系统功能障碍未加重。作者认为,MEG是新发展起来的一种检测手段,具有时间和空间分辨率高以及无创的特点,在癫痫的诊断和术前评估及致痫灶定位方面显示出明显的优越性。MEG所测定的磁场信号源于与脑表面平行的切线电流,对皮质表面放射状电流产生的磁场并不敏感,EEG则与之相反;因此,MEG与EEG可互为补充。MEG是一种无创性的检查手段,其在癫痫灶的定位、术前功能评价中具有很大的作用。

(张琪)

述评 脑磁图(MEG)是利用低温超导来检测脑内生物磁信号,具有高敏感性,对高频放电检出率较高。难治性癫痫术后疗效与术前及术中痫灶定位有密切关系。目前,临床常应用的有传统脑电图、动态视频脑电图、术中皮层电极监测及埋藏电极监测等。而术前痫灶的定位为手术提供有价值的资料。MEG可结合视频脑电图(V-EEG)检查,使痫灶定位更精确。MEG是一种无创伤性设备,在癫痫灶的定位、术前功能评价中有很大作用。

(周晓平)

儿童难治性癫痫的外科治疗[中华神经外科杂志,2009,25(5):399] 刘仕勇等回顾性分析了1989年6月至2009年1月施行外科手术治疗儿童癫痫患者342例,其中男202例,女140例,平均年龄8.4岁,病程3个月至13年,平均7.2年。其中单纯部分发作126例,复杂部分发作143例,全身强直阵挛发作114例,强制性发作45例,失神发作84例,不典型失神发作33例,失张力发作48例。258例可找到病因。均经正规抗癫痫药物治疗无效。手术行致痫病灶或脑叶切除辅以多软膜下横纤维切断术257例,行多脑叶切除为主的联合手术85例,行胼胝体前部或后部切开95例。术后病理海马硬化154例,皮质发育障碍(MCD)63例,低级别胶质瘤16例,局部血管畸形13例,钙化12例。随访1~17年。术后疗效按Engel分级,Ⅰ级158例,Ⅱ级76例,Ⅲ级61例,Ⅳ级47例,有效率86.3%,优良率68.4%。单灶颞叶癫痫的有效率为89.4%。术后1~8年韦氏智力检查显示IQ大多有不同程度的提高,平均IQ从术前的69.2显著提高到术后的79.8。盖赛尔发展量表评分显示婴幼儿的智力在术后亦有明显提高。继发性癫痫的有效率为88%,明显高于原发性癫痫,其中肿瘤的效果最好,有效率达100%。术后1~3年EEG随访,癫痫波消失125例,显著改善151例。作者认为,早期外科手术干预能显著控制癫痫发作并改善智力损害,发育期大脑可塑性强,术后可恢复性强,智力低下不应当是外科治疗的禁忌证。

(梁晋川)

述评 儿童难治性癫痫外科治疗疗效仍是功能神经外科的难题,主要是在许多患者中对癫痫的病因和病理认识不足,特别对微小的病灶不易发现,而影响手术疗效。作者总结大宗病例发现患儿脑皮质发育障碍(MCD)是儿童难治性癫痫的重要病因。而儿童难治性癫痫手术适应证是目前外科治疗的关键问题。以往智力低下患儿常为手术禁忌证。但作者临床发现外科手术干预不仅可改善轻度患儿智力低下,且能改善严重智力低下患儿功能。因此,作者认为智力低下并不是外科治疗的绝对禁忌证。作者的临床经验值得借鉴。

(周晓平)

脑深部电刺激对帕金森病非运动症状的疗效(附102例病例分析)[中华神经外科杂志,2009,25(3):245] 张宇清等为探讨丘脑底核脑深部电刺激(STN-DBS)对帕金森病非运动症状(NMS)的治疗作用,对102例帕金森病患者进行了STN-DBS手术。其中男59例,女43例,年龄42~79岁,病程3~18年。术前均采用左旋多巴复合制剂、受体激动剂等药物治疗。术前患者平均有NMS症状7.1项,最多18项,最少3项。最常见症状为便秘、健忘、失眠等。术前按照Hoehn-Yahr评分将患者分为轻、中、重度三级。手术靶点均选择STN,其中双侧45例,单侧57例。手术前后分别进行NDS量表评估,术后随访6个月至6年。手术后频数明显下降的NMS症状是:疼痛、感觉异常、失眠、多梦、不安腿、体质量下降。术前左旋多巴平均用量629.31 mg,术后平均用量479.31 mg,较术前减少23.84%。作者认为,所有PD患者都具有NMS症状,药物治疗均以运动症状的控制为目标,对大多数NMS没有疗效,甚至有些NMS症状就是治疗药物的不良反应。而DBS手术可使疼痛、感觉异常、失眠、多梦、不安腿、体质量下降等 NMS 频数明显下降,而对情绪、认知、抑郁、焦虑、淡漠的长期随访结果并不乐观。

（梁晋川）

述评 脑深部电刺激（DBS）治疗帕金森病已是目前有效的手术方法,经长期随访可明显改善患者的运动症状。以往临床重视 DBS 手术后患者运动症状改善情况,而不重视患者非运动症状（NMS）。大多数帕金森病患者往往伴有非运动症状,影响生活质量。国外许多帕金森病研究中心调查非运动症状的影响程度要大于运动功能改变。因此,在临床中要仔细发现非运动症状表现,早期诊断和全面认识,以能早期治疗。DBS 手术能否改善患者非运动症状有待观察。本组手术观察发现术后出现 NMS 部分症状频数明显下降,但对患者情绪、认知、淡漠等精神功能症状尚无明显改善。目前主张 DBS 手术后同时需服用非运动症状的药物,不仅改善 DBS 术后的运动障碍,且可改善非运动症状。

（周晓平）

立体定向手术治疗顽固性中枢神经痛［立体定向和功能性神经外科杂志,2009,22(4):235］ 王林等利用脑立体定向手术治疗顽固性中枢神经痛（CP）6例,其中男 4 例,女 2 例,平均年龄 49 岁,疼痛病程 6～60 个月,平均 2.8 年。疼痛部位左侧半身 2 例,右侧 2 例,左侧面部及左侧半身 1 例,颈部以下躯干及四肢 1 例。丘脑及脑桥梗死 4 例,丘脑出血 1 例,丘脑梗死合并颈髓损伤 1 例,均伴有明显的精神症状。6 例患者均行多种药物治疗后效果不理想。术前 VAS 评分 9.5～10 分,CRS 评分 5～6 分,McGill 疼痛问卷评分 48～65 分。手术均在局麻下行双侧伏核及双侧扣带回 4 个手术靶点损毁。术后 1 周疼痛消失或基本消失 5 例,明显减轻 1 例。术后 6 例随访 6 个月,止痛效果稳定,VAS、VRS、MPQ 评分较术前降低 50% 以上。有 4 例随访超过 12 个月,3 例止痛效果稳定,1 例有所恢复但仍较术前轻。最长 1 例随访 18 个月,效果令人满意。术后 6 例患者疼痛区域伴有的感觉过敏、感觉迟钝、麻木、束带感等均较术前好转,精神症状也较术前好转。所有患者术后均未再服用麻醉镇痛药。精神症状也较术前好转。未出现严重并发症。作者认为,立体定向脑内伏核和扣带回损毁手术用于治疗顽固性中枢神经痛中短期疗效较为令人满意,但长期疗效还需更多的病例随访观察。

（梁晋川）

述评 中枢性神经痛是临床常见慢性顽固性疼痛,临床药物治疗不令人满意。患者经受巨大痛苦,严重影响其生活质量。立体定向手术行脑内核团损毁是治疗中枢性神经痛的一种微创外科技术。作者采用立体定向手术行双侧扣带回及双侧伏核损毁,经中短期随访效果较为令人满意。手术损毁目的是阻断痛觉传导通路。对术后疗效的评价要根据靶点定位的准确性及有无发生术后并发症。目前脑深部电刺激也是治疗中枢性疼痛的有效方法,对有经济条件的患者仍不失为可选择的治疗手段。该方法安全,并发症少,临床维持时间长。

（周晓平）

射波刀立体定向放射治疗脊髓动静脉畸形（附 2 例报道）［立体定向和功能性神经外科杂志,2009,22(3):176］ 周元明等用射波刀立体定向放射（CK）治疗脊髓动静脉畸形 2 例。其中例 1 Rosemblum 分型 Ⅱ型脊髓动静脉畸形患者行脊髓血管造影明确诊断,曾行 1 次血管内栓塞治疗,症状复发。术前阿米诺夫量表评分为 7 分。用射波刀治疗,采用 25 Gy/5 f。例 2 为Ⅲ型者,行手术探查明确诊断,未能切除,术后遗留双下肢行走不能和感觉障碍、大小便障碍,阿米诺夫量表评分 8 分,采用 21 Gy/2 f 治疗。治疗前后定期行MRI 检查,阿米诺夫量表和脊髓畸形放射毒性分级表进行评估。例 1 治疗后 6 个月复查脊髓 MRI 异常信号消失,治疗后 10 个月阿米诺夫量表评分 1 分,脊髓急性放射毒性反应 0 级;例 2 治疗后 5 个月阿米诺夫量表评分 0 分,治疗后 6 个月复查脊髓 MRI 异常信号消失,脊髓急性放射毒性反应 0 级。2 例临床疗效评价均未显效。作者认为,射波刀治疗脊髓动静脉畸形的适应证包括手术或栓塞治疗效果不佳或不能手术的Ⅱ型和Ⅲ型患者,截瘫时间＜2 个月,年龄＞5 岁以及急性出血或术后 1 个月以上。治疗结果的判断仍需靠DSA 金标准。其治疗效果短期有效,长期效果和脊髓毒性反应尚待观察。

（梁晋川）

述评 目前,射波刀立体定向放射治疗（CK）是一种立体定向神经放射外科新技术。以往,立体定向放射外科都用于颅内疾病,不敢用于脊髓疾病,担心放射治疗后会引起脊髓损伤。近几年来射波刀立体定向放射治疗逐渐应用于临床,并根据临床实践将 CK 用于脊髓动静脉畸形,其优势为 CK 能将放射剂量准确击中在动静脉血管巢区,使血管闭塞,且可避免损伤周围脊髓组织。但该技术在国内临床应用不久,还需要在临床长期随访。

（周晓平）

强化三维损毁梯度回波序列（3D-SPGRI）在三叉神经痛微血管减压术前评价中的作用［中华外科杂志,2008,46(23):1812］ 倪石磊等研究强化三维损毁梯度回波序列（3D-SPGRI）在三叉神经痛微血管减压术前评价的临床应用价值。作者采用 3.0T 场强磁共振对33例三叉神经痛患者术前的3D-SPGRI以及三维脑血管成像(3D-MRA)检查观察脑池处三叉神经出脑干段神经及邻近血管关系,并与MVD术中观察结果进行对比。结果发现3D-SPGRI序列能够清晰显示所有患者脑池段三叉神经及其周围血管,血管为高信号,神经为中信号,脑脊液为低信号。该序列扫描图像中观察目标对比明显,分辨率高。结合3D-MRA可有效区分动静脉。作者在所有手术病例术前MRI确认症状侧三叉神经存在血管接触或压迫者术中皆发现三叉神经血管压迫,术中证实责任血管为单纯动脉19例,动脉结合静脉7例,单纯静脉3例。其中27侧与3D-MRI一致,2侧3D-MRI示为单纯动脉压迫。手术患者术后症状完全消失,无并发症发生。作者认为,高分辨率3D-SPGRI能够作为三叉神经痛术前评估、手术决策以及手术疗效判断的有效手段。

(赵 瑞)

述评 目前高场强MRI应用三叉神经微血管减压术前评估及病例选择的价值已受到临床重视。作者采用3D-SPGRT和3D-MRA相结合的技术能很好显示三叉神经及周围血管,并能区分动脉和静脉压迫,为术前充分了解三叉神经受压情况及选择合理手术治疗提供有价值的信息。作者强调高分辨率3D-MRI在微血管减压术前评估、病例选择,预后判断颇有价值,可在临床上推广应用。

(周晓平)

神经外科医院感染的特点及病原菌耐药性分析[中国临床神经外科杂志,2008,13(10):600] 罗良生等回顾性分析了2006年1月至2007年12月神经外科病房医院感染的特点及细菌耐药动态情况。对感染涉及的微生物的种类、感染部位、耐药率等进行了重点分析。发现神经外科的医院感染例次率是15.3%,明显高于全院同期发生感染的例次率3.6%。病原菌以G杆菌为主59.8%,其中又以肺炎克雷伯菌为主,铜绿假单胞菌次之,大肠埃希菌居于第3位,不动杆菌占第四位。G^+球菌感染率为32.%,其中绝大多数的是金黄色葡萄球菌,占G^+菌感染总比例的72.8%。按照感染绝对数,金黄色葡萄球菌感染最多,为72.5%。以上5种细菌占神经外科医院内总感染细菌比例的67%。真菌感染比例为7.6%。感染部位中下呼吸道感染居多63.8%,其次为泌尿道感染15.5%和血液系统感染8.2%等。引起感染的原因与患者长期昏迷、气管切开、呼吸机、留置胃管、尿管、患者免疫力低下等有关。根据耐药细菌的抗菌谱分析,作者推荐亚胺培南、头孢哌酮/舒巴坦作为抗G杆菌治疗的经验用药,推荐万古霉素和替考拉宁作为治疗G^+球菌感染的经验用药。

(刘震洋)

述评 神经外科医院内感染是影响患者预后的关键性因素。由于神经外科患者昏迷卧床时间较长、呼吸机及有创性检查治疗较多等因素,使得病区内感染的情况复杂而严重。作者报道对所在神经外科医院内感染特点与病原体种类、耐药性特点等进行了观察与研究。与先前同类研究比较发现,易感病原体种类、感染好发部位及耐药菌谱都具有普遍性和代表性。作者获得的结论对今后研究、预防、治疗神经外科院内感染提供了确实、有效的临床依据。

(骆 纯)

脑脓肿的治疗策略(附45例报告)[解放军医学杂志2009,34(1):31] 于新等回顾分析了1999年1月至2008年3月收治的45例脑脓肿患者的临床资料,其中男34例,女11例,年龄7~76岁,单发病变40例,多发病变5例,单房脓肿43例,多房脓肿2例。所有病例诊断明确经治疗均痊愈出院。19例内科抗生素治疗,其中3例病情加重改为立体定向手术。其余16例选用第3代头孢静脉应用,连续治疗6周,经内科治疗后痊愈。13例经6个月至5年随访未见复发。24例行立体定向手术,选择指征为诊断成立,病变直径大于2 cm,经内科治疗无效或术前不能排除肿瘤者。其中16例脓肿穿刺,8例脓肿腔穿刺引流。1例术后2周复发行第2次立体定向手术,1例于立体定向脓肿穿刺结束时出现癫痫大发作,术后又并发下肢深静脉血栓,均经治疗。5例行开颅脓肿切除手术,均完成脓肿的完整切除的完整切除。外科治疗病例中22例接受4~36个月的随访,未见脓肿再次复发。作者认为,脑脓肿应根据病情选择治疗方案,内科保守治疗适用于脑脓肿的脑炎期或脓肿形成早期,脓肿直径小于2 cm,抗生素选用易透过血-脑屏障的强力杀菌类药物且治疗时间应持续6周,治疗期间有脓肿扩大趋势应转外科治疗。立体定向手术可作为脑脓肿的首选治疗方法,适用于儿童或成人,脑干脓肿尤其首选立体定向脓肿抽吸。多房或多发者对于脓肿腔体积大于10 ml或脓液黏稠者应置管引流。

(赵 玮)

述评 立体定向脑脓肿穿刺手术具有创伤小、病残率和病死率低、同时可行病理学诊断的特点。脑脓肿是神经外科常见的严重颅内化脓感染性疾病,诊断明确,治疗及时,得当可取得很好的疗效。本文总结了45例病例,其中19例内科抗生素治疗,24例行立体定向手术治疗,5例开颅手术切除,提出脑脓肿治疗首选立体定向治疗方法,同时也指出多房脓肿立体定向手术后易复发,可以再次立体定向手术治疗。

(骆 纯)

儿童颅内蛛网膜囊肿的治疗探讨[中国临床神经

外科杂志,2009,14(4):245] 李学元等回顾性分析71例儿童颅内蛛网膜囊肿的临床资料,其中男47例,女24例;年龄2～13岁,平均6.5岁;病程2周至4年,平均5个月。其中囊肿切除术32例,囊肿-腹腔分流术39例,临床表现以癫痫、头痛、头晕或伴呕吐以及注意力不集中、学习成绩差为主要症状。随访6个月至8年,影像学结果显示囊肿切除术组中,11例患者囊肿完全消失,19例患者囊肿体积明显缩小,总有效率为93.75%;2例患者囊肿复发,分别在9个月和14个月后再行囊肿-腹腔分流术。囊肿-腹腔分流手术组中,15例患者囊肿完全消失,23例囊肿体积明显缩小,总有效率为97.44%;1例患者囊肿体积无明显变化,1年后手术探查示分流管被大网膜包埋,调整分流管位置后囊肿体积体积缩小。癫痫治疗的有效率囊肿切除术为80%,分流手术组为33.3%,两者相比有统计学差异($P<0.05$)。作者认为,以癫痫为主要表现的儿童颅内蛛网膜囊肿,囊肿切除加局部皮层热灼术应为外科治疗首选;但对于其他该囊肿患者由于囊肿-腹腔分流术具有创伤小、操作简单、安全可靠、复发率低等优点,应为首选。

(贺　华)

述评　颅内蛛网膜囊肿(IAC)是一种脑实质外非肿瘤性良性病变,多见于儿童。对于儿童IAC的手术方法,目前尚无统一认识。作者体会囊肿切除术和囊肿-腹腔分流术对儿童IAC都有良好的疗效。对于伴发癫痫治疗的有效率囊肿切除手术组明显高于囊肿-腹腔分流手术组。作者介绍的经验值得借鉴,有一定参考价值。

(骆　纯)

胸 外 科

本年度共收集到论文 456 篇,纳入一年回顾 155 篇,占 34.0%;收入文选 23 篇,占 5.0%。

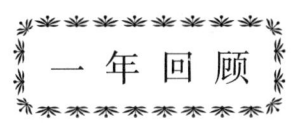

一、胸部外伤

(一) 胸部外伤的基础研究

闵家新等[1]采用 BIM-Ⅱ型生物撞击机制成兔中至重度胸撞击创伤(chest impact trauma, CIT)模型,在撞击前、撞击后 1、4、8 和 24 h 分别采用心导管、单光子发射计算机断层照相(SPECT)和心脏超声检测心脏功能的变化。结果发现 CIT 后心脏功能发生明显改变,右心室主要表现为收缩功能障碍,左心室主要表现为舒张功能障碍。认为心导管、SPFCT 和超声心动图检查 CIT 后心脏功能改变均有意义,但相对无创检查而言,SPECT 更精确,超声心动图更方便。

(二) 胸部外伤的诊断与预后分析

纪琳等[2]对四川汶川大地震胸部损伤的 155 名患者进行影像学分析,其中胸廓骨折 139 例,胸膜损伤 160 例,肺损伤 55 例,纵隔损伤 28 例,肺部慢性感染 39 例,肺部肿块 2 例。其中部分伤员为多处复合性损伤。认为依靠影像学检查能准确、快速、有效地对地震胸部损伤患者进行判断,可为临床治疗方案起指导作用。李可等[3]采用创伤评分(RTS)、简明损伤定级(AIS)、损伤严重度评分(ISS)和计算生存概率(PS),比较不同组间的损伤严重程度,分析死亡的高危因素。创伤评分各指标在生存组、死亡组间差异有统计学意义;单纯胸伤组与多发伤组胸 AIS 差异无统计学意义,但 RTS、ISS、PS 差异有统计学意义;在闭合伤生存组、开放伤生存组间,虽然 RTS、ISS 差异有统计学意义,但 PS 差异无统计学意义,而在闭合伤死亡组、开放伤死亡组间差异均有统计学意义。创伤病死率随创伤评分增高而增加,在 ISS 值相同时,开放伤组病死率较闭合伤组高。认为胸部创伤应用创伤评分有助于判断损伤严重度,指导临床救治;闭合伤死亡原因较开放伤复杂;严重创伤、多发伤是胸部创伤的重要死亡原因。

(三) 胸部外伤的诊治

于涛等[4]将 1 369 例胸部外伤分为 1995 年前、后两组,比较两组病例数、伤因谱、重症伤和多发伤发生率、急性呼吸窘迫综合征(ARDS)和多脏器功能障碍综合征(MODS)的发生率与病死率等指标。与 1995 年前组比较,1995 年后组胸部创伤的年病例数明显增加,且重症胸外伤比例和多发伤患者发生率均显著增加;ARDS/MODS 发生率明显增加;两组病死率无统计学差异。认为近 10 余年来,胸部创伤的数量明显增加;伤情重、复杂且常合并多发伤是目前胸外伤的致伤特点;早期及时诊治,掌握胸部创伤救治策略和外科手术指征可以降低病死率。周雪峰等[5]*分析了 117 例重症胸部损伤患儿的临床资料,其中 92 例给予胸腔闭式引流等保守治疗,25 例接受剖胸手术。结果 109 例患儿治疗后恢复良好,8 例死亡,均为多发伤,其中手术中死亡 2 例,分别为合并颅脑损伤和脾破裂。认为小儿胸部损伤病情多样,正确、及时的诊治措施是抢救患儿生命的关键。李成福等[6]采用微创小切口剖胸术对 59 例胸部锐器伤者施行了急诊手术治疗,其中单纯肋间动脉断裂者为 21 例,伴肺裂伤为 12 倒,膈肌裂伤为 6 例,心脏损伤为 9 例,肝破裂为 11 例,胃破裂为 1 例。剖胸手术切口长度为 6~12 cm。术后全组无死亡病例,除 4 例发生肺部感染与 3 例发生切口感染外,其余患者于术后 7~10 d 康复出院。认为微创小切口剖胸手术用于胸部锐器伤的急诊剖胸手术,可减少手术所带来的 2 次损伤,达到微创手术的目的。邓宏军等[7]报道了 79 例第 11、12 肋骨骨折中合并胸腹结合部损伤 34 例,其中行胸腔闭式引流 32 例,胸腔闭式引流后开胸探查12例,胸腔闭式引流后剖腹探查同时修补膈肌破裂2例。开胸处理胸腔脏器损伤后经破裂膈肌处理腹腔脏器损伤4例,处理胸腔脏器损伤后切开膈肌处理腹腔脏器损伤1例,病情危重急诊行胸腹部CT检查后未行其他检查直接手术3例,其余25例单纯肋骨骨折仅行保守治疗。死亡3例,76例治愈。认为胸腹部损伤的诊断要综合病史、临床特点和辅助检查结果加以分析,对胸腹联合伤与胸腹多发伤要正确处理好先后顺序,强调抢救的及时性和有效性。黄坚等[8]采用可吸收肋骨钉治疗116例多发性肋骨骨折,骨折于3～6月内均获骨性愈合。认为对于严重胸壁塌陷的多发性肋骨骨折应行内固定治疗;采用可吸收肋骨钉进行复位固定,方法简单易行,疗效令人满意。周生志等[9]采用环抱器肋骨内固定治疗21例重症连枷胸,认为对重症连枷胸患者,在早期行机械通气支持的同时,及时、有效地进行记忆合金环抱器肋骨内固定,可以提高胸廓稳定性,纠正反常呼吸。越太迁等[10]分析了20例创伤性膈疝患者的临床资料,除1例死亡外,其余19例均行急诊手术治疗,结果19例患者术后获得随访,未发现膈疝复发。认为早期明确诊断是治疗创伤性膈疝、防止并发症发生的关键;膈疝诊断一旦明确,应尽快手术治疗,以减少并发症发生率及病死率。祝立平等[11]总结了39例新生儿张力性气胸的临床诊断体会,予以镇静、持续心电监护、胸腔穿刺、胸腔闭式引流、防治感染出血等对症处理,其中36例予以呼吸机辅助呼吸。结果治愈30例,好转出院2例,死亡7例。认为机械通气是新生儿气胸的常见原因;对新生儿张力性气胸应行胸腔穿刺抽气减压,保持胸腔闭式引流通畅,如病情不允许,应行机械通气与胸腔闭式引流同时进行。康敢军等[12]总结了17例陈旧性创伤性主支气管断裂患者临床资料,14例行支气管端端吻合术,2例行右肺上叶袖状切除术,1例左全肺切除术。其中5例用丝线或涤纶线间断全层缝合,6例用薇乔线间断全层缝合,6例用Prolene线行环部连续加膜部间断缝合。围术期有3例出现胸腔积液;1例出现乳糜胸;随访2例出现刺激性咳嗽,镜下见肉芽组织增生。认为支气管纤维镜是明确陈旧性创伤性主支气管断裂诊断的重要手段;术中须彻底切除狭窄段支气管瘢痕,用Prolene线行环部连续加膜部间断缝合既简化操作,且临床效果令人满意。李川等[13]分析了20例颈胸交界部位严重损伤(创伤、医源性损伤)的临床资料,其中气管裂伤5例,胸导管损伤5例,锁骨下动脉损伤7例,食管损伤3例。手术治疗19例,保守治疗1例。结果全部患者均救治成功,随访6个月至9年,因尿毒症死亡1例,其余19例生存良好。认为对颈胸交界部位严重创伤早期积极外科手术干预治疗是救治成功的主要手段。都定元等[14]*报道移动监护与急救手术前移在严重胸部创伤急救中的应用,认为在伤后"黄金时刻"迅速携带移动监护手术设备,将救命性外科处理前伸至基层医院实施急救或确定性手术后,再安全转送到高级急救中心(医院)进一步救治是安全、有效、可行的,可显著降低严重胸部创伤的院前病死率。

二、气管与肺外科

(一) 气管外科

杜振宗等[15]*探讨了成人先天性气管、支气管食管瘘的外科治疗经验,认为成人先天性气管、支气管食管瘘可经食管造影、支气管镜检等确诊;手术治疗效果良好。傅世杰等[16]分析了42例气管疾病患者的临床资料。其中气管良性病变18例,恶性肿瘤24例。手术切除重建气道38例,姑息性支架置入术4例。18例气管恶性病变患者中,1例于术后4个月出现多发颅内转移死亡,6例患者已存活3年以上。非手术治疗的4例患者均于术后1年内因肿瘤浸润转移而死亡。认为气管肿瘤和良性狭窄的治疗首选气管切除重建术,术前应谨慎评估病情,采用合适的手术方式能达到较好的治疗效果;气管支架置入可作为姑息性治疗的补充治疗手段。刘凡英等[17]*分析32例气管及其隆突部肿瘤患者的临床资料,认为鳞状细胞癌和腺样囊性癌是气管及其隆突部肿瘤最常见的组织类型,术前气管镜和CT可帮助诊断,手术方式的正确选择是提高治疗效果的关键。杜振宗等[18]对18例原发性气管和主支气管恶性肿瘤患者进行外科手术治疗,其中12例在非体外循环下进行,6例在体外循环下进行。全组气管袖式切除、端端吻合8例,气管下段和隆突切除、隆突重建4例,单纯行瘤刮除术4例,右全肺加隆突切除1例,左全肺加隆突切除1例。结果腺样囊性癌7例,鳞状细胞癌9例,淋巴上皮样癌1例,滤泡型非霍奇金淋巴瘤1例。认为对于原发性气管和主支气管恶性肿瘤首先应考虑手术切除,并根据患者的具体情况选择适当的手术方法;手术治疗要兼顾根治性和安全性。

(二) 肺外科

1. 肺癌的外科治疗(支气管、肺恶性肿瘤)

马锴等[19]将手术治疗的42例T4卫星灶N0-2M0非小细胞肺癌患者与同期32例手术治疗的T4局部器官侵犯N0-2M0的非小细胞肺癌进行生存比较。T4卫星灶组无手术死亡病例,术后早期并发症率为14.3%,1、3、5年生存率分别为76.2%、57.1%和46.0%;T4局部器官侵犯组术后早期并发症率为28.1%,1、3、5年生存率分别为62.3%、31.5%和

20.0%；两组生存率有明显差异。单因素分析显示,组织学类型、原发灶大小、有无淋巴结转移及是否术后辅助化疗与T4卫星灶患者的5年生存率相关；多因素分析显示原发灶大小、有无淋巴结转移及是否接受术后化疗是独立的预后影响因素。牛晓敏[20]通过建立单纯型细支气管肺泡癌(BAC)的临床预测模型为: logit(P)=8.181−(2.068×GGO结节征)−(1.240×胸膜牵曳征)−(1.273×肿瘤分叶征)−(1.000×肿瘤最大径)。认为$P \geqslant 0.220$可作为单纯型BAC的临床预测指标；肺叶切除或局限性切除不同手术方式的选择不会影响BAC的预后；组织学类型和国际肺癌研究协会推荐的TNM新分期是影响预后的独立因素。段勇等[21]分析了手术切除Ⅰ期(Ⅰa+Ⅰb)肺腺癌427例,Ⅰa期1、3、5、10年生存率,术后化疗组为100.00%、92.34%、86.17%、74.82%,单纯手术组为96.63%、88.11%、79.52%、65.85%；Ⅰb 1、3、5、10年生存率,术后化疗组为96.84%、77.99%、69.56%、64.36%,单纯手术组为85.65%、67.11%、59.56%、53.06%。Ⅰa、Ⅰb期术后化疗组与单纯手术组1年生存率比较差异均有统计学意义。认为Ⅰa和Ⅰb期术后化疗均比单纯手术预后好；Ⅰ期肺腺癌要取得较好的治疗效果,手术加术后化疗模式不可缺少。乔贵宾等[22]*对68例同侧肺多结节非小细胞肺癌患者进行完全性手术切除。认为外科手术可有效治疗同侧肺多结节型非小细胞肺癌,对含有细支气管肺泡癌成分和无纵隔淋巴结转移的这类患者应积极进行手术治疗。宋帅等[23]对42例空洞型非小细胞肺癌采用Kaplan-Meier统计生存率、Log-rank进行差异性检验,分析临床病理学特征与预后的关系。42例空洞型非小细胞肺癌的1、3、5年生存率分别为76.2%、28.6%和14.7%。认为空洞直径和胸内淋巴结转移情况是影响空洞型非小细胞肺癌预后的重要因素。周琪等[24]分析外科手术治疗的青年男性肺腺癌110例,分析发病年龄、吸烟、p-TNM分期、转移淋巴结个数、手术方式等因素与预后的关系。结果,110例男性肺腺癌患者术后5年生存率为34.5%,吸烟与非吸烟组5年生存率分别为29.0%和42.6%；p-TNM各期5年生存率Ⅰ期68.8%,Ⅱ期35.7%,Ⅲ期14.3%,Ⅳ期0；淋巴结转移个数>3个与≤3个的5年生存率分别为28.5%和48.1%。认为吸烟、p-TNM分期、转移淋巴结个数与青年男性肺腺癌的生存情况关系密切。朱锋锋等[25]报道了49例手术治疗的肺类癌患者,其中不典型类癌25例,典型类癌24例,Ⅰ期、Ⅱ+Ⅲ期患者中位生存时间分别为77和61个月,5年生存率分别为95%和52%,Cox多因素分析显示,TNM分期和病理类型是肺类癌独立的预后因素,手术是肺类癌患者首选的治疗方案。刘明等[26]*分析了156例复发及二次原发肺癌外科治疗的资料,认为非小细胞肺癌根治术后发现肺部孤立性病变时,一旦怀疑肿瘤,应当积极手术治疗,条件允许下应尽可能做肺叶切除。杨龙海等[27]分析了手术治疗125例肺转移瘤患者资料,共行肺转移瘤切除术138次,其中行一次手术116例,二次手术5例,三次手术4例。结果,1年、3年和5年生存率分别为90.4%、53.3%和34.8%。认为对诊断明确、符合标准的肺转移瘤患者行积极的手术治疗可取得满意的效果,手术径路以后外侧小切口为主,能否完全切除肿瘤和肺门纵隔淋巴结的转移状况是影响预后的重要因素。杨浩贤等[28]对15例肺癌患者行气管隆凸切除气道重建,其中单纯气管隆凸完全切除重建术1例,右全肺切除加隆凸切除重建术6例,右肺上叶切除加隆凸完全切除重建术3例,左全肺切除加隆凸切除气道重建术5例。术中清扫纵隔淋巴结(10.8±3.7)枚。全组患者中位生存期为39个月,3年生存率为52.5%,5年生存率22.5%。右全肺切除加隆凸重建患者中位生存期12个月,非右全肺切除患者中位生存期40个月。认为对侵犯主支气管近端及隆凸的局部晚期肺癌患者,肺叶切除加隆凸切除重建术可取得较为理想的治疗效果,但其中需行右全肺切除患者预后较差。李国仁等[29]采用肺循环阻断技术施行肺叶切除及支气管成形和肺血管修补或成形术36例。全组术中未发生意外大出血。认为肺循环阻断技术有以下优点:①扩大了肺癌的手术适应证;②使患侧肺处于少血或无血状态,便于手术操作,缩短手术时间;③有利于肺血管的解剖分离,提高手术安全性,降低手术风险;④有利于施行肺血管和支气管成形或吻合术。张鹏等[30]*报告了余肺切除术治疗再发非小细胞肺癌的手术适应证、手术方式和预后。余肺切除是一项复杂的手术操作,但是经过合理选择病例,仍可取得比较满意的效果。彭忠民等[31]手术治疗了35例累及上腔静脉的肺癌患者,术前、术中测量上腔静脉压力,记录上腔静脉阻断时间,有无眼结膜水肿。认为肺癌累及上腔静脉患者行手术治疗时,为避免脑水肿,术中可采取有关措施不阻断或减少上腔静脉阻断时间;选择合适长度及相应直径的膨体聚四氟乙烯人工血管,采用无创伤滑线连续外翻缝合,以保持吻合口平整、严密是避免血管栓塞和出血的关键。李秋泽等[32]对21例Ⅲ期中央型肺癌患者实施部分左心房切除的全肺扩大切除术。全组无术后死亡病例,平均ICU时间及住院时间分别是2 d和7.9 d。平均5年生存期为19.1%。认为部分左心房切除的全肺扩大切除术治疗局部晚期肺癌是一项可行的手术方式,术前通过PET-CT的筛查排除纵隔淋巴结转移,术中对左心房受侵犯情况的仔细探查和彻底切除可以得到较好的手术效果。解明然等[33]报告了非小细胞肺癌袖状切除的手术安全性与远期疗效的分析,其中93例非小细胞肺癌行根治性袖状切除术,同期施行根治性全肺切除术571例。袖状切除术术后并发症发生率为11.8%,全肺切除为20.7%,两组间差异有统计学意义;袖状切除术和全肺切除术后5年生存率分别为42.0%、31.5%,组间差异有统计学意义;其中N_0、N_1期患者5年生存率袖状切除术组优于全肺切除术组。认为非小细胞肺癌袖状切除术手术安全性及远期疗效均优于全肺切除术。韦海涛等[34]分析了12例全肺切除术后支气管胸膜瘘的外科治疗方法,经确诊后予以胸腔闭式引流及间断胸腔冲洗消毒,其中2例行纤维支气管镜纤维蛋白胶、生物胶封堵成功;9例行二次开胸手术,1例带胸管出院。认为对于瘘口<0.5 cm者,采用纤维支气管镜利用生物胶等封堵;对于瘘口>0.5 cm,体质较好或经过综合治疗改善者,则采用手术治疗,经胸骨正中切口心包后入路术式可作为治疗全肺切除术后支气管胸膜瘘的较佳选择。苗劲柏等[35]报告肺切除后早期应用低分子肝素预防深静脉血栓,60例Ⅱ～Ⅲa期肺癌肺叶切除病人,随机分为低分子肝素治疗组和非治疗组,治疗组在手术后12,36和60 h分别腹壁皮下注射低分子肝素,全组均记录胸腔引流量、漏气时间和拔除闭式引流管时间,术前、术后第3天和第7天彩色超声检测双下肢静脉血管和血流情况。两组相比,术后胸腔引流量、拔管时间和漏气时间差异均无统计学意义;彩色超声检查发现非治疗组术后第7天有5例腓肠肌小静脉内形成微小血栓,肝素治疗组无异常。认为肺癌肺叶切除术后早期应用预防剂量低分子肝素并不增加术后出血、胸腔引流量,但可以显著降低术后下肢静脉血栓的发生率。吴伟铭等[36]将50例肺癌患者分成Muscle-Sparing开胸术(MST)和后外侧开胸术(PT)两组。每组各25例,并测定围术期免疫功能,比较两种开胸术患者手术前后免疫功能的变化。两组患者在分组和手术前免疫功能差异无显著性。手术后MST组患者免疫功能高于PT组。认为MST与PT相比对机体免疫功能影响小,术后能使患者的免疫功能尽早得到恢复。

2. 肺良性病变的外科治疗

初向阳等[37]分析了手术治疗69例肺隔离症(PS)的临床病理资料,术前诊断率为65.2%;术前行胸片和肺CT平扫41例,诊断率为53.7%;术前行增强CT薄层扫描28例,诊断率为82.1%。61例叶内型PS行肺叶切除术,8例叶外型行隔离肺局部切除术。全部患者手术顺利,无围术期死亡。认为PS的误诊率较高,胸部增强CT薄层扫描有利于PS的诊断;手术是治疗PS安全、有效的方法。韩鸣等[38]分析了82例肺部炎性假瘤患者的临床资料。术前诊断为炎性假瘤32例,结核球12例,肺癌12例,错构瘤7例,肺部占位病变性质待定19例。行肺叶切除59例,肺叶楔型切除16例,肺段切除6例,全肺切除1例。认为肺炎性假瘤由于其临床表现和影像学特征缺乏特异性,诊断困难,误诊率高,常误诊为肺癌,因此有必要提高对本病的认识;治疗原则仍为手术治疗,术中常规组织冰冻检查是决定手术方式的关键,手术时应尽可能保留正常肺组织。于大平等[39]*分析了行肺切除术治疗的133例耐多药肺结核患者的临床资料。认为对持续痰MTB阳性,且病灶局限或痰MTB转阴、病灶局限,继续抗结核治疗3个月以上病变无好转或加重的耐多药肺结核患者,应积极采取手术治疗;肺切除术能有效提高患者的治愈率,应用吻合器缝合残端可明显降低支气管瘘的发生率。林洪胜等[40]分析了肺切除术治疗56例病人耐多药肺结核(MDR-RTB)临床资料。病人术前痰菌均为阳性,术后阴转51例。方差分析显示MDR-PTB者的肺功能与病变类型密切相关,单因素和多因素Logistic回归分析,均显示支气管内膜结核和吻合口包埋与术后支气管胸膜瘘(BPF)的发生率显著相关。认为肺切除术是治疗MDR-PTB有效的辅助手段;掌握MDR-PTB的手术时机可减少对肺功能的损害;支气管内膜结核是术后BPF的高危因素,而对残端吻合口包埋可有效降低术后BPF的发生率。

三、纵隔镜、胸腔镜手术

(一) 纵隔镜

王欣等[41]*采用CT与纵隔镜评估非小细胞肺癌(NSCLC)术前纵隔淋巴结状态的价值,认为CT单独评估NSCLC术前纵隔淋巴结状态的准确度不足,纵隔镜是评估NSCLC术前纵隔淋巴结状态准确和安全的方法。王欣等[42]采用CT和纵隔镜技术评估152例Ⅰ～Ⅲ期NSCLC的纵隔淋巴结状态。69例CT下纵隔肺门淋巴结阴性NSCLC,纵隔镜检查阳性8例,实际纵隔淋巴结转移14例。62例临床Ⅰ期(cT_1～$2N_0M_0$)NSCLC,纵隔镜检查阳性7例,实际纵隔淋巴结转移12例。认为对于CT下纵隔淋巴结短径≥1 cm的NSCLC患者,术前必须进行纵隔镜检查;对于腺癌患者,即使CT下纵隔肺门淋巴结短径<1 cm,术前也应该进行纵隔镜检查。李晓燕等[43]对129例影像学检查提示存在纵隔、肺门病变的患者行经支气管针吸活检术(TBNA)联合超声内镜引导下经食管细针穿刺活检术(EUS-FNA)。联合应用TBNA和EUS-FNA的诊断率为89.9%,其中行TBNA 59例,诊断率为84.7%;行EUS-FNA 70例,诊断率为94.3%。细

胞学和病理学诊断率分别为92.2%和87.9%。116例通过穿刺诊断的患者中,有103例患者得到明确组织分型,细胞学和病理组织分型诊断率分别为73.8%和89.3%。认为联合应用TBNA和EUS-FNA能扩大穿刺技术对纵隔肺门病变的诊断范围,提高诊断水平,病理检查可提高TBNA和EUS-FNA的诊断率和组织分型的诊断率。赵辉等[44]*通过评估胸腔镜肺叶切除术治疗早期肺癌不同阶段的手术效果,探讨胸腔镜肺叶切除术的学习曲线,认为胸腔镜肺叶切除术的学习曲线大约为30例。

(二)胸腔镜

1. 胸腔镜在肺外科中的应用

(1)肺癌:张铁娃等[45]分析比较了在全胸腔镜及胸腔镜辅助小切口下行肺癌根治术中,清扫淋巴结数、转移的阳性淋巴结数及术后随访情况。2组患者无围术期死亡及严重围术期并发症,VATS组手术时间与VAMT组相比无统计学差异,VATS组术中出血量与VAMT组相比无统计学差异,VAMT组每例清扫淋巴结数与VATS组无统计学差异显著性。术后1年内复发或转移率VATS组与VAMT组相比无统计学差异。认为全胸腔镜下肺癌根治术不辅加胸部小切口,在减少创伤的同时可完成标准的肺癌根治术。魏立等[46]采用电视胸腔镜辅助小切口治疗197例非小细胞肺癌并进行系统纵隔淋巴结清扫,每位患者平均清扫淋巴结数11.61枚,确诊有转移的淋巴结为382区471枚。电视胸腔镜辅助小切口手术和传统开胸手术在肺癌根治术系统纵隔淋巴结清扫方面无统计学差异;Ⅰ期、Ⅱ期和Ⅲa期的累积生存率较传统开胸手术相比无统计学差异。刘彦国等[47]在全胸腔镜肺叶切除术中采用内镜用直线切割缝合器连续完成全胸腔镜肺叶切除术60例。其中行右肺上叶切除术12例,中叶切除术10例,下叶切除术14例;左肺上叶切除术8例,下叶切除术16例。术中肺血管、支气管以及叶间裂的处理均使用内镜用直线切割缝合器。无术中大出血、术后活动性出血、持续漏气、支气管胸膜瘘和严重金属异物反应等严重并发症发生。周连华等[48]采用CT引导下带钩钢丝术前定位孤立性肺小结节(SSPN),然后施行电视胸腔镜手术楔形切除术,SSPN直径为(10.05±3.08)mm,距壁层胸膜(10.09±2.62)mm。CT引导下带钩钢丝定位成功率为100%,定位时间为(20.18±7.16)min。6例患者定位后发生微量气胸,但无需闭式引流处理。VATS楔形切除术成功率为100%,其中8例患者术中冰冻病理诊断为原发性腺癌,均成功施行VATS肺叶切除加淋巴结清扫术,1例食管癌术前检查发现右肺上叶结节的患者,术中冰冻病理诊断为炎性肉芽肿,随后完成VATS食管癌根治术。认为CT引导下带钩钢丝术前定位准确率高,相关并发症轻微,是一种安全、有效的方法,定位后行VATS楔形切除术成功率高。张健等[49]对比分析了36例电视胸腔镜辅助胸壁小切口行肺癌根治术(胸腔镜组)与30例常规开胸行肺癌根治术(开胸组)手术及生存情况,胸腔镜组手术时间(114.6±47.4)min与开胸组(123.3±43.9)min无统计学差异;胸腔镜组住院时间(9.2±1.4)d,明显短于开胸组(10.5±1.7)d;采用Log-rank检验法比较胸腔镜组与开胸组生存曲线无统计学差异;Cox回归分析显示病理类型、pTNM分期及淋巴结转移是影响非小细胞肺癌术后生存的危险因素,选用何种手术切口与预后无关。刘惠萍等[50]通过测定30例电视胸腔镜手术(VAST)和30例开胸手术肺癌患者术前及术后1、3 d血清和胸腔积液IL-6和α1AT的浓度,发现两组患者术前血清IL-6和α1AT浓度均无显著差异,术后两组患者血清IL-6和α1AT浓度均明显升高,各时间点VAST组血清IL-6和α1AT浓度均明显低于同时间点开胸手术组,差异有统计学意义;术后各时间点VAST组胸腔积液IL-6和α1AT浓度均明显低于同时间点开胸手术组,差异有统计学意义。认为电视胸腔镜手术和开胸手术相比具有明确的微创性。

(2)良性病变:杨帆等[51]对24例肺部良性病变患者施行全胸腔镜肺叶切除手术,并对胸膜腔致密粘连、肺动脉周围粘连、钙化淋巴结、支气管动脉扩张迂曲等慢性炎性改变依情况处理。其中左上叶切除术3例,左肺下叶切除术9例,右肺上叶切除术2例,右肺中叶切除术4例,右肺下叶切除术7例。各种炎性粘连均成功在镜下进行处理,手术无中转开胸。随访中未发生远期并发症。认为炎症粘连是造成肺良性疾病胸腔镜肺叶切除手术困难的主要原因,胸腔镜手术可应用于绝大部分良性疾病肺叶切除。吴永且等[52]分析18例重度肺气肿患者实施肺减容术,无手术死亡病例,2例合并急性呼吸衰竭。术后随访半年,平均第1秒用力呼气量增加39.2%,用力肺活量增加20.1%,残气量下降26.5%,肺总量下降23.1%,动脉血氧分压平均上升15.1%,与术前相比差异有统计学意义。认为电视胸腔镜辅助小切口行双侧肺减容术是经济有效的治疗方法,能明显改善重度肺气肿患者的临床症状和生理状况,增加活动能力。李更德等[53]采用胸腔镜治疗肺包虫病28例,其中,右肺下叶8例,右肺上叶6例,左肺下叶9例,双肺包虫5例。本组胸腔镜手术时间最短70 min,最长120 min,平均95 min,术中出血(20~200)ml,胸腔闭式引流管拔管时间最短1 d,最长3 d。术后平均住院8 d,本组术后无严重并发症,无切口感染及死亡病例。表明应用胸腔镜手术治疗肺包虫病是安全、有效、微创的手术方法。

2. 胸腔镜在食管外科中应用

（1）食管癌：陈保富等[54]对23例食管癌患者行电视胸腔镜联合腹腔镜下食管癌根治术,先左侧卧位行胸腔镜胸段食管的游离及淋巴结清扫；胸部手术完成后改平卧膀胱截石位行腹腔镜胃的游离及淋巴结清扫；胃游离后剑突下小切口完成管状胃的制作,再将管状胃从食管床拉至颈部与颈段食管间断吻合。结果中转开腹1例,无中转开胸。共清扫纵隔淋巴结225枚,平均每例9.8枚；清扫胃左动脉旁、贲门左右淋巴结65枚,平均每例2.8枚。术后并发肺部感染3例,颈部吻合口瘘1例,乳糜胸1例,声音嘶哑3例。随访1～11个月,平均7.7个月,死亡1例,1例纵隔淋巴结广泛转移。表明胸、腹腔镜联合、颈部吻合的食管癌切除技术上是可行与安全的。陈海泉等[55]*采用胸、腹腔镜联合行Ivor Lewis食管癌根治术,术后随访3个月,无复发。表明胸、腹腔镜联合行Ivor Lewis食管癌根治术可行,近期疗效令人满意。李强等[56]采用手辅助电视胸腔镜手术（HVATS）行食管癌切除胃食管颈部吻合术12例,共清扫淋巴结94个,平均7.83个/例,淋巴结转移率为8.5%（8/94）。术后发生并发症2例,颈部切口感染1例,术后乳糜胸1例均经对症治疗痊愈。1例于术后1年死亡,其余11例患者均生存,其中3例尚能从事轻微劳动,8例生活能自理。认为对中、上段食管癌外侵不明显、与血管粘连不严重以及低心肺功能的患者,采用HVATS进行根治性治疗是安全可行的；而且该方法为部分在常规手术中可能存在较大风险的患者提供了一个相对安全、可靠、不影响治疗效果的选择。

（2）良性病变：王述民等[57]对56例食管良性肿瘤患者施行电视胸腔镜（或辅助小切口）手术。术后病理证实为食管平滑肌瘤47例,间质瘤7例。无围术期死亡病例,无术后严重并发症发生。49例随访2～128个月,平均58.6个月,无明显进食梗噎等症状出现或复发。认为VATS（或辅助小切口）食管良性肿瘤摘除术具有安全、彻底、有效、可行等特点,可作为食管良性肿瘤摘除术的首选治疗方法。陈椿等[58]采用电视胸腔镜治疗胸食管平滑肌瘤23例,其中18例施行单纯胸腔镜手术,5例辅助了小切口,手术无死亡及术后严重并发症。术后病理结果22例为平滑肌瘤（2例为黏膜下平滑肌瘤）,1例为食管肌层神经鞘瘤。认为电视胸腔镜下摘除食管平滑肌瘤应作为常规手术方式。吴晔明等[59]*介绍胸腔镜下Ⅰ期食管气管瘘管结扎、食管对端吻合治疗新生儿先天性Ⅲ型食管闭锁。认为胸腔镜下新生儿ⅢB型食管闭锁瘘管结扎食管吻合是一种可取的手术途径,镜下途径对患儿术中打击小,胸壁损伤轻,术后恢复快,微创效果明显,术中能否获得满意的显露和食管两端的距离是影响手术的重要因素。

3. 胸腔镜在胸外伤中应用

徐银祥等[60]对64例开放性胸部损伤应用电视胸腔镜进行探查、诊断,同时进行肺修补、心包修补、膈肌修补、止血等操作,加用小切口辅助手术。其中肺裂伤43例,共56处；心包裂伤7例,其中1例合并右心室裂伤；膈肌破裂9例,合并脾破裂5例、肝脏裂伤1例、胃壁裂伤穿孔1例；单纯肋间血管损伤5例,合并肋间血管损伤3例。VATS肺裂伤修补24例,其中联合胸壁止血2例；VATS联合辅助小切口使用Endo-GIA切割缝合器行肺裂伤修补11例,应用丝线褥式缝合肺裂伤6例,肺组织楔形切除2例。3例心包破裂出血在胸腔镜下完成止血及缝合修补。胸腔镜下完成膈肌修补手术5例。中转开胸完成手术13例。认为VATS应用于开放性胸部损伤能使诊断更加及时、准确,手术创伤小,疗效令人满意。

4. 纵隔外科应用

叶敏华等[61]采用电视胸腔镜手术治疗前纵隔小结节32例,其中3例术中因出血辅助小切口进胸止血。术后病理诊断：胸腺瘤14例,胸腺增生3例,胸腺囊肿5例,支气管囊肿3例,心包囊肿2例,神经鞘瘤2例,淋巴结2例,血管瘤1例。术后并发症2例,包括1例心包积液,1例肺部感染,均经对症治疗后痊愈出院。认为电视胸腔镜手术治疗前纵隔小结节具有创伤小、痛苦轻、恢复快、外观效果好、诊断明确等优势,尤以适合年轻和肺功能低的患者。张云峰等[62]比较使用电视胸腔镜手术行胸腺扩大切除术106例与开放性手术108例患者资料。胸腔镜组术中出血量(34 ± 5)ml,低于开放手术组的(150 ± 23)ml；术后引流量(42 ± 18)ml,低于开放手术组的(168 ± 31)ml；术后并发症率和平均住院日亦较开放手术组有明显降低；两组术后远期疗效相似。认为电视胸腔镜胸腺切除术治疗重症肌无力可达到与开放手术相似的远期疗效,同时具有创伤小、并发症少、恢复快等优势。黄佳等[63]*应用达芬奇外科系统进行胸腺瘤切除术,同时行周围纵隔脂肪清扫术。认为应用达芬奇外科系统进行胸腺瘤切除术是安全的,手术视野显露完全,能够达到开胸手术的要求。

5. 手汗症

杨帆等[64]采用电视胸腔镜T4交感神经链切断术治疗80例原发性手汗症。术后出现少量气胸2例,皮下气肿6例。全组有效率100%。30例术后手掌完全干燥；46例在天气过热等情况下掌心稍有潮湿,类似于健康人状态,不影响正常生活,4例手掌出汗部分改善。31例术后有躯体出汗增多,其中29例症状轻微,对情绪及生活无影响,2例感到不适,但可耐受,1例手掌过于干燥。认为T4交感神经链切断术治疗原发性手汗症操作简单、副作用小、病人满意度高。

6. Nuss手术

徐冰等[65]采用非胸腔镜辅助下行Nuss手术治疗13例合并其他胸部疾病的漏斗胸患者。其中7例合并先天性心脏病,2例合并马凡综合征,3例合并先天性肺囊肿,1例合并右胸壁巨大神经纤维瘤病。无手术死亡、大出血及胸腔脏器损伤等危险并发症,术后检查显示先天性心脏病修复效果良好,肺复张良好。认为漏斗胸合并其他胸部疾病患者同期手术治疗时,如合并胸廓内疾病,应首先处理合并疾病再行Nuss手术。如合并胸壁软组织疾病,则先行Nuss手术矫治漏斗胸为宜。杜国强等[66]采用Nuss手术治疗33例漏斗胸患儿,其中2例钢板移位;4例术后出现胸廓畸形;1例术后3年4个月发现右侧第四肋骨胸骨端陈旧性骨折;1例术后1周发生右侧第五肋软骨横断骨折;8例术后近期随访发现不同程度的软骨关节(CSJ)及肋肋关节(CCJ)的损伤;6例钢板平面以下的胸廓下陷;1例发现左侧第五肋软骨斑点状骨化。认为Nuss手术虽然优点颇多,但也存在明显不足,如利用钢板的外力强行将凹陷的胸骨顶起,对胸廓是一种创伤。该创伤累及胸廓的关节、肋骨、肋软骨,使CSJ和CCJ不同程度分离、移位,肋软骨骨化、肋软骨骨折以及胸廓畸形等。

(李建秋 孙光远)

四、食管外科

(一) 食管癌、贲门癌

1. 基础研究

郭卫刚等[67]应用免疫组织化学技术检测45例食管癌组织标本中人表皮生长因子受体4(HER4)和肿瘤转移相关蛋白MMP-9的表达。认为HER4的阳性表达与TNM分期和淋巴结转移有关,而与组织学分级无关。HER4在食管癌组织、癌旁组织和正常食管组织中的表达水平存在明显差异,HER4阳性表达也与MMP-9的阳性表达具有相关性。邓勇军等[68]采用聚乙二醇法制备树突细胞/肿瘤细胞融合疫苗并诱导抗原特异性CTL8产生,建立食管癌EC-109细胞裸鼠皮下移植瘤模型,证实DC/EC-109细胞融合疫苗体外诱导的抗原特异性CTLs瘤内直接注射具有抑制食管癌裸鼠移植瘤生长的作用,其机制可能是通过抑制肿瘤细胞增殖及诱导肿瘤细胞凋亡发挥其抗肿瘤作用。葛红等[69]对56例中晚期食管鳞癌患者采用术前放疗加手术,免疫组化检测survivin和caspase-3于术前放疗前后的表达水平,分析二者放疗前后表达的差异及其与放疗后病理反应分级的关系。发现caspase-3蛋白表达越高,肿瘤细胞的放射敏感性越强,而survivin与放射敏感性无明显相关。认为caspase-3表达可作为中晚期食管鳞癌术前放疗的筛选指标之一。陈刚等[70]取白兔行自体肺组织瓣修补中段食管部分缺损(内衬壳聚糖管支架),大体及组织学观察缺损修补处肺组织瓣情况,肺组织瓣与食管缺损处牢固愈合,肺组织瓣表面有鳞状上皮化生。术后10周对存活兔钡餐透视观察,见实验组食管钡剂通过顺利,无明显狭窄及反流,蠕动尚可。认为肺组织瓣修补食管缺损是一种可行的方法;壳聚糖管可以作为内衬支架防止狭窄。梁建辉等[71]观察18只实验猪人工食管替代切除食管术后不同时间段发生人工食管脱落所出现的并发症、新生食管的组织结构、进食功能以及实验动物的生存情况。认为人工食管在原位停留时间2~3个月对形成一条具有通道功能的新生食管是必要的,重置裸支架治疗对该时段脱管出现严重的新生食管狭窄有显著的治疗效果。超过3个月发生人工食管脱落,新生食管已形成具有通道功能的管道,对进食影响不大,实验动物都能长期生存。

2. 流行病学

刘志才等[72]通过林州市食管癌早诊早治示范基地目标人群筛查工作,采用胃镜食管碘染色指示性活检和贲门脊根部活检的方法,经病理确诊一批食管癌和贲门癌并对其发生情况进行分析。共普查的3 513例高危人群中,发现食管癌15例,贲门癌22例。林州食管癌高发区贲门癌同样高发。认为贲门脊根部常规活检可以早期发现贲门的癌前病变和早期癌。陈志峰等[73]自2001年10月至2002年10月在北方食管癌高发区磁县开展40~69岁为目标人群的内镜碘染色队列筛查,总覆盖人群5.5万,干预人群中男性3 257例,女性3 339例;对照人群中男性4 299例,女性4 430例。内镜碘染色筛查食管鳞状上皮和贲门腺上皮原位癌及黏膜内癌97例,食管和贲门重度不典型增生102例;对照人群观察肿瘤自然发病率和病死率。随访结果显示历经6年时间演变,男性和女性食管癌死亡危险度下降,有显著性差异,但内镜筛查对胃癌死亡危险未见到保护作用。

3. 诊断

许茜等[74]选择手术治疗的食管癌患者208例,术前均行胸部CT扫描,应用三维治疗计划系统勾画食管癌食管癌肿瘤体积GTV-T靶区,并计算GTV-T体积,测量食管病变的最大直径及病变长度,同时记录术中实测食管病变长度,分析CT扫描显示的食管癌GTV-T体积及各径线与术后病理T分期间的关系。

结果显示随着食管癌T分期的增加，肿瘤体积逐渐增大。认为CT扫描显示的GTV体积有可能成为指导食管癌临床T分期的参考指标。卢敏等[75]采用局部淋巴显像检测经静脉注射^{99m}Tc-MIBI的食管癌患者和食管平滑肌瘤及贲门失弛缓症患者，30例患者中，廓清淋巴结694枚，转移148枚。淋巴结转移以局部转移多见；其次为连续性转移与跳跃性转移，多向性转移最为少见。浸润深，淋巴结转移多。认为局部淋巴显像不仅能检测出微小的转移淋巴结，而且术中就能帮助准确判断肿瘤的临床分期，指导手术廓清的进行。徐向红等[76]回顾性分析35例经病理检查证实的食管小细胞未分化癌的临床及影像学资料，所有病例均行X线双对比食管造影检查，其中20例进行了CT检查。结果显示食管小细胞未分化癌是高度恶性肿瘤，CT检查对淋巴结及内脏转移具有重要的诊断价值，联合临床及X线等影像学检查有助于临床分期和掌握手术适应证。

4. 预后分析

杨磊等[77]采用以人群为基础的1:2匹配的病例对照研究方法，用专门设计的调查表对207例食管癌病例及414例正常对照者进行1对1的询问调查，统计学分析显示人均月收入低、体质指数偏低、既往食管病变、不按时就餐、10年前喜食辣食、喜食烫食、喜食肥肉、不食大蒜和肿瘤家族史等可能是食管癌的危险因素。刘巍等[78]*对906例行根治术治疗的食管癌和贲门癌患者的临床资料运用Cox比例风险模型进行预后分析。分析结果示病理类型、临床分期、淋巴结转移数、周围器官受侵情况为行根治手术治疗的食管癌和贲门癌患者预后的独立影响因素。屈大望等[79]外科手术切除食管癌3 284例，按年代统计，将前32年和后22年分为两组，并就其术后早期死亡128例原因进行分析。认为食管癌术后死亡原因构成比例的变化与食管癌根治术日趋成熟及手术适应证逐渐扩大有关，多种危险因素并存是未来导致食管癌术后死亡的主要原因。刘巍等[80]对行食管及食管胃交界部癌根治术的372例生存患者进行随访，分析不同因素对生存质量的影响。显示性别、年龄、性格、精神状态、知情状况、肿瘤部位、手术时间等因素影响食管及食管胃交界部癌患者的生存质量，且不同因素影响不同领域。认为临床上应该采取综合性措施以改善患者的生存质量。宋岩等[81]分析151例食管小细胞癌患者的临床资料。6、12、24、36和60个月生存率分别为86.6%、56.7%、24.8%、17.4%和12.0%。认为临床分期和血管瘤栓是影响预后的独立因素。食管小细胞癌易早期转移，预后不佳，以化疗为基础的综合治疗有助于延长其短期生存期。

5. 手术治疗

(1) 食管癌贲门癌的治疗：周福有等[82]采用左前外侧小切口开胸手术治疗食管癌和贲门癌，并和常规开胸手术组各50例进行对照，研究结束后连续行小切口开胸食管癌、贲门癌切除术502例，观察效果。结果与对照组比较，小切口组手术时间、淋巴结切除数目无差别，术中出血量、术后胸腔引流量及术后并发症发生率降低。术后并发症发生率6.8%，无手术死亡病例。认为小切口左前外侧开胸食管癌贲门癌切除术损伤小，并发症发生率低，不影响疗效，且能提高病人的生活质量。吴楠等[83]比较不同术式治疗食管中下段癌在手术创伤、恢复和淋巴结清扫方面的差异。发现在创伤和整体恢复方面，左胸手术和右胸手术之间没有显著差异，而右胸手术组淋巴结清扫总数更多。由于食管中下段癌的淋巴结转移范围广泛，应该进行更认真、彻底的淋巴结清扫手术，以期降低局部复发率并改善生活质量。陈明耀等[84]*回顾性分析3 169例左侧开胸食管癌切除、食管胃颈部吻合术的临床资料。认为该术式应成为治疗食管胸上、中段癌的首选术式。由于吻合位置较高和吻合口上方食管压力区的形成，于直立及半卧位时在重力的作用下发生反流的概率要小于胸内吻合，因此具有更好的生存质量。徐骁晗等[85]施行非开胸食管内翻拔脱术治疗上段食管癌35例，行胃食管颈部端侧吻合，全组无手术死亡病例。随访25例，术后已生存5年及以上者8例，3年以上者7例，0.5~3年者5例；术后1~5年内死亡5例（3例死于癌转移，2例死于其他疾病）。认为该术式具有微创、术后恢复快等优点，尤其适用于食管上段早期病灶和心肺功能差的患者。辛华等[86]对18例中上段食管癌患者行食管癌切除、颈部食管胃侧侧吻合术。手术径路分别为不开胸颈腹两切口（8例）、右胸颈腹三切口（9例）及左胸颈两切口（1例）。术后出现吻合口瘘1例，颈部引流、禁食2周后治愈；术后随诊1~5年，均未见吻合口狭窄，仅有2例患者出现反流性食管炎症状。认为颈部食管胃侧侧吻合术可有效预防术后吻合口并发症的发生。李晓林等[87]对1 500例中、下段食管癌患者采用标准左胸后外侧切口，胃代食管，食管床弓上机械吻合，吻合位置可达胸顶甚至超胸顶水平。术中常规清扫胸内淋巴结和腹腔淋巴结。全组患者手术过程顺利，无吻合失败，均一次击发吻合成功。术后并发症有吻合口瘘、乳糜胸、吻合口狭窄及心肺并发症等，死亡5例。术后病理无1例切缘阳性。闫明等[88]*对127例食管癌患者行食管癌根治术。胃代食管置入食管床，改进了管状吻合器在颈部的操作步骤并进行食管胃器械吻合。全部患者无手术死亡及吻合口出血，吻合口瘘1例，吻合口狭窄5例，经扩张后好转。认为改进后的管状吻合器颈部吻合技术安全、有效,可降低术后吻合口并发症发生率。伍青等[89]观察应用手工和吻合器行主动脉弓下食管胃吻合后的胃食管反流症状的发生率和程度,手工组有4例术后出现胃食管反流(23.5%),无严重反流病例;吻合器组11例(84.6%)术后出现胃食管反流,重度反流4例。认为食管胃黏膜管套叠吻合比吻合器吻合在术后抗反流上有优势。王家利等[90]对120例食管癌常规经颈胸腹三切口切除术中行胃管状成形术。吻合口狭窄1例,无吻合口瘘、胸胃综合征及明显反流性食管炎等并发症。胃管状成形术,使胃扩张受限,可减轻胸胃潴留所致压迫症状及反流性食管炎;胸胃延长,减轻张力,使吻合区胃组织的供血相应增加,亦能减少吻合口瘘的发生。吕进等[91]观察477例中晚期食管鳞癌患者术前放化疗对病理分期和预后的影响。术前放疗组及术前放化疗组与对照组对比,根治性切除率提高($P<0.05$),且术后病理分期显著降期($P<0.05$),而术前化疗组,切除率及病理分期均无显著改善。各组新辅助疗法相关并发症与对照组对比差异无统计学意义。3年、5年生存率术前放疗组、术前放化疗组及对照组分别对比差异有统计学意义。梅新宇等[92]对行食管癌根治手术的22例食管原发性小细胞癌进行临床分析,免疫组化提示小细胞癌中16/22存在NSE和CK阳性,Ⅰ期淋巴结转移50%,Ⅱ期33%,Ⅲ期80%。3年生存率为23.52%。认为原发性食管小细胞癌符合起源于多潜能干细胞的理论,通过手术配合放化疗的综合治疗方案,可以提高食管小细胞癌临床治疗效果。周福有等[93]*选取160例同期住院食管癌适合手术治疗的患者,分别采用快速康复外科(FTS)方案及传统方法治疗。观察到FTS方案的应用可有效促进食管癌患者术后的康复,减少术后并发症发生,缩短住院时间,降低住院费用。

(2) 内镜治疗食管癌、贲门癌:于晓辉等[94]选择晚期食管癌142例和晚期贲门-胃底癌206例行胃镜下微波凝固疗法治疗。有效率为92.82%,6、12、18和24个月,累积生存率分别为97.0%、88.6%、81.0%、72.1%。生存期为(9.5±1.4)个月,最长为3年。而对照组病情逐渐加重,6、8和12个月的累计生存率分别为55.0%、31.0%和0,生存期为(3.5±0.67)个月。认为微波凝固疗法有利于缓解癌性狭窄,提高患者的生存时间。王士杰等[95]*采用内镜套帽法切除早期食管癌、贲门癌及癌前病变147例,5例(3.4%)患者发生术中出血,1例(0.7%)患者发生狭窄,无穿孔发生。认为内镜黏膜切除治疗早期食管癌和贲门癌,可达到传统手术治疗相同的长期疗效,亦适用于重度不典型增生的治疗。

(3) 食管癌区域淋巴结转移清扫治疗:吴昌荣等[96]对1690例中下段及上段食管癌患者分别采用Ivor-Lewis术式和Akiyama术式进行现代淋巴结清扫治疗,有淋巴结转移713例,转移率为42.2%(713/1690)。胸部淋巴结转移665例,占39.3%(665/1690),腹部淋巴结转移339例,占20.1%。认为Ivor-Lewis和Akiyama术式可良好地显露胸腹二野,淋巴结清扫彻底,特别是对后上纵隔喉返神经旁、右胸顶气管旁三角区淋巴结的清扫尤为便利;能显著提高患者的术后5年生存率。李树海等[97]*应用RT-PCR对93例食管鳞癌术后病理诊断阴性的426站区域淋巴结进行MUC1基因mRNA表达的检测诊断淋巴结微转移。病理检查无淋巴结转移的食管鳞癌病人中淋巴结微转移的发生率为34.4%。认为无病间隔期与淋巴结微转移显著相关,T分期及淋巴结微转移是独立的预后因素。王洲等[98]采用Ivor-Lewis手术(右胸及上腹部两切口)行食管大部切除加胸腹二野淋巴结清扫手术治疗368例胸中段食管鳞状细胞癌患者,腹腔淋巴结转移58例(15.8%)。认为淋巴结转移数目≥5枚和远处腹腔淋巴结转移是腹腔淋巴结转移患者的独立预后因素。胸中段食管癌腹腔淋巴结转移的发生率较高,应该选择有利于腹腔淋巴结广泛清扫的手术方式。卢敏等[99]采用手持式γ探针(GDP)检测经^{99m}Tc-MIBI标记的下段食管癌病人30例,廓清淋巴结750枚,转移者共有190枚。淋巴结转移以纵隔转移多见;其次为腹部转移。用手持式γ探针探测淋巴结的灵敏度为100%,特异度为98.94%,准确率为97.60%。认为手持式γ探针不仅能检测出微小的转移淋巴结,而且术中就能准确地判断肿瘤的临床分期,为食管癌手术采用合理的廓清范围提供理论依据。

(4) 高龄食管癌、贲门癌的治疗:许庆生等[100]手术治疗75岁以上高龄食管、贲门癌患者54例。中下段食管癌31例,贲门癌23例。行右侧开胸食管癌切除颈部吻合2例,胸腔内吻合4例,左侧开胸主动脉弓下吻合37例,主动脉弓上吻合11例;1例合并左肝外侧段转移行左半肝部分切除。认为对高龄食管癌、贲门癌患者,虽然其本身并发症较多,术后并发症出现频率较高,但手术仍应为治疗的首选方法,可以提高患者的生活质量和生存期。杨迅等[101]分析185例70岁以上食管癌患者手术后发生肺部并发症及相关死亡的各种危险因素。术后发生肺部并发症中肺炎23例(63.8%),肺不张3例(8.3%),成人型呼吸窘迫综合征(ARDS)2例(5.5%),肺栓塞1例(2.7%),呼吸衰竭7例(19.4%),相关死亡11例。认为70岁以上食管癌患者术后发生肺部并发症及死亡的风险较大,与老年人生理病理特点有关,更与手术操作有密切关系。

(5) 并发症的防治及围术期处理：雷程等[102]分析689例食管癌切除术术后主要并发症的发生情况，并发症发病率为19.9%，其中肺部并发症9.3%，吻合口瘘4.8%，气胸2.8%，乳糜胸0.9%，脓胸0.6%，院内病死率为3.6%。因肺部并发症死亡者占56.0%。因吻合口瘘死亡者占20.0%。颈部吻合的瘘发病率高于胸内吻合；吻合器吻合的瘘发病率、肺部并发症发病率及院内病死率均低于手工吻合（$P<0.05$），吻合口瘘病死率及肺部并发症病死率两者无统计学差异。平育敏等[103]* 分析食管癌和贲门癌20 796例手术后并发症种类和不同年代发生率和治疗结果。术后有1 741例发生各种并发症1 837例次，发生率为9.27%，住院死亡433例（24.87%）。认为近年食管癌的外科治疗进展关键在于外科技术，并发症发生率和病死率也明显下降，积极和针对性行术前准备，可减少全身性特别是肺部并发症。张文等[104]总结12例食管贲门癌围手术期二次开胸手术的原因及治疗情况，其中贲门癌术后食管胃吻合口瘘3例、胃壁瘘1例、术后胸腔内出血3例、术后吻合口及胃残端出血3例、术后胸腔包裹性积液感染1例、术后吻合口完全闭死1例。食管胃吻合口瘘患者2例治愈，1例死亡，其余患者均被治愈。认为及时的二次开胸手术是治疗上述食管贲门癌手术并发症的有效手段。赵峻等[105]* 分析连续497例食管癌切除左颈部吻合术后发生吻合口瘘的64例患者的临床资料。颈部吻合口瘘发生率为12.9%。认为食管癌切除术后颈部吻合口瘘具有较高的发生率和痊愈率，但是合并胸内瘘则是危重的并发症，痊愈率低，必须引起重视。赵峻等[106]分析连续4 515例食管癌、贲门癌切除发生食管胃胸内吻合口瘘71例患者的临床资料，38例全麻下开胸置引流，33例经局麻置引流。手术治疗治愈率为86.8%，保守治疗治疗率为75.6%。手术治疗组痊愈者平均住院时间52.7 d，保守治疗组为73.7 d。认为食管癌、贲门癌切除术后胸内食管胃胸内吻合口瘘一旦确诊或高度怀疑后，尤其对于病情危重的早期瘘，应尽快再次开胸充分引流。文毅等[107]将102例接受手术治疗的食管癌患者分为A组（延长机械通气组）和B组（对照组）。两组患者术前肺功能测定及血气分析结果差异无统计学意义。术后动脉血氧分压（PaO_2）均较术前明显降低，且B组明显低于A组。术后共发生肺部并发症28例，其中A组12例，B组16例。认为术后延长机械通气能够改善术后低氧血症，减少术后肺部并发症。杨炎等[108]将85例食管癌术后患者分为主动脉弓上吻合组（$n=52$）和主动脉弓下吻合组（$n=33$）。另选30例胃镜普查者为对照组。应用24 h pH值监测、内镜、病理检查以及术后烧心症状评估食管癌术后患者。主动脉弓上吻合组和弓下吻合组的各项指标均显著高于对照组。食管癌术后患者广泛存在胃食管反流；采用弓上吻合手术方式的患者术后的胃食管反流显著轻于弓下吻合手术方式的患者。

(6) 肠内营养：高宗炜等[109]将54例食管癌切除术病人随机分成肠外组（$n=28$）和肠内组（$n=26$）。分别检测手术前后不同时段的血清细胞因子、T细胞亚群、NK细胞活性、蛋白质和内毒素水平等。结果显示肠内营养支持对食管癌术后病人能减少血清内毒素、抑制过度炎症反应和维持机体免疫功能。宁桂芝等[110]将40例食管癌病人随机分为两组，试验组20例，在围术期给予胃肠内营养支持，术前3 d连续给予能全力鼻饲，术后24 h即通过肠内营养输注系统给予能全力。试验组病人应用能全力后血浆前清蛋白及转铁蛋白明显高于对照组，淋巴细胞计数有显著性差异。认为食管癌病人围术期应用肠内营养有利于改善病人营养状态。

6. 内支架治疗

徐美东等[111]在内镜下放置金属支架治疗晚期食管癌126例，支架置入后能有效缓解患者进食困难症状。术后主要并发症为：胸骨后疼痛及异物感、消化道出血、反流性食管炎、支架移位、食物嵌顿、支架狭窄堵塞、呼吸困难。认为经内镜放置金属支架是姑息性治疗恶性食管狭窄的一种有效方法，积极预防和处理并发症十分重要。张智等[112]采用胃镜结合透视下操作，对84例晚期食管癌患者行支架置入。术后近期进食梗阻缓解率为100%，患者生活质量明显提高。随访69例中生存1~2年者39例，2年以上12例，因远处转移、全身衰竭，于术后6~12个月死亡18例。认为食管支架置入方法操作简便，能迅速缓解患者进食梗阻，且患者纯经口进食，提高了生存质量，是治疗食管良、恶性肿瘤所致狭窄的一种安全、有效的方法。刘宏伟等[113]治疗31例恶性食管瘘患者，先行食管造影，精确定位，对狭窄>90%以上的病变，行狭窄段扩张术，后将支架置入预定位置。共置入43枚支架，均一次成功置入，无食管破裂、大出血等严重手术并发症发生。认为国产镍钛合金自膨式食管覆膜网状支架治疗恶性食管瘘是安全、有效的方法。胡铬等[114]对44例晚期食管癌吞咽困难患者，在内镜直视下置入食管加膜支架，均顺利置放MTN型形状记忆钛镍合金食管加膜支架，患者吞咽困难迅速得到缓解。主要并发症为胸痛。认为该方法能明显改善晚期食管癌患者的吞咽困难，提高生活质量，延长其生存时间。

7. 放疗和化疗

陈文娟等[115]对30例经病理证实的食管癌患者实施三维适形放疗，处方剂量GTV为60~66 Gy。29例在治疗结束时临床症状获得改善,近期有效率为96.7%。DVH显示肺受量V_{20}在30%以下,心脏和脊髓受量均能在正常范围内。急性食管反应Ⅰ级3例,Ⅱ级10例,Ⅲ级5例,急性放射性肺炎Ⅱ级2例。认为食管癌患者应用三维适形放疗能够提高靶区的照射剂量和减少正常组织剂量,近期放射反应及远期放射损伤可望缓解。张继军等[116]对118例贲门癌病人施行根治性手术,其中根治性手术加^{125}Ⅰ粒子插置57例,3、5年生存率分别为59.6%、49.1%,明显高于单纯根治性手术组的41.0%、31.1%,术后并发症的发生率和病死率无差异。认为贲门癌根治术中组织间插置^{125}Ⅰ粒子治疗贲门癌可明显提高远期疗效,是一种安全提高有效治疗效果的手术方法。耿梅等[117]对35例局部进展期食管癌采用联合放化疗(放疗总剂量45～50.4 Gy;化疗方案为氟尿嘧啶+顺铂)。联合放化疗后获得手术机会的患者的治疗有效率较未能行手术者有明显提高(分别为83.3%和47.8%,$P=0.023$)。认为近期疗效和临床分期是影响患者无进展生存期的重要因素;放化疗的疗效影响总生存期。苏景伟等[118]*分析胸段食管癌根治术后纵隔淋巴结转移的145例患者的临床资料。结果显示食管癌术后临床分期较早的患者发生纵隔淋巴结转移行放射治疗的预后较好,而纵隔转移淋巴结长径较短者放射治疗后的预后优于较长者。樊青霞等[119]用奈达铂(NDP)联合替加氟(Fr-207)治疗晚期食管癌65例。可评价疗效的患者63例,27例初次化疗患者中,CR 6例,PR 16例,有效率为81.5%,36例复治的患者中,CR 6例,PR 10例,有效率为44.4%。所有患者的中位疾病进展时间(TTP)为5.6个月,中位生存时间为9.3个月,1年生存率为24.9%。临床毒副反应为恶心、呕吐,患者均能耐受。杨月景等[120]随机筛选Ⅲ、Ⅳ期食管鳞癌21例,给予紫杉醇(PTX)加顺铂(DDP)联合化疗1个疗程前后,穿刺活检,使用淋巴细胞分离液分离肿瘤细胞。电镜显示,在化疗处理后的肿瘤细胞胞质中出现大量的自噬泡,MDC染色显示,化疗处理组细胞胞质中存在大量的MDC标记上的点状结构。认为紫杉醇联合顺铂能够明显增加晚期食管癌细胞的自噬活性,这提示抑制自噬,有可能改善食管癌的疗效。

(二) 食管良性疾病的外科治疗

1. 食管异物、破裂及穿孔

李德生等[121]回顾性分析48例食管异物病例。45例病人行食管切开取出异物,其中12例发生颈部食管瘘,经禁食、引流、清洁换药、营养支持治疗而痊愈。认为对已有穿孔、嵌顿、异物较大或异物锐利、食管镜取出困难或穿孔危险的食管异物,应积极手术治疗。张卫国等[122]收治121例食管异物患者,病程1 h至14 d。根据食管病变性质和程度把食管损伤分为5个级别。Ⅰ级、Ⅱ级食管损伤,病变局限于食管壁,绝大多数情况下可经食管镜下取出,少数食管异物由于其本身形状的特殊性,延误治疗而并发严重并发症时需要手术治疗。Ⅲ级以上的食管损伤,伴有食管周围的感染、相邻器官的损伤、感染,绝大多数情况下需要手术干预。食管异物性损伤的严重程度各有不同,其治疗方法和预后差异很大。杨光煜等[123]采用裂口直接缝合并"T"形管引流的方法治疗6例晚期食管破裂病人,术中完全剪除裂口边缘坏死、感染组织,直到食管壁正常并有出血。应用可吸收缝线分黏膜对黏膜、肌层对肌层、胸膜瓣对另侧肌层覆盖3层缝合裂口,在破口下方食管腔内置"T"形管,使用奥美拉唑抑制胃酸分泌。认为该方法治疗晚期食管破裂安全,有效;病人可以避免二次手术的痛苦,而且术后生活质量高。

2. 食管良性肿瘤

陈萍等[124]分析经手术或病理检查证实的17例食管间质瘤的临床资料,均行手术切除肿物或食管部分切除术。以吞咽困难和梗阻为主要症状,胃镜下表现为半球形隆起和息肉样隆起。CD117、CD34、SMA、Vimentin、S-100蛋白标记,表达率依次为94.12%、70.59%、41.7%、64.1%、5.88%。随访3年有1例复发,1例发生转移及死亡。认为食管间质瘤的生物学行为较发生于胃肠道的间质瘤为好。刘睿等[125]手术治疗食管囊肿12例,均经胸部后外侧切口入路,11例囊肿摘除术,1例瘤体与食管腔壁关系紧密,剥离困难,行食管部分切除、食管胃主动脉弓下吻合术。囊肿与食管、气管腔均不通,术中均完整切除。认为术前需强调检查手段应多样而全面,降低误诊率;手术多可将囊肿完全切除,黏膜破损较大难以修补及疑有恶变等情况时,可以考虑切除部分食管。

3. 食管结核的诊断和外科治疗

张毅等[126]分析11例食管结核患者的相关临床资料,术前诊断为食管结核2例;误诊9例,分别误诊为食管癌7例、食管平滑肌瘤2例。药物治疗2例,手术治疗9例,11例患者均经病理证实为食管结核。食管结核属罕见的良性疾病,与食管癌和食管良性肿瘤鉴别困难。认为术前明确诊断后采用药物保守治疗有效,如出现并发症则需外科干预,术后需抗结核治疗12～18个月。

4. 食管先天性畸形

贾炜等[127]收治并手术治疗的53例先天性食管闭锁(EA),术后29例(34.9%)全部经食管造影检查或胃镜直视下确诊为食管狭窄,其中27例(93.1%)扩张后症状缓解,1例(3.5%)放置镍钛合金自膨胀支架2周后治愈,1例(3.5%)出现食管穿孔。认为球囊扩张是治疗 EA 术后食管狭窄的有效方法,早期诊断、积极有效地治疗食管狭窄能提高生存质量。

五、纵隔外科

(一) 胸腺淋巴瘤

王建等[128]分析原发性胸腺淋巴瘤接受治疗的 27 例患者的临床资料。初始治疗时有 20 例患者接受了综合治疗,其中 8 例患者为根治术加术后化疗,12 例患者为肿物切除术后加全身化疗。全组患者 5 年总生存率和无病生存率分别是 47.0%和 23.0%,其中 20 例中高度恶性淋巴瘤患者 5 年总生存率和无病生存率分别是 48.0%和 27.0%。认为原发性胸腺淋巴瘤的病理类型以中高度恶性淋巴瘤为主,根治性手术加术后化疗和放疗模式优于其他治疗模式。

(二) 重症肌无力合并胸腺瘤的手术治疗

莫奇峰等[129]收治胸腺瘤合并重症肌无力(MG)患者 39 例,术前均给予抗胆碱酯酶及激素治疗,病情稳定后经胸骨正中切口行胸腺扩大切除术。术后给予呼吸机支持及药物等治疗。术后均未发生肌无力及胆碱能危象。认为在胸腺瘤合并 MG 患者的手术治疗中,完整良好的术前评估,完全而彻底的胸腺瘤切除及前纵隔脂肪组织清除,围术期抗胆碱酯酶及激素治疗,以及合理的呼吸机支持,是防止手术并发症及危象发生的关键。周方等[130]对 96 例重症肌无力(MG)患者行胸腺切除加前纵隔脂肪组织清扫术。术后发生 MG 危象 8 例,其他并发症 9 例,均经相应的治疗治愈。认为 MG 患者经内科治疗效果不佳或无效时,均应考虑手术治疗,无论是否有胸腺增生;特别是对合并有胸腺瘤者,应限期手术,术前除继续服用抗胆碱酯酶药物外,口服糖皮质激素 15 d 左右可增加手术安全性,提高手术疗效。于磊等[131]采用胸腔镜胸腺扩大切除加颈部切口治疗重症肌无力,术中完整切除胸腺外,还清除前纵隔区域及颈根部的异位胸腺和脂肪组织。平均手术时间 162 min,术后发生肌无力危象 7 例。术后病理学诊断:4 例颈部发现残存胸腺上极,35 例患者气管前胸骨上间隙有肿大淋巴结(3～17 枚)。认为胸腔镜下胸腺切除术治疗重症肌无力能取得较为理想的治疗效果,胸腔镜扩大胸腺切除加颈部切口对于颈根部异位胸腺的清除是一种合理的补充。左继东等[132]*行胸腔镜胸腺扩大切除术 20 例,同期行胸骨正中入路胸腺扩大切除术 32 例。认为胸腔镜与传统胸骨正中切口胸腺切除术比较,手术切口小,体内无残留金属异物,术后疼痛轻,恢复快,手术中远期效果无差异。王常禄等[133]分别给予 30 例无法手术切除胸腺瘤患者单纯放疗、同期放化疗加后续巩固化疗及序贯放化疗 3 种治疗方案。全组患者中位生存期 19.5 个月,其中单纯放疗组为 15 个月,序贯放化疗组为 21 个月,同期放化疗加后续巩固化疗组为 28 个月。认为同期放化疗加后续巩固化疗,是一种安全而有效的治疗无法切除胸腺瘤的方法,其近期缓解率和远期生存率均优于单纯放疗或序贯放化疗,可作为无法手术切除胸腺瘤的术前辅助疗法。

(三) 纵隔肿瘤

孙益峰等[134]手术治疗 7 例纵隔淋巴管瘤,术前胸部 CT 检查提示纵隔内有囊性肿块。其中胸部正中切口 4 例,1 例行右胸后外侧切口开胸手术,2 例颈部锁骨上窝竖切口。囊肿完整切除,术后病理证实为淋巴管瘤。认为纵隔淋巴管瘤属良性肿瘤,外科手术治疗可取得良好的治疗效果;随着微创技术和腔镜外科的发展,多数包膜完整的纵隔淋巴管瘤可通过微创或腔镜治疗。李辉等[135]分析外科治疗的 31 例纵隔神经鞘瘤的临床资料。28 例为良性神经鞘瘤(90.3%),3 例为恶性。肿瘤完整切除 29 例(93.5%),姑息切除 2 例。术后出现喉返神经损伤 1 例,上肢深静脉血栓 1 例。3 例恶性神经鞘瘤患者术后生存 5～19 个月。认为手术是治疗纵隔神经鞘瘤的主要方法,恶性预后不良。叶波等[136]完整手术切除 20 例胸内巨大淋巴结增生,术后病理证实为巨大淋巴结增生,其中浆细胞型 8 例,透明血管型 11 例,混合型 1 例。术后全组无复发,皆无瘤生存。认为巨大淋巴结增生病,术前易误诊,诊断主要依靠术后病理;单中心型手术切除为最彻底治疗,术后无复发,预后好。高珂等[137]外科治疗 38 例纵隔肿瘤致异位 ACTH 综合征患者,所有患者均有典型的库欣综合征的多项临床表现,仅有 7.89%(4/38)的患者有局部肿瘤症状。病理类型分析显示,胸腺类癌在引起异位 ACTH 综合征的纵隔肿瘤中最常见(50%),手术后血皮质醇和血 ACTH 均明显降低,血压和血糖基本恢复正常,血钾恢复正常。认为纵隔肿瘤致异位 ACTH 综合征有明确的手术指征,手术近期效果明显;手术前积极补钾和手术后激素替代治疗有利于患者平稳度过围术期。

六、胸壁及胸膜疾病

(一) 胸壁疾病

1. 胸壁肿瘤与胸壁重建

施谷平等[138]手术治疗 22 例胸骨肿瘤,应用胸大肌和(或)皮瓣修补 10 例,金属支架修补 10 例,同种异体胸骨修补 1 例,钛网修补 1 例。采用胸骨正中切口,游离皮肤及正常皮下组织至肿瘤缘外 2 cm 行扩大切除,胸骨表面与肿瘤粘连较紧密的骨膜、肌腱、肌肉也一并切除。认为术后应进行放疗、化疗,以增强手术疗效。王亚蓉等[139]搜集经手术病理证实的胸壁神经鞘瘤 11 例,CT 和超声显示病灶位于胸神经走行分布区。良性病变表现为边界清晰的实性或囊实性肿块,呈中低密度或低回声区。恶性病变边缘不规整,累及周围组织。认为肿瘤密度或回声是否均匀取决于瘤内 Antoni B 型组织的分布以及囊变、骨化或出血和血栓形成等变化;肿瘤强化表现多样,强化幅度一般为 20~35 HU;彩色多普勒血流显像(CDFI)显示肿瘤多无显著血流信号。唐华等[140]选择聚乳酸-羟基乙酸共聚物/羟基磷灰石(PLGA/HA)与多孔磷酸钙(CPC)两种支架材料,通过体内外降解实验筛选出更为符合组织工程化人工肋骨支架的材料。薄层 CT 扫描和扫描电子显微镜观察显示 CPC 组较 PLGA/HA 组具有较好的三维结构及孔隙率。两组材料在体外降解速度均较慢,其中 PLGA/HA 组降解相对较多。体内实验显示 PLGA/HA 组降解比体外更快,另外 CPC 组材料周围的炎症反应明显比 PLGA/HA 组轻,更适合细胞的生长和黏附。认为对再生时间较长的长段肋骨缺损,应用 CPC 比 PLGA/HA 更适合。

2. 胸壁畸形

段贤伦等[141]采用微创 Nuss 手术治疗小儿漏斗胸 44 例,平均年龄(6.25±3.07)岁,Haller 指数为 2.7~8.3。均顺利完成手术,畸形均得到满意矫正。平均手术时间 60 min,术后平均住院时间 7 d,所有患者术后常规置镇痛泵 3 d,仅 1 例出现切口感染,并发症发生率 2.3%。认为微创 Nuss 手术治疗小儿漏斗胸创伤小、出血少、恢复快、效果满意、方法安全可靠。潘征夏等[142]分析收治的 100 例漏斗胸,其中 Nuss 手术 50 例,改良 Ravitch 手术 50 例。100 例均顺利完成手术,但平均手术时间、术中出血量与术后平均住院天数,Nuss 组少于 Ravitch 组;住院费用、术后并发症、术后疼痛时间,Nuss 组高于改良 Ravitch 组。Nuss 组并发症发生率为 18%,包括 2 例气胸,2 例皮下气肿,皮下积液 1 例,钢板移位 2 例,肺不张 2 例。Ravitch 组并发症发生率为 4%,分别为肺炎、皮下积液各 1 例。认为如果正确选择手术适应证,微创 Nuss 手术与改良 Ravitch 手术矫治小儿漏斗胸均能取得良好的效果。刘威等[143]为 61 例小儿漏斗胸取剑突下纵行小切口,非胸腔镜辅助下完成 Nuss 手术治疗,年龄 3 岁 6 个月至 14 岁。均顺利完成手术,手术平均耗时 50 min,平均出血 5 ml。2 例右侧胸膜术中破损,其中 1 例术后发生右胸腔积液及双侧伤口感染。平均术后住院时间 5 d。矫形效果 59 例为满意,2 例为良好。认为手术安全可靠,方法简单且要领易于掌握,尤适合于不具备胸腔镜设备的医院开展小儿漏斗胸的矫治治疗。刘勇等[144]手术治疗漏斗胸 22 例,年龄 4~20 岁,漏斗胸指数均大于 0.2。采用保留双侧胸廓内动脉和带腹壁上动脉的腹直肌蒂的胸骨 180°翻转方式,翻转后两侧胸廓内动脉及两侧带腹壁上动脉的腹直肌均呈十字交叉状置于胸骨前。术后胸骨凹陷均得到完全纠正,胸廓外形令人满意,术中无 1 例发生胸骨缺血坏死,切口均 Ⅰ 期愈合。认为带上下血管蒂的改良胸骨翻转术治疗漏斗胸近、远期效果令人满意。

(二) 胸膜疾病

张璟等[145]对 23 例行手术治疗的恶性胸膜间皮瘤(maliganant pleural mesothelioma,MPM)患者在术后即行胸腔灌注化疗,所有患者的中位生存时间为 15 个月(3~89 个月),1、2 和 3 年的生存率分别为 69.6%、43.5% 和 26.0%。Ⅰ 期、Ⅱ 期以及 Ⅲ 期的 1 年生存率分别为 83.3%、62.5% 和 33.3%,2 年生存率分别为 50%、37.5% 和 33.3%,3 年生存率分别为 34.0%、25.0% 和 0%。认为对于 MPM 患者采取以手术为主的综合治疗,可在一定程度上改善患者的预后及生存质量。刘爱华等[146]报告 1 例胸膜肺母细胞瘤并复习文献。该患者以顽固性胸腔积液为主要临床表现,曾误诊为结核性胸膜炎并经抗结核治疗 3 周,后经手术及病理检查与分析而得到确诊。术后经过 4 个疗程化疗,患者于术后 20 周左侧胸膜出现肿瘤复发。成人型胸膜肺母细胞瘤十分罕见。多数学者认为胸膜肺母细胞瘤治疗应采取手术切除联合术后放化疗。

七、其他

(一) 胸部改良切口

陈豪等[147]评价腋下 Muscle-Sparing 切口,即保留胸部肌肉的侧方开胸切口的优点。全组切口长度(13.5±1.5)cm,进胸时间平均 13 min,关胸时间平均 15 min。全组切口均达甲等愈合。入胸失血量均<50 ml,患者术后 1~3 d 肩关节活动度恢复到术前状态,胸部疼痛轻微,切口愈合平整,外形美观,术后平均住院日比常规开胸少 1.5 d。认为此种切口可完成肺叶与纵膈肿瘤切除术,具有创伤小、出血少、术后恢复快以及外形美观的特点。

(二) 术后镇痛

魏玉磊等[148]将 100 例开胸手术患者分成肋间神经冷冻镇痛组(A 组)与肋间神经阻滞联合静脉镇痛泵镇痛组(B 组)。A 组关胸前冷冻切口及上下各一肋间和放置胸引管的肋间神经根部;B 组关胸前用罗哌卡因在切口及上下各一肋间和放置胸引管的肋间神经阻滞+术后静脉镇痛泵。根据 VAS 评分、追加镇疼药物使用和肺部并发症及术后肺功能 FEV_1 等,两组间差异无显著性;而在恶心呕吐等不良反应发生方面,B 组高于 A 组。认为肋间神经冷冻镇痛法在开胸术后镇痛效果良好,是一种安全、有效的开胸术后镇痛方法。

王俊等[149]将80例开胸术患者随机分为3组：Ⅰ组，27例，肌注哌替啶；Ⅱ组，27例，肋间神经压榨术；Ⅲ组，26例，病人自控静脉镇痛(PCIA)。Ⅱ、Ⅲ两组的镇痛效果明显优于Ⅰ组($P<0.01$)。与麻醉前比较，Ⅰ、Ⅲ组 HR、RR 增快，MV、SpO_2 不同程度降低($P<0.05$)。结果显示开胸术后3种镇痛方式中，肌注哌替啶镇痛不能取得完善效果，PCIA 和肋间神经压榨镇痛效果令人满意，但综合镇痛质量肋间神经压榨优于 PCIA。张雄等[150]将148例同时期内相同或类似种类疾病的开胸患者采用两种不同手术方法关胸，结果显示肋骨内缝合关胸方法术后疼痛评分低于常规关胸方法。认为肋骨内缝合关胸方法能明显减轻开胸手术后切口疼痛，操作简单，是一种较好的方法。

（三）围术期处理

阿布力米提等[151]将125例胸部手术病人分为两组，实验组(51例)和对照组(74例)，实验组于术中和术后应用乌司他丁4～6 d；而对照组不用乌司他丁治疗，比较以上两组患者术后并发症的发生率。实验组术后并发症4例(9.80%)，而对照组15例(18.91%)，实验组明显低于对照组($P<0.05$)。认为在围术期应用乌司他丁对开胸手术有减少术后并发症的作用。张涛等[152]对普胸外科术后血胸并行再次开胸止血的临床资料进行了回顾性分析。31例患者，行32例次再次开胸手术，其中急诊开胸29例次。再次开胸止血后发生手术相关并发症3例，其中死亡1例。认为掌握术后血胸再次开胸止血的指征和时机是获得良好效果的关键，严密止血是预防术后血胸的最重要措施。倪斌等[153]总结38例开胸患者术后并发深部真菌感染，其中白色假丝酵母菌26例，热带假丝酵母菌6例，光滑假丝酵母菌2例，曲霉菌属2例，隐球酵母菌属1例，酵母菌属1例，其中33例痊愈，5例死亡，病死率13.16%。认为加强对开胸术后患者真菌感染的预防、早期诊断和早期经验性用药，加强对开胸术后患者深部真菌感染的预防，是防治深部真菌感染并改善患者预后的重要措施。

（四）其他

王永亮等[154]分析15例胸部手术后乳糜胸的临床治疗，其中13例采用右侧剖胸结扎胸导管断端远侧（近膈端），1例采用胸内注射红霉素溶液，1例采用胸内注射顺铂溶液。14例治愈，1例死于恶液质。认为胸部手术后乳糜胸可采用保守治疗或手术治疗，结扎胸导管断端远侧（近膈端）是手术治疗乳糜胸较好的方法。李保庆等[155]共治疗胸外科肿瘤患者80例，随机分为治疗组（手术中植入 5-FU 缓释剂）和对照组（即常规手术）各40例。两组用药前后对照常规检查，治疗组手术后引流量较多，并发症未见增多，伤口愈合良好，未见延迟和不愈合。近期生活质量未见降低。认为手术中植入 5-FU 缓释剂（即中人氟安）简便、易行、副作用少。

（乌立晖）

参 考 文 献

1　闵家新,等.中华胸心血管外科杂志,2008,24(6)：406
2　纪　琳,等.华西医学,2009,24(7)：1786
3　李可可,等.中国胸心血管外科临床杂志,2008,15(6)：428
4　于　涛,等.实用医学杂志,2009,25(1)：109
5*　周雪峰,等.中华小儿外科杂志,2008,29(9)：546
6　李成福,等.延边大学医学学报,2008,31(4)：296
7　邓宏军,等.中华胸心血管外科杂志,2008,24(6)：410
8　黄　坚,等.中国现代手术学杂志,2009,13(4)：290
9　周生志,等.中华急诊医学杂志,2008,17(12)：1326
10　越太迁,等.中华创伤杂志,2009,25(6)：496
11　祝立平,等.临床小儿外科杂志,2009,8(2)：70
12　康敢军,等.临床外科杂志,2008,16(9)：609
13　李　川,等.中国胸心血管外科临床杂志,2009,16(2)：156
14*　都定元,等.中华创伤杂志,2009,25(2)：107
15　杜振宗,等.中华胸心血管外科杂志,2008,24(6)：384
16　傅世杰,等.上海医学,2009,32(7)：611
17*　刘凡英,等.中华外科杂志,2009,47(14)：1055
18　杜振宗,等.中华肿瘤杂志,2009,31(2)：152
19　马　锴,等.中华外科杂志,2009,47(2)：120
20　牛晓敏,等.肿瘤,2009,29(8)：754
21　段　勇,等.中华医学杂志,2009,89(23)：1630
22*　乔贵宾,等.中华外科杂志,2009,47(14)：1052
23　宋　帅,等.中华胸心血管外科杂志,2009,25(3)：175
24　周　琪,等.中国癌症杂志,2009,19(8)：631
25　朱锋锋,等.中华外科杂志,2009,47(2)：152
26*　刘　明,等.中华胸心血管外科杂志,2009,25(1)：50
27　杨龙海,等.中国胸心血管外科临床杂志,2009,16(1)：6
28　杨浩贤,等.中国胸心血管外科临床杂志,2009,16(1)：10
29　李国仁,等.中华胸心血管外科杂志,2009,25(4)：226
30*　张　鹏,等.中华胸心血管外科杂志,2009,25(4)：219
31　彭忠民,等.中国胸心血管外科临床杂志,2009,16(1)：27
32　李秋泽,等.实用医学杂志,2009,25(2)：247
33　解明然,等.癌症,2009,28(8)：868
34　韦海涛,等.中华胸心血管外科杂志,2009,25(1)：52
35　苗劲柏,等.中华胸心血管外科杂志,2009,25(4)：223
36　吴伟铭,等.中国癌症杂志,2009,19(3)：191
37　初向阳,等.第三军医大学学报,2009,31(15)：1502
38　韩　鸣,等.中国肿瘤临床与康复,2009,16(3)：262
39*　于大平,等.中华结核和呼吸杂志,2009,32(6)：450
40　林洪胜,等.中华胸心血管外科杂志,2008,24(5)：317
41*　王　欣,等.中华肿瘤杂志,2009,31(1)：42
42　王　欣,等.中华肿瘤杂志,2009,31(6)：456
43　李晓燕,等.中华肿瘤杂志,2009,31(7)：536

44*	赵　辉,等.中华胸心血管外科杂志,2009,25(1):23	93*	周福有,等.郑州大学学报(医学版),2009,44(1):63
45	张铁娃,等.中国微创外科杂志,2009,9(8):696	94	于晓辉,等.中国肿瘤临床,2009,36(8):186
46	魏　立,等.中华医学杂志,2009,89(33):2346	95*	王士杰,等.中华肿瘤杂志,2008,30(11):853
47	刘彦国,等.中国胸心血管外科临床杂志,2008,15(5):321	96	吴昌荣,等.中华肿瘤杂志,2009,31(8):630
48	周建华,等.中华肿瘤杂志,2009,31(7):546	97*	李树海,等.中华胸心血管外科杂志,2009,25(2):77
49	张　健,等.中国微创外科杂志,2009,9(1):33	98	王　洲,等.中华外科杂志,2008,46(23):1800
50	刘惠萍,等.第四军医大学学报,2008,29(23):2186	99	卢　敏,等.中国医科大学学报,2009,38(1):57
51	杨　帆,等.中华外科杂志,2009,47(6):454	100	许庆生,等.中国胸心血管外科临床杂志,2009,16(3):237
52	吴永国,等.腹腔镜外科杂志,2009,14(6):411	101	杨　迅,等.中华老年医学杂志,2009,28(1):33
53	李更德,等.青海医药杂志,2009,39(9):35	102	雷　程,等.中国肿瘤临床,2009,36(18):1040
54	陈保富,等.中国微创外科杂志,2009,9(8):707	103*	平育敏,等.中华医学杂志,2009,89(5):296
55*	陈海泉,等.中国微创外科杂志,2009,9(8):709	104	张　文,等.胃肠病学和肝病学杂志,2009,18(5):414
56	李　强,等.中国肿瘤临床与康复,2009,16(3):233	105*	赵　峻,等.中国肿瘤临床与康复,2008,15(6):534
57	王述民,等.中国微创外科杂志,2008,8(11):973	106	赵　峻,等.中国肿瘤临床与康复,2009,16(3):227
58	陈　椿,等.中华医学杂志,2008,88(47):3359	107	文　毅,等.重庆医学,2008,37(22):2596
59*	吴晔明,等.中华小儿外科杂志,2009,30(5):284	108	杨　炎,等.上海交通大学学报(医学版),2009,29(1):76
60	徐银祥,等.中国微创外科杂志,2009,9(6):549	109	高宗炜,等.肠外与肠内营养,2008,15(6):350
61	叶敏华,等.中国微创外科杂志,2009,9(7):638	110	宁桂芝,等.齐齐哈尔医学院学报,2009,30(15):1856
62	张云峰,等.中华外科杂志,2009,47(5):366	111	徐美东,等.中国临床医学,2008,15(6):788
63*	黄　佳,等.肿瘤,2009,29(8):796	112	张　智,等.重庆医学,2008,37(21):2462
64	杨　帆,等.中华胸心血管外科杂志,2009,25(1):29	113	刘宏伟,等.新疆医科大学学报,2009,32(8):1149
65	徐　冰,等.中华外科杂志,2009,47(19):1515	114	胡　铬,等.重庆医学,2009,38(10):1229
66	杜国强,等.中华小儿外科杂志,2009,30(5):287	115	陈文娟,等.实用肿瘤杂志,2009,24(1):58
67	郭卫刚,等.肿瘤,2009,29(7):673	116	张继军,等.中华胸心血管外科杂志,2009,25(1):26
68	邓勇军,等.癌症,2009,28(10):1067	117	耿　梅,等.肿瘤,2008,28(11):972
69	葛　红,等.中国肿瘤临床与康复,2008,15(5):385	118*	苏景伟,等.中国肿瘤临床,2009,36(11):609
70	陈　刚,等.中国胸心血管外科临床杂志,2009,16(1):52	119	樊青霞,等.中华肿瘤杂志,2008,30(12):937
71	梁建辉,等.中华医学杂志,2009,89(35):2509	120	杨月景,等.中国肿瘤临床,2009,36(11):620
72	刘志才,等.肿瘤防治研究,2008,35(9):674	121	李德生,等.新疆医科大学学报,2009,32(7):932
73	陈志峰,等.中国肿瘤临床,2009,36(19):1081	122	张卫国,等.中华急诊医学杂志,2009,18(7):767
74	许　茜,等.肿瘤防治研究,2009,36(5):432	123	杨光煜,等.中华胸心血管外科杂志,2009,25(2):86
75	卢　敏,等.实用肿瘤杂志,2008,23(5):449	124	陈　萍,等.实用癌症杂志,2009,24(1):83
76	徐向红,等.实用癌症杂志,2009,24(5):510	125	刘　睿,等.临床外科杂志,2009,17(2):139
77	杨　磊,等.肿瘤,2009,29(3):249	126	张　毅,等.临床外科杂志,2009,17(7):473
78*	刘　巍,等.中华肿瘤杂志,2008,30(12):921	127	贾　炜,等.中华小儿外科杂志,2008,29(12):711
79	屈大望,等.实用肿瘤杂志,2008,23(5):456	128	王　建,等.南方医科大学学报,2009,29(5):1062
80	刘　巍,等.中国肿瘤临床,2009,36(15):875	129	莫奇峰,等.南京医科大学学报(自然科学版),2009,29(4):556
81	宋　岩,等.癌症,2009,28(3):303		
82	周福有,等.郑州大学学报(医学版),2009,44(2):249	130	周　方,等.中国胸心血管外科临床杂志,2009,16(1):73
83	吴　楠,等.中华胸心血管外科杂志,2009,25(2):73	131	于　磊,等.中华外科杂志,2008,46(22):1720
84*	陈明耀,等.中华医学杂志,2009,89(5):301	132*	左继东,等.南方医科大学学报,2009,29(4):794
85	徐晓晗,等.江苏医药,2009,35(1):58	133	王常禄,等.肿瘤,2009,29(4):370
86	辛　华,等.中南大学学报(医学版),2009,34(2):148	134	孙益峰,等.肿瘤防治研究,2009,36(4):317
87	李晓林,等.苏州大学学报(医学版),2009,29(3):569	135	李　辉,等.实用癌症杂志,2009,24(2):191
88*	闫　明,等.癌症,2009,28(7):768	136	叶　波,等.中华胸心血管外科杂志,2009,25(4):248
89	伍　青,等.临床外科杂志,2009,17(8):541	137	高　珂,等.四川大学学报(医学版),2008,39(6):1056
90	王家利,等.中国肿瘤临床与康复,2008,15(5):434	138	施谷平,等.实用肿瘤杂志,2009,24(4):402
91	吕　进,等.中华实验外科杂志,2009,26(10):1378	139	王亚蓉,等.临床放射学杂志,2009,28(6):796
92	梅新宇,等.安徽医学,2009,30(6):631	140	唐　华,等.中国胸心血管外科临床杂志,2009,16(4):287

141 段贤伦,等.安徽医学,2009,30(7):783
142 潘征夏,等.第三军医大学学报,2009,31(14):1378
143 刘 威,等.实用医学杂志,2009,25(19):3255
144 刘 勇,等.临床外科杂志,2009,17(2):119
145 张 璟,等.肿瘤,2009,29(1):81
146 刘爱华,等.南方医科大学学报,2008,28(12):2241
147 陈 豪,等.临床外科杂志,2009,17(2):133
148 魏玉磊,等.实用医学杂志,2009,25(19):3249
149 王 俊,等.江苏医药,2009,35(1):56
150 张 雄,等.内蒙古医学杂志,2009,41(8):977
151 阿布力米提,等.新疆医学,2009,39(8):1
152 张 涛,等.临床外科杂志,2009,17(3):182
153 倪 斌,等.中华医院感染学杂志,2008,18(12):1704
154 王永亮,等.临床外科杂志,2009,17(1):39
155 李保庆,等.中国肿瘤临床与康复,2009,16(3):235

文 选

重症小儿胸部损伤诊治的临床观察[中华小儿外科杂志,2008,29(9):546] 周雪峰等对1998年3月至2007年10月收治的117例重症胸部损伤患儿进行了回顾性分析,以探讨重症小儿胸部损伤的诊断治疗原则。其中男83例(71%),女34例(29%)。车祸伤50例,锐器伤46例,高空坠落伤15例,挤压伤4例,枪弹伤2例。发生休克29例(32%)。92例(79%)给予胸腔闭式引流等保守治疗,25例(21%)接受剖胸手术。治疗措施为:对呼吸困难者迅速清理呼吸道分泌物或出血、给氧,必要时行气管内插管、呼吸机辅助呼吸及抗休克治疗。肋骨骨折和肺挫伤主要是对症支持治疗。血胸、气胸、纵隔气肿,多数行胸腔穿刺或闭式引流,必要时行胸骨上凹切开或多处皮肤切开。手术方式包括:肺叶裂伤缝合术、肺叶切除袖状成形术、支气管断端吻合修补术、食管修补术及肋间动脉结扎止血术、膈肌修补术、心肌修补术,合并腹部损伤同期剖腹探查。经治疗后109例(93%)恢复良好,死亡8例(7%),均为多发伤并发生休克,其中手术死亡2例,分别为合并颅脑损伤和脾破裂患者。认为相对于成人,小儿耐受休克能力、对缺氧的耐受能力和抗感染能力均较差,应严格把握手术指征。尽早行抗休克治疗,但需防止输液过量以防ARDS,必要时呼吸机辅助呼吸。对于开放伤,尤其是创口大、污染重、严重失血性休克、疑有心脏大血管损伤、支气管损伤、异物存留等,均应积极手术治疗。具体手术方式应强调个体化方案。对于闭合性胸外伤,由于小儿组织修复能力强,除难以控制的出血或气胸,多可采取闭式引流等保守治疗治愈。

(陶显东)

述评 由于交通事故及儿童意外伤害事件的不断增多,小儿胸部损伤的发生率亦有所增加。作者通过该文总结117例重症小儿胸部损伤的救治经验,指出正确评估伤情、针对不同病变类型及时救治处理以及多学科综合治疗是成功救治的关键。对于闭合性胸部伤的小儿要重视肺挫伤的诊治,防止因内脏出血、抗休克扩容治疗时输液过多而发生ARDS的经验,值得向同道们推荐。

(孙耀昌)

移动监护与急救手术前移在严重胸部创伤急救中的应用[中华创伤杂志,2009,25(2):107] 都定元等对1998年4月至2008年8月应"120"急救邀请,赴该市基层医院进行院前院内紧急救治的72例严重胸部创伤(AIS≥3)患者的回顾性分析,以探讨将确定性急救与手术处理前移至基层医院的可行性,以便进一步提高危重胸部创伤的救治成功率。将病例分为院前组(院前紧急确定性急救或手术后转回该院)36例和院内组(经院前确定性急救后转回该院手术)36例。结果显示:①伤后到基层医院时间两组间差异无统计学意义($P>0.05$),获确切手术时间院前组显著短于院内组[(3.9 ± 4.1)h 比(9.6 ± 8.2)h]($P<0.05$)。②院前组失血量、输血量均大于院内组,但差异无统计学意义($P>0.05$)。③ISS值两组差异无统计学意义($P>0.05$),RTS值院前组显著低于院内组($P<0.05$);院前组总休克发生率显著多于院内组(86.1%比41.7%)($P<0.05$)。④术式:单纯胸腔闭式引流院前组多于院内组(16.7%比5.6%),"胸腔闭式引流+剖胸术"、"胸腔闭式引流+剖腹术"、"胸腔闭式引流+其他"两组间差异无统计学意义,院前组穿透伤"胸腔闭式引流+剖胸术"率是钝性伤的4.8倍,院内组为1.9倍;院前组钝性伤"胸腔闭式引流+剖腹术"率是穿透伤的5倍,院内组为4.5倍。⑤总治愈率95.8%(69/72),院前、院内治愈率分别为91.7%与100%。院前组中濒死患者8例,生存5例,13.9%(5/36)的院前创伤死亡得以避免。认为在伤后"黄金时刻"迅速携带移动监护手术设备,将救命性外科处理前伸至基层医院实施急救或确定性手术后,再安全转送到高级急救中心(医院)进一步救治可显著降低严重胸部创伤的院前病死率。

(陶显东)

述评 不管是战时还是平时,现场急救与及时后送伤员,对提高严重胸部创伤伤员救治成功率都是至关重要的。该组织研究的结果证明,在伤后"黄金时间"迅速携带移动监护手术设备,将救命性外科处理前伸至基层医院,实施急救或确定性手术,再安全转送到上一级急救中心进一步救治是较为安全、有效、可行的,可显著降低严重胸部创伤的院前病死率。但问题的关键还在于先进的急救医疗设备的配备,以及组织培训一批训练有素的医疗、护理人员和建立起严密的管理网络。随着我国经济建设的发展和科学技术的提高,相信今后会逐步完成这一任务。

(孙耀昌)

成人先天性气管、支气管食管瘘的外科治疗[中华胸心血管外科杂志,2008,24,(6):384] 杜振宗等回顾性分析 1969 年至 2007 年 10 月收治的 14 例成人先天性气管、支气管食管瘘的外科治疗资料,以探讨该类患者的外科治疗经验。该组病例中男 9 例,女 5 例,年龄 19~62 岁,平均 42.5 岁,饮水后呛咳史 5 个月至 20 年,反复咯血者 10 例,咳浓痰 11 例,均有被诊断为肺脓肿、支气管炎、支气管扩张病史,抗炎治疗效果欠佳。11 例病史超过 15 年,9 例经食管造影确诊,1 例经气管镜检查确诊,4 例剖胸探查方发现为支气管食管瘘。瘘口开口处在食管中段 4 例,食管下段 10 例。14 例均手术治疗,手术方法主要为瘘管切除或瘘管加肺叶切除,瘘管切除后,食管端均行内翻缝合。结果显示术后患者症状均好转,无围术期死亡患者,1 例术后发生食管胸膜瘘,经保守治疗后痊愈,其他患者恢复良好,术后进流质无呛咳。5 例患者随访 1~4 年,无进食水后呛咳、无反复肺部感染。认为成人先天性气管、支气管食管瘘可经食管造影、支气管镜检等方法确诊,手术治疗效果良好,术后可无症状长期生存。手术治疗的常见并发症为气管、支气管胸膜瘘或食管胸膜瘘,多因为术中未找到瘘管或食管端处理不当所致。

(陶显东)

述评 对于成人先天性气管、支气管食管瘘的诊断,除了常规诊断方法:食管造影、食管镜或支气管镜检查外,CT 三维成像重建是比较先进的方法。该文重点总结作者行开放性手术治疗的经验,介绍在术中应用食管镜或气管镜为辅助手段,有助于术中寻找瘘管的经验,值得借鉴。目前胸腔镜手术的开展日益广泛、成熟,选择适当的病例进行该病的治疗是其方向。当然某些病例应用介入治疗方法,如气管镜下激光治疗、注射生物胶封堵瘘管也可供选择。

(孙耀昌)

气管及其隆突部肿瘤的外科治疗与预后[中华外科杂志,2009,47(49):1055] 刘凡英等为总结分析气管及其隆突部肿瘤的临床表现、诊断、手术方法以及预后,回顾性分析了 1986 年 6 月至 2005 年 6 月手术治疗的 32 例气管及其隆突部肿瘤患者的临床资料,其中男性 22 例,女性 10 例,年龄 14~63 岁,中位年龄 48 岁。2 例采用颈领切口,其中 1 例附加胸骨部分劈开,6 例采用胸部正中切口。22 例采用右后外径路,2 例采用左后外径路。32 例患者中气管肿瘤切除+端端吻合 10 例;全肺隆突切除+气管与主支气管端端吻合 8 例(右侧 6 例,左侧 2 例);右上肺隆突袖式切除重建术 4 例;隆突切除重建术 4 例;气管开窗行肿瘤及气管壁部分切除 6 例,其中 2 例因气管壁切除范围过大,以涤纶布内衬修补。气管吻合采用无创缝线或可吸收线,膜部可连续缝合,软骨部间断全层缝合,针距 0.3 cm,边距 0.4 cm,先吻合后壁,再吻合前壁。吻合口周围用带蒂肋间肌瓣围套状包绕,尤其是隆突切除行"品"字型重建。结果显示 32 例中鳞状细胞癌 19 例,腺样囊腺癌 8 例,腺癌 2 例,类癌 1 例,平滑肌肉瘤 1 例,腺瘤 1 例。手术并发症包括术后 1 例胸腔感染,3 例出现心律失常。全组患者无人手术死亡。随访时间 5 个月至 3 年,随访率 100%。Kaplan-Meier 法计算 1、2 和 3 年生存率为 93.7%、59.4%和 50.0%。认为鳞状细胞癌和腺样囊性癌是气管及其隆突部肿瘤最常见的组织类型,术前气管镜和 CT 检查可帮助诊断,手术方式的正确选择、无张力吻合及麻醉师的密切配合是提高治疗效果的关键。

(陶显东)

述评 目前气管肿瘤需手术切除重建气道仍受到切除长度不能超过 6 cm 的限制,这是由于目前还没有理想的人工气管可以代替。作者对 3 例无法根治切除的患者于术中纵向剖开气管壁,切除肿瘤以疏通气道,并电灼创面,术后辅以放疗的做法是较为明智的方法,值得推荐。该组隆突切除后,根据不同情况采用几种不同的重建方法均获得良好效果,术后并发症较少。说明正确手术方式的选择及麻醉师的密切配合是手术成功的关键,而围术期的处理亦很重要。

(孙耀昌)

同侧肺多结节非小细胞肺癌的外科治疗[中华外科杂志,2009,47(14):1052] 乔贵宾等收集 1999 年 12 月至 2006 年 12 月 68 例同侧肺多结节非小细胞肺癌患者进行完全性手术切除的资料,以探讨外科手术对同侧肺多结节型非小细胞肺癌的治疗作用。其中男性 44 例,女性 24 例,年龄 33~81 岁,平均年龄为 60.3 岁。54 例为同一肺叶内的多结节病灶(T_4),13 例为不同肺叶的多结节病灶(M_1),还有 1 例被证实为多原发癌。30 例为 N_0,25 例为 N_1,13 例为 N_2。该组患者采用的手术方法包括肺叶切除、联合肺叶切除、全肺切除和肺叶切除加楔形切除,所有患者均接受了系统性纵隔淋巴结清扫。该组患者全部获得随访,最后一次随访为 2008 年 1 月,中位随访时间为 24 个月。结果显示该组患者的中位生存时间为 30 个月,影响患者术后生存的主要因素是纵隔淋巴结转移状态和细支气管肺泡癌的组织类型。无纵隔淋巴结转移的患者的中位生存时间为39个月,而有纵隔淋巴结转移的患者的中位生存时间为14个月($P<0.01$)。伴有细支气管肺泡癌成分的患者的中位生存时间为46个月,好于其他组织类型患者的20个月($P<0.01$)。认为外科手术可有效治疗同侧肺多结节型非小细胞肺癌,对含有细支气管肺泡癌成分和无纵膈淋巴结转移的患者应积极进行手术治疗,对伴有纵膈淋巴结转移的多结节患者应先进行诱导治疗后再根据反应情况决定是否手术。

(陶显东)

述评 细支气管肺泡癌较多表现为多个结节型,其影像学表现亦呈多样性。薄层CT扫描结节呈毛玻璃样改变(GGO)。目前主张同肺叶单个或多个结节均采用肺叶切除,胸内淋巴结清扫,而不主张做肺楔形切除,以避免遗漏复发。该组分析结果也证明对这一类型病变应及早手术治疗。对同侧胸腔不同肺叶转移患者术前必须排除全身其他部位无远处转移,肺功能可以耐受全肺切除,对伴有纵膈淋巴结转移的多结节患者应先进行诱导治疗后再酌情决定是否手术,这一方针是正确的,值得推荐。

(孙耀昌)

复发及二次原发肺癌的外科治疗[中华胸心血管外科杂志,2009,25(1):50] 刘明等对非小细胞肺癌根治术后再次手术切除局部复发肺癌(locally primary lung cancer,LRLC)与二次原发肺癌(second primary lung cancer,SPLC)的预后情况及围术期风险进行了比较,以探讨其治疗原则。本文收集1985年1月至2006年1月的156例患者,皆为肺癌根治术后重新出现肺部孤立病变,排除远处转移后再次行手术治疗,术后病理证实为非小细胞肺癌。LRLC诊断依据为新检出肺癌类型与首诊相同;发生于原手术部位或相邻处;通常发生于首次术后2年内。SPLC诊断依据为不同肺癌病理类型或相同病理类型时,间隔时间大于2年或原位癌。再次诊断的主要方式为CT检查、PET及气管镜检查等。采用SPSS 13.0统计分析软件,Kaplan-Meier法计算生存率,Log-rank进行差异性检验,χ^2检验进行组间检验。结果提示二次原发癌5年生存率为25.6%,复发肺癌5年生存率为19.2%,两者之间差异无统计学意义。肺叶/全肺切除者5年生存率为29.3%,部分切除者5年生存率为16.7%,肺叶/全肺切除者的生存率明显好于部分切除者。二次原发癌与复发肺癌围术期病死率差异无统计学差异,肺叶/全肺切除与部分切除的病死率差异无统计学意义。认为对于非小细胞肺癌根治术后仅发现肺部孤立性病变时,一旦怀疑肿瘤,应当积极手术治疗,条件允许下尽可能做肺叶切除。对于老年人或者呼吸功能储备较差的患者,部分切除也是一种合理、安全的手术方式。

(陶显东)

述评 该文对复发及二次原发肺癌患者外科手术治疗的结果做了对比,术后5年生存率无显著统计学差异,但手术方式的选择对预后有一定的影响,认为肺叶切除为首选。我们认为复发或二次原发肺癌切除均为第二次手术,均需要做同侧余肺切除或部分肺叶切除,手术比较复杂,难度差异大,风险高,患者的肺功能储备各不相同。因此,手术前的评估必须全面,以手术安全、减少并发症及病死率为原则,在条件允许的情况下亦应积极手术治疗,可以达到较好的生存率。

(孙耀昌)

余肺切除术治疗再发非小细胞肺癌44例[中华胸心血管外科杂志,2009,25(4):219] 张鹏等回顾性分析上海市肺科医院近10年来44例余肺切除术治疗再发非小细胞肺癌病例资料,以探讨余肺切除术治疗再发非小细胞肺癌的手术适应证、手术方式和预后。其中男38例,女6例,首次手术时年龄43~70岁,平均年龄57.5岁。两次手术间隔2~168个月,平均21.6个月。采用Kaplan-Meier法计算余肺切除术后病人的1、3和5年生存率。并对相关因素进行分析。结果显示围术期死亡1例。余肺切除术后1、3和5年的生存率分别为72.73%、26.22%和18.98%。余肺切除时年龄、性别、肿瘤部位、肿瘤的大小、淋巴结转移与否、术后分期、残端是否阳性、手术时间、术中出血量、复发肿瘤或新发肿瘤均无明显统计学意义,但是两次手术间隔时间对余肺切除术后的生存率有明显影响($P=0.019$),间隔时间越长,生存率越高。认为非小细胞肺癌手术后肺内肿瘤再发者,在明确身体其他部位无转移情况下,积极进行手术治疗,是提高肺癌病人生存率和生存质量的有效方式。尽管余肺切除术有较高的并发症和病死率,但是可以延长病人的生存时间。但余肺切除是一项复杂的手术操作,术前评估非常重要,除一般状况外,还需要进一步评估肺功能储备是否足够,对于纵隔淋巴结直径大于1 cm者,建议行纵隔镜检查。大剂量的放射治疗(剂量>45 Gy)将增加围术期的病死率,建议经过放射治疗的病人不再考虑行余肺切除术。合理选择病例,同时手术者具备熟练的手术技巧和足够的经验,余肺切除术仍可取得比较满意的效果。

(陶显东)

述评 对复发性非小细胞肺癌行余肺切除治疗的原则,目前基本有了共识:①首先确定患者其他脏器部位无转移;②全身状况、肺功能储备良好;③手术梯队有熟练的手术技巧和足够的经验;④尽最大限度保留有功能的肺组织。正如作者指出的,合理选择病例,可以取得比较满意的效果。对于大剂量放射治疗患者,作者建议不再考虑行余肺切除术的观点是正确的,值得推荐。

(孙耀昌)

耐多药肺结核 133 例效果探讨[中华结核和呼吸杂志,2009,32(6):450] 于大平等回顾性分析了北京胸科医院 1980 年 1 月至 2007 年 12 月行肺切除术治疗的 133 例耐多药肺结核患者的临床资料,以探讨肺切除术在耐多药肺结核治疗中的重要性。全组男 75 例,女 58 例,年龄 14～78 岁,平均 41 岁。手术方式包括全肺切除(45 例)、肺叶切除(73 例,包括支气管袖式成型 5 例)、胸膜全肺切除(13 例)、肺段切除(1 例)、楔形切除(1 例)。术前均进行 6 个月以上的抗结核治疗,术后继续抗结核治疗 6～18 个月。结果 133 例中围术期死于呼吸衰竭的 2 例,内出血 1 例,死亡 3 例(2.3%);并发症发生率为 17.3%(23/133),其中支气管残端瘘 9 例。术后随访 6 个月至 15 年,平均 52 个月,用药时间为 6～18 个月,痰 MTB 阴转率为 90.2%(101/112)。认为对持续痰 MTB 阳性,且病灶局限或痰 MTB 转阴、病灶局限、继续抗结核治疗 3 个月以上病变无好转或加重的耐多药肺结核患者,应积极采取手术治疗,比较理想的手术方式是解剖型肺叶切除术和全肺切除术,病灶切除不彻底是引起耐多药肺结核术后复发的重要因素,而肺切除术能有效提高患者的治愈率。该组患者最主要的并发症是支气管胸膜瘘,引起残端瘘的主要原因是 MTB 残存侵蚀,但更主要的是支气管残端吻合方式,采用支气管黏膜外缝合方法或吻合器缝合残端,可明显降低残端瘘的发生率,由于支气管黏膜外缝合法对术者的操作技术要求较严格,应用吻合器缝合残端是较为理想的选择。

(陶显东)

述评 近几年来对耐多药肺结核患者选择手术治疗是一种有效的措施。该文总结 133 例此类患者手术治疗的结果,也证实了这一观点。以往对耐多药肺结核患者行肺切除手术治疗的最大顾虑是术后并发症,是支气管胸膜瘘与脓胸,而且旷日持久,迁延不愈。现在应用支气管残端缝合器以及使用生物蛋白胶封闭缝合残端,使支气管残端瘘、结核性脓胸、支气管胸膜瘘的发生率明显降低,从而有效地提高了患者的治愈率。此外,术后充分的胸腔引流、有效的胸腔冲洗,对于避免这种并发症亦非常重要。

(孙耀昌)

纵隔镜与 CT 评估非小细胞肺癌术前纵隔淋巴结状态的前瞻性研究[中华肿瘤杂志,2009,31(1):42] 王欣等比较 CT 与纵隔镜评估非小细胞肺癌(NSCLC)术前纵隔淋巴结状态的价值。收集 152 例 Ⅰ～Ⅲ期 NSCLC 病例,术前均接受 CT 和纵隔镜检查,术后以病理结果为参照,分别计算 CT 与纵隔镜评估 NSCLC 术前纵隔淋巴结状态的敏感度、特异度、阳性预测值和准确度。采用 Pearson 卡方检验比较 CT 与纵隔镜的准确度,采用 ROC 诊断曲线比较 CT 与纵隔镜诊断的效果。结果提示 CT 诊断 NSCLC 纵隔淋巴结转移的敏感度、特异度、阳性预测值、阴性预测值和准确度分别为 73.8%、70.1%、64.9%、78.2% 和 71.1%,纵隔镜分别为 83.1%、100.0%、100.0%、88.8% 和 92.8%,纵隔镜检查的准确度和诊断效果优于 CT($P<0.001$)。纵隔镜检查的并发症发生率为 4.6%,假阴性的发生率为 7.2%。认为 CT 是 NSCLC 纵隔淋巴结状态最常用的评估手段之一,但 CT 单独评估的准确度不足。纵隔镜能够在直视下观察和活检纵隔淋巴结,在病理水平明确纵隔淋巴结的状态,是评估 NSCLC 术前纵隔淋巴结状态准确和安全的方法。

(陶显东)

述评 该文应用纵隔镜及 CT 行纵隔淋巴结状况的前瞻性研究,分析其在 NSCLC 术前分期中的作用,是很有意义的一项工作。因为肺癌的正确分期关系到治疗方案的制定以及治疗效果的评估。分析认为 CT 单独评估 NSCLC 术前纵隔淋巴结状况的准确度不足,纵隔镜是评估 NSCLC 术前纵隔淋巴结状况准确和安全的方法,也就是说纵隔镜仍然是肺癌分期的"金标准"。近年来 EBUS-TBNA(经气管超声引导穿刺活检)的出现,为肺癌分期增添了新手段,其优点是创伤小、安全性高,但它还不能在准确性方面完全取代纵隔镜。

(孙耀昌)

胸腔镜肺叶切除术治疗早期肺癌的学习曲线[中华胸心血管外科杂志,2009,25(1):23] 赵辉等通过评估胸腔镜肺叶切除术治疗早期肺癌不同阶段的手术效果,探讨胸腔镜肺叶切除术的学习曲线。方法为回顾性分析 2006 年 9 月至 2008 年 6 月,由同一手术组连续完成的 60 例全胸腔镜下肺叶切除加纵隔淋巴结清扫术治疗早期肺癌的病例资料。按手术先后依次分为 4 组(A、B、C、D),每组 15 例,除 B 组 1 例因叶间淋巴结钙化并与肺动脉致密粘连,胸腔镜下难以游离,遂中转开胸外,其余均为全胸腔镜下完成手术。比较各组手术时间、术中出血量、纵隔淋巴结清扫站数及个数、中转开胸率、术后并发症、术后胸管引流时间以及术后住院天数,分析不同阶段的手术效果。结果显示各组病例在年龄、性别、肿瘤大小、病理分期以及手术方式等方面差异无统计学意义($P>0.05$)。A 组手术时间(228.0±55.6)min 明显长于 C 组(155.0±33.6)min 或 D 组(152.7±27.4)min($P<0.001$);B 组手术时间(200.3±67.1)min 亦明显长于 C 组或 D 组($P<0.05$),而 C、D 两组之间差异无统计学意义($P=0.896$)。在术中出血量方面,A 组(283.3±111.2)ml 明显多于 C 组(156.7±86.3)ml 或 D 组(143.3±67.8)ml($P<0.01$),B 组(286.7±188.4)ml 亦明显多于 C 组或 D 组($P<0.01$),C、D 两组之间差异无统计学意义($P=0.767$),各组淋巴结清扫数量、中转开胸率、术后并发症、术后胸管引流时间以及术后住院天数比较,差异均无统计学意义($P>0.05$)。认为肺叶切除手术操作复杂,术者应具备丰富的开胸手术经验及熟练的胸腔镜操作技术。对于符合上述条件者,开展并熟练掌握胸腔镜肺叶切除术的学习曲线大约为 30 例。为提高手术效果,减少并发症,尽可能缩短学习曲线的过程,在早期开展阶段应在有丰富经验医师协助下进行。

(陶显东)

述评 该文分析研究的同一手术组完成的 60 例全胸腔镜下肺叶切除加纵隔淋巴结清扫治疗早期肺癌的病例资料表明,随着手术病例数量的增加,手术操作时间,术中出血量方面有明显的改善。作者认为这项手术技术的学习曲线大约为 30 例。我们认为开展全胸腔镜下肺叶切除术的根本基础是术者必须具有丰富的开胸经验,能够应对术中血管破裂等意外事件,应熟练地使用腔镜手术器械,不能急于求成,以患者安全第一,积累手术经验。

(孙耀昌)

胸、腹腔镜联合 Ivor Lewis 食管癌根治术[中华微创外科,2009,9(8):709] 陈海泉等为探讨胸、腹腔镜联合行 Ivor Lewis 食管癌根治术的可行性和近期疗效。于 2007 年 12 月,以胸、腹腔镜联合行 Ivor Lewis 食管癌根治术 1 例,该患者为男性,57 岁,胸部不适、吞咽异物感 3 周。胃镜检查:距门齿 28 cm 见隆起溃疡,活检病理诊断为食管鳞状细胞癌。肺功能提示患者可以耐受单肺通气,各项常规检查均未见明显异常。手术时患者仰卧位,腹腔镜经 5 个 trocar 游离胃,并制作管状胃。第二步改变体位,患者左侧 90°卧位,胸腔镜经 4 个 trocar 游离胸段食管,切除病灶并打开膈肌,将管状胃提至胸顶使用吻合器吻合。所有手术操作均在镜下完成。结果手术时间 330 min,术中出血量 200 ml,病灶彻底切除,切缘阴性,术后恢复平稳,除切口疼痛无其他主诉。术后病理为高分化鳞癌,病理分期为 T2N0M0。随访 3 个月,未出现手术相关并发症,无复发。认为胸、腹腔镜联合行 Ivor Lewis 食管癌根治术是可行的,近期疗效令人满意,对长期生存的影响有待进一步对比观察。

(陶显东)

述评 该例使用胸、腹腔镜下行食管癌切除,手术操作全部在镜下完成,而且是行管状胃在右胸顶与食管吻合,术后无并发症,说明此种方法是可行的。采用胸、腹腔镜下行食管癌切除,胃、食管颈部吻合,国内早有报道。由于手术操作时间长,麻醉时间亦长,术后并发症相应增加,目前尚无大组报道。随着微创外科不断发展,手术器械的不断更新,手术数量的积累,技术上一定会有发展与突破。

(孙耀昌)

胸腔镜下先天性食管闭锁手术纠治的初步体会[中华小儿外科杂志,2009,30(5):284] 吴晔明等介绍了胸腔镜下 I 期食管气管瘘管结扎、食管对端吻合治疗新生儿先天性Ⅲ型食管闭锁的方法。收集 6 例 2006 年 6 月至 2008 年 12 月间经胸腔镜手术治疗的新生儿食管闭锁手术病例,其中男 4 例,女 2 例,年龄 2 d 至 8 周,影像学检查证实 5 例为ⅢB 型食管闭锁,1 例为ⅢA 型食管闭锁。结果 4 例在镜下完成瘘管结扎切断、食管吻合手术,手术时间为 100~150 min,术中出血少,未输血。2 例术中中转开胸,其中 1 例ⅢA 型食管闭锁虽经术前 1 周每天用消毒扩张管经口插入抵压食管近端盲端,试图延长食管近端,但术中效果不佳,在远端食管气管瘘镜下结扎切断后中转开胸;另一例ⅢB 型食管闭锁胸腔镜下完成奇静脉结扎切断后发生出血,紧急中转开胸,进胸后见出血已止,为周围小血管出血。1 例术后第 7 天出现吻合口瘘,保守治疗 1 周后愈合。1 例术后 18 d 因肺炎再次入院经保守治疗后痊愈。2 例术后 1 个月有轻度吻合口狭窄,分别给予球囊扩张 1 次和 2 次后缓解。认为胸腔镜下新生儿ⅢB 型食管闭锁瘘管结扎食管吻合是一种可取的手术途径。据已有的报道及笔者 4 例随访结果提示,镜下途径对患儿术中打击小,胸壁损伤轻,术后恢复快,微创效果明显,术中能否获得满意的显露和食管两端的距离是影响手术成功的重要因素。

(陶显东)

述评 胸腔镜下对 2 d 至 8 周的儿童做先天性食管闭锁纠治术,应该说是微创外科的一个新进展。此种手术要求高,不仅仅结扎食管、气管瘘,还要行食管端端吻合。术后儿童恢复快,并发症少,充分体现了微创手术的优势之处。有条件的儿童医疗中心,应该逐步开展胸腔镜手术,在具有熟练开放性手术经验的基础上选择适当病例,从易到难开展小儿微创手术。

(孙耀昌)

胸腺瘤切除术中机器人辅助胸腔镜技术的应用

[肿瘤,2009,29(8):796] 黄佳等应用达芬奇外科系统施行胸腺瘤切除术,尝试为胸腺瘤切除提供一种新的思路和方法。选择了1例患者,男性,38岁,认"体检发现前纵隔占位半个月"入院,无重症肌无力、发热、体重减轻和贫血等临床表现。胸部CT检查提示前纵隔占位性病变,临床诊断为胸腺瘤。手术时患者取仰卧位,右侧垫高45°,右上肢外展约90°,如此可为机器人手臂争取足够的操作空间。在胸壁分别作一个光源孔和两个手臂操作孔,应用达芬奇外科系统进行胸腺瘤切除术,同时行周围纵隔脂肪清扫术。观察患者术后并发症和住院时间。结果显示:手术时间120 min,术中失血20 ml;术后患者恢复迅速,术后第3天拔除胸管,无术后并发症,术后第5天出院。认为应用达芬奇外科系统进行胸腺瘤切除是安全的,手术视野显露完全,能够达到开胸手术的要求。该文经验为进一步应用达芬奇外科系统施行胸部肿瘤手术提供了参考。

(陶显东)

述评 常规胸腺瘤切除术,特别是合并重症肌无力患者均采用正中切口行胸腺瘤切除+周围纵隔脂肪清扫。自胸腔镜应用于胸腺瘤切除术,国内已有不少报道认为胸腔镜下手术野显露清晰,除主动脉窗、右肺门部脂肪外,完全可以完成纵隔脂肪清扫。虽然目前尚无大组的远期随访报道,但总的情况来看,采用胸腔镜行胸腺切除加纵隔脂肪清扫是其发展方向。该文报告机器人辅助胸腔镜技术胸腺瘤切除术1例,初步证明了胸腔镜下胸腺瘤切除的可行性。但是要普及这项技术尚有待时日。

(孙耀昌)

行根治术治疗食管癌和贲门癌患者的预后分析

[中华肿瘤杂志,2009,30(12):921] 刘巍等回顾分析了1996—2004年间行根治术治疗的食管癌和贲门癌患者临床资料共906例,选择性别、年龄、肿瘤部位、病理类型、病变长度、淋巴结转移数、临床分期、残端情况、浸润深度、周围器官受侵情况、切口类型及瘤栓等12个可能对患者预后产生影响的特征性临床病理因素进行量化赋值,建立临床资料Access数据库,并使用Cox比例风险模型进行预后分析。结果显示:906例患者的1、3、5年累积生存率分别为89.8%、75.4%和71.7%。单因素分析结果显示,年龄、病理类型、病变长度、淋巴结转移数、临床分期、浸润深度、周围器官受侵情况与行根治手术治疗的食管癌和贲门癌患者的预后有关。Cox比例风险模型多因素分析结果显示:病理类型、临床分期、淋巴结转移数与周围器官受侵情况为行根治手术的食管癌和贲门癌患者预后的独立影响因素。认为小细胞未分化癌患者预后较差,淋巴结转移与否及转移数目在食管癌和贲门癌患者预后中的地位应该引起足够重视,Ⅱ期及以上的患者预后不佳,肿瘤对周围器官的侵犯是预后不佳的独立影响因素。临床医师在实际工作中可以参考借鉴上述指标判断预后。

(彭昊)

述评 该文报告906例食管癌贲门癌切除术后患者预后分析的结果,显示年龄、病理类型、病变长度、淋巴结转移数、临床分期、浸润深度、周围脏器受侵情况与患者的预后相关。特别是淋巴结转移与否及转移数目在食管癌贲门癌患者预后中的地位更加突出。这个结论和目前食管癌的分期标准更加强调肿瘤浸润深度、淋巴结转移范围和数量是相吻合的,值得外科医生参考。关于食管癌、贲门癌根治术的标准目前尚无完全统一标准。食管癌切除术中至少摘除15个以上淋巴结的要求已被提出,其目的就是为了提高术后远期生存率。

(孙耀昌)

左开胸食管癌切除食管胃颈部吻合术3 169例临床分析及评价

[中华医学杂志,2009,89(5):301] 陈明耀等回顾性分析了河南省肿瘤医院胸外科1990年1月至2000年12月间做开胸食管癌切除、食管胃颈部吻合术的临床资料3 169例,男2 115例,女1 054例。平均年龄60.9岁。按照UICC 1987年的食管癌TNM分期标准:0~Ⅰ期105例,Ⅱ期1 875例,Ⅲ期1 189例。504例因病变较晚,估计手术切除困难行计划性术前半量(3 500~4 200 cGy)放疗。结果显示:全组术后并发症发生率为8.6%(273例),手术死亡率为0.6%(19例)。术后的1、3和5年生存率分别为81.%、51.6%和32.1%。对于部分术后患者行消化道压力检测后发现:吻合口上方食管的静息压力值为(16 ± 11) mm Hg,明显高于正常人该处食管的压力($P<0.01$),显示在吻合口上方食管产生了新的压力区。认为食管癌切除、颈部吻合的术式能更好地保证彻底切除肿瘤,应成为治疗食管胸上、中段癌首选术式在临床上加以推广和应用。术前以放疗为主的综合治疗扩大了手术适应证,有利于切除后胃食管的颈部重建,在提高根治性手术切除率方面具有重要意义。此外,由于吻合位置较高和吻合口上方食管压力区形成,故在直立及半卧位时在重力的作用下发生反流的概率要小于胸内吻合,因此患者具有更好的生存质量。

(彭昊)

述评 对于食管胸上、中段癌的首选术式采用经左胸或右胸径路行食管次全切除颈部吻合目前已达成共识。由于对此类患者采用颈部食管胃吻合,可以保证食管切除长度距肿瘤上缘>5.0 cm,又可避免术后一旦吻合口瘘污染胸膜腔,较为安全。作者对该组部分患者(21例)术后行消化道压力检测,发现吻合口上方食管的静息压力值为(16 ± 11)mm Hg,明显高于正常人该处食管的压力($P<0.01$),显示在吻合口上方食管产生了新的压力区。虽然测定的病例数较少,但也是采用颈部吻合的又一优点,值得向同道推荐。

(孙耀昌)

管状吻合器在食管癌颈部吻合中的改进及应用体会[癌症,2009,28(7):768] 闫明等对2006年10月至2008年4月间的127例食管癌患者行食管癌根治术时,在行食管癌切除、胃代食管置入食管床后,采用了改进的管状吻合器操作步骤在颈部行食管胃吻合术。对术后并发症的发生情况进行了分析,以评价改进的管状吻合器操作步骤的临床疗效。本组男性91例,女性36例,年龄38~76岁,中位年龄60岁。颈段食管癌2例,胸上段食管癌12例,胸中段食管癌104例,胸下段食管癌8例,食管贲门双源癌1例。手术方式左胸左颈两切口左颈吻合119例,右胸、腹、颈三切口右颈吻合3例,腹正中、左颈切口食管内翻剥脱左颈吻合5例。改进的吻合步骤为:将胸段食管拖出颈部切口后,在预定吻合处远端2~3 cm纵行切开食管,抵钉座放入食管腔内。在预定吻合远端0.5 cm处行荷包缝合,切除食管。将胃拖出颈部切口后,在胃底前壁做小切口,然后距胃底最高点2 cm胃后壁处戳一小孔,用弯钳由此孔将抵钉座空心杆穿入胃内,经胃底前壁切口放入吻合器机身,与抵钉座空心杆对接,击发吻合。全部无手术死亡及吻合口出血发生,吻合口瘘1例(0.8%),吻合口狭窄5例(3.9%),经扩张后好转。认为改进后的管状吻合器颈部吻合技术安全、有效,可降低术后吻合口并发症,获得满意的吻合效果。

(彭昊)

述评 管状吻合器在食管癌切除术后食管、胃吻合的应用已较为普遍,但在颈部吻合中应用的比例较胸部吻合为小,其中重要原因之一是胃游离后迁徙的长度不一,部分患者胃拖出颈部切口的部分太小,插入吻合器困难。除了这类少数患者外,大部分患者均可采用吻合器进行颈部吻合。作者介绍的经验是采用纵行切口插入抵钉座,其优点在于食管黏膜不会回缩,保证荷包缝合处不会黏膜缺失。虽然是细小的技术改进,有时可解决大难题,值得借鉴。

(孙耀昌)

食管癌快速康复外科应用效果分析[郑州大学学报(医学版),2009,44(1):63] 周福有等通过对160例食管癌手术患者的随机对照研究,探讨了快速康复外科(FTS)在食管癌手术中应用的可行性。将160例患者随机分为2组,分别采用FTS方案(观察组)及传统方法治疗(对照组)。FTS较传统方法的主要不同为:观察组术前1 d早、中、晚餐均正常进食,22:00再进流食500~800 ml,术晨6:00饮糖盐水300~500 ml。术中观察组应用全麻加硬膜外麻醉方法,常规应用地塞米松10 mg,术中控制补液速度,保持体温在36℃左右。术后观察组采用硬膜外导管泵注持续止痛48 h,给予激素、利尿剂、β受体阻滞剂。第1天拔导尿管及胸管,第3天拔胃管。第1天拔除胸管后即开始下床活动,尽早给予鼻饲营养,术后第5天经口流质饮食,第7天改半流饮食,酌情出院。比较2组术后首次排气、排便时间,并发症发生率,住院时间,再住院率及住院费用。结果显示:FTS方案组共完成76例,排除4例:术后首次排气时间(42 ± 2)h,首次排便时间(85 ± 3)h,住院时间(9 ± 1)d,总并发症发生率7.9%(6/76),住院总费用($11\ 298.15\pm2\ 460.95$)元。对照组完成全部80例:术后首次排气时间(48 ± 3)h,首次排便时间(95 ± 1)h,住院时间(12 ± 2)d,总并发症发生率18.8%(15/80),住院总费用($12\ 537.51\pm2\ 965.89$)元。两组在上述指标的比较差异均有统计学意义($P<0.05$)。认为FTS方案的应用可有效促进食管癌患者术后的康复,减少术后并发症发生,缩短住院时间,降低住院费用。

(彭昊)

述评 食管癌患者由于进食障碍,术前患者的营养状况就不佳,加之手术创伤大,全麻后呼吸道并发症多,影响患者术后康复。应用快速康复法除了使用糖皮质激素减轻炎症反应、早期活动减少并发症外,其中采用肠内营养是极好的重要手段。以往食管癌术后主要以静脉滴注为主,不仅输入水分过多增加心肺负荷,又不利于肠道功能的恢复。该临床研究的结果表明,快速康复法对食管癌手术的患者术后康复有利,应予推广。但在药物使用上应更加细致、个体化,不断完善这一康复方案。

(孙耀昌)

内镜切除治疗在早期食管癌和贲门癌及其癌前病变中的应用价值[中华肿瘤杂志,2008,30(11):853] 王士杰等在1996年9月至2007年6月期间,使用内镜套帽法对早期食管癌、贲门癌及癌前病变进行切除,并对其长期疗效和应用价值进行了评价。本组患者147例(154个病灶),其中早期食管癌64例(69个病灶),癌前病变45例(47个病灶),病灶直径3~40 mm,平均(14.8 ± 6.1)mm;早期贲门癌23例,癌前病变15例(均为单灶),病灶直径5~25 mm,平均(8.2 ± 4.3)mm。全组病灶均经病理证实。结果显示:全组有139个病灶被完全切除,切除率为90.3%。食管和贲门病灶的完全切除率均与病灶大小有关,病灶越大,完全切除率越低($P=0.001$和$P=0.014$)。147例患者中,内镜随访不足 3 年者 66 例,3～5 年者 31 例,5～10 年者 43 例,10 年以上者 7 例。全组死亡 11 例,其中肿瘤复发死亡 1 例。早期食管癌和贲门癌的 5 年生存率分别为 96.2% 和 100.0%。本组有 5 例(3.4%)发生术中出血,1 例(0.7%)患者发生狭窄,无穿孔发生。认为由于早期黏膜内癌很少发生淋巴转移和血行转移,故内镜黏膜切除是治疗食管、贲门黏膜内癌的较好方法,符合其生物学特点,可达到传统手术治疗相同的长期疗效。内镜黏膜切除适用于食管贲门重度不典型增生的治疗。食管黏膜点染色技术几乎可以无遗漏地检出早期食管癌及癌前病变,而内镜黏膜切除治疗因具有安全、有效、经济等特点,是适合普查人群早期或阻断治疗的较好方法,在食管、贲门癌人群防治策略中也具有重要地位。

(彭 昊)

述评 我国早在 20 世纪 60 年代在食管癌高发人群普查中即发现食管鳞状上皮不典型增生是食管癌的癌前病变。近几年对食管鳞状上皮重度不典型增生即为食管黏膜内癌的认识已为多数学者所接受。虽然在采用何种治疗方法上有不同看法,但应以微创切除法为首选。作者应用内镜下黏膜切除法是一种最佳的微创治疗。具有安全、有效、经济、易于为患者所接受的优点。随着内镜设备及操作器械的不断优化,一次性切除黏膜病变或原位癌是可能的,也是食管癌高发人群防治策略的重要手段。

(孙耀昌)

淋巴结微转移是 pN_0 食管鳞癌病人术后早期复发的危险因素[中华胸心血管外科杂志,2009,25(2):77] 李树海等应用 RT-PCR,对 93 例食管鳞癌术后病理诊断阴性的 426 站区域淋巴结进行进一步研究,检测 MUC1 基因 mRNA 的表达,从而诊断淋巴结微转移,以探索病理检查无淋巴结转移的食管鳞癌病人中淋巴结微转移的发生率,并针对淋巴结微转移对预后的影响进行了评价。结果显示:32 例(34.4%)的 40 站区域淋巴结中(9.4%)检测到 MUC1 基因 mRNA 表达。无病间隔期与淋巴结微转移显著相关($P=0.013\ 8$)。淋巴结微转移者的 5 年生存率显著低于无淋巴结微转移者($P=0.004$)。Cox 回归多因素分析的结果显示 T 分期及淋巴结微转移是独立的预后因素。认为 pN_0(Ⅰ～ⅡA 期)食管癌病人,尽管病变比较局限且无淋巴结转移,但术后仍有部分发生肿瘤复发或转移,其原因可能与常规病理检查漏诊的淋巴结微转移有关。应用分子生物学技术诊断淋巴结微转移较连续切片及免疫组化具有更高的灵敏度。认为淋巴结微转移是 pN_0 食管鳞癌病人术后早期复发的危险因素。

(彭 昊)

述评 作者对 93 例食管癌患者采用 Ivor-Lewis 术式行食管癌切除同时按标准清扫区域淋巴结,应用 RT-PCR 对 426 站淋巴结进行前瞻性淋巴结微转移发生率研究,是一项有意义的工作。目前对食管癌术后复发转移的原因尚不完全清楚,但淋巴结微转移被认为是重要因素之一。如果能够应用本文采用的分子生物学技术解决与探讨这一难题,食管癌的术后远期生存率预计将会有大幅度提高。

(孙耀昌)

食管癌和贲门癌术后并发症的防治[中华医学杂志,2009,89(5):296] 平育敏等分析了河北医科大学第四医院胸外科自 1952 年 9 月至 2005 年 12 月间行食管癌和贲门癌手术后并发症种类和不同年代(20 世纪 50 年代、60 年代、70 年代、80 年代、90 年代及 2000 年后)发生率和治疗结果,以总结食管癌和贲门癌外科治疗并发症的发生趋势,提出防治对策,提高外科治疗水平。结果显示:本组食管癌和贲门癌手术 20 796 例,切除 18 772 例,术后有 1 741 例发生各种并发症 1 837 例次,总发生率为 9.27%(按例次算为 9.79%),住院死亡 433 例(24.87%)。并发症发生率从 20 世纪 50 年代的 39.77% 下降为 2000 年后的 4.10%,病死率从 20 世纪 50 年代的 44.29% 下降为 2000 年后的 15.42%。与手术密切相关的并发症和病死率均呈明显下降趋势,如吻合口瘘在 20 世纪 50 年代发生率 4.55%,病死率 50.00%,近 10 年分别下降到 1.21% 和 3.33%。内科系统并发症发生率略有下降,但病死率仍高,如肺部和心血管并发症死亡分别为 27.42% 和 25%,占术后死亡的第 1、2 位。认为外科治疗食管癌的一大进展是并发症发生率和病死率明显下降。目前的防治措施是在扩大手术适应证的同时,应积极和针对性地行术前准备,以减少全身性特别是肺部并发症。手术技能的提高是术后并发症防治的关键,新技术、新疗法的开展和上消化道功能的研究对并发症的防治具有重大意义。

(彭 昊)

述评 作者对 20 796 例食管癌和贲门癌术后并发症进行了总结分析。如此大组病例数,相当少见。其总结的数据与结论具有指导性价值,对同道们进一步降低食管癌术后并发症发生率有其作用。该统计表明术后吻合口瘘的发生率已下降到 1.21%,病死率下降到 3.33%。但吻合口瘘仍是食管癌术后重要的并发症之一。如果从围术期多个环节中寻找原因,加强新技术新疗法的应用,特别是积极开展和熟练掌握微创技术,是应该借鉴的宝贵经验。

(孙耀昌)

食管癌切除术后颈部吻合口瘘分析[中国肿瘤临

床与康复,2008,15(6):534] 赵俊等对 1999 年至 2007 年间中国医学科学院肿瘤医院胸外科连续 497 例食管癌切除左颈部吻合术后发生吻合口瘘的 64 例患者的临床资料进行了回顾性分析,以探讨食管癌切除术后颈部吻合口瘘的临床特点和治疗。本组行左颈右胸腹正中三切口 380 例,发生吻合口瘘 50 例,发生率 13.2%;左颈左胸双切口 109 例,发生吻合口瘘 10 例,发生率 9.2%;结肠代食管 8 例,发生吻合口瘘 3 例,发生率 37.5%。其中单纯颈部瘘 55 例,占 85.9%;合并胸内瘘 9 例,占 14.1%。单纯颈部瘘 55 例均行颈部切口敞开换药,51 例痊愈出院,2 例未愈自动出院,2 例死亡,痊愈率 92.7%;合并胸内瘘 9 例在颈部切口敞开换药的同时均行胸腔置管引流,其中包括再次全麻开胸置管 5 例,4 例痊愈出院,2 例未愈自动出院,3 例死亡,痊愈率为 44.4%。认为食管癌切除术后颈部吻合口瘘具有较高的发生率和痊愈率,但是合并胸内瘘则是危重的并发症,痊愈率低,必须引起重视。一旦发生胸腔内瘘,主张尽快再次开胸探查,一方面可以明确诊断,发现例如胸胃穿孔、胸胃闭合端漏等易于处理的情况,另一方面还可以充分引流。在不增加张力的前提下,应尽量避免在颈根部吻合,而且吻合结束后,应将上提的胃组织确切固定在颈部。

(彭 昊)

述评 食管癌切除术后颈部吻合口瘘发生率远较胸内吻合为高。近几年来许多单位采用吻合器行器械吻合,吻合口瘘发生率有所下降(1/127, 0.8%)。颈部吻合口瘘发生率较高的原因较多,但胃拉至颈部吻合,血运相对较差是重要的因素之一。我们认为吻合口瘘重在预防,特别是如作者指出的术中必须采取预防措施,避免合并胸内瘘。因为单纯的颈部吻合口瘘在充分引流、清创、加强营养等治疗后可很快痊愈,而胸内瘘则风险较大。作者介绍的防治吻合口瘘的经验值得借鉴。在有条件的单位应逐步应用吻合器行颈部吻合,不断摸索经验,为降低吻合瘘发生率作出贡献。

(孙耀昌)

145 例胸段食管癌术后纵隔淋巴结转移放射治疗的疗效评价[中国肿瘤临床,2009,36(11):609] 苏景伟等收集 1998 年 1 月至 2005 年 12 月间的 145 例胸段食管癌根治术后纵隔淋巴结转移的临床资料,并进行了回顾性分析,以探讨食管癌术后纵隔淋巴结转移患者放射治疗的疗效及影响预后的因素。本组男 95 例,女 50 例;中位年龄 57 岁;术前肿瘤位于胸上段 10 例,胸中段 126 例,胸下段 9 例;肿瘤中位长度 4.0 cm(2.0～12.0 cm)。术后病理检查鳞癌 136 例,腺癌 6 例,小细胞癌 3 例;残端阴性 134 例,阳性 11 例。术后 TNM 分期Ⅰ期 4 例,Ⅱa 期 66 例,Ⅱb 期 27 例,Ⅲ期 45 例,Ⅳ期 3 例。确诊术后淋巴结转移中位时间 12 个月(1～121 个月),纵隔淋巴结转移 115 例,纵隔伴锁骨上淋巴结转移 30 例。转移淋巴结长径中位长度 5 cm(1.0～10.7 cm),其中≤5 cm 92 例,>5 cm 53 例。常规放疗 47 例,三维适形放疗 67 例,前程常规加后程适形放疗 31 例。合并化疗 72 例,单纯放疗 73 例。结果显示:本组 145 例患者放疗结束后总有效率 78.6%;中位生存期为 12 个月,1、2、3 年生存率分别为 47.1%、20.5%、13.2%。单因素分析显示术前肿瘤部位、术后分期、术后发现纵隔淋巴结转移时间及术后纵隔转移淋巴结长径对预后有显著的影响($P<0.05$)。而患者性别、年龄、术后病理、术后残端阳性、合并锁骨上淋巴结转移、放疗方式、放疗剂量及化疗对预后无关。Cox 回归分析显示术后分期、术后纵隔转移淋巴结长径为独立预后影响因子($P<0.05$)。放疗后 1 级放射性胃肠道反应发生率为 16.6%(24/145),2 级反应发生率为 51.0%(74/145),3 级反应发生率为 32.4%(47/145)。认为食管癌术后临床分期较早的患者发生纵隔淋巴结转移行放射治疗的预后较好,而纵隔转移淋巴结长径较短者放射治疗后的预后优于较长者。

(彭 昊)

述评 影响食管癌切除术后长期生存的重要原因是纵隔淋巴结转移复发。这类患者对化疗不太敏感,放射治疗是较为合理的选择。该文总结 145 例术后纵隔淋巴结转移放射治疗的结果表明,放射性引起的副反应是可以接受的,近期疗效明显,并发症少。因此应该推荐使用这一疗法,提高食管癌术后远期生存率。目前放疗的方式有普通放疗、三维适形放疗、γ-刀放疗等可供选择。相关疗效有待进一步深入研究。

(孙耀昌)

胸腔镜入路和胸骨正中入路胸腺扩大切除术治疗重症肌无力的对照研究[南方医科大学学报,2009,29(4):794] 左继东等对 2007 年 2 月至 10 月间行胸腔镜胸腺扩大切除术和胸骨正中入路胸腺扩大切除术的患者资料进行比较研究,以探讨胸腔镜胸腺扩大切除术的临床应用价值。本组行胸腔镜胸腺扩大切除术 20 例,同期行胸骨正中入路胸腺扩大切除术 32 例。胸腔镜组采用右侧胸膜三孔法:右侧腋前线第 4 或 5 肋间 10 mm 切口置入胸腔镜,右侧锁骨中线第 6 或 7 肋间 10 mm 切口为主操作孔,右侧锁骨中线第 2 或 3 肋间 5 mm 切口为副操作孔;胸骨正中入路组则完全切开胸骨。两组病人均切除胸腺和清扫前纵隔脂肪组织。结果显示:胸腔镜组与胸骨正中入路组比较,手术时间延长,术中失血量减少,术后不必使用镇痛药物,术后入住ICU比例非常低,这些结果之间的差异有统计学意义($P<0.05$);而在术后气管导管拔管时间、ICU监护时间、术后住院天数、总住院天数、术后并发症、总住院费用和缓解好转率等方面的差异无统计学意义($P>0.05$)。认为选用适当的切口,采用一定的剥离顺序和技巧,胸腔镜下能较为安全地切除胸腺,并且非常彻底地清除脂肪组织。胸腔镜与传统胸骨正中切口胸腺切除术比较,手术切口小,体内无残留金属异物,术后疼痛轻,恢复快,手术中、远期效果无差异。若非恶性胸腺瘤、反复肺炎等原因导致的胸膜腔严重粘连等禁忌证,可以在临床上推广应用。

(彭 昊)

述评 胸腔镜下行胸腺扩大切除术治疗重症肌无力的报告近年来逐渐增多,由于这种手术方式较经典的胸骨正中切口径路创伤小,达到微创的要求。作者对这两种术式围术期的情况及术后治疗效果做了对比研究,其结果充分说明胸腔镜下行胸腺扩大切除是完全可行的,可以达到开放性手术一样的要求。作者对手术中如何进行胸腺的分离以及手术顺序等技术作了介绍,对开展胸腔镜手术的同道们是宝贵的经验,可以借鉴。

(孙耀昌)

心血管外科

本年度共收集到论文516篇,纳入一年回顾155篇,占30.0%;收入文选32篇,占6.2%。

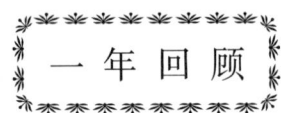

一、基础和临床研究

(一) 细胞移植与缺血性心脏病

近年来,细胞移植技术不但应用于缺血性心脏病的基础和临床研究,而且也逐渐应用于其他心血管疾病。干细胞移植技术最常用的细胞一般为骨髓基质干细胞(mesenchymal stem cell,MSC)。如何提高移植细胞的存活率、减小因移植带来的创伤是近年来关注的热点。黄盛东等[1]采用血管生成素(angiogenin,Ang)体外转染MSC,并移植到猪慢性缺血性心脏病动物模型,通过观察心肌再血管化作用、移植细胞的成活率以及心功能改善情况,评价该方法的治疗效果。结果显示Ang具有很强的诱导新生血管生产和生长作用。此研究对获得的自体MSC分离和扩增后,实验组转染携带Ang基因的腺病毒,然后注射到心脏的慢性缺血区,并与转染空腺病毒和单纯移植SMCs比较。细胞移植后4周,MSC_{AdAng}组的左心室射血分数(LVEF)改善程度要明显好于其他组。磁共振成像(MRI)检查显示动物模型治疗前和治疗后4周,MSC_{AdAng}的治疗效果最好。病理学检查发现,MSC_{AdAng}组心肌梗死面积明显小于对照组($P<0.05$)和MSC_{AdNull}组($P<0.01$)。郑日善等[2]采用磁性靶向材料介导MSC经静脉移植时到达心肌梗死部位的程度以及对心肌梗死修复的影响。采用的磁性靶向材料为Fe_3O_4-UA-g-P(UA-co-AA),通过共浴培养法使之与MSC结合。结果显示,与磁性靶向材料结合的MSC在心肌梗死区周围有较多分布,30 d后表现为成熟心肌细胞形态,排列在残存的宿主心肌细胞之间,与宿主心肌细胞排列方向一致。

提示磁性靶向材料可使MSC靶向定位到心肌细胞,有望成为一种新的移植方法。周骐等[3]为克服组织工程心肌(EHT)因厚度过大引起移植细胞"中心性缺血"死亡的问题,采用大网膜联合组织工程心肌移植,增加EHT的血供,改善大鼠心肌梗死后移植细胞的存活。建立心肌梗死动物模型,用可降解生物材料PLGA的多孔编织补片,种植自体骨髓干细胞,体外培育4 d构建组织工程心肌,实验组将EHT片覆盖在梗死心肌外,四周用间断缝合方法缝在正常心肌心外膜上,然后再将带血管蒂的大网膜通过膈肌后覆盖在EHT外,间断缝合固定。结果发现,网膜EHT组梗死部位心室壁厚度较单纯EHT组和心肌梗死组均明显增加,且微血管密度均明显高于单纯EHT组。利用干细胞或自体细胞构建生物起搏器治疗缓慢性心律失常是一个开拓性思路。张浩等[4]将自体窦房结细胞移植到右心室前壁心肌内,研究治疗心脏术后完全性房室传导阻滞的可行性。用健康杂种犬,先安装电子心脏起搏器,然后获取犬窦房结细胞,体外制成细胞悬液,注射到自体右心室前壁心肌内。2周后射频消融希氏束,进行电生理研究,并用异丙肾上腺素研究心律变化。结果发现,移植组犬的心率高于对照组,且此室性心律起源于细胞移植部位。注射异丙肾上腺素后,移植组心室率变化明显。认为自体窦房结细胞移植的优点为自体细胞不存在免疫排斥、无需分化、扩增,是一种理想的起搏细胞来源。但此研究尚处于初始阶段,有关细胞移植后的存活率、移植位置和远期效果等还需要深入研究。

(二) 体外循环和器官保护的基础与临床研究

心肌缺血-再灌注损伤(ischemia reperfusion injury,IRI)是心脏外科一直很重视和研究的问题。缺血预适应(ischemic pre-condition,IPC)有一定的心肌保护作用,可减少IRI,是近年的研究热点。以往对IPC机制的研究主要集中在偶联蛋白激酶C(PKC)、线粒体钾通道、钙通道等。近年来 Smad 蛋白家族在细胞凋亡中的作用逐级被重视。Smad 蛋白家族是转移生长因子(TGF)超家族的下游信号转导分子,是目前发现的 TGF 唯一的作用底物,是把 TGF 信号从细胞外传递到细胞核的中介分子,在 TGF 信号传递过程中起着重要的作用。TGF-β 在成熟心肌细胞中是有害的,其中很重要的是可诱导心肌细胞凋亡。肖健等[5]探讨 Smad3 蛋白在心肌细胞缺血-再灌注损伤中与心肌细胞凋亡之间的关系。研究采用体外缺氧培养模拟心肌细胞 IRI,采用 ELISA 法定量分析缺血预适应后心肌细胞 Smad3 表达量的变化,探讨在心肌细胞 IPC 抑制心肌细胞凋亡的可能机制。结果表明,细胞 IRI 后心肌细胞 Smad3 明显增高,经 IPC 处理后心肌细胞凋亡明显减少;凋亡率和 Smad3 表达量有着很好的相关性。提示 Smad3 参与心肌细胞 IRI 后细胞凋亡的信号传导,IPC 可抑制 Smad3 的表达,从而进一步实现了保护心肌的作用。深低温停循环(DHCA)是新生儿、婴幼儿复杂先天性心脏病和大血管手术常用的一种体外循环技术。脑损伤和肺损伤是 DHCA 术后严重的并发症。停循环期间脑保护的方法有逆行灌注、单纯顺行灌注和双侧顺行灌注等方法,不同灌注方法的脑保护效果是心脏外科医生关注的问题。宋兵等[6]用健康白乳猪实验研究 DHCA 期间不同灌注方法的脑保护作用。结果表明,逆行灌注(RCP)和顺行性脑灌注(SACP)的脑保护效果优于单纯 DHCA,但双侧和单侧 SACP 的脑保护效果没有差异。重点讨论了 RCP 和 SACP 脑保护效果的研究进展,比较了两者的优缺点。急性肺损伤是 DHCA 患者术后的重要并发症和死亡的主要原因之一。探讨 DHCA 时肺损伤的发生机制,对减少肺损伤有重要的意义。高波涛等[7]探讨早期巨噬细胞的激活和核因子 kappa B(NF-κB)活性在深低温停循环(DHCA)肺损伤中的作用及其可能的作用机制。结果表明,NF-κB 表达和炎性因子含量的变化与 DHCA 缺血-再灌注呈时间依赖性,且在 DHCA 缺血-再灌注 1.5 h 时 NF-κB 的表达达到高峰,此时肺组织的炎性细胞以巨噬细胞为主。认为早期巨噬细胞的激活和 NF-κB 活性在 DHCA 肺损伤的发生中起重要作用,以巨噬细胞和 NF-κB 为靶目标的治疗措施,可能为 DHCA 肺保护提供新的治疗策略。

(三) 组织工程心脏瓣膜与组织工程血管研究

组织工程心脏瓣膜(tissue engineering heart valves,TEHV)与组织工程血管(TEV)仍是当今研究的热点。在去除瓣叶组织中的细胞成分时,如何最大程度保留完整的细胞外基质,直接关系到其机械强度和耐久性。目前还没有理想的方法。马金本等[8]对比加叠氮钠和传统的去氧胆酸钠法去除细胞后心脏瓣膜形态及生物力学的差别。结果发现,两种方法处理后组织厚度差异无统计学意义,显微镜检和透射电镜观察叠氮钠-去氧胆酸钠法对基质破坏较少,处理后生物力学优于传统的去氧胆酸钠法。提示叠氮钠-去氧胆酸钠法能更好地保护去除瓣叶组织后的细胞外基质。郭海平等[9]采用酶加去污剂的方法脱去猪肺动脉带瓣管道的细胞和基质,并对其进行物理和化学等方法测定,以评价其作为组织工程支架材料的可行性。脱细胞脱基质的处理方法为,将新鲜的带瓣肺动脉浸泡于 0.25% EDTA 胰蛋白酶溶液中,37℃ 恒温下持续振荡 24 h,用磷酸盐缓冲液(PBS)充分清洗后常温下于 1% 的 Triton 溶液中持续震荡 48 h,用 PBS 充分清洗后,放置于含有双抗的 D'hanks 液中冷藏保存。结果表明,采用 0.25% 胰蛋白酶和去污剂 1% Triton 能够有效脱除肺动脉壁和瓣膜中的细胞和基质成分,产生多孔隙性而低免疫原性的支架材料,初步具备良好组织工程支架材料的基本特点。李平等[10]研究液氮深低温保存与环氧氯丙烷(EC)联合处理新生儿脐动脉后的相关性能变化,以探讨脐动脉作为小口径同种异体血管替代材料的可行性。结果发现,液氮深低温保存 60 d 内+EC 处理后的脐动脉具有低免疫原性和低钙化性,有良好的耐压性能与顺应性。表明采用液氮深低温+EC 处理脐动脉的去抗原、抗钙化效果良好,血管物理性能变化小,可保存较长时间,具有作为小口径同种异体血管替代材料的可行性。池一凡等[11]研究组织工程血管的体外构建,主要是脱细胞血管基质的制备,血管平滑肌细胞和血管内皮细胞的体外诱导培养和种植方法。处理猪主动脉来获得脱细胞血管基质,获取内皮细胞,经鉴定后用组织块法培养平滑肌细胞。将脱细胞基质血管加入含 20% 胎牛血清的 DMEM 中平衡 24 h。用二步种植法先后种植平滑肌细胞和内皮细胞,并在种植内皮细胞后 3 d、1 周时间段扫描电镜观察。结果发现,猪胸主动脉经脱细胞处理后,动脉壁细胞全部脱除脱细胞基质胶原蛋白含量与新鲜动脉相似,胶原纤维、弹性纤维呈网状排列,无断裂,基质保持完整。脱细胞血管基质的极限应力比新鲜动脉组织减小 20%($P<0.01$),种植的平滑肌细胞和内皮细胞生长良好。认为平滑肌细胞和内皮细胞种植于脱细胞血管基质后生长良好,可体外构建组织工程血管。

(四) 心脏移植的基础和临床研究

心脏移植后移植心脏的血管病变和纤维化是受体长期存活的主要障碍。但其机制还不清楚。张明奎等[12]探讨血管平滑肌肌动蛋白 α(VSMA-α)表达变化在移植心脏血管病变及纤维化中的作用。建立大鼠心脏移植模型,并将实验大鼠分为急性排斥组、慢性排斥组、同系移植组、正常心脏组。采用 Masson 和 Van Gieson 染色观察心肌的纤维化,计算血管狭窄的指数。免疫组化染色分析 VSMA-α 表达变化与心肌纤维化和血管病变的关系。结果发现,慢性排斥组心肌纤维化明显高于正常心脏及同系移植心脏,慢性排斥组移植心脏血管较其它组明显狭窄。慢性排斥组移植心脏的心肌细胞大量表达 VSMA-α。认为 VSMA-α 基因的重新激活及其蛋白的异位表达与移植心脏血管病变及心肌纤维化有关。黑飞龙等[13]探讨改良 PWM 心脏保存液对离体鼠心低温保存的效果。将 20 只雄性 Wistar 大鼠随机分为 4 组:对照组、改良 FWM 液组、HTK 液组和 K-H 组。结果发现,离体鼠心低温保存 8 h 后,心肌功能均有很大程度下降。改良 FWM 液对离体鼠心的低温保存效果略优于 HTK 液。尹栋等[14]分析原位心脏移植术后心内膜活检(EMB)结果与血 N-末端 B 型利钠肽原(NT-proBNP)和高敏 C 反应蛋白(hS-CRP)水平的关系,评价 NT-proBNP 和 hS-CRP 在诊断心脏移植术后排斥反应中的作用。结果发现,NT-proBNP 浓度于心脏移植术后呈下降趋势,术后 NT-proBNP 浓度升高与排斥反应有相关性,但其诊断排斥反应的价值较低。心脏移植术后 hS-CRP 浓度升高与排斥反应无明显相关性,其与 NT-proBNP 一起不能提高诊断排斥反应的准确性。

二、先天性心脏病

(一) 婴幼儿先天性心脏病

陈鑑惺等[15]收治 3 个月以下小婴儿先天性心脏病(congenital heart disease,CHD)78 例,年龄最小生后 10 h,均在体外循环下行急诊或亚急诊手术。本组共死亡 7 例,总病死率 8.8%,术后合并肺炎 5 例、肺动脉高压危象 4 例(2 例死亡)、延迟关胸 6 例、低心排量综合征 7 例、心律紊乱 2 例(窦结交替),经相应处理恢复。51 例(65.1%)获得 3 个月至 2 年随访,无患儿死亡。其中 1 例完全性房间隔缺损(CAVC)有中度二尖瓣反流,余生长发育正常。重点讨论了 CHD 的手术年龄选择和治疗方法选择。认为:①有些 CHD 婴儿必须在生后尽快手术,一经确诊应在新生儿期立即手术;②如病情特别危急,为挽救生命或为二期手术作准备,不受年龄限制,应随时行手术矫治;③对新生儿和小婴儿行 CHD 矫治术,要求必须具备相应的条件,不具备条件一味追求小龄化必将增加手术死亡率;④急症或亚急症手术,加强围术期的支持治疗、术中注意心肌保护、常规应用超滤等。谢学员等[16]总结 5 kg 以下婴儿 CHD 的外科治疗经验。全组共 209 例患者,术后早期死亡 16 例,病死率 7.9%。重点讨论了手术条件及时机、术前准备、手术方法与体外循环方法的改进等。董念国等[17]*应用不剪开共同瓣"双片法"治疗小于 5 kg 完全房室间隔缺损 15 例患儿,均为 Rastelli A 型,其中合并 Down 综合征 2 例。术后因二尖瓣大量反流死亡 1 例,其余患者恢复良好,二尖瓣反流均在轻中度以下。石磊等[18]*收治新生儿大动脉转位(D-TGA)21 例,均行动脉调转术(ASO),其中急诊手术 9 例。术后无患儿死亡,术后并发症主要有低心排综合征、肺炎等。对比分析了急诊组和非急诊组的各项指标,发现急诊手术对患者的术后恢复有影响。重点讨论了 D-TGA 患儿心肌损害的原因和围术期的处理要点。

(二) 房室间隔缺损

房室间隔缺损(atrioventricular septal defect,AVSD)曾被称为"心内膜垫缺损"或"房室管畸形",分为部分型、中间型和完全型。外科治疗 AVSD 的重点是二尖瓣成形。AVSD 再手术和远期死亡的重要原因之一是术后二尖瓣再反流。本年度收录 2 篇。朱平等[19]治疗 14 岁以上心内膜垫缺损患者 134 例,其中二尖瓣成形 131 例,二尖瓣置换 3 例。术后早期死亡 4 例(病死率 2.98%),出现Ⅲ度房室传导阻滞 5 例(其中 1 例安置永久起搏器)。汤服民等[20]采用自体心包片行二尖瓣成形治疗完全型房室间隔缺损 16 例,房室间隔缺损的修补采用"双片法",对三尖瓣瓣环扩大并有关闭不全者行 De Vega 法成形术。术后早期无死亡。严重并发症 2 例,其中 1 例为Ⅲ度房室传导阻滞,另 1 例为严重低心排。所有患者均顺利出院。他们的共同经验是:①心内膜垫缺损患者一经确诊,应尽早手术治疗;②手术的关键之一是房室瓣的成形。二尖瓣裂一般都需缝合,二尖瓣成形根据反流的部位和原因采用相应的方法;对前瓣叶较小的,应行二尖瓣前瓣叶拓宽,用自体心包片行二尖瓣成形取材容易,操作简便,保持了瓣环的伸缩性,且不需抗凝,是比较好的选择;③术中和术后超声心动图检查的应用十分重要,可尽早发现残余的严重二尖瓣反流;④在修补房间隔缺损时要注意传导束和房室结的走行变异,避免房室传导阻滞的发生;⑤要重视三尖瓣成形及其效果。

(三) 室间隔缺损

室间隔缺损(ventricular septal defect,VSD)的治疗已较完善,近年报道主要为 VSD 合并严重肺动脉高压的治疗和微创 VSD 的治疗(微创治疗见第七部分微创治疗相关内容)。廖健毅等[21]等治疗婴儿大型 VSD 合并肺动脉高压 60 例,肺动脉压力 48~85 mm Hg,平均为 (51 ± 14) mm Hg。术后无死亡患者,VSD 少量残余分流 2 例,术后 PDA 开放 2 例,均康复出院。认为:①对大型 VSD 合并肺动脉高压的患儿应积极早期手术,对肺炎、心衰实难控制的患儿可急诊手术;②加强体外循环管理,采用改良超滤技术;提高手术操作技术,避免过度牵拉造成心肌损伤;③加强呼吸道的管理,减少肺部并发症的发生,注意积极纠正缺氧、酸中毒和电解质紊乱及液体平衡,控制晶体液入量和酌情利尿。吴向阳等[22]采用连续缝合法修补膜周部大VSD 229例。手术在浅低温体外循环心内直视下进行,心内其他合并畸形同期矫治。术后无死亡病例,主要并发症为暂时性Ⅱ度或Ⅲ度房室传导阻滞(AVB),术后均恢复。无严重主动脉瓣和三尖瓣反流。

(四) 法洛四联症

法洛四联症(tetralogy of Fallot,TOF)的外科治疗进展很快,目前无论是婴幼儿还是成人的外科治疗效果均已经达到较满意的水平。但是,TOF外科治疗仍有一些棘手的问题需要解决。本年度收录相关文献5篇。邓宏平等[23]治疗婴幼儿TOF 182例,年龄4～36个月,经胸骨正中切口162例,经右腋下小切口20例。所有病儿均采用全血浆预充,并行改良超滤,单纯右室流出道补片32例,跨瓣环补片150例。术后早期死亡5例,其中因低心排综合征死亡3例,肺部严重感染死亡2例。无其他严重并发症。术后随访无死亡病例,残余微量分流8例,生长发育正常,无不适。重点讨论了TOF的手术时机和手术技巧。强调早期手术纠正畸形、避免发生室间隔残余漏和残余右室流出道狭窄或过度扩大右室流出道是手术成功的关键。良好的麻醉、体外循环技术及术后管理也非常重要。李胜利[24]*等通过分析小儿TOF患者329例的术后情况,探讨小儿TOF患者术后出现急性呼吸窘迫综合征(ARDS)的危险因素。患者分为ARDS组(Ⅰ组)和非ARDS组(Ⅱ组)。单因素分析显示,非ARDS组与ARDS组比较,年龄低、Nakata指数小、体外循环时间长、跨环补片比例多、主动脉/肺动脉比值大,均有显著性差异。Logistic回归显示,年龄<4个月、Nakata指数<140 mm^2/m^2、体外循环时间>150 min、AO/PA>2.5等是TOF术后发生ARDS的危险因素。近年,如何改进手术方式,提高手术成功率和远期疗效是TOF治疗关注的重点。程沛等[25]经右心房/肺动脉径路根治TOF患者83例,陈会文等[26]比较经右心室径路手术736例和经右心房-右心室小切口径路687例的手术疗效。总结的共同经验如下:①采用右心房-右心室或肺动脉微创的手术方法根治TOF在技术上是可行的,手术操作难度未明显增大;②患者的恢复和并发症未明显增加;③因保护了右心室功能,远期结果可能有潜在的益处。郑哲等[27]采用"一站式"hybrid手术治疗重症TOF合并体肺动脉侧支血管形成(APCA)的患者30例,取得了较好的效果。其中15例患者于TOF根治术前后行APCA栓塞术治疗(分期hybrid组),15例采用"一站式"栓塞与根治手术治疗(一站式hybrid组)。分期组住院时间、住院费用、ICU滞留时间、气管内插管时间均明显高于"一站式"组,两组体外循环时间和主动脉阻断时间差异无统计学意义。认为相对于传统的分期hybrid手术,"一站式"hybrid手术可简化TOF-APCA患者的手术过程,提高手术成功率和降低医疗费用。陈会文等[28]在术中经右心室探查50例TOF患者的右心室流出道的病理解剖,分析TOF患者右心室流出道病理肌束的形成和构造。结果发现,圆锥隔前上移位是所有病例的共同特征,移位程度和主动脉骑跨均呈正比;所有患者都有隔、壁延伸;漏斗口位于圆锥隔下缘38例,低位漏斗口9例,存在弥散性肌束梗阻3例。所有患者的壁延伸连接于心室漏斗皱褶和游离壁;44例患者的隔延伸连接于室间隔;6例隔延伸和隔缘束间无间隙。3例弥散性肌束梗阻患者的调节束和隔缘束体部上移,挤压圆锥隔。离断解除延伸肌束,保留卵圆孔开放。所有患者有隔壁小梁肥厚,完全离断和切除。认为法洛四联症中右心室流出道梗阻发生的病理基础是流出隔前、上移位和肌束延伸及隔壁小梁肥厚。术中准确识别病变肌束的性质和结构是维护术后良好心功能的关键。

(五) 右室双出口

张惠锋等[29]*采用个体化的方法手术治疗右室双出口(double outlet of right ventrle,DORV)87例。按照STS-EACTS分类法,室间隔缺损型26例,法洛四联症型48例,完全性大动脉转位型10例,远离大动脉型3例。全组有13例进行了姑息手术,其中9例已经进行了二期根治术;74例进行了Ⅰ期根治。术后早期死亡2例,术后3个月死亡1例。随访无死亡病例,右室流出道残余梗阻6例,因室间隔残余漏再次手术2例。重点讨论了STS-EACTS分类法对手术方式制定的指导意义。

(六) 肺动脉闭锁以及右室流出道重建

肺动脉、肺动脉瓣狭窄或闭锁的病变包括室间隔完整和合并室间隔缺损两类。刘迎龙等[30]*应用肺动脉融合术治疗肺动脉闭锁(pulmonary atresia,PA)、室间隔缺损合并大主肺动脉侧支动脉(PA/VSD/MAPCA)的患者17例。术后生存11例,死亡6例。重点讨论了PA/VSD/MAPCAs的手术适应证、手术的要点和注意事项,以及hybrid手术治疗PA/VSD/MAPCA的优点。宓亚平等[31]手术治疗室间隔完整的肺动脉闭锁患儿31例。男23例,女8例,年龄20 h至3岁。手术方法包括体肺分流术5例,闭式肺动脉瓣切开4例(联合体肺分流2例),跨瓣补片18例(联合体肺分流12例),双向腔肺分流术4例。术后早期死亡8例,主要并发症为低心排综合征和呼吸衰竭。重点讨论了室间隔完整的PA的个体化的治疗策略。

认为术前应全面评估患儿的病情,及早决定治疗方案;术后应加强心功能支持和随访。

(七)三尖瓣下移畸形

三尖瓣下移畸形(Ebstein 畸形)是一种少见的先天性心脏复杂畸形,其病理改变不仅仅是三尖瓣的异常,也包括右心室发育不良及心肌收缩功能的降低,常用的手术方式有三尖瓣修复术、三尖瓣置换术、右心旁路手术等。三尖瓣修复术后不需要抗凝,并发症少,是理想的选择。但是由于本病常合并三尖瓣隔瓣和(或)后瓣发育不良,成形比较困难。孙明等[32]采用自体心包重建隔瓣的方法治疗三尖瓣下移患者 15 例,其中男 8 例,女 7 例,年龄 11～44 岁。三尖瓣均为中到重度反流,三尖瓣隔瓣下移 15～42 mm,平均(22.11±7.4)mm,后瓣下移 10～30 mm,平均(20.3±6.5)mm。隔瓣均有不同程度的发育不全,其中缺失 2 例。手术中先折叠房化心室并环缩后瓣环,然后把自体心包片裁剪成合适大小的人工隔瓣以重建三尖瓣的隔瓣。对于残留隔瓣尚保留腱索者,应尽量利用原有腱索;对残留隔瓣未保留腱索者或隔瓣缺失者,则做人工腱索连接自体心包隔瓣到相应的乳头肌或室间隔右室面上。术后无死亡病例,出院前超声多普勒检查显示三尖瓣无或轻度反流。一过性Ⅲ度房室传导阻滞 1 例。随访 2～50 个月,超声多普勒提示三尖瓣无或轻度反流 14 例,中到重度反流 1 例。重点讨论了三尖瓣下移畸形的病理特点以及隔瓣重建的技术要点。认为恰当地应用隔瓣重建,可以提高三尖瓣下移畸形术后早期和中期的疗效。

(八)主-肺动脉间隔缺损

主-肺动脉间隔缺损(aortopulmonary septal defect,APSD)是一种少见的 CHD,又称为主-肺动脉窗。Mori 分型法将它分为 4 型,有的合并心内畸形。由于左向右分流量大,患者早期即可出现动力性肺动脉高压和充血性心力衰竭,且肺动脉高压的肺血管病理改变进展很快。今年入选文献 2 篇。张海波等[33]和李进华等[34]共手术治疗 APSD 患者 42 例,年龄 17 d 至 22 岁。均为 Mori Ⅰ型和Ⅱ型,合并的畸形有 VSD、ASD 和肺主动脉弓离断畸形(B 型)等。手术在体外循环下进行,术后死亡 2 例。作者的共同经验是:①超声诊断 APSD 易误诊,尤其是Ⅱ型和Ⅲ型,右心导管和升主动脉造影检查对明确主肺间隔缺损解剖位置、肺血管床改变有重要意义;②应根据 APSD 类型采用灵活的手术方式,避免损伤冠状动脉;③一旦诊断应尽早手术,避免发生不可逆的肺动脉高压。

(九)肺静脉异位连接

随着婴幼儿 CHD 诊治技术的不断发展,完全性肺静脉异位连接(total anomalous pulmonary venous connection,TAPVC)的手术成功率有了很大的提高,手术年龄更趋向婴儿期,以防止肺血管病变的发生。本年度收录相关文献 2 篇。胡志伟等[35]治疗婴儿 TAPVC 23 例,术后早期死亡 2 例,术后 2 例出现一过性结性心律、房室传导阻滞,出院时心律均恢复正常。方敏华等[36]手术治疗心上型完全性肺静脉异位连接(S-TAPVC)86 例,术后无早期死亡病例,术后主要并发症为心律失常 21 例,严重低心排血量综合征(LCOS)2 例,二次开胸止血 2 例。作者的共同经验为:①TAPVC 一旦诊断应早期手术;②在新生儿或婴儿期反复出现肺炎、低氧血症、心衰等患儿,在临床症状相对改善的情况下应行急诊手术;③心上型 TAPVC 经左心房顶切口吻合可以防止术后心律失常,特别适用于婴幼儿;经左、右心房横切口吻合手术视野显露良好,可以保证吻合口的大小,适合于大龄儿童或成年人;④同时加强体外循环和监护室的密切协作,完善术后处理方法。

(十)主动脉缩窄和主动脉弓中断

主动脉缩窄(coarctation of aorta,CoA)的部位通常在靠近左锁骨下动脉起始部和主动脉与动脉导管连接处的远端之间,常合并其他心内畸形和主动脉弓发育不良,以往多主张分期手术,现多趋向于一期矫治。张辉等[37]*治疗婴幼儿主动脉缩窄或主动脉弓中断合并心内畸形经胸骨正中切口一期矫治 24 例,胡晓鹏等[38]采用正中切口解剖外旁路移植术一期治疗成人主动脉缩窄合并心脏内畸形 31 例,均取得了较好的结果。作者的共同经验为:①主动脉缩窄或主动脉弓中断合并心内畸形一经诊断即需尽早手术;②经胸骨正中切口一期矫治是安全、有效的;③充分切除导管组织,广泛、彻底游离松解胸部各血管,进行无张力吻合,选择恰当的组织-组织吻合术式;④婴幼儿与大龄儿童和成人的主动脉缩窄的矫治方法不同。婴幼儿应选择恰当的组织-组织吻合术式,以利于血管的生长;而成人和青少年采用升主动脉和降主动脉间的旁路手术。主动脉弓中断(interruption of aortic arch,IAA)的发生率仅占新生儿的 666/100 万,病儿发病早、病情严重,合并畸形复杂,常伴有中重度肺动脉高压,病死率高。张海波等[39]*收治 CoA 伴合并畸形的新生儿 13 例,其中 A 型 CoA 11 例,B 型 CoA 2 例。均一期行主动脉弓中断及伴发畸形的根治术,术后死亡 1 例,延迟关胸 3 例。张海波等[40]还一期矫治主动脉弓中断伴室间隔缺损患儿 36 例,年龄 3 d 至 3.8 岁。其中 A 型 CoA 27 例,B 型 CoA 9 例。术后死亡 2 例,均为新生儿。严重并发症有延迟关胸 5 例,安置永久起搏器 1 例,再次手术行吻合口扩大术 1 例。随访期间死亡 1 例(不明原因),室间隔缺损残余漏 2 例。於其宾等[41]外科治疗主动脉弓中断患儿 36 例。年龄 2 个月至 7

岁。33例合并心内畸形，其中31例一期矫治。手术方式包括管道连接16例，直接吻合9例，直接吻合并补片成形9例，左锁骨下动脉翻转1例。术后死亡5例。随访无死亡和再手术患儿。作者的共同经验为：①CoA在新生儿期病死率高，一旦发现应及时采取一期解剖矫治；②对于主动脉弓中断合并心内畸形应首选正中切口一期修复，婴幼儿可首选降主动脉和主动脉升弓部的直接吻合，对于大龄儿童或成人，可首选人工血管或同种、异种血管连接升主动脉和降主动脉，吻合口采用可吸收缝线连续缝合；③对于合并心内畸形的CoA患者可采取选择性脑灌注加下半身停循环或深低温全身低流量下正中切口一期手术同时矫治。陈萍萍等[42]收治永存第5号残存伴狭窄合并IAA的外科治疗患者5例，年龄1.8～108.0个月，其中2例合并心内其他畸形的患者在深低温停循环下手术切除第5弓狭窄闭锁段，远端降主动脉与主动脉弓下缘端侧吻合，其中1例前壁予以心包补片扩大成形。恢复循环后行相关心内畸形纠治，单纯永存第5弓不伴心内畸形患者在非体外循环或常温并行循环下经胸骨正中切口或左前外侧第4肋间径路手术纠治。手术死亡2例，术后随访3例，随访期间无死亡，无并发症发生。重点讨论了永存第5弓残存的解剖特点、手术治疗的原则和技巧。认为永存第5弓残存伴狭窄合并主动脉弓中断的患者，手术时采用胸骨正中切口径路，操作简便，显露清楚，剖面小，有利于术后恢复。由于该病晚期亦出现体动脉高压，应尽早明确诊断，及时手术治疗。

（十一）大动脉转位

自Jatene首次报道动脉调转术（arterial switch operation, ASO）治疗大动脉转位（transposition of the great arteries, TGA）以来，很多学者对手术方法进行了改良，技术日臻成熟，已成为矫治心室大动脉连接异常复杂CHD的理想手术方法。刘迎龙等[43]*采用ASO治疗TGA患儿264例。男194例，女70例，年龄1 d至19岁。术后死亡26例，病死率9.85%，平均随访(29.5±7.6)个月，猝死2例。重点分析了患儿年龄对手术效果的影响以及应该注意的事项。肖雅琼等[44]收治大动脉调转手术20例，男性17例，女性3例，年龄14 d至4岁。所有患者均在中低温体外循环下进行。术后死亡2例，并发症包括延迟关胸19例，低氧血症10例，二次插管2例等。认为TGA/IVS患者术前应用前列腺素E$_1$，保持动脉导管开放，必要时紧急气管插管或行球囊导管房间隔扩开术。TGA/VSD患者肺血管病变发生较早，术后要重视呼吸系统的管理，必要时适当延长呼吸机辅助时间。术后应观察有无ST段改变，并常规加用硝酸甘油预防心肌缺血。徐志伟等[45]回顾分析331例ASO患者的主动脉（AO）、肺动脉（PA）吻合口生长情况。纠治TGA/IVS 111例，TGA/VSD 123例，右心室双出口伴肺动脉瓣下室间隔缺损、肺动脉高压（Taussig-Bing）73例，快速二期大动脉转位术（Stage-Switch）24例，其中不包括房室连接不一致而行双调转术（Double-Switch）患者。术后生存288例，远期死亡2例，随访228例。TGA/IVS，TGA/VSD和Taussig-Bing患者施行ASO后的随访中，主动脉和肺动脉吻合口均有明显增长；Stage-Switch术后的随访资料显示，主动脉吻合口有明显生长，而肺动脉吻合口的生长不明显，但没有梗阻，可能是因为Stage-Switch患者手术时年龄较大，原肺动脉由于环缩后发生扩张，使ASO后的肺动脉相对较粗，因此在近期随访中显示生长不明显。认为肺动脉吻合口狭窄的主要原因可能为瓣环的发育滞后，吻合口张力过高，Lecompte操作造成肺动脉扭曲，自体心包补片重建新的肺动脉根部后发生心包补片收缩，或心包补片缝合操作等。因此，术中应充分游离左、右肺动脉至肺门处，显露肺动脉分支，使肺动脉换位后做吻合时无任何张力；对术中应用修补肺动脉根部的材料自体心包片不处理可能会降低肺动脉狭窄的发生率。

（十二）其他先天性心脏病的外科治疗

主动脉瓣上狭窄（SVAS）是一种较为少见的先天性左心出口排血受阻的病变，大多在儿童期发现。廖健毅等[46]*收治儿童SVAS 26例，手术平均年龄(5.4±2.4)岁，平均体重(12.6±3.5)kg。局限性狭窄22例，弥漫性狭窄3例，左冠状动脉起始部轻度狭窄1例。以"泪珠"状补片修补11例，以"裤衩"状补片修补14例，加宽主动脉根部及瓣上狭窄部，同时切除纤维嵴，松解狭窄环。术后早期死亡1例，死亡原因为低心排、心律失常和心力衰竭。余恢复顺利。重点讨论了SVAS的诊断、手术治疗的要点及其外科治疗，以及合并主动脉瓣的处理方法。全腔静脉-肺动脉连接术（total cavopulmonary connection, TCPC）是治疗各种功能性单心室的常用手术方法，而心外管道（extracardiac conduit）可使疗效进一步提高。对于不适合一期手术的高危患者，采用分期TCPC可以扩大手术适应证。吴清玉等[47]*分期TCPC治疗复杂先天性心脏病22例。一期手术行单侧双向Glenn术16例，双侧双向Glenn术6例，其中5例曾行体肺动脉分流术。二期均行TCPC术。术后死亡1例。重点讨论了分期TCPC的优点、手术的适应证和注意事项。孙国成等[48]应用系列改良Fontan手术治疗复杂先天性心脏病77例，取得了良好效果。男48例，女29例；年龄2.5～20.0岁[(6.5±0.5)岁]。其中包括AⅢ和

AⅡ型单心室（1例为双向Glenn术后）33例，Ⅰb型三尖瓣闭锁19例，心室双出口（1例为双向Glenn术后）16例，左心发育不全综合征5例，矫正型大动脉转位合并肺动脉狭窄1例，法洛四联症合并完全型房室隔缺损1例，单心室合并单心房1例，法洛四联症合并小左心室1例。患者均行正中切口进胸，在体外循环下行不同的改良Fontan手术，其中行右心房-肺动脉吻合术21例，心房内板障或管道全腔静脉-肺动脉连接术28例，心外人工管道全腔静脉-肺动脉连接术24例，自体右房壁管道全腔静脉-肺动脉连接术2例，自体带蒂心包心外管道全腔静脉-肺动脉连接术1例，主肺动脉与下腔静脉吻合全腔静脉-肺动脉连接术1例。术后死亡5例。随访63例，随访时间1～15年。随访期间死亡4例，其中死于心脏骤停1例，原因不明2例。重点讨论不同改良手术方式的适用范围和注意事项，强调心房内板障（管道）全腔静脉-肺动脉连接术式主要适用于3岁左右的儿童，而心外管道全腔静脉-肺动脉连接术适用于较大的儿童和成人患者。孙琦等[49]对双侧、双向Glenn术后患儿进行虚拟Fontan手术，并对不同设计方案的血管吻合区域内血流进行计算流体力学（CFD）模拟，分析不同吻合方案在能量效率方面的优劣。研究采用磁场强度为1.5 Tesla的磁共振仪进行连续扫描，将患儿的磁共振图像导入医学图像处理软件Mimics 12.0进行三维解剖重建，通过虚拟手术改变双侧上腔静脉与肺动脉的吻合位置，并将下腔静脉连接到肺动脉的不同位置。建立数值模型，对4种虚拟手术方案在不同左、右肺动脉流量分配比（30∶70、40∶60、50∶50、60∶40、70∶30）情况下的血流进行CFD模拟。此模拟方法只是将腔-肺吻合区域作为孤立的部分来进行研究，没有包括肺和心腔的完整循环环路中进行分析，没有考虑不同吻合角度对能量消耗的影响，因此模拟得出结果的可操作性值得进一步探讨。尽管如此，本研究是对虚拟Fontan手术实施及评价的一种探索，有望对Fontan手术方案的选择提供有益的帮助。结果发现，对左侧上腔静脉残存的患儿施行Fontan手术时，将左、右上腔静脉分别吻合于同侧肺动脉并将下腔静脉与肺动脉吻合口置于左、右上腔静脉与肺动脉吻合口中间的设计方案能量消耗最低。先天性肺静脉狭窄（congenital pulmonary venous stenosis，CPVS）是一种非常罕见的先天性心脏病，儿科尸检发生率约为0.5%。CPVS一般都合并心内畸形。吴向阳等[50]*治疗CPVS 5例，术后无死亡病例，取得了良好效果。重点讨论了其临床特点、诊断方法、手术治疗的要点。肺动脉瓣缺如综合征（absent pulmonary valve syndrome，APVS）是一种临床少见的先天性心脏病，多合并法洛四联症。侯嘉等[51]*收治APVS 5例，均伴法洛四联症。根治手术在中度低温体外循环下进行，其中4例患儿肺动脉瓣区置带瓣补片，1例采用牛心包直接补片。术后死亡1例，余4例存活。重点讨论了APVS发生的病因、手术治疗的重点，以及是否需要在肺动脉瓣位置植入瓣叶等问题。右肺动脉异常起源于主动脉（AORPA）是一种罕见的先天性心脏畸形，其并发肺动脉高压时间早，肺循环阻力高，如不及时手术则预后极差，患者多死于幼儿期。甘辉立等[52]*外科矫治儿童AORPA 11例，10例术前确诊，1例术中探查发现。术后死亡2例。随访期间1例于术后4年死于右心功能衰竭，2例有右肺动脉吻合口狭窄，3例有残余肺动脉高压。作者对AORPA的外科手术等问题进行了讨论。冠状动脉起源于肺动脉是一种罕见的心血管畸形。罗国华等[53]矫治6例右冠状动脉起源于右肺动脉。刘秀伦等[54]矫治成人左冠状动脉异常起源于肺动脉合并二尖瓣病变患者2例。均取得了良好的效果。他们的共同经验是：①右冠状动脉起源于右肺动脉者易合并其他畸形，左冠状动脉起源于肺动脉者如不手术则预后不良；②诊断一般都比较困难，冠状动脉造影是确诊的金标准；③一旦确诊应及时手术，手术方式要根据冠状动脉起始部位的不同和左右冠状动脉侧支血管的形成情况选择冠状动脉结扎或重建术；④对合并的心内畸形应同时处理。功能性单心室是一种复杂的先天性心脏畸形，一部分病例合并或在行减状手术后继发主动脉瓣下狭窄（SAS），是目前先天性心脏病外科治疗的一个难点。胡盛寿等[55]采用改良DamuS-Kaye-Stansel（D-K-S）方法治疗单心室合并主动脉瓣下狭窄1例。患者为男性，7岁，诊断为功能性单心室（左室型）、大动脉异位、主动脉缩窄、肺动脉高压。曾行肺动脉环缩2次，主动脉缩窄球囊扩张1次，4年后发现主动脉瓣下肌性狭窄，肺动脉环缩处狭窄。手术采用改良D-K-S方法，术后患者恢复良好。作者认为改良D-K-S手术作为一种姑息性手术，可以减少猝死并发症。永存动脉干（PTA）是一种少见的单一动脉干起源于心脏，骑跨在室间隔上供应体、肺、冠状动脉循环的复杂性心脏畸形。PTA无单独的肺动脉瓣或心室-肺动脉连接，可与法洛四联症合并肺动脉闭锁相鉴别。郑景浩等[56]行PTA根治43例，患儿年龄1.5个月至3.8岁。合并畸形有房间隔缺损、主动脉弓中断、左上腔静脉未闭等。均行正中切口进胸。PTA的肺动脉直接与右室流出道吻合18例，同种异体主动脉管道8例，牛颈静脉管道连接远端肺动脉和右室流出道14例。术后所有患儿均存活。随访未发现右室流出道残余梗阻。对右心室流出道重建的重要性和方法进行了重点讨论。认为直接吻合肺总动脉后壁与右室切口远期出现再狭窄率低,是较好的方法;对较大儿童,为减少或防止肺动脉反流,可用同种带瓣管道或牛颈静脉管道。关欣亮等[57]手术治疗儿童马方综合征(MFS)28例,患儿年龄1~14岁。心血管系统并发症:升主动脉扩张22例,致主动脉瓣关闭不全11例,二尖瓣关闭不全20例,三尖瓣关闭不全10例。合并主动脉缩窄并主动脉瓣二瓣畸形1例。合并先天性房间隔缺损2例,动脉导管未闭2例。外科手术13例,无手术死亡病例,术后随访最长9年,无死亡,心功能和生活质量明显改善。2次手术3例,3次手术1例。重点讨论了儿童马方综合征的临床诊断和处理原则。认为儿童MFS患者的诊断十分困难,病史和体检对于早期诊断十分不准确,出现典型症状预示着已出现了严重的并发症。所以应根据家族史、身高、心脏、眼睛和骨骼检查综合分析,以便能早期发现儿童患者。儿童MFS患者以主动脉窦部扩张为主,当Z值>25 mm/m² 时,就应该考虑手术治疗。有家族史的患儿更应早期手术治疗,采用保留主动脉瓣膜的根部成形术(Yacoub术和David术)较适合儿童患者。儿童先天性心脏病的介入治疗创伤小,恢复快,近年来发展很快,但介入治疗可能发生封堵器脱落、溶血等并发症需要急诊手术。温树生等[58]收治CHD介入术后出现并发症患者28例,年龄8个月至14岁,占同期所有介入治疗病例的1.1%。其中封堵器脱落12例,单纯残余分流10例,Ⅲ度房室传导阻滞4例,封堵器脱落合并心包填塞1例,封堵器被三尖瓣腱索缠绕1例。所有患者均急诊手术,常规正中开胸,术后无死亡病例,手术效果良好。作者重点讨论了介入手术并发症发生的可能原因、治疗原则和预防方法。

三、后天性心脏瓣膜病

(一)二尖瓣病变

二尖瓣成形术(MVP)治疗二尖瓣关闭不全相对于二尖瓣置换术有许多优点,但二尖瓣前瓣由于解剖特点的原因,在行MVP时难度较大。甘辉立[59]等对比研究腱索折叠和人工腱索两种成形术治疗二尖瓣前瓣脱垂(ALP)50例,其中前瓣腱索断裂26例,前瓣腱索延长24例。手术行腱索折叠术23例,行人工腱索重建术27例,均行后瓣环人工瓣环缩环术。术后早期死亡4例,其中腱索折叠组占3例。术后早期超声心动图见腱索折叠组二尖瓣中重度反流的3例,而人工腱索组未发生反流。随访期间死亡6例,每组各3例。再次手术5例,有4例为折叠的腱索断裂。作者重点讨论了腱索折叠和人工腱索法行二尖瓣成形的优缺点。认为人工腱索术不仅方法简单易学,而且远期效果较好。但是如果乳头肌显露不佳,最好改用腱索转移或缘对缘缝合。李继勇等[60]应用后叶腱索转移术治疗二尖瓣前叶脱垂16例。迟立群等[61]*应用"缘对缘"技术基础上的腱索转移法治疗二尖瓣前叶脱垂16例。均取得了良好的效果。作者的共同经验为:①后叶腱索转移术重要的技术要点是确定好后叶切除的部位,尤其是该部位有无多根正常的腱索组织;②一般都需要使用人工瓣环;③腱索转移术的中远期效果优良,且不需测量腱索长度。孙凌波等[62]*应用"缘对缘"二尖瓣成形术治疗二尖瓣前叶脱垂128例,无术后早期死亡,平均随访46.8个月,无二次手术率96.9%,生存率98.4%,早中期随访结果良好。作者重点讨论了"缘对缘"二尖瓣修复术的技术要点和注意事项。周方等[63]采用"纽扣状"转移保留全瓣装置的二尖瓣置换方法治疗风湿性二尖瓣病变以狭窄为主的患者80例,年龄18~64岁。根据手术方式将患者分为纽扣状保留全部二尖瓣下结构组、保留二尖瓣后瓣及瓣下结构组和术中未保留瓣下结构组。术后死亡1例,急性心包填塞2例,肺部感染2例。随访期间无严重并发症和死亡病例。统计分析发现,尽管保留瓣下结构会延长体外循环时间和主动脉阻断时间,但左心室功能得到很好的保存。

(二)主动脉瓣病变

高长青等[64]报告主动脉瓣置换患者650例,其中男421例,女229例。主动脉瓣狭窄56例,主动脉瓣关闭不全295例,狭窄并关闭不全299例。合并的疾病有二尖瓣和三尖瓣关闭不全、升主动脉瘤样扩张和冠心病等。术后早期死亡40例,并发症主要有严重低心排、感染、多脏器功能衰竭等。术后跨瓣压差均<30 mm Hg。随访远期无死亡和严重并发症病例。作者重点讨论了主动脉瓣置换手术时瓣膜型号和类型的选择,以及心肌保护的方法。强调主动脉瓣置换术应尽可能放置大的人工瓣膜,以使患者获得最佳的血流动力学效果,瓣环过小的应行主动脉根部拓宽。崔永超等[65]收治主动脉瓣二瓣畸形所致单纯主动脉瓣狭窄患者103例,其中男66例,女37例。所有患者均行主动脉瓣置换术,同期行左室流出道疏通2例,房颤射频消融2例,升主动脉置换7例,冠状动脉旁路移植手术11例。手术死亡1例,因Ⅲ度房室传导阻滞行永久起搏器安置1例,其余患者恢复良好。随访期间死亡2例,出现抗凝相关的并发症3例。作者详细阐述了主动脉瓣二瓣畸形的流行病学特点、手术的注意事项,同时讨论了主动脉瓣二瓣畸形合并升主动脉扩张的发生机制及治疗原则。宋士秋等[66]采用主动脉瓣环扩大成形术加主动脉瓣置换术治疗小主动脉瓣环患者25例,其中男性22例,女性3例,年龄7~64岁。主动脉瓣环扩大成形术方法包括Nicks法20例和

Manouguian法5例。本组病例瓣环扩大后置入21~23 mm机械瓣(18例)或生物瓣(5例),施行Ross手术2例。手术后死亡1例,为7岁Ross手术患者。术后随访最长40个月,患者均生存良好。作者重点讨论了Nicks法和Manouguian法加宽主动脉瓣环的手术要点。张怀军等[67]采用自体心包加高方法矫正主动脉瓣脱垂患者17例,其中男14例,女3例,年龄2~13岁。患者均有室间隔缺损,主动脉瓣为三叶16例,二瓣畸形1例。主动脉瓣右冠瓣脱垂15例,左冠瓣脱垂1例,无冠瓣脱垂1例。手术时先用涤纶补片修补室间隔缺损,然后行主动脉瓣的修复。操作的要点是要根据正常瓣叶的高度来确定心包片的高度。术后无早期死亡病例,主动脉瓣的反流均在轻中度以下。随访最长32个月,因心包片的一交界撕脱和主动脉瓣大量反流再次手术1例。作者重点讨论了主动脉瓣叶加高的适应证和方法。

(三) 三尖瓣病变

目前,左心瓣膜病变手术时如何处理合并的三尖瓣病变以及左心瓣膜术后如何处理三尖瓣病变已成为日益突出的问题。本年度收录三尖瓣病变外科治疗相关文献3篇。何学志等[68]应用自体心包夹涤纶条的方法治疗重度三尖瓣关闭不全患者67例,其中男48例,女19例,年龄42~78岁。三尖瓣反流多在前后瓣及前隔瓣交界处,瓣叶无明显器质性改变。操作的要点是根据测量的前瓣环长度剪取涤纶条,然后用三明治法将涤纶片用心包条夹在中间,打结时应先在前后瓣及前隔瓣交界处。自体心包夹涤纶条的方法对瓣环扩张最明显的部分进行了针对性环缩,瓣叶面积不受影响。涤纶条的夹入增强了心包的强力,可防止术后三尖瓣环的再次扩大,而且取材方便,操作简单,费用低廉。徐志云等[69]*对37例风心病左心瓣膜术后5~16年出现重度三尖瓣关闭不全(TR)的患者再次行三尖瓣手术,取得了良好的效果。重点讨论了左心瓣膜置换术后晚期重度TR的发生机制、手术指征、手术方法和疗效。迟立群等[70]采用三尖瓣置换术(TVR)治疗三尖瓣病变67例,其中风湿性心脏病25例,先天性心脏病37例。左心室射血分数27%~78%。术后早期死亡8例,随访期间死亡3例。认为对于严重的三尖瓣病变患者施行心瓣膜置换术是最后的选择;正确的手术方式、合理的围术期处理是手术成功的关键;对风湿性心脏病行左心瓣膜置换的患者,如果同时合并三尖瓣病变,需尽量行三尖瓣成形术,而对矫正型大动脉转位的三尖瓣关闭不全,应积极行TVR;年轻患者应选用双叶机械瓣膜,年龄>50岁的应选用生物瓣膜。

(四) 感染性心内膜炎的外科治疗

感染性心内膜炎(infectious endocarditis, IE)是心脏外科多见而诊治仍较困难的疾病,内科治疗是首选的方法,而危重感染难以控制者如不进行手术,仅保守治疗的病死率可高达60%~90%。本年度收录相关文献4篇。徐志云等[71]*对严重主动脉瓣感染性心内膜炎患者11例行主动脉根部置换,取得了良好的效果。认为感染性心内膜炎合并主动脉根部或窦部瘤、感染累及主动脉窦壁或冠状动脉开口处、瓣环严重损毁的病人,宜置换主动脉根部。清创彻底有利于提高手术效果。杨新伟等[72]和张振等[73]分别总结急性三尖瓣感染性心内膜炎6例和静脉吸毒所导致的三尖瓣感染性心内膜炎10例患者的手术治疗经验。术前血培养金黄色葡萄球菌9例,金黄色葡萄球菌及白色念珠菌混合感染1例,表皮葡萄球菌1例,草绿色链球菌各1例,血培养阴性4例。三尖瓣成形5例,三尖瓣置换11例。作者的共同经验为:①三尖瓣感染性心内膜炎近年有上升趋势,主要原因为静脉吸毒和长期留置静脉导管的增多等原因;②超声心动图和动脉血培养是确诊三尖瓣IE的主要方法;③手术应在感染适当控制后再进行,避免在感染急性期手术;④手术应首选三尖瓣成形术,只有瓣叶严重破坏者才考虑三尖瓣置换术。杨新伟等[74]手术治疗二尖瓣脱垂合并感染性心内膜炎40例,取得了良好的效果。术前血培养阳性17例,其中草绿色链球菌7例,表皮葡萄球菌3例,金黄色葡萄球菌3例,变异链球菌2例,星座链球菌1例,人类心杆菌1例。二尖瓣成形5例,二尖瓣置换35例。术后早期死亡1例(2.5%)。术后并发症包括Ⅲ度房室传导阻滞1例,二次开胸止血2例,脑栓塞1例,因急性肾功能衰竭血液透析1例。长期存活39例,无晚期死亡病例,未见心内膜炎复发及瓣周漏。认为对二尖瓣脱垂出现中到重度二尖瓣关闭不全且合并感染性心内膜炎时应早期治疗,术中彻底清除感染病灶和围术期应用大剂量敏感抗生素是提高手术效果和防止术后心内膜炎复发的关键。术中根据瓣膜损毁情况,决定施行二尖瓣修复术还是置换术,二尖瓣置换术选用机械瓣治疗效果良好。

(五) 危重心脏瓣膜病

许锁春等[75]报道急诊手术治疗危重心脏瓣膜病192例,其中风湿性心脏病123例,先天性心脏病25例,感染性心内膜炎27例,主动脉瓣损害合并升主动脉瘤样扩张9例,Stanford A型主动脉夹层4例,冠心病心肌梗死致二尖瓣腱索断裂、外伤致二尖瓣腱索断裂导致二尖瓣大量反流各2例。有心脏手术史22例。本组患者均经内科积极治疗2~7 d,病情无好转,心力衰竭难以纠正,果断采取急诊手术治疗,行常规体外循环心脏直视手术。术后早期死亡11例(5.7%),随访168例,随访时间1个月至11年。随访期间死亡8例,长期生存160例,生活质量较术前有所提高。作者认为:①危重心脏瓣膜病患者的标准为:无论是单一或是两个以上的心瓣膜病变,只要经内科积极治疗后病情的危重程度不能逆转,心功能严重恶化(NYHA分级在Ⅲ级以上),发生顽固性或难治性心力衰竭,均属危重心脏瓣膜病范畴;②危重心脏瓣膜病患者经短时间内科治疗后无好转应积极急诊手术;③要正确选择患者,把握合适的手术时机,加强心肌保护,尽可能保留二、三尖瓣的瓣下结构,可取得较好的手术效果。肖海波等[76]手术治疗风湿性心脏病合并重度肺动脉高压患者32例,其中男13例,女19例;年龄46~69岁,病程11~26年。术前均经超声心动图检查,肺动脉压力为71~116 mm Hg,平均(85.1±13.8)mm Hg。术中心脏复跳后给予米力农降肺动脉压力,必要时使用前列腺素E或吸入NO。术后肺动脉压30~65 mm Hg,平均(41.9±8.9)mm Hg。无住院死亡病例。门诊随访19例,随访时间6~18个月,无远期死亡病例。作者认为:①长期肺动脉高压和反复肺间质水肿造成肺组织结构改变,导致肺血管阻力升高和呼吸功能减退,从而增加手术危险性;②术中应维持足够的麻醉深度,应用膜肺、乌司他丁等综合措施保护心肺功能;③术后应用NO、米力农、前列环素等降低肺动脉压力药物;④严密进行术后监护。杨新伟等[77]报告严重瓣周漏患者26例,其中主动脉瓣位11例,二尖瓣位15例。距第一次心瓣膜置换的时间为3个月至16年(平均5.12年)。手术治疗19例,均重新置换机械瓣。术后随访2个月至8年(平均2.7年),保守治疗组随访6个月,病死率100%。手术组1例在术后2个月瓣周漏复发,患者拒绝第3次手术,5个月后死于心力衰竭。作者认为对于超声心动图诊断严重瓣周漏的患者应早期手术治疗,保守治疗病死率高,再次机械瓣置换术可以显著提高严重瓣周漏患者的生存率,明显改善心功能。李冰等[78]报告二尖瓣置换术(MVR)后发生左心室破裂的患者10例,年龄36~69岁。二尖瓣置换的均为机械瓣膜,25 mm瓣膜1例,27 mm瓣膜9例。心脏破裂在停止心肺转流时4例,中和肝素时1例,缝合胸骨时2例,在重症监护室(ICU)3例。术中见左心室后壁房室沟下方有0.3~1.0 cm大小的破裂口,裂口方向主要为横向,与房室沟平行,长度为0.3~3.0 cm。因修补心脏破裂口无效死亡9例,仅生存1例。随访情况良好。作者重点讨论了二尖瓣置换时左心室破裂发生的机制,并提出了预防的方法。认为MVR后发生左心室破裂的主要原因是自发性破裂。

四、冠状动脉疾病

(一)冠状动脉旁路移植术

冠状动脉旁路移植术(coronary artery bypass grafting,CABG)是治疗冠心病的有效方法,中国冠状动脉旁路移植术登记研究协作组[79]总结中国内地32家中心共9 247例CABG患者的临床资料,其中冠状动脉3支病变比例为76.7%,左主干病变比例为25.8%。这是中国首次国家意义上的CABG多中心登记研究,主要目的是从整体上了解中国内地近几年CABG的发展状况及影响中国患者CABG住院死亡的独立危险因素。研究表明,CABG总体表观院内病死率为3.3%,单纯CABG表观院内病死率为2.2%,术后患者生活质量显著提高。作者还通过上述数据分析了影响中国CABG术后住院死亡的危险因素[80]*,认为年龄、肾衰史、COPD、既往心血管手术、不稳定性心绞痛、左心室射血分数、术前危重状态、非择期手术、合并其他手术等9个因素为影响中国患者CABG住院死亡的独立危险因素。上述研究表明中国内地CABG技术已经趋于成熟,院内患者率及重要手术事件的发生率均较低。毛建强等[81]*收治62例80岁以上的CABG患者,取得了良好的效果。重点讨论了80岁以上高龄患者行CABG术的可行性、术中的注意事项和围术期处理要点。陈维军等[82]回顾性分析了197例CABG术后行血管造影患者的临床资料,分析了CABG术后移植血管狭窄的危险因素。结果显示,糖尿病、血脂异常、靶血管狭窄<70%、靶血管直径<1.5 mm、远端吻合口位于右冠状动脉系统和大隐静脉桥是CABG术后移植血管狭窄的危险因素。陈绪军等[83]比较65岁以上患者行CABG术应用桡动脉(RA)和大隐静脉(SVG)的差异。191例65岁以上患者均施行CABG,术中同时获取左乳内动脉(LIMA)、RA和SVG。对比分析后发现,RA和SVG的取材时间、长度、术中桥血流量差别无统计学意义,但术后切口愈合时间、切口感染、切口血肿等差异显著。作者详细比较了RA和SVG的取材时间、并发症及远期疗效,详细阐述了RA取材和术后的注意事项。非体外循环冠状动脉旁路移植术(OPCAB)是冠脉外科近年来的主要进展。本年度收录相关文献7篇,其中不乏许多临床对比和基础研究。汪黎明等[84]*对83例弥漫性冠状动脉病变患者在非体外循环心脏跳动下,行冠状动脉内膜剥脱后再行OPCAB,男61例,女22例。全组无围术期死亡病例,术后发生心肌梗死4例,均未造成严重后果。随访75例(90.4%),8例患者术后复查冠状动脉造影显示移植血管通畅。作者重点讨论了OPCAB时冠脉内膜剥脱的要点、桥血管的选择和吻

合要点。机器人辅助 OPCABG 具有不破坏胸腔骨性结构和避免体外循环的特点,是微创心脏外科学的最前沿技术。高长青等[85]* 对 42 例患者使用 da Vinic S 机器人系统完成 OPCABG,其中 10 例术后行支架置入术,并统计上述患者的临床资料。分析结果表明,机器人微创旁路移植结合支架置入的分站式杂交手术更符合现有的医疗条件,降低了术中出血和血栓栓塞事件的风险,可最大限度地减少手术创伤并实现完全再血管化。谷天祥[86]* 采用 Logistic 回归模型回顾性分析比较了 518 例 OPCABG 患者和 331 例 CABG 患者的临床资料,探讨 OPCABG 和 CABG 术后 1 周内肾损害及其变化规律。结果显示,术后发生肾损害患者的血清肌酐(Scr)峰值 OPCABG 组为术后 12 h,CABG 组为术后 24 h;Scr 快速恢复期 OPCABG 组为术后 24~48 h,CABG 组为术后 48~72 h,这段时间为预防及治疗术后肾损害的关键期。李扬等[87] 统计分析了 4 198 例 CABG 患者的临床资料,其中常规体外循环下 CABG(CCABG)组 280 例,OPCABG 组 3 918 例。对两组患者各项经济费用、术前因素、术后病死率及并发症进行比较。结果表明,OPCABG 组患者术后 ICU 停留时间、呼吸机辅助时间、输血量及术后住院时间均明显低于 CCABG($P<0.05$),并发症和病死率也明显低于 CCABG($P<0.05$)。经济费用方面 OPCABG 组住院总费用高于 CCABG 组,但二者的差异无统计学意义。作者重点讨论了 OPCAB 和 CCABG 住院费用的构成比例,二者并发症、病死率产生差异的可能原因等。

(二) 冠心病并发症的外科治疗

急、慢性心肌梗死常伴有严重并发症,心室游离壁的坏死可形成左心室室壁瘤(left ventricular aneurysm,LVA),室间隔坏死可形成室间隔穿孔(ventricular septal rupture,VSR);心肌梗死或缺血可造成左心室扩张,乳头肌缺血坏死造成乳头肌功能失调或断裂,导致不同程度的缺血性二尖瓣关闭不全(ischemic mitral regurgitation,IMR),需尽早手术治疗。肖苍松等[88]* 建立兔室壁瘤模型,对比研究外环缩缝合和线性缝合两种术式治疗室壁瘤的效果。结果显示,两组间比较,术后 LVEDV 无差异,但外环缩组 LVESV 显著低于线性缝合组,EF 显著高于线性缝合组,因此外环缩缝合法在治疗 LVA 上可能优于线性缝合法。谷天祥等[89] 收治心肌梗死后室壁瘤及中度以上二尖瓣反流患者 37 例,其中男 31 例,女 6 例。患者均有心肌梗死并发室壁瘤和中度以上二尖瓣反流。左心室附壁血栓 11 例;单纯前壁及心尖部室壁瘤 29 例,前壁合并外侧壁室壁瘤 6 例,单纯后下壁室壁瘤 2 例;巨大室壁瘤(室壁瘤容积大于左心室容积的 50%)11 例,小室壁瘤(直径<5 cm)4 例。手术先进行靶血管与移植血管的吻合,然后探查室壁瘤和二尖瓣,进行相应的处理。室壁瘤采用线形修补或心内膜环缩术(Dor 术),二尖瓣采用成形或瓣膜置换术。同期行室壁瘤切除 33 例,4 例小室壁瘤未做处理。二尖瓣置换 19 例,二尖瓣成形 15 例。术后死亡 3 例。随访 30 例,死亡 2 例。随访期间室壁瘤无明显增大,二尖瓣成形者中度反流 1 例,余均为轻度以下。作者重点讨论了室壁瘤切除的指征和方法、二尖瓣成形的方法及二尖瓣置换的指征。认为对不同类型的心肌梗死后室壁瘤和二尖瓣反流患者应制定相应的手术治疗方案,以求取得良好的近、中期疗效。甘辉立等[90]* 收治 VSR 患者 37 例,男性 24 例,女性 13 例,其中 VSR 修补合并同期冠状动脉再血管化 26 例。结果显示,VSR 修补术同期施行再血管化手术可提高围术期和中长期生存率,合理选择手术时机/手术方法,对提高 VSR 围术期生存率与减少再发非常重要。唐学杰等[91] 收治了急性心肌梗死(AMI)合并心尖部 VSR 患者 6 例,男 4 例,女 2 例,年龄 63~77 岁,平均 72.3 岁,AMI 发病至发现 VSR 的天数为 2~10 d,平均 6.7 d。VSR 在保守治疗过程中出现血流动力学的明显恶化后发现者,发生心源性休克后均行主动脉内球囊反搏(IABP)、机械通气等措施。3 周后行室间隔封堵术,同期完成冠状动脉介入治疗。术后早期死亡 3 例,其余心功能均有不同程度改善。作者重点讨论了 VSR 的发生机制、救治方法,经皮介入封堵 VSR 的时机。认为对 AMI 并发 VSR 患者,首先应联合 IABP 及药物治疗,必要时行机械通气,为后续治疗创造机会。同期 PTCA 及支架和介入治疗 VSR 相结合方法是治疗 VSR 的微创、有效的新方法。

(三) 冠心病外科治疗的特殊问题及技术

关于 AMI 后行 CABG 手术时机的选择仍存在争议。杨传瑞等[92] 和陈光献等[93] 分别总结 65 例与 18 例急诊 CABG 手术的治疗经验,取得了较好的疗效。二者的共同经验是:①急诊 CABG 是重症冠心病患者有效治疗手段;②术前应用 IABP 可以提高手术成功率。毛建强等[94] 收治 CABG 合并瓣膜置换患者 96 例,男 64 例,女 32 例。有风湿性心脏病史 36 例,心肌梗死 27 例,其中 7 例合并室壁瘤。手术共行冠状动脉旁路移植血管 192 支,同期行二尖瓣置换术 66 例,主动脉瓣置换术 19 例,二尖瓣和主动脉瓣联合置换术 11 例。室壁瘤切除 7 例。术后死亡 17 例,主要的并发症为低心排综合征、恶性心律失常、肾衰竭、再次开胸止血和肺部感染等。作者详细阐述了瓣膜病合并冠心病的疾病特点、手术的注意事项,同时讨论了瓣膜病合并冠心病的高危因素。认为 CABG 联合心脏瓣膜置换的手术风险较大,围术期的处理十分重要,同时应尽量缩短主动脉阻断时间。

五、胸部大动脉疾病

(一) 升主动脉瘤

主动脉根部和升主动脉扩张,甚至夹层形成等可由主动脉本身或主动脉瓣病变引起,Bentall手术是其治疗的经典术式,而升主动脉只有轻、中度扩张者,是否需要处理或如何处理仍有争议。谢涌泉等[95]* 收治主动脉瓣病变伴升主动脉扩张的患者41例,均行主动脉瓣置换和升主动脉成形术。手术效果良好。作者重点讨论了升主动脉成形的适应证、方法和远期疗效。王东进等[96]手术治疗升主动脉瘤合并主动脉瓣关闭不全77例,按不同病变情况分别采用的术式有Wheat手术、David手术、Bentall手术、主动脉瓣成形和升主动脉成形手术、主动脉瓣置换和升主动脉成形手术、主动脉瓣成形和升主动脉置换手术等。同期手术有主动脉弓部置换、支架"象鼻"术、瓣膜手术和CABG手术,手术死亡率3.9%。作者重点讨论了升主动脉根部瘤合并主动脉瓣关闭不全式的选择和手术技巧。木拉提·米吉提等[97]手术治疗26例升主动脉根部动脉瘤或夹层并同期行右心房分流术的患者。其中复苏后主动脉根部出血行右房分流术12例,常规预防性右心房-右心耳分流术14例。术式采用水平切开主动脉壁至根部后,近端主动脉壁向下行"一<"形分叉切口。保留主动脉壁斜向右心耳底部和其他部分主动脉瘤壁,手术完成后行右心房分流术。右心耳切开与主动脉保留的残端主动脉壁吻合。术后无主动脉根部出血和二次开胸病例。作者认为右心房分流术能有效预防主动脉根部出血及其所致的并发症。于坤等[98]收治升主动脉瘤伴右半弓受累的患者28例,择期手术24例,急诊手术4例。均行升主动脉及右半弓置换术。均在深低温停循环(DHCA)下进行,脑保护采取腋动脉或无名动脉选择性脑灌注。术后因突发大面积心肌梗死死亡1例,脑梗死2例,呼吸功能不全2例,再次开胸止血1例。作者重点探讨比较了传统DHCA与改良灌注法在主动脉弓部手术中的应用。认为在行升主动脉和右半弓手术时,术者应根据患者的病情和手术熟练程度正确选择合适的DHCA和ACP技术。王春生等[99]* 手术治疗胸主动脉瘤452例,其中升主动脉瘤389例,降主动脉瘤63例,取得了良好效果。作者详细阐述了升主动脉和降主动脉瘤治疗的原则,同时讨论了术后并发症的处理和脑保护的策略。

(二) 主动脉夹层

主动脉夹层(aortic dissection, AD)是严重的心血管急性病变,其特点是发病突然,病情进展迅速,急性期病死率高,尤其是Stanford A型AD,其手术风险与技术难度大,而且手术方法尚无统一的标准。罗海燕等[100]* 收治A型AD患者160例,均在深低温停循环(DHCA)结合脑灌下进行手术。术后死亡16例,暂时性神经功能障碍32例,永久性神经功能障碍8例。作者对A型AD术后脑部并发症的危险因素作了单因素和多因素分析。刘宸铖等[101]* 应用全主动脉弓置换和支架象鼻技术治疗AD及主动脉瘤10例,急性AD 8例,慢性AD 3例,手术死亡率10%。作者重点讨论了全主动脉弓置换和支架型象鼻手术的方式和优点。邓宏平等[102]* 总结应用四分支人工血管手术治疗A型AD病人20例,术后死亡1例,19例随访期间无死亡病例。作者重点讨论了四分叉血管的优点和主动脉弓部手术的要点。

(三) 胸部降主动脉瘤的外科治疗

胸部降主动脉瘤包括真性动脉瘤、假性动脉瘤及AD,其中以降主动脉夹层最为常见。近十年来,随着腔内支架植入术的广泛应用,需外科手术治疗的病例数显著减少。但仍有部分病例因一些特殊病变或特殊情况需要外科手术治疗。胡晓鹏等[103]* 一期手术治疗22例升主动脉瘤合并胸部降主动脉瘤,其中慢性A型AD 15例。次全主动脉替换术7例,全主动脉替换术15例。围术期死亡1例,术后肺梗死2例,二次开胸止血7例,无截瘫发生。作者认为,一期次全或全主动脉替换术是治疗全程主动脉瘤的有效方法。

(四) 主动脉瘤和AD的血管腔内治疗

传统手术治疗主动脉夹层或主动脉瘤创伤大,并发症和病死率高。覆膜支架腔内隔绝术适用于Stanford B型和部分Stanford A型主动脉夹层动脉瘤,其具有创伤小,恢复快等优点。朱亚彬等[104]应用腔内隔绝术(endovascular thoracic aortic repair, EVTAR)急诊治疗急性B型主动脉夹层29例。覆膜支架置入技术成功率为100%;4例有内漏。3例年龄大于65岁患者,术中支架覆盖左锁骨下动脉开口后再转到手术室行左颈动脉-左锁骨下动脉(LSA)搭桥术。术后30天内病死率2.5%,随访最长21个月,迟发性脑卒中2例,非相关性死亡1例。作者重点讨论了EVTAR用于急诊V型主动脉夹层存在争议的原因、EVTAR的手术指征、需注意的问题以及并发症等。王晓龙等[105]报道覆膜支架腔内治疗外伤性胸降主动脉破裂7例,损伤部位均位于主动脉峡部,发病距手术时间为6 d至6个月。手术放置国产支架5例,进口支架2例,支架直径26~34 mm,左锁骨下动脉封闭1例,迷走的右锁骨下动脉封闭1例。术后造影显示主动脉破口封闭令人满意。全组无死亡病例,未出现内漏、脊髓损伤、支架移位或锁骨下动脉窃血等并发症。

六、肺动脉栓塞

肺动脉血栓栓塞症是内源性或外源性栓子堵塞肺动脉或其分支引起肺循环障碍的临床和病理生理综合征,是目前医学界公认的具有潜在致命性的常见疾病之一。刘岩等[106]应用肺动脉血栓内膜剥脱术(PTE)治疗慢性栓塞性肺动脉高压13例,其中深低温停循环5例,非深低温停循环组8例。有下肢深静脉血栓12例。两组患者均常规置入下腔静脉滤网。胸部正中切口,每侧停循环时间不超过25 min。切开右肺动脉清除血栓后连续双层缝合闭合肺动脉切口。术后深低温停循环组无病例死亡,非深低温停循环组死亡2例。无其他严重并发症。作者认为,应用PTE应采取深低温停循环手术,才能获得无血的视野,手术操作相当容易;术中操作时要重视术式细节经验;严格掌握手术适应证且手术需要多科室密切协作。

七、微创心脏外科

(一)小切口心脏手术

微创心脏外科是近十年来发展的一项新技术。右胸小切口是较常用的手术径路,其具有创伤小、保全了胸廓肌性和骨性完整和稳定、切口隐蔽美观等特点。何发明等[107]*经右腋下小切口施行小儿VSD修补术1 539例;严飞等[108]采用胸部小切口心内直视手术治疗先天性心脏病810例;冯晓东等[109]采用腋下直切口行心内直视手术治疗先天性心脏病612例;李建荣等[110]采用右外侧小切口行488例室间隔缺损修补术。均取得了良好的效果。总结上述作者经验:①体位要正确,切口外侧不宜过长,以免损伤胸外侧皮神经,一般选择第4肋间进胸;②上、下腔静脉插管尽量选择直角插管,对于简单CHD在选择右腋下垂直小切口时可采用心脏不停跳方法;③婴儿、成人及肥胖患者不宜采用该切口,而右侧胸腔内恶性肿瘤、右胸壁活动性结核、心功能Ⅳ级、重度肺动脉高压、合并有心脏左侧结构病变者应视为该技术的禁忌;④术前诊断明确和熟练掌握操作技巧是手术成功的关键。李建荣等[110]还将488例右外侧小切口室间隔缺损修补术患者与同期185例正中开胸室间隔缺损修补术患者进行了比较,认为右外侧小切口单纯室间隔缺损修补术的近期及远期疗效令人满意,能提供更好的术后生活质量,整体微创效果明显。王东进等[111]采用作左前外侧小切口行CABG术治疗38例病人,年龄38~78岁。术前冠状动脉造影提示前降支合并单支病变20例,心肌桥3例,两支病变者18例。手术采用左侧第4肋间前外部切口,部分患者采用胸腔镜辅助游离左胸廓内动脉(LIMA),打开心包后直视下行冠状动脉吻合。单纯旁路移植20例;先行支架植入,再行LIMA至LAD的吻合10例;另有序贯吻合2例,"Y"形吻合5例。术后无死亡病例,无严重并发症发生。随访37例,无死亡和再发心肌梗死。作者详细讨论了左前外侧切口行CABG的优点、手术操作的要点以及与冠脉支架联合应用的杂交手术的优点。认为与传统CABG术相比,小切口技术创伤更小,具有较低的病死率和心脏不良事件发生率,远期效果良好。

(二)胸腔镜辅助下的心脏手术

胸腔镜手术治疗先天性心脏病是一项新技术。王跃军等[112]采用胸壁打孔全胸腔镜技术完成先天性心脏手术156例。手术采用右侧胸壁3孔,股动静脉插管建立体外循环,在主动脉根部用特制长阻断钳阻断升主动脉,冷晶体心脏停跳液顺行灌注保护心肌。心内操作时对房间隔缺损或室间隔缺损采用直接缝合或补片修补,同期矫治合并的畸形。所有患者均顺利完成手术,无手术死亡病例。并发症13例,其中右侧气胸7例,切口液化6例,均治愈。术后随访患者均无残余分流,无传导阻滞。作者重点讨论了微创的概念、与传统手术相比该技术的优缺点以及手术操作要领。

(三)复合心脏手术

复合心脏手术(hybrid procedure)结合了外科技术和介入治疗的方法,近年成为关注的热点。今年收录相关文献5篇。胡盛寿等[113]采用浅镇静加局部麻醉的一种房间隔(ASD)"复合"技术介入封堵方法治疗房间隔缺损27例。手术时采用非气管插管单纯面罩吸氧或喉罩下辅助通气支架,胸骨旁第4间小切口,切开右房壁置入ASD封堵器。朱宪明等[114]和孙晓宁等[115]分别采用经右胸小切口行房间隔缺损封堵术41例和25例。均取得良好效果,术后无死亡病例,无严重并发症。总结房间隔缺损hybrid方法特点如下:①具有丰富经验的超声科医师术中配合对于封堵手术的成功至关重要;②对于ASD大且边缘短者,需注意防止由于封堵器夹持ASD不牢靠而脱落;③ASD一定要有明确的外周边缘,特别是朝向上、下腔静脉、右上肺静脉和二尖瓣一侧是否有边缘,是成功的关键;④右心房荷包缝合应在心房中部,以保证输送器与ASD垂直、封堵伞与ASD平行,避免在缺损较大时封堵伞与ASD成角而穿越ASD造成操作困难;⑤封堵伞型号:中央型ASD应选择比ASD长径大2 mm,双孔或部分边缘缺如的ASD应选择比ASD长径大4 mm,过小易脱落,过大导致伞的隆起,厚度明显增加,不利于心内膜组织覆盖,也可能影响心内结构;⑥为确保封堵手术的成功,手术适应证的掌握尤为重要。李敬远等[116]*对比分析经典外科方法与3种不同的微创介入技术治疗ASD的优缺点。全面对比了不同术式患者的年龄、住院时间、创伤、住院费用、输血、麻醉、气管内插管和术后随访指标。贲可等[117]*经心室穿刺封堵治疗非肌部室间隔缺损39例,手术取胸骨正中下1/3处行3~4 cm皮肤小切口。手术效果良好,无严重并发症发生。作者重点讨论了经心室封堵VSD的手术适应证、术后的主要并发症及操作要点。

八、心脏肿瘤

本年度收录了多篇心脏恶性肿瘤案例报告[118~120],其中有右室巨大梭形细胞恶性肿瘤1例,右房室沟部副神经节瘤1例,原发性肺动脉肉瘤5例。薛辉等[120]报道了5例肺动脉肉瘤的外科治疗,认为完整手术切除是治疗这种十分罕见疾病的最佳方法。喻磊等[121]回顾总结了24例心脏及心包恶性肿瘤的临床资料,其中10例行肿瘤根治切除,6例行肿瘤局部切除,8例行开胸探查和局部活体组织检查。行根治患者术后生存时间1~4年,死于复发或转移。局部切除或活检患者大部分在1年内死亡。作者认为,对心脏和心包恶性肿瘤应采取手术、放疗、化疗相结合的综合治疗。宋士秋等[122]报道19例心脏原发恶性肿瘤患者,手术治疗10例,其中肿瘤全部切除3例,部分切除1例,心脏移植1例,开胸活检5例。术后病理结果:平滑肌肉瘤1例,恶性间皮瘤1例,血管内皮肉瘤8例。无围术期死亡病例,随访14例,随访时间1~38个月,均死于肿瘤复发及远处转移。作者认为心脏原发恶性肿瘤预后差,尽早明确诊断,尽可能完整地切除肿瘤可改善患者的生存质量。甘辉立等[123]收治延伸入心脏内平滑肌瘤病(ICL)13例,均为女性,年龄20~56岁。病程3个月至2年,临床主要表现为心悸、气促、腹水和(或)下肢水肿、反复晕厥。曾行子宫切除或次全切除者7例,误诊为右心房黏液瘤者2例,右心房/室内血栓者2例。源自左侧子宫或附件者7例,右侧者6例。胸部正中切口和胸腹联合切口各6例,腹部正中切口1例。术后无死亡病例。作者认为,应根据4级分型方案进行临床分型和选择手术方案。

九、心脏大血管损伤

穿透性心脏损伤(penetrating cardiac trauma, PCT)包括单纯心包伤、心包内心脏和大血管损伤,是胸外伤的危急重症,近年来发生率有日益增高的趋势。心脏开放伤抢救成功的关键在于及时正确的诊断。本年度收录文献4篇。马宪友等[124]收治心脏创伤52例,年龄16~49岁。开放伤46例,闭合伤6例。全组死亡3例,存活49例,其中有1例术后存在脑功能障碍。刁桂泉等[125]救治外伤性心脏破裂11例,吴世友等[126]救治贯穿性心脏损伤23例。综合3位作者救治的共同经验是:①外伤性心脏破裂抢救成功的关键在于在尽可能短的时间内作出诊断;②一旦诊断甚至是怀疑心脏有损伤的都应立即进行抢救和手术治疗;③亚临床型心脏创伤症状不典型,一旦明确诊断也应尽早进胸探查;④手术切口根据可能受伤的部位选择前外侧切口或正中切口,必要时采用横断胸骨切口。夏春秋等[127]收治外伤致主动脉瓣交界撕脱2例。例1为男性,56岁,受伤前身体状态良好,因车祸致多发伤,伤后4个月出现左心功能不全。术中见主动脉瓣左右瓣交界撕脱。例2为男性,58岁,受伤前身体状况良好,入院前2周胸部重击伤,当时胸部剧烈样疼痛,伤后7 h突发左胸部压榨样疼痛。术中见左右瓣交界撕脱。2例患者均行主动脉瓣置换,例2同期行CABG。作者详细阐述了主动脉瓣交界撕脱的诊断依据、可能发生的机制,并讨论了外科治疗的原则和方法。

十、心律失常的外科治疗

心脏瓣膜病尤其是二尖瓣病变常伴心房纤颤(atrial fibrillation, AF),在治疗此类患者心瓣膜病变同时处理AF是合理和必要的。射频消融改良迷宫手术治疗心房纤颤,缩短了手术时间并简化了手术难度。本年度相关文献报道3篇共216例[128~130],均于瓣膜手术同期行冲洗式射频消融改良迷宫手术,围术期死亡4例,术后随访3~30个月,77.2%患者维持窦性心律。作者的共同经验是:①冲洗式射频消融Maze手术是瓣膜病合并AF病人消除AF的安全、有效的方法之一,而且并不增加术后出血的危险;②尽管射频消融相对安全,但仍存在一定的危险,诸如食管损伤和穿孔、冠状动脉回旋支损伤等;③完全透壁是采用射频消融技术治疗AF所需关注的主要问题,但目前尚无术中评价完全透壁的方法,仍需外科医生术中根据经验判断消融是否达到完全透壁的目标,一般认为在消融时心内膜组织出现黄色或灰白色水泡为止。卢春山等[131]*治疗瓣膜病合并房颤患者126例,60例行外科射频迷宫术,66例行介入导管射频消融术。术后随访4~24个月,手术组与介入组窦律维持率分别为68.0%和59.0%。作者重点阐述了瓣膜病合并心房颤动行射频消融的疗效、影响的因素。张海波等[132]在心脏外科手术中应用Ensite 3000系统标测辅助,射频迷宫手术治疗瓣膜病合并房颤患者3例,无手术死亡,平均随访4.3年,均保持窦性心律。作者认为,Ensite 3000系统可以较为直观地反映房颤折返环和心房各个部位电生理去极化过程,可以更加准确地进行心脏的电生理的三维构建,对指导外科房颤消融经线和选择都具有指导意义。作者还阐述了应用Ensite 3000系统标测辅助射频迷宫手术的手术技巧和注意事项。

十一、其他心脏病的外科治疗

唐中明等[133]手术治疗缩窄性心包炎51例,全部采用胸骨正中切口施行心包剥脱术;手术死亡率1.9%,术后并发心功能不全2例。作者认为,缩窄性心包炎一旦诊断应及时手术,充分、合理地剥脱心包,加强围术期处理。在心包剥除时应注意:①剥离心包时要找到增厚的心包纤维板和心外膜之间的间隙,避免纤维性心外膜未剥离引起的残留心包缩窄;②以锐性剥离为主,已剥离的心包片不要立即切除,用于意外止血;③剥离过程中严密观察心脏情况,遇有心脏膨胀伴收缩无力,剥离适可而止;④遇有致密粘连或钙化斑块嵌入心肌时,在钙化斑块上作多处十字形切口,达到松解目的即可;⑤右心房下腔静脉入口处粘连的松解要十分小心,此处组织薄弱、显露相对困难,避免剥离破裂而引起致命性出血。乔树宾等[134]报道经皮室间隔心肌化学消融术(PTSMA)治疗肥厚性梗阻型心肌病106例。介入成功率为81.8%,院内死亡2例,其中1例由于乙醇通过交通支流入前降支和右冠状动脉,另1例由抗心律失常药物引起的药物性肝坏死所致。出现一过性房室传导阻滞55例,仅1例安装永久起搏器。再次行PTSMA 2例。主要并发症包括高度或Ⅲ度房室传导阻滞、束支阻滞、非治疗性心肌梗死、冠状动脉损伤、急性二尖瓣关闭不全等。作者的经验是,应严格掌握适应证,术中和术后严密监测,术后定期随访。

十二、体外循环和脏器保护

(一)体外循环技术

婴幼儿心肌发育不成熟,体外循环中心肌保护的方法与成人不同。赵举等[135]在复杂先天性心脏病体外循环手术中联合应用零平衡超滤(ZBUF)和改良超滤(MUF),以提高临床效果。患儿均在中低温或深低温CPB下完成手术。于心脏停搏血流动力学稳定后开始进行ZBUF,在CPB结束后开始MUF。评价患者血流动力学、血气分析、炎性介质及胶体渗透压等指标的变化。结果表明,ZBUF与MUF联合应用于复杂先天性心脏病婴幼儿CPB心脏手术中可有效滤除炎性介质,缓解SIRS;MUF可快速减少体内水分,提高COP和HCT,增加机体氧供,改善呼吸和循环功能,有助于术后的恢复。刘瑞芳等[136]报道8 kg以下患儿心脏手术392例的体外循环(CPB)管理经验。认为改良超滤技术可以减少清蛋白的用量,增加超滤量,但需

科学管理和有效监测。胡英超等[137]报道3岁以下TOF患儿体外循环降温期间采取的不同的血气管理40例。血气管理的方式分为α稳态(α-stat)血气管理和pH稳态(pH-stat)血气管理。作者认为,在深低温低流量(DHLF)或深低温停循环降温阶段应用pH稳态血气管理,在复温期间采用α稳态,可更有利于脑保护。

(二)体外循环中的脏器保护

1. 心肌保护

康敢军等[138]报道心脏不停跳对老年二尖瓣置换术患者心肌保护的作用。结果表明,与心脏停跳组比较,不停跳组在术后早期cTnI较低,炎性因子TNF-α、IL-6等表达水平低;术后心律失常发生率低,正性肌力药物多巴胺的用量少,辅助通气和ICU恢复时间短。因此,浅低温CPB心脏不停跳下行心内直视手术,可产生较好的心肌保护效果,尤其是对术前心功能不良或术中需阻断主动脉时间较长的患者,更能显示其良好的心肌保护效应。由于老年患者病史长,心脏功能差,且大多并存其他疾病和重要脏器功能不全,因此老年患者心脏手术CPB管理十分重要。马丽娟等[139]报道高龄(年龄≥70岁)冠心病患者在体外循环下行CABG的心肌保护。认为运用冷血停搏液顺灌诱导停跳-冷血持续逆灌维持-温血顺灌复苏混合改良的心肌保护方法对老年患者的心肌保护效果确切、有效。万彩红等[140]的研究表明,体外循环预充液中加入参附注射液,有一定的心肌保护作用,可减轻体外循环期间的心肌缺血-再灌注损伤。参附注射液在预充液中加入的剂量为2 ml/kg。

2. 肺保护

CPB转流是造成肺损害的重要因素之一,全身炎症反应中肺最易受损伤。陈干等[141]的研究表明,体外循环中加入适当比例的非蛋白类胶体代血浆,可明显改善先天性心脏病患儿体外循环术后的肺功能。万汶由于能减轻肺毛细血管渗漏和抗全身炎症反应等,具有更加明显的肺保护作用。何庚戌等[142]研究表明,体外循环中肺持续通气可明显降低全身的炎性反应,降低支气管肺泡灌洗液中IL-8、MMP-9和TXB的释放,增加抗炎性因子IL-10和TIMP-1的水平;CPB手术中持续通气对肺功能可起到良好的保护作用。

3. 脑保护

王志维等[143]采用改良双侧脑灌注的方法手术治疗DeBekey Ⅰ型主动脉夹层14例。具体方法为:停循环后,直视下分别经头臂干、左颈总动脉置入15 F前端2 cm处带球囊的自制脑灌注管,灌注流量为8～10 ml/(kg·min)。术后6 h内患者全部苏醒,仅1例患者出现脑神经功能障碍,表现为短暂性脑神经功能

异常。采用经主动脉弓腔内直视下行头臂干和左颈总动脉插管的改良双侧脑灌注技术进行脑保护,更符合生理,可避免因 Willis 环变异导致的脑保护效果不良;而且,此方法操作简便、快捷,可避免粥样硬化斑块脱落造成的危险,避免插入假腔。万彩红等[144]报道主动脉夹层术中脑灌注异常的诊断和处理。外科手术的 Stanford A 型主动脉夹层患者 325 例,有 198 例采用股动脉插管灌注,4 例发生脑灌注异常。主要表现为:①升主动脉阻断后,桡动脉灌注压迅速降低甚至为零,足背动脉灌注压变化不明显;②在降温过程中,直肠温度下降迅速,鼻咽部温度则不继续下降。确诊后紧急在右无名动脉插管恢复脑灌注。术后因严重脑组织缺血死亡 1 例,其余 3 例清醒,最后 2 例痊愈出院。作者认为:①腋动脉插管可避免脑灌注不良;②灌注压力和温度监测十分重要,应同时监测上、下肢压力、鼻咽温度和直肠温度,有助于及时判断术中遇到的异常情况,防止漏诊;③一旦出现脑灌注异常时应及时作出判断,迅速建立脑灌注,降低病死率和并发症发生率。

(三) 心脏辅助装置

内科难治性心肺衰竭及心脏外科术后重度 LCOS 和呼吸衰竭是内外科临床面临的两大难题,ECMO 作为机械性辅助循环方法之一,可以较长时间辅助心肺循环,以期达到理想转归。周啸等[145]报道 CABG 术后因心肺功能衰竭应用 ECMO 辅助的患者 40 例,其中心脏功能衰竭 39 例,呼吸功能衰竭 1 例。全部患者均在切开直视下放置转流管(美敦力肝素涂层套装管道及 CARMEDA 涂层氧合器),静脉-股动脉转流 38 例,静脉-升主动脉转流 1 例,静脉-静脉转流 1 例。静脉引流负压在 30 mm Hg 以内,膜肺吸入氧浓度为 60%。每天进行动态检查,对症支持治疗。撤除 ECMO 前要对患者病情进行综合评价。30 例病人成功脱离 ECMO,19 例生存出院。主要并发症为感染 19 例,出血 13 例,血液透析 13 例等。作者的经验是,ECMO 可通过改善供氧,为心肺功能恢复争取了时间;但是 ECMO 是有创的救治手段,且费用相对较高,应严格掌握适应证,及时应用;同时积极防治并发症。邱志兵等[146]报道利用机械辅助循环装置救治 66 例心脏术后低心排患者。59 例患者置入主动脉内球囊反搏(IABP),ECMO 6 例,离心泵 1 例。作者认为,对于在心脏术后各种原因导致的低心排综合征,当药物治疗无效时,应积极使用机械辅助循环,可改善心肌代谢,促进心功能恢复,而且提倡积极、早期、合理和有选择的应用。

十三、体外循环术后并发症及防治

(一) 呼吸系统并发症

体外循环后呼吸功能不全是心脏术后常见的并发症,部分患者需要长期的呼吸机支持呼吸。周智恩等[147]回顾分析 512 例婴幼儿先天性心脏病手术患者,其中术后发生呼吸衰竭者 50 例。多因素 Logistic 回归分析显示:CPB 时间>150 min、二次 CPB、术后 PaO_2/FiO_2<300 mm Hg、术后并发急性肾功能衰竭为婴幼儿 CPB 后发生呼吸衰竭的危险因素。因此,临床上可根据 CPB 时间、术中是否二次 CPB 支持、术后氧和指数、术后是否并发急性肾功能衰竭预测术后呼吸功能衰竭,亦可预先采取措施预防,以减少呼吸功能衰竭的发生。作者重点讨论了婴幼儿发生呼吸衰竭的病因和可能发生的机制。与传统的开放性气管切开(OT)相比,经皮扩张气管切开(PDT)具有快速、创伤小、手术操作精确、易掌握、成功率高、并发症少等优点,是心血管术后危重病人气管切开的较好选择。徐敏等[148]收治 40 例正中开胸心脏手术后危重病人,其中 20 例行 PDT,另 20 例行 OT。通过对两种气管切开方法的对比分析,发现 PDT 组手术时间、切口长度、切口愈合时间均明显优于 OT 组,出血量明显减少,对患者的生命体征影响小,总的并发症发生率低。作者详细阐述了 PDT 的优点、操作要点及注意事项等。

(二) 肾脏功能不全

CABG 术后发生急性肾功能不全是危险并发症之一,病死率与致残率较高,预后不佳。高珺等[149]回顾分析 246 例施行 CPB 心内直视手术后患者的临床资料、手术相关指标与肾功能相关指标。根据 2005 年急性肾脏功能损伤网络(AKN)对急性肾功能损伤(AKI)的定义,判断患者的发病情况,并比较 AKI 患者的各项指标。采用简化的 MDRD 公式评估患者术前的评估肾小球滤过率(eGFR)。结果表明,患者年龄大、CPB 及升主动脉阻断时间长是 CPB 手术后发生 AKI 的不利因素。作者认为,术前评估肾小球滤过率可能有助于发现高危人群,利于及时采取有效措施避免 AKI 的发生。黄继红等[150]回顾分析先天性心脏病术后急性肾功能不全患儿 27 例的临床和实验室资料,探讨死亡危险因素。患儿发生急性肾功能不全后均进行了腹膜透析(>1 d)。腹膜透析原因为容量超负荷 10 例,少尿 14 例,高血钾 3 例。术后死亡 13 例。对患儿数据进行分析后发现,先天性心脏病术后患儿急性肾功能衰竭的近期转归受肌钙蛋白 I(cTnI)、pH 值、气道峰压(PIP)、血浆胶体渗透压(COP)等多因素影响。因此,cTnI、pH 值、PIP、COP 等指标有助于在腹膜透析早期预测死亡风险。

(三) 腹部并发症

王顺民等[151]报道先天性心脏病矫治术后膈肌麻痹的患儿 36 例,年龄 2 个月至 14 岁。术后膈肌麻痹的表现:术后撤机困难 13 例,术后出现呼吸矛盾运动、二氧化碳潴留和低氧血症6例,反复发生肺部感染无法治愈4例。另有13例顺利撤离呼吸机。因症状较重而施行了膈肌折叠术者23例。术后因肺部感染和败血症死亡1例,余均顺利出院。随访13例,最长的6年。已行膈肌折叠的10例患者膈肌位置正常,未手术者膈肌仍有抬高,但不影响呼吸运动。作者重点讨论了膈肌麻痹的可能原因、临床表现和手术适应证。明腾等[152]探讨复杂先天性心脏病患儿术后应用腹水引流是否可以减轻术后全身炎症反应,以及是否有助于受损心肌的早期恢复。通过对比分析腹水引流组和非引流组患儿在术前、术后0~48 h不同时间点腹水中IL-6、IL-10、肌钙蛋白I、C反应蛋白浓度及全血白细胞计数,以及相关临床指标,认为复杂先天性心脏病术后早期采用腹水引流可以改善体内细胞因子水平,有利于减轻炎症反应,并有利于受损心肌的早期恢复。

(四) 切口感染

周自强等[153]治疗胸部正中切口心脏术后深部胸骨伤口感染(DSWI)8例,占同期心脏手术的7.1%。多因素统计分析显示,深部胸骨伤口感染(DSWI)主要因素为高龄。作者认为,对DSWI患者早期彻底清创加局部闭合冲洗,以及全身应用抗生素可取得令人满意的疗效。丁芳宝等[154]治疗胸部正中切口心脏手术后纵隔感染病人65例,占同期心脏手术的10.3%。因纵隔感染死亡12例。作者认为:①纵隔感染的危险因素有糖尿病、长时间体外循环、术后病人剧烈咳嗽、双侧乳内动脉被取用等,要积极预防和治疗引起纵隔感染的高危因素;②一旦确诊纵隔感染,需立即采取有效的治疗措施;③具体的治疗方法要根据感染的严重程度、感染发生的时间采取不同的治疗策略,如局部开放引流、纵隔清创冲洗及转移肌瓣手术修复等。陈光献等[155]回顾分析心脏外科重症监护病房(CSICU)中的心脏术后患者1 745例医院感染的发生情况。共分离出病原菌78株,其中革兰阴性杆菌33株,以鲍曼不动杆菌和铜绿假单胞菌为主;革兰阳性球菌29株,以金黄色葡萄球菌为主;真菌16株,以白色假丝酵母菌为主。药物敏感试验结果发现,革兰阴性球菌对亚胺培南耐药率较低;金黄色葡萄球菌对抗菌药物耐药严重,但对万古霉素和替考拉宁几乎无耐药性;真菌耐药率较低。

(纪广玉 徐志云 张宝仁)

参 考 文 献

1 黄盛东,等. 中华胸心血管外科杂志,2008,24(6):396
2 郑日善,等. 中国胸心血管外科临床杂志,2008,15(6):444
3 周 骐,等. 中华胸心血管外科杂志,2009,25(1):41
4 张 浩,等. 中华胸心血管外科杂志,2008,24(6):402
5 肖 健,等. 中国体外循环杂志,2008,6(4):241
6 宋 兵,等. 中国体外循环杂志,2009,7(2):113
7 高波涛,等. 中国体外循环杂志,2009,7(2):109
8 马金本,等. 中华胸心血管外科杂志,2009,25(4):257
9 郭海平,等. 心肺血管病杂志,2009,28(1):46
10 李 平,等. 心肺血管病杂志,2009,28(1):39
11 池一凡,等. 中华实验外科杂志,2009,26(5):565
12 张明奎,等. 中南大学学报(医学版),2009,34(4):323
13 黑飞龙,等. 中华胸心血管外科杂志,2009,25(4):260
14 尹 栋,等. 中华心血管病杂志,2009,37(2):145
15 陈鑑惺,等. 临床外科杂志,2008,16(12):836
16 谢学良,等. 临床小儿外科杂志,2008,7(6):8
17* 董念国,等. 中华小儿外科杂志,2008,29(12):724
18* 石 磊,等. 中华胸心血管外科杂志,2008,24(6):363
19 朱 平,等. 南方医科大学学报,2008,28(12):2279
20 汤服民,等. 第三军医大学学报,2008,30(19):1862
21 廖健毅,等. 苏州大学学报(医学版),2009,29(3):575
22 吴向阳,等. 心肺血管病杂志,2009,28(4):226
23 邓宏平,等. 中华胸心血管外科杂志,2008,24(5):309
24* 李胜利,等. 北京医学,2009,31(4):208
25 程 沛,等. 心肺血管病杂志,2008,27(6):324
26 陈会文,等. 中国胸心血管外科临床杂志,2009,16(2):94
27 郑 哲,等. 中国胸心血管外科临床杂志,2009,16(4):250
28 陈会文,等. 心肺血管病杂志,2009,28(5):297
29* 张惠锋,等. 中华小儿外科杂志,2008,29(9):542
30* 刘迎龙,等. 中华胸心血管外科杂志,2008,24(5):304
31 宓亚平,等. 中华小儿外科杂志,2009,30(1):20
32 孙 明,等. 中国实用医学,2008,24(22):3904
33 张海波,等. 中国胸心血管外科临床杂志,2008,15(5):386
34 李进华,等. 中华胸心血管外科杂志,2009,25(4):245
35 胡志伟,等. 华中科技大学学报(医学版),2009,38(3):382
36 方敏华,等. 中国胸心血管外科临床杂志,2009,16(2):98
37* 张 辉,等. 中华胸心血管外科杂志,2009,25(2):103
38 胡晓鹏,等. 中国胸心血管外科临床杂志,2009,16(4):270
39* 张海波,等. 临床小儿外科杂志,2009,8(1):10
40 张海波,等. 上海交通大学学报(医学版),2008,28(10):1292
41 於其宾,等. 中华外科杂志,2009,47(18):1394
42 陈萍萍,等. 中国胸心血管外科临床杂志,2009,16(4):274
43* 刘迎龙,等. 中华胸心血管外科杂志,2009,25(2):99
44 肖雅琼,等. 中华小儿外科杂志,2009,30(5):269
45 徐志伟,等. 中国胸心血管外科临床杂志,2009,16(3):166
46* 廖健毅,等. 中华小儿外科杂志,2009,30(5):272
47* 吴清玉,等. 中华外科杂志,2009,47(7):530
48 孙国成,等. 中国胸心血管外科临床杂志,2008,15(6):406
49 孙 琦,等. 中华小儿外科杂志,2009,30(9):593

50* 吴向阳,等.中华胸心血管外科杂志,2009,25(4):239
51* 侯 嘉,等.心肺血管病杂志,2008,27(6):327
52* 甘辉立,等.中华小儿外科杂志,2009,30(2):68
53 罗国华,等.中国循环杂志,2009,24(2):135
54 刘秀伦,等.贵州医药,2009,33(9):810
55 胡盛寿,等.中华胸心血管外科杂志,2009,25(3):205
56 郑景浩,等.中华胸心血管外科杂志,2009,25(4):236
57 关欣亮.心肺血管病杂志,2009,28(2):97
58 温树生,等.中华小儿外科杂志,2008,29(12):727
59 甘辉立,等.中华外科杂志,2008,46(22):1727
60 李继勇,等.中国胸心血管外科临床杂志,2009,16(3):170
61* 迟立群,等.中华胸心血管外科杂志,2009,25(3):162
62* 孙凌波,等.中华胸心血管外科杂志,2008,24(6):373
63 周 方,等.实用医学杂志,2008,24(23):4031
64 高长青,等.中华胸心血管外科杂志,2009,25(1):8
65 崔永超,等.中华胸心血管外科杂志,2009,25(1):11
66 宋士秋,等.心肺血管病杂志,2009,28(1):21
67 张怀军,等.中国胸心血管外科临床杂志,2009,16(4):259
68 何学志,等.中国循环杂志,2008,23(6):456
69* 徐志云,等.中华胸心血管外科杂志,2008,24(6):370
70 迟立群,等.中国胸心血管外科临床杂志,2008,15(5):341
71* 徐志云,等.中国胸心血管外科临床杂志,2009,16(2):82
72 杨新伟,等.中华胸心血管外科杂志,2009,25(1):18
73 张 振,等.南方医科大学学报,2009,29(8):1733
74 杨新伟,等.第二军医大学学报,2009,30(2):133
75 许锁春,等.中国胸心血管外科临床杂志,2009,16(4):312
76 肖海波,等.上海交通大学学报(医学版),2009,29(1):89
77 杨新伟,等.第二军医大学学报,2009,30(2):128
78 李 冰,等.中国胸心血管外科临床杂志,2009,16(4):309
79 中国冠状动脉旁路移植术登记研究协作组.中华心血管病杂志,2009,37(3):240
80* 中国冠状动脉旁路移植术登记研究协作组.中华胸心血管外科杂志,2009,25(4):232
81* 毛建强,等.上海医学,2008,31(10):704
82 陈绪军,等.中国胸心血管外科临床杂志,2008,15(6):418
83 陈绪军,等.中华医学杂志,2009,89(23):1623
84* 汪黎明,等.中国胸心血管外科临床杂志,2008,15(5):333
85* 高长青,等.中华胸心血管外科杂志,2008,24(5):313
86* 谷天祥,等.中华心血管病杂志,2008,36(12):1092
87 李 扬,等.中国体外循环杂志,2009,7(1):26
88* 肖苍松,等.中华胸心血管外科杂志,2008,24(5):330
89 谷天祥,等.中国胸心血管外科临床杂志,2008,15(5):325
90* 甘辉立,等.中华外科杂志,2009,47(6):457
91 唐学杰,等.中华老年医学杂志,2009,28(5):380
92 杨传瑞,等.中国急救医学,2009,29(2):128
93 陈光献,等.实用医学杂志,2008,24(22):3896
94 毛建强,等.上海医学,2008,31(11):796
95* 谢涌泉,等.中华胸心血管外科杂志,2009,25(3):145
96 王东进,等.中华胸心血管外科杂志,2009,25(3):153
97 木拉提·米吉提,等.中华胸心血管外科杂志,2008,24(5):302
98 于 坤.心肺血管病杂志,2009,28(3):148
99* 王春生,等.中国临床医学,2008,15(3):287
100 罗海燕,等.中华胸心血管外科杂志,2009,25(3):148
101* 刘宸铖,等.中国胸心血管外科临床杂志,2009,16(2):148
102* 邓宏平,等.中华外科杂志,2009,47(8):636
103* 胡晓鹏,等.中华外科杂志,2009,47(20):1560
104 朱亚彬,等.中华急诊医学杂志,2009,18(9):929
105 王晓龙,等.中华胸心血管外科杂志,2009,25(3):155
106 刘 岩,等.中华胸心血管外科杂志,2009,25(3):200
107* 何发明,等.中国微创外科杂志,2009,9(9):776
108 严 飞,等.中国微创外科杂志,2008,8(12):1131
109 冯晓东,等.中国微创外科杂志,2009,9(7):632
110 李建荣,等.中国微创外科杂志,2009,9(5):399
111 王东进,等.中华外科杂志,2009,47(8):574
112 王跃军,等.中国微创外科杂志,2009,9(5):404
113 胡盛寿,等.中华胸心血管外科杂志,2009,25(2):96
114 朱宪明,等.中国微创外科杂志,2009,9(2):141
115 孙晓宁,等.中华胸心血管外科杂志,2009,25(2):93
116* 李巅远,等.中国胸心血管外科临床杂志,2009,16(1):31
117* 赁 可,等.中华胸心血管外科杂志,2008,24(6):367
118 张 毅,等.中国肿瘤临床,2009,36(5):271
119 洪 澜.中国胸心血管外科临床杂志,2008,15(5):344
120 薛 辉,等.中华外科杂志,2009,47(18):1434
121 喻 磊,等.中华肿瘤杂志,2009,31(3):230
122 宋士秋,等.中国胸心血管外科临床杂志,2009,16(2):90
123 甘辉立,等.中华医学杂志,2008,88(47):3362
124 马冬友,等.齐齐哈尔医学院学报,2009,30(17):2152
125 吴世友,等.重庆医学,2009,37(9):1101
126 刁桂泉,等.安徽医学,2009,30(3):325
127 夏春秋,等.中华创伤,2008,24(10):787
128 庾华东,等.中国微创外科杂志,2009,9(8):691
129 崔永强,等.中华外科杂志,2009,47(7):533
130 姚建民,等.中国胸心血管外科临床杂志,2009,16(4):315
131* 卢春山,等.中华胸心血管外科杂志,2008,24(5):320
132 张海波,等.中华胸心血管外科杂志,2009,25(4):270
133 唐中明,等.广西医学,2009,31(6):850
134 乔树宾,等.中国循环杂志,2009,24(1):72
135 赵 举,等.中国胸心血管外科临床杂志,2009,16(4):266

136 刘瑞芳,等.心肺血管病杂志,2009,28(2):100
137 胡超英,等.安徽医学,2009,30(4):408
138 康敢军,等.中华老年医学杂志,2008,27(8):596
139 马丽娟,等.中国体外循环杂志,2008,6(4):231
140 万彩红,等.中华胸心血管外科杂志,2008,24(6):389
141 陈 干,等.中国体外循环杂志,2009,7(2):79
142 何庚戌,等.中国体外循环杂志,2009,7(3):135
143 王志维,等.临床外科杂志,2009,17(3):185
144 万彩红,等.中国体外循环杂志,2009,7(2):99
145 周 啸,等.心肺血管病杂志,2009,28(5):304
146 邱志兵,等.中国急救医学,2009,29(7):608
147 周智恩,等.中国体外循环杂志,2009,7(3):129
148 徐 敏,等.中国微创外科杂志,2009,9(2):137
149 高 珺,等.徐州医学院学报,2009,29(4):243
150 黄继红,等.中华胸心血管外科杂志,2009,25(1):32
151 王顺民,等.中国胸心外科临床杂志,2009,16(2):144
152 明 腾,等.中华小儿外科杂志,2009,30(4):224
153 周自强,等.中华医院感染学杂志,2009,19(4):392
154 丁芳宝,等.中华胸心血管外科杂志,2009,25(2):109
155 陈光献,等.中华医院感染学杂志,2009,19(20):2701

不剪开共同瓣"双片法"治疗体重小于 5 kg 小婴儿完全房室隔缺损[中华小儿外科杂志,2008,29(12):724] 董念国等探讨了不剪开共同瓣的"双片法"治疗小于 5 kg 完全性房室隔缺损的手术效果。该组患者共 15 例,男 6 例,女 9 例,年龄 2~6 个月,平均(3.4±0.7)个月,体重 3.75~5.0 kg,平均(4.4±0.2)kg。所有患儿经超声心动图明确诊断,共同瓣轻度反流 2 例,中度反流 10 例,重度反流 3 例。3 例合并动脉导管未闭,1 例合并动脉导管未闭和左上腔静脉。中重度肺动脉高压 11 例,合并 Down 综合征 2 例。手术在全麻中度低温体外循环下进行,切开右心房,注水试验观察共同瓣情况,精确测量室间隔至桥瓣对合处距离以及前后桥瓣在牵引线放松时瓣环距离,裁剪半圆形 Dacron 补片连续缝合修补室缺,将补片靠瓣叶侧平直缘在相当于新三尖瓣前隔叶交界处以 5-0 丙烯线缝合 1 针,然后对位缝合二尖瓣前瓣根部,将新二尖瓣前叶根部稍提高,夹于 Dacron 补片做"三明治"间断褥式缝合,二尖瓣侧以自体心包条加固,6-0 丙烯线间断缝合二尖瓣裂,酌情行二尖瓣后瓣环缩。自体心包片连续缝合关闭原发房间隔缺损,避免损伤房室结,其中 3 例将冠状静脉窦隔入左房。术中均为剪开共同瓣。主动脉阻断时间 60~135 min,平均(86±13)min,转流时间 80~220 min,平均(127±23)min。因术后二尖瓣重度反流死亡 1 例,一过性血红蛋白尿自愈 1 例,无完全房室传导阻滞发生。术后 7 d 超声检查二尖瓣轻度反流 1 例,轻中度反流 3 例,二尖瓣轻度狭窄伴中度反流 1 例,其余无二尖瓣反流,心室水平少量残余分流 1 例。平均随访 0.5~3 年,无死亡病例及其他严重并发症发生。作者认为不剪开共同瓣可最大限度保存分隔后二尖瓣及三尖瓣的完整性,有利于二尖瓣裂隙的对合,同时再形成新房室瓣环时可减少瓣膜缝合的面积,从而增加修复后功能瓣膜的有效面积,另外从共同瓣三尖瓣侧补片向二尖瓣侧间断褥式缝合可加快手术速度,缩短主动脉阻断时间。

(崔 勇)

述评 作者对于一组 15 例小于 5 kg 的小婴儿采取不剪开共同瓣的"双片法"治疗完全房室隔缺损,取得了较好的疗效。该手术的重点在于防止术后出现左心房室瓣重度关闭不全和完全性房室传导阻滞。作者介绍方法的优点在于不剪开共同瓣可保存瓣膜的完整性,有利于防止左心瓣膜术后发生关闭不全,具有较重要的临床实际意义。

(陆方林)

新生儿动脉调转术围术期心肌损害和临床结果[中华胸心血管外科杂志,2008,24(6):363] 石磊等分析了动脉调转术治疗新生儿大动脉转位(D-TGA)围术期心肌损害和临床结果。该组病儿共 21 例,男 15 例,女 6 例,年龄 2~28 d,体重 2.9~4.12 kg,平均(3.39±0.37)kg。全组无冠脉变异病例,根据术前情况分为急诊组 9 例,均为室间隔完整型 TGA。病儿术前缺氧、酸中毒严重,经皮血氧饱和度一般小于 0.7,pH 值小于 7.25,氧分压小于 25 mm Hg;非急诊组 12 例,其中室间隔完整和室间隔缺损各 6 例。分别于术前(T1)、主动脉开放后 10 min(T2)、术后即刻(T3)、术后 24 h(T4)、48 h(T5)、72 h(T6)取动脉血,分离血清。应用 Access 分析仪,用双位点酶联免疫法检测心肌肌钙蛋白(cTnI)含量,应用速率法测定肌酸激酶同工酶(CK-MB)含量。本组无手术死亡病例,术后并发症有低心排综合征、肺炎等。急诊组 1 例多器官功能衰竭,经腹膜透析等综合治疗有好转,但家属放弃治疗,其余均治愈出院。急诊组较非急诊组 T1、T2、T3 时 cTnI 增高,两组间 CK-MB 差异无统计学意义;T2 时 cTnI 浓度与主动脉阻断时间呈正相关($P<0.01$)。CK-MB 与主动脉阻断时间无明显相关性,急诊组和非急诊组的术后呼吸机辅助时间、监护时间、术后住院时间的差异有统计学意义。作者认为,新生儿 D-TGA 行动脉调转术治疗效果令人满意;早期诊断、术前纠正酸中毒、维持动脉导管开放、积极改善术前一般状况、尽量

减少急诊手术,可减少术后呼吸机辅助时间、监护时间和术后住院时间,有利于病儿术后迅速康复;cTnI、CK-MB是检测心肌损害的指标,CTnI更灵敏,可作为判断预后的指标。

(崔 勇)

述评 作者分析了行动脉调转术治疗的大动脉转位21例新生儿围术期心肌损害,探讨急诊手术对围术期临床结果的影响。提出在新生儿先心病治疗中,诊断延误和滞后是导致错过最佳治疗时机的主要原因,急诊手术因准备不足带来盲目性和不确定性。认为预防急诊的最佳方案是将新生儿急诊手术的观念提升到宫内诊断、超早期干预、计划化治疗的水平。具有较重要的研究意义。

(陆方林)

小儿法洛四联症根治术后急性呼吸窘迫综合征危险因素分析[北京医学,2009,31(4):208] 李胜利等探讨了法洛四联症术后出现急性呼吸窘迫综合征的危险因素,为预防及治疗提供依据。该组患者共329例,分为术后未发生ARDS组(Ⅰ组,304例)、术后发生ARDS组(Ⅱ组,25例),两组患儿的年龄、性别构成、体重、Nakata指数、主动脉/肺动脉比值、体外循环时间、呼吸机辅助时间、死亡例数均有统计学差异($P<0.01$)。手术在全麻低温体外循环下进行,疏通、常规补片加宽狭窄的右室流出道,修补室间隔缺损,对于肺动脉瓣环下的病例予以心包片或带瓣牛颈静脉加宽。合并的动脉导管未闭、房间隔缺损等术中同时处理。全组ARDS发生率为7.6%,Ⅱ组死亡3例。单因素分析显示,Ⅱ组与Ⅰ组比较,年龄低,Nakata指数低[(165 ± 43)比(201 ± 32)mm^2/m^2],体外循环时间长[(150 ± 258)比(108 ± 38)min],跨环补片比例多(88%比69.7%),主动脉/肺动脉比值大,具有显著性差异。Logistic多因素回归分析显示,年龄<4个月、Nakata指数<140 mm^2/m^2、体外循环时间>150 min、AO/PA>2.5是TOF根治术后ICU发生ARDS的重要影响因素。ARDS发生之后尚缺乏有效的治疗措施,根据目前已知的原因,应该采取综合的措施,防治结合。作者认为侧支循环的形成与术后ARDS的发生可能存在联系,需要进一步研究以明确。

(韩庆奇)

述评 法洛四联症是临床最常见的发绀先心病。目前其根治手术的效果已经达到了令人满意的水平,但术后肺损伤仍然是较难处理的问题,是导致术后死亡的重要原因。作者回顾性分析法洛四联症根治术后发生急性呼吸窘迫综合征的危险因素,得出低龄、肺动脉发育差、体外循环过长及AO/PO大都是导致术后ARDS的危险因素,应术前采取综合措施进行预防。具有十分重要的指导意义。

(王志农)

右心室双出口的个体化治疗[中华小儿外科杂志,2008,29(9):542] 张惠锋等探讨了右心室双出口外科手术的临床疗效和STS-EACTS分类方法的临床价值。该组患者共87例,其中男65例,女22例,年龄12 d至14岁,体重3.1~40 kg[平均(10.4 ± 7.1)kg],术前氧饱和度60%~98%[平均(81 ± 9)%],心功能Ⅰ级5例,Ⅱ级23例,Ⅲ级49例,Ⅳ级10例。按照STS-EACTS分类法,室间隔缺损型26例,法洛四联症型48例,完全性大动脉转位型10例,远离大动脉型3例。其中根据主动脉与肺动脉的位置,位于右前左后位32例,右后左前位9例,右左侧侧位23例,前后位12例,左前右后位4例,左后右前位1例,左右侧侧位6例。术前误诊为室间隔缺损2例,法洛四联症6例。合并重度肺动脉高压12例,肺动脉分支狭窄17例,左肺动脉缺失3例,左上腔23例,主动脉弓病变5例,二尖瓣狭窄1例,主动脉瓣下狭窄伴右乏氏窦瘤1例,冠状动脉异常7例,完全性房室间隔缺损6例,镜像右位心11例,方式连接不一致3例,胸骨裂1例。19例术前进行了心导管检查。本组13例行姑息手术,包括改良BT分流2例,肺动脉环缩3例,双向腔肺分流8例,其中9例完成了Ⅱ期根治手术。74例进行了Ⅰ期矫治,纠正合并病变。手术在全麻正中切口、体外循环下进行,室间隔缺损型中20例采用右心房切口,6例采用右心房、右心室联合切口,间断加连续缝合法建立心内隧道,3例心包补片扩大右心室,术中测肺动脉压,9例Pp/Ps>0.7,给予一氧化氮吸入,并检查、修复三尖瓣反流。法洛四联症型中38例行双心室修复,8例采用单心室修复。双心室修复中33例采用心内隧道建立左室流出道,同时扩大或重建右室流出道,其中28例补片扩大右室流出道,5例行Rastelli术。其余5例术后发现三尖瓣瓣环与肺动脉瓣环之间的距离小于主动脉瓣直径,行REV术。单心室修补均采用开窗的心外管道法。完全性大动脉转位型中4例行大动脉调转术,2例行Rastelli术,3例行REV术。远离大动脉型中1例行Fontana术,1例行Kawashima术。体外循环时间52~210 min,平均(112 ± 41)min,主动脉阻断时间0~85 min,平均(52 ± 34)min,术后机械辅助通气时间4~190 h,ICU时间1.5~16 d,延迟关胸3例。全组围术期死亡2例,死因为顽固的右心衰竭,术后3个月死于肺部感染1例。术后肺动脉高压危象12例,吸入NO后缓解。随访1个月至5年,2例存在左室流出道轻度狭窄,6例存在右室流出道残余梗阻,2例室缺残余分流再次手术治愈。作者认为根据STS-EACTS分类法更简化,对手术方式的制定更有指导意义,右心室流出道残余梗阻是影响预后的重要因素,需进一步关注。

(崔 勇)

述评 右室双出口病理变化多样,外科手术方式的选择与预后有很密切的关系,是先天性心脏病中较难处理的畸形之一。作者介绍了该单位采用STS-EACTS分类法进行分类和选择手术方式的经验,具有很强的指导实践意义。术后总体疗效较好,但右心室流出道梗阻更是需关心的问题。

(徐志云)

肺动脉融合术治疗肺动脉闭锁合并大主肺侧支动脉[中华胸心血管外科杂志,2008,24(5):304] 刘迎龙等总结了中国医学科学院阜外心血管病医院肺动脉融合术治疗肺动脉闭锁、室间隔缺损合并大主肺侧支动脉的初步经验。1999年12月至2007年6月共完成肺动脉闭锁/室间隔缺损合并大主肺侧支动脉(PA/VSD/MAPCAs)的肺动脉融合术17例,其中男7例,女10例,年龄0.8~18岁,平均(6.0±5.6)岁;体重6.5~55.0 kg,平均(20.0±14.9)kg。术前固有肺动脉指数(PAI)为42.0~366.1 mm^2/m^2,平均(133.7±87.8)mm^2/m^2。手术入路包括正中剖胸10例,正中+左后外侧剖胸5例。正中+右后外侧剖胸2例。一期肺动脉融合及心内畸形矫治术12例,肺动脉融合及姑息性体肺分流术4例,肺动脉融合加姑息性右室流出道扩大1例。全组患儿术前造影发现MAPCAs 44支;术中融合29支,结扎5支。肺动脉闭锁矫治术及肺动脉融合术前介入栓堵3个侧支1例,肺动脉融合及体肺分流后介入栓堵2个残留侧支1例。全组术中转流174.3 min,主动脉阻断88.7 min。术后呼吸机辅助7.4 d,术后ICU 11.8 d。生存11例,平均新建肺动脉指数(TNPAI) 249 mm^2/m^2。6例死亡,其中2例TNPAI<200 mm^2/m^2,死于血管发育不良,术后发生低心排综合征和突发室性心律失常;1例因低心排无法脱离体外循环,尸检发现肺小动脉明显肌型化,管腔高度狭窄,证实术前局部肺段已有严重的肺高压;3例>450 mm^2/m^2,分别死于严重肺部感染、渗出、急性肾功能衰竭、反复气道大出血和顽固性室性心律失常。其他主要并发症为大脑皮层盲、膈肌麻痹和阴沟杆菌性肺出血各1例。作者认为,完全矫治+肺动脉融合是治疗肺动脉闭锁/室间隔缺损合并大主肺侧支动脉最根本的治疗手段,但手术操作复杂。由于同一病儿肺动脉病变的多样性,常见MAPCAs高压及狭窄并存。适应证选择和手术技巧的提高仍需不断探索。

(韩庆奇)

述评 肺动脉闭锁、室间隔缺损合并大主肺侧支动脉是一种少见而复杂的先天性心脏病。该病自然病死率高,手术疗效有时不甚令人满意。作者总结了该院17例患者的外科治疗经验,临床治疗效果令人满意。其经验值得借鉴,具有较重要的临床意义。

(张宝仁)

经胸骨正中切口一期矫治主动脉缩窄或主动脉弓中断合并心内畸形[中华胸心血管外科杂志,2009,25(2):103] 张辉等总结了该单位经胸骨正中切口一期矫治主动脉缩窄或主动脉中断合并心内畸形的经验。全组24例,平均年龄16个月(1~99月),平均体重9.3 kg(4~19 kg)。其中主动脉缩窄9例,主动脉缩窄合并主动脉弓发育不良12例,主动脉弓中断3例,4例合并右室双出口,22例合并非限制性室间隔缺损,1例合并主动脉瓣下狭窄,1例合并肺静脉狭窄。手术均经胸骨正中切口一期完成,一般采用单纯升主动脉插管,主动脉弓中断患者行升主动脉及肺动脉-动脉导管-降主动脉双插管。鼻咽温降至18℃时减低流量,经无名动脉行脑灌注,阻断左颈总动脉及左锁骨下动脉,阻断降主动脉。充分切除导管组织,根据不同畸形采取相应术式行主动脉弓降部成形术。3例主动脉弓中断及9例主动脉缩窄患儿采用端端吻合术,12例主动脉缩窄合并主动脉弓发育不良患者中采用扩大端端吻合术8例,端侧吻合术2例,补片成形术2例。术毕重新经升主动脉进行灌注,恢复流量、复温并进行心内畸形矫治。全组死亡2例,死因1例为感染、1例为肺动脉高压危象。全组无神经系统并发症及肾功能损害,随访1~18个月,1例压差大于20 mm Hg,无再缩窄。作者认为,此病变一经确诊应尽早手术;经胸骨正中切口一期矫治安全、有效;手术成功及减少术后再缩窄的关键在于广泛游离松解胸部各血管进行无张力吻合及选择合适吻合术式。

(韩庆奇)

述评 婴幼儿期主动脉缩窄或主动脉弓中断合并心内畸形是较复杂的病变,术后神经系统并发症及远期再缩窄均是较严重的并发症。良好的矫治效果对术式选择及吻合技术的要求很高。作者报道的经正中切口,深低温、低流量顺行脑灌注下一期矫治该畸形的经验详细,近期及远期效果令人满意,具有较高的临床价值。

(徐志云)

新生儿期根治主动脉弓中断伴合并畸形[临床小儿外科杂志,2009,8(1):10] 张海波等介绍了新生儿围术期主动脉弓中断伴合并畸形的治疗经验。全组患者共13例,年龄3~28 d,体重2.3~4 kg[平均体重(3.5±0.5)kg]。其中A型11例,B型2例。除合并动脉导管未闭和重度肺动脉高压外,尚伴主肺动脉窗、右心室双出口Taussig-Bing畸形、右肺动脉起源于升主动脉、室间隔缺损、房间隔缺损及轻度左心室流出道梗阻。手术均在深低温体外循环下行一期主动脉弓中断及伴发畸形解剖根治术,2例行选择性脑灌注,3例行深低温低流量灌注,8例行深低温停循环。体外循环转流时间为(137.0±72.5)min,主动脉阻断时间平均(54.4±19.6)min,停循环或低流量时间21～26 min。手术死亡1例,死因为肺动脉高压危象、低心排综合征、多脏器功能衰竭。11例术后6个月至3年随访,左室流出道无明显梗阻,无残余心房、心室分流,仅1例降主动脉流速稍快(2 m/s),患儿情况良好,继续随访。作者认为,主动脉弓中断是少见的先天性心脏病,新生儿期病死率高,一旦发现须及时行一期解剖根治术,可取得满意的手术效果。

（崔 勇）

述评 先天性主动脉弓中断发病率较低,自然病死率较高,并且常并发其他严重心脏畸形,在新生儿期即需手术矫治,往往需要在深低温停循环下进行,治疗难度较高。作者介绍了该单位对于新生儿主动脉弓中断的治疗经验,手术效果令人满意。作者认为本病一经发现应及时采取手术治疗,具有十分重要的参考价值。

（张宝仁）

动脉调转术不同年龄手术效果的对比［中华胸心血管外科杂志,2009,25(2):99］ 刘迎龙等探讨了大动脉转位患儿接受动脉调转手术时年龄对手术效果的影响。该组患者共264例,男194例,女70例,年龄1 d至19岁。84例为室间隔完整的大动脉转位,其中≤2周28例,＞2周56例。伴VSD合并重度肺动脉高压组180例,其中94例≤6个月,86例＞6个月。40例行心导管检查,肺动脉压24～82 mm Hg,肺血管阻力46～1 261.9 dyn·s·cm^{-5}。符合最佳手术年龄者122例,占46.21%,错过最佳手术年龄142例,占53.79%。合并畸形包括主动脉弓发育不良9例,主动脉弓中断1例,主动脉瓣狭窄3例,肺动脉瓣狭窄2例,左肺动脉发育不良4例,右肺动脉起源于主动脉1例,三尖瓣中-重度反流2例。56例年龄＞2周的室间隔完整的TGA患者中18例因肺动脉收缩压不足主动脉的1/2,先行左室训练手术,余38例一起行大动脉调转手术。4例＞6个月的有室间隔缺损的TGA患者先行肺动脉环缩术,再行根治手术,余者均一起行根治手术。手术时充分游离两大动脉根部,肺动脉至非门处,于瓣膜上方1.5 cm横断两大动脉,将冠脉开口纽扣状切下,移植到新主动脉根部,裤型新鲜自体心包片修补移植冠脉后的缺损,重建右心室与肺动脉的连接,同期矫治合并畸形。术后30例延迟关胸,5例行体外膜肺辅助循环。全组死亡26例,其中停机困难2例,术后死亡24例,非致死性并发症85例。238例存活,随访1～72个月,2例术后年龄为2岁和13岁的TGA/VSD患者猝死,1例术后1.5年因肺动脉吻合口狭窄再次手术。最佳手术年龄组手术病死率为13.11%,错过最佳年龄组为7.04%。2006年后TGA患儿病死率降低至3.25%,符合最佳手术年龄者降至5.8%,错过最佳年龄者降低至1.18%。作者认为大动脉调转术应用于错过最佳手术年龄的TGA患者亦可取得满意效果。

（崔 勇）

述评 与国外相比我国患儿由于就诊较晚,通常错过最佳手术年龄。作者对比研究了最佳年龄时行大动脉调转术和错过最佳年龄行大动脉调转术的临床资料,得出了错过最佳年龄的患者亦能获得较好的手术效果的结论,具有十分重要的意义,为我国开展这一手术奠定了重要的研究基础。

（陆方林）

儿童先天性主动脉瓣上狭窄的外科治疗［中华小儿外科杂志,2009,30(5):272］ 廖健毅等回顾总结了儿童先天性主动脉瓣上狭窄的外科治疗经验。该组患儿共25例,男16例,女9例,手术平均年龄(5.4±2.4)岁,平均体重(12.6±3.5)kg。超声心动图发现主动脉瓣上0.5～2.0[平均(0.8±0.3)]cm处有明显狭窄,最窄处内径0.3～0.8 cm,狭窄环上血流速度为3.4～6.3 m/s,压力阶差46～161 mm Hg。1例心导管检查同时进行了经皮球囊扩张术,术后压差由110 mm Hg降到60 mm Hg。3例存在主动脉瓣二瓣畸形,8例主动脉瓣反流,2例伴室间隔缺损,8例合并左右肺动脉开口狭窄,3例合并肺动脉分支均匀性狭窄。12例伴有William综合征。同时伴有主动脉弓发育不良、血友病乙、双侧尺桡关节融合1例。手术均在正中切口,全麻浅中低温体外循环下进行。均行补片扩大主动脉成形术,可见主动脉内膜局部增厚,瓣窦不同程度扩张,瓣叶增厚粘连,1例左冠状动脉起始部轻度狭窄。22例为局限性狭窄,纵行切开升主动脉狭窄处,3例为弥漫性狭窄,病变累及主动脉弓,头臂动脉近心端,予以向上延伸切口扩大成形修补范围,11例向无冠窦延伸,予以泪珠状补片修补,14例向右冠窦延伸切口为倒"Y"型,以"裤衩状"补片扩大加宽主动脉根部及瓣上狭窄部,同时切除纤维嵴,松解狭窄环。全组住院死亡1例,存活24例,术后检查主动脉瓣上流速、压差均明显下降。作者认为应用"泪珠状"和"裤衩状"补片进行主动脉扩大成形术治疗儿童主动脉瓣上狭窄有效,尤其以"裤衩状"补片为首选,婴幼儿补片材料以自体心包为宜。

（韩庆奇）

述评 先天性主动脉瓣上狭窄是较少见的先天性

畸形,其中对血流动力学影响较大的患者需要在儿童期接受手术治疗。作者总结了该单位的外科治疗经验,临床治疗效果令人满意,作者认为"泪珠状"和"裤衩状"补片进行主动脉扩大成形术治疗儿童主动脉瓣上狭窄有效,经验值得借鉴,具有较重要的临床意义。

(邹良建)

分期全腔静脉-肺动脉连接术治疗复杂先天性心脏病[中华外科杂志,2009,47(7):530] 吴清玉等总结了分期全腔静脉-肺动脉连接术治疗复杂先心病的临床经验。该组患者共22例,男14例,女8例,年龄3~21岁[平均(9.6±4.9)岁],体重9~60 kg[平均(24.9±12.3)kg]。单心室并肺动脉狭窄9例;单心室、肺动脉闭锁、动脉导管未闭、粗大体肺侧枝3例,其中1例外院行体-肺分流、双向Glenn术后;完全性大动脉转位、十字交叉心、室间隔缺损、功能单心室、肺动脉瓣狭窄1例;完全房室通道、左心发育不良、肺动脉闭锁、动脉导管未闭、房室瓣少-中量反流1例;完全房室通道、左心室发育不良、动脉导管未闭、肺动脉狭窄、外院双向Glenn术后吻合口狭窄、房室瓣大量反流1例;镜面右位心、功能单心室、肺动脉闭锁、大动脉出自右心室、动脉导管未闭、体肺侧枝、外院双侧双向Glenn术后2年,右下肺动-静脉瘘介入封堵后1例;三尖瓣闭锁肺动脉闭锁、动脉导管未闭1例;镜面右位心、右室双出口、内脏心房反位、室间隔缺损、单心房、肺动脉瓣狭窄、三尖瓣少量反流、粗大体肺侧枝1例。第一期体肺分流术后,二期双向Glenn术5例,第一期单侧或双侧双向Glenn术17例。Glenn手术前平均动脉压为17~20 mm Hg;第一期手术前Nakata指数小于200 mm²/m²者4例;与双向Glenn间隔时间1~5年,术前经上腔静脉测得肺动脉压力小于15 mm Hg,房室瓣膜关闭不全者3例。手术行单侧双向Glenn 16例,双侧双向Glenn术6例,其中5例曾行体肺分流术。手术均在全麻体外循环下进行,常规游离右侧股动脉备用,经胸部原正中切口进胸,充分游离左右肺动脉、下腔静脉,测定肺动脉压力,转流后用16~22 mm Gore-Tex血管将下腔静脉肺动脉相连接,术后中心静脉压12~18 mm Hg。全组死亡1例,死因为术后左肺多次大出血。其余患者均顺利出院,随访心功能达到Ⅰ~Ⅱ级。作者认为对于高危患者根据病情选择分期TCPC手术,可以使更多不能行Fonton手术的患者得到救治机会,扩大手术适应证,取得满意疗效。

(韩庆奇)

述评 对于复杂先心病单心室或不能行分隔手术的功能性单心室患者,全腔静脉-肺动脉连接术是有效的治疗方法。对于不适合一期手术的高危患者,采用分期TCPC可以扩大手术适应证,取得良好效果。作者报道的一组病例,全组22例患者,仅1例术后死亡。此手术效果安全、可靠,值得推广,具有重要的实际意义。

(王志农)

先天性心脏畸形合并肺静脉狭窄的外科治疗[中华胸心血管外科杂志,2009,25(4):239] 吴向阳等总结了亚洲心脏病医院心外科1999年11月至2008年6月外科治疗的先天性心脏畸形合并肺静脉狭窄(CPVS)的临床经验和术后早中期随访结果。全组共5例CPVS患儿,平均年龄(8.5±6.4)岁;平均体重(15.2±6.3)kg。术前狭窄段肺静脉前向血流速度(2.3±1.2)m/s,压差(22.0±6.2)mm Hg。合并室间隔缺损4例,动脉导管未闭、继发孔房间隔缺损、中度以上三尖瓣关闭不全、中度以上的动脉高压各2例,右位心、右室双腔心、肺动脉狭窄、部分性肺静脉异位引流、永存左上腔静脉各1例。左房处嵴样狭窄肺静脉6支,均行嵴样狭窄环切除术,其中2支同时用肺静脉开口处内膜"纵切横缝"法成形;肺外管状狭窄肺静脉3支,其中1支为单支狭窄,采用新鲜心包补片扩大法,另外2支为同一病例的同侧至肺静脉,采用相关静脉的单元化术式。全组平均体外循环(129.2±74.6)min、主动脉阻断(74.2±39.1)min。所有患儿术后血流动力学稳定,肺静脉前向血流速度(0.7±0.4)m/s,压差(2.0±0.6)mm Hg。随访6个月到3年,结果令人满意。作者认为,CPVS发病率很低,多合并其他先心病,患儿病情重,早期可发生心衰或肺动脉高压,应早期诊治。同一病例的不同肺静脉病变部位,狭窄程度及长度可能不尽相同,在治疗方法选择时应分别考虑每一支肺静脉,综合应用多种方法,力求在彻底解决狭窄的同时使其保持生长潜能,并同期矫治其他心脏畸形。这类患儿的早、中期疗效令人满意,长期疗效有待观察。

(崔 勇)

述评 先天性心脏畸形合并肺静脉狭窄是较为罕见的先天性畸形,对心肺功能影响较大,早期病死率很高。作者总结了5例患儿的外科治疗经验,术中根据肺静脉狭窄不同,分别采用了肺静脉入口成形术和两狭窄静脉的单元化术式,临床治疗效果令人满意。其经验值得借鉴,具有较重要的临床意义。

(张宝仁)

肺动脉瓣缺如综合征的外科治疗[心肺血管病杂志,2008,27(6):327] 侯嘉等总结了首都医科大学附属北京安贞医院小儿心脏外科手术治疗肺动脉瓣缺如(失)综合征(APVS)的临床经验。1994年12月至2006年11月该组共收治APVS 5例,其中男性4例,女性1例。5例均伴有法洛四联症,其中1例伴左肺动脉起源于升主动脉,1例伴左肺动脉狭窄,发育不良。全组患儿均在中低温体外循环下行根治手术。其中4例患儿肺动脉瓣区置带瓣补片,1例采用牛心包直接补片。术后1例死亡,4例存活,术后平均随访(13.8±5.76)个月。超声心动图检查提示肺动脉瓣少量反流,右室致肺动脉平均流速及压差较术前显著下降。APVS根治术最值得关注的问题是:是否需要在肺动脉瓣位置植入瓣叶。依据作者的经验,无论婴儿型还是儿童型均应在肺动脉瓣区植入瓣叶。对于APVS患儿应选用带瓣管道补片扩大右心室流出道以减轻术后肺动脉反流。同时,对于术前有严重呼吸道症状和肺动脉严重扩张的患儿应行肺动脉成形术,以解除肺动脉扩张造成的支气管压迫症状。

(崔 勇)

述评 肺动脉瓣缺如综合征是一种临床少见的先天性心脏病。作者对该单位5例患儿的根治治疗经验进行了介绍,总结了临床资料和手术经验,手术效果基本令人满意。尽管病例较少,仍具有借鉴意义。

(王志农)

改良腱索转移法治疗二尖瓣前叶脱垂(附16例临床分析)[中华胸心血管外科杂志,2009,25(3):162] 迟立群介绍了以改良腱索转移法行二尖瓣成形术的临床经验。全组共16例,男7例,女9例,平均年龄(32.34±7.68)岁(18~71岁)。超声心动图均显示二尖瓣前叶脱垂致重度关闭不全,平均反流面积为(14.76±3.28)cm^2,腱索断裂12例,腱索延长4例,术前左心室射血分数0.33~0.69。手术均在全麻胸骨正中切口体外循环下进行,经右心房、房间隔入路显露二尖瓣,行注水试验探查,先行前后叶的缘对缘缝合,注水试验检查无明显反流后,距后瓣环2~3 mm矩形切下缝合处的后瓣,连同相应的腱索、乳头肌转移至前瓣,应用无创涤纶线间断缝合后瓣两侧切缘,加用人工瓣环,行瓣环成形,完成手术。停体外循环后常规应用经食管超声心动图检查成形效果。术后用华法林抗凝3个月。术后早期1例患者出现瓣膜穿孔导致急性关闭不全,行二尖瓣置换术治愈,其余均顺利康复。术后随访6~76个月,远期无死亡病例,心功能恢复至1级,超声检查随访均无明显反流。作者认为此方法的优点在于先行缘对缘技术,以确定腱索转移的部位和范围,然后行后瓣腱索转移,较容易确定转移的范围和位置;另外转移后瓣膜仍为单孔形态,避免了缘对缘的缺点。但对于前后瓣叶均明显脱垂、范围较大的病例,尤其严重退行性变、后瓣腱索纤弱者,或感染性心内膜炎至多处腱索断裂者,成形效果往往不佳,建议行瓣膜置换手术。

(韩庆奇)

述评 二尖瓣前叶脱垂是成形手术的难点,成形效果较差,很多术者对于此种病变倾向于行瓣膜置换手术。作者介绍了一种新的改良腱索转移法,先通过缘对缘缝合,确定需转移后瓣的位置和范围,然后再行后瓣切除,提高了转移的准确性,也避免了缘对缘技术的局限,手术效果较好,但手术病例数尚少,可以作为借鉴。

(王志农)

"缘对缘"二尖瓣成形术治疗二尖瓣前叶脱垂的早中期随访[中华胸心血管外科杂志,2008,24(6):373] 孙凌波等回顾分析了一组"缘对缘"二尖瓣成形术的早、中期效果。全组共128例,男61例,女67例,平均年龄42岁(8~70岁)。病变全部为二尖瓣前叶脱垂或合并后叶脱垂,前叶腱索断裂35例,交界脱垂5例,Barlow病14例,退行性变12例。手术均在经胸骨正中切口、全麻体外循环下进行,先以4×12预置单线将脱垂前叶瓣缘与对应的后叶缝合,注水观察关闭情况,如不满意可在相应部位加缝。以7×17双针褥式在二尖瓣环置线行人工瓣环成形,以6-0 Gore-Tex线替代4×12预置线,行无垫片"U"形缝合。最后再根据注水试验调整瓣环缝线,达到理想瓣口面积。105例使用了人工瓣环(Duan环)。全组无围术期死亡病例,2例发生重度二尖瓣反流行瓣膜置换手术。无其他严重并发症。术后平均随访46.8个月(1~97个月),5例发生中度以上反流,1例拒绝再手术死亡,另4例行再次手术换瓣,1例换瓣后早期缝线撕脱死亡。另外3例有轻度二尖瓣狭窄,但心功能Ⅰ级,继续随访中。其余120例二尖瓣反流明显减轻(术前3.4,术后1.1,$P<0.01$),心功能明显改善(术前2.4,术后1.1,$P<0.01$),左室舒张末径显著缩小[(57.9±9.0)mm比(48.6±7.6)mm,$P<0.05$],术后左心室射血分数无明显改变。作者认为与同期行二尖瓣置换术的资料相比,"缘对缘"二尖瓣修复术更安全,手术的重点是防止缝线断裂撕脱,术后应保持较快的心率(100次/分),防止心室过度充盈,推荐使用部分可曲成形环。术后如复发中重度以上的二尖瓣反流,应积极手术处理。

(崔 勇)

述评 二尖瓣成形手术具有病死率低、无须终生抗凝等优点,在国外已经普遍应用于二尖瓣关闭不全的治疗,但国内的推广程度仍较低。作者总结了一组以"缘对缘"方式行二尖瓣成形术的治疗经验,取得了比较满意的效果,该方法操作较简单,但对于少部分患者,有造成二尖瓣狭窄的可能。本组患者全为瓣叶脱垂病变,如采用人工腱索技术,可能更符合生理,效果更好,但手术技术较复杂。

(王志农)

风湿性心脏瓣膜病左心瓣膜置换术后晚期重度三尖瓣关闭不全的外科治疗[中华胸心血管外科杂志,2008,24(6):370] 徐志云等报道了该单位一组左心瓣膜置换术后晚期重度三尖瓣关闭不全的治疗经验,探讨了其发生机制、手术指征、手术方法和疗效。全组共37例,二尖瓣置换术后26例,二尖瓣和主动脉瓣双瓣置换11例,术后平均11.1年出现重度三尖瓣关闭不全(5~16年)。再次手术前三尖瓣反流量为21.8~110.9 ml,>50 ml者17例。6例患者需同时置换初次手术置入的C-L标准瓣。采用胸骨正中切口,心脏停跳后置换原二尖瓣和三尖瓣,其余患者经右胸前外侧切口第四肋间进胸,经股动脉、上下腔静脉插管开始体外循环,为简化操作,不放置阻断带,与冠状静脉窦和下腔静脉口放置2个吸引头,并行循环下进行手术。12例行三尖瓣成形术(4例行改良DeVega成形,8例放置成形环),25例行三尖瓣置换(生物瓣13例,机械瓣12例)。3例安装过永久起搏器患者将导线置于三尖瓣隔瓣与人工瓣缝环之间。术后抗凝维持INR在2.0~2.5。三尖瓣成型术后超声检查轻度反流5例(1~5 ml),中度反流5例(6~10 ml),重度反流2例(>10 ml)。全组住院死亡4例,死因分别为多器官衰竭1例,呼吸衰竭2例,肾衰竭1例。术后随访2个月至10年,死亡4例,3例死于右心衰竭,1例死于心律失常。失访4例,其余患者心功能Ⅱ级12例,Ⅲ级7例,Ⅳ级6例。15例仍需长期服用强心利尿药物,但症状相比术前有明显改善。作者认为肺动脉高压持续存在、风湿性三尖瓣病变、初次未作三尖瓣环缩术或方法不当等原因与左心瓣膜置换术后远期重度三尖瓣关闭不全有关。尽早行再次手术纠正三尖瓣反流有较好效果,手术指征为左心功能良好、右室收缩功能无严重损害、无严重肺动脉高压。保留全瓣结构行三尖瓣置换有助于提高手术效果,影响术后长期疗效的是右心室功能。

(韩庆奇)

述评 左心瓣膜病行瓣膜置换手术远期三尖瓣重度关闭不全是临床常见的棘手问题,对于其发生机制、手术指征、手术方法等方面争议较多,缺乏统一的看法。作者本组资料提供了详细的临床数据,并通过仔细的分析对本病的发生机制、手术指征、手术方法及影响预后的因素进行了深入的探讨,其结果具有很大的参考价值。

(张宝仁)

严重主动脉瓣感染性心内膜炎患者主动脉根部置换的方法与疗效[中国胸心血管外科临床杂志,2009,16(2):82] 徐志云等总结了第二军医大学长海医院胸心外科1995年9月至2008年6月间严重主动脉瓣感染性心内膜炎患者行主动脉根部置换术治疗的临床经验,主要探讨了手术适应证及手术方法。期间共外科治疗11例严重主动脉瓣或人工瓣膜感染性心内膜炎,其中活动期6例、静止期5例,术前动脉血细菌培养阳性6例。术前心脏超声心动图提示均有不同程度的主动脉瓣反流或瓣周漏,左心室收缩期末内径(LVESD)(6.0±0.7)cm,其中大于5.0 cm者7例;左心室射血分数(LVEF)(47.8±11.2)%,其中小于50%者8例。均在彻底清创后应用人工带瓣管道(9例)或同种带瓣管道(2例)行主动脉根部替换术,同期行冠状动脉旁路移植术4例,二尖瓣环缩术3例,室间隔缺损修补术1例。术后心脏骤停死亡1例,发生三度房室传导阻滞1例,后期植入永久性起搏器。术后随访10例,随访时间3个月至13.2年,术后32 d因感染复发死亡1例,其余患者均未感染复发及晚期死亡。作者认为,当感染性心内膜炎合并主动脉根部或窦部瘤、感染累及主动脉窦壁后冠状动脉开口处、瓣环严重毁损或彻底清创后瓣环缺损广泛时,宜置换主动脉根部。手术关键是彻底清创和防止根部出血。尽管手术较复杂,但局部清创彻底,有利于提高手术效果。

(崔 勇)

述评 主动脉瓣感染性心内膜炎在临床上较为常见,常用的外科治疗方法是行主动脉瓣置换术,但部分患者局部感染严重或在彻底清除后遗留较大的瓣环缺损,甚至导致主动脉-左心室连接中断,此时很难采用常规方法行主动脉瓣置换。作者介绍了11例严重主动脉瓣或人工瓣膜感染性心内膜炎患者的外科治疗经验。当感染性心内膜炎合并主动脉根部或窦部瘤、感染累及主动脉窦壁后冠状动脉开口处、瓣环严重毁损或彻底清创后瓣环缺损广泛时,宜置换主动脉根部。其经验对临床实践具有很强的指导意义,值得推广。

(张宝仁)

中国冠状动脉旁路移植手术住院死亡危险因素分析[中华胸心血管外科杂志,2009,25(4):232] 中国冠状动脉旁路移植术登记研究协作组分析了影响中国冠状动脉旁路移植术(CABG)术后住院死亡的危险因素。全国32家心脏外科中心2004年1月1日至2005年12月31日2年间共行9 247例CABG术。确定潜在危险因素后,根据潜在危险因素从临床资料中收集数据,最终数据分为生存组和住院死亡组,对影响住院死亡的潜在危险因素进行单因素分析和Logistic多因素回归分析,最终确立影响中国CABG住院死亡的危险因素,并对结果的校准度和分辨能力进行检验。全组平均年龄(62.1±9.1)岁,女性占21.5%,冠脉三支病变占76.7%,左主干病变25.8%。总体住院病死率3.3%。Logistic多因素回归分析发现,年龄、肾衰史、

COPD、既往心血管手术史、不稳定心绞痛、左心室射血分数、术前危重状态、非择期手术、合并其他手术为CABG住院死亡的独立危险因素。Hosmer-Lemeshow检验 $P=0.935$。受试者工作特征曲线下面积为0.75。就此得出结论：年龄、肾衰史、COPD、既往心血管手术史、不稳定心绞痛、左心室射血分数、术前危重状态、非择期手术、合并其他手术等9个因素为影响中国患者CABG住院死亡的独立风险因素，且分析结果具有良好的校准度和分辨能力。

（韩庆奇）

述评 作者对全国32家心脏外科中心共9 247例行CABG术患者住院死亡的危险因素进行了分析，是国内较为大宗的病例报道。认为年龄、肾衰史等9个因素为影响中国病人CABG住院死亡的独立危险因素，结果具有良好的校准度和分辨能力。对于指导临床对患者进行术前评估具有重要的意义。

（邹良建）

80岁以上冠状动脉性心肌病患者行冠状动脉旁路移植术的临床处理［上海医学，2008，31(10)：704］

毛建强等总结了上海交通大学附属第一人民医院心血管外科大于80岁高龄冠状动脉性心脏病患者行冠状动脉旁路移植术(CABG)中的治疗难点与围术期处理，以提高高龄冠心病患者的外科治疗效果。2001年4月至2006年12月共62例大于80岁冠心病患者行CABG，其中男46例，女16例，年龄80～87岁，平均年龄为(82±2)岁。冠状动脉造影提示：单支病变6例，2支病变10例，左主干+2支病变5例，3支病变23例，左主干+3支病变18例。其中体外循环下CABG 30例，off-pump CABG 32例。全组行单纯CABG 54例，CABG+二尖瓣和主动脉瓣置换(DVR) 1例，CABG+二尖瓣置换(MVR) 1例，CABG+DVR+三尖瓣成形(TVP) 1例，CABG+室壁瘤切除3例，CABG+激光心肌血运重建(TMLR) 2例。共搭桥145支，胸廓内动脉桥41支，静脉桥104支。术后住院死亡6例，病死率为9.7%。术后心绞痛症状明显缓解。随访40例，平均随访时间(6.2±5.0)个月；6个月时，90%的患者无心绞痛发作。作者认为，大于80岁高龄冠心病患者行CABG是可行的，应重视围术期处理，及时处理并发症，不应因患者年龄大而放弃手术。

（韩庆奇）

述评 高龄冠状动脉性心脏病大多病程长，病情重，并发症多，有全身脏器储备功能降低等风险。作者总结了该单位年龄>80岁的冠状动脉性心脏病患者的手术治疗经验，认为对于高龄患者应重视围术期处理，及时处理并发症，不应因患者年龄大而放弃手术。其经验值得借鉴，具有较重要的临床意义。

（邹良建）

弥漫性冠状动脉病变的外科治疗［中国胸心血管外科临床杂志，2008，15(5)：333］ 汪黎明等总结了南京医科大学附属南京第一医院2003年5月至2006年11月在非体外循环心脏跳动下冠状动脉内膜剥脱后行非体外循环冠状动脉旁路移植术（off-pump CABG）治疗弥漫性冠状动脉病变的早期临床结果和经验。全组共纳入病人83例，男性61例，女性22例；年龄55～80岁[(65±7)岁]；加拿大心脏病协会心绞痛分级：Ⅱ级7例，Ⅲ级20例，Ⅳ级56例。有心肌梗死病史36例。冠状动脉造影显示：双支血管病变5例，3支血管病变78例，其中合并左主干病变16例。左心室射血分数25%～65%[(51±16)%]。83例共行110支冠状动脉内膜剥脱，其中左前降支系统67支，回旋支、钝缘支9支，右冠系统34支。20例内膜剥脱后先用大隐静脉片行左前降支成形，再在补片上用内乳动脉行旁路移植；应用左内乳动脉83支，桡动脉2支，余均用大隐静脉，每例移植血管(3.9±1.2)支。全组无围术期死亡病例。术中旁路移植血管满意101支(92%)，血流量为(22±16)ml/min。术后发生心肌梗死4例，均未造成严重后果。随访75例(90.4%)，失访8例，随访时间8～50个月，无心绞痛发作。8例患者术后3～29个月复查冠状动脉造影显示：冠状动脉内膜剥脱后行off-pump CABG的移植血管均通畅。作者认为，非体外循环下冠状动脉内膜剥脱后行off-pump CABG安全可行，再血管化程度高，是治疗弥漫性冠状动脉病变的有效方法。

（韩庆奇）

述评 在治疗弥漫性冠状动脉病变时，传统的冠状动脉内膜剥脱均在体外循环下进行。作者报道了83例患者在非体外循环心脏跳动下行冠状动脉内膜剥脱后行非体外循环冠状动脉旁路移植术治疗弥漫性冠状动脉病变的早期临床结果和经验，取得了良好的手术效果。其经验可供借鉴。

（邹良建）

机器人非体外循环冠状动脉旁路移植与支架置入杂交手术［中华胸心血管外科杂志，2008，24(5)：313］

高长青等总结了中国人民解放军总医院心血管外科应用"达芬奇S"(da Vinic S)机器人进行非体外循环下冠状动脉旁路移植与支架置入杂交手术技术的特点和优势。2007年1月至8月使用da Vinic S机器人系统，完成非体外循环冠状动脉旁路移植共42例，其中10例因双支冠状动脉病变，在机器人旁路手术后行支架植入术。男性8例，女性2例，平均年龄(62.3±12.1)岁，病人冠状动脉造影均显示严重的前降支病变,并合并回旋支或右冠状动脉的局限性狭窄。所有病人肺功能良好,无胸膜炎和左侧胸腔手术史。机器人手术过程中无需正中开胸,仅左侧胸壁打直径为1 cm的器械臂孔3个,术者于da Vinic S系统的操作台前、三维成像系统下遥控机器人全程游离乳内动脉;其中4例直接行全机器人非体外循环下冠状动脉旁路移植术(TECAB),另6例于左侧胸壁第四肋间做6～8 cm的小切口,在心脏跳动下行乳内动脉和前降支的吻合(SVST)。术后1周左右经股动脉常规行回旋支或右冠状动脉支架置入术。置入术中行乳内动脉造影评价再血管化效果。全组病人术后恢复顺利,无围术期死亡病例和并发症发生,乳内动脉旁路血管通畅并成功接受支架置入术。作者认为,应用机器人微创冠状动脉旁路移植手术和支架置入杂交手术治疗冠心病,可最大限度地减小手术创伤并实现完全再血管化。而且,机器人微创旁路移植结合支架置入的分站式杂交手术更符合现有的医疗条件,避免了"一站式"杂交手术对手术室设备的苛刻要求,降低了术中发生出血和血栓栓塞事件的风险。

(韩庆奇)

述评 微创化是目前心脏外科的发展方向之一。全机器人非体外循环下冠状动脉旁路移植术具有不破坏胸腔骨性结构和避免体外循环的特点,是微创心脏外科最前沿的技术。作者介绍了42例患者的治疗经验,全组42例,因双支冠脉病变在机器人旁路手术后行支架置入术10例,患者均顺利恢复,无围术期死亡病例,效果安全、可靠,值得推广,具有重要的实际意义。

(徐志云)

体外循环与非体外循环下冠状动脉旁路移植术后肾损害[中华心血管病杂志,2008,36(12):1092] 谷天祥等总结和探讨了中国医科大学第一附属医院心脏外科体外循环下冠状动脉旁路移植术(CCAB)与非体外循环下冠状动脉旁路移植术(OPCAB)后1周内肾损害及其变化规律。1990年1月至2006年8月间共施行单纯冠状动脉旁路移植术849例。采用Logistic回归模型分析急性肾功能损害的风险因素。血清肌酐(Scr)130～199 $\mu mol/L$或矫正的血清肌酐清除率30～60 ml·min^{-1}·1.73 m^{-2}作为急性肾损害(AKI)的诊断标准。518例OPCAB发生AKI 61例(11.8%),331例CCAB发生AKI 63例(19.0%),二者比较有显著性差异。AKI的风险因素包括:左心室射血分数(LVEF)>50%,LVEF<30%,脉压>60 mm Hg、外周血管疾病、糖尿病、急诊手术、3支病变、体质指数、术中及术后使用主动脉球囊反搏(IABP)、心功能分级、体外循环。其中LVEF>50%、术中及术后使用IABP可能是保护因素。术后发生肾损害的Scr峰值OPCAB组为术后12 h,CCAB组为术后24 h,Scr快速恢复期OPCAB组为术后24～48 h,CCAB组为术后48～72 h。作者认为,AKI预防及治疗的关键期为麻醉至OPCAB后48 h或CCAB后72 h。

(崔 勇)

述评 CABG术后急性肾功能不全是较为严重的并发症,与患者的病死率密切相关。作者探讨了体外循环下冠状动脉旁路移植术与非体外循环下冠状动脉旁路移植术后1周内肾损害及其变化规律。其结果对于指导CABG术后患者的处理、避免术后出现急性肾功能不全具有重要的临床意义,值得借鉴。

(徐志云)

两种术式行室壁瘤左心室重建疗效比较[中华胸心血管外科杂志,2008,24(5):330] 肖劲松等以动物实验模型对比了外环缩缝合和线性缝合两种术式治疗室壁瘤的效果。室壁瘤模型兔30只,外环缩缝合组和线性缝合组各15只。外环缩缝合模拟左室几何成形,在室壁瘤与正常心肌的交界处用3-0 prolene线荷包环缩缝合。线性缝合模拟Cooley经典线性缝合,以平行前降支的方向,双侧加人工血管垫片、连续折叠缝合,消除室壁瘤。术中经心尖、术后2周经颈动脉测量左室收缩末压(LVESP)和舒张末压力(LVEDP)。术前和术后2周用超声心动图测量左心室前后径、长径、室间隔及左室后壁厚度、左室舒张末容积(LVEDV)、收缩末容积(LVESV)和射血分数(EF),并用琼脂做左室腔内铸型,观察左室立体形态。结果显示:两组各死亡2只,总存活率86.7%。两种术式术后室壁瘤均基本消失,与术前比较LVEDV与LVESV均显著缩小,EF显著升高。两组间比较,术后LVEDV差异无统计学意义,但外环缩缝合组LVESV显著低于线性缝合组,EF显著高于线性缝合组,且增加的程度也高于线性缝合组。两组术后LVEDP均显著下降,但线性缝合组显著高于外环缩缝合组。左室腔内铸型显示外环缩缝合术后左室立体构型恢复正常锥形结构,而线性缝合术后左室形状未能恢复锥形。作者认为,外环缩缝合法和线性缝合法均能改善室壁瘤的左室功能,外环缩缝合法可能优于线性缝合法。

(韩庆奇)

述评 在室壁瘤患者的外科手术治疗过程中,经典线性缝合和左室几何重建两种术式的优劣尚存争议。作者成功建立室壁瘤模型兔30只,旨在了解两种术式的治疗效果。其结果表明,外环缩缝合法和线性缝合法均能改善室壁瘤的左室功能,但外环缩法可能优于线性缝合法。其结果具有一定的参考价值,对临床术式的选择具有一定的指导意义。

（邹良建）

心肌梗死并发室间隔穿孔的外科治疗[中华外科杂志,2009,47(6):457] 甘辉立等总结并探讨了首都医科大学附属北京安贞医院心外科心肌梗死并发室间隔穿孔(VSR)外科治疗的疗效和方法。1994年10月至2007年10月共37例VSR患者接受外科手术治疗,其中男性24例,女性13例,平均年龄(63.4±7.6)岁。前间隔VSR 32例,后间隔VSR 5例,单发VSR 33例,多发VSR 4例。根据是否同期行冠状动脉再血管化分为单纯修补组(11例)和再血管化组(26例)。围术期再血管化组病死率15.4%(4/26),单纯修补组63.6%(7/11),两组间比较有统计学差异。平均随访(34.0±29.8)个月。再血管化组晚期死亡2例,单纯修补组晚期死亡3例。再血管化组6~8年生存率为(64.3±21.0)%,单纯修补组4年生存率为(25.0±21.7)%,组间比较具有显著性差异。21例患者获得长期生存,心功能Ⅰ~Ⅱ级17例,Ⅲ~Ⅳ级4例。再发VSR 4例。多因素分析发现再血管化、心源性休克、急诊手术为早期死亡的危险因素,未再血管化、术后低心排是晚期死亡的危险因素。关于VSR外科闭合手术是否应该同期进行冠状动脉再血管化长期存在争议。作者根据本组材料认为,VSR修补术同期施行再血管化手术可提高围术期生存率和长期生存率,合理选择手术时机、手术方法对提高VSR围术期生存率、减少再发非常重要。

（韩庆奇）

述评 心肌梗死后室间隔穿孔是临床上少见的致命疾病。单纯药物治疗效果很差,而外科手术治疗的病死率也较高。作者总结了该单位37例患者的外科治疗经验后认为,心肌梗死后室间隔穿孔修补的同期施行再血管化手术可提高围术期生存率和长期生存率。其经验值得借鉴,具有较重要的临床意义。

（徐志云）

升主动脉成形术中期效果分析[中华胸心血管外科杂志,2009,25(3):145] 谢涌泉等总结分析了该单位采用升主动脉成形术治疗主动脉瓣病变伴升主动脉扩张的中期疗效和临床经验。该组患者共54例,男41例,女13例,平均年龄(54±16)岁(28~74岁),平均体重(67±12)kg(45~105 kg)。主动脉瓣狭窄伴关闭不全16例,主动脉瓣狭窄27例,主动脉瓣关闭不全11例,主动脉瓣二瓣化畸形16例。合并二尖瓣病变7例,冠状动脉粥样硬化性心脏病5例,冠状动脉左室瘘1例,主动脉夹层1例。手术均在正中切口体外循环下进行,主动脉成形方法为沿升主动脉右缘大弯侧中线纵行切除呈椭圆形的部分主动脉壁,尽量使切口两侧长度一致,并超越扩张的范围,应用Prolene线双层缝合。共置换主动脉瓣54例,机械瓣36例,生物瓣18例,同期置换二尖瓣7例,三尖瓣成型3例,5例合并冠心病者行旁路移植术,1例冠状动脉左室瘘行瘘管结扎。全组死亡2例,其中1例因心功能低下不能脱离体外循环死亡,1例出院2周猝死。1例因主动脉瓣瓣周漏于术后43个月再次手术。出院前和随访期间复查升主动脉直径均较术前明显缩小[(34.67±4.81比45.77±6.02)mm,(37.65±6.35比45.77±6.02)mm,$P<0.01$],但5例患者发生升主动脉再扩张(>45 mm)。统计分析表明单纯主动脉瓣狭窄的基础病变和术后出院前升主动脉直径大于40 mm是再扩张的独立风险因素。作者认为,升主动脉成形术未用人工血管包裹的中期疗效欠佳;此种术式适用于单纯主动脉瓣狭窄的患者,术中必须将主动脉直径减至40 mm以下。

（韩庆奇）

述评 作者总结主动脉瓣病变合并升主动脉扩张行升主动脉成形术的中期治疗结果。由于成形时仅切除升主动脉右缘的部分血管壁组织后直接缝合,该组随访期间有5例患者发生升主动脉再次扩张,效果欠佳。升主动脉成形术后再以人工血管包裹进行加固长期效果较好。作者的经验值得借鉴。

（韩 林）

胸主动脉瘤452例的手术治疗[中国临床医学,2008,15(3):287] 王春生等总结了上海复旦大学附属中山医院心外科胸主动脉瘤外科治疗经验。全组452例,升主动脉瘤389例,男279例,女110例;年龄13~80岁,平均(47.5±10.6)岁。包括Stanford A型夹层动脉瘤172例、马方综合征147例、动脉硬化性动脉瘤65例和创伤性动脉瘤5例。降主动脉瘤63例,其中男性47例,女性16例,年龄25~73岁,平均(47.2±11)岁。包括Stanford B型夹层动脉瘤56例,真性动脉瘤5例,假性动脉瘤2例。升主动脉瘤组行单纯升主动脉置换16例,Bentall手术190例,Wheat手术16例,David手术5例,半弓置换26例,全弓置换53例,Bentall+二尖瓣手术16例,Bentall+半弓置换7例,Bentall+全弓置换12例。降主动脉瘤63例全部行动脉瘤切除、人工血管置换术。结果显示:升主动脉瘤组病死率7.46%(29/389),术后早期并发症54(13.88%)例,包括神经系统并发症9例,再次开胸止血10例,呼吸衰竭11例,急性肾衰12例,恶性心律失常5例,声音嘶哑2例,伤口感染5例。降主动脉组病死率6.35%(4/63)。术后早期并发症发生率11.1%(7/63),其中并发下肢截瘫2例,声音嘶哑2例,呼吸衰竭2例,伤口感染1例。作者认为,胸主动脉瘤手术时应根据病变部位和并发症选择合适的手术方式和体外循环方法,术中保护重要脏器免受缺血损伤是关键所在。DHCA 配合 SCP 是重建主动脉弓手术时较好的脑保护方法,长段胸主动脉瘤切除时肋间动脉的重建对脊髓保护至关重要。

(崔　勇)

述评　作者总结了上海中山医院 452 例胸主动脉瘤的外科治疗经验,是国内目前为止较大宗的病例报告。其中包括各种类型动脉瘤。作者根据病变的部位,施行了不同手术,其中有的手术较为复杂。如单纯升主动脉置换术,Bentall 手术,Wheat 手术,David 手术,半弓、全弓置换术,Bentall＋二尖瓣手术,Bentall＋半弓置换术,Bentall＋全弓置换术,降主动脉瘤切除、人工血管置换术。因此,具有较高的学术价值。

(徐志云)

A 型主动脉夹层术后脑部并发症危险因素分析[中华胸心血管外科杂志,2009,25(3):148]　罗海燕等总结和分析了上海复旦大学附属中山医院心外科 2004 年 1 月至 2008 年 1 月 160 例 A 型主动脉夹层术后脑部并发症危险因素。全组男性 106 例,女性 54 例,年龄 17～76 岁[(56±13)岁]。131 例采用腋动脉插管选择性脑灌注(SCP),29 例采用上腔静脉逆行脑灌注(RCP)。作者对所有术前、术中相关因素行单因素和多因素分析。全组共发生永久性神经功能障碍(PND)8 例,多因素分析显示,与 PND 相关的危险因素为术前肾功能不全($OR=11.71, P=0.005$)、伴有冠心病($OR=7.35, P=0.035$)、伴有脑血管病($OR=13.39, P=0.021$)、术后低心排出量综合征($OR=22.21, P=0.008$)。暂时性神经功能障碍(TND)32 例,年龄＞70 岁($OR=1.17, P=0.042$)是 TND 的相关危险因素。作者认为,安全时限内的脑灌注时间、脑灌注方式不影响神经系统并发症,神经系统并发症主要取决于病变本身的严重性和全身各主要脏器的功能状态。做好全身各器官的综合保护是脑保护的重要保障。

(韩庆奇)

述评　A 型主动脉夹层术后神经系统并发症是临床常见的棘手问题。作者对 160 例患者术前、术中相关因素行单因素和多因素分析后认为,术中不同的脑灌注方式并不影响神经系统并发症,而术前病变本身的严重性及全身各器官功能状态则是影响术后神经系统并发症的决定因素。文章在主动脉夹层术前评估术后神经系统并发症方面进行了深入的探讨,其结果具有很大的参考价值。

(徐志云)

全主动脉弓置换加支架象鼻手术治疗 A 型主动脉夹层[中国胸心血管外科临床杂志,2009,16(2):148]　刘宸铖等报道了该单位采用全主动脉弓置换加支架象鼻手术治疗 A 型主动脉夹层的经验。该组患者共 10 例,男 8 例,女 2 例;年龄 22～59 岁[平均(48.0±11.6)岁],急性夹层 8 例,慢性 2 例。术前升主动脉直径 43～73 mm[(56.6±9.6)mm],左心室射血分数(35～62)%[(47±9)%],左心室舒张末期直径 47～67 mm[(55.1±7.4)mm],5 例合并主动脉瓣中-重度关闭不全。手术均在全麻、胸骨正中切口下进行,动脉灌注管均经吻合在右腋动脉的直径 8 mm 人工血管插入,心脏停跳后 5 例行升主动脉置换术,5 例行 Bentall 手术,其中 1 例以大隐静脉行升主动脉-右冠状动脉旁路移植术。鼻咽温降至 18℃时停循环,阻断无名动脉、左颈总动脉和左锁骨下动脉,经腋动脉行顺行脑灌注。切开主动脉弓,于左锁骨下动脉开口以远横断主动脉,在降主动脉内释放覆膜支架,以四分叉人工血管与降主动脉行端端吻合,将动脉灌注管移至四分支人工血管,阻断近端恢复下半身灌注,再进行主动脉弓置换。2 例因左锁骨下动脉位置较深而将其结扎。最后将四分支人工血管近心端与升主动脉吻合。全组死亡 1 例,死因为多器官功能衰竭,其余恢复顺利,无神经系统并发症。术后随访 2～25 个月,心功能Ⅰ～Ⅱ级。作者认为,采用四分支人工血管行全主动脉弓置换加覆膜支架象鼻手术是治疗 A 型夹层的有效手术方式,手术操作技术和脑保护措施是决定手术效果的关键。

(韩庆奇)

述评　全主动脉弓置换加支架象鼻手术是目前治疗 A 型主动脉夹层的有效手术方式,术中支架的采用缩短了手术时间,提高了远端假腔闭合率。决定手术效果的关键是脑保护措施和手术技术,作者报道的病例较少,但疗效令人满意,具有一定的临床价值。

(邹良建)

一期次全或全主动脉替换术的中期随访结果[中华外科杂志,2009,47(20):1560]　胡晓鹏等报告了中国医学科学院阜外心血管病医院外科 2004 年 2 月至 2008 年 7 月 22 例一期全主动脉替换术治疗全程主动脉瘤的中期随访结果。本组共 22 例全程主动脉瘤患者接受一期次全(7 例)或全主动脉替换术(15 例)。男性 17 例,女性 5 例,年龄 19～47 岁。慢性 A 型主动脉夹层 15 例,主动脉根部瘤合并慢性 B 型夹层动脉瘤 5 例,主动脉根部瘤合并弓部和胸腹动脉瘤 1 例,慢性 B 型夹层合并 A 型夹层动脉瘤 1 例。手术均在全身麻醉深低温停循环顺行性脑灌注下进行。采用胸骨正中切口＋左后外胸腹联合切口。采用分段阻断法用人工血管置换全部病变主动脉。术后早期死亡 1 例,因术中渗血严重,术后两次开胸止血,因发生多器官功能衰竭死亡。二次开胸止血 7 例,术后脑梗死 2 例。存活

21例,随访3~56个月,平均(35.0±16.9)个月,无晚期死亡病例。1例David+全主动脉替换术患者术后1年因主动脉瓣反流行主动脉瓣置换术。除2例脑梗死患者仍有轻度语言及肢体运动障碍外,其余患者均恢复正常生活和工作。作者认为,一期次全或全主动脉替换术是治疗全程主动脉瘤的有效方法,手术结果令人满意,术后中期随访结果良好。

（崔勇）

述评 作者总结了一组主动脉夹层接受一期次全或全主动脉替换术的中期治疗结果。以往对多部位或全程主动脉瘤通过分期多次手术达到次全或全主动脉替换的目的,但是对于部分合并主动脉弓降部巨大动脉瘤的患者,分期手术操作困难且易发生残余动脉瘤破裂。作者采用一期行次全或全主动脉替换,其临床经验值得借鉴。

（邹良建）

右腋下小切口心内直视手术治疗小儿室间隔缺损1539例［中国微创外科杂志,2009,9(9):776］ 何发明等总结和评估了郑州大学第一附属医院心血管外科2001年11月至2008年12月经右腋下小切口于小儿室间隔缺损(VSD)手术中的应用价值。期间共完成右腋下小切口VSD修补术1539例。男904例,女635例。年龄8~16岁,体重5~86 kg。手术方法是在腋中线和腋前线之间以第四肋间为中心做一直或斜切口,经第四肋下缘骨膜进胸,心包右缘固定于胸骨撑开器上,按照常规建立体外循环并完成心内操作。全组病人均顺利完成手术,CPB时间27~64 min［(33.0±14.9)min］,阻断时间11~48 min［(22.8±11.4)min］。术后24 h内死亡2例(病死率0.13%),1例死于严重鱼精蛋白过敏,1例术中损伤左冠状动脉未及时发现,致术中心保护不良,开放主动脉后复苏困难,术后4 h死于严重低心排综合征。并发症包括:切口感染3例,肺不张9例,灌注肺5例,低心排5例,感染性心内膜炎3例,急性肾功能衰竭4例。术后住院时间6~12 d［(7.4±1.3)d］。平均随访47个月,5例出现小型残余漏。作者认为,应用右腋下小切口心内直视手术治疗小儿VSD具有微创、切口美观、疗效令人满意等优点,与常规切口比较,病死率和并发症发生率无明显差异,可在临床上较为广泛地应用。但应该严格把握适应证,而且术者一定要熟练掌握正中切口手术操作的经验方可采用此种术式。右腋下小切口较正中切口手术难度大,出现意外情况处理相对困难,稍有不慎可造成严重后果。

（韩庆奇）

述评 经右腋下小切口行小儿室间隔缺损的方法施行小儿室间隔缺损的治疗中的作用正获得广泛的关注,其优点在于微创、切口美观、疗效令人满意等。作者总结了该单位应用此方法的经验,手术效果令人满意。此方法具有广泛的临床应用前景,值得推广。

（邹良建）

三种不同微创技术与经典外科技术治疗房间隔缺损的临床对比研究［中国胸心血管外科临床杂志,2009,16(1):31］ 李巅远等总结和探讨了中国医学科学院阜外心血管病医院心外科应用经典外科技术和3种不同的微创介入技术治疗房间隔缺损(ASD)的优缺点。2007年6月至2008年3月,阜外心血管病医院分别采用经典外科技术($n=301$)、经皮介入封堵术($n=274$)、开胸hybrid术($n=50$)和非气管插管下胸膜外hybrid术($n=27$)治疗单纯ASD 652例。以治疗方法的不同分成4组,对比分析各组年龄、住院时间、住院费用等指标。结果显示开胸hybrid组和非气管插管下胸膜外hybrid组中年龄和体重显著低于其他两组。四组的手术成功率分别为100%、97.2%、92.6%和100%,组间比较具有统计学差异。经皮介入封堵组和非气管插管下胸膜外hybrid组住院时间和输血费用显著短于/少于其他2组。四组住院费用分别为(24 802.90±360.96)元、(25 095.07±437.13)元、(24 856.77±445.87)元、(24 853.56±673.99)元,组间差异无统计学意义。术后切口并发症发生率分别为3.32%、0.47%、6.00%、0.00%,经皮介入封堵组和非气管插管下胸膜外hybrid组显著低于其他两组。由此作者得出结论:四种治疗方法的费用大致相同,经典外科手术成功率最高,可适用于任何年龄的ASD患者,但创伤最大;经皮介入封堵术创伤最小,但应用于低体重、低年龄婴幼儿ASD患者存在局限性;开胸hybrid手术可适用于任何年龄的患者,不需要体外循环,创伤明显减小,但仍存在一定的外科损伤;非气管插管下胸膜外hybrid术可适用于任何年龄的患者,且医疗费用并不高于经典外科技术和经皮介入治疗技术,手术成功率高,术后并发症少,尤其是针对低体重、低年龄的婴幼儿患者,是较为理想的手术方法。

（崔勇）

述评 随着介入治疗的发展,对于房间隔缺损的治疗已由传统的外科手术发展出了经皮介入封堵术、开胸hybrid术和非气管插管下胸膜外hybrid术。作者对上述四种手术的优缺点进行了对比分析,对于指导临床上根据患者不同情况选择不同手术方式提供了很好的经验。对临床具有一定的指导意义。

（张宝仁）

经心室穿刺封堵婴幼儿非肌部室间隔缺损39例［中华胸心血管外科杂志,2008,24(6):367］ 贲可等总结和分析了四川大学华西医院胸心血管外科经心室穿刺封堵婴幼儿非肌部室间隔缺损(VSD)的临床效果。2007年4月至2008年2月,共应用此法治疗39例非肌部VSD病儿。男16例,女23例。年龄12～36个月,平均(14.5±7.8)个月;体重8.5～18.0 kg,平均(12.4±2.3)kg。其中膜周部VSD 34例,干下型3例,嵴内型2例。缺损直径3.0～11.0 mm,平均(6.1±2.0)mm。均非体外循环下经食管超声心动图引导下经右心室穿刺封堵VSD。全组共37例成功封堵,2例因瓣膜反流术中转为体外循环下直视手术。植入封堵器直径4～12 mm,平均(8.2±2.0)mm。术后膜周部VSD三尖瓣反流程度减轻3例,新出现微量至轻度三尖瓣反流8例,6例出现不完全性右束支传导阻滞。作者由此得出结论:非体外循环下经右心室穿刺封堵治疗3岁以下婴幼儿非肌部VSD结合了传统外科与介入技术,在认真把握手术适应证、合理选择封堵器器材和熟练操作的基础上,是一种安全有效的治疗手段。

(崔 勇)

评述 3岁以下室缺患儿在非体外循环下心室穿刺行室缺封堵术受到越来越多的关注。作者报道了39例非肌部室缺患儿在非体外循环下通过心室穿刺行非肌部室缺封堵的经验。其手术治疗效果令人满意,经验值得借鉴。但术后三尖瓣、主动脉关闭不全以及心脏传导阻滞需引起重视。

(张宝仁)

外科射频消融术与经导管消融术治疗瓣膜病性房颤的疗效对比[中华胸心血管外科杂志,2008,24(5):320] 卢春山等报道了一组对于瓣膜病性房颤采用外科射频消融术与经导管消融术治疗效果对比的临床研究。全组总共126例,其中外科瓣膜置换加同期射频迷宫术60例[男34例,女26例,平均年龄(57±11)岁],瓣膜置换术后再三维电解剖标测系统下行经皮经导管环肺静脉消融66例[男40例,女26例,平均年龄(55±10)岁]。外科射频迷宫术患者均行左心耳基底部缝合术,左心房内径>80 mm加左房折叠术。导管消融组消融终点为肺静脉电隔离,再在左心房部位消融复杂碎裂电图,未行右心房及冠状窦口内碎裂电图消融。术后常规华法林抗凝,射频迷宫组服用地高辛加美托洛尔或非二氢吡啶类钙拮抗剂;导管消融组服用胺碘酮,根据心率情况加服美托洛尔。随访期至少3个月,行12导联心电图即动态心电图监测。迷宫组手术消融时间20～40 min,导管消融组150～210 min,射频迷宫组窦律维持率75%,导管消融组窦律维持率为64%,差异有统计学意义。其中对于病史小于1年、左房直径<50 mm的阵发性房颤,导管消融组亦有较高的窦性维持率(分别为90%、82%)。两组术后并发症无统计学差异。作者认为,对于瓣膜病合并心房颤动患者,射频迷宫术是简单有效的治疗方法;若瓣膜置换时未行迷宫术,而患者病史又小于1年,左房直径小于50 mm,房颤为阵发性,则行经皮经导管消融亦为有效的治疗方法。

(崔 勇)

述评 对于房颤的治疗是目前的热点,无论外科射频迷宫术和内科经皮消融都有大量的研究报道。本文对比了换瓣手术同期行射频迷宫与换瓣术后经皮消融术对瓣膜病性房颤的治疗效果。作者认为术中射频迷宫手术的效果最好,而内科消融对一些病情较轻的患者有一定疗效。

(张宝仁)

泌尿外科

本年度共收集到论文805篇,纳入一年回顾240篇,占29.9%;收入文选44篇,占5.5%。

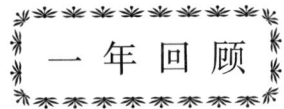

一 年 回 顾

一、肾上腺部分

王保军[1]等对134例患者醛固酮瘤采用Taqman探针法检测DNA多态性分析,认为醛固酮瘤患者术后血压恢复受到CYP11B2/B1多态性的影响,术前尽早控制血压有助于术后血压的恢复。周文龙[2]*等探讨复杂嗜铬细胞瘤的外科治疗体会,回顾性总结外科手术治疗的37例复杂嗜铬细胞瘤患者。认为术前控制高血压,纠正心律失常,改善潜在的心肌病变对提高手术安全性极为重要。充分暴露肿瘤及周围脏器,减少术中损伤和手术所致的各种并发症,是复杂嗜铬细胞瘤选择手术径路的关键。手术切除嗜铬细胞瘤是目前唯一有效的治疗方法。准确的术前诊断、积极的围术期准备、精确的术式选择以及手术后的相应处理是十分重要的。杨维良[3]等总结评价了原发性腹膜后肾上腺外嗜铬细胞瘤(PREAP)的诊断与外科治疗经验。回顾性分析了17例原发性腹膜后肾上腺外嗜铬细胞瘤的临床资料,结果患者的临床表现兼有嗜铬细胞瘤的阵发性或持续性阵发加剧高血压和原发性腹膜后肿瘤解剖位置较深、范围广、肿瘤大、易侵及邻近脏器的特点,认为应重视PREAP定性、定位诊断,手术是治疗PREAP的最佳方法,充分术前准备是手术成功的关键。毕建斌[4]等回顾性分析了22例正常血压的肾上腺嗜铬细胞瘤患者资料,认为血压正常的嗜铬细胞瘤患者儿茶酚胺及其代谢产物水平较低,定性诊断困难,典型的影像学表现对诊断有较大帮助,能明显提高血压正常的肾上腺嗜铬细胞瘤的诊治水平;血压正常的嗜铬细胞瘤患者术前也应常规应用α受体阻滞剂和

扩容治疗,可以降低手术风险、减少并发症发生率。刘明[5]*等介绍腹腔镜下经腹腔途径肾上腺切除术的早期经验,包括手术技术、影响因素及并发症。回顾性分析了47例腹腔镜肾上腺切除手术资料,结果46例成功完成腹腔镜手术,1例转为开放手术。认为在解剖熟悉、仔细操作的前提下,经腹腔途径并不会增加腹腔内脏器损伤的风险,手术时间较一般经后腹膜途径手术报道时间要长。但是术后体温恢复正常的时间与经后腹膜途径开放手术相比无明显区别。张楠[6]等回顾性分析78例后腹腔镜肾上腺嗜铬细胞瘤切除术的手术方法及临床效果。认为后腹腔镜途径术野清晰、操作空间相对扩大,解剖标志明显、对肿瘤刺激小。在充分的术前准备条件下,技术娴熟的泌尿外科医师实施后腹腔镜解剖性肾上腺嗜铬细胞瘤(直径≤6 cm)手术是安全、可行的。童隽[7]等回顾性分析了401例行后腹腔镜肾上腺肿瘤切除术病例,认为腹膜后途径安全,腹膜刺激小,对腹腔脏器骚扰小,分离肾上腺更为直接,腹腔脏器损伤的危险性小,对于肥胖病人,后腹腔入路较经腹腔入路更具优势,应为肾上腺良性疾病的首选治疗方法。杨庆[8]等总结了后腹腔镜手术治疗腺瘤型原发性醛固酮增多症时保留正常肾上腺组织的重要性。认为后腹腔镜下保留肾上腺手术保留了较多正常肾上腺组织,术后患者对注射血管紧张素Ⅱ及促肾上腺皮质激素后的反应均与正常人相同,而采用肾上腺全切的患者术后反应则明显降低。保留肿瘤外肾上腺组织能最大程度地为肾上腺皮质功能的恢复创造物质基础,是腺瘤型原发性醛固酮增多症合理的手术方式。鲜鹏[9]等回顾分析了27例经后腹腔镜手术治疗的直径≥6.0 cm肾上腺肿瘤患者的临床资料,认为在技术娴熟并对患者临床资料充分评价,充分术前准备的前提下,对于直径≥6.0 cm的肾上腺肿瘤,经后腹腔镜手术治疗仍然安全有效,可以作为治疗较大肾上腺肿瘤的一种手术方式。张雪培[10]等总结了371例

经腹腔入路腹腔镜肾上腺切除手术经验,其中原发性醛固酮腺瘤 127 例,库欣腺瘤 117 例,嗜铬细胞瘤 58 例,无功能腺瘤 37 例,其他病变 32 例。认为腹腔入路腹腔镜"时针法"肾上腺切除术利用肾上腺自身为解剖标志,方法简单,安全可靠,是肾上腺手术的一种理想方法。董德鑫[11]*等为分析肾上腺皮质癌预后的影响因素,随访了 40 例手术切除或穿刺活检病理确诊的肾上腺皮质腺癌患者,其中无内分泌功能皮质癌 19 例,临床分期 I 期 2 例,Ⅱ 期 10 例,Ⅲ 期 7 例,Ⅳ 期 21 例。完整切除肿瘤 18 例,姑息性切除肿瘤 10 例,非手术治疗 12 例,比较肿瘤大小、有无内分泌功能、临床分期、手术治疗等与生存期的相关性。认为影响肾上腺皮质癌患者生存期的主要因素为有无内分泌功能和临床分期。I 期和 Ⅱ 期患者完整肿瘤切除是有效的治疗方法,术后局部复发应积极再手术,外科手术对 Ⅳ 期患者预后无改善。张翀宇[12]*等回顾性分析 34 例肾上腺恶性肿瘤的临床资料,其中肾上腺皮质癌 13 例;恶性嗜铬细胞瘤 8 例;肾上腺转移癌 8 例;皮质癌并发同侧肾盂癌 1 例;节神经母细胞瘤 1 例;恶性纤维组织瘤 1 例;脂肪肉瘤 1 例;肾上腺髓外浆细胞瘤 1 例。认为对于肾上腺恶性肿瘤患者,手术切除是首选治疗方法,并且术后的随访很重要。肾上腺皮质癌患者总体预后较差,化疗和放疗可作为术后辅助治疗。恶性嗜铬细胞瘤患者预后较好,MIBG 和酚苄明可改善患者生存。对于转移性肾上腺肿瘤患者,手术切除孤立的转移灶可明显提高患者的 5 年生存率。魏峰[13]等对 1999 年 1 月至 2008 年 10 月间收治的肾上腺转移癌患者 17 例临床资料进行回顾性分析。认为 B 超及 CT 是诊断肾上腺转移癌的重要检查方法,PET-CT 对诊断肾上腺转移癌有较高的临床价值。对于无局部淋巴结肿大、局限在肾上腺包膜内的孤立性转移癌应尽可能行手术治疗。何竑超[14]等认为肾上腺肿瘤对男性患者勃起功能的影响因素可能的病理机制包括高血压对阴茎超微结构的损害以及激素对阴茎海绵体组织的直接作用两方面,但是对于雄激素水平变化是否是导致肾上腺肿瘤患者勃起功能改变的相关因素目前尚不清楚。赵振国[15]等回顾性分析了 29 例外伤性肾上腺挫伤及形成血肿患者的影像学特点,认为肾上腺血肿急性期 CT 检查准确率优于 MRI,而 MRI 对于显示肾上腺挫伤的少量出血及判断血肿分期,特别是对亚急性或慢性期血肿者检出率优于 CT。孟庆军[16]*等探讨了带蒂肾上腺背部皮下移位术治疗肾上腺皮髓质增生的临床疗效。认为肾上腺增生多采用一侧全切、对侧大部切除手术,但术后仍有部分患者症状复发或皮质功能低下,而采用带蒂肾上腺背部皮下移位术是治疗肾上腺皮髓质增生的有效方法。左侧肾上腺蒂较容易建立,宜先行左侧移位,根据症状恢复情况决定是否行右侧手术。对移位手术不应勉强,若蒂建立不满意者则考虑切除肾上腺。

二、肾脏疾病

(一) 基础研究

曾四平[17]等成功建立了 Has-mir-129 慢病毒载体及人肾细胞癌原位移植裸鼠肺转移动物模型,用 BALB/C 裸小鼠 16 只,采用肾癌细胞系 SN12-PM6 及 786-0 进行研究。发现 Has-mir-129 能抑制人肾细胞癌原位移植裸鼠肺转移模型移植瘤的生长及肺部转移瘤的形成。樊长晖[18]等研究探讨了负载人肾癌细胞抗原肽制备树突细胞(DC)疫苗体外杀伤肾癌细胞的作用,认为 DC 可以有效地捕获、递呈肾癌抗原肽并诱导出肾癌抗原特异性 CTL,负载抗原肽的 DC 疫苗体外试验有高效的抗肾癌细胞活性,可以有效抑制肾癌的转移和复发。徐金升[19]等人探讨 EphA2 和 EphrinA1 在肾癌组织中的表达及其与肿瘤血管生成的关系,发现肾癌组织中 EphA2 和 EphfinA1 的表达水平高于正常肾组织,并且肾癌分化程度越低,EphA2 和 EphfinA1 的表达越高,有淋巴结转移者高于无淋巴结转移者,提示 EphA2 和 EphfinA1 不仅参与正常肾小管上皮细胞的生长、发育,还参与肾癌细胞的恶性转化、肿瘤侵袭过程。刘骞[20]等研究发现 CXC 趋化因子受体 4 的第 90～170 位氨基酸残基含有核定位序列,为进一步精确定位 CXCR4 在肾癌细胞内的核定位序列以及寻找抑制肾癌转移的可能靶标奠定了实验和理论基础。陈仁富[21]等研究发现 E1b55kD 蛋白缺失腺病毒 ZD-EGFP 能在肾癌 Ketr-3 细胞增殖并破坏肾癌细胞,将 hTERT-siRNA 插入 ZD-EGFP 能明显增强其抑制肾癌 Ketr-3 细胞 hTERT 基因表达、诱导凋亡、杀伤肾癌细胞作用。石银川[22]等研究发现肾肿瘤患者血清 p53 抗体指数和吸收率明显高于健康组及良性肾疾病组,且与肿瘤病理分期及淋巴结转移有密切关系,血清 p53 抗体与肿瘤的负荷有关。认为血清 p53 抗体在肾肿瘤的诊断及鉴别诊断和肾肿瘤患者的预后监测方面有一定的临床意义。管考鹏[23]等对透明细胞癌 138 例手术治疗,用对抗体夹心 ELISA 法检测术前血清内皮素抑制水平。研究表明肾透明细胞癌患者术前血清内皮抑素含量与肿瘤的高分级、高分期相关,可能有助于患者预后及肿瘤分化程度判断。钟惟德[24]等采用将人肾癌细胞 grc-1 经皮下植入裸鼠的背部,建立终末期肾细胞癌模型,研究终末期肾细胞癌动物模型血管内皮生长因子(VEGF)血浆水平。认为 VEGF 表达强度与肾癌细胞的侵袭能力呈正相关,血浆 VEGF 浓度越高,肾癌细胞的侵袭能力越强。文建国[25]等探讨先天性肾积水患儿肾脏水通道蛋白2（AQP2）表达水平及其尿液表达水平的相关性，发现检测尿液AQP2浓度可间接反映肾脏中AQP2的表达情况，可为临床评估肾脏浓缩稀释功能损害程度提供依据。检测尿液AQP2浓度具有无创、方便、特异等优点，有良好的临床检验推广前景。

（二）良性疾病

赵高贤[26]*等探讨肾静脉外支架固定术治疗左肾静脉压迫综合征的临床疗效。选择左肾静脉压迫综合征患者8例行肾静脉外支架固定术治疗，男7例，女1例。血尿病史6～36个月，合并蛋白尿2例，左肾静脉狭窄段平均直径2.2 mm，最大流速0.7 m/s，扩张段平均直径8.6 mm，最大流速0.2 m/s，扩张段与狭窄段直径比值均>3。CT三维血管重建检查5例示腹主动脉与肠系膜上动脉夹角30°～40°。认为左肾静脉外支架固定术不切断动脉或静脉，采用人造血管环绕肾静脉抵抗肠系膜上动脉压迫，设计巧妙、损伤小、疗效令人满意，是治疗左肾静脉压迫综合征的理想方法，远期疗效仍需进一步观察总结。闫龙涛[27]等对2例临床主要表现为反复发作肉眼血尿、1例表现为重度左侧精索静脉曲张的胡桃夹现象患者行不阻断动脉的左肾静脉重建术，结果本组术后血尿均消失，曲张的精索静脉消失。认为左肾静脉重建手术是治疗血尿的有效方法；在掌握熟练的血管吻合技术情况下，不阻断肾动脉在生殖腺和肾上腺中央静脉以近阻断肾静脉进行肾静脉重建术是可行的；肾脏无冷热缺血时间，从而可减少肾功能损害。叶世昌[28]等总结了12例重度肾裂伤超选择性肾动脉栓塞治疗的临床疗效。认为与肾挫裂伤相同，对于肾断裂伤、肾部分碎裂伤患者，超选择性肾动脉栓塞同样可用于该类疾病治疗，是简便、可靠的治疗手段。李凡[29]等分析了非结石因素导致肾积水的病因，探讨其外科治疗方法。肾盂输尿管连接处狭窄27例，肾盂、输尿管开放取石术后狭窄形成20例，泌尿系先天性发育不良16例，输尿管炎性息肉10例，腹膜后及盆腔肿瘤16例，神经源性膀胱8例，肾门周边囊肿压迫肾盂、输尿管3例，其他3例。认为非结石因素导致肾积水患者在积极进行病因治疗的同时，对于不同程度的肾积水，应采取不同的治疗手段。赵琦[30]对46例小儿先天性肾积水术后远期疗效进行观察。发现与术前对比，患儿身高、体质量与同年龄儿的身高、体质量无差异，其社会交往无障碍；93.48%患儿无临床症状；患肾形态与功能均有不同程度的恢复。Ⅱ型积水者，肾盂肾盏体积接近正常。Ⅲ型积水，肾盏、肾内肾盂明显变小，但仍有扩张改变，肾实质厚度始终薄于正常。刘哲[31]等回顾性分析了年龄>60岁老年上尿路梗阻致肾积水167例的病因及影像学诊断方法，认为B超、IVP、逆行造影和CT对上尿路梗阻的诊断各有所长，B超对上尿路梗阻检出率高，应列为首选的筛查手段。而肿瘤和结石是导致老年患者上尿路梗阻的主要病因。陈湘[32]等总结了后腹腔镜下行上位半肾切除术治疗重复肾无功能上位肾的技术方法和经验，认为经后腹腔镜上位半肾切除术治疗重复无功能上位肾安全有效、创伤小、出血少、恢复快、并发症少，可以逐渐替代传统开放手术，但术者必须熟悉重复肾的解剖结构，并具备熟练的后腹腔镜操作技术。王晓平[33]*等评价了采用经输尿管镜下囊肿内切开引流术治疗30例肾囊肿患者。总结该手术术中无需更换体位，可直视下切开集合系统与囊肿最薄弱处，逆行贯通囊肿，避免间接法导致的大出血和过多损伤肾集合系统，以及肾集合系统穿孔、离断等风险。认为经输尿管镜下囊肿内切开引流术处理怀疑与肾集合系统相通的肾盂旁囊肿、肾盏囊肿、硬化后复发的囊肿、手术分离困难者及肥胖患者，具有特殊的优越性，并具有可重复操作的特点。张士伟[34]等总结了4例开放性冷循环射频消融治疗近肾门处肾错构瘤的临床疗效，认为开放性射频消融可以充分暴露瘤体，使其远离邻近器官，减少消融过程中损伤的机会，为肾错构瘤的治疗提供了一种可供选择的治疗方式。

（三）恶性肿瘤

张弋[35]等对von Hippel-Lindau(vHL)病肾肿瘤与散发性肾细胞癌进行临床比较分析。认为vHL病肾肿瘤临床表现与散发性肾细胞癌不同，临床上应根据临床特点正确诊断，避免肾切除术，采取保留肾单位手术结合严密影像学观察治疗策略；vHL病肾肿瘤综合征治疗的目标，有时并不是治愈性的，而是去除具有转移可能的病变。张荣明[36]等评价了多靶点药物治疗1例晚期双肾癌患者肾功能改善的效果，认为中国人的最适合剂量可能低于在白种人中研究所得的推荐剂量。多靶点药物治疗晚期肾癌可使肿瘤缩小，并改善肾功能。南勋义[37]总结7例隐匿性肾细胞癌（ORCC）患者临床资料，发现ORCC的突出临床特征为患者最先以转移癌症状或征象就诊，缺乏肾癌症状血尿、腰痛、腹部包块等。早期确诊要依靠临床医生对肿瘤患者应行全面系统检查，靠高诊断水平的病理科医师提示。蔡伟[38]*等探讨了肾癌局部复发后的手术治疗疗效。7例肾癌术后局部复发的患者，男4例，女3例，平均年龄42岁。其中行根治性肾切除术5例，保留肾单位手术2例。总结发现肾癌局部复发后再手术难度较大、出血较多，但大部分复发可以手术切除，延长患者的生存期。术前应根据影像学资料估计手术的可行性和风险。肿瘤转移和复发与肿瘤临床分期和病理分级有关。认为目前各种预后分析方法无法检出易于局部复发的病例,规范的首次肾肿瘤手术非常重要。保留肾单位手术与局部复发有明确关系,影像学诊断的良性病变也应遵循保留肾单位手术的切缘标准。张旭[39]*等总结了后腹腔镜下根治性肾切除术85例,其中左肾38例,右肾47例,肿瘤直径2.5～10.5 cm。手术根据肾筋膜外切除原则,在"两个间隙、上下两极间"分离切除患肾,腹侧为肾旁前间隙(后腹膜与肾前筋膜之间),背侧为腰肌前间隙(肾后筋膜与腰肌筋膜之间),上极达膈下,下方到髂窝。术中辨认重要的解剖结构:后腹膜及其折返、肾前筋膜、侧锥筋膜、肾后筋膜、腰大肌及重要血管。认为后腹腔镜下根治性肾切除术时总结腹腔镜镜下结构特点及毗邻关系,辨认重要的解剖结构有利于提高腹腔镜下根治性肾切除的安全性、减少副损伤。王林辉[40]*等评价352例后腹腔镜下肾癌根治术治疗T_1肾癌的临床疗效。所有病例均由同一组医生完成肾癌根治术,其中行后腹腔镜下手术组185例、开放性手术组167例。总结后腹腔镜下T_1期肾癌根治术在术中出血量、住院时间、胃肠道功能恢复及术后并发症等方面均较开放手术有明显的优势,认为T_1期肾癌适合于后腹腔镜下肾癌根治术,与开放性肾癌根治术相比,后腹腔镜下肾癌根治术出血少、恢复快、术后并发症少,围术期并发症少,远期转移及复发率与开放手术无明显差异,已成为T_1肾癌手术治疗的金标准。张楠[41]等总结了168例肾癌患者实施后腹腔镜下解剖性根治性肾切除术,认为按照"4个层面,8个标志"有序地实施后腹腔镜下解剖性根治性肾切除术,具有解剖层次清楚、术中出血少、术野清晰、疗效确切、并发症少、恢复快等优点。郭宏骞[42]等探讨了腹腔镜下冷循环射频消融(LCRFA)治疗肾脏肿瘤的可行性,认为LCRFA是一种安全、有效的治疗肾脏肿瘤的新方法,比超声引导下经皮射频治疗定位更加精确,可以应用于不适合超声引导下经皮肾穿刺射频消融的病例。吕文成[43]*等报道了2例腹腔镜下根治性肾切除并肾静脉及腔静脉取栓术。2例病患均位于右肾,1例为体检偶然发现,1例为出现无痛性肉眼血尿发现。增强CT显示1例肿瘤延伸至肾静脉及腔静脉内,1例右肾静脉内可见充盈缺损并突入腔静脉内。均在全麻下行经后腹腔镜根治性肾切除及肾静脉、腔静脉取栓术。认为对选择性病例瘤栓局限于肾静脉或突入腔静脉内<2 cm者行全腹腔镜下根治性肾切除并肾静脉及腔静脉取栓术安全、有效。冯翔[44]等评价了在TempofilterⅡ下腔静脉临时滤器保护下行肾癌下腔静脉癌栓切除术的治疗效果。认为在游离肿瘤及下腔静脉之前,先在下腔静脉内癌栓近心端放置一个能防止癌栓脱落的保护装置,在术中游离肿瘤及下腔静脉时就不必担心癌栓的脱落,但术前要充足备血。向阳[45]等认为肾癌伴Ⅳ级下腔静脉癌栓,在癌栓未进入右心房及未侵犯下腔静脉壁的情况下,非体外循环辅助下的手术治疗是安全可行的方法之一。陈勇辉[46]等评价了腹腔镜下肾肿瘤保留肾单位手术(NSS)的安全性和可靠性,认为腹腔镜下NSS操作难度大,采用连续交叉缝合、间隔Hem-o-lok固定可降低手术难度,缩短肾缺血时间,减少并发症。徐阿祥[47]*等总结了6例机器人辅助腹腔镜保留肾单位肾部分切除术的手术经验,所有患者均为健康体检发现,术前影像学检查肿瘤平均直径3.2(2.2～3.6)cm,均向肾外突出。6例患者中1例因肾动脉阻断后肾肿瘤切除时仍出血,影响手术视野,考虑肿瘤有异位血管供血,改行开放性保留肾单位肾部分切除术,其余5例手术均成功。认为机器人辅助腹腔镜保留肾单位肾部分切除术是一种创伤小、安全可靠、疗效确切的手术方法。随着操作熟练程度的提高,此术式优势将更加明显。殷民[48]等评价了后腹腔镜保留肾单位手术中使用三套管自制套索法控制肾动脉临床应用的手术方法和临床效果。认为后腹腔镜肾部分切除术安全可行,而三套管自制套索法控制肾动脉操作简便,干扰少,对肾脏腹侧肿瘤较易显露和操作,值得进一步推广和应用。邢念增[49]等探讨介入超声辅助后腹腔镜下保留肾单位手术(LNSS)治疗肾肿瘤的方法与疗效。认为腹腔镜下介入超声的优点为准确定位,有助于在脂肪囊内定位肿瘤、在肾脂肪囊表面及时发现卫星灶、判断术中血流情况、判断血管阻断是否完全及彻底切除肿瘤。刘东明[50]等探讨了CT血管成像技术在腹腔镜下肾肿瘤保留肾单位手术中的应用价值。认为CTA作为LNSS术前了解肾动脉的有效方法,能指导操作者术中更快速、准确地处理肾动脉,缩短手术时间和热缺血时间,减少术中出血量及术后并发症的发生,缩短术后住院时间,同时并不增加患者经济负担,可作为LNSS术前的常规准备。沈戈桢[51]等探讨了44例早期肾癌行肾部分切除术时的安全切除边距,认为0.5 cm可能是早期肾透明细胞癌腹腔镜肾部分切除术安全的切除边距。

三、肾盂、输尿管疾病

黄涛[52]等回顾性分析30例行后腹腔镜肾盂成形术和开放手术的UPJO病例与同期开放肾盂成形术41例,对两种手术方式的疗效进行比较。认为后腹腔镜肾盂成形术与开放肾盂成形术相比,出血少、术后恢复快、术后近期疗效相当。苗淼[53]*等回顾性分析227例肾盂癌患者临床资料,男性126例,女性101例,年龄34～78岁。病变位于左肾135例,右肾92例。全程肉眼血尿176例,腰部疼痛51例。术前行超声、静脉尿路造影、逆行肾盂造影、CT诊断为肾盂肿瘤，且输尿管内无充盈缺损影，膀胱镜检膀胱内无肿瘤。采用根治性肾、输尿管及管口周围膀胱袖状切除术。认为充分分离，确切切除患侧管口周围膀胱黏膜，术后当日开始每周1次膀胱灌注化疗，是减少肾盂癌术后再发膀胱癌的有效方法。许传亮[54]*等总结了1999年至2006年5例患者输尿管硬镜下钬激光切除输尿管纤维上皮性息肉的腔内治疗经验。认为以往治疗输尿管纤维上皮性息肉的开放手术方法创伤和涉及范围较大，而输尿管镜下可同时完成输尿管纤维上皮性息肉的诊断和治疗。输尿管镜下观察，纤维上皮性息肉易与输尿管恶性肿瘤区别，初步明确性质即可同期行腔内息肉切除，即使术后病理报告有恶性病变，亦不影响进一步根治性手术治疗。输尿管腔内操作时，息肉并不影响进镜，切除息肉根部不宜过深，范围不过大，以免导致输尿管狭窄。陈骋[55]等回顾性分析了19例输尿管癌患者的腔内治疗过程。认为对于小体积、高分化、低级别、窄基底的输尿管癌可选择性地行ER，安全、有效。对于解剖性或者功能性孤立肾、双侧病变的输尿管癌及高龄、身体条件差不能耐受大手术的早期患者，ER更应作为其首要的治疗手段。付宜鸣[56]等回顾性分析了18例采用输尿管镜钬激光治疗的输尿管梗阻患者的临床资料，认为输尿管镜钬激光内切开术结合矫形输尿管支架置入治疗输尿管梗阻具有创伤小、并发症少、不易复发等优点，是一种安全、有效的微创手术方式。

四、膀胱疾病

(一) 基础研究

潘建刚[57]等观察并评价了基因重组腺相关病毒自杀基因及内皮抑素(Es)联合基因体外治疗膀胱癌的效果，认为rAAV-TIE可有效抑制血管内皮细胞和膀胱肿瘤细胞的生长，为膀胱癌原位基因治疗提供了一种有效的辅助方法。温晖[58]等探讨上海地区汉族人群中DNA修复基因多态性与非肌层浸润性膀胱癌遗传易感性的关系，认为XPC Lys939Gln和XPG Asp1104His基因多态性与上海地区汉族人群非肌层浸润性膀胱癌易感性有关。李惠长[59]等评价了EphA2在人膀胱移行细胞癌中的表达及临床意义。认为EphA2过度表达可以促进细胞的增殖，血管形成，可能是通过VE-cadherin而起作用。复发患者的EphA2的阳性表达率明显高于未复发者，可以将其作为评估患者术后是否容易复发的一个指标，EphA2还可能是评估患者术后生存时间的一个指标，并且可能成为肿瘤靶向治疗的新靶点。郭永顺[60]等应用免疫组化方法检测81例膀胱移行细胞癌组织中COX-2的表达，认为膀胱移行细胞癌组织中COX-2的表达与肿瘤的某些恶性生物学特征有关。COX-2不仅促进肿瘤新生血管的形成，还可能促进膀胱移行细胞癌淋巴管的生成。对COX-2和微血管、淋巴管生成的研究有助于指导膀胱移行细胞癌病人的治疗和预后的判断。吕坚伟[61]等评价了单核细胞趋化因子-1(MCP-1)在间质性膀胱炎(IC)患者膀胱组织和尿液中的表达水平及其意义。认为在排除了泌尿系统感染后，IC患者膀胱组织和尿液中MCP-1表达升高，可能成为IC诊断的非特异性免疫指标之一。潘建刚[62]等探讨基因重组rAAV-TK基因治疗膀胱癌的效果，认为重组腺相关病毒可以介导自杀基因的体内转染有效基因治疗膀胱癌。秦峰[63]等探讨了肾上腺素 α_1 受体亚型与大鼠膀胱出口梗阻(BOO)所致逼尿肌不稳定(DI)的关系，发现肾上腺素 α_1D受体主要参与到大鼠膀胱出口梗阻后逼尿肌不稳定的发生发展中，为临床使用 α_1 受体拮抗剂治疗膀胱出口梗阻后逼尿肌不稳定提供了实验依据。樊长晖[64]等用免疫组织化学方法检测107例膀胱癌组织标本中神经生长因子受体p75(p75NGFR)的表达及缺氧条件下在膀胱癌细胞表达的变化。研究发现膀胱癌组织中p75NGFR表达与淋巴结转移呈负相关，微缺氧条件下p75NGFR mRNA在膀胱癌细胞株中的表达降低。张荣荣[65]等采用RT-PCR方法检测52例膀胱癌患者和34例泌尿系非肿瘤患者尿脱落细胞中Muc7 mRNA表达情况，同时行尿细胞学检查，比较两种方法诊断膀胱癌的敏感性和特异性。认为尿Muc7 mRNA检测诊断膀胱尿路上皮癌的敏感性优于尿脱落细胞学检查，具有较高的敏感性和特异性，可以作为膀胱癌的辅助检测指标，联合尿细胞学检测应用可以提高膀胱癌的检出率。

(二) 良性疾病

李文广[66]等回顾分析了14例间质性膀胱炎(IC)患者，探讨了钾离子敏感试验(PST)与间质性膀胱炎(IC)盆腔疼痛和尿频、尿急症状(PUF)评分的相关性及意义。认为PST和PUF评分在IC中表现出一致性，可单独作为IC诊断、鉴别诊断、病情严重程度及治疗效果判定的重要指标。唐秀英[67]等随机选取经病理检查确诊的膀胱白斑患者556例，观察膀胱镜影像系统中病变的显像特点，可初步分为充血型、斑点型、薄斑型、厚斑型4型，根据分型不同应采取不同的治疗方案。在治疗方面，可考虑先予抗感染、对症处理、严密观察，若病情加重再按相应类型处理。王海[68]等对85例重度腰椎间盘突出症患者的尿动力学检查结果进行回顾性分析，发现腰椎间盘突出的病程对膀胱功能产生影响，膀胱功能减退随着腰椎间盘突出病程的延长而加重。张雪培[69]等采用阑尾输出道(Mitrofanoff法)治疗高反射性神经源性膀胱患者4例,采用回肠腹壁造口(Yang-Monti法)治疗2例。结果患者间隔4~6 h,自腹壁造口部位间歇清洁导尿,控尿良好。4例患者上尿路积水消失,2例肾积水明显减轻。5例患者术后肾功能恢复正常,1例保持稳定。认为对于存有严重尿道狭窄或过度肥胖、轮椅上的截瘫患者以及存在上肢活动障碍不能通过原尿道间歇导尿患者,新建可控输出道是一种理想的控尿方法。

(三) 恶性肿瘤

沈益君[70]*等选取膀胱癌患者95例,行膀胱癌根治术及标准的双侧区域盆腔淋巴结清扫术。清扫范围:上界为双侧髂总动脉分叉,下界为Cooper韧带、股管入口处,外侧界至生殖股神经,内侧界达膀胱壁。清扫该区域内淋巴脂肪组织,包括双侧髂内、髂外以及闭孔淋巴结。清扫淋巴结数目1~20枚,平均10枚,淋巴结阳性率为17.9%(17/95)。认为膀胱癌根治术中行标准的双侧区域盆腔淋巴结清扫能提高分期准确性和患者生存率,无严重并发症,是一种安全、有效的操作。黄健[71]等随访了171例接受膀胱根治性切除-原位回肠新膀胱术的患者,其中开放组63例,腹腔镜组108例。比较了腹腔镜与开放性膀胱根治性切除-原位回肠新膀胱术的临床疗效。认为腹腔镜下行膀胱根治性切除-原位回肠新膀胱术,在放大的视野下能更清楚辨认血管以及LigaSure等器械的应用,有助于减少术中出血和保留阴茎血管神经束,具有创伤小、出血少、肠道功能恢复快、术后并发症较少等优点,术后控尿及初期肿瘤根治效果与开放手术具有可比性,长期肿瘤根治效果需进一步随诊。孙晓文[72]*等随访了初发T_1G_3膀胱尿路上皮癌113例,初次治疗保留膀胱患者81例,其中行经尿道肿瘤电切术74例,膀胱部分切除术7例,随访6~140个月,结果肿瘤复发53例,进展26例,5年总生存率64.2%,肿瘤特异性生存率77.8%;比较根治性膀胱全切与保留膀胱手术治疗初发T_1G_3膀胱尿路上皮癌的临床疗效,认为对初发的T_1G_3膀胱肿瘤可采用保留膀胱方法治疗,首次治疗后复发的患者,如进展为肌层浸润肿瘤,或复发为T_1G_3肿瘤并伴有原位癌或多发肿瘤者,应施行膀胱全切治疗。孙晓文[73]*等研究了高危非肌层浸润膀胱尿路上皮癌123例,52例患者术后4~6周进行再活检或电切,同期未行再次电切而常规随访71例,比较两组患者肿瘤复发和进展情况。结果术后再次活检和电切可以降低高危非肌层浸润膀胱尿路上皮癌的复发率,但不能减少肿瘤进展的风险。认为高危非肌层浸润膀胱肿瘤首次电切后肿瘤残存比较常见,术后短期再次电切不仅可以进一步切除残存肿瘤,减少肿瘤复发,更重要的是可以及时发现肌层浸润肿瘤,纠正首次术后病理诊断低估肿瘤分期的情况,高危非肌层侵润膀胱尿路上皮癌的患者可以从再次电切的过程中受益。黄健[74]*等观察19例腹腔镜女性膀胱癌根治术切除-原位回肠新膀胱的治疗效果。19例女性膀胱癌患者均为浸润性膀胱移行细胞癌,年龄42~75岁。术前膀胱镜检查提示膀胱内肿瘤病灶距膀胱颈≥2 cm,无远处转移,施行腹腔镜膀胱全切除-原位回肠膀胱术,其中13例同时行子宫、卵巢及附件切除,6例保留子宫、卵巢附件。认为腹腔镜女性膀胱全切除-原位回肠新膀胱术技术上可行,可根据患者情况采用保留或切除内生殖器的手术方法,术中出血、创伤较小,术后大部分患者能自主排尿,但尿失禁及排尿困难发生率略高于男性,术后远期新膀胱功能及肿瘤根治术效果需要进一步观察。杨典东[75]*等对63例肾盂及输尿管上段肿瘤患者采用后腹腔镜联合经尿道电切法;31例输尿管中下段肿瘤患者及6例输尿管局部浸润患者,采用70°斜卧位经腹腔途径。比较了腹腔镜下手术治疗上尿路移行细胞癌的不同路径、输尿管处理方法及其适应证。结果后腹腔镜联合经尿道电切法与经腹腔肾脏输尿管切除法手术时间、术中出血量,术后肠道功能恢复时间及术后并发症均无明显差异。认为腹腔镜下肾、输尿管全切和膀胱袖状切除治疗上尿路移行细胞癌安全可行,应根据肿瘤位置和是否发生局部浸润来选择手术方式。马潞林[76]等采用腹腔镜下根治性膀胱切除Studer回肠新膀胱术的方法治疗男性膀胱癌患者8例。认为腹腔镜下根治性膀胱切除术切口小、出血少,技术可行,Studer回肠新膀胱具有低压、抗反流等优点,技术简单、术后排尿功能良好、输入襻长,适用于输尿管长段缺损者,输入襻与输尿管同向蠕动抗反流。朱捷[77]*等分析了2007年12月至2008年9月间4例接受机器人辅助腹腔镜根治性膀胱切除(RARC)及不同方式的尿流改道的技术特点和临床效果。认为机器人辅助腹腔镜根治性膀胱切除、体外尿流改道术是可行的术式,创伤小,安全可靠。Da Vinci S手术机器人系统使外科医生能够更加精确、高效地完成腹、盆腔手术,虽存在费用昂贵,术前准备时间过长的不足,但仍是微创泌尿外科未来发展方向之一,值得在微创泌尿外科领域推广、应用。汪清[78]等对50例膀胱癌患者行腹腔镜下全膀胱切除术,其中34例行原位乙状结肠代膀胱术,16例行输尿管造口术。认为经腹腹腔镜全膀胱切除术具有微创、出血少、恢复快等特点,随着技术的进步,该术式将成为治疗浸润性膀胱癌的较好方法之一。杨勇[79]等分析了18例应用经尿道2 μm激光行膀胱部分切除术治疗膀胱肿瘤的临床特点。认为2 μm激光能对膀胱壁全层进行精确的汽化切割,并且可以在肌层与疏松结缔组织之间进行剥离,在膀胱肿瘤治疗中达到膀胱部分切除的目的。宋勇[80]等总结72例表浅性膀胱肿瘤应用2 μm激光气化切除治疗表浅性膀胱肿瘤的临床特点,认为2 μm激光气化切除术是治疗表浅性膀胱肿瘤高效、安全的方法,手术操作相对简单,容易掌握,学习周期短。并可灵活选择麻醉方式,在减少膀胱穿孔及出血、减少术后冲洗、提高即刻灌注比例方面也具有优势。许清泉[81]等随访了2005年8月至2007年6月采用吉西他滨联合顺铂GC方案治疗晚期尿路上皮癌的21例患者,结果完成1个周期11例,2个周期4例,3个周期4例,4个周期2例。近期疗效:完全缓解(CR)0例,部分缓解(PR)10例,稳定(SD)6例,进展(PD)5例,总有效率47.6%。认为从近期疗效看,GC方案治疗局部晚期和转移性尿路上皮癌疗效较好,毒副作用可以耐受,是治疗晚期尿路上皮癌的有效方法,值得在临床上进一步推广应用。牛亦农[82]等对19例局部晚期膀胱癌患者(T_2~T_{4a})采用2-脱氧-2,2-盐酸二氟脱氧胞苷(β-异构体)与(顺)二氨二氯化铂(GC)方案髂内动脉灌注化疗1~3次,随后行膀胱根治性切除术或经尿道膀胱肿瘤电切术。认为GC方案动脉灌注新辅助化疗治疗局部晚期膀胱癌,患者耐受性好,未对化疗后手术治疗造成不良影响;多数患者出现肿瘤体积缩小,TNM分期降期;部分敏感患者可选择行保留膀胱的手术。徐欢[83]等将162例肌层非浸润性膀胱癌患者随机分为2组,术后即刻单次灌注组(RG组)80例,术后2周起多次定期灌药组(CG组)82例,比较2组肿瘤的复发率和不良反应。认为与术后2周开始多次定期灌药化疗相比,术后即刻单次灌注化疗预防肿瘤复发的总体效果可能相似。但对于病理级别较高的肌层非浸润性膀胱癌(G_2和G_3),多次灌药也许可更好地减少术后肿瘤复发率。韩邦旻[84]等随访了33例不能或不愿接受膀胱全切手术的T_2~T_4浸润性膀胱癌患者,18例术前给予新辅助介入化疗1~3个疗程后给予局部切除,15例在经尿道切除术后,给予辅助介入化疗3次。化疗方案为顺铂80 mg、表柔比星50 mg以及5-氟尿嘧啶1 g(或羟基喜树碱4 mg)。认为联合应用髂内动脉插管化疗结合保留膀胱的局部切除是治疗浸润性膀胱肿瘤的可选择有效手段;对于术前确诊的浸润性肿瘤,应选新辅助介入化疗。丁森泰[85]等比较73例患者吡喃阿霉素(THP)术中黏膜下注射与术后早期膀胱灌注预防浅表膀胱癌膀胱部分切除术后复发的疗效。认为THP术中黏膜下注射和术后早期膀胱灌注显著降低浅表膀胱癌术后复发率,两者疗效差异无统计学意义。术后早期膀胱灌注方案膀胱损伤小,耐受性更高。周辉良[86]等探讨了组织培养加药物敏感性测定在指导表浅膀胱癌术后丝裂霉素(MMC)膀胱灌注化疗中的应用价值,认为利用组织培养药物敏感性测定方法指导表浅膀胱癌术后MMC灌注化疗,可提高疗效,降低肿瘤复发率。谢欣[87]等探讨了低辐射CT仿真膀胱镜(低辐射CTVC)作为膀胱肿瘤的诊断和术后随访手段的临床应用价值。认为低辐射CTVC对于直径>0.5 cm膀胱肿瘤灵敏度达100%,对于小于0.5 cm膀胱肿瘤也能达到很高的灵敏度,适合于膀胱肿瘤患者早期诊断和长期随访检查。但对于采用的安全曝光剂量,需要大样本的对照研究进行证明。刘加元[88]等回顾性分析40例采用螺旋CT仿真内窥镜技术(CT virtual endoscope, CTVE)检查的膀胱癌患者。认为CTVE作为一种微创检查,无盲区,可观察到肿瘤浸润深度,结合多平面重建,能达到与纤维膀胱镜检查同样的敏感度和特异性,是一种无创而有效的方法。田振涛[89]等回顾性分析1 016例膀胱癌患者资料,探讨尿脱落细胞吖啶橙荧光染色(AO-F)检查在膀胱癌诊断中的应用价值。认为尿脱落细胞AO-F检查诊断膀胱癌阳性率高,且简便、无创、经济、准确性高,可反复进行,可提高膀胱癌患者的早期诊断率,值得临床推广应用。邱学德[90]*等随访了1991年至1998年施行的回肠原位新膀胱手术患者79例。随访内容包括肾功能、电解质、血常规等测定,B超测定残余尿,IVU或MRU检查;测量术后5、10~14和15年患者肾盂最大横径和膀胱最大垂直和水平径线;观察肿瘤局部或远处是否复发以及手术并发症等,总结回肠原位新膀胱手术的远期效果。认为根治性膀胱全切术后回肠原位新膀胱远期疗效令人满意,术后上尿路和新膀胱功能能够保持长期稳定,肿瘤治愈率令人满意,手术并发症发生率与其他术式相当,可以作为下尿路尿流改道的首选术式。但回肠原位新膀胱的并发症可出现在术后中远期,因此需要终身随访。邢金春[91]等随访了膀胱移行细胞癌行根治性膀胱切除Carney Ⅱ式原位回肠膀胱术患者33例。认为Carney Ⅱ式原位回肠膀胱术具有简便、截取肠段较短、对胃肠功能影响小、回肠膀胱容量足够、术后控尿好等优点,多发浅表膀胱癌、肌层浸润性膀胱癌、无前列腺尿道部转移、原位癌、无明显肠道疾病者均适合此手术。张小东[92]等观察20例Studer回肠膀胱术后患者的远期排尿功能和并发症,患者在术后30 d内均能够恢复到较好的控尿能力;术后24个月复查有25%的患者出现夜间尿失禁的症状,但这些患者的尿失禁仅仅是夜间偶有出现,并非持续存在。主要并发症有肾积水、肾萎缩、尿路感染和持续、间断性血尿。认为Studer回肠膀胱术是安全的,远期亦能够很好地保持回肠膀胱的排尿功能。张瑞莉[93]等回顾性分析105例"W"形原位回肠代膀胱患者术后随访资料,包括尿动力学检查、泌尿系彩超、肾功能、膀胱排尿造影和排尿表现。认为"W"型原位回肠代膀胱具有不同于正常膀胱组织特征的尿动力学表现,残余尿量、代膀胱容量、排尿期膀胱压及膀胱颈口开放不良是其上尿路功能损害的尿动力学高危因素。

五、前列腺疾病

(一) 基础研究

汤昊[94]*等为评估高压氧治疗前列腺癌放疗后出血性膀胱炎的安全性,探讨了高压氧对体内前列腺癌细胞生长的影响。采用人前列腺癌 PC-3 细胞株皮下接种构建小鼠荷瘤模型,随机分 2 组,实验组每周连续进行高压氧暴露,对照组常压常氧条件下饲养。比较 2 组移植瘤生长体积的变化,免疫组织化学方法分析 2 组瘤体组织相关病理学特征。结果显示高压氧对于前列腺癌细胞生长无促进作用,临床应用高压氧治疗因前列腺癌放射治疗引起的出血性膀胱炎患者可能是安全的。范钰[95]等探讨了存活蛋白(survivin)基因对前列腺癌细胞侵袭的影响和可能机制,认为 survivin siRNA 转染可抑制前列腺癌细胞侵袭转移,其机制可能与下调 MMP-2 和 MMP-9 表达有关。袁明振[96]等应用 RT-PCR 方法测定标本组织中 M_3 受体、血管内皮生长因子(VEGF)的基因表达情况;蛋白质印迹与免疫组织化学染色方法测定前列腺组织中胆碱能毒蕈碱受体 M_3 表达情况。结果前列腺癌组织标本 M_3 受体基因相对表达强度、VEGF 基因表达明显高于良性前列腺增生组织和正常前列腺组织,前列腺癌组织标本 M_3 受体蛋白表达 VEGF 蛋白表达明显高于良性前列腺增生组织和正常前列腺组织,认为 M_3 受体表达与前列腺肿瘤的发生发展有关。侯铸[97]等应用比较基因组杂交技术对 18 例前列腺癌患者进行染色体变异情况的初步分析,认为 10 号染色体上 D10S1693~D10S587 区(10q24.2~q25.3)是前列腺癌骨转移患者中一个高频的 LOH 区,此区可能与前列腺癌患者远处骨转移的发生密切相关。李辽源[98]等采用免疫组织化学染色法检测 65 例前列腺癌组织标本中 STEAP 的表达,发现前列腺癌组织中 STEAP 表达与分期呈正相关性,STEAP 高表达是前列腺癌进展的晚期表现,STEAP 表达水平与 f/tPSA 比值呈显著负相关。认为前列腺癌组织中 STEAP 的表达水平与前列腺癌的分化、浸润、转移及预后有密切关系,可作为判断前列腺癌恶性程度及预后的指标之一。朱庆峰[99]等探讨了Ⅲ型前列腺炎(CPPS)的细菌学病因及 16SrRNA 基因检测对抗生素疗效的预测价值。认为利用 16SrRNA 基因技术进行慢性前列腺炎细菌学研究,可成为前列腺炎细菌学研究的新方法,而经会阴穿刺获取前列腺组织及皮下组织,当皮下组织信号阳性则被认为标本污染而排除,能最大限度避免标本污染。韦超[100]等观察甲磺司特(suplatast tosilate)对慢性非细菌性前列腺炎(chronic abacterial prostatitis,CAP)大鼠前列腺组织中 $CD4^+ T$ 淋巴细胞及白介素-6(IL-6)表达的影响。认为甲磺司特可以改善大鼠前列腺的炎症状态,对 CAP 具有治疗作用。其作用机制可能是通过抑制 DC 的成熟使自身反应性 $CD4^+ T$ 淋巴细胞发生凋亡,进而抑制了 $CD4^+ T$ 淋巴细胞介导的自身免疫反应,减少了前列腺组织中 $CD4^+ T$ 淋巴细胞等炎症细胞的浸润;此外,甲磺司特能够抑制前列腺组织中 IL-6 等促炎症细胞因子的过高表达也可能是其作用机制之一。彭风华[101]等初步探讨了细胞因子及其受体基因多态性与Ⅲ型前列腺炎发病的关系,认为抗炎细胞因子 IL-10 基因多态性与Ⅲ型前列腺炎发病有关。

(二) 良性疾病

曾永威[102]等探讨术前、术后尿动力学检测及其对合并肾积水、肾功能损害的临床意义。认为前列腺增生无合并肾积水、肾功能损害患者,应争取在 PCB 前手术,可避免肾并发症发生;合并肾积水、肾功能损害,争取在膀胱逼尿肌收缩功能损害早期前或者 PCB 合并其他膀胱功能改变前手术,有助于肾积水、肾功能损害的恢复;如已是膀胱逼尿肌收缩功能损害晚期及 HCP 的患者,则肾积水、肾功能损害 3 个月内恢复效果较差。史志杰[103]等探讨前列腺增生不同组织类型在 MR 波谱(MRS)检查中的代谢差异、临床应用价值及尿道周围单体 MRS 代谢特点。认为在前列腺组织的 MRS 检查中,不同组织类型的代谢特点存在一定差异,腺体型组织 cc/c 值偏低,前列腺间质组织 cc/c 值较高,而混合型组织 cc/c 值则介于两者之间,尿道周围单体 MRS 代谢水平与腺体型组织相近,同时也受诸多因素影响,此方法可能对确定诊断阈值有一定意义。李可[104]等探讨合并前列腺炎的良性前列腺增生(BPH)患者的临床特点。认为 BPH 患者多伴前列腺炎,炎性细胞浸润程度与炎症破坏腺上皮程度具有强相关性,且以慢性炎性细胞浸润为主;合并前列腺炎的患者临床检测指标明显高于单纯 BPH 患者。刘智勇[105]等调查了良性前列腺增生(BPH)患者各年龄段前列腺总体积(TPV)、前列腺移行区体积(TZV),认为 BPH 患者的 TPV、TZV 值随着年龄的增长而增加,但是 TZV 增长的幅度要高于 TPV 增长的幅度,前列腺增生以移行区增生最为显著,并且我国 BPH 患者的移行区指数与其他人种之间可能存在不同。沈寒坚[106]等收集了 86 例良性前列腺增生患者的临床资料,研究中老年男性的下尿路症状(LUTS)与良性前列腺增生(BPH)及勃起功能障碍(ED)的相关性。认为年龄和 LUTS 是 ED 的影响因素,其中 LUTS 是 BPH 引起 ED 的独立危险因素。金重睿[107]等分析不同程度性功能情况下良性前列腺增生(BPH)症状参数的分布情况,认为年龄是影响阴茎勃起功能及射精功能的主要因素。ED 的程度与 LUTS 的严重程度和 TPV 大小之间有相关性,而不同的射精障碍与 LUTS 的严重程度也有相关性。万奔[108]等评价了服用非那雄胺 14 年治疗良性前列腺增生(BPH)的临床疗效及安全性。认为长期服用非那雄胺可以有效控制 BPH 的临床进展,非那雄胺是一种安全的治疗 BPH 药物。陶然[109]等探讨了良性前列腺增生(BPH)患者围术期膀胱痉挛的有效治疗方法。认为对术前尿动力学检查提示低顺应性膀胱和不稳定膀胱的患者,可预先口服酒石酸托特罗定,缓解膀胱逼尿肌的高张性,从而降低其易激惹阈,以利于防止术后痉挛发生。杨正家[110]探讨了改良 Nesbit 法经尿道前列腺电切术(TURP)治疗高危良性前列腺增生症的临床疗效。认为应用个体化围术期处理,择期行改良 Nesbit 法 TURP 治疗高危良性前列腺增生症,具有手术时间和膀胱冲洗时间短、术中出血量少、术后恢复快等优点,能够改善手术质量,是一种安全、有效的手术方法。徐勇杰[111]等对 110 例 BPH 患者应用选择性绿激光经尿道汽化增生前列腺组织,观察术中安全性、手术前后最大尿流率(Q_{max})、国际前列腺症状评分(IPSS)。认为 PVP 治疗 BPH 手术过程安全,出血少,留置尿管时间短,尤其适合于高龄高危患者,临床优势明显,效果令人满意。朱清毅[112]等回顾性分析了 56 例大体积(>80 ml)BPH 手术患者临床资料,比较应用经尿道前列腺等离子切除(TUBVP)和经尿道钬激光剜除术(HOLEP)治疗大体积(>80 ml)BPH 的疗效和安全性。认为 TUBVP 和 HOLEP 是两种安全、有效的外科治疗 BPH 的方法;TUBVP 具有更易普及的特性,有可能成为 BPH 手术治疗的金标准。陈向东[113]等探讨在经尿道前列腺切除术术中正确识别外科包膜作为手术界限的意义。认为 TURP 治疗应以外科包膜内侧面作为手术界限,而前列腺包膜很难安全地作为 TURP 的手术界限。王应芳[114]等对 143 例慢性前列腺炎 CP 患者的前列腺液进行常规病原菌培养和药物敏感性试验,认为 CP 以细菌感染为多见,建议治疗前最好进行细菌培养和药敏,选择敏感且对前列腺组织渗透性强的药物是慢性前列腺炎抗菌治疗的关键。杨明根[115]评价肾上腺皮质激素与抗生素联合用药治疗慢性非细菌性前列腺炎的有效性及耐药性。认为泼尼松联合左氧氟沙星能更有效地缓解慢性非细菌性前列腺炎患者的疼痛不适和排尿症状、改善患者的生活质量和减少 EPS 中 WBC,耐受性好,但长期疗效及耐受性尚待进一步的临床研究。

(三)恶性肿瘤

李宇[116]*等评价^{125}I 粒子植入术联合手术去势治疗 40 例局部晚期前列腺癌的临床效果。手术均采用^{125}I 粒子植入术治疗剂量为 145 Gy,并行双侧睾丸切除术,术后口服 3～6 个月的抗雄性激素药物。认为联合内分泌治疗和放射性粒子植入术创伤少,能显著提高临床效果,并且手术远期并发症轻微,尿失禁和尿道直肠瘘发生率低,但由于病例数和随访时间不够,其长期临床效果还需进一步用例数和时间来评价。徐勇[117]*等为探讨不同治疗方案对局部晚期前列腺癌前列腺特异性抗原(PSA)进展及生存状况的影响。应用 Meta 分析固定效应模型和随机效应模型对有关治疗局部晚期前列腺癌不同方案的纳入文献进行综合定量评价,共检索到符合纳入标准的文献 8 篇,共累计 3 826例。认为对 LAPC 患者进行手术切除联合术前或术后的辅助治疗是减少术后 PSA 进展的较好治疗方案。RP 联合 HT 并不能明显降低 LAPC 患者的病死率。对于 cT_3 患者,根治性切除前列腺联合术前或术后的辅助治疗是较好的治疗方案。陈伟[118]等研究了非那雄胺在晚期前列腺癌间歇性雄激素阻断(IAB)治疗间隙期的应用是否能延缓晚期前列腺癌的疾病进展。认为非那雄胺在晚期前列腺癌间歇性 IAB 间隙期的应用能延缓晚期前列腺癌的疾病进展。李宁忱[119]等评价了长效促性腺激素释放激素类似物曲普瑞林 11.25 mg 3 个月缓释剂型治疗转移性前列腺癌的安全性和有效性。认为长效曲普瑞林治疗转移性前列腺癌疗效和安全性和标准剂型相似,是一种安全、有效的新型长效患者 GnRHa 类药物。刘东明[120]等对 17 例局限性前列腺癌患者行 LRP,术中采用保护尿道膜部括约肌和双侧前列腺旁神经血管束,重建膀胱颈部充分外翻后,间断、无张力行膀胱颈尿道吻合。认为在 LRP 中保留双侧 NVB,保护尿道膜部括约肌,能有效减少根治术后患者尿失禁及勃起障碍的发生。朱刚[121]等探讨了 15 例经腹膜外腹腔镜下前列腺癌根治术的临床效果和安全性。认为经腹膜外途径腹腔镜下前列腺癌根治术是一种安全可行的局限性前列腺癌的手术方式。术后合理、密切随访是早期发现并发症、生化复发并给予相应治疗的保障。张旭[122]等行根治性前列腺切除术治疗前列腺癌患者 45 例,均采用单针连续吻合法进行膀胱尿道吻合。认为单针连续缝合法耗时短,相对简单,易于掌握,并发症并未相应增加。李宝兴[123]*等回顾性分析了 59 例前列腺癌患者,评价腹腔镜下前列腺癌根治术(LRP)经膀胱前入路与膀胱后入路的优缺点。认为在经膀胱后入路术中,工作空间相对狭小,容易损伤输尿管。经膀胱前入路术中,操作空间大,可以充分剪开盆筋膜,易找见和分离双侧精囊,手术时间较短。前入路在分离膀胱颈部和前列腺交界处时,可以很好地保护颈部括约肌,出血相对较少。前入路组患者术后恢复时间较经后入路组短。在经前入路剪开前列腺尖部时,可以仔细观察并保护盆底括约肌,有助于术后控尿情况改善。而经膀胱前入路可以为 LRP 提供更利于安全的视野标志。高江平[124]*等总结了 16 例机器人辅助腹腔镜下根治性前列腺切除手术的效果及安全性。结果本组手术均成功,无机械故障或其他原因导致的术式改变。术前机器人准备时间 60～90 min,手术时间 190～390 min。患者术中出血量 50～500 ml,术后 2～3 d 下床活动,10～14 d 拔除留置尿管,术后平均住院时间 13 d。随访 6～12 个月,平均 9 个月,t-PSA 均无升高。认为机器人辅助腹腔镜下根治性前列腺切除术创伤小,安全可靠,是泌尿外科微创手术的发展方向。谭剑敏[125]等分析总结保留血管神经束的腹腔镜下腹膜外前列腺癌根治术对尿控及性功能影响的手术技巧。认为保留血管神经束的腹腔镜下腹膜外前列腺癌根治术是一种安全有效的治疗方法,并且有出血少、损伤小、并发症较少的优点,能最大限度保证尿控及性功能,值得临床推广。徐勇[126]*等随访了 74 例行根治性前列腺切除术的前列腺癌患者,其中 50 例术中保留耻骨前列腺韧带(PL),24 例作为对照紧贴耻骨切断 PL,探讨耻骨后根治性前列腺切除术中保留 PL 的控尿作用,结果保留 PL 组与切断 PL 组术后拔除尿管不同时间的控尿率比较差异均有统计学意义($P<0.05$)。认为 PL 在耻骨后根治性前列腺切除术后控尿中发挥较大作用,术中应积极保留。马潞林[127]*等回顾性总结腹腔镜前列腺癌根治术患者 51 例,分析腹腔镜前列腺癌根治术控尿技术的经验。认为术中前列腺尖部的操作对术后尿控至关重要。尽可能少地使用超声刀等易造成热损伤的器械,保留靠近膜部尿道处的部分耻骨前列腺韧带,在括约肌近端 0.5 cm 左右剪开尿道,保护神经血管束,避免膀胱颈切除过多,以及在缝合时对耻骨前列腺韧带与膀胱颈进行适当的修复,术后早期进行盆底肌肉锻炼,均对控尿功能的恢复是有效的。杨明根[128]等对预防性抗生素能否减少术前为清洁尿、行经直肠前列腺活检术(TPB)患者术后菌尿的发生率进行了荟萃分析。认为术前为清洁尿的患者,预防性应用抗生素能减少 TPB 后菌尿的发生率;喹诺酮及喹诺酮联合硝基咪唑均能降低 TPB 后发生菌尿的危险;各疗程抗生素均能降低 TPB 后发生菌尿的危险。夏建国[129]等回顾性分析比较前列腺 10 点穿刺中的 8 点、6 点及经典 6 点法以及 10 点在不同的前列腺体积中前列腺癌的检出率。总结经典的 6 点组合系统穿刺方案不适合所有前列腺的穿刺,而偏外侧的 6 点穿刺活检可提高阳性率,前列腺体积为 15～35 ml 者建议使用包括尖部、中部、外侧中部及外侧底部的 8 点组合穿刺方案,而体积>35 ml 者使用 10 点组合方案更合适。刘俊[130]等认为增加穿刺针数能够提高经直肠前列腺穿刺标本 Gleason 评分预测前列腺癌分级的准确性,鉴于穿刺针数增加可能会导致出血等并发症增加,目前还不能认为穿刺针数越多临床价值越高,合适的穿刺针数还需进一步研究确定。朱捷[131]*等回顾性分析 1 029 例 BPH 患者,评估非那雄胺对中国人前列腺癌发病率及病理分级的影响。1 029 例 BPH 患者,平均年龄(74.2±7.7)岁,所有患者持续应用药物的时间均在 6 个月以上,根据 BPH 患者使用的治疗药物不同分为 4 组:非那雄胺组、α 受体阻滞剂组、联合用药组、对照组。观察各组患者的前列腺癌发病率及前列腺癌病理 Gleason 评分。发现应用非那雄胺治疗 BPH 可降低前列腺癌的发病风险,但可使前列腺癌的病理分级增高。丁冠雄[132]等探讨了前列腺癌(PCa)患者外周血中巨噬细胞移动抑制因子(MIF)基因-173 位点单核苷酸多态性在 PCa 发生中的作用,认为 MIF-173*C 等位基因可能与 PCa 发生有关,年龄、吸烟情况、肿瘤家族史是 PCa 发病中的重要影响因素。丁冠雄[133]等应用聚合酶链反应限制性片段长度多态性(PCR-RFLP)分析前列腺癌患者 MIF 基因-173 位点的多态性,比较不同基因型与前列腺癌患者的前列腺癌特异性抗原(PSA)、Gleason 评分、临床分期的关系。结果 MIF-173*C 等位基因与 PSA、Gleason 评分、临床分期具有显著相关性。认为 MIF-173*C 等位基因可能与前列腺癌的预后有关,携带 MIF-173*C 等位基因的前列腺癌患者可能预后较差。蔡林[134]等分析 109 例临床局限性前列腺癌患者接受耻骨后前列腺癌根治术或腹腔镜下前列腺癌根治术,验证基于美国人群样本资料的 Partin tables(1997)、Partin tables for the new millennium(2001)及 Partin tables update(2007)在预测国人前列腺癌术后病理特征的准确性。结果 3 个 Partin tables 对国人前列腺癌术后精囊侵犯的预测均较准确。但对包膜侵犯的预测准确性均较低,仅 Partin tables(1997)对器官局限性癌的预测较准确。认为现阶段国内最适宜应用 Partin tables(1997)进行预测。黄盛松[135]等随访了 9 例前列腺导管腺癌患者,认为前列腺导管腺癌发病率低,早期缺乏典型症状,确诊主要靠病理检查,预后较差,应按照高危前列腺癌的治疗原则进行治疗并密切随访。李俊[136]等观察了 3 具成年男性尸体尿道和阴茎标本的海绵体神经在前列腺尖部及其远端的行程和分布,认为在经会阴尿道吻合术时,需要注意膜部和前列腺尖部尿道两侧及后方,过多切除该处的瘢痕可能会导致术后医源性神经性勃起功能障碍。紧贴尿道壁吻合时损伤神经可能性较小。静脉性勃起功能障碍涉及海绵体静脉漏，需要结扎海绵体静脉丛时很难避免海绵体神经损伤。在球部从下面切开球海绵体肌，从肌肉与球部之间的间隙游离不会损伤球部神经和血管。在涉及阴茎远端和阴茎头的手术时，为保护阴茎头的自主神经功能，不宜分离阴茎头与海绵体远端，尽管从解剖学上它们之间存有间隙。刘定益[137]等总结了13例前列腺增生症术后行耻骨后前列腺癌根治手术的术中体会及术后效果。认为前列腺增生症术后前列腺尖部有一定程度粘连，在耻骨后前列腺癌根治术中，通过仔细解剖，采用保护耻骨前列腺韧带和膜部括约肌的方法，同样可获得满意的尿控效果。赵永斌[138]等使用Sonablate-500聚焦超声系统对26例局限性前列腺癌患者进行治疗并评价其有效性及安全性。对于能够准确定位的局限性前列腺癌，HIFU治疗有以下优势：术中无痛，适应证包括年老体弱的患者；手术定位精确，治疗效果好；无切口，手术中不出血，不需输血；手术风险小，并发症少；可以重复治疗。认为HIFU作为一种治疗前列腺癌的新方法可以安全、有效杀死前列腺癌细胞，但是对于远期效果的评价，还需要进行长期随访观察。司同国[139]等对10例局限性前列腺癌患者行经皮冷冻消融治疗。认为经皮冷冻治疗前列腺癌可诱导机体产生肿瘤特异性免疫反应，但冷冻免疫反应尚不足以防止肿瘤复发。顾成元[140]等总结了23例原发性前列腺印戒细胞癌的临床特点、病理特征、诊断、治疗及预后情况。认为原发性前列腺印戒细胞癌侵袭性强、转移快且累及前列腺外各种脏器、复发早，早期诊断及综合治疗有可能提高远期生存率。赵锐[141]随访了441例前列腺癌患者，分为临床组122例、筛查319例。比较两组患者年龄、直肠指检阳性率、血清前列腺特异性抗原（PSA）、病理Gleason评分、分型及临床分期和治疗方法等。认为人群中筛查前列腺癌可以发现早期局限无症状的前列腺癌。

六、尿道疾病

汪凤华[142]*等分析8只犬尿道缺损及修复模型，用人工生物膜应用到尿道缺损修补中，大部分实验犬表现较好的排尿功能，表明人工生物膜修复尿道缺损有效。为确保尿道缺损的顺利修复，减少狭窄的出现，尿道支架管至少保留2周，最好能延长至术后1个月。认为人工生物膜可以黏附外周血中的干细胞并诱导其分化为与周围组织层次相同的组织，这种生物膜能否同时重建尿道海绵体有待进一步研究。黄广林[143]等探讨了同种异体脱细胞动脉基质作为长段尿道缺损修补替代材料的可行性。结果同种异体脱细胞动脉基质具有形态结构与尿道相似、获取制备方法简单、手术操作简单的特点，是一种较为理想的尿道修补替代材料。刘星[144]等用邻苯二甲酸二(2-乙基)己酯（DEHP）诱导建立先天性尿道下裂小鼠模型，研究DEHP对胎鼠阴茎内转化生长因子（TGF-β_1）表达的影响。结果DEHP成功诱导建立先天性尿道下裂小鼠模型。认为胎鼠阴茎内TGF-β_1蛋白异常表达可能是尿道下裂的发生机制之一。叶绪晓[145]*等探讨快速冷冻切片在后尿道端端吻合术中的应用价值。对102例男性后尿道闭锁的患者随机分为两组，A组（46例）根据术者经验直接行尿道端端吻合术，B组（56例）患者在尿道远、近段分别取薄层尿道黏膜用快速冷冻切片证实为无瘢痕组织后行尿道端端吻合术。结果两组手术成功率差异有统计学意义。认为快速冷冻切片可避免因术者经验所致的手术缺陷，科学、准确地指导操作，提高手术成功率。徐月敏[146]等对8例女性复杂性中段尿道狭窄合并尿道阴道瘘患者行经耻骨途径带蒂阴唇皮瓣治疗。认为经耻骨途径带蒂阴唇皮瓣重建尿道治疗尿道狭窄合并尿道阴道瘘具有良好的手术视野，瘘修补或尿道重建吻合操作均简单有效，加强了尿道与阴道壁间的屏障，增加了吻合口处血供，有利于瘘口的愈合，另外阴唇皮瓣尿道重建取材方便，容易成形，能够实现无张力缝合，新尿道区无死腔，是治疗女性尿道狭窄合并尿道阴道瘘的一种有效方法。沈利扬[147]等对5例不稳定型骨盆骨折并发后尿道断裂伤的患者采取急诊尿道吻合或尿道会师术，同期行骨盆骨折复位内或外固定术。认为骨盆骨折的早期复位和有效固定是实现尿道修复的解剖基础，一期联合手术治疗不稳定型骨盆骨折并发后尿道断裂伤是可行的。傅强[148]等回顾性研究自1997年1月至2006年12月共296例外伤性骨盆骨折导致的后尿道狭窄并接受尿道端端吻合术的患者，评价各种尿道修复术式在不同程度后尿道狭窄中的运用及治疗效果。认为会阴途径的不同辅助手术方法可有效地治疗后尿道狭窄，手术关键是充分切除尿道周围瘢痕组织直至正常健康尿道黏膜，如术中尿道周围瘢痕组织切除不足或尿道游离不完全可导致术后狭窄复发。徐军[149]等回顾性分析945例TURP中21例尿道狭窄患者的临床资料，认为术中操作不熟练、术后留置尿管时间短是导致此并发症发生的主要原因。术后定期随访和早期治疗是治愈的关键。白东升[150]等评价分析了320例尿道下裂患儿采用尿道板纵切卷管尿道成形术，即Snodgrass法的手术临床资料，认为Snodgrass法是治疗尿道下裂的有效手术方法，设计合理，保留了有丰富血运的尿道板，提高了手术成功率，降低了术后尿道瘘、尿道狭窄等并发症,术后阴茎外观令人满意。Snodgrass尿道成形术手术操作相对简单,容易掌握,成功率高,适合阴茎头冠状沟型、阴茎体型、下弯不严重的阴茎阴囊型尿道下裂。尤其对于尿道下裂手术后成形失败、皮肤所剩极少的患儿是良好的手术方法,同时对尿道成形失败者也是一种非常有效的手术方法。杜跃军[151]等对1998年1月至2007年10月采用一期或二期膀胱黏膜尿道成形术进行治疗的33例重型尿道下裂进行对照回顾分析。认为二期膀胱黏膜尿道成形术在重型尿道下裂的治疗中似具有一定的优势,但尚需继续积累病例,通过有效的统计学分析进一步确证。张小明[152]等观察评价尿道板纵切卷管尿道成形治疗尿道下裂临床疗效,认为采用保留尿道板尿道成形治疗冠状沟型、阴茎体形、阴茎阴囊型及部分阴囊型尿道下裂,手术操作简单、损伤小、外形美观,手术成功率高,是治疗先天性尿道下裂的首选方法。张小明[153]等评价探讨25例成人先天性尿道下裂术后尿瘘的治疗方法及其效果,认为成人先天性尿道下裂术后尿瘘的修补应根据瘘的部位及复杂程度选择不通的方法。阴茎无下曲、阴茎皮肤充裕、远端尿道尚可应用的尿瘘患者,采用Y-V成形或TIP术;远端尿道闭锁/狭窄或阴茎皮肤瘢痕多、皮肤不充裕伴阴茎下曲的患者,采用Mathieu法、TIP术或阴囊中隔尿道成形术、肉膜蒂加盖,均是行之有效的方法。

七、阴囊、阴茎、睾丸疾病

李炳坤[154]等回顾性分析了18例复发性阴囊阴茎Paget病的临床表现、治疗和预后,认为对于无转移的复发性阴囊阴茎Paget病患者,局部再行广泛切除术同样是首选治疗,预后良好,对伴淋巴结转移的患者,需行局部淋巴结清扫。谢华[155]等回顾分析了29例原发性儿童睾丸畸胎瘤临床资料,认为有正常睾丸实质存在者具备保留睾丸组织可能。儿童睾丸畸胎瘤多为良性,尽可能保留睾丸是治疗的首选方法,术式的选择必须依靠术中冰冻检查。保留睾丸手术有助于最大程度减少病变对患儿阴囊外观、心理以及功能方面造成的影响。陈蕾[156]等总结了26例睾丸恶性淋巴瘤的临床特点、诊断、治疗方法及其预后,结果睾丸恶性淋巴瘤好发于老年男性,其预后可能与临床分期、病理类型和治疗方法有关,建议对所有患者在手术后进行放疗,并给予4～6个疗程的CHOP/CHOP-like方案化疗。罗彬[157]等分析了24例睾丸内胚窦瘤患者的诊断及治疗方式。认为早期诊断、采用睾丸根治性切除术及化疗等综合治疗是提高睾丸内胚窦瘤疗效的关键。AFP可作为诊断及判断早期复发的指标。于增鹏[158]等探讨男童一侧睾丸缺失后对另侧睾丸的生长、性激素水平及第二性征发育的影响。认为男童一侧睾丸缺失可致另侧睾丸代偿性肥大(CTA)。术后早期睾丸代偿增大更为明显;睾丸发育启动及增长发育期睾丸代偿肥大较处于相对静止期更为明显。但其增大程度与引起缺失的原发疾病无明显关系,且CTA不影响其后的性激素水平及青春期第二性征的出现。刘卓炜[159]等总结了31例改良腹膜后淋巴结清扫术治疗Ⅰ/Ⅱ期非精原细胞瘤的疗效,认为改良腹膜后淋巴结清扫术能够有效地治疗Ⅰ/Ⅱ期非精原细胞瘤,并且在规范化手术范围的同时又减少了对正常组织器官的损伤,降低了术后并发症发生率。袁建林[160]等对7例Ⅱ期睾丸非精原细胞瘤患者行根治性睾丸切除,术后1～4周行腹腔镜下腹膜后淋巴结清扫术,总结腹腔镜下腹膜后淋巴结清扫术治疗Ⅱ期睾丸非精原细胞瘤的临床效果。7例淋巴结清扫术均顺利完成。手术时间140～220 min,平均180 min。术中出血量80～127 ml,平均95 ml,均未输血。术中无大血管损伤,术后未发生肠梗阻和淋巴瘘等并发症。认为对于Ⅱ期睾丸非精原细胞瘤,腹腔镜下腹膜后淋巴结清扫术是一种安全、有效、微创的治疗方法。吴海洋[161]选取了7例临床诊断为Ⅰ期睾丸非精原细胞瘤的患者,施行经腹腔途径腹腔镜改良性腹膜后淋巴清除术。本组均手术成功,无1例改开放手术,手术时间为120～210 min,手术失血量50～200 ml。认为腹腔镜改良性腹膜后淋巴清除术具有损伤小、并发症少、术后恢复快等特点,可以代替传统开放手术。郝春生[162]等回顾了2005年1月至2008年3月间所收治的35例高位隐睾患儿,探讨高位隐睾腹腔镜Ⅰ期固定术的应用,认为腹腔镜辅助下精索血管松解固定可以充分松解延长精索,使腹腔内低位隐睾一次手术下降到阴囊底。避免了二次手术,手术微创,术后患儿恢复快,对于小婴儿,精索可充分延长,尤为适用。郝春生[163]等总结2005年1月至2007年7月收治53例临床未触及睾丸的隐睾患儿的临床资料,认为腹腔镜对触及不到的睾丸有诊断及治疗作用。对于腹腔内睾丸,精索游离松解后睾丸活动程度良好,则行一期睾丸固定术,否则可行分期睾丸固定术。对于精索输精管入内环的患儿有腹股沟探查的必要。

八、泌尿系统结石

范先明[164]*等对66例结石性脓肾患者先用超声吸附装置清理脓液及脓栓,并在低压或无压力状况下超声碎石后吸出脓液,再行超声联合弹道碎石和清石。结果66例患者术中、术后均未出现高热等菌血症或脓血症情况,无严重并发症发生,认为经皮肾镜EMSⅢ代超声吸附装置在低压或无压力状况下吸出脓液、脓栓后,再行超声联合弹道碎石和清石,治疗结石性脓肾安全、经济、高效。李伟[165]*等对32例行微创经皮肾镜取石术、25例患者行输尿管镜取石术的手术效果及并发症进行比较,结果经皮肾镜组和输尿管镜组结石清除率分别为90.6%和68%,并发症发生率分别为21.9%和0.4%,差异均有统计学意义。PCNL组手术时间、平均住院时间及术中出血量均大于URSL组,差异有统计学意义。认为输尿管镜具有创伤小、恢复快等特点,但结石清除率低,术后常需辅助方法进一步清楚残石。经皮肾镜取石术治疗输尿管上段结石清除率高,但创伤较大,并发症发生率高。手术方式的选择应根据术前检查结果,充分评估手术风险和难度,结合患者个体差异,制定出最佳治疗方案。杨波[166]等应用24F标准通道经皮肾镜取石术(PCNL)治疗有上尿路开放手术史肾结石患者11例,认为对于有上尿路开放手术史的较大或负责肾结石患者,PCNL仍是一线治疗手段,尤其是存在肾内集合系统或肾后流出道梗阻的情况下。B超引导下穿刺的24F标准通道PCNL治疗上尿路开放手术后肾结石安全、有效。高小峰[167]等选取了输尿管上段或肾结石行PCNL患者240例,男147例,女93例。年龄19～64岁,结石直径1.2～5.6 cm。评价经皮肾镜取石术(PCNL)后不放置肾盂造瘘管的疗效,认为对于无尿路感染、一期手术、单通道、术中无明显出血、不需行二次经皮肾操作的患者,PCNL术后不放置肾盂造瘘管可减轻患者痛苦和经济负担,缩短患者恢复时间,是安全可行的治疗方法。高小峰[168]等根据PCNL术前、术中情况,选择合适病例240例(输尿管上段及肾结石),总结经皮肾取石术后病人不留置肾造瘘管的适应证应遵循术前、术中无感染征象,"术中无出血",术中集合系统无大面积穿孔,手术时间<2 h,无须行二次PCNL的原则。认为一期单通道PCNL术后不放置肾造瘘管是安全的。应向荣[169]等采用经11肋上缘径路微创经皮肾镜技术处理23例肾上盏多发性结石或鹿角型结石。认为经11肋上缘经皮肾镜处理肾上盏结石有足够的手术安全性,手术效果良好。钟文[170]*等观察了80例微创经皮肾镜取石术(MPCNL)术中肾盂内压变化对术后发热影响的。采用压力传感器实时测量MPCNL手术患者肾盂内压,采用Logistic回归分析统计肾盂内压等因素变化与术后发热的关系。认为MPCNL术中肾盂内压总的趋势小于一般认为引起肾实质反流的极限(30 mm Hg),术后发热与MPCNL导致的肾盂内压短暂性增高不相关,但肾盂内压≥30 mm Hg状态持续>50 s,总平均肾盂内压升高将引起术后发热发生率增高。刘兵[171]等回顾了2005年10月至2007年12月在C臂机引导下经皮肾镜取石术治疗肾结石213例。本组手术均获得成功,单通道取石202例,双通道取石11例。认为C臂机引导下经皮肾镜取石术治疗肾结石疗效确切,值得推广。何乐业[172]等回顾性分析了2003年4月至2007年12月应用MPCNL技术治疗上尿路结石1 061例临床资料。认为MPCNL治疗上尿路结石安全、高效,具有并发症少、创伤小、结石清除率高、恢复快、住院时间短等优点,是治疗上尿路结石的一种好方法。潘建刚[173]等回顾分析了70例复杂性肾结石患者微创经皮肾镜碎石手术过程中肾盂压力变化以及高压累积时间与术后早期并发症的发生率之间的关系。认为微创经皮肾镜碎石术后早期并发症的发生率与术中高肾盂压相关,控制术中肾盂压力对降低术后并发症具有着积极意义。刘余庆[174]等回顾了2003年9月至2008年6月73例伴有肾积水的单侧嵌顿性输尿管上段结石病例,46例采用微创经皮肾镜取石术治疗,27例采用后腹腔镜输尿管切开取石术治疗。比较两种手术方式治疗嵌顿性输尿管上段结石的有效性及安全性。认为微创经皮肾镜取石术与后腹腔镜输尿管切开取石术在治疗嵌顿性输尿管上段结石上都具有结石清除率高、手术并发症少、术后恢复快、住院时间短等令人满意的疗效与安全性,后腹腔镜输尿管切开取石术术中出血较少,但手术时间长,手术更难于掌握。曾国华[175]等回顾性总结7年内国内6家医院9例微创经皮肾取石术并发结肠损伤的病例资料,左侧降结肠损伤6例,右侧升结肠损伤3例。给予禁食、肠外营养,抗生素选用泰能、甲硝唑等,所有患者均顺利恢复。认为微创经皮肾取石术导致的结肠损伤,早期发现并及时处理,大部分患者可以通过保守治疗痊愈。王文卫[176]等回顾自2000年1月至2007年11月采用MPCNL治疗41例异常肾合并结石的临床资料。其中马蹄肾12例,重复肾19例,旋转肾10例。认为MPCNL治疗先天性异常肾合并结石安全、可靠。但仍需强调个体化的原则,根据不同异常肾的类型、结石大小、位置等情况进行操作。高远[177]等回顾性分析2005年7月至2008年4月11例MPCNL并发出血的患者的临床资料。所有11例患者出血均被治愈,无中转开放或需急症行肾切除者。认为MPCNL并发出血一般可经保守治愈,对于严重的出血,在有条件的单位可行DSA进行诊断与治疗。谢小平[178]等总结了采用F16,F18和F20 3种不同通道进行经皮肾镜取石术治疗共312例上尿路结石患者的临床资料。认为适当增大经皮肾取石的通道,不会造成肾盏颈部撕裂和肾血管损伤而引起的大出血,在保证较高取石率的情况下,可明显缩短手术时间,减少并发症的发生率,安全、有效。龙卫兵[179]等探讨了MPCNL治疗上尿路结石建立取石通道的重要性及临床疗效。认为单通道

MPCNL 可以治疗绝大部分上尿路结石,多通道 MPCNL 在复杂结石治疗中更具优势,但并发症相对较多,保留通道分期手术可明显提高结石清除率。马嵘[180]等以肾中盏为目标肾盏行经皮肾镜碎石术(PCNL)治疗鹿角形结石患者 145 例 184 侧,其中不完全性鹿角形结石 115 例侧,完全性鹿角形结石 69 例侧。术后 151 例侧排尽结石,其中完全性鹿角形结石 54 例侧,不完全性鹿角形结石 97 例侧,结石清除率 82.1%。认为以肾中盏为目标肾盏行 PCNL 治疗鹿角形结石是非常有效和安全的;气压弹道联合超声碎石对鹿角性结石的清除率较高,治疗时间短,并发症少。蒋立城[181]等探讨了螺旋 CT 辅助定位联合 C 型臂在微创经皮肾镜取石术中的应用价值。认为螺旋 CT 辅助定位联合 C 型臂行微创经皮肾镜取石术能有效提高经皮肾穿刺成功率,并减少 C 型臂的应用,降低 X 线的辐射量,尤其适用于复杂肾结石的微创治疗及该项业务的推广应用。杨波[182]等对 2006 年 8 月至 2007 年 12 月 87 例鹿角形肾结石患者术前通过 16 排螺旋 CT 平扫,采用容积成像技术进行结石三维重建,认为螺旋 CT 三维重建技术可形象直观地显示鹿角形肾结石的立体结构,指导术前穿刺通道的选择,并可以准确计量结石体积。陈永良[183]等探讨了应用非增强螺旋 CT 测定结石 CT 值对上尿路结石腔内碎石治疗效果的应用价值。认为在腔镜碎石前测定结石 CT 值,可以有助于选择合适的碎石器,从而减少手术时间,增加碎石率,减少并发症的发生,能初步了解结石成分,有较大的临床应用价值。鄢世兵[184]等回顾性总结过去 10 年四川大学华西医院泌尿外科行开放手术治疗的上尿路结石病例 667 例的经验,认为开放手术在上尿路结石的治疗中仍然有重要作用,结石性无功能肾切除、复杂及巨大肾结石、结石合并解剖畸形、微创治疗失败及合并内科疾病的部分选择性病例适合选择开放手术治疗,治疗效果确切,并发症发生率低。林超[185]等采用后腹腔镜下肾窦内肾盂切开取石治疗肾鹿角状及多发性结石 15 例,手术均获成功,随访3～15 个月,2 例有 0.2～0.5 cm 结石残留。认为后腹腔镜下肾窦内肾盂切开取石提供了微创的新途径,暴露好、出血少、创伤小、恢复快,并可同时处理上尿路疾患。李维国[186]等对经微创经皮肾镜取石术(MPCNL)、输尿管镜下碎石术(URL)及后腹腔镜下输尿管上段切开取石术(RLU)3 种方法治疗的 167 例上段输尿管结石患者的疗效进行了比较。认为 RLU 术是一种微创且有效的方法,但需要全面的腹腔镜技术训练。MPCNL 术已成为治疗上段输尿管结石的主流技术和最佳方法。URL 术不作为上段输尿管结石治疗的首选方法。林友岳[187]等总结了 ESWL 治疗 117 例输尿管石街的技巧与方法,认为 ESWL 治疗输尿管石街具有清除率高、损伤少、安全性高、并发症少、可重复治疗等优点,对于碎石机性能较好、ESWL 技术成熟的医疗单位,尤其对于无腔内微创治疗条件的医院,目前仍可作为首选的治疗方法。刘成山[188]等回顾了体外冲击波碎石(ESWL)治疗上尿路结石患者 366 例的临床资料,分析影响上尿路结石 ESWL 预后的因素,发现病程、结石长度及结石宽度是有意义的因素,结石长度是影响体外冲击波碎石的独立因素,结石大小是影响上尿路结石 ESWL 预后的最主要因素。张伟[189]*等总结了 228 例含三聚氰胺配方奶粉所致婴幼儿尿路结石的治疗手段和疗效。228 例需要治疗的患儿,男 165 例,女 63 例。肾结石 198 例,双侧 144 例,单侧 54 例,合并急性肾后性肾功能衰竭 15 例;输尿管结石双侧 8 例,单侧 7 例,均合并中重度肾积水;膀胱结石 5 例,尿道结石 10 例,均合并尿潴留。认为婴幼儿三聚氰胺所致尿路结石早期应以内科药物、观察治疗为主,当出现急性肾功能衰竭或尿路梗阻时应以外科干预为主,治疗后期结石特点发生变化,单纯碱性药物治疗无效者应采用 ESWL 治疗。侯振洲[190]*等回顾性分析 19 例有服用三聚氰胺污染奶粉史患儿的 CT 及 B 超表现,总结三聚氰胺所致泌尿系结石有以下特点:①结石密度:三聚氰胺所致泌尿系结石接近尿酸盐结石的密度,并且推测这种结石属于比较松散、易碎的结石。②结石位置:肾脏的结石多位于肾盂内,输尿管结石多位于 3 个生理狭窄处。③结石大小:B 超与 CT 测量结石大小差别不大。④梗阻显示:B 超与 CT 都可以显示梗阻,但是 CT 对输尿管下段的梗阻显示更佳,且评价梗阻原因 CT 更具有优势。认为 CT 平扫对三聚氰胺致泌尿系统结石显示效果好,可作为 B 超诊断困难时的进一步检查方法。周辉霞[191]等探讨因食用三聚氰胺污染奶粉致急性肾后性肾功能衰竭婴儿的外科急诊处理方法与疗效。认为在输尿管镜下逆行插置置入输尿管导管冲洗术是一种微创、安全而又有效的治疗方法;对婴儿尿道狭小输尿管镜不能进入者,开放输尿管切开取石术也是一种有效的方法,但对有明显出血倾向者需先纠正出血倾向后再考虑开放手术解除梗阻。王翔[192]等总结 36 例三聚氰胺所致婴幼儿尿路结石的微创外科治疗经验。认为微创外科方法适用于治疗三聚氰胺所致婴幼儿尿路结石,只要指征掌握恰当,对患儿肾、输尿管的干扰较小,并可以保护患儿肾功能。曾国华[193]等随访了 2004 年 8 月至 2008 年 8 月 28 例接受腔内治疗的学龄前尿路结石患儿,其中 11 例输尿管结石患儿接受输尿管镜取石术,17 例肾结石患儿接受微创经皮肾镜取石术。认为利用微创经皮肾镜取石术及输尿管镜取石术能够安全、高效地治疗学龄前儿童的尿路结石,且采用微创腔内治疗是安全可靠的。刘秉乾[194]等对44例肾结石患儿性经皮肾镜气压弹道联合超声碎石术,本组均一期成功建立皮肾通道,一次取净结石36侧,经2次取净结石9侧。结石清除率91.8%。认为经皮肾镜气压弹道联合超声碎石术处理小儿肾结石创伤小、安全、高效。李文辉[195]等评价了10例经尿道输尿管镜下第三代碎石清石系统(EMS)治疗婴儿膀胱结石及尿道结石合并急性尿潴留的疗效。认为对婴儿膀胱结石及尿道结石合并急性尿潴留患者,应用输尿管镜下EMS清除结石,可以立即解除下尿路梗阻,恢复正常排尿,具有安全、高效、损伤小的优点,可作为膀胱结石及尿道结石合并急性尿潴留患儿手术解除下尿路梗阻的首选方法。刘建河[196]等分析了12例草酸钙结石患者肾乳头Randall斑与草酸钙结石形成的关系。总结:Randall斑是肾乳头上皮组织下存在的一种钙样斑块,草酸钙结石患者肾乳头Randall斑主要是草酸盐结晶沉积。认为草酸钙结石可能是Randall斑微结石基础上钙盐进一步沉积形成的。乔建坤[197]等收集了肾脏皮质组织标本共35例,探讨了草酸钙尿结石患者肾组织内维生素K依赖羧化酶(GGCX或VKDC)的表达及意义。认为草酸钙尿结石患者肾组织内GGCX表达降低在草酸钙尿结石形成中有重要作用。陈书尚[198]等分析草酸钙肾结石患者肾乳头钙盐沉积特点及其在肾结石形成中的作用,认为肾乳头钙盐沉积是草酸钙肾结石形成的起始病灶之一,钙盐的形成可能并不是一种类似于动脉钙化的成骨性反应。钟红兴[199]等对东江流域290例泌尿系结石患者的结石样本进行红外光谱定性分析,发现含尿酸结石有53例,占18.3%。尿酸结石饮食危险因素为饮水少、口味咸、海鲜摄入多,低尿量、低pH尿、高尿酸、高钙尿、低枸橼酸尿、高血钠、低血钾、高血钙、高尿酸、低血镁是尿酸结石形成的重要代谢因素。黄俊云[200]等评价了泌尿外科尿石症住院患者尿路感染的病原菌分布和耐药特征。尿石症患者尿路感染的病原菌以革兰阴性杆菌为主,共检出348株,革兰阳性球菌49株,真菌9株,排前5位的病原菌依次为大肠埃希菌、肺炎克雷伯均、葡萄球菌、肠杆菌、肠球菌属。产超广谱β-内酰胺酶(ESBL)革兰阴性杆菌的检出率为52.5%,耐甲氧西林葡萄球菌的检出率为83.3%,葡萄球菌属对克林霉素诱导耐药的检出率为20.0%,耐万古霉素肠球菌的检出率为6.7%。

九、先天性畸形

祁小龙[201]*等回顾分析了2007年1月至2008年10月采用经腹腔路径腹腔镜半肾输尿管切除术治疗儿童重复肾患者8例,体会手术路径选择经腹腔途径切实可行;肾脏分离只需分离上半肾和少部分下半肾即可;在游离肾蒂血管时,由于重复肾血管解剖变异,需要仔细辨认营养血管及分支血管;由于输尿管位于肾蒂血管后面,原则是先游离出重复输尿管上段,将重复输尿管上段靠近肾盂处离断,吸尽积液,在肾蒂血管后方向上提起肾盂组织,并向上游离变薄的肾实质,操作时紧靠重复输尿管壁进行分离,避免损伤正常输尿管。彭大振[202]等对138例两性畸形患者的诊断及治疗方法进行总结并结合相关文献分析。认为患者及其家属的意愿在性别确定中亦有十分重要意义,尤其是对于年龄较大、社会性别已确认较久的患者,自我意愿更为重要。病因诊断对治疗有一定指导意义,虽然两性畸形按女性抚养较为适宜,但仍应综合考虑患者及家属的意愿。肖龙明[203]等总结了17例使用经皮肾镜下自制穿刺针重建通路治疗术后肾盂输尿管连接部闭锁的手术方法和效果。认为自制输尿管穿刺针取材方便,制作简单,成本低,用于经皮肾输尿管镜治疗术后UPJ闭锁,手术创伤小,时间短,操作容易,疗效确实。

十、男科学疾病

宋鲁杰[204]等通过动物实验探讨脐动脉平滑肌细胞(HUASMC)与阴茎海绵体脱细胞基质(ACCM)复合构建海绵体平滑肌的可行性。认为HUASMC作为种子细胞与ACCM复合可构建出具有一定形态和功能的组织工程海绵体平滑肌。郭晓[205]等探讨用环磷酰胺建立小鼠少精子症动物模型的最佳诱导剂量。认为腹腔内注射环磷酰胺建立小鼠少精子症模型的最佳剂量为每日80 mg/kg体重。刘子明[206]等研究大鼠单侧睾丸扭转复位后生精细胞凋亡的分子机制。认为睾丸扭转复位后生精细胞凋亡可通过激活胞间或胞内两条凋亡分子途径同时进行。凋亡相关分子Fas/FasL表达上调和Bax介导的细胞色素C释放可能是睾丸扭转后生精细胞凋亡的重要环节。罗小敏[207]等分析了精原干细胞增殖和分化阶段小鼠睾丸组织基因表达谱的变化,结果检测到睾丸组织差异表达基因911个。上调608个(增殖期/分化期),下调303个。差异表达基因分别涉及生物学过程、分子功能和分子组成。84个信号通路功能改变差异有统计学意义($P<0.05$),包括Notch和Wnt信号通路。与干细胞相关的差异基因有56个,上调40个,下调16个。认为小鼠精原干细胞增殖和分化过程的调控涉及许多基因(分属不同信号通路)的差异表达。王勇[208]等检测了SPAG9在人精液精子中的表达情况。RT-PCR结果显示SPAG9 mRNA在人精液精子中有表达;间接免疫荧光结果显示SPAG9蛋白主要定位于人精液精

子头部的赤道板和精子尾部鞭毛上。认为 SPAG9 不仅在精子获能和受精方面发挥着作用,而且可能在精子运动中起着一定的作用。卢启海[209]*等观察了不同程度精索静脉曲张患者精液质量以及精子形态。不同程度的精索静脉曲张与正常对照组比较,精液常规各项指标以及正常精子形态百分率均下降,畸形精子中,小头、锥形头和无定形头精子均增多,但是不同程度的精索静脉曲张之间,精液质量均无明显差别。精子形态检查结果Ⅲ度曲张患者正常形态精子百分率低于Ⅱ度患者,畸形精子类别比较,Ⅲ度曲张患者无定形精子百分率明显高于Ⅱ度患者。陈斌[210]选择 2006 年 8 月至 2007 年 6 月于上海交通大学医学院附属仁济医院行左侧精索内静脉高位结扎术治疗 VC 的 82 例不育患者,探讨了精索静脉曲张(VC)术前血清促卵泡生成素(FSH)水平与术后精液参数改善的关系。认为 VC 术前 FSH 水平对术后精液参数的改善有一定预测价值,发现对 FSH 仍于正常范围的 VC 患者,手术的效果更佳,这也提示 VC 患者的最佳手术时机在病程早期。齐涛[211]等比较 20 例低位显微外科与 20 例腹腔镜精索静脉结扎术治疗精索静脉曲张性不育患者的疗效,两组术后精子密度、精子总数和($a+b$)级精子数均较术前有显著提高,术后随访 2 年配偶临床妊娠低位显微外科 13 例,腹腔镜精索静脉结扎术 12 例。认为低位显微外科精索静脉结扎术对精索静脉曲张伴有男性不育患者是一种经济、简单、有效、便于推广的手术治疗方式。柳其中[212]回顾性分析了 85 例腹腔镜下精索静脉高位结扎和 47 例开放手术治疗精索静脉曲张的临床资料。认为腹腔镜下精索静脉高位结扎术治疗精索静脉曲张具有优势:①手术创伤小,切口美观,不损伤肌肉和血管,对于双侧病变,这种优势更明显。②手术视野清晰,术中操作简单。③手术时间短,术后恢复快,且对于开放手术失败者,可选腹腔镜手术。欧平[213]等用腹腔镜技术为 23 例患者施行双侧精索静脉高位结扎术。手术均成功,所有患者术后 3～6 个月临床症状消失,术后 3 个月后复查彩超证实阴囊及精索内血管无反流。术前伴精液常规异常者 15 例,术后 6 个月复查精液精子数及活动精子百分率较术前提高。认为腹腔镜精索静脉高位结扎术效果确切,对机体干扰轻、并发症少、康复快、复发率低,且可同时施行双侧手术,值得临床推广应用。王彦彬[214]等对 7 例经 B 超、CT、MRI 及膀胱镜诊断为精囊囊肿的患者行经尿道囊肿去顶术。本组均手术成功,术后随访患者临床症状均消失,复查 CT、B 超、MRI 均未见囊肿复发。认为经尿道囊肿去顶术具有创伤小,手术时间和术后住院时间短、术后恢复快的特点,是精囊外科手术治疗中的有效治疗方法。刘朝东[215]等收集 2006 年 10 月至 2008 年 7 月门诊及住院血精症 56 例,随机分为 2 组,其中对照组 26 例单用抗生素治疗 1 个月,治疗组 30 例采用非那雄胺和抗生素联合用药治疗 1 个月,并在治疗前后检测患者精液中血管内皮生长因子(VEGF)。结果发现抗生素联合非那雄胺对血精症的治愈率明显提高,说明非那雄胺对血精症有增强或辅助治疗作用。通过观察非那雄胺治疗前后 VEGF 的变化,提示非那雄胺对血精症的治疗作用可能与抑制 VEGF 的合成、释放有明显关系。丁全明[216]等分析了 76 例经尿道前列腺电切术后阴茎勃起功能障碍和射精功能障碍的发生率及预防措施。ED 患者发生情况:术前共 25 例,术后 3 个月 36 例,术后 6 个月 34 例。逆行射精发生情况:术前 2 例,术后 3 个月 31 例,术后 6 个月 30 例。认为 TURP 尤其当包膜穿孔、电压过高和电切时间过长等,损伤包膜外两侧三角区神经时,容易导致术后性功能障碍。贺占举[217]等随访了 2005 年 6 月至 2007 年 12 月门诊原发性早泄病人 81 例,记录连续或按需服用盐酸舍曲林前后阴道射精潜伏时间、病人和配偶性交满意度。认为连续服用盐酸舍曲林和用药后按需服用对早期治疗原发性早泄是安全和有效的。按需服药是否能够长期有效,尚需进一步研究。张春影[218]等为 2007 年 8 月至 2008 年 8 月就诊的原发性早泄患者 92 例行阴茎背神经选择性切断术,通过阴茎生物震感阈值测定法评估了手术前后阴茎敏感度的变化。认为阴茎背神经选择性切断术后阴茎头敏感度可以降低、震感阈值则会提高,对于治疗原发性早泄具有安全、有效、对性欲无影响、无全身不良反应等优势。杜跃军[219]等回顾性分析了 1992 年 2 月至 2005 年 1 月南方医科大学南方医院诊治的 15 例阴茎异常勃起患者的临床资料。13 例为低流量型,2 例为高流量型,持续勃起时间 6～168 h,平均 33 h。15 例经治疗后异常勃起均获缓解,其中非手术治疗 6 例,手术治疗 9 例。认为为了避免继发不可逆转的阴茎勃起障碍,应该尽可能地在 24 h 内采取有效手段解除病理性勃起状态。对于勃起时间超过 24 h 的患者,为了避免治疗时机的进一步延误,可直接选择手术。焦晨炜[220]*等随访手术治疗的 43 例尿道下裂病例,评价阴茎外观、性功能,探讨二者的关系。结果 74.4% 受访者认为自己的阴茎外观与别人不同,主要是阴茎短小和阴茎下弯明显。53.5% 受访者不满意阴茎外观,34.9% 希望通过再次手术改善阴茎外观。83.7% 对性功能满意。76.7% 勃起质量优良。23.3% 勃起不良,主要为勃起时阴茎短小或下弯。39.5% 射精不正常,主要为射精无力。已经历性生活者 18 例,88.9% 性交过程无功能障碍。90.7% 受访者认为良好的阴茎外观是正常性功能的基础条件。周睿[221]等回访调查了于 1970 至 1989 年 1 024 例曾行手术治疗的隐睾患者的生育能力状况,比较不同年龄手术对生育能力的影响。结果发现隐睾手术治疗的年龄对双侧隐睾固定术组患者的生育能力有明显的影响,手术年龄越早,不育率明显降低;单侧隐睾固定术组的随着手术年龄的增加,不育率有增加的趋势,精子参数明显下降。认为对于隐睾应选择早期手术治疗,早期治疗对远期不育的影响较小,手术时机的选择应引起足够的重视。赵洪鑫[222]等使用化学发光法检测 1 018 例不育男性和 50 例已育志愿者精液活性氧(ROS)水平。认为 ROS 水平升高的可能主要因素有如精索静脉曲张、隐睾、感染等,异常形态的精子是 ROS 重要来源,常规精液参数完全正常的不育患者,其 ROS 水平也显著高于精子参数正常的已育志愿者。这具有重要的临床意义,说明 ROS 除影响常规精液参数外,还有其他机制导致男性不育。王毓斌[223]等评估了经皮附睾穿刺精子抽吸术(PESA)和睾丸穿刺精子抽吸术(TESA)在梗阻性与非梗阻性无精子症鉴别诊断中的应用价值。选择诊断为无精子症 149 例,年龄 22~57 岁;不育年限 1~17 年。经睾丸体积测定、血清性激素水平和精浆生化指标检测、生殖系统 B 超等术前检查后,于局麻下行 PESA 或 PESA+TESA(PESA/TESA),对抽吸获得组织进行组织病理学检查和精子计数分析;对其中睾丸体积和血清促卵泡激素(FSH)水平正常者加行睾丸切开活检,评价生精功能。结果显示本组梗阻性无精子症 82 例,非梗阻性无精子症 67 例。PESA/TESA 联合睾丸体积、血清 FSH 水平和精浆果糖等指标,对梗阻性与非梗阻性无精子症进行鉴别诊断的符合率分别为 98.2% 和 78.8%。35 例睾丸切开活检,病理学结果与 PESA/TESA 结果一致。认为 PESA/TESA 操作简单且创伤小,能准确鉴别 OA 和 NOA,对无精子症的鉴别诊断有重要价值。冼志勇[224]等通过镜检观察了 538 例男性不育者的睾丸活检组织。结果生精功能正常或基本正常的睾丸组织 191 例,精子发生低下 185 例,唯支持细胞综合征 97 例,生精细胞发育完全阻滞 23 例,生精细胞发育不完全阻滞 30 例,Klinefelter 综合征 12 例。认为睾丸活检是男性生殖病理研究的重要检测手段,是男性不育临床及病理诊断与分类、病因分析和预后判断的主要参考指标。王达利[225]等通过动物实验探讨睾丸皮下埋藏对精子发生影响的可逆性。认为睾丸皮下埋藏与皮瓣重建阴囊一样会导致睾丸精子发生障碍,但这种损害是可逆的。彭靖[226]等随访了 33 例隐匿性阴茎矫正术患者,行环切入路矫形术(18 例),耻骨上入路矫形术(15 例),比较两种手术方式矫正隐匿阴茎的疗效。认为切入路和耻骨上入路术式矫正隐匿阴茎的效果相近,患者对疗效满意度较好;环切入路的矫形术操作简单,平均耗时明显短于耻骨上入路。

十一、其他疾病

张心如[227]*等利用动物实验探讨采用带蒂腹直肌瓣包绕缩窄回肠输出道的新方法改良可控输出道术式,增强可控输出道的长期控尿能力。结果表明以腹直肌瓣包绕的控制管由于有强大的组织支持,储尿囊内压的升高不会对其产生影响,认为带蒂腹直肌肌瓣翻转包绕输出道可有效提高输出道的控尿能力,且有利于固定输出道,方便插管。本方法简便,技术要求不高,同时在储尿囊内压力较高时也能可靠控尿。这一技术可能对今后泌尿外科重建技术的改进有一定价值。朱熹[228]等研究探讨了泌尿系移行细胞癌患者外周血 $CD4^+ CD25^+ CD127^{low/-}$ 调节性 T 细胞(Treg)的比例改变及其临床意义。认为泌尿系移行细胞癌患者外周血中 Treg 水平增高,对患者外周血和肿瘤浸润淋巴细胞中 $CD4^+ CD25^+ CD127^{low/-}$ 细胞的分析亦有助于判断肿瘤患者的预后,并有助于指导进一步治疗。手术切除肿瘤后患者外周血中 Treg 水平可以降低,但远期的免疫功能变化仍需进一步临床追踪。李晨光[229]等总结了 7 例脐尿管癌患者的临床病理学特点。结果病理报告黏液腺癌 5 例,肿瘤细胞呈柱状,胞质内见空泡状黏液分泌特征;未特殊分类腺癌 1 例,癌细胞呈腺样排列,腺腔大小不等,形态不规则,癌细胞核大,染色质深;小细胞型内分泌癌 1 例,癌组织主要位于肌层及脂肪组织中,呈片状分布,癌细胞核小呈短梭形或圆形,可见空心菊形团结构,免疫组化神经元特异性烯醇化酶阳性。黄广林[230]*等通过动物试验对比异体阔筋膜 ECM 修补、自体大网膜修补、异体阔筋膜修补作为肾损伤修补材料的效果。结果出血量自体大网膜修补组明显高于异体阔筋膜 ECM 修补组、异体阔筋膜修补组,差异有统计学意义;各组各时段术后血红蛋白、SCr 及血清肾素检查与术前相比差异无统计学意义;各组各时段手术修补肾(左肾)与对侧正常肾(右肾)肌酐清除率相比以及双侧肾脏质量相比差异均无统计学意义。认为异体阔筋膜 ECM 可作为理想的肾修补材料。石波[231]等回顾性分析了 2 139 名汶川地震伤者中 63 例有挤压综合征 AKI 的患者,认为室筋膜切开减压术需要、血浆胱蛋白酶抑制剂(Cys C)、血清肌红蛋白(MB)、血清乳酸值(Lac)这些危险因素和挤压综合征 AKI 严重程度、血液透析需要之间存在统计学联系。马亮[232]*等对 13 例行同侧二次腹腔镜手术。第二次手术均顺利完成,术中均发现不同程度粘连和解剖位置变化,手术难度增加。随访 2~24 个月,未发生严重并发症。认为选择合适病例,在熟练掌握相关技巧后,二次腹腔镜手术可以应用于有同侧泌尿外科腹腔镜手术史患者。初次性腹膜后腔手术时保持腹膜完整,行经腹腹腔镜手术结束时有意识地缝合侧腹膜及肾周筋膜,恢复正常解剖层次,对于二次手术有积极的影响;二次手术的时间间隔不少于3个月,以避开急性炎症粘连期。张雪培[233]等回顾分析来自郑州大学第一附属医院泌尿外科2003年2月至2007年12月1156例腹腔镜经腹入路泌尿系手术的资料,总结1156例手术出现严重并发症22例,其中皮下气肿6例;肾上腺手术过程中肾静脉损伤转开放1例,肾上腺中央静脉损伤2例;肾囊肿去顶减压周围肾实质出血2例;根治性肾切出血转开放3例;1例肾切除术后出血再次急诊开放手术发现肾蒂周围一分支小动脉出血。膈肌损伤腔镜下修补2例;胰腺损伤转开放1例;脾脏损伤出血再手术开放脾切除1例;结肠损伤1例;术后肺动脉栓塞2例。22例患者积极正确处理后均痊愈出院。王元林[234]等总结了245例均采用腹腔镜技术经腹膜后途径完成手术的泌尿系疾病患者的临床经验。认为经腹膜后途经手术不仅能够避免发生对腹腔内脏器的扰动、损伤和恶性肿瘤的种植转移等,而且创伤小、出血少、住院时间短。此外,器官切除与管腔成形或功能重建能够完全达到开放性手术的效果。仝佳丽[235]等回顾分析了因尿道高活动性压力性尿失禁行TVT手术67例、腹腔镜Butch手术37例,认为腹腔镜Burch手术与TVT手术均为治疗压力性尿失禁的有效手段,TVT手术的主观治愈率高于Burch手术,无效率低于Burch手术。TVT手术更为微创,但手术费用高于腹腔镜Burch术。手术方式的选择应根据根据患者的经济条件、自身状况。杜广辉[236]*等回顾性分析了应用中段尿道吊带术治疗单纯压力性尿失禁的患者304例和混合性尿失禁的患者8例的临床疗效,认为尿道中段吊带术治疗女性SUI具有安全性好、治愈率高、创伤小和并发症少等优点。术后1、3和5年的治愈率和显效率随时间增加并不明显下降,明显优于文献报道的Burch、MMK、Raz等术式的中远期疗效。单纯压力性尿失禁手术效果好,压力性尿失禁合并有其他病变影响尿道的关闭和手术效果。廖利民[237]等随访了15例应用人工尿道括约肌(AUS)植入术治疗尿失禁患者,术后AUS正常使用13例(87%),其中完全控尿者12例(92%)、社交可接受性控尿1例(8%)。依靠原始植入装置控尿者11例(85%),经修复术后控尿者2例(15%)。发生并发症4例(27%)。随访期内11例依靠原始植入装置控尿者装置使用期为13~55个月,平均38个月。果宏峰[238]等比较女性排尿困难患者的尿动力学诊断分型在不同年龄组的差别,发现女性排尿困难患者的尿动力学诊断中,膀胱出口梗阻的比例最高,其比例在老年患者中有所下降,而逼尿肌无反射和逼尿肌肌力弱的比例在老年患者中增高。尿动力学诊断为正常和逼尿肌过度活动的患者占有8.6%,应以心理和行为治疗为主,逼尿肌过度活动症状较重的患者可辅以M受体阻滞剂。李炎唐[239]等总结经尿道手术治疗神经性排尿障碍的疗效及适应证。女性患者在5、6、7点位电切膀胱颈组织至环状纤维。男性采用冷刀于截石位11、1点位垂直部分切断外括约肌,尿道探子扩张尿道撑开裂口。总结经尿道手术治疗神经性排尿障碍的手术操作关键是控制切开深度,认为经尿道手术适用于骶神经损伤导致的膀胱尿潴留甚至伴有肾输尿管不同程度积水、肾功能减退患者。曾建文[240]等通过对40例脊髓栓系综合征(TCS)患者尿液分析及中段尿培养、血肌酐(SCr)测定、泌尿系B超、IVU、膀胱造影及尿动力学的检查,评价TCS对上尿路的影响。认为TCS患者逼尿肌顺应性降低、储尿期逼尿肌压升高、残余尿量增多、最大尿道闭合压升高、逼尿肌收缩力受损、逼尿肌-外括约肌协同失调是上尿路损害的危险因素。

(孙颖浩 叶华茂)

参 考 文 献

1 王保军,等.临床泌尿外科杂志,2009,24(3):199
2* 周文龙,等.上海医学,2009,32(2):111
3 杨维良,等.中华普通外科杂志,2009,24(7):558
4 毕建斌,等.中华泌尿外科杂志,2009,30(2):77
5* 刘 明,等.临床泌尿外科杂志,2009,24(5):335
6 张 楠,等.解放军医学杂志,2008,33(12):1485
7 董 隽,等.中国微创外科杂志,2008,8(10):874
8 杨 庆,等.中华泌尿外科杂志,2008,29(11):736
9 鲜 鹏.华西医学,2009,24(4):973
10 张雪培,等.癌症,2009,28(7):730
11* 董德鑫,等.中华泌尿外科杂志,2009,30(7):437
12* 张翀宇,等.临床泌尿外科杂志,2009,24(4):258
13 魏 峰,等.临床外科杂志,2009,17(8):555
14 何竑超,等.中国男科学杂志,2009,23(4):50
15 赵振国,等.中华泌尿外科杂志,2009,30(2):85
16* 孟庆军,等.中华泌尿外科杂志,2009,30(2):81
17 曾四平,等.临床泌尿外科杂志,2009,24(7):542
18 樊长晖,等.中华泌尿外科杂志,2009,30(8):515
19 徐金升,等.中华肿瘤杂志,2009,31(6):438
20 刘 骞,等.第二军医大学学报,2009,30(9):990
21 陈仁富,等.中华实验外科杂志,2008,25(10):1316
22 石银川,等.江西医学院学报,2009,49(4):68
23 管考鹏,等.中华外科杂志,2009,47(10):737
24 钟惟德,等.中华实验外科杂志,2008,25(11):1485
25 文建国,等.中华小儿外科杂志,2009,30(2):86
26* 赵高贤,等.中华泌尿外科杂志,2009,30(4):242

27	闫龙涛,等.临床泌尿外科杂志,2008,23(11):810	75*	杨典东,等.中华泌尿外科杂志,2008,29(11):759
28	叶世富,等.华西医学,2008,23(6):1278	76	马潞林,等.中华泌尿外科杂志,2009,30(4):251
29	李 凡,等.临床泌尿外科杂志,2009,24(7):527	77*	朱 捷.中华外科杂志,2009,47(16):1242
30	赵 琦,等.中国医科大学学报,2009,38(6):470	78	汪 清,等.腹腔镜外科杂志,2009,14(2):105
31	刘 哲,等.第四军医大学学报,2008,29(22):2061	79	杨 勇,等.中华外科杂志,2009,47(2):143
32	陈 湘,等.临床泌尿外科杂志,2009,24(8):580	80	宋 勇,等.临床泌尿外科杂志,2009,24(5):370
33*	王晓平,等.中华泌尿外科杂志,2009,30(3):195	81	许清泉,等.中国肿瘤临床与康复,2009,16(2):144
34	张士伟,等.临床泌尿外科杂志,2009,24(3):211	82	牛亦农,等.中华泌尿外科杂志,2009,30(10):681
35	张 弋,等.中华泌尿外科杂志,2008,29(9):617	83	徐 欢.肿瘤,2008,28(10):889
36	张荣明,等.中华泌尿外科杂志,2009,30(5):317	84	韩邦旻,等.临床泌尿外科杂志,2009,24(4):249
37	南勋义,等.临床泌尿外科杂志,2008,23(12):889	85	丁森泰,等.临床泌尿外科杂志,2008,23(11):812
38*	蔡 伟,等.中华泌尿外科杂志,2009,30(6):394	86	周辉良,等.中华泌尿外科杂志,2008,29(12):812
39*	张 旭,等.中华泌尿外科杂志,2008,29(9):584	87	谢 欣,等.临床泌尿外科杂志,2009,24(6):433
40*	王林辉,等.中华泌尿外科杂志,2009,30(4):228	88	刘加元,等.临床外科杂志,2009,17(6):407
41	张 楠,等.中华泌尿外科杂志,2008,29(9):588	89	田振涛,等.中华泌尿外科杂志,2009,30(4):245
42	郭宏骞,等.江苏医药,2008,34(12):1220	90*	邱学德,等.中华泌尿外科杂志,2009,30(10):677
43*	吕文成,等.中华泌尿外科杂志,2009,30(7):441	91	邢金春,等.中华泌尿外科杂志,2008,29(12):815
44	冯 翔,等.中华外科杂志,2009,47(3):236	92	张小东,等.中华外科杂志,2008,46(20):1536
45	向 阳,等.临床外科杂志,2008,16(9):621	93	张瑞莉,等.第三军医大学学报,2009,31(19):1835
46	陈勇辉,等.中华泌尿外科杂志,2009,30(8):518	94*	汤 昊,等.中华泌尿外科杂志,2009,30(7):480
47*	徐阿祥,等.临床泌尿外科杂志,2009,24(7):504	95	范 钰,等.中华老年医学杂志,2008,27(11):847
48	殷 民,等.中华医学杂志,2008,89(28):1983	96	袁明振,等.中华泌尿外科杂志,2009,30(8):546
49	邢念增,等.中华泌尿外科杂志,2009,30(4):231	97	侯 铸,等.中华男科学杂志,2008,14(10):879
50	刘东明,等.中华泌尿外科杂志,2009,30(5):309	98	李辽源,等.中华泌尿外科杂志,2008,29(12):839
51	沈戈桢,等.第二军医大学学报,2009,30(6):672	99	朱庆峰,等.中华医学杂志,2009,89(12):823
52	黄 涛,等.中国微创外科杂志,2008,8(10):880	100	韦 超,等.中国男科学杂志,2009,23(1):10
53*	苗 森,等.中华外科杂志,2009,47(10):728	101	彭风华,等.中国男科学杂志,2008,14(12):1069
54*	许传亮,等.中华泌尿外科杂志,2008,29(12):836	102	曾永威,等.中华损伤与修复杂志(电子版),2009,4(1):25
55	陈 骋,等.临床泌尿外科杂志,2009,24(3):209	103	史志杰,等.中华放射学杂志,2008,42(9):954
56	付宜鸣,等.中华医学杂志,2009,89(5):335	104	李 可,等.中华泌尿外科杂志,2009,30(2):127
57	潘建刚,等.中华实验外科杂志,2009,26(10):1244	105	刘智勇,等.中华男科学杂志,2008,14(12):1103
58	温 晖,等.中华泌尿外科杂志,2009,30(5):336	106	沈寒坚,等.中国男科学杂志,2009,23(5):32
59	李惠长,等.中国肿瘤临床与康复,2009,16(3):199	107	金重睿,等.中国男科学杂志,2008,22(10):36
60	郭永顺,等.中山大学学报(医学科学版),2009,30(3):299	108	万 奔,等.中华老年医学杂志,2009,28(7):546
61	吕坚伟,等.中华泌尿外科杂志,2009,30(10):693	109	陶 然,等.中华泌尿外科杂志,2008,29(12):843
62	潘建刚,等.中华实验外科杂志,2008,25(12):1561	110	杨正家,等.浙江医学,2009,31(4):435
63	秦 峰,等.临床泌尿外科杂志,2009,24(2):148	111	徐勇杰,等.中国微创外科杂志,2008,8(10):892
64	樊长晖,等.中华泌尿外科杂志,2009,30(4):258	112	朱清毅,等.中华男科学杂志,2008,14(10):907
65	张荣荣,等.中华泌尿外科杂志,2008,29(12):826	113	陈向东,等.中国男科学杂志,2009,23(5):43
66	李文广,等.中华泌尿外科杂志,2009,30(4):268	114	王应芳,等.中华医院感染学杂志,2008,18(12):1793
67	唐秀英,等.中华泌尿外科杂志,2009,30(4):265	115	杨明根,等.中华男科学杂志,2009,15(3):237
68	王 海,等.中华医学杂志,2009,89(14):977	116*	李 宇,等.临床泌尿外科杂志,2009,24(6):421
69	张雪培,等.临床泌尿外科杂志,2009,24(8):595	117*	徐 勇,等.中华泌尿外科杂志,2008,29(9):639
70*	沈益君,等.中华泌尿外科杂志,2009,30(2):114	118	陈 伟,等.中华老年医学杂志,2008,27(11):815
71	黄 健,等.中华外科杂志,2008,46(24):1870	119	李宁忱,等.中华外科杂志,2008,46(21):1653
72	孙晓文,等.中华泌尿外科杂志,2008,29(12):811	120	刘东明,等.中国男科学杂志,2008,22(11):31
73	孙晓文,等.中华泌尿外科杂志,2009,30(4):248	121	朱 刚,等.中华泌尿外科杂志,2009,30(1):51
74*	黄 健,等.第三军医大学学报,2009,31(13):1258	122	张 旭,等.中华泌尿外科杂志,2009,30(7):476

123*	李宝兴,等.中华泌尿外科杂志,2009,30(2):117		172	何乐业,等.临床泌尿外科杂志,2009,24(2):135
124*	高江平,等.中华泌尿外科杂志,2009,30(7):472		173	潘建刚,等.临床泌尿外科杂志,2008,23(11):816
125	谭剑敏,等.中华老年医学杂志,2009,28(7):559		174	刘余庆,等.中国微创外科杂志,2009,9(7):626
126*	徐 勇,等.中华泌尿外科杂志,2009,30(5):340		175	曾国华,等.临床泌尿外科杂志,2008,23(11):824
127*	马潞林,等.中华外科杂志,2008,46(24):1882		176	王文卫,等.中国微创外科杂志,2009,9(2):97
128	杨明根,等.中华医学杂志,2009,89(4):254		177	高 远,等.临床泌尿外科杂志,2008,23(11):842
129	夏建国,等.中国男科学杂志,2009,23(6):19		178	谢小平,等.临床泌尿外科杂志,2008,23(11):844
130	刘 俊,等.中华泌尿外科杂志,2009,30(10):697		179	龙卫兵,等.临床泌尿外科杂志,2009,24(3):173
131*	朱 捷,等.临床泌尿外科杂志,2009,24(7):515		180	马 嵘,等.临床泌尿外科杂志,2009,24(3):179
132	丁冠雄,等.南京医科大学学报,2008,28(11):1406		181	蒋立城,等.临床泌尿外科杂志,2009,24(3):176
133	丁冠雄,等.中华泌尿外科杂志,2009,30(6):379		182	杨 波,等.中华泌尿外科杂志,2009,30(2):97
134	蔡 林,等.中华泌尿外科杂志,2009,30(3):202		183	陈永良,等.临床泌尿外科杂志,2009,24(3):186
135	黄盛松,等.中华泌尿外科杂志,2009,30(6):382		184	鄢世兵,等.中华外科杂志,2009,47(4):244
136	李 俊,等.中华泌尿外科杂志,2009,30(8):556		185	林 超,等.临床泌尿外科杂志,2008,29(9):603
137	刘定益,等.临床泌尿外科杂志,2008,23(12):931		186	李维国,等.临床泌尿外科杂志,2009,24(3):168
138	赵永斌,等.中国男科学杂志,2008,22(11):28		187	林友岳,等.临床泌尿外科杂志,2008,23(11):849
139	司同国,等.中华男科学杂志,2009,15(4):350		188	刘成山,等.南方医科大学学报,2008,28(11):2063
140	顾成元,等.中华泌尿外科杂志,2009,30(7):487		189*	张 伟,等.中华泌尿外科杂志,2009,30(3):181
141	赵 锐,等.中华外科杂志,2009,47(10):734		190*	侯振洲,等.中华放射学杂志,2009,43(4):390
142*	汪凤华,等.中华小儿外科杂志,2008,29(9):561		191	周辉霞,等.中华小儿外科杂志,2009,30(1):4
143	黄广林,等.北京医学,2009,31(1):4		192	王 翔,等.中华泌尿外科杂志,2009,30(2):103
144	刘 星,等.中华小儿外科杂志,2008,29(9):565		193	曾国华,等.中华外科杂志,2009,47(4):252
145*	叶绪晓,等.临床泌尿外科杂志,2009,24(7):493		194	刘秉乾,等.临床泌尿外科杂志,2008,29(10):681
146	徐月敏,等.中华小儿外科杂志,2008,29(12):853		195	李文辉,等.临床泌尿外科杂志,2008,29(11):733
147	沈利扬,等.临床泌尿外科杂志,2008,23(10):758		196	刘建河,等.中华泌尿外科杂志,2009,30(10):663
148	傅 强,等.临床泌尿外科杂志,2009,24(7):490		197	乔建坤,等.中华实验外科杂志,2008,25(11):1482
149	徐 军,等.中国微创外科杂志,2009,9(9):796		198	陈书尚,等.第二军医大学学报,2009,30(1):19
150	白东升,等.北京医学,2008,30(11):667		199	钟红兴,等.中华外科杂志,2009,47(4):248
151	杜跃军,等.临床泌尿外科杂志,2009,24(3):194		200	黄俊云,等.中华医院感染学杂志,2008,18(10):1463
152	张小明,等.中国微创外科杂志,2009,9(6):1321		201*	祁小龙,等.临床泌尿外科杂志,2009,24(5):341
153	张小明,等.第三军医大学学报,2008,30(23):2236		202	彭大振,等.第三军医大学学报,2009,31(19):1901
154	李炳坤,等.中华男科学杂志,2009,15(1):34		203	肖龙明,等.中国微创外科杂志,2009,9(2):174
155	谢 华,等.中华小儿外科杂志,2008,29(12):730		204	宋鲁杰,等.中华泌尿外科杂志,2008,29(12):850
156	陈 蕾,等.肿瘤,2008,28(11):976		205	郭 晓,等.中华实验外科杂志,2008,25(10):1339
157	罗 彬,等.中华泌尿外科杂志,2009,30(7):498		206	刘子明,等.中华男科学杂志,2009,15(2):144
158	于增鹏,等.临床小儿外科杂志,2009,8(1):35		207	罗小敏,等.中华泌尿外科杂志,2009,30(7):494
159	刘卓炜,等.癌症,2008,27(12):1302		208	王 勇,等.中华男科学杂志,2009,15(9):771
160	袁建林,等.中华泌尿外科杂志,2009,30(2):130		209*	卢启海,等.中华内分泌外科杂志,2009,3(3):177
161	吴海洋,等.中华男科学杂志,2008,14(12):1118		210	陈 斌,等.上海交通大学学报(医学版),2009,29(2):185
162	郝春生,等.中华小儿外科杂志,2009,30(2):83		211	齐 涛,等.中国男科学杂志,2009,23(5):49
163	郝春生,等.北京医学,2008,30(11):664		212	柳其中,等.中华男科学杂志,2009,15(7):625
164*	范先明,等.中华泌尿外科杂志,2008,29(9):621		213	欧 平,等.重庆医学,2009,38(13):1602
165*	李 伟,等.临床泌尿外科杂志,2009,24(5):365		214	王彦彬,等.中华医学杂志,2009,89(8):552
166	杨 波,等.中华泌尿外科杂志,2008,29(10):672		215	刘朝东,等.中华内分泌外科杂志,2009,3(3):175
167	高小峰,等.中华泌尿外科杂志,2008,29(10):675		216	丁全明,等.中华男科学杂志,2009,15(5):463
168*	高小峰,等.中国微创外科杂志,2009,9(9):793		217	贺占举,等.中国男科学杂志,2008,22(9):44
169	应向荣,等.临床泌尿外科杂志,2008,23(10):735		218	张春彰,等.中国男科学杂志,2009,23(4):46
170*	钟 文,等.中华泌尿外科杂志,2008,29(10):668		219	杜跃军,等.中国男科学杂志,2009,23(8):48
171	刘 兵,等.中国医科大学学报,2009,38(3):234		220*	焦晨炜,等.中华小儿外科杂志,2009,30(4):202

221	周　睿,等.	安徽医学,2009,30(1):27
222	赵洪鑫,等.	中国男科学杂志,2009,23(4):14
223	王毓斌,等.	上海交通大学学报(医学版),2009,29(3):331
224	冼志勇,等.	南方医科大学报,2009,29(5):1030
225	王达利,等.	第三军医大学学报,2008,30(24):2289
226	彭　靖,等.	中华泌尿外科杂志,2009,30(8):559
227*	张心如,等.	中华泌尿外科杂志,2009,30(4):254
228	朱　熹,等.	中华医学杂志,2009,89(32):2269
229	李晨光,等.	中华泌尿外科杂志,2009,30(10):669
230*	黄广林,等.	中华泌尿外科杂志,2009,30(3):191
231	石　波,等.	中华急诊医学杂志,2009,18(6):640
232*	马　亮,等.	中华泌尿外科杂志,2008,29(9):609
233	张雪培,等.	临床泌尿外科杂志,2009,24(5):343
234	王元林,等.	中华泌尿外科杂志,2008,29(11):763
235	仝佳丽,等.	中华医学杂志,2008,88(45):3192
236*	杜广辉,等.	中华外科杂志,2008,46(20):1529
237	廖利民,等.	中华泌尿外科杂志,2009,30(4):274
238	果宏峰,等.	中华外科杂志,2008,46(20):1539
239	李炎唐,等.	中华泌尿外科杂志,2009,30(8):550
240	曾健文,等.	中华泌尿外科杂志,2008,29(9):635

复杂嗜铬细胞瘤的外科治疗[上海医学,2009,32(2):111]　周文龙等探讨复杂嗜铬细胞瘤的外科治疗体会,旨在进一步提高复杂嗜铬细胞瘤的外科治疗水平。回顾性总结外科手术治疗的37例复杂嗜铬细胞瘤患者,男22例,女15例。阵发性高血压22例,持续性高血压6例,本无症状在体格检查时偶然发现肾上腺巨大肿瘤9例。左侧肾上腺14例,右侧肾上腺13例,双侧肾上腺4例,腹主动脉旁6例。术前运用螺旋CT血管成像、三维动态磁共振血管成像重建技术进行准确定位。本组患者肿瘤直径均＞8 cm,激素呈高分泌,术前有效控制血压及心律失常,做扩容准备,纠正伴随疾病及症状。手术选用肋间切口、胸腹联合切口或腹部切口等径路顺利切除肿瘤,其中腹部正中切口9例,右侧腹部"L"型切口7例,肋间切口10例,胸膜外胸腹联合切口8例,胸腹联合切口3例。术后病理证实为嗜铬细胞瘤,其中恶性嗜铬细胞瘤4例,肿瘤直径8～35 cm,质量100～3 000 g,中位质量400 g。术中血压波动30例,其中1例肿瘤切除后血压降至0。结果患者均安全度过围术期,无1例死亡,术后恢复良好。认为术前控制高血压、纠正心律失常、改善潜在的心肌病变对提高手术安全性极为重要;充分暴露肿瘤及周围脏器、减少术中损伤和手术所致的各种并发症是复杂嗜铬细胞瘤选择手术径路的关键;手术切除嗜铬细胞瘤是目前唯一有效的治疗方法,准确的术前诊断、积极的围术期准备、精确的术式选择以及手术后的相应处理是十分重要的。

(陈　伟)

述评　该文探讨了37例复杂嗜铬细胞瘤的外科治疗。认为复杂嗜铬细胞瘤手术风险极大,并发症较多,应高度重视围术期处理和手术技巧。复杂嗜铬细胞瘤的特点为:①肿瘤直径＞8 cm,或肿瘤质量＞300 g;②激素分泌性强,术中血压波动大;③严重的心血管、内分泌系统紊乱;④与腔静脉或腹主动脉紧密粘连,极易造成大血管损伤;⑤与周围组织器官粘连,极易造成周围器官的损伤。术前控制高血压、纠正心律失常、改善潜在的心肌病变极为重要。CTA、三维动态磁共振血管成像重建技术能显示肿瘤的血供及其与大血管和周围脏器的关系,对手术有极其重要的作用。腹腔镜手术比较适合直径＜6 cm的肾上腺嗜铬细胞瘤。

(杨　庆)

腹腔镜肾上腺切除术(经腹腔途径)的早期经验[临床泌尿外科杂志,2009,24(5):335]　刘明等介绍腹腔镜下经腹腔途径肾上腺切除术的早期经验,包括手术技术、影响因素及并发症。回顾性分析2002年2月至2006年12月收治的47例腹腔镜肾上腺切除手术资料。结果46例成功完成腹腔镜手术,1例转为开放手术。1例右肾上腺术中失血量达到1 800 ml,1例左肾上腺手术中造成胰尾损伤。左侧肾上腺病变26例,结节大小为(1.96±1.76)cm(0.1～9 cm),其中四例结节为多发,平均手术时间(169.4±49.5)min(75～300 min),失血量(57.4±76.9)ml,术后引流时间2～2.2 d,体温恢复正常时间(2.4±2.4)d,术后恢复肠道通气时间(1.8±0.7)d;右侧肾上腺病变21例,结节大小为(3.27±2.03)cm(0.3～8 cm),平均手术时间(158.8±71.6)min(60～390 min),失血量(138.6±382.5)ml,术后引流时间(2±1)d,体温恢复正常时间(1.9±1.9)d,术后恢复肠道通气时间(1.9±0.8)d。总结肿瘤体积较大者手术时间及术中失血量有增加的趋势。肿瘤的病理类型、手术方式(全切/部分切除)、患者既往腹部手术史、体重指数与手术及术后相关指标无明显相关性。认为在解剖熟悉、仔细操作的前提下,经腹腔途径并不会增加腹腔内脏器损伤的风险。平均手术时间左侧170 min,右侧160 min,较一般经后腹膜途径手术报道时间更长。但是术后体温恢复正常的时间与经后腹膜途径开放手术相比无明显区别。随着肿瘤直径的增加,手术时间及手术中的失血量反而有减少的趋势,但并无统计学差异。认为腹腔镜肾上腺切除手术是微创手术方式,但也是高技术含量手术,尤其在开展此项技术的早期,有一定并发症发生的比例。

(唐 亮)

述评 腹腔镜肾上腺切除术损伤小,术后患者恢复快,同开放手术相比,优势较明显。经腹途径和经后腹腔途径是腹腔镜肾上腺手术的两种主要入路。两组间术中和术后各指标不存在差异。该文认为可根据肾上腺肿瘤的种类、位置和体积选择不同手术入路。游离肾上腺要在肾脂肪囊内寻找。经腹途径对体积大的肾上腺或嗜铬细胞瘤较适合,手术时先分离肾上腺中央静脉,再游离肾上腺。该文认为手术的关键是充分游离并切断脾肾韧带或肝肾韧带,从而更好地显露肾上腺。

(杨 庆)

肾上腺皮质癌临床预后分析[中华泌尿外科杂志,2009,30(7):437] 董德鑫等分析了肾上腺皮质癌预后的影响因素。随访了40例手术切除或穿刺活检病理确诊的肾上腺皮质腺癌患者,其中无内分泌功能皮质癌19例,临床分期Ⅰ期2例,Ⅱ期10例,Ⅲ期7例,Ⅳ期21例。完整切除肿瘤18例,姑息性切除肿瘤10例,非手术治疗12例(其中介入栓塞治疗2例)。结果不同年龄、性别、肿瘤发生侧别生存期比较差异无统计学意义。肿瘤直径与生存期无相关性。无功能皮质癌患者19例平均随访37个月,死亡11例,平均存活11个月;存活8例,平均存活73.5个月。有功能皮质癌患者21例平均随访11.5个月,死亡19例,平均存活12.2个月;存活2例,存活时间4.8个月。2组生存期比较差异有统计学意义。临床分期为Ⅰ期2例,分别随访66个月和120个月,均存活。Ⅱ期10例,存活4例,平均存活时间59个月。Ⅲ期7例,存活2例,存活时间为42个月。Ⅳ期21例,随访(7.1±6.7)个月,存活2例,存活时间8个月。各分期生存期比较差异有统计学意义。7例Ⅲ期患者中3例行扩大联合脏器切除,4例行单纯肿瘤切除术,生存期分别为(54.3±35.2)个月与(19.6±16)个月,2组间比较差异无统计学意义。21例Ⅳ期患者中,姑息性手术治疗10例,非手术治疗11例,生存期分别为(10.0±9.0)与(4.5±0.05)个月,2组比较差异无统计学意义。11例非手术治疗者中,6例保守治疗存活(5.3±1.3)个月,5例放弃治疗者存活(3.6±1.3)个月,2组比较差异无统计学意义。认为影响肾上腺皮质癌患者生存期的主要因素为有无内分泌功能和临床分期。Ⅰ期和Ⅱ期患者完整肿瘤切除是有效的治疗方法,术后局部复发应积极再手术,外科手术对Ⅳ期患者预后无改善作用。

(王 梁)

述评 该文分析了肾上腺皮质癌预后的影响因素。对40例手术切除或穿刺活检病理确诊的肾上腺皮质腺癌患者进行了随访。认为影响肾上腺皮质癌患者生存期的主要因素为有无内分泌功能和临床分期。Ⅰ期和Ⅱ期患者完整肿瘤切除是有效的治疗方法,术后局部复发应积极再手术,外科手术对Ⅳ期患者预后无改善作用。目前国外已有应用靶向药物治疗肾上腺皮质癌的临床研究,有望改善皮质癌的术后生存期。

(杨 庆)

肾上腺恶性肿瘤的诊治[临床泌尿外科杂志,2009,24(4):258] 张翀宇等评价了肾上腺恶性肿瘤的诊断和治疗方法。回顾性分析34例肾上腺恶性肿瘤的临床资料。其中肾上腺皮质癌13例,恶性嗜铬细胞瘤8例,肾上腺转移癌8例,皮质癌并发同侧肾盂癌1例,节神经母细胞瘤1例,恶性纤维组织瘤1例,脂肪肉瘤1例,肾上腺髓外浆细胞瘤1例。本组患者中,有临床症状者23例,有内分泌功能改变者22例。所有患者均接受手术治疗,其中29例肿瘤全切,4例肿瘤小部分或包膜残留,1例仅探查取活检。结果32例获得随访,时间为2个月至5年。死亡11例,死亡患者生存期为5～29个月,平均21个月。13例肾上腺皮质癌患者中,原发性肿瘤10例,复发性3例,复发时间分别为10年、11个月、9个月。术中2例发现肿瘤侵犯肝脏,同时行肝叶部分切除术;2例因侵犯肾脏血管或是下腔静脉而同时行同侧肾脏切除。8例恶性嗜铬细胞瘤患者中,5例为原发性肿瘤,其中2例为局部多灶性,1例为腹主动脉旁肿瘤;3例复发性肿瘤,距第一次手术时间分别为10年、7年、6年,其中2例局部复发,有1例同时伴有腹膜后淋巴结转移。8例肾上腺转移癌患者中,7例为原发肿瘤病灶切除术后9个月至4年复发。认为对于肾上腺恶性肿瘤患者,手术切除是首选治疗方法,并且术后的随访很重要。肾上腺皮质癌患者总体预后较差,化疗和放疗可作为术后辅助治疗。恶性嗜铬细胞瘤患者预后较好,MIBG和酚苄明可改善患者生存。对于转移性肾上腺肿瘤患者,手术切除孤立的转移灶可明显提高患者的5年生存率。

(唐 亮)

述评 该文回顾性分析34例肾上腺恶性肿瘤的临床资料,评价了肾上腺恶性肿瘤的诊断和治疗方法。对肾上腺肿瘤患者进行评估时,主要应该包括两个方面,分别是内分泌功能的评估和良恶性的评估。内分泌的评估需针对肾上腺的皮髓质分泌的各类激素,而对良恶性的评估主要依靠肿瘤直径、肿瘤生长速度、影像学特征和术后病理。对于既往有恶性肿瘤病史的患者,肾上腺出现转移的概率超过50%。对于转移性肾上腺肿瘤患者,手术切除孤立的转移灶可明显提高患者的5年生存率。原发肾上腺恶性肿瘤通常预后较差,手术为首选治疗,后续治疗取决于肿瘤类型。

（杨 庆）

带蒂肾上腺背部皮下移位术治疗肾上腺皮髓质增生[中华泌尿外科杂志,2009,30(2):81] 孟庆军等探讨了带蒂肾上腺背部皮下移位术治疗肾上腺皮髓质增生的临床疗效。总结了20例肾上腺皮髓质增生患者的临床资料,男6例,女14例,平均36岁,以库欣综合征表现为主15例,以原发性醛固酮增多症为主2例,表现为肾上腺髓质增生者3例,术前均经肾上腺内分泌检查及影像学检查。13例术前诊断为皮质醇症或原发性醛固酮增多症,3例术前诊断为肾上腺髓质增生或嗜铬细胞瘤,4例术前诊断为库欣综合征,术后病理报告均为皮质髓质同时增生。术前10～14 d行控制血压、扩容、补充激素和纠正代谢紊乱等术前准备。全麻下取侧卧位,经第11肋间切口,行单侧肾上腺部分切除,保留肾上腺上极30%～50%腺体及与膈肌相连的血管蒂,蒂长5.0～6.0 cm,宽1.5～3.0 cm,无张力将腺体经11肋间拉至背部皮下,与肋间肌缝合固定。术后17例获随访,未发现肾上腺皮质功能低下,银夹标记腺体位置正常,彩色多普勒检查移位肾上腺存活良好。其中4例仍有临床症状者,3例行对侧肾上腺移位术,1例行对侧肾上腺切除,术后恢复正常。认为肾上腺增生多采用一侧全切、对侧大部切除手术,但术后仍有部分患者症状复发或皮质功能低下,而采用带蒂肾上腺背部皮下移位术是治疗肾上腺皮髓质增生的有效方法。左侧肾上腺蒂较容易建立,宜先行左侧移位,根据症状恢复情况决定是否行右侧手术。对移位手术不应勉强,若蒂建立不令人满意则考虑切除肾上腺。

（温晓飞）

述评 该文总结了20例肾上腺皮髓质增生患者的临床资料,探讨了带蒂肾上腺背部皮下移位术治疗肾上腺皮髓质增生的临床疗效。该术式将肾上腺拉至背部皮下引起腺体血供减少,静脉淤血和回流障碍,最终导致肾上腺全部髓质及中、下部皮质坏死,仅留下肾上腺上极皮质存活,从而有效地控制高血压。左侧肾上腺蒂较容易建立,宜先行左侧移位,根据症状恢复情况决定是否行右侧手术。对移位手术不应勉强,若蒂建立不令人满意则考虑切除肾上腺。

（杨 庆）

肾静脉外支架固定术治疗左肾静脉压迫综合征[中华泌尿外科杂志,2009,30(4):242] 赵高贤等探讨肾静脉外支架固定术治疗左肾静脉压迫综合征的临床疗效。选择左肾静脉压迫综合征患者8例,男7例,女1例。血尿病史6～36个月,合并蛋白尿2例,左肾静脉狭窄段平均直径2.2 mm,最大流速0.7 m/s,扩张段平均直径8.6 mm、最大流速0.2 m/s,扩张段与狭窄段直径比值均>3。CT三维血管重建检查5例示腹主动脉与肠系膜上动脉夹角30°～40°。膀胱镜检查5例可见左输尿管喷血尿。本组术前常规行CT和IVU检查,均诊断为左肾静脉压迫综合征。8例均行肾静脉外支架固定术治疗,取一段长5～10 cm,直径1 cm的人造血管纵行切开,环绕左肾静脉一端至肾门,另一端越过肠系膜上动脉与主动脉间夹角形成一隧道样外支架以减轻肾静脉受压,最后将肠系膜上动脉周围血管神经鞘向上与邻近筋膜系膜缝合固定,扩大其与腹主动脉之间的夹角。结果本组手术均顺利完成,术中术后无明显外科并发症,术后恢复顺利。肉眼血尿消失6例,减轻2例。彩超检查7例显示左肾静脉血最大流速0.4～0.7 m/s,无明显受压。术后随访2～24个月,除1例时有活动性肉眼血尿、超声检查显示左肾静脉仍有受压征象外,余7例症状消失,尿常规检查正常,超声检查示左肾静脉血流通畅,受压现象消失。认为左肾静脉外支架固定术不切断动脉或静脉,采用人造血管环绕肾静脉抵抗肠系膜上动脉压迫,设计巧妙、损伤小、疗效令人满意,是治疗左肾静脉压迫综合征的理想方法。远期疗效仍需进一步观察总结。

（陈 伟）

述评 左肾静脉压迫综合征的临床表现包括血尿、蛋白尿、同侧生殖静脉曲张等,大多数患者无须外科治疗,但对于临床症状重、保守治疗效果差的部分患者,外科手术是唯一的治疗方法。该手术风险较大,术后出血是主要并发症。该文采用肾静脉外支架固定术这一手术方法,既避免了血管吻合重建的复杂操作,也降低了手术的风险。本组临床治疗,效果比较令人满意,有一定的创新性,但远期疗效尚需进一步随访观察。

（王林辉）

经输尿管镜下囊肿内切开引流术治疗肾囊肿[中华泌尿外科杂志,2009,30(3):195] 王晓平等评价了采用经输尿管镜下囊肿内切开引流术治疗肾囊肿的手术疗效和安全性。随访了2006年10月以来30例肾囊肿患者。手术采取硬膜外麻醉或全麻截石位。结合术中B超对囊肿进行定位。经输尿管镜用输尿管导管刺入压迹明显的肾囊肿囊壁,抽吸囊液检验并摄像存档,直视下用电刀或钬激光沿已穿刺部位做内切开,使囊肿与集合系统贯通。采用2F电切钩在靠近囊肿无明显血管搏动处切开,沿囊腔延长,再将镜体推入囊腔内用电切钩将囊肿内壁切开约1 cm。经输尿管镜置入5F双J管,术后留置导尿管1～3 d。双J管4周后经膀胱镜拔除。结果本组均手术一次成功。囊肿处理时间15～45 min,平均31 min;手术时间30～

120 min,平均 61 min。住院时间 4～7 d,平均 6.5 d。术中未出现大出血、周围脏器损伤等严重并发症。术后未出现严重血尿。术后 1 例出现明显的患侧腰痛症状。3 例出现低热。术后 12 d 实验室检测本组患者尿蛋白和尿糖均阴性。术后随访 3～9 个月,平均 6 个月。囊肿消失 24 例;4 例囊肿直径较术前缩小 1/2 以上;囊肿复发 2 例。认为经尿道输尿管镜技术处理肾囊肿具有安全、微创、近期疗效确切等优点。术中无需更换体位,降低了手术风险;同时采用直视下切开集合系统与囊肿最薄弱处,逆行贯通囊肿,避免间接法导致的大出血和过多损伤肾集合系统,以及肾集合系统穿孔、离断等风险。经输尿管镜下囊肿内切开引流术处理怀疑与肾集合系统相通的肾盂旁囊肿、肾盏囊肿、硬化后复发的囊肿、手术分离困难者及肥胖患者,具有特殊的优越性。该法具有可重复操作的特点。

(常 征)

述评 肾囊肿的治疗方法很多,各有优缺点,具体到每位患者的治疗方法,要根据患者的年龄、身体条件、囊肿的大小、部位、数量等因素来决定。经输尿管镜下囊肿内切开引流治疗肾囊肿的优点是创伤小、无手术瘢痕,但该文手术存在潜在的风险,包括术中误切、术后出血、感染、囊肿复发等,临床疗效还有待于进一步总结分析,临床医生应慎用。

(王林辉)

肾癌局部复发的手术治疗[中华泌尿外科杂志, 2009,30(6):394] 蔡伟等探讨了肾癌局部复发后的手术治疗疗效。本组 7 例,男 4 例,女 3 例,平均年龄 42 岁。本组肾癌术后局部复发的患者行根治性肾切除术 5 例,原发肿瘤直径 5.6～9.6 cm,平均 6.5 cm;行保留肾单位手术 2 例,原发肿瘤直径均<3.0 cm。经腰部切口 5 例,经腹部切口 2 例。原发肿瘤术中发现肿瘤侵及腰大肌 1 例,腔静脉癌栓 1 例,局部未见明显异常 5 例。肿瘤局部复发时间为术后 12～54 个月,平均 23 个月。复发肿瘤位于左侧 3 例,右侧 4 例。肿瘤直径 2.5～10.5 cm,平均 5.2 cm。肿瘤单发 3 例,多发 4 例。全麻下经上腹正中"L"形切口,经腹进入腹膜后间隙,锐性分离肿瘤,整块切除复发肿瘤。本组手术均成功,术中出血 150～3 000 ml。1 例复发肿瘤压迫髂腹下神经,分离过程中因过度牵拉,术后出现短暂术侧下肢皮肤疼痛。1 例术中分离损伤小肠,破孔 1 cm,给予修补,术后恢复良好。6 例随访 8～27 个月,平均 13 个月。局部再次复发 2 例;出现远处转移 2 例,其中 1 例于复发肿瘤切除术后 22 个月死亡。5 例平均生存 13 个月。再复发 2 例行靶向治疗。总结发现肾癌局部复发后再手术难度较大、出血较多,但大部分复发可以手术切除,延长患者的生存期。术前应根据影像学资料,估计手术的可行性和风险。肿瘤转移和复发与肿瘤临床分期和病理分级有关。认为目前各种预后分析方法无法检出易于局部复发的病例,规范的首次肾肿瘤手术非常重要。保留肾单位手术与局部复发有明确关系,影像学诊断的良性病变也应遵循保留肾单位手术的切缘标准。

(陈 伟)

述评 该文提出肾癌保留肾单位手术后肿瘤局部复发是临床上的棘手问题,再次手术是采用根治术还是再行保留肾单位手术,要根据具体情况而定,但无论是那种手术,难度是肯定比较大的,手术的要点是在确保安全的前提下尽可能做到"无瘤手术",包括局部分离、切缘的选择、血流阻断的方式等,都应慎重考虑,做好预案。

(王林辉)

后腹腔镜下根治性肾切除术及其应用解剖学研究[中华泌尿外科杂志,2008,29(9):584] 张旭等为总结后腹腔镜下根治性肾切除术,并对镜下肾周区域相关解剖结构进行研究。自 2006 年 1 月至 2008 年 3 月行后腹腔镜下根治性肾切除术 85 例,年龄 21～78 岁,平均 55 岁;肿瘤位于左肾 38 例,右肾 47 例;肿瘤直径 2.5～10.5 cm,平均(5.5±1.7) cm;术前分期 $T_1N_0M_0$ 74 例,$T_2N_0M_0$ 11 例,术前检查未发现肾静脉或腔静脉瘤栓。根据肾筋膜外切除原则,在"两个间隙、上下两极间"分离切除患肾,腹侧为肾旁前间隙(后腹膜与肾前筋膜之间),背侧为腰肌前间隙(肾后筋膜与腰肌筋膜之间),上极达膈下,下方到髂窝。靠近肾上极的肿瘤同时切除肾上腺。术中辨认重要的解剖结构:后腹膜及其折返、肾前筋膜、侧锥筋膜、肾后筋膜、腰大肌及重要血管。结果除 1 例右侧肾癌与周围粘连严重中转开放手术外,其余 84 例均获成功。手术时间 50～165 min,中位数 65 min。估计失血量 25～600 ml,中位数 58 ml。术中腹膜破裂 5 例,肾蒂周围小血管损伤出血 6 例,无重要脏器及大血管损伤。术后病理示肾透明细胞癌 75 例,颗粒细胞癌 6 例,肾血管平滑肌脂肪瘤 2 例,嗜酸细胞瘤 1 例,类癌 1 例。术后平均随访 10(2～25)个月,均无瘤生存,无局部复发或发生穿刺通道种植转移病例。认为后腹腔镜下根治性肾切除术时,总结镜下个结构特点及毗邻关系、辨认重要的解剖结构有利于提高腹腔镜下根治性肾切除的安全性,减少副损伤。

(钱 涛)

述评 外科手术技术的关键是熟悉局部解剖,腹腔镜手术也不例外。后腹腔镜下根治性肾切除的特点是空间小,局部解剖标志不明显。该文在总结了 85 例手术经验的基础上,详细分析了这一手术的局部解剖特点和标志,对这一手术的顺利、安全实施有很强的指导性,值得推广。

（王林辉）

后腹腔镜下与开放根治性肾切除术治疗 T_1 肾癌的疗效比较[中华泌尿外科杂志,2009,30(4):228] 王林辉等评价后腹腔镜下肾癌根治术治疗 T_1 肾癌的临床疗效。T_1 肾癌患者 352 例,均由同一组医生完成肾癌根治术,其中行后腹腔镜下手术组 185 例、开放性手术组 167 例。两组患者年龄、性别、肿瘤大小、分期、SCr 值差异均无统计学意义。后腹腔镜组肾脏透明细胞癌 164 例,肾乳头状细胞癌 17 例,颗粒细胞癌 4 例;开放手术组肾透明细胞癌 145 例,肾乳头状细胞癌 19 例、颗粒细胞癌 3 例。分析比较两组患者手术时间、术中出血量、住院时间、手术并发症及生存率的差异。结果后腹腔镜组与开放手术组手术时间为 55～130(75.6±11.2)min 与 50～140(68.0±10.6)min(P>0.05);术中出血量 50～1 200(110.6±32.3)ml 与 50～1 500(160.8±38.1)ml,术后需用止痛药治疗 8 例与 132 例,术后进食时间 1～2(1.3±0.5)d 与 2～5(2.9±1.2)d,术后住院时间 3～7(4.6±1.2)d 与 7～14(8.9±1.6)d,差异均有统计学意义(P<0.05)。术后中位随访时间 25(6～42)个月,2 组生存率(85.4%与 86.2%)差异无统计学意义(P>0.05)。总结后腹腔镜下 T_1 期肾癌根治术在术中出血量、住院时间、胃肠道功能恢复及术后并发症等方面均较开放手术有明显的优势,两组随访存活率无明显差异。认为 T_1 期肾癌适合于后腹腔镜下肾癌根治术,但术前应该评估肿瘤与周围组织及器官的粘连程度、是否靠近肾蒂,对于肥胖患者需要熟练的操作技术,患侧腹腔手术病史应视为禁忌证。与开放性肾癌根治术相比,后腹腔镜下肾癌根治术出血少、恢复快、术后并发症少,围术期并发症少,远期转移及复发率与开放手术无明显差异,已成为 T_1 肾癌手术治疗的金标准。

（唐 亮）

述评 该文分析了开放手术与后腹腔镜手术治疗 T_1 期肾癌的临床资料,结论是后腹腔镜肾癌根治术出血少、恢复快、并发症少,而 2 组疗效无明显差异。这一结论对 T_1 期肾癌的外科治疗具有一定的借鉴、指导意义。但后腹腔镜手术能否成为 T_1 期肾癌根治术的金标准还有待于进一步探讨。

（侯建国）

腹腔镜下根治性肾切除并肾静脉及腔静脉取栓术[中华泌尿外科杂志,2009,30(7):441] 吕文成等探讨了腹腔镜下根治性肾切除并肾静脉及腔静脉取栓术的可行性。报告了 2 例右肾占位病例,1 例为体检偶然发现,1 例为出现无痛性肉眼血尿发现。增强 CT 显示 1 例肿瘤延伸至肾静脉及腔静脉内,1 例右肾静脉内可见充盈缺损并突入腔静脉内。均在全麻下行经后腹腔镜根治性肾切除及肾静脉、腔静脉取栓术。术中分别于腋中线髂嵴上 2 cm、腋前线及腋后线肋缘下、腋前线髂棘上水平置穿刺套管针,先游离肾脏背侧,予 Hem-o-lok 夹闭肾动脉并切断,再游离腔静脉及肾静脉,腔镜血管阻断钳沿肾静脉走行在肾静脉腔静脉入口处部分阻断腔静脉,于近肾静脉处切开腔静脉,4-0 无创血管吻合线边切边缝合腔静脉切口,直至瘤栓完整取出,腔静脉切口完整缝合,开放血管阻断钳,完整切除肾脏及瘤栓。结果本组患者的腔静脉瘤栓长度分别为 0.3 和 1.0 cm,均安全取出,手术时间分别为 120 min、140 min,术中出血量分别为 100 ml、150 ml,术后恢复良好。病理诊断分别为上皮样肾血管平滑肌脂肪瘤和肾透明细胞癌 1～2 级。术后随访 5 个月未见肿瘤复发和转移。认为对选择性病例瘤栓局限于肾静脉内或突入腔静脉内<2 cm 者行全腹腔镜下根治性肾切除并肾静脉及腔静脉取栓术安全、有效。

（王 梁）

述评 该文探讨了腹腔镜下根治性肾切除术并肾静脉及下腔静脉取栓术的可能性,传统观点认为,腹腔镜肾癌根治术适用于 T_1、T_2 期肾癌患者,但随着技术的不断进步,经验的不断总结,肾静脉、腔静脉癌栓已不是腹腔镜肾癌根治术的绝对禁忌证,只要准备充分,技术熟练,同样可以达到根治目的。但前提是要把安全放在第一位,切忌盲目追求腹腔镜手术这一手术方法。

（王林辉）

机器人辅助腹腔镜保留肾单位肾部分切除术(附 6 例报告)[临床泌尿外科杂志,2009,24(7):504] 徐阿祥等总结了机器人辅助腹腔镜保留肾单位肾部分切除术的手术经验,探讨此术式疗效及安全性。6 例肾肿瘤患者均为健康体检发现,术前影像学检查肿瘤平均直径 3.2(2.2～3.6)cm,均向肾外突出。行达·芬奇机器人(Da Vinci 机器人手术系统)辅助腹腔镜保留肾单位肾部分切除术,取脐上 2 cm 腹直肌旁长约 12 mm 横形切口作为镜头孔,以镜头孔为中心,于距镜头孔 8～10 cm 头、尾侧腹直肌旁分别作 8 mm 皮肤切口,直视下置入 8 mm 机械臂 Trocar。3 个 Trocar 形成斜向头侧的倒等腰三角形,镜头孔与尾侧机械臂孔连线中点斜下方 8 cm 处置入 12 mm 辅助 Trocar。将床旁机械臂手术系统按与患者背部垂直线头侧成 15 度角移入位,3 臂与上述相应 Trocar 连接,并分别置入镜头、单极弯剪(1 臂)、双极钳(2 臂)、吸引器或辅助器械。手术方式采用经腹膜肾部分切除方法。结果本组患者中 1 例因肾动脉阻断后肾肿瘤切除时仍出血,影响手术视野，考虑肿瘤有异位血管供血，改行开放性保留肾单位肾部分切除术，其余5例手术均成功。手术时间（不包括术前机器人准备时间）130（110～160）min，肾动脉阻断时间40（33～50）min，术中出血量188（100～380）min。术后7d下床活动，3d拔除引流管，术后住院9（8～12）d，肾功能均在正常范围。术后病理检查提示为肾透明细胞癌5例，乳头状癌1例，无一例切缘阳性。随访4～15个月，全部患者未见病灶残留、局部复发、切口种植和远处转移。认为机器人辅助腹腔镜保留肾单位肾部分切除术是一种创伤小、安全可靠、疗效确切的手术方法。随着操作熟练程度的提高，此术式优势将更加明显。

（王 梁）

述评 肾癌保留肾单位手术的方法包括开放手术、腹腔镜手术（经腰或经腹）以及机器人辅助腹腔镜手术等。各类手术方法均有其优缺点，选择何种方法手术，要根据手术器械条件、术者习惯及肾脏肿瘤的大小、部位等因素决定。该文采用的机器人辅助腹腔镜技术是一项新的技术，国内开展的单位和手术例数还比较少，对其适应证、疗效、治疗费用等问题尚需进一步总结分析。

（王林辉）

减少肾盂癌术后再发膀胱癌的临床研究[中华外科杂志，2009，47（10）：728] 苗淼等探讨减少肾盂癌术后再发膀胱癌的方法。回顾性分析227例肾盂癌患者，男性126例，女性101例，年龄34～78岁。病变位于左肾135例，右肾92例。全程肉眼血尿176例，腰部疼痛51例。术前行超声、静脉尿路造影、逆行肾盂造影、CT诊断为肾盂肿瘤，且输尿管内无充盈缺损影，膀胱镜检查膀胱内无肿瘤。采用根治性肾、输尿管及管口周围膀胱袖状切除术。采用两种方法分离患侧管口周围膀胱壁。A方法：沿患侧输尿管分离至膀胱壁，提起输尿管剪开管口周围膀胱肌层，距管口1.5～2.0 cm处结扎切断管口周围膀胱黏膜，再用可吸收线缝合膀胱全层；B方法：沿输精管向下分离患侧管口周围膀胱后壁并切断膀胱侧韧带达精囊部分，分离输尿管末端，于输尿管内上方切开膀胱部分肌层，分离出壁内段输尿管，沿管口周围剪开膀胱肌层，距管口1.5～2.0 cm处结扎并切断膀胱黏膜，用可吸收线缝合肌层。采用3种方法进行膀胱灌注化疗。方法1：术后当天开始每周灌注1次，共10次；方法2：术后当天灌注1次，3周后每周灌注1次，共10次；方法3：术后3周开始每周灌注1次，共10次。术后定期膀胱镜检查，随访1～10年。结果术后膀胱癌再发率27.8%。采用方法A和方法B的患者患侧管口周围区域膀胱癌再发率分别为18.0%和12.5%，两者相比较差异有统计学意义。膀胱灌注化疗方法1、2、3的膀胱癌再发率分别为17.9%、20.8%、33.3%。方法1与方法3相比较差异有统计学意义。认为充分分离确切切除患侧管口周围膀胱黏膜、术后当日开始每周1次膀胱灌注化疗是减少肾盂癌术后再发膀胱癌的有效方法。

（陈 伟）

述评 肾盂癌术后如何降低膀胱癌的发生率一直是临床上讨论的热点问题，从膀胱癌的发生机制上分析，种植转移、多灶性病灶切除不彻底、膀胱移行细胞再发肿瘤等都是可能的发病因素。该文从肾盂癌根治手术方法、术后预防化疗等角度分析了可能的影响因素，值得临床工作中参考、借鉴。

（王林辉）

输尿管纤维上皮性息肉的腔内治疗[中华泌尿外科杂志，2008，29（12）：836] 许传亮等总结了输尿管硬镜下钬激光切除输尿管纤维上皮性息肉的腔内治疗经验。自1999年至2006年5例患者，男3例，女2例，分别有腰痛、血尿和肾积水等临床表现，息肉根部位于输尿管上段2例，中段2例，下段1例，息肉长3～16 cm，其中息肉自输尿管口部分脱入膀胱者2例。手术采用蛛网膜下隙阻滞麻醉加持续硬膜外麻醉。操作镜为7 F或9.5 F输尿管硬镜，钬激光功率15～20 W，采用365 μm光纤或550 μm光纤。息肉脱入膀胱者，先行经尿道电切切除脱入膀胱内的部分息肉，输尿管镜导丝引导直视下进入输尿管腔，放置安全导丝越过息肉根部，切断根部后以抓钳夹住息肉远端脱出体外。术后放置8 F双J管6～8周。手术时间平均38 min，无输血、输尿管穿孔、撕脱等并发症。术后平均住院3 d，病理检查均为输尿管纤维上皮性息肉。随访3～51个月，1例术后3个月发生输尿管狭窄，行输尿管镜下钬激光狭窄内切开治愈。认为以往治疗输尿管纤维上皮性息肉的开放手术方法创伤和涉及范围较大，而输尿管镜下可同时完成输尿管纤维上皮性息肉的诊断和治疗。输尿管镜下观察，纤维上皮性息肉易与输尿管恶性肿瘤区别，初步明确性质即可同期行腔内息肉切除，即使术后病理报告有恶性病变，亦不影响进一步根治性手术治疗。输尿管腔内操作时，息肉并不影响进镜，切除息肉根部不宜过深，范围不必过大，以免导致输尿管狭窄。

（温晓飞）

述评 该文总结5例输尿管纤维性上皮性息肉腔内治疗经验。IVU逆行尿路造影对诊断本病有一定价值。息肉为良性病变，不具有侵袭性，少有累及输尿管肌层，输尿管蠕动通常不受影响，引起病变上端扩张积水较少见，可作为与恶性肿瘤鉴别点之一。观察到"蚯蚓蠕动征"对输尿管息肉有特征性诊断价值。输尿管镜检及活检应为诊断本病的理想术式,不仅可帮助明确病变部位、数目及性质,同时对可疑病变可取活检以明确诊断,并可在腔镜下予以处理,处理方式可为电切或激光烧灼。

(杨 庆)

膀胱癌根治术中的盆腔淋巴结清扫[中华泌尿外科杂志,2009,30(2):114] 沈益君等总结了膀胱癌根治术盆腔淋巴结清扫的疗效。选取膀胱癌患者95例。男76例,女19例。中位年龄62(25~78)岁。初发49例、经尿道膀胱肿瘤电切术后复发40例、膀胱部分切除术后复发6例。本组均经膀胱镜检查及活检病理证实为膀胱癌。肿瘤单发27例(28.4%)、多发68例(71.6%);肿瘤累及膀胱三角区或颈部14例(14.7%);肿瘤直径>3 cm者63例(66.3%)、1~3 cm者32例(33.7%)。术前常规行IVU、盆腔CT、连续3次的尿脱落细胞检查。病理分类:尿路上皮癌87例、腺癌5例、鳞状细胞癌3例。病理分级:按WHO分级标准,尿路上皮癌G_1 17例、G_2 39例、G_3 31例。病理分期:按AJCC 2002年分期标准T_a~T_1 10例、T_2 54例;T_3 26例、T_4 5例。本组均行膀胱癌根治术及标准的双侧区域盆腔淋巴结清扫术。清扫范围:上界为双侧髂总动脉分叉,下界为Cooper韧带、股管入口处,外侧界至生殖股神经,内侧界达膀胱壁。清扫该区域内淋巴脂肪组织,包括双侧髂内、髂外以及闭孔淋巴结。结果本组清扫手术平均时间20(15~40)min;平均出血量25(5~45)ml;术中未发生重要血管及神经损伤。清扫淋巴结数目1~20枚,平均10枚,淋巴结阳性率为17.9%(17/95)。术后发生近期并发症12例(12.6%);包括盆腔淋巴瘘、盆腔感染、阴囊或下肢水肿。本组患者术后随访3~64个月,中位时间34个月,死亡16例,3年存活率84.5%。总结膀胱癌根治术中行标准的双侧区域盆腔淋巴结清扫能提高分期准确性和患者生存率,无严重并发症,是一种安全、有效的操作。

(李 云)

述评 根治性全膀胱切除术必须行盆腔淋巴结清扫,标准盆腔淋巴结清扫范围上界应达双侧髂总动脉分叉,下界达Cooper韧带、股管入口处,外侧界至生殖股神经,内侧界达膀胱壁。清扫该区域内淋巴脂肪组织,包括双侧髂内、髂外以及闭孔淋巴结。虽然有学者提出了改良淋巴结清扫和扩大淋巴结清扫的理论,但临床上仍以标准盆腔淋巴结清扫为标准术式。该文回顾性分析95例膀胱癌根治术中行标准盆腔淋巴结清扫的患者资料,证实该术式是一种安全、有效的操作。因此,临床上推荐对于行根治性全膀胱切除术的患者常规行标准盆腔淋巴结清扫。

(许传亮)

初发T_1G_3膀胱尿路上皮癌行膀胱全切还是保留膀胱手术?[中华泌尿外科杂志,2008,29(12):811]
孙晓文等比较了根治性膀胱全切与保留膀胱手术治疗初发T_1G_3膀胱尿路上皮癌的临床疗效。随访了初发T_1G_3膀胱尿路上皮癌113例,初次治疗保留膀胱患者81例,其中行经尿道肿瘤电切术74例,膀胱部分切除术7例,术后均常规行膀胱内药物灌注治疗及膀胱镜复查,随访6~140个月,结果肿瘤复发53例,进展26例,5年总生存率64.2%,肿瘤特异性生存率77.8%;21例复发进展为肌层浸润肿瘤者行根治性膀胱全切治疗,5年总生存率61.9%,肿瘤特异性生存率76.2%;32例复发后仍采用保留膀胱术式治疗者,5年总生存率34.4%,肿瘤特异性生存率59.4%。初次治疗行根治性膀胱全切治疗32例,随访4~141个月,5年总生存率59.4%,肿瘤特异性生存率75.0%。两组患者临床资料具有可比性,5年总生存率和肿瘤特异性生存率比较差异均无统计学意义($P>0.05$),初次治疗保留膀胱患者肿瘤进展后再行根治性膀胱全切者,其5年总生存率和肿瘤特异性生存率与初次治疗即行膀胱全切者比较,差异均无统计学意义($P>0.05$)。结果表明,与初次治疗即采用膀胱全切相比,采用保留膀胱方法治疗初发的T_1G_3膀胱肿瘤,可使至少50%的患者保留膀胱,而5年生存率并未降低,采用膀胱全切治疗初发的T_1G_3膀胱肿瘤,至少50%的病例有过度治疗之嫌。总结认为,对初发的T_1G_3膀胱肿瘤可采用保留膀胱方法治疗,首次治疗后复发的患者,如进展为肌层浸润肿瘤,或复发为T_1G_3肿瘤并伴有原位癌或多发肿瘤者,应施行膀胱全切治疗。

(温晓飞)

述评 T_1G_3膀胱尿路上皮癌属高级别肿瘤,具有较高的复发率和较强的进展性。目前各国指南均建议初发患者可先行TURBT,术后2~6周行再次TURBT,术后行BCG灌注治疗或膀胱灌注化疗,无效者行根治性膀胱切除术。该文发现与初次治疗即采用膀胱全切相比,采用保留膀胱方法治疗初发的T_1G_3膀胱肿瘤,可使一半以上患者保留膀胱,而5年生存率并未降低,采用膀胱全切治疗初发的T_1G_3膀胱肿瘤存在过度治疗的问题。该文为临床上T_1G_3的保膀胱治疗提供了一定的依据。

(许传亮)

高危非肌层浸润膀胱尿路上皮癌术后再活检和电切的临床意义[中华泌尿外科杂志,2009,30(4):248]
孙晓文等探讨术后再活检和电切术可否减少高危非肌层浸润膀胱尿路上皮癌的复发和进展。研究了高危非肌层浸润膀胱尿路上皮癌123例,所有患者首先接受经尿道电切,术后接受膀胱灌注治疗。88例患者灌注方案为术后 1～2 周开始,每周 1 次,共 6 次;以后每 2 周 1 次,共 6 次;之后每月 1 次,持续 2 年。35 例采用术后每周 1 次,共 8 次;之后每月 1 次,持续 2 年。膀胱灌注药物包括卡介苗 26 例、表柔比星 71 例、吡柔比星 20 例、丝裂霉素 6 例。48 例患者曾更换使用≥2 种灌注药物。52 例患者术后 4～6 周进行再活检或电切,同期未行再次电切而常规随访 71 例,比较 2 组患者肿瘤复发和进展情况。结果再活检或电切的 52 例中,发现残存肿瘤 28 例,其中肌层浸润肿瘤 5 例,行膀胱全切治疗 2 例、患者拒绝行膀胱全切 3 例。随访 12～43 个月,中位时间 27 个月,肿瘤复发 24 例,进展为肌层浸润肿瘤 10 例;常规随访组肿瘤复发 49 例,肿瘤进展 23 例。认为术后再次活检和电切可以降低高危非肌层浸润膀胱尿路上皮癌的复发率,但不能减少肿瘤进展的风险。高危非肌层浸润膀胱肿瘤首次电切后肿瘤残存比较常见,术后短期再次电切不仅可以进一步切除残存肿瘤,减少肿瘤复发,更重要的是可以及时发现肌层浸润肿瘤,纠正首次术后病理诊断低估肿瘤分期的情况,高危非肌层侵润膀胱尿路上皮癌的患者可以从再次电切的过程中受益。

(李瑾宜)

述评 T_1G_3 膀胱尿路上皮癌的治疗一直是争议的焦点。该文随访了高危非肌层浸润膀胱尿路上皮癌 123 例,其中 52 例患者 TURBT 术后 4～6 周进行 RTURBT 或活检,与同期未行 RTURBT 而常规随访的 71 例患者比较发现,术后再次活检和电切可以降低高危非肌层浸润膀胱尿路上皮癌的复发率,但不能减少肿瘤进展的风险。该研究证实了 RTURBT 的必要性。RTURBT 不仅可以进一步切除残存肿瘤,减少肿瘤复发,还可以帮助及时发现肌层浸润肿瘤并采取及时的治疗,建议对于高危非肌层浸润性膀胱尿路上皮癌的患者常规行 RTURBT。

(许传亮)

女性膀胱癌腹腔镜根治性切除原位回肠新膀胱术术式改进[第三军医大学学报,2009,31(13):1258] 黄健等探讨并改进腹腔镜女性膀胱癌根治术切除-原位回肠新膀胱的手术方法,并观察其治疗效果。19 例女性膀胱癌患者均为浸润性膀胱移行细胞癌,平均年龄 42～75 岁,平均 58.4 岁,术前膀胱镜检查提示膀胱内肿瘤病灶距膀胱颈≥2 cm,无远处转移,施行腹腔镜膀胱全切除-原位回肠膀胱术。其中 13 例同时行子宫、卵巢及附件切除,6 例行保留子宫、卵巢附件。主要手术步骤:①行标准盆腔淋巴结清扫;②行膀胱全切除同时切除或不切除内生殖器;③在下腹正中线上作 4～5 cm 切口,取出标本,并构建"M"形去管回肠储尿囊;④输尿管末端形成半乳头,"插入式"种植与储尿囊;⑤储尿囊回纳腹腔,在腹腔镜下作储尿囊与尿道吻合。19 例均顺利完成手术,手术时间 250～480(340.5±43.1)min,术中出血 100～1 000(343.3±71.3)ml。无盆腔大血管损伤,闭孔神经损伤,肠管误伤及气胸等术中并发症。术后随访 2～69 个月,所有患者术后半年内均能自主排尿,1 例日间发生完全尿失禁,2 例夜间发生不完全尿失禁,3 例排尿困难。膀胱容量(333.6±45.4)ml,残余尿 0～210(41.2±18.1)ml,术后半年到 1 年性尿路造影检查,除 1 例单侧肾积水外,其余均双肾显影良好,无肾盂输尿管扩张。膀胱尿道造影,可见膀胱位于盆腔,形状大小位置与正常膀胱相似,未见膀胱输尿管反流。13 例同时行子宫卵巢及附件切除患者中 1 例发生新膀胱阴道瘘,术后 3 周经阴道修补成功。输尿管新膀胱吻合口梗阻 1 例,术后 3 个月放置双 J 管缓解。术后 11、29 个月因肿瘤远处转移死亡 2 例。无肠梗阻、腹膜炎、切口感染、切口肿瘤种植等术后并发症发生。因此认为腹腔镜女性膀胱全切除-原位回肠新膀胱术技术上可行,可根据患者情况采用保留或切除内生殖器的手术方法,术中出血、创伤较小,术后大部分患者能自主排尿,但尿失禁及排尿困难发生率略高于男性,但是术后远期新膀胱功能及肿瘤根治术效果需要进一步观察。

(肖成武)

述评 该文回顾性分析 19 例施行腹腔镜膀胱全切除-原位回肠膀胱术的女性膀胱癌患者临床资料,并进行长期术后随访,发现该术式术中出血、创伤较小,术后大部分患者能自主排尿,但尿失禁及排尿困难发生率略高于男性,证实该术式技术上可行,可根据患者情况采用保留或切除内生殖器的手术方法。该术式的开展需要严格选择适应证,术后远期新膀胱功能及肿瘤根治术效果需要进一步观察。

(许传亮)

腹腔镜手术治疗上尿路移行细胞癌不同路径的选择和应用[中华泌尿外科杂志,2008,29(11):759] 杨典东等比较了腹腔镜下手术治疗上尿路移行细胞癌的不同路径、输尿管处理方法及其适应证。共选取 94 例上尿路移行细胞癌患者,男 65 例,女 29 例。年龄 35～74 岁,平均 55 岁。肿瘤位于左侧 37 例,右侧 57 例。肾盂及输尿管上段肿瘤 63 例(A 组)。输尿管中下段肿瘤 31 例(B 组)。IVU 示上尿路充盈缺损 52 例,患侧上尿路显影不完全或不显影 42 例,其中 29 例行 CT 尿路成像(CTU)检查发现输尿管肿瘤,7 例行输尿管镜检查诊断为输尿管肿瘤。64 例行尿脱落细胞学检查,发现恶性肿瘤细胞 9 例。术前腹部 B 超及胸部 X 线片检查均未发现肿瘤远处转移。均行肾、输尿管切除并膀胱袖状切除。分2组：①A组63例，为肾盂及输尿管上段肿瘤患者，采用后腹腔镜联合经尿道电切法；②B组31例，为输尿管中下段肿瘤患者及6例输尿管局部浸润患者，采用70°斜卧位经腹腔途径。观察2组手术时间、术中出血量、术后肠道功能恢复时间及术后并发症等。结果本组手术均成功，无术中并发症发生。2组平均手术时间分别为156和161 min，平均术中出血量分别为80和86 ml，术后胃肠功能恢复时间分别为24～48 h和24～72 h，术后平均住院时间分别为8.0和8.5 d。A组发生尿外渗2例，放置腹膜后引流管7 d愈合；形成尿囊肿1例，B超引导下穿刺引流治愈。84例获随访，平均随访23个月。2组分别有3例和5例膀胱镜检查发现膀胱肿瘤，2组均无切口及穿刺孔种植转移。总结腹腔镜下肾、输尿管全切和膀胱袖状切除治疗上尿路移行细胞癌安全可行，应根据肿瘤位置和是否发生局部浸润来选择手术方式。

(李 云)

述评 近年来研究已经表明，上尿路尿路上皮癌应用腹腔镜手术与开放手术治疗效果相似，该文比较分析了94例接受腹腔镜手术治疗的上尿路移行细胞癌患者资料，为临床上腹腔镜手术治疗上尿路尿路上皮癌提供了新的支持依据。但应注意治疗的个体化，如对于合并OAB的患者或有盆腔放疗史的患者即不建议经尿道电切法处理下段尿管，此外，不论应用何种路径、何种输尿管处理方法，都应保证输尿管开口部位膀胱壁的完整切除。

(许传亮)

机器人辅助腹腔镜根治性膀胱切除体外尿流改道术[中华外科杂志,2009,47(16):1242] 朱捷等总结应用da Vinci S机器人系统完成机器人辅助腹腔镜根治性膀胱切除(RARC)加体外尿流改道术的技术特点和临床效果。分析了2007年12月至2008年9月间接受RARC及不同方式的尿流改道的4例男性患者。患者年龄44～63岁，体质指数22.8～27.7，临床分期均低于$T_2N_0M_0$。采用经腹腔后入路顺行手术，手术步骤包括应用da Vinci S机器人系统进行输尿管的分离、膀胱前列腺后方分离、侧韧带的离断、膀胱前列腺前方的分离、阴茎背深静脉复合体的缝扎、神经血管束的保留、淋巴结清扫、开放手术制作新膀胱或回肠流出道、输尿管与肠道的吻合、再次应用da Vinci S机器人系统吻合尿道新膀胱等。结果所有手术均获得成功，无中转开放手术者，无术中并发症。尿流改道均在体外进行，2例行回肠输出道，2例行正位新膀胱。手术时间300～450 min，膀胱切除时间150～180 min，术中出血量100～500 ml。术后住院时间9～35 d，卧床时间4～9 d。1例患者术后第8天出现不全肠梗阻，保守治疗后痊愈；术后随访3～12个月，所有患者均无瘤生存，未出现肾脏积水和肾功能异常，且尿控令人满意。认为机器人辅助腹腔镜根治性膀胱切除、体外尿流改道术是可行的术式，创伤小，安全可靠。Da Vinci S手术机器人系统使外科医生能够更加精确、高效地完成腹、盆腔手术，虽存在费用昂贵、术前准备时间过长的不足，但仍是微创泌尿外科未来发展方向之一，值得在微创泌尿外科领域推广、应用。

(曾 锐)

述评 在欧美著名医疗中心，机器人辅助腹腔镜根治性膀胱切除体外尿流改道术已成为治疗肌层浸润膀胱癌的主要治疗手段。该文回顾性分析4例机器人辅助腹腔镜根治性膀胱切除加体外尿流改道术的技术特点和临床效果，显示该术式创伤小，安全可靠。达芬奇手术机器人系统具有使外科医师能够更加精确、高效地完成腹、盆腔手术等优点。该术式需要有较好的腹腔镜手术基础，硬件设备、技术要求及治疗费用均较高，不适于中型医院普及，但对于大型医疗中心是全膀胱切除手术中较有前景的方法。

(许传亮)

回肠原位新膀胱术后10年以上患者随访[中华泌尿外科杂志,2009,30(10):677] 邱学德等回顾总结了回肠原位新膀胱手术的远期效果。随访了1991年至1998年施行回肠原位新膀胱手术患者79例，其中男性73例，女性6例。术后随访时行肾功能、电解质、血常规等测定，B超测定残余尿，IVU或MRU检查；测量术后5、10～14和15年患者肾盂最大横径和膀胱最大垂直和水平径线；观察肿瘤局部或远处是否复发以及手术并发症等。结果本组患者中64例获得随访，其中男性58例，女性6例。平均随访时间为167(121～216)个月。死于非肿瘤原因7例，肿瘤盆腔复发7例，尿道复发2例，死于肿瘤远处转移3例，输尿管再发肿瘤1例。新膀胱再发肿瘤1例。存活时间>10年者48例，术后5、10～14和15年患者SCr、BUN、K^+、Na^+、Cl^-、Ca^{2+}和血红蛋白测定均在正常值范围，不同时段间比较差异无统计学意义($P>0.05$)；5、10～14和15年平均肾盂最大横径分别为14.0、14.1和13.7 mm($P>0.05$)；平均膀胱最大垂直径线分别为110.4、111.5和127.0 mm，水平径线分别为90.4、95.3、97.0 mm($P>0.05$)。残余尿>50 ml者5例，随访期间残余尿量均未见明显增加。发生新膀胱结石8例，经腔内碎石治愈；尿道狭窄2例，经内切开治愈；腹股沟疝14例，再手术治愈12例。17例患者无手术或肿瘤有关并发症。认为根治性膀胱全切术后回肠原位新膀胱远期疗效令人满意，术后上尿路和新膀胱功能能够保持长期稳定，肿瘤治愈率令人满意，手术并发症发生率与其他术式相当,可以作为下尿路尿流改道的首选术式。但回肠原位新膀胱的并发症可出现在术后中远期,因此需要终身随访。

(曾 锐)

述评 根治性全膀胱切除术及尿道改道是多发、巨大、复发性膀胱肿瘤及肌层浸润性膀胱癌的主要治疗方法。该文对79例行回肠原位新膀胱手术患者长期随访发现远期疗效令人满意,术后上尿路和新膀胱功能能够保持长期稳定,肿瘤治愈率令人满意,手术并发症发生率与其他术式相当。对于有指征的可行根治性全膀胱切除术+原位回肠膀胱术治疗,适应证的选择要严格,采取原位回肠膀胱术关键应是术中对尿道括约肌及支配尿道括约肌的神经和尿道支持组织的保护,并维持正常的新膀胱尿道角。

(许传亮)

高压氧对人前列腺癌细胞株小鼠荷瘤模型作用的研究[中华泌尿外科杂志,2009,30(7):480] 汤昊等为评估高压氧治疗前列腺癌放疗后出血性膀胱炎的安全性,探讨了高压氧对体内前列腺癌细胞生长的影响。采用人前列腺癌PC-3细胞株皮下接种构建小鼠荷瘤模型($n=40$),随机分组,实验组($n=20$)每周连续进行5次200 kPa高压氧暴露,共20次,对照组($n=20$)常压常氧条件下饲养。连续4周观察2组移植瘤生长体积的变化,免疫组织化学方法分析2组瘤体组织相关病理学特征,包括瘤体微血管密度(CD_{34})、瘤细胞增殖(Ki-67蛋白)以及瘤细胞凋亡(p53、p27蛋白)等指标。结果成功建立前列腺癌PC-3细胞株移植瘤动物模型,细胞接种2~3 d可观察到皮下肿瘤结节,随时间延长肿瘤逐渐增大。4周内2组移植瘤体积比较差异无统计学意义。肿瘤接种后每28天,实验组移植瘤体积为(425.8 ± 13.9)mm^3,对照组为(433.6 ± 12.8)mm^3,2组比较差异无统计学意义;实验组移植瘤微血管密度及Ki-67、p53、p27蛋白表达阳性率分别为69.7 ± 9.5、(55.2 ± 6.7)%、(31.2 ± 5.3)%、(80.4 ± 5.7)%,对照组分别为77.1 ± 8.7、(50.6 ± 7.3)%、(30.5 ± 4.7)%、(85.3 ± 6.4)%,2组比较差异均无统计学意义。认为高压氧对前列腺癌细胞生长无促进作用,临床应用高压氧治疗因前列腺癌放射治疗引起的出血性膀胱炎患者可能是安全的。

(王 梁)

述评 高压氧治疗是处理前列腺癌放疗引起的放射性膀胱炎的方法之一,而在高压氧环境中的肿瘤细胞,尤其是前列腺癌细胞的生长是否会得到促进作用尚无相关的报道。该文针对这一临床问题进行了深入的研究,通过细胞凋亡、血管新生等指标,直接观察高压氧对前列腺癌细胞生长的作用,并且通过客观的研究数据显示前列腺癌细胞的生长并没有因为高压氧环境的存在而获得促进作用。该研究为前列腺癌放疗后的放射性膀胱炎通过高压氧治疗提供了有利的依据。

(高 旭)

^{125}I粒子植入术联合手术去势治疗局部晚期前列腺癌40例报告[临床泌尿外科杂志,2009,24(6):421] 李宇等评价^{125}I粒子植入术联合手术去势治疗40例局部晚期前列腺癌的临床效果。2007年1月以来40例患者年龄52~87岁,平均73岁。术前均行前列腺穿刺活检证实为前列腺腺癌,Gleason评分为3~9分。TNM分期为$T_3N_0M_0$。手术均采用^{125}I粒子植入术治疗剂量为145 Gy。并行双侧睾丸切除术,术后口服3~6个月的抗雄性激素药物。术后第1天即开始随访,观察至2008年7月,每1~3个月复查PSA,并了解排尿及直肠刺激症状。结果所有患者手术顺利,植入例子26~98粒,平均(71 ± 15)粒。手术时间1.5~2.5 h。术后随访10~76个月,中位随访时间44.5个月。远期并发症(>1年)包括尿失禁2.5%(1/40),轻度便血10%(4/40),尿道直肠瘘2.5%(1/40),大多数患者对生活质量满意。33例(82.5%)术后PSA最低值达到0 ng/ml。术后3~24个月,平均15.8个月,5位患者出现PSA生化复发,累计PSA无进展生存率为86.9%。COX回归分析年龄、PSA、Gleason评分、PSA最低值及术前是否接受内分泌治疗,各因素差异均无统计学意义。目前35例PSA无进展患者PSA为0~0.88 ng/ml,平均0.06 ng/ml,其中PSA为0 ng/ml的患者30例(75%)。认为联合内分泌治疗和放射性粒子植入术创伤少,能显著提高临床效果,并且手术远期并发症轻微,尿失禁和尿道直肠瘘发生率低。COX回归分析未能得出与PSA无进展生存率的关系。这与资料中的患者均属于高危患者、病例数量较少及随访时间短有关。但由于病例数和随访时间不够,其长期临床效果还需进一步用例数和时间来评价。

(常 征)

述评 该文报告了永久性放射粒子^{125}I植入近距离放疗治疗40例局部晚期前列腺癌患者的随访情况。该组患者在植入放射性粒子同期都接受了睾丸切除术。以术后远期并发症而言,1例尿道直肠瘘、1例尿失禁较为严重,值得同行借鉴。因为有内分泌治疗的同期介入(睾丸切除术),因此本组观察时间明显过短(平均15.8个月),在这样的随访期内,不足以观察到近距离放疗的实际意义,因此随访的临床指导意义较小。

(高 旭)

不同治疗方案与局部晚期前列腺癌患者前列腺特异性抗原进展及生存状况的Meta分析[中华泌尿

外科杂志,2008,29(9):639] 徐勇等应用Meta分析探讨不同治疗方案对局部晚期前列腺癌前列腺特异性抗原(PSA)进展及生存状况的影响。以汉语与英语关键词检索国内外文献数据库,制订原始文献的纳入标准、剔除标准及检索策略。以优势比(OR)及其95%可信区间(95% CI)为效应尺度,应用Meta分析固定效应模型和随机效应模型对有关治疗局部晚期前列腺癌不同方案的纳入文献进行综合定量评价。结果共检索到符合纳入标准的文献8篇。8篇文献共累计3 826例,其中单纯RP治疗者1 721例,RP联合辅助治疗者1 829例,未用RP者276例。5篇为RP联合辅助治疗与单纯用RP或不用RP进行比较,采用的评价指标为PSR。RP联合辅助治疗,包括联合NHT、RT或HT与单纯用RP或不用RP进行综合比较时,对PSR的影响差异无统计学意义。3篇为RP联合HT与单纯用RP或不用RP进行比较,采用的评价指标为DSR。RP联合HT与单纯用RP或不用RP进行综合比较时,对DSR的影响差异无统计学意义。RP联合辅助治疗,包括联合NHT、RT或HT与单纯用RP或不用RP进行综合比较时,对PSA进展并无显著影响,而RP联合辅助治疗与单纯应用RP比较,则可以显著减少LAPC患者术后PSA进展。认为对LAPC患者进行手术切除联合术前或术后的辅助治疗,是减少术后PSA进展的较好治疗方案。RP联合HT并不能明显降低LAPC患者的病死率。对于cT_3患者,根治性切除前列腺联合术前或术后的辅助治疗是较好的治疗方案。目前有关此类报道的研究较少,有待通过大样本前瞻性临床对照试验进一步研究。

(常 征)

述评 局部晚期前列腺癌的标准治疗方案国际尚无共识,缺乏大量的RCT研究,Meta分析成为较好的临床依据。该Meta分析设计合理,最终结果显示局部进展期前列腺癌患者进行根治性切除手术联合术前或术后的内分泌治疗是较好的治疗方案。结果对临床实践具有一定指导意义。类似研究国外屡有报道,该文在文献筛选过程中纳入了部分中文文献值得借鉴,但尚需考虑国内前列腺癌患者的疾病谱与国外不同,原始文献样本量也因为东西方人发病率显著的差异而存在很大不同,因此在Meta分析中如能只选择国人文献似可更加贴近国内的临床状况。

(高 旭)

腹腔镜下前列腺癌根治术经膀胱前入路与膀胱后入路疗效比较[中华泌尿外科杂志,2009,30(2):117] 李宝兴等评价了腹腔镜下前列腺癌根治术(LRP)经膀胱前入路与膀胱后入路的优缺点。回顾性分析了59例前列腺癌患者,均经穿刺活检诊断为前列腺癌,TNM1997临床分期为$T_{1c} \sim T_{3b}$;Gleason评分3~8分。分为膀胱后入路组25例,膀胱前入路组34例。本组患者均于术后1 d进食和下床。术后3~4 d行膀胱造影检查无尿液渗漏后拔除导尿管及引流管。结果2组患者输血率、平均出血量、手术切除前列腺重量、留置导尿管时间比较差异无统计学意义,2组平均前列腺切除时间、术后恢复时间组间差异有统计学意义。膀胱后入路组前列腺切缘阳性:顶端3例、外侧2例、基底部1例,切缘总阳性率24%;前入路组切缘阳性:顶端4例、外侧2例、基底部1例,切缘总阳性率20%。组间差异无统计学意义($P>0.05$)。膀胱后入路组术后3个月排尿控制18例(72%),前入路组30例(88%);术后6个月时,膀胱后入路组为22例(88%),前入路组为31例(91%),差异均无统计学意义($P>0.05$)。认为采用在经膀胱后入路术中,工作空间相对狭小,容易损伤输尿管。经膀胱前入路术中,操作空间大,可以充分剪开盆筋膜,易找见和分离双侧精囊,手术时间较短。前入路在分离膀胱颈部和前列腺交界处时,可以很好地保护颈部括约肌,出血相对较少。前入路组患者术后恢复时间较经后入路组短。在经前入路剪开前列腺尖部时,可以仔细观察并保护盆底括约肌,有助于术后控尿情况改善。而经膀胱前入路可以为LRP提供更利于安全的视野标志。对其肿瘤复发情况和排尿功能尚待长期观察,进一步评价这一术式。

(常 征)

述评 近年来,国内开展腹腔镜下前列腺癌根治术的单位逐渐增多。这项技术的开展需要操作者具有较丰富的腹腔镜操作经验,因此在开展初期,操作者需要考虑逆行切除还是顺行切除,前入路还是后入路,经腹膜外还是经腹腔入路等基本问题。该文的经验提示前入路具有很多优点,因此推荐作为标准的手术入路。然而,作为一种外科术式,后入路同样也具有其独特的优点,如狄氏筋膜的分离等。因此,不应局限于一家之言,具体选择何种入路,应该结合实际经验以及通过实践进行总结。

(高 旭)

机器人辅助腹腔镜下根治性前列腺切除术16例报告[中华泌尿外科杂志,2009,30(7):472] 高江平等总结了机器人辅助腹腔镜下根治性前列腺切除手术的效果及安全性。16例患者中术前超声引导前列腺穿刺活检病理证实为前列腺腺癌15例,Gleason评分平均7(4~9)分,术前临床分期$T_{2a}N_0M_0$ 3例、$T_{2b}N_0M_0$ 4例、$T_{2c}N_0M_0$ 8例;前列腺上皮内瘤Ⅲ级1例。使用da Vincis手术机器人系统完成机器人辅助腹腔镜下根治性前列腺切除术,取头低脚高位倾斜25

度,双腿外展支起呈截石位,于脐上1.0 cm处作长约1.2 cm纵形皮肤切口为镜头孔,以耻骨联合为中心,以其至镜的距离为半径,作一弧线,于距镜头孔右、左侧各8.0 cm及左侧16.0 cm的弧线上分别作0.8 cm皮肤切口,为第1、2、3臂机械臂孔,于第1臂孔外下8.0 cm置入10 mm套管为第一辅助孔,于第2、3臂孔间头侧5.0 cm处置入5 mm套管为第二辅助孔。将床旁机械臂手术系统移入位,四臂与上述相应套管连接,并分别置入镜头、单极弯剪(1臂)、双极钳(2臂)、无创环钳(3臂)、吸引器及辅助器械。采用经腹腔入路顺行切除方法手术。结果本组手术均成功,无机械故障或其他原因导致的术式改变。术前机器人准备时间64(60～90)min,手术时间236(190～390)min。患者术中出血量231(50～500)ml,术后2～3 d下床活动,10～14 d拔除留置尿管,术后平均住院时间13(6～19)d。2例术后病理切缘阳性,病理分期均为 pT$_{3b}$N$_0$M$_0$。术后随访血清t-PSA变化及患者控尿效果,1个月复查t-PSA均<0.2 ng/ml。随访6～12个月,平均9个月,t-PSA均无升高。术后3、6个月控尿有效率分别为94%和100%,其中75%和88%是完全脱离尿垫。认为机器人辅助腹腔镜下根治性前列腺切除术创伤小,安全可靠,是泌尿外科微创手术的发展方向。

(王 梁)

述评 该文是国内开展机器人辅助腹腔镜下根治性前列腺切除术的早期报告,具有较大的临床指导意义。虽然由于设备的昂贵、政策的限制等诸多方面原因导致国内此技术开展得较为缓慢,但从目前国内多家大型医疗机构购置设备等而言,机器人辅助腹腔镜手术的开展应该是未来几年内微创泌尿外科技术发展的趋势之一。同样类似的研究报道也会逐渐增多。

(高 旭)

保留耻骨前列腺韧带在耻骨后根治性前列腺切除术控尿中的作用[中华泌尿外科杂志,2009,30(5):340] 徐勇等探讨耻骨后根治性前列腺切除术中保留耻骨前列腺韧带(PL)的控尿作用。随访前列腺癌患者74例,年龄52～73岁,平均65岁。术前实验室检查PSA 2.0～23.6 ng/ml,平均16.5 ng/ml。其中64例行经直肠超声引导下前列腺系统穿刺活检,病理证实为前列腺癌;10例行TURP后病理发现前列腺癌。本组均行盆腔MRI及全身骨扫描未见前列腺外转移病灶。A期6例,B期68例。常规行双侧盆腔淋巴结清扫,锐性切开盆内筋膜至PL侧缘,50例保留PL,在尿道前方紧贴前列腺尖部的弧形缘放置集束血管钳,控制耻骨后血管复合体(包括PL与背静脉复合体);对照组24例紧贴耻骨切断PL,在尿道前方紧贴前列腺尖部的弧形缘放置集束血管钳,控制背静脉复合体。在集束钳下方用1-0可吸收线分别贯穿缝扎集束血管钳控制的组织,沿前列腺的弧形切断该束组织达前列腺尖部与尿道连接处离断尿道,采用"网球拍"式的膀胱颈重建。整形后的膀胱颈与尿道黏膜对黏膜于2、5、7和10点分别吻合4针,将保留在复合体上的1-0缝线于重建膀胱颈的12点、距吻合缘0.5～1.0 cm处浆肌层贯穿缝扎,将其与复合体结扎固定。术后保留尿管2周。74例手术均顺利。随访3～12个月。保留PL组及切断PL组年龄分别为(61.3±2.4)岁和(60.8±2.1)岁,实验室检查PSA分别为(14.3±1.2)和(14.7±1.3)ng/ml,手术时间为(110.5±10.4)和(109.7±10.6)min,术中出血量为(250.5±23.4)和(253.4±22.3)ml,切缘阳性率为6%和8%;两组比较差异均无统计学意义($P>0.05$)。保留PL组与切断PL组术后拔除尿管不同时间的控尿率分别为即刻26%和0%,1个月时为50%和12%,3个月时为80%和42%,6个月时为96%和67%,12个月时为100%和75%;两组比较差异均有统计学意义($P<0.05$)。认为PL在耻骨后根治性前列腺切除术后控尿中发挥较大作用,术中应积极保留。

(唐 亮)

述评 前列腺癌早期诊断率提高,根治手术将逐渐增多,而根治术后尿失禁对患者生活质量影响最大,越来越受到泌尿外科医生的注意。该文认为应用保留耻骨前列腺韧带对前列腺癌根治术进行改良,提高了术后控尿效果,术后4周至1年期间随访数据表明,PL保留组尿控程度明显优于对照组。该文共74例中50例保留PL,而对是否保留PL的筛选标准并未详细介绍。另外,在未保留PL的24例中,术后1年控尿率仅为75%。因此需考虑控尿不理想是否仅仅因为没有保留PL而造成。

(高 旭)

提高腹腔镜前列腺癌根治术后控尿的临床研究[中华外科杂志,2008,46(24):1882] 马潞林等分析总结腹腔镜前列腺癌根治术51例手术控尿技术的经验。回顾性总结腹腔镜前列腺癌根治术。年龄57～82岁,中位年龄70.0岁。血清总前列腺特异抗原(PSA)异常44例(86%)。全部患者术前前列腺病理证实前列腺癌诊断。Gleason评分:3+3者25例,3+4者15例,4+3者9例,4+4者2例。肿瘤临床分期:T1a～1b 4例,T1c 15例,T2a 7例,T2b 5例,T2c 20例。手术时间2.4～12.0 h,平均4.7 h。术中出血平均412 ml(50～2 400 ml)。术后病理报告切缘阳性14例。阳性组患者中有尿道端癌残留10例,侧后方癌残留4例。术后发生尿漏3例。术后尿管留置14～45 d,平均16 d。术后3个月随访全组,13例尿失禁;

术后6个月随访39例患者,7例尿失禁;术后12个月随访患者20例,5例尿失禁,其中完全性尿失禁1例。前20例和后31例在术后3个月时尿失禁发生率分别为6/20和7/31,后31例术后尿失禁发生率明显降低($P<0.05$)。术后随访3~53个月,平均17个月。直肠损伤2例。术后复发2例。总结术中前列腺尖部的操作对术后尿控至关重要。尽可能少地使用超声刀等易造成热损伤的器械,保留靠近膜部尿道处的部分耻骨前列腺韧带,在括约肌近端0.5 cm左右剪开尿道,保护神经血管束,避免膀胱颈切除过多,以及在缝合时对耻骨前列腺韧带与膀胱颈进行适当的修复,术后早期进行盆底肌肉锻炼,均对控尿功能的恢复是有效的。腹腔镜前列腺癌根治术也存在一些缺点,比如学习曲线较长、手术难度较大。

(常 征)

述评 尿失禁是前列腺癌根治术后严重影响生活质量的并发症,限制了这种手术的开展。该文在实施耻骨后根治性前列腺切除术时,在处理前列腺尖部时,通过减少热损伤、保留耻骨前列腺韧带、保留功能性尿道长度、重建耻骨前列腺韧带等方法提高了术中控尿效果,并取得理想效果。前列腺癌根治术后尿失禁的发生率与手术操作技巧密切相关。该文取得如此满意效果是综合使用上述技术的结果,值得临床借鉴。但是,由于外科手术操作及术中情况的判断存在较大主观性和差异性,因此希望能够在更多单位的应用中得到检验。

(高 旭)

非那雄胺对前列腺癌发生率及病理分级的影响[临床泌尿外科杂志,2009,24(7):515] 朱捷等评估非那雄胺对中国人前列腺癌发病率及病理分级的影响。回顾性分析1 029例BPH患者,平均年龄(74.2 ± 7.7)岁,本组持续应用药物的时间均在6个月以上,其中139例经B超引导行穿刺活检病理确诊为前列腺癌,平均年龄(77.6 ± 7.8)岁。根据使用的治疗药物不同分为4组:非那雄胺组仅使用5 a还原酶(SRD5A)抑制剂治疗;α受体阻滞剂组使用α受体阻滞剂治疗;联合用药组联合使用非那雄胺和任一种α受体阻滞剂;对照组未使用SRD5A抑制剂和α受体阻滞剂治疗。观察:①各组患者前列腺癌发病率;②各组患者前列腺癌病理Gleason评分。结果:①入选的1 029例BPH患者中,有139例发生前列腺癌,发生率为13.51%;其中非那雄胺组214例,21例(9.81%)发生前列腺癌;α受体阻滞剂组325例,52例(16.00%)发生前列腺癌;联合治疗组302例,31例(10.26%)发生前列腺癌;对照组(未治疗组)188例,35例(18.62%)发生前列腺癌。应用非那雄胺组较未应用非那雄胺组发病率相对下降40.63%($RR=0.59,95\%CI:0.43$~0.82)。②发生前列腺癌者共有139例,其中病理分级为中高级(Gleason≥7分)者有81例(58.27%)。非那雄胺组、α受体阻滞剂组、联合用药组和对照组中前列腺癌分别有21、52、31和35例,其中病理分级为中高级者分别有15例(71.43%)、31例(59.62%)、21例(67.74%)和14例(40.00%)。应用非那雄胺组与未应用非那雄胺组比较有差异,中高级分化前列腺癌相对增多33.96%($RR=1.34,95\%CI:1.01$~1.76)。说明了应用非那雄胺治疗BPH可降低前列腺癌的发病风险,但可使前列腺癌的病理分级增高。

(肖成武)

述评 该文回顾性分析了1 029例BPH患者中前列腺癌的发病率及确诊前列腺癌时的Gleason评分,旨在观察非那雄胺对前列腺癌发生率及病理分级的影响。从循证医学角度而言,该文的证据强度不如RCT试验,而同样目的的RCT研究国外早有报道(PCPT),国内也正在尝试开展类似的研究。因此,在解读该研究的结论时,首先应该注意的是研究设计方法上就存在较大的局限性,因此临床指导意义有限。

(高 旭)

人工生物膜修补犬尿道缺损的初步研究[中华小儿外科杂志,2008,29(9):561] 汪凤华等评价了人工生物膜修补犬尿道缺损的效果。分析8只犬尿道缺损及修复模型。利用人工生物膜建立犬尿道缺损及修复模型。术后密切观察实验犬排尿情况;术后2周至6个月时取尿道标本,观察大体形态;H-E染色镜检,观察尿道的组织再生情况。结果术后当日8只犬即可经由尿道支架管滴状排尿。7只犬在尿道支架管去除后均能自主排尿,其中4只排尿成线状,尿线较直,无散射。其余3只在膀胱胀满的时候也可线状排尿。2只犬在术后14 d咬脱尿道支架管,分别于术后16 d、60 d取材观察。病理检查发现,术后16 d时,尿道无存活的移行上皮细胞团,手术部位尿道完全由纤维素性渗出物覆盖;而术后60 d时,整个尿道见移行上皮覆盖,固有层显示轻微的瘢痕组织增生。另外5只犬的尿道支架管保留了30~46 d的时间,分别于术后39 d、48 d、73 d、162 d和181 d取标本,行病理检查。除了术后39 d的尿道龟头部发现局灶性溃疡外,其余均显示有正常的尿道上皮结构。总结人工生物膜应用到尿道缺损修补中,大部分实验犬表现较好的排尿功能,表明人工生物膜修复尿道缺损同样有效。为确保尿道缺损的顺利修复,减少狭窄的出现,尿道支架管至少保留2周,最好能延长至术后1个月。人工生物膜可以黏附外周血中的干细胞并诱导其分化为与周围组织层次相同的组织。这种生物膜能否同时重建尿道海绵体有待进一步研究。

(常 征)

述评 该文实验研究用人工生物膜修复尿道缺损。尿道修复重建的替代材料很多,由于自身组织来源受限,供区继发损伤,术后尿道狭窄、尿瘘等并发症较高等原因,组织工程材料越来越受到关注。理想的组织工程材料应该具有生物相容性好、取材方便、生物力学特性与人体高度接近等特点,同时还应该具有可以黏附外周血中的干细胞并诱导其分化为与周围组织层次相同的组织、器官的优点,因为这点决定了人工生物膜的组织修复将不依赖周围组织细胞的爬行,从而摆脱了修复组织缺损的限制。

(刘智勇)

快速冷冻切片在尿道端端吻合术中的应用价值[临床泌尿外科杂志,2009,24(7):493] 叶绪晓等探讨快速冷冻切片在后尿道端端吻合术中的应用价值。102例男性后尿道闭锁的患者,病程为3个月至1年,平均18.6个月。术前均行尿道造影检查,41例行尿道超声检查,14例行泌尿CT扫描三围重建。后尿道闭锁长度3.5～6.0 cm,平均4.6 cm,其中闭锁段<4 cm者48例(47%),闭锁段≥4 cm者54例(53%),并发尿道会阴瘘2例,并发尿道直肠瘘15例。术前造瘘管尿培养提示无菌尿18例,有菌84例,其中无症状菌尿69例(82%),尿道感染者15例(18%)。本组分为两组,A组(46例)根据术者经验直接行尿道端端吻合术,B组(56例)在尿道远、近段分别取薄层尿道黏膜用快速冷冻切片证实为无瘢痕组织后行尿道端端吻合术。两组患者均与术后3周拔出导尿管。术后随访3～12个月,平均6.5个月,术后以最大尿流率(MFR)>15 ml/s,表示排尿通畅,而最大尿流率(MFR)<15 ml/s表示排尿不畅。结果A组34例(74%)MFR>15 ml/s,B组52例(93%)MFR>15 ml/s,两组手术成功率差异有统计学意义。认为快速冷冻切片可避免因术者经验所致的手术缺陷,科学、准确地指导操作,提高手术成功率。

(肖成武)

述评 后尿道狭窄和闭锁的尿道重建手术中,手术成功的关键要素之一就是健康的黏膜对黏膜的端端吻合,因此如何确保术中所分离和吻合的尿道是健康的黏膜一直是泌尿外科医师所迫切需要解决的问题。该文中的快速冷冻切片可以帮助科学、准确地判断尿道黏膜组织,有效地指导手术操作,提高手术成功率,无疑为尿道吻合术的发展提供了一个新的思路。

(侯建国)

经皮肾镜超声联合弹道一期治疗结石性脓肾[中华泌尿外科杂志,2008,29(9):621] 范先明等评价了经皮肾镜超声联合弹道一期治疗结石性脓肾的方法及疗效。选取了结石性脓肾患者66例,男43例,女23例。年龄24～77岁,平均(41±3)岁。病程5 d至12年,平均(6±2)个月。合并糖尿病者12例,高血压病者8例;既往有开放性取石手术史者5例,行体外冲击波碎石术(ESWL)后高热2例,既往有结石伴发热病史者6例。孤立肾2例,双侧结石性脓肾1例。患者均有不同程度腰痛,有肾绞痛者36例。体温波动于37.6～40.1℃。患肾区叩击痛或压痛55例。均在B超定位及引导下穿刺,筋膜扩张器依次从8 F扩张至16 F,放入软鞘后置入金属套式扩张器,退出软鞘,继续扩张至21 F,置入24 F肾镜鞘,置入肾镜,采用EMS Ⅲ代超声弹道清石系统治疗。先用超声吸附装置清理脓液及脓栓,并在低压或无压力状况下超声碎石后吸出脓液,再行超声联合弹道碎石和清石。本组术中、术后均未出现高热等菌血症或脓血症情况,无严重并发症发生。60例一期取净结石;4例铸型结石术后有<1.5 cm结石残留,行体外冲击波碎石术后结石排净;2例术后残留结石较大,1周后再次行经皮肾镜另建通道将结石取净。63例获随访,术后3个月血肌酐56～203/μmol/L,较术前平均降低40 μmol/L;肾小球滤过率(GFR)(5.0～56.2)ml/min,平均增加23.6 ml/min。术后6个月血肌酐56～158 μmol/L,平均降低31 μmol/L;GFR(5.0～79.2)ml/min,平均增加30.2 ml/min。认为经皮肾镜EMS Ⅲ代超声吸附装置在低压或无压力状况下吸出脓液、脓栓后,再行超声联合弹道碎石和清石,治疗结石性脓肾安全、经济、高效。

(李 云)

述评 该文评价了经皮肾镜超声联合弹道一期治疗结石性脓肾的方法及疗效,认为经皮肾镜EMS Ⅲ代超声吸附装置在低压或无压力状况下吸出脓液、脓栓后,再行超声联合弹道碎石和清石,治疗结石性脓肾安全、经济、高效。但该研究并未指出术前抗生素预防感染的使用情况及术前尿培养结果,没有统计术中吸出脓液时间及碎石和清石时间,故显得欠妥,应对以上几点加以指出并对比分析。

(高小峰)

微创经皮肾镜与输尿管镜治疗输尿管上段结石的疗效对比[临床泌尿外科杂志,2009,24(5):365] 李伟等比较了微创经皮肾镜取石术(PCNL)和输尿管镜取石术(URSL)治疗输尿管上段结石的手术效果及并发症。57例输尿管上段结石患者,术前通过超声、KUB+IVP或逆行尿路造影确诊。全部结石均为阳性结石,结石长径大于1.5 cm。术前向患者充分说明两种手术方式的优点,操作步骤及可能出现的并发症。32例行微创经皮肾镜取石术,25例患者行输尿管镜取石术,平均结石体积分别为(237.3±90.8)mm³和

(155.8 ± 63.7)mm^3,比较术后结石清除率和并发症发生率等数据。结果所有患者均耐受手术,术中未出现需中转开放手术的严重并发症。经皮肾镜组结石长径和体积大于输尿管镜组,经皮肾镜组和输尿管镜组结石清除率分别为90.6%和68%,并发症发生率分别为21.9%和0.4%,差异均有统计学意义。并发症主要包括出血、术后发热、肾周积液。PCNL组手术时间,平均住院时间及术中出血量均大于URSL组,差异有统计学意义。总结输尿管镜具有创伤小、恢复快等特点,但结石清除率低,术后常需辅助方法进一步清除残石。经皮肾镜取石术治疗输尿管上段结石清除率高,但创伤较大,并发症发生率高。认为手术方式的选择应根据术前检查结果,充分评估手术风险和难度,结合患者个体差异,制定出最佳治疗方案。

(陈 伟)

述评 该研究比较了微创经皮肾镜取石术(PCNL)和输尿管镜取石术(URSL)治疗输尿管上段结石的手术效果及并发症。认为输尿管镜具有创伤小、恢复快等特点,但结石清除率低,术后常需辅助方法进一步清除残石。经皮肾镜取石术治疗输尿管上段结石清除率高,但创伤较大,并发症发生率高。该文对两种术式的术后早期并发症进行了对比,但缺乏远期并发症如结石的复发、输尿管狭窄等的对比与分析,最终手术方式的选择还是应根据术前检查结果,充分评估手术风险和难度,结合患者个体差异,制定出最佳治疗方案。

(高小峰)

经皮肾镜取石术后不留置肾盂造瘘管的疗效评价[中华泌尿外科杂志,2008,29(10):675] 高小峰等评价了经皮肾镜取石术(PCNL)后不放置肾盂造瘘管的疗效。选取了输尿管上段或肾结石行PCNL患者240例。男147例,女93例。年龄19~64岁,平均(48.5 ± 9.4)岁。结石直径1.2~5.6 cm,平均(2.8 ± 1.2)cm。患者入选标准:术前无尿路感染病史、单通道、碎石术中无明显出血、无需行二次经皮肾操作者。随机分2组:A组($n=120$)术后不放置肾盂造瘘管,B组($n=120$)术后放置14 F肾盂造瘘管。2组患者年龄[(48.9 ± 11.2)岁和(47.34 ± 9.7)岁]、结石大小[(2.84 ± 0.8)cm和(2.9 ± 0.7) cm]及手术时间[(32.0 ± 11.3)min和(33.04 ± 10.8)min]比较差异均无统计学意义(P均>0.05)。患者术前均行血尿常规检查、中段尿细菌培养及药敏试验、KUB加IVU检查并测定结石最大径。静脉滴注敏感抗生素或者环丙沙星注射液。比较2组患者术后疼痛程度、需应用镇痛药例数、术后住院时间及漏尿发生率。结果240例患者均一期手术成功。A组术后6 h,第1天,第2天的疼痛评分分别为(4.2 ± 1.5)、(2.1 ± 1.6)和(1.2 ± 1.0),均显著低于B组的(5.5 ± 2.4)、(3.9 ± 1.5)和(2.5 ± 1.5)(P均<0.01);A组需使用镇痛药者18例,B组为32例(15.0%与26.7%,$P<0.05$),A组术后发生尿漏3例,B组28例(2.5%与23.3%,$P<0.01$),术后住院时间A组(1.7 ± 0.6)d,B组(3.1 ± 1.1)d($P<0.01$)。总结对于无尿路感染、一期手术、单通道、术中无明显出血、不需行二次经皮肾操作的患者,PCNL术后不放置肾盂造瘘管可减轻患者痛苦和经济负担,缩短患者恢复时间,是安全、可行的治疗方法。

(李 云)

述评 该文评价了经皮肾镜取石术(PCNL)后不放置肾盂造瘘管的疗效,认为对于无尿路感染、一期手术、单通道、术中无明显出血、不需行二次经皮肾操作的患者,PCNL术后不放置肾盂造瘘管可减轻患者痛苦和经济负担,缩短患者恢复时间,是安全可行的治疗方法。该研究样本数量较大,术评价指标较齐全,具有良好的可信性。但对于患者术后疼痛评价需要术前对患者疼痛耐受情况进行标化,使术后对比指标更具科学性及可信性。

(侯建国)

微创经皮肾镜取石术中肾盂内压变化对术后发热的影响[中华泌尿外科杂志,2008,29(10):668] 钟文等评价了微创经皮肾镜取石术(MPCNL)术中肾盂内压变化对术后发热的影响。患者共有80例。男44例,女36例。年龄27~69岁,平均46岁。患者均经B超、IVU及KUB确诊为肾结石,结石大小6 mm×12 mm~40 mm×78 mm,平均18 mm×24 mm。其中有肾结石开放取石手术史8例,曾接受2~3次体外冲击波碎石术(ESWL)者11例;术前尿常规及中段尿培养提示有尿路感染(UTI)23例,结石成分分析显示为感染性结石(磷酸镁胺)者12例,草酸钙、碳酸钙等非感染性结石68例。采用压力传感器实时测量80例MPCNL手术患者肾盂内压,采用Logistic回归分析统计肾盂内压等因素变化与术后发热的关系。结果本组术中平均肾盂内压14.72 mm Hg,肾盂内压$\geq$30 mm Hg平均累积时间为116.06 s,术后出现体温$\geq$38.5℃者15例。Logistic回归分析显示,术后发热与性别($P=0.195$)、年龄($P=0.641$)、尿路感染($P=0.663$)、术后血常规白细胞$\geq10\times10^9$/L($P=0.751$)、术中肾盂内压曾$\geq$40 mm Hg($P=0.662$)不相关,而与感染性结石($P=0.000$)、通道大小($P=0.029$)、术中平均肾盂内压($P=0.036$)、术中平均肾盂内压$\geq$20 mm Hg($P=0.013$)、肾盂内压$\geq$30 mm Hg时间($P=0.010$)相关,术中肾盂内压$\geq$30mm Hg状态持续50 s以上者术后发热率发生显著增高($P=0.024$)。总结MPCNL术中肾盂内压总的趋势小于一般认为引起肾实质反流的极限(30 mm Hg)。术后发热与MPCNL导致的肾盂内压短暂性增高不相关,但肾盂内压≥30 mm Hg状态持续>50 s、总平均肾盂内压升高将引起术后发热发生率增高。

(李 云)

述评 该文评价了微创经皮肾镜取石术(MPCNL)术中肾盂内压变化对术后发热的影响。总结出PCNL术中肾盂内压总的趋势小于一般认为引起肾实质反流的极限(30 mm Hg)。术后发热与MPCNL导致的肾盂内压短暂性增高不相关,但肾盂内压≥30 mm Hg状态持续>50 s、总平均肾盂内压升高将引起术后发热发生率增高。但该文缺乏抗生素这个影响因子,术前、术中、术后使用何种抗生素,使用多长时间,是否敏感均对术后发热的发生率有影响,故显得有些欠妥,应考虑到抗生素对术后发热的影响并加以分析。

(高小峰)

三聚氰胺所致婴幼儿尿路结石的综合治疗分析[中华泌尿外科杂志,2009,30(3):181] 张伟等总结了含三聚氰胺配方奶粉所致婴幼儿尿路结石的治疗手段和疗效。从含三聚氰胺奶粉喂养的3 328名婴幼儿中筛查出228例需要治疗的患儿,男165例,女63例,年龄4个月至3岁,均经B超、CT检查确诊,KUB检查未见阳性结石。其中肾结石198例,双侧144例,单侧54例,合并急性肾后性肾功能衰竭15例;输尿管结石双侧8例,单侧7例,均合并中重度肾积水;膀胱结石5例,尿道结石10例,均合并尿潴留。停止喂养含三聚氰胺配方奶粉,并采取个体化综合治疗,主要包括:①结石合并急性肾后性肾功能衰竭15例,控制高血钾后,行输尿管镜下溶石、碎石及双J管内引流术,2例输尿管镜下逆行插管失败改行经皮肾穿刺造瘘引流术,术后肾功能、血钾、尿量恢复正常;②输尿管结石合并肾积水15例,5例行输尿管镜下碎石清石、双J管置入术,10例行输尿管、肾盂逆行插管,用5%碳酸氢钠冲洗溶石,2周后结石排净;③膀胱、尿道结石15例,行经尿道碎石清石术,均一次性清除结石;④183例单纯肾结石采用碱性药物治疗,122例有效,柠檬酸盐组疗效优于碳酸氢盐组($P=0.001$);⑤碱性药物治疗后结石直径仍>0.7 cm的肾结石61例,采用ESWL联合碱性药物治疗,结石清除率80.3%(49/61)。作者认为,婴幼儿三聚氰胺所致尿路结石早期应以内科药物、观察治疗为主,当出现急性肾功能衰竭或尿路梗阻时应以外科干预为主,治疗后期结石特点发生变化,单纯碱性药物治疗无效者应采用ESWL治疗。

(温晓飞)

述评 三聚氰胺所致结石是阴性结石,多数结石细小,较松软,易自尿路排出体外。绝大多数在停用问题奶粉、碱化尿液后,结石可自行排出。该文系统总结了三聚氰胺所致结石及其并发症的处理方法,包括药物治疗、ESWL、经尿道碎石及插管行肾盂内灌注碳酸氢钠溶液等。婴幼儿三聚氰胺所致尿路结石早期应以药物治疗为主,出现急性肾功能衰竭或尿路梗阻应外科干预。后期单纯碱性药物治疗无效应采用ESWL治疗。其灌注量、灌注速度、间隔时间、灌注压力等尚待明确。保守治疗采用3种碱性药物溶石,碳酸氢钠疗效不如柠檬酸钾和柠檬酸氢钾钠。

(高小峰)

三聚氰胺致泌尿系统结石的CT表现[中华放射学杂志,2009,43(4):390] 侯振洲等总结三聚氰胺致泌尿系统结石的CT表现。回顾性分析19例有服用三聚氰胺污染奶粉史患儿的CT及B超表现。结果CT共发现双肾盂、双输尿管结石1例;一侧肾盂结石、对侧输尿管结石1例;双肾结石2例;单侧肾结石6例;双侧输尿管结石1例;单侧输尿管结石2例;肾盂扩张1例;5例未见异常,膀胱内未见结石;9例为结石合并梗阻,1例只发现尿路梗阻而无结石。CT扫描中发现最小结石为0.3 cm×0.3 cm,最大为肾盂肾盏铸型的鹿角状结石。结石中密度较低的CT值为40~70 Hu,最高密度值为410 Hu,平均CT值为160 Hu。CT显示双侧梗阻5例,单侧梗阻5例,其中9例为结石合并梗阻,1例只发现尿路梗阻而未发现结石,无梗阻者9例。19例中,B超发现斑点状、不规则片状无立体感的强回声影5例,尿常规检查结果均正常,CT扫描未发现阳性结石影;B超发现小结节状、立体感强伴声影的强回声阳性结石影像11例,22个结石,除1例CT未能显示以外,其余均在CT扫描中发现。CT发现结石12例,31个结石,11例B超和CT均有发现,在多发结石中,CT更具有优势。总结三聚氰胺所致泌尿系结石有以下特点:①结石密度:三聚氰胺所致泌尿系结石接近尿酸盐结石的密度,并且推测这种结石属于比较松散、易碎的结石。②结石位置:肾脏的结石多位于肾盂内,输尿管结石多位于3个生理狭窄处。③结石大小:B超与CT测量结石大小差别不大。④梗阻显示:B超与CT都可以显示梗阻,但是CT对输尿管下段的梗阻显示更佳,且评价梗阻原因CT更具有优势。认为CT平扫对三聚氰胺致泌尿系统结石显示效果好,可作为B超诊断困难时的进一步检查方法。

(唐 亮)

述评 该文总结了三聚氰胺致泌尿系统结石的CT表现,认为CT平扫对三聚氰胺致泌尿系统结石显示效果好,可作为B超诊断困难时的进一步检查方法。但该文仅描述扫描层厚为1.25~2.50 mm,未对不同扫描层厚的螺旋CT分组对比敏感度,并不是每家医疗机构均配置薄层的螺旋CT。该研究可进一步对不同扫描层厚进行分组,对比分析不同组别的对三聚氰胺致泌尿系统结石的敏感度。

(高小峰)

腹腔镜治疗儿童重复肾输尿管畸形(附8例报告)
[临床泌尿外科杂志,2009,24(5):341] 祁小龙等评价了腹腔镜上半肾输尿管切除术治疗儿童重复肾输尿管畸形的手术方法和临床效果。2007年1月至2008年10月采用经腹腔路径腹腔镜半肾输尿管切除术治疗儿童重复肾患者8例,其中男3例,女5例,平均年龄38.6个月,左侧3例,右侧5例,无症状体检时B超发现5例,有单纯性腰痛2例,伴有发热症状1例,排尿淋沥症状2例。8例均行B超检查,CTU扫描检查4例,MRU检查5例。重复肾全部在上半肾,并发输尿管异位开口4例,伴输尿管囊肿2例,B超均提示患侧肾上方囊性回声,紧靠膀胱后方可见液体管腔回声,扩张输尿管待排,考虑重复肾畸形伴重度肾积水可能。观察手术时间、术中出血量和术中、术后并发症及手术效果。结果全组手术均成功。手术时间73~110 min,平均92 min,术中出血量5~40 ml,平均22 ml。术后住院3~6 d,平均4.8 d。术中和术后均未出现明显并发症。随访1~12个月,平均6.4个月,下半肾功能良好。认为:①手术路径选择经腹腔途径切实可行。②肾脏分离只需分离上半肾和少部分下半肾即可。③在游离肾蒂血管时,由于重复肾血管解剖变异,需要仔细辨认营养血管及分支血管。④由于输尿管位于肾蒂血管后面,原则是先游离出重复输尿管上段,将重复输尿管上段靠近肾盂处离断,吸尽积液,在肾蒂血管后方向上提起肾盂组织,并向上游离变薄的肾实质,操作时紧靠重复输尿管壁进行分离,避免损伤输尿管。认为腹腔镜半肾输尿管切除术治疗儿童重复肾具有创伤小、出血少、并发症少、恢复快等特点,体现了腹腔镜手术的微创优势,但本组病例少、随访时间短,尚需更例积累及远期随访。

(唐 亮)

述评 该文评价了腹腔镜上半肾输尿管切除术治疗儿童重复肾输尿管畸形的手术方法和临床效果。作者采用经腹腔路径腹腔镜半肾输尿管切除术治疗儿童重复肾患者8例,认为手术的关键是术中正确分辨上位肾与下位肾血供及输尿管。对进入重复肾的较粗大血管可先试行钳夹,观察阻断血流后重复肾颜色的红暗变化有助于辨别血管。结扎切断所有重复肾动脉支后,上位肾呈缺血暗红色,与正常下肾存在明显分界。可沿此分界线环绕1周切除上肾。采用腹腔镜治疗重复肾及重复输尿管畸形,安全易行,并发症少且恢复快。

(杨 庆)

不同程度精索静脉曲张患者精液质量及精子形态分析[中华内分泌外科杂志,2009,3(3),177] 卢启海等观察了不同程度精索静脉曲张患者精液质量以及精子形态。研究采用23例健康男性精液检查结果作为对照,检测了121例不同程度精索静脉曲张患者的精液质量,病采用改良的巴氏染色法检测精子形态。所有患者平均年龄28.6岁,其中左侧109例,右侧1例,双侧11例,Ⅰ度29例,Ⅱ度57例,Ⅲ度35例,试验方法采用禁欲2~7 d以后手淫取精,WHO标准常规镜检。检测结果表明,不同程度的精索静脉曲张与正常对照组比较,精液常规各项指标以及正常精子形态百分率均下降,畸形镜子中,小头、锥形头、和无定形头精子均增多,但是不同程度的精索静脉曲张之间,精液质量均无明显差别。但是精子形态检查,Ⅲ度曲张患者正常形态精子百分率低于Ⅱ度患者,畸形精子类别比较,Ⅲ度曲张患者无定形精子百分率明显高于Ⅱ度患者。认为虽然精索静脉曲张以左侧为多见,但是不育人群的精索静脉曲张发病率的高于正常人群的3倍,而精索静脉曲张患者的精液常规的各项指标和正常精子形态的百分率明显低于正常人群,精子形态反映了生精过程中精子发育出现障碍。此外随着曲张程度的加重,畸形精子的百分率,包括无定形的、小头、锥形投的精子明显升高。认为触诊和超声检查虽然可以直接评估精索静脉曲张的程度,但是不能反对精子造成的损害,而且精液常规检查也不能显示精索静脉曲张对精液造成的损害,所以还需要采用巴氏染色进行精子形态的检查。

(李瑾宜)

述评 精索静脉曲张是引起男性不育的重要原因之一,常常由于缺乏自觉症状而得不到及时诊治,最终导致部分患者生精能力受损。该文所得出的结论证实了该观点。然而,依靠常规的精液分析中的精子密度、活力、存活率和未经染色的精子形态检测结果,并不能对生育力受损状况进行及时、有效的判断,增加精子形态检查则可在一定程度上反映不同精索静脉曲张患者的实际精子状态。因此,精索静脉曲张患者不但应该行精液常规检查,还应行精子形态检查。

(刘智勇)

尿道下裂术后阴茎外观及性功能的远期随访[中华小儿外科杂志,2009,30(4):202] 焦晨炜等随访手术治疗的尿道下裂病例,评价阴茎外观、性功能,探讨二者的关系。随访了手术治疗的174例尿道下裂患者,仅43例获得完整的随访资料。受访者平均年龄21.6岁,近端型17例,远端型26例。手术方式:膀胱黏膜术式20例,Duckett术式10例,Thiersch-Duplay术式3例,Onlay island flap术式3例,Mathieu术式2例,Denis-Brown术式2例,Devine-Horton术式1例,MAGPI术式1例,阴囊中线岛状皮瓣术式1例。手术次数1～5次。74.4%受访者认为自己的阴茎外观与别人不同,主要是阴茎短小和阴茎下弯明显。53.5%受访者不满意阴茎外观,34.9%希望通过再次手术改善阴茎外观。83.7%对性功能满意。76.7%勃起质量优良。23.3%勃起不良,主要为勃起时阴茎短小或下弯。39.5%射精不正常,主要为射精无力。已经历性生活者18例,88.9%性交过程无功能障碍。90.7%受访者认为良好的阴茎外观是正常性功能的基础条件。按照患者自己对阴茎外观满意程度作比较,"满意组"的勃起和射精不良问题较少,有性经历的比例高。阴茎外观与性功能的总体评价呈正相关。尿道下裂患者对阴茎外观的关注程度高,阴茎大小影响阴茎外观和性功能的满意度,部分患者成年后存在勃起、射精或性交问题,但多数人性功能状况良好,阴茎外观越好,性功能越好。认为评价尿道下裂术后的远期疗效受诸多因素的影响,但其结果能够为评价手术效果、指导当前治疗、改进技术提供客观全面的依据。治疗尿道下裂新技术的远期疗效需今后进一步观察。

(陈 伟)

述评 尿道下裂无疑是小儿泌尿外科最具代表性的疾病之一。患儿手术后阴茎的外观虽然有一定的评价标准,但是每个患儿术后的外观都是不同的,每个医生做的尿道下裂术后阴茎的外观也可能带有每个医生的技术特点。评价尿道下裂术后的远期疗效,是一个极其复杂而又十分困难的课题。该文指出的术后性功能的评价无疑是重要和值得关注的一项。如今,尿道下裂的手术原则和时机已与当年不同,新的术式也层出不穷,因此制定统一的远期随访标准是应该值得提倡的。

(刘智勇)

带蒂腹直肌瓣包绕缩窄回肠输出道增强控尿机制的实验研究[中华泌尿外科杂志,2009,30(4):254] 张心如等采用新方法改良可控输出道术式,增强可控输出道的长期控尿能力。采用10只(雄性2只,雌性8只)犬作为动物实验,分别截取30～40 cm末端回肠"U"形折叠制成储尿囊,另取两段6 cm回肠段缩窄为可通过12 F导管的输出通道。然后切取6 cm×3 cm腹直肌,保留神经血管束,自1条缩窄回肠输出道的肠系膜血管间穿过,包绕于输出道外作为控制管;另1条输出道直接连接腹壁皮肤作为对照管。术后1、3、6个月分别测定储尿囊空虚和充盈时输出道压力(MIP)及功能性压力段长度(FPL)。分析储尿囊充盈前后控制管与对照管MIP与FPL的差异。结果除了1只犬试验失败以外,其余9只犬术后6个月造影显示输出管与对照管形态无明显差异,无扭曲、狭窄或瘘道形成,储尿囊充盈前后,控制管的压力有明显的变化,控制管内均可形成高压区域,但控制管内压明显高于对照管。表明以腹直肌瓣包绕的控制管由于有强大的组织支持,储尿囊内压的升高不会对其产生影响;组织学检查可见控制管回肠浆膜层外明显横纹肌组织结构。认为带蒂腹直肌肌瓣翻转包绕输出道可有效提高输出道的控尿能力,且有利于固定输出道,方便插管。本方法简便,技术要求不高,同时在储尿囊内压力较高时也能可靠控尿。这一技术可能对今后泌尿外科重建技术的改进有一定价值。

(李瑾宜)

述评 该文研究了采用带蒂腹直肌瓣包绕缩窄回肠输出道增强控尿机制的新方法改良可控输出道术式,增强可控输出道的长期控尿能力。发现带蒂腹直肌肌瓣翻转包绕输出道可有效提高输出道的控尿能力,且有利于固定输出道,方便插管。此术式简便,技术要求不高,同时在储尿囊内压力较高时也能可靠控尿,具有创新性。但该文未对该术式早期及晚期并发症与传统术式进行比较,且仅随访至术后6个月,无法评判该术式远期能否亦取得良好的效果。

(高小峰)

脱细胞异体阔筋膜与自体网膜修补肾损伤的对比研究[中华泌尿外科杂志,2009,30(3):191] 黄广林等评价了异体阔筋膜细胞外基质(ECM)作为肾损伤修补材料的效果。将24只实验犬随机分3组:组1,异体阔筋膜ECM修补,10只;组2,自体大网膜修补,10只;组3,异体阔筋膜修补,4只。组1、2于术后1、2周及术后1、2、4个月取材,组3于术后2周、2个月时取材,每组每次2只。术前及术后行血红蛋白检查,术中估算出血量,术前及处死动物前行血清肾素及SCr检查,并分别测定左、右肾的肌酐清除率,处死动物后切取双侧肾脏分别称重并于修补局部取材行光镜及扫描电镜检查,术中出血量组2为(28.3 ± 1.8)g,明显高于组1$[(18.0\pm2.7)g]$及组3$[(17.7\pm3.1)g]$,差异有统计学意义;各组各时段术后血红蛋白、SCr及血清肾素检查与术前相比差异无统计学意义;各组各时段手术修补肾(左肾)与对侧正常肾(右肾)肌酐清除率相比以及双侧肾脏质量相比差异均无统计学意义。术后大体标本、光镜及电镜检查显示:组1,术后各时段补片与周围组织均无明显粘连,且补片大小形状无明显改变,无皱缩现象。随时间推移,补片逐渐变薄形成接近正常的肾包膜结构。补片下方的肾皮质在术后各时期均无明显炎性细胞浸润。组2,取材时游离患肾十分困难,随时间延长肾创面有收缩现象,创面逐渐形成包膜样结构,但较薄且与其上的大网膜无法分离。组3,术后补片与周围组织粘连明显,肾创面有明显收缩现象,局部炎性细胞浸润明显,免疫反应严重。认为异体阔筋膜ECM可作为理想的肾修补材料。

(李 云)

述评 该文评价了异体阔筋膜细胞外基质（ECM）作为肾损伤修补材料的效果。肾损伤的治疗，原则上应争取肾脏的修复，减少肾切除率。研究发现脱细胞异体阔筋膜修复组织后各时段补片与周围组织均无明显粘连，且补片大小形状无明显改变，无皱缩现象。随时间推移，补片逐渐变薄形成接近正常的肾包膜结构。补片下方的肾皮质在术后各时期均无明显炎性细胞浸润。认为异体阔筋膜 ECM 可作为理想的肾修补材料，而且脱细胞后可明显减少异体之间的免疫反应和炎细胞浸润。

（杨 庆）

泌尿外科同侧二次腹腔镜手术体会［中华泌尿外科杂志，2008，29（9）：609］ 马亮等为探讨泌尿外科同侧二次腹腔镜手术的可行性，对 13 例患者行同侧二次腹腔镜手术。第一次手术路径：经腹膜后 4 例，经腹 9 例；第一次手术原因：肾盂输尿管连接处梗阻 3 例、输尿管结石 3 例、肾盂结石 2 例、肾上腺肿瘤 2 例、肾囊肿 2 例、多囊肾 1 例。第二次手术原因：肾脏无功能 4 例、结石复发 3 例、肾囊肿复发 1 例、肾盂输尿管吻合处狭窄 1 例、同侧肾脏发生肾癌 1 例、多囊肾再次进展 1 例、肾上腺肿瘤残余和复发各 1 例。两次手术间隔 6～72 个月，平均 30 个月。第二次手术均取经腹入路，避开原手术切口，直视下进镜建立气腹，松解肠道粘连后打开侧腹膜及肾周筋膜，先从解剖清晰粘连轻处按解剖层次，逐步暴露手术部位完成手术，未切除肾脏病例术后缝合肾周筋膜和侧腹膜，恢复解剖关系。第二次手术均顺利完成，平均手术时间 97 min，平均出血量 62 ml，平均术后住院时间 5.0 d；与第一次手术平均手术时间 93 min，平均出血量 70 ml，平均术后住院时间 4.8 d 比较差异均无统计学意义。第二次手术中均发现不同程度粘连和解剖位置变化，手术难度增加。二次手术术后 13 例随访 2～24 个月，未发生严重并发症。总结选择合适病例，在熟练掌握相关技巧后，二次腹腔镜手术可以应用于有同侧泌尿外科腹腔镜手术史患者。认为在初次性腹膜后腔镜手术时保持腹膜完整，行经腹腹腔镜手术结束时有意识地缝合侧腹膜及肾周筋膜，恢复正常解剖层次，对于二次手术有积极的影响；二次手术的时间间隔不少于 3 个月，以避开急性炎症粘连期。

（钱 涛）

述评 该文探讨了泌尿外科同侧二次腹腔镜手术的可行性，认为选择合适病例，在熟练掌握相关技巧后，二次腹腔镜手术可以应用于有同侧泌尿外科腹腔镜手术史患者。在初次行腹膜后腔镜手术时保持腹膜完整，行经腹腹腔镜手术结束时有意识地缝合侧腹膜及肾周筋膜，恢复正常解剖层次，对于二次手术有积极的影响。该研究病例例数有待增多，可增加对二次腹腔镜手术的学习曲线的研究，使其对读者更有指导性意义。

（高小峰）

中段尿道吊带术治疗女性压力性尿失禁的多中心研究［中华外科杂志，2008，46（20）：1529］ 杜广辉等探讨中段尿道吊带术治疗女性压力性尿失禁的临床疗效、手术指征和并发症的处理。回顾性分析了单纯压力性尿失禁的患者 304 例和混合性尿失禁的患者 8 例，均为女性。手术方法分别按文献报道的 TVT、TVTO、Monarc 吊带术的操作方法进行。记录患者的手术时间、出血情况、术中并发症、术后住院时间等。手术效果和并发症等分别在患者出院时、术后 3 个月、术后每隔 1 年进行评估，术后 3 个月内无效病例不纳入后续随访。疗效评价分为治愈、显效和无效 3 种。结果 3 种术式的近期和中远期治愈率、显效率和无效率无统计学差异（$P>0.05$）。单纯压力性尿失禁患者治愈率（95.7%）显著高于混合性尿失禁患者（37.5%）（$P<0.01$）。3 种术式的总并发症发生率无统计学差异，但膀胱损伤仅发生在 TVT 组，阴道损伤和闭孔神经损伤仅发生在 TVTO 组。术后排尿困难和尿潴留是中段尿道吊带术的最常见并发症。认为尿道中段吊带术治疗女性 SUI 具有安全性好、治愈率高、创伤小和并发症少等优点。术后 1、3 和 5 年的治愈率和显效率随时间增加并不明显下降，明显优于文献报道的 Burch、MMK、Raz 等术式的中远期疗效，但不同的病情疗效差异较大。单纯压力性尿失禁手术效果好，压力性尿失禁合并有其他病变的患者影响尿道的关闭和手术效果。中段尿道吊带术的主要并发症有排尿困难和尿潴留、膀胱穿孔、闭孔神经损伤、阴道损伤、吊带侵蚀等，但术中及术后均可通过多种方式进行补救和避免。

（常 征）

述评 压力性尿失禁是中老年女性的常见病之一，尿道中段悬吊术已成为女性压力性尿失禁手术的首选。目前，尿道中段悬吊术有多种术式，手术效果受术前症状轻重程度、是否合并急迫性尿失禁、术中悬吊带张力调节等多种因素影响。该文对 3 种常用术式进行了比较，认为 3 种术式治疗女性压力性尿失禁有安全性好、治愈率高、创伤小和并发症少等优点，疗效相似。但值得注意的是 TVTO 术是 2003 年刚问世的术式，长期疗效还有待进一步评价，且存在排尿困难和尿潴留、闭孔神经损伤、阴道损伤等潜在风险，临床上应仔细操作。

（许传亮）

骨 科

本年度共收集到论文3 000篇,纳入一年回顾264篇,占8.8%;收入文选44篇,占1.5%。

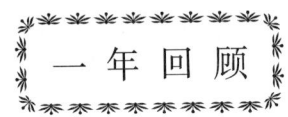

一、创伤

(一) 肩部损伤

肩关节脱位是全身关节脱位中发生率最高的,而由创伤引起的复发性肩关节脱位,虽然治疗方法很多,但手术治疗后复发成为临床上一大难题。张耀南等[1]利用关节镜观察创伤性复发性肩关节前脱位的病理类型和病变程度,探讨改良Bristow术式和镜下Bankart重建术的临床疗效,回顾性研究10年间62例患者,手术效果令人满意,无一发生术后再脱位,97%患者恢复术前工作。认为针对年龄较大、病史较长、复发脱位次数多、关节内盂唇关节囊韧带复合体、骨软骨缺损较严重者,采用改良Bristow手术方法是较好的选择。针对年龄较轻、脱位次数少、肩盂骨缺损轻或无、关节囊韧带组织质量好的患者选择镜下缝合锚Bankart重建术是较好的选择。陈瀛等[2]应用肩锁钩板对38例肩锁关节脱位和锁骨远端骨折行肩锁钩板治疗后平均随访21个月发现,骨折全部愈合,术后6~8月取出内固定,采用Karlsson分级标准进行疗效评定:A级22例,B级4例,C级1例。1例钩板远端钩入肩峰,3例肩关节外展<90°,取出内固定后症状缓解。认为肩锁钩板治疗肩锁关节脱位和锁骨远端骨折疗效肯定;早期取出内固定对功能改善有一定意义。肩锁关节脱位合并喙突骨折少见报道。关鹏飞等[3]回顾了10例肩锁关节脱位合并喙突骨折,采用AO锁骨钩钛板治疗肩锁关节脱位,2枚空心螺钉治疗喙突骨折,平均随访14.1月,根据Karlsson的疗效评价标准,优7例,良3例。认为该类损伤造成了肩关节不稳,应该是一种特

殊类型的浮肩损伤,手术是唯一选择。强调喙突骨折经间接复位优势明显,可不破坏局部血运,也不破坏喙突周围韧带结构,有利于恢复其稳定性和骨折愈合。肩胛颈骨折的发生率比较低,20世纪90年代以后的文献报道相对较少。黄强等[4]*回顾了15例行切开复位内固定治疗的不稳定肩胛骨骨折患者,其中13例获得了随访。单纯肩胛颈解剖颈骨折8例,合并肩关节悬吊复合体损伤5例。平均随访45.1个月,Constant-Murley绝对值评分81.2分,优6例,良3例,可2例,差2例。认为肩胛颈骨折的移位程度是影响预后的主要因素,采用肩关节后方入路复位固定移位的肩胛颈骨折可获得良好的临床效果。肩胛颈骨折合并肩关节悬吊复合体的损伤称为浮肩损伤。洪建军等[5]回顾分析了24例浮肩损伤患者,均行手术治疗,术前术后测量盂极角(GPA),术后GPA较术前有明显改善,肩关节功能Hardegger功能评定:优13例,良9例,可2例。认为浮肩损伤积极切开复位内固定为早期功能锻炼提供基础,有利于肩关节功能的恢复。对于复杂肱骨近端骨折的治疗,无论保守治疗还是内固定治疗都不能恢复肱骨头关节面的光滑。现在,采用人工肱骨头置换术治疗复杂肱骨近端骨折得到较广泛认同。易敏等[6]回顾分析了27例人工肱骨头置换术患者,术中修复关节囊和肩袖,采用SSMH综合评分评价肩关节功能,优5例,良17例,可5例,优良率81.5%。认为人工肱骨头置换术是治疗复杂肱骨近端骨折有效手段,其中肩袖对维持肩关节稳定及外展上举功能起重要作用。肩袖能否有效重建是确保关节功能恢复的关键。传统开放胸锁乳突肌及筋膜切断松解术治疗先天性肌性斜颈是疗效可靠的方法,但颈部可见永久性伤口瘢痕,而腔镜技术治疗先天性肌性斜颈同样取得了良好的疗效。汤绍涛等[7]回顾了34例应用经腔镜下腋颈部入路胸锁乳突肌松解术治疗先天性斜颈。采用Lee评分,优良率97%。

(二) 上肢骨折

随着骨科手术技术的提高和内固定材料的发展，钢板和螺钉已成为手术治疗肱骨骨折的金标准。陈雁西等[8]评价肱骨近端内固定锁定系统（proximal humeral internal locking system，PHILOS）接骨板治疗复杂肱骨干中上段骨折的临床疗效。采用Constant-Murley肩关节评分标准，随访时间5～12个月，平均9.6个月。骨折愈合时间7～16周，平均12.1周。骨折端无移位、螺钉无松动、拔出及断钉，患侧肱骨头较健侧无吸收、缩小征象；优良12例，满意2例，优良率为85.7%。安智全[9]等比较了传统切开复位钢板内固定和闭合复位微创钢板内固定治疗肱骨干中下段骨折的临床效果，平均随访25.44个月，两组患者均无骨不连、内固定断裂发生。认为两种技术治疗肱骨干中下段骨折均可获得良好效果，但闭合复位微创钢板内固定技术具有无需显露桡神经、不会造成医源性桡神经麻痹的优点。唐康来等[10]介绍了肱骨近端内固定系统（PHILOS）自锁钢板治疗肱骨近端骨折的方法并分析其疗效。所有骨折均按Neer分型标准进行分类，二部分骨折19例，三部分骨折15例，四部分骨折1例。手术采用胸大肌-三角肌间隙入路，术后对所有患者进行平均18.9个月（6～46个月）的临床随访，主要包括X线片和Constant功能评分。结果：X线片证实所有肱骨近端骨折均得到良好的复位并完全骨性愈合，愈合时间8～12周。随访期间未发生钢板松动、肱骨头缺血性坏死和盂肱关节创伤性关节炎等并发症。刘强等[11]探讨了双钢板内固定术治疗肱骨远端C型骨折的疗效。手术治疗22例肱骨远端C型骨折，采用尺骨鹰嘴截骨入路，应用双钢板固定肱骨远端内外侧柱，术后早期肘部功能锻炼。随访3～24个月，骨折愈合时间3.5～6.3个月。肘关节功能按Cassebaum评定标准：优14例，良4例，可3例，差1例。孙辽军等[12]探讨微创钢板固定（minimally invasive plate osteosynthesis，MIPO）技术治疗老年骨质疏松性肱骨近端骨折的疗效。采用微创钢板内固定治疗38例老年骨质疏松性肱骨近端三、四部分骨折患者，并对术后肩关节功能及并发症进行分析。术后随访平均32.1个月，骨折固定后无再次移位、内固定物松动断裂及螺钉进入关节间隙、肱骨头缺血性坏死等并发症。38例骨折全部获得骨性愈合，愈合时间为14～27周（平均18.3周）。肩关节功能采用Neer评分：优26例，良8例，中4例；优良率为89.5%。席新华[13]探讨了应用肱骨近端锁定钢板治疗肱骨近端骨折，术后平均随访12.4个月，按Neer功能标准评定：优17例，良9例，可4例，差2例；优良率为81.3%。除1例肱骨头坏死外，其他骨折全部愈合。王宝军等[14]研究了应用锁定加压钢板治疗肱骨近端骨折的疗效。2003年3月至2007年3月，应用锁定加压钢板治疗肱骨近端骨折31例。按照Neer肩关节功能评定标准：优17例，良8例，可3例，差3例，优良率80.6%。鲁谊等[15]*探讨应用锁定钢板治疗肱骨近端骨折的并发症原因及预防方法。选择2004年9月至2007年6月收治并得到随访的92例患者，其中新鲜骨折78例，陈旧骨折14例，均行切开复位锁定钢板内固定。17例患者出现术后并发症，发生率为19%。不同性别、伤侧、手术时间、受伤原因、合并损伤、骨折类型，以及内固定钢板类型之间并发症的发生率比较，差异无统计学意义；不同年龄组间比较，差异具有统计学意义（$P<0.05$），其中年轻患者发生率较高，为26%，大于50岁患者的发生率为8.1%。认为锁定钢板是治疗存在明显移位的肱骨近端骨折的一种较为有效的治疗方式，但仍存在一定的并发症。由于出现并发症后功能活动会有所下降，临床应尽可能规范操作，妥善保护局部血运，争取最大限度地降低并发症的发生率。外固定支架在肱骨骨折中也起到了重要作用，赵刚等[16]探讨使用外固定架治疗肱骨髁上合并蝶形块的骨折的疗效。于2003年6月至2006年10月采用Orthofix外固定架系统治疗AO分型为B1或B2型的闭合性肱骨髁上骨折28例，随访时间平均28个月。骨折愈合时间平均4.5个月。阿斯哈尔江·买买提依明等[17]总结青少年肱骨外髁骨折后骨不连伴肘外翻畸形的手术方法和治疗效果。2004年6月至2006年10月，收治肱骨外髁骨折后骨不连伴肘外翻畸形5例。外伤后4～12年发现骨折不连伴肘外翻畸形就诊。术前肘外翻角（25～55）°，平均44.8°；肘关节活动范围为屈（135～140）°，平均139°；伸（0～20）°，平均7°。均行髁上内翻楔形短缩截骨和外侧柱重建内固定术治疗。术后定期随访，按Jupiter等肘关节评分系统评价肘关节功能。X线片示5例骨折均达骨性愈合，其中髁上内翻楔形短缩截骨区愈合时间为术后5～8周，平均6周；外侧柱重建区为术后3～6个月。肘外翻畸形均矫正，末次随访时肘外翻角（-5～10）°，平均2°；肘关节屈曲（100～135）°，平均121°；伸直（0～30）°，平均13°。根据Jupiter等评分系统评价肘关节功能，优2例，良2例，可1例。1例术后出现桡神经牵拉损伤表现，3个月时自行恢复；1例原有尺神经炎表现者，术后6个月症状消失；无其他并发症。认为髁上内翻楔形短缩截骨和外侧柱重建内固定术治疗青少年肱骨外髁骨折后骨不连伴肘外翻畸形可获得令人满意的效果。尺桡骨折是临床上常见的骨折，可采用手法复位、石膏固定，但对于一些严重骨折如关节面粉碎性骨折，仍需采取手术治疗。卓乃强[18]等比较研究锁定加压钢板（LCP）与克氏针结合

外固定支架治疗桡骨远端复杂关节内骨折的疗效及适应证。分别以 LCP 和克氏针结合外固定支架治疗复杂的桡骨远端关节内骨折共 98 例,对术后手的握持力、腕关节各方向活动度等方面进行回顾性评估和比较,初步评价其临床疗效。认为对于闭合性桡骨远端 C1、C2 型骨折,可选择掌侧 LCP 或克氏针结合外固定支架固定;而对于远端粉碎严重的 C3 型骨折,选择克氏针结合外固定支架疗效相对优越。张志凌等[19]探讨了应用多轴锁定钢板治疗桡骨远端 C 型骨折的临床疗效。应用 Numelock Ⅱ 型多轴锁定钢板治疗 12 例桡骨远端 C 型骨折。术后 X 线片示骨均愈合,愈合时间平均 6.6 周。钢板螺钉无松动断裂,11 例关节面平整,1 例稍差。根据腕关节功能及 X 线片测量指标进行综合评定,优 9 例,良 2 例,差 1 例,优良率 91.7%。卢强等[20]探讨了 LCP 内固定治疗桡骨远端 C 型骨折的初期疗效,应用 LCP 内固定治疗桡骨远端 C 型闭合性骨折 37 例。手术采用掌侧入路,复位后于掌侧置入 LCP 钢板,术后平均愈合时间为 8 周,按改良的 Mcbride 腕关节功能评价标准:优 25 例,良 8 例,可 4 例,优良率为 89.18%。高伟等[21]探讨了应用掌侧锁定接骨板治疗骨折块背侧移位的桡骨远端骨折,18 例闭合性桡骨远端骨折患者,年龄 32~75 岁,平均 53.2 岁。术后平均随访 7 个月,X 线片示达到骨性愈合,术后无感染、内固定松动、背侧肌腱激惹、正中神经刺激症状发生。根据 Sarmiento 改良的 Garland Werleg 评分标准:优 9 例,良 6 例,可 3 例。认为掌侧接骨板复位、固定背侧移位骨折块虽然是一种可行的方法选择,但在治疗上仍有局限性,除有一定的技术要求外,对骨折类型的选择也有限制。李军等[22]探讨了桡骨远端关节内粉碎性骨折的有效治疗方法。选取 21 例 C3 型桡骨远端骨折病例,应用开放复位外固定架联合钢板或克氏针内固定手术方法治疗,根据放射线检查,Gartland&Werley 和改良 Green&O'Brein 评分系统,对手术前、手术后以及术后远期腕关节功能进行评价,并对手术解剖复位情况和功能恢复进行统计学分析。经平均随访 19 个月,术后远期伤侧腕关节活动范围为健侧的 78%,手握力为健侧 82%,桡关节面存在台阶及骨折分离间隙平均 2 mm,桡骨远端长度恢复平均 11 mm。认为开放复位外固定架联合钢板或克氏针内固定是保证复位满意、稳定复位效果、取得术后远期满意功能恢复的有效治疗方法。宋海涛等[23]评价了尺骨短缩术治疗尺骨撞击综合征的效果及其影响因素。对 28 例诊断为尺骨撞击综合征患者给予尺骨截骨短缩治疗,采用改良的 Gartland&Werley 腕关节功能评分系统判定治疗效果;分析尺骨短缩数量与手术效果的关系。术后评分改善到平均为 (92.2±7.8) 分,优 22 例,良 3 例,可 2 例,差 1 例,腕关节功能评分术前与术后比较差异有统计学意义 ($P<0.05$)。认为尺骨短缩术能显著改善桡骨远端骨折后继发尺骨撞击综合征的功能评分和临床症状;但尺骨短缩过多,远侧尺桡关节间压力增大,则影响手术效果。赵亮等[24]探讨了髓内钉固定系统治疗尺、桡骨骨折的临床疗效。研究尺、桡骨骨折患者共 94 例,所有患者均采用闭合复位或小切口有限切开复位髓内钉内固定术,术前若伴有上、下尺桡关节脱位的病例则行石膏单托前臂旋后位固定 3 周,否则术后早期功能锻炼。认为髓内钉用于尺、桡骨骨折的治疗有其独特的优势,特别是对于骨质疏松、多段、粉碎骨折,具有疗效满意、创伤小、并发症少的特点。廖苏平等[25]介绍了尺骨冠状突骨折应用微型可吸收钉的治疗方法。对 9 例尺骨冠状突骨折行开放复位、微型可吸收钉内固定,合并桡骨头骨折者复位后同样以微型可吸收钉固定。同时缝合修复损伤的关节囊及肘关节内、外侧侧副韧带。术后肘关节功能位固定 4 周后行肘关节功能锻炼。按 Morrey 等肘关节功能评分:优 5 例,良 3 例。认为尺骨冠状突骨折对肘关节的功能影响不容忽视,即使较小的骨折片也往往伴有较严重的肘关节复合损伤。整复骨折,微型可吸收钉固定实用有效。郭祁等[26]探讨了 Stryker 铰链外固定架治疗肘部疾患的临床疗效。采用动态 Stryker 铰链外固定架治疗肘部疾患 11 例,9 例获完整随访,术前平均 ROM 为 (30.0±15.8)°,术后平均 ROM 为 (112.5±13.2)°;术前平均 MEPS 为 (41.3±13.2) 分,术后平均 MEPS 为 (83.8±2.5) 分;差异均有统计学意义 ($P<0.05$)。除 1 例术后 Schanz 针周围皮肤有少许渗液外,无发生螺钉松动及感染。1 例合并桡神经损伤,术后 6 个月完全恢复。刘兴华等[27]探讨了上尺桡关节松解改善肘部创伤后前臂旋转受限的效果。2007 年 1~12 月共收治 12 例肘部创伤后前臂旋转受限患者,男 9 例,女 3 例;左侧 3 例,右侧 9 例。初次治疗时平均年龄为 37.7 岁 (27~48 岁)。原始损伤包括:"恐怖三联征"3 例,尺骨近端骨折 4 例,桡骨头骨折 4 例,冠状突骨折 1 例。11 例患者松解术前有手术史。受伤至松解手术时间平均 9 个月 (6~27 个月)。松解术前患者前臂旋前平均 17.5° (0~80°),旋后平均 39.1° (0~90°),前臂旋转活动度平均 56.7° (0~130°)。7 例采用后侧入路,3 例采用内、外侧联合入路,2 例采用单纯外侧入路。术中去除上尺桡关节周围增生瘢痕及骨赘,如上尺桡关节已融合,则切除中间骨桥,术中尽量达到旋前 80°,旋后 90°。术后第 1 天开始主动及被动功能锻炼,并常规口服吲哚美辛预防异位骨化。12 例患者术后获平均 18.3 个月 (14~25 个月) 随访。松解术后患者旋前平均 70.8°

(60°～80°),旋后平均86.7°(70°～90°),前臂旋转活动度平均为157.5°(130°～170°)。术后前臂旋转功能按Failla标准评定:12例患者皆为优,均未出现感染、肘关节不稳定及上尺桡关节脱位等情况。认为对于肘部创伤后前臂旋转受限患者,术前审慎评估肘关节功能情况,术中仔细松解上尺桡关节,尽量保留桡骨头,术后早期主动及被动功能锻炼,可以取得良好的临床疗效。顾昕等[28]比较锁骨钩钢板与喙锁螺钉治疗TossyⅢ型肩锁关节脱位的临床疗效。选择2003年8月至2008年1月间收治的38例TossyⅢ型肩锁关节脱位患者,随机抽样分组法分为两组,分别采用喙锁螺钉和锁骨钩钢板内固定,术后部分限制肩部活动范围,并于3个月后取出内固定。采用JOA评分系统随访评价肩关节功能,并依次比较内固定取出前后和最终两组患者的肩关节评分。两组患者均得到随访,喙锁螺钉组与锁骨钩钢板组最终肩关节功能评分差异无统计学意义。无内固定松动、脱钩(钉)等,无肩锁关节再脱位。锁骨钩钢板组有10例患者出现肩痛,其中3例严重者影响夜间睡眠。10例患者内固定取出后症状缓解。认为喙锁螺钉和锁骨钩钢板治疗TossyⅢ型肩锁关节脱位临床疗效相似,肩关节功能恢复令人满意。内固定术后限制肩关节活动范围、早期取出后功能锻炼能有效避免内固定并发症。刘建龙等[29]探讨了进一步完善上臂主干动脉损伤的治疗方案。对42例上臂主干动脉损伤的患者进行治疗。其中1例为左锁骨下动脉损伤后出现广泛动、静脉瘘,在介入治疗下行封堵,其余41例均行动脉探查术。手术治疗患者中37例(90.2%)肢体远端血供恢复良好,但血管完全开通仅25例(61.0%),部分开通12例(29.2%)。Fogarty球囊管取栓组(14例),血管完全开通12例(85.7%);非取栓组(27例),血管完全开通13例(48.1%),两组比较差异有统计学意义($P<0.05$)。认为上臂主干动脉损伤侧支建立较好,远端血管床血栓常被忽视,手术修复动脉时应常规进行Fogarty球囊取栓,避免残留血栓造成术后再阻塞;如去除血管较多,可行自体或人工血管移植,术后给予抗凝治疗。

(三)骨盆髋臼骨折

不稳定性骨折多为高能量创伤所致,常合并严重出血,李晓群等[30]对54例骨盆骨折合并大出血的患者采用急诊介入治疗,共治疗男、女患者共54例,接诊至栓塞时间为30～60 min。43例患者血压接受介入治疗后2 h血压回升,3例回升不理想,再次介入手术后恢复理想,7例72 h后DIC,1例术后血压缓慢回升,7 d后死于重型脑外伤。认为介入已成为骨盆大出血的重要治疗手段。袁加斌等[31]报道外固定架和内固定治疗不稳定性骨盆骨折32例,28例恢复良好。随访5～42个月,骨折均愈合。按刘利民等评定标准优良率90%。认为外固定架、重建钢板和骶髂钢板能有效固定不稳定性骨折,是治疗不稳定性骨折的简单、安全、有效的方法。许硕贵等[32]探讨自体髂骨解剖性重建髋臼后壁缺损的生物力学和临床问题,利用6具新鲜成人骨盆标本左右两侧两两对应分为实验组和对照组,造成髋臼缺损模型后,实验组利用髋臼三维记忆内固定系统解剖性重建缺损髋臼,对照组用钢板螺钉系统重建。利用压敏片计算两组头臼对应面积,髋臼前壁、臼顶、后壁的平均压强和最大压强。临床研究上取与髋臼直径相同的髋臼锉,丛髂嵴内侧旋锉形成解剖弧面,将凿下的髂骨用ATMFS三维锁定修复后壁缺损,2000年1月到2002年6月共用此法治疗10例病人。生物力学研究:实验组与对照组无统计学差异。临床研究:全部患者术后未发生移位,有异位骨化2例,按改良Aubigne and Postal临床分级,优良率93%。认为利用ATMF进行自体髂骨解剖性髋臼后壁重建具有良好的稳定性及头臼应力分布,可为髋臼粉碎性骨折治疗提供新方法。王光林等[33]报道了影响移位髋臼骨折手术疗效的因素,从2000年6月到2006年10月,手术治疗移位性髋臼骨折124例,根据可能影响手术疗效的因素对患者进行分组,采用Logistic回归分析。118例获得随访,按改良Aubigne and Postal评分,优51例,良44例,可16,差8例,优良率79.8%,功能优良率在简单骨折组和复杂骨折组分别为88.9%和69.6%。多因素回归分析显示,骨折类型、髋关节后脱位复位时间、伤后手术时间、复位质量是影响髋臼术后功能的独立危险因素,其中复位质量是重要的可控因素。杜浩等[34]采用2种评分系统对髋臼后壁骨折术后Ⅰ期疗效的信息进行比较,观察32例髋臼后壁骨折术后随访至少1年以上患者,采用SF-36量表8项独立指标评估及改良Merle Aubigne评分法评估临床疗效。认为改良Merle Aubigne评分法对评估髋臼骨折患者术后髋关节功能有临床意义,但在评估整体上受限制,采用SF-36量表8项独立指标评估可全面评测患者术后各方面的功能。对髋臼骨折病人围手术期要积极采取心理保健治疗。贾健等[35]探讨移位髋臼骨折(DAF)合并不稳定骨盆后环损伤(PPI)的临床特征及复位顺序。搜集了1997年3月到2007年3月资料完整的DAF合并PPI患者39例。DAF与PPI同期切开复位内固定33例,分期手术3例,另外3例行保守治疗。术后随访12～120个月,根据Matta评分,解剖复位27例,复位满意4例,不满意8例;根据Mears评分,PPI解剖复位24例,满意8例,不满意7例。以两个部位最低评分作为总体评分,优25例,良3例,可2例,差9例。认为在处理累及髋臼双柱的 DAF 合并 PPI 时，PPI 的准确复位是 DAF 获得满意复位的解剖基础，DAF 的损伤类型及复位质量决定远期疗效。

（四）髋部骨折

在过去的 1 年中，对于髋部骨折和转子间骨折，有些学者做了一些研究，提出不同治疗意见。韩凯伟等[36]观察了 Gamma 钉、股骨近端髓内钉（PFN）和防旋股骨近端髓内钉（PFNA）3 种髓内钉治疗股骨转子间骨折的疗效。回顾性分析 2004 年 1 月至 2007 年 6 月手术治疗的 126 例股骨转子间骨折患者的临床资料，其中 Gamma 钉治疗 46 例，PFN 治疗 29 例，PFNA 治疗 51 例。比较 3 组患者的手术时间、术中失血量、并发症发生情况、骨折愈合情况及术后髋关节 Harris 评分。结果共有 91 例获得随访，时间 11～39 个月（平均 21.6 个月），3 组患者在并发症发生情况、骨折愈合时间、关节功能评分上差异均无统计学意义（$P>0.05$），但 PFNA 组的手术时间、术中出血量少于其他两组（$P<0.05$），而 PFN 组与 Gamma 钉组之间差异无统计学意义（$P>0.05$）。认为 Gamma 钉、PFN 和 PFNA 3 种髓内钉均适用于治疗股骨转子间骨折，其中 PFNA 操作相对简单，可缩短手术时间，减少术中出血。唐昊等[37]2001 年 2 月至 2007 年 6 月采用瑞士 AO/ASIF 设计的 PFNA 和美国 Stryker 公司设计的第二代 Gamma 钉，共治疗 166 例股骨转子间骨折患者。其中 PFNA 组 87 例，手术时间在 2005 年 12 月至 2007 年 6 月，男 29 例，女 58 例；年龄 45～97 岁，平均 71.5 岁。合并糖尿病 14 例，原发性高血压 25 例，心脏病 16 例，合并其他部位骨折 9 例。Gamma 钉组 79 例，手术时间在 2001 年 12 月至 2006 年 11 月，男 27 例，女 52 例；年龄 37～92 岁，平均 65.3 岁。合并糖尿病 13 例，原发性高血压 28 例，心脏病 11 例，合并其他部位骨折 7 例。两组患者的一般资料比较差异无统计学意义。术后全部患者获得随访，时间 6～24 个月，平均 13.5 个月。全部患者均获骨折愈合，无伤口感染、髋内翻及内固定切出等。PFNA 组中有 1 例患者在术后 3 个月时，因摔倒导致远端锁钉处股骨干骨折；Gamma 钉组中有 1 例患者因扩髓导致大转子处骨皮质缺损。术后 7 例患者（PFNA 组 3 例，Gamma 钉组 4 例）早期出现大腿近端疼痛，5 例患者愈合后缓解，2 例患者取出内固定物后缓解；4 例患者（PFNA 组 2 例，Gamma 钉组 2 例）出现肺部感染，经过抗感染、翻身、拍背治疗后 1 周左右治愈；1 例患者（PFNA 组）出现下肢静脉血栓，经过抗凝、消肿并抬高患肢，2 周后治愈；1 例患者（Gamma 钉组）出现泌尿系统感染，经过抗感染治疗后 2 周左右治愈。PFNA 组比 Gamma 钉组的手术时间短、术中出血量少，差异有统计学意义（$P<0.05$）。但两组在下地行走时间、骨折愈合时间、功能评分和并发症发生率等方面差异无统计学意义。认为股骨转子间骨折的手术治疗目的在于使患者早期活动及行走。PFNA 比 Gamma 钉手术时间短、出血少，但两者在下地行走时间、愈合时间、出现并发症和功能恢复等方面无明显差异，而且都各有各自的优点和适应证，不失为治疗股骨转子间骨折的好方法。张殿英等[38]回顾分析了加压空心钉内固定术和全髋关节置换（THA）治疗老年股骨颈骨折的疗效。2002 年 1 月至 2008 年 6 月共收治新鲜股骨颈骨折患者 193 例，符合入选标准者共 60 例，27 例行加压空心钉内固定治疗，33 例行 THA。对两组患者的手术时间、术中出血量、住院时间、患肢术后下地活动时间、术后 1 年患髋 Harris 功能评分优良率、术后并发症发生率及再手术率进行比较。60 例患者随访时间为 12～56 个月，平均 32.5 个月。两组患者在手术时间、出血量、住院时间及下地时间差异有统计学意义（$P<0.05$），在术后 1 年患髋 Harris 功能评分优良率、术后并发症发生率及再手术率差异无统计学意义（$P>0.05$）。空心钉内固定组术后 Harris 评分优良率为 85.2%，THA 组为 93.9%。空心钉内固定组患者中股骨头坏死 3 例（11.1%），骨折不愈合 1 例（3.7%）。THA 组患者中因假体松动行二次手术者 2 例（6.1%），另有髋关节脱位 1 例（3.0%）。认为对于无移位股骨颈骨折均采取内固定治疗；年龄小于 70 岁、活动能力好、骨质量好的老年移位型股骨颈骨折患者首选闭合或切开空心钉内固定术，保留股骨头是首选；有严重内科并发症，不能耐受关节置换的老年患者可采用空心钉内固定治疗；年龄大于 70 岁的移位骨折及粉碎性骨折患者，伴有严重骨质疏松症或有其他老年病而不宜长期卧床者，髋关节本身有骨关节炎的患者首选 THA。王钢等[39]探讨了治疗青壮年股骨颈骨折的手术方法及临床疗效。对 2005 年 1 月至 2008 年 6 月行手术治疗并获得随访的 41 例青壮年股骨颈骨折患者按照"难治性骨折的治疗研究随访表"进行随访，从骨折类型、手术时机、骨折复位质量、置入物类型、卧床时间以及髋关节功能等方面进行评估。41 例患者获得 10～52 个月随访，平均 30.5 个月。37 例（90.2%）患者在伤后 2～5 d 内行手术治疗，平均 3.6 d，Garden Ⅱ、Ⅲ型骨折采用闭合复位钛合金空心钉内固定术，Garden Ⅳ型及陈旧性骨折、病理性骨折采用切开复位钛合金空心钉内固定加髂骨瓣植骨术。术中复位评价平均 4.83 分，术后平均卧床时间 3.5 个月。髋关节功能按照 Harris 评分标准：优 21 例，良 15 例，可 3 例，差 2 例，优良率为 87.8%。Garden Ⅳ型骨折优良率较 Ⅱ、Ⅲ型骨折优良率低，但差异无统计学意义（$P=0.25$）。认为早期手术、解剖复位、多枚钛合金空心钉坚强内固定是青壮年股骨颈骨折手术治疗的关键,Garden Ⅳ型骨折髂骨瓣植骨、合理的早活动和晚负重是预防股骨头缺血坏死的有力保证。管华鹏等[40]*总结了Pipkin骨折的外科治疗方法及近期疗效。在2002年1月至2007年1月,收治14例Pipkin骨折患者,男10例,女4例;年龄28～52岁,平均33.5岁。均为车祸伤。按Pipkin分型:Ⅰ型4例,Ⅱ型6例,Ⅲ型及Ⅳ型各2例。受伤至手术时间为24 h～8周。手术采用后外侧Kocher-Langenbeck入路、改良髋外后侧入路或联合入路,股骨头骨折采用可吸收螺钉结合可吸收缝线内固定;Ⅲ型骨折采用钛空心螺钉固定股骨颈骨折,Ⅳ型骨折采用髋臼三维记忆内固定系统固定髋臼骨折。术后切口均Ⅰ期愈合,无深部感染及下肢深静脉血栓形成。14例均获随访,随访时间12～48个月,平均26个月。愈合时间6～10个月,平均8个月。按D'Aubigue-Postel评分法,获优5例,良6例,中2例,差1例,优良率78.6%。认为Pipkin骨折患者早期诊断、合理选择手术入路、有效的内固定系统及正确的术后处理,对于减少并发症及获得满意髋关节功能具有重要作用。

(五) 股骨骨折

苏琦等[41]探讨不同内固定治疗69例股骨远端C型骨折的疗效。分别采用动力髁螺钉、AO股骨髁解剖钢板及股骨髁上逆行交锁髓内钉行切开复位内固定。经6个月至6年随访,C1、C2型骨折治疗取得满意疗效,C3型骨折疗效欠满意。冯明利等[42]研究股骨远端A型和C型骨折58例手术治疗的方法。随访时间9～36个月,均获得骨性愈合,无内固定物断裂、感染等并发症发生。按HSS评分标准:优23例,良28例,可6例,差1例。张志山等[43]分析反向采用微创内固定系统(less invagive stabilization system,LISS)治疗特殊类型股骨近端骨折28例。24例获得平均18个月随访。1例Seinsheimer V型患者转子下骨折不愈合,术后6个月近端螺钉断裂;其余23例骨折愈合时间平均3个月。Harris评分平均84分。万春友等[44]探讨42例合并髁部骨折的股骨干复杂骨折(AO C2、C3型)的外固定支架手术治疗方法及后续治疗的临床效果评价。42例患者全部获随访,按Kotmert股骨远端骨折功能评价标准,膝关节功能满意35例(83%),可6例(14%),不满意1例(2%)。马克等[45]分析21例下肢长骨干骨折不愈合及延迟愈合的原因,评价加压交锁髓内钉治疗下肢长骨干骨折不愈合及延迟愈合的效果。平均随访13.6个月,全部患者均骨性愈合,平均愈合时间8.7个月,无畸形、感染及再骨折出现。采用Klemm分级标准,优19例,良2例。赵刚等[46]探讨18例带锁髓内针治疗股骨干骨折旋转不稳定形成不愈合的发生机制、治疗方法及临床疗效。通过扩髓、更换带锁髓内针,或者附加钢板固定,同时行自体骨植骨来进行治疗。18例患者均得到随访,平均28个月。所有骨折均愈合。

(六) 膝关节周围损伤

王宝军等[47]*评价胫骨平台骨折手术治疗的中远期疗效,探讨影响骨折预后的因素。回顾性分析43例胫骨平台骨折病例资料,所有病例行Sehatzker分型分类。随访指标包括:患者根据Macnab标准自我评价;膝关节Lysholm评分;放射学Rasmussen和Resnick-Niwoyama评分;膝关节活动度;关节间隙和关节面高度变化。43例患者总体优良率达到60%,患侧膝关节平均活动范围是113°。Lysholm评分平均为83.1分。统计分析得出Lysholm评分同患侧关节面塌陷高度、关节间隙呈负相关。单髁平台骨折评分高于双髁平台骨折。Rasmussen评分平均14.0分;患侧关节有81.4%出现骨关节炎表现,健侧仅有23.3%。胫骨平台骨折术后膝关节功能同患侧关节面下陷高度、关节间隙变化以及年龄相关。单髁平台骨折较双髁平台骨折预后好。郭永飞等[48]*报道多轴锁定钢板治疗复杂胫骨平台骨折的方法及初步疗效。回顾性分析采用开放复位、多轴锁定钢板内固定治疗复杂胫骨平台骨折25例,闭合性21例,开放性4例;Schatzker分型:Ⅳ型6例,Ⅴ型16例,Ⅵ型3例;根据影像学测量结果及HSS评分标准进行临床效果评定。所有患者术后随访平均10.5个月,4～6个月后骨折均获骨性愈合,术后6个月膝关节HSS评分平均88.4分。术后1周、3个月及6个月的内翻角和后倾角比较差异无统计学意义($P>0.05$)。认为胫骨平台多轴锁定钢板操作简便,锁定螺钉置入角度选择性高,内固定稳定性好,避免了原始及继发复位的丢失,是手术治疗复杂胫骨平台骨折安全、有效的内固定方法。丁坚等[49]通过对合并有半月板损伤的胫骨平台骨折与单纯胫骨平台骨折术后随访结果进行比较,分析半月板损伤对胫骨平台骨折预后及骨折对半月板愈合可能的影响。回顾性分析内固定治疗的胫骨平台骨折57例,其中34例为单纯胫骨平台骨折,23例合并有半月板损伤行术中修补。57例患者平均随访15个月。单纯胫骨平台骨折者与合并有半月板损伤骨折者HSS评分分别为87.9和87.1分,差异无统计学意义;而后者在随访中并未发现半月板阳性体征的增加,两组在HSS评分、胫股角、胫骨平台内翻角和后倾角等影像学评估方面差异均无统计学意义。认为合并半月板损伤的胫骨平台不影响术后膝关节功能的康复,且骨折也不会影响半月板的愈合。陶杰等[50]探讨改良侧后方入路治疗胫骨平台后方剪力骨折的手术效果。回顾性分析采用改良的侧后方"L"型入路治疗胫骨平台后方剪力骨折13例。骨折块直视下复位,用3.5 mm"T"型锁定钢板或有限接触加压钢板于胫骨后内或后外侧固定骨块。半月板与韧带损伤均Ⅰ期修复。13例患者平均随访14.5个月。术后12个月膝关节屈伸范围平均125.1°。术后1年膝关节HSS评分86～97分,平均92.1分。认为改良后外侧或后内侧入路可充分暴露胫骨后平台,减少前方大范围剥离所带来的软组织并发症,直视下复位和固定骨折块可以充分防止力线的改变和骨折的再移位,有利于患者良好的膝关节功能恢复。田孟强等[51]探讨关节镜下应用微创经皮钢板内固定术(MIPPO)治疗胫骨平台骨折的临床疗效。回顾性分析采用关节镜下MIPPO治疗29例胫骨平台骨折患者,男18例,女11例;年龄18～59岁,平均34.7岁。SchatzkerⅡ型8例,Ⅲ型10例,Ⅳ型5例,Ⅴ型3例,Ⅵ型3例。术中先在关节镜下处理合并损伤,然后复位胫骨平台骨折,骨缺损处植骨,通过皮肤小切口建立皮下隧道,此隧道插入支持钢板行内固定。所有患者随访时间平均24个月。骨折愈合时间平均3.5个月。Lysholm评分优23例,良4例,可2例,优良率93.1%。认为关节镜监视下MIPPO治疗胫骨平台骨折手术创伤小,恢复快,并发症少,亦可同时处理关节内合并损伤,是一种治疗胫骨平台骨折安全、有效的方法。

(七) 胫腓骨骨折

胫腓骨骨折临床上较为常见,无论是闭合性还是开放性损伤,容易并发骨不连、损伤周围神经血管损伤、骨筋膜间室综合征以及下胫腓联合不稳等。随着胫腓骨骨折治疗技术的日渐成熟,针对以上问题,在过去1年中,许多作者发表了自己的治疗观点。在胫腓骨骨折的微创治疗策略方面:张育峰[52]等探讨微创内固定系统(LISS)治疗胫骨粉碎性骨折的方法和疗效,对14例胫骨近、远端骨折合并邻近骨干粉碎性骨折的患者使用LISS治疗,其中胫骨近端骨折11例、远端3例;开放性骨折6例、闭合性骨折8例,观察术后软组织恢复及骨折愈合情况,平均随访9.4个月,所有切口均一期愈合,无神经、血管、软组织并发症,骨折平均愈合时间为7.8个月,胫骨轴线及膝、踝关节功能良好。认为应用LISS系统治疗胫骨粉碎性骨折,具有操作简单、创伤小、愈合率高、并发症少等优点。在胫腓骨骨折端的处理策略方面:胡茂忠[53]等在行胫骨髓内钉治疗胫骨骨折时,利用环锯替代开髓器开髓同时取骨,取出的骨质修剪成骨棒再植入骨折端或其他骨折处,采用此方法共治疗了14例,全部病例在4～6个月内获得了骨性愈合。认为此方法明显提高骨折愈合率。在胫腓骨骨折合并血管损伤的诊治方面:宗兆文[54]认为64排CT血管造影(CTA)在早期诊断胫腓骨骨折合并下肢主要动脉损伤中具有很高的应用价值,并认为早期诊断是胫腓骨骨折合并下肢主要动脉损伤患者救治能否成功的重要因素。回顾性分析了18例胫腓骨骨折并怀疑合并下肢主要动脉损伤患者的救治过程,采用DSA辅助诊断2例,采用彩色多普勒超声辅助诊断9例,采用CTA辅助诊断7例,结果显示CTA辅助诊断准确率高,所花费时间更少,避免了因为延迟诊断而发生的肢体坏死。在胫腓骨骨折合并下胫腓联合不稳的治疗措施中,邓磊[55]采用可吸收螺钉内固定治疗下胫腓联合不稳定型踝关节骨折,36例患者,均为新鲜骨折,外踝在下胫腓联合水平的骨折26例,低于此处的8例,高于此处的2例;下胫腓前韧带损伤者26例,后韧带损伤7例,完全损伤者3例,术中首先固定外踝,在下胫腓联合水平或其上方2 cm处自腓骨向胫骨钻孔,以可吸收螺钉固定,固定松紧度以距骨在踝穴内屈曲90度为宜,平均随访12个月,JOA足部关节功能评定为优32例,可3例,差1例,手术切口均一期愈合,无异物反应。

(八) 足踝部骨折

踝关节骨折的手术治疗原则,目前观点趋于一致。徐海林等[56]研究认为,首先应对腓骨下端的解剖结构加以重建,以提供良好的支撑作用,再处理内踝和后踝。其中后踝骨折有多种固定方式,可用可吸收钉、空心螺钉或松质骨螺钉,主要取决于骨折的类型,但多数情况下,在外踝解剖复位固定后,后踝骨折亦能获得良好的复位。下胫腓联合的固定方式既往多采用螺钉固定,但其弊端在于易发生断钉现象,目前以胫腓钩固定已获得了良好效果。王海洲等[57]研究认为,胫腓钩固定优点在于可允许下胫腓联合正常范围内的微动,不易折断,骨折愈合后可以与钢板螺钉一起取出。踝关节骨折伴踝距间隙明显增宽,多提示有严重的三角韧带损伤,因此三角韧带的修复对恢复踝关节的稳定性方面有着重要作用。跟骨骨折手术方案的选择,取决于周围软组织的肿胀程度及跟骨的影像学表现。开放复位可塑型钛板固定是治疗跟骨骨折的有效方法。陈雁西等[58]采用跟骨锁定钢板治疗跟骨关节内粉碎性骨折取得了良好效果。该跟骨锁定钢板优点在于其锁钉螺钉抗拔出强度高,可承载更大的轴向压力,尸体标本的生物力学证实,跟骨锁定钢板能够提供更大的承载力及抗形变作用。该固定系统主要适用于SandersⅢ、Ⅳ型及伴有距下关节后关节面粉碎且移位明显的患者。

(九) 小儿骨折

本年度对小儿骨折报道不多。徐易京等[59]探讨了改良Russell牵引加原位穿针(钉)在治疗儿童股骨头骺滑脱中的应用。回顾分析了1995年8月至

2006 年 8 月 42 例儿童股骨头骺滑脱(SCFE 病)治疗,其中男 30 例,女 12 例。所有患儿中,采用 Russell 牵引加原位穿针(钉)治疗 33 例,行 Russell 牵引加单髋人字石膏固定治疗 4 例,行股骨粗隆下外展截骨术治疗 4 例,另有 1 例仅行牵引治疗。行 Russell 牵引加原位穿针(钉)治疗方法:明确诊断后行 Russell 牵引,牵引重量为体重的 1/8~1/7,牵引时间 3~4 周,复位满意后行原位穿针(钉)固定,8 岁以下患儿采用斯氏针固定,8 岁以上患儿采用空心钉固定。术后用单髋人字石膏固定,6 周后去除石膏,逐步进行髋关节功能锻炼。采用此方法治疗中除 2 例患儿牵引无效及术后髋关节功能恢复差之外,其余患儿均得到满意效果。对 33 例患儿随访 6 个月至 5 年(平均 2 年),总体优良率达 85%,患儿及家长满意率为 90%。骨骺闭合,拆除内固定后,绝大多数患儿可正常活动,其中 5 例发生股骨头缺血坏死,1 例出现内固定松动,经再次手术更换内固定后结果满意,1 例发生软骨溶解。认为改良 Russell 牵引加原位穿针(钉)治疗可最大限度保留 SCFE 患儿髋关节功能,临床效果令人满意。吴建华等[60]探讨了儿童股骨颈骨折的治疗方法及其疗效。回顾分析 23 例儿童股骨颈骨折患儿,男 13 例,女 10 例;年龄 3~16 岁,平均 12.8 岁。前 10 年的 13 例均为高能量损伤;近 10 年中 5 例为滑倒跌伤,对其中 3 例测量身体质量指数和矿物质密度。无移位骨折 4 例,采用非手术治疗。手术治疗 19 例,其中闭合复位 15 例、切开复位 4 例。手术距受伤时间小于 24 h 者 15 例(平均 11.2 h),超过 24 h 者 4 例(1 d 后 1 例,5 d 后 1 例,7 d 后 1 例,3 周后 1 例)。闭合复位中关节穿刺减压 11 例,关节囊切开 4 例。复位采用 1~3 枚空心螺钉内固定 18 例,角钢板固定 1 例。术后髋关节支具保护。定期随访 X 线及 MRI,评估骨折愈合及股骨头坏死情况。全部患儿均获随访,随访时间 13 个月至 11 年,平均 4 年。保守治疗的 4 例患儿,术后出现髋外翻 1 例、肢体短缩畸形 1 例。手术治疗的 19 例患儿,18 例骨折复位良好,一期愈合,其中轻度髋内翻 1 例、髋外翻 1 例;1 例复位欠佳患儿出现骨折延迟愈合,经再次手术翻修和植骨后愈合。无一例患儿发生股骨头坏死。受伤超过 24 h 接受手术治疗的 4 例患儿,1 例发生延迟愈合。轻微外伤患儿的身体质量指数和骨矿物质密度均属于偏低或极低范围。认为儿童股骨颈骨折应早期诊断、早期治疗,争取受伤 24 h 内采取闭合或切开复位及钛制空心螺钉内固定,配合关节囊穿刺或切开减压,术后以髋关节支具保护。儿童股骨颈骨折受伤机制的改变可能与儿童身体质量指数和骨矿物质密度改变有关。

(十)基础研究

卫小春等[61]运用新西兰白兔模型探讨不同年龄关节软骨细胞的黏弹性特点。不同年龄组新西兰白兔处死后,取双膝关节软骨并进行软骨细胞分离,采用微管吸吮技术结合半无限体细胞力学模型对关节软骨细胞进行黏弹性检测。结果发现不同年龄兔关节软骨细胞均表现为典型的黏弹性固体蠕变特性;微管吸吮实验显示与幼年及成年兔比较,老年兔软骨细胞吸入长度较大、吸入长度变化速度较快且达到平衡时间短。还发现随着年龄的增长,其黏弹性参数逐渐降低。认为软骨细胞的这种随年龄而发生的力学特性的改变对关节软骨随年龄而发生的力学改变有重要作用;软骨细胞的力学特性可能与其细胞骨架有关。徐忠世等[62]探讨了 bFGF 基因转染骨髓基质肝细胞后在 PLGA 培养生长的生物相容性,以及采用组织工程方法培养的骨髓基质细胞-PLGA 复合物修复软骨缺损动物模型的可行性。将成功转染 bFGF 基因的骨髓基质细胞在 PLGA 培养液中培养,将培养得到的复合物植入软骨缺损的动物模型中,采用大体标本观察、组织学观察及Ⅱ型胶原免疫组化及 RT-PCR 等方法检测软骨缺陷模型的修复效果。结果发现 bFGF 转染成功的骨髓基质细胞与 PLGA 具有较好的Ⅱ型胶原的高表达,将该复合物植入软骨缺损动物模型中可以修复缺损的软骨,作为自体软骨移植的一种替代治疗方法。张海宁等[63]将 9 只成年山羊随机分为 2 组,实验组应用骨膜骨柱和软骨骨柱,以骨软骨镶嵌成形术方式修复骨软骨缺损;对照组为单纯制造缺损不进行软骨修复。于术后 4 周、8 周、16 周分别于无菌条件下切开关节进行大体观察修复效果;并取各时间点的修复组织标本进行组织学检查;在 16 周行 MRI 检查观察各组标本的修复情况。16 周时移植软骨组织存活良好,软骨下骨愈合,软骨保持透明软骨特性,MRI 在冠状位 T2WI 下可见实验组股骨髁骨质密度均一,软骨下骨愈合良好,软骨面基本一致。采用带骨膜的骨柱移植可保持骨膜的完整性和生发层细胞的多向分化潜能,同时重建软骨下骨支撑,在骨膜骨柱的骨性成分建立血供的同时可以直接供给骨膜以血液成分,利用骨膜中的间充质干细胞的多向分化能力化生成为软骨组织以代替软骨缺陷。认为采用混合自体骨软骨柱及自体骨膜骨柱嵌入可Ⅰ期修复大面积骨软骨缺损。王楠等[64]探讨纤维多孔钛微球复合纳米锶磷灰石修复骨缺损能力及机制。在 6 月龄雄性 SD 大鼠双侧股骨髁部建立冠状轴洞性缺损模型,并以纤维多孔钛微球复合纳米锶磷灰石填充左侧骨缺损,以单纯纤维多孔钛微球填充右侧,于术后 1、2、4、8 周行 X 线观察,发现两侧骨缺损修复效果均良好,组织学显示,纤维多孔钛微球允许骨长入，且左侧微球内新生骨多于右侧；骨组织形态计量学观察显示随时间延长，左侧新生骨量逐渐增多。认为纤维多孔钛微球具有良好的生物相容性及骨传导性，可作为骨缺损修复的支架材料；纳米锶磷灰石可增强纤维多孔钛微球修复骨缺损能力。张建新等[65]观察了兔骨髓基质细胞与生物活性玻璃联合培养构建的组织工程化人工骨修复兔桡骨缺损的效果，并探讨组织工程化人工骨促进骨缺损修复的作用机制。该研究在体外分离培养兔的骨髓基质细胞，并经过传代扩增后，与生物活性玻璃联合立体培养构建组织工程化人工骨后，植入兔桡骨缺损处。通过大体形态观察、影像学、组织学、扫描电镜检查及生物力学分析，分别与单纯植入生物活性玻璃、髂骨以及空白组进行对比，观察各组对骨缺损修复的效果。认为植入组织工程化人工骨的兔桡骨缺损完全愈合，成骨效果与自体髂骨相似明显优于其他组，骨髓基质细胞复合生物活性玻璃构建的组织工程化人工骨能很好地完成骨缺损的修复。陈建海等[66]探讨皮质缺损程度和位置对骨干生物力学性能的影响。在山羊股骨标本上分别按照骨干冠状面直径的10%、20%、30%、40%和50%制作张力侧和压力侧的皮质环形缺损模型，对标本进行三点弯曲测试，力学指标包括最大负荷、最大功耗和弹性模量，记录每个标本的冠状面和矢状面直径、张力侧和压力侧皮质厚度。结果发现张力侧皮质缺损在50%亚组的最大负荷较健康对照组显著降低；压力侧皮质缺损在50%、40%和30%亚组的最大负荷较健康对照组显著降低；张力侧皮质缺损在50%、40%和30%亚组的最大功耗较健康对照组有显著降低；压力侧皮质缺损在各个缺损组的最大功耗均较健康对照组显著降低。认为皮质缺损对骨干力学性能有影响，张力侧和压力侧皮质缺损对骨干力学性能的影响不同。李景峰等[67]观察自行研制合成的骨形成蛋白2(BMP2)活性多肽与Ⅰ型胶原复合煅烧骨复合材料修复骨缺损的作用。分析显示：①复合材料电镜扫描结果：孔隙率高，复合结构紧密；②术后不同时间X线评分示存在统计学差异；③组织学观察，8周时评分为：单纯煅烧骨组(4.67±0.52)、含Ⅰ型胶原的煅烧骨组(5.33±0.52)、BMP2活性多肽与Ⅰ型胶原复合煅烧骨组(6.83±0.41)。12周评分为：单纯煅烧骨组评分为(6.17±0.41)、含Ⅰ型胶原的煅烧骨组为(7.33±0.52)、BMP2活性多肽与Ⅰ型胶原复合煅烧骨组为(8.67±0.52)；④各组植入材料抗折强度的测定：术后12周，BMP2活性多肽与Ⅰ型胶原复合煅烧骨组材料抗折强度明显高于单纯煅烧骨组和含Ⅰ型胶原的煅烧骨组。夏平光等[68]研究几丁糖对人成纤维细胞蛋白质表达谱的影响，取第5代人成纤维细胞，实验组用含1 g/L几丁糖的培养液作用24 h，对照组用培养液培养24 h。双向凝胶电泳结果提示，实验组和对照组有43个差异蛋白质点，其中17个点在实验组中表达上调，26个点在实验组中表达下调，经质谱分析，鉴定出6个已知蛋白，3个未知蛋白。已知蛋白分别与细胞凋亡、信号转导、细胞骨架及代谢等有关。认为在几丁糖作用下，成纤维细胞的部分蛋白质表达发生变化。

参 考 文 献

1　张耀南,等. 中华创伤杂志,2008,24(10)：804
2　陈　瀛,等. 中华创伤杂志,2009,25(4)：330
3　关鹏飞,等. 中华创伤骨科杂志,2009,11(8)：780
4*　黄　强,等. 中华创伤骨科杂志,2009,11(4)：306
5　洪建军,等. 中华手外科杂志,2009,25(1)：25
6　易　敏,等. 华西医学,2009,25(4)：1092
7　汤绍涛,等. 中华小儿外科杂志,2009,30(6)：353
8　陈雁西,等. 中华骨科杂志,2008,28(11)：917
9　安智全,等. 中国修复重建外科杂志,2009,23(1)：41
10　唐康来,等. 中华创伤杂志,2008,24(10)：90
11　刘　强,等. 中国骨与关节损伤杂志,2009,24(5)：430
12　孙辽军,等. 中华手外科杂志,2009,25(1)：29
13　席新华,等. 中华手外科杂志,2009,25(1)：58
14　王宝军,等. 中国骨与关节损伤杂志,2009,24(5)：422
15*　鲁　谊,等. 中华创伤杂志,2008,24(10)：808
16　赵　刚,等. 中华创伤骨科杂志,2009,11(8)：710
17　阿斯哈尔江·买买提依明,等. 中国修复重建外科杂志,2009,23(4)：423
18　卓乃强,等. 中华创伤杂志,2009,25(8)：17
19　张志凌,等. 中国修复重建外科杂志,2009,23(5)：552
20　卢　强,等. 中国矫形外科杂志,2008,16(22)：1698
21　高　伟,等. 中华创伤骨科杂志,2009,11(1)：90
22　李　军,等. 中国矫形外科杂志,2009,17(8)：593
23　宋海涛,等. 中华创伤杂志,2009,25(3)：205
24　赵　亮,等. 中华创伤骨科杂志,2008,10(12)：1135
25　廖苏平,等. 中国骨与关节损伤杂志,2009,24(5)：444
26　郭　祁,等. 中华创伤骨科杂志,2008,10(12)：1131
27　刘兴华,等. 中华创伤骨科杂志,2009,11(8)：701
28　顾　昕,等. 中华创伤杂志,2009,25(7)：12
29　刘建龙,等. 中华手外科杂志,2009,25(4)：224
30　李晓群,等. 中华创伤杂志,2009,25(2)：154
31　袁加斌,等. 中国骨与关节损伤杂志,2009,24(7)：628
32　许硕贵,等. 中华创伤杂志,2009,25(1)：9
33　王光林,等. 中华外科杂志,2009,29(10)：949
34　杜　浩,等. 中国矫形外科杂志,2008,20(16)：1538
35　贾　健,等. 中华骨科杂志,2008,28(12)：1033
36　韩凯伟,等. 中华创伤骨科杂志,2009,11(2)：103
37　唐　昊,等. 中华创伤骨科杂志,2009,11(3)：286
38　张殿英,等. 中华创伤骨科杂志,2009,11(5)：443
39　王　钢,等. 中华创伤骨科杂志,2009,11(5)：438

40* 管华鹏,等.中国修复重建外科杂志,2009,23(3):265
41 苏 琦,等.中国骨与关节损伤杂志,2009,24(8):716
42 冯伟利,等.中国骨与关节损伤杂志,2009,24(3):212
43 张志山,等.中华创伤杂志,2009,25(1):48
44 万春友,等.中华创伤杂志,2009,25(3):322
45 马 克,等.中华创伤杂志,2009,25(2):145
46 赵 刚,等.中华外科杂志,2009,47(16):1232
47* 王宝军,等.中华骨科杂志,2009,29(8):754
48* 郭永飞,等.中华创伤骨科杂志,2009,11(2):112
49 丁 坚,等.中华创伤骨科杂志,2009,11(2):116
50 陶 杰,等.中国矫形外科杂志,2008,16(24):1863
51 田孟强,等.中国修复重建外科杂志,2009,23(8):921
52 张育峰,等.中华创伤骨科,2009,25(1):57
53 胡茂忠,等.中华骨科杂志,2009,29(8):786
54 宗兆文,等.中华创伤骨科杂志,2009,11(8):725
55 邓 磊,等.中国骨与关节损伤杂志,2009,24(3):282
56 徐海林,等.中华创伤骨科杂志,2009,11(6):512
57 王海洲,等.中华创伤骨科杂志,2009,11(8):790
58 陈雁西,等.中华创伤骨科杂志,2008,10(12):1121
59 徐易京,等.中华小儿外科杂志,2009,30(1):31
60 吴健华,等.中华骨科杂志,2009,29(3):230
61 卫小春,等.中华医学杂志,2009,89(33):2360
62 徐忠世,等.南方医科大学学报,2009,29(6):1123
63 张海宁,等.中华创伤杂志,2009,25(6):543
64 王 楠,等.中华骨科杂志,2009,29(7):672
65 张建新,等.中国矫形外科杂志,2009,17(16):1258
66 陈建海,等.中华创伤骨科杂志,2008,10(11):1049
67 李景峰,等.中华实验外科杂志,2009,26(6):693
68 夏平光,等.中华实验外科杂志,2009,26(6):701

(陈爱民 郭永飞)

二、关节外科

(一) 髋关节

髋关节发育不良(俗称髋关节脱位)是小儿最常见的四肢畸形之一。楼跃等[1]探讨大龄儿童发育性髋关节脱位的手术治疗方法。行 Salter 骨盆截骨术 4 例(6 髋),Pemberton 髋周截骨术 19 例(22 髋),Dega 截骨术 12 例(16 髋),Westin 截骨术 4 例(4 髋)。全部病例均行股骨粗隆下去旋转短缩截骨,短缩 2~4.5 cm(平均 2.8 cm);去旋转 25°~45°(平均 32°),保留股骨颈前倾角 10°~15°,股骨截骨处以鹅头钉或四孔钢板固定。认为大龄儿童髋关节发育不良病理改变复杂,术前应根据 X 线片、CT 等检查予以全面评估,制定个性化手术方案;术中松解内收肌和髂腰肌,联合股骨短缩去旋转截骨术,力求达到头臼中心性复位,并在此基础上重建髋臼;对关节软骨面缺损明显者,可移植自体游离骨膜予以修复;术后早期不负重功能锻炼、持续被动活动等,可以显著降低术后再脱位、关节僵硬、股骨头坏死等并发症。王玉琨等[2]对 10 例 13 髋髋臼发育不良患儿行经髂腹股沟入路髋臼周围截骨术(Ganz 手术),平均随访 31 个月。术后 3 个月截骨全部骨性愈合。术后症状明显改善,髋关节活动度同手术前水平。臼顶倾斜角平均改善 25°,髋臼角平均改善 27°,中心边缘角平均改善 32°,臼头指数平均增加 41%。认为此术式显露充分,直视下截骨安全准确,矫正效果可靠。适用于髋臼"Y"形软骨闭合的年长儿童。股骨颈骨折是老年人常见的骨折之一,尤以老年女性发病率更高。刘雅克等[3]比较内固定、人工股骨头置换及全髋关节置换治疗老年股骨颈骨折的疗效,探讨老年股骨颈骨折的术式选择。认为对于老年股骨颈骨折患者,人工股骨头置换和全髋关节置换具有扶双拐下地时间短、术后并发症少、再手术率低及关节功能恢复好等优点,适合于年龄>65 岁的 Garden Ⅲ、Ⅳ 型股骨颈骨折患者;而内固定术具有手术时间短、术中出血少的优点,可作为年龄>60 岁的 Garden Ⅰ、Ⅱ 型股骨颈骨折患者的治疗首选。张理昂等[4]将 60 例陈旧性股骨颈骨折接受全髋置换术患者按骨折后经保守治疗(23 例)或内固定治疗(37 例)分为两组进行比较。认为经内固定治疗后的患者骨质及形态优于经保守治疗者。内固定组股骨柄易被置于内翻位。陈旧性股骨颈骨折多伴有骨质疏松,易发生过度磨锉,导致髋臼安置上移。骨折后瘢痕组织弹性差,易过度松解而不得不使用加长股骨头颈,因此术中应注意软组织松解的程度和范围。股骨头坏死是一种严重影响人类健康及生活质量的常见病,近年来发病年龄趋于年轻化。赵凤朝等[5]对收治的股骨头坏死患者 602 例(1 036 髋)进行回顾性分析。认为创伤性股骨头坏死出现症状时的 ARCO 分期较晚,很少被误诊。服用激素是股骨头坏死的主要原因,发病年龄相对较轻,误诊率较低。酒精性股骨头坏死多发生于男性。姜文学等[6]回顾性总结非骨水泥全髋置换治疗肾移植术后 ONFH 患者 17 例(22 髋)。认为非骨水泥全髋置换治疗肾移植术后股骨头坏死可获得满意的短期疗效,长期应用激素和免疫抑制剂并不影响假体的早期稳定性,但中远期疗效有待进一步观察。近年来,微创全髋关节置换术广泛开展。杨重飞等[7]对行单侧人工全髋关节置换的 110 例患者,随机分入传统后外侧入路组和前外侧微创入路组。前外侧微创入路组手术切口长度、出血量、围手术期输血量、输血人数及术后 24 h 疼痛评分均显著减少。术后 3 个月随访显示,前外侧微创入路组患者 Harris 评分及 Barthel 指数高于后外侧入路组,而术后 3 年随访结果差异无统计学意义。陈光兴等[8]采用后外侧小切口全髋关节置换术治疗股骨颈骨折。认为后外侧小切口全髋关节置换术具有创伤小、出血及并发症少和功能恢复快的特点,对于股骨颈骨折患者不仅能获得良好的髋关节功能,且减少了并发症的发生。表面置换主要的适应人群是青年以及高活动度的髋关节炎患者。姜文学等[9]回顾分析行髋关节表面置换术(RSAH)的患者 26 例(32 髋),术前诊断为髋臼发育不良 9 例(11 髋),股骨头坏死 7 例(9 髋),强直性脊柱炎 3 例(4 髋),类风湿关节炎 5 例(6 髋),骨关节炎 1 例(1 髋),色素绒毛结节性滑膜炎 1 例(1 髋)。术后 Harris 评分从术前平均(44.5±7.1)分提高到术后平均(94.3±5.2)分,其中优 28 髋(87.5%),良 4 髋(12.5%)。并发症包括术中股神经损伤 1 例,异位骨化 2 例(3 髋),臀中肌步态 2 例,髋关节弹响 2 例,下肢深静脉血栓 1 例,股骨颈缩窄 1 髋。强直性脊柱炎是一种累及全身多个脏器的系统性疾病,晚期常常出现髋关节骨性或者纤维融合。曹沛宏等[10]* 对 28 例(46 髋)强直性脊柱炎致髋关节骨性强直患者施行全髋关节置换术。术前髋关节屈曲强直 7 例(14 髋),伸直强直 21 例(32 髋)。采用髋关节后外侧切口 34 髋,改良前外侧与外侧联合切口 12 髋;术后 8 髋出现异位骨化,其中 Brooker Ⅰ级 6 髋,Ⅱ级 2 髋。7 例髋关节屈曲强直患者,屈曲角度由术前(34.3±16.3)°改善为术后(4.2±3.3)°。髋关节总活动度由术前平均(15.6±9.3)°改善至术后(133.7±17.6)°。术后 1 年,除 3 例患者行走时仍需借用单拐、生活需他人帮助外,其余 25 例患者生活均可自理,并可从事家务或轻体力劳动。人工关节术后感染是灾难性的并发症,临床处理非常棘手。张理昂等[11]观察 THA 术后感染 7 例接受清创术、14 例一期翻修术、21 例二期翻修术及 4 例旷置术的临床效果。结果:清创术后感染的控制率为 16.7%,一期翻修术为 54.5%,二期翻修术为 93.3%,旷置术为 100%。二期翻修术后假体周围骨折发生率 13.3%,脱位率 13.3%,11 例感染复发,时间为感染治疗后 2~127 个月,平均 39.5 月。其中 10 例再次接受手术治疗,包括清创术 1 例、二期翻修术 8 例、旷置术 1 例。李玉军等[12]采用骨水泥间隔物治疗人工髋关节置换术后感染。34 例患者的感染在术后 3~19 个月内得到有效控制;其中 2 例间隔物折断(支架为髓内钉),1 例间隔物脱位;2 例患者(以斯氏针和原股骨假体为支架各 1 例)在感染控制后拒绝翻修。2 例感染持续存在,1 例行间隔物取出、股骨上端旷置,感染获得控制;1 例行间隔物取出、股骨上端旷置,术后因并发症死亡。使用间隔物后的感染治愈率为 94.7%。脱位是 THA 术后常见的并发症。初次 THA 术后脱位的发生率在 1%~10%。张磊等[13]对 116 例 122 髋术中保留后方关节囊及外旋肌群,并且分别将其用疝缝线"8"字直接缝合至股骨大转子(修复组)。将修复组 THA 术后脱位率与同期常规行 THA(未修复关节囊及外旋肌,对照组)的 255 例 266 髋 THA 做比较分析。术后 6 个月内,修复组仅 1 髋(1/122,0.8%)发生术后早期脱位;对照组则有 15 髋发生早期脱位(15/266,5.6%),早期脱位率差异有统计学意义;两组术后 6 个月均无再脱位。认为采用后外侧切口进行 THA 时修复关节囊及外旋肌群技术能够有效预防术后早期脱位。THA 术后假体周围骨折的发生率约为 0.1%~2.5%。周宗科等[14]对 5 例 Vancouver B1 型骨折采用异体皮质骨板移植加钢丝环扎治疗;4 例 B2 型骨折选择加长股骨柄翻修;13 例 B3 型骨折选择骨水泥柄翻修,加同种异体皮质骨板移植和钢丝环扎固定。22 例骨折术后 3 个月全部愈合,术后 12 个月移植骨板与宿主骨骨性愈合,股骨皮质厚度增加 3~5 mm;核素骨显像显示骨板移植区放射性核素分布较对侧浓集。3 例移植骨板出现部分吸收现象。术后 2 年骨板与宿主骨融合,移植骨板吸收停止。符培亮等[15]* 对 10 例初次全髋置换术后 Vancouver B2 型假体周围骨折患者采用广泛微孔涂层非骨水泥长柄假体予以翻修,其中初次置换股骨柄为骨水泥固定者 4 例,非骨水泥固定 6 例。所有患者骨折均愈合,骨折平均愈合时间 4.6 个月。8 例骨长入稳定,2 例纤维稳定,无假体松动和下沉,1 例出现大腿痛,3 例股骨近端出现应力遮挡。在 THA 翻修术中,有时候股骨柄仍固定很紧,需要行大转子截骨术。康鹏德等[16]采用大转子延长截骨(ETO)对股骨柄或骨水泥壳固定稳定性全髋关节 33 例 33 髋进行翻修。大转子截骨块均在术后 4~10 个月骨性愈合,3 例发生股骨柄下沉,平均 3.4 mm。股骨柄假体出现外翻、内翻各 1 例,术后关节脱位 1 例。邵宏翊等[17]对 13 例接受髋关节翻修手术中进行大粗隆延长截骨的患者进行随访,平均截骨长度从大粗隆顶点至截骨远端为 12.4 cm(9~15.1 cm)。11 例患者在术后 3 个月时截骨端愈合,2 例患者在 6 个月随访时截骨端愈合。认为大粗隆延长截骨在髋翻修手术中可以帮助充分暴露术野,取出固定良好的骨水泥和非骨水泥股骨柄,同时截骨愈合良好。在髋关节翻修术中,髋臼侧往往会有骨缺损,需要植骨。周勇刚等[18]采用打压植骨技术结合使用金属网片和(或)金属网杯进行严重髋臼缺损重建 63 例(67 髋),所有患者均为 AAOS Ⅲ型混合型缺损。按 Paprosky 分型:ⅡB 19 例(20 髋),ⅡC 27 例(28 髋),ⅢA 12 例(13 髋)。术后优良率达 93%,除 3 例发生聚乙烯髋臼从网杯中脱出外,其余 55 例髋臼无影像学松动,1 例使用金属网杯髋臼旋转中心未能恢复正常,3 例术后脱位,术后发生感染 1 例,经二期翻修打压植骨成功治愈。杨波等[19]对 37 例(37 髋)髋臼缺损患者依据 AAOS 分型采取颗粒性或结构性植骨、生物或骨水泥髋臼假体以及钛网或加强环置入等方法对骨缺损进行重建。AAOS Ⅰ型9例，Ⅱ型13例，Ⅲ型15例。颗粒性植骨24例，结构性植骨6例，混合性植骨7例；生物型假体21例，骨水泥型假体16例。术后移植骨在最后一次复查时均已愈合或基本愈合。

（二）膝关节

关于TKA是否需要保留后交叉韧带（PCL），目前还存在争论。郭林等[20]针对153例（178膝）PCL保留型假体进行15年以上临床随访研究，分析其临床疗效及失败原因。认为PCL保留型假体可以较好地恢复膝关节生物力学特性，15年以上生存率优良。仅个别病例失败，与PCL失效有关，聚乙烯衬垫后部过度磨损和髌股关节并发症少见。未手术侧膝关节畸形程度和术侧膝关节胫骨侧内翻畸形程度可能是影响假体翻修率的重要因素。Charcot关节是指由神经损伤所致的相应关节炎或肢体的严重退行性关节炎，是否可以行TKA尚存在争论。吕厚山等[21]*总结5例膝关节Charcot关节病患者全膝关节表面置换术（TKA）的手术疗效。随访19～96个月，平均65个月，术后KSS评分平均95.25分，患者对功能及关节的稳定性满意。TKA手术可以矫正轻中度膝关节屈曲挛缩，但如果术前的屈曲挛缩超过20°，则需要特殊的手术方法进行处理。蒋青等[22]*对8例膝关节屈曲畸形>60°的患者行全膝关节置换术，所有患者均使用旋转铰链式假体（Plus RT-solution），术后平均随访39.9个月（9～80个月），影像学显示无假体松动，髌骨轨迹良好。术后平均伸直阻滞8°（5°～15°），HSS评分平均85分（74～93分），膝关节平均活动度90°（80°～110°），1例患者有髌股关节症状，无感染、松动等相关并发症。认为对于膝关节高度屈曲畸形的患者，行充分的软组织松解、合适的截骨，并结合使用旋转铰链式假体，可以取得良好的手术效果。髌股关节并发症占TKA术后并发症的50%，其中髌骨脱位或半脱位的发生率为1%以下，也有高达20%者。傅明等[23]对48例49膝TKA中出现髌股关节轨迹运行不良患者采用平衡髌骨内外侧支持带张力、适当调整胫骨假体位置或重建髌韧带止点的方法进行纠正。结果膝关节外翻畸形均获得矫正，3例残留5°左右的屈曲畸形，重建的髌韧带未出现撕裂或断裂现象。认为TKA中出现髌股关节轨迹运行不良时，平衡髌骨内外侧支持带张力、适当调整胫骨假体位置或重建髌韧带止点是纠正这一现象的有效方法。20世纪70年代，有作者报道单髁置换的早期效果较差。近年来，随着手术技术和手术器械的改进，单髁置换取得了令人鼓舞的结果。郑佳鹏等[24]总结22例单髁置换术（UKA）治疗单间室膝骨性关节炎的中期疗效。结果HSS、KSS、WOMAC评分术前及随访时差异具有统计学意义。孙康等[25]随访21例30膝Oxford Ⅲ代假体行单室置换治疗膝关节内侧室骨关节炎的近期疗效，随访时间12～36个月，平均17个月，临床和功能评分分别由术前平均（44.0±3.7）分和（54.0±5.1）分增至术后（93.0±3.2）分和（92.0±2.4）分。WOMAC评分由术前平均（48.0±4.2）分减至术后（14.0±2.5）分。关于TKA术后是否需要引流尚存在争议。林进等[26]对30例一期双侧非复杂性TKA患者比较放置与不放置引流TKA康复过程的影响。发现引流并不能起到减轻疼痛与肿胀、减少伤口渗出、防止血肿形成进而预防早期感染以及促进康复等作用，故与非引流相比无明显的优势，相反，增加了手术步骤，还有可能增加术后出血和逆行感染的机会，因此建议不放置引流。曹力等[27]也发现单侧全膝人工全膝关节置换术术后不放引流，无论总失血量，还是术后输血量均少于对照组，且输血率低。两组术后并发症的发生率及术后膝关节功能恢复无明显差异。苗兵等[28]评估氨甲环酸对全膝关节置换术围手术期失血量的影响及安全性。认为在全膝关节置换术中及术后短期使用氨甲环酸能明显降低患者失血量及输血量，并且不增加静脉血栓形成的风险。

（三）关节镜

前交叉韧带损伤是近年来的研究热点。基础研究领域，余家阔等[29]对22个前交叉韧带的前内束（AMB）和后外束（PLB）的股骨和胫骨止点的足印大小和分布、位置及AMB和PLB的纤维走行方向进行了解剖测量。结果表明，定位AMB股骨骨道可以使用距离髁间窝后拱门12：00向外侧壁下方（7.9±1.4）mm、保留1 mm骨道后壁的方法。PLB股骨骨道中心点在屈膝90°下距离髁间窝外侧壁下软骨缘（5.0±0.8）mm，距离前软骨缘（8.6±1.5）mm，后软骨缘（8.6±1.5）mm的位置。还对两个股骨骨道和两个胫骨骨道的钻取方向进行了解剖测量。将这些解剖结果用在关节镜下ACL双束重建中，移植物从双束2股到双束9股不等。在使用自体半腱肌腱和股薄肌腱的患者中，95.9%的患者的PLB骨道直径为5～6 mm，72.8%患者的AMB骨道直径为5～7 mm。对75例患者随访28个月以上的结果显示，重建的膝关节稳定。在临床研究领域，郭林等[30]利用关节镜再观察研究保留的ACL残余组织对重建ACL的异体骨-髌腱-骨（B-PT-B）移植物再血管化的影响。结果发现异体B-PT-B移植物重建治疗ACL部分损伤，术中保留残余纤维束，术后6个月异体移植物再血管化明显优于未保留残存纤维束的病例；异体移植物表面在术后6个月可有不同程度的微血管生成。李卫平等[31]对66

例膝 ACL 断裂患者分别采用自体与异体 B-PT-B 移植物重建,其中自体组 31 例,异体组 35 例。随访时间 5～10 年,平均 7 年;异体组 32 例获随访,随访时间 5～6.5 年,平均 6 年。术后复查 X 线片及 MRI 显示:自体组 5 例出现骨隧道扩大,异体组 6 例出现骨隧道扩大。异体组 9 例出现不同程度排斥反应而行镜下冲洗或穿刺冲洗,但无一例取出移植物;异体组 1 例患者术后移植物发生断裂而行重建术。认为异体与自体 B-PT-B 移植物重建 ACL 远期临床疗效相近,可以获得较为满意的关节活动度及关节稳定性,均为重建 ACL 的良好移植物。江东等[32]通过临床研究也认为异体与自体 B-PT-B 重建 ACL 术后疗效无明显差异。后交叉韧带损伤占膝关节创伤的 3%～20%,现主张对症状明显的 II～III 级损伤采用关节镜下手术治疗。赵金忠等[33]*对 18 例单纯陈旧性后十字韧带损伤患者在关节镜下采用自体腘绳肌腱行双束四隧道重建,其中采用四股半腱肌腱重建前外侧束,四股股薄肌腱重建后内侧束。残存纤维保留于重建的双束移植物之间。通过微型钢板和纽扣悬吊式固定移植物。患者均获得 2 年以上随访,KT-1000 检查显示,双膝后向松弛度差值从术前的(9.3±1.4)mm 改善为术后的(0.7±0.9)mm。IKDC 主观评分从(64.1±3.3)分增加到(95.6±3.1)分;Lysholm 评分从(58.6±4.4)分增加到(94.9±3.6)分;Tegner 评分,术前为 5.6 分,末次随访时为 6.9 分。王锋等[34]对 20 例陈旧性后十字韧带合并后外侧韧带结构损伤患者采用八股自体腘绳肌肌腱双束重建后十字韧带、自体半腱肌肌腱加强后外侧韧带结构的手术方法。术后随访 1～2 年,平均(15.5±3.3)个月,IKDC、Lysholm 和 Tegner 评分分别为(90.00±3.49)分、(91.90±2.57)分和(6.50±0.69)分,与术前差异均有统计学意义。IKDC 膝关节韧带评级 15 例(75%)正常,4 例(20%)接近正常,1 例(5%)异常。敖英芳等[35]对 8 例 PCL 翻修病例后交叉韧带(PCL)重建失败原因进行分析,结果 1 例双束重建的上下骨道位置正确,其他 7 例骨道位置均不正确,股骨端上骨道明显偏后,胫骨端下骨道位置明显偏上向前。认为 PCL 重建手术失败的原因与手术骨道位置异常有关。弥漫性色素沉着绒毛结节性滑膜炎开放手术清除困难,且创伤较大,关节镜下相对创伤较小。刘彩龙等[36]收治 22 例膝关节局限性色素绒毛结节性滑膜炎(LPVNS)患者,术中采用常规关节镜入路结合病灶旁辅助小切口完整切除病灶,并切除病灶附着处滑膜。随访时间 18～28 个月,平均 22 个月。2 例术后 6 周屈膝<90°,进行手法松解,最终恢复正常膝关节活动范围。末次随访时 19 例复查膝关节 MRI 未见复发。何耀华等[37]在关节镜下辅助诊治 12 例色素绒毛结节性滑膜炎患者,关节镜下行关节内肿物和局部滑膜切除术,术后随访 6～45 个月,平均 19.9 个月,术后膝关节 Lysholm 评分为 78～100 分,平均 96.3 分。

(四)肩关节

肱骨近端骨折在老年人中发病率较高,严重的粉碎性骨折闭合治疗效果不佳。姜保国等[38]研究用不同手术方法治疗肱骨近端骨折的疗效。认为肱骨近端骨折应该根据骨折的类型来选择治疗方案,对 Neer 分型的二部分和部分三部分骨折可以选择螺钉固定、接骨板固定(包括普通接骨板、LCP、Philos 系统)治疗,对于部分二部分骨折和四部分骨折,尤其是伴严重骨质疏松的患者选择肩关节置换术。吴兴等[39]对 25 例肱骨近端四部分骨折患者均行人工肱骨头置换术,并采用改良的手术入路和软组织重建、平衡技术修复肩关节。2 例术后患肢置外展架者出现肩关节向前下方脱位和半脱位;1 例主动外展活动过早出现假体向上移位,但无不适;其余病例无明显肩关节不稳定及大结节移位或愈合不良。按 Neer 评分标准,肩关节评分 75～92 分,平均 87.5 分。认为肱骨近端四部分骨折半肩置换术中采用改良的手术入路和软组织重建平衡技术,结合有效的康复锻炼,可以防止术后肩关节不稳定和大结节移位、愈合不良等并发症,有利于患者恢复肩部功能。Bankart 损伤是肩关节盂唇前下方在前下盂肱韧带复合体附着处的撕脱性损伤。因肩关节前脱位引起,是造成习惯性前方不稳定和脱臼的基本损伤。黄华扬等[40]在关节镜下用非打结型缝合锚钉修补 Bankart 损伤治疗 14 例复发性肩关节前脱位患者。随访时间 11～22 个月,平均 17 个月,术后无一例患者发生再脱位,且均重返伤前工作岗位。认为肩关节镜下 Bankart 重建手术是治疗复发性肩关节脱位的有效方法,非打结型缝合锚钉简化了手术操作步骤,减少手术时间和创伤。马佳等[41]应用关节镜下肩关节前向稳定手术治疗运动员复发性肩关节前脱位 29 例,手术均采用关节镜下盂唇缝合固定术(带线锚钉技术),必要时辅以关节囊折叠缝合术、旋转间隙闭合术或热皱缩术。随访 17～66 个月,平均 30.2 个月。4 例(13.8%)失败,其中 3 例(10.3%)脱位复发,1 例发生半脱位。24 例(82.8%)基本恢复到伤前运动水平(恢复≥90%)。UCLA、Dawson 及 SST 评分与术前比较差异均有统计学意义。优良率 82.8%～89.7%。术后患侧前屈、0°外展位及 90°外展位外旋活动度较术前增加,与健侧差值的差异均有统计学意义。

(五)肘关节

闫辉等[42]比较切开和关节镜手术治疗顽固性网球肘的临床疗效,手术方式以 Nirschl 术为原则,按照随机表随机分为切开组(13 例 13 肘)和关节镜组(13

例15肘),随访时间4～32个月,平均17.4个月。认为切开和关节镜手术均是治疗顽固性网球肘的有效方法,切开手术在术后恢复运动等功能方面优于关节镜手术,可能与切开术中有更多伸肌腱裂口被缝合有关。林坚平等[43]对8例因肿瘤和陈旧骨折等疾病造成肘关节严重疼痛和功能障碍的患者进行了肘关节置换(KUDO或特制关节),术后随访13～47个月,Mayo肘关节功能评分平均从35(25～61)分恢复到90(61～100)分,肘关节活动范围从65°(10°～95°)到术后的100°(90°～125°)。X线随访未见肘关节假体轴心移位及关节脱离,亦无假体柄断裂。

(六)腕关节

周可等[44]对有急慢性外伤史的16例腕关节三角纤维软骨复合体可疑损伤患者施行关节镜检查,按照Palmer分型,对IA型(6例)、ID型(9例)在关节镜下行腕关节三角纤维软骨复合体修整术,IB型(1例)行边缘部撕裂缝合修复术。平均随访19个月,按Green-O'Brien功能评定法评定:优13例,良2例,可1例。尹华伟等[45]对8例关节镜检查发现腕骨间韧带部分损伤合并三角纤维软骨复合体TFCC损伤患者,予清创后利用射频器对腕骨间韧带和TFCC残缘进行射频皱缩。术后随访时间平均为10个月(6～12个月),3例疼痛完全消失,4例疼痛明显减轻,1例尚无明显好转。改良Mayo腕关节评分和DASH量表评分术后均较术前有明显改善。认为关节镜下射频皱缩对腕骨间韧带部分损伤合并TFCC损伤是一种有效的治疗手段。

参 考 文 献

1 楼 跃,等.中华小儿外科杂志,2009,30(2):91
2 王玉琨,等.中华小儿外科杂志,2009,30(8):522
3 刘雅克,等.中华创伤骨科杂志,2009,11(4):322
4 张理昂,等.中华骨科杂志,2009,29(2):103
5 赵凤朝,等.中华骨科杂志,2009,29(10):939
6 姜文学,等.中华骨科杂志,2009,29(1):44
7 杨重飞,等.中华医学杂志,2009,89(1):2
8 陈光兴,等.中华创伤骨科杂志,2008,24(12):971
9 姜文学,等.中华骨科杂志,2009,29(9):858
10* 曹沛宏,等.中华骨科杂志,2009,29(7):644
11 张理昂,等.中华骨科杂志,2009,29(10):924
12 李玉军,等.中华骨科杂志,2009,29(8):749
13 张 磊,等.中华创伤骨科杂志,2008,10(12):1138
14 周宗科,等.中华骨科杂志,2009,29(5):461
15* 符培亮,等.中华外科杂志,2009,47(3):181
16 康鹏德,等.中华骨科杂志,2009,29(6):513
17 邵宏翊,等.中国矫形外科杂志,2009,17(13):970
18 周勇刚,等.中华外科杂志,2009,47(3):172
19 杨 波,等.中华外科杂志,2009,47(12):920
20 郭 林,等.中华外科杂志,2008,46(23):1804
21* 吕厚山,等.中华外科杂志,2009,47(5):385
22* 蒋 青,等.中华骨科杂志,2009,29(5):476
23 傅 明,等.中国修复重建外科杂志,2008,22(10):1177
24 郑佳鹏,等.中国矫形外科杂志,2009,17(4):241
25 孙 康,等.中华骨科杂志,2009,29(7):648
26 林 进,等.中华医学杂志,2009,89(21):1480
27 曹 力,等.中华外科杂志,2009,47(18):1390
28 苗 兵,等.中华骨科杂志,2009,29(9):864
29 余家阔,等.中华医学杂志,2009,89(29):2019
30 郭 林,等.中华医学杂志,2009,89(29):2030
31 李卫平,等.中华骨科杂志,2008,28(11):892
32 江 东,等.中华骨科杂志,2008,28(11):892
33* 赵金忠,等.中华骨科杂志,2008,28(11):881
34 王 锋,等.中华骨科杂志,2009,29(6):534
35 敖英芳,等.中华外科杂志,2009,47(7):541
36 刘彩龙,等.中国修复重建外科杂志,2009,23(9):1042
37 何耀华,等.中华骨科杂志,2008,28(11):902
38 姜保国,等.中华创伤骨科杂志,2009,11(5):404
39 吴 兴,等.中华外科杂志,2008,46(19):1490
40 黄华扬,等.中华骨科杂志,2008,28(11):912
41 马 佳,等.中华骨科杂志,2009,29(6):544
42 闫 辉,等.中华外科杂志,2009,47(12):888
43 林坚平,等.中国矫形外科杂志,2009,17(1):63
44 周 可,等.中华手外科杂志,2009,25(1):9
45 尹华伟,等.中华手外科杂志,2009,25(1):6

(吴海山 符培亮)

三、脊柱外科

(一)基础研究

吴宗辉等[1]观察了神经干细胞(NSCs)移植对脊髓损伤大鼠功能恢复的作用。将30只大鼠随机分为对照组、损伤组和移植组;将培养的大鼠NSCs悬液注入移植组损伤脊髓处。结果显示,术后移植组的大鼠恢复较好,评分较高,与损伤组有统计学差异。损伤组未见阳性神经元,移植组可见有阳性神经元,但数目较对照组少。认为神经干细胞脊髓内移植能促进损伤脊髓运动和传导功能的部分恢复。班德翔等[2]通过不同途径移植自体激活雪旺细胞评价各种移植途径在修复脊髓损伤中的作用。将60只大鼠制成T_{10}节段脊髓损伤模型后随机分为3组。1周后将预先用Hoechst33342标记的AASCs移植到3组大鼠体内:Ⅰ组尾静脉移植;Ⅱ组鞘内移植(经蛛网膜下隙);Ⅲ组局部损伤处移植。从术后第4周开始,BBB评分在各组间差异有统计学意义。至实验结束时,HE染色显示Ⅲ组中损伤空洞明显小于其余2组,NF200免疫组化染色阳性面积占总面积百分比各组间差异有统计学意义。BDA(神经示踪剂生物素葡聚糖胺)神经示踪显示,Ⅲ组中有较多的再生轴突通过脊髓损伤区,横断面上再生轴突的免疫组化阳性面积各组间差异有统计学意义。认为局部损伤处移植 AASCs 可以有效保证移植细胞的数量。AASCs 通过分泌多种营养因子和桥接损伤轴突再生的作用,促进大鼠脊髓损伤后的功能恢复。尹若峰等[3]通过对青少年特发性脊柱侧凸患者侧凸顶椎椎间盘软骨终板进行蛋白质组学鉴定,尝试寻找诱发或加重椎间盘不均衡发育的分子因素。经一期前路脊柱侧凸矫形术获取 6 例青少年特发性脊柱侧凸(AIS)患者主弯顶椎椎间盘的软骨终板组织,提取蛋白组织,用 Brad-ford 法对所获取蛋白质样品进行浓度测定;通过 SDS-PAGE 对蛋白质总量和分子量范围进行初步鉴定;最后用鸟枪法蛋白质组鉴定技术比较凸、凹侧所含蛋白成分的异同,分析蛋白的种类和功能。结果 Bradford 法测量软骨组织中获得的平均蛋白质浓度为 3.02 mg/ml;SDS-PAGE 显示顶椎凸侧终板软骨内所含蛋白质的种类明显多于凹侧;从凸侧软骨终板中鉴定出 103 种蛋白质,凹侧软骨终板内鉴定出 55 种蛋白质,其中凸侧特有蛋白 58 种,凹侧特有蛋白 10 种。对 AIS 患者侧凸顶椎软骨终板蛋白质进行分类研究后,认为侧凸顶椎软骨终板凸、凹两侧的特有蛋白与脊柱侧凸顶椎椎间盘的不对称发育存在一定的联系。陈海鸥等[4]比较分析了青少年特发性脊柱侧凸患者与对照组雌激素 β 受体基因分布情况,探讨 ERβ 基因多态性与 AIS 患者易感性、异常生长模式及低骨量之间的关系。对 288 例 AIS 患者进行人体形态学测量,记录其年龄、身高、体重、臂长、月经初潮情况、Cobb 角、Risser 征等指标,并收集其静脉血标本。经体检收集 232 名(男 30 名,女 202 名)健康青少年静脉血标本。应用 PCR-RFLP 检测分析 AIS 组及正常青少年组 ERβ 基因型,比较两组间及 AIS 组内各亚组 ERβ 基因型分布情况。AIS 组与对照组 ERβ 基因型分布差异无统计学意义。AIS 组内比较,初潮年龄≥12 岁组 Rr 型频率高于初潮年龄<12 岁组,而根据身高、体重指数(BMI)、臂长、Cobb 角、Risser 征等分组,基因型分布比较差异无统计学意义。ERβ 基因两个多态性位点各基因型间所对应的骨密度比较差异无统计学意义。认为 ERβ 基因多态性与 AIS 患者易感性无关联。Rr 型患者存在初潮延迟现象,可能在 AIS 的进展中起一定作用。ERβ 基因多态性与骨量无相关,可能在 AIS 的低骨量中不起作用。赵献峰等[5]研究了移植兔骨髓基质细胞和髓核细胞对受损椎间盘退变的影响及影像学特点。采用原代细胞培养法获取并扩增髓核细胞(NPC)及骨髓基质细胞(MSC)。新西兰白兔随机分为 3 组:盐水注射组、MSC 移植组、NPC 移植组。$L_{3/4}$、$L_{4/5}$、$L_{5/6}$ 椎间盘进行髓核穿刺抽吸后,分组注入盐水、MSC 和 NPC。未处理的 $L_{2/3}$、$L_{6/7}$、L_7/S_1 椎间盘作为对照组采集数据。结果显示,两细胞移植组较之盐水组均能够有效抑制损伤椎间盘进行性的高度丢失、骨性终板破坏、骨赘形成、细胞外基质丧失等。NPC 组第 6 周%DHI 为(74.31±2.59)%,第 8 周为(79.29±2.53)%,两者间差异有统计学意义($P<0.05$),提示 8 周时 NPC 组椎间盘高度恢复;MRI 显示第 8 周时 NPC 组 T2 信号强度高于 MSC 组,提示 NPC 组细胞外基质的合成可能超过 MSC 组。认为 NPC 及 MSC 两种细胞移植能够有效避免椎间盘损伤后发生的进行性的退变过程。于博等[6]通过有限元的方法评价自行研制的腰椎"U"型弹性内固定器的力学特性,并与传统的刚性内固定器进行比较。结果显示,两种内固定器的椎弓根螺钉前、中部的应力差异无统计学意义;刚性固定的椎弓根螺钉与棒连接处是应力集中的部位,该部位的应力远大于弹性固定器,而弹性内固定应力集中的部位均匀地分布于整个"U"型连接棒上,两模型固定节段螺钉及棒的最大有效应力均出现于前屈时。认为在加载相同的纵向载荷条件下,刚性内固定器应力主要集中在螺钉与棒交界处,容易发生螺钉断裂,"U"型弹性内固定器的应力均匀分布在"U"型连接棒上,可以减少断钉的现象发生。郭翔等[7]通过离体生物力学研究方法对 3 种后路寰枢椎融合技术的力学稳定性进行了比较。将 8 具新鲜尸体的颈椎标本($C_{1\sim 4}$)置于 1.5 Nm 载荷下,测量 $C_{1,2}$ 关节的三维运动范围。每具标本依双侧经寰枢关节间隙螺钉结合 Gallie 内固定术、双侧经寰枢关节间隙螺钉结合寰椎椎板钩内固定术、双侧寰椎侧块螺钉结合枢椎椎弓根螺钉内固定术的顺序实施固定,每次固定后测量三维运动范围。认为双侧经寰枢关节间隙螺钉结合寰椎椎板钩内固定术具有最强的生物力学稳定性;双侧寰椎侧块螺钉结合枢椎椎弓根螺钉内固定术和双侧经寰枢关节间隙螺钉结合寰椎椎板钩内固定技术的力学稳定性相似。

(二) 上颈椎

任先军等[8]* 对经高位咽后入路行上颈椎前路手术的适应证选择及临床效果进行了观察。入选病例男 32 例,女 9 例;年龄 12~67 岁,平均 41 岁。其中 Hangman 骨折 21 例,C_2 椎体骨折 2 例,先天性齿状突不连伴难复性寰枢椎脱位 12 例,$C_{1,2}$ 椎体结核 4 例,C_3 骨巨细胞瘤 2 例。全部患者均采用高位前方咽后入路显露 $C_1\sim C_3$,Hangman 骨折和 C_2 椎体骨折复位后行 $C_{2,3}$ 椎间盘切除植骨融合内固定;先天性齿状突不连行前路松解复位、后路寰枢融合;结核行病灶清除,肿瘤行切除重建。41 例患者均成功显露 C_1 前弓

至 C_3 椎体,骨折患者行复位减压融合内固定;结核、肿瘤患者行病灶切除重建。患者神经功能有明显改善。认为前方高位咽后入路可充分显露上颈椎,完成复位减压和稳定重建,并最大限度重建颈椎生理功能。肖嵩华等[9]对先天性上颈椎畸形造成上颈椎不稳的病因进行了分析,并对其手术方法的选择进行了探讨。共分析了 65 例先天性上颈椎畸形患者,其中男 39 例,女 26 例。根据影像学分为发育不全畸形 32 例,分节不全畸形 18 例,结构畸形 15 例。37 例可以复位并且脊髓前方无明显受压患者采用后路固定、植骨融合,其他 28 例上颈椎脱位不可复位或者脊髓前方存在压迫的患者,首先采用前方齿状突切除、减压,然后经后路内固定、取自体松质骨植骨融合。所有患者均顺利完成手术,未出现严重并发症。65 例患者中 47 例获得随访。除 1 例外,全部患者的后方植骨均形成骨性融合。患者疼痛均明显减轻或者消失,Frankel 脊髓评分与术前相比改善 1～2 级。认为应该根据先天性上颈椎畸形的病因、寰枢椎复位和脊髓受压情况来选择后路或者前后路联合手术治疗。蔡贤华等[10]治疗寰枢椎不稳定 20 例,其中新鲜外伤 4 例,陈旧性外伤 14 例,先天性畸形 1 例,椎管内肿瘤 1 例。采用双侧螺钉内固定 20 例,加后路钢丝固定 3 例。寰枢椎获解剖复位 19 例,大部分矫正 1 例,内固定位置均良好。随访 16～64 个月,寰枢椎于术后 2～3 个月均获得骨性融合,临床症状缓解,无并发症发生。认为后路改良经关节螺钉内固定术操作简便,疗效可靠,可作为治疗寰枢椎不稳定的有效术式。肖嵩华等[11]*探讨了前后路手术治疗颅颈交界区疾病的可行性和安全性。共收治颅颈交接区疾病患者 44 例,包括陈旧性齿突骨折脱位 16 例,先天性上颈椎畸形 28 例。经前路口咽进行齿突切除减压,然后再经后路进行内固定、植骨融合。所有患者一期完成前后路手术,无严重并发症发生。随访期除 1 例患者进行翻修手术,其余患者均获得骨性融合。所有患者术后神经功能明显改善。认为应该根据颅颈交界区疾病具体病情,选择前后路一期手术,进行前路齿突切除减压和后路固定融合。王新伟等[12]对 Gallie 植骨联合钛缆固定与 Harms $C_{1,2}$ 侧块/椎弓根螺钉固定植骨融合治疗齿状突骨折的临床疗效进行了比较。选择 Ⅱ、Ⅲ 型齿状突骨折 26 例,其中男 18 例,女 8 例;年龄 22～65 岁,平均 43 岁。按手术方法分组:Gallie 钛缆组 14 例;Harms 螺钉组 12 例。两组比较结果显示 Gallie 钛缆组术中出血量、治疗费用少于 Harms 螺钉组,重返工作时间长于 Harms 螺钉组。两组手术时间、住院时间差异无统计学意义。Harms 螺钉组骨融合时间短于 Gallie 钛缆组,但差异无统计学意义。认为 Gallie 钛缆组与 Harms 椎弓根螺钉固定组患者均有下地时间早、住院周期短的优点,尽管经椎弓根螺钉固定患者花费较大,但患者可以早日康复。刘伟等[13]报告用寰枢椎椎弓根螺钉固定技术治疗陈旧性难复性寰枢椎前脱位。对 16 例因陈旧性齿状突骨折导致的难复性寰枢椎前脱位患者,采用寰枢椎经椎弓根螺钉固定术行后路植骨融合。术后结果显示,寰枢椎脱位复位程度均达 90% 以上,所有患者椎间植骨均融合,无内固定断裂、移位。认为后路寰枢椎经椎弓根螺钉固定术是治疗陈旧性难复性寰枢椎脱位的有效方法。闫明等[14]总结了新鲜齿状突骨折的分型和治疗方法。在 54 例新鲜齿状突骨折患者中,应用 Grauer 改良的 Anderson-D'Alonzo 分型方法。ⅡA 型 7 例,ⅡB 型 23 例,ⅡC 型 8 例,Ⅲ 型 16 例。4 例伴有脊髓损伤。对 ⅡA 型、2 例合并相邻椎体骨折的 ⅡB 型、6 例 ⅡC 型和 Ⅲ 型患者采用 Halo-vest 外固定;16 例 ⅡB 型采用齿状突螺钉固定,5 例移位严重的 ⅡB 型和 2 例 ⅡC 型采用后路寰枢固定融合术。治疗结果显示,31 例 Halo-vest 外固定治疗者中,30 例在 12 周时获得骨折愈合。16 例采用齿状突螺钉固定的 ⅡB 型骨折患者 13 例骨折愈合;7 例寰枢关节固定融合患者在 12 周时均获得骨性融合。4 例有脊髓损伤的患者均有不同程度的功能恢复。认为 Halo-vest 外固定适合治疗 ⅡA 型、无或轻度移位 ⅡC 型和 Ⅲ 型齿状突骨折。可复位的 ⅡB 型骨折适合齿状突螺钉固定,但骨折移位大的 ⅡB 型和粉碎性骨折宜及早采用寰枢固定融合术。

(三) 下颈椎

近年来,下颈椎手术,特别是下颈椎退变性疾病的手术治疗在我国广泛开展。很多医生都已经学习和掌握了手术方法和技巧。但在下颈椎疾患的诊断、治疗中,仍然有很多原则和理念需要在不断实践、病例积累和总结中再完善。杨海松等[15]观察了 18 例颈椎间盘突出致脊柱前动脉综合征的病例,其术前 MRI 均显示颈椎间盘突出,其临床特点为症状进行性加重,突出平面以下本体觉正常而其他感觉、运动严重障碍。所有患者均行前路单节段经椎间隙减压植骨融合内固定术。术前 JOA 评分平均 7.6 分,术后平均 13.4 分,平均改善率 61.7%。其中 17 例在发病后 15 d 内行手术治疗,恢复较快;1 例发病后 1 年接受手术,术后 5 个月可下地行走。认为早期行前路手术摘除椎间盘直接减压,神经功能恢复良好,还可避免后路椎间盘摘除不彻底、骚扰脊髓及轴性痛等缺点。钱军等[16]*观察了 18 例交感神经症状为主的颈椎病患者,临床症状包括头晕、头痛、耳鸣、心悸等,颈托制动可缓解症状。均采用前路椎间扩大减压植骨融合内固定术治疗,平均随访 36 个月,术后交感神经症状改善 7 例优、10 例良、1 例差。认为减压、曲度重建和稳定颈椎治疗交感神经型颈椎病可获得满意的疗效。交感神经型颈椎病由于缺乏典型临床症状,与神经官能症、神经内科多种疾病、梅尼埃征等表现相似,目前仍没有明确的诊断标准、评价体系和治疗标准,进一步的临床研究或许可在这方面提供新的思路。姬洪全等[17]*则对日渐增多的青年颈椎病进行研究。2002年1月到2007年6月,该科收治颈椎病患者中30岁以下者有30例,占同期手术治疗病例的0.75%。其中男26例,女4例,长期伏案工作人员占43%。11例行前路减压融合内固定术,9例行人工椎间盘置换,6例行椎管扩大成形术,4例行前后联合手术。JOA评分由术前13分提高到16.7分,改善率93%。总结青年颈椎病临床症状多样,针对性采取前/后路手术及融合/非融合内固定可取得满意的疗效。在退变性下颈椎疾患的治疗中,手术策略的制定由既往的单纯后路/前路选择精细到了多种不同减压方式的组合,通过个体化的手术方式获得最佳神经功能恢复的理念越来越被广泛接受。胡建华等[18]对23例行连续3节段前路椎间盘切除的患者进行观察。患者年龄32~66岁,平均51.4岁,均采用髂骨植骨、钢板内固定,平均随访19个月,获得100%的植骨融合率,未观察到邻近椎间盘病变。术后Odom分级,优15例,良4例,一般4例。认为多节段连续椎间盘切除也可获得很高植骨融合率。除优化手术方案外,新型术式和越来越多的内固定器械也为脊柱外科医师提供了更多的选择。黄平等[19]随访了168名手术治疗的颈椎后纵韧带骨化(OPLL)患者,对患者临床症状、持续时间、手术效果等情况进行统计分析,研究OPLL患者的最佳的手术时机。男118例,平均年龄56.1岁;女50例,平均年龄55.3岁。其中128名患者有明确的症状加重过程,从出现症状加重到手术治疗平均时间间隔为5.3个月,其中80%进展到运动障碍、生活不能自理,病程短于6个月。认为OPLL患者宜早期手术,影像学椎管狭窄>60%或出现下肢肌力减退时应及早手术治疗。条件允许时,应尽量选择前路手术,前路手术可直接解除脊髓压迫、去除骨化物,减压效果、手术效果及预后均较好。杨大龙等[20]探讨了OPLL合并脊髓损伤的手术入路选择。对25例OPLL后脊髓损伤的患者资料进行回顾。术前Frankel评分为:A 2例,B 3例,C 14例,D 6例。12例行前路手术,8例行后路手术,5例行前后联合手术。术后平均随访38.3个月,无植骨不融合及内固定并发症。21例患者有不同程度神经功能改善,4例无改善者上肢疼痛症状有所缓解。总结OPLL合并脊髓损伤的特点是患者多年龄较大,外伤轻微,不完全损伤多,但常发展迅速。认为此类病例应积极手术,根据影像学表现及患者临床情况灵活选择前、后路或联合入路。

李凌等[21]*对脊髓型颈椎病患者磁共振T2加权高信号改变的意义进行研究,回顾分析了该院72例脊髓型颈椎病MRI T2高信号特点与术后疗效之间的关系。患者中无T2高信号者40例,阳性者21例,位于脊髓中央灰质区(A组),11例位于灰质+白质区(B组)。各组间比较发现,阳性组与阴性组术前JOA评分有统计学差异,但术后改善率无差异。阴性组和A组改善率优于B组。认为并非所有脊髓T2高信号均提示预后较差,高信号位于中央灰质者无明显影响,同时出现在白质和灰质则提示预后较差。张宏其等[22]对颈椎前路术后硬膜外血肿的相关因素进行了分析。回顾该院8年间1 821例颈椎前路手术病例,其中10例出现硬膜外血肿,脊髓受压节段均与初次手术减压节段一致。二次手术前以甲泼尼龙冲击,术后维持23 h。分析出现血肿的相关因素包括:凝血功能障碍5例,切口引流障碍2例,1例椎体血管瘤,2例原因不明。统计分析表明,确诊时ASIA分级与确诊时间呈负相关、与随访ASIA分级正相关,随访ASIA分级与手术时段负相关。认为术前凝血功能障碍和伤口引流障碍是高危因素,早期发现和清除血肿有利于神经功能恢复。孙天胜等[23]对美国最新的SLIC分类系统进行了临床实践,对30例下颈椎脊柱脊髓损伤行X线、CT、MRI检查及系统查体,依据SLIC从骨折形态、间盘韧带复合体状态和神经功能状态三方面进行评估,使用Cohen加权Kappa系数对各项指标进行观察,对观察者间的一致性和可重复性进行分析;并根据SLIC总分选择治疗方法,评估患者的神经功能恢复和并发症情况。统计分析SLIC亚类的Kappa系数为中到较高可信度,神经损伤亚类Kappa评分为高可信度。根据SLIC选择治疗方法,神经功能恢复率为79.2%,发生2例并发症。认为该分类系统简便实用,引入了间盘韧带复合体概念,加入了对神经功能的评价,较旧版分类方法更加全面准确。王清等[24]讨论了颈椎管狭窄伴无骨折脱位的脊髓损伤的治疗方法。观察10年收治的41例椎管狭窄伴脊髓损伤患者,其中前脊髓损伤综合征12例,脊髓中央综合征23例,Brown-Sequard综合征6例,术前JOA评分平均6.6分。手术方式为后路颈椎管扩大成形术+前路椎间盘切除植骨融合内固定术。术中所见损伤以前后纵韧带和椎间盘损伤为多。术后平均随访2.2年,其中完全恢复23例。认为椎间盘突出、前后纵韧带损伤及颈椎不稳是主要致伤因素。后路椎管扩大成型同期前路植骨融合可获得较好疗效。朱庄臣等[25]对30例下颈椎骨折脱位的病例进行回顾分析。30例患者平均年龄38岁,男18例,女12例,其中颈椎爆裂骨折合并前脱位22例,爆裂骨折合并小关节交锁、椎板骨折8例。入院后均行颅骨牵引,尽早手术治疗。手术方法均采用前路椎间盘切除、略屈曲位牵引复位、减压、钛网植骨、钢板内固定术。术后随访观察6～24个月,均获得植骨融合,无内固定并发症,Frankel神经功能分级平均改善2～3级。认为早期前路手术治疗下颈椎骨折脱位,可以防止继发性脊髓损伤、促进脊髓功能恢复。

(四) 胸腰椎

胸腰椎骨折临床很常见,治疗方法也很多,对不同治疗方法与手术入路的选择应基于术前对骨折损伤程度正确而全面的分类和评估。后路经伤椎椎弓根螺钉复位固定治疗胸腰椎骨折是近年来较为流行的手术方式,潘勇等[26]比较经伤椎与不经伤椎椎弓根螺钉复位固定治疗胸腰椎骨折的临床效果,27例胸腰椎单一椎体骨折患者,其中12例采用骨折椎加用椎弓根螺钉固定,15例采用传统双平面固定,观察患者后凸畸形(Cobb角)及伤椎高度恢复情况。结果经伤椎椎弓根螺钉使骨折椎向腹侧移动复位,术后Cobb角及前柱高度恢复较佳。认为对胸腰椎单一椎体骨折,有条件地应用伤椎椎弓根螺钉有利于矫正后凸畸形和恢复伤椎前缘高度,并增强胸腰椎骨折后路短节段内固定系统的牢固性和维持矫正效果。魏福鑫等[27]在此基础上采用单节段复位固定治疗A3型创伤性胸腰椎骨折共计67例,术后拍摄X线片来测量骨折椎楔变指数、骨折节段矢状位指数,评价影像学效果,并通过腰功能评分评价临床疗效。术后骨折节段平均矢状位指数级骨折椎楔变指数较术前均明显改善,临床腰功能评分同样较术前明显改善。认为经骨折椎单节段复位固定融合术具有创伤小、用时短、出血少、脊椎运动功能单位丢失减少等优点。胸椎黄韧带骨化症在中国、日本等亚洲国家中发病率较高,目前对其发病机制尚不完全清楚,手术治疗主要针对韧带骨化对脊髓压迫进行减压手术。魏运栋等[28]探讨胸椎黄韧带骨化症的CT分型及手术治疗方法,102例患者根据CT表现分为单侧型18例、双侧型45例、双侧融合型39例。单侧型将椎板、关节突内侧和未骨化处磨薄,再把骨化物对侧和头尾侧充分减压使其孤立,用枪状咬骨钳将关节突内侧磨薄处咬开使其游离,齿镊夹住骨块轻提起由中间向外侧剥离摘除骨块;双侧型将椎板、关节突内侧和未骨化处磨薄,先将骨化物头尾侧充分减压,将中间未骨化黄韧带咬除分隔,使两侧骨化物孤立,再按单侧型手术方法逐块处理;两侧融合型将椎板、关节突内侧和未骨化处磨薄,先将骨化物头尾侧充分减压,从对侧关节突内侧磨薄处咬开使骨化物孤立,再将术侧关节突内侧磨薄处咬开使骨化物游离,齿镊夹住骨块轻提起由对侧向术者剥离摘除骨块。结果疗效按JOA评分改善率优32例、良6例、可2例,优良率为95%。认为对胸椎黄韧带骨化症患者应根据CT分型采取不同的手术方式进行手术。腰椎间盘突出症是脊柱外科临床上最为常见的病种之一。单纯髓核摘除术后5%～10%的患者出现腰椎间盘突出复发。张桦等[29]比较不同的手术方式治疗腰椎间盘突出症单纯髓核摘除术后复发的长期疗效。74例单纯髓核摘除术后腰突症复发患者分别采用全椎板切除髓核摘除术、后外侧融合术和后路椎间融合术3种术式进行治疗。全椎板切除髓核摘除术、后外侧融合术和后路椎间融合术JOA评分改善率依次增高,与全椎板切除髓核摘除术相比,后外侧融合术不能减少椎间高度下降,同时上一节段的椎间隙角度改善率与未融合手术相似,而后路椎间融合术在维持椎间高度的同时,上一节段的椎间隙角度改善率明显小于其他两组。认为治疗腰椎间盘突出症复发,在提高下腰椎评分、维持椎间高度和上一椎间隙角度方面,后路椎间融合术优于其他两种手术方式。极外侧椎间盘突出症为腰椎间盘突出症中的一种特殊类型,但临床上并不少见。椎间盘源性腰痛是慢性腰痛的一个常见原因。彭宝淦等[30]*介绍一种新的椎间盘源性腰痛的分型方法,以更好地指导临床诊断和治疗。回顾性分析386例慢性腰痛患者的椎间盘造影术中X线荧光影像和术后CT扫描片,结合术中患者有无一致性疼痛复制反应,将椎间盘源性腰痛进行分型。结果386例腰痛患者共行1 056个椎间盘的腰椎间盘造影术,共有192例患者(48.7%)的226例椎间盘(21.4%)出现疼痛复制反应。192例出现疼痛复制反应的患者中,由于纤维环破裂(IDD)160例,由于终板破裂(IED)32例,分别占83.3%和16.7%。应用修正的Dallas CT椎间盘造影分级方法评估IDD患者纤维环放射状撕裂程度,应用术中荧光X线影像结合术后CT扫描评估IED患者终板放射状破裂程度,IDD患者纤维环破裂分级越高,椎间盘造影时一致性疼痛比例越大,IED患者终板破裂程度越大,椎间盘造影时一致性疼痛比例越大。认为可将椎间盘源性腰痛分为由IDD引起的腰痛和由IED引起的腰痛,这两种类型的椎间盘源性腰痛都要通过椎间盘造影术确诊,诊断过程、放射状撕裂方式和疼痛反应方式完全一致,表明其为一种科学、合理的分型方法。随着手术技术和内固定材料的进步,腰椎后路椎体间融合术目前已成为治疗腰椎滑脱症的主要手术方式之一,田海军等[31]比较了腰椎后路椎体间融合术(PLIF)和腰椎后外侧融合术(PLF)治疗腰椎滑脱症患者手术前后及随访时影像学和临床的评价指标,113例患者中PLIF手术组60例,PLF手术组53例。影像学评价指标包括椎间高度、滑脱率、节段角度、椎间孔面积等,并采用Oswestry功能障碍指数和VAS评分评价临床疗效,结果 PLIF 组椎间高度、滑脱率、节段角度、椎间孔面积等影像学指标的恢复和维持均优于 PLF 组,临床疗效主观评价优秀率 PLIF 组为 56.7%,PLF 组为 37.7%。认为与 PLF 相比,PLIF 对腰椎滑脱的矫正、椎间高度的维持、生理曲度的恢复以及椎间孔面积的扩大等指标均有显著优越性,其临床疗效主观评价优良率亦高于 PLF 组。

(五) 脊柱畸形

邱勇等[32]对 40 例 Lenke5 型 AIS 患者进行前路单棒矫形术,植骨方式分为放置钛网组及自提肋骨、髂骨骨粒组,以评价放置钛网对术后矢状面重建的影响。两组患者获得 1.5 年以上的随访,在随访中,两组主弯矫正率均大于 70%,继发弯亦获得较好矫正。在矢状面评价指标中,两组在术后胸椎后凸、腰椎前凸,胸腰段交界性后凸等方面没有显著差异,而钛网组在随访中有明显的 C_7 铅垂线前移的趋势,接近于正常的脊柱矢状面总体平衡。对于矢状面内固定区及其远近端区成角进行研究发现,放置椎间融合器可能并不能显著改善内固定区前凸减少和内固定近端后凸增大的变化趋势。李晶等[33]回顾性分析了 12 例青少年颈椎严重后凸畸形患者的手术治疗效果。影像学上不同病例的特点包括:合并 $C_{1,2}$ 旋转半脱位者 2 例;合并 C_2 半脱位 2 例;$C_4 \sim C_7$ 椎体严重营养不良 2 例;$C_2 \sim C_5$ 椎体严重不良 1 例;$C_{6,7}$ 椎间隙向前张开 2 例。手术采用前方入路 2 例,后方入路 2 例,前后联合入路 7 例,一期前-后-前入路 1 例。后凸 Cobb 角由术前平均 73°矫正至 15°。随访 3 个月至 6 年,1 例出现融合固定下端新的成角和节段不稳,余 11 例矫正度无明显丢失。3 例瘫痪者均恢复正常神经功能。认为对不同病因、不同畸形程度和不同继发性病理改变的青少年颈椎后凸畸形患者应采用个体化手术治疗方案。吕国华等[34]采用胸腔镜辅助下小切口前路矫形治疗青少年特发性脊柱侧凸,对所有患者的融合节段、矫正效果、围手术前参数与并发症及 SRS-22 评分进行分析以评价其疗效。33 例 AIS 患者中,Lenke1 型 21 例,Lenke5 型 12 例。平均融合 5.3 个节段,手术用时 223 min,术中出血 263 ml,术后引流 169 ml,引流管放置 3 d,住院 12 d,并发症发生率 6.1%。在 2 年的平均随访中,主要矫正率平均 68%,末次随访矫正丢失率 4.8%,顶椎去旋转率为 59.4%,冠状面与矢状面获得良好平衡,SRS-22 评分得分较术前明显提高。认为采用胸腔镜辅助下小切口内固定进行侧凸前路矫形术具有微创、操作简便、矫形效果令人满意和经济等优点。刘勇等[35]*报道了生长阀双棒内固定技术治疗早发儿童严重脊柱侧凸的初步应用结果。11 例患者平均年龄 6.1 岁,其中 10 例采用 Isola 生长阀固定,1 例采用 TSRH 生长阀固定。撑开 1~4 次,平均 1.8 次。平均随访 17.3 月。术前、初次术后和末次随访主弯侧凸 Cobb 角有明显统计学差异。手术矫正率在初次术后及末次随访时分别为 47% 与 45%,$T_1 \sim S_1$ 高度增加分别为 3.4 cm 和 5.8 cm。5 例患者出现并发症:3 例脱钩、1 例椎弓根螺钉脱出、1 例断棒。认为生长阀双棒技术允许脊柱纵向生长,同时能矫正或控制畸形的发展,但术后并发症发生率较高。孙武等[36]回顾了前后路一期半椎体切除术治疗完全分节半椎体畸形所致先天性脊柱侧后凸畸形的 2~6 年随访结果。20 例患者平均年龄 12 岁,随访 24~72 个月,平均 40.5 个月,手术时间平均 315 min,术中出血平均 798 ml。固定融合 2~9 节,平均 4.7 节。冠状面矫正率 70.3%,后凸由术前 48.2°矫正至 16.6°,并发症包括:术中加压时椎弓根切割 1 例,代偿弯较重 1 例,曲轴失衡 2 例。认为前后路一期半椎体切除术疗效可靠,但对于骨龄小的患者,仍有发生曲轴失衡的可能。张雪松等[37]对 2000 年至 2003 年 26 例胸腰段陈旧性骨折后凸畸形的患者行改良经椎弓根截骨的治疗效果进行回顾评价。手术采用单纯后路经椎弓根+椎间盘截骨路径,切除后凸顶点(包括伤椎后上角和伤椎上方椎间盘)。测量手术前后胸腰段侧位 Cobb 角变化,记录手术时间、出血量,对全部患者术前术后进行 Frankel 评分、VAS 评分和 Oswestry 腰背/下肢功能评分。平均随访 4 年,手术范围包括伤椎上下各 2 个节段,术后后凸畸形改善明显,矫正率达 90%,没有明显神经损害和其他严重并发症,无椎弓根断裂、松动。神经功能得到明显改善。认为经椎弓根+椎间盘截骨治疗陈旧性胸腰段脊柱骨折后凸畸形安全可靠,具有较好的疗效。王岩等[38]报道了一组 15 例重度强直性脊柱炎后凸畸形接受双椎体截骨术的病例,对其手术方法及疗效进行了探讨。患者平均年龄 34.5 岁,手术采用后路经椎弓根连续或者间隔椎体行双椎体截骨矫形、椎弓根螺钉固定。通过测量术前术后身高变化、颌眉角、矢状面失平衡距离和截骨部位 Cobb 角评价疗效。手术平均用时 326 min,出血 2 290 ml。6 例患者硬脊膜与椎板粘连,切除椎板时出现硬脊膜破裂合并脑脊液漏,1 例已融合的 $C_{5/6}$ 处发生骨折,1 例出现肺部感染。患者身高由术前 122 cm 矫正到术后 163 cm,颌眉角由术前 102°矫正至 20°。截骨部位 Cobb 角由 67°矫正至 10°。矫形效果理想,患者外观和功能均得到明显改善。邱勇等[39]*回顾性分析了 36 例行后路三维截骨矫形的退变性腰椎侧凸患者,对腰椎侧凸的冠状面失衡分型对截骨术式选择的意义进行了分析。根据术前站立位 X 线片冠状面失平衡分为 3 型:A 型-C_7 铅垂线(C_7PL)偏离骶骨中垂线(CSVL)<3 cm,B 型-C_7PL 偏向主弯

凹侧>3 cm,C 型-C₇PL 偏离主弯凸侧>3 cm。根据分型,A、B 型采用单纯后路顶椎区凸侧入路截骨矫形术,矫正率平均58%;C 型采用后路矫形,后路截骨水平在主弯远端,矫正率平均40%。两种截骨术后患者冠状面平衡均恢复良好,随访矫正无明显丢失。认为对于退变性腰椎侧凸应根据不同的冠状面失衡分型选择不同的截骨矫形方式。

(六)非融合及脊柱微创技术

脊柱非融合与微创技术是脊柱外科目前两大热点领域,近年来受到学者们的广泛关注。基于人性化的考虑,在脊柱外科手术中,尽可能恢复生理状态并减少创伤使这两个领域近年来取得了飞速的发展。任先军等[40]观察了51例接受Bryan人工椎间盘假体置换的颈椎间盘突出患者的早中期临床疗效,随访1~4.5年。术后通过颈椎动态X线片观察假体稳定性及活动度,依照CSM 40分法评定神经功能改善情况。结果发现,全部患者神经功能均有明显改善,CSM 40分法平均提高8.5分,1例患者术后4年出现自发性融合,2例发生异位骨化,总体疗效令人满意。认为患者神经功能改善主要取决于良好的减压,与同期完成的颈椎间盘切除植骨融合内固定的患者相比,神经功能改善基本相同,而在维持颈椎生理活动度方面人工椎间盘置换具有显著优势。于淼等[41]对相邻双节段颈椎人工椎间盘置换术的疗效进行了初步观察。23例因颈椎病行双节段椎间盘假体置换的患者接受了2年的随访观察。对术前术后颈椎曲度的测量发现术前颈椎曲度不良的患者行Bryan人工椎间盘置换后局部后凸加重,而使用Prodisc-C者得到改善,全部患者的Odom、JOA 和VAS评分较术前明显改善。对出现颈椎退变性骨赘增生的患者,其术后颈椎活动度和中立位曲度和术前相比无明显改变。周非非等[42]*通过51例接受Bryan人工椎间盘置换的颈椎患者的回顾性研究,分析了人工椎间盘置换术后异位骨化形成的临床因素。应用Logistic回归分析术前病变节段椎间隙前方纤维环或前纵韧带钙化或骨化情况,术前病变节段椎间隙高度,围手术期非甾体抗炎药、激素的使用情况,术中出血量,术前术后置换节段活动度以及手术前后脊柱功能单位高度变化等因素与异位骨化形成的关系。结果发现,在出现异位骨化的17例患者中(33%),椎间隙高度与相邻椎间隙高度的比值、术后手术节段的活动度与异位骨化限制相关。认为术前椎间隙高度丢失≥20%的患者不适合行Bryan人工椎间盘置换术。曹俊明等[43]对行Bryan人工椎间盘置换与颈前路椎间融合术患者术后出现的轴性症状进行了对比分析。其中置换组22例,融合组30例,随访平均30个月,观察术后神经功能恢复情况、手术节段颈椎曲度、颈椎总活动度变化情况及颈部轴性症状的发生情况。结果发现两组术后神经症状均得到满意缓解,融合组术后手术节段颈椎后凸发生率明显增高,且活动范围较术前明显减少,置换组术前术后无明显差异。术后轴性症状的发生率融合组为46.67%,置换组为18.18%,有统计学差异。张绍东等[44]采用微创经椎间孔间融合术(TLIF)治疗腰椎退行性疾病31例,对其方法及疗效进行探讨。患者平均年龄53.6岁,随访平均18.4个月。手术采用后路旁正中切口,在METRx X-Tube下置入双侧或单侧椎弓根螺钉,单枚矩形cage斜向45°椎间融合。与常规TLIF组相比,平均手术时间199min (156 min),平均出血量359 ml (589 ml),术后平均引流81 ml(120 ml),术后72 h VAS评分2.37(4.65),两组比较具有统计学差异。微创组4枚,对照组2枚螺钉偏出,微创组1例发生cage移位。JOA评分及改善率两组无统计学差异。认为微创TLIF组织损伤小,术后恢复快,长期疗效与常规方法相当。周跃等[45]*利用内镜辅助微创治疗复发性腰椎间盘翻修,评价其临床效果,并比较单纯减压与椎间融合/椎弓根螺钉内固定的临床结果。32例患者平均年龄45.7岁,平均随访25.5个月,其中27例获得完整随访。分为2组:内镜下单纯减压组及内镜下减压、植骨、固定融合组。2组术后VAS指数显著降低,Nakai分级单纯减压组优良率92.8%,内固定组85.5%。单纯减压组在手术时间、术中出血量、术后下床时间和治疗费用方面均显著低于固定组。王建等[46]应用经皮椎弓根螺钉治疗无神经损伤胸腰椎骨折患者15例,平均伤后10 d手术。平均手术时间83 min,术中失血平均35 ml,无转为开放手术者,无神经损伤或其他手术并发症。CT检查显示,椎体后缘骨块复位良好。认为与传统开放手术相比,经皮椎弓根螺钉固定是治疗无神经损伤胸腰椎骨折安全、有效的方法,具有组织损伤轻、出血少和恢复快等优点。高梁斌等[47]应用经皮椎体成形术(PVP)治疗骨质疏松性椎体压缩骨折121例共163个椎体,评价术中骨水泥注射量与疗效的关系。根据充填量将骨水泥注射量分为4级,1级<25%,4级>75%,所有患者均为1~3级。术后行X线片及CT检查分析骨水泥在椎体的分布,观察骨水泥渗漏与疼痛缓解及脊柱稳定性之间的关系。随访平均9.8个月,填充比例1、2、3级的患者术后疼痛缓解无明显差异。认为PVP在治疗骨质疏松性椎体压缩骨折中,骨水泥的注入量与临床效果之间无必然联系。刘涛等[48]对采用不同微创手术方式治疗的Ⅰ、Ⅱ度腰椎滑脱症进行疗效观察评价。62例患者分为3组:继发椎管狭窄及单侧侧隐窝狭窄为A组,合并椎间盘退变及双侧侧隐窝狭窄为B组,无明显椎间盘突出及椎管狭窄为 C 组。3 组分别采用扩张通道管系统(X-Tube)微创后路减压、椎体间植骨融合;改良内窥镜(METRx)下经椎间孔减压椎体间融合联合经皮椎弓根固定;前路小切口植骨融合联合经皮椎弓根螺钉固定。术后随访 15.7 个月,3 组临床效果令人满意,滑脱复位率分别为 94.6%、97.6%、96.6%。苗军等[49]采用微创腹膜外入路对 52 例患者进行腰椎前路手术,其中腰椎退变性失稳 23 例,盘源性疼痛 25 例,腰骶部先天畸形 2 例,腰椎后路髓核摘除术后翻修 2 例。采取的手术方式有前路椎间融合 32 例,人工椎间盘置换 20 例。大部分为单间隙(47 例)。手术平均用时 85 min,失血量平均 155 ml,术后下地平均 3 d,切口长度平均 6.5 cm,术后住院时间 7~10 d。1 例术中出现腔静脉分叉处撕裂,2 例出现腹膜撕裂,3 例术后腹胀,5 例出后低热,男性病例无逆行射精。认为相对传统开放手术,微创腹膜外入路并发症较低,脊柱周围组织损伤小,有利于患者早期康复。

(七) 脊髓损伤

随着城市交通和建设事业的迅猛发展,在交通意外和施工事故中导致的脊髓损伤病例数量不断增加。此外,地震灾害,可造成短期内集中出现大量脊髓损伤患者。脊髓损伤患者的临床治疗具有伤情复杂严重、早期病死率高、治疗并发症多、预后不佳等特点,目前仍是脊柱外科研究的难点和热点。毛克亚等[50]*总结了解放军总医院汶川抗震救灾医疗队所收治的 95 例脊柱骨折伴脊髓损伤患者的治疗情况,探讨 TLICS 评分在治疗地震所致脊柱骨折伴脊髓损伤中的应用。其中,36 例患者 TLICS 评分大于 4 分,15 例患者评分等于 4 分,44 例患者评分小于 4 分,并据此对 40 例患者采用切开手术治疗,8 例患者采用椎体成形术,47 例患者采用保守治疗。认为地震所致脊柱骨折伴脊髓损伤可根据 TLICS 评分采用不同的治疗方法。严重颈脊髓损伤患者的早期病死率较高,李强等[51]探讨导致急性重度颈脊髓损伤患者早期死亡的影响因素。78 例急性重度颈脊髓损伤(ASIA A 级和 ASIA B 级)患者按照是否在伤后 30 d 内死亡分为早期死亡和早期存活两组,分析患者年龄、损伤节段、损伤至入院时间、减压内固定手术、损伤至手术时间、神经源性休克、中枢性高热、低钠血症、血清(白)蛋白、血淋巴细胞百分比、气管切开、肺部感染等指标的影响。认为影响急性重度颈脊髓损伤患者早期死亡的因素是多方面的,患者损伤节段高(C_1~C_4),并发神经源性休克、肺部感染、行气管切开术可能是导致患者早期死亡的影响因素。脊髓型颈椎病患者因突出的椎间盘和骨赘使脊髓受压,且局部椎管狭窄,缓冲能力差,常因轻度外力即可导致四肢瘫痪等严重后果。王冰等[52]观察应用显微外科手术治疗外伤致脊髓型颈椎病患者脊髓损伤的疗效,探讨对影像学重度压迫的脊髓型颈椎病预防性手术的必要性。23 例因外伤致脊髓型颈椎病患者脊髓损伤采用颈前路、后路及前后联合入路手术治疗,20 例患者术后症状即刻改善,3 例患者于术后 3 个月内症状改善。按 JOA 评分,术前平均(6.67 ± 2.35)分,术后平均(13.86 ± 1.11)分,术前与术后 12 个月 JOA 评分差异有统计学意义,平均改善率为 69.16%。认为脊髓型颈椎病患者遭受外力致脊髓损伤后应尽早手术,可获得良好效果。椎管受压面积超过 50%,尽管临床症状体征表现较轻,亦应尽早行预防性手术治疗,以防受外力刺激突然加重导致瘫痪的严重后果。脊髓陈旧性不完全性损伤所致的不全瘫严重影响患者的生存质量,通过解剖学研究及手术探查发现,硬脊膜内的粘连、纤维条索的牵拉、脊髓本身创伤后的瘢痕化、软化、囊肿,是阻碍部分患者神经功能恢复的主要原因。郑旭东等[53]探讨脊髓减压松解、神经组织植入治疗陈旧性脊髓不完全断裂伤的临床效果。16 例外伤性陈旧性不全瘫患者,采用显微外科技术切开硬脊膜,将蛛网膜、软脊膜、齿状韧带、神经根起始段与脊髓的粘连及周围的纤维条索彻底解除,然后将自身腓肠神经用显微外科方法去除外膜、束膜并剪开,将其排列呈条状、纵行植入已切开的脊髓处或原囊肿腔内,最后修复硬脊膜或用骶脊肌瓣覆盖。患者术后随访 2~4 年(平均 2.5 年),感觉和运动均增加 1 级以上,其中 6 例双下肢主要肌群肌力较术前增加 2 级,恢复达 4 级,恢复行走能力。认为硬脊膜内粘连松解、瘢痕段脊髓切开、自体周围神经组织植入桥接治疗外伤性陈旧性不全瘫患者的初步临床观察效果良好。

(八) 脊柱结核

脊柱感染性疾病,如脊柱炎、脊髓炎等,在城市已十分少见,因而目前见诸学术刊物的报道十分有限。而脊柱结核依然是一常见病。目前的结核感染越来越隐匿及不典型。瞿东滨等[54]分析了 200 例成人脊柱结核影像学资料,分析其中 19 例非典型病例,认为结核影像学特点包括:椎体骨赘形成、椎体前柱破坏、终板虫蚀样破坏、椎旁软组织内脓液阴影等,可用于与脊柱肿瘤相鉴别。依赖药物和内固定器械的进步,目前 I 期病灶清除、植骨、内固定的术式能够广泛开展,减少了患者的痛苦。吾米提等[55]对 637 例脊柱结核进行回顾性分析,认为在红细胞沉降率<40 mm/L 的中晚期患者,应提倡尽早一期病灶清除植骨内固定治疗。朱勇等[56]观察 51 例内固定治疗脊柱结核的患者,其中 1 例发生脓肿窦道,所有神经功能损害患者均有不同程度改善,所有患者均获得植骨融合。刘国辉等[57]采用一期前后路治疗了 23 例多节段胸椎结核并截瘫

患者,未发生窦道形成等并发症,所有患者均获得植骨融合。殷浩等[58]报道16例后路治疗胸椎结核患者,均采用一期后路内固定,所有患者切口均一期愈合。尽管目前脊柱结核的治疗已经有了长足的进步,一些难治、耐药、复发的脊柱结核治疗仍存在一定难度。马远征等[59]回顾30例复治胸腰椎脊柱结核,复治原因多为减压不彻底、结核未控制或切口窦道形成,分别行翻修或内固定取出术后治愈。马远征等总结对复治脊柱结核应针对性化疗、彻底清除病灶并选择合理术式。许建中等[60]亦对24例二次手术脊柱结核患者进行总结分析,认为二次手术的主要原因是一期手术治疗不合理和结核控制不理想造成,提出应详细分析复发原因,进行个体化药物治疗和手术治疗。郭华等[61]* 根据66例临床病例经验总结,提出对于老年患者,在全身情况允许时,也应积极一期病灶清除、植骨内固定治疗,可减少截瘫、促进骨性愈合、早期下床锻炼、减少相关并发症。付忠泉等[62]分析120例胸腰椎前入路手术并发症,包括5例复发、4例术中胸膜破裂、1例髂外静脉断裂、3例神经根后支损伤、1例静脉血栓及2例麻痹性肠梗阻,并提出了相应的预防和治疗策略。

参 考 文 献

1 吴宗辉,等.第四军医大学学报,2009,30(4):305
2 班德翔,等.中华骨科杂志,2009,29(10):969
3 尹若峰,等.中华骨科杂志,2009,29(5):508
4 陈海鸥,等.中华骨科杂志,2009,29(1):54
5 赵献峰,等.四川大学学报(医学版),2009,40(3):472
6 于 博,等.中国临床解剖学杂志,2009,27(4):469
7 郭 翔,等.中国骨与关节损伤杂志,2009,24(1):1
8* 任先军,等.中华创伤杂志,2009,25(9):818
9 肖嵩华,等.中国矫形外科杂志,2009,17(7):508
10 蔡贤华,等.中国矫形外科杂志,2009,17(3):161
11* 肖嵩华,等.脊柱外科杂志,2009,7(1):1
12 王新伟,等.中华创伤杂志,2009,25(5):391
13 刘 伟,等.中国骨与关节损伤杂志,2009,24(6):481
14 闫 明,等.中国脊柱脊髓杂志,2009,19(9):650
15 杨海松,等.中国矫形外科杂志,2009,17(9):661
16* 钱 军,等.中国脊柱脊髓杂志,2009,19(7):515
17* 姬洪全,等.中国脊柱脊髓杂志,2009,19(2):117
18 胡建华,等.中华骨科杂志,2009,29(3):216
19 黄 平,等.中国矫形外科杂志,2009,17(19):1459
20 杨大龙,等.中华创伤杂志,2009,25(2):128
21* 李 凌,等.中华医学杂志,2009,9(31):2168
22 张宏其,等.中国矫形外科杂志,2009,17(9):506
23 孙天胜,等.中华创伤杂志,2009,25(5):403
24 王 清,等.中国脊柱脊髓杂志,2009,19(9):659
25 朱庄臣,等.中国矫形外科杂志,2009,17(12):905
26 潘 勇,等.中华创伤杂志,2009,25(8):694
27 魏富鑫,等.中华创伤杂志,2009,25(7):601
28 魏运栋,等.中国脊柱脊髓杂志,2008,18(11):838
29 张 桦,等.中国矫形外科杂志,2009,17(3):183
30* 彭宝淦,等.中华骨科杂志,2009,29(9):801
31 田海军,等.中华骨科杂志,2009,29(5):445
32 邱 勇,等.中华骨科杂志,2008,28(12):1008
33 李 晶,等.中华骨科杂志,2009,29(4):294
34 吕国华,等.中国脊柱脊髓杂志,2009,19(5):336
35* 刘 勇,等.中华骨科杂志,2009,29(10):944
36 孙 武,等.中华骨科杂志,2009,29(5):436
37 张雪松,等.中华外科杂志,2009,47(18):1383
38 王 岩,等.中国脊柱脊髓杂志,2009,19(2):108
39* 邱 勇,等.中华骨科杂志,2009,29(5):418
40 任先军,等.中国矫形外科杂志,2009,17(3):164
41 于 淼,等.中国脊柱脊髓杂志,2009,19(1):34
42* 周非非,等.中国脊柱脊髓杂志,2009,19(1):39
43 曹俊明,等.中国修复重建外科杂志,2008,22(10):1200
44 张绍东,等.中华外科杂志,2009,47(2):112
45* 周 跃,等.中华外科杂志,2008,46(19):1475
46 王 建,等.中华创伤杂志,2009,25(3):223
47 高梁斌,等.中华创伤骨科杂志,2009,11(6):532
48 刘 涛,等.中国脊柱脊髓杂志,2009,19(5):354
49 苗 军,等.中华医学杂志,2009,89(23):1607
50* 毛克亚,等.中国矫形外科杂志,2009,17(10):747
51 李 强,等.中国微创外科杂志,2009,9(9):802
52 王 冰,等.中华创伤杂志,2009,11(3):236
53 郑旭东,等.中国矫形外科杂志,2009,17(20):1530
54 瞿东滨,等.中国脊柱脊髓杂志,2008,18(8):605
55 吾米提·艾拜都拉.中国骨与关节损伤杂志,2009,24(7):617
56 朱 勇,等.中华骨科杂志,2009,29(7):634
57 刘国辉,等.中华骨科杂志,2008,28(12):983
58 殷 浩,等.临床医学,2009,29(9):1
59 马远征,等.中华医学杂志,2009,89(19):1318
60 许建中,等.中华骨科杂志,2008,28(12):969
61* 郭 华,等.第四军医大学学报,2009,30(15):1434
62 付忠泉,等.南方医科大学学报,2009,29(6):1229

(袁 文 刘 洋)

四、显微外科与手外科

(一) 基础研究

基础研究主要集中在神经方面,干细胞及相关神经生长因子和有关周围神经损伤神经导管的修复是受到较多关注的问题。顾施辉等[1]用脊髓神经干细胞移植到大鼠胫神经切断模型的远端,移植后3、5个月,观察到移植组小腿三头肌萎缩减轻和突触后膜退变萎缩明显好于对照组,认为神经干细胞移植可以延缓失神经肌萎的程度,有效保护失神经肌肉突触后膜的结构,并能形成新的突触。于海龙等[2]* 通过化学去细胞同种异体神经复合缓释神经生长因子(NGF)修复大鼠坐骨神经10 mm神经缺损,术后16周观察到神经传导速度、小腿三头肌收缩力恢复率及三头肌湿重恢复率恢复较好,接近自体神经移植。认为复合释放NGF的化学去细胞同种异体神经能满意修复一定长度的周围神经缺损,是一种有效的周围神经组织工程修复材料。陈渝等[3]用腺病毒介导的神经生长因子基因治疗大鼠坐骨神经损伤,术后31 d观察到坐骨神经功能指数及神经电生理测定,Western印迹法检测神经生长因子蛋白质表达水平恢复较好,认为腺病毒介导神经生长因子基因治疗可有效促进大鼠坐骨神经损伤后修复。冯世庆等[4]用大鼠坐骨神经缺损为模型,比较以壳聚糖-胶原偶联的生物膜为载体的空白组、雪旺细胞移植组、神经干细胞移植组、神经干细胞联合雪旺细胞移植组。结果显示,联合移植组和神经干细胞移植组有较多神经纤维穿过缺损部位,大鼠右后肢感觉和运动功能恢复较其他组明显。认为神经干细胞和雪旺细胞与壳聚糖-胶原生物膜相容性良好,壳聚糖-胶原生物膜介导的雪旺细胞联合神经干细胞桥接周围神经缺损可使部分神经再生。江丽等[5]*用大鼠坐骨神经缺损为模型,比较种植脂肪干细胞的去细胞神经组、种植诱导脂肪干细胞的去细胞神经组、种植雪旺细胞的去细胞神经组、去细胞神经组、自体神经移植组、空白对照组。术后12周发现空白对照组未见桥接物,种植脂肪干细胞的去细胞神经组、种植诱导脂肪干细胞的去细胞神经组神经电生理等各项指标优于去细胞神经移植组,与自体神经移植组和种植雪旺细胞的去细胞神经组间差异无统计学意义。认为脂肪干细胞及诱导后的脂肪干细胞作为种子细胞,与去细胞神经构建的组织工程化外周神经移植体,能够修复外周神经缺损。高春正等[6]用小鼠坐骨神经切断吻合,神经生长因子-纤维蛋白胶混合膜吻合口包埋和空白对照,建立小鼠坐骨神经损伤修复模型,分别于术后4、8、12周进行各项指标检测,综合评估神经再生的情况。结果提示神经生长因子-纤维蛋白胶混合膜吻合口包埋组神经纤维再生良好。认为纤维蛋白胶可以作为外源性神经生长因子的有效载体,并且用含有神经生长因子的纤维蛋白胶包埋离断周围神经吻合口,能促进神经纤维的再生。郁凯等[7]观察大鼠坐骨神经损伤急性期神经生长因子、脑源性神经生长因子mRNA,结果发现大鼠周围神经中NGF mRNA含量在正常组织有低水平表达,在损伤后1 d即明显升高,在损伤后5 d降低,随即恢复较高水平。脑源性神经生长因子在正常组织亦低水平表达,在损伤后4天明显升高,5、6 d降至正常组织水平,7 d天恢复较高水平。提示大鼠坐骨神经损伤急性期神经生长因子、脑源性神经生长因子基因表达变化不同步,不同因素在损伤后急性期神经生长因子、脑源性神经生长因子含量变化中起作用。魏延云等[8]*用大鼠坐骨神经10 mm缺损为模型,比较自体神经移植组、同轴静电纺丝技术制备的乳酸己内酯共聚物复合牛蛋白血清和神经生长因子导管组、乳酸己内酯共聚物复合牛蛋白血清导管加一次性注射神经生长因子组、乳酸己内酯共聚物复合牛蛋白血清导管组桥接神经缺损,术后8、12周观察各项指标,结果表明乳酸己内酯共聚物复合牛蛋白血清和神经生长因子导管在体外8周尚未完全降解,能够持续释放生长因子,并保持生物活性,12周时神经纤维再生接近自体神经移植组。表明同轴静电纺丝技术制备的乳酸己内酯共聚物复合牛蛋白血清和神经生长因子导管具有良好的生物相容性和生物活性,能够诱导并促进神经再生,其移植效果接近自体神经移植。鲁富春等[9]观察细胞外ATP对大鼠臂丛根性撕脱伤后脊髓运动神经元的实验保护研究,术后2、4、6周检测各项指标,发现运用ATP保护的脊髓前角运动神经元细胞存活率等均优于不用ATP保护组,说明ATP对臂丛根性撕脱伤后脊髓前角运动神经元具有保护作用。虞庆等[10]研究端侧吻合大鼠肌皮神经主干标记组、端侧吻合肌皮神经肌支标记组,正常肌皮神经主干标记组、正常肌皮神经肌支标记组。术后5个月采用Fluoro-Gold荧光逆行示踪技术检测,结果发现在肌皮神经主干标记2组中,脊髓前角运动神经元和背根神经节感觉神经元计数,与正常组差异无统计学意义;在肌皮神经肌支标记二组中,脊髓前角运动神经元和背根神经节感觉神经元计数,与正常组差异有统计学意义。说明外周神经端侧吻合后神经侧方出芽对特定靶器官的趋化性不明显。

(二) 再植与再造

王剑利等[11]采用自体游离或带血管髂骨与皮瓣组合、带血管跖趾关节或游离足趾与皮瓣组合等方法一期或分期再造残缺手与手指。用局部或游离皮瓣或串联皮瓣重建缺损的软组织,同时修复关节囊及肌腱缺损。术后1例因严重感染失败,15例中13例经8个月至2年随访,运动功能优2例,良5例;感觉功能优8例,良1例;外观评价:优4例,良5例。认为采用自体骨与皮瓣组合、自体足趾及关节移植与皮瓣组合等方法再造残缺手与手指,能最大程度地恢复手部外形及一定的功能,降低手和手指的残缺率。张金荣等[12]对伴有严重复合创伤的上肢离断伤的7例患者进行再植,术后患者休克得到纠正,合并伤获得有效控制及愈合,断肢离断再植均成活,均有一定程度的功能恢复,表明伴有严重复合创伤经有效的治疗后试行上肢离断再植是可行的。巨积辉等[13]通过分析31例第二足趾再造手指,分别采用3种不同方法:一期再造指局部三角皮瓣转移,一期邻趾侧方皮瓣转移嵌入再造指指腹颈部,二期再造指指腹侧方梭形切除术,重塑再造手指外形。认为一期行再造局部三角皮瓣转移重塑外形,同时改善了再造指指腹膨大和掌侧颈部狭窄的外形缺陷,是改善再造指外形的较好方法。李嗣生等[14]通过应用自体蹲趾尖部分移植再造手指指尖,临床应用32例32指,效果令人满意,外形和功能恢复良好。认为是修复指尖缺损的较好方法。巨积辉等[15]*采用带皮瓣的第二趾近侧趾间关节移植重建手掌指关节缺损,临床应用26例26指,结果术后26指移植关节和皮瓣全部成活,移植骨关节均愈合,功能恢复优良率达80.77%。认为采用带皮瓣的第二趾近侧趾间关节移植重建手掌指关节缺损,功能恢复令人满意,可较好地改善掌指关节功能。黄海东等[16]用指腹梭形皮瓣转移整形再造指,临床应用7例9指,结果转移梭形皮瓣全部成活,再造指外形更美观,不影响感觉和运动功能的恢复。

(三) 皮瓣转移修复软组织缺损

在皮瓣转移修复软组织缺损方面,目前穿支皮瓣是皮瓣外科修复软组织缺损的关注热点。陈雪松等[17]应用高位穿支蒂腓肠神经营养血管皮瓣修复足踝部软组织缺损,临床应用19例,结果皮瓣全部成活,皮瓣外观令人满意,质地优良,两点辨别觉7~14 mm,可正常穿鞋行走。本术式适合未涉及前足的足踝部软组织缺损修复,特别是低位缺乏满意穿支血管者。于亚东等[18]介绍应用股前外筋膜瓣联合皮瓣修复全手皮肤套状撕脱伤,临床应用10例全手套状撕脱伤,8例采用游离的股前外筋膜瓣修复手指的掌侧和背侧,拇指使用蹲甲瓣修复,4例手掌、手背和筋膜瓣上采用一期植皮,4例二期植皮;另2例采用带蒂的阔筋膜瓣修复手指掌侧、深筋膜瓣修复手指背侧和髂腹股沟瓣修复拇指,手掌和手背一期植皮,手指的掌侧和背侧3周断蒂后游离植皮。10例筋膜瓣和皮瓣全部成活,术后随访手的外形和功能均取得较好效果。陈琳等[19]报道应用游离股前外侧皮瓣修复四肢大面积软组织缺损,临床应用65例,结果皮瓣全部成活,皮瓣功能优良率达81.2%。庄加川等[20]介绍应用前臂微型穿支皮瓣修复13例手指皮肤缺损,术后随访2个月到2年,结果术后13例皮瓣全部成活,4例术后3个月后进行皮瓣整形术,手指功能与外观令人满意。江奕恒等[21]*用数字技术在研究薄型股前外侧皮瓣中的应用,发现三维重建的数字化模型能准确反映皮瓣筋膜丛及真皮下血管丛的基本情况,可准确直观模拟皮瓣修薄前后各皮穿支的基本供血结构;三维重建的数字化模型与显微解剖、X线片观察结果一致。认为数字化模拟技术能客观模拟各皮穿支在皮瓣修薄前后供血区域的变化;在缺乏筋膜丛的区域,真皮下血管丛较发达,皮瓣修薄后,其皮肤血供不受影响。高曙光等[22]介绍应用腹壁下穿支皮瓣修复小儿足踝部软组织缺损18例,结果18例皮瓣全部成活,伤口Ⅰ期愈合,术后随访3~20个月,皮瓣颜色、血运好,外形不臃肿,足踝功能恢复良好,其中13例恢复保护性感觉,腹部供瓣区外形恢复良好,腹壁功能无明显影响,无腹壁薄弱,腹壁疝等并发症发生。张功林等[23]报道应用胸背穿支带蒂皮瓣修复前臂残端创面5例,术后1例发生小的受区切口浅表感染,经换药逐渐愈合,改良的穿支皮瓣全部成活,随访1.5~5.0年,受区外形及功能恢复满意。认为该皮瓣以胸背动脉穿支为血供,具有血供丰富、血管解剖恒定、血管蒂长以及皮瓣较薄等优点,带蒂移植适宜修复同侧前臂软组织缺损。刘生和等[24]报道用桥式交叉逆行股前外侧皮瓣修复对侧小腿中下段软组织缺损5例,结果术后皮瓣血运良好,6周后断蒂,皮瓣均成活。术后随访12~15个月,皮瓣质地优良,外形美观,伴骨骼、肌腱缺损者均顺利完成二期修复手术。认为对于小腿中下段较大面积皮肤软组织缺损,且对侧小腿血管质量不佳的病例,以对侧逆行股前外侧皮瓣桥式交叉转移修复是一种较好的选择。陈玉兵等[25]报道应用低旋转点的隐神经营养血管远端蒂皮瓣修复前足背侧创面6例,结果4例术后皮瓣顺利成活,2例术后2天皮瓣远端出现肿胀、水疱,经对症处理后愈合,供区植皮全部成活。黎健伟等[26]研究三维重建技术在腓肠肌皮瓣临床手术中的应用,应用7例,结果7例三维重建患者个性化腓肠肌皮瓣,能够清晰化显示血管、皮肤及其毗邻结构的三维关系。可根据术前创面缺损大小,对皮瓣进行精确设计。术后7例皮瓣全部成活。认为通过血管造影下肢CT或MRI扫描,采用数字化三维重建技术可以提供腓肠肌皮瓣的三维动态解剖,重建的肌皮瓣能够准确标示术中切取范围,避免术中血管的副损伤,保证了皮瓣较好的成活率。陶圣祥等[27]研究正中神经掌皮支营养血管远端蒂肌皮复合瓣并用于临床,结果发现桡动脉掌浅支恒定地向拇短展肌和拇短屈肌发出3~5支肌皮穿支,节段性参与正中神经掌皮支营养血管链,肌皮穿支平均外径为(0.3±0.1)mm,均有1条静脉伴行。临床应用17例,术后肌皮瓣全部成活,认为该肌皮瓣是修复拇指组织缺损的良好供区。阮洪江等[28]*利用腓动脉及穿支血管蒂皮瓣修复膝关节周围软组织缺损3例,术后皮瓣全部成活。随访时间分别为6、8及11个月。皮瓣色泽、质地良好,外形令人满意。根据改良HSS膝关节评分标准,膝关节功能为优。黎晓华等[29]报道保留腓肠神经的血管筋膜蒂皮瓣的解剖及临床研究。选择8具16个成人下肢标本,其中新鲜标本8个,经股动、静脉分别灌注红蓝色乳胶48 h后,解剖研究腓肠神经及小隐静脉伴行动脉的关系。临床应用保留腓肠神经主干或内、外侧支的血管筋膜皮瓣修复足踝皮肤缺损12例。认为保留神经对保存足部皮肤感觉有积极的意义,腓肠神经及小隐静脉各有1条伴行动脉是保留神经的解剖基础,当术中营养血管绕过神经,很难分离神经时,应放弃保留神经。王斌等[30]用游离腓动脉远端穿支腓肠神经营养血管皮瓣修复上肢皮肤缺损6例,术后皮瓣全部成活,随访4个月至1.5年。皮瓣与供区皮肤外观基本一致,厚薄适中,弹性、质地好,外观令人满意。巨积辉等[31]用游离带关节的第二足趾复合组织移植修复手指关节洞穿伤14例,结果1例小指掌指关节部位缺损移植患者皮瓣部分坏死,经换药后伤口愈合,术后8个月随访,掌指关节愈合良好;其余13例患者移植复合组织均一期成活,恢复良好。刘海昌等[32]选用经福尔马林固定的足踝部完好的下肢68侧,逐层解剖,在踝上显露腓深神经和胫前动脉向远端追踪解剖;定量描述腓深神经分支点到足背动脉和踝间线的位置关系,并对神经和动脉的位置关系进行分型。发现腓深神经分支点集中在踝间线上(9.34±3.4)mm至踝间线下(14.00±5.28)mm;动脉内侧3.46 mm至动脉外侧3.32 mm这个范围内,58.0%位于动脉的前上方。了解腓深神经和足背动脉在足背位置的解剖特点对足背复合组织皮瓣的切取有指导意义。荆志振等[33]采用大白兔皮瓣修复模型,比较采用小隐静脉腓肠神经筋膜蒂皮瓣(节段穿支动脉伴行)与小隐静脉腓肠神经筋膜蒂皮瓣(轴性动脉伴行)的成活情况并取蒂部组织行组织学观察,发现有轴性伴行动脉的小隐静脉腓肠神经筋膜皮瓣成活率高,静脉容易回流。阮洪江等[34]用腓动脉及穿支血管蒂皮瓣逆行转移修复足踝部软组织缺损10例,结果除1例皮瓣远端局部回流不畅、浅表坏死,经换药及抗感染治疗后愈合外,其余皮瓣全部成活。全部病例经5～14个月随访,所有皮瓣外形及功能令人满意,行走正常。林涧等[35]报道用腹部带皮瓣修复多指中末节掌侧皮肤缺损5例,术后皮瓣全部成活,皮瓣经分期断蒂、并指分指及整形,术后随访3～12个月,皮瓣色泽、质地、弹性良好,皮瓣无明显臃肿或挛缩现象,手功能恢复良好。高伟阳等[36]报道用前臂背桡侧穿支皮瓣游离移植修复手指软组织缺损17例20指,术后20块皮瓣全部成活,12例获得3～12个月随访,皮瓣外观不臃肿,功能恢复较令人满意。认为前臂背桡侧穿支皮瓣血管入皮点恒定,血管蒂口径能满足吻合的要求。修复手指外观令人满意,通过缝合指神经能恢复好感觉。官士兵等[37]*利用髂腹股沟皮瓣联合股前外侧皮瓣蒂瓦合移植修复手部大面积套脱伤7例,术后皮瓣全部成活,供区伤口一期愈合,随访2～6个月,皮瓣柔软,质地良好,皮瓣外形较臃肿、无坏死及破溃。周祥吉等[38]报道利用穿支皮瓣移植修复手指创面13例,术后皮瓣全部成活,受区与供区功能、外观均良好。认为以穿支皮瓣游离移植修复手指创面,能满足创面修复要求,对患者损伤小。刘会仁等[39]通过对8例成人16侧下肢标本,解剖观察发现14侧旋股外侧动脉起始处距腹股沟韧带中点(5.3±0.8)cm,口径为(5.8±0.9)mm,内外侧分支起始点距旋股外侧动脉降支起始点距离为(5.4±1.5)cm,外侧支入肌点距分支点距离(4.8±0.8)cm,内侧支入肌点距离分支点起始处(10.2±2.6)cm;两侧内、外侧支共干起自股深动脉。股外侧肌神经全程伴同名血管走行分支。认为旋股外侧动脉降支及其分支可以用于设计成为分叶肌皮瓣;可以按需要选择不同血管分支以调节各瓣间距离,肌瓣切取后剩余股外侧肌仍保留动力功能。刘军廷等[40]通过解剖观察40侧小隐静脉和多普勒超声检查60侧人的小隐静脉,认为结扎小隐静脉消除了浅静脉干对远端蒂皮瓣的灌注,可改善皮瓣静脉回流;经过超声定位,在外踝尖水平上3～4 cm行0.5～1 cm纵行小切口能准确结扎小隐静脉,操作简单,不会损伤蒂部穿支血管和血管网。付强等[41]通过在10具20侧成人的胸部标本上,以胸外侧动脉为共干血管蒂发出的胸外侧皮动脉和胸小肌支解剖发现,胸外侧动脉较恒定发出皮支和肌支,分别营养胸外侧皮肤和胸小肌,这种血管构造出现率为80%,左右两侧无明显差异。胸外侧动脉主干外径(1.5±3.4)mm,蒂长(4.88±1.20)cm,皮支起始部外径(1.06±0.21)mm,长度(3.65±0.61)cm,肌支起始部外径(1.15±0.20)mm,长度(2.94±0.78)cm,静脉伴行于同名动脉。认为利用携带胸外侧皮瓣的胸小肌作为移植供体重建拇对掌功能的术式是可行的。

(四) 骨瓣

王本杰等[42]报道临床应用带纯血管蒂骨瓣转移与联合钽棒植入治疗股骨头缺血性坏死的比较研究。其中单纯带血管蒂髂骨瓣转移治疗20例,带血管蒂髂骨瓣转移联合钽棒植入治疗16例,随访7～20个月,术后6个月时Harris评分二组较术前均有明显提高,带血管蒂髂骨瓣转移联合钽棒植入治疗平均为82.94,单纯带血管蒂髂骨瓣转移治疗平均为70.0,比较差异有统计学意义。王斌等[43]*报道临床应用第一、二伸肌室间支持带上动脉为血管蒂的楔形骨瓣转移治疗舟骨骨不连12例,术后随访时间为6～24个月,平均12个月,X线片提示舟骨骨折均获得骨性愈合,功能恢复良好。认为以第一、二伸肌室间支持带上动脉为血管蒂的楔形骨瓣转移能促进舟骨愈合,矫正骨折成角,有利于腕部生理力学的重建,是治疗舟骨骨不连伴背侧镶嵌不稳定的有效方法。刘勇等[44]报道临床应用跨供区髂骨皮瓣一期修复肢体大面积骨与软组织缺损32例,术后32例皮瓣全部成活,外形及功能恢复良好,除1例患者经二次手术骨经22个月愈合外,其余31例患者骨愈合时间为9~19个月,平均12个月。邱勋永等[45]报道临床应用吻合血管的游离腓骨瓣修复下颌骨缺损18例,术后2~4周行血管彩色多普勒超声检查,提示31例腓动脉静脉血流通畅。随访6~18个月,移植腓骨愈合,皮瓣成活,外观好。刘雪涛等[46]报道了带血管蒂腓骨头骨骺解剖研究重建内踝的应用解剖和临床应用,通过对20侧2~12岁新鲜儿童下肢标本腓骨头和内踝进行形态学测量,根据测量数据推导截骨公式,应用于临床6例,术后全部一期愈合,随访1~3年,内踝发育良好,未发生骺早闭,无内翻畸形,踝关节负重、行走功能正常。张岩等[47]报道临床应用吻合血管的腓骨头联合皮瓣移植修复复杂外踝缺损6例,术后1周1例皮瓣远端1 cm发生干性坏死,经换药后愈合;余皮瓣均顺利成活,切口Ⅰ期愈合。随访时间4~15个月,移植腓骨头成活良好,外踝外形近似正常,踝关节活动自如,Baird-Jackson评分:优良率83.3%。徐秀玥等[48]报道临床应用桡骨远端骨瓣转移治疗晚期月骨无菌性坏死2例,术后随访时间分别为3年和6个月,静息痛均已消失,活动时疼痛程度减轻。例1患者X线片显示月骨高密度坏死骨质已吸收,有新骨质形成;例2患者MRI显示坏死骨和腕骨塌陷无进一步发展。谢昀等[49]报道了吻合血管同种异体骨移植模型的建立,通过大白兔股骨滋养血管的显微解剖观察,设计吻合血管同种异体股骨干移植术,并设立应用环孢素A的实验组和未行任何免疫抑制剂的对照组。实验组术后恢复良好,对照组出现脱毛、腹泻、死亡等移植物抗宿主反应现象,术肢出现血管早期栓塞、非感染性坏死组织、骨愈合不良等免疫排斥现象。

(五)肌腱损伤的诊治

李作为等[50]报道了踇长屈肌腱转移重建慢性跟腱断裂32例35足,术后1例因伤口张力过大术后1周裂开,经对症处理后愈合,其余伤口均为一期愈合,术后按美国足踝外科协会踝-后足疗效评价标准评分为(94.22±4.63)分,优良率97%。张鹏等[51]报道临床应用掌长肌腱转位重建屈肌支持带21例23侧,术后全部成功,随访16例18侧,在对抗阻力下屈腕关节无一例出现腕部弓弦畸形及肌力减小、正中神经卡压等情况,肌腱按TAM评分:总优良率88.9%。赵天云等[52]回顾性分析了临床带肌蒂比目鱼肌肌腱瓣延长修复跟腱缺损26例的疗效分析,18例获随访14~72个月,应用Termann跟腱损伤的临床评价标准进行评定:优良率94.4%,无感染及跟腱再次断裂。认为此手术具有损伤小、操作简单、功能康复好的优点,适用于缺损范围在7.5 cm以内的各种类型的闭合性跟腱缺损的修复重建。高峻青等[53]报道了一组43例肢体复合组织缺损患者,一期采用带蒂皮瓣、游离皮瓣、皮神经营养血管皮瓣和动脉岛状皮瓣修复创面后,术后2~3个月后二期异体肌腱移植重建手、足踝部屈曲背伸功能,术后皮瓣全部成活,供区植皮愈合良好,6例移植肌腱粘连,术后3~5个月行肌腱松解术,余患者无明显粘连,手、足踝屈伸功能恢复令人满意。俞立新等[54]通过对30侧下肢标本解剖观察腓肠肌内侧头肌腱的形态和血供来源,设计了腓肠肌内侧头肌腱前移重建髌韧带术式,临床应用4例,全部病例随访2~8个月,膝关节伸直功能恢复令人满意,无再断裂并发症。龙显斌等[55]研究了兔自体骨膜包裹同种异体肌腱移植对腱-骨愈合的影响,发现用骨膜包裹同种异体肌腱移植可缩短腱-骨间成骨时间,提高愈合强度,加速腱-骨愈合时间。杨玉明等[56]*对新鲜冰冻尸体膝关节标本解剖出内侧髌骨韧带,测定其抗拉强度,腘绳肌腱移植模拟内侧髌骨韧带重建术,采用肌腱移植髌骨缝合固定法和锚钉固定法,测定重建后的抗拉强度。缝合固定法的强度高于正常内侧髌骨韧带强度及锚钉固定法的强度。认为肌腱移植髌骨缝合固定法重建内侧髌骨韧带其抗拉强度完全可以满足临床需要,与锚钉固定法相比无异物存留,更加经济、简单和有效。夏长所等[57]以兔趾屈肌肌腱损伤模型研究TGF-β_1中和抗体对TGF-β诱导的肌腱胶原产生和术后粘连形成的影响。认为TGF-β_1中和抗体能有效抑制TGF-β_1在肌腱损伤修复中的作用,减少粘连形成。

(六)周围神经

杨剑云等[58]报道对16具32侧尸体标本显微解剖观察,发现上臂段桡神经前臂支内均可看见到2个大的神经束组,在背阔肌的肌腱止点处桡神经深支主要位于前臂支的内侧神经束组中,并在临床上开展2例经胸将全长膈神经移位到背阔肌止点处桡神经深支部分的手术,1例术后经1年10个月随访,伸腕肌力达到M_4,伸指肌力达M_3;另1例2年后随访,伸腕肌力达到M_3,伸指肌力达M_3-。认为将全长膈神经移位到背阔肌止点处桡神经前臂支的内侧神经束组可能是恢复全臂丛根性撕脱伤患者伸腕、指的有效方法。张成钢等[59]建立大鼠颈7移位同时修复2根受损神经的动物模型,并与传统颈7单组移位术进行神经再生疗效比较,发现术后12周多项指标无统计学差异,认为大鼠颈7神经能够提供足够再生纤维,同时恢复

2根受损神经功能。吕占辉等[60]*通过20例成人尸体标本解剖研究,观测腰1节段椎管内腰1～4神经前根排列及纤维数,颈7神经转移路径距离及坐骨神经可切去长度及远端纤维数。认为坐骨神经可选择为颈7神经移位重建截瘫下肢功能的桥接神经,双侧颈7神经可经椎体前通路编织成束作为动力神经源,在腰1平面椎管内吻合腰1～4神经前根具有可行性。王树锋等[61]报道了健侧颈7神经根经椎体前移位修复臂丛上干损伤的中期临床随访15例患者临床经验,随访时间36～63个月,平均50个月,认为健侧颈7神经根经椎体前通路移位可用于修复臂丛上干损伤,桥接神经的距离短,重建肩外展及屈肘功能的效果良好,大脑皮层运动支配中枢可发生临床转化。赵民等[62]对28例肘管综合征患者施行带伴行动脉尺神经前置术,术后随访时间平均8.9个月,评分优良率为96%,术后无并发症和复发患者。认为带伴行动脉尺神经松解前置术是治疗肘管综合征的一种安全、有效的方法。洪建军等[63]报道了临床应用内镜技术辅助松解周围神经卡压综合征44例,手术顺利,无一例发生神经、血管并发症,术后在1～3个月感觉功能恢复达S4级,运动功能在6～12个月恢复到4～5级,未见复发病例,术后12个月复查肌电图示神经传导速度正常。徐杰等[64]等报道了经腋路内窥镜辅助下切除第一肋骨治疗胸廓出口综合征14例,术后随访12～24个月,14例患者症状完全解除,未见复发。认为此手术创伤小,伤口隐蔽,减压彻底,疗效令人满意。田东等[65]报道了对16例臂丛神经根性撕脱伤行健侧颈7神经根移位的患者,术中采用电生理检测,对颈7神经根支配肌的波幅进行分析,肌电图表明背阔肌与肱三头肌长头均可较好地代表颈7神经根的功能。董红让等[66]报道了对于高原军训中周围神经损伤的患者41例52条神经进行分组治疗,治疗组(21例,27条神经)采用显微外科技术修复神经损伤后予以高压氧治疗,对照组(20例,25条神经)仅采用显微外科手术治疗,术后随访6～30个月,治疗组优良率85.2%,对照组优良率52.0%。认为在高原条件下采用高压氧配合显微外科手术修复周围神经损伤可以提高神经功能的恢复效果。胡孔和等[67]报道了临床应用神经端侧吻合重建股前外侧游离皮瓣13例,重建感觉功能,术后13例皮瓣全部成活,随访6～24个月,恢复了皮瓣的保护性感觉,有排汗功能,自主神经功能有所恢复,受区的神经功能无明显影响。

(七)其他

宋晓飞等[68]报道了回顾性分析64排CT血管成像检查确诊有血管损伤的24例患者临床资料,发现动脉闭塞16例,动脉内充盈缺损4例,动静脉瘘2例,假性动脉瘤2例。20例行手术治疗,手术探查发现:动脉完全断裂6例,不完全断裂9例,内膜损伤5例;合并血栓形成4例,20例患者术中所见与术前CT血管成像检查一致。认为CT血管成像检查是诊断闭合性动脉损伤的准确方法,可以指导临床医生治疗。黄英如等[69]报道了以大鼠坐骨神经损伤为模型,应用雷公藤多苷预处理异体神经后移植修复坐骨神经缺损,结果发现术后大鼠全部成活,肌纤维萎缩程度明显优于单纯异体神经移植组。认为异体神经移植术后予以雷公藤多苷能减轻靶肌肉萎缩和细胞凋亡,供体神经经雷公藤多苷预处理能减少异体神经移植术后受体免疫抑制剂用量。潘希贵等[70]对指端疼痛过敏者,采用改良筋膜蒂V-Y提升皮瓣矫正指端皮肤挛缩,同时矫正合并其他畸形的患者8例12指,术后皮瓣全部成活,术后5例9指获得随访,时间为6个月至3年,手指外形及颜色基本同正常手指,指甲生长良好,原有手指运动及感觉功能保存良好,指端痛觉过敏消失,疼痛基本缓解。赵维彦等[71]通过对20个成人新鲜尸体手指标本的解剖学研究发现,副韧带及掌板近侧损伤对指间关节活动度无明显影响,侧副韧带损伤主要破坏关节侧方的稳定性,掌板损伤主要破坏关节前后的稳定性,并对临床上21例进趾间关节损伤的患者进行手术,术后随访3～13个月,各指近指间关节主动、被动屈、伸活动范围恢复令人满意。认为对于掌板及侧副韧带损伤,应尽早进行手术修复及止点重建,可防止关节囊挛缩。

参 考 文 献

1 顾施辉,等.中华手外科杂志,2009,25(3):147
2* 于海龙,等.中国修复重建外科杂志,2008,22(11):1373
3 陈渝,等.第三军医大学学报,2008,30(23):2191
4 冯世庆,等.中华实验外科杂志,2008,25(12):1630
5* 江丽,等.中华显微外科杂志,2008,31(5):350
6 高春正,等.山东大学学报(医学版),2009,47(9):28
7 郁凯,等.中华手外科杂志,2008,24(6):332
8* 魏延云,等.中华创伤骨科杂志,2009,11(1):51
9 鲁富春,等.中华显微外科杂志,2008,31(6):424
10 虞庆,等.中华显微外科杂志,2009,32(1):36
11 王剑利,等.中华显微外科杂志,2009,32(1):23
12 张全荣,等.中华手外科杂志,2008,24(6):352
13 巨积辉,等.中华手外科杂志,2009,25(2):89
14 李嗣生,等.中华手外科杂志,2009,25(3):169
15* 巨积辉,等.中国修复重建外科杂志,2009,23(4):426
16 黄海东,等.中华手外科杂志,2009,25(1):38
17 陈雪松,等.中国骨与关节杂志,2009,24(6):504
18 于亚东,等.中华显微外科杂志,2009,32(3):236
19 陈琳,等.中国现代手术学杂志,2009,13(4):278
20 庄加川,等.中华手外科杂志,2009,25(1):35

21* 江奕恒,等.中国临床解剖学杂志,2009,27(1):1
22 高曙光,等.中华创伤杂志,2009,25(4):294
23 张功林,等.中华创伤骨科杂志,2009,11(2):139
24 刘生和,等.中华显微外科杂志,2009,32(1):29
25 陈玉兵,等.中国修复重建外科杂志,2008,22(11):1285
26 黎健伟,等.南方医科大学学报,2009,29(4):747
27 陶圣祥,等.中华手外科杂志,2008,24(5):273
28* 阮洪江,等.中国修复重建外科杂志,2009,23(3):303
29 黎晓华,等.中华显微外科杂志,2008,31(6):401
30 王 斌,等.中华手外科杂志,2008,24(6):372
31 巨积辉,等.中华创伤骨科杂志,2008,11(1):11
32 刘海昌,等.中国临床解剖学杂志,2008,26(6):604
33 荆志振,等.上海交通大学学报(医学版),2008,28(12):1487
34 阮洪江,等.中华骨科杂志,2009,29(9):873
35 林 涧,等.中华手外科杂志,2009,25(2):84
36 高伟阳,等.中华手外科杂志,2009,25(2):71
37* 官士兵,等.中华手外科杂志,2009,25(2):81
38 周祥吉,等.中华手外科杂志,2009,25(2):78
39 刘会仁,等.中国临床解剖学杂志,2008,26(5):491
40 刘军廷,等.中国临床解剖学杂志,2009,27(4):480
41 付 强,等.中国临床解剖学杂志,2008,26(6):598
42 王本杰,等.中华显微外科杂志,2009,32(4):271
43* 王 斌,等.中华手外科杂志,2009,25(1):15
44 刘 勇,等.中华骨科杂志,2009,29(7):662
45 邱勋永,等.中华显微外科杂志,2009,32(2):152
46 刘雪涛,等.中华显微外科杂志,2009,32(3):217
47 张 岩,等.中国修复重建外科杂志,2008,22(11):1288
48 徐秀玥,等.中华手外科杂志,2008,24(6):343
49 谢 昀,等.中国临床解剖学杂志,2008,26(6):659
50 李作为,等.中国修复重建外科杂志,2009,23(3):306
51 张 鹏,等.中国临床解剖学杂志,2009,27(1):103
52 赵天云,等.中华显微外科杂志,2009,32(3):240
53 高峻青,等.中国修复重建外科杂志,2009,23(1):64
54 俞立新,等.中华显微外科杂志,2008,31(6):405
55 龙显斌,等.中国修复重建外科杂志,2008,22(10):1255
56* 杨玉明,等.军医进修学院学报,2009,30(3):360
57 夏长所,等.中国修复重建外科杂志,2009,23(6):698
58 杨剑云,等.中华手外科杂志,2008,24(6):322
59 张成钢,等.中华显微外科杂志,2008,31(6):420
60* 吕占辉,等.中国临床解剖学杂志,2008,26(5):488
61 王树锋,等.中华外科杂志,2008,28(11):931
62 赵 民,等.中华手外科杂志,2008,24(6):363
63 洪建军,等.中华外科杂志,2008,28(11):941
64 徐 杰,等.中华手外科杂志,2008,24(6):366
65 田 东,等.中华手外科杂志,2008,24(5):280
66 董红让,等.解放军医学杂志,2009,34(2):230
67 胡孔和,等.中华显微外科杂志,2009,32(2):146
68 宋晓飞,等.中华创伤骨科杂志,2009,11(2):34
69 黄英如,等.中国修复重建外科杂志,2009,23(1):101
70 潘希贵,等.中华手外科杂志,2009,25(2):86
71 赵维彦,等.中华手外科杂志,2009,25(2):92

(侯春林 刘 勇)

五、骨肿瘤

华莹奇等[1]探讨了骶部肿瘤的切除与重建方法,对手术切除的61例骶部肿瘤患者进行回顾性研究。对此类患者的一般情况、临床表现、组织学表现、手术类型以及并发症情况进行评估。单纯前路经腹切除肿瘤9例,单纯后路切除肿瘤22例,前后路联合入路30例。49例患者获得平均20.5个月随访。41例得到1年内良好局部控制,5年局部控制率为69.4%。认为对于巨大的骶部肿瘤,应术前DSA栓塞止血,尽量完整切除肿瘤,多学科联合治疗;对于巨大的骶部肿瘤,优先选择前后联合入路;对于涉及骶髂关节面的S_1或S_2骶骨肿瘤须进行腰椎-骨盆内固定重建。范清宇等[2]将荷瘤盆骨从正常组织中分离,将微波天线均匀地插入瘤块内,输入电磁能量,通过热凝固达到杀灭瘤细胞的目的,无需特殊的重建措施。随访了自1994年5月到2005年12月接受该治疗方法的152例骨盆恶性肿瘤患者,Ib期病人中48例得到良好的局部和全身控制,61例IIb期患者,19例死于肿瘤播散,42例经过术后3~11年的观察,未发生远隔转移或局部复发,24例骨盆转移癌患者,11例于术后6个月至3年死亡,13例病人在观察期1~7年内尚存活,无肿瘤存在迹象。认为该方法极大地简化了手术,改进了肿瘤学预后,明显改善了患肢的功能。方建峰等[3]探讨了AO钛制弹性髓内钉结合自体骨髓囊腔注射治疗儿童长骨骨囊肿的疗效及特点。随访了肱骨、股骨单纯性骨囊肿患儿18例,使用AO钛制弹性髓内钉结合自体骨髓囊腔注射进行治疗。测量治疗后3、6、12、18个月的X线片,评估骨囊肿的愈合情况。随访平均16个月。骨囊肿愈合时间3~6个月,平均4.8个月。囊肿愈合6例(33.3%),缺损愈合12例(66.7%),愈合率100%。认为该方法治疗儿童骨囊肿不仅囊肿愈合快,愈合率高,而且病灶骨能即刻获得力学稳定,同时可有效预防病理性骨折的发生。李浩淼等[4]对2004年到2006年采用术中射频消融再行病灶刮除术的11例脊柱转移瘤患者的临床资料进行了回顾。将手术前后病灶标本进行光镜和电镜病理检查,随访患者疼痛缓解情况及肿瘤复发情况。术中发现射频消融后瘤组织固缩,刮除顺利。全部患者生存期超过6个月,术后疼痛症状明显减轻。1例出现局部肿瘤复发。射频消融后光镜见9例肿瘤细胞完全坏死,电镜示10例肿瘤细胞完全坏死。认为术中射频消融后再行病灶刮除治疗脊柱转移瘤安全可行,有利于肿瘤的刮除,减少局部复发的风险。韦峰等[5]对6例骨样骨瘤患者进行了诊治。颈椎X线平片仅2例发现病灶。颈椎CT扫描显示肿瘤为局部膨胀性病变、低密度或不均密度,伴有边缘硬化。4例患者行核素骨扫描检查,病损均有放射性浓聚。均行手术切除肿瘤。边缘切除5例,其中后路侧块固定4例,前路椎间植骨钛板固定1例;瘤内刮除植骨1例。长期随访均无颈痛症状,末次随访时CT检查未见肿瘤复发。认为颈椎骨样骨瘤多发于年轻患者,除颈痛外,亦可有斜颈、神经功能受损表现;颈椎CT联合核素骨扫描检查对诊断有重要意义;有长期颈痛、神经功能受损或斜颈时应积极手术治疗,边缘切除可获得良好效果。燕太强等[6]随访了7例骨血管源性恶性肿瘤患者,包括5例血管内皮瘤和2例血管肉瘤。1例脊柱病变接受边缘切除和术后放疗,5例接受广泛切除重建或截肢术,未行放化疗,另外1例放弃治疗。股骨上段血管肉瘤患者半盆截肢后于术后17个月死于肺和内脏多发转移。脊柱血管内皮瘤患者术后3年死于其他原因。胫骨上端血管内皮瘤患者术后6年出现局部软组织复发,予以再次完整切除。保守治疗的患者带瘤生存,其他3例患者均无瘤生存。认为骨的血管源性恶性肿瘤应根据病理学检查确诊,同一解剖部位的多中心病灶对诊断有一定特异性。手术广泛切除为治疗四肢病变的主要手段,椎体病变瘤内刮除后可辅以术后放疗。谢京城等[7]随访了手术治疗椎管内畸胎瘤患者20例,MRI检查显示肿瘤含有低、等、高混杂信号,多数无明显强化。肿瘤位于颈段1例,其余19例均位于胸腰段脊髓圆锥附近;肿瘤位于髓内5例,硬膜下—髓内外15例。均于显微镜下行肿瘤分离切除术。病理检查20例患者均为囊性成熟性畸胎瘤。脊髓功能状态按McCormick分级标准评价,好转15例,不变4例,恶化1例。随访期间未见肿瘤复发。认为椎管内畸胎瘤多分布于脊髓圆锥区域,良性多见,以慢性脊髓及神经压迫症状为主要表现。在显微镜下尽量全切肿瘤的囊性部分可取得满意疗效。王涛等[8]探讨了一种治疗痛性神经瘤的新方法和初步临床疗效。应用多柔比星神经干注射联合神经瘤切除或松解治疗痛性神经瘤患者9例。其中8例切除残端神经瘤后将神经近端置于正常的软组织内,1例连续性神经瘤仅做神经松解。所有病例均在神经瘤切除或松解后,根据神经干粗细的不同分别用1%的多柔比星0.3～1.0 ml作远端神经干注射。7例残端神经瘤患者的疼痛明显缓解,1例疼痛减轻,1例无效(仅做神经松解),手术优良率为77.8%。认为多柔比星神经干注射联合神经瘤切除能有效缓解残端神经痛。范清宇等[9]探讨了肢体恶性骨肿瘤的微波高温原位灭活保肢术的临床效果。将荷瘤骨段与正常组织分离后原位热灭活,经过灭活骨段的加固措施,使其能够承重,且保留了临近的自然关节。经本术式治疗的309例肢体3年以上存活率为60.2%,对多数患者而言,保留了功能甚为满意的肢体,近期并发症及远期并发症均较文献报告低。认为微波高温原位灭活保肢术是一种可靠、有效和简化的术式,临床效果令人满意。蒋欣等[10]随访了骶骨骨巨细胞瘤患者8例。术前影像学证实肿瘤均累及S_1,采用一期前后路联合手术。术中结扎髂内动脉、髂腰动脉和骶正中动脉,显微镜下将肿瘤组织连同整块骶骨完整切除,用骨盆环假体重建腰骶髂关节稳定性。病理学诊断为骨巨细胞瘤。术后TESS评分由术前平均56.38分提高到73.25分。1例患者术后18个月发生肺转移,接受肺叶切除,同时行放疗。随访至40个月时仍然存活;其余7例患者至末次随访时均存活,没有发现局部复发。认为骶骨肿瘤累及S_1时可行骶骨全切以提高肿瘤切除的彻底性。改善预后;采用骨盆环假体重建稳定性术后可早期活动。郭卫等[11]对19例累及骶骨的骨盆恶性肿瘤患者进行了肿瘤切除重建手术。切除髂骨翼及部分骶骨、保留髋臼手术10例,采用了钉棒系统内固定;切除部分骶骨、髂骨翼及髋臼手术9例,用组配式人工半骨盆重建骨盆环完整性。9例保留髋臼、钉棒重建的患者术后正常行走。9例行Ⅱ区肿瘤切除、人工半骨盆重建的患者,8例术后2个月能够扶拐行走。认为保留髋臼的髂骨肿瘤切除,采用钉棒内固定结合自体骨植骨是一种理想的重建骨盆环稳定性的方法。将股骨头颈植于骶骨侧方,将组配式人工半骨盆卡于植骨块的下方,重建累及骶骨及髋臼的骨盆切除,是一种可取的重建方式。马延超等[12]探讨了一次性全椎板减压椎管成形并显微外科肿瘤切除术治疗椎管内髓外良性肿瘤的临床疗效。随访了成人椎管内髓外良性肿瘤共64例,均行一次性全椎板减压椎管成形并显微外科肿瘤切除术,术后随访观察临床疗效。术后所有患者神经功能恢复较快,近期及远期疗效均优于术前,且远期疗效优于近期疗效;巨大肿瘤患者术后神经功能恢复较慢,近期疗效并不优于术前,但远期疗效优于术前。认为一次性全椎板减压椎管成形并显微外科肿瘤切除术是治疗椎管内髓外良性肿瘤的良好方法,尤其适用于大肿瘤和巨大肿瘤的手术治疗。周强等[13]探讨了髓外硬膜下肿瘤的诊断、手术方法和临床效果。随访了45名患者,术前影像学检查结果示椎管内髓外硬膜下占位。行后路常规手术入路,全椎板切除,保留小关节突,打开硬膜,直视下神经剥离子分离肿瘤并切除,而后行椎弓根螺钉固定,恢复脊柱稳定性。术后随访26.2个月,术后Otani分级优11例,良18例,早期确诊并手术的患者术后Otani等分级优良率优于因误诊、漏诊而延迟手术的患者。认为手术切除肿瘤是治疗髓外硬膜下肿瘤的首选方法，早期确诊及时手术治疗是获得良好临床效果的关键。李锋等[14]* 对32例行一期后路全脊椎整块切除术的胸椎肿瘤患者进行了回顾性分析。胸椎原发性肿瘤18例，胸椎转移瘤14例，均为单节段。所有患者接受行一期后路全脊椎整块切除术。所有病例术后疼痛消失或减轻，术后3周时，VAS疼痛评分由术前平均8.3分下降至2.1分，SF-36评分由术前平均39分增加至79分；术后1年患者神经功能恢复正常24例。认为一期后路全脊椎整块切除术，在严格掌握手术适应证条件下，能彻底切除胸椎肿瘤，对脊髓行360度彻底减压，缓解疼痛、促进脊髓神经功能恢复；可有效控制术后肿瘤局部复发，延长患者生存时间和改善生存质量。王凤蕊等[15]* 随访了手术治疗的6例寰枢椎肿瘤患者。其中，脊索瘤4例，骨巨细胞瘤1例，骨纤维异常增殖症1例。采用前方颌下颈动脉三角入路联合后方枕颈入路，行病椎全脊椎切除、前路行异形钛网植骨融合内固定、后路行枕颈固定术，同时行Halo-vest架外固定。术后所有患者局部疼痛和神经症状减轻或消失，1例脊索瘤患者术后1年出现局部复发。末次随访时所有患者均达到枕颈区稳定。认为按"无瘤操作"的原则行包膜外肿瘤切除可以获得较好的疗效；异形钛网植骨融合内固定术结合枕颈固定术，同时辅以Halo-vest架外固定，能有效地重建上颈椎的稳定性。李涛等[16]* 随访了手术治疗的57例股骨近端骨纤维结构不良患者。病变范围小、强度佳者，用单纯病变刮除、打压式植骨14例；病变范围大、强度不佳者，用病变刮除、打压式植骨、内固定43例；髋内翻畸形者，行截骨矫形术。术后2例单纯病变刮除打压式植骨患者术后复发，再次行病变刮除、植骨、内固定后治愈；1例病变刮除打压式植骨联合内固定患者内固定物松动，更换内固定术后治愈。伴髋内翻畸形者股骨力线均完全矫正。认为病变刮除、髓腔内打压式植骨可恢复骨量、促进骨愈合；病变范围大或骨强度不佳者，须联合有效内固定；伴有髋内翻畸形者，应截骨恢复股骨生物力线。杨荣利等[17]* 对22例患者施行了开放性后路椎管减压内固定联合椎体成形术，5例为多发性骨髓瘤，17例为脊柱转移瘤。所有患者术前均有严重的背痛或腰痛并伴有不同程度的下肢神经损害症状。所有患者术后3 d内疼痛缓解，术前神经损害情况改善。骨水泥平均注入量为4 ml。12例术中出现骨水泥泄漏。认为此手术一次性完成椎管减压内固定，稳定脊柱，同时行椎体成形术，可以提高患者的活动能力，减轻疼痛，尤其适合于体质较差、多椎体病变、椎体压缩骨折压迫脊髓、无法承受脊柱前路手术者。牛晓辉等[18]* 对原发肢体骨肉瘤患者中发生病理骨折的22例患者进行了回顾。病变主要位于肱骨及股骨。行保肢治疗12例，其中人工假体置换4例，异体半关节置换2例，骨水泥临时假体4例，单纯局部切除1例，旋转成形术1例；施行截肢治疗10例。术后均联合放化疗，保肢率为54.5%。9例患者发生肺转移，死亡于术后8～26个月。5年生存率为53.4%。对于保肢组和截肢组病例，局部复发率分别为16.7%和10.0%；肺转移率分别为25%和60%。认为正确选择保肢手术可以使患者在不增加局部复发风险的基础上得以保留肢体，并获得与无病理骨折骨肉瘤患者一致的生存率。

参 考 文 献

1　华莹奇,等.中华骨科杂志,2009,29(5)：487
2　范清宇,等.中国矫形外科杂志,2009,17(13)：961
3　方伟峰,等.中华骨科杂志,2009,29(7)：653
4　李浩淼,等.中国脊柱脊髓杂志,2008,18(11)：828
5　韦　峰,等.中国脊柱脊髓杂志,2009,19(9)：666
6　燕太强,等.中华骨科杂志,2009,29(8)：723
7　谢京城,等.中国脊柱脊髓杂志,2009,19(2)：90
8　王　涛,等.中华手外科杂志,2008,24(6)：329
9　范清宇,等.中国矫形外科杂志,2009,17(11)：801
10　蒋　欣,等.中国脊柱脊髓杂志,2009,19(2)：94
11　郭　卫,等.中华外科杂志,2009,47(10)：766
12　马延超,等.中华显微外科杂志,2009,32(3)：196
13　周　强,等.中国矫形外科杂志,2009,17(7)：485
14*　李　锋,等.中华骨科杂志,2009,29(8)：705
15*　王凤蕊,等.中华骨科杂志,2009,29(4)：289
16*　李　涛,等.中国修复重建外科杂志,2009,23(3)：261
17*　杨荣利,等.中华骨科杂志,2008,28(12)：1028
18*　牛晓辉,等.中华外科杂志,2008,46(22)：1730

（肖建如　陈华江）

文　选

（一）创伤

动力髁螺钉或超关节外固定支架治疗股骨颈和转子良性病损病理性骨折[中华创伤杂志,2009,25(3)：326]　张春林等回顾性研究了25例股骨近端良性病损病理性骨折患者，采用病灶刮除、苯酚烧灼、自体或异体骨移植，并根据病变累及股骨近端的范围，选择动力髁螺钉或者超髋关节外固定支架进行固定。平均随访2.5年。所有患者术后3～6个月后都获得影像学和临床上愈合良好，未见局部复发和缺血性股骨头坏死及感染、骨折等并发症。认为这种方法治疗此类骨折效果确切、疗效肯定。

(江曦)

述评 传统方法治疗股骨近端良性病损病理性骨折有较高的不满意率和并发症发生率,该文作者通过分析25例股骨颈和转子良性病损病理性骨折的治疗经验,总结出动力髁螺钉或跨关节外固定支架和治疗此类病例的要点,即关键是要有足够的骨窗暴露彻底清除病损、重建大块骨缺损和建立稳定的固定。选用动力髁螺钉或者超关节螺钉的标准是看病损是否累及大部分股骨颈。

(陈爱民)

尺桡骨交锁髓内钉的设计与临床应用[中华骨科杂志,2008,28(11):923] 言湛军等设计了一种具有多种规格和配套扩髓器和瞄准器的尺桡骨交锁髓内钉,并用于31例尺桡骨骨折、骨不连患者的治疗中,单纯尺骨骨折6例,单纯桡骨骨折6例,孟氏骨折5例,盖氏骨折1例,尺桡骨双骨折10例,尺桡骨折术后不连3例。术后所有的病例都获得随访,平均4.3年(2~6年),根据Hertel骨折愈合标准,仅1例患者发生骨不连。据Anderson功能评价标准:26例为优,2例为满意,2例为不满意,1例为失败(术后6个月桡骨骨不连,予加压钢板内固定和植骨治疗,骨折愈合)。尺、桡骨交叉愈合1例,桡神经浅、深支损伤各1例,无髓内钉松动、断裂及切口感染。27例取出内固定,未发生再骨折;4例因患者原因内固定未取出。认为尺、桡骨交锁髓内钉固定可用于治疗单纯尺骨或桡骨骨折、尺、桡骨双骨折、骨不连等前臂骨折,具有创伤小、恢复期短、再骨折率低等优点。

(李钧)

述评 国外应用交锁髓内钉治疗前臂骨折已有多年历史,有对骨折端血供影响小、效果确切等优点,但其高昂的价格、无远端瞄准器等缺点限制了在国内的应用。作者设计了一种不锈钢尺桡骨交锁髓内钉固定系统,并运用于31例患者的临床治疗中,结果显示,这种治疗方法具有创伤小、恢复期短、再骨折率低等优点,但对手术操作技巧要求较高,适应证是距骨两端2.5 cm以上的骨折。同时,文中对如何预弯髓内钉、控制扩髓方向和远端锁钉的置入提出了自己的体会,可供借鉴。

(陈爱民)

弹性髓内钉与钢板螺钉治疗儿童股骨干骨折的对比研究[中华创伤杂志,2009,25(8):709] 迟雷霆等对两组儿童股骨干骨折的患者分别用弹性髓内钉和钢板螺钉治疗,其中弹性髓内钉18例,钢板螺钉21例,所有患者术后随访平均10个月(4~20月),骨折均骨性愈合。通过对比两种治疗方法下手术时间、切口长度、失血量、住院时间、骨折愈合时间和完全负重时间各项指标发现,弹性髓内钉固定方法有明显的优势,具有创伤小、住院时间短、骨折愈合快的特点。

(蒙德鹏)

述评 非手术治疗儿童股骨干骨折有制动时间长,护理困难,患者依从性差,易产生肌肉萎缩、关节僵硬和骨折畸形愈合等并发症。手术治疗方法中,髓内钉以其微创、住院时间短、易于护理和并发症少等特点使其受到越来越多的骨科医师推崇,但手术技巧要求高,有一定的骨折固定不牢靠的发生率,而内固定术后结合有限的外固定能有效减少并发症的发生。

(陈爱民)

Pipkin骨折临床治疗与近期疗效分析[中国修复重建外科杂志,2009,23(3):265] 管华鹏等回顾分析了在2002年1月至2007年1月收治的14例Pipkin骨折患者。男10例,女4例;年龄28~52岁,平均33.5岁。均为车祸伤。按Pipkin分型:Ⅰ型4例,Ⅱ型6例,Ⅲ型及Ⅳ型各2例。手术中股骨头骨折采用可吸收螺钉结合可吸收缝线内固定;Ⅲ型骨折采用钛空心螺钉固定股骨颈骨折,Ⅳ型骨折采用髋臼三维记忆内固定系统固定髋臼骨折。结果显示,术后切口均Ⅰ期愈合,无深部感染及下肢深静脉血栓形成。平均随访26个月,1例Ⅲ型骨折复位内固定1年后患股骨头缺血性坏死,行人工全髋关节置换术,其余患者均骨性愈合,愈合时间平均8月。按D'Aubigue-Postel评分法,获优5例,良6例,中2例,差1例,优良率78.6%。认为Pipkin骨折患者早期诊断、合理的选择手术入路、有效的内固定系统及正确的术后处理,对于减少并发症及获得满意的髋关节功能具有重要作用。

(钱明)

述评 Pipkin骨折是髋关节后脱位合并股骨头骨折,临床少见,发生率为4%~17%,均系高能量损伤。作者认为此类骨折常伴其他脏器或部位的损伤,主张不宜伤后立即手术治疗。可吸收螺钉在固定松质骨骨折和累及关节面的骨折有其生物学优势,有一定的临床应用意义。该组病例较少,对于术后长期预后的评价有待进一步研究。

(陈爱民)

多轴锁定钢板治疗复杂胫骨平台骨折的初步疗效分析[中国创伤骨科杂志,2009,11(2):112] 郭永飞等回顾分析了2006年7月至2007年6月采用开放复位、多轴锁定钢板内固定治疗复杂胫骨平台骨折25例,闭合性骨折21例,开放性骨折4例;骨折按Schatzker分型:Ⅳ型6例,Ⅴ型16例,Ⅵ型3例;根据影像学测量结果及HSS评分标准进行临床效果评定。所有患者术后获得7~15个月(平均10.5个月)随访,4~6个月后骨折均获骨性愈合,术后6个月膝关节

HSS评分78~96分,平均88.4分。发生皮瓣坏死1例,切口局部感染1例,无一例发生内固定松动、断裂或骨折复位丢失现象。术后1周、3个月及6个月的内翻角和后倾角比较差异无统计学意义($P>0.05$)。认为胫骨平台多轴锁定钢板操作简便,锁定螺钉置入角度选择性高,内固定稳定性好,避免了原始及继发复位的丢失,是手术治疗复杂胫骨平台骨折安全、有效的内固定方法。

(余文超)

述评 过去10年来,胫骨平台等膝关节周围的复杂骨折采用锁定钢板固定已成为一种趋势,与经皮放置钢板技术相结合使这类骨折的治愈率已得到明显提高。与既往使用的普通支撑钢板相比,螺钉拧入后,锁定钢板可与锁定螺钉自成一体,成为一个稳定的系统,可保持骨折良好的对位对线,不论对于正常骨质还是骨质疏松的患者,均能提供较强的力学稳定。胫骨平台多轴锁定钢板治疗平台骨折,具有公认的优势,并且逐渐成为标准,该文对多轴锁定钢板的应用提供了一定的指导意义。

(陈爱民)

胫骨平台骨折手术治疗的中远期疗效分析[中华骨科杂志,2009,29(8):754] 王宝军等回顾分析43例胫骨平台骨折患者的病例资料,所有患者均行Sehatzker分型分类。随访指标包括:患者自我评价,根据Macnab标准;膝关节功能评估,采用Lysholm评分;放射学,采用Rasmussen评分和Resnick-Niwoyama评分评价骨折复位情况和关节退变程度,膝关节活动度;关节间隙和关节面高度变化。所得数值采用SPSS 11.5进行统计学分析。其中43例患者总体优良率达到60%,患侧膝关节平均活动范围是113°。Lysholm评分平均为83.1分(17~98分)。多元逐步回归分析得出Lysholm评分同患侧关节面塌陷高度、患侧关节间隙呈负相关。单髁平台骨折评分高于双髁平台骨折。影像学评分,Rasmussen评分平均14.0分(10~18分);患侧关节有81.4%(35/43例)出现骨关节炎表现,健侧仅有23.3%(10/43例);Rasmussen评分最差(11.5分)和最满意(16分)两组患者的骨关节炎发生率均为100%。认为胫骨平台骨折术后膝关节功能同患侧关节面下陷高度、关节间隙变化以及年龄相关,单髁平台骨折较双髁平台骨折预后好。

(吕碧涛)

述评 目前有大量临床胫骨平台骨折短期疗效的文献报道,其优良率在80%左右,而对中远期疗效的报道有限,该研究收集了近10年间的43例患者,平均随访57.4个月,应用统计学方法,客观评价了胫骨平台骨折治疗的中远期疗效,认为胫骨平台骨折术后膝关节功能同患侧关节面下陷高度、关节间隙变化以及年龄相关,单髁平台骨折较双髁平台骨折预后好,对临床治疗有指导意义。

(陈爱民)

不稳定肩胛颈骨折的手术治疗[中华创伤骨科杂志,2009,11(4):306] 黄强等回顾了13例行切开复位内固定治疗的不稳定肩胛骨骨折患者,手术采用肩关节后方入路,于冈下肌与小圆肌间隙进入,沿肩胛骨外侧缘到肩胛颈后方,复位固定肩胛颈骨折,同时固定合并的锁骨骨折、肩锁关节脱位及肩峰骨折,其中13例获得了随访。单纯肩胛颈解剖颈骨折8例,合并肩关节悬吊复合体损伤5例。平均随访45.1月,平均Constant-Murley绝对值评分81.2分,优6例,良3例,可2例,差2例。认为肩胛颈骨折的移位程度是影响预后的主要因素,采用肩关节后方入路复位固定移位的肩胛颈骨折可获得良好的临床效果。

(席焱海)

述评 肩胛颈骨折的发生率较低,且主要集中在肩胛颈骨折合并肩关节复合体的损伤,尤其对于肩胛颈骨折移位后的手术指征讨论较少。作者将手术指征定为:骨折水平或下方移位大于1 cm;关节盂向上倾斜大于20°或向下倾斜大于15°,需同时合并移位的悬吊复合体损伤,包括锁骨骨折、肩锁关节脱位及肩胛冈骨折,术后取得了较好的疗效。认为肩胛颈骨折的移位程度是影响预后的主要因素。对于临床手术指征的把握有指导意义。

(陈爱民)

锁定钢板治疗肱骨近端的并发症分析[中华创伤杂志,2008,24(10):808] 鲁谊等回顾分析自2004年9月至2007年6月收治并得到随访的92例患者,平均随访时间15.2个月(6~36个月),患者平均年龄47.7岁(17~83岁)。其中新鲜骨折78例,陈旧骨折14例,均行切开复位锁定钢板内固定。最终随访时应用美国肩肘外科医师评分(ASES)、Constant-Murley评分、加州大学洛杉矶分校评分(UCLA)以及简单肩关节功能问卷评分(SST)评估治疗结果,观察肩关节活动范围、疼痛恢复情况,记录出现并发症的情况,分析包括不同年龄、性别、伤侧、手术时间、受伤原因、合并损伤、骨折类型等出现并发症的差异性,对比出现并发症与否患者的治疗效果。评价前屈上举(148.9.4±17.3)°(90°~170°),外旋(29.3±15.0)°(0°~70°),内旋达到T_9水平(T_4~L_5)。疼痛的视觉评分(VAS)为0.9.±1.1(0~5);ASES评分为86.4±13.0(52~100);Constant-Murley评分为87.5±10.6(55~100);UCLA评分为30.2±4.0(18~35);SST 12个问题中回答"是"的问题平均为 9.6 个(4～12 个)。17 例患者出现术后并发症,发生率为 19%。不同性别、伤侧、手术时间、受伤原因、合并损伤、骨折类型、以及内固定钢板类型之间并发症的发生率比较,差异无统计学意义;不同年龄组间比较,差异具有统计学意义($P<0.05$)。其中年轻患者发生率较高,为 26%,>50 岁患者的发生率为 8.1%。出现并发症的患者包括 UCLA 评分、Constant-Murley 评分和外旋范围与无并发症患者比较,差异具有统计学意义($P<0.05$)。认为锁定钢板是治疗存在明显移位的肱骨近端骨折的一种较为有效的治疗方式,但仍存在一定的并发症。由于出现并发症后功能活动会有所下降,临床应尽可能规范操作,妥善保护局部血运,争取最大限度地降低并发症的发生率。

(袁 春)

述评 肱骨近端锁定钢板是近年来应用到临床的一种新型内固定方式,既往的临床病例随访中对其并发症报道缺乏较大宗病例的研究。该文作者随访了 92 例应用肱骨近端锁定钢板治疗肱骨近端骨折的患者,平均随访 15.2 月,客观分析了患者可能发生并发症的相关因素,对于应用肱骨近端锁定钢板治疗肱骨近端骨折如何有效减少患者并发症的发生,改善预后有其临床意义。

(陈爱民)

Gustilo Ⅲ型开放性骨折早期感染的治疗[中华创伤骨科杂志,2008(10)12:1126] 谢润功等在 2006 年 12 月至 2008 年 1 月,收治 Gustilo Ⅲ型骨盆和四肢开放性骨折经治疗并发早期感染患者 46 例,其中ⅢA型 11 例,ⅢB 型 28 例,ⅢC 型 7 例。所有患者初期已行骨折的和血管的修复,遗留创面或皮肤坏死范周大小为 3 cm×2 cm～50 cm×35 cm。所有病例均先行清创,更换不恰当的骨折固定方式或调整外固定架固定位置,在感染的肌肉间隙、关节间隙、骨折间隙等分区、分层应用负压吸引装置,并根据置管部位和引流情况决定拔管次序和时间。创面有新鲜肉芽组织生长后,12 例行皮瓣移植和肌瓣移植,34 例 36 处用皮片植皮或缝合修复创面。创面愈合后 3～6 个月视骨折愈合进度和骨折固定稳定情况保留原有固定或更换永久性骨折固定物。该组 46 例均保肢成功,创面感染均得到控制。游离植皮及组织瓣移植一次全部成活 44 例,2 例游离植皮者由于面积大、术后患者搓动遗留有小创面,经再次植皮后完全消灭创面。所有患者体温、血象正常,局部无窦道、无疼痛,骨折愈合时间 5～12 个月,肢体功能良好。认为开放性骨折感染的早期发现和及时处理可以获得较好的预后,分区、分层应用 VSD 是一种有效的治疗措施。

(徐盛明)

述评 Gustilo Ⅲ型开放性骨折是合并严重的肌肉、皮肤、血管神经等软组织损伤和污染的开放性骨折,该文分析了此类骨折发生创面感染的因素,指出早期发现和及时处理能获得良好的预后,最后分析了 VSD 治疗此类骨折的原理和优势,可供临床参考。

(陈爱民)

髋关节后脱位合并髋臼骨折的手术治疗[中华创伤杂志,2009(25)1:20] 王京生等对 2000 年 3 月至 2006 年 3 月收治的髋关节后脱位合并髋臼骨折患者 52 例进行回顾性分析。所有患者均于入院后急诊在全身麻醉下行手法复位骨牵引术,对其中 41 例行骨折切开复位钢板螺钉内固定术,术后 X 线片及随访 X 线片均按 Matta 标准评价,功能结果按 Merle d'Aubigne 标准评价。41 例手术患者中,33 例获得 1～7 年随访,平均随访时间 3.1 年。术后 X 线评价:解剖复位 27 例(82%),复位欠佳 5 例(15%),复位差 1 例(3%)。功能评价优 18 例(55%),良 8 例(24%),中 3 例(9%),差 4 例(12%),总优良率为 79%。认为早期关节复位、提高骨折复位质量和减少围术期并发症是提高临床效果的关键。

(朱 巍)

述评 髋关节后脱位合并髋臼骨折的手术治疗以往未见此类脱位的专门报道,该文探讨了此类脱位合并骨折的手术时机及手术适应证,提出如何防止早期并发症,并对此类骨折合并脱位的临床效果进行分析,提出髋臼的复位质量、感染及术后康复训练是影响其愈合的三大要素。

(陈爱民)

髋臼双柱骨折的手术治疗[中华创伤骨科杂志,2008(10)12:1116] 孙玉强等回顾分析自 2001 年 4 月至 2006 年 12 月在手术治疗并获得随访的 609 例髋臼骨折。其中双柱骨折 193 例,男 147 例,女 46 例;年龄 34.4 岁(19～75 岁)。合并股骨头软骨损伤 37 例,颅脑外伤 31 例,膀胱尿道损伤 27 例,胸腹脏器损伤 68 例,合并骨盆或(和)骶髂关节损伤 59 例,术前有坐骨神经损伤 11 例。损伤 1 周内手术者 15 例,1～2 周 121 例,2～3 周 34 例,超过 3 周者 23 例;采用单一髂腹沟入路 4 例,联合入路 189 例。手术平均耗时 238 min(150～330 min),术中失血平均为 1 453 ml(450～4 400 ml)。平均随访 44.2 个月(14～84 个月),采用 Matta 的复位标准、X 线评估标准以及改良的 Merle d'Aubigne 和 Postel 临床结果评分。复位结果:解剖复位 168 例,不满意复位 17 例,差 8 例;X 线结果:优 162 例,良 16 例,一般 8 例,差 7 例;临床结果:优 152 例,良 27 例,一般 9 例,差 5 例。复位情况与临床结果及 X 线结果的 Kendall 相关系数分别为 0.74 和 0.77。77 例发生异位骨化,术后坐骨神经一过性麻痹 3 例。认为联合入路能有效地显露双柱骨折,有利于前后的协同复位;髋臼顶部复位对恢复髋臼正常形态有着重要的作用;复位结果与临床结果呈正相关,且与手术医师的经验有关。

(郭清河)

述评 髋臼双柱骨折被认为是复杂髋臼骨折中最复杂的手术,该文阐述了此类骨折复杂程度有增加的趋势,并阐述了选择联合入路的原因,指出髋臼顶部复位时达到髋臼双柱骨折解剖复位的先决因素,采用联合入路并进行协同复位,而对手术医师的经验要求非常高。

(陈爱民)

(二)关节外科

全髋关节置换术治疗强直性脊柱炎致髋关节强直的疗效及康复锻炼的意义[中华骨科杂志,2009,29(7):644] 曹沛宏等对 28 例(46 髋)强直性脊柱炎致髋关节骨性强直患者施行全髋关节置换术,髋关节屈曲强直 7 例(14 髋),伸直强直 21 例(32 髋)。采用髋关节后外侧切口 34 髋,改良前外侧与外侧联合切口 12 髋。术后 24 h 即开始进行系统性康复锻炼。随访平均 38.2 个月,未发生坐骨神经或股神经麻痹、皮肤压疮、肺部感染、关节松动等并发症。1 例患者术后 2 周出现髋关节脱位,经闭合复位治愈。8 髋出现异位骨化,其中 Brooker Ⅰ级 6 髋,Ⅱ级 2 髋。7 例髋关节屈曲强直患者,屈曲角度由术前(34.3±16.3)°改善为术后(4.2±3.3)°。髋关节总活动度由术前平均(15.6±9.3)°改善至术后(133.7±17.6)°。术前 28 例患者生活均不能自理;术后 1 年除 3 例患者行走时仍需借用单拐、生活需他人帮助外,其余 25 例患者生活均可自理,并可从事家务或轻体力劳动。

(符培亮)

述评 强直性脊柱炎最终导致髋关节强直,影响患者关节功能和生活质量。作者对 28 例(46 髋)强直性脊柱炎致髋关节骨性强直患者施行 THA,随访结果满意,关节活动度得到了很大的改善。全髋关节置换术是治疗强直性脊柱炎晚期严重髋关节病变的一种有效方法,早期系统康复锻炼有助于关节功能的恢复。但术后出现异位骨化的比例较高,对于此类患者应注意药物预防异位骨化。

(吴海山)

广泛微孔涂层非骨水泥假体治疗 Vancouver B2 型假体周围骨折[中华外科杂志,2009,47(3):181] 符培亮等对 10 例初次全髋置换术后 Vancouver B2 型假体周围骨折用广泛微孔涂层非骨水泥长柄假体予以翻修,其中初次置换股骨柄为骨水泥固定的 4 例,非骨水泥固定的 6 例。平均随访 44 个月,所有患者骨折均愈合,骨折平均愈合时间 4.6 个月。8 例骨长入稳定,2 例纤维稳定,没有假体松动和下沉,1 例出现大腿痛,3 例股骨近端出现应力遮挡。

(符培亮)

述评 作者认为广泛微孔涂层长柄非骨水泥假体充当了髓内钉固定的作用,很好地控制了骨折端轴向和旋转稳定性,且骨与假体能很好地骨整合,为骨折的愈合提供了良好的环境,骨折愈合率高。另外作者还指出术前正确地判断假体的稳定性、进行 Vancouver 分类和采用正确的治疗方法是股骨假体周围骨折治疗成功的 3 个主要因素,并指出 B1 假体周围骨折使用钢板螺钉固定失败率较高的原因可能是错把术前 X 线松动表现不明显的一部分假体不稳定 B2 骨折归类为稳定的 B1 骨折,简单使用钢板螺钉钢丝固定,而没有进行假体的翻修。这对临床治疗此型骨折有很好的借鉴意义。

(吴海山)

高度屈曲畸形膝的全膝关节置换策略[中华骨科杂志,2009,29(5):476] 蒋青等对 8 例膝关节屈曲畸形>60°的患者行 TKA,所有患者均使用旋转铰链式假体。术前诊断:骨性关节炎 4 例,创伤后畸形愈合 1 例,结核 1 例,类风湿关节炎 1 例,强直性脊柱炎膝关节强直 1 例。创伤后畸形愈合的病例采用原膝关节内侧入路,其余患者均采用正中切口髌骨内侧入路,所有病例均未行髌骨置换。术前屈曲畸形平均 96.5°(70°~105°),无关节活动度。术后平均随访 39.9 个月(9~80 个月),髌骨轨迹良好。术后平均伸直阻滞 8°(5°~15°),膝关节平均活动度 90°(80°~110°)。1 例患者有髌股关节症状,无感染、松动等相关并发症。

(符培亮)

述评 高度屈曲畸形膝关节行 TKA,手术难度大,术中很难完全达到伸屈膝间隙的平衡。作者对 8 例膝关节屈曲畸形>60°的患者行 TKA,结果令人满意。有几个手术要点:①恰当的软组织松解是手术成功的关键。首先要上下剥离粘连的后关节囊,重建后隐窝;其次要适当松解侧副韧带;最后切除 PCL,选择后稳定假体;②增加股骨远端和胫骨近端的截骨量,但要注意切除过多会造成屈曲不稳。作者认为对于膝关节高度屈曲畸形的患者,行充分的软组织松解,合适的截骨,并结合使用旋转铰链式假体,可以取得良好的手术效果。这对临床上治疗此类患者提供了有益的参考。

(吴海山)

膝关节 Charcot 关节病全膝关节表面置换术的手术疗效[中华外科杂志,2009,47(5):385] 吕厚山等对 4 例 Charcot 关节病患者 5 个膝关节施行 TKA 的手术疗效进行回顾分析，2 例行单膝 TKA，1 例行一次麻醉下双膝关节同时置换术，1 例在同一次麻醉下行髋膝关节同时置换术。术前 KSS 评分平均 33.75 分。随访 19～96 个月，平均 65 个月。5 个膝关节均无感染及松动，术后 KSS 评分平均 95.25 分，患者对功能及关节的稳定性满意。

(祝云利)

述评 Charcot 关节一直认为是膝关节置换的禁忌证，但吕厚山等对 4 例 5 膝 Charcot 关节行 TKA，作者认为中期随访结果基本满意。选择适当的膝关节表面置换假体和重视手术操作可能与手术后效果密切相关。该手术的成功取决于以下几个因素：①选择后稳定假体；②良好的韧带平衡；③切除足够的骨质，必要时骨移植或者定制的增厚假体；④术后使用支具，防止过度活动发生脱位。这对临床上治疗有很好的指导价值。

(吴海山)

三明治式后十字韧带重建的临床疗效[中华骨科杂志，2008，28(11)：881] 赵金忠等对单纯陈旧性后十字韧带损伤的 18 例患者在关节镜下采用自体腘绳肌腱行双束四隧道重建，其中采用四股半腱肌腱重建前外侧束，四股股薄肌腱重建后内侧束。残存纤维保留于重建的双束移植物之间。17 例患者(94.4%)后抽屉试验阴性，1 例后抽屉试验Ⅰ度阳性。KT-1000 检查示，双膝后向松弛度差值从术前的(9.3 ± 1.4) mm 改善为术后的(0.7 ± 0.9) mm，两者比较差异有统计学意义。

(祝云利)

述评 作者通过关节镜下后十字韧带三明治式重建能使 88.9% 的患者在术后 2 年得到正常的 IKDC 评级，11.1% 的患者得到接近正常的 IKDC 评级。该研究的创新之处有以下几点：采用八股腘绳肌腱双束重建 PCL、保留残存韧带、胫骨隧道内外侧排列。重建后的 PCL 其强度优于其他方法，这对临床上治疗此类患者提供了有益的参考。

(吴海山)

(三) 脊柱外科

经高位咽后入路行上颈椎手术的治疗选择[中华创伤杂志，2009，25(9)：818] 任先军等报道了一组 41 例经高位咽后入路行上颈椎前路手术的病例，对其适应证选择及临床效果进行了观察。入选病例男 32 例，女 9 例；年龄 12～67 岁，平均 41 岁。其中 Hangman 骨折 21 例，C_2 椎体骨折 2 例，先天性齿状突不连伴难复性寰枢椎脱位 12 例，$C_{1,2}$ 椎体结核 4 例，C_3 骨巨细胞瘤 2 例。全部患者均采用高位前方咽入路，显露 C_1～C_3，Hangman 骨折和 C_2 椎体骨折复位后行 $C_{2,3}$ 椎间盘切除植骨融合内固定；先天性齿状突不连前路松解复位、后路寰枢融合；结核行冷脓肿引流、病灶清除、植骨融合；肿瘤切除后采用钛笼重建钢板内固定。结果 41 例患者均成功显露 C_1 前弓～C_3 椎体，骨折患者行复位减压融合内固定；结核、肿瘤患者行病灶切除重建。术后患者清醒后常规带气管插管回病房，带管 1～4 d，行颈围或支具保护 2～3 个月。该组患者无一例出现伤口感染、咽部阻塞或窒息。3 例出现舌下神经牵拉症状，2 例出现面神经刺激症状，均在 1 个月后恢复正常。认为前方高位咽后入路可充分显露上颈椎，完成复位减压和稳定重建，并最大限度重建颈椎生理功能。

(曹东)

述评 上颈椎损伤及病变往往无法通过枕颈后方入路达到有效治疗，但由于高位颈椎(C_1～C_3)前方与颅底相连，紧邻延髓，前方显露困难，风险较大，是脊柱外科的难点之一。传统前方入路包括经口腔途径术式、经口-下颌-舌体入路显露高位颈椎，也有采用扩大到上颌骨切除和次全上颌骨切除入路。上述术式均存在创伤较大、并发症较多的缺点。而采用颌下横切口的经前方咽后路入路显露充分，与经口入路相比极大地减少了感染机会。作者应用该术式治疗高位颈椎损伤及病变，结果显示该入路具有良好的安全性及可靠性，并发症较少，术后出现的面神经及舌下神经损害症状与术中牵拉有关。

(袁文)

前后路手术治疗颅颈交界区疾病[脊柱外科杂志，2009，7(1)：1] 肖嵩华等通过一组颅颈交接区疾病患者的治疗效果回顾分析探讨了前后路手术治疗颅颈交界区疾病的可行性和安全性。总过 44 例患者包括陈旧性齿突骨折脱位 16 例、先天性上颈椎畸形 28 例。所有患者术前影像资料显示颅颈交界区存在脱位和脊髓前方受压。手术方式采用经前路口咽进行齿突切除减压，然后再经后路进行内固定、植骨融合。所有患者均一期完成前、后路手术，无脊髓、血管损伤等严重并发症发生，1 例患者前路术中由于硬膜外粘连导致硬膜撕裂。随访期除 1 例患者进行翻修手术外，其余患者均获得骨性融合。所有患者术后神经功能明显改善。认为对于难复性颅颈交界区脱位和脊髓前方存在压迫的患者，选择前后路一期手术、进行前路齿突切除减压和后路固定融合能取得良好的疗效。

(曹东)

述评 陈旧性齿状突骨折与先天性颅颈交界区畸形常导致寰枢椎脱位及齿突后移，压迫脊髓，而术前颅骨牵引常不能复位，单纯后路减压、固定的疗效往往较差，并可导致延髓-脊髓后移及神经症状加重。近年来,对于上述病例常采用前路经口入路切除齿突进行松解,直接解除脊髓压迫,并辅以后方枕颈融合进行稳定性重建,可以取得良好治疗效果,但该术式难度较大,并发症较多。作者的经验具有一定参考价值,提出对齿突后壁切除必须精细操作,有时为获得彻底减压,需要切除横韧带及覆膜,同时必须避免硬膜囊撕裂和脊髓损伤。

(袁 文)

以交感神经症状为主颈椎病患者的手术治疗[中国脊柱脊髓杂志,2009,19(7):515] 钱军等观察了18例交感神经症状为主的颈椎病患者,临床症状包括头晕头痛、耳鸣、心悸等,颈托制动可缓解症状。14例患者采用前路椎间扩大减压植骨融合内固定术治疗,4例采用前路椎体次全切除植骨融合内固定术,平均随访36个月。应用JOA评分及北医三院评分评价神经功能改善情况。术后7例交感神经症状改善为优,10例为良,1例差。作者认为,减压、曲度重建和稳定颈椎治疗交感神经型颈椎病可获得满意疗效。交感神经型颈椎病由于缺乏典型临床症状,与神经官能症、神经内科多种疾病、梅尼埃症等表现相似,目前仍没有明确的诊断标准、评价体系和治疗标准,进一步的临床研究或许可在这方面提供新的思路。

(张 颖)

述评 颈椎病是中老年人群的常见病,而以交感神经症状为主的颈椎病治疗尚存争议。颈椎不稳与颈交感神经症状之间存在密切关系,已取得一定共识。但是否稳定颈椎一定能缓解交感神经症状尚无明确证据。作者认为,在排除神经内科、五官科等其他科的相关疾病之外,通过常规颈托制动作为"诊断性治疗"具有一定指导意义,若制动能缓解交感神经症状,则预示手术治疗有一定针对性。手术治疗应满足:充分减压、恢复椎间生理高度和生理曲度、重建稳定性。

(袁 文)

青年颈椎病的临床特点及手术治疗[中国脊柱脊髓杂志,2009,19(2):117] 姬洪全等对日渐增多的青年颈椎病进行研究。30例患者均为30岁以下者,占同期手术治疗病例的0.75%。其中男26例,女4例,长期伏案工作人员占43%。11例行前路减压融合内固定术,9例行人工椎间盘置换,6例行椎管扩大成形术,4例行前后联合手术。JOA评分由术前13分提高到16.7分,改善率93%。总结青年颈椎病临床症状多样,针对性采取前、后路手术及融合、非融合内固定可取得满意疗效。在退变性下颈椎疾患的治疗中,手术策略的制定由既往的单纯后路、前路选择精细到了多种不同减压方式的组合,通过个体化的手术方式获最佳神经功能恢复的理念越来越被广泛接受。

(张 颖)

述评 颈椎病多见于50岁以上人群,近年来颈椎病发病年龄有年轻化的趋势,多数患者由于长期伏案工作、长时间使用电脑等原因导致颈椎生理曲度不良,甚至出现严重脊髓神经根受压症状。青年颈椎病临床特点有:多为伏案工作人员;病程较短;脊髓型常见;病情进展快。手术治疗应针对致病因素采取前路椎间盘切除减压或(和)后路椎管过大成形术。文中病例手术效果较好,作者的个体化手术方式具有一定借鉴作用。

(袁 文)

脊髓型颈椎病磁共振T2加权高信号部位与颈椎手术预后的关联性研究[中华医学杂志,2009,9(31):2168] 李凌等对脊髓型颈椎病患者磁共振T2加权高信号改变的意义进行研究,回顾分析了该院72例脊髓型颈椎病MRI T2高信号特点与术后疗效之间的关系。患者年龄45~64岁,术后随访1~4年。患者均有典型颈椎病临床表现和体征。其中MRI无T2高信号者40例,有高信号者(阳性)21例,位于脊髓中央灰质区(A组);11例位于灰质+白质区(B组)。各组间比较发现,阳性组与阴性组术前JOA评分有统计学差异,但术后改善率无差异。阴性组和A组改善率优于B组。认为并非所有脊髓T2高信号均提示预后较差,高信号位于中央灰质者无明显影响,同时出现在白质和灰质则提示预后较差。

(张 颖)

述评 脊髓MRI检查T2加权高信号常意味着髓内病理损害,以往认为T2加权高信号患者即使手术治疗,预后也往往较差。作者对40例具有T2加权高信号的患者进行详细研究,包括术前术后颈髓横断面及矢状面扫描,并将术后治疗效果与高信号在颈髓中的位置和范围进行联系。结果发现,高信号同时位于白质或灰质者术后预后较差,高信号位于灰质内的患者疗效要优于前者。研究发现对于临床工作中对脊髓MRI检查T2加权高信号的患者的预后判断具有一定借鉴作用。

(袁 文)

椎间盘源性腰痛的分型[中华骨科杂志,2009,29(9):801] 彭宝淦等提出一种新的椎间盘源性腰痛的分型方法,以指导临床诊断和治疗。作者通过回顾性分析386例慢性腰痛患者的椎间盘造影术中X线荧光影像和术后CT扫描,结合术中患者有无一致性疼痛复制反应,将椎间盘源性腰痛进行分型。386例腰痛患者共行1 056个椎间盘的腰椎间盘造影术,其中192例患者(48.7%)的226例椎间盘(21.4%)出现疼痛复制反应。192例出现疼痛复制反应的患者中,由于纤维环破裂(IDD)160例,由于终板破裂(IED)32例,分别占83.3%和16.7%。应用修正的Dallas CT椎间盘造影分级方法评估IDD患者纤维环放射状撕裂程度,应用术中荧光X线影像结合术后CT扫描评估IED患者终板放射状破裂程度,IDD患者纤维环破裂分级越高,椎间盘造影时一致性疼痛比例越大,IED患者终板破裂程度越大,椎间盘造影时一致性疼痛比例越大。认为可将椎间盘源性腰痛分为由IDD引起的腰痛和由IED引起的腰痛,这两种类型的椎间盘源性腰痛都要通过椎间盘造影术确诊,对保守治疗无效的IED患者,融合手术可能是唯一有效的方法。

(陈 宇)

述评 椎间盘源性疼痛是常见的腰椎疾患,但由于缺乏特异性临床症状和体征,临床上常被误诊或漏诊。对于其分型,学者进行了许多探索,既往将椎间盘源性腰痛分为3型,即腰椎间盘内破裂(IDD)、退行性椎间盘(DDD)和腰椎节段性不稳。作者通过椎间盘造影将椎间盘源性腰痛分为2种类型,即由于IDD引起的腰痛和由于IED引起的腰痛。大样本的研究发现IDD呈现一致性疼痛反应的椎间盘存在3级以上的纤维环破裂,同样,IED组也相似。作者提出,椎间盘造影能确诊椎间盘源性疼痛,无论IDD、还是IED,均应行正规保守治疗,若无效可考虑手术治疗,IED保守治疗无效应行融合手术。该研究结果有助于制订腰椎间盘源性疼痛的治疗方案。

(袁 文)

生长阀双棒内固定技术治疗儿童严重脊柱侧凸的初步临床应用[中华骨科杂志,2009,29(10):944] 刘勇等报道一组应用了生长阀双棒内固定技术治疗早发儿童严重脊柱侧凸患者的初步结果。11例患者平均年龄6.1岁,其中10例采用Isola生长阀固定,1例采用TSRH生长阀固定。治疗过程中撑开1~4次,平均1.8次。平均随访17.3月。观察术前、初次术后和末次随访主弯侧凸Cobb角,计算后发现有明显统计学差异。手术矫正率在初次术后及末次随访时分别为47%与45%,T_1~S_1高度增加分别为3.4 cm和5.8 cm。5例患者出现并发症:3例脱钩、1例椎弓根螺钉脱出、1例断棒。结果表明,生长阀双棒技术允许脊柱纵向生长,同时能矫正或控制畸形的发展,但术后并发症发生率较高。

(刘 洋)

述评 儿童严重脊柱侧凸是临床上棘手的问题,对于这类患儿,早期融合显然不可取,然而往往在生长发育期患儿侧凸迅速进展,至骨骼发育成熟将形成更为严重僵硬的畸形。治疗上的矛盾使得脊柱外科医师在面对这类病人时,常常陷入两难的境地。多年前出现的生长阀技术似乎是为数不多的选择,在患儿发育过程中应用生长阀双棒控制冠状面畸形进一步加重,定期调节棒的长度,使其尽可能随儿生长而延长,但该方法并发症较多,容易出现脱钩、脱钉、断棒及皮肤并发症,且患儿及家长难以接受时隔半年甚至数月的反复治疗,使得该技术在国内应用不多。作者的临床应用经验给脊柱外科医师提供了宝贵的参考,具有较好的参考价值。

(周许辉)

退变性腰椎侧凸的冠状面失衡分型及对截骨矫形术式选择的意义[中华骨科杂志,2009,29(5):418] 邱勇等回顾分析了36例行后路三维截骨矫形的退变性腰椎侧凸患者,对腰椎侧凸的冠状面失衡分型及截骨术式选择的意义进行了分析。患者年龄平均60岁,男13例,女23例。冠状面术前Cobb角33°~86°,平均48.3°,根据术前站立位X线片将患者冠状面失平衡分为3型:A型-C_7铅垂线(C_7PL)偏离骶骨中垂线(CSVL)<3 cm,B型-C_7PL偏向主弯凹侧>3 cm,C型-C_7PL偏离主弯凸侧>3 cm。根据分型,A、B型采用单纯后路顶椎区凸侧入路截骨矫形术,矫正率平均58%;C型采用后路矫形,后路截骨水平在主弯远端,矫正率平均40%。两种截骨术后患者冠状面平衡均恢复良好,随访矫正无明显丢失。结果表明,退变性腰椎侧凸应根据不同的冠状面失衡分型选择不同的截骨矫形方式。

(刘 洋)

述评 退变性腰椎侧凸患者脊柱失平衡较为常见,在广泛腰椎管狭窄的基础上常合并椎体旋转半脱位,治疗上与特发性脊柱侧凸有显著不同。通常认为退变性腰椎侧凸主要手术目的为减压,矫形应从属于这一目的。然而许多患者在就诊时就合并有严重的脊柱失平衡,单纯减压及有限矫形并不能获得良好疗效。因而对于这类患者,在有效减压的同时应注重冠状面及矢状面平衡的重建,而对于退变性腰椎侧凸的分型有助于选择冠状面截骨矫形的策略制订。作者提出,根据3种不同分型,采取不同的截骨策略能有效获得冠状面的平衡,对临床具有较好的指导意义。

(周许辉)

Bryan人工椎间盘置换术后异位骨化形成的临床因素分析[中国脊柱脊髓杂志,2009,19(1):39] 周非非等回顾性分析了51例接受Bryan人工椎间盘置换的颈椎病患者,研究了人工椎间盘置换术后异位骨化形成的临床因素。入选标准:①造成脊髓或神经根损害的原因以椎间盘退变、突出等软性压迫为主,不伴有明显的骨性压迫,同时颈椎屈伸活动良好、无节段性不稳定。无明显骨质疏松,年龄不超过55岁;②手术操作由同一位主刀医师完成。应用Logistic回归分析术前病变节段椎间隙前方纤维环或前纵韧带钙化或骨化情况,术前病变节段椎间隙高度,围术期非甾体抗炎药、激素的使用情况,术中出血量,术前术后置换节段活动度以及手术前后脊柱功能单位高度变化等因素与异位骨化形成的关系。结果发现,在出现异位骨化的17例患者中(33%),椎间隙高度与相邻椎间隙高度的比值、术后手术节段的活动度与异位骨化限制相关。认为术前椎间隙高度丢失≥20%的患者不适合行Bryan人工椎间盘置换术。

(刘 洋)

述评 与髋关节、膝关节等人工关节相似,长时间的随访观察发现颈椎人工椎间盘置换后亦可发生异位骨化,但不同的学者对于其发生率的报道相差较大。对异位骨化发生的原因以往的共识包括:双侧颈长肌过度牵拉、损伤,椎体终板打磨产生的骨碎屑残留在置换间隙后方,制动过度等。该研究通过Logistic回归分析发现,术前病变阶段椎间隙高度丢失过多是术后异位骨化的危险因素,对于高度丢失较邻近正常椎间隙大于20%时不建议置换Bryan假体。研究结果具有一定参考价值。

(周许辉)

复发性腰椎间盘翻修术的微创术式选择与临床应用[中华外科杂志,2008,46(19):1475] 周跃等利用内镜辅助微创治疗复发性腰椎间盘翻修,评价其临床效果,并对单纯减压与椎间融合/椎弓根螺钉内固定的临床结果进行了比较。32例微创腰椎间盘翻修术患者,平均年龄45.7岁,平均随访25.5月,其中27例获得完整随访,分为2组,内镜下单纯减压组及内镜下减压、植骨、固定融合组。2组术后VAS指数显著降低,Nakai分级单纯减压组优良率92.8%,内固定组85.5%。单纯减压组在手术时间、术中出血量、术后下床时间和治疗费用方面均显著低于固定组。认为内镜下单纯纤维瘢痕组织松解和椎间盘摘除减压是腰椎间盘返修术的首选术式。

(刘 洋)

述评 腰椎间盘突出的术后复发是椎间盘手术失败的主要原因,通常翻修手术为开放手术,从邻近未手术节段向复发节段进行探查及减压,由于初次手术所造成的手术瘢痕及解剖结果紊乱,微创METRx手术曾被认为是腰椎翻修手术的禁忌。作者报道应用自行研制的2.6cm直径的METRx手术工作通道进行微创手术,结果令人鼓舞。但由于在技术难度和适应证选择上存在较高的挑战性及局限性,使该项技术的推广存在较大困难。

(袁 文)

地震伤所致脊柱骨折的治疗方法选择[中国矫形外科杂志,2009,17(10):747] 毛克亚等总结了解放军总医院汶川抗震救灾医疗队所收治的95例脊柱骨折伴脊髓损伤患者的治疗情况,探讨TLICS评分在治疗地震所致脊柱骨折伴脊髓损伤中的应用。95例脊柱骨折共107个椎体受累,其中76例为倒塌房屋砸伤,19例患者为跳楼所致坠落伤。85个椎体骨折位于胸腰段。其中,36例患者TLICS评分<4分,15例患者评分=4分,44例患者评分<4分,根据评分,40例患者采用切开手术治疗,8例患者采用椎体成形术,47例患者采用保守治疗。认为地震所致脊柱骨折伴脊髓损伤可根据TLICS评分采用不同的治疗方法。严重颈脊髓损伤患者的早期病死率较高。

(陈 宇)

述评 2008年汶川地震造成了巨大人员伤亡,也给医疗救治带来许多挑战和经验。地震中造成了大量脊柱脊髓损伤的伤员,由于地理特点,大量的山体滑坡和道路损毁给大部分伤病员的及时转运带来巨大困难,也造成许多脊柱脊髓损伤患者没能得到早期治疗。该文总结了近百例脊柱脊髓损伤患者的手术治疗经验,结合TLICS评分法,对不同治疗方法进行了评价,对于类似灾害造成的主要位于胸腰段的脊柱脊髓损伤的救治提供了一定借鉴。但不足之处在于讨论部分仅着重于TLICS评分系统对于脊柱骨折的评价,若能针对地震这一特殊致病因素与平日交通事故、高处坠落等原因进行对比、展开讨论,将具有更大的价值。

(袁 文)

老年脊柱结核66例的外科治疗[第四军医大学学报,2009,30(15):1434] 郭华等总结了66例60岁以上的脊柱结核患者的外科治疗经验。所有患者病程0.5~240个月,平均14.5个月,其中以多椎体结核多见,合并脊髓压迫38例,巨大脓肿1例和慢性窦道1例。并发症包括:肺结核、肺气肿、慢性支气管炎、高血压、泌尿系感染、心脏疾病、糖尿病、前列腺增生、股骨头坏死、褥疮等。所有病例均行病灶清除、一期植骨内固定。手术并发症包括3例胸膜损伤术中修补、2例肺部感染、2例切口延迟愈合及2例神经损伤。除2例长期瘫痪患者外,所有患者均有不同程度的神经功能恢复。平均随访38个月,均获得植骨融合,无内固定并发症,无复发。认为对于老年患者,在全身情况允许时,也应积极一期病灶清除、植骨内固定治疗,可减少截瘫、促进骨性愈合、早期下床锻炼、减少相关并发症。

(张 颖)

述评 既往对于老年脊柱结核多采用保守治疗或单纯病灶清除,疗效难以令人满意。近年来病灶清除术后一期应用内固定、植骨融合已逐渐成为主流术式。作者认为,在全身状况较好的前提下,早期手术治疗能加速骨性愈合,提高融合率。但对于多数老年脊柱结核患者,由于身体虚弱、耐受力较差,单纯后路行病灶清除辅以植骨内固定被证明亦是满意的方法,且减少了前路病灶清除的并发症。后路手术创伤小,即使不能彻底清除病灶,但结合局部抗痨药的应用、全身抗痨药及营养支持治疗,被许多临床实践证明也能获得满意疗效。

(袁 文)

(四)显微外科与手外科

复合神经生长因子的纳米纤维导管促神经再生的初步研究[中华创伤骨科杂志,2009,11(1):51] 魏延云应用同轴静电纺丝技术制备可降解生物材料乳酸己内酯共聚物为壳层材料、神经生长因子和牛血清蛋白为芯层材料的纳米纤维,纺织成神经导管复合体。模拟体内环境进行体外降解8周,在不同时间点,应用PC12细胞培养法检测缓释液中神经生长因子活性。构建大鼠坐骨神经10 mm缺损为模型,比较自体神经移植组、乳酸己内酯共聚物复合牛蛋白血清和神经生长因子导管组、乳酸己内酯共聚物复合牛蛋白血清导管加一次性注射神经生长因子组、乳酸己内酯共聚物复合牛蛋白血清导管组桥接神经缺损,术后8、12周观察各项指标,结果表明乳酸己内酯共聚物复合牛蛋白血清和神经生长因子导管在体外8周尚未完全降解,能够持续释放生长因子,并保持生物活性,12周时神经纤维再生接近自体神经移植组。认为同轴静电纺丝制备的乳酸己内酯共聚物复合牛蛋白血清和神经生长因子导管具有良好的生物相容性和生物活性,能够诱导并促进神经再生,其移植效果接近自体神经移植。

(刘 勇)

述评 周围神经损伤的修复,一直是临床上非常棘手的问题,效果不理想。作者讨论了应用同轴静电纺丝技术制备可降解内含神经生长因子纳米神经导管复合体修复周围神经缺损。此种神经导管既提供了神经修复的桥梁通道,又为神经再生提供了神经生长因子,实验修复效果虽接近自体神经移植,但所用动物小,且修复神经缺损距离短,需要进一步行大动物长距离的神经缺损研究,才能为临床应用提供可信的理论和实验依据。

(侯春林)

种植脂肪干细胞的去细胞神经修复坐骨神经缺损的实验研究[中华显微外科杂志,2008,31(5):350] 江丽用大鼠坐骨神经缺损为模型,比较种植脂肪干细胞的去细胞神经组、种植诱导脂肪干细胞的去细胞神经组、种植雪旺细胞的去细胞神经组、去细胞神经组、自体神经移植组、空白对照组。术后12周发现,空白对照组未见桥接物,种植脂肪干细胞的去细胞神经组、种植诱导脂肪干细胞的去细胞神经组神经电生理检测、组织学检测、坐骨神经功能指数测定及荧光金示踪指标表明优于去细胞神经移植组,与自体神经移植组和种植雪旺细胞的去细胞神经组间差异无统计学意义,提示脂肪干细胞及诱导后的脂肪干细胞作为种子细胞,与去细胞神经构建的组织工程化外周神经移植体,能够修复外周神经缺损。

(刘 勇)

述评 在周围神经损伤的修复中,去细胞异体神经种植雪旺细胞,可为周围神经再生提供良好的微环境,促进神经的再生。作者通过应用种植脂肪干细胞和种植诱导脂肪干细胞的去细胞神经导管,修复周围神经的动物实验,发现种植脂肪干细胞和种植诱导脂肪干细胞的去细胞神经组和自体神经移植组和种植雪旺细胞的去细胞神经组间差异无统计学意义,提示脂肪干细胞及诱导后的脂肪干细胞可作为构建组织工程神经的种子细胞,为周围神经损伤的修复提供了新的思路。

(侯春林)

化学去细胞同种异体神经复合缓释神经生长因子修复周围神经缺损[中国修复重建外科杂志,2008,22(11):1373] 于海龙采用药物微球技术制备神经生长因子微球,与生物纤维蛋白胶混合,形成神经生长因子复合缓释剂。通过修复大鼠左侧坐骨神经10 mm神经缺损,分为A组:自体神经移植组,B组:化学去细胞异体神经移植加神经生长因子复合缓释剂组,C组:化学去细胞异体神经移植和D组:化学去细胞同种异体神经移植组和纤维蛋白胶组,右侧不作处理作为空白对照组。术后2周自体神经移植组再生距离较其余3组长;术后16周,A、B、C、D组术侧坐骨神经传导速度回复率分别为:73.37%±7.82%、70.39%±8.45%、53.51%±6.31%、55.28%±5.37%,小腿三头肌收缩力恢复率及三头肌湿重恢复率恢复较好,接近自体神经移植组。组织学图像分析B组有髓神经纤维数量、轴突直径及髓鞘厚度均优于C、D组($P<0.05$),B组轴突直径小于A组($P<0.05$)。认为复合释放NGF的化学去细胞同种异体神经能令人满意地修复一定长度的周围神经缺损,是一种有效的周围神经组织工程修复材料。

(刘 勇)

述评 该文作者采用药物微球技术制备神经生长因子微球,与生物纤维蛋白胶混合形成神经生长因子复合缓释剂修复周围神经缺损,虽然取得了与自体神经移植相似的神经修复效果,但因较小动物和较短距离神经缺损,尚不能科学评价该法修复效果,只有进行大动物长距离神经缺损修复实验研究,才能为最终临床应用提供更客观的实验依据。

(侯春林)

带皮瓣的第二趾近侧趾间关节移植重建手掌指关节缺损[中国修复重建外科杂志,2009,23(4):426] 巨积辉采用带皮瓣的第二趾近侧趾间关节移植重建手掌指关节缺损,临床应用26例26指。术后26指移植关节和皮瓣全部成活,伤口及供区均Ⅰ期愈合。患者均随访6~20个月,平均12个月。移植骨关节均愈合(骨性愈合时间6~12周),未出现骨不连及再骨折。移植掌指关节屈曲活动度为30~75°,平均45°,参照关节总主动活动度/被动活动度评定标准,优8指,良13指,差2指,优良率达80.77%。足供区行走功能无影响。认为采用带皮瓣的第二趾近侧趾间关节移植重建手掌指关节缺损,可较好地改善掌指关节功能。

(刘 勇)

述评 手掌指关节缺损是临床常见损伤,重建掌指关节活动功能比较困难,采用足跖趾关节移植重建关节,虽在一定程度上改善了掌指关节活动度,但由于跖趾过伸运动,使重建时旋转180°。该文作者报道了采用带皮瓣的第二趾近侧趾间关节移植重建手掌指关节缺损,效果较令人满意,对临床有一定的参考价值。

(侯春林)

数字技术在研究薄型股前外侧皮瓣中的应用[中国临床解剖学杂志,2009,27(1):1] 江奕恒通过对6侧动脉灌注氧化铅-明胶的新鲜下肢成人标本显微解剖观察股前外侧区皮肤穿支血管的走行、结构,在去脂肪修薄皮肤的过程中,分步拍摄X线片并行螺旋CT连续扫描,同时应用计算机软件分别对源于旋股外侧动脉的各条穿支进行血管三维重建。三维重建的数字化模型可准确反映皮瓣筋膜丛及真皮下血管丛的基本情况,可直观模拟皮瓣修薄前后各皮穿支的基本供血结构;三维重建的数字化模型与显微解剖、X线片观察结果一致。认为数字化模拟技术能客观模拟各皮穿支在皮瓣修薄前后供血区域的变化;缺乏筋膜丛的区域,真皮下血管丛较发达,皮瓣修薄后,其皮肤血供不受影响。

(刘 勇)

述评 应用皮瓣修复软组织缺损时,临床医师对皮瓣的知名血管及其皮穿支都较为熟悉,但对皮穿支的供血区域及皮瓣的供血结构特点以及筋膜丛中筋膜支的个体差异、变异不很了解。该文作者通过数字技术可以直观、客观地对皮穿支供血区域进行重建,能有效地模拟筋膜支的变异对皮肤血供的影响。该法不仅对临床治疗有一定的参考价值,而且为临床研究皮瓣血供,尤其是新皮瓣血供提供了一种新的科学研究方法。

(侯春林)

腓动脉及穿支血管蒂皮瓣移位修复膝关节周围软组织缺损[中国修复重建外科杂志,2009,23(3):303] 阮洪江利用腓动脉及穿支血管蒂皮瓣修复膝关节周围软组织缺损3例,1例骨盆及股骨骨折伴腘窝部软组织缺损,骨折切开复位内固定术并膝关节清创术后2周;1例因胫骨平台骨折切开复位内固定术后皮肤坏死3周;1例胫骨平台开放骨折伴内侧髁部皮肤软组织缺损,清创外固定术后3周。皮肤软组织缺损大小分别为16 cm×9 cm、11 cm×6 cm及14 cm×7 cm。术中分离、显露包含于皮瓣内的1~2支腓动脉穿支,于腓动脉穿支发出,远端结扎切断腓动脉及静脉,向近端游离腓血管至腓骨头下7~9 cm,以此为旋转点,连同皮瓣向近端移位修复缺损。切取皮瓣大小分别为18 cm×10 cm、12 cm×7 cm及15 cm×8 cm,血管蒂长10~17 cm,3例皮瓣全部成活。3例均获随访,随访时间分别为6、8及11个月。皮瓣色泽、质地良好,外形满意。根据改良HSS膝关节评分标准,膝关节功能均为优。

(刘 勇)

述评 膝关节为主要的负重和运动关节,前后活动度较大,而膝关节周围软组织损伤的修复不良造成瘢痕组织形成,则严重影响膝关节的功能恢复。目前临床常用的复合阔筋膜的股前外侧皮瓣、内侧腓肠肌皮瓣、大隐静脉-隐神经营养皮瓣及股直肌皮瓣等,均存在或切取面积有限或蒂部较臃肿等缺点。该文作者通过应用改良腓动脉及穿支血管蒂皮瓣修复膝关节周围软组织缺损,达到了较好的临床效果,对临床治疗有一定的参考价值。

(侯春林)

髂腹股沟皮瓣联合股部皮瓣带蒂瓦合移植在手部大面积套脱伤治疗中的应用[中华手外科杂志,2009,25(2):81] 官士兵对7例手、腕及前臂部广泛皮肤套脱伤的患者,采用髂腹股沟皮瓣联合股前外侧皮瓣带蒂瓦合移植修复4例,联合阔筋膜张肌皮瓣带蒂移植2例,联合股前内侧皮瓣带蒂移植1例。髂腹股沟部供区创面直接闭合,股部供区创面取全厚皮片植皮覆盖。术后半个月拆线,并进行皮瓣夹蒂训练,术后1个月根据皮瓣夹蒂训练情况酌情断蒂。术后7例皮瓣全部成活,供区伤口一期愈合,随访2~6个月,皮瓣柔软,质地良好,皮瓣外形较臃肿,无坏死及破溃。认为髂腹股沟皮瓣联合股部皮瓣带蒂移植,二者瓦合可覆盖全手及前臂大面积皮肤套脱伤,手术操作简单,安全性高,易于推广;该皮瓣缺点是需二期手术断蒂,且移植皮瓣外形臃肿,需后期整形。

(刘 勇)

述评 手部皮肤套状撕脱伤是严重的手外伤,临床修复非常困难,临床即使采用显微外科技术,通过游离皮瓣移植治疗,很难用单一皮瓣修复,常需采用二块游离皮瓣覆盖,如双侧游离股前外侧皮瓣、股前外侧皮瓣+脐旁皮瓣等,但二块游离皮瓣手术难度高,手术时间长,风险大。该文作者应用髂腹股沟皮瓣联合股部皮瓣带蒂瓦合移植在手部大面积套脱伤7例,修复效果令人满意。该术式方法简单,安全实用,技术要求相对较低,便于掌握推广应用。但不足之处是需二期手术断蒂及后期整形。

(侯春林)

第一、二伸肌室间支持带上动脉为血管蒂的楔形桡骨瓣转移治疗舟骨骨不连[中华手外科杂志,2009,25(1):15] 王斌对12例舟骨骨不连伴背侧嵌镶不稳定的患者,设计并应用第一、二伸肌室间支持带上动脉为血管蒂的楔形桡骨瓣进行治疗,采用腕背侧单一切口,同时完成畸形矫正和骨瓣转移。术后随访时间为6～24个月,平均12个月,X线片提示舟骨骨折均获得骨性愈合,平均愈合时间11.3周。11例患者腕痛消失;1例腕痛持续,经行桡骨茎突切除后好转。12例术后头月骨间角、舟月骨间角、腕高指数恢复正常;腕关节屈伸、桡尺偏活动度接近术前的2倍,握力为术前的3.5倍。认为以第一、二伸肌室间支持带上动脉为血管蒂的楔形骨瓣转移能促进舟骨愈合,矫正骨折成角,有利于腕部生理力学的重建,是治疗舟骨骨不连伴背侧嵌镶不稳定的有效方法。

(刘 勇)

述评 部分舟骨骨折由于骨折断端移位明显、存在骨缺损或合并舟月韧带损伤,常伴发背侧嵌镶不稳定。对于此类损伤如不能及时纠正腕骨的异常排列,会导致腕关节应力的非生理性重新分布,造成腕关节的晚期病损。该文作者设计并应用第一、二伸肌室间支持带上动脉为血管蒂的楔形骨瓣进行治疗舟骨骨折骨不连,取得了较好的临床效果,有一定的临床参考价值。

(侯春林)

腘绳肌腱移植重建内侧髌骨韧带的生物力学研究[军医进修学院学报,2009,30(3):360] 杨玉明通过对新鲜冰冻尸体膝关节标本内侧髌骨韧带进行抗拉强度测定,采用腘绳肌腱移植模拟内侧髌骨韧带重建术,手术中采用肌腱移植髌骨缝合固定法和锚钉固定法,测定二种不同固定方法韧带重建后的抗拉强度。结果:缝合固定法的强度高于正常内侧髌骨韧带强度及锚钉固定法的强度,其差异有统计学意义($P<0.05$)。认为肌腱移植髌骨缝合固定法重建内侧髌骨韧带,其抗拉强度完全可以满足临床需要,而且与锚钉固定法相比,具有无异物存留,更加经济、简单和有效的优点。

(刘 勇)

述评 临床上内侧髌骨韧带损伤是引起髌骨向外脱位的常见原因,反复脱位容易引起软骨损伤,并发髌股关节炎,如何重建髌骨韧带是恢复髌股关节稳定性的关键。该文作者通过尸体标本进行的腘绳肌腱移植重建内侧髌骨韧带的生物力学研究,为临床提供了一种优于目前肌腱移植、锚钉固定法,其真实疗效有待于临床观察和远期疗效评价。

(侯春林)

颈7神经移位椎管内吻合腰神经前根重建截瘫屈髋伸膝功能的应用解剖[中国临床解剖学杂志,2008,26(5):488] 吕占辉通过对20例成人尸体标本解剖研究,观测腰1节段椎管内腰1～4神经前根排列及纤维数,测量颈7神经转移路径距离及坐骨神经可切去长度及远端纤维数。结果发现:一侧颈7神经经椎体前通路跨越椎体中线的长度为(2.4 ± 0.58)cm,可与对侧颈7神经编织成束。而在腰1节段腰1～4神经前支可辨认并能编织成束供吻合。胫神经和腓总神经可切取长度(52.35 ± 2.60,48.20 ± 2.37)cm作为移植神经能满足颈7至腰1段椎管的距离(48.35 ± 3.36)cm,一侧胫神经和腓总神经远端纤维数($26\,856\pm112$,$25\,700\pm156$)大于一侧腰1～4神经前支纤维数($20\,766\pm354$)。认为采用废用的坐骨神经可选择为颈7神经移位重建截瘫下肢功能的桥接神经,双侧颈7神经可经椎体前通路编织成束作为动力神经源,在腰1节段椎管内吻合腰1～4神经前根具有可行性。

(刘 勇)

述评 脊髓完全性损伤造成截瘫平面以下肢体运动及大小便功能障碍,目前尚无有效的修复办法。该文作者通过尸体标本进行的颈7神经移位椎管内吻合腰神经前根重建截瘫屈髋伸膝功能的应用解剖,为行双侧颈7神经经椎体前通路合股作为动力神经源,吻合臀下血管的坐骨神经移植作为桥接神经,椎管内吻合腰1～4神经前根希望重建截瘫患者的屈髋伸膝功能,在解剖上有其可行性,但该法创伤大,神经移植修复的距离长,且能否最终获得下肢功能性重建,还有待于进一步研究。

(侯春林)

(五)骨肿瘤

一期后路全脊椎整块切除术治疗胸椎肿瘤[中华骨科杂志,2009,29(8):705] 李锋等自2004年4月至2008年11月对32例行一期后路全脊椎整块切除术的胸椎肿瘤患者进行了回顾性分析。其中,胸椎原发性肿瘤18例,胸椎转移瘤14例,肿瘤病灶均为单节段。原发良性肿瘤S_2 3例,S_3 6例,其中7例合并病理骨折;原发恶性肿瘤ⅠA 4例,ⅠB 3例,Ⅱ 2例。14例转移性胸椎肿瘤按Tokuhashi预后评分系统均小于8分,且预计生存时间大于半年。所有患者接受行一期后路全脊椎整块切除术,经椎体一侧的侧后方植入自体髂骨(3例)、人工椎体(7例)或钛网(22例),后路椎弓根螺钉重建稳定性。术后随访0.5～4.6年,平均3.2年。所有病例术后疼痛消失或减轻,术后3周时,VAS疼痛评分由术前平均8.3分下降至2.1分;术后生活质量改善明显,术后3周时SF-36评分由术前平均39分增加至79分。术后1年患者神经功能恢复正常24例。至末次随访2例局部复发和8例死亡。认为一期后路全脊椎整块切除术治疗胸椎肿瘤安全、可行。在严格掌握手术适应证条件下,能彻底切除胸椎肿瘤,对脊髓行360度彻底减压,缓解疼痛、促进脊髓神经功能恢复;还可有效控制术后肿瘤局部复发,延长患者生存时间和改善生存质量。

(吴晓东)

述评 由于脊柱解剖结构的特殊性,毗邻结构的复杂性以及脊柱肿瘤局部侵袭和浸润,给充分或完整地切除肿瘤造成了极大的困难。传统治疗多采用单纯前路或后路病变椎体部分"碎瘤"切除以达到脊髓减压的目的,术后多因肿瘤局部残留和术中肿瘤细胞污染而早期复发。近年来,脊柱肿瘤"彻底"切除或根治术——TES被证实能显著降低局部肿瘤复发率、缓解症状、明显改善生活质量和延长患者的生存时间。作者探讨了一期全脊柱整块切除术对胸椎肿瘤的可行性和疗效。认为严格掌握手术适应证,联合围术期放、化疗,术前行DSA血管栓塞,术中完整切除防止肿瘤播散,术中局部化疗,重建脊柱的稳定性,可彻底"根治"胸椎肿瘤,减少术后肿瘤局部复发,最大限度地改善患者的生存质量,延长生存时间。

(肖建如)

寰枢椎肿瘤切除和重建技术的初步报告[中华骨科杂志,2009,29(4):289] 王凤蕊等探讨了寰枢椎肿瘤手术显露和彻底切除的方法,评价了异形钛网植骨融合内固定在肿瘤切除术后枕颈稳定性重建中的作用。作者随访了2005年3月至2007年8月手术治疗的6例寰枢椎肿瘤患者。其中脊索瘤4例,骨巨细胞瘤1例,骨纤维异常增殖症1例。病变累及所有患者的椎体及侧块或后方结构。全部采用前方颌下颈动脉三角入路联合后方枕颈入路,按照"无瘤操作"的原则行病椎全脊椎切除,前路取合适长度的钛网,头端修成"V"形,尾端修成舌状,填入碎骨后,植入减压槽中,使寰椎前弓或斜坡嵌入钛网头端的"V"形槽内,钛网尾端固定于下方椎体上。后路行枕颈固定术,每侧枕骨固定3枚螺钉,颈椎固定2～3个椎体。术后行Halo-vest架外固定,术后随访6～16个月。所有患者局部疼痛和神经症状减轻或消失,未出现神经、血管损伤,1例脊索瘤患者术后1年出现局部复发。至末次随访时所有患者头部位置良好,均达到枕颈区稳定,未出现内固定松动、断裂和移位。认为按"无瘤操作"的原则行包膜外肿瘤切除可以获得较好的疗效;异形钛网植骨融合内固定术结合枕颈固定术,同时辅以Halo-vest架外固定,可以提高手术的安全性,并能在寰枢椎肿瘤切除术后有效地重建上颈椎的稳定性,实现即刻稳定。

(吴晓东)

述评 上颈椎肿瘤的外科治疗具有挑战性,因病变位于颈椎的最上端,与颅底交界,解剖结构深且复杂,病灶显露和手术切除困难,且肿瘤切除后骨缺损大,稳定性的重建也有较大的难度,是临床治疗的难题。该组病例中,作者采用颌下颈动脉三角入路,该手术途径显露范围广,不容易感染,较经口腔途径优越。采用异形钛网植骨融合内固定结合枕颈固定,前方钛网的稳定性好,不必再使用钛板进行前路固定,从而减轻了对咽后壁的压迫,降低了咽后壁坏死的风险。

(肖建如)

股骨近端骨纤维结构不良的外科治疗[中国修复重建外科杂志,2009,23(3):261] 李涛等探讨了股骨近端骨纤维结构不良(FD)的有效治疗方法。作者随访了2001年1月至2006年1月的57例股骨近端FD患者。患者年龄8～50岁,平均22岁。按Guille分型:A型34例,B型8例,C型8例,D型7例。股骨近端FD伴髋内翻畸形14例。病程4个月至10年,平均2.3年。股骨近端病变范围小、骨强度佳者,采用单纯病变刮除、打压式同种异体植骨14例;病变范围大、骨强度不佳者,采用病变刮除、打压式同种异体骨植骨、内固定43例,其中伴髋内翻畸形者,同时行外翻或内移外翻截骨矫形术。术后2例单纯病变刮除打压式植骨A型患者术后复发,经再次病变刮除、植骨、重建钉内固定后治愈;1例病变刮除打压式植骨联合内固定A型患者动力髋螺钉内固定物松动,经更换为重建钉后治愈。股骨近端FD伴髋内翻畸形股骨力线均完全矫正,截骨面均达骨性愈合。认为病变刮除、髓腔内打压式植骨可有效恢复骨量、促进骨愈合及防止病理性骨折;病变范围大或骨强度不佳者,须联合有效内固定;伴有髋内翻畸形者,应同时截骨恢复股骨生物力线。

(吴晓东)

述评 股骨近端骨纤维结构不良,病损股骨解剖结构部分破坏,生物力学强度降低,随着长期负重和髋周肌肉的牵拉,易造成股骨病理性骨折和患髋疼痛、内翻畸形加剧。对股骨近端病变范围小、骨强度佳者,可采用单纯病变刮除、打压式同种异体植骨治疗,对于病变范围大、骨强度不佳者,采用病变刮除、打压式同种异体骨植骨、内固定治疗。伴有髋内翻畸形者,应截骨矫正恢复其生物力线。

(肖建如)

开放性椎体成形术治疗脊柱转移瘤和多发性骨髓瘤[中华骨科杂志,2008,28(12):1028] 杨荣利等探讨了开放性椎体成形术治疗伴有脊髓压迫的脊柱转移瘤和多发性骨髓瘤的方法和临床疗效。作者从2004年6月至2007年6月对22例患者施行了开放性后路椎管减压内固定联合椎体成形术,5例为多发性骨髓瘤,17例为脊柱转移瘤。所有患者术前均有严重的背痛或腰痛并伴有不同程度的下肢神经损害症状。术后第3天评估患者的疼痛缓解情况、活动能力的改善情况。出院后每3个月门诊随访1次。所有患者术后3 d内疼痛缓解,且术前神经损害情况改善。椎体成形术中骨水泥的平均注入量为4 ml(3~6 ml)。12例术中出现骨水泥泄漏,5例在椎间隙,5例在椎旁静脉,2例椎管内渗漏。认为此手术一次性完成椎管减压内固定,稳定脊柱,同时行椎体成形术,可以提高患者的活动能力,减轻疼痛,临床效果显著,尤其为体质较差、多椎体病变、椎体压缩骨折压迫脊髓、无法承受脊柱前路手术的患者提供了一种可选择的手术方式。

(吴晓东)

述评 对于椎体肿瘤存在椎体压缩和脊髓压迫的患者,单纯经皮椎体成形术(PVP)或椎体后凸成形术(PKP)不能解除术前的神经压迫症状,术中一旦出现椎管渗漏,将加重脊髓压迫。脊柱后路减压内固定手术可解除肿瘤对神经的压迫,同时骨水泥注入可以达到止痛、抑制肿瘤、恢复椎体高度的作用,术后能立即重建椎体的强度与稳定性。肿瘤椎体的后壁常不完整,但开放性手术可以在直视下监控骨水泥椎管内渗漏的情况,提高了椎体成形术的安全性。

(肖建如)

合并病理骨折骨肉瘤的治疗[中华外科杂志,2008,46(22):1730] 牛晓辉等探讨了不同手术方式对合并病理骨折骨肉瘤患者生存率及预后的影响。从1992年至2001年对原发肢体骨肉瘤患者中发生病理骨折的22例患者进行了回顾性研究。病变主要位于肱骨及股骨。施行保肢治疗12例(保肢组),其中人工假体置换4例,异体半关节置换2例,骨水泥临时假体4例,单纯局部切除1例,旋转成形术1例;施行截肢治疗10例(截肢组)。该组所有患者均接受新辅助化疗。术后随访8~146个月,平均54.7个月。对于存活病例,最短随访时间36个月。该组病例保肢率为54.5%,截肢率为45.5%。较非病理骨折患者保肢率(71.9%)低,但差异无统计学意义。9例患者发生肺转移,死亡时间在术后8~26个月。5年生存率为53.4%。对于保肢组和截肢组病例,局部复发率分别为16.7%和10.0%;肺转移率分别为25%和60%。认为正确选择保肢手术可以使患者在不增加局部复发风险的基础上得以保留肢体,并获得与无病理骨折骨肉瘤患者一样的生存率。

(吴晓东)

述评 病理骨折易造成局部肿瘤的大范围扩散,既往临床上多采取截肢进行外科治疗,但随着新辅助化疗的应用,越来越多的患者可得到保肢治疗。而对于发生病理骨折的骨肉瘤患者的预后是否较未发生者差,也一直是临床上颇具争论的问题。该研究作者对合并病理性骨折骨肉瘤的保肢组和截肢组的临床疗效进行了比较,认为保肢治疗并不增加局部复发的风险,保肢的适应证包括移位小、迅速得到固定的稳定骨折,血肿污染范围小、微小病灶得到有限控制者,术前评估可达到广泛切除外科边界者。

(肖建如)

附　　录

（排列不分先后）

中华肿瘤杂志	中华麻醉学杂志
中华泌尿外科杂志	中华神经外科杂志
中华老年医学杂志	中华整形外科杂志
中华外科杂志	山西医科大学学报
中华放射学杂志	山东大学学报（医学版）
北京医学	中国肛肠病杂志
解放军医学杂志	中国矫形外科杂志
北京大学学报（医学版）	青岛大学医学院学报
中华医学杂志	腹腔镜外科杂志
中国微创外科杂志	中国现代普通外科进展
上海医学	安徽医学
复旦学报（医学版）	安徽医科大学学报
肿瘤	立体定向和功能性神经外科杂志
上海交通大学学报（医学版）	肝胆外科杂志
第二军医大学学报	江苏医药
中国男科学杂志	临床麻醉学杂志
中华手外科杂志	南京医科大学学报（自然科学版）
中国癌症杂志	苏州大学学报（医学版）
外科理论与实践	徐州医学院学报
肝脏	肾脏病与透析肾移植
中国临床医学	肠外与肠内营养
中华胰腺病杂志	中华男科学杂志
脊柱外科杂志	浙江大学学报（医学版）
中华骨科杂志	浙江医学
中国肿瘤临床	中华急诊医学杂志
中国中西医结合外科杂志	实用肿瘤杂志
中国危重病急救医学	肝胆胰外科杂志
中国实用美容整形外科杂志	中国骨与关节损伤杂志
中国实用外科杂志	福建医科大学学报
中国医科大学学报	临床医学
吉林大学学报（医学版）	郑州大学学报（医学版）
延边大学医学学报	胃肠病学和肝病学杂志
临床肝胆病杂志	中华小儿外科杂志
中国急救医学	中华器官移植杂志
哈尔滨医科大学学报	华中科技大学学报（医学版）
齐齐哈尔医学院学报	临床放射学杂志
内蒙古医学杂志	肿瘤防治研究
河北医科大学学报	中华实验外科杂志

临床泌尿外科杂志
腹部外科
临床外科杂志
中国临床神经外科杂志
中南大学学报(医学版)
医学临床研究
中国普通外科杂志
中国现代手术学杂志
临床小儿外科杂志
实用癌症杂志
江西医学院学报
南方医科大学学报
癌症
实用医学杂志
中国神经精神疾病杂志
广东医学
中华显微外科杂志
中国临床解剖学杂志
中山大学学报(医学科学版)
中华胃肠外科杂志
中国微侵袭神经外科杂志
中华创伤骨科杂志
中华神经医学杂志
广西医学
结直肠肛门外科
中国美容医学
西安交通大学学报(医学版)
第四军医大学学报
中华神经外科疾病研究杂志
兰州大学学报(医学版)
青海医药杂志

新疆医学
新疆医科大学学报
中国普外基础与临床杂志
华西医学
四川大学学报(医学版)
中国修复重建外科杂志
四川医学
中国胸心血管外科临床杂志
云南医药
贵州医药
贵阳医学院学报
重庆医学
中华肝脏病杂志
中华创伤杂志
第三军医大学学报
中华烧伤杂志
中华内分泌外科杂志
中华损伤与修复杂志
首都医科大学学报
中华胸心血管外科杂志
中国循环杂志
中华普通外科杂志
中国体外循环杂志
中国脊柱脊髓杂志
中国肿瘤临床与康复
心肺血管病杂志
中华医院感染学杂志
中华医学美学美容杂志
军医进修学院学报
中华肝胆外科杂志

ns*
文选关键词索引

（按汉语拼音顺序排列）

A

癌前病变 / 458
安全性 / 105,107
氨基酸水平 / 136
奥曲肽 / 244

B

靶控输注 / 137
靶向沉默 Notch1 基因 / 86
靶向性蛋白激酶 B1 / 84
瘢痕疙瘩 CAMTA1 基因 G65551 片段 / 56
半数有效剂量 / 134
瓣膜病性房颤 / 492
保留膀胱手术 / 519
保脾术 / 297
暴发性胰腺炎 / 285
贲门癌 / 457~459
鞭毛蛋白 / 20
表没食子儿茶素没食子酸酯 / 363
丙氨酰-谷氨酰胺双肽 / 19
丙泊酚 / 141
并发症 / 390
病理生物学 / 81
病理性瘢痕 / 57
病原菌耐药性 / 435
薄型股前外侧皮瓣 / 571
补充白蛋白 / 336
不同保温策略 / 136
不稳定肩胛颈骨折 / 563
布比卡 / 133

C

侧裂区脑胶质瘤 / 422
差异性研究 / 105
肠穿孔腹膜炎 / 206
肠道通透性 / 19
肠瘘 / 207
肠内/肠外营养 / 336
肠系膜淋巴管结扎 / 15
超低位直肠肿瘤 / 358
超关节外固定支架 / 561
巢式病例对照研究 / 246
成人间活体肝移植 / 108
成人右半肝活体肝移植 / 108
尺桡骨交锁髓内钉 / 562
耻骨后根治性前列腺切除术控尿 / 524
耻骨前列腺韧带 / 524
初发 T_1G_3 膀胱尿路上皮癌 / 519
除皱术 / 64
穿支血管蒂皮瓣移位 / 571
创面微环境 / 34
创面愈合 / 34
创伤 / 17
创伤性脾破裂 / 297
创伤性失血性休克 / 16
创伤性特急性颅内血肿 / 419
垂体生长激素腺瘤 / 425
磁共振 / 567
磁共振扩散加权成像 / 190,287
脆性组氨酸三联体基因 / 83
存活率 / 55

D

搭桥血管重建技术 / 430
大肠癌 / 366
大肠癌细胞 / 356
大肠息肉大肠癌 / 363
大豆异黄酮 / 188
大黄素 / 285
大面积深度烧伤 / 34
带蒂腹壁下动脉穿支皮瓣 / 62
带蒂腹直肌瓣包绕缩窄回肠输出道 / 530
带蒂肾上腺背部皮下移位术 / 515
带皮瓣的第二趾近侧趾间关节移植 / 571
单侧完全性唇裂鼻畸形 / 61
单中心经验 / 109
胆道疾病外科治疗 / 309

胆道严重缺血性病变 / 108
胆道引流 / 262
胆管癌 / 259
胆管损伤 / 220
胆囊癌 / 79,263
胆囊结石 / 221
胆囊上皮不典型增生 / 262
胆总管结石 / 221
弹性髓内钉 / 562
蛋白质组学 / 75
低白蛋白血症 / 336
低潮气量通气 / 136
低位直肠癌 / 365
低温治疗 / 418
骶前肿瘤手术 / 361
地震伤员 / 58
地震伤员急救 / 18
癫痫外科 / 433
电切 / 519
蝶骨嵴内侧脑膜瘤 / 424
动力髁螺钉 / 561
动脉调转术 / 483
动脉灌注 / 289
动脉僵硬度 / 106
动脉瘤 / 429
动脉瘤夹闭手术 / 430
毒性多结节性甲状腺肿 / 158
对比基因组学 / 17
对冲性外侧裂区脑挫裂伤 / 419
对照研究 / 460
多发伤 / 19
多发性骨髓瘤 / 574
多模式镇痛 / 138
多黏菌素 E / 31
多器官功能障碍综合征 / 21
多药耐药 / 242
多药耐药革兰阴性杆菌感染 / 31
多因素分析 / 109,331
多灶性甲状腺乳头状癌 / 157
多中心发生 / 247
多中心临床研究 / 21
多中心研究 / 531
多重耐药铜绿假单胞菌 / 17
多轴锁定钢板 / 562

E

恶性表型相关蛋白 / 75
恶性胶质瘤 / 423
恶性脑胶质瘤 / 422
恶性肿瘤 / 105
儿童股骨干骨折 / 562
儿童脊髓脂肪瘤 / 429
儿童颅内动脉瘤 / 429
儿童颅内蛛网膜囊肿 / 435
儿童难治性癫痫 / 433
儿童肾移植 / 106
儿童外伤性脾破裂 / 297
儿童外伤性硬膜下血肿 / 420
儿童先天性主动脉瓣上狭窄 / 483
儿童严重脊柱侧凸 / 568
儿童重复肾输尿管畸形 / 529
二尖瓣成形术 / 485
二尖瓣前叶脱垂 / 485

F

发育 / 61
法洛四联症根治术 / 481
反求工程技术 / 60
房间隔缺损 / 491
放疗皮瓣成活 / 59
放射治疗 / 460
非肌部室间隔缺损 / 491
非控制性出血休克 / 15
非那雄胺 / 525
非体外循环冠状动脉旁路移植术 / 135
非小细胞肺癌术 / 455
非运动症状 / 433
腓动脉 / 571
腓骨肌腱鞘筋膜瓣 / 62
肺癌细胞增殖 / 83
肺动脉瓣缺如综合征 / 484
肺动脉闭锁合并大主肺侧支动脉 / 482
肺动脉融合术 / 482
肺功能 / 135,139
肺泡巨噬细胞 / 18
肺泡有效浓度 / 138
肺血管通透 / 139
肺叶切除术 / 136
分化型甲状腺癌 / 157
分期全腔静脉-肺动脉连接术 / 484

芬太尼复合丙泊酚 / 137
风湿性心脏瓣膜病 / 486
敷料 / 34
氟比洛芬酯 / 144
辅助性 T 淋巴细胞型细胞因子 / 32
复发及二次原发肺癌 / 454
复发性小肝癌 / 245
复发性腰椎间盘翻修术 / 569
复合七氟烷 / 134
复合神经生长因子 / 570
复杂胫骨平台骨折 / 562
复杂嗜铬细胞瘤 / 513
复杂先天性心脏病 / 484
腹股沟疝 / 203
腹股沟疝修补术 / 204
腹横筋膜 / 203
腹膜后肿瘤切除术 / 209
腹膜转移 / 355
腹腔恶性肿瘤 / 208
腹腔干切除 / 288
腹腔感染 / 207,335
腹腔镜 / 529
腹腔镜胆囊切除术 / 140,220
腹腔镜腹股沟疝修补术 / 204
腹腔镜肝切除 / 220
腹腔镜根治性切除原位回肠新膀胱术 / 520
腹腔镜前列腺癌根治术后控尿 / 524
腹腔镜肾上腺切除术 / 513
腹腔镜手术 / 520
腹腔镜胃部分切除术 / 222
腹腔镜下根治性肾切除并肾静脉及腔静脉取栓术 / 517
腹腔镜下前列腺癌根治术 / 523
腹腔镜一期切除 / 222
腹腔巨噬细胞 / 284
腹腔内胃肠道外间质瘤 / 337

G

改良腱索转移法 / 485
干细胞相关基因 / 243
肝癌 / 78,85,242~244,247,248
肝癌肝移植 / 109
肝癌切除术 / 245
肝癌外科治疗 / 247
肝胆道微血管 / 113
肝胆管癌 / 259

肝动脉补充灌注 / 113
肝动脉化疗栓塞 / 244
肝动脉重建 / 108
肝门部胆管癌 / 81,262~264
肝门血管骨骼化 / 263
肝内胆管结石 / 259
肝内胆管囊腺癌 / 262
肝内胆管囊性扩张 / 260
肝内外胆道难治性结石 / 260
肝内转移 / 247
肝切除术 / 246,247
肝缺血预处理 / 247
肝肾功能 / 134
肝外胆管癌 / 259
肝细胞癌 / 220
肝细胞癌肝移植术 / 109
肝细胞癌合并肺转移 / 244
肝血管瘤 / 243
肝炎病毒感染 / 245
肝叶切除术 / 137
肝移植后抗 HBV 治疗 / 110
肝移植术 / 111
肝移植术后免疫抑制 / 110
肝硬化门静脉高压症 / 296,309
肝脏血流动力学 / 296
肝中静脉 / 107
肝转移 / 355,360,366
肛管直肠压力测定 / 364
肛门直肠畸形 / 365
钢板螺钉 / 562
钢圈门静脉栓塞 / 264
高度屈曲畸形膝 / 565
高危非肌层浸润膀胱尿路上皮癌 / 519
高压氧 / 522
高脂血症性重症急性胰腺炎 / 285
个体化治疗 / 481
根治切除 / 287
根治术 / 333,457
供皮区 / 34
肱骨近端 / 563
构成比 / 16
谷氨酰胺增强型肠内营养 / 33
股骨近端骨纤维结构不良 / 573
股骨颈和转子良性病损病理性骨折 / 561
骨肉瘤 / 80
骨髓 $CD34^+$ 干细胞种植人工血管 / 394

骨髓基质细胞膜片复合聚乳乙醇酸支撑体 / 56
冠状动脉旁路移植手术 / 486
冠状动脉旁路移植术 / 136,487,488
冠状动脉性心肌病 / 487
冠状面失衡分型 / 568
管状软骨 / 56
管状吻合器 / 458
广泛微孔涂层非骨水泥假体 / 565
规范化区域淋巴结清扫 / 288
腘绳肌腱移植 / 572

H

合并病理骨折骨肉瘤 / 574
核因子-κB / 285
核转录因子抑制蛋白 α 突变体 / 284
横结肠系膜前叶 / 334
后腹腔镜下根治性肾切除术 / 516
后腹腔镜下与开放根治性肾切除术 / 517
化疗增敏作用 / 366
化学去细胞同种异体神经 / 570
环氧合酶-2 shRNA 腺病毒载体 / 84
寰枢椎肿瘤 / 573
缓释神经生长因子 / 570
回肠原位新膀胱术 / 521
混合液体疗法 / 30
活体肾脏供者 / 105
活体右半肝移植 / 107
钬激光联合液电碎石 / 260

J

机器人非体外循环冠状动脉旁路移植与支架置
　入杂交手术 / 487
机器人辅助腹腔镜保留肾单位肾部分切除术 / 517
机器人辅助腹腔镜根治性膀胱切除体外尿流改
　道术 / 521
机器人辅助腹腔镜下根治性前列腺切除术 / 523
机器人辅助胸腔镜技术 / 457
基因突变 / 337
吉西他滨 / 289
急救手术前移 / 452
急性肠梗阻 / 359
急性肠系膜静脉血栓形成 / 391
急性肠系膜血管缺血 / 206
急性高容量血液稀释 / 141,142
急性呼吸窘迫综合征 / 481
急性颅脑损伤术 / 421

急性期蛋白 / 19
急性胰腺炎 / 284
脊髓阿片受体 / 131
脊髓背角 / 142
脊髓背角 p-CREB / 142
脊髓动静脉畸形 / 434
脊髓前角神经细胞 / 131
脊髓型颈椎病 / 567
脊柱骨折 / 569
脊柱结核 / 569
脊柱转移瘤 / 574
加巴喷丁 / 140
颊颈部除皱术 / 64
甲磺酸伊玛替尼 / 331
甲状腺癌 / 156
甲状腺结节 / 156
甲状腺乳头状微癌 / 157
甲状腺肿瘤 / 158
假体隆乳术 / 65
间接血管重建 / 432
减少肾盂癌术 / 518
碱性成纤维细胞生长因子 / 203
交感神经症状 / 567
交通伤致外伤性基底节区血肿 / 420
胶原-壳聚糖真皮支架 / 56
结肠癌 / 363
结肠黑变病 / 363
结石性脓肾 / 526
结直肠癌 / 355,358,360,366
结直肠癌根治术 / 222
结直肠间质瘤 / 359
结直肠损伤 / 362
截骨矫形术式 / 568
截瘫屈髋伸膝功能 / 572
解剖性肝切除术 / 259
介入超声穿刺引流联合胆道镜清创 / 286
介入治疗 / 392
紧闭循环麻醉 / 134
进行性单侧面萎缩症 / 60
近红外光吲哚菁绿造影 / 430
经鼻蝶入路至斜坡区的显微手术 / 427
经导管消融术 / 492
经典外科技术 / 491
经蝶手术 / 425
经腹全系膜切除术 / 358
经肛门内镜微创手术 / 363

经肛内括约肌切除术 / 358
经高位咽后入路行上颈椎手术 / 566
经济学评价 / 34
经颅外侧颅内外联合径路 / 61
经皮穿刺 / 419
经皮经肝胆管引流及胆管支架置入术 / 261
经皮肾镜超声联合弹道 / 526
经皮肾镜取石术 / 527
经皮肾镜与输尿管镜 / 526
经肾动脉灌注细胞间黏附分子-1 / 113
经输尿管镜下囊肿内切开引流术 / 515
经心室穿刺封堵 / 491
经阴道内镜胆囊切除术 / 221
经自然腔道内镜手术 / 221
精索静脉曲张 / 529
精液质量 / 529
精子形态 / 529
颈 7 神经移位椎管内吻合腰神经前根 / 572
颈部吻合 / 458
颈部吻合口瘘 / 459
颈部轴型皮瓣 / 59
颈动脉滤伞下颈动脉支架成形术 / 386
颈动脉体瘤 / 393
颈静脉孔及其周围区域肿瘤 / 427
颈椎病 / 567
颈椎管内肿瘤手术 / 428
颈椎手术 / 567
胫骨平台骨折手术 / 563
静脉曲张破裂出血 / 306
局部脑血流 / 132
局部晚期前列腺癌 / 522
局部晚期乳腺癌 / 187
局限性直肠肿瘤 / 363
聚丙烯补片 / 204
聚丙烯酰胺水凝胶注射隆乳取出术 / 63

K

开放性椎体成形术 / 574
开颅手术 / 419
开胸 / 144
康复锻炼 / 565
控尿机制 / 530
控制性低中心静脉压 / 137
口颊缺损 / 60
苦参素 / 356
快速康复外科 / 458
快速冷冻切片 / 526
髋关节后脱位 / 564
髋臼骨折 / 564
髋臼双柱骨折 / 564
眶周皮肤软组织缺损 / 62
溃疡性结肠炎 / 365
捆绑式胰胃吻合术 / 288
扩大背阔肌肌皮瓣乳房再造 / 188
扩大经蝶入路显微手术 / 426
扩张皮瓣治疗 / 62
阔筋膜张肌肌皮瓣 / 205

L

老年粪石性肠梗阻 / 361
老年高血压 / 138
老年人颈动脉狭窄 / 431
雷帕霉素 / 243
立体定向手术 / 434
联合移植 / 62
联合真皮脂肪片移植 / 60
临床病理学 / 247
临床结局 / 33
淋巴结 / 333
淋巴结分布及转移 / 364
淋巴结廓清 / 331
淋巴结微转移 / 459
淋巴结转移 / 80,157,331,332
颅底肿瘤手术 / 426
颅颈交界区疾病 / 566
颅眶骨纤维异常增殖症 / 61
颅脑创伤 / 416
颅脑损伤 / 417,418
颅内动脉瘤狭窄 / 432
颅内复杂动脉瘤 / 430
颅内囊性动脉瘤 / 430
颅内外血管吻合 / 432
罗哌卡 / 134
罗哌卡因 / 133,139,144
螺旋 CT / 359

M

麻醉 / 140,141
麻醉期 / 140
慢性腹内高压 / 208
慢性胰腺炎 / 287
门静脉并发症 / 111

门静脉高压 / 142
门静脉高压症 / 306,307
门静脉栓塞 / 246
门静脉血流动力学 / 308
门体静脉分流术 / 308
弥漫性冠状动脉病变 / 487
弥漫性轴索损伤 / 421
泌尿系统结石 / 528
免疫功能 / 19
免疫耐受诱导方案 / 112
免疫细胞 / 20
免疫抑制方案 / 106
面部改形术 / 64
面神经电生理监测 / 425

N

纳洛酮 / 144
纳米纤维导管 / 570
耐多药肺结核 / 455
耐药机制 / 331
耐药性分析 / 16
男性排尿及性功能 / 358
脑部并发症 / 490
脑创伤性非离断轴突损伤继发离断 / 417
脑磁图 / 433
脑动静脉畸形显微手术 / 431
脑梗死 / 421
脑膜瘤差异表达蛋白 / 423
脑脓肿 / 435
脑深部电刺激 / 433
脑组织局灶性挫伤 / 417
脑组织神经元 / 132
内侧髌骨韧带 / 572
内镜辅助 / 65
内镜切除 / 458
内膜下血管成形术 / 387
内脏动脉瘤 / 393
内脏动脉瘤手术 / 389
尼莫司汀 / 422
尿道端端吻合术 / 526
尿道缺损 / 525
尿道下裂术 / 529
颞浅筋膜瓣 / 59

P

帕金森病 / 433

膀胱癌 / 86,520
膀胱癌根治术 / 519
膀胱全切 / 519
膀胱移行细胞癌 / 77
盆底失弛缓综合征 / 364
盆腔侧方淋巴结转移 / 365
盆腔淋巴结清扫 / 519
盆腔自主神经 / 358
皮肤缺损 / 56
脾切除 / 333
脾切除贲门周围血管离断术 / 296
脾脏捆扎术 / 296

Q

七氟醚 / 134,140,141
七氟醚吸入麻醉 / 133
七氟烷 / 138
骑跨横窦硬膜外血肿 / 420
气管插管全麻术 / 135
气管及其隆突部肿瘤 / 453
髂腹股沟皮瓣联合股部皮瓣带蒂瓦合移植 / 571
迁延性甲状腺炎 / 158
前后路手术 / 566
前列腺癌 / 77,525
前列腺特异性抗原 / 522
前哨淋巴结 / 188
前瞻性随机对照研究 / 336
前瞻性研究 / 189,243,455
浅表广泛型早期胃癌 / 332
腔内射频闭合术 / 389
腔内治疗 / 387,518
强化三维损毁梯度回波序列 / 434
强直性脊柱炎 / 137
强直性脊柱炎致髋关节强直 / 565
桥本病 / 158
切端癌残留 / 335
青年颈椎病 / 567
去细胞神经 / 570
全耳成形术 / 60
全髋关节置换术 / 565
全髋置换 / 144
全髋置换术 / 137
全腔镜甲状腺切除术 / 159
全膝关节表面置换术 / 565
全膝关节置换 / 565
全主动脉弓置换 / 490

缺血-再灌注 / 113,131,142,242
缺血缺氧 / 33
缺血性结肠炎 / 365
缺血性心肌病 / 111
缺氧性肺损伤 / 141

R

热休克蛋白 47 重组质粒 / 57
人端粒酶逆转录酶 / 81
人工合成材料 / 205
人工生物膜 / 525
人前列腺癌细胞株小鼠荷瘤模型 / 522
乳房畸形 / 63
乳头状甲状腺癌 / 82
乳腺癌 / 76,186~190
乳腺癌蒽环类新辅助化疗 / 82
乳腺癌根治术 / 140
乳腺癌危险度 / 189
乳腺癌细胞株 MCF-7 / 83
乳腺检测 / 189
乳腺良性肿瘤 / 190
瑞芬太尼 / 137,138,143

S

腮腺筋膜-SMAS-颈阔肌瓣 / 64
三叉神经痛微血管减压术 / 434
三聚氰胺 / 528
三明治式后十字韧带重建 / 566
三维增强核磁共振血管造影 / 393
三阴性乳腺癌 / 189
伤害性效应 / 131
上尿路移行细胞癌 / 520
上消化道大出血 / 307
射波刀立体定向放射治疗 / 434
射频毁损术 / 245
深Ⅱ度烫伤 / 34
深静脉血栓 / 142
神经病理性痛 / 142
神经导航 / 425
神经毒性 / 134
神经外科手术 / 137
神经外科医院感染 / 435
肾癌局部复发 / 516
肾静脉外支架固定术 / 515
肾囊肿 / 515
肾上腺恶性肿瘤 / 514

肾上腺皮髓质增生 / 515
肾上腺皮质癌 / 514
肾损害 / 488
肾损伤 / 530
肾移植 / 105,107
肾移植联合成人胰岛细胞移植 / 112
肾移植排斥反应 / 105
肾移植术后新发糖尿病 / 106
肾盂造瘘管 / 527
升主动脉成形术 / 489
生长阀双棒内固定 / 568
生物力学研究 / 572
生物型补片 / 205
尸体静脉移植物 / 108
失血性休克 / 15
实验性脓毒症性肺损伤 / 20
食管癌 / 457~459
食管癌根治术 / 136
食管癌切除术 / 459
食管横断吻合术 / 296
食管鳞癌 / 75
食管鳞癌细胞 EC9706 / 84
食管鳞状细胞癌 / 78
食管胃颈部吻合术 / 457
食管引流型喉罩 / 137
室壁瘤左心室重建 / 488
室间隔穿孔 / 489
手部大面积套脱伤 / 571
手术去势 / 522
手术治疗 / 516,563,564,567
手掌指关节缺损 / 571
舒芬太尼 / 143,144
输尿管上段结石 / 526
输尿管纤维上皮性息肉 / 518
术后寒战 / 136
术前放化疗 / 362
树突状细胞 / 17
数字技术 / 571
数字医学技术 / 247
双扩张器 / 60
双片法 / 480
顺铂 / 422
松果体区畸胎瘤 / 428
随机对照试验 / 33
索拉非尼 / 244
锁定钢板 / 563

T

他克莫司 / 106
糖尿病 / 34
糖尿病肾病 / 112
特异性标志物 / 82
体内干预 / 57
体外循环 / 136
体温动态变化 / 21
替莫唑胺化疗 / 423
天幕脑膜瘤 / 424
听神经瘤术 / 425
听神经鞘瘤切除术 / 426
通畅率 / 394
同侧二次腹腔镜手术 / 531
同侧肺多结节非小细胞肺癌 / 453
同期整复术 / 61
同时性肝转移 / 222
铜绿假单胞菌 / 58
头面部婴儿型血管瘤 / 65
突变 / 56
退变性腰椎侧凸 / 568
脱细胞异体阔筋膜 / 530

W

外科疗效 / 287
外科射频消融术 / 492
外科手术 / 243
外科治疗 / 390,433,453～455,483,484,486,487,489,513,573
外源性 VEGF / 59
外周静脉化疗 / 289
完全房室隔缺损 / 480
顽固性中枢神经痛 / 434
晚期重度三尖瓣关闭不全 / 486
危险因素 / 106,108,159
危险因素分析 / 481
危重病患者 / 33
微创化 / 286
微创技术 / 491
微创术式 / 569
微小破裂前交通动脉动脉瘤 / 431
微血管密度 / 186,362
微血管密度及血管内皮生长因子 / 358
围手术期 / 107
围术期 / 135,138,139
围术期心肌损害 / 480
胃癌 / 80,81,333
胃癌根治术 / 334
胃癌切除术 / 335
胃癌细胞 / 330
胃癌细胞 SGC-7901 / 221
胃肠道间质瘤 / 76,331,337
胃上部癌 No.10 淋巴结转移 / 333
胃腺癌 / 335
吻合口漏 / 362
乌司他丁 / 135
无肌松药气管插管时瑞芬太尼 / 134
无心跳供肝 / 108

X

西罗莫司 / 110
西妥昔单抗 / 356
吸入性损伤 / 31
吸烟 / 246
膝关节 Charcot 关节病 / 565
膝关节周围软组织缺损 / 571
膝下动脉闭塞 / 386
细胞免疫功能 / 140
细胞生物学 / 86
下肢动脉慢性缺血 / 387
下肢静脉功能不全 / 389
下肢深静脉血栓形成 / 390
下肢手术 / 133
先天性胆总管囊肿 / 258
先天性巨结肠 / 365
先天性气管、支气管食管瘘 / 453
先天性食管闭锁手术 / 456
先天性心脏畸形合并肺静脉狭窄 / 484
纤维蛋白原 / 418
纤维乳管镜 / 190
痫灶定位 / 433
显微经鼻蝶垂体腺瘤切除术 / 425
显微手术 / 422,427
显微手术治疗 / 424
显微外科治疗 / 424
小肠氧代谢 / 137
小肠移植 / 112
小儿唇腭裂修补术 / 138
小儿肝外伤 / 246
小儿烧伤 / 30
小儿室间隔缺损 / 491

小范围肝切除 / 264
小肝癌 / 245
楔形桡骨瓣 / 572
斜坡脊索瘤 / 426
心肌梗死 / 489
心肌损伤 / 138
心肌损伤标志物 / 133
心钠素预处理 / 242
新辅助化疗 / 186,187
新辅助热化疗 / 186
新生儿动脉调转术 / 480
星形胶质细胞瘤 / 421
性高容量血液稀释 / 142
性功能 / 529
胸、腹腔镜 / 456
胸壁复发 / 188
胸部损伤 / 452
胸段食管癌术 / 460
胸段硬膜外阻滞 / 141
胸腔镜 / 456
胸腔镜肺叶切除术 / 455
胸乳径路内镜甲状腺术 / 159
胸腺扩大切除术 / 460
胸腺瘤切除术 / 457
胸主动脉夹层腔内治疗 / 388
胸主动脉瘤 / 489
胸椎肿瘤 / 572
选择性贲门周围血管离断术 / 308
学习曲线 / 455
血必净注射液 / 31
血管成形术 / 432
血管内治疗 / 431
血管鞘内、外淋巴结清扫 / 334
血管损伤 / 392
血管置换 / 394
血浆靶浓度 / 138
血流动力学 / 431
血清 / 82
血清 VEGF / 186
血清胆碱酯酶 / 19
血清蛋白质谱 / 105
血清肿 / 159
血行转移 / 80
血液净化 / 206
血液流变学 / 142
血液滤过 / 285

Y

压力性尿失禁 / 531
亚低温 / 417
烟雾病 / 432
烟雾吸入 / 18
严重烧伤 / 32
严重胸部创伤急救 / 452
严重主动脉瓣感染性心内膜炎 / 486
岩斜区脑膜瘤 / 424
炎症因子 / 141
盐酸罂粟碱 / 57
颜面部原发性皮肤癌 / 66
氧自由基-线粒体信号通路 / 416
药代动力学 / 139
药效动力学 / 139
液体复苏 / 16
腋窝入路 / 65
一期次全或全主动脉替换术 / 490
一期后路全脊椎整块切除术 / 572
医源性股动脉假性动脉瘤 / 392
医源性脾损伤 / 297
医院感染革兰阴性杆菌 / 16
医院内呼吸道感染 / 135
胰十二指肠切除术 / 288,289
胰体尾癌 / 287
胰体尾癌扩大根治术 / 288
胰头癌 / 287
胰头后淋巴结清扫术 / 333
胰腺癌 / 79,287,289
胰腺被膜 / 334
胰周坏死感染 / 286
移动监护 / 452
移植肾 / 113
遗传性胃癌 / 330
异丙酚 / 131,132
异丙酚复合瑞芬太尼 / 140
异氟醚 / 132
异位骨化 / 568
意外胆囊癌 / 265
阴道成形术 / 63
阴茎外观 / 529
隐性胰胆反流 / 262
应用解剖学研究 / 516
婴幼儿尿路结石 / 528
营养支持 / 20

营养支持模式 / 286
营养状况 / 20
硬膜外自控镇痛 / 144
硬膜下血肿 / 419
游离脂肪移植 / 55
右心室双出口 / 481
右腋下小切口心内直视手术 / 491
余肺切除术 / 454
预防性肝动脉化疗栓塞 / 244
预防用抗菌药物 / 17
预后分析 / 514
原发性胆囊癌 / 258
原发性腹膜后神经源性肿瘤 / 208
原发性肝癌 / 244,246
原发性小肠淋巴瘤 / 81
原位肝移植 / 139
原位肝移植术 / 111
院前院内急救模式 / 418

Z

再发膀胱癌 / 518
再发非小细胞肺癌 / 454
再活检 / 519
再手术切除 / 245
早期肺癌 / 455
早期感染 / 564
早期介入 / 58
早期胃癌 / 331,332
早期胃癌腹腔镜 D_1^{+a} 胃切除术 / 221
造口旁疝 / 205
造血干细胞移植 / 242
增强 CT / 62
增殖诱导配体 / 356
枕大孔区肿瘤 / 427
真菌感染 / 31
整形外科 / 58
整形外科患者 / 58
支架成形术 / 431
支架象鼻手术 / 490
脂肪筋膜瓣 / 62
脂肪组织来源干细胞 / 55
直肠癌 / 222,356,359,360,366
直肠癌 TME / 358
直肠癌超低位前切除术 / 357
直肠癌根治术 / 357
直肠癌前切除术 / 362

直肠前突 / 364
直肠神经内分泌癌 / 355
直肠系膜浸润 / 359
直肠阴道瘘 / 360
植皮 / 34
植皮片术后挛缩 / 57
中/长链脂肪乳 / 20
中低位直肠癌 / 362
中段尿道吊带术 / 531
中晚期胰腺癌 / 289
中远期肺部真菌感染 / 111
中远期疗效分析 / 563
种植脂肪干细胞 / 570
重度肥胖症 / 222
重度烧伤 / 32
重型颅脑损伤 / 418,419
重症肌无力 / 460
重症急性胰腺炎 / 284～286
舟骨骨不连 / 572
周围脑组织 / 431
周围神经缺损 / 570
猪切口疝 / 205
蛛网膜下腔阻滞 / 133
主动脉根部置换 / 486
主动脉弓部病变杂交手术 / 388
主动脉弓中断伴合并畸形 / 482
主动脉弓中断合并心内畸形 / 482
主动脉缩窄 / 482
住院死亡危险因素 / 486
转化生长因子-β / 203
转移性结直肠癌 / 356
椎板棘突复合体截取原位回植椎管成形 / 428
椎间盘源性腰痛 / 567
自体脾泥移植 / 297
自体脾移植 / 296
自体网膜 / 530
自体微粒皮口腔黏膜移植 / 63
纵隔镜 / 455
纵隔淋巴结 / 455
纵隔淋巴结转移 / 460
足跟后深层组织缺损 / 62
组织瓣 / 60
组织工程材料 / 429
组织芯片技术 / 423
左半大肠癌 / 359
左开胸食管癌切除 / 457

左肾静脉压迫综合征 / 515
左心瓣膜置换术 / 486
坐骨神经缺损 / 570

其他

3.0 T 磁共振扩散加权成像 / 366
3DMax 补片 / 204
53BP1 / 189
5-FU / 366
64 层螺旋 CT 灌注成像 / 358
64 排螺旋 CT / 356
A20 基因 / 417
APACHE Ⅱ 评分 / 21
APC / 82
ApoE / 417
A 型主动脉夹层 / 490
A 型主动脉夹层术 / 490
bFGF / 306
Bismuth-Corlette Ⅰ、Ⅱ 型肝门部胆管癌 / 263
Bismuth-Corlette Ⅲ 型肝门部胆管癌 / 264
Bismuth-Corlette Ⅳ 型肝门部胆管癌 / 264
BRCA1 / 82
Bryan 人工椎间盘置换术 / 568
Budd-Chiari 综合征 / 391
C6 脑胶质瘤 / 422
CD14 基因启动因子区-159 位点 / 32
CD40 信号 / 83
CDC25 双特异磷酸酯酶 / 78
cDNA 芯片 / 421
CD80 / 107
CEA 浓度 / 366
CLIP 评分系统 / 248
COPD / 136
COX-1 / 143
COX-2 / 79,143
CO_2 气腹 / 221
CO_2 气腹环境 / 330
CRAMS 评分 / 18
CT / 259,289,455,528
CXCR4 / 80
c-kit 基因突变 / 337
Dextroscope 虚拟现实技术 / 426
DREAM-shRNA / 142
D-二聚体 / 418
EC_{50} / 141
edaravone / 416

E-钙黏素基因 / 330
FGF_2 / 34
FHIT / 83
FHIT 基因启动子甲基化 / 77
FOLFOX7 方案 / 335
Gustilo Ⅲ 型开放性骨折 / 564
HIF-1α / 79
Ivor Lewis 食管癌根治术 / 456
Kasai / 260
LNCaP 细胞 / 77
L-精氨酸 / 32
Mammotome 微创旋切系统 / 190
MDA-7 基因 / 85
Meta 分析 / 421,522
MGMT / 423
MicroRNA / 76
Miles 术 / 364
Mirizzi 综合征 / 261
MRI / 259
mRNA / 81
$Na_v 1.1$ / 416
$Na_v 1.2$ / 416
NF-κB 活性 / 284
NO/ET / 142
NRS2002 标准 / 20
Oligo 芯片 / 421
P15 / 242
$p27^{kip1}$ / 79
p38MAPK / 143
PDGFRA 基因突变体 / 76
PGI_2/TXA_2 / 142
PI3K/Akt 信号途径 / 33
Pipkin 骨折 / 562
pN_0 食管鳞癌 / 459
POSSUM 评分系统 / 289
PrLZ / 77
RhoA 基因 / 78
SiRNA / 366
siRNA 沉默 CXCR4 基因 / 84
Smad3 / 78
Survivin / 79,259,366
Survivin 基因 / 284
S-100 / 417
S-TK1 / 186
T2 加权高信号部位 / 567
TAE / 243

TASC C 型和 D 型主髂动脉闭塞 / 387
TMZ 联合同步放疗 / 422
TNFR Ⅰ途径 / 83
Toll 样受体 4 / 107
TriVex 刨吸术 / 389
T_1 肾癌 / 517
T 细胞 / 17
Vancouver B2 型假体周围骨折 / 565
VEGF / 79,80,306

"J"型 Pouch 肛管吻合术 / 361
"大三阳" / 110
Ⅰ类切口 / 17
δ氨基酮戊酸光动力学 / 66
^{123}I / 157
^{125}I 放射性粒子 / 289
^{125}I 粒子植入术 / 522
^{131}I / 157

圆明园劫难记忆译丛

1860年征战中国记

Relation de l'Expédition de Chine en 1860

译丛主编：[法] 伯纳·布立赛 王道成 陈名杰 徐忠良

LE GÉNÉRAL BLONDEL
[法] 布隆戴尔 著
赵珊珊 译

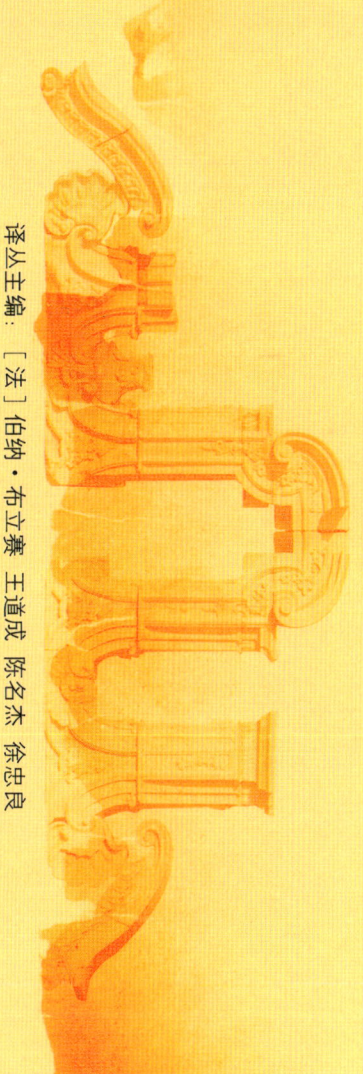

译者简介

赵珊珊，女，1982年生于河北。2001年进入大连外国语学院学习，并于2008年取得法语语言文学硕士学位，后留校任教，研究方向为法语翻译理论与实践。